Skull Base Meningiomas

颅底脑膜瘤

手术入路·方案·实战技巧

Surgical Approach, Scheme Selection and Practical Skills

主审 徐如祥

主编 陈立华 汪永新 张洪钿 夏 勋

中国科学技术出版社

·北 京·

图书在版编目（CIP）数据

颅底脑膜瘤：手术入路·方案·实战技巧 / 陈立华等主编 . -- 北京：中国科学技术出版社，2025. 6.
ISBN 978-7-5236-1245-3

Ⅰ . R739.45

中国国家版本馆 CIP 数据核字第 2025U3G084 号

策划编辑	宗俊琳　郭仕薪
责任编辑	王久红
文字编辑	魏旭辉
装帧设计	佳木水轩
责任印制	徐　飞

出　　版	中国科学技术出版社
发　　行	中国科学技术出版社有限公司
地　　址	北京市海淀区中关村南大街 16 号
邮　　编	100081
发行电话	010-62173865
传　　真	010-62179148
网　　址	http://www.cspbooks.com.cn

开　　本	889mm × 1194mm 1/16
字　　数	1359 千字
印　　张	50.5
版　　次	2025 年 6 月第 1 版
印　　次	2025 年 6 月第 1 次印刷
印　　刷	北京盛通印刷股份有限公司
书　　号	ISBN 978-7-5236-1245-3/R · 3441
定　　价	388.00 元

编著者名单

主　　审　徐如祥

主　　编　陈立华　汪永新　张洪钿　夏　勋

副 主 编　刘如恩　朱国华　周庆九

编　　者（以姓氏笔画为序）

万经海　中国医学科学院肿瘤医院

龙晓东　德阳市人民医院

付云童　电子科技大学

冯金周　四川省医学科学院·四川省人民医院

朱国华　新疆医科大学第一附属医院

刘如恩　首都医科大学附属北京朝阳医院

刘庆国　长治医学院附属和平医院

刘厚杰　中国医学科学院肿瘤医院

刘海波　成都医学院第一附属医院

刘震洋　山西白求恩医院（山西医学科学院）

汤　可　中国人民解放军总医院第八医学中心

汤文龙　长治医学院附属和平医院

孙　恺　四川省医学科学院·四川省人民医院

李镇宇　广州市第一人民医院

杨　刚　重庆医科大学附属第一医院

更·党木仁加甫　新疆医科大学第一附属医院

吴　昊　新疆医科大学第一附属医院

邹志浩　中国人民解放军新疆军区总医院

汪永新　新疆医科大学第一附属医院

张洪钿　中国人民解放军总医院第七医学中心

张绪新　大连大学附属中山医院

陈文锦　北京大学深圳医院

陈立华　四川省医学科学院·四川省人民医院

周庆九　新疆医科大学第一附属医院

赵英杰　中国人民解放军总医院第六医学中心

钟　东　重庆医科大学第一附属医院

夏　勋　成都医学院第一附属医院

夏　勇　四川省医学科学院·四川省人民医院

徐　宏　德阳市人民医院

徐如祥　四川省医学科学院·四川省人民医院

黄宏志　四川省医学科学院·四川省人民医院

魏　帆　四川省医学科学院·四川省人民医院

内容提要

脑膜瘤是第二常见的颅内肿瘤，颅底脑膜瘤起源于广泛且复杂的颅底硬脑膜，其特征是发生的位置和症状千变万化导致鉴别诊断困难、手术方案复杂多变，是神经外科手术中难度较高的领域。本书汇集了颅底脑膜瘤领域 30 余位专家的临床经验与手术技巧，是一部集学术性、先进性、实用性于一体的颅底外科高水平著作。全书共两篇 35 章，上篇详细介绍了颅底常用的手术入路，包括每一个入路的手术要点、注意事项，并与相似的入路进行了比较，同时客观罗列了其优缺点；下篇则对颅底各个区域的脑膜瘤进行了详述，包括术前准备、手术方法、适应证、禁忌证、手术目标、手术规划、入路的选择、操作要点、术中技巧、注意事项，以及相关并发症的预防和处理。本书内容系统全面，手术方案科学严谨，手术步骤合理有序，手术操作标准规范，同时附有大量高质量的影像及手术资料图，可帮助读者深入理解手术操作步骤，可供广大神经外科同道在脑膜瘤外科实践中参考借鉴。

前　言

脑膜瘤是起源于脑膜及脑膜间隙的衍生物，大部分来自于蛛网膜帽状细胞，为颅内第二常见的肿瘤，占颅内肿瘤的18%～22%，多位于静脉窦旁。颅底脑膜瘤是指肿瘤基底附着在颅前窝底、颅中窝底、颅后窝底硬膜上的脑膜瘤，占颅内脑膜瘤的35%～50%。颅底脑膜瘤往往包绕颅底重要的血管和脑神经，多数情况下肿瘤呈球形生长，迫使颅底血管移位，少数肿瘤会包裹颅底血管，特别是大型颅底脑膜瘤、中央颅底脑膜瘤和复发性颅底脑膜瘤。由于肿瘤起源广泛，颅底解剖结构复杂，往往包绕脑神经、基底动脉和颈内动脉及其分支，甚至侵袭脑干，并可通过颅底孔道向颅外生长，形成颅底沟通性肿瘤。因此，目前仍是显微神经外科处理的难题。目前，其治疗仍采用以显微外科手术为主，立体定向放疗和内镜辅助技术为辅的方案。随着放射神经影像技术、颅底微创技术的进步，以及颅底器械和手术入路的改进，手术效果得到明显提高。即使肿瘤巨大或广泛生长且位于危险部位时，也能够进行全切除，并获得良好的手术效果。

在颅底脑膜瘤的手术治疗过程中，正确选择手术入路是其核心问题。通过颅底骨质磨除、脑池的开放可使颅底充分显露，尽可能使颅底脑膜瘤变成浅部肿瘤。高超的显微颅底外科技术是全切除肿瘤、保护神经功能的重要保障。针对颅底脑膜瘤，传统开颅手术需打开较大面积的骨窗，对脑组织反复牵拉和对脑神经与颅底血管的适当处理后才能有效显露肿瘤。而现代颅底微创手术入路在更直接接近肿瘤的同时，避开了重要的脑神经与血管，术后并发症发生率更低且疗效更好。然而，颅底手术入路有一定难度，而且微创入路众多，选择哪一种入路没有统一的标准。无论采用何种手术入路，肿瘤与毗邻结构的关系如何，以及首次手术时肿瘤与血管、神经之间的蛛网膜间隙是进行全切除必须掌握的病理解剖学基础。因此，第一次手术是获得根治性切除最好的时机，术中充分的瘤内减压、瘤壁塌陷、术野空间扩大，再将瘤壁牵向瘤内，沿蛛网膜界面寻找血管和神经的分离间隙，可避免直接触及血管和脑神经，有效保留瘤周的穿支血管和旁路神经，在获得最大限度肿瘤切除的同时，保护血管、脑干和神经功能。肿瘤导致脑干水肿，进而侵袭神经和血管，则提示肿瘤已破坏周围的软脑膜，此时需避免强行切除。肿瘤基底能切除者，应竭尽全力做到全切除，不能全切除者应反复电凝肿瘤附着的基底和周围的硬脑膜，这是颅底脑膜瘤手术的基本原则。

我们结合自身在颅底显微神经外科30余年的临床经验和真实体会，针对颅底各部位脑膜瘤的手术入路和手术要点的特殊性进行了概括总结。书中不仅详细介绍了颅底常用的手术入路，每一个入路都阐明了手术入路的适应证、具体步骤和方法、手术要点、注意事项和手术风险预防，并与相同类型的入路进行了比较，客观地评价了入路的优缺点，还细致介绍了颅底不同区域脑膜瘤（如颅前窝底和颅中窝底的嗅沟、鞍膈、内耳道脑膜瘤等）的治疗策略及手术技术，包括术前准备、手术方法、适应证和禁忌证、手术目标、术前规划、入路选择，以及术中操作要点、手术技巧、注意事项及并发症预防等。此外，书中还对颅底脑膜瘤的各种手术技术及技巧进行了专题论述，同时附有大量精美图片和临床实例，可以帮助读者理解和迅速掌握相关的知识要点、手术操作技术。

本书是一部全面介绍颅底脑膜瘤手术入路、治疗策略、临床实践操作的专业著作。希望本书的出版能对国内颅底神经外科医生有所裨益，促进我国颅底外科的发展和技术普及。由于资料收集时间跨度长、参与编写人员众多，书中可能存在欠妥之处，敬请各位同仁提出宝贵意见。值此付梓之际，感谢四川省人民医院院领导的支持和神经外科徐如祥主任的指导，以及所有参编者、资料提供者的支持和辛勤付出！

四川省医学科学院・四川省人民医院神经外科　陈立华

目 录

上篇 颅底外科相关手术入路及方案

第 1 章 颅底外科手术及手术入路 / 002

一、合理选择手术入路的临床意义 / 002
二、颅底手术入路选择的基本原则 / 002
三、颅底手术入路选择的基本要求 / 002
四、颅底手术的要点与注意事项 / 003
五、颅底手术治疗应考虑的因素 / 004
六、手术入路的相关问题 / 009

第 2 章 额下入路及其扩展入路 / 014

一、入路相关解剖标志 / 014
二、入路显露范围 / 014
三、额下扩展入路的相关解剖 / 014
四、额下扩展入路手术适应证 / 015
五、手术主要步骤和方法 / 015
六、要点与注意事项 / 018
七、避免并发症的技巧与措施 / 018

第 3 章 眶上入路 / 021

一、入路的历史演变 / 021
二、经典眶上入路 / 021
三、入路解剖结构与显露 / 022
四、各个操作间隙及其深部结构显露 / 023
五、对侧结构的显露 / 025
六、术前准备 / 025
七、手术步骤和方法 / 025
八、眶上入路的外侧方拓展 / 027
九、眶上入路的内侧拓展 / 028
十、经眶－眶上锁孔入路 / 030

第 4 章 额外侧入路及其扩展入路 / 033

一、入路相关解剖层次 / 033
二、手术适应证 / 036
三、术前准备 / 036
四、手术主要步骤和方法 / 036
五、手术要点 / 040
六、术中注意事项 / 042
七、入路利用的手术间隙 / 042
八、额外侧入路与其他入路的比较 / 044
九、改良的额外侧入路 / 048
十、额外侧入路的优缺点 / 054

第 5 章 翼点入路及其扩展入路 / 057

一、入路相关解剖 / 057
二、手术适应证 / 060
三、术前准备 / 061
四、手术步骤和方法 / 061
五、要点与注意事项 / 064

第 6 章 额颞－眶颧入路 / 071

一、入路相关解剖与显露 / 072
二、手术适应证 / 074
三、眶颧－额颞入路相关事项 / 074
四、手术步骤和方法 / 082
五、手术技术要点 / 091
六、改良眶颧入路 / 097
七、眶颧－额颞入路的优缺点 / 104
八、眶颧－额颞入路的注意事项 / 106
九、并发症及预防 / 108

第 7 章 海绵窦手术入路 / 109

一、海绵窦入路 / 109
二、海绵窦的相关显微解剖 / 112
三、海绵窦手术入路 / 127
四、关键手术技术和主要步骤 / 131
五、常用的海绵窦手术入路 / 134

第 8 章 扩大颅中窝入路及其改良入路 / 139

一、骨性解剖结构 / 139
二、颅中窝底的局部解剖 / 141
三、岩骨内部结构的解剖定位 / 143
四、手术适应证及其优缺点 / 146
五、术前检查与术前准备 / 149
六、手术步骤与方法 / 150
七、手术操作要点 / 157
八、常用的扩大颅中窝底入路 / 162

九、手术入路注意事项 / 168
十、手术入路并发症及预防 / 169
第 9 章　颞下入路及其改良入路 / 170
一、背景 / 170
二、颞下入路的相关解剖 / 171
三、颞下入路的显露与手术适应证 / 175
四、基本手术步骤 / 182
五、常用的颞下及改良颞下入路 / 187
六、颞下入路的技术要点 / 193
七、颞下入路的注意事项 / 202
八、颞下入路的并发症及其防治 / 204
第 10 章　经岩骨入路 / 206
一、背景 / 206
二、经岩前入路 / 213
三、岩骨后入路 / 217
四、经岩骨前后联合入路 / 228
第 11 章　Dolenc 入路相关技术 / 241
一、Dolenc 技术相关的一级入路 / 241
二、前床突去除技术 / 241
三、Dolenc 技术相关的二级入路 / 243
四、Dolenc 入路的变迁与应用 / 246
第 12 章　枕下乙状窦后入路 / 248
一、枕下乙状窦入路相关解剖 / 248
二、枕下乙状窦后入路适应证及优缺点 / 249
三、乙状窦后入路主要步骤和方法 / 250
四、乙状窦后入路的技术要点与术中注意事项 / 254
五、术后并发症及其预防 / 255
第 13 章　枕下乙状窦后 – 内耳道上入路 / 258
一、背景 / 258
二、内耳道上结节及其毗邻结构的解剖关系 / 262
三、乙状窦后 – 经内耳道上入路的特点与适应证 / 267
四、乙状窦后 – 内耳道上入路的相关问题 / 268
五、乙状窦后 – 内耳道上入路的手术方法 / 270
六、乙状窦后 – 内耳道上入路的优缺点 / 275
七、手术技巧 / 276
八、手术注意事项 / 279
第 14 章　枕下远外侧入路 / 281
一、背景 / 281
二、远外侧入路的显微解剖 / 289
三、远外侧入路的适应证和术前评估 / 296
四、远外侧入路的手术方法 / 298
五、远外侧入路的手术要点 / 306
六、改良远外侧入路 / 313
七、手术入路注意事项 / 324
八、远外侧入路的特点和优缺点 / 326
九、手术疗效与并发症的防治 / 328
第 15 章　枕下后正中入路 / 331
一、背景 / 331
二、入路相关的局部解剖结构 / 335
三、枕后正中入路的手术适应证及术前准备 / 339
四、手术具体步骤 / 342
五、常用的枕下后正中入路及其改良 / 347
六、手术操作的策略及技巧 / 349
七、入路的优缺点 / 355
八、注意事项 / 356
九、疗效与并发症防治 / 357
第 16 章　经鼻蝶颅底手术入路 / 360
一、背景 / 360
二、神经内镜扩大经鼻入路手术步骤 / 361
三、术后管理 / 363
四、术后脑脊液鼻漏的判断和处理 / 364
五、术后影像学随访 / 364

下篇　各部位脑膜瘤手术实战技巧

第 17 章　颅底脑膜瘤显微手术技巧 / 366
一、流行病学特点 / 366
二、术前评估与准备 / 366
三、颅底脑膜瘤手术的基本原则 / 367
四、颅底脑膜瘤手术的要点 / 368
五、颅底脑膜瘤的术中注意事项 / 370
六、颅底脑膜瘤的进展 / 374
七、颅底脑膜瘤的综合治疗 / 375
八、颅底脑膜瘤的预后 / 376

第 18 章　嗅沟脑膜瘤的手术策略 / 377
一、背景 / 377
二、肿瘤的分型和分级 / 379
三、术前评估 / 379
四、治疗策略 / 382
五、常用手术入路 / 387
六、OGM 的手术方法 / 400
七、显微手术技巧和要点 / 401
八、术中及术后注意事项 / 405
九、预后与围术期处理 / 408
第 19 章　鞍结节脑膜瘤的微创手术治疗 / 414
一、背景 / 414
二、术前评估与处理 / 417
三、手术治疗策略 / 420
四、常用的手术入路 / 425
五、经颅手术方法与步骤 / 433
六、鞍结节脑膜瘤的手术要点与技巧 / 437
七、术中注意事项与并发症的防治 / 452
第 20 章　蝶骨嵴脑膜瘤的手术治疗 / 459
一、背景 / 459
二、肿瘤分型 / 460
三、术前评估 / 462
四、SWM 治疗策略 / 465
五、常用的手术入路 / 466
六、蝶骨脑膜瘤的手术方法 / 469
七、手术技巧与要点 / 473
八、蝶骨嵴脑膜瘤的术中注意事项 / 480
九、斑块脑膜瘤的处理 / 486
十、颅 – 眶沟通性脑膜瘤 / 486
十一、蝶骨嵴脑膜瘤的预后 / 486
第 21 章　前床突脑膜瘤的手术治疗 / 490
一、背景 / 490
二、前床突脑膜瘤的分型 / 492
三、术前评估 / 493
四、手术策略 / 497
五、手术主要步骤和要点 / 498
六、手术的主要技术要点 / 500
七、手术治疗的相关问题 / 513
第 22 章　鞍膈脑膜瘤的手术治疗 / 520
一、背景 / 520
二、鞍膈脑膜瘤的分型 / 521
三、术前评估 / 521
四、手术策略 / 521
五、常用的手术入路 / 523
六、手术技巧与要点 / 526
七、术中注意事项 / 530
八、术后主要并发症的防治 / 531
九、手术疗效评价 / 531
第 23 章　海绵窦脑膜瘤的微创手术治疗 / 535
一、背景 / 535
二、肿瘤分类与分级 / 536
三、术前评估与计划 / 537
四、治疗策略 / 538
五、海绵窦的手术入路 / 540
六、技术要点 / 544
七、海绵窦脑膜瘤手术的注意事项 / 549
第 24 章　颅中窝脑膜瘤的手术治疗 / 555
一、背景 / 555
二、术前评估与准备 / 557
三、常用的手术入路 / 557
四、肿瘤切除方法 / 558
五、切除肿瘤的技巧与要点 / 560
六、术中注意事项 / 562
七、并发症的预防和处理 / 564
第 25 章　岩尖脑膜瘤的手术治疗 / 571
一、术前准备与评估 / 571
二、手术策略 / 573
三、常用的手术入路 / 574
四、手术技巧与要点 / 575
五、岩尖脑膜瘤的预后 / 580
第 26 章　岩 – 幕脑膜瘤的显微手术治疗 / 583
一、相关的显微解剖 / 583
二、岩 – 幕脑膜瘤的分型 / 583
三、术前影像学评估 / 584
四、手术策略 / 585
五、常用手术入路 / 586
六、手术技巧与要点 / 588
七、注意事项 / 592
八、预后 / 595
第 27 章　岩斜区脑膜瘤的手术治疗 / 598
一、背景 / 598
二、岩斜区的应用解剖 / 600
三、岩 – 斜区脑膜瘤的分类 / 603
四、术前风险评估与术前准备 / 604

五、治疗策略 / 607
六、常用岩斜区手术入路 / 614
七、肿瘤切除的手术技巧和注意事项 / 620
八、岩斜脑膜瘤的预后 / 626

第 28 章 脑桥小脑三角脑膜瘤的手术治疗 / 633

一、脑桥小脑三角脑膜瘤背景 / 633
二、手术入路相关解剖 / 633
三、手术入路的适应证 / 634
四、围术期中特别注意事项 / 635
五、手术入路的要点与注意事项 / 636
六、手术的主要步骤和方法 / 638
七、实战技巧 / 639
八、术中注意事项 / 640
九、避免并发症的技巧与补救措施 / 641

第 29 章 Meckel 腔脑膜瘤的手术要点 / 645

一、Meckel 腔及其相关解剖 / 645
二、Meckel 腔脑膜瘤的分型与术前评估 / 652
三、手术入路选择 / 653
四、手术技巧与要点 / 656

第 30 章 内耳道脑膜瘤的手术要点 / 662

一、背景 / 662
二、术前评估 / 665
三、显微手术治疗策略 / 669
四、常用的手术入路 / 669
五、肿瘤切除的方法与技巧 / 671
六、注意事项 / 674
七、IAC-M 预后 / 681

第 31 章 颈静脉孔区脑膜瘤的手术要点 / 686

一、背景 / 686
二、颈静脉孔区的显微解剖 / 688
三、术前评估 / 693
四、治疗策略 / 695
五、常用的手术入路 / 697
六、手术技巧和要点 / 700
七、手术注意事项 / 706
八、手术疗效和围术期管理 / 709

第 32 章 斜坡脑膜瘤 / 716

一、背景 / 716
二、术前评估 / 718
三、治疗策略 / 720
四、常用的手术入路 / 722
五、手术方法和要点 / 724
六、手术注意事项 / 727
七、预后 / 729

第 33 章 枕骨大孔区脑膜瘤的手术策略与技巧 / 734

一、背景 / 734
二、枕骨大孔区的显微解剖 / 735
三、肿瘤分型 / 736
四、术前评估与准备 / 740
五、治疗策略与手术入路选择 / 742
六、主要手术步骤与方法 / 747
七、远外侧入路的技巧与要点 / 753
八、术后注意事项 / 761
九、术后疗效及围术期管理 / 763

第 34 章 颅颈交界区脑膜瘤的显微手术治疗 / 769

一、背景 / 769
二、肿瘤的病理解剖特征和术前评估 / 771
三、手术入路的选择 / 772
四、手术技巧与要点 / 778
五、注意事项 / 782
六、手术疗效 / 783

第 35 章 颅底沟通脑膜瘤 / 787

一、背景 / 787
二、颅鼻沟通瘤 / 787
三、颅眶沟通脑膜瘤 / 791
四、颅中窝底 – 颞下窝沟通脑膜瘤 / 793
五、颈静脉孔内外沟通脑膜瘤 / 795
六、广泛型颅底沟通脑膜瘤及颅底重建 / 798

上 篇

颅底外科相关手术入路及方案

第 1 章　颅底外科手术及手术入路 …… 002
第 2 章　额下入路及其扩展入路 …… 014
第 3 章　眶上入路 …… 021
第 4 章　额外侧入路及其扩展入路 …… 033
第 5 章　翼点入路及其扩展入路 …… 057
第 6 章　额颞 – 眶颧入路 …… 071
第 7 章　海绵窦手术入路 …… 109
第 8 章　扩大颅中窝入路及其改良入路 …… 139
第 9 章　颞下入路及其改良入路 …… 170
第 10 章　经岩骨入路 …… 206
第 11 章　Dolenc 入路相关技术 …… 241
第 12 章　枕下乙状窦后入路 …… 248
第 13 章　枕下乙状窦后 – 内耳道上入路 …… 258
第 14 章　枕下远外侧入路 …… 281
第 15 章　枕下后正中入路 …… 331
第 16 章　经鼻蝶颅底手术入路 …… 360

第1章　颅底外科手术及手术入路

颅底手术入路虽然对软组织和颅底骨质创伤大，但其对颅底病变清晰地显露、新颖的手术角度，以及对颅底骨质和软组织的损伤换取对脑组织、脑神经和颅底血管的微侵袭，是可取的，也受到大家的广泛赞誉，颅底显微外科要求操作准确精细，对神经组织损伤小，神经功能保留良好。由于颅底病变的特点和颅底解剖特点的限制，诸如脑神经、脑血管丰富复杂，脑组织柔软脆嫩，且受颅底骨的影响，手术显露困难，均使得颅底手术更具有挑战性。

一、合理选择手术入路的临床意义

颅底手术入路增加了到达深部病变的操作空间，对颅底结构提供了更好的显露视野，以及不同的手术视角和操作角度，以便显微外科手术能顺利进行，直接显露病变周围区域的主要动脉、脑神经和脑干，并显著减少了对脑组织的机械性牵拉（大脑、脑干、小脑）。因此，可在手术早期显露、分离和保护主要动脉（颈动脉、椎动脉、基底动脉及其分支），主要的大脑静脉或静脉窦也可直视并得到保护，若这些结构被肿瘤或病变组织完全包围或侵犯，可在直视下进行神经血管结构及颅底重建。

二、颅底手术入路选择的基本原则

（一）手术入路选择原则

随着各种颅底手术入路的出现，以前认为不能手术的颅底病变都可通过手术直接切除，也使得通过传统方法切除的颅底病变变得更微创、更安全、更有效。

颅底外科选择手术入路最重要的原则如下。

1. 路径最短　手术入路的距离或路径最短，减少手术损伤。

2. 显露最充分　病变能得到足够的、有效的显露，保证术中没有盲区。

3. 减少无效脑显露　颅底结构和病变显露适当，避免过度显露和显露不够，能严格保护正常重要的解剖结构，能迅速找出相应血管、神经的解剖，便于手术操作。骨窗完成后，主要的步骤是从硬膜下选择显露病变的通道。为了保护正常的神经组织，术者应该不断创新并提高自己的手术技术与方法。

4. 最佳的操作角度和手术空间　手术的工作角度比手术的操作空间更重要，灵活使用手术工作角度可以避免因扩大操作空间，而在病变周边正常结构上进行有创性操作。

（二）Torrens 八项原则

对于颅底手术入路的评估，Torrens 提出了以下八项原则：①路径最短；②利用自然腔道；③脑损伤轻；④避免损伤血管、神经；⑤注意美容；⑥便于止血；⑦有利于术后重建；⑧为再次手术留有余地。

三、颅底手术入路选择的基本要求

（一）病变的要求

基于颅底病变的部位和病理特性，对手术入路有如下要求。

1. 理想的入路是保护正常的脑血管结构，有效和彻底地处理病变，而手术入路的技术复杂性在重要性上退而求其次。

2. 根据正常的神经组织、病变及术者的经验，综合考虑选择微创、高效的手术入路。

3. 仔细地选择患者并合理地使用颅底手术入路，设计合适的硬膜下手术通道。经过蛛网膜下腔的显微解剖形成硬膜下通道，到达病变部位过程中尽量减少牵拉性脑损伤，可以借助于手术入路设计和患者体位摆放来完美实现。广泛解剖蛛网膜、重力牵拉、脑松弛技术、扩大颅底骨窗、适量的脱水治疗等是实现安全有效的颅底外科手术的重要技巧。

4. 最短的手术路径（图 1-1）。

（二）术者的技术要求

术者熟知颅底不同部位的手术入路，对不同部

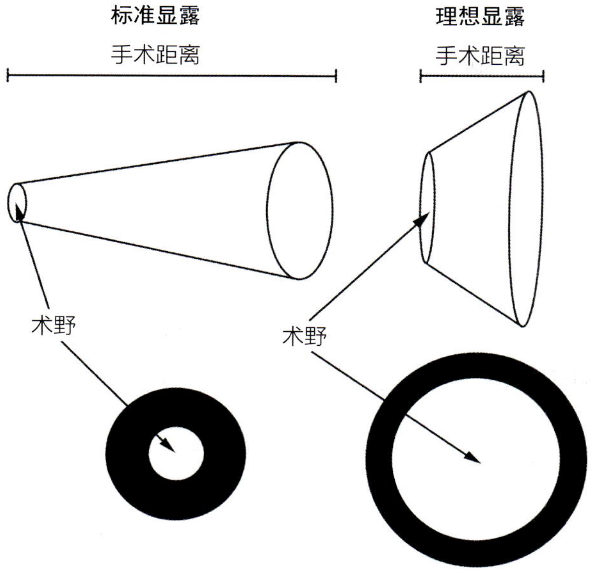

▲ 图 1-1　理想的手术入路：最短的手术路径

位的病变能选择个体化的手术入路，这对术者具体有以下要求。

1. 术者应避免习惯性或热衷于使用几个有限的入路，应该根据颅内病变来调整手术入路。

2. 术者的经验导致了手术入路和通道的局限性，但术者应该熟知每一种入路的优缺点。术者对某一单一入路的熟悉度，不应成为入路选择的唯一决定因素。术者应该不断积累每个手术入路及其改良术式的经验。

3. 手术不仅仅是如何到达病灶，更确切的是你该做什么。这意味着，术者必须尽量降低手术入路的复杂性，进而选择一个最有效和微创的入路到达病变。一旦开始处理病变，术者应该把绝大部分时间和精力花在保护正常的神经组织上。

（三）Goel 的原则

Goel 认为理想的外科入路如下。

1. 在最短的距离内，直接显露病变。

2. 手术视野要足够大，避免对脑组织过度或长时间的牵拉。

3. 手术操作不能过多破坏正常解剖结构或影响脑神经、主要引流静脉的功能。

四、颅底手术的要点与注意事项

（一）颅底手术要点

为了保证手术的圆满进行，应具备必要的工作条件及手术方法，包括：①科学的手术室管理、布局和人员组织；②先进的显微神经外科手术器械和设备；③熟悉适用于颅底不同部位病变的各种颅底手术入路。

1. **动态牵拉**　处理颅底病变时对正常脑组织有策略地使用动态牵拉是手术成功的关键因素，颅底外科手术不能一下子显露整个病变，但是可以显露每次操作所需要显露的部分，术者可以根据自己的感觉来选择分段、分步的显露方法，同时，动态牵拉可以避免增大骨窗和过度脑牵拉所引起的术后并发症，如眶上入路适用于显露鞍旁、颅前窝底及侧裂区。该入路脑牵拉小，显露的区域有限，是一个到达深部病变的重要入路。使用眉弓切口，眶上入路就成为一个微创锁孔入路。通过去除眶顶的改良眶上入路，更易于显露眶内和视交叉的肿瘤。与标准翼点、额下入路相比，眶上入路手术通道更靠额底，但减少对大脑的牵拉和损伤。合理使用吸引器和剥离子，为眶上入路处理复杂病变提供了灵活的工作角度和足够的操作空间。

2. **个体化原则**　根据个体病情的需要，提出个体化的原则和理念，随着经验的积累，可通过较小的空间、恰当的显露来处理颅底复杂的病变。这个词的定义很难准确定义，与术者的手术经验和技巧有关。即当技术熟练、精湛后，可以考虑个体化微创锁孔手术入路，前提是应非常熟悉所有入路的改良方式以及各自的优缺点。

（二）颅底外科术前的注意事项

1. **熟悉颅底解剖**　颅底骨质凹凸不平，下颅底紧邻口、鼻、咽腔、鼻窦等有菌腔隙，其中后方包绕脑干等生命中枢。在显露和切除颅底病变，尤其是中线部位的病变时，常有损伤重要的血管、神经、脑干的风险，从而导致严重的神经系统功能障碍，或因颅内与上述有菌腔隙相通，而导致脑脊液漏、脑膜炎，甚至脑脓肿。因此，在处理颅底病变时，必须了解与病变和脑组织相关的颅骨、硬膜和血管解剖结构的知识。颅底显微外科医生应在实验室学习三维解剖结构，这是颅底外科医生必须具备的知识。

颅底手术入路中，涉及蝶骨嵴与岩骨嵴的技术最多，颞骨的解剖复杂。蝶骨与颞骨横跨于中线两侧，海绵窦后部和斜坡与颞骨岩部关系密切，突破颞骨这一屏障，才能获得满意的显露视野。Dolenc

入路是以蝶骨大翼和蝶骨小翼为中心的一组颅底手术技术。根据临床需要，衍生出很多的变化和发展，其核心的技术包括：硬膜外处理蝶骨大翼和蝶骨小翼、剪开硬膜环、切开海绵窦、向中后颅底的扩展技术。Spetzler 将扩大眶 – 颧入路用来处理基底动脉顶端动脉瘤，其实质就是 Dolenc 入路联合 Kawase 入路。

2. 术前手术评估与预案　根据病情、病变部位、性质、影像学特点，以及患者身体状况选择手术的适应证、手术时间、合适的手术入路，更重要的是选择特殊的手术技术和颅底显微外科方法。为了达到理想的手术效果，术者必须考虑手术的全过程，详细了解和掌握患者的病史、临床表现、体征、各种辅助检查、术前诊断。术前做出详细的手术预案（计划），包括手术理念、手术入路、特殊的关键性步骤，预防突发情况的措施和处理预想不到的情况和突发事件的方法。术前的充分准备和预见性，对于保障术中顺利进行并应对各种突如其来的情况是有益的，即需要一个正确而周密的术前计划和一整套手术设计方案（图 1–2）。这些必须是基于牢固的解剖知识、显微技术和手术经验，充分体现了颅底显微神经外科的核心技术。

颅底手术操作就像在一个密闭的盒子上开口、寻找和探索、关闭的过程。不同的组织（如头颅、脑组织、脑神经、动脉和静脉），其结构非常复杂、繁多、形态各异，必须仔细、缓慢而柔和地利用手术入路，谨慎地分离神经和血管，耐心地探测和显露，并且勇敢地切除病变，不能丧失信心和丢掉一线希望。顺利、安全地完成手术，不但是医生的愿望和目的，也是患者的希望和要求。

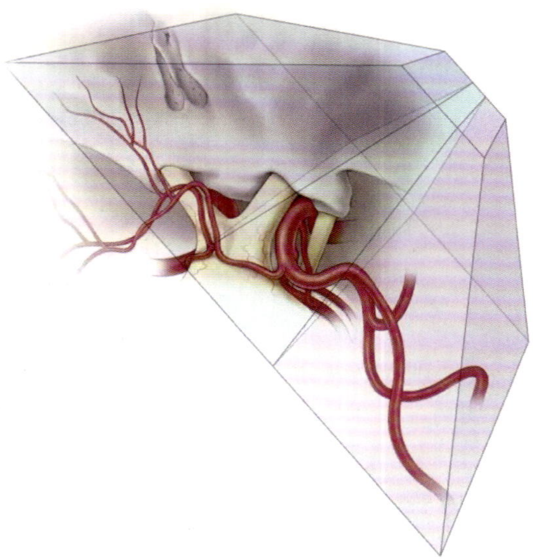

▲ **图 1–2　额下入路有 3 个手术通道，根据特定的蛛网膜界面及可轻柔牵拉的邻近脑组织来界定手术通道，然后根据预计的手术通道来设计手术计划**

五、颅底手术治疗应考虑的因素

许多因素在决策中占重要地位，包括病变、手术和其他治疗方法、手术医生的技术水平和信心、医院整体能力和社会因素。哪种治疗终被采纳完全取决于两个因素，即时间和能力。这种时间 – 能力决策理念与许多因素有关，包括患者（年龄、状况、职业等）、肿瘤（有无症状、良性、进展性等）、治疗（是观察一段时间还是立即外科处理）、手术室人员（有经验、无经验）、颅底外科医生（专科水平、手术例数）、医院（重点学科、开放床位）等。

治疗决策上的延误可以有以下几个原因：①对肿瘤的特性不明确；②期待患者的一般状况完全恢复正常或得到改善；③患者及家属对手术的态度不坚决，对治疗要求过高；④医生犹豫不决。相对简便的无创 CT 和 MRI 检查提示可以进行保守疗法并进行仔细的观察随访，这适用于那些低度恶性、生长停滞或生长缓慢的良性肿瘤或生长缓慢的弥漫性胶质瘤。

（一）制订治疗方案应考虑的因素（表 1–1）

1. 患者因素　制订手术方案前，应首先了解患者以下几个因素。

(1) 自然病史：仔细研究病变的自然病程、病变范围、部位和病理分级，这是选择治疗方法的重要依据；同时应评价累及结构、功能，以及脑功能是否能够恢复和恢复的程度。

(2) 手术的危险因素：评价临床症状、体征和功能状态。明确患者的生活和活动被病变影响到何种程度，并预测治疗后恢复的可能性和程度。

(3) 手术的潜在风险：根据患者不同的情况选择不同的治疗措施，在决定手术方案时，也应充分考虑患者的要求和期望。评估治疗的短期、长期预后和需要面临的风险。

(4) 患者的期望：制订手术计划前，要明确手术治疗能否达到患者的期望，颅底外科手术是一项巨大的系统性工程，许多疾病过程直接受到患者的

表 1-1　颅底外科手术应考虑的因素

• 患者因素（手术的可行性） ▪ 年龄（儿童、成人、老人） ▪ 既往身体状况：有无高血压、心脏病、糖尿病、免疫缺陷病和服用阿司匹林等病史 ▪ 一般临床状况（优、良、差） ▪ 神经病学分级：有无神经系统损害，及其分级（Ⅰ～Ⅳ级） ▪ 症状学 ◆ 进展速度 ◆ 病程 ◆ 癫痫 ◆ 脑神经症状 ◆ 脑干症状 ◆ 颅内压：正常或升高 ◆ 运动功能障碍 ◆ 语言功能是否有障碍 ▪ 先前的治疗和疗效 ▪ 患者和家庭的意愿和期望
• 肿瘤因素（手术的可能性） ▪ 病变部位和神经影像学特点 ◆ 单侧或双侧，幕上或幕下或同时累及，优势大脑半球或非优势大脑半球 ◆ 精确定位：病变在颅底的具体部位，是否累及颅底神经血管、下丘脑、海绵窦或脑干 ◆ 肿瘤的形态：规则或不规则形？圆形、椭圆形或分叶状？是否是骑跨型？ ◆ 是否累及颅底多个区域？ ▪ 病变的数量：单发或多发？ ▪ 肿瘤内部结构及构成 ◆ 大小（小型、中型、大型、巨型） ◆ 囊变、坏死或出血 ◆ 血管生成（血运丰富与否） ◆ 是否有钙化，及其程度和范围 ◆ 肿瘤是否包绕大血管或脑神经 ◆ 肿瘤的质地及纤维化程度 ▪ 特性 ◆ 生长因素 ▪ 弥散（局部、大脑半球、全脑）或局限（边界清楚） ▪ 活跃、不活跃或交替，进展或退行性变 ▪ 膨胀性生长（结构移位、破坏？）或浸润性生长（边界不清） ▪ 生长部位（脑外、脑实质内） ◆ 病变的性质和分级 ▪ 良性或恶性 ▪ 恶性程度（Ⅰ～Ⅳ级） ◆ 肿瘤相互作用 ▪ 水肿：局限、弥漫，特别是有无脑干水肿 ▪ 占位效应：组织结构移位或脑疝

（续表）

▪ 有无梗阻性脑积水 ▪ 蛛网膜下腔：存在或消失？ ▪ 瘤内是否有供应脑组织血管参与供血

心理状态影响，无论选择何种治疗模式，都不能使患者失去希望和丧失与疾病斗争的信心。颅底病变的特点决定了其决策并不容易。现代影像技术使患者的评估过程变得更加简洁，但不能代替临床决策过程。颅底解剖（包括三维影像解剖学的研究），只是用来描述颅底病变的解剖变化，而手术过程常常变化无常，术前无法准确做到突发情况的评估，即使最尖端的神经影像检查也不能说明这些特点。只有在术中探查及解剖，才能显示肿瘤的真实结构，以及与周围正常结构的关系。

2. **手术因素**　手术可行性的决策包括对每一个病例采取部分、次全或是全切除，还是不把手术作为唯一方案。每一个患者的风险和利益的比率必须个体化。不管是临时姑息治疗，还是部分改善或是完全治愈，都在很大程度上取决于病变本身的性质和患者的状况。任何治疗形式的近期目标都是完全切除肿瘤或消除肿瘤进程，同时对神经组织的结构和功能没有不利的影响，或有影响但术后可以恢复。同样，不论是单独采取手术或是联合应用其他治疗形式，其远期目的都是防止肿瘤在原位或远隔部位重新生长。

(1) 临时性治疗：对于 ICP 增高采用降压或分流，目的是减轻颅内压力差，帮助其重获正常 CSF 循环。

(2) 治愈性手术：彻底清除病变，并削除其再发的因素，同时避免损伤周围重要的神经和血管结构，保障术后良好的生存质量。Dandy 在 1920 年这样写道，“对于脑肿瘤来说只有一种满意的治疗方式，那就是手术完全切除肿瘤。脑肿瘤不会自然消失，或是被药物治愈，甚至从任何形式的药物治疗中受益都是不可能的”。颅底病变的病因学和发病机制仍然不为人知，因此目前没有针对病因的、有效的治疗方法。

(3) 姑息性治疗：肿瘤部分或大部分切除，目的是减轻肿瘤占位效应，减少和去除肿瘤组织有助于减轻肿瘤代谢和生化影响，改变肿瘤生长的动力学，重建中枢神经的动态平衡，同时减小肿瘤体积，为化疗、免疫治疗、放疗等提供条件。对于扩散、浸润、高度恶性或终末期的肿瘤来说，显微外科切除也是一种好的治疗方案。假如全身和神经系统状况可以耐受，应尽力延长患者的寿命（即使只有3～6个月），以使患者有时间更好地安排自己的未来。

3. 术后获益的生存质量　颅底外科手术不仅要侧重延长患者的生命，而且还应关注患者的生存质量，必须采用个体化原则对待每一位患者。术者的知识必须是最前沿的、广博的和严谨的，术后的照护必须是个体化且富有同情心的。总之，要全面综合考虑患者、病变、手术及术者多方面的因素，权衡利弊。

（二）选择手术入路应考虑的因素

同一部位的病变可有多种不同的手术入路，通过不同的路径达到同一个区域，这种情况或许会令人感到难以选择；每一种入路又有亚型和扩展，即同一个入路可达到不同的手术区域。熟悉不同的手术入路是获得良好手术效果的基础。因此，对每一位具体的患者施行颅底手术时，应根据自身的技术条件和肿瘤部位设计出最适宜的手术方案。事实证明，只有那些能够集众多专家经验之长、选择最佳方案的神经外科中心，才能不断卓有成效地推陈出新，并取得显著的成果。

1. 个体化因素　选择颅底手术入路时，应先列出所能采用的各种入路，再根据术者的条件和病变的确切部位及扩展的方向进行选择。任何颅底手术入路都有其适应证、最基本的原则、优缺点等。选择手术入路前必须熟知立体解剖及其变异，对每一个具体患者要了解颅底病变的病理解剖特征和病理生理特点，个体化选择最佳的手术入路。

(1) 病变的个体化因素：①尽可能利用已存在的或潜在的“手术通道”，包括颅底骨（可以移除和复位）、硬膜及硬膜下腔、脑池和脑裂，以及可牵开的肌肉间隙等；②扩大磨除颅底骨质，增加颅底手术入路的操作空间和扩大病变的显露视野，以减少对脑组织的牵拉；③手术切口要避免伤及神经、血管，皮瓣要有足够的血液供应。要考虑前次手术切口和术后放射治疗对于皮瓣供血的影响；④要考虑到病变再次手术的可能性；⑤注重美容和外观，易于避免感染等并发症的发生风险。

(2) 入路的个体化因素：①选择达至病变路径最短的手术入路，同时避开重要的功能结构；②所选入路要便于颅底结构重建，特别是保证自然腔隙的封闭；③术者对入路熟悉和掌握程度，选择手术入路前，先在脑海中构思好处理病变的最佳显露方式，接着在术中根据情况调整并寻找最为安全的入路和手术通道，在打开硬膜前，作者习惯性想象出病变切除后手术视野最后的结构，并加快处理病变速度，首先想象出深部重要结构（如视神经等）的三维形态，接着设计好其切除周边病变的手术通道；④入路的良好显露，同时便于控制肿瘤的供血动脉，以减少术中出血，使术野更加清晰，减少术中医源性误伤，同时使手术更具观赏性。

2. 手术入路显露分级　Salma（2011）基于Ammirati和Bernardo分级系统，通过增加对侧结构显露和进行手术操作能力的评分，对手术显露空间分级进行改进，提出可操作性分级量表（表1-2）。神经血管结构的多角度显露有利于手术进行，从而增强可操作性。

（三）常见颅底区域手术入路的选择

1. 鞍区手术入路选择　鞍区直径不超过3cm，但解剖结构复杂，构成了一个特殊的神经外科手术区域。包括蝶鞍、蝶窦、海绵窦、脑下垂体、视交叉、丘脑下部，以及经海绵窦出颅的第Ⅲ、Ⅳ、Ⅵ对脑神经和三叉神经眼支。第三脑室前部肿瘤，因其显

表1-2　手术显露分级

分　级	显　露
0	没有显露
1	显露结构，但无法进行外科手术操作。在成对结构的情况下，仅见显露与入路同侧的结构（同侧只能看到，但不能进行操作）
2	多角度显露，可以进行外科手术操作，但是很困难。成对的结构仅可见入路同侧的结构（同侧可以看到，但操作困难）
3	多角度显露，可以进行外科手术操作。成对的结构仅可见入路同侧的结构（能在同侧上看到，并轻松操作）
4	同侧入路结构的多角度显露及对侧结构的可视化。在同侧进行手术操作（可以在两侧看到，但仅在同侧进行操作）
5	入路的同侧和对侧结构都有多角度显露。在同侧和对侧都可以进行外科手术（可以在两侧看到并进行手术）

露和切除都很困难，尽管有各种不同的手术入路，但要获得比较宽阔的术野都是不容易的。在选择手术入路时，肿瘤的解剖位置、大小及肿瘤的病理都必须予以考虑。常用的鞍区手术入路大致如下。

(1) 额底入路和额外侧入路：扩大的额底入路可显露额底和从上额鼻旁窦至斜坡底部的病变，而对额叶牵拉很小。额外侧入路兼具额下入路和翼点入路的优点，又避免其缺点，是相对微创的手术入路，适用于鞍区的各型病变。眶额入路，由于去眶后颅底硬膜可进一步向下牵开，比经典的额下开颅术能更好地从腹侧显露额底病变，并减少对脑组织的牵拉。

(2) 经翼点入路：适用于鞍上偏侧生长的肿瘤。切除蝶骨嵴外 2/3，到达眶上裂，剪开硬脑膜，常规打开侧裂蛛网膜，分别牵开额叶和颞叶，显露颈内动脉、视神经、后交通动脉、脉络膜前动脉、大脑前动脉和大脑中动脉等，充分利用翼点入路的优势，鞍区的各个解剖间隙均可利用为手术服务（图 1–3），如经视神经 – 颈内动脉或颈内动脉外侧间隙显露和切除肿瘤。彻底磨除蝶骨嵴和眶顶的眶 – 翼点入路是一种类似于眶颧入路的颅底手术入路，适用于偏侧生长的大型和巨大型鞍上肿瘤。

(3) 颞下入路：适用于鞍上肿瘤向一侧鞍旁生长，特别是颅中窝底生长的肿瘤。

(4) 额下 – 经蝶入路：额下开颅后，打开蝶骨平台，自蝶窦的前部进入鞍前壁。适用于鞍上蔓延、并向下突到蝶窦内的巨大型鞍区肿瘤，特别适用于同时向鞍上、鞍旁和鞍前壁生长的肿瘤。

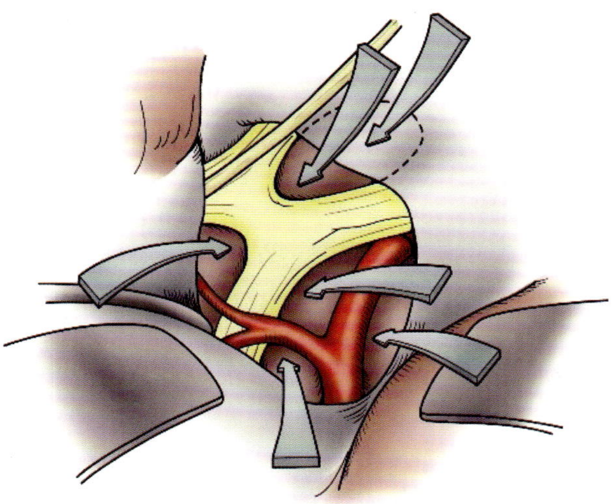

▲ 图 1–3　翼点入路的手术路径

(5) 经鼻蝶入路：处理鞍内和鞍上轴性生长的肿瘤。

(6) 经胼胝体前部入路：1944 年，Busch 首先描述了经胼胝体 – 穹窿间进入第三脑室的手术入路。这一入路可以切除第三脑室前部的肿瘤，更适用于侧脑室不扩大的第三脑室内肿瘤。

2. 海绵窦区手术入路选择　可经内侧、外侧、上方和下方入路到达海绵窦（图 1–4）。起源于海绵窦内侧的病变如果仅对海绵窦造成推挤，或仅侵及颈内动脉的内侧可采用经蝶入路切除。其他海绵窦入路都需要行前外侧方开颅，或需行眶 – 翼点、眶颧开颅。经眶颧入路由于切除了颧弓，使手术视野更加靠近颅中窝底，从而减少了对颞叶的牵拉（图 1–5）。可根据需要进行调整一级入路的方法，使前外侧开颅既可更靠近额叶，也可更偏向颞叶，以适应海绵窦的各种二级入路。

3. 脑桥小脑三角区手术入路选择　此区域常见的病变为听神经瘤和脑膜瘤，切除听神经瘤有 3 种基本的入路，即经颅中窝、经迷路和经枕下入路。肿瘤较大而不考虑保留听力的病例，经迷路和经枕下手术结果的差异很小。切除小肿瘤时，经颅中窝入路显示出优越性，1/3 的病例可保留听力。然而，作者认为经枕下乙状窦后 – 经内耳道入路也可达到相同的结果。脑膜瘤不同于神经鞘瘤，超声吸引器有时不能奏效，肿瘤可呈侵袭性，其血供来自颅底硬膜。由于肿瘤基底位于后岩骨，故经枕下乙状窦后入路即可完全切除脑桥小脑三角区的脑膜瘤。

4. 岩斜区手术入路选择　岩斜区位于颅底的中央，内界至斜坡中线，外界至内耳孔和颈静脉孔，上界至鞍背，下界至枕骨大孔上缘，前界为岩斜区硬脑膜，后界为脑干的区域。前外侧有岩尖、海绵的后端，脑神经在斜坡区两侧分别向前、向外、向下进入海绵窦、内耳门、颈静脉孔。

岩斜区手术入路很多，而且相互间差异较大。在微创颅底外科手术原则的指导下，许多杰出的颅底外科专家（如 Lang、Rhoton、Dolenc、Sen、Sekhar、Al-Mefty 等），对岩斜区手术入路的方法和技术做出了具有历史意义的贡献，定义和规范岩斜区复杂的三维解剖关系和不同的手术方法，从简单的乙状窦后入路到难度很高需切除颅底骨质的联合经岩骨入路。不同的岩斜区手术入路之间存在明显的区别，这对于处理该区域各种复杂性病变是十分

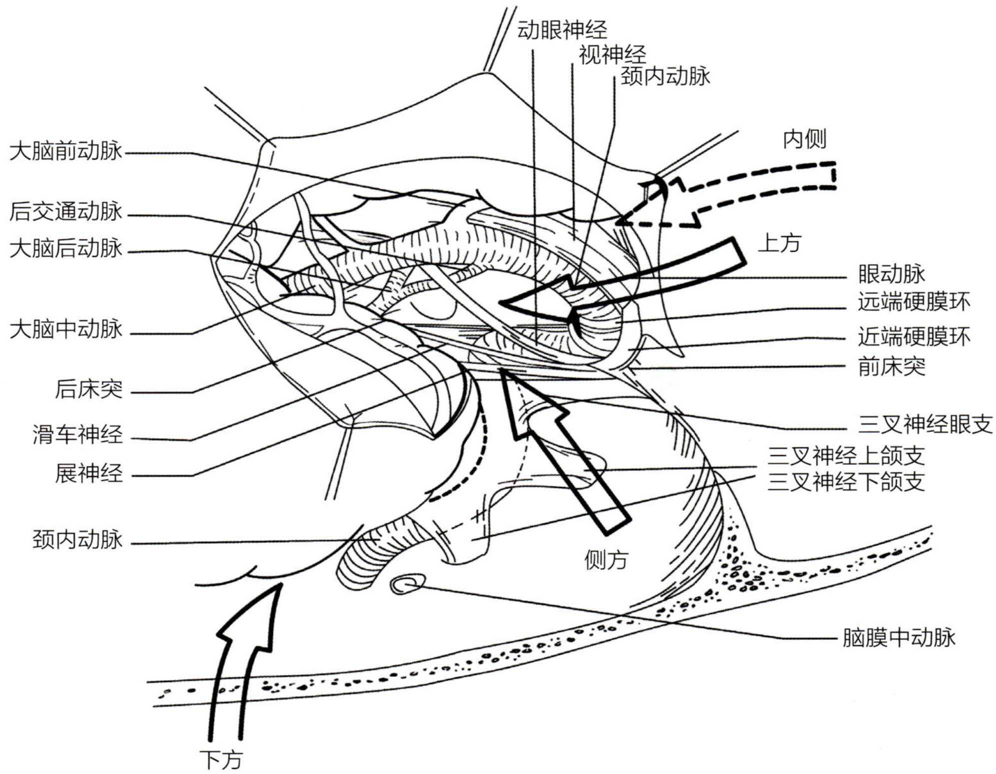

▲ 图 1-4　海绵窦入路

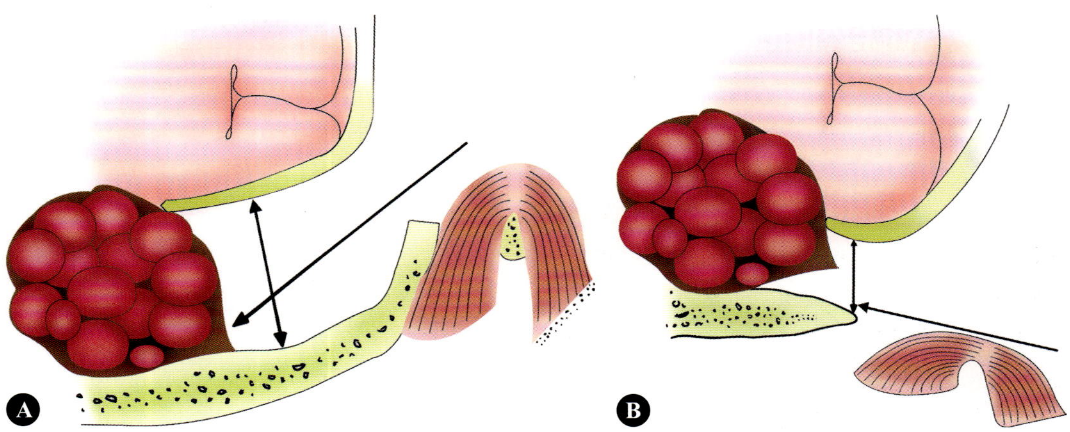

▲ 图 1-5　经眶颧入路

A. 不切除颧弓的颞下入路显露颅中窝底病变；B. 经颧弓切除的眶颧入路显露颅中窝底病变，由于没有颞肌的阻碍，视野更靠近颅底，能更好地显露颅中窝底的病变，对颞叶牵拉轻或不需要牵拉

必要的。试图通过单一入路显露整个岩斜区将非常困难，特别是当肿瘤已经侵犯岩斜区以外的结构。常用的处理岩斜区病变的手术入路有枕下乙状窦后入路、额颞－经海绵窦入路、岩前入路、颞枕－经天幕入路、颞下－经岩嵴入路、联合经岩骨入路等。对以硬脑膜外生长为主，同时向硬脑膜下扩展的病灶，可经耳前－颞下－颞下窝入路、鼻内镜扩大经蝶入路切除。经乙状窦前入路，通过磨除岩骨来达到对岩斜区的良好显露，又根据岩骨磨除的多少分为 3 个亚型（图 1-6）。

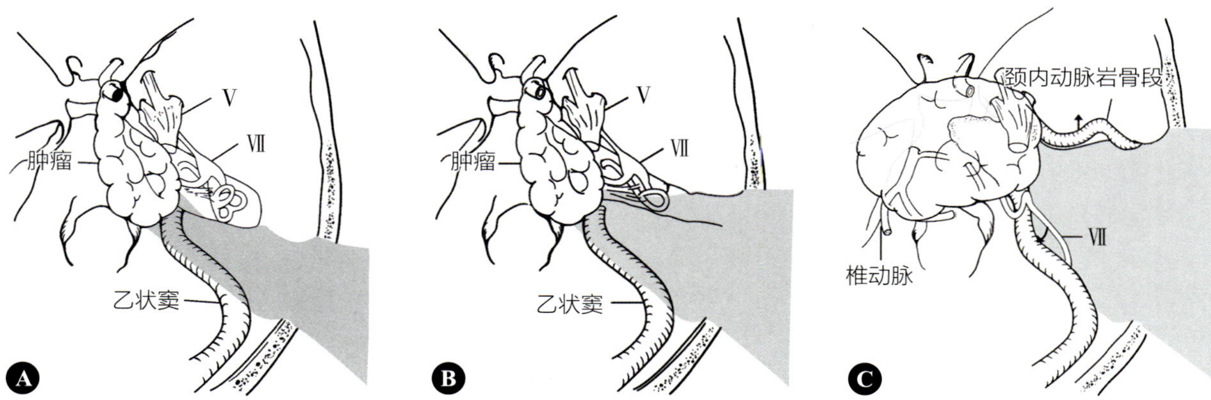

▲ **图 1-6　乙状窦前入路骨切除示意及其显露的区域**

A. 迷路后入路；B. 迷路后部分迷路切除；C. 岩骨完全切除入路

5. 枕骨大孔区手术入路选择　枕骨大孔的病变可分别或同时向颅内、椎管内方向扩展，此区域最常见的肿瘤为脑膜瘤、化学感受器瘤和神经鞘瘤。枕骨大孔脑膜瘤腹侧和腹外侧型肿瘤，若肿瘤仅向颅内扩展的肿瘤，可经远外侧髁上入路；同时向颅内、椎管内发展的肿瘤，可经远外侧经髁入路切除。枕骨大孔背侧和背外侧型肿瘤，可选择枕下后正中入路（图 1-7）。

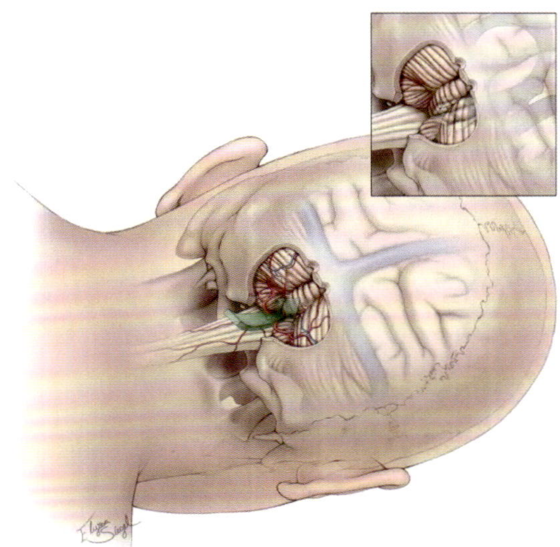

▲ **图 1-7　枕下后正中入路的手术解剖路径，该入路与延髓、小脑扁桃体、小脑下蚓部关系密切**

六、手术入路的相关问题

（一）颅底手术的体位

神经外科中有几种常用的体位：①仰卧位，包括仰卧一侧肩部抬高，头向一侧偏；②侧卧位，包括侧俯卧位；③坐位及半坐位；④俯卧位。选择仰卧位还是坐位有一些基本原则。肿瘤在冠状面的关系是根据两耳连线，然后垂直于鼻根枕外粗隆连线，再综合定位来选择最佳头位和入路。位于两耳连线前面的肿瘤最好采用仰卧位，而位于此线之后的病变（包括颅后窝）采取侧俯卧位、半坐位比较理想。位于颅底中线区域的肿瘤，采取侧位是比较理想的入路。

1. 仰卧位　每一种入路对于不同部位肿瘤的最佳位置是不同的，仰卧位主要适用于颅前窝底、鞍区和颅中窝底的病变。颅底外科手术时，上半身均是上抬 30°，有利于静脉血的回流。为防止术中患者移位，尤其是手术床轻度倾斜时，需用约束带把患者身体约束捆绑住，头部用头架固定。注意下颏与胸骨柄之间的距离不少于两横指，避免影响颈静脉回流。如翼点入路采取的头位是头顶向下 10°～20°，上半身抬高 30°，头向对侧旋转 30°～45°（颧弓在术区内为最高点），使额叶从眶尖部自由坠落，颞叶从蝶骨嵴自由下垂。蝶骨嵴可以作为一种大致垂直定位的标志。三点头架可以把 2 个头钉放在手术侧耳后（乳突以上），另一个头钉置于头的对侧（要在颞肌以上以免出血和不稳定）。这种头位要特别注意颈部不能过度旋转，否则有可能损伤或压迫气管、颈静脉、颈动脉或椎动脉。

2. 侧卧位　这种体位适用于额部活动性差或

颈短而粗的颅中窝底、岩斜区病变。采用侧卧位时需注意腋下垫枕，防止压迫腋下神经和血管等。病侧朝上的上肢向下牵开，使肩－颈－头之间的夹角保持在100°～120°；同时，上肢的姿势要放在功能位，铺垫好以免挤压伤。侧卧位优点是体位安置方便，不需要特殊的麻醉条件。

3. 半坐位 这种体位多应用于处理枕后区域、幕下病变，包括松果体和天幕切迹区手术。术前可根据需要旋转头颅，以便得到最佳的体位和头位。但这种体位存在潜在的并发症，即静脉气栓。故对于半坐位要格外小心谨慎，严密监测血压、脉搏和中心静脉压。为了术中检测和去除心房气栓，应常规安置右心房插管，建立中心静脉压导管（在术前做好中心静脉压，保证适当的体位），常规采用多普勒持续监测。

正确的半坐位摆法是上半身上抬45°～60°，上提头部并前屈、偏向病侧，病侧的乳突后枕下手术区枕部肌肉尽量保持张力，使乙状窦尽量能与水平面垂直。三点头架固定头颅不应该影响手术野及其周围区域。根据手术入路的需要，头部做适当旋转。要注意颏部和胸部的位置，以免气管阻塞和血管受压。消毒前要再次核查患者所有的部位以及手术床的附属配件，以确保患者的安全性、稳定性、舒适性和可操作性。

半坐位是自然体位，主要优点在于术中血液、脑脊液和灌洗液，自然地从伤口渗出，磨除的骨质也易于被助手冲水自动地冲出术野，而不是停留在蛛网膜下腔，不妨碍手术操作；助手通过冲水来保持术野干净，不必过多地使用电凝，以保障术中解剖界面的清晰，这样可减少神经、血管损伤的机会。而且术者对整个术区有良好的视野。但半坐位手术前一定要对颈部活动进行评估，避免因颈椎的过度前屈而造成损伤。同时术中需行心房导管监测，麻醉要求较高。

患者的理想体位对于手术固然非常重要，但是术者是否操作方便、姿势是否舒适亦同样是至关重要的因素。否则要想得心应手地顺利完成手术也是不可能的。有经验的医生发现患者采取仰卧位时，如果患者的头位于术者的脐部水平，术者就容易把上肢、手、颈及头处在舒适的位置。同样对于半坐位的患者，术者把手术入路与眼睛平行比较合理，另外术者肘部、前臂要与乳线平行。因此，肘部要放一个手托架，以保证术者双前臂和手的灵活性与稳定性。术者对于自己的姿势、习惯、双上肢的位置有一定的处置方式，不可能每个医生都一样，而且每一位术者必须在工作实践中摸索自己的工作风格，充分体现了个性化的特点。

4. 侧俯卧位 俯卧位由于安置体位困难，术中容易引起静脉瘀血，目前已很少使用，代之以侧俯卧位（图1-8）。

5. 体位摆放注意事项 摆放体位时也应注意以下几点。

(1) 患者的下肢应该比臀部高一些，有助于静脉回流。仰卧位时两小腿应该略高于大腿，当坐位时应该接近水平，双下肢用布织绷带或套上大腿水平的高弹力袜，也可以用持续压力气囊包裹双下肢。

(2) 不管采用什么体位，麻醉师和各种麻醉设备、仪器均应位于术者的对侧，若术者位于头顶位时，则麻醉师和各种麻醉设备、仪器应放置在患者的左侧，这样麻醉师便于观察患者面部、气管插管和身体显露的部位，术中也便于应用各种特殊仪器而不影响手术操作。而手术台的右侧为手术室护士的工作范畴，患者头顶一侧为医生的主要工作范围，可以放置手术显微镜等附属设施或仪器。

（二）颅底手术的基本要求

1. 体位要求 对手术体位有如下要求。

(1) 术者必须亲自摆好患者的体位，特别要注意患者的颈部不能旋转、弯曲或过伸。

(2) 摆体位时，首先要考虑到颅内血流动力学

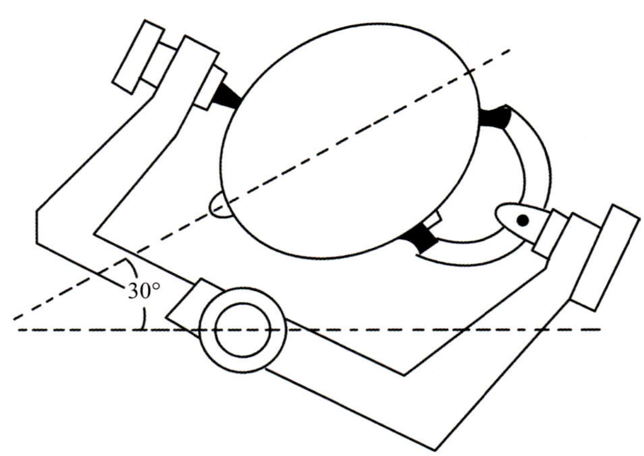

▲ **图1-8 侧俯卧位**

上半身抬高10°～15°，矢状窦与地平面成30°

与躯体、颈部和头位置的关系。要避免压迫颈部区域的呼吸道、动脉、静脉和神经组织。

(3) 患者应该安全而舒适地躺在手术床上。特别要注意身体倚靠的部位应该放好垫子，躯体纵轴不应该弯曲或扭曲，姿势应避免过度压迫脊神经根和周围神经的部位，要保护皮肤、四肢、眼睛、鼻子、耳朵、神经、血管，呼吸道是关键环节，应该更加注意。为避免深层静脉的栓塞，双下肢可用绷带或弹力绷带等固定。仔细认真考虑每一个环节，最大限度地减少潜在并发症发生的风险。

2. 头位要求　手术头位有如下要求。

(1) 患者的头位应该略高于心脏水平，既有利于颅内静脉回流，又不影响供给脑组织的动脉血流。

(2) 正确摆放头颅的位置，达到最佳的显露术野是至关重要的。

(3) 摆放患者头位时，颈部不论在哪个方向绝不能过度伸展、过度扭曲、过度牵拉或过度屈曲。否则会导致颈部静脉回流阻塞，有可能损伤颈动脉或椎动脉，扭曲或压迫气管或食管，会导致颈椎和脊髓损伤。血管的损伤有可能直接影响颅内压力。

(4) 头颅应该用三点头架牢靠地固定在理想的位置。把消毒的头钉拧进头皮直至颅骨，拧紧但力量不要过分，决不允许拧到颅骨内板。

3. 麻醉和术者的要求　颅底手术对麻醉和术者有如下要求。

(1) 麻醉满意后再置导尿管，并连接好引流管或引流袋。

(2) 麻醉深度要够，麻醉师要在整个手术中进行严密认真监控。

(3) 术者要有精湛的颅底显微外科技术。

(4) 术者保持舒适的位置，以便随时进行相应调整，保持最佳的工作姿势和位置。

（三）颅底手术术前安全措施

为保障术中患者的安全，术前应做好以下几点。

1. 检查患者的铺垫是否合适，以防止挤压伤。检查皮肤是否显露，避开手术床上任何金属的部件，否则会导致电烧伤。

2. 患者的膝关节要轻度屈曲，以免腰部过伸，可防止坐骨神经或腓神经的损伤。

3. 患者的眼睛易被消毒剂和其他脂类溶液损伤。故消毒前应用眼睛保护膏剂涂在眼睛上，从内眦沿着眼睑一直涂抹到外眦，然后闭合眼睑并用眼罩或贴膜覆盖保护。

4. 安全带不能太紧，否则影响血循环、引起周围神经损伤或阻碍通气量，影响呼吸。

（四）颅底外科手术入路的设计

随着颅底显微解剖、显微手术器械、神经影像诊断技术、颅底显微外科技术、术中神经监护技术、神经导航技术、神经内镜技术及颅底修复重建技术的发展，颅底外科成为最具挑战力和最有活力的新兴学科之一。然而，选择何种手术路径，达到安全有效实施手术的目标，依然是现代颅底外科最为关注的课题。颅底手术路径的设计都是根据颅面解剖特点、颅底病变的具体部位和范围，以及病变的病理类型而进行的。

对同一病变部位，可有不同的入路到达靶区，而每一种入路又各有优缺点，因此在设计手术入路时，应首先考虑以下几个基本因素。

1. 选择从皮肤至病变的最短路径的手术入路，及摘除病变所需要的足够的显露范围。

2. 避开影响生命和功能的重要神经血管结构，且术中能识别并保护这些重要结构。

3. 尽可能利用已存在的或潜在的“手术通道”，如面部腔隙、可牵开的肌肉、可复位的颅骨、硬膜及硬膜下腔等，也包括肿瘤潜在的“肿瘤通道”。

4. 便于术后结构重建，保证颅内组织、硬脑膜腔与鼻咽腔、中耳腔等自然腔隙的封闭。

5. 对于有多种手术入路选择时，应选择创伤最小、显露好，而术者掌握程度最好的手术入路。切不可为了模拟某种入路而赶时髦，对于术者不熟悉的手术入路，应先在解剖实验室里反复多次解剖训练。

6. 选择能最大限度地显露病灶为原则，因颅底解剖关系复杂，只有充分显露、在直视下细心操作，才能既切除病灶又不损伤重要组织。

7. 重视术后外观美容。

（五）颅底外科开颅术的一般技术

1. 切口的选择　切口选择的原则是：皮瓣的基底宽度要大于皮瓣的深度（高度），能用直切口不用弧形切口，能用弧形切口不用马蹄形切口。颅前窝、颅中窝底入路一般选择半圆形或问号形皮瓣，其基底部直接朝向供养皮瓣中心的血管，以保证皮

瓣足够的血液供给，避免术后皮瓣愈合不良，甚至坏死。颅后窝底的手术入路常规采用弧形、直切口皮瓣。术后可能需要放疗的病例，更应注意皮瓣的血供，以免放疗时造成皮瓣坏死。

2. 骨瓣与骨窗成形　手术的侵袭性，更确切地说，在神经外科操作中不可避免会发生不同程度的创伤。手术时不仅要破坏颅骨结构，而且要切开头颅全层，由浅入深，如毛发、皮肤、肌肉、颅骨、硬膜、蛛网膜和脑组织。但每层切口，其大小要以最佳显露术野为原则，而且不造成脑组织压迫或牵拉，亦不增加无效脑显露。单纯的小骨窗开颅（小骨孔开颅术）称为“微侵袭手术”是不妥当的。微侵袭颅底显微外科绝不是意味着单纯的小骨窗，而是在不损伤周围毗邻的脑组织、颅底血管和脑神经的前提下，最大限度地、安全地切除肿瘤。“锁孔”一词，不仅是指骨窗的大小，更主要的是包括了颅底显微外科技术的内涵，通过小的裂隙或间隙沿着颅底骨质、脑脊液通道分离，以达到手术经过的每一层均是最小创伤的目的。

骨瓣或骨窗的大小取决于实际需要，即尽可能的小，必要时大；更重要的是开颅的范围决不能妨碍术野的显露和接近肿瘤，达到以最少、最简便的手术操作和最低程度的副损伤为目的。目前大多是采用“游离骨瓣”，其骨瓣成形便捷，术后肌肉或筋膜能为其提供良好的血液供应。为了很好地锯开颅骨，在切割时要和颅骨表面有一个角度，以便使颅骨的横断面呈一个斜面，以防还纳颅骨时，凹陷进颅腔内压迫脑组织。采用铣锯开颅，术后用颅骨锁或钛条固定。

3. 肿瘤的定位和导航　术前、术中和术后各个不同时期，术者要有一个完整的设计方案、技术思路、手术目的和预期达到的效果、肿瘤的定位（靶目标）和测定（导航）及应用显微手术的技能和技巧，这一整套思路对于显露所有脑外及脑内肿瘤是非常重要的。

(1) 术前定位：术前应用 CT、CTA、MRI、MRA 或 MRV 扫描准确定位病变，术中不能盲目地切开正常组织去寻找深而隐藏的肿瘤，这既有一定的失败性，又有一定创伤性及危险性。MRI 具有高分辨率精确定位的功能，定位能力强，甚至包括病变附近的血管和神经。术前仔细读片，利用正常颅底解剖标志准确定位肿瘤周围毗邻的三维解剖。同时，计算机辅助导航技术可确保寻找病变的靶目标的准确性。

(2) 术中定位：神经影像能提供最真实信息。开放式 MRI 能为神经外科医生提供现代化术中影像等资料，神经导航技术在术前可用于分析神经影像灰度等级的细微差别，测量病变与相关结构的距离及角度。同时导航和术中监测，在术中可以引导手术入路，设计治疗方案并指导显微外科切除肿瘤，但是最好的综合分析还是靠术者自身的综合分析判断。开放式 MRI 系统完全可以提供最灵活和真实的资料，能指导神经外科医生准确找到靶目标、导航和神经外科操作程序。

（六）经岩骨入路的培训

1. 年轻神经外科医生的培养模式　在过去相当长的一段时间，中青年神经外科医生的培养模式类似学徒式，即长期跟随本单位的上级医生进行诊疗工作。学徒式的培养，一代又一代传承着已有的经验、技艺与文化，实为闭环式培养。很难纳新、限制突破是学徒式培养的主要不足。尽管各个医院每年外派大量人员参加进修或短期培训，但学徒式培养依然是众多医生所要经历的主要培养模式。

在近 20 余年，许多神经外科中心举办了各种专题学习班和新技术、新进展学习班，神经外科医生的培养模式发生了新的变化，主要体现在不断加强的实验室培训、显微解剖与手术入路培训、线上教育与会议等方面。层出不穷的培训项目，接连不断的经岩骨入路专题会议与讨论，使一批又一批的年轻同道能有机会参与其中，能够开展更广泛的交流和讨论，使更多的同行领悟“经岩骨入路”的精髓。

2. 培训模式的变化

(1) 多学科交流模式：多学科共同参与举办颅底外科会议，多学科协作（MDT）模式，是颅底外科发展的鲜明特征。各学科各亚专业从各自不同的角度去讨论和交流，使各学科和各亚专业之间相互取长补短，相互借鉴，共同提高。

(2) 多学科协作模式：采取多学科协作模式后，耳鼻喉侧颅底外科、神经外科颅底外科相互融合和渗透，从各自不同的角度理解经岩骨入路的要义与精髓。这种多学科协作模式的发展，渐渐被广大神经外科同道熟悉和接纳。不同亚专业的同道正在不断挑战自己，将经岩骨入路的理解和实践更上一层楼。

3. 培训人员的多元化　国际交流日益广泛，来华讲座的国际学者都是来自世界各地各专业领域的杰出代表。国内的年轻医生也频繁走出国门学习最先进的理念，逐步缩短了与国际先进水平的差距。

4. 颅底外科均衡发展　区域协同发展、均衡发展，缩小区域间差距，在时代大趋势背景下，国内神经外科水平整体提高。以前，仅有少数几个区域神经外科中心，能够常态化开展颅底手术入路。现在，很多地方医院也已经熟练开展颅底手术入路。整体水平提高、均衡化发展，确实为颅底入路的推广提供了现实可行性。

显微解剖训练的加强、磨钻工艺的不断精进等，大大缩短磨除乳突所需的时间。手术耗时大大缩短、手术安全性大大提高，这是颅底手术入路发展的显著特点。

（七）颅底手术入路的进展

1. 手术入路的改良和创新　颅底解剖结构复杂，聚集了重要的血管、神经组织。显微外科技术的提高、神经影像学和神经放射学的发展，推动了包括脑干和海绵窦内肿瘤在内的颅底外科的开展、术中脑干诱发电位等神经电生理监护、先进装备的使用（如CUSA和激光等），使肿瘤的全切除率大大提高，手术死亡率和致残率明显降低。颅底解剖的深入研究，已设计和改良出许多新的、微创的颅底手术入路，这些入路经过改良后，其术野显露好、神经血管损伤小、肿瘤全切率高，符合现代微创原则。如额外侧入路、眶－额入路和眶－翼点入路，摒弃乙状窦前入路改为颞下－经岩嵴入路，或采用颞枕－经天幕入路、乙状窦后－经内耳道上入路等。

2. 微创颅底外科技术的发展　Perneczky等率先提出内镜辅助的显微颅底外科，通过显微镜和神经内镜的结合，发挥了各自的优势，弥补了各自的不足。在微创原则的指导下，为术者提供难以窥见的视角，从而扩大手术视野；同时减少了手术创伤。Keyhole入路不仅手术切口变小，而且通过“锁眼”技术，使颅内视野随深度的增加而扩大。如颞下“锁孔”入路，对于处理鞍区肿瘤，可大大减轻组织创伤；经眉“锁孔”入路处理颅前窝底病变；枕下乙状窦后“锁孔”入路处理脑桥小脑三角区肿瘤等，具有充分利用颅底腔隙，减少对脑组织牵拉性损伤的优点。

3. 神经导航辅助处理颅底病变　神经导航是利用计算机三维图像处理和立体定向功能，在模拟数字化影像与实际神经解剖结构之间建立起动态的联系。使术者能够“透视”病变毗邻的细微结构，并且做到术中病灶的精确定位，精度可在1.0mm以内，减少或避免正常组织及重要结构的损伤。同时术前可模拟手术入路，选择最佳的手术路径和最优的手术方案。

4. 新型颅底器械和技术的应用　激光刀和显微镜的耦合，保持光源同轴；CUSA、电磁刀等先进手术器械的使用，其具有手术精度高、损伤小、止血效果好、术野清晰等优点，明显提高颅底深部肿瘤的全切率和手术的安全性。超选肿瘤血管栓塞技术可大大减少血供丰富肿瘤手术的失血量，提高手术的安全性，为肿瘤的全切创造条件。

（陈立华　李镇宇　邹志浩）

第2章 额下入路及其扩展入路

额下入路是在额叶下方显露颅底的入路，该入路由前向后依次显露颅前窝、鞍区、侧裂，深部可到达大脑脚周围。

一、入路相关解剖标志

（一）头皮体表标志

传统额下入路的冠状切口，需要识别若干解剖标志。如发际前缘用于将冠状切口限定于发际内，前方鼻根上端或者眉心，以及后方位于枕外隆突的皮肤隆起，这两个标志确定正中线；两侧颞肌上方的颞上线；两侧耳屏和两侧的颧弓用于确定切口的起点或者止点。

采用眉弓切口的经眉弓入路是额下入路的微侵袭演变，该入路以一种微侵袭、破坏性小的方式来显露病灶，在经眉弓入路中，眉毛的范围标记了切口在所在的眉弓区域。眉弓眶上切迹是眉弓入路切口的内侧起点，该标志可在体表触及。

（二）骨性解剖结构

传统单侧额下入路显露额骨后需要几个骨性标志指导开颅。拟作 4 个钻颅骨孔时，额骨颧突的顶端延伸为颞上线，该处确定第 1 个骨孔，即关键孔（Keyhole 点）的位置；开颅侧的眉弓，其内侧的中线旁确定第 2 个开颅骨孔；冠状缝作为界限，其前方的外侧毗邻颞上线可确定第 3 个钻颅骨孔，而其前方在中线旁可以确定第 4 个开颅骨孔。

扩展额下入路可能需要进行双额开颅，多需要 6 个骨孔开颅，即左右两侧关键孔；冠状缝与左右两侧颞上线相交处两个孔；眉心正中钻孔，以及冠状缝与中线交点钻孔。在经眉弓入路中，Keyhole 点为开颅的中央钻孔部位。

（三）颅前窝骨性标志

传统额下入路和经眉弓入路进入颅腔后，需要显露观察颅前窝的若干骨性标志，其中包括内侧的鸡冠和外侧的额骨眶板，鸡冠和与其附着的大脑镰前部是一侧额底区域的内侧界，鸡冠外侧的筛板由嗅神经穿过，为嗅沟区域，鸡冠和嗅沟之间对应的脑回为直回。外侧的额骨眶板为眼眶的顶部，颅内对应脑回为眶回。

显露至深部后，内侧骨性标志包括蝶骨平台、鞍结节、前床突，深部对应的解剖空间为鞍区和视交叉上池。向外侧显露为蝶骨嵴，沿蝶骨嵴向内侧延伸的骨质为蝶骨小翼，深部对应的解剖空间为侧裂。前床突后方为垂体窝，容纳垂体，向后为鞍背和后床突，向后方对应的解剖结构为脚间窝。

二、入路显露范围

开颅完成后额下入路（传统额下入路和经眉弓入路）以直回前部向后到颈内动脉分叉连线为界划分内侧显露区域和外侧显露区域。

内侧显露由直回前部开始，经过纵裂前部，颅前窝内侧，嗅沟和嗅神经、鸡冠、大脑镰前部、直回、额上回前部、扣带回前部、胼胝体膝部和嘴部，显露鞍结节、前床突、视交叉、视神经、鞍内的垂体、垂体柄。在鞍区上方的视交叉上池可以显露终板、下丘脑、视束、大脑脚前方。从鞍上区域向外侧的侧裂方向拓展，操作空间的下方可以显露海绵窦前部，向后可观察到动眼神经进入海绵窦顶壁，其前方的前床突外侧可见颈内动脉床突上段。

外侧显露区域由额叶眶回开始，抬起眶回向后经过颅前窝外侧，向深部显露蝶骨嵴、蝶顶窦、侧裂浅静脉，于侧裂内显露大脑中动脉、侧裂深静脉，直至岛叶前部。

三、额下扩展入路的相关解剖

扩展额下入路主要用于颅鼻和颅眶沟通肿瘤的治疗。该路径穿过蝶窦后壁可拓展显露斜坡和脑桥腹侧。

颅眶沟通肿瘤中，显露颅前窝后需要继续显露眶顶部。而眶顶即颅前窝底部，由额骨眶板和蝶骨小翼构成。在眶顶，眶上切迹或眶上孔是眶上缘内1/3和外2/3的分界点，眶上神经（三叉神经眼支分出）和血管经过该处。在眶顶的外侧，泪腺位于泪腺窝。

当肿瘤侵袭至眶尖部，额下入路可拓展至眶上裂。眶上裂位于蝶骨大小翼之间。Zinn 环即眶尖部由眼外肌腱组成的总腱环，该环将眶上裂分为几个部分。在眶上裂的内侧，该环也环绕视神经孔。在环的上方，泪腺神经和额神经（三叉神经眼支分出）、滑车神经和眼上静脉经过眶上裂。动眼神经上下支、展神经、鼻睫神经（三叉神经眼支分出）经过该环。眼下静脉在环的下方经过。视神经孔位于眶上裂的内侧，在蝶骨小翼中，通过视柱与眶上裂分离。视神经孔向后方延伸为视神经管，该管直径约4mm，长10mm。视神经和眼动脉经过视神经管。

四、额下扩展入路手术适应证

额下入路主要适用于切除体积大的颅前窝底肿瘤，尤其是肿瘤主体位于嗅沟、蝶骨平台以及鞍结节等部位时。该入路向侧方可以切除累及的蝶骨嵴，同时也是位于大脑侧裂中部到前内侧部的肿瘤。入路向深部切除鞍区、鞍旁、鞍上，以及脚间窝区域的肿瘤，由于到达这些区域的操作深度很长，器械的活动空间较少，因而该入路在这些区域不宜切除体积很大的病灶。入路向鼻窦拓展，可以切除累及筛窦顶部、蝶窦的肿瘤，经过蝶窦后壁拓展切除累及斜坡的肿瘤。入路打开眶顶可拓展切除眶内至眶尖的肿瘤。

五、手术主要步骤和方法

（一）体位和颅骨固定

仰卧位，根据病变特征决定头部旋转角度，若病灶位于中线靠近浅表或者进行双额开颅，以及显露深部的范围较小时，患者头部置于正中；当病灶在浅表累及侧方较多时，或者需要显露深部的范围较大时，可以将头部向对侧旋转约20°。头钉固定颅骨时，需沿颞上线进行固定，在耳廓上方固定单钉，通过旋转对侧的双钉的臂，保证头颅牢固固定的同时，避免影响冠状切口及其显露范围。

（二）切口

因为美观的要求，需要在额部发际内做一冠状切口，切口大小应保证皮瓣翻向下方时能够充分显露额骨鳞部的下方，该切口自开颅侧的颧弓根部上方，耳屏前方1cm处，向对侧经过前发际，切口下方可显露冠状缝，延伸冠状切口至对侧颞肌上缘，即颞上线，有时可止于对侧耳屏前方1cm处。经传统额下入路切口切开皮肤、皮下组织、帽状腱膜和骨膜，切口侧方会切开部分颞肌到达骨膜，将皮瓣翻向前方显露额骨，皮瓣中包含额肌。

经眉弓入路可以认为是采用锁孔手术进行额下入路，其切口在术侧眉毛所在眉弓范围内形成，自眉弓眶上切迹向外切开，长4～5cm，切至皮下时可将眶上神经、血管在皮下做适当分离。之后切开额肌下缘显露眉弓。

（三）开颅和形成骨瓣

传统单侧额下入路形成开颅骨瓣时，一般需要4个骨孔，即上述额部的骨性结构中提到的4个颅骨钻孔，切开骨质形成骨瓣。双额开颅需在上述6个骨孔部位钻孔开颅，切开骨质形成骨瓣。在经眉弓入路中，围绕 Keyhole 点骨孔切开骨质形成骨窗（图2–1）。

为了减少对额底脑组织的牵拉并且保证对颅底的显露，磨除骨窗下缘的残留额骨突出部分使其与眶顶部平行。当位于术野深部的病灶明显向上方延伸时，可以移除眶缘以扩大从前下方的浅表向后上方的深部的手术显露。

（四）硬膜切开和悬吊

单侧额下入路以眶缘为基底“U形”切开硬膜。切开的硬膜瓣以眶缘为基底向面部翻折，显露额叶前端脑组织。双额开颅与单侧额下入路翻转硬膜方向相反，以冠状缝为基底“U形”切开硬膜，到达中线时需结扎离断上矢状窦前端，沿颅底分离大脑镰，无须翻转硬膜瓣，抬起双侧额叶底部即可广泛显露颅前窝直至鞍区。

（五）术野显露

手术路径可以通过两个入口进入，一个入口位于纵裂下方，另一个入口是额底。沿纵裂进入的路径位于直回和大脑镰之间，紧贴正中矢状面在前述内侧解剖显露区域中向深部显露，该路径底部经过嗅沟的内侧，外侧毗邻嗅球和嗅神经。两侧视神经之间的间隙成为进入鞍区的通道，通道底部为鞍结节。打开鞍膈则显露位于垂体窝内垂体及其上方的垂体柄以及两侧垂体上动脉。视交叉上方为鞍上区域，两侧大脑前动脉在视交叉上方靠近并通过前交通动脉相连，大

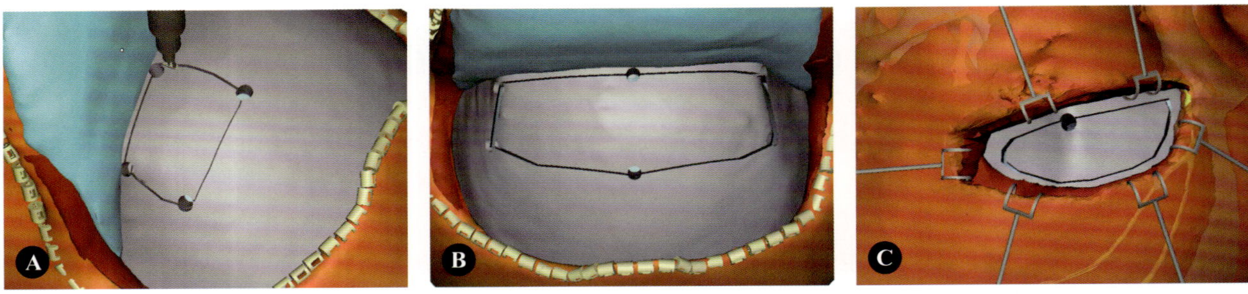

▲ 图 2-1 额下入路开颅骨瓣

A. 左侧单额开颅骨瓣；B. 双额开颅骨瓣形成；C. 左侧经眉弓入路开颅骨瓣

脑前动脉从发出到前交通动脉即为大脑前动脉 A_1 段。视交叉后方为终板，终板两侧显露视束，沿终板向上显露至胼胝体嘴部的前表面和胼胝体膝部的下表面。大脑前动脉到达胼胝体嘴部之前，即在大脑前动脉 A_2 段往往发出 Heubner 回返动脉，如果损伤该动脉将会导致对侧上肢、面部瘫痪、构音障碍等，双侧损伤可导致运动不能性缄默（图 2-2）。

打开终板后进入第三脑室，两侧视束上方的下丘脑构成第三脑室的两侧壁的前部，经过穹窿柱可探查第三脑室深部，在两侧视束之间显露垂体柄上端的漏斗和漏斗后方的灰结节，在灰结节后方的两侧显露乳头体，在两侧乳头体之间打开第三脑室底部则显露脚间窝。在两侧大脑后动脉与后交通动脉连接之前为大脑后动脉 P_1 段，两侧动眼神经从脚间窝发出后于两侧大脑后动脉腹侧穿过。

当手术器械头端经纵裂路径到达深部进行操作时，无论是否采用脑压板向外侧牵拉脑组织，器械的浅表部分将在扣带回前部、额上回前部、直回和大脑镰之间的间隙中移动。

当额下入路的另一个手术路径从额底进入后，主要在外侧解剖显露区域中进行操作，深部也可到达前述内侧解剖显露区域。在直回、眶回与颅前窝之间的间隙中探查，显露范围位于轴位平面，内侧显露至筛板，筛板背侧对应显露嗅球，沿嗅球向后显露嗅神经，直至内侧嗅纹和外侧嗅纹，显露前穿质及大脑前动脉的穿支动脉。

外侧沿额骨眶板向深部显露，内侧到达蝶骨平台的外侧部分和前床突，经视神经和颈内动脉之间的间隙可以从外侧向内侧探查垂体窝内的垂体柄和垂体。

沿颈内动脉向上方和内侧的鞍上区域探查可见

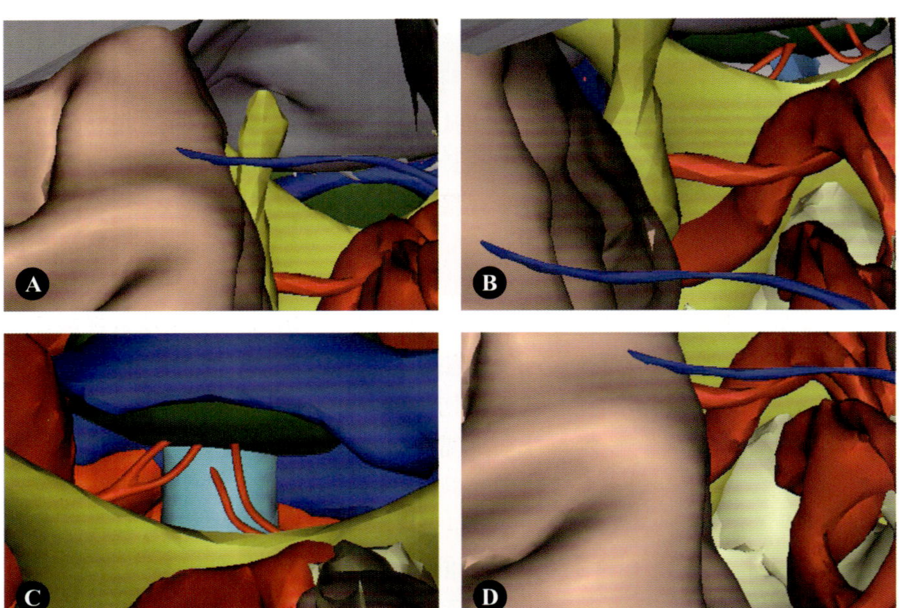

◀ 图 2-2 额下入路经纵裂的显微镜下术野

A. 经纵裂间隙显露颅前窝底；B. 显微镜下观察视交叉周围解剖；C. 显微镜下观察视交叉前间隙；D. 显微镜下观察视交叉上方解剖

其延续为大脑前动脉，大脑前动脉在视交叉上方向内侧走行。打开视交叉后上方的终板可以从侧方进入第三脑室，然后经对侧乳头体和灰结节之间造瘘可到达对侧大脑脚前方，此处基底动脉分出大脑后动脉。

在颈内动脉外侧下方有动眼神经穿入海绵窦，经过颈内动脉和动眼神经的间隙可以显露后交通动脉、脉络膜前动脉、垂体窝的后部、后床突和视束。在视交叉后部和同侧视束下方到达脚间窝，显露基底动脉顶端，脚间窝外侧可显露大脑脚前方和大脑后动脉、后交通动脉、基底静脉。到达环池前端，显露滑车神经和小脑幕切迹，外侧毗邻钩回。

路径探查颈内动脉上方和外侧可见其延续为大脑中动脉，大脑中动脉向外侧走行在岛叶前方进入侧裂，大脑中动脉自发出到进入侧裂前为大脑中动脉 M_1 段，此处大脑中动脉发出豆纹动脉为岛叶深部的基底节区供血，损伤该动脉会导致患者偏瘫。大脑中动脉经过岛叶前方的侧裂区域为 M_2 段，路径继续移向外侧向蝶骨嵴方向显露时，则对侧裂的外侧进行显露，在这里，侧裂浅静脉对经过岛叶前方的大脑中动脉形成一定程度的遮挡，侧裂浅静脉又称为大脑中浅静脉，始于大脑半球的侧方，沿着侧裂浅部走行，最终到达海绵窦和蝶顶窦，继续探查侧裂深部，显露伴行于大脑中动脉下方和深部的侧裂深静脉，侧裂深静脉又称为大脑中深静脉，主要引流岛叶及岛叶附近脑叶的静脉，沿侧裂的下部走行，向海绵窦引流。路径再向外侧探查到达额下回三角部和岛盖部，其下方对应颞上回。

颅鼻沟通肿瘤经额下切除颅内颅前窝内侧和嗅沟肿瘤后，经筛板可探查筛窦，主要显露筛窦顶部的后方，两侧可探及上鼻甲，向后继续探查蝶窦，为减少遮挡需继续磨除筛板后方至鞍结节前方的骨质，继续磨除筛窦后壁可到达上斜坡，显露腹侧脑桥的上部。

颅眶沟通肿瘤经额下入路切除颅前窝侧方的肿瘤后。切开眶顶骨膜前需要充分磨除骨性眶缘以及深部眶尖上方的蝶骨小翼，以免疝出眶脂体张力过高影响显露，将上睑提肌、上直肌，连同眶上神经、滑车上神经、动眼神经上支牵拉向外侧，可以显露眶内侧上方的上斜肌和滑车神经，继续向眶尖方向可显露深部的视神经、眼动脉和眼上静脉。

（六）肿瘤切除

分离肿瘤和软脑膜后显露的界面可以放置湿润的绵片，以保持清晰的术野。先于基底阻断血供，减少渗血保持术野清晰。采用超声吸引器、显微剪刀、垂体活检钳或者双极电凝边止血边分块切下肿瘤。术中需要对肿瘤的滋养动脉和过路穿支动脉进行仔细鉴别，识别蛛网膜并且保留界面有助于将过路穿支动脉剥离出来。在显微剪刀熟练的锐性分离操作下，蛛网膜界面有助于解剖出被肿瘤包裹的血管和神经。将肿瘤连同被侵蚀的硬膜一并切除。然后把被肿瘤侵蚀的骨质磨除，术前采用 CT 和导航辅助则有助于确定骨质磨除范围。

膨胀性生长是脑膜瘤等良性肿瘤的生长方式。位于嗅沟、额骨眶板的脑膜瘤对额叶直回、眶回、额下回眶部构成压迫，位于蝶骨嵴和侧裂中的脑膜瘤对额下回三角部、额下回岛盖部、岛叶前部、颞上回、钩回前部等构成压迫。体积巨大的脑膜瘤在其生长过程中对脑组织构成长期的压迫，在肿瘤和周围的脑组织之间形成胶质细胞增生带，即假性包膜，这一界限也有助于瘤体与脑组织分离。

额下入路切除位于鞍区肿瘤时，视交叉前间隙是最常用的入口，主要由前方向后方，使视交叉前间隙最容易观察。但是当病灶主要位于鞍上，向下压迫视交叉使视交叉前间隙变得狭窄，而切除鞍上肿瘤解除来自上方的压迫后，有助于扩大视交叉前间隙。对于前置型视交叉的患者，可以选择从侧方视神经和颈内动脉之间的间隙切除肿瘤。

在显露鞍结节和鞍上区域的肿瘤时，由于此处毗邻内侧嗅纹、外侧嗅纹及前穿质，由额叶内侧至前脑内侧束的下行传导束及由隔区至中脑背盖的投射纤维经过这一区域，大脑前动脉的穿动脉对这一区域供血。切除此处肿瘤时需要愈加小心轻柔操作，先分块切除鞍内肿瘤，避免过度牵拉上述解剖结构造成直接或间接的损伤。

经额下切除肿瘤颅内部分后，可以充分游离鼻腔顶部的肿瘤。肿瘤向鼻腔下方侵袭较多时，可考虑经鼻切除肿瘤。切除颅眶沟通肿瘤或者视神经鞘脑膜瘤时，额下拓展入路由眶顶部向眶内侧方向显露并且电凝切开肿瘤被膜后分块切除。对于视神经鞘脑膜瘤，需要开放视神经管，在眼球后方显露肿瘤及其侵袭的视神经。

（七）关颅

连续缝合硬膜，达到不漏水密封效果。在额窦开放时，从额骨上游离下来的骨膜覆盖于开放的额窦上方，然后与硬脑膜的缝合可以封闭额窦。

复位颅骨骨瓣封闭骨窗，术后不需要常规放置帽状腱膜下引流管，对齐皮缘后缝合头皮，眉弓切口必须仔细缝合以达到可接受的美容效果。

（八）颅底重建

额部冠状皮瓣上分离下来完整的帽状腱膜和骨膜瓣，翻向颅前窝可用于隔离颅底和颅腔。将帽状腱膜和骨膜瓣边缘缝合固定于蝶骨平台和蝶骨小翼，这样可以封闭隔离颅前窝缺损和颅腔，帽状腱膜和骨膜瓣与颅底的间隙之间采用纤维蛋白胶黏合有助于达到不漏水密封效果。颅底缺损到达蝶窦时，可预留舌状帽状腱膜和骨膜瓣应达到缺损后方的蝶窦壁，可采用纤维蛋白胶黏合。筛板和周围骨质缺损范围很大时，可将两侧额骨眶板上的硬膜向内侧翻转缝合封闭颅底，采用甲基丙烯酸甲酯、塑形钛板等组织相容性良好的硬质修补材料覆于封闭缺损的硬膜上，再采用上述帽状腱膜和骨膜瓣覆盖缝合修复颅底。

颅眶沟通肿瘤切除后，复位并且缝合眶骨膜，封闭眶内侧壁与蝶窦的缺口。眶顶部的额底硬膜修复可以采用上述翻转帽状腱膜和骨膜瓣的方式。

六、要点与注意事项

在体位摆放和头架固定时，如需调控手术床高度来调节术中观察角度，则需注意保护好患者的头部。将患者头部后仰 20°，这种体位可以使得术中额叶利用重力而自然下坠。

形成额部皮瓣时需要注意面神经额支的位置，避免将其损伤，面神经额支经过颧骨额突后缘，平行颧骨额突向前走行于颞肌表面的脂肪垫中，在做头皮切口的时候可以保持与颧骨额突的距离 1cm 以上，避免切断此处面神经额支。经眉弓入路的手术切口可能会引起美观问题，眉毛稀疏的患者术后瘢痕会对其容貌产生一定影响。眶上切迹为经眉弓入路切口内侧缘的标志。眉弓切口分离骨膜时，保留眉弓与眶部相连的骨膜瓣，以备术中额窦开放。

钻孔和切开颅骨的顺序多先钻骨瓣后方靠近冠状缝的骨孔及切开颅骨，后钻骨瓣前方靠近额窦的骨孔及切开颅骨，避免额窦开放。术前影像学有助于预判额窦的位置，术中避免额窦开放。钻孔和切开颅骨时也多考虑先钻骨瓣外侧靠近颞上线的骨孔及切开颅骨，后钻骨瓣内侧靠近中线的骨孔及切开颅骨，这是考虑到上矢状窦前部位于中线。在骨瓣后方内侧钻单孔，铣锯顺序围绕后方、外侧、前方、内侧切开骨质来形成骨瓣。在骨瓣后方外侧即颞上线处切开骨质有时需牵开部分颞肌进行操作。

硬膜切开时，应注意以下几个方面：①切开范围满足光线对目标术野照明；②切开前注意脑组织急性膨出和嵌顿的可能性，采取措施（下面详述）最大限度地使脑张力下降；③便于术后严密缝合，硬膜切开翻折后，用湿棉片保持硬膜瓣湿润。

额下入路利用纵裂间隙和额底间隙来显露深部时，需要对浅表的额叶进行牵拉，为了减少牵拉对脑组织造成的损伤，可以采取以下措施：①在操作前使用包括激素、甘露醇和丙泊酚（得普利麻）等有利于缩小脑组织体积的药物来帮助降低脑张力；②采用腰大池引流，或者打开颅底的鞍上池、侧裂等脑池，或者脑室穿刺引流等方式释放脑脊液，从而增加脑组织的可移动空间。这两种方法的本质在于降低颅内压力，使脑组织的张力减小，从而使得额叶易于与颅底分离，避免不必要的额叶牵拉损伤。目前采用的无牵拉分离技术，是建立在术者熟悉术中解剖的基础上，通过手术器械本身轻柔移开较少的脑组织来对深部进行显露操作，器械进入的方向和角度不断变化从而避免持续牵拉脑组织。

额下入路切除颅底脑膜瘤，主要遵循的法则是沿着颅前窝底阻断肿瘤基底血供，缩小肿瘤体积，最后沿着预留的蛛网膜界面分离切除肿瘤以便保护邻近的神经血管结构。因此保留蛛网膜界面使安全分离肿瘤的重要因素。当肿瘤侵蚀破坏蛛网膜界面导致无法从重要的神经血管结构剥离时，残留部分肿瘤进一步采取放射外科治疗则是一种稳妥慎重的选择。

在关颅缝合硬脑膜时一般遵循先剪开的后缝合，后剪开的先缝合的原则。

七、避免并发症的技巧与措施

额下入路避免并发症的措施贯穿整个围术期，下面针对可能发生的各项手术并发症，从细节考虑，总结相关预防措施和技巧。

术后容貌改变问题在微侵袭神经外科发展背景下愈显重要，首先患者是否可以接受切口造成的外观改变需要术者思考。比如位于发际内的传统额下入路冠状切口可以被头发遮挡来消除对容貌的影响，甚至采用不剃头或者少剃头的切开技术，利用头发遮挡消除术后切口对患者心理的不利影响。在眉弓入路中，如果患者的眉毛浓密或者正常的话，眉弓切口外观上是可接受的。面神经额支损伤是导致术后容貌改变的另一个重要因素，手术切口避开面神经额支可以避免因其损伤导致术后两侧眉毛不等高。在冠状切口中，切口下端位于耳屏前 1cm 不宜靠前，保持切口下端与颧弓后部的距离可以避免损伤面神经额支，切口下端靠前时则需注意脂肪垫下的神经。切口侧方会切开部分颞肌到达骨膜，这样将皮瓣翻向前方时，位于切缘直至关键孔的颞肌浅表的面神经额支则随之翻向肌肉下方得以保护。面神经额支的分支走行于眉弓上方，因而位于眉毛范围内的眉弓切口不会损伤面神经额支，但眉弓切口向眉毛范围外侧延伸时，不利于美观。术中如果不慎过度牵拉或者压迫面神经额支，术后患者可出现暂时性的面神经额支麻痹，通常在 4～6 周内逐渐缓解。

皮肤切开阶段可能造成眶上神经损伤。眶上神经损伤会导致损伤侧前额部感觉异常。为避免术中切断眶上神经，在完成眉弓切口后，需要从皮下解剖识别并游离眶上神经。眶上神经经过眶上切迹，而眶上切迹是眉弓入路切口内侧缘的标志，在体表可以触及，因此术中可以进行解剖定位并分离。

嗅神经损伤将导致嗅觉丧失，在额下入路显露颅前窝时，很难保护嗅神经不受损伤。在入路操作过程中常伴随嗅神经被牵拉断裂的可能。先将嗅神经自额叶底面游离后进行保护能够一定程度上减少嗅神经损伤，但作用有限。因而出于保护嗅觉的考虑，多选择采用单侧额下入路来避免另一侧额窦嗅神经损伤。

术中出血不利于手术的成功实施，出血影响术野的清晰显露和切除病灶及保护正常组织。因此，预防出血和止血措施贯穿手术始末。首先在显露颅前窝的筛板边缘额筛缝的病灶时，需小心操作，因分离病灶可能导致筛动脉撕裂引起凶猛的出血，由于离断血管回缩入颅底骨缝隙中，烧灼该处往往很难控制出血。因此分离肿瘤的基底后可以在出血部位骨间填塞浸泡凝血酶的吸收性明胶海绵，耐心压迫，达到止血目的。早期积极和彻底地沿颅底阻断肿瘤血供将极大地促使肿瘤被安全、高效地切除。而在术中确认肿瘤供血动脉，解剖游离被肿瘤包裹的过路动脉，这样的操作使进一步损伤程度降到最低。在分离肿瘤时，如果不慎撕裂穿支血管，可采用小块棉片压迫责任血管出血点进行止血，这里仍然反复强调轻柔的压迫 / 填塞和足够的耐心是成功止血所必须的。为了预防动脉闭塞导致的神经功能障碍，在肿瘤后极操作时应避免未确认穿支血管的情况下任意过度地电凝，同时应尽量避免沿手术“盲区”乱拉肿瘤碎片而导致的血管和软脑膜损伤，从而最大可能地避免缺血性并发症引起术后致残。

术野深部血管损伤出血是神经外科术者面临的一大挑战，由于显露深部，手术照明愈加局限，器械获得范围缩小，同时面临浅部解剖组织的遮挡，止血难度较大。因此在颅底深部血管损伤虽然少见，但常常造成术中难以控制的出血。处理鞍内肿瘤病灶时，少数海绵窦段颈内动脉可屈曲突入鞍内，一般轻柔操作不会伤及该动脉，切除肿瘤之前可行鞍内穿刺探查，可抽得动脉血是因为针头穿入血管壁，有时可能会误认为鞍内动脉瘤，但是鞍区肿瘤合并鞍内动脉瘤极为少见，因此脑血管的术前检查有助于进行鉴别。解剖分离位于视交叉上池的肿瘤时，大脑前动脉近侧段越过视交叉或视神经上面行向内上方，在视交叉的前方、上方，两侧大脑前动脉借前交通动脉相连，明确动脉走行有助于术中对该处慎重操作，特别是经颈内动脉内外侧间隙切除肿瘤时，注意保护大脑前动脉、前交通动脉及其穿支动脉、后交通动脉及脉络膜前动脉，避免出血。由于蝶骨平台和前床突的遮挡，在额下入路中此处的病灶不易切除，配合内镜则有助于显露，并且避免损伤眼动脉。显露至侧裂时，同样在病灶后方有大脑中动脉及其发出的豆纹动脉等重要穿支血管，需慎重操作加以保护。

海绵窦内神经血管损伤除了导致难以控制的出血之外，第Ⅲ～Ⅵ对脑神经损伤也是术后致残和容貌损害的重要原因。动眼神经损伤表现为上睑下垂、外斜视、复视、瞳孔散大、光反射及调节反射消失，眼球不能向上、向内运动，向下运动亦受到很大限制。滑车神经损伤出现垂直斜视或斜颈。三叉神经损伤出现面部疼痛、感觉异常和咀嚼无力，如果三叉神经眼支损伤，将出现角膜感觉异常，甚至角膜溃疡。展神经损伤则出现眼球不能外展和复视。当鞍结节脑膜瘤向后累及鞍内和鞍旁时，可由内侧向外侧挤压海绵窦内侧壁，占据海绵窦内侧、前下、后上甚至外侧腔隙。如果突破海绵窦内侧壁进入海绵窦腔可包绕颈内动脉和展神经，继续侵袭至海绵窦外侧壁时可明显向外膨隆，额下入路分离肿瘤和神经血管很难确保安全，一般不主张磨除前床突、切开海绵窦壁进入海绵窦腔，可以考虑术后放射外科治疗控制此处肿瘤。

在额下入路中，术后视力障碍加重的情况并不多见，该入路切除压迫视神经和视交叉的肿瘤有利于部分视力缓解。但是当肿瘤体积巨大时，视神经在严重受压变形的情况下可能不易在术中识别。例如，脑膜瘤向鞍上发展，使受压视神经向前上方移位的过程中变扁变宽，导致贴附于肿瘤表面的薄层神经束不易辨认，甚至可能不慎误认为增厚的蛛网膜束带，从而不恰当地进行分离导致视力损伤加重，甚至失明。为了避免这种情况，从视神经管颅口处仔细观察可以辨别出视神经，追寻观察其走行并且注意保护从而可以避免其损伤。有时肿瘤可自明显变宽的视神经或视交叉、视束的间隙中突出，便于识别，这是可以在视神经下方间隙分块切除肿瘤，逐步使视神经和视交叉等松弛。另外还应注意在视神经、视交叉及视束的供血动脉周围轻柔操作，避免血管损伤导致术后残存视力进一步下降。

与视神经损伤相似，在额下入路中，垂体功能障碍加重也较为少见。由于手术缓解肿瘤对正常垂体组织的压迫，多数患者术后垂体功能维持原状或略有好转。但同样由于肿瘤组织的挤压，残存垂体位于肿瘤周边，特别是鞍膈下及鞍背前方，而垂体柄多数位于肿瘤的后方或后外方，当垂体和垂体柄变形移位导致难以识别时，也可能发生操作误伤。因此在熟悉此处解剖特征的基础上，应小心轻柔操作以最大可能地避免垂体和垂体柄损伤发生。

额下入路发生脑组织损伤而导致神经功能障碍有两种情况，一种是为了显露而过度牵拉脑组织；另一种情况是手术损伤脑组织的供血动脉造成缺血性损伤，或者阻断静脉出现继发脑水肿引起神经功能障碍。在对脑牵拉损伤预防方面，额下入路牵拉额叶底部时，由于眶回的皮质受损可导致去抑制效应，从而影响认知过程及决策过程，其内侧基底部损伤将导致逆行性或顺行性遗忘。因而为了减少对额叶脑组织的压迫，首先通过体位摆放，使患者的头部后仰，充分利用重力对脑组织进行自然牵引，而减少器械对脑组织的局部牵拉。采取前述释放脑脊液降低颅内压的方式也有助于减少局部牵拉造成的损害。在放置脑压板时，不可反复置入、取出脑压板，否则易造成额叶脑组织挫伤。在使用自动脑压板时，当脑压不高时将自动脑压板放在适当的位置固定好，不要再移动。脑压板顶端不能超过棉条所铺的位置，避免损伤额叶底面。同时，脑压板不可过深，其顶端不应超过视交叉后方，以防损伤下视丘和垂体柄。除此之外，可以采用骨窗的下缘与眶顶平行的方式减少显露深部时对额叶脑组织牵拉。在移除骨瓣后，可以通过侧向切削钻头来磨除骨窗下缘额骨突出部分使其与眶顶平行，保持术野开阔不被平行于眶顶的额骨遮挡。当肿瘤明显向上方延伸时，可以移除眶缘以扩大从下向上的手术显露。但磨除骨质的操作将延长手术时间。

颅前窝深部的巨大脑膜瘤向鞍上发展可以累及第三脑室及其周围的下丘脑。下丘脑室周带的直接或间接损伤往往是患者术后死亡的主要原因。脑膜瘤由颅底向鞍上进展的过程缓慢，对下丘脑造成长期压迫，下丘脑的功能代偿多有程度不同的破坏。如果术中过分牵拉或间接损伤下丘脑，将会加剧原有的功能障碍，进而出现基本生命活动的紊乱。因此，在切除累及鞍上的肿瘤时必须谨慎细致，突入第三脑室前部下丘脑中的肿瘤部分时需妥善保护周围神经核团，不可强行切除肿瘤。在额下入路中，这些穿支血管往往位于病灶深部而难以显露，术前慎重选择合适入路是避免术中损伤上述动脉的重要因素，例如，翼点入路从侧方显露则有助于保护这些穿支血管。而在额下入路中遇到难以安全显露下丘脑的供血动脉的情况时，可以考虑残留肿瘤进行放射外科治疗。

结论

额下入路是经过额叶底部显露颅内解剖的手术入路，常用于颅前窝病灶的手术切除，该入路可以采用眉弓入路这一微侵袭方式实施，也可以拓展切除颅鼻、颅眶沟通肿瘤。入路操作方向由前向后，经颅前窝可显露至鞍区，侧裂，深达中脑前方，显露范围广泛。该入路在深部下丘脑操作时需要愈加慎重。随着术前影像技术、神经导航技术等手术辅助技术发展，额下入路的安全性和有效性将不断提高。

致谢：本章图片由谷晓祎、周颖参与绘制完成。

（*汤　可*）

第 3 章 眶上入路

一、入路的历史演变

眶上入路（supraorbital approach，SOA）是传统的经眶上入路及其向内侧和外侧拓展，以及经眶－眶上联合等系列入路的统称。本章重点描述最常用的经眶上入路，并在此基础上对其拓展入路进行描述。

Fedor Krause 报道了世界上第 1 例经眶上额下入路。根据当时的外科技术，Krause 创建了一个头皮、骨膜和骨联合皮瓣，可以减少术中出血和避免术后切口感染（图 3-1A）。虽然骨窗很大，但是 Krause 采用硬膜外入路，在蝶骨嵴处打开硬脑膜，并没有直接显露额叶、顶叶和颞叶皮质（图 3-1B）。

1982 年，James A. Jane 报道了经一种截然不同的入路，即眶上入路来进行动脉瘤、鞍上区及眶区病变的切除手术，这应该是眶上入路的首次报道。Ossama Al-Mefty 发表其有关眶上翼点入路进行涉及眶上和眶外侧壁颅底病变手术的经验。

1998 年，Ericvan Lindert 报道了经额底眶上入路手术治疗 197 例颅内动脉瘤的手术经验。Hans Jakob Steiger 在额颞部发际线行切口，经眶上入路显露前交通动脉瘤。Mainz 在 2002 年和 2005 年，通过眉弓皮肤切口进行眶上开颅术。

鞍上区的底部包括床突菱形窝与颅前窝底在同一水平面上。然而，在鞍区旁的颅中窝底的位置较颅前窝低。Johannes Lang 的数据显示左侧颅中窝底比颅前窝底低 18mm，而右侧则为 20mm。这意味着，颞叶从侧面覆盖鞍上区，故而从颞侧入路时，需要较大的牵拉颞叶。此外，颞极向前超过鞍上区前部。因此，从额颞翼点入路，显露此鞍上区时，颞叶前部阻挡了外科路径，故而需要分离侧裂。但是，使用前额下入路，可以轻松地抵达访问鞍上区，并无须对颞叶进行不必要的牵拉。此外，额下入路无须打开外侧裂，便可更早地显露鞍上区。

这些早期的研究为现代眶上入路的实施奠定了基础，入路模式逐渐稳定。接下来我们将分步骤描述各种眶上入路及其拓展。

二、经典眶上入路

经典眶上入路也有学者称之为眶上入路，是一个伟大和通用的入路，理由不胜枚举。首先，它简单、快捷（前提是积累一些经验后）。实现额叶显露，经典眶上入路的颞肌损伤最小，面神经额支（位于该入路的外下方）损伤风险最低。最重要的是，它提供了许多重要结构的入路，如视神经、颈

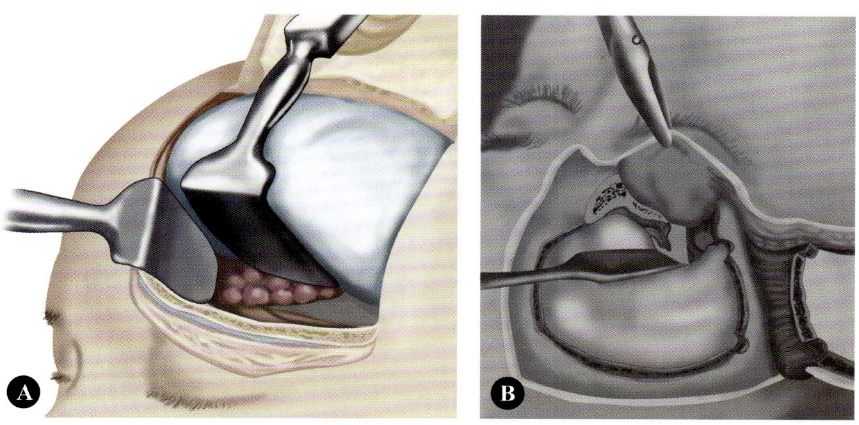

◀ 图 3-1 眶上入路的历史
A. Krause 报道的世界上第 1 例经眶上额下入路；B. Krause 采用硬膜外入路，并使用了头皮、骨膜和骨联合皮瓣

动脉、前交通动脉复合体、下丘脑等（表 3-1）。它还提供了非常理想的从前到后的通道，如果有必要，可以解剖近端外侧裂获得操作空间，它比额外侧入路完全解剖外侧裂更快、更容易。

内镜辅助下，这种入路就可以到达脚间池，它既不需要打开海绵窦、牵开颞叶内侧，也不需要其他用于抵达此深部区域的复杂操作。如果涉及这些区域范围不大，还可以使用内镜进入嗅沟、两大脑半球间裂、第三脑室和颅中窝。经典眶上入路也可以用于额叶底部病变，可提供沿额下病变长轴往下看的锁孔。

总之，只要操作正确，这种入路的美容效果和功能预后都很好。经典眶上入路虽然并不适合所有患者，但很多情况下是我们的首选之一。

三、入路解剖结构与显露

（一）面神经颞支

与眶上入路开颅手术相关的皮肤解剖层次中，最重要的就是两方面知识，一方面是三层脂肪垫的概念；另一方面是面神经颞支的走行与方向。

脂肪垫的第一层为帽状腱膜下脂肪垫，面神经颞支即行于其中；第二层为筋膜间脂肪垫，又称为浅层脂肪垫，位于颞肌筋膜（颞深筋膜）浅层和深层之间，是我们额颞开颅时行筋膜间入路保护面神经的操作间隙；第三层为深层脂肪垫，本质是面部颊脂肪垫从颧弓后向上“挤”到颞肌表面的一部分，作用可能是减少咀嚼肌运动时的磨损。

第二个重要的手术相关解剖知识是面神经颞支的走行。大部分面神经颞支在颧弓上方区域（包括颞部和额部），始终走行在浅表肌肉筋膜系统（superficial musculoaponeurotic system，SMAS）的深面、疏松蜂窝组织层内。因此，在颞部就是位于颞浅筋膜（颞顶筋膜）深面，这里还有第一层脂肪垫；在额部就是位于额肌－眼轮匝肌－帽状腱膜层深面，由此进入额肌、眼轮匝肌上外部。另外一个问题是其走行的方向，在颞上线几乎是垂直颞上线横跨其上，在额部则几乎是水平进入肌肉。

（二）眶上神经

眶上神经是眼神经的一个分支，而眼神经是三叉神经的分支，所以眶上神经是三叉神经眼神经的末梢支。眶上神经通过眶上切迹穿出，内侧支进入额肌，外侧支则进入骨膜，分布于鼻梁和眼裂以上的额顶部皮肤。在眶上切迹外侧 5mm 形成切口，可显著降低眶上神经根损伤的概率，一般眶上神经距离中线约 2.5cm（图 3-2）。

（三）额窦

额窦左右各一，似三棱锥体形，有时形状不规则，且左右不对称，大小一般为高 30mm，宽 25mm，深 20mm，两窦之间常有中隔分开（图 3-3A）。其形态大小个体差异较大，需经术前 CT 仔细评估额窦大小和位置，以确定是否适合眶上入路，或者术中如何避免开放额窦（图 3-3B）。

表 3-1 眶上入路显露的解剖结构

同 侧	中 线	对 侧
• 眶顶 • 前床突 • 后床突 • 海绵窦的顶和侧壁 • 额叶底部 • 直回 • 外侧裂 • 颞叶前内侧 • 海马沟回 • 第Ⅰ、Ⅱ、Ⅲ、Ⅳ对脑神经 • ICA、OphtA、PCoA、AChA 及其各自的穿支 • A_1、A_2、M_1、M_2 及其各自的穿支，P_1、P_2、SCA 及其各自的穿支 • 颞浅静脉	• 鸡冠 • 嗅沟 • 蝶骨平台 • 鞍结节 • 终板 • 第三脑室前部 • 垂体柄 • 脚间窝 • 前交通动脉 • 基底动脉远端及其穿支	• 眶顶 • 前床突 • 额叶底部 • 直回 • 外侧裂 • 颞极 • 大脑脚 • 第Ⅰ、Ⅱ、Ⅲ对脑神经 • ICA、OphtA、PCoA、AChA 及其各自的穿支 • A_1、A_2、M_1、M_2 及其各自的穿支 • P_1、P_2、SCA 及其各自的穿支

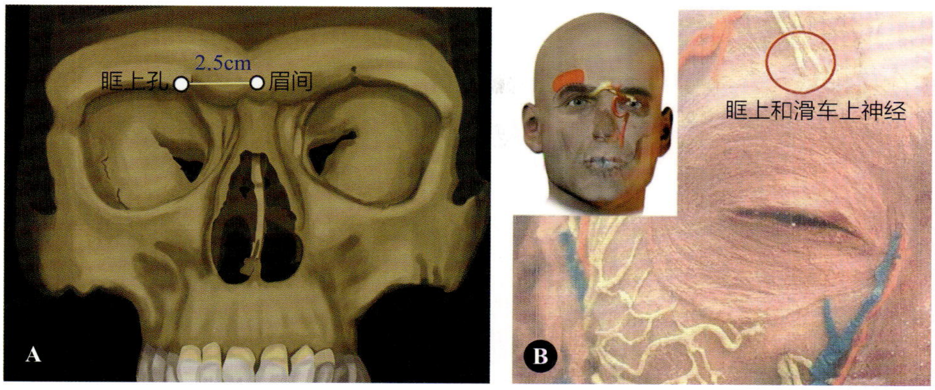

◀图 3-2　眶上神经的走行
A. 眶上神经距离中线约 2.5cm；B. 眶上神经从皮下发出的位置

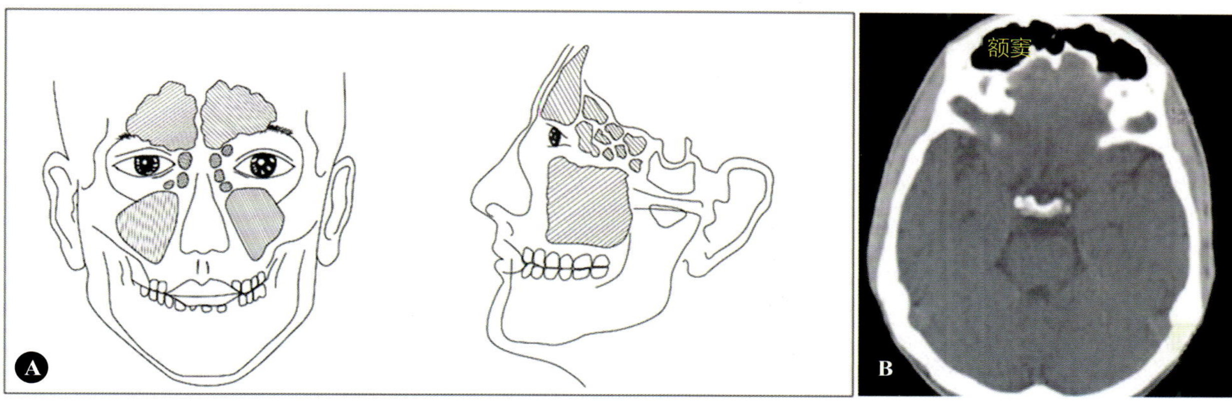

▲图 3-3　额窦
A. 额窦的分布范围；B. CT 显示该患者额窦发达

（四）视神经和视交叉

视神经是诸多颅底手术的“航标灯”，在额叶底部操作的第一步应该是打开视神经上方的蛛网膜，释放脑脊液，显露同侧视神经（图 3-4A）。要注意不同头位旋转角度下采用同一入路视交叉角度的变化，也特别注意前置视交叉可能对手术带来的影响（图 3-4B）。

（五）颈内动脉及颈动脉分叉

视神经和视交叉显露清楚以后，下一步就要显露颈内动脉，这是实施血管手术的标准操作步骤（图 3-5A）。眉弓额底入路对颈动脉分叉部和第二间隙的显露是最佳的，颈内动脉床突上段向远端走行的方向决定了在第二间隙操作的空间。颈内动脉如果紧贴前床突走行，第二间隙就会显得宽敞，而相反，第三间隙的显露就较为困难，特别对于后交通动脉、动眼神经的显露和视野就会受限，手术前应该仔细评估。眶上入路对于颈动脉外侧的视野有部分受限，对于一些向下指向的后交通动脉瘤处理上有一定困难，如果不具备锁孔手术的器械，则完成手术可能较为困难。位于眼动脉内侧的动脉瘤可以通过对侧额下开颅手术获得良好的显露。

（六）大脑中动脉和大脑前动脉

在手术一开始就打开终板造瘘释放血性脑脊液降低颅内压。朝前、朝下和朝下的前交通动脉瘤可通过眉弓开颅显露，并且不用去除直回。眶上入路显露的范围可以清楚地看到颈内动脉和大脑中动脉 M_1 分叉部，而无须牵拉颞叶。注意保护那些起始于 A_1 段和 M_1 段的豆纹动脉的分支（图 3-5B）。

四、各个操作间隙及其深部结构显露

使用更高的放大倍率，再次显示同侧鞍上结构。可通过第二间隙显露垂体柄，注意第Ⅱ对脑神经、第Ⅲ对脑神经、颈内动脉和前岩床突韧带结构之间的解剖间隙（图 3-6A）。基底动脉顶端与后床突之间的位置关系决定了采用这一入路的可行性（图 3-6B）。

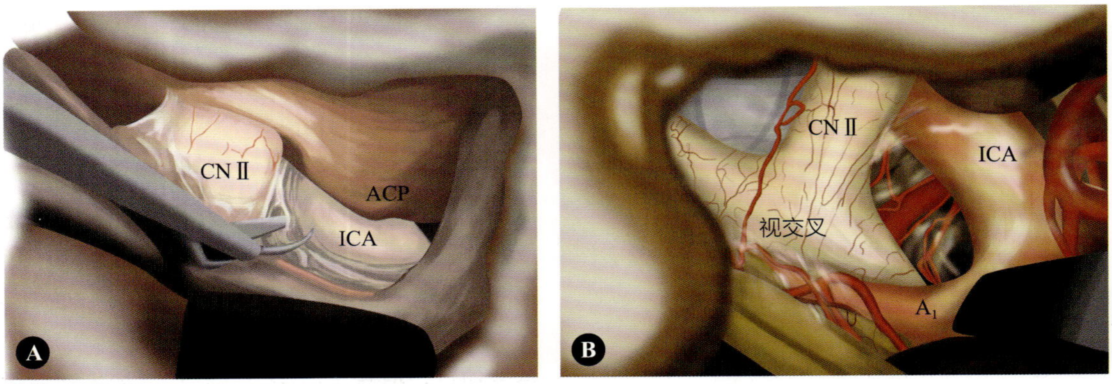

▲ **图 3-4　视交叉及脑池的显露**

A. 抬起额叶后首先见到视神经；B. 打开各脑池，显露第一间隙和第二间隙

CN Ⅱ. 视神经；ACP. 前床突；ICA. 颈内动脉；A_1. 大脑前动脉 A_1 段

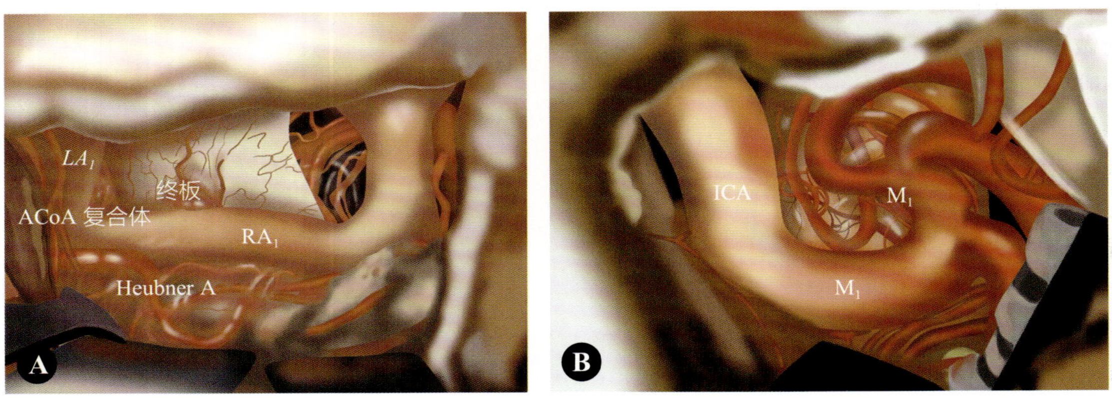

▲ **图 3-5　前循环的显露**

A. 显露前交通动脉复合体和对侧视神经；B. 通过眶上入路显露颈内动脉分叉和大脑中动脉 M_1 分叉部

ICA. 颈内动脉；M_1. 大脑中动脉分叉部；L A_1. 左侧大脑前动脉 A_1 段；ACoA. 前交通动脉；R A_1. 右侧大脑前动脉 A_1 段；Heubner A. Heubner 回返动脉

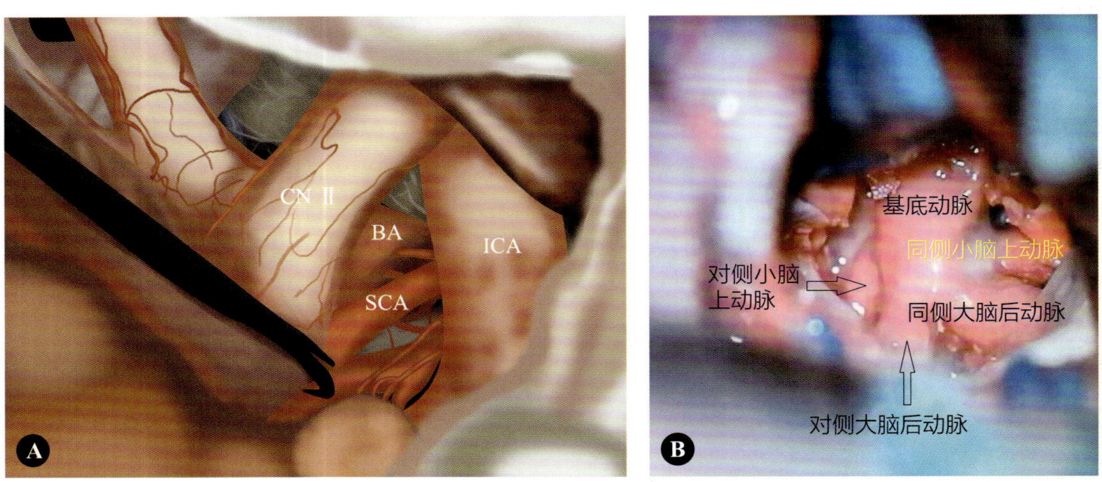

▲ **图 3-6　各个操作间隙和深部结构的显露**

A. 通过眶上入路显露第二间隙；B. 通过三间隙显露基底动脉顶端。CN Ⅱ. 视神经；ICA. 颈内动脉；BA. 基底动脉；SCA. 小脑上动脉

五、对侧结构的显露

通过锁孔通道，显露对侧颈动脉分叉部，对侧 M_1 和 A_1 均可被清晰地显露，对侧侧裂的近端可被打开，对侧颞叶也得以显露（图 3–7A）。显露对侧用内镜辅助可以获得更大的观察视野（图 3–7B）。

六、术前准备

（一）术前影像学评估

术前通过三维重建软件融合颅骨和血管 CTA 或者 DSA 的数据，仔细评估经眶上入路手术的可行性，尤其在多个病变存在时，要通过手术入路的角度重建图像数据评估一个入路是否能处理多个病变。术前评估是手术成功的根本保障，对各种风险要提前做好应急预案。锁孔手术是基于对病变深刻理解基础上实施的一种精准微创外科技术，而绝对不能单纯去对比锁孔手术和常规开颅的优缺点而得出错误的结论。

（二）手术室布局

显微镜放置在术者左侧，视频监视器应该放置在护士和麻醉师能够看到的位置，以便于随时能够跟进手术进程。神经外科手术医生和患者两者之间的位置关系是最为重要的。

根据我们的经验，手术医生保持站立更能轻松应对这种“以病灶为中心展开的舞蹈”，尽管有时手术操作时间长。但是我们更愿意站着完成整个手术过程，而不需要复杂的、专门设计的、昂贵的专门手术椅。

七、手术步骤和方法

（一）体位

患者取仰卧位，如果使用三钉头架，两钉在对侧，一钉在同侧，以使手术侧可自由操作。头钉应避免钉在颞肌区域，因为这将削弱头架固定的稳定性，并可能导致术后颞部皮下和肌肉产生肿胀。

（二）切口

切口位于眉弓上，主体位于眉毛上缘，自眶上切迹延伸至眉毛外侧界，为了达到最佳的美容效果，切口必须沿眶缘。注意皮肤切口不能向内侧延伸，以免损伤眶上神经导致额部麻木，眶上神经位于眉间外侧 2.5cm。面神经额支和颞浅动脉不会横跨此切口；但是，由于皮肤牵拉，面神经额支可能会在术后受到短暂的影响，皮肤准备时要保护角膜和预防术中意外干燥，要做同侧眼睑的临时缝合。

（三）分离皮下组织和颞肌

切口深及颅骨，然后沿颞上线纵行切开颞肌，并以头皮拉钩将其牵开。为避免术后肿胀，颞肌的分离及处置应控制在最低限度，皮瓣向眼眶方向轻轻向上牵拉，以避免眶周血肿。然而，应向额侧有力牵拉皮瓣，以获得最大限度的显露。仔细解剖和最小力量牵拉颞肌是非常必要的，可以避免术后眶周血肿，快速和精确地进行局部止血（图 3–8）。

（四）开颅骨瓣

在关键孔处（额颧缝下方）钻孔 1 枚，钻孔的最佳位置是经其向下推动硬膜可以显露颅前窝，而无须穿透眼眶。高速铣刀自钻孔开始在额骨“C”形切至额底切开线的内侧缘，所得骨瓣宽 15～20mm，向额部长 10～15mm。在获取足够在各个方向自由操作枪式显微剪刀的空间之前，不要启动硬膜下操作。否则在进行硬膜下操作时一旦出现潜在的灾难性局面，操作可能会受限。

（五）硬膜切开

硬脑膜应该以眶上缘为基底曲线形剪开，游离的硬脑膜瓣在其上方使用两根缝线固定。

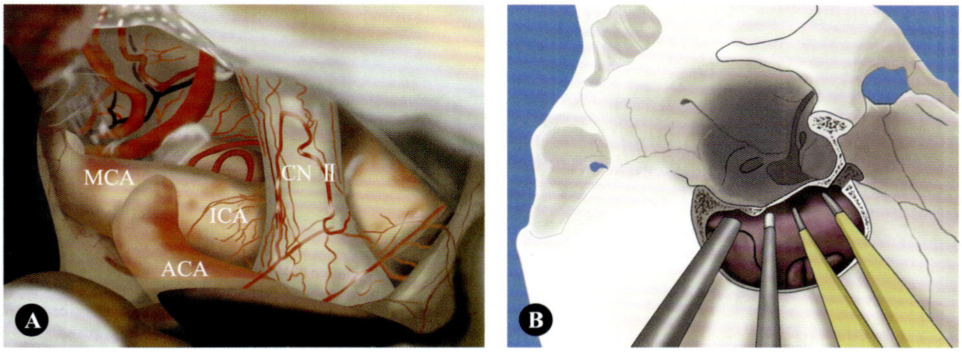

◀图 3–7　对侧结构的显露

A. 通过眶上锁孔入路显露对侧颈动脉分叉部；B. 内镜辅助锁孔手术入路

ICA. 颈内动脉；MCA. 大脑中动脉；ACA. 大脑前动脉；CN Ⅱ. 视神经

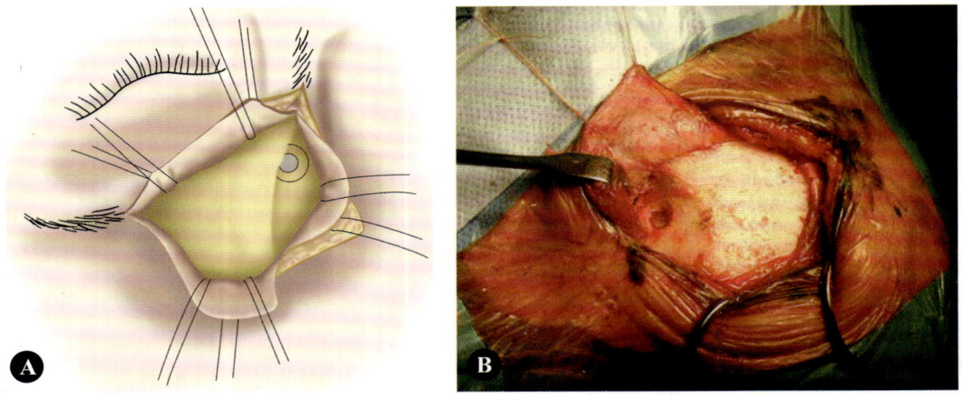

◀图 3-8 皮下和肌肉组织的分离

A. 眶上外侧入路术中骨窗显露和关键孔位置；B. 骨窗模式图

（六）显微镜下操作（以 1 例后交通动脉瘤为例说明，图 3-9）

打开视交叉池和颈动脉池释放脑脊液（CSF），直至获得充分的脑回缩，在动脉瘤过早破裂的病例，应尽快于颈内动脉近端实施阻断。由内而外地剪开侧裂池侧外方蛛网膜，直至蝶骨嵴外侧界。这些操作步骤适用于任何部位的动脉瘤，而且可使额叶自颞叶分离，从而形成宽阔的深部工作空间。如果切除鞍结节脑膜瘤等病变，一开始无法释放脑脊液，预计脑组织张力较高，应手术前先行腰大池引流待颅内压降低后再牵开额叶。

在充分引流蛛网膜下腔或脑室的 CSF 后，额叶自发回缩，无须牵拉额叶（图 3-9A）。打开近端侧裂可以使额叶彻底塌陷，便于显露颈动脉分叉部和减少对额叶的牵拉，此外可减少牵拉额叶时附带撕裂蝶顶窦的概率（图 3-9B）。

小心分离瘤颈周围的蛛网膜和出血，发现动脉瘤指向下方，瘤顶与动眼神经无明显粘连，从眶上入路的视野上方前床突异常凸起的部分可能会遮挡动脉瘤夹的置入（图 3-9C），用 2mm 金刚砂磨头磨除（图 3-9D）。用磨钻去除突出部分，使其变得平坦。

磨除少部分前床突后，有了充足的施夹空间，选取一枚弯曲弧度较大的内撑型动脉瘤夹（可大大节省空间）。在施夹过程中，不断调试角度和方向，避免有瘤颈残留和误夹穿支血管，如果夹闭不满意，需要调试动脉瘤夹，则最好在临时阻断的情况下进行，或者采用双夹技术，更替动脉瘤夹（图 3-9E 和 F）。

（七）关颅

手术完成后，充分止血，反复用温盐水冲洗创面，必要时使用少量止血材料。硬膜下充满生理盐水或者人工脑脊液，水密缝合硬膜。骨瓣复位，骨缝用骨水泥或者生物材料填充。

（八）术后处理

术毕携带气管插管返回 ICU 平缓的复苏，随后转入普通病房。脱机期间需在手术伤口处施加一定压力避免皮下积液。术后第 1 天和第 2 天分别进行 CT 扫描和血管造影。

（九）注意事项

1. 术前仔细的评估对于眶上入路手术至关重要，好的评估等同于手术成功了一半。

2. 由于工作通道狭窄，显微镜的光照强度设置通常较高，所以应该保护好皮肤避免热损伤。

3. 任何小的颅骨突起都应该仔细磨平，广泛剪开蛛网膜和充分释放脑脊液获得近似于经典技术下夹闭条件的重要步骤。分离眶顶和额下内表面的硬脑膜，尽可能将额骨缘和眼眶骨嵴磨平。这个方法获得了几毫米的空间，只需最小限度的脑牵拉，就能提供一个平坦的路径到达鞍上池释放脑脊液（CSF）。然后再弧形切开硬脑膜并翻向下。

4. 细致的开关颅对于确保良好的美容效果非常重要。骨瓣应该达到解剖学复位，不仅可以实现最佳的美容效果，亦能够避免术后的眼球内陷或突出，导致眼球运动障碍。

5. 切口美容方面的考虑。

(1) 技巧 1：丝线皮内缝合。

(2) 技巧 2：缝线交叉打结。

(3) 技巧 3：缝线下铺垫片：保持缝线一定的张力很重要，但 2 根有张力的丝线平行切口走行，可能出现缝线深埋于切口无法找到。为避免伤口与缝线接触，我们在缝线下垫一块长方形的 Telfa 敷料，敷料两端切槽以保持垫片不移位。

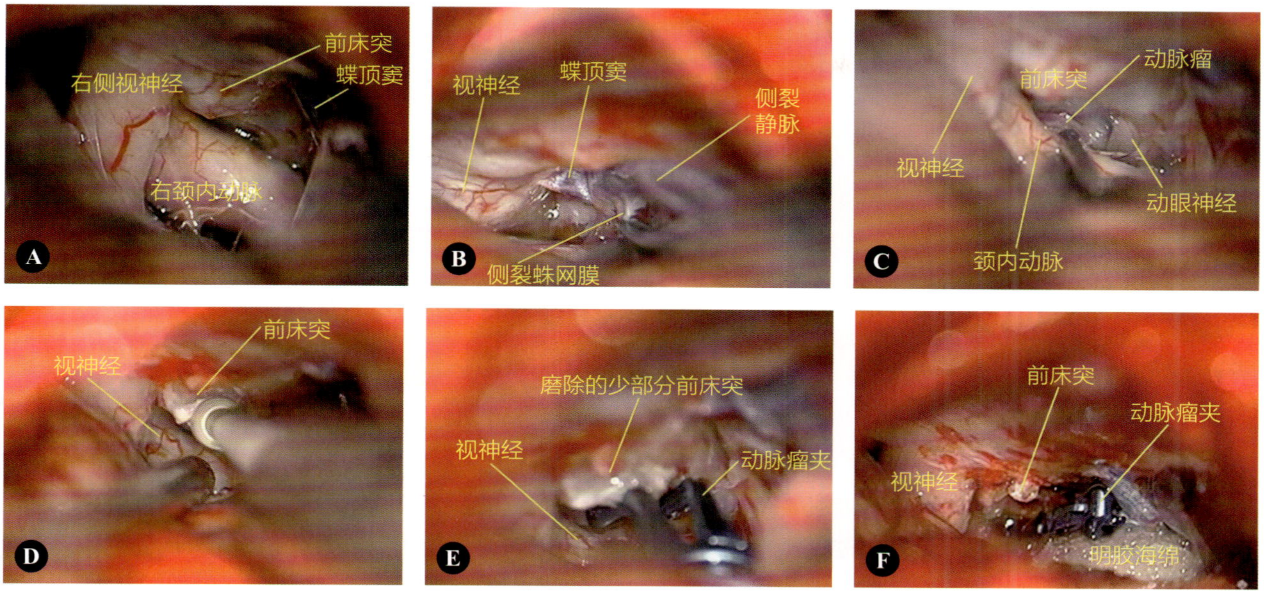

▲ **图 3-9　镜下操作**

A. 充分引流蛛网膜下腔或脑室的脑脊液（CSF）后，额叶自发回缩，无须牵拉额叶；B. 打开近端侧裂可以使额叶彻底塌陷，便于显露颈动脉分叉部和减少对额叶的牵拉；C. 前床突遮挡动脉瘤颈；D. 磨除前床突后显露动脉瘤颈，打开近端侧裂可以使额叶彻底塌陷，便于显露颈动脉分叉部和减少对额叶的牵拉；E. 夹闭动脉瘤的过程；F. 夹闭完成后的局部视野

(4) 技巧 4：伤口加压。

6. 如果出现了皮下积液，可以进行 1～2 天的腰大池引流以转移脑脊液压力。

7. 手术过程中若牵拉面神经额支，术后患者可出现暂时性的面神经额支麻痹，这种情况并不常见，但额支麻痹通常在 4～6 周内逐渐缓解，如果出现眶上神经麻痹，预后则不理想，因此在手术早期应该避免牵拉。

8. 移除眶上缘可以显著扩大颅前窝底的手术操作空间，这种截骨术可以改善由下向上的手术操作空间。

（十）入路的局限性

大型复杂动脉瘤可能需要多个分离和夹闭通道，向后指向的前交通动脉瘤也不适合采用这一入路。采用该入路时，在脑水肿时脑组织明显肿胀很难实现足够的深部工作空间。广泛侵犯颅底和海绵窦的病变，或者广泛包裹颈内动脉及其分支的病变，不做广泛推荐。

八、眶上入路的外侧方拓展

眶上入路向侧方拓展不仅是锁孔开颅手术的位置向侧方移动，同时需要部分去除蝶骨小翼，显露额和颞部硬脑膜（图 3-10A）。可以显露颞叶前内侧、额叶和颞叶基底部、外侧裂。

（一）切口设计

准确定位颅骨的重要解剖标志，包括眉间、额窦、眶上孔、颞上线、额底、蝶骨小翼和颧弓。切口距离眶上孔外侧 5～10mm，走行于眉弓内，可以超出眉弓侧缘数个毫米。这种皮肤切口的中点通常对应颞上线（图 3-10B）。

（二）入路过程

与眶上开颅手术相比，侧向眶上开颅颞肌显露更多、活动度更大。自外向内平行于眶缘切开颅骨约 10mm 长，获得宽 15～25mm、长 20～30mm 的骨瓣。高速磨钻磨除眶缘和蝶骨小翼外侧的内侧骨质和眶顶骨性突起。使用固定缝线向基底方向固定硬脑膜瓣。

（三）可能发生的错误及其后果

1. 术前规划差，目标区域显露不佳，将会极大地降低手术切除病变的效率。

2. 皮肤切口过于靠内，从而损伤眶上神经，并导致术后额部麻木。

3. 钻孔过程中穿透眼眶，导致术后眼眶血肿和局部肿胀。

4. 额窦开放，使用骨蜡、骨膜肌肉瓣或腹部脂

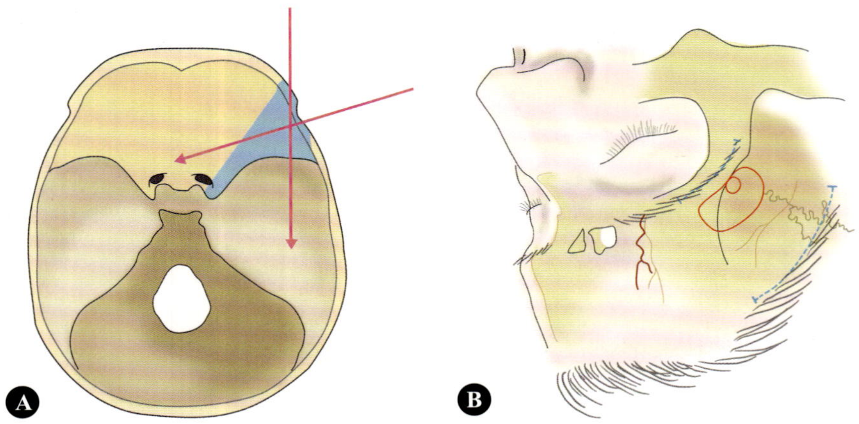

◀ **图 3-10 眶上入路向侧方拓展切口设计示意**
A. 眶上入路向侧方拓展去除骨质范围；B. 切口设计

肪封闭额窦开口，以避免术后脑脊液漏。

5. 在去除硬膜外骨性突起的过程中穿透眼眶顶，导致术后眼眶血肿和肿胀。

6. 脑脊液引流不充分，导致随后操作过程中引起额叶损伤。

7. 显微手术过程中，损伤鞍旁区域众多的神经和血管，导致术后神经功能恶化。

8. 颅内止血不充分导致术后再出血。

9. 硬脑膜缝合不严密，导致术后脑脊液漏。

10. 骨瓣复位和固定不佳，以及眶周止血不充分，造成术后软组织血肿。

（四）手术实例与技巧

1. 术前颅骨和血管三维重建，对病变位置进行定位，确定骨窗大小。

2. 标记眶缘、颞上线、眉弓、额颧缝、眶上神经，精确标记切口。

3. 沿额颧缝和上线切开颞肌筋膜，颞肌向后方用鱼钩强力牵拉（图 3-11A）。

4. 将常规眶上入路延伸到蝶骨小翼，增加对侧方颞叶的显露（图 3-11B）。

5. 硬膜打开后的显露范围（图 3-11C）。

6. 行向侧方拓展的眶上入路夹闭前交通动脉瘤（图 3-11D）。

7. 打开第一间隙、第二间隙，使用永久动脉瘤夹彻底夹闭动脉瘤。

九、眶上入路的内侧拓展

将标准的眶上入路向内侧挪移，也就是将开颅位置置于旁正中——这样可以获得额下手术视角。这个手术入路受限于患者的具体解剖结构特点，即应用范围有限。前循环多发动脉瘤（或合并有 ACA 远端动脉瘤）是这种内侧型眶上入路的最佳手术指征。

（一）体位

仰卧位，与标准眶上入路相比，这种内侧型入路的头部过伸需要更大的角度，若病变接近颅前窝底（如 A_2 的近端动脉瘤），头部过伸角度为 15° 即可；若病变靠近脑组织侧（如 ACA 动脉瘤），头部过伸角度则需 45°。头部向对侧轻度旋转，这样可使手术操作较为舒适。

（二）切口设计

切口位于眶上神经内侧，根据每个患者的特点，皮肤切口可置于眉毛内，也可于发际内做双额冠状切口。

（三）入路过程

平行于眶缘切开枕额肌额腹，然后向额部牵拉显露额骨。向内和额部的方向牵拉额肌应牢固而有力，使骨窗充分显露，但在向眶的方向牵拉时应轻柔，避免严重的术后眶周血肿。考虑到额窦的上界，应根据额窦的延伸以及眶缘，从内侧向外侧方向开颅。创造宽 20～25mm，高度 15～20mm 的骨窗。如果额窦被开放，在完成开颅术后应予以严密的封闭。高速磨钻去除显著扩展的眶顶壁，去除这些内部的骨缘，可以大大提高视角和操作空间。T 形切开硬脑膜，以使得眶上和内侧半球被解剖。游离的硬脑膜瓣向上和与内侧方向缝合固定。由于有限的开颅手术，不需要悬吊其他的硬脑膜（图 3-12）。

（四）硬膜内操作

从内侧到外侧方向解剖，打开身体同侧的 Sylvian 间隙，向内侧牵开颈内动脉。在视神经后方，可以观察到颈内动脉、对侧颈内动脉的内侧

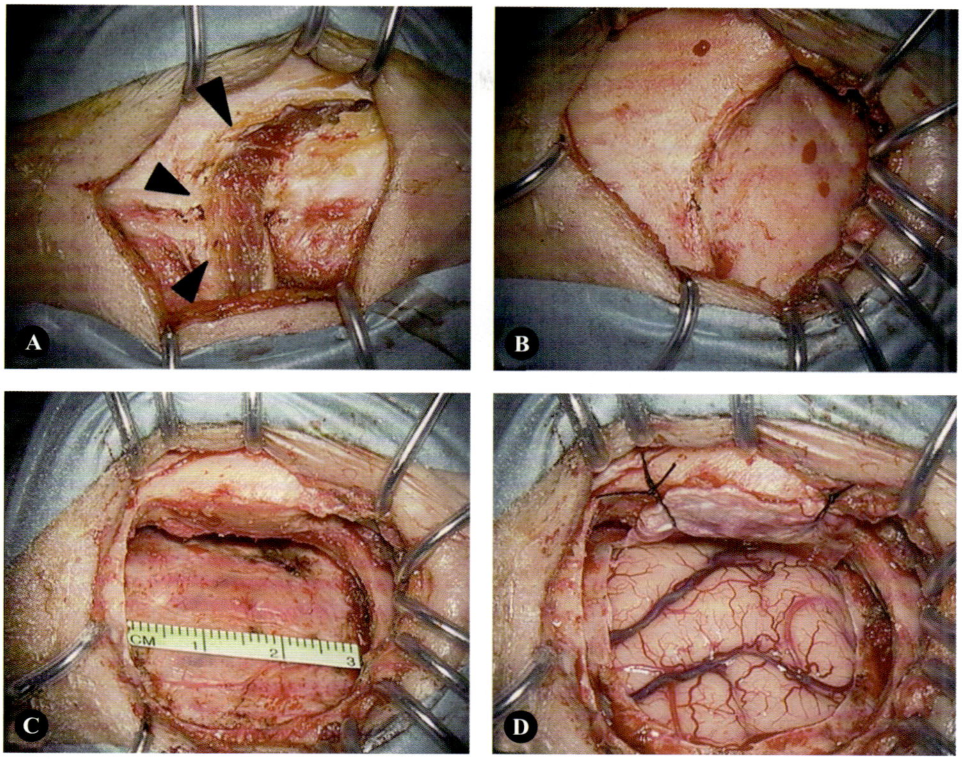

◀ **图 3-11　眶上入路向侧方拓展开颅过程**

A. 沿额颧缝和上线切开颞肌筋膜，便于术后缝合；B. 颞肌向后方用鱼钩强力牵拉；C. 硬膜打开后的显露的范围；D. 行向侧方拓展的眶上入路夹闭前交通动脉瘤

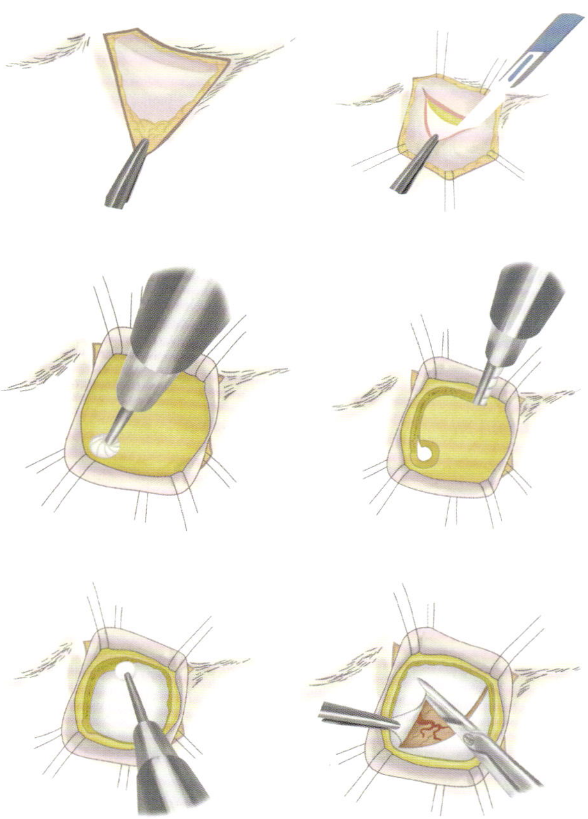

▲ **图 3-12　眶上入路向内侧拓展开颅过程**

面，进一步牵拉额叶后，可以观察对侧的第二间隙，眼动脉弯曲部分可以对视神经造成严重的血管压迫（图 3-13A）。

通过打开纵裂可以达到大脑前动脉的远端部分（图 3-13B）。注意大脑前动脉的 A_2～A_3 段走行在在胼胝体膝部周边。在不切除直回的无创的方式下可以接近前交通动脉及双侧大脑前动脉 A_2 段。轻轻地牵拉额叶和前交通动脉复合体，可以见到视交叉和终板。开放终板和第三脑室底。注意通过第三脑室前部可以观察到在脚间池内的基底动脉尖（图 3-13C）。

对颅内操作完成后，应严密封闭硬脑膜避免脑脊液漏。钛板固定骨瓣。注意，钛板应该封闭前额的骨孔，为了达到美容效果，骨瓣固定应该紧固内侧和正面，止血后，间断缝合肌肉和皮下层，皮内缝合或无菌胶带关闭皮肤，引流是不必要的。

（五）操作技巧

1. 利用高速钻去除眶内侧缘以利颅内结构的观测，眶顶的骨性延伸也应该小心去除。

2. T 形切开硬膜，避免对额叶和额下回的不必要的探查和大脑半球不必要的分离。

3. 正中定位允许额下入路开颅术及大脑半球之

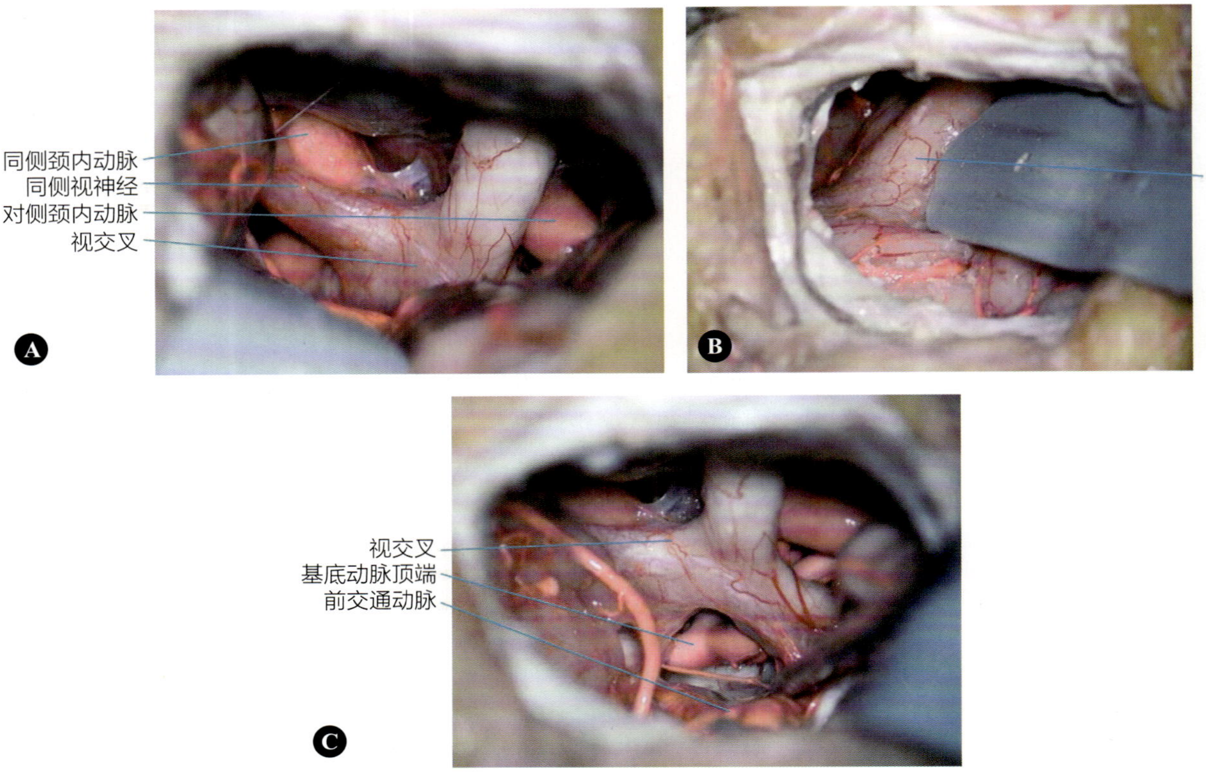

▲ 图 3-13 硬膜内显露

A. 通过眶上入路向内侧拓展显露第一间隙附近的神经血管结构；B. 眶上入路向内侧拓展入路通过打开纵裂显露相应结构；C. 打开终板显露的结构

间的解剖。

4. 严密缝合硬脑膜，避免术后脑脊液漏，硬膜有张力或裂开，可用肌肉缝到硬脑膜上。

5. 如果额窦开放，要严密封闭，额部的帽状腱膜、肌层或腹部脂肪组织填塞穿透部位。

6. 骨瓣应关闭严密，以达到最佳的美容效果，钛板可用于钻孔的闭合。

7. 眉切口应选择皮内连续缝合或应用无菌胶带闭合。

8. 由于有限的皮肤切口和非创伤性外科技术，不需要引流。

十、经眶 – 眶上锁孔入路

眶上开颅术可广泛显露鞍上的神经血管结构，然而，在狭小的解剖窗可能阻碍鞍上外科手术路径的解剖，经眶 – 眶上路径的重点是通过去除眶缘特别是眶顶，从而获得更清晰的对脑桥前方及脚间窝区域的显露。在这个角度看来，在没有去除前床突及对颈内动脉床和视神经进行移位的情况下，能够对脚尖池的顶、乳头体、漏斗及基底动脉尖进行很好的观察。

（一）体位

取仰卧位。头较胸部水平抬高 15°，以利于静脉回流及有效的颈部血管、喉和气管的减压，经眶 – 眶上手术路径需要比经眶上开颅手术更大的翻转角度。然后，头部旋转向对侧。由于颅内分离的主要方向是通过鞍区第一间隙和第二间隙，头部需旋转 30°。

（二）切口设计

切口在眉弓内，充分显露关键孔，切口基本同眶上入路的外侧拓展（图 3–14）。

（三）入路过程

显露眶上区域的枕额肌额腹、轮匝肌和颞肌，平行切开颞肌至眶缘，在颞肌进入颞上线起始处切断颞肌附着的筋膜，牵开颞肌，相比于单纯眶上开颅手术，基底的变化需要更多的颞肌的牵拉。额肌、眼轮匝肌和额部的骨膜一起向上分离显露眶缘，缝合线将眼轮匝肌和眶骨膜向上牵拉，额肌

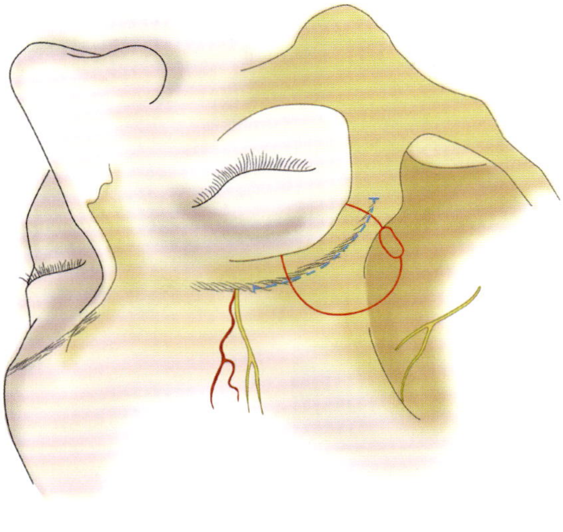

▲ **图 3-14**　经眶－眶上锁孔入路手术切口及骨窗示意

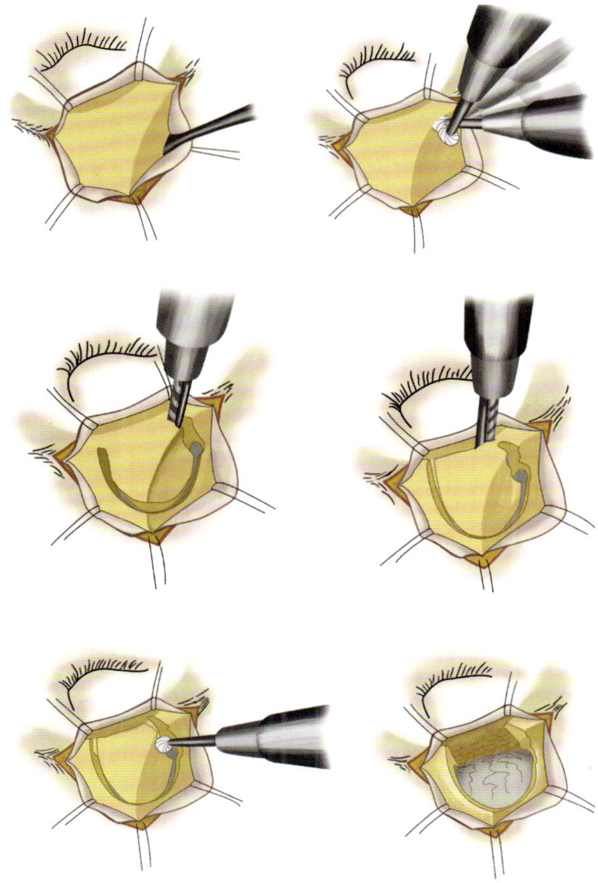

▲ **图 3-15**　经眶－眶上锁孔入路开颅过程

和额骨膜向前下牵拉，显露眶上区域，在颞上线的后方按照颅前窝底的水平钻单孔，钻孔的方向斜向 45°，这样能够打开眶外侧壁，目标是扩大单个骨孔使能够同时显露到颅前窝底部和眼眶，可用 Kerrison 咬骨钳扩大骨孔，铣刀从额部骨孔到颅前窝底铣出一半弧形的骨线，眶外侧壁和额骨颧突从眶部骨孔被分离开，铣除中间和侧方的眶缘。避免损伤眶骨膜，去除部分眶顶外侧壁，使得骨瓣能够安全地揭开，弧形切开硬脑膜，获得颅内操作时有一个倾斜的角度，便于扩大手术空间（图 3-15）。

（四）硬膜内的操作

该入路，可在不牵拉或者轻微牵拉的基础上显露前交通动脉复合体和终板（图 3-16A）。通过该入路，可显露对侧侧裂内侧结构、颈动脉分叉和大脑中动脉分叉部（图 3-16B）。通过该入路，可相对容易地显露后床突、基底动脉顶端和脚间窝相关的结构（图 3-16C）。

（五）操作技巧

1. 与眶上入路相比较，经眶－眶上入路需要更多的头后仰角度，便于显露终板、第三脑室、脚间窝和中脑的腹侧。

2. 认真地做出解剖学定位，利用划线笔分 3 个步骤做出标记，即骨性结构和表浅的神经血管结构、骨窗的定位、皮肤切口。

3. 如果眉毛比较稀疏，皮肤切口可以设计在眶上额颞区的额纹或者瘢痕中，如果额纹也不明显，可在发际线内设计一个半弧形的额颞部皮肤切口。

4. 额部和眶部肌肉应该向着眼眶方向牵拉，以显露眶缘和额外侧区。

5. 利用一个合适的骨孔，颅前窝和眼眶可以在不破坏硬脑膜和眶骨膜的情况下打开。

6. 骨瓣成形：环钻术钻孔打开颅前窝和眼眶；以弧线的方式在钻孔的一侧切开前额以利于调整方向；切开额骨颧突。

7. C 形切开硬脑膜的方式是费时的，但却避免了对额叶的不必要的牵拉。

8. 为了达到不透水封闭硬脑膜，可用小块肌肉缝到硬脑膜上。

9. 如果额窦有开放，可用骨蜡、帽状腱膜或腹部脂肪组织仔细封闭。

10. 颅内操作完成后，骨瓣应解剖学复位，实现最优的美容效果，避免术后眼球运动障碍，使用有限的皮肤切口和最小的软组织剥离，无须引流。

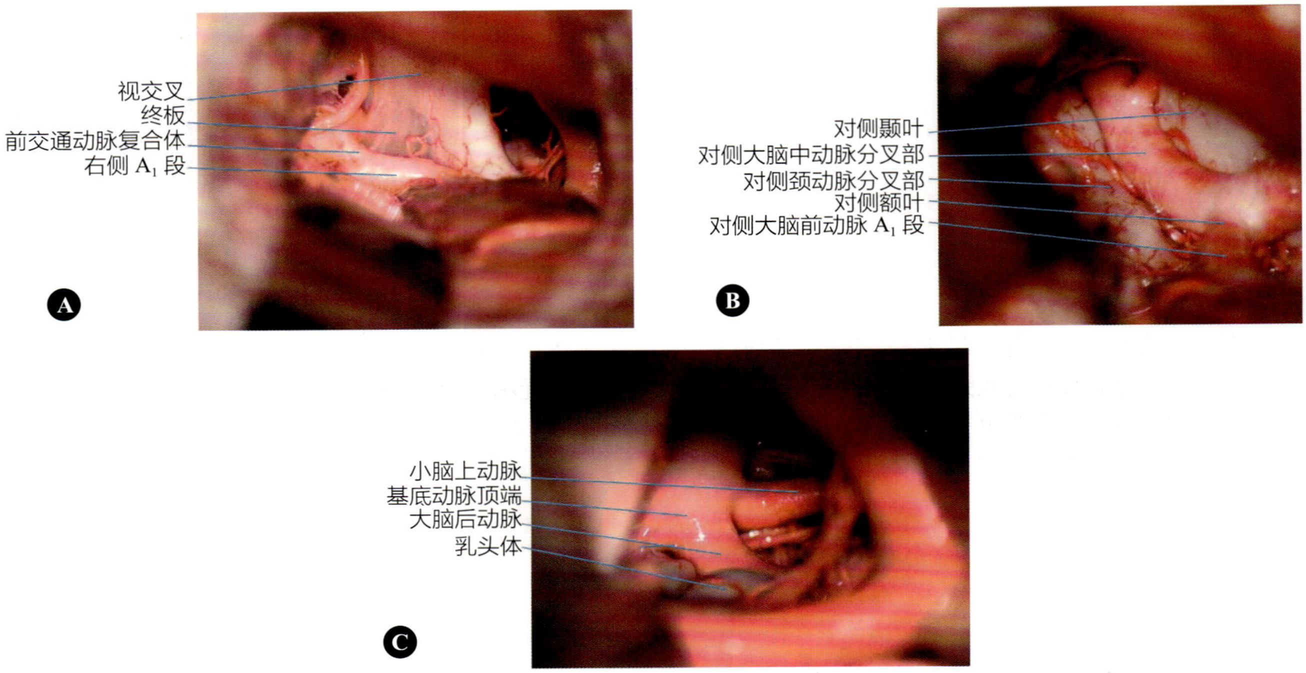

▲ 图 3-16　硬膜内显露

A. 经眶－眶上锁孔入路对前交通动脉复合体和终板的显露；B. 对侧裂内结构的显露；C. 对后床突、基底动脉顶端和脚间窝相关结构的显露

（张洪钿　徐如祥）

第 4 章 额外侧入路及其扩展入路

额颞入路是显露蝶骨、侧裂、额叶和颞叶最常用的方法，但耗时长且与入路相关的并发症发生率高，单侧或双侧额下入路也存在某些风险，尤其是静脉并发症、额叶损伤和脑脊液漏。单侧额下入路可分为内侧和外侧额下入路两种类型。内侧额下入路，即额底入路；外侧额下入路，又称为额外侧入路（FLA），该入路从代表额骨“峡部”的额颞点开始，该点与颞线最内端相一致。显露颅前窝底和鞍上区几乎相同，而与入路相关的发病率和死亡率较低。Nakamura 等（2006）应用 FLA 处理多种颅底脑膜瘤，包括蝶骨嵴内侧、鞍结节和嗅沟脑膜瘤，证明 FLA 是最安全、侵入性较小的入路，与翼点和双额叶入路相比，具有最低的死亡和脑水肿风险，和更好的视觉效果。

额外侧入路介于翼点入路和传统单侧额下入路之间，骨窗位于眉弓中点至蝶骨嵴之间，同时兼顾第一间隙和第二间隙，提供对嗅沟、颅前窝底、鞍区、鞍旁及 Willis 环前部的手术显露。其优点是开颅简单快速，无须处理蝶骨嵴及较少颞肌损伤，虽然观察颈内动脉 – 视神经间隙略有损失，但可通过牵拉视神经而加以部分弥补。额外侧入路比翼点入路更靠向中线，其第一间隙和第四间隙的显露较翼点入路明显改善，对下丘脑 – 第三脑室及鞍内中线区域的观察视角明显优于翼点入路，消除了翼点入路的部分死角，没有损伤面神经上支和颞叶萎缩的风险。但需牵拉的额叶脑组织更多，应注意嗅束的保护。相比于额下入路，术后嗅觉缺陷风险也较低。

一、入路相关解剖层次

颅前窝的底又是眶的顶壁。其前部是由额骨眶部、筛骨的筛板和鸡冠构成，其后部是蝶骨小翼，中央部是蝶骨体部，外侧就是由蝶骨大翼和部分额骨构成。鼻旁窦位于其中部。

（一）额部解剖层次

额部包括以下解剖层次。

1. **皮肤**　最浅层。

2. **浅筋膜**　由致密结缔组织和脂肪组织构成，含滑车上神经及眶上血管神经。

3. **深筋膜**　包括额肌、帽状腱膜及眼轮匝肌。

4. **腱膜下组织**　疏松而量少，缺乏血管，腱膜层内常有面神经颞支走行，剥离皮瓣宜紧贴骨膜侧进行。

5. **骨膜**　额部最深层组织。

（二）眉区软组织

1. **眉区组织层次**　眉区的软组织分为皮肤、皮下脂肪及穿行其中的额肌纤维、额肌及其后鞘、眶部眼轮匝肌、部分额肌后鞘及眉脂肪垫、骨膜。

2. **眶骨膜**　贴附于眶内面，是一层致密而有韧性的筋膜组织。眶骨膜向后续于视神经鞘的硬膜外层，在眶上缘续于眶外骨膜及眶隔，在眶上裂续于硬脑膜。

（三）颞部的解剖层次

颞部包括以下 5 层。

1. **腱膜下组织**　与额部相续，接近颧弓处几乎消失。

2. **颞深筋膜浅层**　始于颞上线，附于颧弓外侧缘。

3. **颞深筋膜深层**　同额顶部骨膜相移行，致密而坚韧，深面有颞肌纤维附着，上起于颞下线，下附于颧弓内侧缘，其前下部同颞深筋膜浅层间夹有脂肪垫。

4. **颞肌**

5. **骨膜**　薄面紧贴颅骨，不易剥离。

（四）切口相关的神经

最重要的神经是眶上神经与滑车上神经，以及面神经的额支。

1. **眶上神经**　在额骨眶上缘进一步分成内侧支

与外侧支，经眶上孔或经眶上切迹出眶。

2. 滑车上神经　额神经第二终末支，分布于鼻根、上睑及额部皮肤。

3. 面神经额支　在颞浅动脉前方上行，以1～4支越颧弓，在颞浅筋膜与颞深筋膜浅层之间，向前上方斜行。在越颧弓时，最后方一支位于颧弓后部1/5交界处，自后方的第2支位于颧弓中后1/3交界处。自耳屏最高点前方18mm点向前方与向前上方52°方向之间的夹角区，即为面神经额颞支在颧弓上方的分布区，切口应尽可能避开此区。

（五）切口相关的血管结构

1. 动脉

(1) 眶上动脉：眼动脉最重要的终末支是眶上动脉，与眶上神经伴行供应前额皮肤、睑器与鼻根，其外经约0.67mm（0.3～0.75mm）（Lang和Kageyama）。

(2) 颞浅动脉：头皮前方与侧方的最主要血管为颞浅动脉及其分支。颞浅动脉邻近额、顶支分叉处的外径为2.03mm ± 0.33mm，此区域血管造影显示血管直径为1.89mm ± 0.08mm。颞浅动脉大多数在颧弓上分叉或平颧弓水平分叉。

2. 静脉　大管径的滑车上静脉与眶上静脉经头皮前部与面静脉相续。

（六）额鳞和额窦

额外侧入路可能遇到开放额窦问题，尤其是额窦比较发达时，额窦是额骨的薄弱部位。经额部入路到颅前窝位置越低，进入额窦的可能性越大，额窦的高度差异极大，平均高度约24.3mm（5～66mm）。额窦前壁的厚度为4mm（0.4～12.5mm），后壁厚度为1.9mm（0.1～4.8mm）。在正中矢状面上，额窦的前后径为10.5mm（0～18mm），在距中线2cm外的矢状切面上，额窦前后径为9mm（0～27.5mm）。额窦底可位于筛板水平或上、下方，底内侧通常低于外侧。

（七）颅前窝底硬脑膜

颅前窝的硬脑膜贴附于骨性结构，并与大脑镰相延续，在鸡冠上方的大脑镰前后径为20mm（11～24mm）。前半部薄而半透明，平均厚度为0.21mm，后半部稍厚，平均厚度为0.32mm。颅前窝底硬膜外层自额结节向下，内侧呈放射状分布，在嗅窝区硬膜变薄，蝶骨平台处硬膜较厚，由横行纤维组成；硬膜内层相对较薄。颅前窝硬膜及骨质的主要血供为筛动脉与脑膜中动脉额支。内侧部由筛动脉分支供应，外侧部则由脑膜中动脉的额支供应。

（八）额颞区的血供

1. 额区血供　额颞部皮瓣的基底在前下方，由滑车上动脉、眶上动脉及颞浅动脉前支供血。滑车上动脉及眶上动脉离开相应的切迹或孔后，均分为浅、深两组分支。冠状切口常阻断颞浅动脉浅支，这时皮瓣由滑车上动脉及眶上动脉供血。自腱膜、额肌上剥离至眶上缘上方1cm处时，宜改为骨膜下操作，以便准确识别眶上的滑车上孔，保护血管神经。为了便于用额部骨膜瓣翻转修补颅前窝底缺损，常采用较高的冠状切口，以获得较大的修补瓣面积，并使腱膜下组织尽可能多地保留于骨膜瓣上，以便将眶上和滑车上动脉保留于骨膜上。

2. 颞区血供　颞区主要由颞浅动脉供血。

(1) 颞浅筋膜：内有颞浅动脉、静脉及其分支走行，动脉及其分支位于该筋膜层内，静脉及其属支则位于筋膜外面及毛囊深层。

(2) 腱膜下组织：在颞肌范围内很少有血管穿越该层组织，它构成了颞浅、深筋膜间的“无血管”平面，赋予了颞区皮肤一定的移动性，亦成为剥离皮瓣的良好界面。

(3) 颞深筋膜：由单一而恒定的颞中动脉供血。颞中动脉起始于颧弓水平或下方1～2cm处，走行在颞浅动脉稍深处及后方上行，在颧弓上缘进入颞深筋膜，剥离皮瓣至颧弓后段上缘时，应注意在此穿入深面的颞中血管，以防术后局部肿胀或颞肌萎缩。

（九）颅前窝底

颅前窝底即颅底内侧面，支持额叶眶部的大部、嗅球和嗅束。额骨眶部构成颅前窝底的大部分，其间为筛骨筛板。颅前窝底后部由蝶骨平台和蝶骨小翼组成，以视神经管为界。蝶骨小翼向外侧延伸的距离不一，并在蝶骨大翼下方与额骨Sylvian嵴相连续。

嗅窝通常为颅前窝底最低点，宽度比筛板稍窄。内侧以鸡冠为界，其长度和厚度因人而异。筛板的前缘距离额窦后壁的后缘12.6mm（4.7～21.3mm）。在筛板的前部有筛前动脉经筛前孔通过，后部有筛后动脉经筛后孔通过。成人筛板的平均长度为20.78mm，被硬膜覆盖的嗅窝仅15.8mm

（11～20mm），最宽径为 3.8mm（2～5mm）。鸡冠越厚，嗅窝容积越小。

（十）视神经管

神经管上壁平均长 9.8mm，下壁 4.63mm，内侧壁 11.4mm，外侧壁 10.79mm（Lang 和 Reiter，1985）。视神经管后上壁由长约 2.58mm（0.5～8.0mm）的横行纤维组成的硬膜襞构成。视神经蛛网膜下腔段宽 5.03mm（2.5～7.0mm），高 3.16mm（1.5～5.0mm）（Lang，1983）。视神经在颅口仍保持横卵圆形，一旦进入管内，视神经则变成圆形。视神经颅内段内侧（硬膜与视交叉之间）长度为 10.48mm（7～15mm），外侧 10.1mm（5～14.5mm）（Lang，1985）。两侧视神经管内口的间距为 14.0mm（9～24mm）。鞍结节至视交叉的平均距离为 5.5mm（2～10mm）。视神经内缘的长度为 10.5mm（7～15mm）。两侧视神经间夹角为 60.4°（10.0°～85.0°），视神经管长度约为 9mm。了解这些解剖结构之间的关系，有助于准确打开视神经管和正确定位相关解剖结构。

视神经依次有硬膜、蛛网膜、蛛网膜下腔、软膜包裹。视神经管中段狭窄，在成人宽约 4.63mm（4～5.1mm），高 5.1mm（4.1～6.2mm）（Lang 和 Oehmann，1976）。视神经管的内侧端常为骨质缺如，仅有硬脑膜覆盖，此端称为视神经管膜部，长约 3.1mm（1.0～8.5mm）。

（十一）蛛网膜池

颅前窝的嗅球和嗅束有蛛网膜鞘包裹。在嗅束和嗅沟之间存在一窄长的蛛网膜间隙，称之为嗅池，嗅池处蛛网膜较薄。大脑前动脉的分支沿此池到达额叶的眶面，长回返动脉沿嗅沟走行。在嗅池的基底部的蛛网膜间隙，嗅丝经此间隙通往筛孔。颅前窝底内侧的后方与颅中窝底交界处，额叶的底面有视交叉池，与脚周池和终板池交通。视交叉池前壁的蛛网膜增厚，覆盖大脑前动脉 A_1 段上的蛛网膜。视神经池下方有垂体池，其深约 3mm、宽 8mm，位于鞍膈之下，垂体前叶的上表面。颈动脉池下部和脚间池的上部被 Liliequist 膜分隔。颈动脉池内还有眼动脉、后交通动脉和前脉络丛动脉的起始部。终板池向外、向后延伸，在此上方为前穿质，下方为视交叉，大脑前动脉 A_1 段在终板池内经过，了解这些蛛网膜池结构，对于理解某些病理过程和术中松解脑的张力，扩大术野和增加对病变的显露是十分重要的。

（十二）颅内相关的神经和血管

1. 脑组织　经额底入路或额外侧入路欲抵达鞍区，需要抬起直回和眶回。为了减轻对脑组织的牵拉性损伤，需在无张力状态下进行牵引。手术显露越靠近鞍后，嗅丝、嗅球和嗅束就越容易被拉断，因此在牵开额底前，需先解剖游离嗅神经。

2. 动脉

(1) 大脑前动脉：有 60% 是从颈内动脉的前表面发出，38% 从颈内动脉的顶面发出。

(2) Heubner 回返动脉：是 A_1 段分支中直径最大的分支，从前交通动脉近侧（A_1）8mm、远侧（A_2）3mm 的范围内从大脑前动脉发出，约 30% 为 2 根，1% 为 3 根，其平均直径为 0.57mm（0.31～0.87mm）。供应内囊前肢、尾状核头部、壳的前内侧部。

(3) 额极动脉：大脑前动脉在前交通动脉以远依次在纵裂内发出额底内侧支、额极支和额前内侧支分布在额叶的内侧面的下半部。

(4) 前交通动脉：前交通动脉的变异很大，单根前交通动脉出现率为 58%，双支型约占 20%，三支型约占 17%，该动脉宽 1～3mm，直径为 0.1～3mm。当该动脉宽度＜0.5～1.0mm 时称为发育不良，直径＜0.1～0.5mm 时称为极度发育不良。

(5) 前内侧中央动脉：前内侧中央动脉的中央支和前内侧丘脑纹状体动脉从 A_1 段的近侧发出，进入前穿质，平均约 5.2 支（1～11 支），直径 0.24mm（0.12～1.25mm）。

(6) 眼动脉：41% 是沿视神经下面的内侧走行，33% 是沿视神经下面的正中走行，22% 是沿视神经下面的外侧走行。眼动脉直径为 1.58mm（1.1～2.8mm）。

(7) 垂体上动脉：从颈内动脉床突上段发出垂体上动脉。

3. 静脉　额叶内侧的静脉 60% 为双干型，20% 为三干型。静脉最前端到额叶的前缘距离平均为 2.87mm。阻断这些静脉将引起额叶的水肿，在优势半球可能引起失语。

在经纵裂入路中，需将两侧前额叶向两侧牵开，引流额叶并注入上矢状窦的静脉很可能阻挡手术入路。通常把在最前方注入上矢状窦的浅表皮质桥静脉均称作额极静脉。根据静脉与上矢状窦的交界情况，将额极静脉分为 2 种类型。

- Ⅰ型：以单干注入上矢状窦，占 65%～70%。入窦处的静脉直径平均为 1.9mm（0.5～ 4.0mm）。
- Ⅱ型：以 2～3 支静脉干在同一点注入上矢状窦，占 30%～35%。

二、手术适应证

额外侧入路是利用额骨颧突后方颅底与额叶前外侧底面之间的自然解剖间隙进入鞍区、平颅前窝底的手术入路。通过先打开侧裂池基部的蛛网膜，再打开颈内动脉池和视交叉池蛛网膜来逐渐显露鞍区病变。若运用得当，它既可体现锁孔手术入路创伤小、出血少、患者恢复快的优点，又可兼具常规额下入路和翼点入路显微手术视野开阔、操作便利等优点。

（一）颅前窝和鞍区的肿瘤

肿瘤由鞍内突入到鞍上区，或侵入第三脑室前部均可采用额外侧入路，适用于切除鞍结节脑膜瘤、颅咽管瘤及大型垂体腺瘤，特别是适用于切除向一侧鞍旁生长的肿瘤。

1. **嗅沟脑膜瘤（OGM）** 额外侧入路允许快速且微创地进入直径小于 4cm 的 OGM，以及直径大于 4cm 的溴沟后方肿瘤。即使在大肿瘤中，也可以使用简单且微创的额外侧入路以低的复发率实现高肿瘤切除率。如果考虑彻底根除肿瘤，若肿瘤直径大于 4cm 的直径和大脑前动脉复合物的包裹是额外侧入路的限制因素。

2. **鞍结节脑膜瘤** 额外侧入路在视觉效果方面提供了最佳结果，同时代表了微创手术方式，与双额入路相比，额外侧可以快速进入肿瘤，并且具有最小的侵袭性和更少的脑显露。

3. **颅咽管瘤** 安全简单的额外侧入路可提供足够的手术通道，处理大型颅咽管瘤。

4. **大型垂体腺瘤** 额外侧入路是处理大型垂体腺瘤的有效方法，具有良好的视觉功能保护作用。

（二）前循环动脉瘤

额外侧入路处理前循环动脉瘤，是一种简单、可靠和有效的方法。可以替代经典的翼点入路。Wang（2018）报道 176 例床突旁动脉瘤，比较翼点入路（96 例）和额外侧入路（80 例），额外侧入路组的平均手术时间也明显短于翼点入路组，平均开颅面积要小得多。

三、术前准备

除按一般开颅常规准备外，还需注意以下几点。

（一）纠正激素紊乱

纠正垂体功能低下，术前 3～5 天口服或静脉给予皮质类固醇激素。

（二）纠正基础疾病

纠正糖尿病、高血压、尿崩和水电解质紊乱等。

（三）确定额窦位置与大小

术前影像学确认额窦的位置，避免术中额窦开放，如果额窦开放，必须去除黏膜，并且使用肌肉或者脂肪填塞窦腔。

（四）减轻或控制脑水肿

术前脑水肿严重，局部脑组织移位明显者，需要纠正脑水肿。

（五）选择手术入路和侧别

根据神经影像学资料（MRI、CT 和 DSA）判断肿瘤大小、性质和视交叉的位置（前置或后置），决定采用左侧还是右侧额外侧入路。中小型肿瘤（肿瘤直径小于 3cm）经右侧额下入路，大肿瘤则宜用眶－额入路。如肿瘤明显偏向左侧，应选择左侧额外侧入路开颅。如果肿瘤明显向鞍上生长，视交叉前置，需要经额外侧－终板入路。

（六）术前腰大池置管引流

肿瘤巨大、颅高压明显，在手术早期由于额叶张力过大，使得脑组织难以牵开，无法抵达鞍区基底池，术前可以通过腰大池置管术中腰大池引流释放脑脊液。

四、手术主要步骤和方法

（一）体位与头位

1. **体位** 仰卧位，上半身抬高 15°～30°，有利于充分的静脉回流。

2. **头位** 根据病变特征决定头部旋转角度。一般头向对侧旋转，偏离身体长轴 15°～30°，后仰 10°～15°，眶板从垂直位向后倾斜 10°～15°，使额叶远离颅前窝底，减少对额底的牵拉。颈部伸展，头轻度下垂，使额骨颧突处于最高点。单钉放置于对侧额部颞上线上方，双钉的臂可以旋转避免干扰双额冠状切口。

（二）解剖标志及皮肤切口

1. **标记** 用甲紫标出重要解剖标志（颧弓、额骨颧突、额窦、颞上线及侧裂投影）。选择额外侧锁孔入路时，术前做一个眉弓切口的标记，同时也标记出眶上切迹和神经。

2. 切口　起自颧弓上缘，耳屏前5～10mm，垂直向上约5cm后平行发际，于发际内1cm向中线弯曲，紧贴发际内缘弧向前方直到中线旁1cm。在颞肌范围内，于帽状腱膜下层分离皮瓣，在额部于骨膜下分离皮瓣，将皮瓣翻向鼻侧，直达眶上缘。

(1) 额颞切口：发际低者可以缩小切口至同侧眉弓中点垂直线交点。

(2) 冠状切口：发际高者，为保持患者术后外观应取冠状切口，这样可将额部切口隐藏在发际以内。翻开关键孔上方颞肌以保护面神经额支，并且手术后期可以进行具有美容效果的缝合。保留骨膜瓣，以备术中额窦开放应用。

(3) 半冠状切口：需要颅底重建者，不采用经眉切口，更倾向于选择半冠状切口，切口延伸至对侧瞳孔水平。选择在发际线后面进行半冠状皮肤切口，允许最大的颅骨皮瓣并获得适当的颅底修复的颅骨膜。自帽状腱膜下游离皮瓣，再自骨膜下游离骨膜瓣，尽量翻向下，至显露眶上神经或能触摸眶上缘。

3. 软组织切开　在两层颞浅筋膜间分离，避免损伤颞肌筋膜浅层内走行的面神经额支。从颞肌额部附着处切开，用骨膜剥离器从骨膜下适当游离约0.5cm，显露额骨颧突。术中充分显露眶上缘，单独分离骨膜并向前翻，保持湿润，头皮拉钩牵开有助于扩大骨性显露。

（三）颅骨瓣成形

1. 钻孔　垂直分开颞肌在颞上线的附着处，适度牵开。在额骨颧突后切迹，在额颧缝上方1cm左右的McCarty关键孔处，用高速钻平行眶顶钻孔，避免进入眶窝，防止眶周打开。没有铣锯时，钻四个孔用线锯分别锯开，尽量使骨窗额侧的上缘和颞侧后缘形成自外向内朝向硬膜的斜面，以利于固定骨瓣，而颅底和额侧骨窗前缘，应斜向磨除部分内板和板障，以增加朝向颅内的显露范围。骨窗内侧达眶上切迹，前缘平颅前窝底，颞侧达蝶骨嵴位于外侧裂投影线上方。

眶上缘低于额鳞与眶顶的返折线，该返折又自外侧向内侧逐渐降低，因而骨瓣下缘的骨孔下缘应位于眶上缘上方，通常要求高于眶上缘1cm左右，使骨窗下缘尽可能与眶顶相平。

2. 颅骨瓣成形　用高速铣刀于额骨外侧，眼眶上方做4cm×3cm大小的骨瓣（图4–1）。沿颞前线稍外侧向上弧向中线约3cm后向下至眶顶后向外铣至钻孔处，骨瓣的前缘应尽可能靠近眶缘。抬起骨瓣时，应预先分离硬脑膜。游离骨瓣必须考虑额窦的外侧边界。铣刀骨瓣成形时，注意避免打开额窦。通过神经导航可以术中避免打开额窦，然而，不能一味地追求额窦的完整性而以减小骨窗为代价。

额外侧入路的骨窗一定要尽量低，以便在抬起额底面向鞍部探查时，减轻牵拉脑组织。眶顶骨刺需磨平，眶上骨窗的内缘也要磨平，可以通过侧向切削钻头来磨除骨窗下缘额骨突出部分使其与眶顶平行，或用小型Kerrison咬骨钳咬除骨窗内侧缘骨质，以此来优化到达额底区域的角度，改善额底的显露。为了最大限度地显露并减少额叶回缩，磨除眶上骨的内边缘、隆起的眶顶和蝶骨嵴。

经典的额外侧入路时，不涉及眶上缘及眶顶。眶–额入路或经眶锁孔入路时，需要移除眶缘以扩大从下向鞍上的手术显露，适用于肿瘤明显向鞍上方延伸时。

（四）额窦的处理

术前通过头颅X线片或CT检查，了解额窦大小。如果术中开放额窦，取下骨瓣后，将残余在骨片上的额窦内膜刮除，按额窦处理原则处理。额窦黏膜完整时，小心地把额窦黏膜向下推开和保护；如黏膜破溃可切除之并妥善处理。先用庆大霉素吸收性明胶海绵封填或用自体脂肪填塞，再用骨蜡封闭窦口，术毕缝合脑膜后，翻转帽状腱膜瓣将额窦破口彻底封闭。

（五）硬膜剪开

硬膜以眶顶为基底做3cm×2cm大小的弧形硬膜瓣，以眶缘为基底U形剪开，切口前缘硬脑膜悬吊在骨窗周围软组织上（图4–1C和D）。老年患者硬脑膜与额骨内板粘连较紧，做额骨瓣成形时，需细心分离，防止撕破硬脑膜。在硬膜外入路中，鸡冠和筛板上的硬脑膜不易剥离。分离颅底硬膜时，应沿颅底骨逐步分开、电凝、切断。眶顶和蝶骨平台的硬膜均容易分离开，即使粘着较紧密处，只要甲剥离子紧贴骨面，均可完整分离。

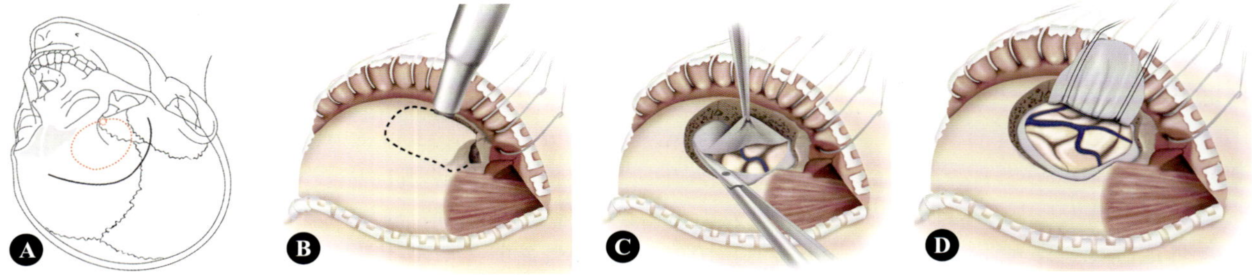

▲ 图 4-1　骨瓣成形与硬膜剪开

A. 头位、皮肤切口及骨瓣示意；B. 骨瓣前缘平眶缘；C. 硬膜 U 形剪开；D. 硬膜悬吊止血，垂向面部并保持湿润以便术后更容易严密缝合

（六）术野显露

打开侧裂池，充分释放脑脊液。分离大脑侧裂前部至颈内动脉分叉处，经视交叉池或颈内动脉池释放脑脊液减压。解剖外侧裂轻轻抬起额部，顺着眶顶板向后，直达前床突外侧，先后依次打开侧裂池基部、颈动脉池、视交叉池，显露好视神经、A_1 段、视交叉及肿瘤，显露鞍区诸结构。有时为了保护好嗅神经，可先将嗅神经从额底游离出来保护之。随后充分利用鞍区的 4 个解剖间隙，施行瘤内减压和分块切除（图 4-2）。

为避免嗅神经被拉断的风险，可事先解剖嗅池，需注意以下几点，有助于嗅神经的保护：①不可用力强拉；②不可反复置入、取出脑压板，可使用自动脑压板；③脑压板不可过深，脑压板的顶端不应越过视交叉后方。另外，脑压板顶端不能超过棉条所铺的位置。

（七）肿瘤切除

根据肿瘤与局部解剖的具体情况，选择视交叉前间隙或视神经与颈动脉间隙分离切除肿瘤。电凝肿瘤壁，并使用 Cavetron Ultasonic 抽吸器进行肿瘤内减瘤和减压。

1. 颅咽管瘤　显露视交叉后被肿瘤挤压变薄隆起的终板，沿视交叉后缘切开终板即见肿瘤，然后逐步分离切除肿瘤（图 4-3）。由于肿瘤后壁与其后方的基底动脉池有 Liliequist 膜相分隔，因而后循环没有肿瘤的供血动脉，注意保护肿瘤壁与周围组织之间的蛛网膜，分离时应沿蛛网膜层面分离，在视交叉下方，肿瘤常与视神经和视交叉紧密粘连，常常没有蛛网膜界面，而且有来自视神经、视交叉的微血管参与肿瘤供血，需在镜下锐性分离。

额外侧入路切除巨大或大型颅咽管瘤时，肿瘤的充分显露有助于安全的完全切除，其手术方法和步骤见图 4-4。通过经典的视交叉下、视神经 - 颈内动脉、ICA- 动眼神经间隙和终板途径，这些通道在切除肿瘤期间和之后或多或少保持稳定，并且不会塌陷，从而允许切除肿瘤深处的部分。一旦达到足够的内部减压，就可以动员更多的外周肿瘤部分，并通过轻微的牵引力将其引入视野。

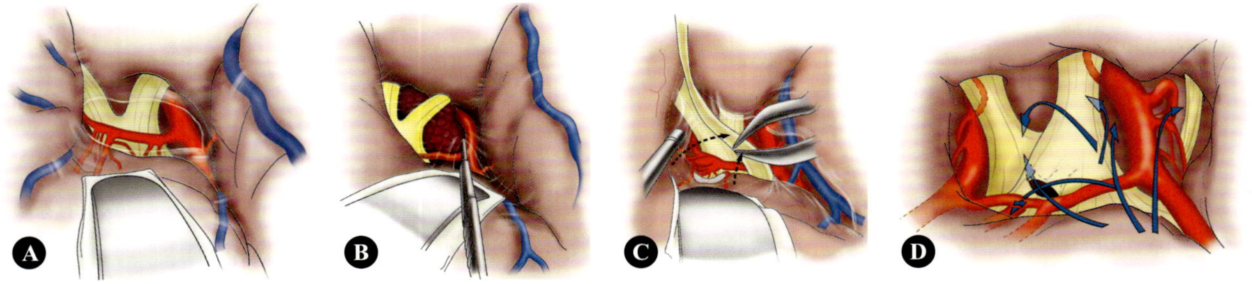

▲ 图 4-2　手术间隙与肿瘤显露

A. 正常额外侧入路显露的鞍区结构。B. 打开颈动脉池，保留大脑前动脉和额底的蛛网膜，以便牵开额底时，大脑前动脉也可被牵引开。图示颅咽管瘤术中可见肿瘤从第一间隙、第二间隙突出至鞍上，使第二间隙明显扩大。C. 分离嗅神经。D. 调整显微镜的投照角度，可从不同的方向切除鞍区的肿瘤

肿瘤扩张扩大了神经血管结构之间的空间，提供了足够的工作空间。因此，小型额外侧开颅手术提供足够的进入中线区域的肿瘤，并为切除肿瘤提供了多种轨迹。遵循肿瘤内减压原则，将肿瘤的隐藏部分松动牵引到中线的原则以及在直视控制下解剖分离肿瘤壁的原则，可以安全地切除整个肿瘤。

2. 鞍结节脑膜瘤　先处理肿瘤基底部，然后分块切除肿瘤。剪开视神经上方和周围蛛网膜，显露出肿瘤基底部。进行充分的内部减压后，肿瘤壁的分离与切除交替，按“大瘤变小瘤”的原则，逐

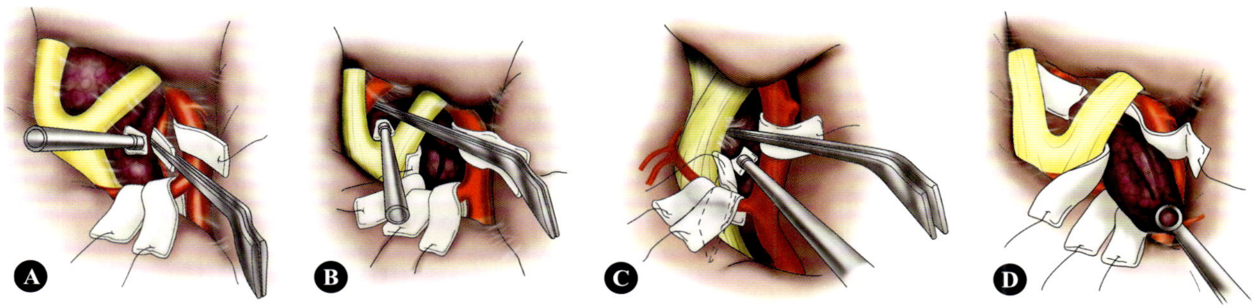

▲ 图 4-3　颅咽管瘤的分离与切除方法

A. 先将肿瘤内囊液抽出，再从第二间隙分离肿瘤与颈内动脉；B. 肿瘤进一步行瘤内减压后，分离肿瘤与对侧颈内动脉和前床突，分离出的结构应用湿棉片保护好；C. 调节显微镜使其更加靠外和处于水平位，以提供对同侧视神经的显露，以便能在直视下分离视神经和视交叉下部与肿瘤的粘连，应采用显微吸引器将肿瘤壁向下方牵开；D. 肿瘤与视交叉和第三脑室底界面分离后，用取瘤镊将肿瘤壁从视神经 – 颈动脉间隙取出

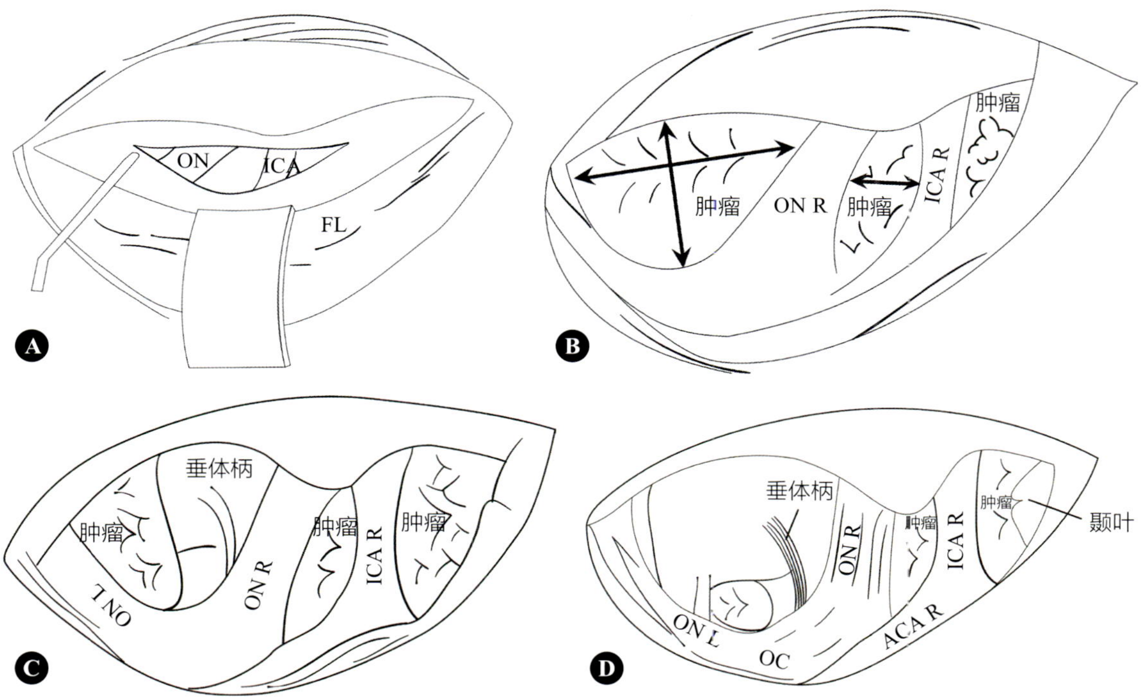

▲ 图 4-4　经额外侧入路分步切除巨大的颅咽管瘤示意

A. 打开外侧裂蛛网膜，充分释放脑脊液；B. 显露右侧视神经（ON R）和右侧 ICA（ICA R）、可见肿瘤移位了神经血管结构，创建一个手术操作空间；C. 先从第一间隙逐渐分离切除鞍上部分的肿瘤，从而显露出左侧视神经下间隙的肿瘤；D. 切除左侧视神经下方的肿瘤部分，显露左侧后交通动脉（PCoA）ICA（ICA L）和左侧后交通动脉（PCoA）

ICA. 颈内动脉；ACA R. 右侧大脑前动脉；A Co A. 前交通动脉；FL. 额叶；OC. 视交叉；ON L. 左侧视神经；OT L. 左侧视束；OT R. 右侧视束

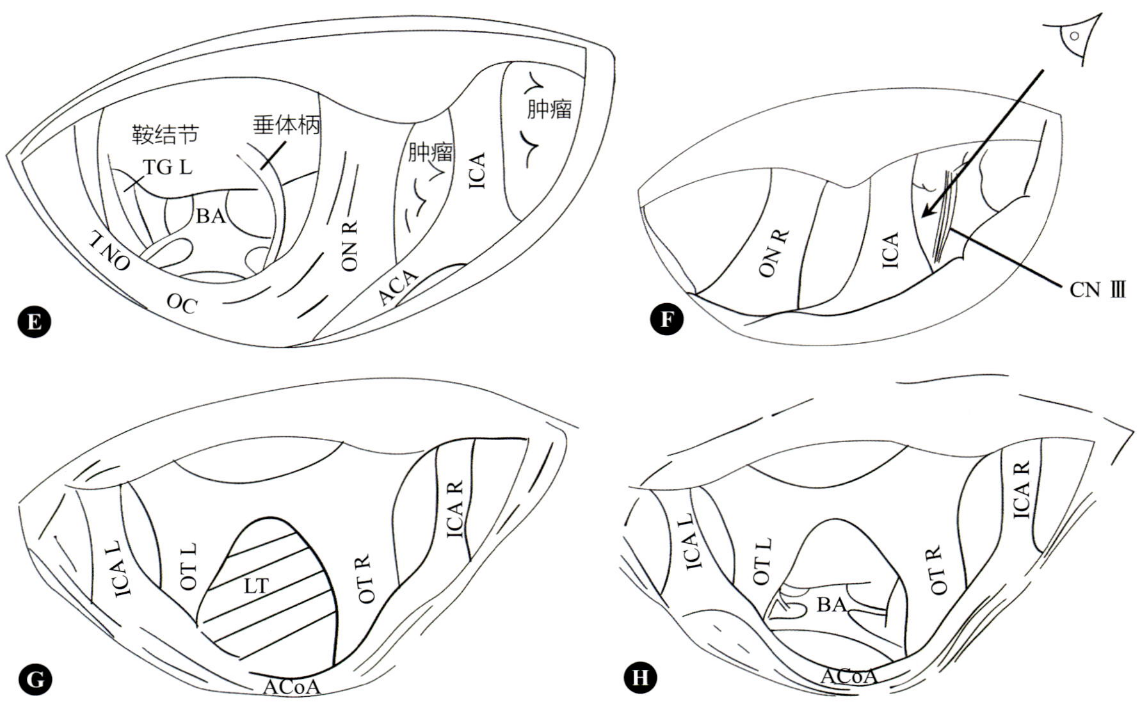

▲ 图 4-4（续） 经额外侧入路分步切除巨大的颅咽管瘤示意

E. 切除鞍后部分的肿瘤后，可观察到左侧脑桥小脑三角（CPA）上方的视野，左三叉神经位于手术视野的最下部（TG L）；F. 进一步切除右侧 ICA 内侧和外侧的肿瘤，显露右动眼神经（CN Ⅲ）；G. 肿瘤在视交叉后方。显露、切开终板（LT）后，再切除肿瘤；H. 获得更内侧的手术视角，基底动脉（BA）进入视野

ICA. 颈内动脉；ACA R. 右侧大脑前动脉；ACoA. 前交通动脉；FL. 额叶；OC. 视交叉；ON L. 左侧视神经；OT L. 左侧视束；OT R. 右侧视束

步切除肿瘤。先从同侧视神经和 A_1 节段切开肿瘤，处理同侧视神经内侧及其下方肿瘤基底（图 4-5），然后将同侧 A_1 段与前交通动脉复合体及对侧 A_1 段和 A_2 段之间的肿瘤分离切除。再处理对侧的肿瘤，对侧视神经内侧及其下方肿瘤很方便操作。如果没有明确影像学证据说明肿瘤侵入视神经管，则不打开视神经管。去除肿瘤基底硬膜，磨除骨质增生部分。

3. 垂体腺瘤　肿瘤常把鞍膈顶起，少数可突破鞍膈。两侧视神经被牵张压扁，视交叉向后移位。将鞍膈表面的蛛网膜分离，推向视交叉前缘，然后在远离视神经处，双极电凝镊电凝鞍膈，用尖刀十字形切开鞍膈。常可见灰红色肿瘤组织从鞍膈切口涌出。用双极电凝镊电凝鞍膈切口缘，使其皱缩，扩大切口。用吸引器、刮匙、剥离子和 CUSA 分块切除肿瘤。

当鞍膈已塌陷，可将其从视神经与视交叉上分离，轻轻向前拉引，显露视交叉后方的瘤组织。按前述方法再做肿瘤内切除，进一步分离和向前拉出鞍膈的后方部分，直至显露脚间窝。当肿瘤基本切除后，可电凝鞍内出血点，鞍结节后下方硬膜常是出血来源。

（八）关颅

颅内操作完成后，硬膜要紧密缝合，可以采取间断或连续水密缝合。

骨瓣复位固定，颅骨孔使用骨板封闭骨孔。需要提醒的是固定螺钉时应避免进入到窦腔内。另外，骨瓣应尽量靠中线及靠额底固定以保证最好的美容效果。

五、手术要点

（一）术前定位与准备

1. 术前三维 CT 进行额窦定位。

2. 术前在三维空间想象颅内病灶位置，严格摆好体位，准确固定头位，以利术野的显露及有效调整。

3. 额外侧锁孔入路时，患者的头部要后仰，充

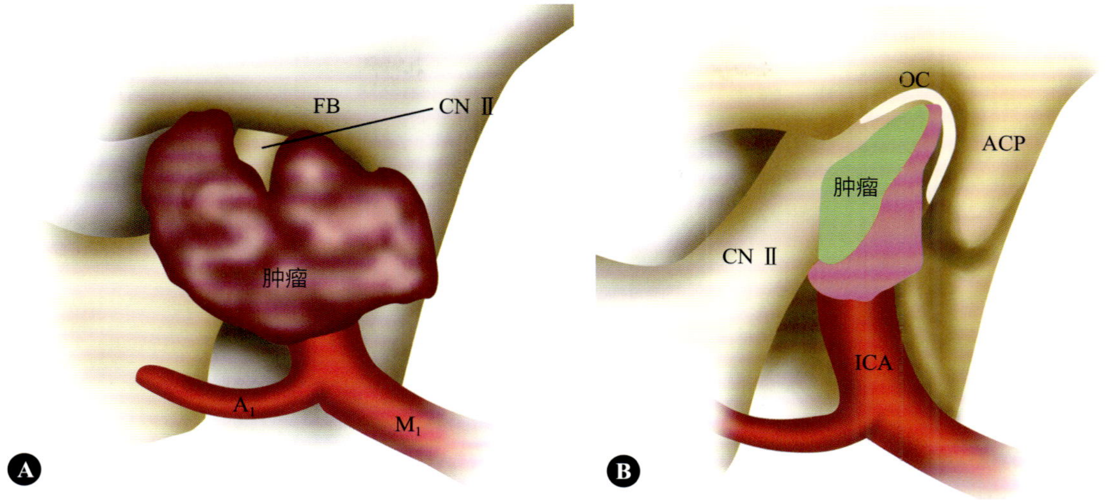

▲ 图 4-5　鞍结节脑膜瘤包绕视神经和颈内动脉的处理

A. 肿瘤包绕视神经（NⅡ）和颈内动脉（ICA）及其与周围神经血管结构的关系的示意。B. 视神经上方肿瘤部分减压后，可见右侧视神经管（OC）内的肿瘤部分。可见肿瘤周围的神经血管结构，如视神经、眼动脉和前床突（ACP）

FB. 额底；M_1. 大脑中动脉；A_1. 大脑前动脉

分利用重力对脑组织进行牵拉。通过眉弓切口可以以一种微侵袭、破坏性小的方式来显露不同病灶。

（二）入路的显露

1. 根据选择的手术入路，精准设计手术切除。

2. 根据入路和手术切除，选择皮肌瓣还是皮瓣和肌瓣分开翻向不同的方向。切开的颞肌用弹簧钩向下拉开。额骨要显露充分，避免显露不到位。

3. 设计关键孔：钻关键孔时要小心，避免钻到眶内。

4. 骨瓣成形：根据肿瘤大小设计合适的骨瓣。骨瓣前缘平颅底，以减少牵拉。骨缘渗血用金刚钻“热磨”技术止血；骨瓣要铣成以眶底侧为基底的骨瓣。

5. 骨窗的下缘必须与眶顶平行。磨除眶底面的骨窗内缘可以有更好的视角，如果有必要可以在硬膜外适当磨除眶底的小骨性突起。

6. 移除眶上缘可以显著扩大颅前窝底的手术操作空间，这种改良术式可以改善由下向鞍上的手术操作空间。

7. 分离侧裂的基底部，脑脊液要充分释放减压，使脑组织松弛。

（三）肿瘤的处理

1. 遵循瘤内减压、离断肿瘤基底，再分离肿瘤的原则　分离肿瘤与视神经、颈内动脉及其分支、大脑前动脉及其分支时，要确定瘤周的血管是供瘤血管或旁路血管。

2. 保护视神经的供血　打开视神经池时，保留供应视神经和视交叉的小穿通动脉，最好在肿瘤得到充分减压之前把它们留在肿瘤包膜上，作为分离视神经和视交叉的保护垫。

3. 动态牵拉技术　术中操作如何避免损伤额叶？合理选择入路和体位、利用重力对脑组织的牵拉，扩大骨窗，松弛脑组织，扩大蛛网膜的解剖范围，最重要的是在手术过程中对正常脑组织采取有策略的动态牵拉技术。

眶回及内侧额回皮质经常被视作“哑区”或“不重要”。额外侧入路时，经常由于眶、额回的皮质受损而导致去抑制效应，从而影响认知过程及决策过程，额底内侧皮质损伤将导致逆行性或顺行性遗忘，这些功能缺损可能被忽视，但在神经心理学的测试中可检测出来。

4. 肿瘤粘连的处理　显微手术切除鞍区肿瘤时分离肿瘤与垂体柄、下丘脑及 Willis 动脉环等的粘连是手术的难点，少数与颈内动脉粘连紧密的鞍结节、前床突脑膜瘤不强求全部切除，术中需注意前交通动脉和回返动脉的保留，分离肿瘤基底时尽量采用直视下锐性分离。

在分离肿瘤与下丘脑粘连时，作者的经验是采取分离对抗法，以牵拉肿瘤包膜为主，可以通过电凝肿瘤包膜以利于牵拉肿瘤，分离面适当以小棉片对抗，以防止过度牵拉下丘脑区。视交叉下面的瘤壁往往与视交叉前部粘连紧密，可在显微镜下解除粘连、电凝并切断血管。然后将肿瘤壁从视交叉下面缓缓向前下方分离出来，切除瘤壁内残余的肿瘤后再切除瘤壁。

5. 肿瘤基底的处理 在额外侧入路中，此步骤在释放脑脊液，识别神经血管结构和内部减压后进行，肿瘤基底的离断，无论是早期、还是晚期，都有利于肿瘤壁的分离和切除。

6. 肿瘤壁的分离 首先要辨认清楚肿瘤与视神经、颈内动脉及其分离的关系。分离肿瘤后壁时要注意电凝剪断来自大脑前动脉复合体的供血，避免强行撕扯瘤壁周围的结构。

7. 近端动脉控制 在FLA期间经常使用的方法包括硬膜内切除ACP、硬膜远端切除硬膜环和控制颈部ICA。去除ACP可使近端ICA的显露增加约6mm，还显露硬膜外空间，包括ICA的C_5段的硬脑膜远环和硬脑膜近环界定的床突空间，从而允许安全地分离颈内动脉。

8. 视神经减压 切开镰状韧带，松解视神经。

六、术中注意事项

（一）骨瓣前缘

骨瓣前缘应尽量低，以增加鞍区显露的必要视角，减少对额叶牵拉。

（二）注意垂体柄的保护

无论何种入路，都存在视野盲区，尤其是大型肿瘤。瘤内肿瘤切除后，要靠牵引肿瘤包膜分离切除残余的肿瘤和肿瘤壁，这要靠术者的经验。

（三）垂体腺瘤壁的处理

由于肿瘤向鞍上、鞍外膨胀性生长，压迫、侵袭了周围垂体固有的包膜，使原垂体包膜成为垂体肿瘤实际包膜，如果肿瘤侵犯了硬脑膜，则硬脑膜也成为肿瘤包膜的一部分。由于肿瘤壁已经受到肿瘤侵犯，为了降低复发率，还应将此瘤壁予以切除。临床上所谓垂体腺瘤的全切除，多指切除肿瘤的实质部分。

（四）视神经和视交叉的保护

在大型、巨大型垂体腺瘤中，视神经往往被挤压上抬、拉长变扁，向后向上移位。视力进行性下降＜0.1者，视神经与视交叉的张力极高，往往与肿瘤壁粘连。在视神经与视交叉连接处变得更菲薄。因此，在没有进行囊内肿瘤切除前，瘤壁不会塌陷，视神经、视交叉减压不充分，是不能对视神经、视交叉进行分离和松解的。

（五）供血动脉的处理

大型、巨大型垂体腺瘤有来自硬脑膜、视神经及视交叉的营养血管及周围被挤压的动脉。在处理视神经、视交叉对肿瘤的新生供血血管时，要尽量接近瘤壁，电灼切断肿瘤的供血血管。电凝时要分离开肿瘤壁外面的蛛网膜，分离开蛛网膜可将肿瘤周围无关的血管一并推开。处理鞍内的颅内动脉供血血管时，应先处理肿瘤端（远心端），再处理近心端。如果先处理近心端，新生的血管容易在颈内动脉发出处断裂。

（六）额窦开放的处理

额窦开放时，若破口小，黏膜未破，仅用小片吸收性明胶海绵填塞利用骨蜡封闭即可。若破口大，黏膜已破，应切除部分黏膜，并细心将遗留的黏膜自额窦壁上分离、推向前下至额鼻管（即额窦开口）处，蝶窦腔内填塞自体脂肪，在该处先用小片吸收性明胶海绵填塞和混有抗生素液的骨蜡封闭。再在额窦破口处用大片吸收性明胶海绵衬垫和骨蜡封闭。必要时，将带蒂骨膜瓣缝合于额窦内壁处的硬脑膜上，以确保额窦封闭。

（七）筛窦修补

切除嗅沟脑膜瘤后，应保持嗅窝脑膜完整，不过分电凝。筛板硬膜搔刮后，均应做硬膜修补，使用自体颅骨膜和颞筋膜来重建基底硬膜缺损，以预防脑脊液鼻漏。

（八）关颅

骨瓣复位时要尽量使之近中线及额底面不留下骨性空隙以获得好的效果。

（九）术后处理

术后患者送往ICU观察1～2天，随后转入普通病房。注意并发症的防治，如果出现了额窦脑脊液漏，可以进行5～6天的腰大池引流以转移脑脊液压力。

七、入路利用的手术间隙

在减轻创伤的前提下实现病变的良好显露，是鞍区病变微创治疗的宗旨。FLA是介于翼点、额下和眶上锁孔入路之间的微创手术入路，既具备锁孔手术入路创伤小、出血少及恢复快的优点，又具有常规额下入路、翼点入路显微手术视野大、操作便利的优点。

（一）可利用的鞍区间隙

额外侧入路是以额骨颧突为中心，根据病变的具体位置调整骨瓣向眶上或蝶骨嵴偏移，利用额下外侧空间显露颅前窝底、鞍区诸结构，可充分地显露双侧视神经、视交叉池、同侧的颈内动脉池的外侧面、对侧颈内动脉池的内侧面、大脑前动脉 A_1 段、前交通动脉、终板、鞍膈、垂体柄等重要结构，可以很好地利用第一、二、三间隙及终板池处理病变（图 4-6）。

（二）视交叉下间隙

正常情况下，第一间隙是切除鞍区病变最常利用的手术间隙（图 4-7A），特别是视交叉前方的病变时，该间隙病理性扩大。

（三）第四间隙（终板池）

视交叉前置，或肿瘤位于视交叉后部时，视交叉被向前推移，第一间隙较小，见不到或仅见到极

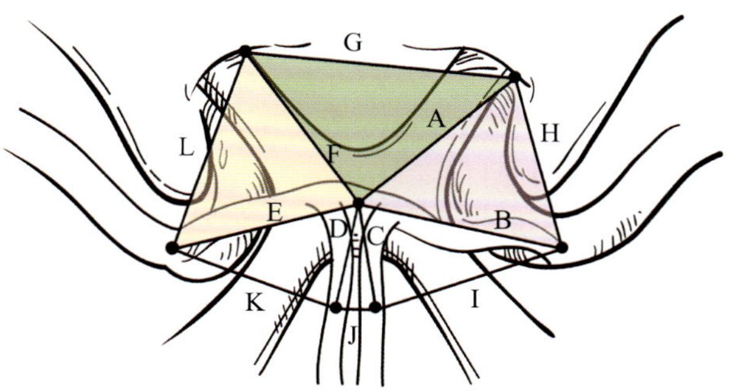

▲图 4-6　鞍区手术操作的 6 个可利用的三角形间隙，这些三角形间隙的边界是手术要显露的目标结构

A. 从同侧视神经孔的外侧延伸到 ACoA 中点的连线；B. 从同侧颈动脉分叉延伸到 ACoA 中点的连线，是同侧 A_1 段的延伸；C. 从 ACoA 的中点延伸到显露同侧 A_2 段最远端的连线；D. 从 ACoA 的中点延伸到显露对侧 A_2 段最远的连线；E. 从对侧颈动脉分叉处延伸到 ACoA 的中点，是对侧 A_1 段的延伸线；F. 从对侧视神经孔内侧到 ACoA 的中点的连线；G. 从对侧视神经孔内侧至同侧视神经孔外侧的连线；H. 从同侧视神经孔的外侧延伸至颈动脉末端的连线；I. 从颈动脉末端延伸到同侧显露的 A_2 最远端的连线；J. 显露的同侧 A_2 段最远端延伸到对侧 A_2 段最远端之间的连线；K. 从对侧 ACA 显露的最远端 A_2 段延伸到对侧颈动脉末端的连线；L. 从对侧颈总动脉最远端延伸至对侧视神经孔内侧的连线

小部分肿瘤，无法由此间隙切除肿瘤。视交叉后上方的间隙（视交叉与大脑前动脉和前交通动脉之间的间隙）变宽，有利于经终板入路，即额外侧－经终板入路（图 4-7B）。

肿瘤常使终板前凸、变薄，在其中央做一小切口，用镊子稍做钝性扩大，注意不要伤及前交通动脉和胼胝体嘴及视交叉、视束、穹窿柱和第三脑室侧壁。同时，由于视交叉后肿瘤的慢性压迫使得下丘脑核团向外侧移位，此时肿瘤常常将下丘脑结节部、从乳头体到视交叉，撑得很薄，实际上肿瘤仅仅由一薄层终板膜覆盖，切开这一层膜状终板膜，即可到达下丘脑底部的肿瘤，而不进入第三脑室。采用终板入路很少发生下丘脑损伤，FLA 尤其适合于视交叉后大型肿瘤的手术。作者习惯采用额外侧－经终板入路、经眶额－终板入路处理视交叉后部大型肿瘤，能更好地显露鞍区神经和血管解剖结构，处理视交叉后部肿瘤的要点如下。

1. *骨瓣平颅前窝底*　显露视交叉后上方终板的关键是骨瓣前下缘要尽量低，一般要切除部分眶上嵴和部分眶顶板，增加鞍区显露的必要视角，以便减少额叶牵拉。同时骨窗要略大些，沿骨窗缘充分敞开硬脑膜，以便抬起的额叶隆起于硬膜外，缓冲颅内的挤压。

2. *显露并切开终板*　牵开大脑前动脉以显露终板，注意其和前交通动脉发出至第三脑室前壁的穿通支，第三脑室底常变薄或消失，切除肿瘤后，能看到基底动脉及其邻近神经血管结构。

3. *垂体柄的保护*　垂体柄常有移位和扭曲，术中注意辨认垂体柄，一般当肿瘤包膜大部分切除后可以发现下方暗红色、表面有纵形静脉向鞍膈孔走行的垂体柄。

4. *视神经和视交叉的保护*　切开终板后的操作要严格注意保护视交叉和两侧的视束，视交叉和视束表面的蛛网膜有保护神经结构的作用，应注意保留。

5. *肿瘤后上方肿瘤壁的分离切除*　后循环不参与颅咽管瘤供血，肿瘤后方的双层 Liliequist 膜将肿瘤与基底动脉和中脑分开，牵拉肿瘤包膜即可将肿瘤从后方分离；肿瘤的后上部常与漏斗和下丘脑底部粘连而形成较韧的胶质反应带，内有肿瘤伸入的伪足，缓慢地牵拉肿瘤包膜，仔细在包膜和胶质带

之间吸引分离，可将肿瘤包膜连同伸入胶质带的伪足从胶质带中牵出，保证肿瘤全切除和避免神经结构的损伤。

6. 大脑前动脉 A_1 段的处理 前交通动脉位于终板前方，限制了两侧额叶向外侧分开对肿瘤的显露。切除视交叉后肿瘤时，术侧大脑前动脉 A_1 段常常影响肿瘤的显露，可通过充分游离 A_1 段，充分利用 A_1 段后方的第五间隙，可达到有效显露肿瘤后上壁的目的，增加了肿瘤的显露程度，顺利全切除肿瘤，而避免损伤 A_1 段。

（四）第二间隙

翼点入路充分利用了第二间隙，而额外侧入路则兼顾了第一间隙和第二间隙切除病变，见图 4–7C。

（五）第三间隙

第三间隙是额外侧入路的辅助间隙，在病理情况下该间隙会明显扩大，有利于经该间隙处理病变。颈动脉–动眼神经三角的线性长度为 7mm（5～9mm）。内镜硬膜外辅助磨除后床突的前提下，可安全到达上斜坡区域。

（六）蝶窦

对于鞍膈角小于 90° 的患者，累及鞍前壁的肿瘤无法在直视下观察和处理，若打开蝶骨平台经蝶窦路径可在直视下处理鞍前壁的肿瘤，即经额外侧–经蝶入路（图 4–7D）。

八、额外侧入路与其他入路的比较

（一）额下入路

额下入路是鞍区病变最为经典的手术入路，主要优点是显露视交叉前间隙的角度最为理想，可以兼顾探查双侧视神经，因此显露和切除肿瘤极为便利。

1. 额下入路缺点

(1) 额窦开放：额窦发达的患者，术中必然会打开额窦。脑脊液漏、术后感染是额下入路的主要缺点。如果采取适当的预防措施，术后脑脊液漏不会导致术后脑膜炎。双侧额下入路术后硬膜下积液的发生率明显增高，术后脑水肿和静脉性脑梗死的

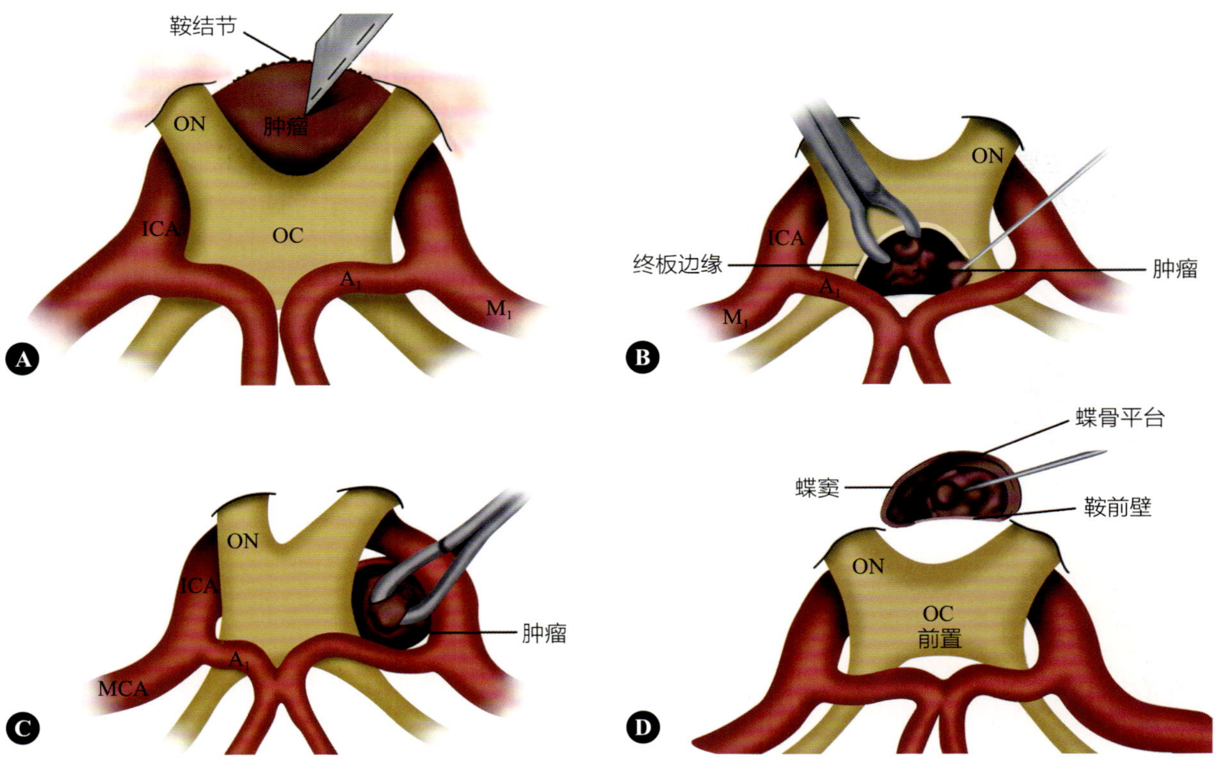

▲ 图 4–7 鞍区间隙

A. 视交叉下间隙；B. 经终板间隙入路；C. 视神经–颈内动脉间隙；D. 经额–经蝶入路

A_1. 大脑前动脉；M_1. 大脑中动脉；ON. 视神经；ICA. 颈内动脉；OC. 视交叉；MCA. 大脑中动脉

发生率高。

(2) 嗅神经损伤：术中抬起额叶内侧面，牺牲术侧的嗅神经。经典的单侧额下入路不解剖外侧裂，对额叶牵拉损伤重，常造成嗅神经的损伤。

(3) 显露盲区：①遇前置型视交叉时，视交叉前间隙狭窄，对鞍区前间隙的显露受限，增加手术的难度；②对第二间隙和第三间隙显露差。

2. 额外侧入路优点

(1) 减少无效脑显露：充分利用骨瓣的范围，减少无效脑显露。

(2) 开放外侧裂释放脑脊液：充分解剖外侧裂、颈动脉池、视交叉池、鞍上池、终板池以后，显微镜从不同的角度可以看到蝶骨平台、鞍结节，并可以很好地显露双侧视神经、视交叉、双侧颈内动脉、双侧大脑前动脉，可利用鞍区的 4 个间隙切除肿瘤。

(3) 良好的视野和操作角度：采用前外侧视角，不同额下入路的前方视角和翼点入路的外侧视角，介于两者之间（图 4-8A）。

(4) 创伤小：额外侧入路的创伤明显比额下入路、翼点入路要小，死亡率为 0%。

（二）翼点入路的比较

1. 翼点入路

(1) 优点：翼点入路被认为是鞍区病变的最佳手术入路，其主要优点有：①侧方入路可以避开额窦，可保存嗅神经；②侧重于侧方显露，第二间隙显露效果好。适合于肿瘤较小、局限于鞍结节和明显向一侧生长或向鞍膈、垂体柄方向发展明显的患者；③遇前置型视交叉时，可以通过视神经和颈内动脉间隙将肿瘤切除；④可通过充分释放外侧裂脑脊液降低颅内压，以最小的脑牵拉到达鞍上区。标准的翼点入路，由于其手术空间的形状和体积，可以提供更全面的手术可操作性。

(2) 缺点：尽管翼点入路具有优势，但也有以下缺点：①入路切口要横断部分颞肌，损伤较大。翼点小骨瓣入路是在发际线后立即使用颞部弯曲切口，在该处皮肤和肌肉被前后下推以显露翼点。这种入路的优点是允许通过小的开颅术对这种动脉瘤进行简单、直接和“保护性”的处理。②视交叉前间隙的显露角度不佳。传统的翼点入路所提供的视角，更多的是有利于外侧和颞前位置。受视神经阻挡，同侧视神经下方的肿瘤显露受限，存在死角，易造成肿瘤残留，且无法切除术侧视神经孔内的肿瘤。③手术入路不熟者在切除鞍内肿瘤时容易损伤对侧海绵窦。④经翼点入路切除鞍区肿瘤，同侧视神经内下方肿瘤的显露受限，容易造成肿瘤残留，过多操作易造成同侧视神经损伤。⑤经翼点–终板入路切除视交叉后型颅咽管瘤技术极复杂，且对视交叉后下方有手术视野死角，全切肿瘤极困难。

2. 额外侧入路　最重要的步骤是骨窗的外侧缘一定要与颅前窝底的外侧面平齐，其切口和骨瓣位置与大小有别于翼点入路（图 4-8B 和 C），与翼点

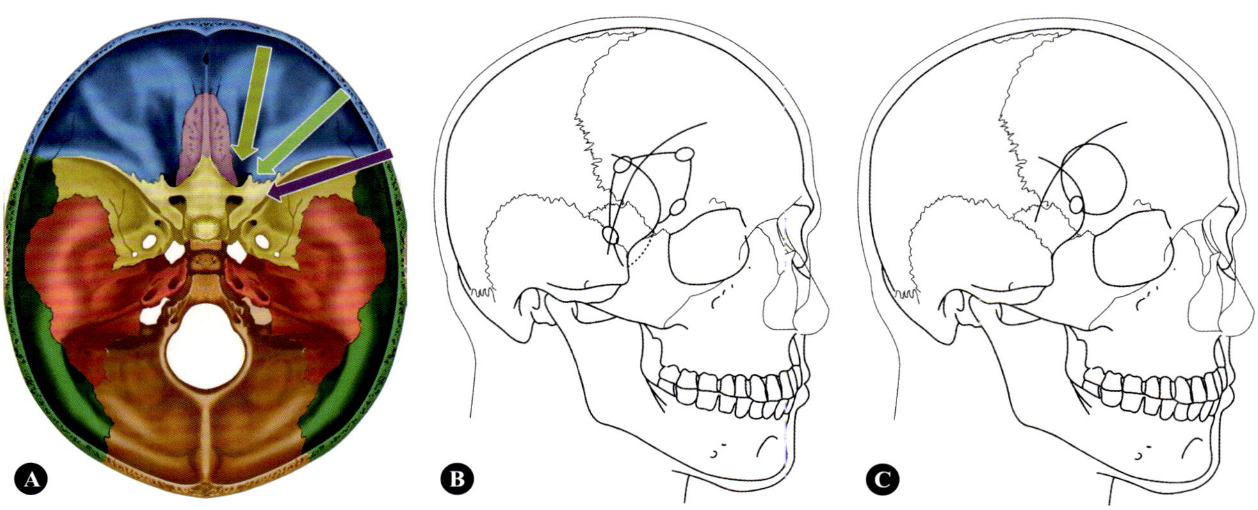

▲ 图 4-8　额外侧入路对比

A. 经额下入路、额外侧入路、翼点入路手术视角；B. Yasargil 翼点入路切口和骨瓣；C. Brock 小型额外侧入路切口与骨瓣

入路相比，额外侧入路开颅骨窗小，不用去除蝶骨嵴和较多的颞骨鳞部，减少了颞叶表面多余的显露和额叶牵拉损伤。同时，额外侧入路兼顾了第一间隙、第二间隙的显露。与标准的翼点入路相比具有相同的手术管理可能性，但与入路相关的并发症发生率较低。但额外侧入路对颞侧和外侧裂远端的显露有限，对海绵窦肿瘤及鞍旁巨大肿瘤不适合。

（三）眶上外侧入路

眶上外侧入路（lateral supraorbital approach，LSO）是 Juha Hernesniemi 教授最常采用的手术入路，与经典的翼点入路相比，LSO 更接近额底，侵袭性更小，且方便而快捷。LSO 采用较小的切口，以蝶骨为中心提供独特的侧向轨迹（图 4–9），摒弃多余的面部深面分离，缩小向颞部延伸的范围，是翼点区域的微创入路。LSO 具有与标准翼点入路相同的效果，可提供等效的进入前交通动脉复合体、视神经、视交叉和鞍区的手术显露，同时减少了颞肌显露和创伤。但 LSO 只提供有限的脚间窝显露，而翼点入路可提供更大的手术操作空间和更大的手术操作角度，翼点入路可以更好地显露鞍后区域，对鞍后区域操作的能力优于 LSO。

尽管标准的翼点入路被认为是到达鞍区、鞍旁和鞍后区域的金标准，但这种入路需要颞肌处理，术后可能有明显的颞肌萎缩，以及不同程度的面神经额支功能障碍。LSO 的优点是，皮肤切口较短，对颞肌的损伤较小。

1. 适应证　适用于前循环的血管性病变、外生或内生性颅前窝底肿瘤和额底肿瘤。对位于外侧裂和需要经过外侧裂手术的病变，LSO 是首选。

2. 体位　仰卧位。头和肩高于心脏水平以上（15°～20°），头部向对侧旋转 15°～30°，同时保持最小屈曲、后仰或略屈颈。在整个手术过程中，头和身体的位置需要经常调整。

最佳头位应根据病灶位置进行个体化设计，术者需要在三维空间想象病灶位置和方向，然后再设计头位，头向对侧旋转较传统翼点入路要少，如果旋转过多，颞叶将会遮盖外侧裂。对于颅前窝底病变，头后仰程度和病变高度密切相关，病变越高，后仰程度越大，侧倾可以保持外侧裂近端近乎垂直，以利于更好地显露大脑中动脉近端和

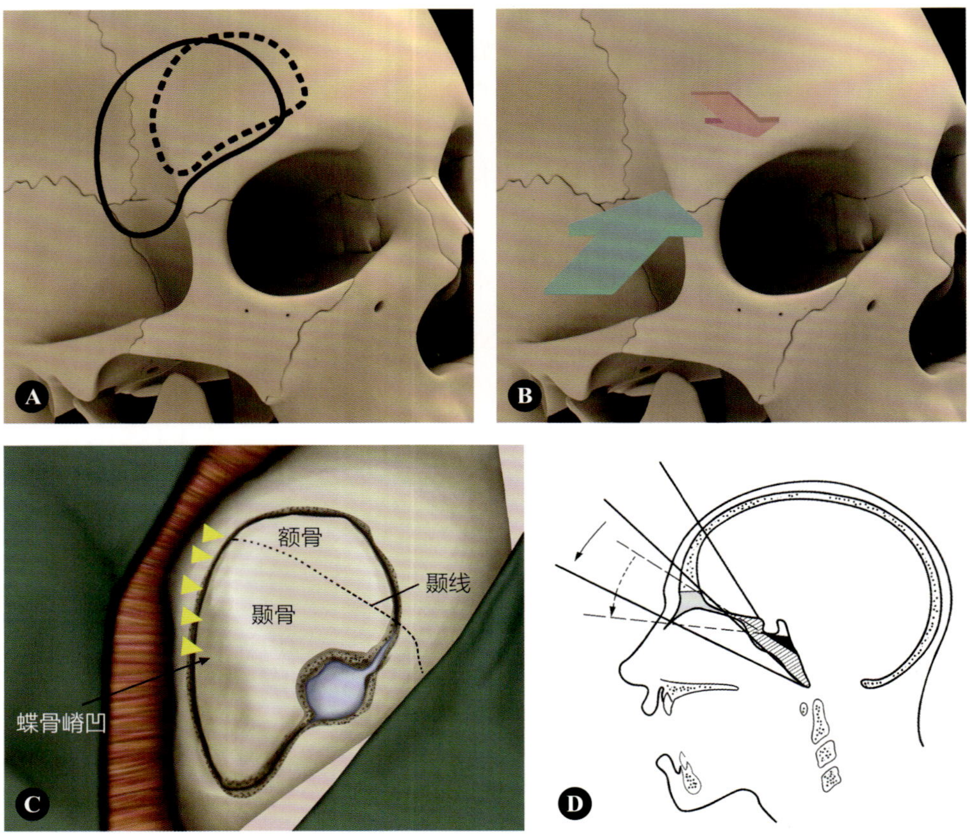

◀图 4–9　入路骨瓣与显露的比较

A. 眶上外侧入路（虚线）与翼状入路（实线）骨瓣对比；B. 眶上外侧（粉红色箭）和翼点入路（绿色箭）的主要手术操作轨迹，眶上外侧入路所提供的手术显露空间的形状是圆柱形的，而翼点入路是呈锥体状的；C. 眶上外侧入路骨瓣成形；D. 扩大额底入路对颅底中线区的显露

颈内动脉。

3. 切口　在发际线后取一个 8～10cm 的弧形额颞皮肤切口，颧骨上 2～3cm 开始（防止面神经额支损伤），切口在中线处结束。小切口垂直横断颞肌附着，弹簧钩将之牵向颧弓。皮肌瓣作为一层用弹簧钩拉向额部，直至显露眶上缘和颧弓前部。

4. 软组织牵开　皮肤逐层打开，3～4 弹簧钩牵拉额部皮瓣。使用剥离子把颞肌从颞上线附着点分离开，然后切开颞肌筋膜。

5. 开颅技术　开颅之前需要使用剥离子将硬脑膜和颅骨内板面相互分离。有时铣刀在蝶骨嵴处很难通过，可以通过磨除蝶骨嵴，抬起骨瓣并折断。

(1) 关键孔：在颞肌附着缘的颞线处钻单一骨孔，用弯头剥离子分离颅骨和硬脑膜。

(2) 骨瓣：骨窗范围取决于术者经验和习惯。骨瓣 1/3 位于颞上线以上，剩余 2/3 位于颞上线以下。经骨孔朝向额骨颧突做第一道弧形切割。然后自骨孔朝向颞骨做第二道接近直线的切割。两道切割线之间仍然连接的部位为蝶骨嵴（图 4-9C）。最后，移出铣刀底座，利用铣刀头线性磨薄剩余的连接部分。通过剥离子和骨孔处的骨衣撬折断骨板，将骨瓣游离。磨平蝶骨嵴外侧显露颅底。用金刚钻头进行不带冲洗的点磨，使骨质受热进而止血。

(3) 磨除蝶骨嵴：磨除蝶骨嵴以便术中获得更好的视野而到达颅底区域，虽然可以使用咬骨钳用来去除尽可能多的蝶骨翼，但使用高速磨钻磨除会更容易和更快的去除。

6. 入路的显露

(1) 切开硬脑膜：围绕蝶骨翼环形切开获取一个带蒂硬脑膜瓣，使用数个缝线将硬脑膜瓣悬吊压迫，防止硬膜外渗血。以后的所有操作均在显微镜下进行。

(2) 显微镜下解剖：在外侧裂近端，从额底区域开始解剖，解剖的第一个目的是到达视神经，以识别其余血管和神经结构。打开颈动脉池、眼动脉池、蛛网膜池释放脑脊液，因此整个手术过程中有利于松弛大脑，避免过度使用脑压板。

(3) 硬膜下分离：释放基底池脑脊液和使脑组织松弛。先沿着额底部、从近端外侧裂池的稍内侧开始分离。首先显露视神经和视神经管开口，打开视交叉池的蛛网膜可释放部分脑脊液。而后打开视神经外侧的颈动脉池以进一步释放脑脊液。脑组织张力很高、基底池脑脊液很少等情况时，倾向于打开终板以释放更多脑脊液。为了到达终板，需继续在额底沿同侧视神经向视交叉分离。用双极和吸引器轻轻牵拉额叶，到达位于视交叉后方终板。终板膜呈蓝灰色透明状，用双极尖端或合拢的弹簧剪刺破终板膜后，脑脊液从第三脑室被直接释放出来。

7. 眶上外侧入路优点和局限性　受视交叉和视束所阻碍，从更靠基底的额下入路的视角，观察脚间窝的视野受阻，术中将皮肌瓣整块一起翻开，颞肌只需要切开其前部一小块。面神经额支可以很好地保留，眶上外侧入路的优缺点见表 4-1。

（四）扩大经双额底入路

扩大经双额底入路亦称双额扩展入路、扩大颅前窝底入路。在双侧常规额下入路基础上，再切除部分眶骨，使入路向下扩展、扩大硬膜外操作空间，减少额叶牵拉，改善对颅前窝底的显露。

1. 显露区域和适应证　该入路可显露颅前窝底、鞍区、斜坡区硬膜外病变。适用于切除侵入筛、蝶窦的肿瘤。由于受侧方的视神经、海绵窦段颈内动脉、Dorello 孔、舌下神经管的限制，主要适用于切除硬膜外中线附近病变，如颅鼻沟通性肿瘤等。

2. 术前准备

(1) 制订手术计划：CT 检查可显示骨质增厚和额窦、蝶窦的气化程度。

(2) 清理和洁净鼻腔：术前 3 天用复方呋喃西林液或其他抗生素滴鼻剂滴鼻，术前 1 天预防性使用抗生素，并剃发、剪鼻毛。对血供丰富的肿瘤要准备足够的血源。

(3) 腰大池置管：为有利于手术显露，术前做腰穿置管，术中根据需要放出适量脑脊液。

3. 手术步骤

(1) 体位及皮瓣：仰卧位，头略过伸用头架固定，发际内冠状皮瓣，切口从一侧颧弓直至另一侧颧弓。向上过中线，距发际 1.0cm，而不是沿发际

表 4-1　眶上外侧入路的优缺点

优　点	缺　点
• 进入侧裂 • 进入前颞区域 • 增强美容效果 • 切口避免面神经额支	• 侧裂后份显露受限 • 小骨开颅手术可能限制大视角和复杂的动脉瘤 • 不适合需要搭桥的病例

行走，这样可根据肿瘤大小预留足够长的额骨膜瓣修补硬脑膜缺损及颅底重建。扩大经额底入路的皮瓣需经骨膜下剥离，下至眶上缘及鼻根，转入眶内，剥离眶骨膜为切除眉弓、眶上缘及部分眶顶作准备。

(2) 额骨瓣成形：扩大颅前窝底入路可采用梯形骨瓣，亦可采用基底在前的三角形骨瓣。扩大经额入路通常切开眶外侧壁、眶顶及眶内侧壁，取双侧眶–额完整骨瓣，切除部分眶顶后可有效地缩短手术深度，结合眶内容物的向下牵开，可在垂直方向上增加 20° 的显露，直接达到鸡冠筛板区或蝶骨平台。若分别取额瓣及眶–额筛瓣，可在直视下将额底硬膜剥至鸡冠后方，使眶额筛瓣容易切取，若仅取眶额筛瓣或上、下骨瓣合为一起取，则需经骨孔剥离额底硬膜，只能切至鸡冠前方。双骨瓣成形时，双侧关键孔各钻一孔，鼻根部及冠状缝附近的中线上各钻一孔，线锯或铣刀铣下完整的额骨骨瓣。

(3) 硬膜外分离：沿嗅沟周围剥离，将嗅神经自筛板上离断，从鸡冠到蝶骨平台沿颅前窝底剥离硬膜。硬膜外分离显露鸡冠、筛板、眶顶、前床突、蝶骨平台、蝶骨小翼。

(4) 双额眉弓及眶顶骨瓣成形：应尽可能多地保留眶顶骨质。眶上缘外侧用线锯做骨切开，眶顶骨用高速磨钻从外侧向内侧磨开，后界在筛板后缘，最后在筛前动脉水平锯开，将眶上缘骨瓣整块取下。眶额骨瓣的前后界取决于肿瘤大小和部位，处理颅前窝底病灶时，切至鸡冠前方即可，若需经蝶窦至上斜坡，可切至鸡冠后方。

(5) 骨质磨除和病变切除：用高速磨钻磨除蝶骨平台和筛窦后部，使两侧视神经之间的蝶窦开放，从而显露蝶窦和斜坡并切除病变。向下磨除下斜坡骨质，可显露枕骨大孔前缘。进一步磨开两侧视神经管隆突，显露两侧视神经硬膜外段。打开筛板时应小心保留下方的嗅区黏膜，为颅底修补物提供血供和自然屏障。若需打开视神经管，可自眶顶断面向后咬开，自眶口后行，这样解剖层面清晰。在两侧视神经管间打开蝶顶壁，以防视神经损伤。

(6) 颅底重建：硬膜需严密修补，颅底骨缺损小者可用骨膜反折直接修补重建。将额骨膜瓣放在双额眉弓及眶顶骨瓣下，自两侧视神经之间引入，覆盖在颅底残腔和斜坡上。如果颅底骨缺损大，用脂肪填塞开放的副鼻窦。

4. 手术入路并发症及预防

(1) 脑脊液漏：颅底重建是预防脑脊液漏的关键。用肌肉加医用胶严密修补缺损硬膜和额骨膜瓣覆盖在颅底来预防脑脊液漏。骨缺损直径大于 3cm，需再用骨板加固重建。

(2) 感染：在颅外污染区与颅内非污染区之间建立一个隔离屏障，可预防颅内感染。

(3) 脑水肿和脑挫裂伤：最常见的原因是对脑组织牵拉过重所致。

(4) 嗅觉功能丧失：该入路一般会造成嗅觉丧失。

5. 双侧扩大额底入路的优缺点

(1) 优点：①对颅底中线区显露很好（图 4–9D），同时对额叶牵拉也轻；②可以达到肿瘤的各个侧面；③允许做肿瘤内减压；④可以沿其表面中断血供。

(2) 缺点：①有双侧额叶底面受损的危险，术后易发生精神症状；②需切断双侧嗅束，术后嗅觉完全丧失；③术中开放双侧额窦，增加了术后感染和脑脊液漏的风险；④由于双侧视神经和颈内动脉的限制，对侧方显露不良。

九、改良的额外侧入路

无论采取何种手术方式，其目的在于最大限度地解除肿瘤对神经和脑组织产生的压迫症状，保留正常的垂体结构及功能，改善视力和恢复内分泌功能。

（一）额外侧锁孔入路

额外侧锁孔入路是对额外侧入路的改良，这是一种安全的、微创的入路，可用于治疗颅前窝和鞍区的肿瘤。“微创”原则是在充分保证处理病灶的前提下，将手术损伤降至最低限度。脑脊液（CSF）引流和脑保护理念的发展要求采用侵入性更小的方法，额外侧眶上锁孔入路应运而生。

1. 入路的适应证　这是一种能够抵达鞍旁、视交叉旁及侧裂的前外侧方入路，该入路对脑组织牵拉最轻，因此在深部病变手术入路选择中成为术者的一个重要考量，尤其是优势大脑半球病变。适用于切除＜4cm 颅前窝底肿瘤，如嗅沟、蝶骨平台及鞍结节脑膜瘤的切除，也适用于前循环血管病变。术中如果联合去除眶顶，即额外侧–经眶锁孔入路，则很容易抵达眶内肿瘤。与标准翼点的外侧方显露相比，额外侧眶上锁孔入路更靠前，手术操作距离更短，对脑组织的牵拉及操作更少。有策略地应用吸引器和剥离子进行动态牵拉，赋予了眶上额外侧入路灵活的工作角度。由于额外侧锁孔入路在垂直方向操作受限，对于一些位置更靠后、明显向脑内生长的病变不适用。

2. 手术方法

(1) 体位和头位：仰卧位。根据病变部位的不同，头向健侧旋转 20°～45°，后仰 10°～15°，使最高点为颞上线，这个位置有利于额叶底面借自身重力离开眶顶。

(2) 切口：行眉内横切口，若发际低，而眉毛稀少，亦可选择发际内小切口（图 4–10A）。切口内侧端以眶上孔或眶上切迹为界，外侧端在眉毛外侧边缘外侧 5～10mm 处终止。必要时，出眼眉的切口应沿皮纹弧形向下。眉毛浓密者切口可置于眉毛内，而对于眉毛稀疏者则可将切口置于眉毛上的额纹内，在眉毛中或眉毛之上眶上神经向外旁开 4～5cm 小切口。

(3) 软组织分离：平行于眼眶边缘的切口切开额骨膜、颞筋膜和肌肉。眶上神经作为眉弓切口内侧缘的标志。皮下锐性分离后将皮肤牵向上方并显露额肌。在颞上线颞肌附着处下方约 5mm 处切开颞肌及其筋膜，并向外侧牵开。将额肌骨膜瓣从额骨上分离并牵向下方。

(4) 钻孔：于颞上线后方，在 McCarty 关键孔处钻一直径约 0.5cm 的小孔，骨瓣成形约 2cm × 2.5cm。骨窗尽可能接近颅底，取下眶顶骨瓣，再向上磨除余下的眶顶以获得足够的额底视野。翻开骨瓣后必须磨除眶缘上方颅骨内侧缘（内板），以扩大显微镜的视野。

(5) 显露：以眶缘为基底弧形剪开硬脑膜，先探查外侧裂池。显露并解剖颈动脉视交叉、颈动脉动眼神经、颈动脉上三角。其余颅内显微操作与传统经额外侧入路基本相同。

应尽可能对病理区域进行最适当和直接的脑外探查，以获得足够的颅内操作空间，3D 显微镜的使用改善了小而深的结构的照明和可视化，使得在术中有限的显露成为可能。

3. 入路的优点

(1) 短的皮肤切口随后被眉毛遮盖，以获得美观的效果。

(2) 保留了颞浅动脉和面神经的额支以及眶上神经和动脉。

(3) 该区域的血液供应极佳，将伤口愈合问题的风险降至最低。

(4) 开颅手术仅需一个骨孔，进一步减少了术后瘢痕形成。

(5) 骨瓣的内侧边缘通常距离额窦足够远，以避免鼻漏和感染的危险。

(6) 颅骨骨窗小，可最大限度地减少脑部显露。锁孔入路疗效明显的关键不是骨窗小，而是采用了显微手术。没有熟练的显微手术技术，是达不到良好手术效果的。

(7) 简单、迅速的手术探查通常仅需 10～15min。推荐该技术用于受过良好训练并且也具有使用常规颅骨切开术经验的神经外科医生。

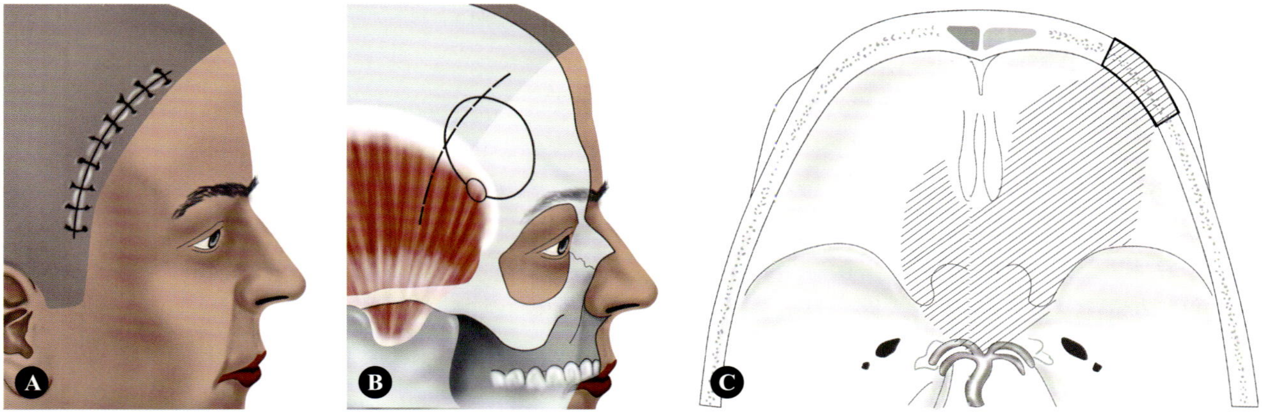

▲ 图 4–10　手术切口和骨瓣与显露的关系

A. 额外侧锁孔入路的皮肤切口；B. 骨瓣；C. 骨瓣与显露区域

(8) 这一入路虽然骨窗显露小，但可从不同角度看到筛顶板、蝶骨平板、鞍结节，可以充分打开手术侧的外侧裂池、双侧颈内动脉池、鞍上池及终板池，很好地显露双侧视神经、视交叉、双侧颈内动脉、双侧大脑前动脉、手术侧海绵窦、垂体柄等重要结构。采用眶上锁孔入路手术时，通常需要内镜和特别设计的内镜器械才能很好完成。

4. 入路的比较 微创入路不仅是指对目标区域的最小破坏，而且还包括对整个过程中遇到的所有组织的轻柔操作。随着对缩短手术时间和侵入性较小的入路的需求增加，以达到更好的美容效果且更低的并发症发生率。颞肌仅在其前部附着的边缘部分被切断，这对于最小化颞肌萎缩很重要，与常规的翼点入路相比，它具有美容上的优势。尽管颅骨切开术的体积很小，但该探查为颅内手术提供了足够的空间，同时最大限度地保护了大脑和其他颅内结构。

额外侧入路是一种抵达颅前窝及鞍旁最常用的微侵袭入路（图 4-11），眶上额外侧锁孔入路术野视窗与传统额下入路相比相对较小，但对于深部病变（如鞍区），可通过门镜效应来扩大深部术野；术中磨除眶上骨板内侧缘，使骨窗更加接近颅底，增加了对鞍区结构的显露。根据“门镜效应”，眶上额外侧锁孔入路较适于鞍区深部病变，对于巨大的鞍区病变（＞3cm）则不适合；对配套器械和设施的要求较高。术者需要最大限度地利用“门镜效应”来扩大深部术野。同时，术者的视线多因平行于器械长轴，而不易直视到器械尖端。

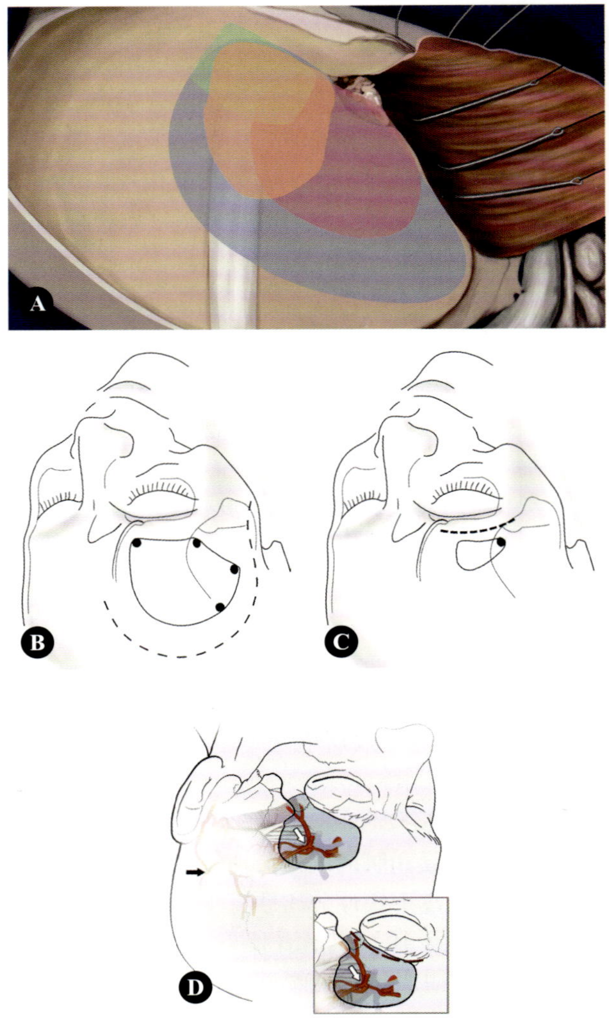

▲ 图 4-11 鞍区入路的比较

A. 几种不同鞍区入路的骨瓣（绿色表示眶上入路；橙色表示眶上额外侧入路；红色表示迷你翼点入路；蓝色表示翼点入路）。额外侧入路与眶上入路的区别是前者要稍微旋转朝向蝶骨嵴。B. 翼点入路。C. 额外侧锁孔。D. 左侧眶上额外侧锁孔入路，经眉弓切口进入，夹闭动脉瘤

（二）眶-额入路

在额外侧入路的基础上切除眶缘，即为眶-额入路（orbital frontal approach）。眶-额入路扩大了额外侧入路的手术通道，增大由下向上的手术视野，其手术路径可以令人满意地进入额叶基底、眶上和鞍区。而脑牵拉较少，提供更好的脑保护。

1. 指征 侵犯眶尖和明显向第三脑室底方向生长的鞍区病变、颅-眶沟通性脑膜瘤。

2. 手术步骤

(1) 体位：基本同额外侧入路，额骨颧突处于手术野的最高位。

(2) 软组织分离：类同于额外侧入路中叙述的方法，做单侧眶-额骨瓣，但更需显露部分眼眶。

(3) 开颅：在额骨颧突后方钻孔（MacCarty 关键孔），正好一半在眶内，一半在颅前窝底，中间是眶板。再在眶上切迹内上方的额窦外侧钻第二个孔，在二孔之间置线锯，再从眶缘下方出来，一并锯开眶顶。用铣锯连接骨瓣（图 4-12），形成 3.5cm × 4.5cm 眶-额单片游离骨板，该骨瓣包括眉弓外侧和部分眶顶板前缘及额骨颧突的一部分。

(4) 脑池解剖及肿瘤显露：依次显露同侧的嗅神经、视神经、颈内动脉、前置的视交叉前缘和对侧视神经及同侧的大脑前动脉。剪开颈内动脉池、视交叉池的蛛网膜和大脑前动脉起始处增厚的蛛网

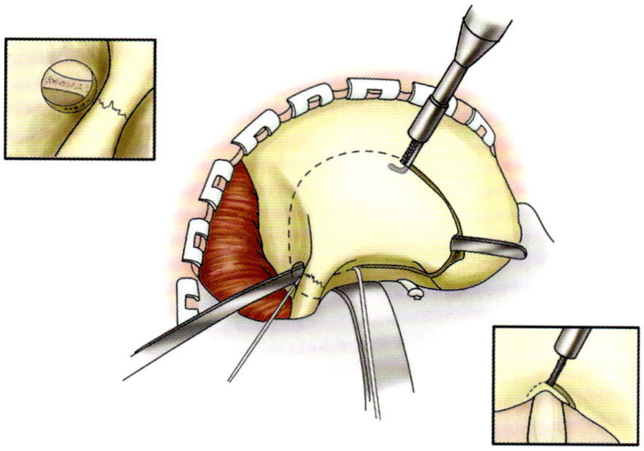

▲ **图 4-12　眶 – 额骨瓣成形示意**

分别在眶上切迹内侧和额骨颧突后切迹后关键点钻孔 2 个，线锯将内外 2 个孔经眶顶连接起来，用铣锯根据肿瘤大小、手术需要将额骨骨瓣成形，骨瓣包括中外 2/3 眉弓。左上图为关键孔的位置；右下图为分离眶上神经

膜束带，直至显露大脑前、中动脉的分叉处，打开视交叉池和鞍上池，显露视交叉后方的终板。解剖侧裂池时从其底部与颈动脉池交界处开始，剪开起始部的蛛网膜条索，切忌钝性撕扯。剪断大脑中动脉近端的蛛网膜束带，游离大脑前动脉 A_1 段及前交通动脉。探查视交叉前间隙（第一间隙）、视神经外侧与颈动脉内侧间隙（第二间隙）、颈动脉外侧间隙（第三间隙）。视交叉后部病变，因视交叉受病灶的挤压而前置，使第一间隙狭小，而视交叉后方终板膨隆、饱满，解剖终板池，即可显露视交叉后被肿瘤挤压变薄隆起的终板。

(5) 肿瘤切除：沿视交叉后缘切开终板显露病变，如为囊性病变，则切开肿瘤囊壁吸尽囊液行囊内切除，达到肿瘤内减压的目的，待肿瘤体积明显缩小后，利用“包膜牵引法”分离囊壁并交替分块切除囊内病灶进行囊壁切除。直视下钳夹牵引瘤壁，钝性分离瘤壁，缓慢、轻柔地使残余肿瘤组织自第三脑室底部分离，直至肿瘤全部切除。若为实质性病变，则先行病灶内分块切除实质性部分，瘤内分块切除和分离病灶边缘交替进行，这有利于瘤壁的安全分离。待病灶体积明显缩小，瘤腔内充分减压，包膜松弛后，增加了手术操作空间，此时沿视束内侧和视交叉后缘分离，即在病灶表面与周围组织分界面的蛛网膜下腔仔细分离，碎块吸除病变的包膜或分块切除残存实质性病变，最后将视丘下部及脚间窝处的残留病变及其壁轻轻向前下方牵引，直视下将其与下丘脑仔细分离并彻底切除，直至占位性病变全切除。

3. 注意事项

(1) 关颅时，需缝合眶骨膜，以减轻术后眼球搏动的危险。

(2) 眶顶缺损＞3cm 时，应修复之。眶上部表浅占位，只需做低位额部骨瓣。

（三）眶额 – 终板入路

在眶 – 额入路的基础上打开终板，扩大对鞍后下方的显露。经额外侧入路联合经终板入路可有效地切除终板池内的肿瘤。

1. 手术技巧

(1) 终板切开：终板本身菲薄而供血少，大致呈梯形，其宽度为 5～8mm。视交叉后病变常常将下丘脑结节部从乳头体到视交叉区域撑得很薄，终板因病灶的占位效应而隆起、增宽和变薄，切开这一薄层覆盖的终板膜，即到达下丘脑底部病变区而不进入第三脑室。经终板入路的后界是被后推的前交通动脉及两侧大脑前动脉 A_1 段，前界为视交叉后上缘，侧边为下丘脑及视束，在视交叉前缘 11mm 后方沿中线上切开终板是安全的。若视交叉后上方见一向前膨隆区，应为终板无疑，若膨隆不明显，应在视交叉前缘后方至少 11mm 处的中线上试行挑开，自终板中线切口向后及两侧扩展开口，即进入视上隐窝。在终板池间隙的两侧壁不是视束，而是下丘脑组织，视束还在其外侧。切开终板时，要防止损伤其后上方的前连合、前下方的视交叉及侧方的下丘脑壁。

(2) 视通路的保护：视交叉后部病变时视束常常被病理性撑开移向两侧，增加了术中的显露空间。在切除病灶之前，尽量打开视神经与颈内动脉之间的间隙，松解视交叉、视神经的蛛网膜束带，以增加显露的空间，一方面可避免术中牵拉和直接损伤，另一方面可避免因显露不佳而过度牵拉导致视神经和视交叉供血障碍，使术野前方的视交叉、两侧的视束、后上方的大脑前动脉 A_1 段及前交通动脉受到的损伤降至最低程度。

(3) 垂体柄的辨认和保护：肿瘤的长期压迫，垂体柄常有扭曲、移位和变形，有时较难辨别，这时可从内侧隆起的漏斗和鞍膈孔处寻找垂体柄，垂体柄的表面有纵行的静脉髓纹，这是辨认垂体柄的标志。术中分离垂体柄与病灶包膜的粘连时，应谨慎锐性分离。

(4) 病变的分离与切除：颅咽管瘤常呈膨胀性生长，与周围的神经、血管之间常有一层蛛网膜相隔，病理证实肿瘤与正常组织之间有一薄层胶质增生带，且后循环多不参与该肿瘤的供血，这使手术全切除颅咽管瘤成为可能。瘤内减压后，肿瘤的包膜就会松弛，可充分利用病变表面的蛛网膜界面进行分离，并分块切除肿瘤的包膜，而不会遗漏肿瘤。对与肿瘤粘连较紧的垂体柄、漏斗、灰结节、视交叉等结构应仔细钝性分离。术中切忌在瘤内充分减压之前，盲目牵拉、分离、切除肿瘤壁。

(5) 下丘脑的保护：下丘脑的穿支血管损伤或术后血管痉挛，术中直接损伤或牵拉致伤，均可造成下丘脑的功能障碍。在视交叉后部手术时，应充分利用神经胶质层作为安全分离的间隙，循此胶质带可以分块完全切除病灶，而不损伤下丘脑，切忌失去此界面；充分显露术野而又不过度牵拉组织，切忌在非直视下操作；术中勿滥用电凝，对于创面渗血尽可能不使用电凝，而是采用生理盐水冲洗净后用吸收性明胶海绵和棉片轻轻压迫止血。

(6) 保护穿通动脉：经终板入路切除视交叉后部病灶时，要注意保护从大脑前动脉发出供应下丘脑等穿支动脉，特别是要注意 Heubner 回返动脉，这些小分支可因手术刺激或牵拉而发生扭曲、痉挛，甚至被误伤或撕断。避免穿通动脉的损伤，保持其结构完整，可避免术后下丘脑的功能障碍。

必须遵循以下原则：分离切除肿瘤包膜时一定要沿蛛网膜界面分离；大脑前动脉 A_1 段及前交通动脉应做松解，避免因牵拉撕裂大脑前动脉及其分支；在牵开大脑前动脉显露终板时，必须保留供应第三脑室前壁和下丘脑的穿支动脉。

2. 眶额–终板入路的优点 视交叉后部占位性病变常向第三脑室及脑干方向生长，常规的经翼点入路由于眶缘和额骨颧突的阻挡，对鞍区的显露不够。眶额–终板入路有以下优点。

(1) 缩短了手术路径：眶–额入路使手术视野更加靠近颅底，显著缩短了到达视交叉后部病变的手术距离，以最短的操作距离切除肿瘤，可减轻对额叶的牵拉。

(2) 扩大对鞍区病变的观察视角：本入路是在经额下和翼点入路的基础上切除眶外侧缘和小部分眶顶板及额骨颧突，扩大对鞍区和上斜坡的显露，增加了终板的手术显露（图 4–13）。无论从额下还是侧裂入路，均无骨性组织的阻挡，从而减轻对额叶的牵拉。

(3) 兼顾第一间隙和第二间隙的显露：能同时从视交叉前后方(即第一、四间隙)和侧方(即第二、三间隙)切除病变，兼有经额下–终板入路和翼点–终板入路的优点。视交叉后部病变时，第一间隙狭小，视交叉因受压前置，而终板膨隆、饱满，故解剖终板池，需于视交叉上方切开终板，经第四间隙切除肿瘤。该入路特别适于视交叉前置型或病变因占位效应将视交叉推压成前置型者，对向鞍旁、脚间窝、第三脑室等方向生长的大型肿瘤更能显示出其优势。

(4) 减少无效脑显露：骨瓣较常规开颅手术骨瓣明显缩小，平均缩小（2～3cm）×（4～5cm）。因此，也就减少了术中额叶及颞叶的无效脑显露。

(5) 有利于术后解剖复位：眶–额骨瓣为一个整体，额骨颧突有一个支撑点，故而无须颅骨重建和固定。处理颞肌时，仅将颞肌从颞上线完整地分离，颞肌游离范围小。

（四）额外侧–经蝶入路

位于鞍内及鞍上的肿瘤，会同时向鞍上、鞍旁生长并侵袭鞍前壁，蝶窦内生长的肿瘤，无论是经蝶还是常规经额入路，完全切除肿瘤均有困难。经颅入路是为了彻底切除鞍前壁的肿瘤基底，包括突入蝶窦内的肿瘤，但是对于鞍内靠近鞍前壁的肿瘤是“盲掏”，虽然内镜应用后可以减少术野死角，但若肿瘤突入蝶窦内，对窦内部分从额外侧入路切除还是有困难。

额外侧–经蝶入路，切开并翻转蝶骨平台处的硬脑膜、凿开蝶窦上壁，将鞍结节、蝶骨平台及蝶鞍前壁的骨质磨除。使肿瘤的鞍内和（或）蝶窦内部分充分显露，从而达到直视下全切除。同时具备了经蝶入路和经额外侧入路的优点，可一期切除鞍内及鞍上肿瘤，尤其是侵及蝶窦者。对于视交叉前置型及合并鞍结节骨质明显增生的患者尤为适合。

1. 手术适应证与禁忌证 适用于向鞍内、鞍上生长的巨大肿瘤，单纯经蝶或额下入路无法切除。特别适用于肿瘤基底累及鞍前壁，而鞍膈角小于 90° 的鞍区大型脑膜瘤。

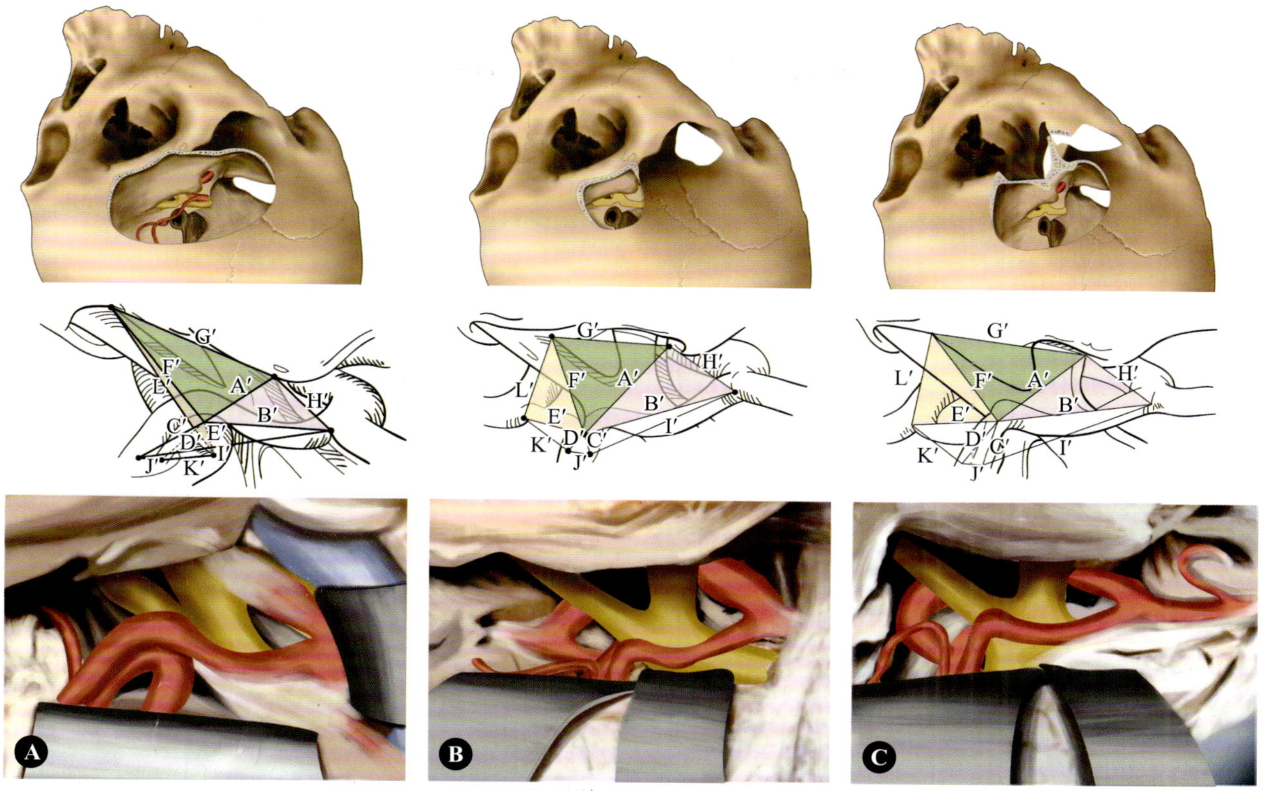

▲ 图 4-13　眶 - 额入路比较

从上至下依次为 3 种手术入路的颅骨成形示意、手术角度与手术目标、解剖图。A. 翼点入路；B. 眶上外侧入路；C. 经眶 - 额入路

2. 手术方法

(1) 肿瘤显露：硬膜外显露同额外侧入路。

(2) 鞍区肿瘤切除：瘤内分块切除鞍上肿瘤，最后分离肿瘤壁，分别将肿瘤壁从视神经、视交叉、颈内动脉上分离，使双侧视神经及视交叉完全减压，游离保护垂体柄。

(3) 打开蝶窦：在鞍结节及蝶骨平台处电凝其硬膜，弧形切开硬膜，两侧到达视神经管鞘处，将硬膜向后分离，显露蝶骨平台及鞍结节，并向后剥离至鞍膈硬膜反折处，有时此处的骨性结构会被肿瘤破坏。以微型磨钻磨除蝶骨平台、蝶窦前壁及鞍结节（图 4-14），Kerrison 咬骨钳扩大骨窗，大小 10mm × 15～20mm，显露蝶窦。注意两侧视神经管的保护。蝶窦黏膜完整者，电灼蝶窦黏膜，使其皱缩，用吸收性明胶海绵把黏膜向下推开，并向蝶窦内推移，保持其完整。若黏膜已破损，可切除之。

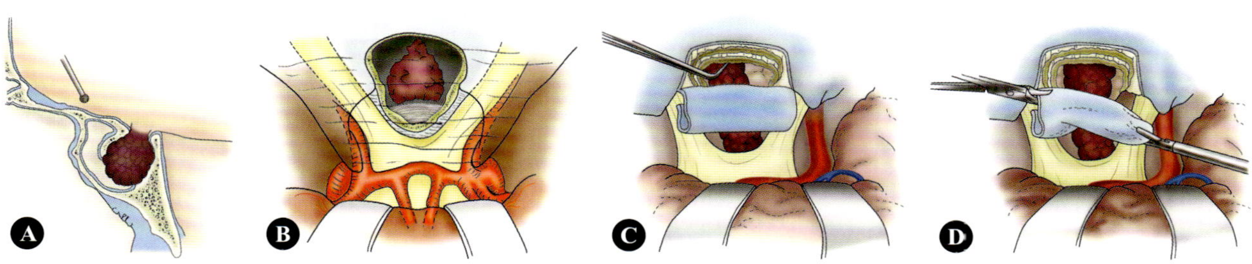

▲ 图 4-14　额外侧 - 经蝶入路

A. 矢状位显示鞍内肿瘤侵入至蝶窦内；B. 通过磨除蝶骨平台，打开鞍前壁，可经蝶窦入路显露并清除鞍前壁部分的肿瘤和侵入蝶窦内的肿瘤；C. 探查骨质磨除是否彻底；D. 剪除鞍结节硬膜，以扩大对蝶窦内肿瘤的显露

显露并磨除蝶鞍前壁骨质，磨除范围视鞍内肿瘤大小而定。

(4) 鞍前壁和蝶窦内肿瘤切除：纵行切开鞍内硬膜，向两侧牵开显露肿瘤。显露鞍内及蝶窦内的肿瘤，调整显微镜的角度，仔细辨认蝶窦黏膜并将之推开，将蝶窦内肿瘤切除。肿瘤同时侵及蝶窦时，鞍底或鞍前壁骨质已破坏，显露蝶窦黏膜后即可见其下面的肿瘤。此时可切开蝶窦黏膜以切除蝶窦内的肿瘤。

(5) 颅底重建：蝶骨平台、鞍结节骨缺损处可用肌肉碎片、筋膜及生物胶修补，术中如蝶窦黏膜破损要及时修补，将推开的硬脑膜回复并用生物胶粘合。

3. 技术要点　掌握以下几点是获得成功的保障：①术者须要有良好的显微颅底外科技术；②骨瓣应尽可能低，内板和眶缘的一部分可以倾斜和磨除以增加朝向颅骨内侧的显露区域；③先瘤内切除肿瘤，在分离肿瘤顶部时注意垂体柄的保护；④切开蝶骨平台硬膜时应尽可能少电灼，防止硬脑膜挛缩，导致修补困难；⑤磨除蝶骨平台两侧不要过宽，防止磨破视神经管而损伤视神经；⑥蝶窦内鞍底两侧有颈动脉沟，有的患者有骨质结构，有的则无，在切除肿瘤时要仔细辨认；⑦蝶窦黏膜尽量保持完整，以减少感染机会；⑧术后严密修补颅底。

4. 入路的优点　兼有经鼻蝶入路和经颅额外侧入路的优点。

(1) 显露直接：术中可以清楚地观察到被肿瘤顶起的鞍膈、视神经、视交叉等结构。

(2) 可经蝶切除鞍前壁的肿瘤及其基底：可以在直视下磨除蝶骨平台，通过调整显微镜的角度可以充分地显露鞍内及蝶窦内的肿瘤，并将之切除。

(3) 肿瘤切除效果满意：术后视神经、视交叉回缩变粗，鞍膈塌陷空虚，止血干净彻底。

(4) 颅底重建及修补方便：对蝶窦黏膜有破损的用肌肉或骨膜修补。

5. 常见并发症

(1) 脑脊液鼻漏：是该入路的一个最主要并发症。脑脊液鼻漏的原因很明确，即蝶窦破损处封闭不严。术中保持蝶窦黏膜的完整，可防止出现脑脊液鼻漏。做法是在磨除蝶骨平台及鞍结节时，小心留一薄层骨板在蝶窦黏膜上。然后用剥离子将其从黏膜上分离下来。如果黏膜被肿瘤破坏，缺损较大则要取骨膜修补黏膜，蝶骨平台处的硬脑膜要重建修补。

(2) 尿崩：多尿或尿崩是垂体后叶、垂体柄或下视丘损伤造成的，术中只要保证垂体柄的完整并保留少许与垂体柄相连的垂体组织，就不会出现长期尿崩症。

（五）经眉眶上锁孔入路

对于微创锁孔入路，通过覆盖颅骨骨瓣区域的直接切口，减少软组织创伤是锁孔概念的核心。眶上入路的一个重要局限性是对位于外侧裂和颞前区的病变严格的前外侧和上轨道限制。与眶上锁孔入路相比，额外侧锁孔入路骨瓣的位置偏外（图4-15），减少了损伤眶上神经及打开额窦的风险。经额外侧锁孔入路骨窗中心与颅底矢状面的夹角比经眉弓眶上锁孔入路大，偏外的视角增加了对于靠近中线部位病变的显露效果。额外侧锁孔入路骨瓣的位置更靠近蝶骨嵴方向，而眶上锁孔仅能够显露外侧裂的内侧部分，使得打开外侧裂更加容易，更利于处理鞍区病变。

十、额外侧入路的优缺点

额外侧入路充分利用翼点入路的优势（早期CSF释放，早期识别神经血管结构），又避免额下

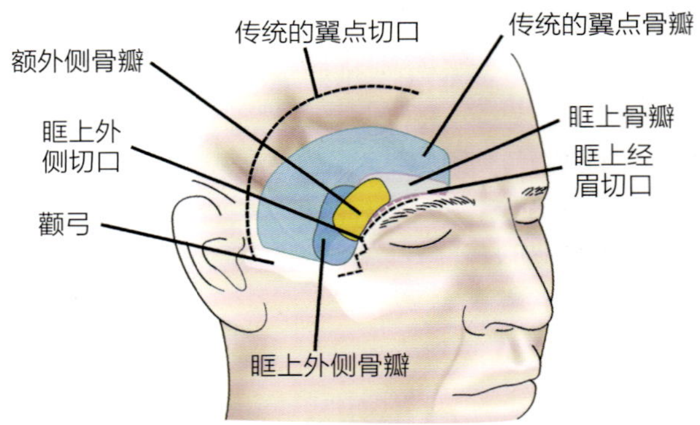

▲图4-15　额外侧锁孔入路与眶上外侧入路、经眉锁孔入路的比较

眶上外侧入路切口沿着眶上的侧面、眶外侧壁延伸，然后以锯齿形弯曲在颧弓的前根上弯曲，骨瓣位于外侧裂（蝶骨嵴）的中心。经眉眶上锁孔入路提供了一个更前的额叶下轨迹，而蝶骨嵴位于显露的下边缘。而额外侧锁孔入路骨瓣介于经眉眶上锁孔入路与眶上外侧入路之间。传统的翼点入路使该区域显露在最广泛的位置，并具有多个手术视角，但在某些情况下可能会过度显露

入路的劣势（额叶牵拉重、嗅神经损伤，以及晚期识别神经血管结构）。

（一）入路的优势

1. 符合微创理念　额外侧入路的骨窗小、创伤少，脑组织显露相对少，脑组织牵拉相对较轻，术后并发症少，患者恢复快。

(1) 骨窗小，减少开放区域，最大限度地减少骨丢失，并更好地获得良好的骨瓣位置。

(2) 尽管额叶开颅小，但仍可实现多方向观察，不会影响术野的显露，而且探查为颅内操作提供了足够的空间，并最大限度地保护了大脑和其他颅内结构，能够减少创伤。

(3) 相对经典翼点入路而言，额外侧入路的手术操作时间短，平均缩短了约 60min，这可能是由于更快地切除了较小的骨瓣，保留了颞肌，保留了蝶骨。

(4) 额外侧入路具有翼点入路的广泛视野和开放侧裂的优点，其主要特征是足够的视野可以从上方充分观察视神经和颈动脉，近端 ICA 控制，ACP 磨除，硬脑膜远端环的开放，镰状韧带和视神经的管开放，并可为每个病例执行特定的修剪技术。与翼点入路相比，也没有伤害面神经或颞肌的额叶分支的风险。巨大的颅咽管瘤会引起重要神经血管结构的压迫，如脉络膜前动脉，PCoA 和动眼神经，挤压在天幕切迹上。如果从外侧面观察肿瘤，则肿瘤位于这些结构的内侧。相反，当从前外侧（额外侧角度）接近具有大的鞍旁或甚至颅中窝延伸的颅咽管瘤时，外科医生需要越过天幕切迹，才能将肿瘤从神经和血管中解剖出来。

(5) 额外侧入路具有不会损伤颞肌的优点，因此具有较高的对美容方面的满意度。

(6) 与半球间入路相比，额外侧入路可避免静脉损伤或嗅神经损伤。

2. 减少无效脑显露　额外侧入路在保留手术区域所需显露的前提下减少脑组织的“不必要的显露量”，从不同的角度可以看到蝶骨平台、鞍结节，并可以很好地显露双侧视神经、视交叉、双侧颈内动脉、双侧大脑前动脉，最大限度地减轻对额叶的牵拉损伤。由外向内进入鞍区中线部位，对鞍区中线部位病变的显露效果与翼点入路并无区别。与翼点入路的重要区别在于，额外侧入路不需要去除蝶骨嵴和外侧裂投影线以下的颞骨鳞部；而翼点入路则是以翼点为术野中心，骨瓣骑跨侧裂，所显露的骨窗范围较大，脑压板分别牵开额叶底面和颞叶，以形成理想的指向鞍区的楔形手术空间。而经额外侧入路开颅，其骨瓣区域为额骨颧突处颅底垂直向上，所显露的骨窗较小，减少了颞叶表面多余的显露。

3. 兼有额下入路和翼点入路的优点　额外侧入路的手术路径是在翼点入路和额下入路之间，此入路显露鞍区诸结构的范围与经眶－翼点入路相同，能满足利用鞍区 4 个解剖间隙进行显微手术操作的需要。

(1) 颞侧切口较小或无须颞侧切口：使用额外侧入路时，不用处理颞肌，保留了颞肌的神经和血管供应，这不仅缩短了手术时间，而且还阻止了颞肌萎缩的发展。颞肌萎缩是翼点入路的一种美学上和功能上的并发症。

(2) 减少额颞两侧的开颅范围：使开颅造成的骨缺损减少到较低程度，同时达到良好的骨瓣复位，使其更加符合解剖和生理状况。

(3) 有效保留骨瓣：保留蝶骨嵴和外侧裂投影线下的颞骨鳞部，减少了眶脑膜动脉和脑膜中动脉骨沟显露的机会，避免了不必要的出血。

(4) 简化了手术操作步骤：骨窗相对较小，手术操作简便。但术中不宜片面追求小骨瓣入路，而应根据肿瘤大小及其质地情况决定。

(5) 获得与经典翼点入路相似的显露：打开外侧裂池，显露双侧视神经、大脑前动脉、颈内动脉及垂体柄等。充分利用鞍区的 6 个解剖间隙，便于切除同时向鞍上和侧方生长的肿瘤。

4. 术后并发症低　减少嗅神经的损伤，降低脑脊液漏和开放额窦而感染的风险。

5. 肿瘤全切除率高　Chen（Clinical Neurology and Neurosurgery，2011）报道 67 例鞍结节脑膜瘤采用额外侧（n=44）或眶－额入路（n=23），67 例中的 62 例（92.4%）实现了肿瘤全切除。

全切率高可能与以下因素有关：①额底外侧入路可以通过左右旋转手术床位更方便切除视神经下方肿瘤，尤其是偏对侧肿瘤；②前方额底入路由于肿瘤在前方遮挡，对分离肿瘤后极神经血管关系是相对困难的，而对额底外侧入路则较方便；③鞍结节脑膜瘤往往鞍结节增生肥大，从前方手术常遮挡部分肿瘤切除，而从侧方入路时这个问题可通过左右旋转手术床位解决。

（二）额外侧入路的缺点

1. 巨大型鞍区肿瘤不是最佳的适应证。如果没有包绕有某些可接受的发病率的大脑前动脉复合体，则额外侧入路在直径＜4cm 的肿瘤和较大的肿瘤中可作为微创走廊奏效。

2. 不能早期处理肿瘤后壁前交通动脉复合体的粘连。这是因为在额外侧入路所提供的狭窄工作角度下，肿瘤的后上部处于盲区。

3. 额外侧入路可以良好显露前交通动脉、双侧 A_1、同侧 A_2、同侧 Heubner 回返动脉和颈内动脉，但对鞍区后部靠近第三脑室底部的病变存在死角。

4. 严重脑肿胀或血肿，需要减压的大皮瓣患者应避免额外侧入路。

5. 任何额下入路途径而言，均有脑脊液鼻漏的风险，额外侧入路的并发症之一也是脑脊液鼻漏。另外，脑内血肿是术后极少见的术后并发症。

总之，额外侧入路可以通过更小的皮肤切口，更少的肌肉损伤，更良好的手术野及重要结构的显露切除鞍区、颅前窝底脑膜瘤。此入路术后嗅神经保留率高，视力改善明显，值得更多的医生进行尝试。

（陈立华　张　良　邹志浩）

第 5 章　翼点入路及其扩展入路

翼点入路，通常也称为额颞入路，最初由 M.Yasargil 教授于 1975 年提出，直至今日，翼点入路仍然是神经外科最常应用的手术路径之一。在翼点入路提出后的几十年中，很多学者基于此入路进行过改良，比如向额底扩展、向颞部扩展、向海绵窦扩展，以及眶颧入路等。

该入路遵循了颅底手术的原则，通过磨除分隔额叶和颞叶的蝶骨嵴，以及眶顶壁，从而利用颅底自然平面和间隙，减轻对脑组织的牵拉。通过这一圆锥形的空间可以直接到达鞍旁区域。经这个圆锥形空间可以充分打开颈内动脉、视交叉、额颞叶之间、额叶底面之间的蛛网膜，从而允许在无牵拉或很小牵拉的前提下便可将整个额叶从颅底抬起。进一步沿着蛛网膜间隙分开外侧裂，可进一步扩大显露空间，形成一个大的圆锥形操作空间，锥尖指向岛阈。

头位的正确摆放，充分磨除颅底骨质、蛛网膜下腔的分离并充分释放脑脊液是这一手术入路的关键所在。

一、入路相关解剖

（一）面神经颞支

颞部的解剖层次比较简单，由浅入深依次为：皮肤、皮下、颞浅筋膜浅层、脂肪垫、颞浅筋膜深层、颞肌、颞深筋膜（骨膜）、颞骨。

面神经发出分支支配面部表情肌是非常多变的，如果术者没有意识到各种可能性的存在就很可能置面神经于危险的境地，面神经分为颞面干和颈面干，又进一步分为 5 个主要分支。其中颞支离开腮腺后跨过颧弓的后 1/3，走行于颞浅筋膜浅、深两层间的脂肪垫内，并且形成精细致密的神经丛到达眶上缘区域（图 5–1）。为了在眶颧入路中保持面神经的完整性，在切断颧弓前应首先分离其骨膜并保证其骨膜的完整性。

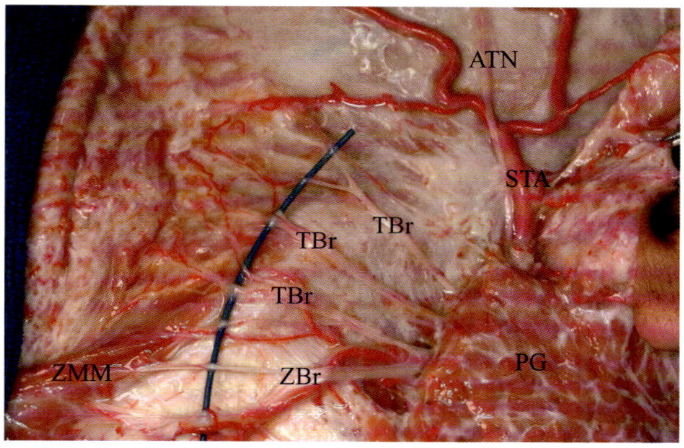

▲ 图 5–1　面神经颞支走行于颞浅筋膜浅、深两层间的脂肪垫内，形成精细致密的神经丛到达眶上缘区域支配眼轮匝肌和额肌

ATN. 耳颞神经；STA. 颞浅动脉；TBr. 面神经颞支；ZBr. 面神经颧支；ZMM. 颧大肌；PG. 腮腺

（二）眶上裂

眶上裂是指位于颅中窝与眼眶之间的骨性裂隙，位于视神经管的外下方，其外侧狭窄，内侧较宽，视柱将视神经管与眶上裂相分隔（图 5–2A 和 B）。从颅内面来看，眶上裂及其内容物被颅中窝硬脑膜覆盖。剥离硬脑膜后可见所有走行于海绵窦外侧壁上的脑神经全部经眶上裂到达眶内（图 5–2C）。

（三）前床突

前床突由蝶骨小翼向后突出形成，位于海绵窦顶壁的前上方（图 5–3A）。前床突的基底有三处与蝶骨的邻近部分相连。其基底在前方外侧与由蝶骨小翼形成的蝶骨嵴内侧缘相连，内侧与蝶骨小翼的前后根相连。蝶骨小翼的前根从前床突基底向内侧延伸至蝶骨体，并构成视神经管的顶壁（图 5–3B）。蝶骨小翼的后根称为视柱，向内侧从视神经下方延伸至蝶骨体，构成视神经管的底壁，前床突的基底构成视神经管的外侧缘。

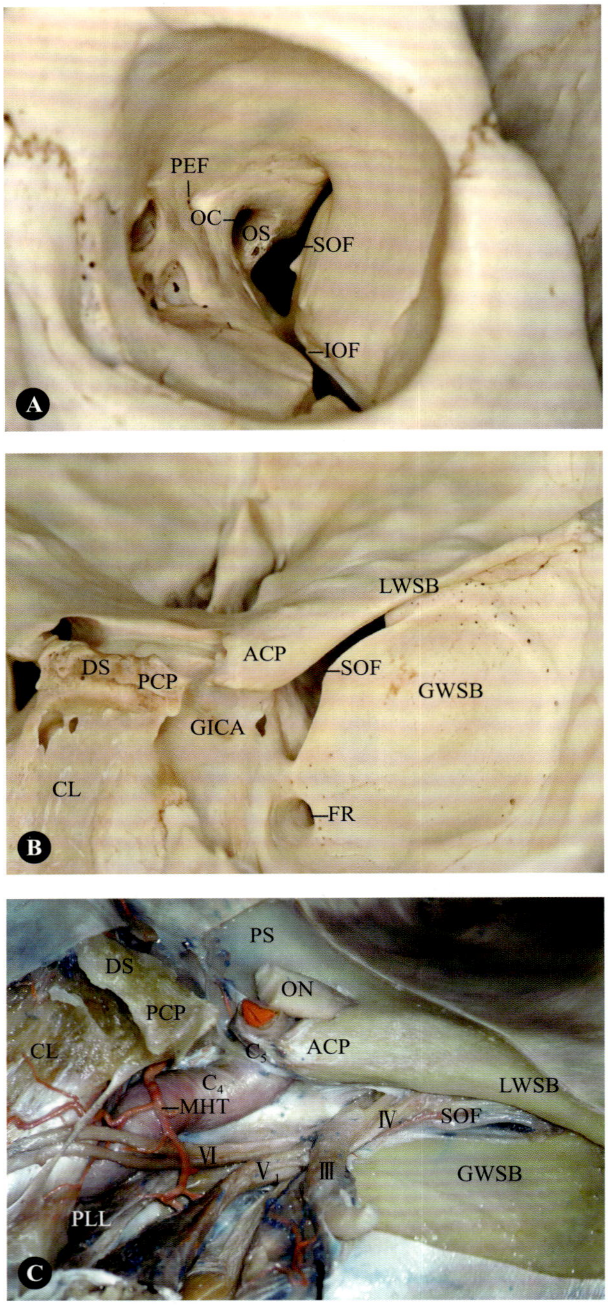

▲ 图 5-2　眶上裂解剖

A. 左侧骨性眼眶前面观；B. 右侧眶上裂的构成及毗邻关系；C. 右侧海绵窦侧面观，剥离硬脑膜后可见走行于海绵窦外侧壁上的脑神经经眶上裂到达眶内

PEF. 筛后孔；OC. 视神经管；OS. 视柱；SOF. 眶上裂；IOF. 眶下裂；LWSB. 蝶骨小翼；GWSB. 蝶骨大翼；ACP. 前床突；DS. 鞍背；PCP. 后床突；CL. 斜坡；GICA. 颈动脉沟；FR. 圆孔；PS. 蝶骨平台；ON. 视神经；C_4. 海绵窦段颈内动脉；C_5. 床突段颈内动脉；Ⅲ. 动眼神经；Ⅳ. 滑车神经；V_1. 三叉神经眼支（眼神经）；Ⅵ. 展神经；MHT. 脑膜垂体干；PLL. 岩舌韧带

（四）视柱

视柱是一个很小的骨桥，在颈动脉沟前方从前床突基底的下内面向下延伸至蝶骨体（图 5-3B）。视柱从其与前床突的结合处，缓慢向内下与蝶骨体融合。视柱分隔视神经管和眶上裂。视柱的上表面从其颅内缘向前下方倾斜，构成视神经管的底壁。视柱的下表面则构成眶上裂顶壁的内侧部和海绵窦上壁的前部。蝶窦的气房也可以通过视柱深入到前床突内（图 5-3C）。位于眶上裂内侧部上半部分前方的总腱环附着于视柱下方的视下结节，该结节常以骨管形式存在。

（五）眼动脉

眼动脉多从颈内动脉刚刚穿出上环（远侧环）处自动脉前壁的内侧半发出。发出后向前外侧于视柱的上表面和视神经的下方走行，眼动脉也可起自海绵窦内或从床突段发出。

（六）海绵窦

海绵窦位于蝶鞍和蝶窦两侧，左右各一，前界为眶上裂、后方紧邻颞骨岩尖部、内侧界为蝶鞍、外侧界为颅中窝底，海绵窦下缘的后部位于岩尖与蝶骨体在岩斜裂上端汇合处的上方，其内侧壁紧靠鞍背的外侧缘。海绵窦侧壁和上壁的硬膜层次以及硬膜皱襞的自然形态特点为翼点及其扩展入路提供了非常重要的解剖标志。硬膜结构包括颈动脉硬膜上环（远环）和下环（近环），以及海绵窦上壁和外侧壁的三角。

覆盖于前床突上表面并向内侧延伸的硬膜构成硬膜环的外侧部，被称为颈内动脉硬膜上环或远环，此处被定义为床突段颈内动脉的上界；覆盖于前床突下缘并向内侧延伸的硬膜层构成了硬膜下环（近环），该层硬膜又称之为颈内动脉动眼神经膜，因为此膜将床突下缘与动眼神经分隔开，并且向内侧延伸包绕颈内动脉。位于上环与下环之间的一段颈内动脉称为床突段颈内动脉，可以通过磨除前床突来显露（图 5-4A）。

硬膜上环（远环）在其与颈动脉套环交界处附着于动脉表面，成为分隔硬膜下腔和硬膜外腔的屏障。与此相反，硬膜下环和颈内动脉套环的下部与动脉壁并不相连，两者之间构成一狭窄的腔隙，有一薄层静脉通道走行于其中，该通路借颈内动脉套环的下部和硬膜下环与海绵窦内的静脉通道相连续（图 5-4B）。

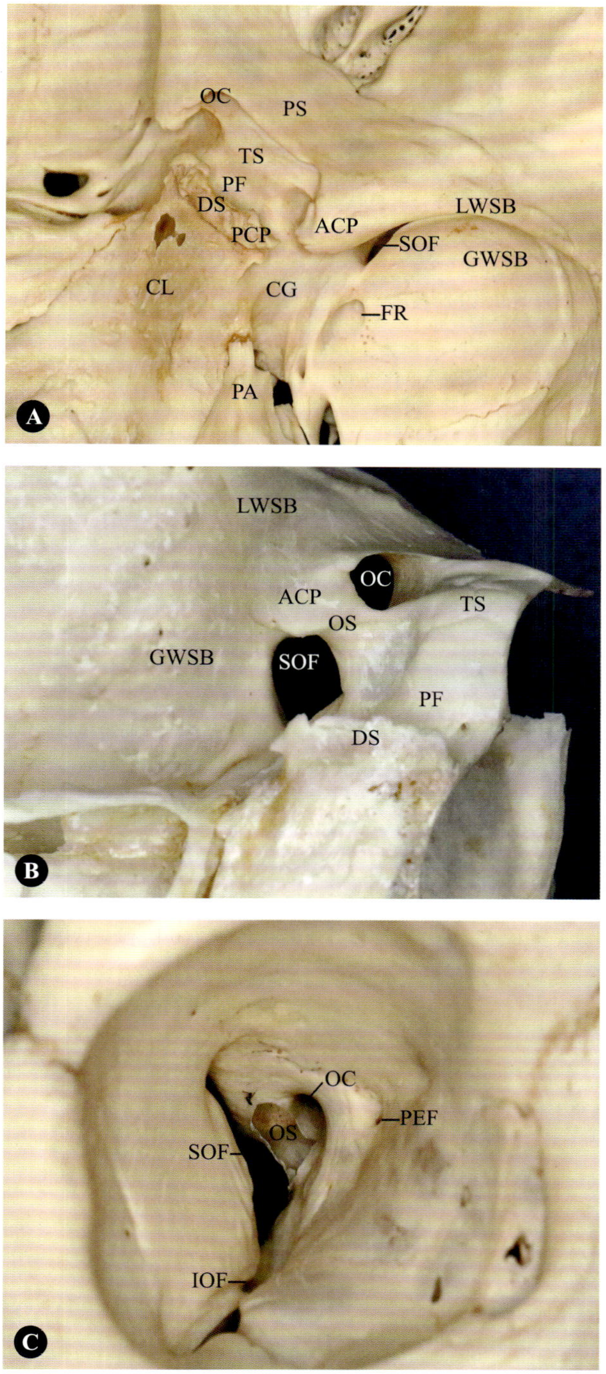

▲ 图 5-3　前床突与视柱

A. 右侧前床突与毗邻结构的关系；B. 左侧视柱后面观，可见其与前床突的结合处，缓慢向内下与蝶骨体融合；C. 右侧骨性眼眶前面观，注意本例标本中蝶窦的气房通过视柱深入到前床突内

PS. 蝶骨平台；OC. 视神经管；TS. 鞍结节；PF. 垂体窝；DS. 鞍背；PCP. 后床突；CL. 斜坡；ACP. 前床突；LWSB. 蝶骨小翼；GWSB. 蝶骨大翼；SOF. 眶上裂；CG. 颈动脉沟；FR. 圆孔；PA. 岩尖；OS. 视柱；PEF. 筛后孔；IOF. 眶下裂

（七）神经的解剖关系

在窦壁内或窦内的神经由上至下依次是动眼神经、滑车神经、眼神经和展神经（图 5-4C）。交感神经丛伴随颈内动脉穿行海绵窦。动眼神经、滑车神经和眼神经均在海绵窦外侧壁的内层走行，展神经在眼神经的内侧走行，其内侧与海绵窦段颈内动脉的外侧面紧贴，其外侧与眼神经的内侧面及海绵窦外侧壁内层相邻。

（八）海绵窦的三角

海绵窦的三角由汇聚于视神经管和眶上裂的视神经、动眼神经、滑车神经及眼神经所构成。

一共有 4 个海绵窦三角，即床突三角、动眼神经三角、滑车上三角和滑车下三角。切除前床突后可以显露出床突三角，该三角位于视神经和动眼神经之间；视柱位于三角的前部，床突段颈内动脉位于三角的中间，海绵窦菲薄的顶壁位于其后部。动眼神经三角是海绵窦顶壁的三角形硬膜结构，动眼神经经此三角进入海绵窦。该三角的后缘为从岩尖延伸到后床突的后岩床硬膜皱襞，外缘为从岩尖延伸到前床突的岩前床硬膜皱襞，内侧缘为连接前、后床突的床突间硬膜皱襞。滑车上三角位于动眼神经下缘和滑车神经上缘之间，这两个神经进入硬膜的位置的连线构成了该三角的第三个边，该三角非常狭窄。滑车下三角（Parkinson 三角）位于滑车神经下缘和眼神经上缘之间，该三角的第三条边为滑车神经进入硬膜处与三叉神经进入 Meckel 腔处的连线，颈内动脉的后曲和脑膜垂体干的起始处位于该三角内。

（九）动脉的解剖关系

海绵窦内有海绵窦段颈内动脉及其分支走行（图 5-4D）。颈内动脉在后床突的外侧穿出破裂孔，在此经过岩舌韧带的下方，急转向前，沿着颈动脉沟和蝶骨体的外侧部走行；在水平向前走行约 2cm 后，沿前床突的内侧面和视柱的背侧面向上走行，穿出海绵窦的顶壁。颈内动脉的床突段被外侧的前床突、前方的视柱和内侧的颈动脉沟紧密包绕，骨和动脉之间仅有一狭小的间隙。

（十）海绵窦内分支

脑膜垂体干是海绵窦内最近心端的分支，在海绵窦段颈内动脉离开破裂孔转向前方的第一个弯曲的尖端处或之前，起自于鞍背的外侧。脑膜垂体干在海绵窦顶壁附近分叉，通常分为 3 支：①小脑幕动脉，其走行于小脑幕的外侧；②垂体下动脉，

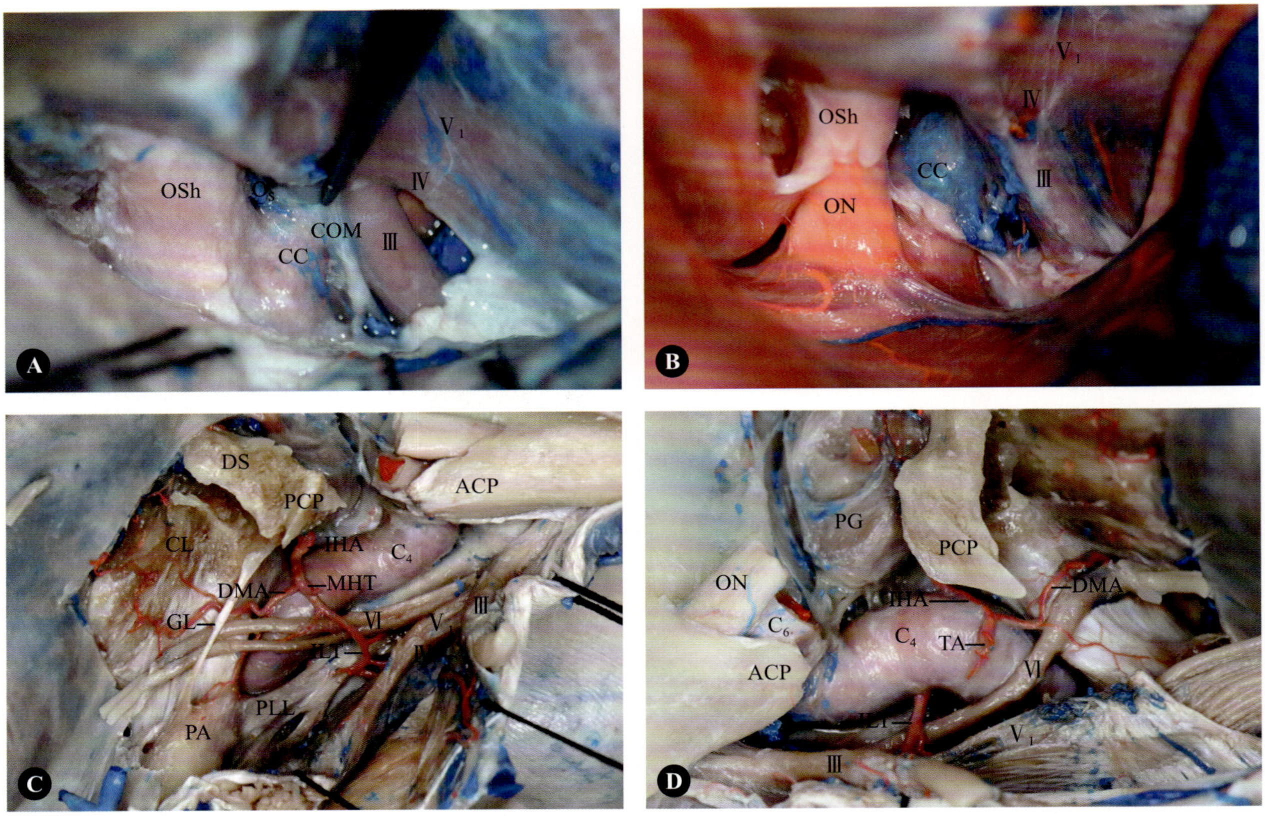

▲ 图 5-4 海绵窦的解剖

A. 去除右侧前床突，覆盖前床突下缘并向内侧延伸的硬膜层构成了硬膜下环（近环），又称之为颈内动脉动眼神经膜，此膜将床突下缘与动眼神经分隔开，向内侧延伸包绕颈内动脉，形成一个围绕颈内动脉的套环；B. 去除右侧前床突，可见硬膜下环和颈内动脉套环的下部与动脉壁并不相连，两者之间构成一狭窄的腔隙，有一薄层静脉通道走行于其中；C. 右侧海绵窦内的神经血管解剖关系，下外侧干由脑膜垂体干发出；D. 左侧海绵窦内的神经血管解剖关系

ACP. 前床突；PCP. 后床突；PG. 垂体；ON. 视神经；DS. 鞍背；CL. 斜坡；GL. 韧带；PA. 岩尖；OSh. 视神经鞘；OS. 视柱；C_4. 海绵窦段颈内动脉；C_6. 眼段颈内动脉；Ⅲ. 动眼神经；V_1. 三叉神经眼支（眼神经）；Ⅵ. 展神经；IHA. 垂体下动脉；DMA. 脑膜背侧动脉；TA. 小脑幕动脉；CC. 颈内动脉套环；COM. 颈内动脉动眼神经膜；Ⅳ. 滑车神经；MHT. 脑膜垂体干；ILT. 下外侧干；PLL. 岩舌韧带

走向内侧，供应神经垂体的被膜；③脑膜背侧动脉，穿入海绵窦后壁的硬膜，供应斜坡的硬膜和展神经。

脑膜垂体干有两型，即完全型和不完全型。完全型发出通常所见的 3 个动脉分支。不完全型发出通常所见的 1 支或者 2 支动脉，其他分支从海绵窦段的颈内动脉上直接发出。脑膜垂体干通常所见的 3 个分支也可以罕见地直接从海绵窦段颈内动脉上发出。下外侧干也可以很罕见地发自脑膜垂体干（图 5-4C）。

小脑幕动脉是脑膜垂体干最恒定的分支，向前走行至海绵窦顶壁，而后沿着小脑幕游离缘向后外侧走行。脑膜背侧动脉发自脑膜垂体干。垂体下动脉是脑膜垂体干 3 个常见分支中出现概率最少的分支，发出后向内侧走行，至神经垂体及其被膜，后与对侧同名动脉吻合，向鞍底硬膜供血。下外侧干发自颈内动脉海绵窦段的水平段中部的外侧面，大约在脑膜垂体干发出部位远端。McConnell 被膜动脉起自颈内动脉的内侧面，分支供应垂体的被膜或覆盖蝶鞍前壁和鞍底前部。它们经常缺如，仅见于约 1/4 的海绵窦标本。

二、手术适应证

翼点入路可以到达同侧和对侧的颅前窝底，同侧蝶骨嵴、眶部、鞍区、鞍旁、海绵窦、斜坡及岩斜区、同侧颅中窝底和颞底区域，从单侧即可显露整个 Willis 环。因此该入路适用于前循环和后循环动脉瘤的夹闭；颅前窝和颅后窝肿瘤，包括蝶骨嵴及前床突、鞍旁和海绵窦区肿瘤的切除。

三、术前准备

（一）手术体位

1. 将患者置于仰卧位，头朝对侧旋转 30°～45°，使颧骨隆突位于术野最高点，然后将颈部轻度向下过伸，头顶部向下屈 10°～30°，使额叶自然下垂，与颅前窝底分离。

2. 头架固定：为了避免 Mayfield 头架阻挡术野显露，应将双钉置于同侧乳突区域或更靠后方的枕骨区域，单钉置于对侧额部正对瞳孔中线上，尽量避免经过颞肌区域进行固定。

（二）皮肤切口

1. 切口的确切位置取决于不同患者颅内病变的具体位置、额窦的气化情况及发际的位置。头皮切口起于耳屏前方、上方 1cm 处，垂直于颧弓方向到达颞嵴，自颞嵴开始切口急转向前到达发际内中线旁 1～2cm 处。

2. 从中线至颞上线，皮肤全层切开，从颞上线到颧弓部位仅切开颞浅筋膜浅层，沿浅、深两层筋膜间进行分离，显露颞浅筋膜深层，以便随后进行筋膜间分离。

四、手术步骤和方法

（一）筋膜间分离

1. 颞浅筋膜覆盖于颞肌并且附着于颞上线和颧弓，当翻起皮瓣时到达颞肌的前 1/4 时，可显露颞浅筋膜浅层和下方的脂肪垫。自颞线下方沿皮瓣的折返面向下弧形切开颞浅筋膜浅层至筋膜于颧骨的附着点处，并将有面神经颞支走行的脂肪垫一起翻开，小心地将脂肪垫牵向前方，显露下方的颞肌及表面覆盖的颞浅筋膜深层及少量脂肪（图 5-5A）。

2. 颞浅筋膜深层在颧骨和额颧突的内侧附着点上用电刀切开，邻近的骨膜、颞深筋膜在额颧突内侧面的起始处也一并切开。将颞肌及其筋膜于骨膜下向后下翻开，直至到达与颧弓平行的颅中窝底（图 5-5B）。翻开颞肌后，颞窝的大部分即敞开，显露翼点、大部分颞骨鳞部、蝶骨大翼及颧骨顶骨延伸至颞窝的部分（图 5-5C）。

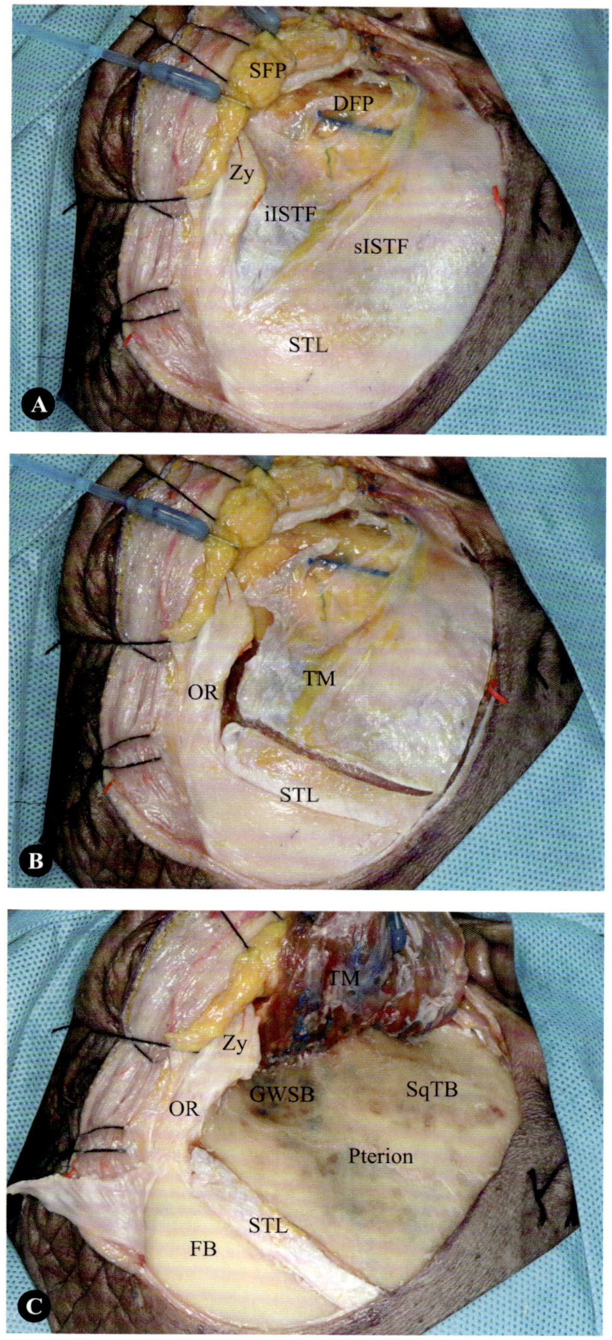

▲ **图 5-5　手术显露**

A. 沿帽状腱膜下游离皮瓣并向下翻开，筋膜间分离颞浅筋膜的浅深两层，注意保护走行于浅层脂肪垫内的面神经颞支；B. 颞浅筋膜深层在颧骨和额颧突的内侧附着点上用电刀切开，邻近的骨膜、颞深筋膜在额颧突内侧面的起始处也一并切开；C. 向下方牵开颞肌，沿颞上线保留一部分肌筋膜

SFP. 浅层脂肪垫；DFP. 深层脂肪垫；Zy. 颧骨；slSTF. 颞浅筋膜浅层；iISTF. 颞浅筋膜深层；STL. 颞上线；OR. 眶缘；Pterion. 翼点；TM. 颞肌；GWSB. 蝶骨大翼；SqTB. 颞骨鳞部；FB. 额骨

（二）开颅术

1. 根据术者的习惯和病变的位置，选择 1～4 个钻孔的位置。一般选择 3 个位于颞肌下的钻孔可以起到更好的术后美容效果（图 5–6A）。第一孔（关键孔）也称为 Dandy 孔，此孔位于蝶额缝的上方，颞上线的下方，额颧缝的后方。第二孔位于颧弓根上方颞蝶缝后方的颞骨鳞部。第三孔位于颞上线的下方，即保留的颞肌肌袖的下方，冠状缝的后方。最后一孔位置可根据手术需要进行灵活的调整。

2. 在钻好的骨孔处使用 Penfield 剥离子（小弯形剥离子）将硬脑膜从颅骨内板上分离，在骨孔内事先填塞小片吸收性明胶海绵有助于硬膜与骨面的分离并起到止血的作用。

3. 使用铣刀将骨孔连接起来，眶上孔（眶上切迹）可以作为骨瓣内侧的边界标志。靠近颅中窝底的骨质应最后铣开。

4. 铣开骨瓣后，轻柔地抬起骨瓣，同时用剥离子将硬脑膜从颅骨内板上剥离。取出骨瓣后使用双极电凝、吸收性明胶海绵及骨蜡妥善止血。在骨缘钻若干小孔，将硬脑膜悬吊于骨缘上，防止术中渗血流入术野或由于硬脑膜剥离形成硬膜外血肿（图 5–6B）。

5. 借助手术显微镜，轻轻分离并牵开蝶骨嵴周围硬脑膜，用高速电钻继续向下将蝶骨大翼、蝶骨小翼、颞骨鳞部及眶顶骨质磨平（图 5–6C）。在颅内压力较高的情况下，可以事先在额部或颞部的硬脑膜切口线上做小切口，释放部分脑脊液后再进行硬脑膜外骨质的磨除，这样操作可以减少对脑组织的牵拉。

在磨除蝶骨嵴骨质的过程中，总会遇到一个小的桥血管即眶脑膜动脉（meningo-orbital artery，MOA）（眼动脉与脑膜中动脉的吻合支）（图 5–6D），由于该血管穿行于蝶骨嵴骨质之中，因此术中不可避免地会有来自其分支的出血，可以采用骨蜡，大号金刚砂钻头干磨等方法来妥善止血。在磨除蝶骨嵴后所创造出的锥形空间内尽量不要填塞过多骨蜡和止血材料，以免阻碍锥形空间的视野。

（三）切除前床突

为了更好地显露床突段颈内动脉及鞍旁区域，应该进一步磨除前床突。首先应在充分磨除蝶骨小翼骨质的基础上显露并切断位于眶上裂外侧的眶脑膜韧带（meningo-orbital band，MOB）（图 5–7A），显露出前床突骨质，进一步游离开前床突中外侧部的硬脑膜（图 5–7B），然后用高速磨钻磨断前床突的颈部（图 5–7C），慢慢取出前床突的尖部（图 5–7D），切忌使用暴力直接用咬骨钳咬除前床突，这样会有损伤到眶尖附近组织，如视神经、颈内动脉、动眼神经的风险。

前床突切除后可以显露海绵窦顶壁的前部和床突三角，打开围绕颈内动脉的远侧硬膜环，这样才能移动床突段的颈内动脉和眼动脉的起始部，蝶

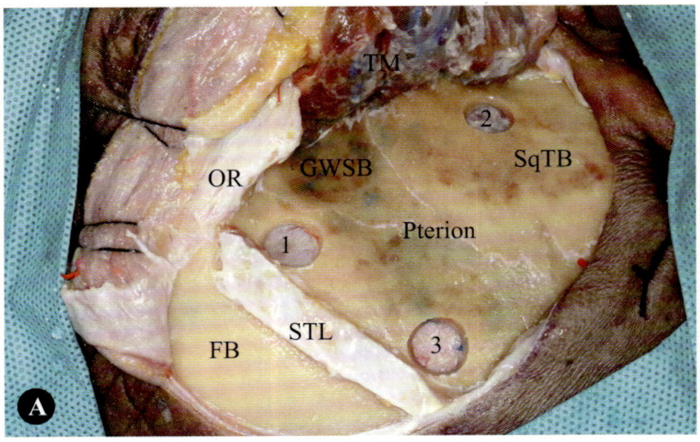

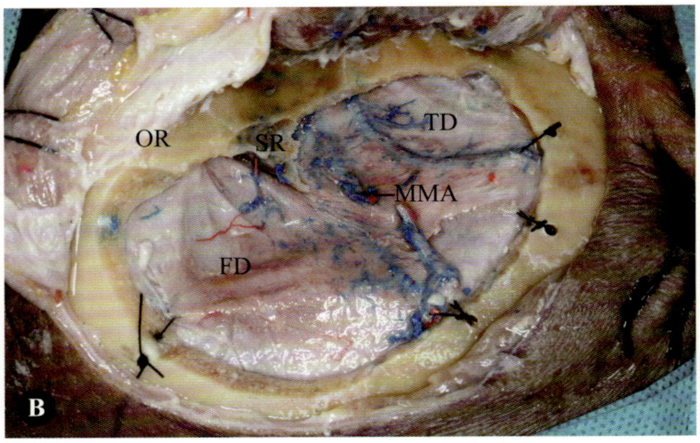

▲ **图 5–6　开颅技术**

A. 选择 3 个位于颞肌下的钻孔：第一孔（关键孔）也称为 Dandy 孔，此孔位于蝶额缝的上方，颞上线的下方，额颧缝的后方。第二孔位于颧弓根上方颞蝶缝后方的颞骨鳞部。第三孔位于颞上线的下方，即保留的颞肌肌袖的下方，冠状缝的后方。B. 轻柔抬起骨瓣，同时用剥离子将硬脑膜从颅骨内板上剥离。在骨缘钻若干小孔，将硬脑膜悬吊于骨缘上，防止术中渗血流入术野或由于硬脑膜剥离形成硬膜外血肿

OR. 眶缘；SR. 蝶骨嵴；FD. 额部硬脑膜；TD. 颞部硬脑膜；Periorbita. 眶骨膜；RO. 眶顶；MOA. 眶脑膜动脉；GWSB. 蝶骨大翼；Pterion. 翼点；TM. 颞肌；SqTB. 颞骨鳞部；FB. 额骨；STL. 颞上线

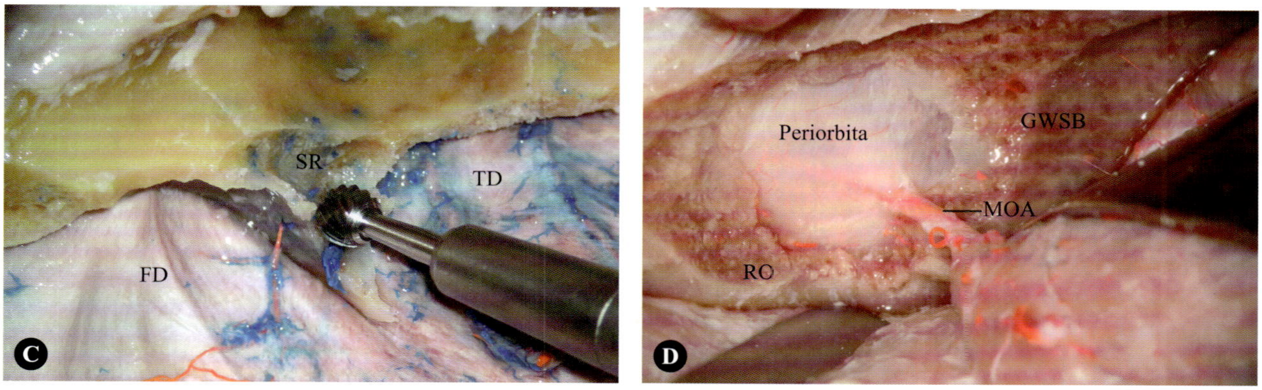

▲ **图 5-6（续）　开颅技术**

C. 用高速电钻将蝶骨嵴、颞骨鳞部及眶顶骨质磨平；D. 在磨除蝶骨嵴骨质的过程中，会遇到一条穿行于蝶骨嵴骨质之中桥血管即眶脑膜动脉（眼动脉与脑膜中动脉的吻合支）

OR. 眶缘；SR. 蝶骨嵴；FD. 额部硬脑膜；TD. 颞部硬脑膜；Periorbita. 眶骨膜；RO. 眶顶；MOA. 眶脑膜动脉；GWSB. 蝶骨大翼；Pterion. 翼点；TM. 颞肌；SqTB. 颞骨鳞部；FB. 额骨；STL. 颞上线

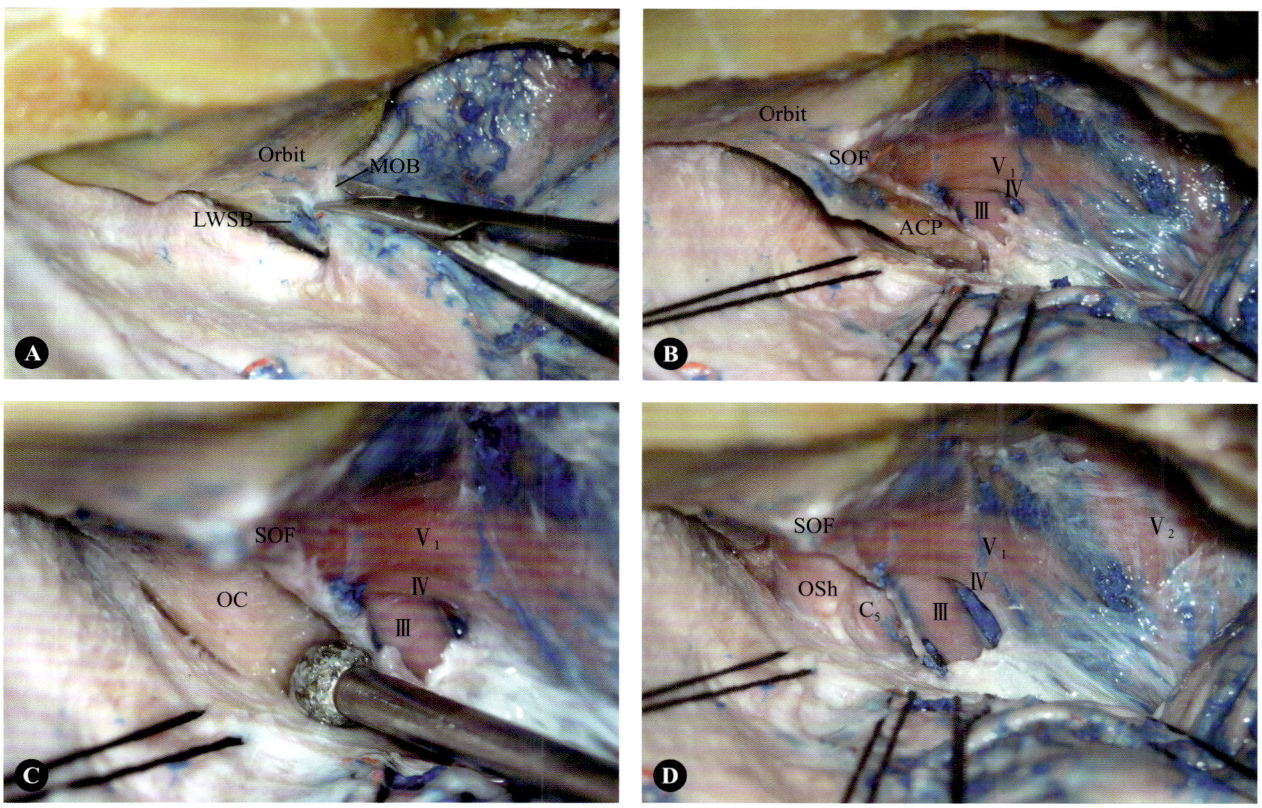

▲ **图 5-7　磨除前床突**

A. 双极电凝后用显微剪刀剪断眶脑膜韧带；B. 剪断眶脑膜韧带后可进一步分离硬膜以显露前床突及海绵窦外侧壁；C. 金刚砂磨钻磨除前床突；D. 去除前床突后可充分显露视神经鞘及床突段颈内动脉

MOB. 眶脑膜韧带；LWSB. 蝶骨小翼；Orbit. 眶；ACP. 前床突；SOF. 眶上裂；OC. 视神经管；OSh. 视神经鞘；C_5. 床突段颈内动脉；Ⅲ. 动眼神经；Ⅳ. 滑车神经；V_1. 三叉神经眼支（眼神经）；V_2. 三叉神经上颌支（上颌神经）

窦腔内的视神经颈内动脉隐窝通过视柱与前床突相连，有时在气化良好的标本上，该隐窝可通过视柱一直延伸到前床突的基底部，因此会在磨除前床突时撕破黏膜从而进入蝶窦腔。

（四）显露海绵窦

到达鞍内、鞍上及鞍旁区域的翼点入路可以显露海绵窦的顶壁及外侧壁，也可用于邻近的眶及鞍上区域的显露。眶颧入路是额颞开颅的扩展，可以根据需要将不同范围的眶上缘、眶外侧缘和颧弓一并取下，其可以连同额颞骨瓣一起成形，也可在额颞（翼点）骨瓣成形后再单独取下。不切除眶颧的额颞入路适用于那些严格位于鞍上及鞍旁的颅内病变。

到达海绵窦外侧壁的入路需要将外侧壁的硬膜外层从内层上剥离下来（图 5-8A）。剥离从前外侧的蝶骨大翼开始，向眶上裂方向剥离，眶上裂处颅骨膜与眶骨膜相延续，在眶上裂外侧缘的硬膜和眶骨膜结合处锐性切开，即可将颅中窝底的硬膜剥离，并继续向内沿窦壁分离。将海绵窦外侧壁硬膜的外层（脑膜层）与内层（骨膜层）分离，显露动眼神经、滑车神经、眼神经、上颌神经、下颌神经和半月节。将外侧壁的两层硬膜分离后可以清楚看到海绵窦外侧壁内层的神经结构。通常在最接近病变的部位或者病变侵入或膨出并使外侧壁变形的部位显露。显露肿瘤后通常在外侧壁最膨隆的部位切开，一般在三叉神经眼支、上颌支之间切开。肿瘤一般通过扩大了的 Meckel 腔的开口侵入到颅后窝，可以循此路径到达颅后窝并切除之。在此入路中，可显露外侧壁的半透明内层下走行的神经，并不需要直接打开并进入海绵窦内。

（五）切开硬脑膜

1. 围绕外侧裂将硬脑膜做半圆形切开，基底朝向已被磨平的蝶骨嵴和眶部，硬脑膜瓣用丝线贯穿缝合紧贴在蝶骨嵴上悬吊，以保证自蝶骨嵴至颅底的视线没有任何阻碍。

2. 将额叶轻柔地自颅底面牵拉抬起，可到达颈动脉池、视交叉池和终板池，由此释放脑脊液可为手术操作提供充分的空间（图 5-8B 和 C）。如果在打开上述脑池仍无法释放出足够的脑脊液时，需打开对侧脑池和脚间池或切开终板以充分放出脑脊液。

3. 分离外侧裂远端，用蛛网膜刀在额下回岛盖部锐性分离外侧裂。一般情况下外侧裂的蛛网膜薄而透明，很容易分辨出其下方走行的血管。在分离侧裂时应在侧裂静脉的额侧切开蛛网膜，这样当牵开额叶时，这些静脉就不会跨过外侧裂而阻碍对深部结构的显露和操作。外侧裂分离的最后一步是分离与额叶粘连非常紧密的颞叶最前内侧部分。通常可见眶额回紧紧地压在相对应的颞叶上，因此扭曲了此处的侧裂池（图 5-8D）。

4. 当完全分开侧裂池后，额叶和颞叶从蝶骨嵴及眶顶分离，是锥形空间的尖端扩大。当颈动脉池、视交叉池、终板池及脚间池也打开后，可以形成一个较大的圆锥形空间，这一空间突出了翼点入路的价值，即使得在术中轻度或不牵拉脑组织的情况下，形成一条直达脑底的手术路径（图 5-8E 至 H）。

（六）切除后床突

为了充分显露脚间池及蝶岩斜区域占位，有时还需要进一步切除后床突（图 5-9）。首先在后床突的硬脑膜表面切一小口，然后用双极电凝止血，用小号金刚砂磨钻或 Kerrison 咬骨钳将后床突骨质去除，骨面出血可以骨蜡填塞止血。在磨除后床突后，可增加对于脚间池和斜坡区域的显露。

（七）关颅

水密缝合硬脑膜后，检查额窦是否开放，如果存在窦腔开放需仔细封闭额窦。选用合适的钛板固定骨瓣，并使用不可吸收缝线将颞肌缝合到肌袖上。最后逐层对位缝合帽状腱膜及皮肤。

五、要点与注意事项

• 尽量将切口下缘靠近耳屏前方，这样可以避免损伤面神经颞支。

• 避免损伤颞浅动脉是非常重要的，因为该动脉是皮瓣的主要血供来源。

• 开放的额窦需要妥善处理，避免术后脑脊液漏、颅内感染、颅内积气及额窦黏液囊肿的发生。

• 在磨除气化良好的前床突时有可能会撕破黏膜从而进入蝶窦腔。此时可将蝶窦黏膜自骨面分离并电凝，使之回缩。缺损处用小块肌肉或脂肪填塞，并使用生物蛋白胶加固。

• 在遇到来自海绵窦的出血时，可采用抬高头位，同时用小块速即纱填塞来从容应对，切忌向海绵窦内盲目填塞大量速即纱，这样操作会有损伤走

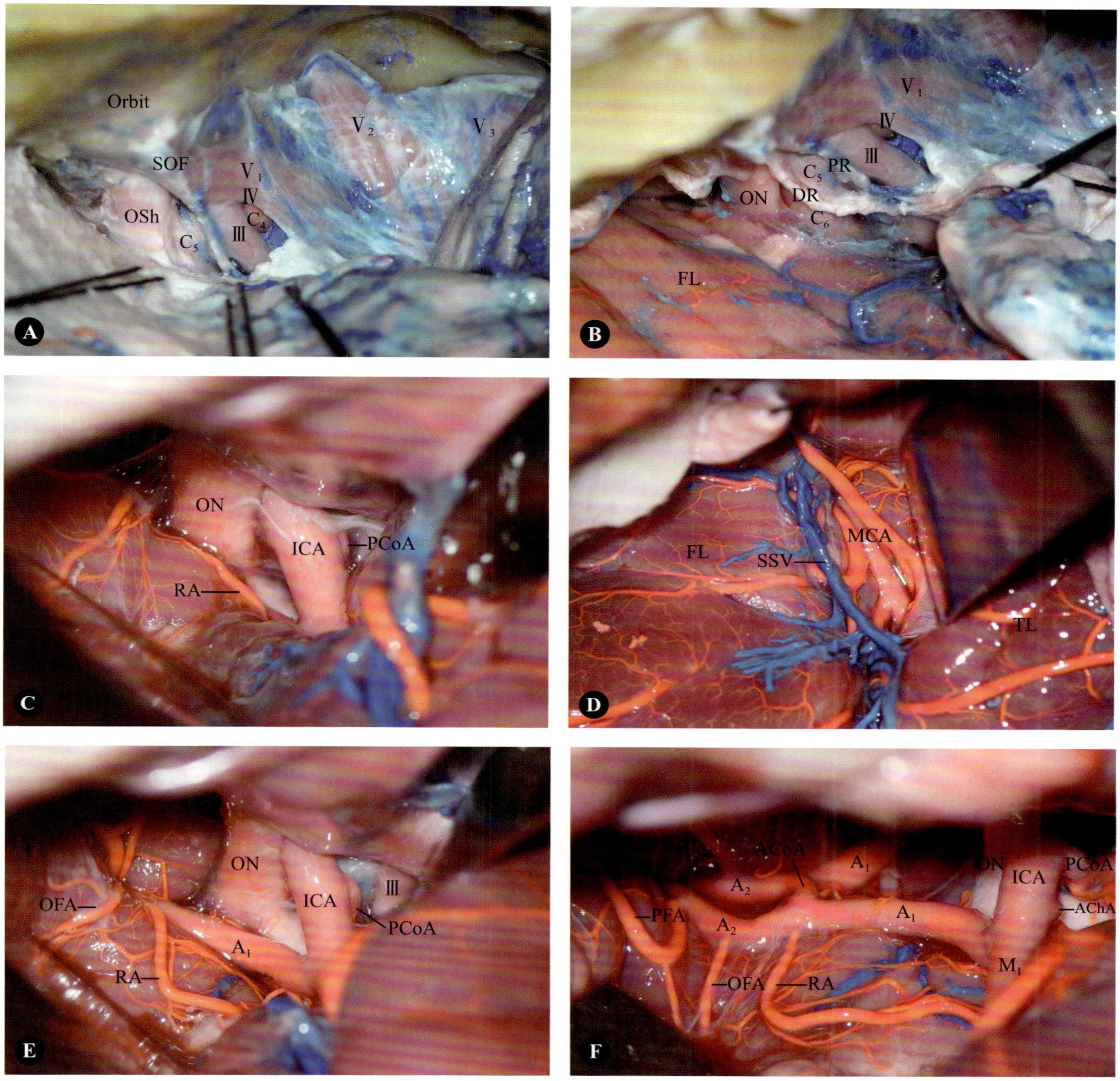

▲ 图 5-8　手术显露

A. 进一步向后方将海绵窦外侧壁的硬膜外层从内层上剥离下来，以显露下颌神经（V_3）。B. 剪开硬脑膜，可显露颈动脉池、视交叉池和终板池。C. 将额叶轻柔的自颅底面牵拉抬起，分离外侧裂近端，充分开放颈动脉池、视交叉池和终板池，可由此释放脑脊液为手术操作提供充分的空间。D. 用蛛网膜刀在额下回岛盖部锐性分离外侧裂。一般情况下外侧裂的蛛网膜薄而透明，很容易分辨出其下方走行的大脑中动脉。必须小心分离以免损伤浅表的大脑中静脉系统（侧裂静脉），该静脉通常走行于侧裂颞侧，由一条或多条静脉汇合而成，回流至蝶顶窦。E. 分离外侧裂后，进一步抬起额叶可显露大脑前动脉 A_1 段及 Heubner 回返动脉。F. 进一步牵拉额叶可显露双侧大脑前动脉 A_1 段、A_2 段及前交通动脉

Orbit. 眶；SOF. 眶上裂；OSh. 视神经鞘；C_5. 床突段颈内动脉；C_4. 海绵窦段颈内动脉；C_6. 眼段颈内动脉；ON. 视神经；ICA. 颈内动脉；PCoA. 后交通动脉；AChA. 脉络膜前动脉；A_1. 大脑前动脉 A_1 段；ACoA. 前交通动脉；A_2. 大脑前动脉 A_2 段；MCA. 大脑中动脉；M_1. 大脑中动脉 M_1 段；RA. 回返动脉；OFA. 眶额动脉；PFA. 额极动脉；Ⅲ. 动眼神经；Ⅳ. 滑车神经；V_1. 三叉神经眼支（眼神经）；V_2. 三叉神经上颌支（上颌神经）；V_3. 三叉神经下颌支（下颌神经）；PCA. 大脑后动脉；SCA. 小脑上动脉；DR. 远端硬膜环；PR. 近端硬膜环；FL. 额叶；TL. 颞叶；SSV. 侧裂浅静脉

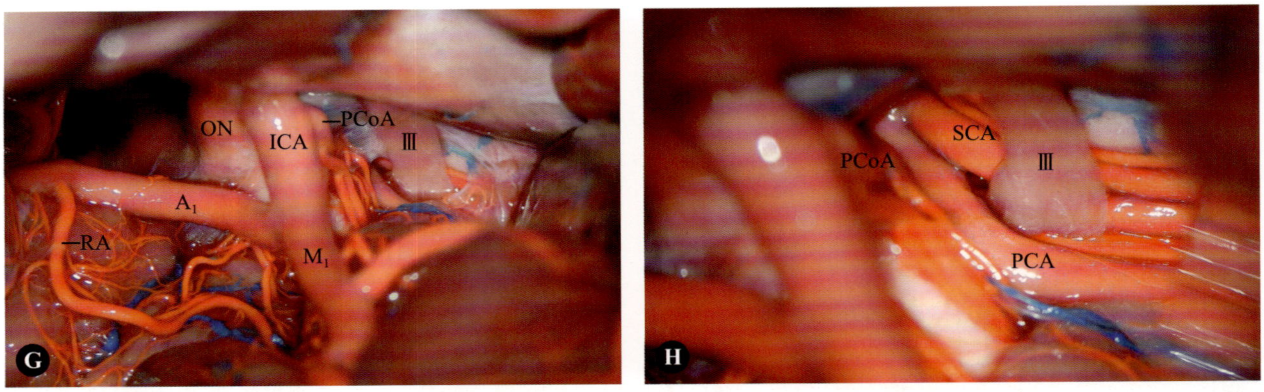

▲ **图 5-8（续） 手术显露**

G. 向后方牵开颞极，可显露动眼神经及小脑幕缘。H. 打开 Liliequist 膜，可显露走行于脚间池及环池前部的大脑后动脉及小脑上动脉

Orbit. 眶；SOF. 眶上裂；OSh. 视神经鞘；C_5. 床突段颈内动脉；C_4. 海绵窦段颈内动脉；C_6. 眼段颈内动脉；ON. 视神经；ICA. 颈内动脉；PCoA. 后交通动脉；AChA. 脉络膜前动脉；A_1. 大脑前动脉 A_1 段；ACoA. 前交通动脉；A_2. 大脑前动脉 A_2 段；MCA. 大脑中动脉；M_1. 大脑中动脉 M_1 段；RA. 回返动脉；OFA. 眶额动脉；PFA. 额极动脉；Ⅲ. 动眼神经；Ⅳ. 滑车神经；V_1. 三叉神经眼支（眼神经）；V_2. 三叉神经上颌支（上颌神经）；V_3. 三叉神经下颌支（下颌神经）；PCA. 大脑后动脉；SCA. 小脑上动脉；DR. 远端硬膜环；PR. 近端硬膜环；FL. 额叶；TL. 颞叶；SSV. 侧裂浅静脉

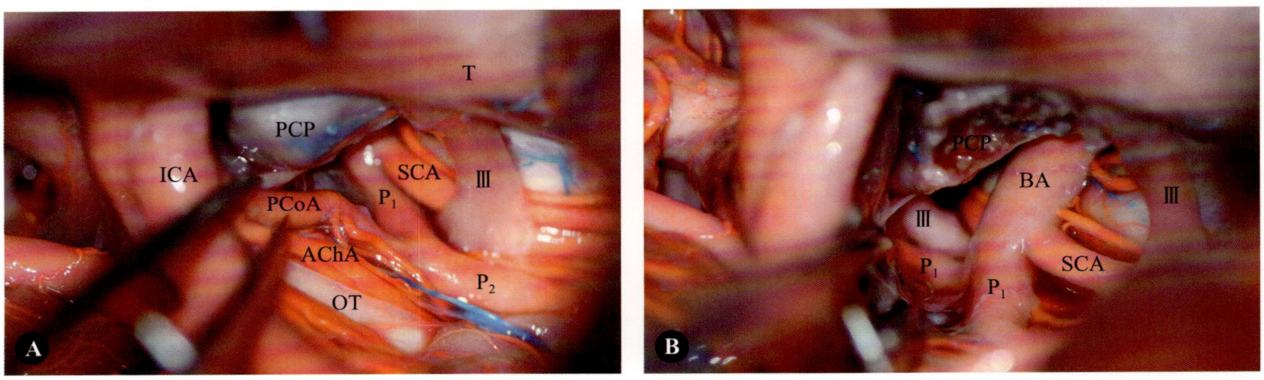

▲ **图 5-9 磨除后床突**

A. 轻柔牵开颈内动脉，可见后床突阻碍了对于脚间池及基底动脉顶端的显露；B. 去除部分后床突骨质后，可显露位于脚间池及桥前池上部的基底动脉分叉与双侧大脑后动脉和小脑上动脉的起点

ICA. 颈内动脉；PCP. 后床突；PCoA. 后交通动脉；AChA. 脉络膜前动脉；SCA. 小脑上动脉；P_1. 大脑后动脉 P_1 段；P_2. 大脑后动脉 P_2 段；OT. 视束；T. 小脑幕缘；Ⅲ. 动眼神经

行于海绵窦内脑神经的风险。

• 在进入海绵窦及眶上裂时，建议使用神经电生理对眼外肌进行实时监测。

• 在术中，脑棉片、速即纱甚至吸收性明胶海绵都有可能被卷入磨钻内，因此在硬膜内磨除后床突骨质时，需事先取走位于术野内的脑棉片，用压薄的小块骨蜡来保护脑组织是最安全的。

典型病例

病例 1：翼点入路鞍结节脑膜瘤切除术（图 5-10 至图 5-12）

患者，女性，47 岁，左眼视力下降 3 个月，左眼视力 0.6，右眼视力正常。头颅 MRI 示蝶鞍左前方占位。

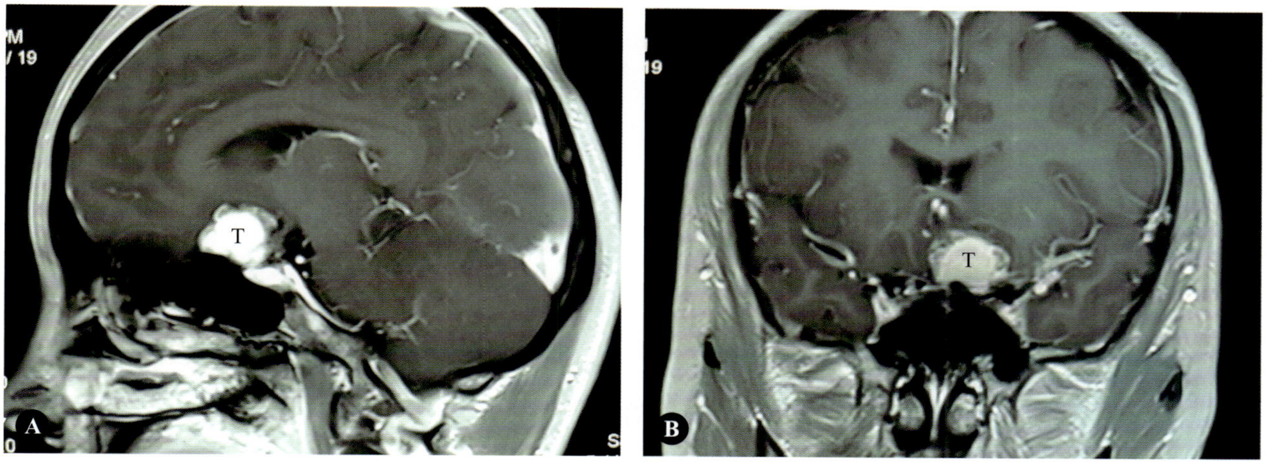

▲ 图 5-10　术前增强 MRI

A. 矢状位像，示病变位于鞍结节上方，基底宽，边界清，均匀增强；B. 冠状位像，示病变位于鞍结节上方偏向左侧。T. 肿瘤

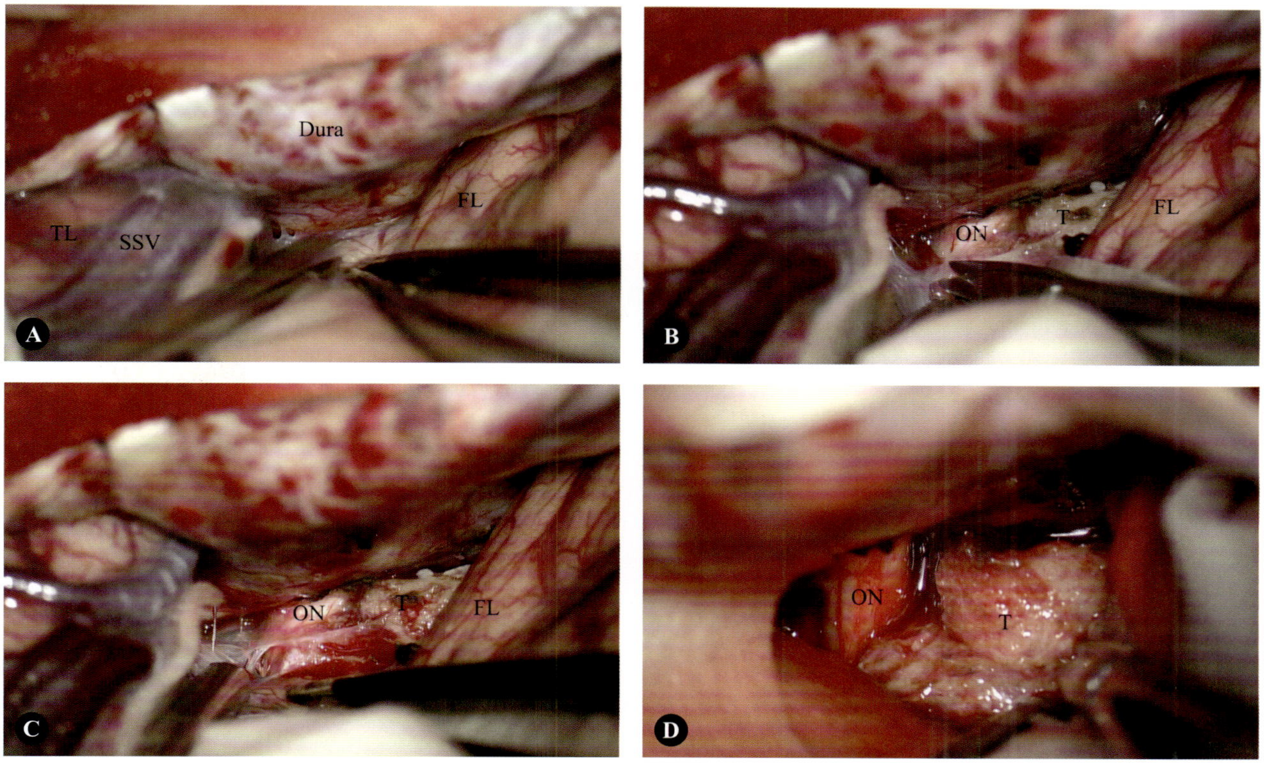

▲ 图 5-11　术中显露与肿瘤切除

A. 左侧翼点入路，打开硬脑膜后，首先轻柔牵拉额叶，以显露颈动脉池释放脑脊液，以便为手术操作提供必要的空间；B. 已显露左侧视神经及位于鞍结节区域的肿瘤，用显微剪刀锐性剪开颈动脉池的蛛网膜充分释放脑脊液；C. 进一步牵拉额叶底面并分离侧裂近端以扩大操作空间；D. 电凝切断肿瘤基底血供并分块切除肿瘤组织

FL. 额叶；TL. 颞叶；SSV. 侧裂浅静脉；Dura. 硬脑膜；ON. 视神经；T. 肿瘤；ICA. 颈内动脉；PS. 垂体柄；Chiasm. 视交叉

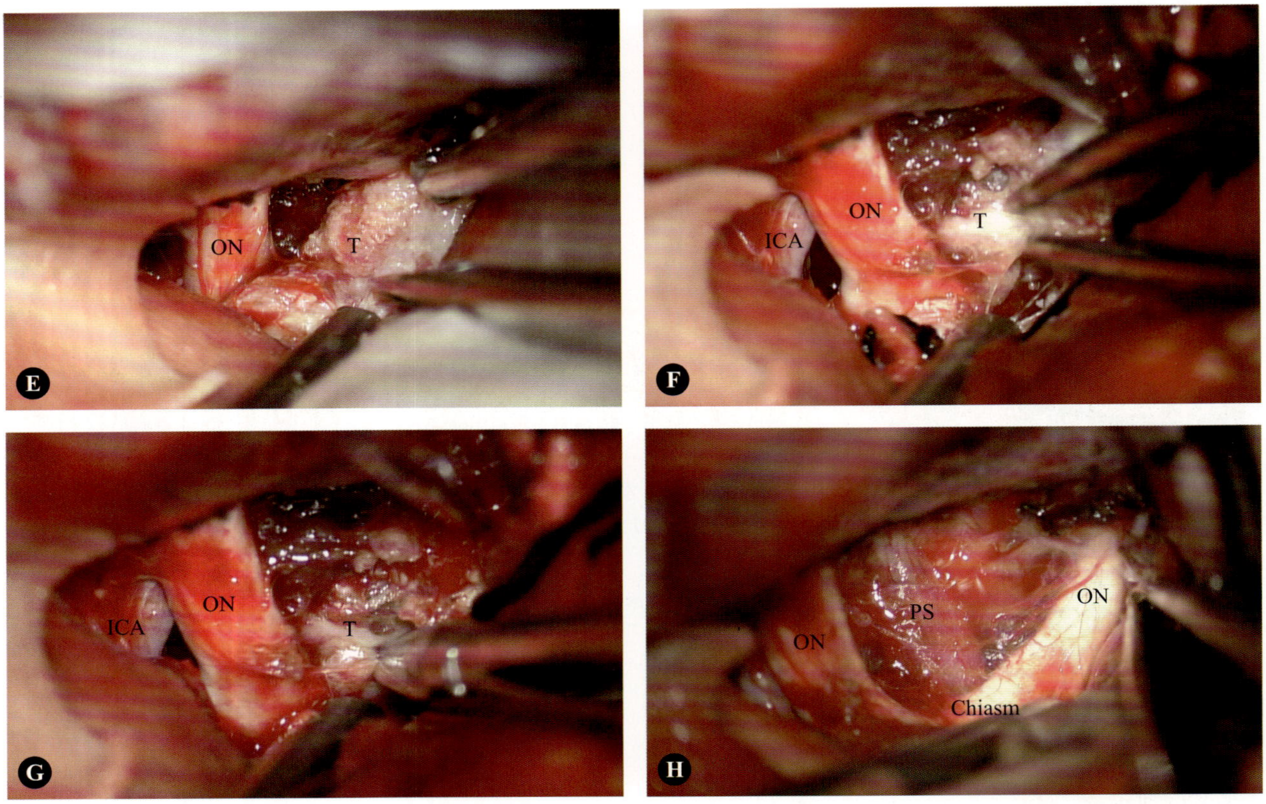

▲ **图 5-11（续） 术中显露与肿瘤切除**

E. 轻柔分离肿瘤与视神经之间的蛛网膜界面；F. 在充分进行肿瘤切除后，开始分离肿瘤与视神经之间的粘连，注意在此处操作时尽量动作轻柔，避免对视神经的牵拉；G. 进一步锐性分离肿瘤与视交叉之间的蛛网膜界面；H. 电凝肿瘤基底附着处的硬脑膜，切除全部肿瘤后可见双侧视神经、视交叉及垂体柄

FL. 额叶；TL. 颞叶；SSV. 侧裂浅静脉；Dura. 硬脑膜；ON. 视神经；T. 肿瘤；ICA. 颈内动脉；PS. 垂体柄；Chiasm. 视交叉

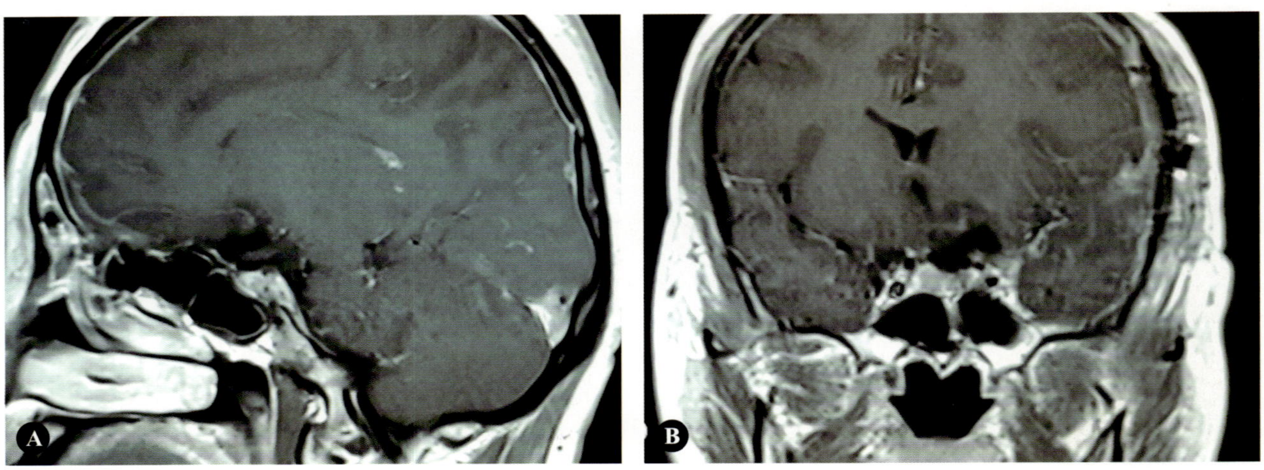

▲ **图 5-12 术后 MRI 复查**

A. 矢状位像，显示位于鞍结节上方的肿瘤已切除；B. 术后 MRI 冠状位像，显示位于鞍区上方的肿瘤已切除

病例 2：翼点入路颅咽管瘤切除术（图 5-13 和图 5-14）

患者，女性，71 岁，双眼进行性视力下降、全身乏力 6 个月，左眼视力 0.5，右眼视力 0.6。头颅 CT 示鞍上池等密度类圆形占位，增强 MRI 示鞍上池类圆形占位不规则环状增强，占据第三脑室空间。

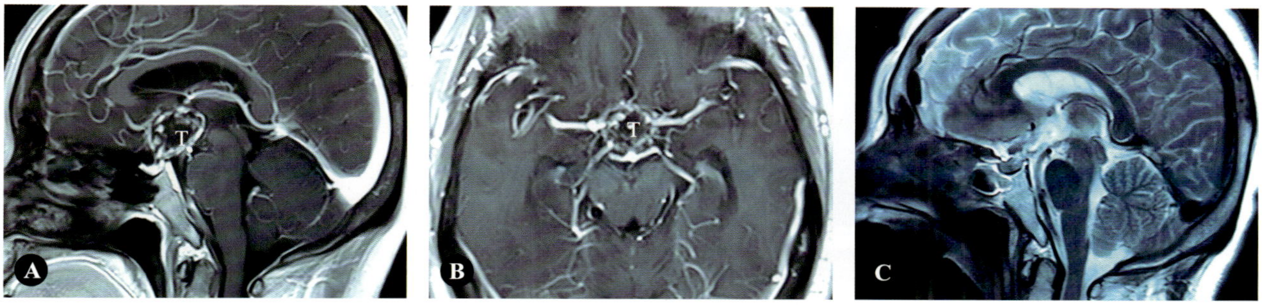

▲ 图 5-13　术前与术后增强 MRI 检查

A. 矢状位像，示病变位于鞍上池并突入第三脑室内，不均匀环状增强；B. 轴位像，示病变不均匀环状增强，与颅内动脉关系紧密；C. 术后复查矢状位像，显示位于鞍上池及第三脑室内的肿瘤已切除。T. 肿瘤

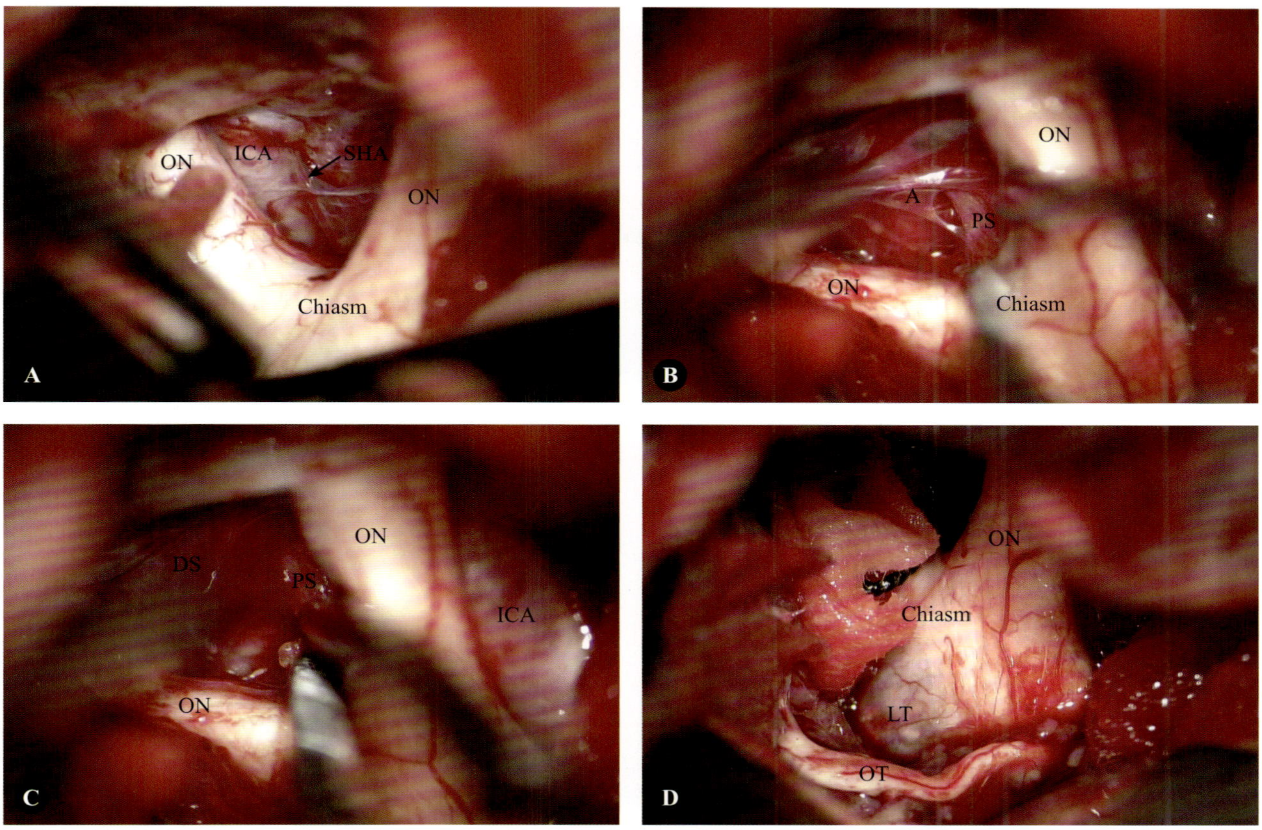

▲ 图 5-14　右侧翼点入路

A. 显露对侧视神经与颈内动脉。注意观察由颈内动脉内侧壁所发出向内侧走行的垂体上动脉。B. 探查第一间隙，可见垂体柄及环绕其周围的蛛网膜袖套。C. 分离蛛网膜袖套，可见位于其下方的鞍膈。D. 进一步牵拉额叶底面，可显露位于视交叉后方的终板，透过菲薄的终板隐约可见位于其下方的肿瘤组织

ON. 视神经；Chiasm. 视交叉；ICA. 颈内动脉；SHA. 垂体上动脉；A. 蛛网膜；PS. 垂体柄；LT. 终板；OT. 嗅神经；T. 肿瘤

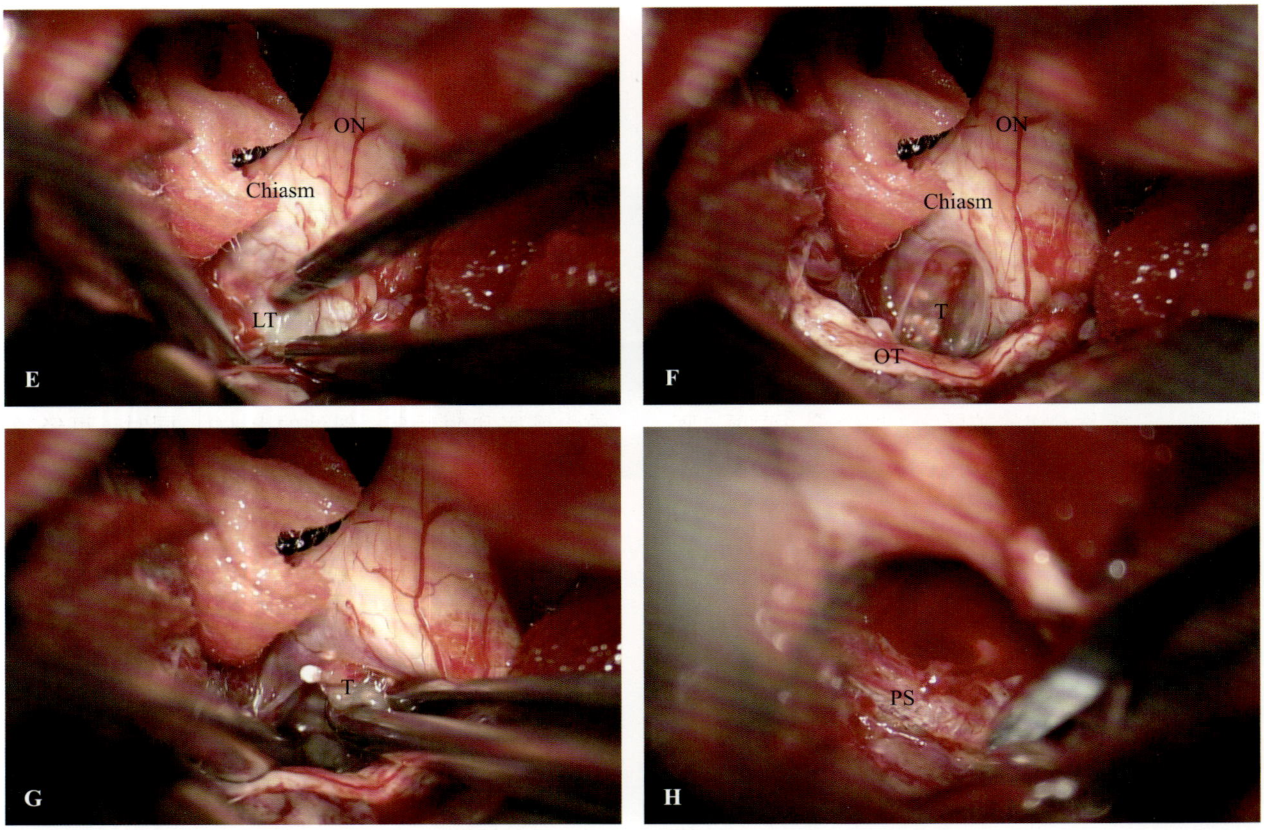

▲ 图 5-14（续） 右侧翼点入路

E. 选择通过终板来显露肿瘤组织。F. 经终板通道显露位于第三脑室内的肿瘤组织。G. 用取瘤钳分块切除位于第三脑室内的肿瘤组织。H. 经终板通道已将肿瘤组织切除，可见位于第三脑室底的残余的垂体柄

ON. 视神经；Chiasm. 视交叉；ICA. 颈内动脉；SHA. 垂体上动脉；A. 蛛网膜；PS. 垂体柄；LT. 终板；OT. 嗅神经；T. 肿瘤

（汤文龙　刘庆国）

第6章 额颞 – 眶颧入路

额颞 – 眶颧入路（FTOZ），简称为眶颧入路（orbitozygomatic approach，OZA），或称颅 – 眶 – 颧入路，是额颞入路的扩展。入路消除了眶顶、眶外侧壁及颧弓的阻挡，以较短的距离和最小的脑牵拉安全地到达和显露深部病变。眶颧入路提供了广阔的手术空间，可以更好地、有效地显露和处理眼眶、眶尖、蝶骨嵴、海绵窦、斜坡及颅前窝和颅中窝底、脚间窝、基底动脉周围及眶外下区等处的病变。结合前床突磨除，可以减轻额叶及颞叶的牵拉，降低脑组织牵拉性损伤的风险。

眶颧入路首次由Pellerin等（1984）报道，1986年，Hakuba（1986）对眶颧入路进行了改进，首次提出“眶颧 – 颞下入路”这个名称，采用额颞眶开颅术、眶颧骨截骨术和眶外侧壁、蝶骨大翼外侧的切除，成功地处理了鞍旁脚间窝、蝶骨嵴中内1/3、岩骨斜坡区的脑膜瘤、三叉神经鞘瘤和基底动脉顶端动脉瘤，并于1989年改良了手术切口，扩大了游离骨瓣和骨窗的范围。Zabramski等（1998）提出的眶颧开颅手术技术是一种出色的手术入路，可促进广泛的手术显露，在手术过程中易于进行眼眶重建，并具有令人满意的术后美学效果。

眶颧入路在颅底外科中是具有革命性的，它提供了颅前窝底的全景视野，最大限度地减少了对大脑的牵拉。眶颧入路包括一组涉及额叶、颞叶和鞍区，以及眶壁和颧骨的手术技术，结合了翼点入路和颞前入路的优点，同时改善了显微镜的视角。眶颧入路扩展了额下入路的视野，减少了脑牵拉的必要，以获得颅前窝底充分显露。可提供从下至上的卓越视野和手术空间，同时也是一种高灵活度和自由度的手术入路。因此，它为颅前窝、颅中窝底提供了最好的视野。

眶颧入路是在翼点入路的基础上切除眶缘、眶顶和颧弓，去眶、去颧的作用是将翼点入路深的、狭窄的操作空间拓宽为眶颧入路浅的、宽广的手术通道，使器械和病变部位直接距离比翼点和外侧裂入路更近，为手术提供广阔、多方向的径路以达前中颅底和颅后窝、斜坡的上1/3。同时，可经额下、外侧裂，颞下多角度对深部病变进行观察和操作。

眶颧入路与标准翼点入路相比，由于去除了眶缘、眶顶和颧弓，眼球被向前牵开，颞肌被向下牵开，手术野范围扩大，由下向上的视角增大，在天幕切迹、终板方向的观察范围明显扩大；对上斜坡病变的显露范围也有所扩大，观察和工作角度显著增加。能够有效地拓宽外科医生的视野，并且进一步增加上部的可视化范围。磨除蝶骨大翼和颞骨鳞部，可以更好地开发侧裂，为颞叶提供一个横向的操作空间；磨除后床突和部分鞍背（经海绵窦入路），创建一个颅后窝的窗口，可以显露基底动脉瘤和其他位于鞍背后面的肿瘤（鞍后区）。因此，有利于提高手术的可操作性。

眶颧入路是一种多用途的手术入路，能够同时充分显露眼眶、颞下窝和翼腭窝与颅中窝底及海绵窦，对于治疗颅眶沟通的病变，该入路具有其他入路无法比拟的优势。因为该入路能够直接显露眼球后的结构，直视肿瘤与视神经的关系，避免损伤视神经。因此，眶颧入路适用于鞍上、鞍旁，及颅眶交界区的肿瘤。例如，蝶骨大翼、蝶 – 海绵窦区、中颅底、海绵窦的巨大脑膜瘤等。利用这种入路也可处理高于脚间池的病变，如向上的基底动脉瘤。

1998年，美国Barrow神经外科研究所Zabramski等报道了改良后的眶颧入路，改良的额颞眶颧入路操作简单，并且较容易掌握，明显降低了术后并发症的发生率，同样也符合微侵袭的基本原则。改良眶颧入路（modified-OZA），具备眶颧入路的主要优势，但其创伤更小。可根据患者特点和特定病变需要显露的范围量身定制的手术方案，使外科医生能够选择最佳技术。临床上应结合病变的具体情况，充分权衡手术入路的利弊得失，个体化选择手术入路。

一、入路相关解剖与显露

（一）颞区的解剖

1. 颞区的解剖层次 在颞区的皮肤和颅骨之间有5层结构（图6-1A），即颞浅筋膜、颞深筋膜浅层、脂肪垫、颞深筋膜深层、颞肌。颞区筋膜分为3层，即颞浅筋膜、颞深筋膜浅层及颞深筋膜深层。颞深筋膜间及颞深筋膜深层与颞肌之间有脂肪垫。

2. 颞下窝的解剖 颞下窝位于颅中窝及海绵窦的下方，其概念与颞窝相对应，主要容纳翼内肌、翼外肌、下颌神经及其分支、上颌动脉及其分支，以及翼状静脉丛。其顶部经卵圆孔和棘孔与颅内相通，前内侧有翼腭窝和眶下裂与眶相通，后部有颈内动脉管和颈静脉孔内的重要神经和血管（图6-1B）。颧弓的切除是颞下窝的进一步显露的有效手段，切除的范围前方可到眶外侧壁，后方可达关节结节的前1/3。

3. 海绵窦－眶尖区 海绵窦为一窦性结构，由5个壁组成。外侧壁包括内外2层，外层即硬膜固有层，内层由第Ⅲ、Ⅳ、Ⅴ对脑神经鞘膜组成，彼此疏松相连。下壁为骨内膜，上壁、内侧壁及后壁均为硬脑膜。此5壁包绕展神经、颈内动脉（ICA）及众多的静脉丛。

（二）骨性解剖结构

1. 颧面孔 是眶颧入路截骨术的前下极限，它是颧骨、颧骨隆起上方和眶下裂（IOF）外侧边缘切口的标志。它位于颧骨外侧，靠近眶缘，内有颧面神经穿过。

2. 蝶骨嵴 内侧蝶骨嵴呈T形。视柱形成垂直柱，前床突（ACP）形成蝶骨嵴内侧镰刀形屋檐，视神经管和眶上裂位于视柱两侧。磨除内侧蝶骨嵴，可以显露这些重要的结构和安全地保护。

3. 眶上裂 眶上裂（SOF）位于蝶骨小翼和蝶骨大翼之间，虽然眶上裂仅为7～18mm的狭窄裂隙，但其内却汇聚了动眼神经的上和下分支、滑车神经、三叉神经眼支、展神经、眼静脉、海绵窦交感神经丛等重要的结构。眶上裂位于颅眶之间，因此起源于眶内或颅内的病变都有可能侵犯此区。

4. 眶下裂 眶下裂（IOF）是位于眶下壁与外侧壁间的裂隙，连接眼眶和颞窝，由上颌骨和蝶骨大翼构成。其内有上颌神经颧支、下眼静脉及眶下的血管和神经。眶下裂是眶颧入路中的一个重要的解剖标志，它位于眶外侧壁和眶底之间。该裂上方是蝶骨大翼，下方是上颌骨，外侧是颧骨或颧上

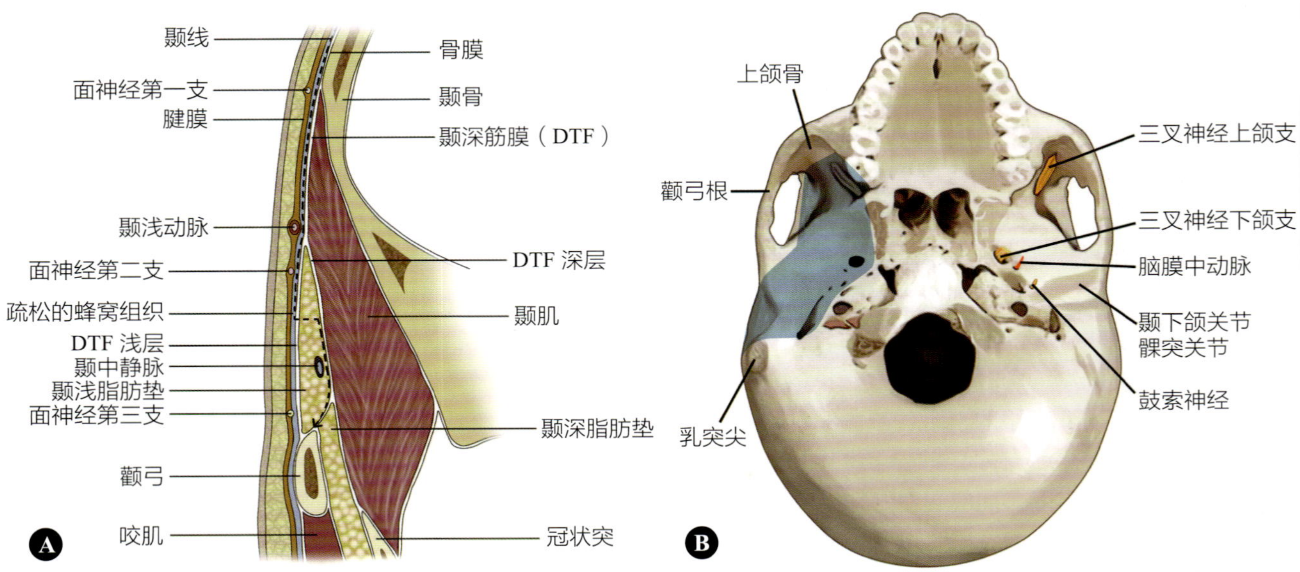

▲ **图 6-1 颞区的解剖**

A. 颞区的解剖关系示意；B. 侧颅底显示颞下窝的边界（左）和内容（右）

面神经的额颞分支在其不同的水平上，位置不同（面神经第一支、面神经第二支、面神经第三支），在颧弓上方面神经额颞支逐渐变浅，该图显示出如何变得更浅。为避免面神经分支受到损伤，切开颞深筋膜的浅层，直至到颧弓的上缘（虚线箭）

颌缝。从 MacCarty 关键孔到达眶下裂前外侧部的距离约 2.5cm，从颧弓到达 IOF 前外侧部的距离约 1.6cm。

5. MacCarty 关键孔　MacCarty（1961）于 1961 年率先描述了该关键孔，位于翼点的前方，颧弓额突和额骨颧突交界处后方，是颅前窝、眶腔、颞下窝和颅中窝 4 个腔隙的汇合点，所以称其为“关键孔”。此孔向上扩大时，可显露额叶基底部的外侧，向前扩大时，能够显露眶腔内结构，向下扩大时，可显露颞极前端、上端。MacCarty 关键孔要求既能显露额部颅底硬膜，同时也能显露眶骨膜。

6. 颧弓　颧骨位于眶外下方，呈菱形，形成面颊骨性突起，向后形成颞突与颞骨鳞部前下方颧突，共同构成颧弓，其两面分别附着颞肌深筋膜的深浅两层筋膜（图 6-2）。侧面观察，颧弓之上为蝶骨大翼，上缘相当于颞叶前端下缘。

7. 额窦　额窦位于眉弓及眉间的深部，范围和大小变化很大。术前 CT 上确定个体化的解剖范围，术中导航有助于避免在开颅过程中可能会开放额窦。

8. 眶壁　眶颧入路开颅需要处理眶壁的上方、外侧方和下方。眶上、外侧壁显露的解剖标志有：眶上切迹和额颧缝（眶骨截骨术的限制）。眶颧入路的眶上改良，不需要筋膜下剥离。取而代之的是，在眶上外侧采用骨膜下分离，直到额颧缝为止。

（三）相关的神经解剖

1. 面神经颞支与颧支　面神经颞支与颧支出腮腺后，向前上方越过颧弓表面，行于帽状腱膜与颞肌筋膜浅层之间的薄层脂肪内，个别颞支的分支可穿行于颞肌筋膜浅、深层之间。颞支距耳屏前 10～15mm 出腮腺上缘，颧支上支较细，经耳轮脚与外眦连线的中 1/3 段，越过颧骨表面，至上下睑眼轮匝肌；后支较粗，沿颧弓下方平均 1.3mm 处，向前至颧肌和上唇方肌深面。掌握上述面神经额颞支的解剖关系，有利于避免手术中误伤。

为了在分离过程中有效地保护面神经，往往采用筋膜下分离技术（图 6-2B）。Meybodi（2017）采用眶颧入路解剖研究筋膜间分离技术（图 6-2C）与筋膜下分离技术对保留面神经方面的差异。与筋膜间技术相比，筋膜下技术更简单、更有效，对面神经分支的结构保护更为有效。

2. 眶上神经　眶上神经与眶上动脉伴行经眶

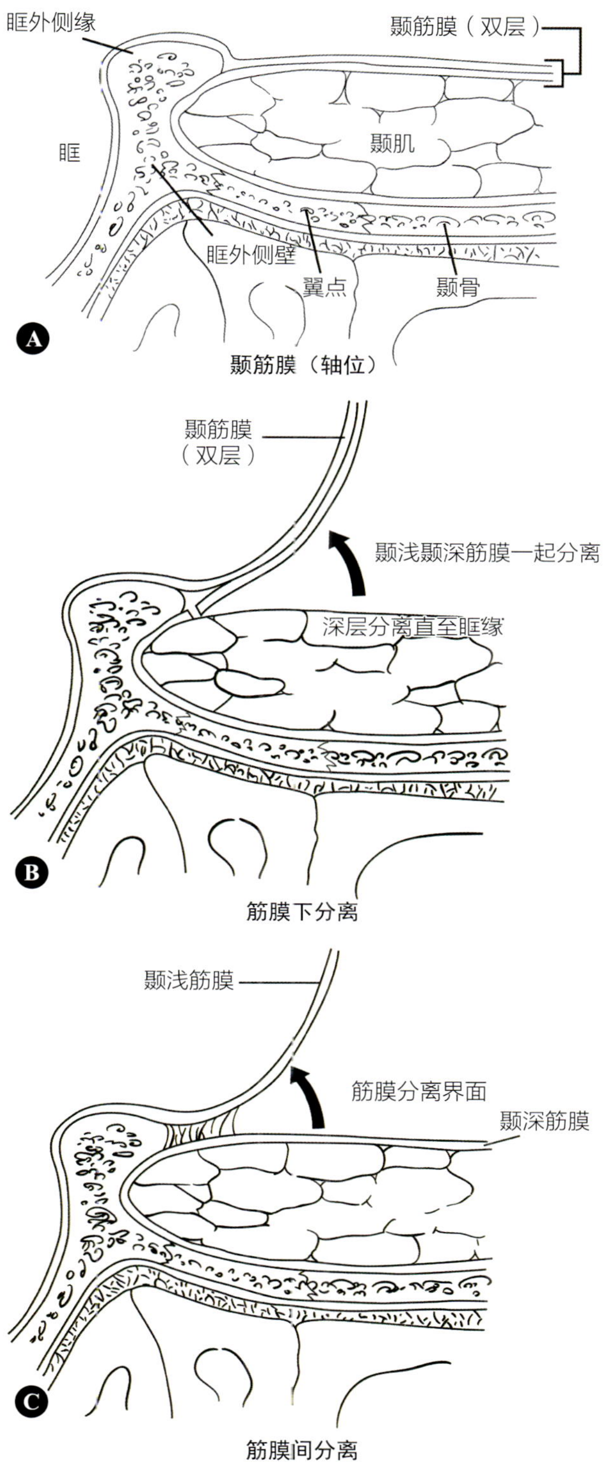

▲ **图 6-2　颞筋膜及其分离方法**

A. 颞肌和眶缘筋膜层的解剖；B. 筋膜下分离；C. 筋膜间分离
颞筋膜有两层（浅层和深层），筋膜间脂肪垫尚未显示，颞肌筋膜是从颞肌上分离出来的，在眶缘（和颧弓）处切开，使颞深筋膜从骨质上断开，筋膜的两层都能从眶缘和颧弓抬起，颞浅筋膜是唯一翻开到眶缘和颧弓上的一层上孔或者眶上切迹出眶，从额前上升，然后分为两支，即内侧支和外侧支。内侧支穿入肌肉中，而外侧支穿入帽状腱膜中。眶上孔与眶上切迹出现比率近 1∶1，距中线的距离为 24.5mm（21.0～29.6mm）。在距离眶上孔外侧至少 5mm 处开颅，方可显著降低眶上神经损伤的风险。

（四）相关的血管解剖

1. 面横动脉 是颞浅动脉（STA）的一个分支，从侧面经过颧弓，然后向前走向眶外侧缘。

2. 颈内动脉床突上段 在显露颈内动脉床突上段时，首先看到脉络膜前动脉，然后是后交通动脉，这是因为首先脉络膜动脉的起点较后交通动脉更靠外侧，脉络膜前动脉绕大脑脚外侧进入侧脑室，而后交通动脉从动脉神经上向后内侧方向走向脚间窝。

3. 大脑前动脉和前交通动脉 大脑前动脉和前交通动脉的变异较多，尤其是一侧 A_1 发育不全，而对侧 A_1 较粗分为左、右，A_2 供应两侧大脑半球。大脑前交通动脉的特点是位置较深，与周围动脉的关系复杂，是两侧 A_1、A_2 的交会之处，形成前交通动脉复合体。

4. 后交通动脉 后交通动脉是颈内动脉与椎–基底动脉系之间平衡压力的主要渠道，但后交通动脉变异较大，其穿支亦多变，其中乳头体前动脉出现率为 99.6%。

5. 大脑后动脉交通前段 大脑后动脉交通前段内穿支是脑深部重要供应血管，因此在鞍区、脚间窝、斜坡、松果体区手术时应保护好这些内穿支，否则会造成严重后果。

二、手术适应证

无论是额下或是翼点入路，均难以处理颅前窝底、颅中窝底巨大型病变，眶颧入路颅骨切除包括翼点周围区骨质、眶上外侧壁和颧弓（图 6–3A），可提供颅前窝、颅中窝，以及鞍区和鞍旁区、海绵窦、基底动脉尖和斜坡上部、颞下窝和翼腭窝、岩锥尖和天幕切迹区的广阔视野，并为至颅后窝提供一条通道，比翼点入路具有更好的可操作性。因此，该入路主要适用于处理颅前窝底、颅中窝底，海绵窦、鞍旁区域和脚间窝的病变、上 1/3 斜坡的病变。对位于鞍旁或其侧方，并向球后与颞下窝生长，伴眶壁及蝶骨广泛浸润生长的肿瘤，本入路更有优势。

（一）颅底肿瘤性病变

1. 颅底大型和巨大型肿瘤 临床上常采用此入路处理侵犯海绵窦上壁和外侧壁脑膜瘤，如床突型脑膜瘤；向后、上方生长的鞍上颅咽管瘤；颅内外哑铃形生长的三叉神经鞘瘤；侵入海绵窦的岩骨、蝶骨、上岩斜或上斜坡的巨大脊索瘤、骨软骨瘤和鼻咽癌；海绵窦外侧壁硬脑膜间肿瘤等。

2. 颅眶沟通性肿瘤 经眶颧入路适用于处理颅底肿瘤向眶、副鼻窦及颞下窝和翼腭窝扩散的各种类型的肿瘤，在蝶骨翼的骨质增生性脑膜瘤中，骨质增生通常扩散到蝶骨大翼的外表面进入颞窝，眼眶颧骨瓣成形后切除增生骨质。

（二）基底动脉末端动脉瘤

基底动脉顶点动脉瘤（BAA）周围有重要的神经血管结构，手术通道狭窄，眶颧入路可提供从蝶鞍下方 5mm 到高于蝶鞍以上 1cm 的宽阔手术通道，除提供良好的手术空间外，还提供了多手术路径和角度处理载瘤动脉（图 6–3B 和 C），是血管内栓塞的另一种选择，尤其是对于大而又大或宽颈的 BAA，椎–基底动脉曲折、介入栓塞术后复发或再破裂的 BAA。

三、眶颧–额颞入路相关事项

（一）显露程度评价标准

1. 按四级分类法评定

Ⅰ级：肿瘤自然显露，无须脑牵拉便将肿瘤切除。

Ⅱ级：对脑间断性略加牵拉，但去牵拉后，脑局部外观与未牵拉部无异。

Ⅲ级：牵拉处脑组织出现伤痕，一般提示牵拉力偏重。

Ⅳ级：术野脑损伤较明显或呈不同程度的肿胀。

Gonzalez（2002）量化翼点、眶颧和改良眶颧入路的手术显露，眶颧入路最大允许的操作角度（37.2°±4.7°）明显大于翼点入路（27.1°±4.3°）（$P<0.001$）。上颌骨延长的改良眶颧入路（42.0°±4.9°）的角度明显大于眶颧入路（$P<0.001$）。翼点入路、眶颧入路和经上颌改良入路的显露面积分别为 281mm^2、343mm^2 和 371mm^2。眶颧入路在翼点入路的基础上增加骨切除量，将狭窄

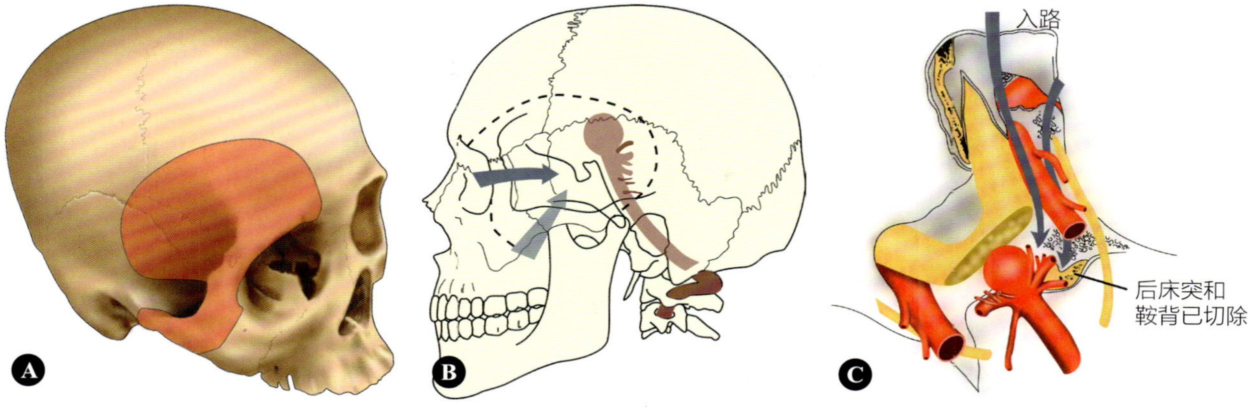

▲ **图 6-3　眶颧入路处理基底动脉顶点动脉瘤（BAA）示意**

A. 骨质切除范围；B. 眶颧入路可同时利用经侧裂和颞下入路显露 BAA；C. 分别利用多个手术路径和间隙控制载瘤动脉和处理动脉瘤

的空间转化为宽广的手术入路，使外科医生能够更接近手术目标，同时减少大脑牵拉的需要，眶颧入路手术面积明显大于翼点入路。

2. **手术显露的量化**　Schwartz 等（1999）使用无框架立体定向系统来量化移除眶缘与颧弓相关的显露面积的关系，发现颧弓的移除并没有增加手术的显露，但并未探讨手术的视角。手术窗距离解剖结构 10cm，不代表显微镜下的实际工作空间。增加角度是将狭窄的工作空间转化为宽敞走廊的因素。角度宽度的增加也提供了减少到相关解剖的工作距离的可能性，使手术器械的使用更容易。

(1) 对颅中窝显露的量化：将显露区域分成若干个三角形（图 6-4A），对每个三角形的显露面积进行比较，有助于正确、合理地选择手术入路。Gonzalez 等（2002）比较了翼点入路、眶颧入路和眶颧上颌骨扩大入路之间的“工作区域”和“视角”，对上述 3 个入路对鞍区的显露程度进行比较，并定义了 3 个工作三角：①外侧三角：前床突（ACP）、颈内动脉（ICA）分叉（CB）和大脑后动脉（PCA）在 P_2 段的最大显露点（P_{2max}）三者间的连线；②上三角：颈动脉分叉、大脑前动脉 A_2 段的最大显露点（A_{2max}）和大脑中动脉（MCA）的分叉点三者间的连线；③内侧三角：A_{2max}、颈内动脉分叉和前床突三者间的连线。与翼点入路相比，眶颧入路可增加外侧三角形的面积（约 25%），将翼点入路转换为眶颧入路增加了所有方向（内侧、上外侧）的工作区域。

(2) 对脑桥显露的量化：显露脑桥不同区域，不同手术入路显露的区域范围不同（图 6-4B 和 C），如脑桥前下和前上，不同的入路可能最适合一个区域。Lee（2016）采用不同的手术入路来评估脑桥前上方的显露情况，量化了翼点经天幕入路（PT）、眶颧入路（OZA）和岩前入路（AP）对脑桥前上区域的手术显露和手术自由度，采用神经导航技术测量前上脑桥最大显露面积，还评估了脑桥在垂直面和水平面上可行的视角。平均显露面积岩前入路最大，天幕入路最小，手术自由度相似。

(3) 对基底动脉的显露：对基底动脉的显露范围可采用基底动脉顶周围的六角形手术显露区域对入路进行评估（图 6-4D）。然后，不同的入路对基底动脉的显露范围和操作角度不同。眶颧入路可为基底动脉瘤提供最佳的显露。

（二）手术器械准备

该手术入路需要的器械如下。

1. **常规器械**　神经外科常规开颅器械及显微器械，包括 Mayfield 头架、骨膜剥离子和锤、合适的动脉瘤夹或血管夹、标准显微器械。

2. **动力系统**　微型磨钻、铣刀、气钻系统及数个钢制或金刚砂钻头及用来钻骨瓣固定孔的微钻。

3. **双极电凝系统**　双极电凝镊最好配有同步冲水装置。颅底外科常用刺刀状显微电凝镊，内侧面有三种不同形状（凹陷的、钩状、平滑的）。凹陷形镊尖用于处理肿瘤的包膜；钩状镊尖的镊子用于处理颅底硬膜；平滑镊尖的镊子常用于损伤血管的显微缝合。

4. **牵开与固定系统**　头架、脑压板、蛇形牵

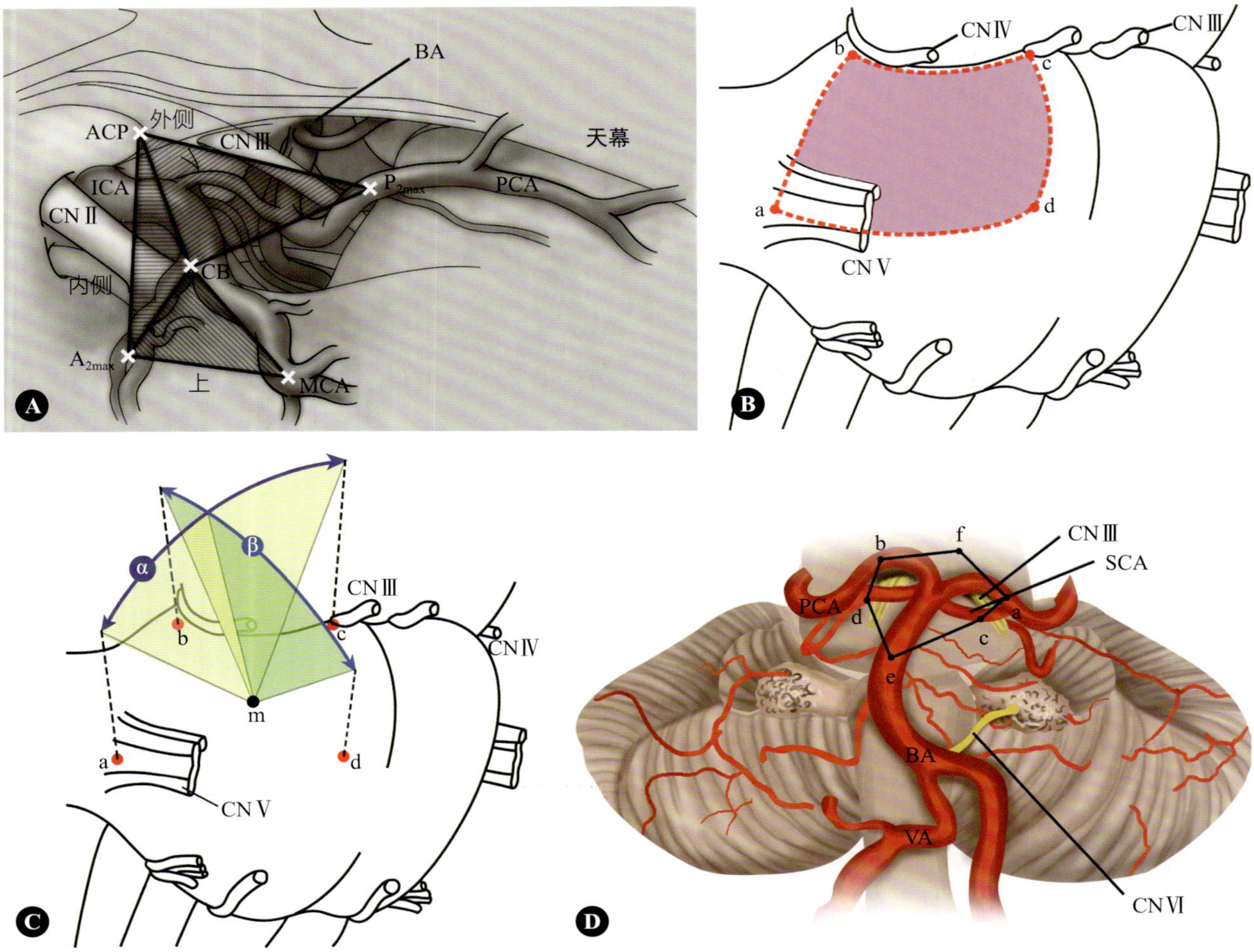

▲图 6-4　手术显露

A. 3 个三角形的示意。"外侧"三角形的顶点位于前床突（ACP）、颈动脉分叉（CB）和大脑后动脉（PCA）在 P_2 段的最大显露（P_{2max}）。"上"三角形的顶点位于颈动脉分叉处、大脑前动脉 A_2 段最大显露点（A_{2max}）和大脑中动脉分叉处。"内侧"三角形的顶点位于 A_{2max}、颈动脉分叉和前床突。前床突、颈动脉分叉和 MCA 是恒定点，A_{2max} 和 P_{2max} 是可变点。外侧三角形和内侧三角形之间的共同边是从前床突到颈动脉分叉的线。内侧三角形和上三角之间的共同边是颈动脉分叉和 A_{2max} 之间的线。三角形区域将根据变量点（A_{2max} 和 P_{2max}）的位置而变化。B. 脑桥前上区域手术入路显露形成梯形。a 点为第Ⅴ对脑神经最接近的近端部分；b 点为同侧脑桥－中脑交界处最易接近的上外侧点；c 点为第Ⅲ对脑神经出脑干点；d 点为脑桥最易接近的下内侧点。C. 脑桥前上区域手术入路的手术自由度计算。角 α 表示 a、c 最大的操作角度；角 β 表示 b、d 之间区域内的最大操作角度。"m"指三叉神经出脑干点（a）和第Ⅲ对脑神经（c）出脑干点之间的中点。D. 基底动脉顶周围的六角形手术显露区域。a 点为显露的同侧 PCA 上最远端点；b 点为对侧 PCA 上显露的最远端点；c 点为同侧 SCA 上最远端点；d 点为对侧 SCA 上最远端点；e 点为基底动脉干上最下端的显露点；f 点为是脚间窝最上端的可视点，位于从 BAX 沿与基底干相同的方向延伸的假想线上

BA. 基底动脉；VA. 椎动脉；ICA. 颈内动脉；MCA. 脑中动脉；PCA. 脑后动脉；SCA. 大脑上动脉；CN Ⅱ. 视神经；CN. 脑神经；CN Ⅲ. 动眼神经；CN Ⅵ. 展神经

开器等。脑压板有各种尺寸和形状，前端柔顺性要好，避免牵拉时损伤神经血管结构。临床上常用 Mayfield 三钉头架和可旋转的头架。

5. 手术床与手术椅　手术床要能够调节到距地面 40cm 的高度，以保证术者坐在手术椅上体位舒适。手术椅应该配有脚踏开关以便能在术中随时调节高度、体位并配合照明光线。可旋转头架及可调节手术床，不仅对多角度手术操作非常有利，而且可以减轻术者因为姿势不舒服而引起的疲劳和操作不稳定。

6. 显微镜　悬吊式手术显微镜较落地式更好，因为术者在术中需从多方向进行手术操作，需经常

变换位置。具有自动调焦手术显微镜对颅底外科更有用，术者移动显微镜寻找最佳手术角度时，这种机动调焦系统可使显微镜焦距保持在合适范围，可更精细地自动聚焦，更适合颅底外科需要从多方向进行手术操作的特点。

7. **抽吸与吸引系统**　术中可以一手使用吸引器，使术野保持清晰，同时可用吸引器轻轻牵引神经血管结构，另一手控制手术显微镜，使显微镜移动来寻找更佳的角度。

8. **神经内镜**　内镜检查是可以很好地克服一些可视化挑战。内镜和显微镜联合应用于天幕入路和眶颧入路能明显提高基底动脉分叉的手术显露率。

9. **超声骨刀**　对颅底骨质的清除更精准和安全，超声骨刀可以在直接可视化的情况下进行精确切割，对邻近重要结构的风险最小，是一种安全的颅底入路截骨术器械。

（三）术前评估

1. **术前详细了解病史**　病史对于了解病变的解剖结构和根据每个病例的需要调整手术入路至关重要。术前对所有脑神经及额叶和颞叶功能的详细评估是必不可少的。特别注意患者的既往突眼症状，以及视力下降和复视等视力障碍。

2. **术前影像学评估**　对于颅底肿瘤，CT 和 MRI 平扫和增强是基础检查，可以准确定位和定性肿瘤，并对肿瘤的毗邻位置关系进行精准的评估，三维脑血管造影可以促进外科规划，并且在理解关键的穿支解剖方面可能优于 CT 血管造影，术前影像学还需评估额窦向外侧延伸的情况，术前的 CT 以及术中的导航可以有助于避免开放额窦。术前影像还需评估颅底骨质增生或缺损。

3. **手术入路的解剖学评估**　精确了解骨质、颅底结构和软组织分层对于识别重要的解剖标志和通过眶颧入路方法提供的显露区域进行仔细导航是必要的。显露区域可分为 4 个部分，即前外侧、眶内、颅外和颅内。在前外侧区，首先遇到的骨标志之一是额颧缝。额颧缝可在内侧进行，以确定额颧缝、蝶额缝和蝶颧缝的接合处。这 3 条缝合线的连接对于准确放置 MacCarty 孔非常重要。此外眶下裂（IOF）和眶上裂（SOF）在截骨术中可作为眶内结构的定位标志。蝶颧缝可以从三缝交界处向下延伸到眶下裂，额颧缝可以从眶内的角度向内延伸到眶上裂的上外侧。

4. **腰大池引流**　术前行腰大池引流以降低硬膜张力，从而更好地保护脑组织。

5. **入路的评估**　硬膜内入路还是单纯硬膜外入路取决于术前病变的病理和解剖。

（四）术前准备

1. **设计个体化的手术方案**　根据精准的术前诊断，精心设计出个体化的手术方案，是保障手术顺利进行的先决条件。术前影像（如术中影像引导）、实验室检查和选择不引起颅内压升高的麻醉方式，可保障手术顺利进行。

2. **麻醉准备**　麻醉前行腰穿留置脑脊液引流管，以保障术中有效的颅压控制。

3. **术前检查准备**　充分的心、肺、肝、胆、肾等脏器的功能检查与准备。

4. **其他准备**　对颅底解剖的充分掌握，尤其 MacCarty 关键孔的定位对于完成相对困难的单骨瓣开颅非常关键。此外，为了避免如眼球内陷等术后面容不佳的情况出现，需要进行充分的眶部重建。必要时应做好腹部或大腿区域的准备，以备进行脂肪移植。

（五）入路的比较

1. **眶颧入路与其他入路的比较**　眶颧入路是多功能的，因为它提供了从外侧、颞前和颞下轨迹进入病变的途径。从翼点开颅扩大到眶颧入路时，视角和操作空间均改善。这种改善的可视化，扩大获得相对于颅底的更平坦的角度，可以防止大脑过度牵拉。

(1) 眶颧入路扩大了显露范围：眶颧入路骨瓣更加靠近颅底（图 6-5A 和 B），扩大了对鞍上和鞍背上方的显露范围（图 6-5C）。颧弓切除可以将颞肌向下翻转程度更大，这使颅中窝敞开更多，有利于将颞叶向后外侧方向移动。额颞经侧裂入路经眶缘截骨后显露面积平均增加 26%～39%（$P<0.05$），颧弓切除显露面积平均增加 13%～22%（$P<0.05$）。

翼点或额颞蝶入路，由于颧弓的存在，从而限制进入颅中窝底部，切除颧弓，从而将翼点入路转变为经颧弓入路，可提供进入颅中窝底部和海绵窦外侧壁的良好通道，并提供了一个更好的角度观察岛叶、脚间池的病变。切除颧弓可以在翼点入路的基础上看到更广阔的视野。为了从前方接近，需要移除眶外侧壁的一部分，以便扩大截骨范围，从而成为眶颧入路。因此，可以根据每个患者的需要定

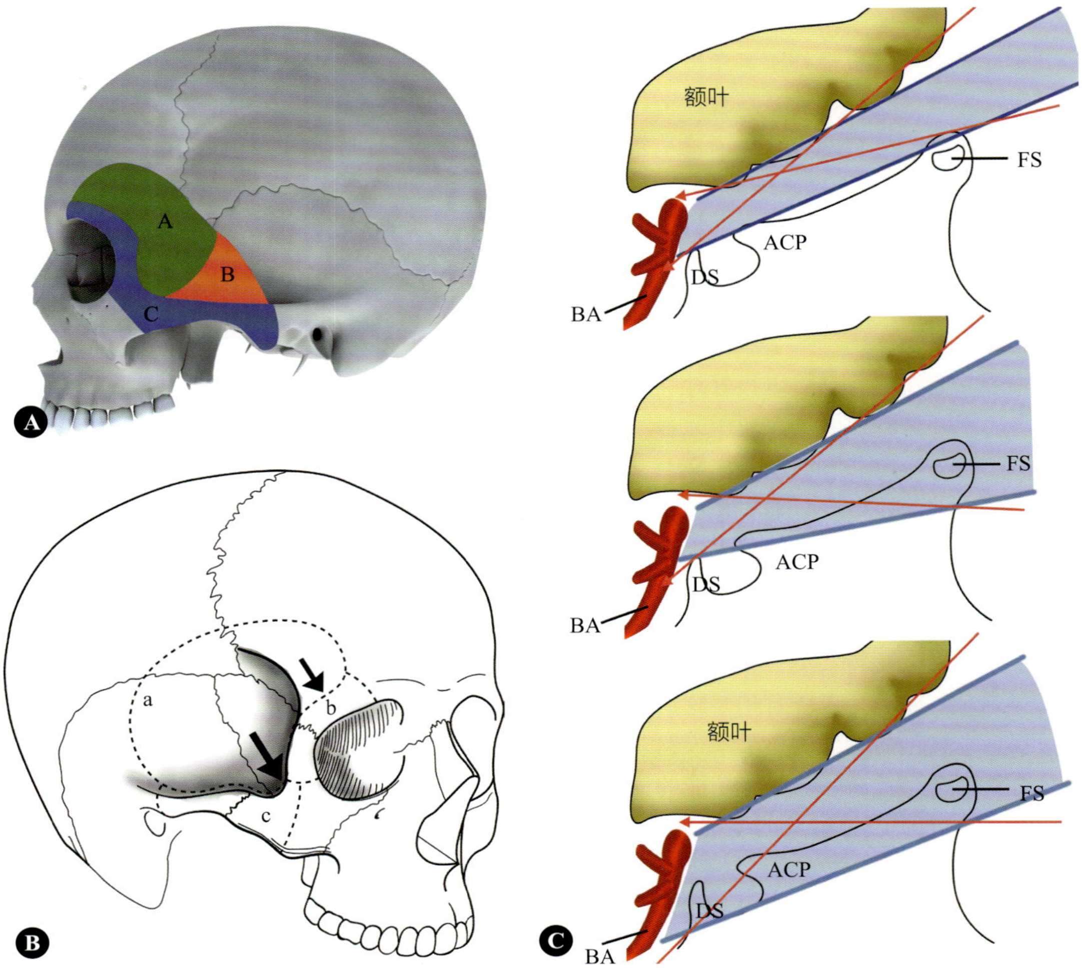

▲ 图 6-5 手术显露

A. 骨质切除部位。左侧翼点入路的骨瓣（a），显示额叶、颞叶和 Sylvian 裂。从翼点入路扩大到颞前入路（b），可显露颅中窝底部。从颞前入路扩大眶颧入路（c），完全去除眶缘和颧弓。B. 骨质切除范围。右侧仅行额颞入路（a）和额颞入路加眶缘截骨术（a+b）及附加颧弓截骨术（a+b+c）的骨切除范围。沿着颅前窝底部（小箭头）和颞下区（大箭头）最大限度地去除骨。同时进行眼眶减压术和前床突切除术。C. 在常规额颞开颅手术（上图）基础上增加眶截骨术（中图）及磨除后床突（下图）后可获得更好的显露。蓝色阴影区域和蓝色线条形成圆柱体的手术通道。红线表示显露的最高和最低范围。显然，眶颧入路扩大了显露范围，有助于外科医生看到 BA 分叉处，可以显露较高的位置的肿瘤，并扩大了显露角度。磨除后床突和鞍背有助于更长 BA 的显露

ACP. 前床突；DS. 鞍背；FS. 额窦；BA. 基底动脉

制手术路径。

(2) 眶颧入路扩大了操作角度：眶颧入路可以消除被眶缘和眼球遮挡的视线，增加的骨切除将狭窄的空间转化为宽阔的走廊，与翼点入路相比，眶颧入路允许更大的工作区域和视角（图 6-6）。扩大的手术通道能够给神经外科医生在不增加大脑收缩的情况下更接近目标，提供一个宽广的手术操作空间，其范围从眶上壁到外侧裂、颞叶前部、颞叶底部。Figueiredo 等（2005）认为，与翼点入路相比，眶颧入路的垂直和水平角度更大。Filipce 等（2009）认为，与眶上入路（$114.8mm^2 \pm 26mm^2$）和翼点（$170mm^2 \pm 20.4mm^2$）入路相比，眶颧入路可提供最大工作面积（$204.5mm^2 \pm 33.9mm^2$）（$P<0.05$）。

(3) 对中脑、颞叶内侧的显露：Cavalcanti（2018）解剖研究发现，眶颧入路与颞下入路相比，提供了更好的中脑前区的显露（图 6-6D）。眶颧入路增加了颞叶内侧部分的可视性，与传统的颞下入路相比具有优势，因为它为颈内动脉分支（前脉络膜、大

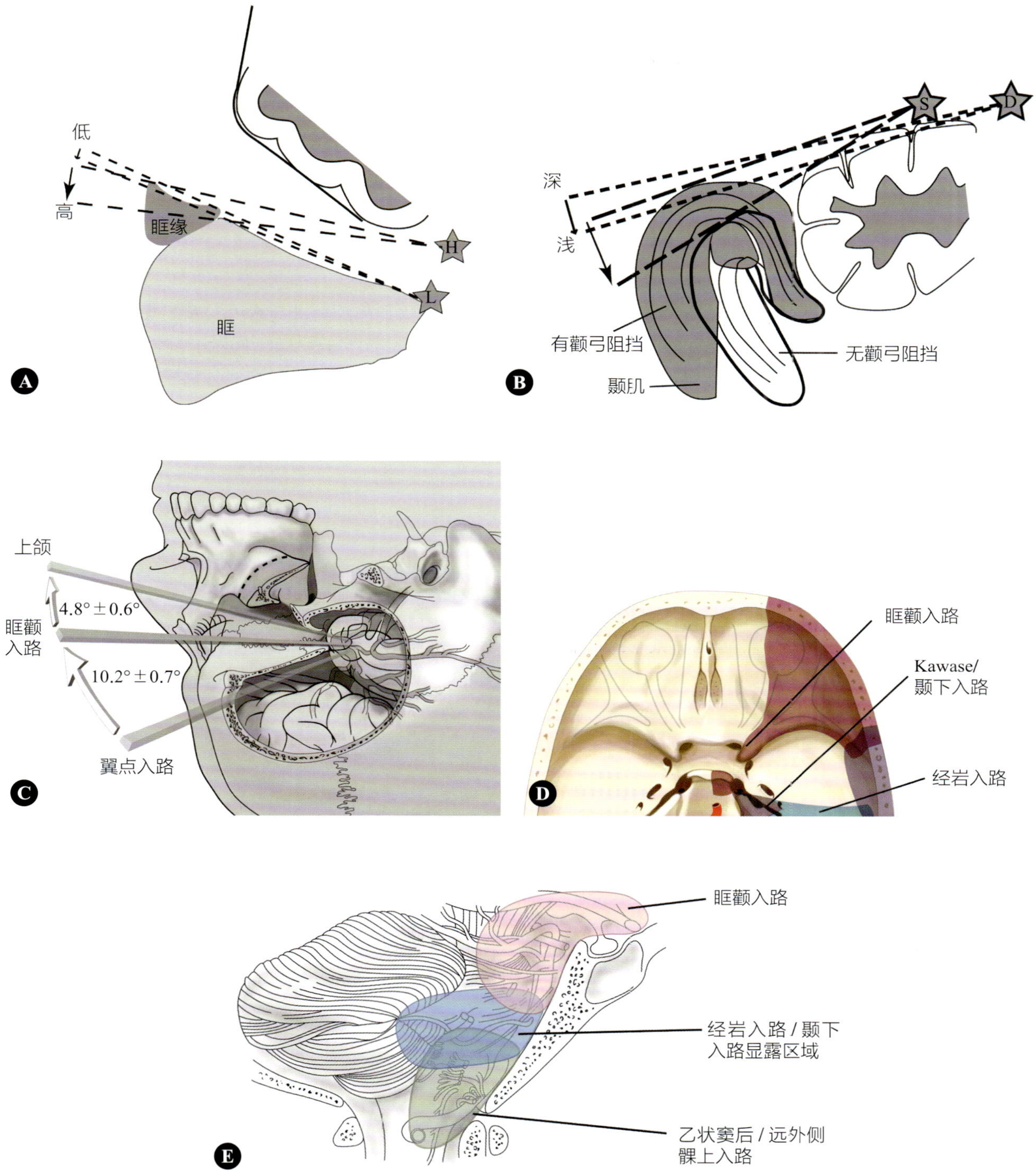

▲ **图 6-6 眶颧入路**

A. 扩大了操作视角（"目标高度" 显露）从切线到蝶骨翼的距离越大，随着沿眶颧复合体的额外骨切除，增加显露的可能性就越大。B. 手术深度效应的表征。更深的靶点更有可能被大脑和其他深部神经血管结构阻塞。此外，较深圆锥体的几何结构防止了更大的显露增加。C. 当翼点入路改为眶颧入路和改良眶颧入路向下延伸至上颌骨区域时，硬脑膜和大脑之间角度出现渐进性变化。D 和 E. 眶颧入路对中脑的显露示意脑后动脉和后交通动脉）提供了一种方便、创伤小的入路，最大限度地减少颞叶回缩和 Labbé 静脉损伤的风险。

(4) 对基底动脉的显露：Chanda（2002）解剖研究证明，经眶颧入路、海绵窦入路、床突入路可很好地显露基底动脉（BA）干及其分支，BA 的平均显露长度为 13.4mm，也拓宽了动眼神经 – 颈动脉的通道，使进入 BA 分叉区更容易。Tayebi Meybodi（2017）比较翼点入路、眶 – 翼点和眶颧入路，认为眶 – 翼点入路比翼点入路可提供基底动脉更大的手术显露范围；与眶 – 翼点入路相比，眶颧入路在通过颈动脉 – 动眼三角的手术自由度、显露区域、同侧 PCA 显露、同侧和对侧 P_1-PCA 的显露没有显著增加。

(5) 提高颅底脑膜瘤的全切除率：翼点 / 额颞 – 眶颧入路（FTOZ）是蝶骨嵴脑膜瘤切除术中使用最广泛的 2 种入路（图 6–7）。切除越彻底，复发的风险就越小。因此，只要有可能，彻底切除仍然是防止蝶骨嵴脑膜瘤复发的唯一的保障措施。FTOZ 入路的 GTR 更高，肿瘤复发率明显低于翼点入路，总复发率分别为 12.2%、36.5%。中位无复发（RFS）生存率也有显著差异，分别为 145 个月、114 个月。

(6) 术后疗效的比较：从翼点入路至眶颧入路，每一步的骨质切除将增加对不同区域的显露范围的扩大（图 6–8）。而 Youssef 等（2012）证明眶颧入路既不会显著增加术后发病率，也不会导致不良的美容效果，如果正确进行眶颧入路，整容结果与翼点入路相同。

2. 迷你翼点和迷你眶颧入路的比较 改良眶颧入路提供了更广阔或更个体化的显露空间，Yagmurlu（2016）解剖测量了迷你（微创）翼点入路和小眶颧入路的手术自由度和视角，微型翼点入路和微创眶颧入路能减少从皮肤到靶区的组织损伤，微创眶颧入路能更好地显露对侧，控制对侧载瘤动脉和多发动脉瘤。微创翼点入路治疗同侧 Willis 动脉瘤具有更大的手术自由度（可操作性）。

3. 单骨瓣与双骨瓣眶颧入路的比较 单骨瓣眶颧入路可采用 2 种技术：①正确磨出 MacCarty 关键孔，沿着眶顶及外侧壁扩大骨瓣切除。为了最大限度地去除眶部，关键孔的位置应尽可能地定在沿着额蝶缝靠后的位置。②去除眶顶的技术是眶内截骨。单骨瓣眶颧入路术后更容易骨瓣复位。在双骨瓣眶颧入路中，首先去掉额颞骨瓣，随后去除眶颧骨瓣，分 2 个步骤进行。直视下去掉眶顶和外侧壁，能够较单骨瓣更完整和连贯地切开眶部，双骨瓣眶颧入路可以更完整地去除眶顶。两者主要区别是单骨瓣的眶顶、眶缘、眶外侧壁、颧弓和额颞骨瓣整块去掉，而双骨瓣开颅去掉眶顶、眶缘、眶外侧壁、颧弓等是在去除额颞骨瓣之后进行。

单骨瓣开颅后眶顶骨质残留限制了额叶基底部和前交通动脉复合体的显露。为了改善显露中的这

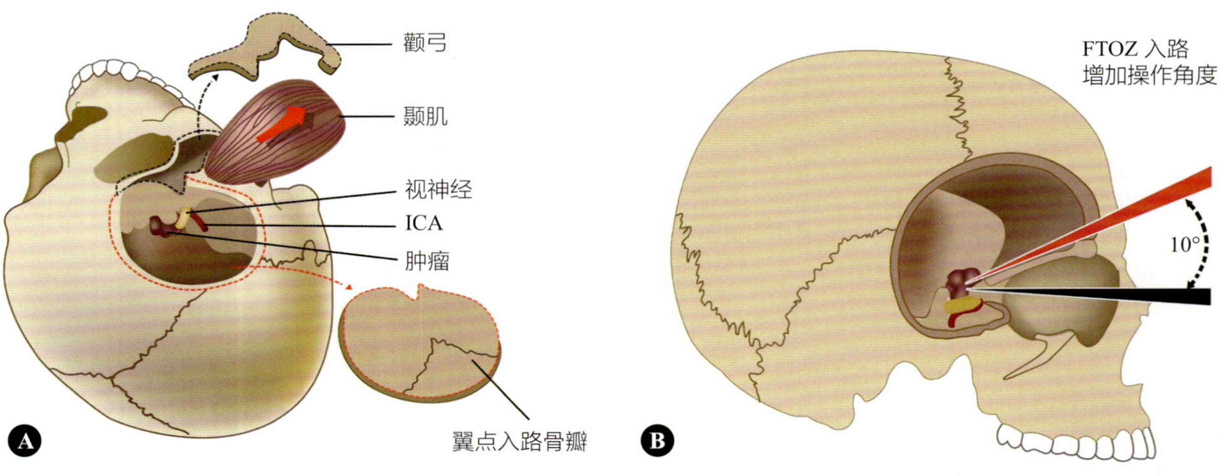

▲ **图 6–7 蝶骨嵴脑膜瘤的手术入路**

A. 翼点开颅（红色虚线区域）和额颞 – 眶颧入路（FTOZ；红色显示和黑色粗体虚线区域）；B. FTOZ 入路比翼点入路增加了手术操作的角度

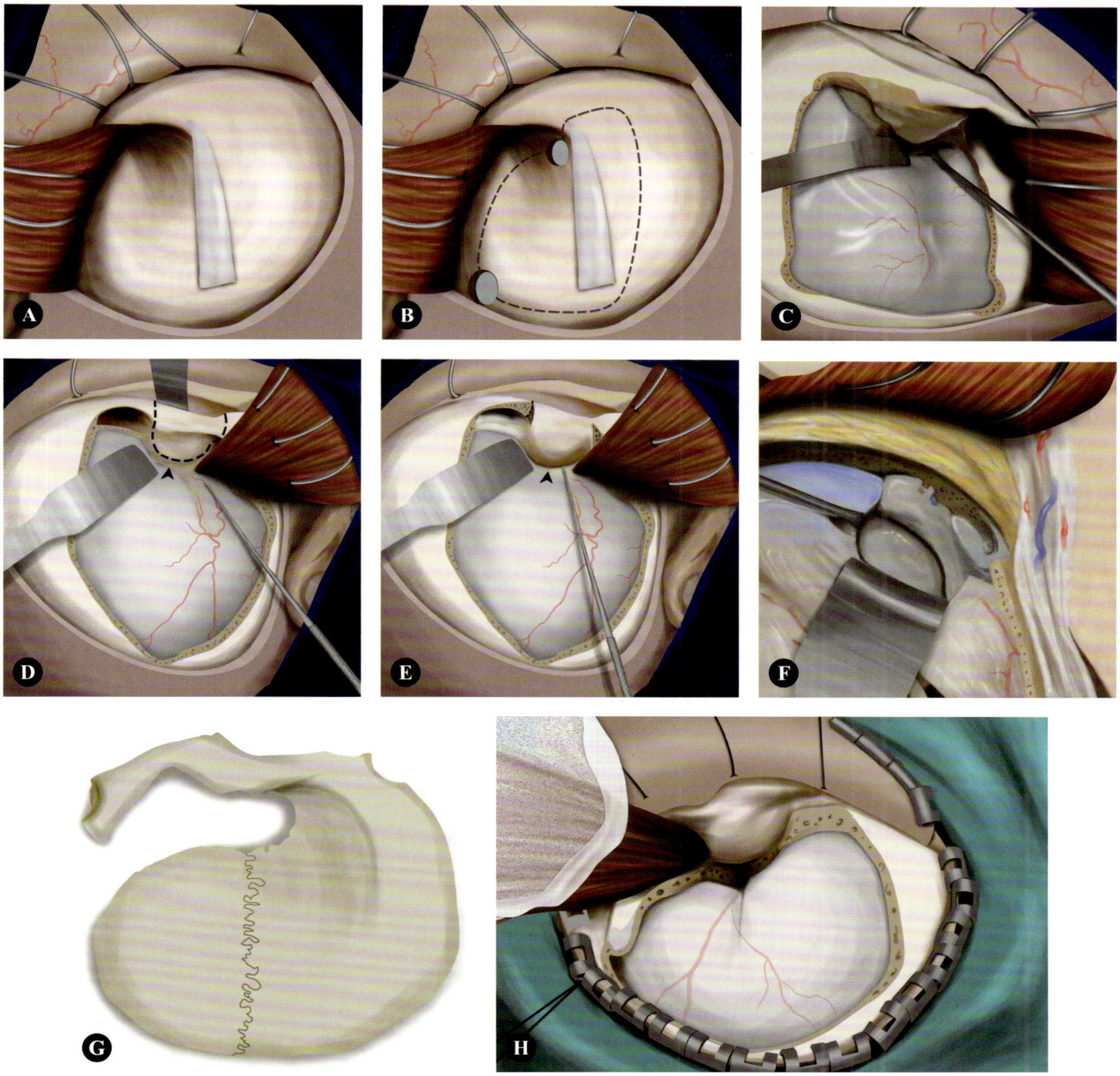

▲ 图 6-8　翼点入路到眶颧入路的演变

A. 皮肤切口保留颞浅动脉主干、耳颞神经和第Ⅶ对脑神经主干及其额颞支和眶上支。颞浅动脉主干随皮瓣向前移位，随后颞肌深筋膜逆行解剖，保留颞深腱膜和神经血管供应。切断颞肌，向额骨颧弓隆起方向切开，在颞上线水平留下约 3cm × 1cm 的肌肉和筋膜附着点。B. 翼点开颅骨瓣成形，翼点开颅可观察到眶顶和外侧壁的弓面，但很难进入颅窝。为了更好地显示颅底，有必要更大限度地牵开额底。C. 改良的翼点入路，这种技术是一种无眶切开，但有眶顶和侧壁磨除的改良入路。可以观察到，对所有眶顶骨性突起的磨除扩大了进入颅前窝和鞍区的视野。改良的保留眶的入路，也提供了宽阔的手术通道，亦可避免脑牵拉和牵拉性脑挫伤。D. 虚线表示传统眶颧入路行眶截骨术的部位。E. 眶缘和眶顶切除后常规眶 - 翼点入路显露眶周软组织，这是眶颧入路的一种改良。箭头表示这种改良入路获得的额外空间。留眶缘而切断颧弓后，形成经颧弓 - 翼点入路，可以观察到颞下窝的通路变宽，这样可以增加手术视野的深度、视野的角度，减少接近颞下窝或海绵窦损伤时的脑牵拉。F. 经颧入路结合颅中窝分离和 Kawase 入路进入颅中窝，无须取出眼眶。G. 经典的眶颧 - 额颞骨瓣。H. 去除眶缘和眶侧壁、颧弓后，进入到前中颅底的距离缩短了，手术视角扩大了些限制，同时预防如眼球内陷等并发症，建议将眶顶切除作为切开骨质的第二步以便术后重建眶部。当需要增加显露时，眶颧入路单骨瓣开颅后，重建残留的眶顶将延长手术时间，反而不及双骨瓣开颅。Tanriover 等（2006）认为，双骨瓣眶颧入路与一块游离单骨瓣相比，可以在直视下去除更多有价值的眶顶和眶壁，双骨瓣显露的面积要大。单骨瓣眶颧入路的残留眶顶将妨碍利用硬膜包绕来隔开眶内容物的遮挡，同时也限制了显微镜光线和操作角度。作者认为一块游离骨瓣耗时短，关颅时容易固定骨瓣。但如果病变侵犯到眼眶时，两块游离骨瓣能在直视病变的前提下游离眶颧骨瓣，这样显露会更安全。

（六）眶颧入路的选择与应用原则

1. 眶颧入路的选择 颅前窝底、颅中窝底甚至颅后窝上部的病变可以通过翼点入路、眶颧入路和经颧弓入路进行前外侧处理。这 3 个入路的具体选择取决于术中所需的显露范围。在需要进入颞叶基底部时，可以通过切除颧弓和降低咬肌来提供更好的中颅底显露。眶外侧壁切开，以改善垂直入路的显露角度，便于进入下丘脑和颅后窝病变。将这 3 种技术结合到一个手术中，为这项技术带来了一个新的视角，这使得更容易理解如何改进开颅手术以获得最佳的显露。

2. 应用原则

(1) 熟悉面部的解剖结构：面神经分支从腺体的上方、前方和下方离开，从面肌深面进入面肌下方。颞支和颧支在外耳道上缘上方 2cm 处与颧弓相交。沿耳垂前缘切开皮肤是安全的。骨膜下分离颧弓和颧骨就可以保护好同侧面神经的颞支和颧支。

(2) 优先离断肿瘤基底：肿瘤的颈外供血，已在术中硬膜外磨除颅底骨质时离断。但只有在瘤内减压后才能离断来自颈内动脉的供血。肿瘤内减压后有利于更好地处理肿瘤的附着部位。同时，使得需要显露的结构显得更浅显和直接，更清楚地分离被肿瘤所侵及的重要的神经和血管。

(3) 肿瘤减压：从相对安全区到异常区分离，沿血管、神经的轴向钝性与锐性相结合分离，有利于保留那些被包绕在肿瘤内的重要的神经、血管。同时，应充分打开侧裂池，以辨认大脑中动脉的分支，对小的脑穿支血管也应尽力保护。对于颈内动脉和视神经被推向肿瘤内侧者，肿瘤与这些结构常有蛛网膜相隔，镜下沿蛛网膜界面分离，并把蛛网膜层留在神经、血管侧。肿瘤包绕颈内动脉、大脑前动脉和大脑中动脉时，若肿瘤没有侵袭血管外膜，则可沿血管轴向分离，大多数情况下能将肿瘤从血管壁上分离出来。

(4) 解剖入路，解剖复位：此入路需从颞肌筋膜下翻起皮瓣，避免面神经额支的损伤，术毕对合好颞肌并予以颞筋膜缝合，骨瓣和眶－颧弓复合体复位。

(5) 充分利用颅底自然空隙：利用头部自然下垂的重力和颅底骨质磨除所获得的锥形空间，使得无牵拉脑组织就可获得充分的手术空间，并通过调整手术床及显微镜的角度及放大倍数，根据手术中的需要从眶上、颞下、侧裂等多方向地进行手术操作。

四、手术步骤和方法

额颞－眶颧入路（FTOZ）入路分为 10 个主要步骤：定位、皮肤切开、头皮瓣剥离、颞肌分离、眶周剥离、开颅、颅底骨质磨除、硬膜开放和硬膜下结构的显露、病变的处理和颅底重建。

（一）体位和头位

取仰卧位，抬高头位至心脏水平上方，颈部伸展。患者上半身体与身体平面成抬高 15°～ 20°，头向后仰 20°～30°，这种体位类似“公园长凳”体位。根据病变部位的不同，可将患者的头部向病变对侧旋转 30°～60°。使术侧额骨颧突达到手术区域的最高点、颞区基本处于水平位（图 6-9A）。

（二）皮肤切口

切口起于病变同侧的耳屏前 1cm，至颧弓下缘水平，沿发际内 1cm 弧形向上延伸，跨过中线，逐渐向前弯曲，越过中线，止于对侧瞳孔中线和发际交叉点（图 6-9B）。切口类似于翼点开颅切口，但切口更大，甚至跨过中线。较大的切口可以充分显露额颞区、眶上缘、眶外侧、额骨颧突隆起和整个颧弓，从而避免了面神经额叶分支上的广泛牵拉。切口长度不足将造成皮瓣和颞肌翻开受限，从而不利于颧骨额突和眶缘的显露。

如何最大限度地牵开颞肌而不损伤面神经额支与颧支是手术中常面临且影响切口设计的一个重要问题。为了保护面神经的所有分支，切口应紧贴耳垂前缘而且尽可能靠近耳软骨，避免将切口放置于

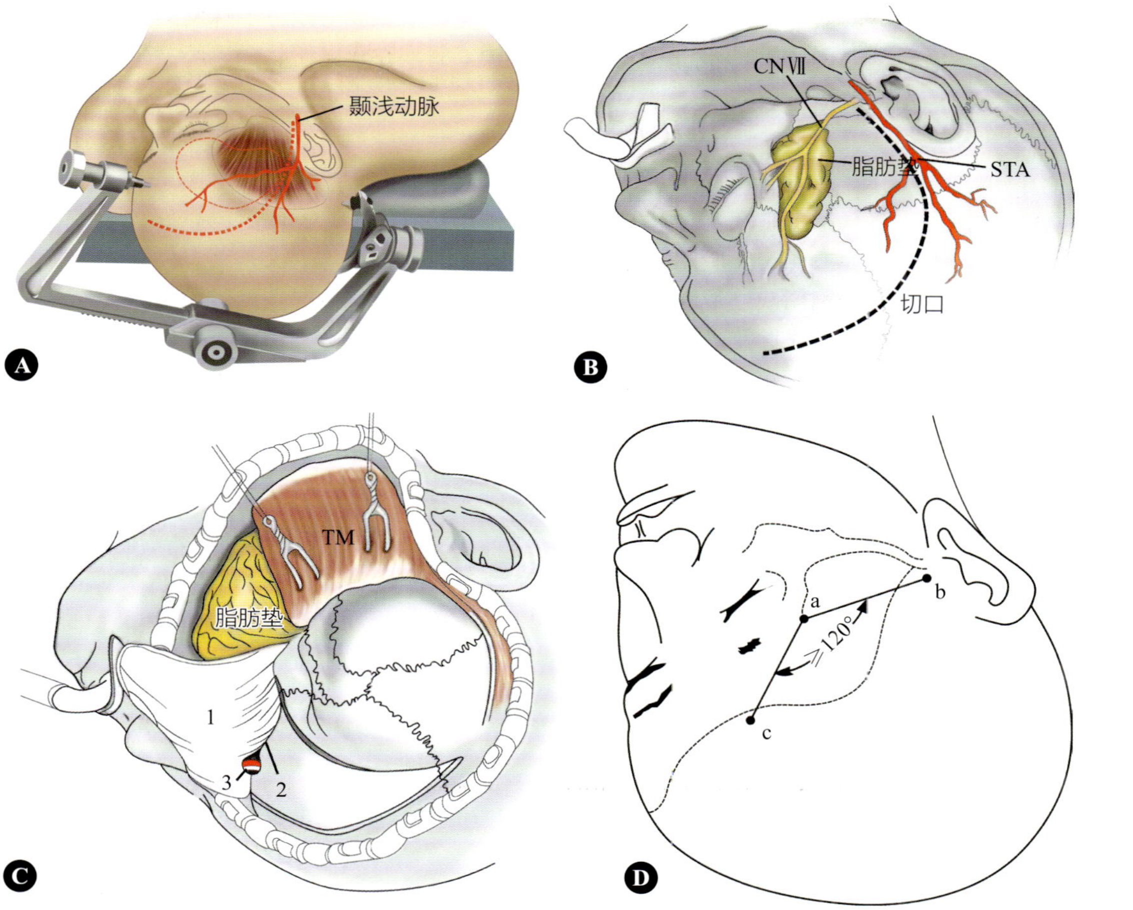

▲ **图 6-9　眶颧入路**

A. 头位，头架固定。B. 皮肤切口（虚线），沿发际至对侧瞳孔中线。注意颞浅动脉位置（STA）和面神经额支与切口的关系。C. 显露脂肪垫，解剖、分离脂肪垫并随其余头皮翻开以保护面神经额支。颞肌（TM）翻向下方。1 点骨膜翻转；2 点眶前缘；3 点眶上孔（动脉及神经）。D. 皮瓣切口要求。a 点为额骨颧突，b 点皮肤切口在颧弓上缘的起点，c 点为皮肤切口在前额的止点。bac 之间的夹角应≥ 120°，可通过移动 c 点的位置来调整，以保证满意的额骨颧突显露和使骨窗最可能接近颅底

耳屏前方大于 1cm；在颧弓下方延伸不超过 1.5cm。颞浅动脉的顶支和耳前支可切断，但额支应保留在皮瓣里；但有时颞浅动脉紧靠耳缘，此时可能需离断额支而保留顶支。若发际较低时，根据病变的大小亦可止于发际中线；发际线较高者，切口可止于对侧颞上线水平或外眦和发际交叉点，以充分显露颧弓和眶的上外侧壁。

（三）皮瓣设计与成形

全层锐性切开头皮，额部深达骨膜，颞部达颞肌筋膜。于帽状腱膜和骨膜层之间分离皮瓣，保留带血管蒂的骨膜瓣以备关颅时之需。颞浅筋膜与网状组织附着在皮瓣上一块掀起，沿切口及颞线切开并掀起骨膜，显露额骨。沿切口及颞线切开并掀起骨膜，骨膜下显露眶上缘，再循眶外侧缘向外侧做骨膜下分离可显露部分眶上外侧壁、额骨颧突和颧弓复合体，注意保持骨膜和眶周的连续性。眶上缘上方 2cm 的额骨骨膜，和皮瓣一起向前翻开。从眶上外侧的后壁分离眶周到外侧壁，将眶筋膜自眶顶、眶外侧壁上剥离。在颞部切口处也可以自颞肌筋膜浅、深层之间分离，例如，在此处尽早切开颞肌筋膜浅层，沿着深浅二层之间分离，相对更能安全地保护面神经，但游离程度较小。

皮瓣反转和面神经额支的保留：翻转皮瓣后不应过多地显露帽状腱膜下的脂肪垫。应将颞筋膜循整个上颞线下缘 5～8mm 切开，保留附着于骨瓣的肌 - 筋膜“袖套”。沿颞肌和颞深筋膜间隙向下分离，

由于颞深筋膜和颧弓上的骨膜是相互融合的，充分向下分离后可显露整个颧弓，再循眶外侧缘向外侧做骨膜下分离可显露颧突。沿着肌筋膜“袖套”边缘切开颞肌，采用逆向的骨膜下锐性分离技术提起颞肌瓣，沿眶缘用剥离子从上、外侧眶壁钝性分离眶周筋膜，深度应超过3.0cm，部分术者采用皮肌瓣，即沿颞肌下将头皮及颞肌作为一层掀起来，这是保护面神经最安全的方法，但缺点是由于将头皮及颞肌一起向颞区前下方牵开，颞肌的厚度大大限制了术野的显露角度。

（四）筋膜下骨膜下分离

颞肌筋膜深层向前与额骨颧突的骨膜层相延续。因此，筋膜下分离在颧骨额部区域自然而然转变为骨膜下分离，继而完全显露出眶上缘和额骨颧突。额骨前部的骨膜也继续向前行骨膜下分离、翻开，直至显露出眶上神经和眶上切迹。将帽状腱膜和骨膜一起从颅骨上分离，用刀切开筋膜，然后从颞深筋膜以及下方的颞肌上通过筋膜间分离牵开颞浅筋膜，将颞肌筋膜浅层与颞肌筋膜深层以及下方的颞肌分离开，便于充分显露颧弓和眶上缘，向前外侧翻起筋膜瓣置于皮瓣表面。

在颞上线平面，切开形成肌筋膜“袖带”，第一个切口在颞上线以上切开骨膜，第二个切口在颞上线以下切开颞筋膜。两个切口都是向前连接的，进一步的剥离在骨膜下和筋膜下进行。骨膜是另外从内侧剥离，从现有切口的后缘沿皮肤切口，形成一个“三角形”，额骨的骨膜分离到眶上缘。颞筋膜从“袖口”侧切至颧弓，从而形成“三角形”筋膜瓣，两个“三角形”都是向前和向下牵开，这样就在骨膜下分离至眶上缘、额骨颧突、颧骨额突、颧骨体、颧骨颞突、颞骨颧突。

（五）皮瓣反转和面神经额支的保留

面神经额支位于帽状腱膜下的脂肪垫中。为了保护该神经，翻转皮瓣后不应过多地显露帽状腱膜下的脂肪垫。应将颞筋膜循整个上颞线下缘8mm切开，保留附着于骨瓣的肌－筋膜“袖套”，以便关颅时颞肌的解剖缝合复位。沿颞肌和颞深筋膜间隙向下分离，由于颞深筋膜和颧弓上的骨膜是相互融合的，充分向下分离后可显露整个颧弓。再循眶外侧缘向外侧做骨膜下分离可显露颧突。沿眶缘用剥离子从上、外侧眶壁钝性分离眶周筋膜，深度应超过3.0cm，内侧分离范围一般不超过眶上神经孔。采用颞深筋膜下技术、骨膜下逆向颞肌，有效地保护了面神经额支。

（六）颞肌瓣成形

分离颞肌时在颞上线上留窄条肌筋膜“袖套”，在骨膜下平面采用骨膜下锐性逆行分离技术剥离。像颞筋膜一样，肌肉被垂直和水平地解剖，并用一个锉刀从颞窝骨膜下抬起，以保存肌肉的颞深动脉的骨膜分支。颞肌从颞骨鳞、蝶骨大翼和颧骨后表面尽可能向下分离，然后并向外侧牵开。颞肌分离均采用逆向钝性骨膜下分离法将颞肌从附着点一起完整地分离下来，将颞肌向下翻转。以颞上线处遗留窄条筋膜。在颞上线下5mm左右处及切口后缘切开颞肌及其筋膜，保留附着于骨瓣的肌－筋膜“袖套”，以便关颅时颞肌的解剖缝合复位。

颞肌解剖分离有3种不同的方法，即肌皮瓣、筋膜下和筋膜间技术（图6-10）。筋膜间和筋膜下技术在保护面神经额支的同时，更好地通过手术接近位于鞍旁区域的深层神经血管结构和病理。筋膜间技术涉及识别浅表脂肪垫，在脂肪垫下面的颞深筋膜的浅层切开，向前翻开以保护面神经额支。颞肌和其余的筋膜随后被分开并向下和横向方向外侧翻开。筋膜间和筋膜下技术已扩大了前外侧走廊的基底，具有可接受的低伤害面神经额支的风险。

（七）骨瓣成形

眶颧入路的术式多变，目前最常用的有两种，即“单骨瓣”“双骨瓣”。需要依据翼点、眶骨、额骨、蝶骨和颧骨等骨性标志以及相关的额颧缝、蝶颧缝和额蝶缝来选择。单骨瓣眶颧入路，骨瓣包括额骨颧突、颧骨额突、颧骨体的1/2或1/3、颧骨颞突，颞骨颧突）；双骨瓣眶颧入路，眶颧骨瓣，辅以翼点开颅，术中采用“六次切割”技术，眶上壁和外侧壁与切开的颧骨连成一体，保留了眶顶，降低眶上骨骨瓣形成的难度，并通过保留眶顶和眶外侧壁减少术后眼球内陷的发生。

1. 单骨瓣眶颧开颅 单骨瓣眶颧入路结合额颞开颅术和眶切开术（图6-11A）。眶上切迹外侧将颧弓复合体连同三角形的眶瓣（眶顶、部分眶外侧壁）一起锯下。将剩余的颧骨、眶上缘、眶外侧缘及额颞骨瓣作为一个完整的骨瓣锯下。单瓣眶颧入路的术后外观较好，但是截骨较困难。

(1) 颅骨钻孔：在额骨颧突后方钻第1孔，该孔即为MacCarty关键孔，骑跨颅内和眼眶，正好

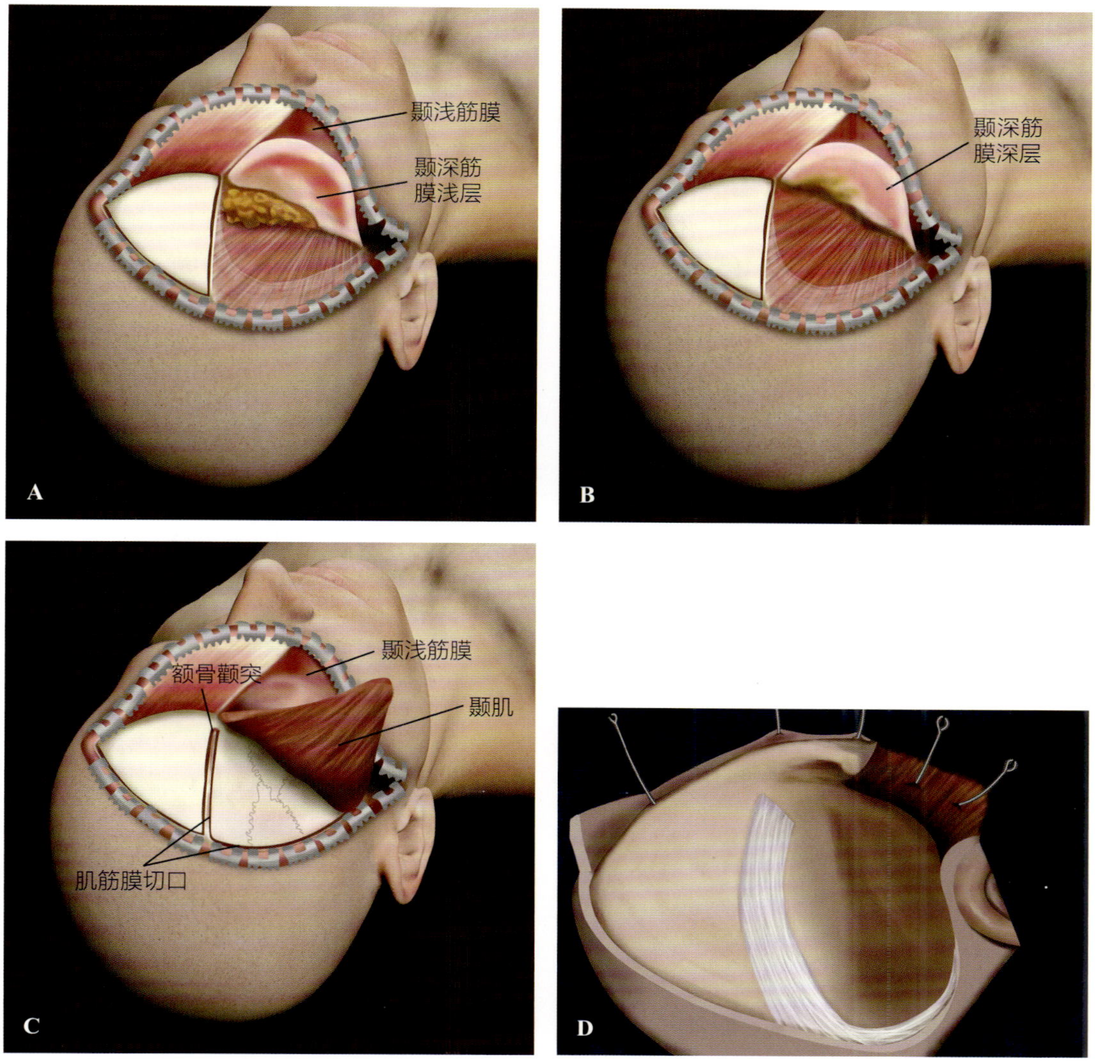

▲ **图 6-10　颞肌的解剖分离**

A. 筋膜间技术：解剖颞深筋膜的浅层，以进入浅表脂肪垫，然后，该层翻开到颞浅筋膜 / 无名筋膜复合体上。B. 筋膜下技术：从颞肌的浅表面解剖颞深筋膜，并将其整体翻开以保护面神经的额支。C. 筋膜下和肌皮瓣联合技术：在肌皮剥离和筋膜剥离技术之间取得平衡的折中方案，在筋膜分离到达脂肪垫处不进行颞肌分离，以保持肌肉和面神经额支的解剖完整性。然后将肌肉作为肌皮瓣沿向下和横向方向切开，颞肌和皮瓣整体向前和向下翻开，提供最佳的面神经额支保护。D. 分离颞肌：平行于颞上线，弧形切开颞肌，保留窄条肌筋膜袖带，便于缝合复位颞肌时可以重新连接颞肌，用骨膜剥离器从骨表面分离肌肉，包绕的筋膜以及骨膜一同从颅骨下方分离开，向下方翻转颞肌瓣

一半在眶内，一半在颅前窝底，中间是眶板。第 2 孔在眶上孔外上方。第三在颞上线毗邻冠状缝，第四孔在颧骨根部上方，第 3 孔、第 4 孔的具体位置依开颅所需要的骨瓣大小而定。

(2) 颅骨切开：用线锯经第 1 孔进入第 2 孔，再进入眶内，使眉弓外侧部分与少部分眶顶和额骨一起成形。再经眶下裂锯开眶外侧壁与颧骨，用矢状锯切断颧弓根部，再用开颅器将第 2 孔和第 3 孔、第 3 孔和第 4 孔之间锯开，使眶顶、眶侧壁及蝶骨二翼直接显露。骨瓣前部包括眉弓外侧和小部分眶顶、额骨颧突和颧弓连成一体。

(3) 颅底骨质切除：磨除或咬除部分蝶骨嵴，使手术野尽可能地靠近颅底，据病变部位、扩展方向、颅底受累范围及显露要求切除有关骨质。用咬骨钳和磨钻切除余下的眶顶和颅中窝底骨质，达眶上裂、圆孔和卵圆孔平面。进一步切除眼眶上外侧

壁、视神经孔外侧壁和前床突的外侧部分。必要时开放视神经管顶、磨除前床突。切除这些颅底骨有利于从硬膜外处理颅底脑膜瘤、脊索瘤。

2. 双骨瓣开颅　2 个游离骨瓣成形即翼部骨瓣（包括额、颞、蝶骨）和眶颧骨瓣（包括眶上、外侧壁、颧骨体和颧弓）。先将额颞骨瓣取下，然后再将剩余的颧骨、眶上缘及眶外侧缘及颧弓作为一个完整的骨瓣锯下。按 Zabramski 等（J Neurosurg，1998）改良的 6 个切口的顺序开颅（图 6–11B 至 D）。

(1) 颅骨钻孔：将颞肌翻向下方，于额骨颧突钻第 1 孔、眶上切迹上方钻第 2 孔、翼点后方的颞线上钻第 3 孔、颧弓上方第 4 孔（图 6–12）。自眶顶分离额底硬脑膜，再自眶上、外侧壁分离眶骨膜至眶上裂和眶下裂外侧端。

(2) 开颅和眶颧骨切开：眶颧截骨术依次分 6 个步骤，使用摆锯可以减少切除过程中的骨损耗。第 1 步是调整锯条角度，保持不损伤颧弓根内下面的颞下颌关节，切断颞骨颧突的根部，在颧弓根部用相互垂直的两刀完成，制造出一个切迹，可以比一直刀更安全地使颧弓复位。复位时一连接片先固

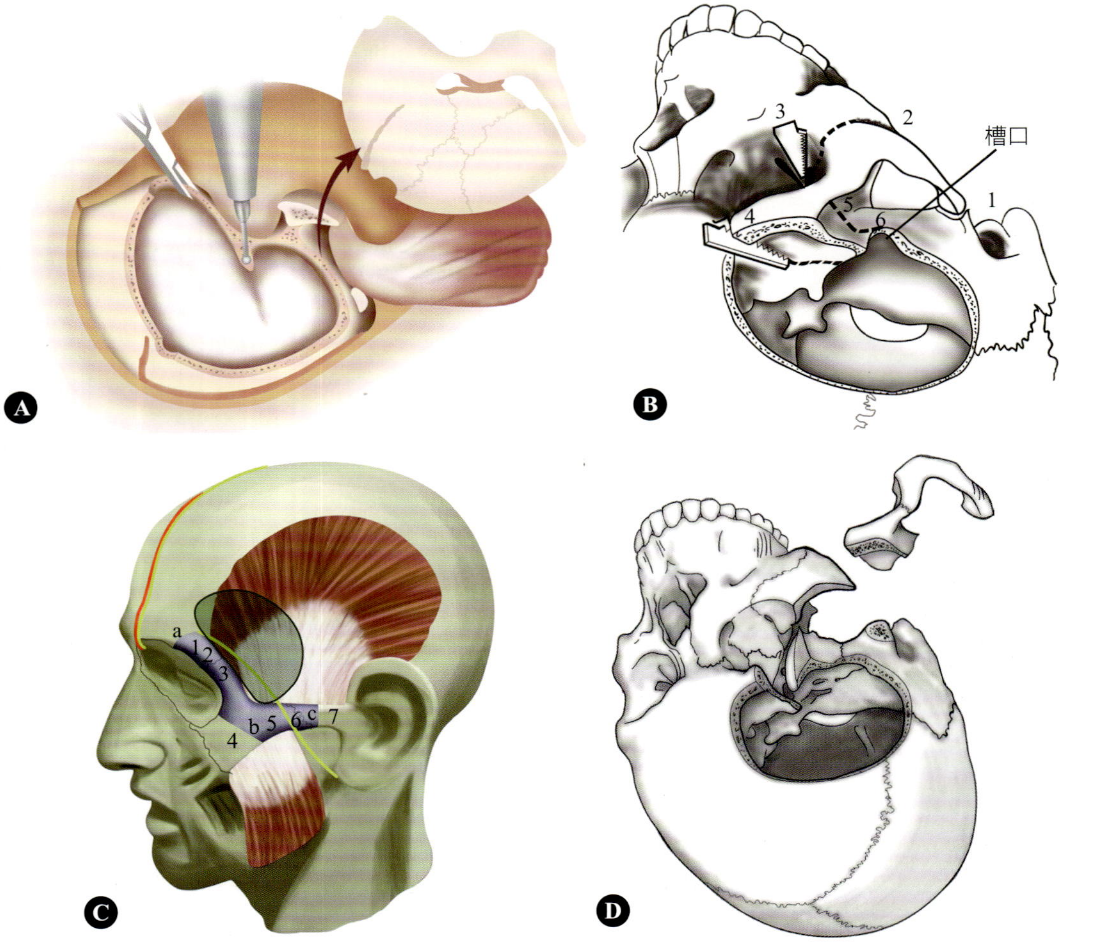

▲ 图 6–11　眶颧入路骨瓣成形

A. 单骨瓣成形。B. 整块切割眶颧复合体所需的一系列截骨切口（1–6）。C. 双骨瓣成形截骨线。1 点为额骨颧突，2 点为额颧缝，3 点为颧骨额突，4 点为颧骨体，5 点为颧骨颞突，6 点为颞颧缝，7 点为颞骨颧突。a 点为额骨颧突截骨，第 1 个切口从眶上缘外，1/3 的边缘开始，沿眶外侧缘向下延伸，用柔软的脑压板保护眶周，截骨术垂直向下穿过蝶骨大翼，止于眶下裂区，b 点为颧骨体截骨，第 2 个切口从颧骨体开始，在颧骨中、上 1/3 交界处，或中间位置穿过颧骨体，同样事先放置一个脑压板以保护眶骨膜。同时，牵开软组织，使颧骨体的外侧面最大限度地显露在面向颞下窝的后下缘；c 点为颞骨颧突截骨。翼点开颅术用绿色表示，最后的切割是通过颞骨颧突垂直进行的，在此情况下用剥离子牵开软组织以避免损伤。D. 切除颅底的骨质所获得的显露

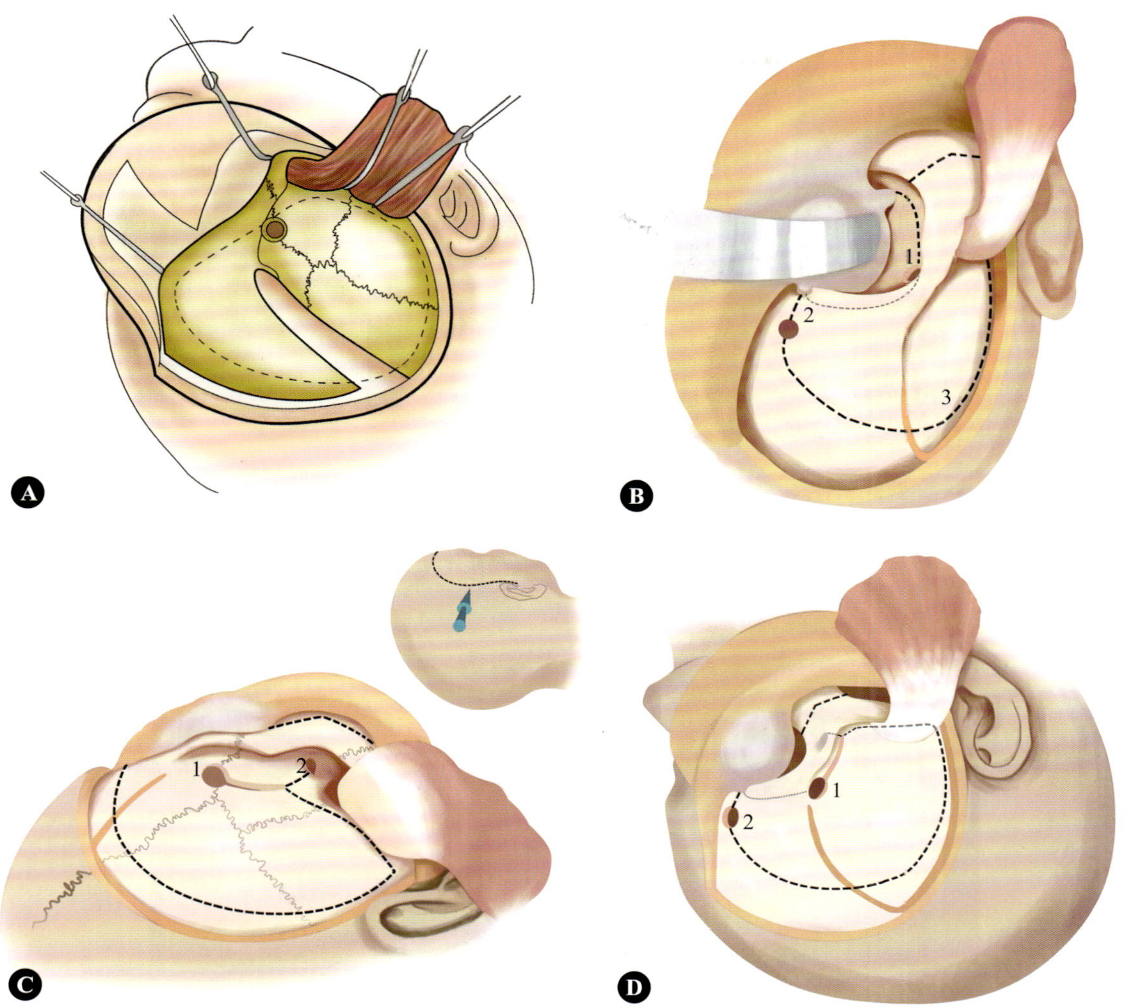

▲图 6-12　颅骨钻孔

A. 皮瓣向前牵开，显露额骨、颧骨、颧弓和颞骨，颅内钻 4 个孔；B. 关键孔位于额骨外侧，恰位于颧骨额突后方，跨颅前窝底，同时显露前颅底硬膜和眶筋膜；C. 第 2 孔位于额骨，眶缘上方 5cm，眶上神经从眶上孔游离出来。第 3 孔位于冠状缝，颧弓根上方 5cm；D. 第 4 孔位于颧弓根部上方的颞骨

定在颧弓上，另一孔与在颧弓根部的钻孔对齐，可以提高修复的美观度。第 2 步和第 3 步是跨越颧骨的颞突（颧骨隆突），首先从颧弓的前外下侧缘切开到颧弓的一半，然后从眶下裂向颧骨切开到上一步的终点。眶下裂直视困难，但可以用细剥离子探及，以引导锯条头端通过眶下裂并保护眼球。当这两步截骨完成并连接在一起时，在颧骨上形成一个 V 形切口，可在复位时保证骨片正确对位。第 4 步是沿着眶顶内侧、恰在眶上切迹的外侧，由前向后切开。保护额叶硬脑膜的方法是用棉条轻柔牵拉，随着切口深入，锯条逐渐抬起一个角度，保持锯条后端的锯齿不要接触硬脑膜。眼睛也用棉条和轻柔牵拉的方法加以保护。第 5 步大约在额骨内板的后方 2～3cm 开始，由内向外切开眶顶后部（保留眶顶），到蝶骨嵴厚骨质和翼点结束。第 6 步是切开眶外侧壁，从眶外侧的眶下裂开始到与前一刀的终点连接在一起。

Zabramski 等（1998）改良双骨瓣眶颧技术，包括做 6 个骨切口，将眶颧骨瓣一块取出。首先使根据病变的位置形成一额颞骨窗，然后应用气锯做“六次切割”（图 6-13）。

①第 1 锯：向上斜行切断颧弓根部，此切口分

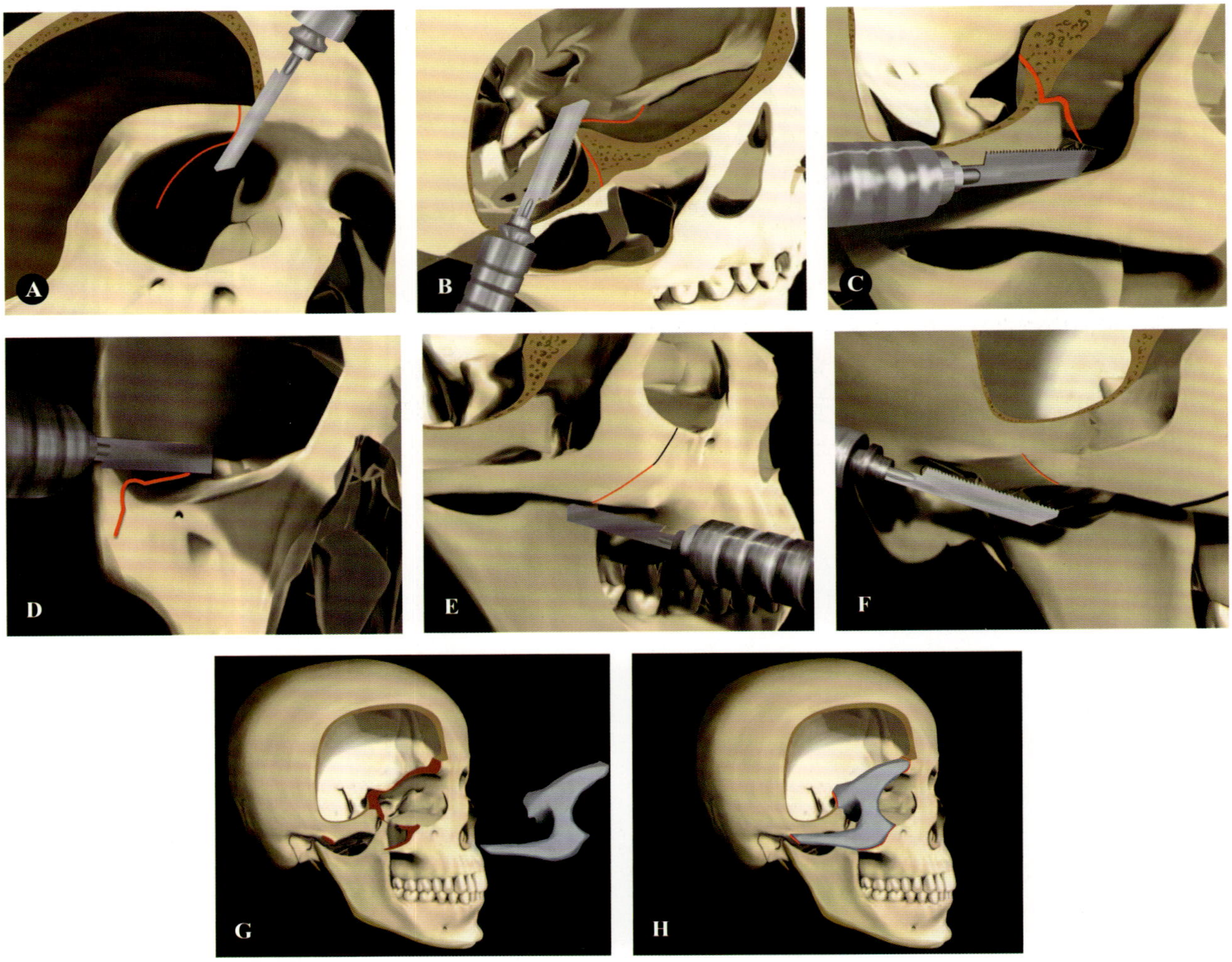

▲ 图 6-13 眶颧骨瓣的骨质切口

A. 切开眶内侧缘和眶顶；B. 切开眶顶和眶外侧壁；C. 切口延伸至眶下裂；D. 切口从眶下裂穿过颧骨前方至颧面孔上方；E. 切口通过颧骨后部；F. 经颞骨颧突根部切开；G. 取出眶颧骨块；H. 眶颧复合体的重建，用钛板固定

为 2 步，第 1 步从内侧到外侧斜切，第 2 步从外侧到内侧垂直切，为固定提供稳定的基础。必须特别小心，以免在这些切口中损伤颞下颌关节。

②第 2 锯：在颧突上方从外向内锯开一半颧骨。

③第 3 锯：从眶内将气锯头置于眶下裂处，向外后方锯开外侧眶缘、外侧眶壁，并与第 2 锯连成一体。硬脑膜从眶顶和颞窝前壁抬高，露出眶上壁和外侧壁。

④第 4 锯：抬起前中颅底硬膜后，锯开内侧眶上缘，眶顶直到眶上裂外侧缘。第 4 个切口通过眶上缘和眶顶，采用上、下切口，切口位于眶上神经外侧 1～2mm 处。但对于延伸至中线的病变，可在神经从眶上神经孔中取出后在内侧进行。这个切口向后延伸 2.5～3cm，放置平行于顶部的锯子，并向眶上裂的内侧边缘倾斜。

⑤第 5 锯：在颞下窝辨清眶下裂后，自眶下裂顶端锯向颞窝。第 5 个切口连接眶下裂和额颞骨孔。

⑥第 6 锯：从眶上裂跨蝶骨嵴与第 5 锯相连接。第 5 切口和第 6 切口连接眶下裂和眶上裂。眶下裂可通过直视或用薄解剖器触碰颞下窝来识别。最后一个切口是从眶上裂外侧缘切下，并直接与眶下裂第 5 个切口相连。在“六次切割”中应注意用薄的脑压板保护眶内容物，解剖眶周和软组织，以完全游离眶颧骨瓣。提起眶颧骨瓣并与粘连的周围组织充分游离，连同眶嵴、部分眶板和颧弓作额颞

游离骨瓣。

(3) 颅底骨质切除：根据颅底受累范围及显露要求切除有关骨质，以切除病骨与充分显露为度（图 6–14）。如此则由前中颅底侧方至海绵窦侧壁水平之广大区域均可获理想的直接显露。

根据病变的具体需要，可进一步切除更多的骨质。进一步剥离前颅底和中颅底的硬膜，以显露蝶骨小翼。对蝶骨小翼的进一步切除可显露出眶上裂，并可进一步向内侧剥离硬膜。此处将遇到眶脑膜带（MOB）。这一额颞部硬膜返折，实为颅中窝硬膜与眶骨膜在眶上裂处的连接。MOB 阻碍了向内侧进一步剥离硬膜，因此需将其切开约 5mm，以进一步牵开额颞叶硬膜来显露前床突。

（八）硬脑膜切开

以侧裂或颞下为中心，以蝶骨嵴为蒂，围绕蝶骨嵴向后半弧行，沿侧裂剪开硬脑膜，下至颞底，前至额部眶内缘处（图 6–14G）。显露以蝶骨嵴为中心的额叶、颞叶及外侧裂。切开视神经的硬膜鞘后，可将视神经向内移位；切开远端硬膜环，允许移动颈内动脉。使用经侧裂入路，大范围打开侧裂，保护好来源于颞叶顶部的桥静脉。

（九）硬膜下显露

1. 打开侧裂　沿额侧切开外侧裂蛛网膜打开外侧裂池，解剖视神经–颈动脉池，释放脑脊液，促进大脑放松，显露鞍上鞍旁和脚间池、桥前池等结构。

2. 额下显露　眶面脱离视神经，显露终板，终板开窗，获得进一步的大脑放松。打开深部侧裂池，解剖颈动脉动眼神经三角，解剖显露鞍区诸结构（图 6–15）。

3. 颞下显露　颞骨鳞部下缘必须磨除，直到与颅中窝底平齐，向后至颧弓根部。颞叶向后外侧牵开，就打开了重要的颞前手术通路。颞尖通过凝固和切断必要的桥静脉，从颅中窝的前部释放。切断

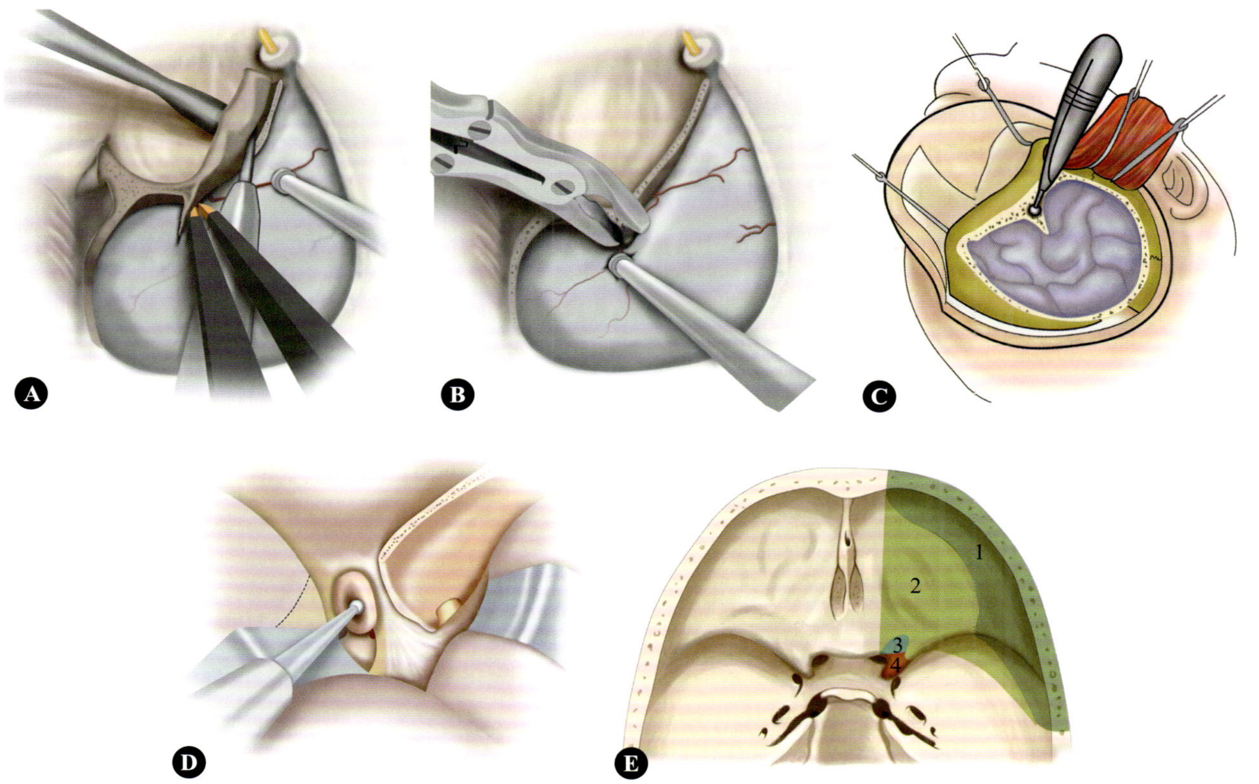

▲ 图 6–14　颅底骨质的清除

A. 掀去骨瓣后，使用带有侧刃的直切割钻头进一步切除眶顶前外侧部的蝶骨小翼骨质。需注意保护眶内容物。B. 咬除外侧份蝶骨嵴。C. 磨除蝶骨嵴内侧。D. 显露眶脑膜带，磨除前床突。E（轴位）和 F（冠状位）示眶颧入路骨瓣范围：额颞开颅骨瓣（1）、眶颧骨瓣（2）、磨除蝶骨小翼（3）、磨除前床突（4），随着眶骨和颧骨、蝶骨嵴的去除，扩大了到达外侧裂和颈动脉池的宽广通路

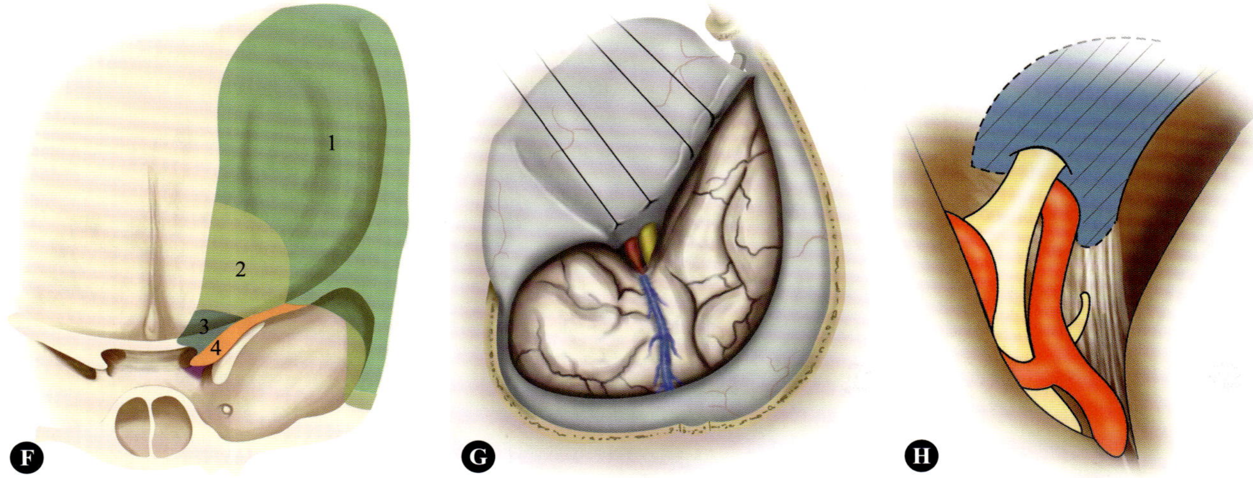

▲ 图 6-14（续） 颅底骨质的清除

E（轴位）和 F（冠状位）示眶颧入路骨瓣范围：额颞开颅骨瓣（1）、眶颧骨瓣（2）、磨除蝶骨小翼（3）、磨除前床突（4）。随着眶骨和颧骨、蝶骨嵴的去除，扩大了到达外侧裂和颈动脉池的宽广通路；G. 半圆形切开硬膜，基底指向眶尖。该切口的目的在于显露颞上回、侧裂和额下回。注意须将额部切口延伸至骨窗拐角处，以便充分利用额下空间。用数根缝线牵拉硬膜，以利于显露。缝合点应靠近硬膜瓣基底部，而非其边缘，这样可以最大限度地牵开眶内容物、颞肌等软组织，以充分利用硬膜内额下径路，这样可以更好地显露外侧裂。通常需要多个缝线以尽可能使硬脑膜瓣平展，如果牵拉不够，硬脑膜或眶组织肿胀就会突入手术通道。H. 前床突、视神经管顶及毗邻的眶顶和蝶骨小翼通常被磨除（阴影区），以便能很好地显露颈内动脉

位于小脑幕边缘的第Ⅲ对脑神经蛛网膜粘连。

4. 显露区域 解剖纵裂底部蛛网膜，可显露同侧 A_2、前交通动脉、对侧 A_2 和 A_1。主要显露颅前窝、颅中窝底的侧面，鞍上、鞍旁及鞍后，海绵窦侧壁和上壁等区域。

（十）肿瘤切除

起源于颈外动脉的瘤体供血动脉在从硬膜外磨除颅底骨质时已阻断。充分打开侧裂池，注意辨认大脑中动脉的分支。一旦肿瘤显露，先行肿瘤内部分块切除，在瘤内成一减压腔，并不断“蚕食”周围瘤组织或将其向腔内推移予以切除，使瘤体不断缩小。肿瘤充分内减压后，从周围脑组织分离肿瘤囊壁，与周围结构逐渐松解分离。在电凝和切断瘤体表面的血管之前，应仔细区分是否是供应脑组织的动脉，过路动脉与肿瘤壁没有粘连时，保护这些动脉并不困难；但肿瘤与血管粘连并侵及脑动脉外膜时，则不得不残留小块附着在血管壁上的肿瘤。如果发现肿瘤侵袭颅底硬膜或海绵窦侧壁，这些硬膜必须要切除直到显露正常硬膜，硬膜切除的边缘要经过组织学检查确信没有肿瘤浸润。

切除颅底脑膜瘤，特别是床突段脑膜瘤，有两个共同原则，早期处理瘤体供应血管和彻底肿瘤内减压。在从硬膜外、硬膜内入路到达肿瘤附着点的过程中，绝大多数颈外动脉发出的供应瘤体的血管已被电凝或切断，进一步减少了瘤体的供血。然而，床突型脑膜瘤紧紧贴附在床突周围颅底骨上，也很难从硬膜外接近前床突和视神经管顶。应先从硬膜内显露肿瘤，辨别清楚大脑前动脉和颈内动脉及其他分支，再从瘤内分块切除肿瘤，做到瘤内减压后，再从硬膜外显露肿瘤基底部，离断肿瘤的硬膜外血供，或者采取交替的方式切除肿瘤（图 6-16）。

（十一）术后重建

1. 硬脑膜重建 颅底硬膜有大范围缺损时，取筋膜修补硬膜缺损。

2. 眶颧骨瓣复位 用微型颅骨连接板固定骨瓣复位。在形成眶颧骨瓣的“六次切割”前，应在锯开线两侧予置钻孔，并与微型钛板的螺丝孔相吻合，这样骨瓣复位时才可达到稳固的解剖复位。

3. 颅底骨性重建 若眶顶缺损超过 3cm，应该行眶顶骨重建，这对预防术后眼球凹陷很重要。颅骨塑形材料可用于修补骨质缺损。眶颧入路有必要充分去除眶壁，以实现眶颧开颅术的益处。因此，

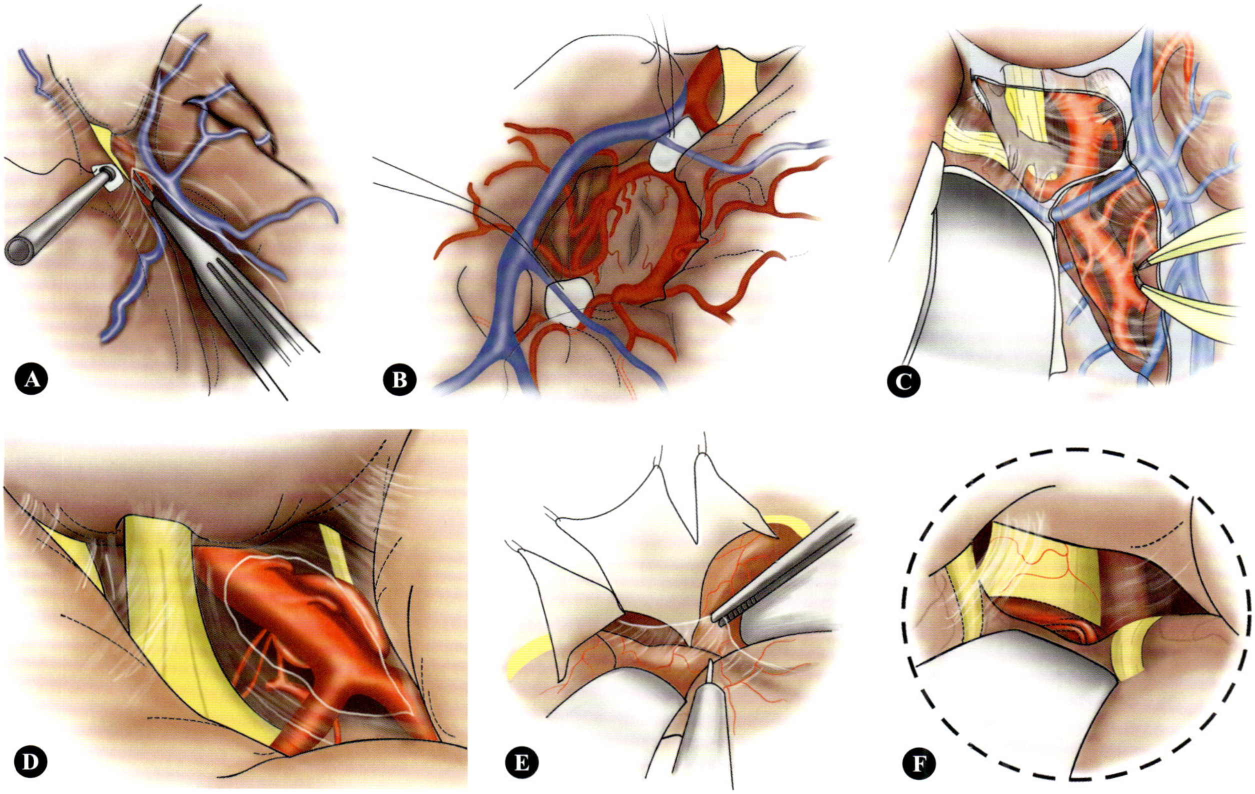

▲ 图 6-15 侧裂分离方法与显露

A. 自侧裂的末端向基底部分离，用无齿镊沿侧裂的内侧打开蛛网膜，然后提起蛛网膜用直显微剪刀剪开，用内径 0.5～1mm 的直吸引器带小棉片轻轻牵开额叶，以保持侧裂侧蛛网膜有一定的张力，便于切开；B. 用吸收性明胶海绵或脱脂棉轻轻地向额叶和颞叶两侧分离，在有血管汇入侧裂处置放海绵以保持侧裂开放；C. 分离大脑中动脉 M_1 段；D. 打开颈动脉池显露颈内动脉动脉瘤；E. 上抬额叶，锐性分离显露鞍前池及侧裂池；F. 进一步上抬直回显露视神经、同侧 A_1 段及 Heubner 回返动脉

眶壁的重建也是不可避免的。

（十二）术后护理

如果眶周尚未打开，术后护理与其他额颞部开颅术相同。术中眶筋膜破裂，眶周脂肪外溢，则可出现明显的眶周水肿和结膜水肿，结膜和角膜必须保持良好的润滑和湿润。上睑下垂可能会持续数周，但通常会完全恢复。

五、手术技术要点

眶颧入路是在翼点入路的基础上，不同程度地切除眶上缘 / 壁、眶外侧缘 / 壁和颧骨。提供从下至上的卓越视野和手术空间，同时也是一种可沿多方向延伸、具备高灵活度和自由度的手术路径。骨质切除范围的不同形成了眶颧入路的多种术式变异，这些改良术式均包含有眶顶、眶缘及颧骨额突的切除。

（一）切口设计

眶颧 – 额颞下入路到达鞍旁区域和脚间窝病变的操作距离，比翼点或颞下入路约缩短 3cm；同时视野角度也向颅底低 1～2cm。操作鞍旁区域和脚间窝内的重要结构都要容易和安全得多。在如此低位的开颅手术中，颞部皮切口要紧贴耳屏前缘而尽可能地靠近耳屏软骨。骨膜下逆向颞肌分离，保护颞肌的支配神经和血供。留置肌筋膜“袖套”，便于缝合颞肌和颞筋膜，以达到颞肌的解剖复位和功能恢复。

（二）筋膜分离技术

为了保护面神经的分支，筋膜分离和翻折脂肪垫的技术有以下 2 种方法（图 6-17）。

1. **筋膜间技术** 沿筋膜间脂肪垫和颞肌筋膜深层之间，将脂肪垫和颞肌筋膜浅层一同翻折。

2. **筋膜下技术** 将颞肌筋膜浅层、筋膜间脂肪

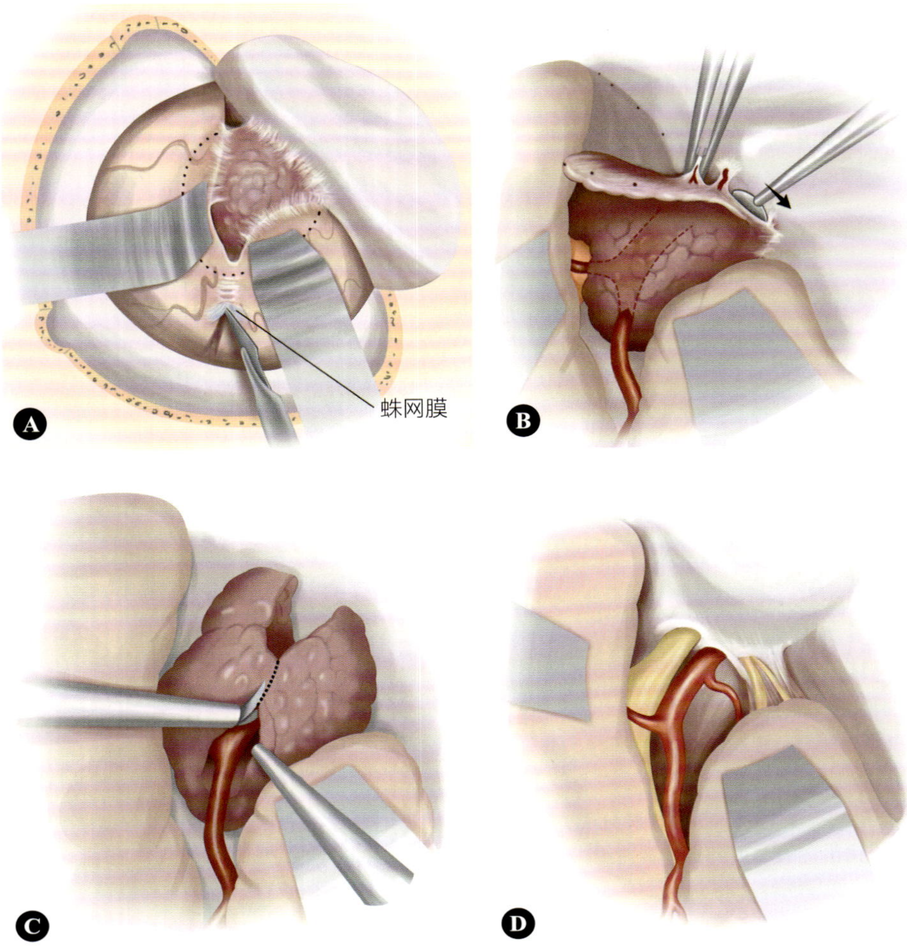

◀图 6-16 眶颧入路切除蝶骨嵴内侧型巨大脑膜瘤

A. 打开侧裂，显露累及侧裂的肿瘤，肿瘤包绕颈内动脉及其分叉；B. 离断肿瘤基底直至前床突；C. 沿大脑中动脉将肿瘤分开，游离大脑中动脉；D. 肿瘤全切除，保护好视神经和颈内动脉及其分支

垫和颞肌筋膜深层一同翻折。筋膜间脂肪垫通常可在颧骨额突及眶缘的后方 2.5～3cm 处显露。

（三）骨瓣成形技术

眶颧入路最为关键的一项操作就是开颅骨瓣的形成，通过不同程度切除眶骨和颧骨来扩展额下、颞下路径的视野，显露眼眶、眶尖、蝶骨嵴、海绵窦和斜坡等前中颅底的病变，获得更大程度的术野和视角显露。依据眶颧骨瓣形成的方式不同，眶颧入路有单骨瓣、双骨瓣和三骨瓣眶颧入路，以及各种改良眶颧入路的变化，其技术核心均为切除眶颧骨质，形成眶颧骨瓣，此入路的演变正是通过骨瓣的变化逐渐增加显露范围和手术操作空间。

1. 单骨瓣眶颧入路 额颞开颅和眶颧骨切开术形成整块骨瓣，即将额颞骨瓣、部分眶顶及眶外侧壁、颧弓作为一个整体取下。第 1 步切割跨过眶缘。第 2 步将颧骨额突从颧骨上离断。最后切开眶顶至关键孔。

(1) 关键孔定位要精准：关键孔的准确定位是成功完成单骨瓣法眶颧入路的重要前提。关键孔的“关键”之处，在于其需同时显露眶骨膜和额叶硬膜，这是之后顺利完成眶颧和眶上 / 额眶骨切开术的关键步骤。

(2) 颧弓离断：选择线锯离断颧弓根部。在颅中窝底、鞍旁、第三脑室、鞍区和鞍后区域、脚间池的病变，以及位于眶内后 1/3 的病变，对颞部颧弓的离断，并不增加多少显露。因此，可选择性地应用额 – 眶颧入路。

(3) 前床突的磨除（图 6-18）：前床突内侧部、位于视神经管上方的骨质需被磨除，以便在进行后续处理前床突之前先游离视神经。覆盖于视神经表面的骨质很薄，可在颅前窝后内侧部轻易地被磨除，将视神经从其骨孔内游离。切除前床突后，

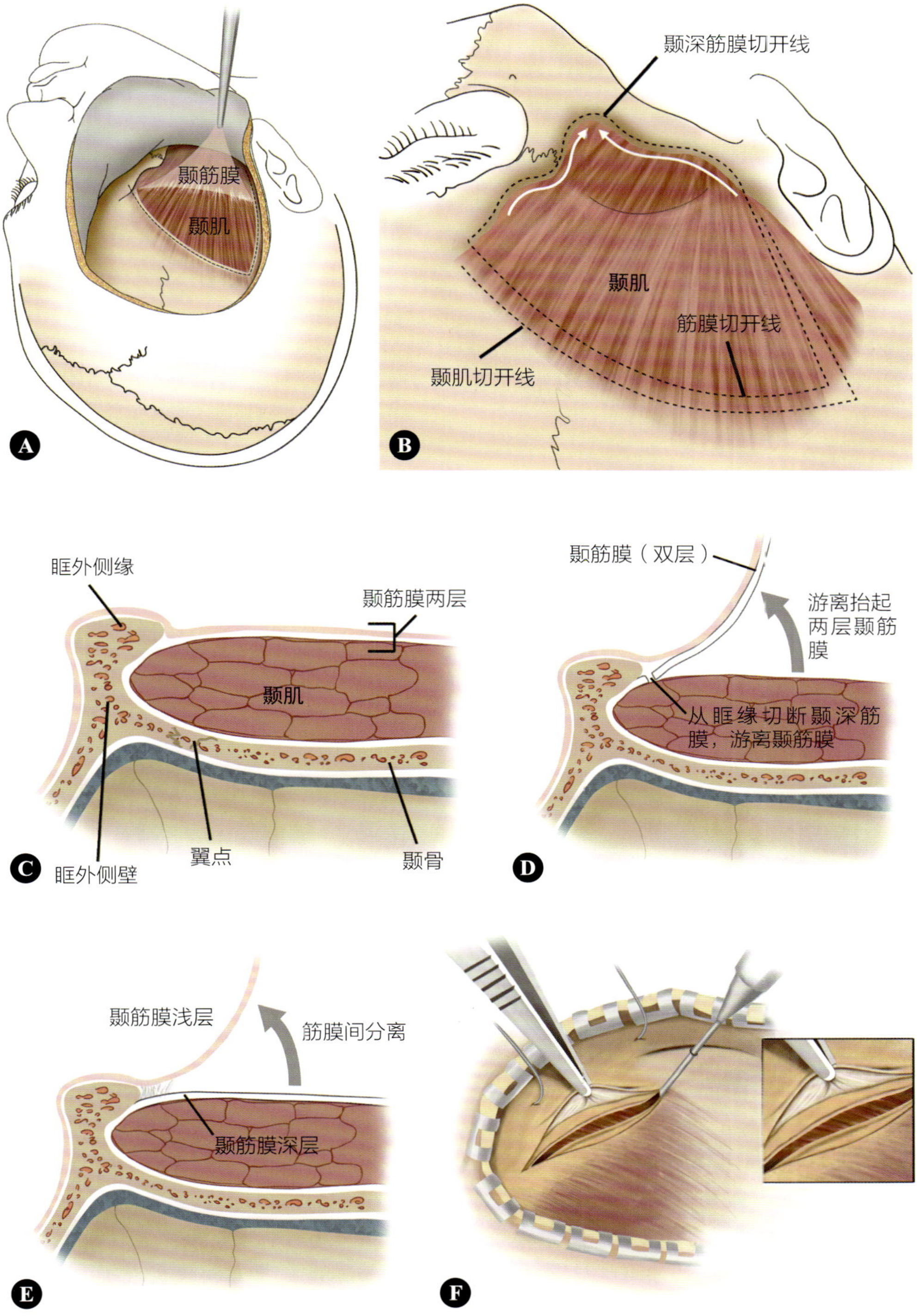

▲ 图 6-17 筋膜内和筋膜下的解剖分离

A 和 B. 进行筋膜内或筋膜下剥离术后，关键步骤之一是将筋膜层从颧骨和眶缘附着处剥离。C 至 E. 轴向示意图可以更好地理解该区域的结构。浅层通常与骨膜相连，但深层往往与骨的下缘相连；因此，在筋膜下剥离术中，肌肉上方的筋膜切口是释放皮瓣和显露眶颧部所必须的。F. 筋膜下分离技术：将颞肌筋膜深浅两层连同其内的脂肪垫一起切开直至颞肌纤维表面，将其剥离并随皮瓣翻向前方，面神经分支即一同包含在内。沿着切开颞肌筋膜的方向继续跨过颞上线，使得颞上线内侧的骨膜层与掀起的颞肌筋膜成为同一层，一起翻向前方。这一操作的关键在于，跨过颞上线切开其内侧的骨膜层时，切开的方向与颞上线相垂直，而与颞肌筋膜相平行且延续

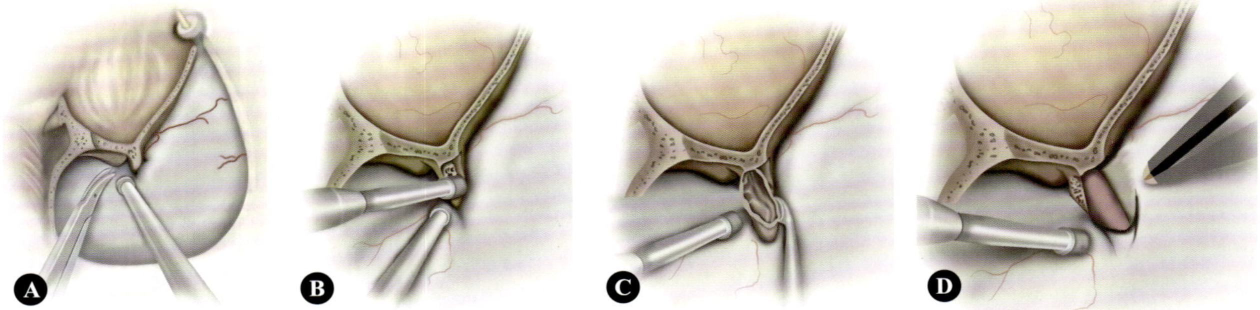

▲ 图 6-18 前床突的显露与磨除

A. 松解眶－脑膜带后，可进一步沿着眶上裂钝性剥离硬膜，以充分显露前床突内侧部；B. 进一步切除眶上裂上外侧缘残余的蝶骨小翼，以及构成眶上裂下外侧壁的部分蝶骨大翼（这里需使用金刚钻），这一步骤有利于眶上裂内容物的进一步游离；C. 用金刚钻蛋壳化前床突，并将其从视柱上离断；D. 将蛋壳化的前床突与周围的硬膜返折如床突韧带等充分游离开，用垂体瘤钳将其取出

可根据需要进一步开放视神经管，去除眶上壁和眶后壁骨质。

(4) 单骨瓣的优点和局限性：仅用线锯、咬骨钳等简易设备即可完成开颅，整块去除的骨瓣复位良好，可达到解剖复位。与双骨瓣眶颧入路相比，单骨瓣眶颧部开颅时间更短，术后重建更容易。缺点是：①颞肌不好处理，影响颞骨显露；②因颞肌和颧弓的阻碍，自眶腔内锯开颧骨、眶外侧壁、眶顶时，对眼球牵拉过多；③残留的眶顶限制了额底的显露，操作角度、光线和操作自由度也较双骨瓣开颅略为减少；④切除眶顶骨质少，即移除眶顶和眶侧壁的限制，且有时需磨除较多眶壁骨质。

作者采用改良“单瓣”技术开颅。在锯眶上孔与关键孔之间的眉弓时，线锯是从关键孔的额底再走向眶顶的下方，从而使眉弓连同部分眶顶一起锯下，避免了“两瓣”开颅的繁杂的操作。

2. 双骨瓣眶颧入路

(1) 双骨瓣的改进：1998 年 Zabramski 等（1998）双骨瓣的额颞－眶颧手术入路，即额颞骨瓣及眶颧弓 2 块骨瓣，使该手术入路更趋成熟。Tanriover 等（2006）报道双骨瓣眶颧和单骨瓣眶颧显露眶顶和眶外侧壁的面积分别为 996mm^2 ± 229mm^2 和 372mm^2 ± 103mm^2，证明了双骨瓣比单骨瓣显露的眶部面积要大。

(2) 双骨瓣技术：结合翼点入路开颅、眶骨截骨术和移除部分颧弓，Zabramski 等用“六次切割”完成眶颧入路开颅术。2 块游离骨瓣按照 Zabramski 等（1998）描述的方法，先按翼点入路的方法游离额颞骨瓣，再将硬膜从前中颅底上剥离，显露眶外侧壁和眶顶，在颞窝前外侧壁上钻一小孔，形成一铣刀可伸入的空间，然后顺着眶外侧壁、眶顶游离直至眶下裂，形成一眶颧骨瓣（图 6-19）。

(3) 双骨瓣眶颧入路的优点：①首先去除额颞骨瓣，再去除眶颧骨时可有好的视角，可从颅腔内、眶腔内同时切割眶壁；②额颞骨瓣形成后，可以在直视下切除眶顶及外侧壁，眶顶切除较满意；③相比单骨瓣开颅，双骨瓣眶颧入路开颅可以去除更大部分的眶壁，更好地显露额底。文献报道双骨瓣眶颧入路在额颧缝以上整个眶部的切开，包括眶顶及外侧壁，双骨瓣开颅的平均面积是 996mm^2 ± 229mm^2，单骨瓣开颅的平均面积是 372mm^2 ± 103mm^2；双骨瓣较单骨瓣掀起更大的眶顶，平均面积是 673mm^2 ± 196mm^2，而单骨瓣平均面积是 100mm^2 ± 83mm^2；眶顶占整个眶部切除的比率，单骨瓣是 27% ± 18%，双骨瓣是 67% ± 10%。

(4) 双骨瓣眶颧入路的缺点：尽管双骨瓣 OBA 手术可以更大程度地移除眶顶，但在工作角度、照明和手术自由度方面只实现了适度的降低。另外，“六次切割”法操作复杂，术后骨瓣很难达到解剖复位。还需用摆锯等特殊开颅设备，不利于推广应用。

3. 三骨瓣眶颧入路　骨切除术是一个三件式的手术，首先沿着颧弓进行前后切口，接下来是典型的额颞部裂孔开颅术，最后是眶缘、眶顶和眶外侧壁的截骨术。三骨瓣的眶颧部开颅术是一种相对简单的手术，提供了良好的脑部显露程度。"三骨瓣"眶颧入路，可达到"单、双骨瓣"法同样的显露程度，在开颅过程中解剖标志显露更为清晰，操作难度降低，相比较而言"双骨瓣法"开颅过程更为迅捷。

(1) 三骨瓣眶颧入路骨瓣成形方法：翻开皮瓣后首先离断颧弓，无须将咬肌从颧弓附着点处游离，游离的颧弓和颞肌一起推向颞部下方，显露中颅底结构。由于此时颧弓已被推向下方，游离第2枚骨瓣（额颞骨瓣）时可更接近颅底位置。最后根据手术显露需要切开眶顶和眶缘骨质完成第3枚骨瓣（眶骨瓣）的游离（图6-20）。

(2) 翼点开颅和颧弓离断：第1个孔位于额颧缝的后面，颞上线的下方。第2个骨孔钻在蝶颞缝后面、颧弓上方的颞鳞上。在翼点入路颅骨成形的基础上，颞肌暂时复位，以显露颧骨和颧弓。然后颧弓被垂直分为前、后两部分用线锯拉开。这样，离断的颧弓和咬肌一起向下牵开。颞窝底部的显露是通过咬除颞鳞的侧壁来实现的。

(3) 眶颧骨瓣成形：颧弓离断后，眶缘和眶顶被切开，无须进入眶上裂，向眶下裂弯曲切开完成眶颧骨瓣成形。

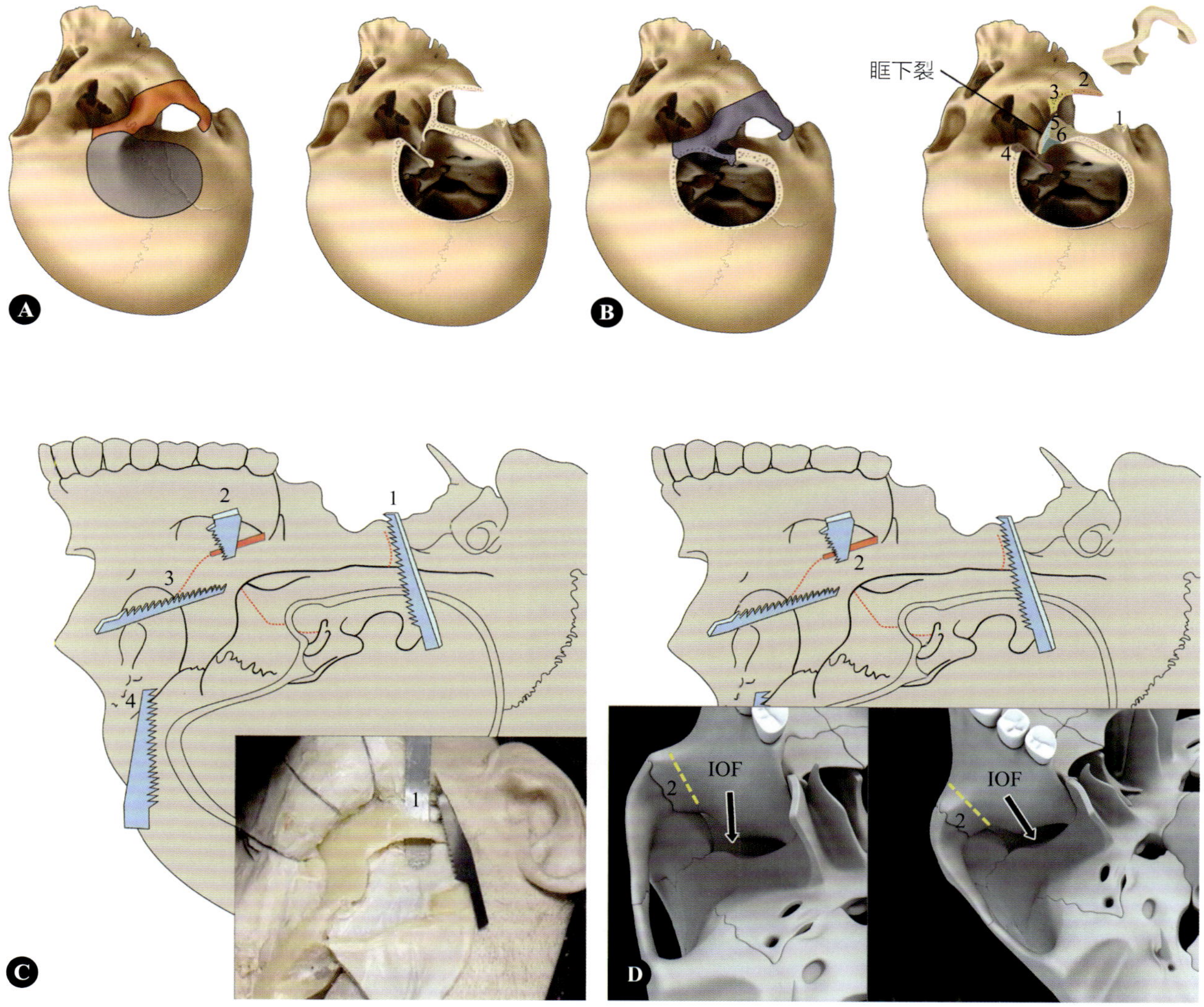

▲ 图 6-19　双骨瓣眶颧入路

A. 额颞骨瓣（灰蓝色区域），再做眶颧整体骨瓣，双骨瓣成形后如右侧示意；B. 额颞骨瓣成形后，再依次完成眶颧骨瓣（紫色区域），骨瓣切割的次序如右侧示意；C. 切割颧弓根部，将牵开器置于颞肌上，45°～60° 的切割角度；D. 从额骨颧突的头端分离颧骨，识别眶下裂，从额骨颧突的下外侧缘到眼眶外侧缘的一半处进行分离

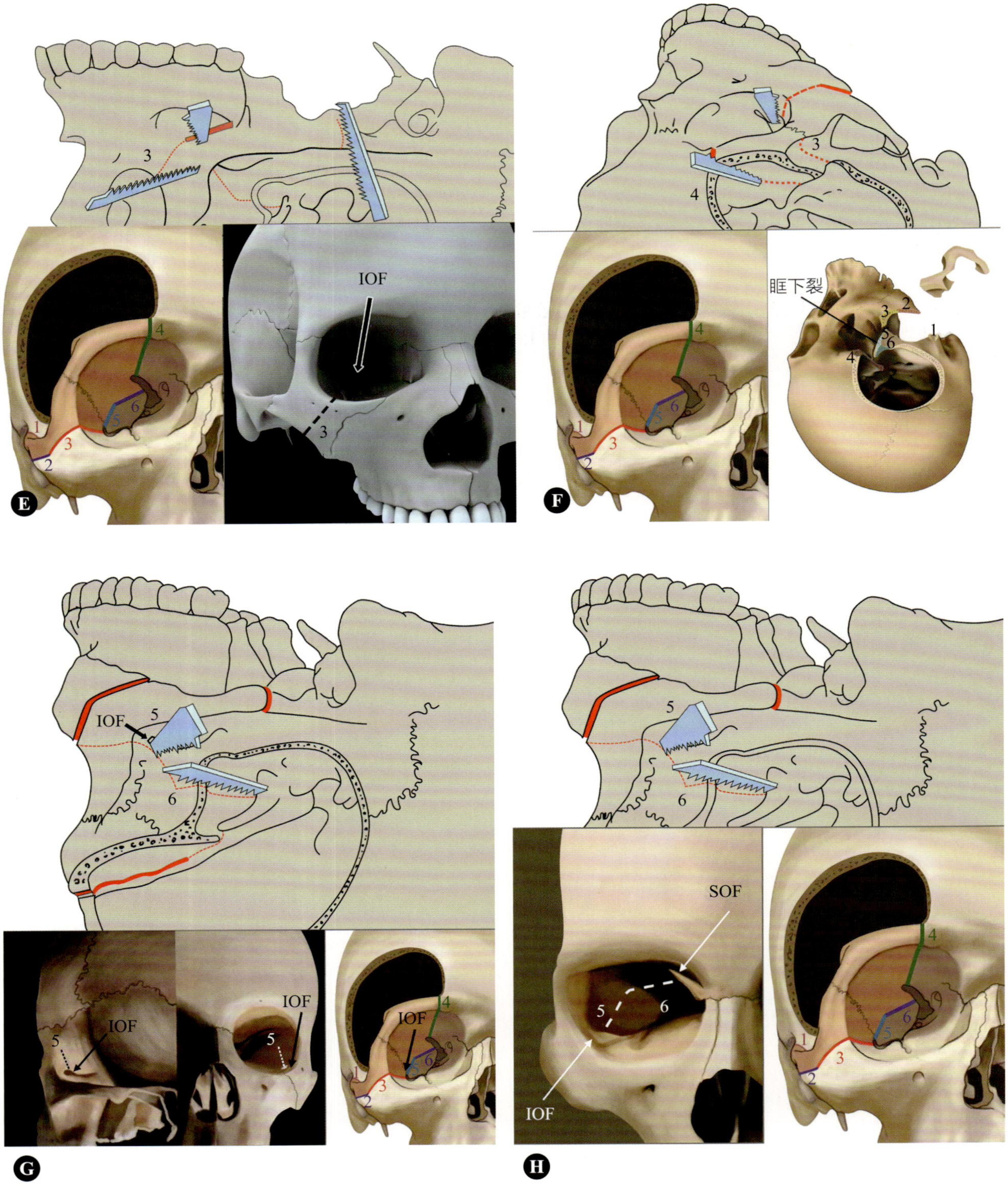

▲ 图 6-19（续） 双骨瓣眶颧入路

E. 从眶下裂到额骨颧突的中部进行切割，在额骨颧突处与第 2 次切割汇合；F. 使用线锯，在眶上切迹外侧 1～2mm 开始切割，沿着眼眶的上表面进行切割，利用线锯的长度尽量向后延伸切割长度；G. 识别眶下裂，用摆锯从眶下裂的眶尖处分离眶外侧壁至眶上裂水平，切割 5 和 6；H. 识别眶上裂，切割眶上裂的外侧缘与切割 5 连接，蝶骨嵴内侧一样被移除，前床突和后床突额外的磨除可增加对深部的显露

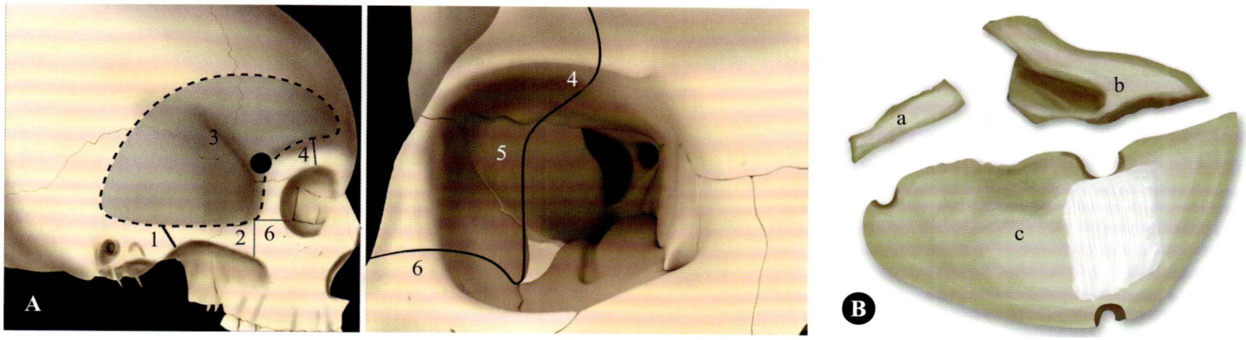

▲ 图 6-20　三骨瓣眶颧开颅

A. 三骨瓣眶颧入路骨质切开顺序：颧弓后切口（1），仅在颞下颌关节前；颧弓前切口（2），仅在与颧骨结合后；额颞开颅术（3），眶上“锁孔”入路由一个黑色圆圈表示；在眶顶和眶上缘水平面切开（4）；在眶外侧壁剖切（5）；在颧骨水平面剖切（6）；B. a 为颧弓，b 为眶顶，c 为颞骨骨瓣

三骨瓣眶颧入路是对双骨瓣眶颧入路的进一步改良、简化，3 块骨瓣包括额颞骨瓣、眶骨瓣和颧弓。该入路第 1 个骨瓣是离断颧弓，但与单骨瓣、双骨瓣眶颧入路不同的是不需要将咬肌与颧弓游离。第 2 个骨瓣是额颞骨瓣，在颅骨上的钻孔方法与双骨瓣眶颧入路基本相同。第 3 个骨瓣即眶骨瓣，仅需要 3 次切割即可完成，首先沿第 2 骨孔外侧 1cm 向后沿眶顶切割约 3cm，然后沿眶外侧壁改变方向至眶下裂，最后平行于颧弓切开眶缘至眶下裂。与单骨瓣、双骨瓣眶颧入路相比较，既充分保留了眶顶、眶外侧壁骨质，又简化操作，降低骨瓣去除的难度，且增加术式的灵活性。

4. 迷你眶颧入路　在颞上线的前方（麦氏点）和眶上孔的上方钻 2 个骨孔。先在眶上切迹外侧做一切口，再将锯片放置在额颧缝的外下方，朝向眶上裂（SOF）以连接第 1 个切口，第 2 个切口仅涉及外侧眶壁，2 个切口之间的眶顶可以用骨凿使其游离断裂，最后形成迷你的眶颧骨瓣（图 6-21）。

六、改良眶颧入路

（一）改良眶颧入路的临床意义

眶颧开颅术通过增加骨切除术提供更好的显露和更少的脑牵拉需要。通过切除眶上、外侧壁和颧骨，可使涉及眶尖、床突旁和鞍旁区、基底动脉尖、海绵窦和前中颅底的病变获得更大角度的显露，提供广泛、多方向的手术通路。完全清除眶、颧弓会增加显露角度，减小手术区域的工作深度，并使脑部牵拉最小。但是，在许多情况下，仅需要使用眶颧提供的部分显露即可。Hakuba 等（1986）提出了一种新的手术入路，即眶颧 – 颞下入路，它

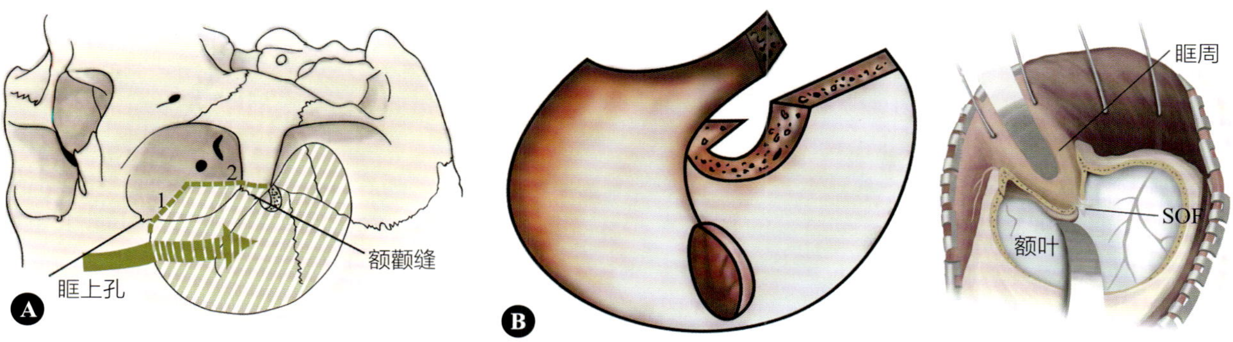

▲ 图 6-21　迷你眶颧入路

A. 颅骨钻孔与电锯锯开的位置；B. 迷你眶颧骨瓣，颞肌附着点后留一颞肌筋膜条，便于术后颞肌缝合；C. 额外的眶壁移除，第一个遇到的组织就是可以被切断的硬膜眼眶系带，为了充分利用眶颧入路所能提供的低径路，向眶上裂（SOF）后方切除眶顶及眶外侧壁是关键的

广泛地打开了颅前窝和颅中窝的眼眶和颅底。根据所治疗的特定病灶调整骨切除的范围可以帮助降低入路相关并发症的发生率，同时保持其优势。改良的眶颧开颅术以更精确地适应病变的位置和性质。最大限度地降低与颅底显露有关的风险，同时又不牺牲更广泛的眶颧手术方法所提供的优势。眶颧入路的两个主要改良，包括眶上改良和颞下改良。眶上改良结合了翼点开颅术和眶上外侧切开术，以进入颅前窝和颅中窝的病变。颞下改良将翼点开颅与颧弓的离断结合起来，以显露颞窝至天幕缘，包括眶－翼点、迷你眶颧和扩大眶颧入路、颧弓－翼点入路。

微创和锁孔入路的发展，通过最少的颅底切除获得最大显露的理念，已使颅底入路从"标准"最大颅骨切开转变为针对性的和病灶定制的显露。对眶颧入路的改进提供了可根据特定病变量身定制的替代方法，使外科医生根据患者独特的病理能够在每个病例中定制最佳应用技术，根据特定病变所需的确切显露量来调整骨切除的范围，而不是均以"一刀切"的方法。微型眶颧入路、眶－翼点入路、颧弓－翼点入路成为改良眶颧入路的可能替代方案。

（二）改良眶颧入路的适应证

改良眶颧入路（MOZA）可广泛应用于各种位于眶尖、床突旁、鞍旁、海绵窦、脚间池和上段斜坡区域的血管及肿瘤性病变。从颅底向上显著延伸的占位，可通过眶颧入路绝佳的从下至上的视角和兼顾内外的操作空间来显露，并可大大减少对额叶的牵拉。对于那些能通过改良眶颧入路显露的病变，不使用经典的眶颧入路。指向上方、后上及后下的前交通动脉瘤，如果仅采用常规翼点入路，即使切除了直回，仍需以较重的脑牵拉才能显露整个动脉瘤，特别是在急性期手术时，由于蛛网下腔出血和脑肿胀的存在，为了更好地显露前交通复合体，对额叶的牵拉是十分严重的，极易导致脑牵拉性损伤和手术后的迟发性出血。应用改良的眶颧入路处理前交通动脉瘤的目的是去掉更多的骨性结构，以获得更大的手术显露范围，特别是增加手术者由下向上的视角，在脑牵拉较轻的前提下，完成动脉瘤的分离和夹闭。

（三）改良眶颧入路的优缺点

1. 优点

(1) 改良后的眶颧入路技术更简单，可缩短手术时间，且操作更安全。

(2) 与传统的翼点－经侧裂入路相比，具有一些优势，包括具有多方向通路的更好的手术轨迹、较浅的手术区域以及通过增加颅骨底部的去骨量而减少了大脑的牵拉。

(3) 由于切除了眶缘、眶顶明显缩短了操作距离，降低了手术难度。改良眶颧入路使用"两瓣"技术，即额颞骨瓣首先取下，再锯下眶颧骨瓣，眶顶眶壁是用气锯割断的，降低了眼球损伤的发生机会。

(4) 该入路可通过经额下、经外侧裂、经颞下不同的观察角度，从不同的方向准确分离肿瘤，大大减少对额叶的牵拉，可采用该入路治疗各种类型的前交通动脉瘤。

(5) 改良眶颧入路骨瓣复位容易，不影响外貌，术后并发症减少，并且改良眶颧入路可以满足多数手术的需要。

2. 缺点

(1) 改良眶颧入路手术器械要求高，技术难度大，尤其是在切开眶壁时。

(2) 显露的范围较标准的眶颧入路小，巨大型病变，还是应采用标准的眶颧入路。

(3) 改良眶颧入路中采用折断眶顶的方法，虽然是一种安全简单的方法，但存在一定的风险。骨折一般发生在非病理眶顶的最薄弱处，在距眶缘的2～3cm处。如果存在解剖变异或眶顶有病变，如纤维结构不良、脑膜瘤等，须用高速磨钻磨开眶顶。

(4) 改良眶颧入路同样存在眶颧入路的并发症。

（四）常用的改良眶颧入路

1. 眶颧－颞下硬膜外入路 眶颧－颞下入路是眶颧－额颞开颅的扩大术式，去除眶颧骨及蝶骨大翼至棘孔外侧，用于海绵窦和岩斜区的显露。在颅前窝底和颅中窝底进行一系列的骨切除，然后打开海绵窦外侧壁层，以安全地牵拉大脑并扩大显露于海绵窦、脚间窝和岩斜上部区域的范围。硬脑膜外颞极区入路为蝶－海绵窦和岩斜区提供了一个相对安全和广泛的显露。脑神经和颈内动脉的移位可使脑牵拉温和，最大限度地保留静脉流出。

(1) 切口。做一大问号切口，皮瓣翻向前下方，充分显露颧弓、颞骨及眶上缘及颞骨乳突部，于骨膜下显露颞骨后部，向下至乳突上嵴。同时保护颧骨膜及眶周膜完整。

(2) 骨瓣成形。①颅骨钻孔：前 4 个颅骨孔的钻孔定位方法类同经眶颧－额颞入路，第 5 孔位于颞上线与冠状缝的交汇处的后方。②开颅方法：类同眶颧－额颞入路，尽可能靠近颞底锯开颞骨。切开剩余之眶顶后外侧直至眶上裂外缘，再于棘孔卵圆孔外侧切开蝶骨大翼。在硬膜外显露棘孔，电凝并切断脑膜中动脉。显露并分离出岩浅大神经。经颞下硬膜外入路向后外侧分离，可见三叉神经压迹的前外部，为一很薄的骨质。以气动金刚磨钻磨除此薄层骨质以显露颈内动脉。经卵圆孔、圆孔上缘、眼神经外侧及眶上裂下缘切开骨内膜。钝性、锐性交替解剖海绵窦外侧壁外层（硬膜固有层），使其与内层（三叉神经鞘膜）分开。

(3) 术野显露。①显露 C_3 及内侧三角：经硬膜下入路（经前外侧达海绵窦上壁），沿蝶骨体外缘及蝶骨小翼后缘切开硬脑膜，并翻向前方。以高速气动磨转磨除蝶骨小翼及其上下脚，包括前床突，显露视神经管及组成海绵窦前下腔顶的骨膜。首先打开骨膜，然后交替填塞浸有纤维蛋白原和纤维素的吸收性明胶海绵，封闭进入海绵窦前下腔的静脉，可见颈内动脉的 C_3 部分（水平部）。沿颈内动脉下缘向后切开已开放的视神经鞘外侧，直至颈内动脉环。沿颈内动脉环的前半部进一步切开硬膜，并向外侧方牵拉，此时可清楚显露内侧三角。

②经内侧三角显露 C_4：提起内侧三角的硬膜瓣，并向外侧牵拉，分离其内小梁并以凝胶海绵封闭通向海绵窦后上腔的静脉。此时可显露颈内动脉的 C_4 部分。在内侧三角的外侧壁亦可看到动眼神经鞘膜。

③显露动眼神经和滑车神经：沿动眼神经向后打开其硬膜鞘。经硬膜外在眶上裂缘内侧锐性切开并剥离眶骨膜至上述颈内动脉环前半部的硬膜切口。动眼神经、滑车神经、展神经在眶上裂内侧彼此靠近，走行于眼神经内侧。进一步向后分离海绵窦外侧壁其余的硬膜固有层，仔细保护上述神经。至此可充分显露滑车神经、动眼神经及三叉神经的三大分支，向上还可至三叉神经节。同时保持海绵窦外侧壁硬膜和内侧三角硬膜瓣的完整。经此方法可显露整个海绵窦，而其外侧壁所有神经结构均保存完全。

2. 眶颧－硬膜内外联合入路　额颞－眶颧开颅，硬膜内外联合入路可达到一次全切鞍上、鞍内、海绵窦内和包裹颈内动脉的肿瘤，打开蝶窦侧壁和垂体窝前壁甚至可切除蝶窦内的肿瘤。其主要优点如下。

(1) 手术可直视鞍底，操作安全。

(2) 无须打开硬膜远环和近环，不会引起海绵窦静脉丛出血和损伤颈内动脉。

(3) 操作范围广，可用于处理鞍内和海绵窦内侧腔病变，结合硬膜外入路可同时处理鞍上、鞍下和向两侧海绵窦侵袭的病变。

3. 扩大经眶入路　眶上 / 经眶入路大多局限于鞍上和颅前窝病变，而眶上外侧入路提供较少的鞍后显露和较少的手术空间。扩大经眶入路，切除蝶骨的小翼和大翼，可增加翼点入路的外侧视角，并有利于显露颞叶和鞍周区域。切除蝶骨小翼和大翼分 3 步：①通过眉上 3cm 切口的标准经眶开颅术；②完成硬膜外蝶骨小翼的切除；③部分切除大蝶骨翼。随着蝶骨大、小翼的磨除，外侧视野逐渐增加（图 6–22）。这种扩大的经眶入路具有良好美容效果，是一种微创手术入路。它增加了前外侧视野（图 6–23），并为经翼点或额颞眶颧入路治疗血管和肿瘤（如蝶骨脑膜瘤）提供了潜在的应用。

4. 扩大眶颧入路　从翼点入路至去除眶缘、颧弓的眶颧入路，再到扩大眶颧入路，在硬脑膜与脑组织间的操作角度进行性增加。Pontius（2004）采用扩大眶颧入路，包括将颞骨的最下部骨质切除，通过扩大该关键区域的显露范围（图 6–24），提供更好的可视性，可进一步改善海绵窦、鞍区、脚间窝区和上斜坡区肿瘤的显露，而不增加并发症。

当需要广泛显露于颅底和颞下窝时，可采用扩大眶颧入路。这种简单的方法可以进一步显露颞下窝的后部和颈内动脉的垂直部分，从而增加颞窝底部的显露，并提供更好的视线（图 6–25）。

5. 额－眶颧开颅手术　额－眶颧入路，亦可称为眶－翼点入路，是在标准额颞开颅手术的基础上去眶，切除对翼点入路阻挡的眶上壁，不切除颧骨体和颧弓。在不切除颧弓的情况下提供了足够的工作空间，可以治疗大型（>4cm）蝶骨嵴脑膜瘤。

(1) 手术方法：眶上改良眶颧入路（MOZA）是在翼点开颅的基础上加上眶上壁切除术。单骨瓣

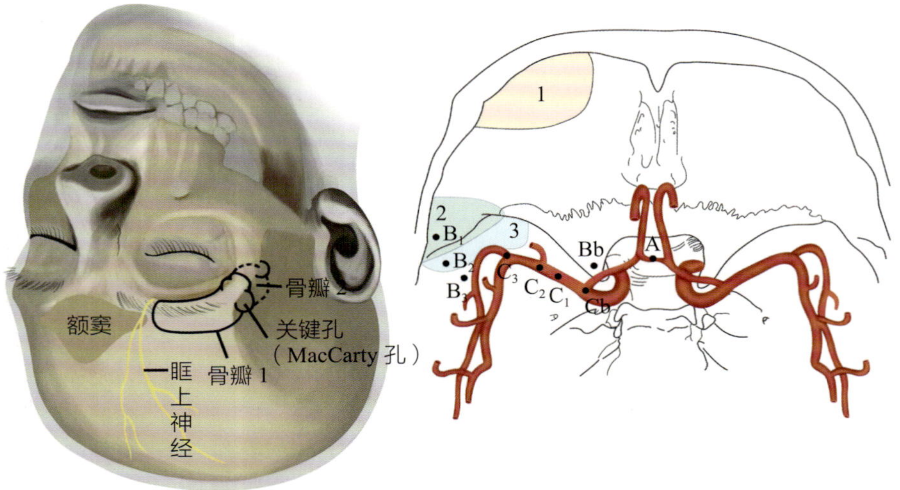

◀图 6-22 扩大经眶开颅术

步骤 1 到 3 提供的显露范围越来越大。C_1～C_3 点（大脑中动脉最外侧显露点）和 B_1～B_3 点（最外侧和最下侧显露点）显露逐渐增加。C_1 和 B_1 为步骤 1（经眶开颅术）的显露范围；C_2 和 B_2 为步骤 2（切除小蝶翼）的显露范围；C_3 和 B_3 为步骤 3（部分切除大蝶翼）的显露范围

A. 前交通动脉；Bb. 同侧前床突；Cb. 同侧颈动脉末端

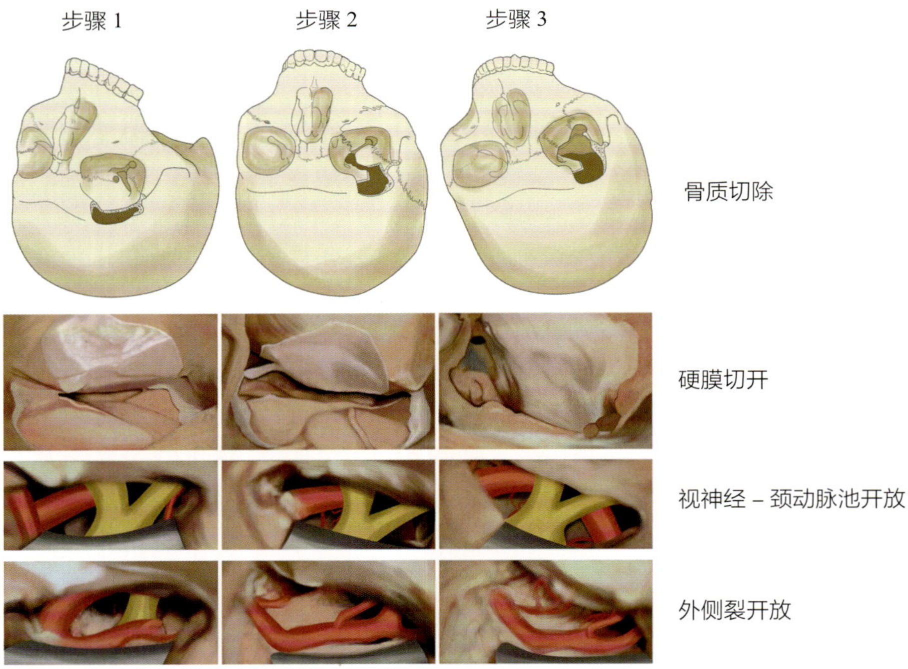

◀图 6-23 显示经眶入路逐步扩大手术显露的前外侧进程

显示每一步蝶骨小翼（步骤 2）和蝶骨大翼（步骤 3）的骨质磨除和硬脑膜开口。对于视神经 – 颈内动脉的显露，从视神经垂直观到视交叉的外侧显露的渐进性变化。以大脑中动脉为例，M_1 的大部分显露可以通过标准的经眶开颅显露；蝶骨小翼的磨除可以充分显露 M_1 的分叉部；磨除蝶骨大翼接近颅中窝底，提供 M_2 的显露，并获得更多的操作空间和视角

开颅是翼点骨瓣和眶骨瓣一体成形，双骨瓣改良眶颧入路开颅术是翼点骨瓣和眶骨瓣分开成形（图 6–26）。

(2) 注意事项：①额骨膜作为单独的分离层向前分离，平行于上颞线切开颞肌，创建筋膜袖带。②眶上改良不需要显露颧骨体和颧骨根，有利于保护面神经额支。③尽量减少电灼，特别是在肌肉的神经和血管供应丰富的颞下区。肌肉分离至关键孔处和眶上外侧，以显露于额颧缝外侧 5mm。④眶周必须沿眶上外侧游离，显露的范围包括眶上内侧切口和外侧额颧缝。⑤掀起骨瓣时注意勿嵌入脑内（图 6–27A），避免暴力折断眶上壁。⑥为保留眶上神经向后上磨开眶上孔，关键孔用磨钻磨开颅和眶。⑦蝶骨嵴外侧磨除，以蝶骨嵴为基底剪开硬膜，靠近颅底骨窗悬吊硬膜，有利于将眶周组织牵开（图 6–27B）。

(3) 额 – 眶颧入路的优点：①保留颧弓和去除眶缘，这两个特点反过来导致两个主要的优点：a. 早期广泛显露，没有过度的脑回缩和肿瘤床早期断流；b. 可以在不过度牵拉脑组织的前提下规划一

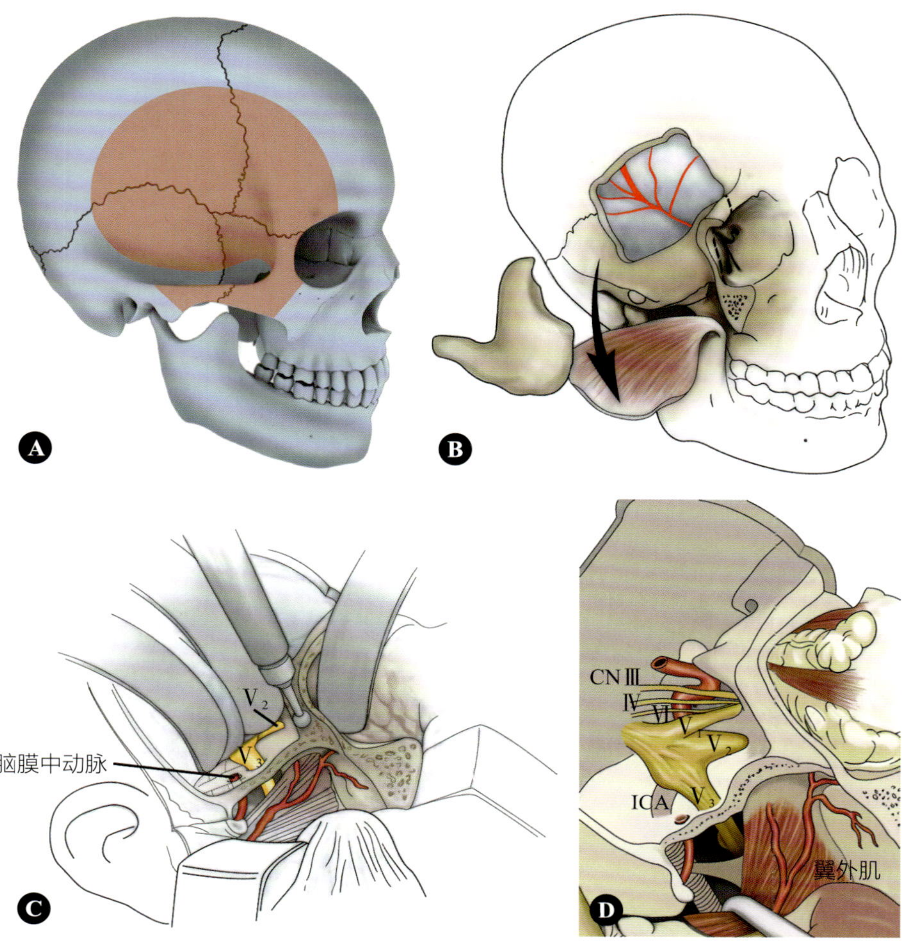

◀ **图 6-24　扩大眶颧入路**

A. 扩大眶颧入路骨瓣，明显要比经典的眶颧入路骨瓣要大且低；B. 完成额颞开颅后，眶颧骨已被移除，颞肌向下方牵开，改善对眶尖的显露。眶内的虚线表示可以去除的区域；C. 显示切开颞骨下方的骨质，沿颅中窝底部至卵圆孔和脑膜中动脉水平方向磨除颅底骨质。脑膜中动脉位于颈动脉管稍前方，可作为安全的定位标志；D. 扩大眶颧入路获得的显露区域。注意进入到海绵窦和鞍旁区域的宽广而浅的手术通道

ICA. 颈内动脉；CN Ⅲ. 动眼神经；Ⅳ. 滑车神经；Ⅵ. 展神经；V_1 三叉神经眼支（眼神经）；V_2 三叉神经上颌支（上颌神经）；V_3 三叉神经下颌支（下颌神经）

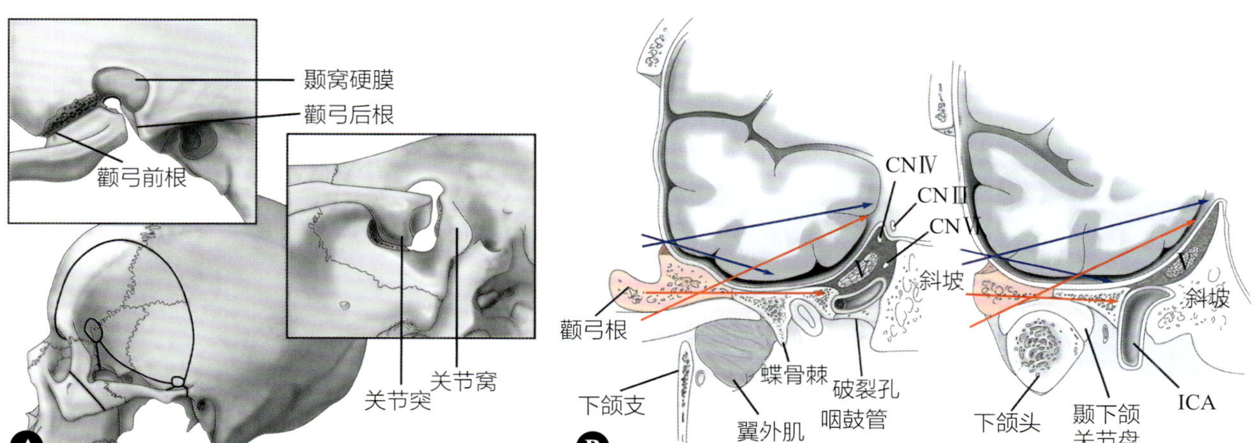

▲ **图 6-25　扩大眶颧入路 – 经关节盂窝入路**

A. 在关节结节水平的冠状视图，显示了关节盂窝骨孔的位置，以及切开颧弓根部和关节盂窝的部分骨质切口。关节盂窝锁孔显露颞窝硬脑膜和关节盂窝。第 1 次切割是通过颧弓后根尽可能远地靠后进行。第 2 次切割是通过颧弓前根尽可能远地靠内侧切开。B. 在关节盂水平的冠状位示意，比较了切除关节盂（红箭）和不切除关节盂（蓝箭）的外科视线。粉色阴影区域表示去除骨质的程度

ICA. 颈内动脉；CN Ⅲ. 动眼神经；CN Ⅵ展神经；CN Ⅳ. 滑车神经；V. 三叉神经

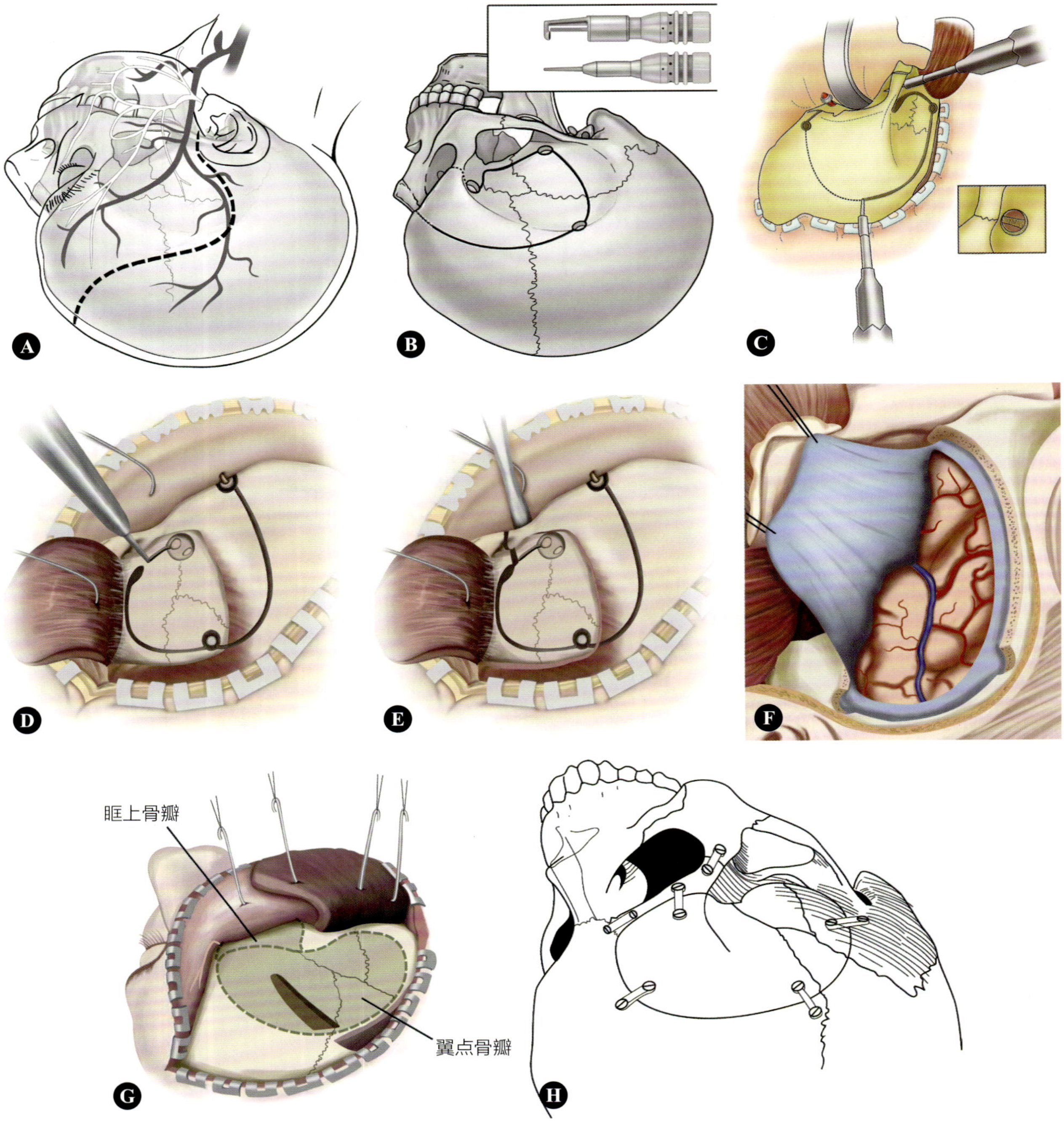

▲ **图 6-26　保留颧弓的改良眶颧开颅手术入路的步骤**

A. 头皮切口。虚线代表皮肤切口，头皮和颞部脂肪垫向前翻开。B. 开颅。实线表示使用铣锯开颅；虚线表示使用铣锯（去除底部的保护件）进行眶缘高速侧切磨除。C. 显示关键孔骑跨前颅底，孔的前半部到达眶内，孔的后半部到达颅内。眼眶切开的内侧缘为滑车上切迹，外侧缘为眶颧缝。眶筋膜被仔细地分离，用脑压板保护。D. 将带有底座的铣刀替换为带有侧刃的 B_1 直切割钻头，进行第一步眶骨切开术。这一切割始于关键孔的眶部，沿着眶外侧壁、跨过蝶骨大翼，终于之前颞部开颅的骨切割线末端。E. 随后用同样的直切割钻头，于额颧缝下方 2cm 处横断颧骨额突。用脑压板保护眶内容物。上述两步切割使得颧骨额突与颧骨相离断。将眶骨膜与眶外侧壁进一步分离，为下一步切割做好准备。F. 硬脑膜以 U 形方式打开，底部翻向蝶骨嵴。然后在颞叶和额叶松弛地使用牵开器。G. 双骨瓣成形。H. 双骨瓣成形术后，眶骨和翼点骨瓣复位示意，用微型钢板和螺钉重新固定个广阔的手术野。②提供蝶鞍和鞍旁区域的显露增加，并且操作简单，用途广泛，发病率低。③约90%的患者报告说手术并未显著影响他们的生存质量，或者仅抱怨那些对生存质量没有明显影响的小问题。

6. 颧弓－眶颧入路

(1) 手术指征：无眶顶切除的改良眶颧入路提供了颅前窝、颅中窝结构的基本显露，对颈动脉分叉处、大脑前动脉或基底动脉分叉处的血管病变、鞍区和鞍旁区病变是适用的，以及海绵窦外侧壁和蝶骨嵴内侧（前床突）的病变。

(2) 手术方法：在翼点开颅的基础上去除眶颧骨瓣，保留眶缘（图6-28）。Kodera（2017）解剖改良眶颧技术，修改并简化了眶下裂和眶上裂之间的切口，这种改进的技术可降低技术难度以及缩短所需时间，并应用于13例临床病例，可以在短时间内实现眶颧开颅手术，同时保留眶壁的结构。使用这种改良技术，可以轻松实现Zabramski理想的眶颧开颅手术，并发症极少，同时实现该技术的所有优点。

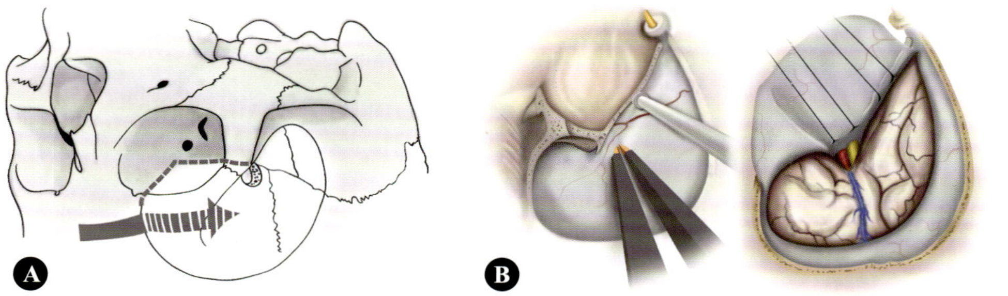

◀图6-27　额－眶颧入路
A. 抬起骨瓣示意。骨瓣必须从内侧向外侧抬起（箭），以避免将眶顶推入额叶。B. 磨除蝶骨嵴，牵开硬脑膜

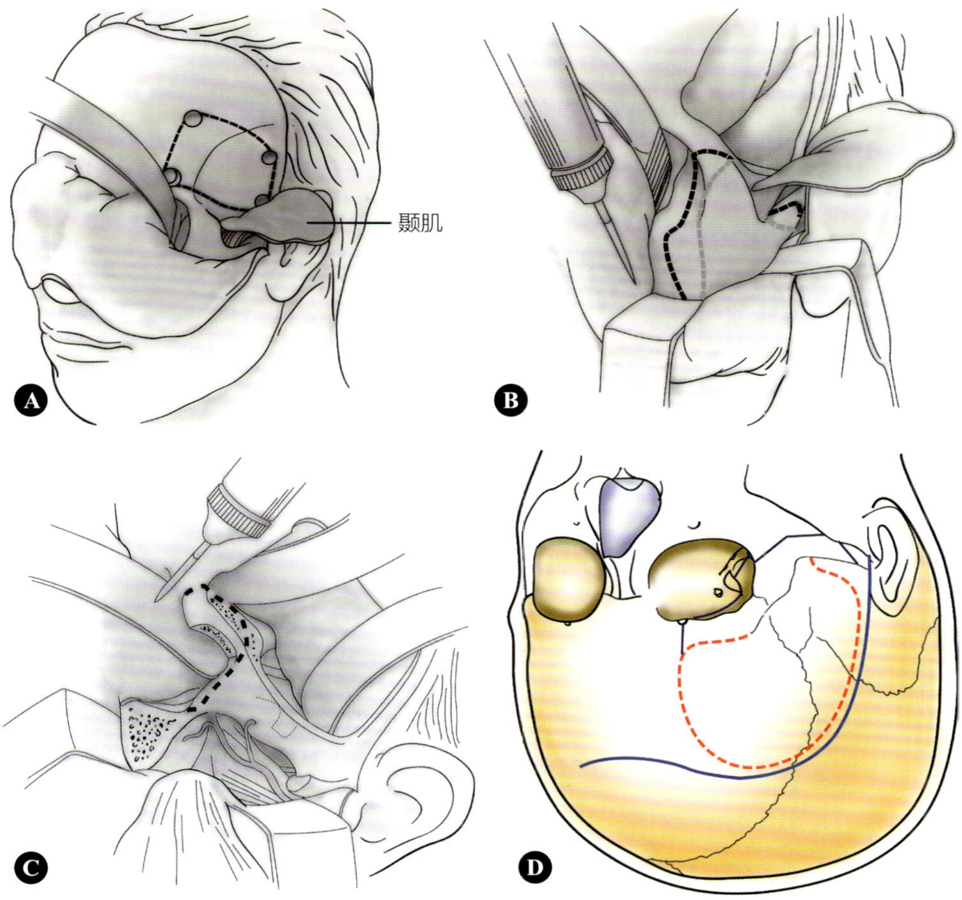

◀图6-28　颧弓－眶颧入路手术步骤
A. 先行额颞部开颅，颞肌向下牵开；B. 眶颧截骨术以允许切除眶颧段；C. 眶颧段已被切除，切除蝶骨、大翼是治疗累及眼眶脑膜瘤的有效方法；D. Kodera改良保留眶缘的改良眶颧入路。头皮切口（棕线），额颞开颅骨瓣（红线），眶上孔开口和眶颧截骨术（蓝线）

(3) 与其他入路的比较：①颞下改良入路较眶上改良入路，明显不同的是需要颞肌筋膜的筋膜下分离和眶周分离与眶缘显露的省略（图 6–29A）。②与传统眶颧入路的区别在于不进行眼眶切开术（图 6–29），只进行眶顶骨质的磨除，直到只留下 1mm 厚的骨质为止，减少 3～4mm 的视觉障碍。③对蝶骨大翼进行根治性磨除，可到达颞骨岩部内侧区和咽后区。颞肌前部被切除时，可以很容易地进入眶下裂，允许切除阻碍进入病理区域的骨质。这种方法在水平面和垂直面上增加了视觉深度和角度，具有最小的大脑收缩和更简单、更快的技术。

(4) 优点：①符合微创手术的基本原则。缩短了手术时间、技术上更简单、便于重建。在不移除眶顶和侧壁的情况下进行适当的眶顶和眶外侧壁磨除可以提供一个良好的视角。②避免眼球内陷。不移除眼眶的改良的眶颧入路，就不需要重建眼眶，因为保留了一块薄的骨板，用来容纳眼球和眼眶周围的软组织，在眼眶周围组织的外观和功能方面也提供了保护，而且显著降低了眼球内陷的可能性。③美容效果好。在功能恢复和术后美观的结果是颞肌管理。④减少了颞肌萎缩的发生。颞深筋膜逆行剥离保留了腱膜叶和神经血管的贡献，术后萎缩的问题较小。术前解剖越受重视，重建越简单、越短，术后美学效果越好。⑤最大限度地减少了手术操作，对大脑回缩没有增加。位于颧弓上方的颞肌阻止了通向颞窝的手术视角。

7. 改良眶颧经颞极入路　在保留眶顶的改良眶颧入路的基础上，将阻挡颅中窝底、颅后窝底的颞骨和蝶骨脊全部磨除直至平齐中颅底（图 6–30）。开颅后用骨锯进行眶颧截骨术（图 6–31）。

七、眶颧 – 额颞入路的优缺点

（一）优点

眶颧开颅术通过提供多方位的视野、增加手术

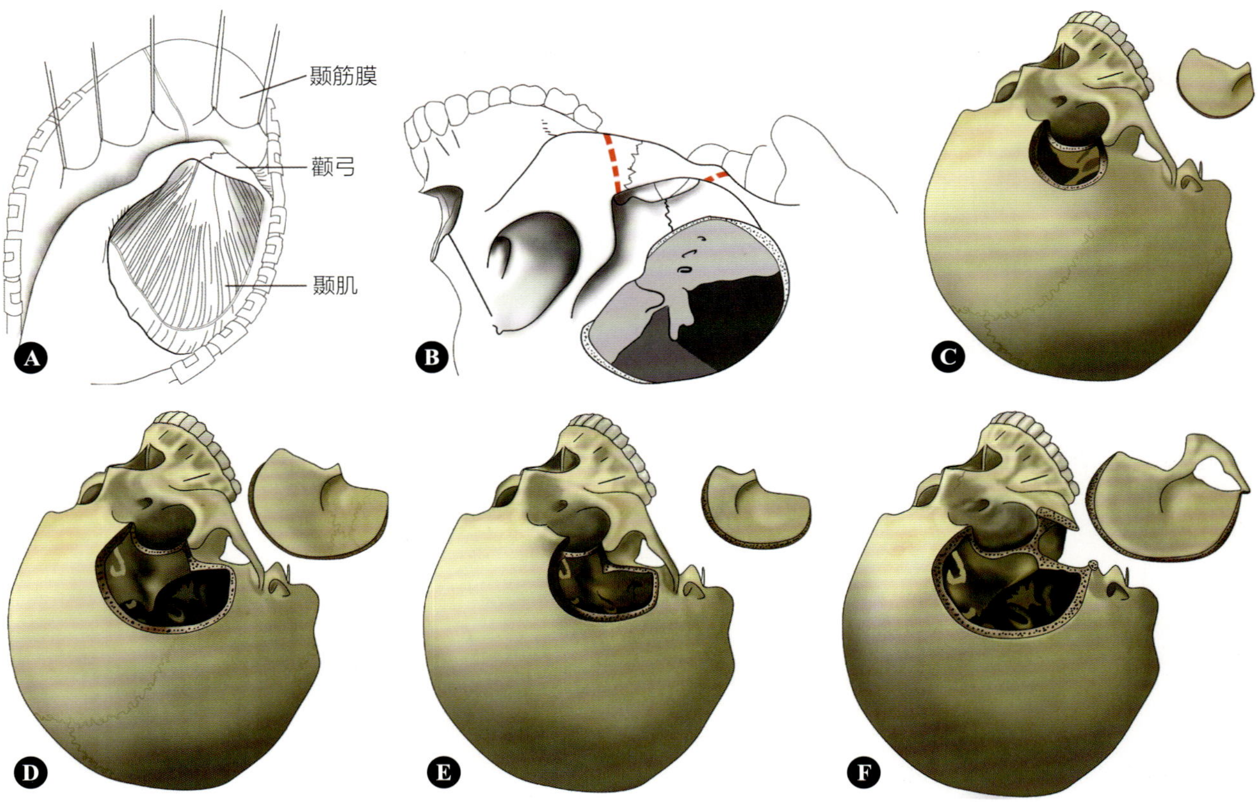

▲ 图 6–29　改良额颞 – 眶颧（FTOZ）入路示意

A. 显示颞肌筋膜作为一个独立层从下方的颞肌分离。这有助于保护面神经的额支，它位于头皮和筋膜之间的脂肪垫中。从颧弓根部到上颌隆起的显露足以对颧骨进行离断操作；B. 颧弓 – 翼点入路骨瓣，显示颧弓根部和上颌隆起后部的切口，使颧弓和颞肌一起通过开口向下牵开；C. 眶 – 额入路骨瓣；D. 眶 – 翼点入路骨瓣；E. 眶 – 颞极入路骨瓣；F. 标准眶颧入路骨瓣

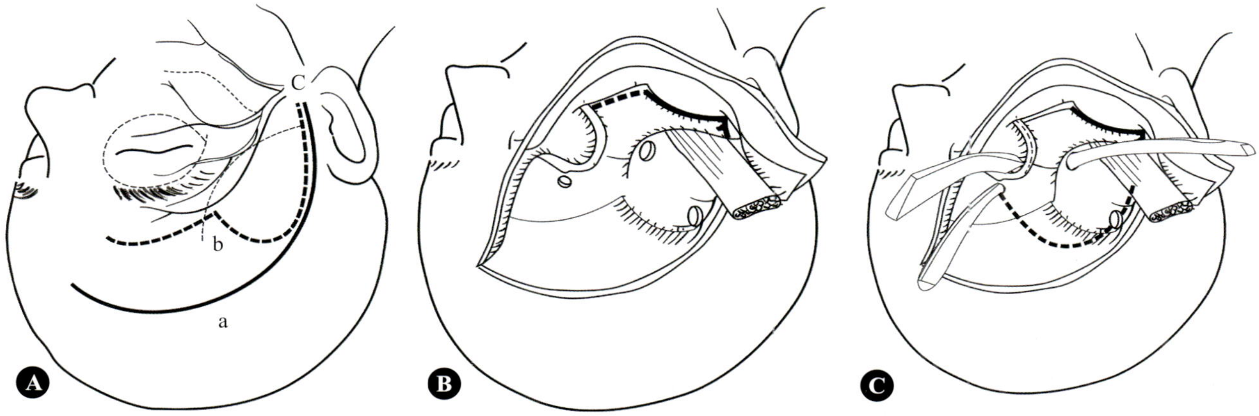

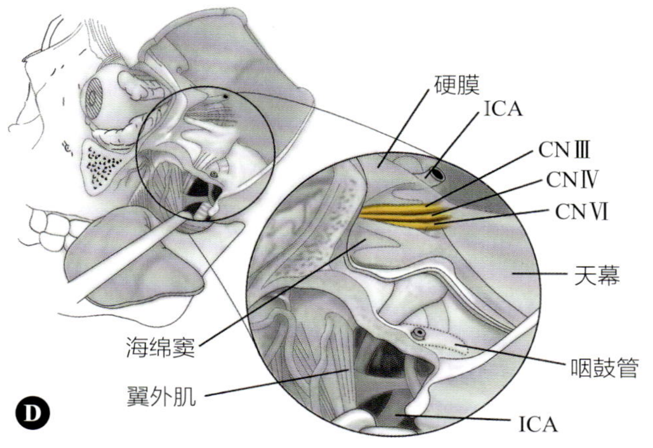

▲ 图 6-30　眶颧经颞极入路示意

A. 切口线（a）和颞筋膜额骨骨膜切口线（b）。皮瓣分离至颞部脂肪垫，从颅骨表面分离颞肌和额骨膜，细心分离额骨骨膜至眶顶和眶外侧壁。B. 颞筋膜从颞肌上完全分离，显露颧弓和颧骨。C. 关键孔钻孔使其骑跨眶顶，线锯导板引导线锯从额骨孔至眶。D. 开颅位置的下方达颅中窝前底，直到确定卵圆孔和棘孔水平后，以达到充分显露。注意脑膜中动脉在其颅外过程中穿过颈内动脉前方。这提供了颅内和颅外颈内动脉、三叉神经和海绵窦的良好显露

ICA. 颈内动脉；CNⅢ. 动眼神经；CNⅣ. 滑车神经；CNⅥ. 展神经

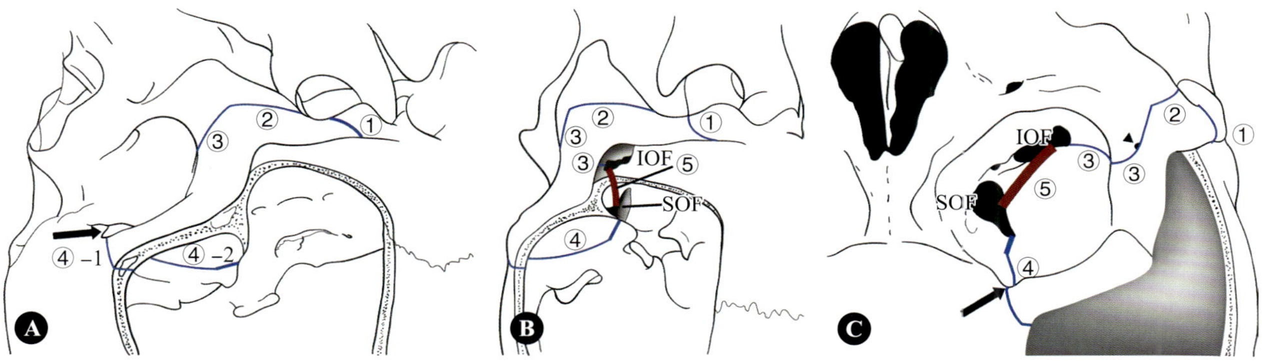

▲ 图 6-31　改良 **Zabramski** 眶颧截骨技术

A. 前外侧观；B. 后外侧视图；C. 眶内前视图。眶颧截骨的 5 个切口（①、②、③、④、④ -1、④ -2、⑤）（蓝线和红线）。第 5 个切口是这个截骨术的改良和关键步骤（红线）。箭指向眶上孔（或切迹），箭头指向颧面孔。SOF. 眶上裂；IOF. 眶下裂

角度和工作空间，最大限度地减少脑牵拉，改善颅底显露。与其他入路相比，该入路无论在手术操作空间及视角上，还是在减少脑组织的牵拉上，都有无可替代的优势。在手术显露和操作空间方面的显著优势抵消了颅骨广泛扩张的侵入性和风险。

1. 明显增加了颅底的显露角度和操作空间　眶颧入路综合了翼点入路、眶上入路、颧骨入路，是一种前外侧联合入路。眶颧入路和翼点入路是颅底最常用的前外侧入路之一。相对于翼点入路的主要优势是更广泛的从下到上的视角以及总体更宽广的

视野。眶颧入路实际上是翼点入路的延伸，由于移除了包括眶上壁和眶外侧壁和颧弓，以及颞肌和眶内容物的收缩以增加视角。这些差异对于扩大手术通道和减少额叶和颞叶的牵拉至关重要。解剖测量结果表明，翼点入路和眶颧入路手术角度的差异是显著的。

2. 显露良好，手术空间和视角非常理想 提供了广阔的视野、缩短了到达目标区域的距离。由于没有颞肌、眶颧骨质和眼眶等结构阻挡，眶颧入路可以更大程度地显露颅底结构和减少脑牵拉，使得术者视野向颅底扩大，明显缩短操作距离和减少术野死角，增加了手术显露空间。眶颧入路为外科医生提供了广阔的手术空间和较短的手术距离，并有助于最小限度的脑牵拉，避免脑挫伤和其他神经血管并发症，以治疗深部位于颞底、鞍旁区、中脑前区的肿瘤或血管病变，包括基底动脉分叉、内侧颞叶、海绵窦和眶尖。解剖学研究表明，眶颧入路为颅内深部手术比翼点入路提供了更宽的操作范围和更大的视角。眶颧入路的这一优点可以通过充分移除眶顶和侧壁来实现。

3. 提供多个方位显露和操作角度 眶颧入路提供直接、多个操作角度，对重要的神经血管结构损伤和牵拉最小。Seckin（2008）对 3 种不同的眶颧开颅术进行了逐步解剖。眶颧入路可进入颅前窝和颅中窝，以及鞍深部和基底尖部。颅底骨切除的增加，避免了大脑剧烈收缩的需要，并提供了一个改进的多角度轨迹和较浅的手术领域。

4. 早期离断肿瘤基部 眶颧入路提供了早期中断硬脑膜血供的优势。因该入路骨窗贴近颅底，不仅能很好地显露瘤体，还能显露肿瘤在颅底上的附着，能在切除肿瘤之前铲除肿瘤附着，阻断肿瘤血供，大大地减少切除肿瘤时的出血。

5. 早期显露神经和血管结构，有利于分离和保护 磨除眶顶，通过眶上观察前床突周围的结构来辨认周围的解剖关系，使得能够直视邻近神经、血管等结构，从而尽可能地避免对其的损伤。

6. 对前循环血管显露好 在神经血管外科中，眶颧入路被认为是通向 Willis 环和基底动脉尖前部的手术入路之一。优点是大脑前动脉和前交通动脉 A_1～A_2 段在垂直和水平轴上的可视性提高，而无须切除直回。是唯一一种能够在大脑没有明显牵拉的情况下可视化这些结构的入路。

7. 便于清除颅底受累骨质 切除眶颧弓复合体后很容易切除增生或受累的蝶骨大小翼，因此，特别适合切除骨质增生性扁平型蝶骨翼脑膜瘤。

8. 颅骨解剖复位好 采用额颞－眶颧入路，眶上壁和外侧壁与切开的颧骨连成一体，在获得最大显露范围的同时，没有骨质丢失，保留了眶顶，也不需要骨性重建眶顶。

（二）缺点

1. 入路复杂 与常规的翼点入路、颞下入路、颞前路入路相比，该入路烦琐，通常需要更多的时间和外科手术专业知识；在技术上要求很高，主要是海绵窦和（或）基底静脉丛引起的出血。眶上裂和眶下裂周围的切口可能会遇到一些困难：①用线锯在眶上裂周围操作可能会损伤脑神经和其他眶内容物；②是眶下裂位于颧骨额突的深后方；③眶下裂与眶上裂之间的骨结构解剖复杂。眶下裂和眶上裂之间的最后切口是最困难和最危险的阶段，也是外科医生不愿使用 Zabramski 的眶颧骨开颅术的原因之一。

2. 创伤大，并发症多 眶颧入路增加显露的同时，也会增加容貌畸形、脑脊液漏、搏动性突眼、失明以及其他严重并发症的风险。颈内动脉的意外伤害也可能导致灾难性出血，这种伤害可能发生在前床突的磨除过程中（硬膜内磨除前床突的风险较低）、海绵窦开放和后床突磨除过程中。

3. 容易影响美容效果 铣锯工具使眶颧骨间隙变大，影响骨重建和术后美观效果，在眶壁切开时需要比骨锯更多的眼球回缩，导致眶周及眶内容物损伤，包括脑神经损伤。

八、眶颧－额颞入路的注意事项

（一）切口和组织分离

1. 切口线 面神经总干位于颧弓下方，切口下端起自颧弓下缘耳屏前 1cm，切口下缘不得超过颧弓下方 1.5cm。耳屏前切口应尽量接近耳软骨防止损伤前干，分离过程中应用额部骨膜下－颞部筋膜间方法可妥善保护颞支前干。

2. 完整保护骨膜 严格在骨膜下分离眶顶，保持骨膜的完整性。

3. 脂肪垫处理 保留脂肪垫的浅层和骨膜，朝前轻拉头皮的同时向前解剖，需采用筋膜间技术。颞肌前方有 3 个脂肪垫。第 1 个脂肪垫位于颞筋膜

下间隙，第 2 个位于颞浅筋膜层之间，第 3 个位于颞浅筋膜下。

4. 辨认眶上神经　至眶上缘时，需辨认眶上神经，从眶上切迹或眶上孔穿出。由于该神经也需要随头皮翻向前方，眶上孔需要用骨凿打开、轻柔地剥离眶骨膜。

5. 颞肌保护　逆向颞肌分离法，有利于更好地保护肌肉深面的真性骨膜层，而该层内走行有支配颞肌的颞深动脉和颞深神经。为保护颞肌深面的血管和神经应在骨膜下分离颞肌，颞肌分离过程中不要运用单极电刀烧灼。分离颞肌，需做 3 个切口。沿颞上线留 1～2cm 肌袖切开颞肌和筋膜，从眶缘后方切开颞肌和筋膜并将肌肉向下翻。后方切口的位置根据骨瓣大小灵活决定。牵开颞肌的方向为向下而非向前，以最大限度地获得额下操作的空间。Kadri 和 Al-Mefty（2004）推荐了保护颞肌的 6 个步骤：①保存颞浅动脉；②使用筋膜下剥离术保存面神经分支；③颧骨切开术，以便更大程度地显露和避免颞肌的压迫或收缩损伤；④解剖颞肌以骨膜下逆行的方式保留深血管和神经的肌肉；⑤在不切断筋膜的情况下将肌肉分离至颞上线，使用肌筋膜带帮助解剖重建筋膜和颞肌；⑥将肌肉直接重建附着到骨上。

（二）开颅注意事项

1. 关键孔的定位　关键孔的定位要精准，必须正确定位关键孔并按正确的角度进行钻孔，才能透过该孔同时显露眶骨膜和额叶硬膜。MacCarty 孔位于额颞骨交界处后约 1cm 处，大致定位于额颧缝上方 7mm、后方 5mm 处，这样可以同时显露额部的硬膜以及眶周的筋膜。钻头方向与颞骨所在平面呈 45°。通过该孔的后上半可显露额叶硬膜，前下半可显露眶骨膜（插图），两部分由眶顶分隔。

2. 眶上神经解剖游离　在需要去除眶上缘时，应注意保护经眶上孔或眶上切迹出入眶的眶上神经及血管。如是眶上孔，可磨除下缘骨质，游离出眶上神经和血管并加以保护；而如果是眶上切迹，则可直接游离神经和血管进行保护，钝性剥离至眶内 2～3cm 就足够了。

3. 眶顶的处理　眶顶前部薄，后部相对厚，这种天然的结构恰好能在眶顶被锯开后保护视神经管和眶上裂内的结构。若病变不侵犯眶顶，一般去除眶顶 1/3 即可，去除的眶顶应包括在游离骨瓣内。若病变侵犯眶顶，应去掉更多的眶顶。眶顶缺损若小于 2/3，眶顶前后长度至少要保留 2.5～3cm，只要眶骨膜完整一般无须重建，若大于 2/3，不论眶骨膜是否完整，必须重建。

4. 眶缘成形　充分利用眶缘的长度，宜在眶上神经孔外方切断眉弓，以免损伤该神经，取出眶缘时要连同尽可能多的眶顶，以利于骨瓣复位和预防发生眼球凹陷，眶缘与颧弓宜连额颞骨瓣一起切下，以增加其复位之后的稳定性。

5. 颧弓离断　在离断颧弓后，骨窗下缘至颞底可降低 14.27mm 左右的距离，可以更靠近颅前窝、颅中窝的窝底，骨窗边缘可达眶上裂的外侧、海绵窦的前侧缘近上、下颌神经处，这样极大地缩短了手术路径。同时，颞肌因无颧弓的限制，可在颅中窝前方最低点处多角度地进行手术操作。锯断颧弓时要倾斜锯开，注意保护颞下颌关节，保留颧弓后部的关节结节的完整性对于保持下颌关节的活动至关重要。

（三）显露注意事项

1. 要充分分离侧裂池，以扩大术野。充分打开和分离侧裂池。

2. 避免过度牵拉头皮和脂肪垫，以防对神经的牵拉性损伤。

3. 沿蛛网膜间隙分离并切除肿瘤。如果肿瘤包裹颈内动脉，沿肿瘤与血管外膜之间的蛛网膜间隙分离并切除肿瘤。

4. 离断肿瘤基底部与阻断肿瘤的血供。处理颅底脑膜瘤时，需要先经硬膜外切除受累骨质，在切开硬膜前先在棘孔附近电灼脑膜中动脉，减少肿瘤的颈外动脉供血。切开硬膜后先铲除肿瘤基底部，阻断血供，然后尽可能在瘤体内切除肿瘤，做到瘤内充分减压，最后将肿瘤包膜牵离神经血管结构，分块切除。

（四）关颅注意事项

1. 严密封闭额窦　若额窦被打开。黏膜应被完全去除以防止黏液囊肿的形成，以及潜在的鼻窦炎和积脓症。用脂肪或肌肉和纤维蛋白胶填充开放的额窦。额部骨膜来修补。

2. 硬膜密水缝合　尽可能严密修补硬脑膜，必要时可用筋膜修补。

3. 眶壁和颞肌复位　广泛切除眶壁后，可用额骨内板修补。术毕颞肌复位时需将颞肌瓣缝合于预留的颞上线处颞肌筋膜，维持一定张力防止肌肉萎缩。

4. *骨瓣的复位与重建* 游离眶颧骨瓣的最后步骤时，线锯应于距离颧骨体 1cm 处平行于颧弓离断颧骨为宜；过小易造成颧弓与眶外侧壁之间骨质连接断裂或复位不稳，过大则增加操作难度和面神经损伤的概率。

5. *术毕预防血管痉挛* 肿瘤切除后用罂粟碱棉片覆盖大血管，预防血管痉挛。

（五）术后管理

1. 患者应在重症监护室监测至少 24h。

2. 术后应行 CT 检查以评估血肿形成、脑水肿、颅内积气或其他潜在的并发症。

3. 如果额窦腔有可疑裂口，应进行脑脊液漏的评估。

九、并发症及预防

（一）脑脊液漏及皮下积液

1. *避免脑脊液漏的方法* 尽可能避免开放额窦；如果额窦开放可以使用带血管蒂的骨膜瓣修复额窦。

2. *预防脑脊液漏的方法* 如果额窦打开需妥善处理，若颅底骨破坏严重，可用带蒂的颞肌筋膜及自体脂肪填塞骨性无效腔并用生物胶固定。颅底硬膜如果有较大的缺损时，取自体筋膜、骨膜或人工硬膜修补。

（二）眼球内陷和不对称

眼球内陷是眶颧入路眶部切开的一个潜在并发症。关颅前应将整块切下的眶上外侧壁复位并固定在额骨和颅中窝底的骨质上，预防术后眼球凹陷。避免眼球内陷的关键在于还纳眶顶和眶外侧壁的整块骨瓣来重建颅底。

（三）面神经损伤

1. *避免面神经额颞支损伤的方法* 切口设计在颧弓根部水平下方≤1.5cm、耳屏前≤1cm 范围内，可避免损伤面神经的颞支；筋膜下分离避免了面神经颞支的损伤，筋膜下分离可以为避免损伤面神经颞支提供安全的路径。

2. *面神经额颞支损伤的表现* 可导致额肌、眼轮匝肌及皱眉肌瘫痪，引起额纹消失及上睑下垂等面部畸形。

（四）眶上神经损伤

因过度牵拉造成眶上神经损伤。避免眶上神经损伤的方法是：在眶上孔外侧 5mm 处开颅可以显著降低眶上神经的损伤。

（五）假性脑膜膨出

脑脊液瘘或颅骨损伤过大，可导致假性脑膜膨出。

（六）其他并发症

其他并发症包括出血、感染、脑挫伤、癫痫发作等。

总之，眶颧入路为颅前窝、颅中窝、鞍区和基底动脉尖区提供了一种安全有效的手术通道，在颅底尤其是前外侧方向术野的显露、减少脑组织牵拉方面有明显的优势。这种技术通过增加颅底骨质切除的范围，能够显著增加视角，并提供了一个改进的、多角度手术轨迹和较浅的景深，扩大手术范围的可能性，以及不需要回缩额叶和颞叶是这种入路无可争议的优点。对眶颧入路的改良，根据病变位置和大小，选择改良眶上和颞下截骨术，最大限度地显露、处理病变的同时，最小化骨切除的范围。

（陈立华　龙晓东）

第7章 海绵窦手术入路

海绵窦（cavernous sinus，CS）位于颅底中央、颅中窝蝶鞍的两侧，是两层硬膜之间宽大而不规则腔隙。静脉循环通路在海绵窦区呈窦状扩张，具有“吸水海绵”的作用，以保护眼球的功能。海绵窦是一个包含有静脉血管丛、颈内动脉、脑神经、脂肪、结缔组织等结构的腔隙，是颅底的重要区域，也是常受到颅底病变累及和侵犯的部位。原发于海绵窦内的肿瘤较少，主要是脑膜瘤、神经纤维瘤和海绵状血管瘤。

一、海绵窦入路

（一）海绵窦入路的定义

在处理颅底病变时，术中需要突破或切开海绵窦各壁，扩大深部靶区视野；或经海绵窦三角进入海绵窦内操作，处理海绵窦内病变时（不包括海绵窦外病变推挤、挤压海绵窦），即为经海绵窦入路（transcavernous approach，TCA）。经海绵窦入路是颅底其他入路的补充，是实施手术治疗的最终手术路径，亦可称为Ⅱ级入路。Ⅰ级入路包括经颅入路、经蝶入路等。额颞－眶颧入路、扩大中颅底入路、颞下入路等，是为施行TCA铺平道路，也即Ⅰ级入路。海绵窦外病变，海绵窦仅受肿瘤推挤、挤压，此时采用的手术入路无须经过海绵窦壁，不应理解为经海绵窦入路。磨除Kawase三角的岩前入路，以及磨除床突三角的Dolenc入路，未进入海绵窦静脉腔隙，也不是真正意义上的经海绵窦入路。

（二）常用的海绵窦入路Ⅰ级入路

1. 翼点入路 翼点入路（PT）为海绵窦入路提供了通过视神经和颈内动脉之间或颈内动脉和动眼神经之间的手术通路，提供较少的颞叶牵拉和较少的动眼神经操作，以换取对深部、狭窄视野的显露。然而，前床突、床突颈内动脉、动眼神经和后床突限制了视神经－颈内动脉、颈内动脉－动眼神经的视野，虽然浅表显露在翼点和颞下入路是足够的，但它们并不能在深部区域（如基底动脉尖附近）提供大面积的显露。

翼点入路开颅经海绵窦（PT-TC）入路包括切除前床突；进入动眼神经内侧的海绵窦；填塞位于颈动脉和垂体之间的海绵窦静脉通道，以打开这个空间；切除后床突和经海绵窦内显露的部分鞍背；切除显露的硬膜，以获得额外对中脑周围池的显露，从而达到对深部病变的良好显露。

2. 眶颧入路 Pellerin等（1984）和Hakuba等（1986）描述了眶颧入路（OZA）到颅前窝和颅中窝、斜坡上1/3和颅后窝。尽管眶颧入路改善了开颅手术的表面显露，但不能明显改善在前切迹区域的显露空间。术中联合海绵窦入路，以发挥眶颧入路的最大优势。

3. 颞前入路 颞前（TP）入路结合了翼点入路和颞下入路提供的多个视角。这种入路提供的宽而浅的手术野通常使这些手术比标准方法更容易到达手术区域。颞前入路的另一个优点是可以看到Willis前环的大部分。与颞下入路相比，颞前入路允许更前方的视线。

（三）海绵窦入路的临床意义

1. 传统入路的局限性 斜坡上1/3和脑干腹侧的手术通道受到海绵窦、岩尖、天幕等重要神经血管结构的阻碍。传统的Kawase入路在颞骨岩尖、三叉神经和内耳道之间提供10.5mm的手术窗口。由于个体间的变异性，有时这个区域作为通向颅后窝的通道显露不足。病变的深度、手术入路的困难和具有挑战性的神经血管结构，使各种入路均不能满足该区各种病变的需要。

Tripathi（2015）描述了硬脑膜外前岩部切除术的一种改进，包括额外的经海绵窦探查和三叉神经池内侧的移位，被称为改进的Dolenc-Kawase（MDK）入路。MDK入路在岩尖前部提供了更大的显露面积，在 Dorello 管和桥前区具有更大的手术自由度和可操作空间。与 Kawase 入路相比，MDK 入路在岩尖前方提供的面积是 Kawase 入路的 1.5 倍，体积是 Kawase 入路的 2.0 倍（图 7–1）。解剖客观化了 MDK 入路的技术可行性，提供了近 1.5～2 倍大的手术窗口，改善了颅后窝的视野和角度。经临床应用，验证了 MDK 方法的临床适用性、有效性，有助于大型的、前后延伸的蝶 – 岩斜病变。MDK 入路在岩尖开窗较大，在 Dorello 管、Gasserian 神经节和脑桥前区提供了较大的手术自由度，较传统 Kawase 入路提供更好的手术前后视角。

2. 海绵窦入路改善手术显露 切除岩斜区脑膜瘤、脑干胶质瘤、脑干海绵状畸形等病变，可能需要进入脑桥、中脑腹外侧区，常用的通道包括视神经 – 颈动脉、颈上动脉和颈动脉 – 动眼神经三角、动眼神经外侧窗。然而，由于前、中切迹间隙附近有丰富的重要结构，这类入路受到限制，进入到这些区域很有挑战性。

Tayebi Meybodi（2018）报道动眼神经 – 天幕三角（OTT）至脑桥 – 中脑腹外侧区之间的解剖窗（图 7–2），这个窗口可以有效地用于处理该区域的各种病变，并且可以通过海绵窦入路进行扩展。眶颧开颅后，OTT 是通过前颞叶途径显露，小脑上动脉（SCA）的 S_1 段、S_2 段近端和大脑后动脉（PCA）P_2 段是 OTT 主要显露的结构，SCA 和 PCA 平均显露长度分别为 6.4mm ± 1.3mm 和 5.5mm ± 1.6mm。联合经海绵窦入路（TCA）后 SCA 显露长度增加到 9.6mm ± 2.7mm，PCA 显露长度为 6.2mm ± 1.6mm，脑干表面显露于动眼神经下 7.1mm ± 0.5mm，外侧 5.6mm ± 0.9mm，TCA 后动眼神经下段显露量增加到 9.3mm ± 1.7mm，动眼神经外侧显露量增加到 8.0mm ± 1.7mm。OTT 是一个解剖窗口，可提供到脑桥中脑上部腹外侧区、S_1-SCA 和 S_2 以及 P_2-PCA 的大量通道。

3. 海绵窦入路改善手术路径 经海绵窦入路在硬膜外磨除前床突、打开视神经管，解剖动眼神经

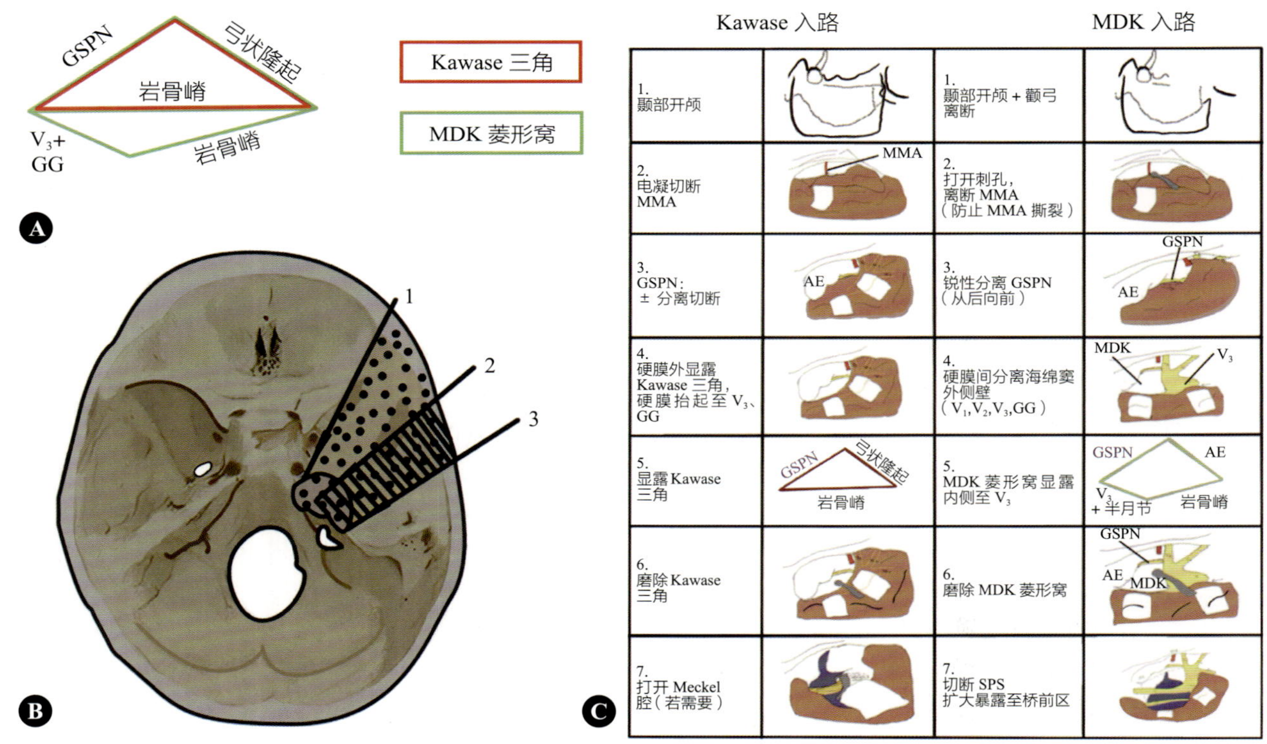

▲ **图 7–1 Kawase 和 MDK 入路的比较**

A. Kawase 三角和 MDK 菱形区的骨性标志。B. MDK 入路（线 1 和 3 之间的区域）和传统 Kawase 入路（线 2 和 3 之间的阴影区域）获得的岩尖前显露区域和前后角的对比图。C. Kawase 入路和 MDK 入路的比较

AE. 弓形隆起；GG. 三叉神经节；GSPN. 岩浅大神经；MMA. 脑膜中动脉；SPS. 岩上窦；MDK 入路 . Dolenc-Kawase 入路

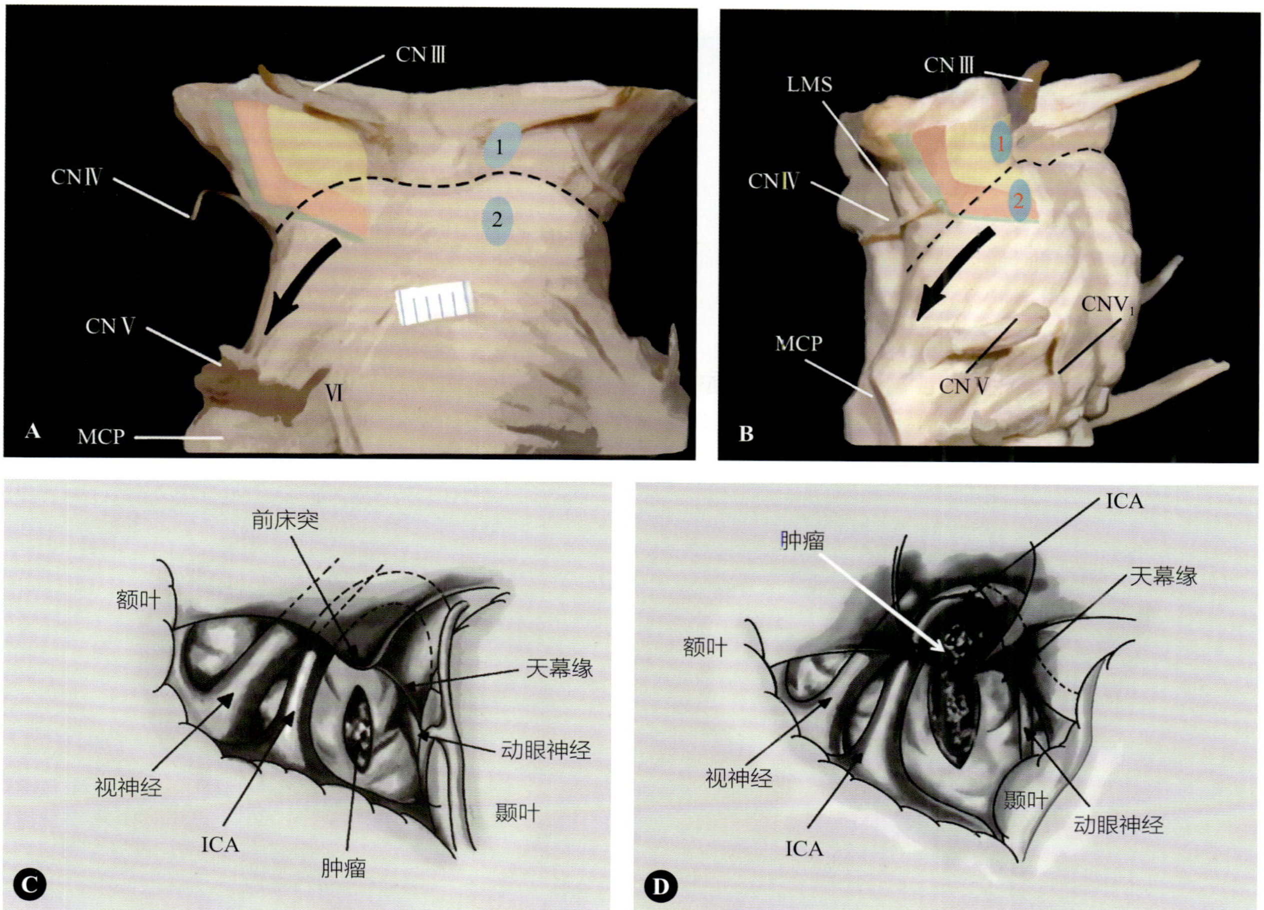

▲ **图 7-2 动眼神经 - 天幕三角（OTT）至脑桥 - 中脑腹外侧区之间的解剖窗**

经颞前入路通过 OTT 显露脑干的显露区（黄色阴影区），以及海绵窦入路（TCA）（红色阴影区）和切除颞钩（绿色阴影区）后显示前侧（A）和前外侧（B）的脑干增强显露区域。区域 1 和区域 2 指定为中脑前部和三叉神经（CNⅤ）上脑干安全进入区。很明显，中脑前区（AMZ）是充分经颞前叶入路经侧裂显露的区域，而最佳显露的三叉上区（STZ）可能需要经 TCA 扩大 OTT。TCA 后切除颞沟可进一步显露大脑脚腹外侧，但不扩大中脑外侧沟（LMS），后者通常在颞下入路时显露。虚线表示脑桥中脑沟（PMS）。黑箭代表桥小脑（横桥）纤维通过小脑中脚（MCP）到达小脑的过程。常规经颅手术（C）和经海绵窦手术（D）示意。在直接手术显露下，经海绵窦手术可以切除海绵体内侵袭性肿瘤，而常规经颅手术仅显露部分肿瘤

CNⅢ. 动眼神经；CNⅣ. 滑车神经；CNⅤ. 三叉神经；CNV_1. 眼神经；ICA. 颈内动脉

与颞叶钩突之间的蛛网膜粘连，颞叶向后牵开；显露颈内动脉床突段，切开远端和近端硬膜环，使颈内动脉松动；在动眼神经内侧切开海绵窦顶，磨除后床突，切开后方的硬脑膜，可以扩大显露脚间池和桥前脑池的手术路径。经海绵体入路的所有步骤不是每一个入路都是必要的，需要根据病变的具体部位和特征有效地选择其中的一个或多个步骤，做到精准选择，减少不必要的显露。Nutik（1998）介绍经海绵窦入路治疗低位基底动脉远端动脉瘤的手术方法（图 7-3）。较标准的翼点经外侧裂硬脑膜内入路，翼点开颅经海绵窦额外显露，可使鞍背后方的远端基底动脉（BA）显露较低。增加一个经海绵体显露消除了这些技术问题，动脉瘤夹闭可以在每一个病例完成。

4. 作为颅底入路的Ⅱ级入路 经海绵窦入路作为颅底入路的Ⅱ级入路，可有效显露目标区域，扩大手术操作空间和手术视野。硬膜外经岩入路联合经海绵窦有助于在同一手术中显露颅后窝和颅中窝。当肿瘤同时累及岩斜区（PCR）、鞍旁和鞍上区时，它具有特别的价值。脚间窝显微外科手术空间

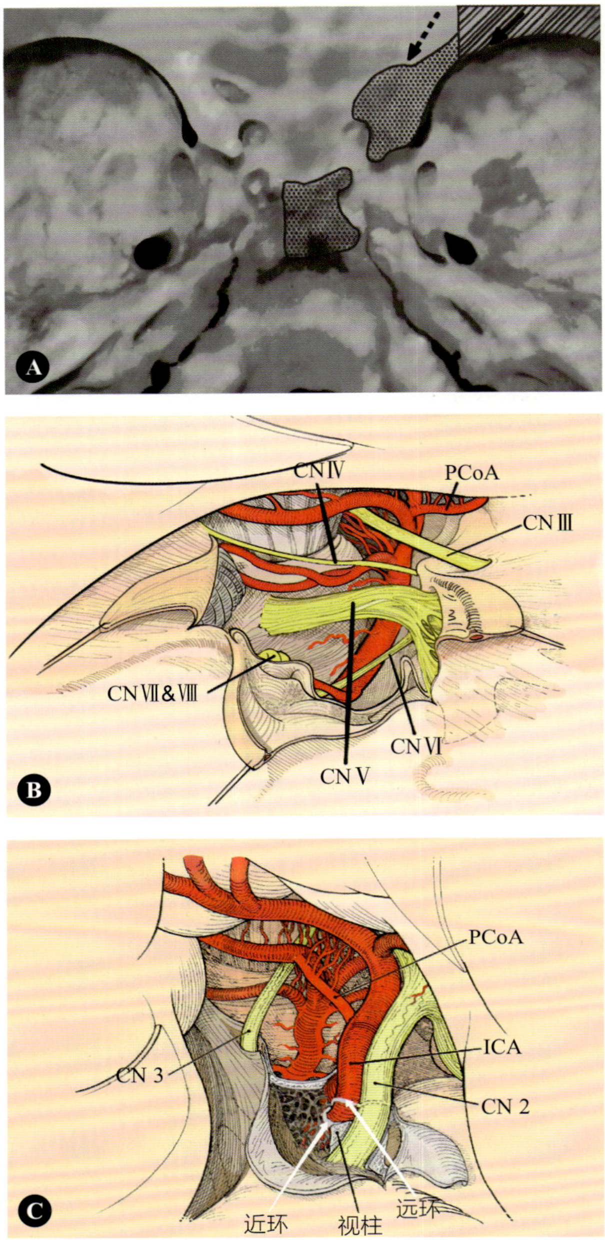

▲ 图 7-3　经海绵窦入路改善手术路径

A. 颅底内表面手术路径示意。在翼点开颅手术中，条纹区域显示骨切除；而在经海绵窦入路中，斑点区域显示骨切除范围。切除前、后床突（与颈内动脉内侧活动相关），比保守的翼点入路（实心箭）提供更多的侧方到内侧显露（虚箭）。B. 岩前入路。磨除岩骨，打开硬脑膜，显露鞍后段和基底动脉上斜坡段。第Ⅲ～Ⅵ对脑神经位于术者和靶血管 - 基底动脉之间。C. 经海绵窦入路。颈内动脉 - 动眼神经窗口，通过切除前床突、打开视神经管、切断硬脑膜环、打开海绵窦顶、磨除后床突而得到扩大

PCoA. 后交通动脉；ICA. 颈内动脉；CNⅡ. 视神经；CNⅢ. 动眼神经；CNⅣ. 滑车神经；CNⅤ. 三叉神经；CNⅥ. 展神经；CNⅦ. 面神经；CNⅧ. 听神经

狭窄，采用翼点入路和（或）颞前联合经海绵窦入路，可扩大脚间窝和鞍后区域的手术视野（图 7-4）。

二、海绵窦的相关显微解剖

海绵窦位于颅中窝蝶鞍的两侧，是两层硬膜之间宽大而不规则的腔隙。海绵窦（CS）的解剖结构极其复杂，有大量重要的神经血管结构贯穿其中（图 7-5）。

（一）海绵窦的形态和位置

海绵窦由颅中窝两层硬脑膜构成，骨膜层形成海绵窦的底和内侧壁大部，硬脑膜层形成海绵窦的顶和外侧壁及内侧壁上部。位于蝶窦、蝶鞍和垂体

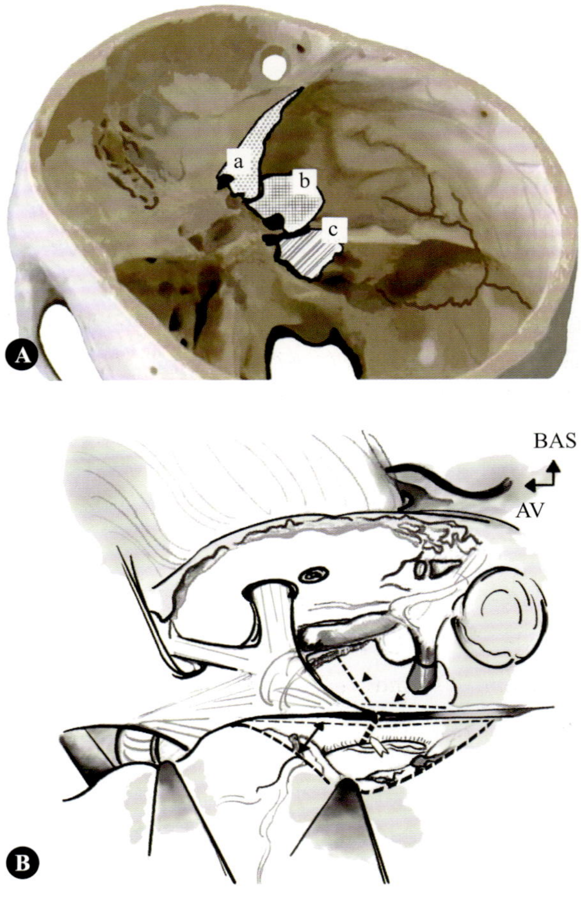

▲ 图 7-4　颞前联合海绵突入路

A. 颅底骨质切除范围。a 区，切除蝶骨小翼和前床突；b 区，前外侧和远外侧三角形的磨除；c 区，后内侧三角切除。B. 显示硬脑膜打开的示意。双箭头显示岩上窦上方颞部的硬脑膜的水平切口。黑箭表示岩上窦下方颅后窝硬膜水平切口，白箭头所示为岩窦上、下之间的颅后窝硬脑膜垂直切口。黑箭头表示天幕的横截面，直到达到游离缘

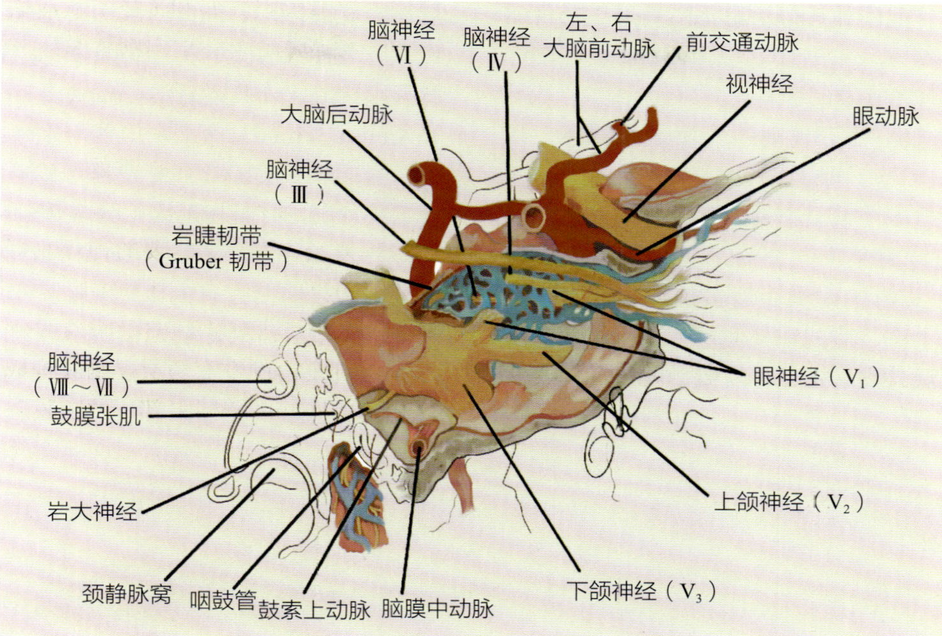

▲ 图 7-5　海绵窦及其毗邻解剖结构

两侧，蝶窦的外侧，纵跨中颅底，结构似船壳，前至眶上间隙，后至鞍背，前边附着于眶上间隙的边缘，后壁位于内侧鞍背与外侧 Meckel 腔口。第Ⅲ～Ⅴ对脑神经穿行在海绵窦外侧壁，外侧壁与颞叶相邻。顶为基底池，内侧边为垂体，下边是颈内动脉水平段。最前面狭窄（从海绵窦到眶上裂的过渡），后面宽大，接纳由基底窦和岩窦汇入的静脉血。

1. 海绵窦的位置　海绵窦位于蝶鞍两侧，呈前后狭长的不规则的六面体结构，形如棱锥，具有上、下、前、后、内侧、外侧 6 个壁，其最大平均宽 8.7mm ± 0.7mm，前后径 21.1mm ± 3.2mm。前方达前床突和眶上裂内侧，后方至岩骨尖和后床突，顶部和外侧由硬脑膜封闭，其顶的外侧为天幕内侧缘的硬脑膜皱褶和动眼神经，内侧为垂体和垂体柄，前方为前床突和硬膜皱襞，后方是后床突。两侧海绵窦间的平均距离为 13mm，外侧壁至颅中窝最外侧硬膜附着处的距离为 53mm（45～61mm）。

2. 海绵窦的形态　海绵窦是两层硬膜之间较宽大而不规则的锥形腔隙（图 7-6），由完整的静脉通道组成，其中有许多纤维小梁，把窦腔分成多个相互交通的小腔隙，形似海绵状。并非由许多纤维小梁分隔成海绵状的大静脉腔，而是一个富含静脉丛的硬膜间结构，不是一个静脉窦而更像是静脉丛，颈内动脉与静脉丛是毗邻关系。海绵窦的手术是在动脉和静脉管道之外进行，切开海绵窦并没有进入静脉窦的管腔。按颈内动脉在海绵窦中的走行方向，将海绵窦腔分为前下腔、后上腔、内侧腔及外侧腔。在前、后床突中点的冠状切面上，海绵窦呈近的直角三角形，直角朝外上方，上壁与鞍膈并列，并相互移行，内侧壁或内下壁为三角的斜边，紧靠垂体和蝶鞍。

3. 海绵窦的边界　每侧海绵窦前起前床突和眶上裂的内侧部，后方至后床突和颞骨岩尖，上界抵中床突和后床突的连线，下外侧距圆孔和卵圆孔内缘连线平均为 4mm。内侧界为鞍膈的硬脑膜缘即后床突与颈内动脉 C_2 段起始部内侧缘的连线；外侧界为前床岩韧带和前床突外侧缘连线；前界是前床突基部和镰状硬膜皱褶，即相当于两侧颈内动脉 C_2 段起始部前缘的连线；后界为后床岩韧带。以前床突、后床突的连线为界将上壁分成 2 个三角形区域，即前内侧的颈内动脉三角和后外侧的动眼神经三角。海绵窦前后径长为 20～27mm，水平宽度为 10～12mm，上下径 19.5mm。两侧海绵窦借海绵间窦相交通，根据位置，海绵间窦分为海绵间前窦、海绵间后窦及海绵间下窦。在经前后床突中点连线的冠状切面上，此间隙近似为直角三角形，直角朝向外上（图 7-6F）。

（二）海绵窦壁的显微解剖

海绵窦类似一个不规则的六面形几何体，从而可划分出 6 个壁，即上壁、下壁、内壁、外侧壁、前壁、后壁 6 个壁。上壁、下壁、内壁、外侧壁 4 个壁向前床突集中，使海绵窦呈圆锥形。也有的学者认为其前壁太狭小而被确认为 5 面体结构。其中只有上壁、后壁和外侧壁为硬膜结构。海绵窦下壁是硬膜外层，上壁、后壁、内壁和外壁外层均系硬膜内层，外壁内层则由动眼神经、滑车神经、三叉神经眼支的神经鞘及联结这些神经鞘的网状薄膜构成。外侧壁高 14.7mm ± 3.3mm，内侧壁长 16.4mm ± 1.3mm。海绵窦内侧与垂体窝之间有一近似垂直的硬膜相隔，且此硬膜与鞍膈、海绵窦顶的硬脑膜和底的骨膜相延续（图 7-7A）。

1. 海绵窦外侧壁　海绵窦的外侧壁在三叉神经节前缘之前，为颅中窝的硬脑膜构成。在三叉神经节前缘以后，外侧壁则由两部分组成，上部仍由颅中窝的硬脑膜构成，而下部则由 Meckel 腔构成。

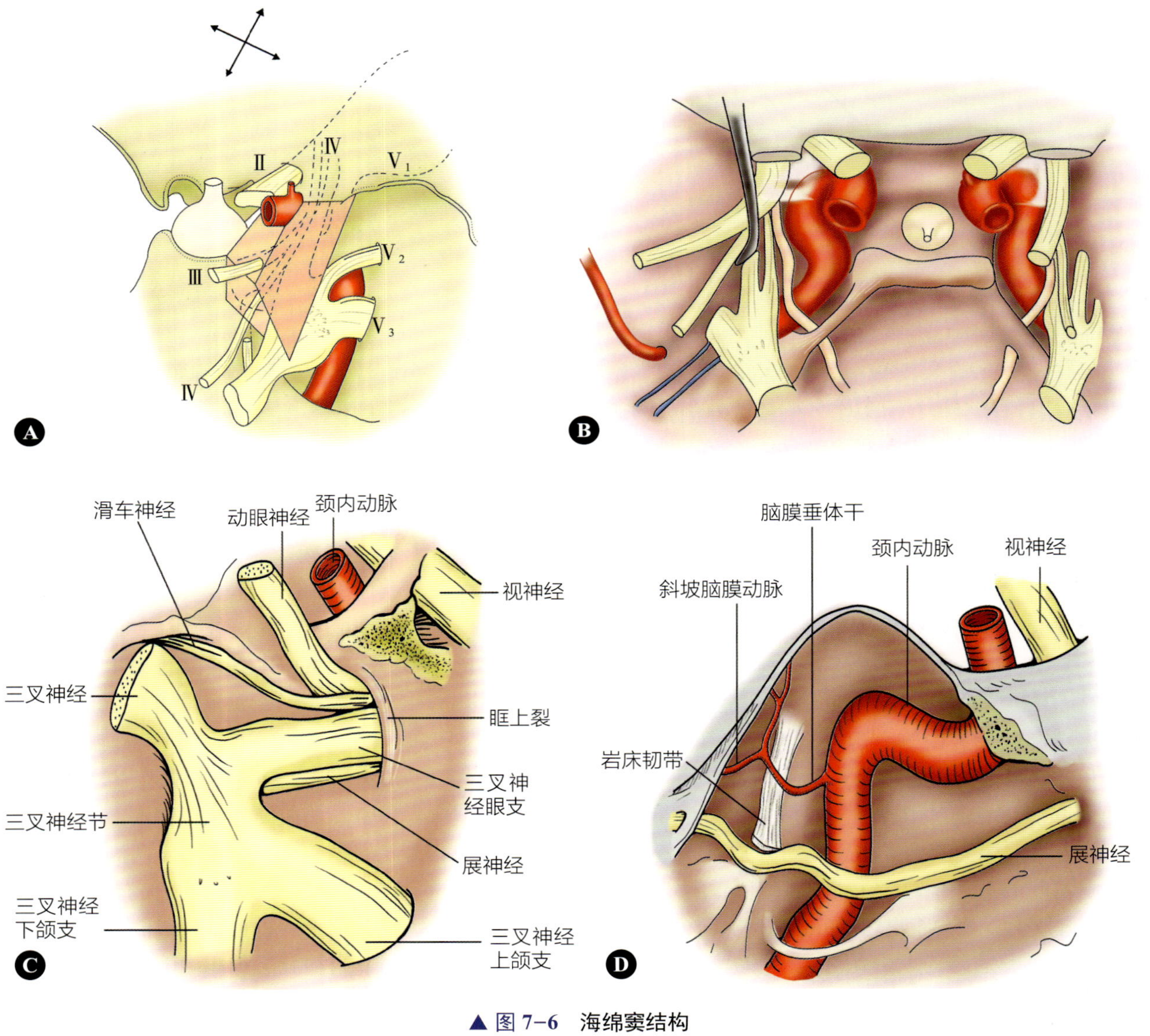

▲ 图 7-6　海绵窦结构

A. 显示右侧海绵窦和锥形间隙（阴影部分），其底朝向颅后窝，其尖伸向眶尖。颈内动脉经过海绵窦锥形间隙的前方，第Ⅲ～Ⅴ对脑神经占据海绵窦外侧壁的上部，分别进入眶上裂。B. 展神经穿 Dorello 管进入海绵窦。C. 移去硬膜后的外侧观。D. 移去海绵窦外侧壁第Ⅲ～Ⅴ对脑神经后外侧观，显示第Ⅵ对脑神经的行程

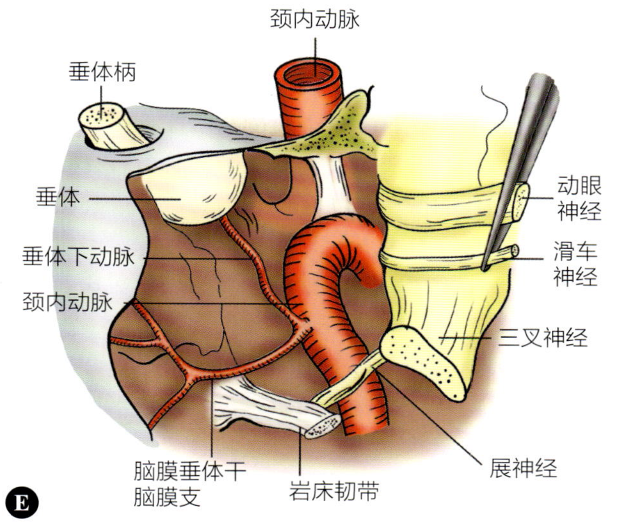

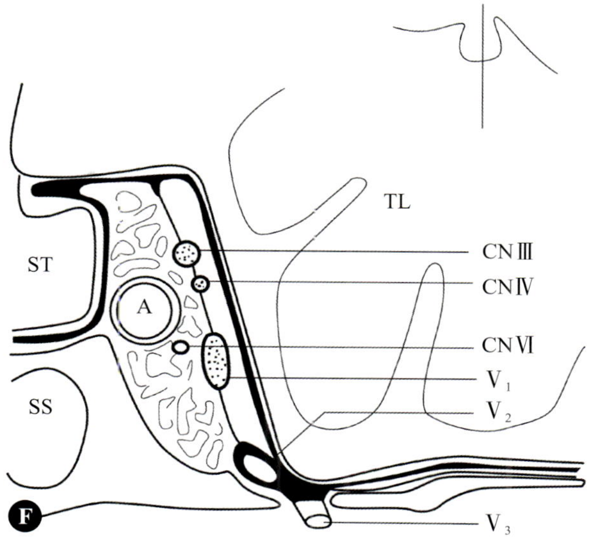

▲ 图 7–6（续） 海绵窦结构

E. 海绵窦后面观，向外牵开第Ⅲ、Ⅳ、Ⅴ对脑神经后，可见到颈内动脉海绵窦后曲段及其分支；F. 海绵窦中点的冠状切面呈近似直角三角形

海绵窦外侧壁由深浅两层纤维膜组成，外层厚而完整，而内层薄而不完整；浅层为光滑、致密的颞叶内侧面硬脑膜，内层为疏松的网状纤维膜，常不完整，尤其在 Parkinson 三角处。

(1) 外侧壁的界限。海绵窦外壁的骨性结构界限比较明确。前界是鞍结节、前床突和眶上裂，后界是后床突和颞骨岩尖，上界是前床突外缘和前岩床皱襞，下界是眼神经下缘或上颌神经上缘，内面是蝶骨体外侧面。

(2) 外侧壁的构成。海绵窦外侧壁由深、浅两层纤维膜构成。浅层是光滑、坚韧致密的硬脑膜；深层由随神经穿过硬膜时带入的硬膜鞘，以及伸展在这些硬膜鞘之间的网状组织膜所组成，是疏松的网状纤维膜，较薄，含脂肪组织。外侧壁的浅、深两层疏松地粘在一起，很容易分开，只有在海绵窦的最前部，两层才形成一个较厚的不易分开的壁。颞极硬膜反折构成其外层，内层为疏松结缔组织，第Ⅲ、Ⅳ、V_1 和（或）V_2 对脑神经参与内层构成。浅层覆盖第Ⅲ、Ⅳ和Ⅴ对脑神经，神经更多地固定在窦壁深层的纤维上。

外侧壁深层与海绵窦小梁的结缔组织相连。海绵窦外侧壁的内层菲薄而不完整，尤其在 Parkinson 三角处。这种解剖结构允许解剖窦壁浅层，而不撕裂下方的脑神经，也不打开海绵窦腔。深层纤维膜与覆盖颞骨、斜坡和蝶骨的骨膜连续。深层的前半部由动眼神经、滑车神经、三叉神经眼支（V_1）、三叉神经上颌支（V_2）和三叉神经下颌支（V_3）的神经鞘及神经鞘之间的膜状结缔组织构成，深层的后半部由三叉神节及 Meckel 腔的上半构成。外壁双层膜之间从上到下夹有动眼、滑车神经和三叉神经的眼支，内壁、外侧壁间容纳展神经、颈内动脉和窦内属支、鞍旁静脉及交感神经纤维。

(3) 外侧壁的分段。海绵窦外侧壁内脑神经与颈内动脉的关系见图 7–7B。颈内动脉后曲顶高出眼神经和展神经上缘分别为 5.52mm ± 1.84mm 和 6.60mm ± 1.94mm。在前床突尖外侧或外下方水平，动眼神经、滑车神经及眼神经与前床突尖垂直距离分别为 1.85mm ± 0.75mm、5.30mm ± 1.04mm 和 6.61mm ± 1.63mm。从临床应用需要，以前床突（ACP）、后床突（PCP）为界，可将海绵窦分为前、中、后三段。

①海绵窦后部：海绵窦后部，即 PCP 以后的一段，颈内动脉在此段为后升部上升至后曲再折转向前移行为水平部。此段海绵窦外侧壁内层中只有上方的滑车神经和下方的眼神经。

②海绵窦中部：即 ACP 与 PCP 之间的一段，颈内动脉在此段为水平部。此段海绵窦外侧壁内层中自上而下排列顺序为动眼神经、滑车神经、眼

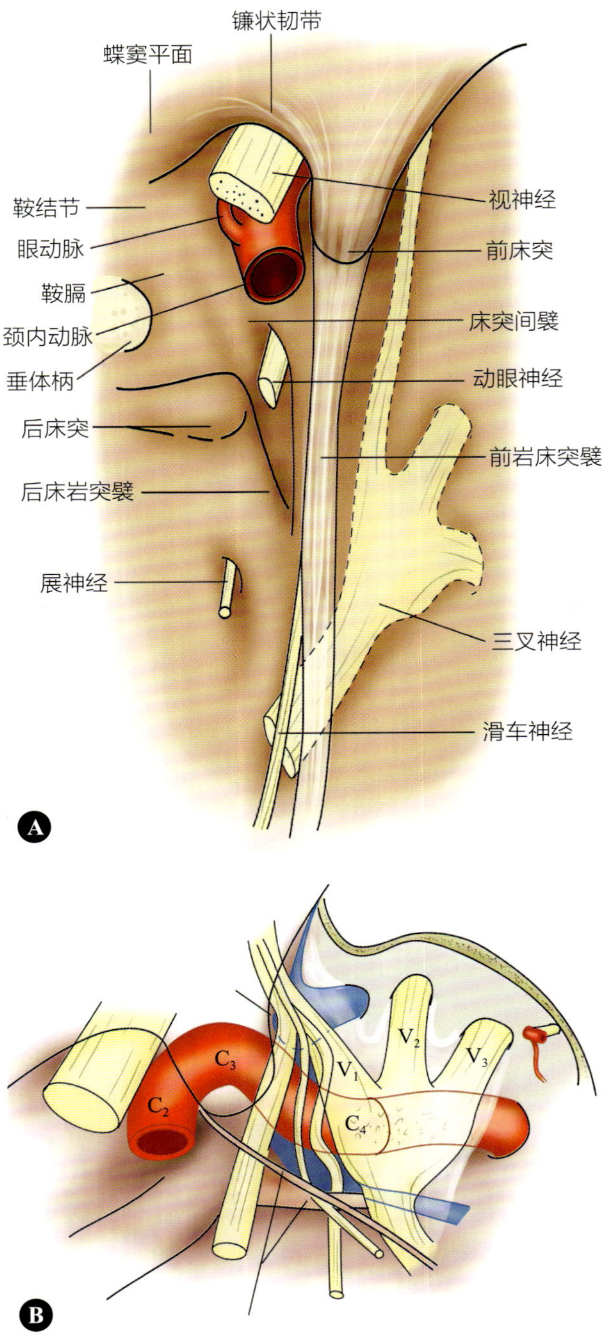

▲ 图 7–7　海绵窦壁

A. 海绵窦各壁的上面观。海绵窦内侧壁与鞍膈相延续。B. 海绵窦外侧壁与颈内动脉的关系

神经和上颌神经。动眼神经入海绵窦点与滑车神经和眼神经垂直距离分别为 2.20mm ± 0.67mm、4.37mm ± 1.35mm。因此，选择 Parkinson 三角进入海绵窦时，应在动眼神经入窦点下方约 4mm、眼神经稍上方处，切开海绵窦外侧壁外层，这样才可能避免损伤滑车神经。

中段海绵窦的截面解剖关系较典型，在海绵窦中部的外侧壁内自上而下排列有动眼神经、滑车神经、眼神经和上颌神经，这些神经均走行在海绵窦外侧壁的浅深两层之间，而颈内动脉和展神经在海绵窦腔内行走，两者与外侧壁之间存在着一个狭窄的间隙。经过海绵窦的脑神经均由硬膜包裹，并不与海绵窦的静脉血直接接触。

③海绵窦前部：海绵窦前部，即 ACP 以前的一段。颈内动脉在此段由水平部移行为前曲再折转向内上为前升部。经 ACP 尖外侧或外下方时，动眼神经、滑车神经及眼神经与 ACP 尖垂直距离分别为 1.85mm ± 0.75mm、5.30mm ± 1.04mm 和 6.61mm ± 1.63mm。动眼神经与滑车神经交叉点位于 ACP 尖前、外、下方 7.74mm ± 1.36mm 处，故沿动眼神经长轴向前切开海绵窦外侧壁硬脑膜时，应注意越过其上方的滑车神经。

(4) 外侧壁脑神经的显微解剖

①动眼神经（oculomotor nerve，Ⅲ）：动眼神经入海绵窦点在前床突尖后方 4.6mm ± 1.1mm、后床突的前外侧 7.8mm ± 2.1mm，动眼神经入窦点在颈内动脉床突上段后方 5.0mm ± 2.0mm 处，进入此间隙的入口称动眼神经门（孔），与滑车神经、眼神经垂直距离分别为 2.2mm ± 0.7mm 和 4.4mm ± 1.3mm。动眼神经和滑车神经在动眼神经入窦点前 8.2mm ± 3.4mm 交汇，所以切口前端以距动眼神经入窦点 8mm 内为宜。海绵窦段动眼神经与颈内动脉位置关系有 2 种：a. 仅与前升部相交，占 83%；b. 与前升部和第一弯曲同时相交，占 17%（图 7–8）。

②滑车神经（trochlear nerve，Ⅳ）：滑车神经进入海绵窦的位置紧靠动眼神经的后外方，穿过窦顶进入海绵窦内，水平地沿着颈内动脉水平段走行于动眼神经和展神经之间，最后穿出窦前端进眶上裂。滑车神经在海绵窦内的走行方式可分为窦内直形、中份凸向眼神经、S 形双弯曲、前 1/2 段凸向眼神经 4 种类型（图 7–9）。

• 直形：窦内段神经直行，距动眼神经较近，距眼神经较远，该型占 50%。

• 凸形：神经中份凸向眼神经，最凸处接近眼神经，占 24%。

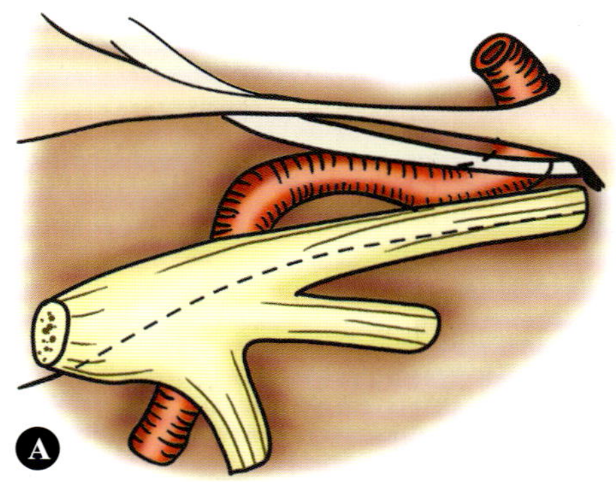

◀图 7-8　海绵窦段动眼神经与颈内动脉位置关系
A. 仅与前升部相交；B. 与前升部和第一弯曲同时相交

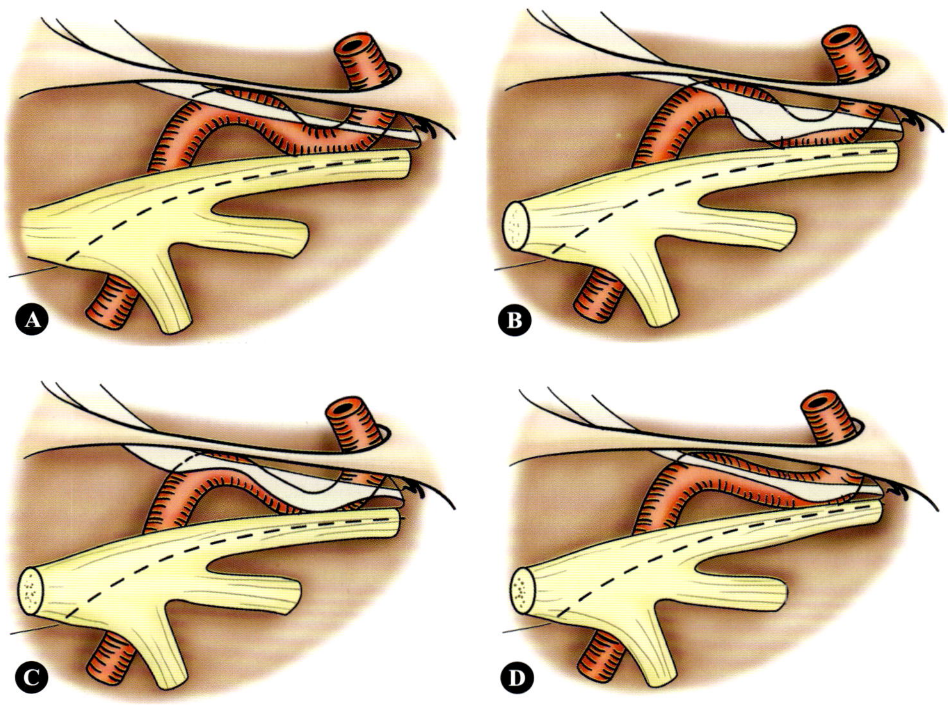

◀图 7-9　滑车神经窦内段行程分类
A. 直形；B. 凸形；C. S 形；D. 前凸形

• S 形：神经呈 S 形双弯曲，远侧接近眼神经，近侧接近动眼神经，占 15%。

• 前凸形：窦内段神经前 1/2 凸向眼神经，占 11%。滑车神经进入眶上裂后向外行走在 Zinn 腱环外上方入眼眶。值得注意的是滑车神经极细，且未在 Zinn 键环内，从眶上裂外侧入海绵窦时应注意保护。

③三叉神经（Ⅴ）及其分支：三叉神经自颅后窝进入海绵窦壁时，硬脑膜和蛛网膜随之陷入成袋状，构成 Meckel 腔，容纳三叉神经节和三叉神经眼支。三叉神经根、Meckel 腔及三叉神经节构成海绵窦外壁深层的后份，而后由三叉神经节向前、向下发出眼神经、上颌神经、下颌神经 3 个分支。三叉神经节前 1/3 覆盖在海绵窦外侧壁后部，内侧面有三叉神经感觉神经元胞体，三叉神经节的深面正值颈内动脉管顶的上方，内侧面紧贴颈内动脉后升部外侧壁，长度达 4.1～6.8mm，其间夹有展神经，故三叉神经节承受颈内动脉的搏动（图 7-10A）。

(5) 海绵窦外侧壁的三角。海绵窦壁上的三角实际上是各脑神经之间的间隙区域，其划分的方法着眼于海绵窦的外部形态，以便于手术辨认，也应考虑到海绵窦的内部结构以利于术中的显露，这些三角实际上是进入海绵窦的二级手术通道。

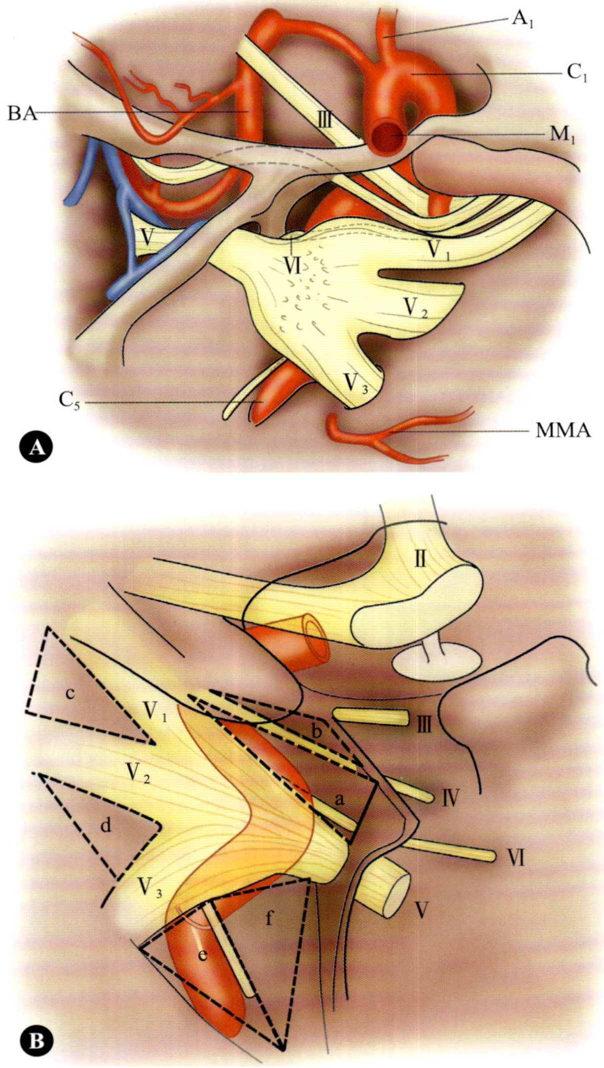

▲ 图 7-10 海绵窦内三角

A. 三叉神经与毗邻结构的解剖关系；B. 海绵窦外侧壁的外科入路三角（Dolenc）。a 区为 Parkinson 三角；b 区为旁内侧三角；c 区为前外侧三角；d 区为外侧三角；e 区为后外侧三角；f 区为后内侧三角

Parkinson 首次采用经滑车神经与眼神经之间的三角形区域进入海绵窦来治疗颈内动脉海绵窦瘘，其后该三角形区域被称之为 Parkinson 三角。为更清楚地理解海绵窦的解剖，Dolenc（1987）等描述了海绵窦的多个三角（图 7-10B）。这些三角为术中提供安全的解剖标志。尽管海绵窦内的病理变化常引起这些三角的变化。然而，在外科手术中，即使这些三角已经变化，仍可根据神经加入海绵窦的位置来确定方位，因为神经和颈内动脉进入海绵窦的位置是相对固定的。

(6) 海绵窦外侧壁的切开方法。海绵窦外侧壁外层极易与内层分离，这两层之间连接疏松，也就是说海绵窦外侧壁外层极易与内层相分离。分离海绵窦外侧壁可归纳为两种方法。

① Parkinson 三角切开法：切开自动眼神经入海绵窦上壁处之下 4mm，沿动眼神经、滑车神经下缘的坡度向前，再自该切口中点纵向做一切口。分离海绵窦外壁深浅两层，这种分离外壁的方法称"十字切开法"。

② Dolenc 瓣形切开法：自后床突外侧近滑车神经入海绵窦上壁处，沿小脑幕游离缘内面和动眼神经间向前，自动眼神经入海绵窦上壁处，转至海绵窦的外壁，向前经蝶骨嵴和蝶顶窦下、眶上裂上，向下外侧方切开，达卵圆孔。而后剥离海绵窦外壁的浅层，即可显示海绵窦外侧壁的内层。

2. 海绵窦上壁　海绵窦上壁或顶壁呈斜方形，外侧界为岩前床突韧带，内侧界为鞍膈的硬脑膜，前界为颈动脉的硬脑膜，后界为岩后床突韧带（图 7-11A）。海绵窦上壁前部，由床突三角构成；上壁后部，由动眼神经三角构成。上壁同外壁一样，由两层组成，可分为 3 个安全的解剖区域：动眼神经三角、颈内动脉三角和床突三角。

(1) 海绵窦上壁的范围和分区。海绵窦上壁为不规则的四边形，其四角分别是：经鞍结节前缘画一条横线与前床突外缘的交点、前后岩床皱襞的交点、后床突、后床突与视神经管颅口内缘连线与经鞍结节前缘横线的交点。海绵窦上壁用两条直线分成三区。第一条线平行于床突间韧带，由后床突到前床突的尖端；另一条线沿前床突内缘，从前床突尖端到视神经管颅口内缘。这三区分别如下。

①位于后方的动眼神经三角，该三角内边为第一条直线，后边为后岩床皱襞，外边为前岩床皱襞，平均长度为 19.57mm。

②位于前内侧的颈动脉三角，该三角前外边是第二条直线，平均长约 10.80mm，后方是第一条直线，内边是海绵窦上壁的内边。

③位于前外侧的床突区，其前边是海绵窦上壁的前边，内边、外边分别是前床突的内缘、外缘（图 7-11B）。

(2) 海绵窦上壁的三角。海绵窦上壁可人为地划分为 4 个三角，即 Dolenc 三角、Hakuba 三角、动眼神经三角及颈内动脉三角。Hakuba 三角和动眼神经三角较常应用。

(3) 海绵窦上壁三角的临床意义。利用海绵窦上壁的血管、神经间隙切开上壁是非常重要的手术入路。

①海绵窦上壁的显露：海绵窦上入路可采用翼点、眶颧入路显露海绵窦上壁。

②海绵窦上壁切开的部位：海绵窦上壁有 3 个常用的安全区域：颈内动脉三角、动眼神经三角和床突间隙，这些区域无重要结构通过，临床上可根据病变部位选择性切开海绵窦上壁，行海绵窦内病变手术。

③经床突间隙进入海绵窦：经硬膜外途径，通过 Dolenc 三角磨开前床突和视神经管，形成的一锥形腔隙，称为床突间隙。远环和近环之间的颈内动脉 C_3 段位于海绵窦外，磨开前床突，切开远环和近环，这样就可在不进入海绵窦的情况下显露颈动脉长度 4～6mm。切开动眼神经三角，可显露海绵窦的后上间隙、颈内动脉海绵窦段前膝段（即 C_3 段）；切开颈内动脉三角，可显示颈内动脉海绵窦段（C_4 段）的前 1/3 部分前膝部。上述 3 个间隙在临床工作中常联合应用，以处理海绵窦内各种肿瘤以及床突旁动脉瘤。海绵窦上壁两层，在动眼神经三角处易于剥离，在颈内动脉三角处上壁两层相对较难剥离。

(4) 切开海绵窦上壁的注意事项。经海绵窦上壁入路是直接海绵窦手术的常用二级入路方式之一，其要点是利用海绵窦上壁的血管、神经间隙切开海绵窦上壁，即从上壁的海绵窦三角切开进入海绵窦显露窦内病变，其中经颈内动脉三角和动眼神经三角入路进入海绵窦内较为安全。在切除海绵窦内肿瘤时，常与经海绵窦外侧壁入路联合应用。海绵窦上入路也常与海绵窦内侧壁入路联合应用，以切除位于或侵及海绵窦内侧腔的一些肿瘤（如颅咽管瘤和脊索瘤）。

3. 海绵窦后壁　海绵窦后壁位于斜坡与岩尖之间，其形状不规则。上界是后岩床皱襞，下接岩下窦，内接基底窦；外下界是前后岩床皱襞交点、三叉神经穿经小脑幕形成的三叉神经孔内缘和岩下窦开口三点的连线；内界是基底窦开口。海绵窦后壁由硬脑膜内层构成，也可分成两层，但两层比较困难。海绵窦后壁中央有展神经经蝶岩韧带下方的 Dorello 管进入海绵窦内（图 7-11C）。Dolenc 把海绵窦后壁划分成 2 个三角，即下内侧三角（图 7-11B）和下外侧三角（图 7-11A）。

4. 海绵窦内侧壁　海绵窦的内侧壁（垂体窝外侧壁），由 3 部分构成，即鞍结节和垂体外面；前、下、后海绵间窦开口；后床突的外面。

(1) 内侧壁的构成。海绵窦内侧壁为单层硬膜，由鞍膈向下发出纤维包绕垂体组成的硬膜囊构成，分 2 部分，一部分是覆盖垂体的蝶鞍部分，另一部分是面向蝶窦的蝶窦部分。内侧壁很薄，呈凸向外

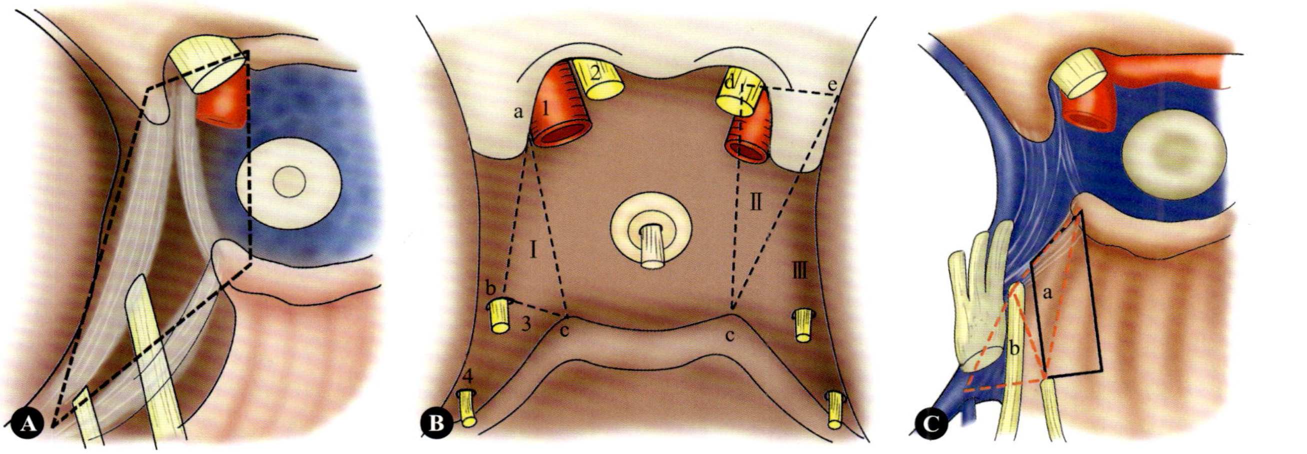

▲ 图 7-11　海绵窦

A. 海绵窦上壁；B. 海绵窦上壁三角区；C. 海绵窦后壁

1. 颈内动脉；2. 视神经；3. 动眼神经；4. 滑车神经。Ⅰ. 内侧三角；Ⅱ. 颈内动脉三角；Ⅲ. 动眼神经三角

的半球形，由一层薄的结缔组织（即硬脑膜内层）构成，垂体肿瘤尤其是侵袭性垂体肿瘤，易经此壁侵入海绵窦内。

(2) 内侧壁与垂体包膜。海绵窦的内侧壁与垂体囊松散地连接在一起，垂体囊是一层薄薄的结缔组织，紧密地附着在腺组织上，垂体囊与海绵窦内侧壁之间的松散粘连是薄而不规则的蛛网膜状结缔组织带。这些松散的粘连在钝性剥离的情况下很容易从海绵窦内侧壁分离出来。

(3) 内侧壁和鞍旁韧带。多个韧带样的硬脑膜小梁连接并锚定海绵窦内侧壁到前壁、颈内动脉、外侧壁、床突间韧带和前床突。将这些韧带小梁命名为鞍旁韧带，并根据它们的行走轨迹分类。

①颈动脉－床突韧带：这是最坚固和最稳定的韧带。97.5% 的病例有此韧带。该韧带由近侧环、中床突和内侧壁上部的许多纤维束组成，向外聚成一条强有力的结缔组织带，连接颈内动脉前曲，向后连接床突间韧带，并在其下表面连接前床突。

②床突间韧带：床间韧带连接到后床突和颈动脉－床突韧带，与颈动脉－床突韧带向外作为颈动脉－动眼神经膜，向外形成近端硬脑膜环。床突间韧带位于前后水平，紧靠颈动脉－床突韧带后方。

(4) 内侧壁的临床意义。内侧壁的存在确实是一种不同于垂体囊的独特解剖结构，切除和（或）移动海绵窦的内壁仍然是一种外科挑战。根据某些侵袭性垂体腺瘤的切除要求，完全切除海绵窦内侧壁是功能性腺瘤缓解和非功能性腺瘤复发率降低的关键。

5. 海绵窦下壁 海绵窦下壁由硬膜外层即颅底骨膜构成，由内上斜向外下。与蝶窦以薄骨片相隔，一般与外侧壁在三叉神经上颌支、下颌支穿圆孔和卵圆孔的外侧缘相遇。骨质上有一层骨膜，即硬脑膜的外层。下壁的上界是垂体窝下缘；下界是圆孔、卵圆孔和破裂孔的外缘的连线；前面是眶上裂；后面是岩尖。

6. 海绵窦的前壁 海绵窦的前壁，相当于颈内动脉前升部和前曲部的前面。其外侧为眶上裂的内侧部，内侧邻接蝶窦。海绵窦前壁由 2 部分构成：内侧半是颈内动脉海绵窦段前曲段膝部前面对应的骨质，与蝶窦或发育较好的筛窦毗邻；外侧半是眶上裂的内侧半。前壁的最大横径和上下径分别为 8.60mm ± 1.76mm、5.29mm ± 1.18mm。

（三）海绵窦内的脑神经

海绵窦外侧壁的硬脑膜两层间自上而下排列有动眼神经、滑车神经、三叉神经眼支和上颌支。展神经走行于海绵窦内，居三叉神经眼支内侧，颈内动脉下方或下外方，借纤维小梁固定于窦壁。

（四）海绵窦三角

海绵窦存在许多可安全切开的区域，根据海绵窦的解剖标志，可将其分为若干解剖三角，选择这些解剖间隙可有效而安全地切除海绵窦内肿瘤。临床上常用的三角见图 7-12，而最常用的海绵窦三角是 Parkinson 和 Mullan 三角。

1. 海绵窦常用三角 Dolenc 详细地将海绵窦壁上的血管神经间隙归纳为 9 个三角，具体如下。

(1) 旁内侧三角，又称上三角，内侧边为Ⅲ脑神经下缘，外侧边为Ⅳ脑神经上缘，底边为天幕硬膜缘后份。切开此三角，与 Parkinson 三角一样，可以显露海绵窦外侧腔、前下腔和后上腔，且更适于显露 C_5 与 C_4 段交界处的颈内动脉，即脑膜垂体干起点的区域。

(2) Parkinson 叙述了存在于海绵窦外侧壁上的一个三角区，为 Parkinson 三角，又称外侧三角（滑车下三角）。上为动眼神经和滑车神经；下为展神经和三叉神经眼支；后为鞍背斜坡线（图 7-13A）。此三角的上界为滑车神经的下缘，平均长 13mm（6～20mm），下界为三叉神经眼支的上缘，平均长 14mm（5～24mm），后界为鞍背与斜坡的斜线，平均长 6mm（3～14mm）。

Parkinson 三角是一个底朝后、一尖端指向眶尖的三角，是海绵窦外侧壁上一个主要三角，经此三角显露颈内动脉及其分支但不会损伤脑神经，经此三角可以很好地显露海绵窦外侧腔、内侧腔、前下腔和后上腔，显露颈内动脉后升段，后垂直段的外面、后面，水平段的外面、上面、下面，动眼神经的后 2/3 段，以及脑膜垂体干及大部分的海绵窦肿瘤。联合切开 Parkinson 三角和 Mullan 三角，可显露颈内动脉海绵窦段全程。因此，此三角是显露海绵窦内病变的重要解剖标志，几乎可显露海绵窦的所有结构，因而被公认为最有外科价值的三角。

(3) Mullan 三角在海绵窦外侧壁前下方，又称前外侧三角。内上边为三叉神经眼支的下缘，平均长 16.5mm（13.6～20.7mm）；外下边为三叉神经上颌支的内上缘，平均长 12.6mm（9.2～18.7mm）；

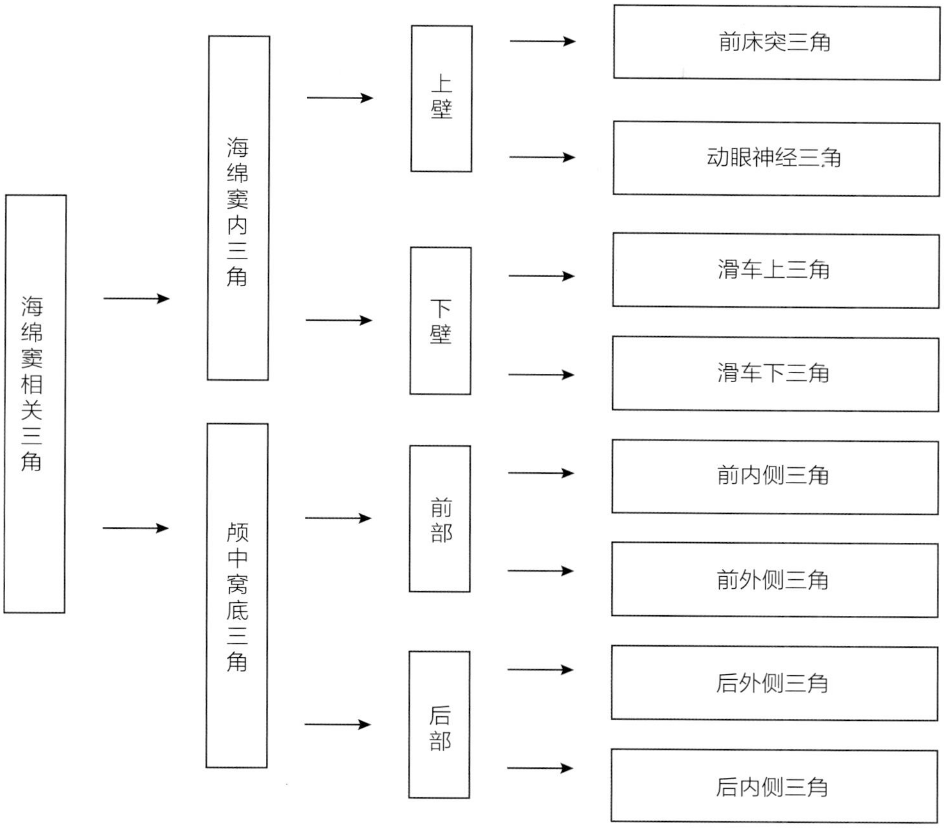

▲ **图 7-12　海绵窦常用三角**

底边为圆孔与三叉神经眼支入眶上裂处的连线，平均长 8.8mm（3.0～14.2mm）（图 7-13B）。经此三角易于打开海绵窦的前下部，显露颈内动脉前弯、眼静脉以及展神经前 1/3 段，可用来显露海绵窦内前外侧的肿瘤。Parkinson 三角和 Mullan 三角是海绵窦外侧壁两个常用的三角。前外侧三角很少单独应用，常与其他三角联合应用。

(4) Glasscock 三角，又称后外侧三角（图 7-13C）。后上边是岩浅大神经（自面神经管裂孔到岩浅大神经与下颌神经相交处），平均长度为 11.57mm（16.88～7.88mm）；前下边是弓状隆起到棘孔（实际测量自面神经管裂孔到卵圆孔后缘），平均为 13.07mm（20.56～8.84mm）；底是下颌神经后缘，平均长度为 6.19mm（9.66～5.0mm）。磨除该三角骨质，可显露颈内动脉岩骨段的水平段，长 1～2cm。

(5) Kawase 三角，又称后内侧三角，由 Kawase 在经岩骨小脑幕入路切除蝶 - 岩 - 斜脑膜瘤时，确认了该三角。该三角内侧边是岩上窦（实际测量是面神经裂孔到三叉神经根与岩上窦的交点），平均长度为 14.1mm（10.2～18.1mm）；外侧边为岩浅大神经，平均长为 11.5mm（7.9～16.9mm）；底边为三叉神经，长度为 11.6mm（7.3～17.6mm）。Kawase 三角是经前岩骨 - 小脑幕入路中前岩骨的磨除范围，该区域岩骨内无重要的神经血管，安全磨除后，可以获得一个狭窄的通道来显露脑干上部及三叉神经根区域。

(6) Hakuba 三角（内侧三角）：Hakuba 曾将海绵窦上壁由后床突前缘、动眼神经门前缘和颈内动脉出海绵窦硬膜处的外缘三点连接所围成的三角区域称为内侧三角（图 7-20A）。外侧界为颈内动脉穿出硬膜处的外缘与动眼神经进入海绵窦处的连线，平均长为 9.2mm（5.0～15.3mm）；内侧界为颈内动脉穿出硬膜处的外缘至后床突前外缘连线，长为 13.2mm（7.0～16.0mm）；后界为动眼神经穿入海绵窦处与后床突前外缘的连线，长为 6.8mm（3.8～11.0mm）。切开此三角可显露海绵窦的外侧腔、颈内动脉前升部、前曲部及海绵窦下动脉，以

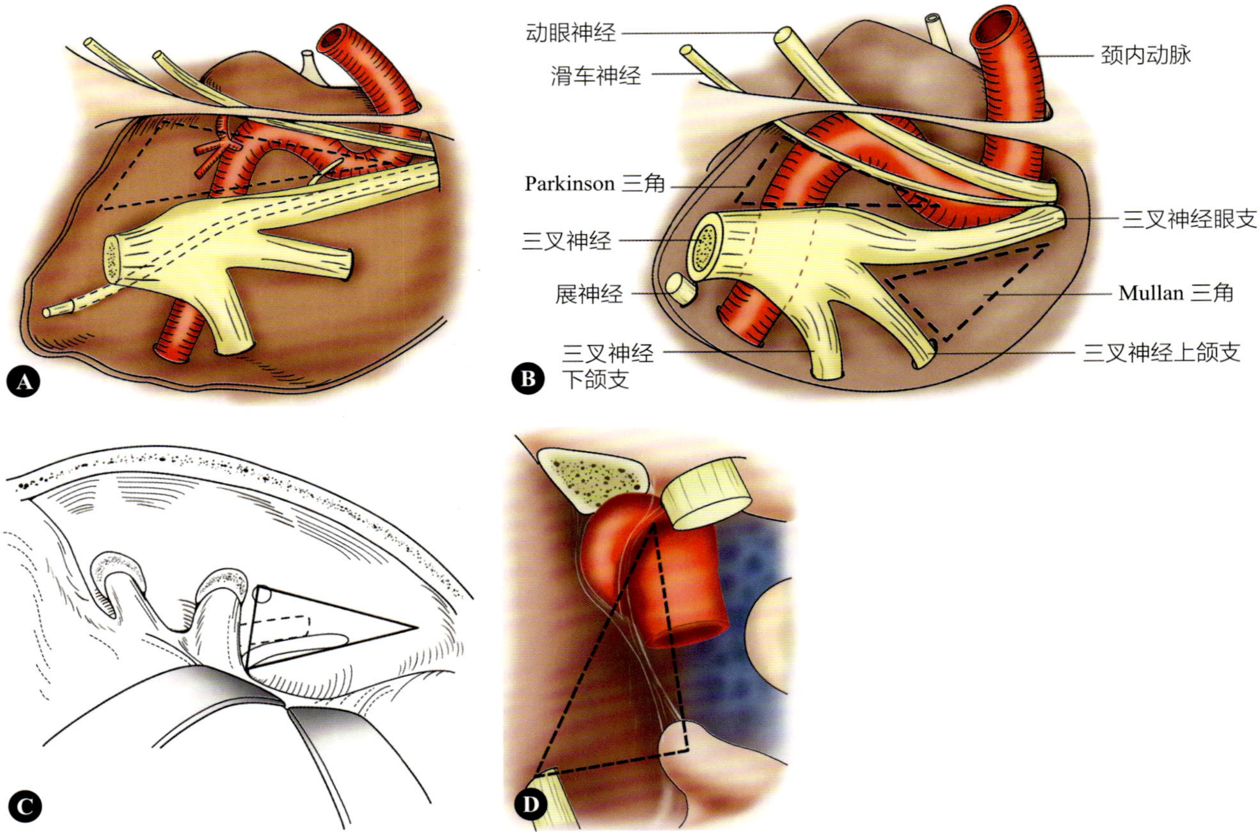

▲ **图 7-13　海绵窦三角**

A. Parkinson 三角；B. Parkinson 三角和 Mullan 三角；C. Glasscock 三角；D. 内 Hakuba 三角（内侧三角）

及展神经。Hakuba 三角和动眼神经三角是经上壁进入海绵窦的常用二级手术入路。

(7) 动眼神经三角位于海绵窦上壁的后外侧，由床突间韧带、前岩床韧带和后岩床韧带所围成。其外侧界为前床岩韧带，平均长为 15.6mm（8.0～19.6mm），内侧界为前后床突间韧带，长为 10.2mm（8.0～16.5mm），后界为后床岩韧带，长为 12.5mm（6.9～18.0mm）。切除该三角的海绵窦上壁，可显露海绵窦的后下腔、颈内动脉海绵窦段的后曲段和水平段及其发出的脑膜垂体干，以及展神经海绵窦内的始段。

(8) 颈内动脉三角位于海绵窦上壁的前内侧，此三角的硬膜是动眼神经三角硬膜（浅、深层）的延续。外侧界为前后床突间的连线（床突间韧带），平均长为 10.2mm（8.0～16.5mm）；内侧界为后床突与颈内动脉床突上段（C_2）起始部内侧缘连线（鞍隔硬膜缘），平均长度为 12.3mm（7.1～16.3mm）；前界为前床突基部外缘至颈内动脉床突上段（C_2）起始部内侧缘的连线，平均长度为 14.5mm（10～18.7mm）。切开此三角，可显露颈内动脉海绵窦段的水平段的前 1/3 段、前弯、海绵窦内侧腔和内侧壁及被囊动脉。

(9) Dolenc 三角（前内侧三角）：该三角属硬膜外腔，内含颈内动脉虹吸段（C_3），其表面为一层很薄的纤维膜，是海绵窦固有的前内侧部分，大多数颈内动脉近段、床突旁、床突下及眼动脉瘤需要在磨除前床突后经此三角进行手术。该三角的内侧边为视神经，平均长度为 9.4mm（8.0～12.0mm）；外侧边为动眼神经，平均为 10.2mm（8.5～20.2mm）；底边为硬膜缘，长为 7.7mm（5.6～12.4mm）（图 7-14）。

2. 海绵窦三角的临床意义　主要是作为进入海绵窦的手术入路。临床上根据需要选择合适的三角作为手术入路，以避免损伤脑神经和血管。在所有三角中，Parkinson 三角和内侧三角联合入路，可显露几乎海绵窦的所有结构和部位，故临床上应用最

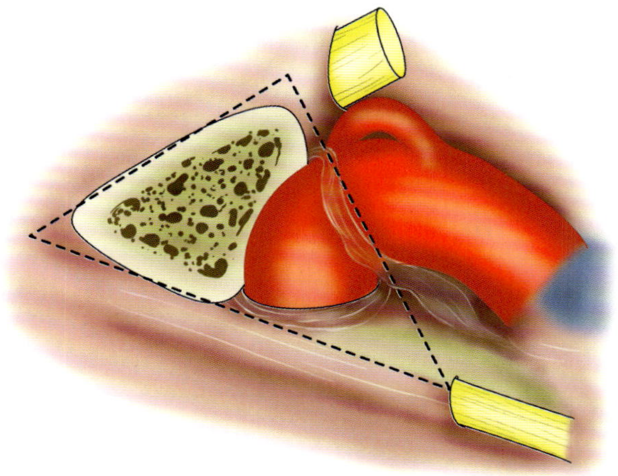

▲ 图 7-14　海绵窦前内侧三角（Dolenc 三角）

多的是额颞骨瓣（翼点入路）经海绵窦上、外壁联合入路处理海绵窦的病变。

（五）海绵窦内部结构的显微解剖

海绵窦内部结构有颈内动脉的海绵窦段及其分支、展神经、交感神经、脂肪组织和结缔组织的纤维小梁。

1. 颈内动脉海绵窦段　海绵窦内颈内动脉的主要分支有脑膜垂体干、海绵窦下动脉、垂体包膜动脉和眼动脉（图 7-15）。两侧海绵窦内颈内动脉内侧壁间的平均距离为 12mm（4～18mm）。

(1) 颈内动脉海绵窦段硬膜纤维环。颈内动脉海绵窦段由 3 个硬膜纤维环包绕。第 1 个环位于三叉神经半月节下方的颈内动脉岩骨段进入海绵窦的入口处，被骨膜环围绕，此处硬膜环是该动脉进入海绵窦入口的标志，颈内动脉在这个硬膜环以下的部分是相对固定的，而在这个环以上的海绵窦段是相对移动的。第 2、3 个环位于颈内动脉出海绵窦处。颈内动脉穿出海绵窦顶硬膜深、浅两层时，颈内动脉被两个硬膜环围绕分别形成近环、远环。近侧环位于动眼神经内侧，与鞍膈硬膜连续；远侧环位于颈内动脉出海绵窦处，延续为前床突的硬膜。近、远侧环在内侧处互相融合，而在外侧被前床突分隔。颈内动脉床突段即位于两环之间。切除前床突后显露床突间隙，该处颈内动脉被薄的骨膜围绕。颈内动脉在海绵窦内的行程围绕其纵轴形成几个扭转，在一定程度上与脑血流的温度调节有关。

(2) 颈内动脉海绵窦段的分段和分型。颈内动脉海绵窦段分为后升段、后弯、水平段、前弯和前

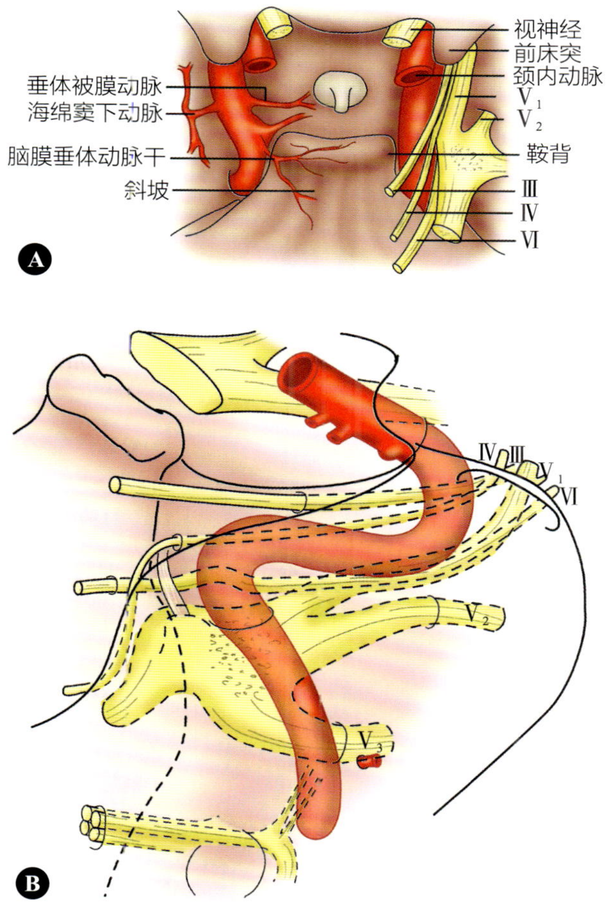

▲ 图 7-15　海绵窦段颈内动脉

A. 颈内动脉海绵窦段的分支及其与海绵窦内神经的关系；B. 侧位。Ⅲ. 动眼神经；Ⅳ. 滑车神经；Ⅵ. 展神经；V_1. 三叉神经眼支（眼神经）；V_2. 三叉神经上颌支（上颌神经）

升段 5 个部分（图 7-16）。Sekhar 把颈内动脉海绵窦段自入海绵窦到出海绵窦也依次分为 5 段：后垂直段（或称后升部）、后曲段（后膝部、后弯）、水平段（部）、前曲段（前膝部、前弯）和前垂直段（前升部）。

颈内动脉海绵窦段总长度平均为 18mm（15～23mm），平均直径为 5.4mm。矢状面上的颈内动脉海绵窦段可分成 3 型（图 7-17）。

①直线形：后曲段顶端明显低于水平段，即自破裂孔呈直线行向上内出海绵窦，占 15.5%。

②中间弯曲形：后曲段顶端与水平段上面持平，占 55%。

③ S 形：后曲段顶端明显高于水平段上面，占 29.5%。

海绵窦内颈内动脉	分段	说明
	后垂直段	为海绵窦内颈内动脉的起始部，自破裂孔向上，移行为后曲段的起始部，此段无特殊分支
	后曲段	ICA 于海绵窦内后床突附近外侧向前的弯曲，其后外侧壁为脑膜垂体干的发出部位，其后上为海绵窦的后上间隙
	水平段	海绵窦内 ICA 的主要部分，起自后曲止于前曲，由后上行向前下，近似水平，约 1/3 该段外侧发出海绵窦下动脉
	前曲段	位于海绵窦的前下部，翻折向上移行为前垂直段，其前下为海绵窦的前下间隙
	前垂直段	位于前床突的内侧，也称床突段，其穿出海绵窦的前上壁入基底池，其前壁有时发出眼动脉或副眼动脉

▲ 图 7-16　海绵窦内颈内动脉分段

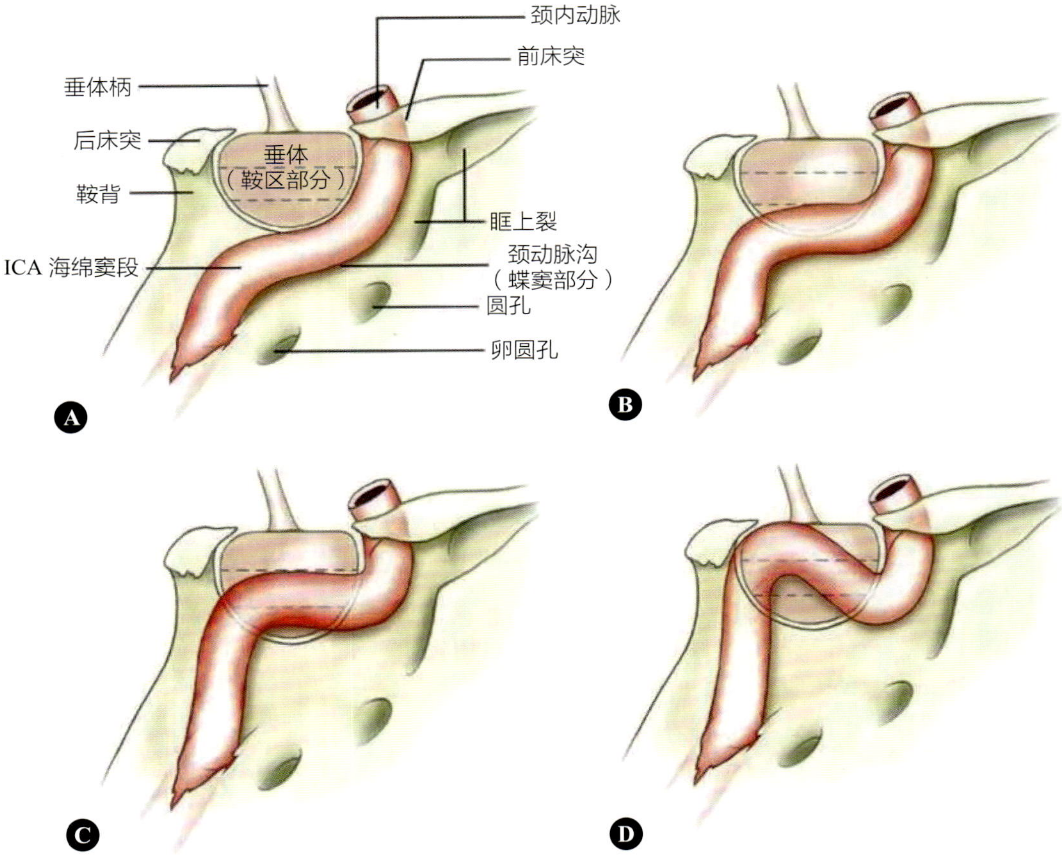

▲ 图 7-17　颈内动脉海绵窦段的类型
A. 直线形；B 和 C. 中间弯曲形；D. S 形

(3) 颈内动脉海绵窦段的位置和行程。颈内动脉由破裂孔向后床突方向垂直上行，接着以第 1 弯曲转入水平部，前行约 1.2cm 至第 2 弯曲到达前床突内侧面，再向上穿出海绵窦顶于颅中窝底。颈内动脉海绵窦段位置有 3 种情况：①居中，占 57.5%，此时海绵窦内侧腔和外侧腔都存在；②凸向外，紧贴海绵窦外侧壁，占 22.5%，但未见把海绵窦外壁顶起者。此时，海绵窦外侧腔消失，内侧腔较大；③紧贴垂体外侧面，占 20%。

(4) 颈内动脉海绵窦段的分支。颈内动脉海绵窦段有 3 个主要分支，先后发出颈内动脉海绵窦后干、颈内动脉海绵窦外侧干、眼动脉和 McConnell 垂体被膜动脉（图 7–18）。

(5) 脑膜垂体干的显微解剖。脑膜垂体动脉干是颈内动脉（ICA）海绵窦段最大、最恒定的分支，多起自颈内动脉海绵窦段后曲的顶壁。主要分支为小脑幕动脉、脑膜背侧动脉和垂体下动脉。上述类型称之为典型的脑膜垂体干型，出现率 44%～83%。其余在颈内动脉后面的顶壁处，可见到小脑幕动脉、脑膜背侧动脉和垂体下动脉，直接自颈内动脉发出，或它们分两支共干，称之为非干型脑膜垂体动脉（图 7–19）。

(6) 颈内动脉海绵窦段与脑神经的关系。在破裂孔外，颈内动脉位于三叉神经下方，两者间有薄骨片和硬脑膜相隔；在海绵窦内颈内动脉借许多纤维组织小梁与窦壁相连。颈内动脉居海绵窦腔的最内侧，其内侧缘与垂体外侧缘间距为 2.2～7.2mm。颈内动脉海绵窦段的外侧从上向下依次与第Ⅲ、Ⅳ、Ⅴ和Ⅵ对脑神经相邻，尤以第Ⅵ对脑神经与颈内动脉窦段最紧密（图 7–20A）。

2. **海绵窦腔**　海绵窦是一个不规则的六面体，颈内动脉由其后外下角进入其内，再由前内上角穿出。主要有四个静脉间隙：①前下间隙（或腔）：最大，位于颈内动脉前曲段、水平段的前外下；②后上间隙（或腔）：位于颈内动脉后曲段、后垂直段的后上；③外侧间隙（或腔）：颈内动脉水平段与海绵窦外壁之间；④内侧间隙（或腔）：颈内动脉水平段与海绵窦内壁之间，该间隙最大可达 7mm（图 7–20B）。内侧间隙和后上间隙分别大于外侧间隙和前下间隙。海绵窦腔本身较小，加上纤维小梁的存在，这 4 个腔既相互沟通又相对独立。

3. **展神经**　展神经（abducent nerve）与颈内动脉海绵窦段的位置关系变化较大，但与动脉的邻接部均在动脉外侧。展神经在桥池内向前外走行至海绵窦后壁的中央，穿斜坡外侧硬脑膜表面，然后在后床突的后下方跨过岩下窦至其前外侧，经岩尖内侧在岩蝶韧带下方经海绵窦后壁中央的展神经硬脑

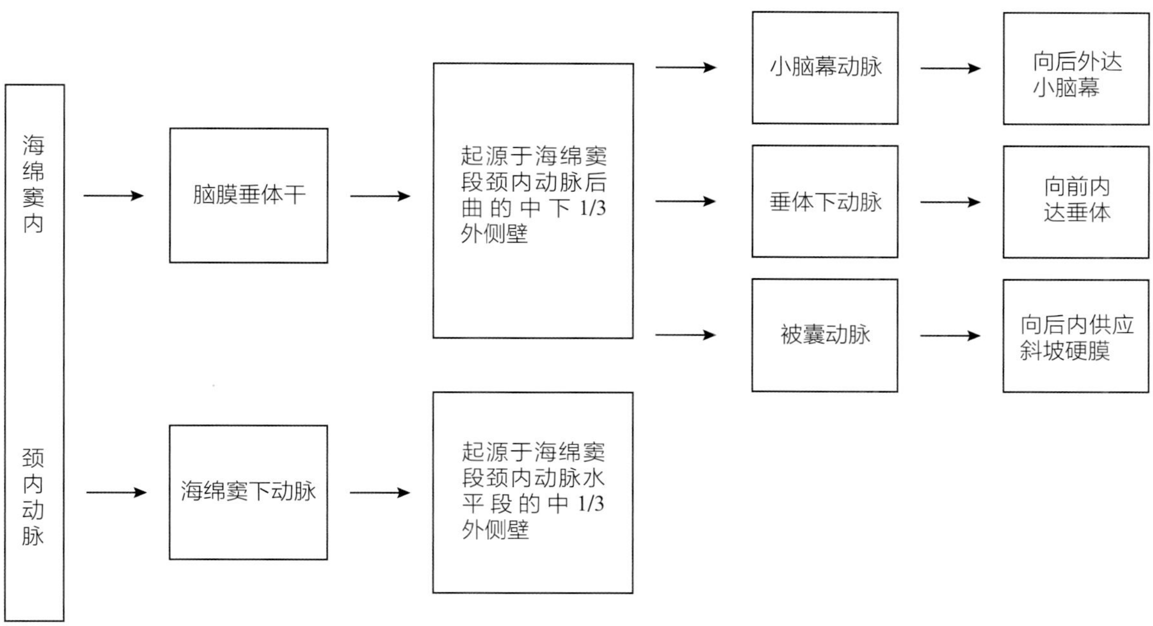

▲ 图 7–18　海绵窦内颈内动脉分支

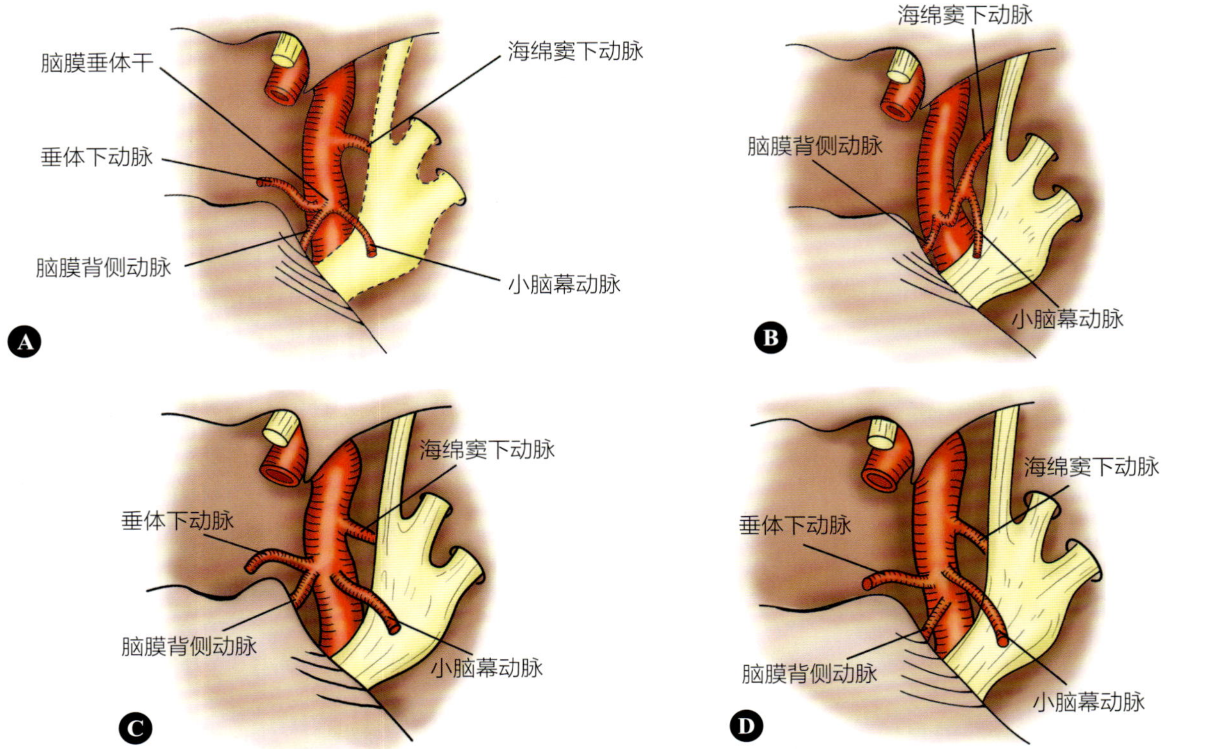

▲ 图 7-19 典型与非典型脑膜垂体干型示意

A. 典型脑膜垂体干型；B. 非典型脑膜垂体干型的单干型；C. 垂体下动脉和脑膜背侧动脉共干；D. 非典型脑膜垂体干型的非单干型

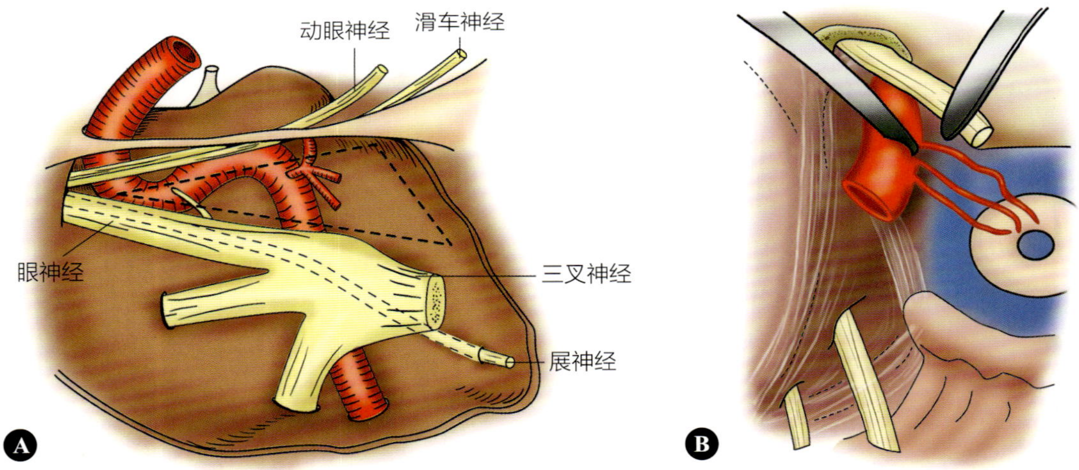

▲ 图 7-20 海绵窦内结构

A. 颈内动脉海绵窦段与脑神经的关系；B. 颈内动脉腔隙

膜管（经 Dorello 管）进入海绵窦内。

4. 海绵窦中的交感神经　由颈上交感神经节平均发出 13 根交感神经纤维，汇合成 2～4 支交感神经丛，随颈内动脉经颈内动脉管进入颅内鞍旁区，形成神经丛并发出分支到颈内动脉壁。几束交感神经升支在颈内动脉后垂直段的前外缘相对集中，发出神经纤维随三叉神经和展神经进入不同的效应器。

（六）海绵窦的毗邻结构

前方达前床突和眶上裂的内侧部，与视神经管和颈内动脉床突上段相邻；后方至后床突和颞骨岩尖，与颈内动脉管和三叉神经节相邻；上内侧抵中、后床突连线，内侧壁与垂体、蝶鞍、蝶窦相邻；上外侧邻大脑的颞叶，下外侧距离圆孔和卵圆孔内缘连线 4mm（3.4～4.6mm），下壁为蝶骨。

1. 海绵窦周围的骨性结构　海绵窦与周围骨性结构有密切的关系，海绵窦位于蝶骨体的两侧，其前下方毗邻蝶骨大翼，顶壁的前外侧毗邻蝶骨小翼，蝶骨大翼在其前下方，蝶骨小翼是其前外侧缘；前床突位于其前上方，后床突位于顶部的后方，后方邻近岩骨尖，海绵窦位于蝶骨体侧面、卵圆孔和圆孔及眶上裂的内侧。因此，海绵窦的病变常常引起这些毗邻骨性结构的异常，或周围组织的病变侵及骨结构后累及海绵窦。

2. 海绵窦膜性结构　海绵窦位于两层硬膜之间，外层（骨内膜）附着于颅骨内面，内层随脑外形及出入颅的神经和血管形成许多皱褶。海绵窦内侧壁的骨膜部分与鞍背和后床突的骨膜混合（图 7-21）。颅后窝硬脑膜固有层代表鞍背和后床突的第 2 硬脑膜层。鞍背外侧巨大的海绵体间连接在两层硬脑膜之间，向基底窦和岩窦开放。

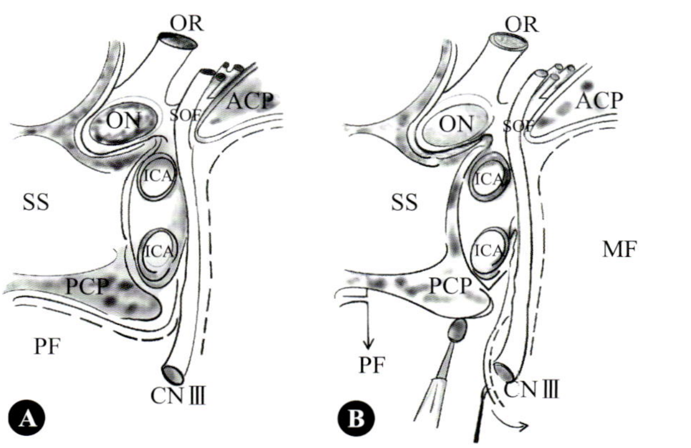

▲ 图 7-21　后海绵窦脑膜结构及后床突（PCP）解剖示意

A. 海绵窦内侧壁（实线）与覆盖在 PCP 和鞍背的骨膜融合。硬脑膜固有层（虚线）代表覆盖在 PCP 和鞍背的第二硬脑膜层。B. 两层硬膜层均垂直切开，形成硬膜瓣。硬膜瓣向外侧动眼神经翻开，为后床突切除做准备

OR. 眶；ON. 视神经；SOF. 眶上裂；ACP. 前床突；SS. 蝶窦；ICA. 颈内动脉；MF. 颅中窝；PF. 颅后窝；CN Ⅲ. 动眼神经

3. 菱形窝　菱形窝是颅中窝最大限度地去除岩尖的标志性解剖结构，由 4 个点定义该解剖结构：岩浅大神经（GSPN）和三叉神经分支（V_1、V_2、V_3）的交界处；三叉神经孔的外侧缘；岩嵴和弓状隆起（AE）的交界处；GSPN、膝状神经节和 AE 的交界处。最大骨切除向下延伸至岩下窦至斜坡，向后为内耳道（IAC）的顶；向外侧为膝状神经节、GSPN 和颈内动脉管；向前为三叉神经节。

为了识别和轮廓化入路中涉及的所有神经、血管、纤维和骨结构，可以通过确定两个彼此相邻且呈 90° 关系的扇形结构（图 7-22）。后扇可被认为是膝状神经节，而前扇基部是三叉神经节。这两个扇形体形成了“菱形”窝的边界：① GSPN-V_3 交界处；②三叉神经孔的侧缘；③岩嵴和 AE 的交叉处；④ GSPN-AE 的交叉处。颈内动脉的 C_6 段位于 GSPN 之下。C_5 段在 V_2～V_3 以下，C_3～C_4 段在动眼神经和滑车神经下（靠近眶上裂）。

4. 鞍旁韧带　鞍旁韧带分为 4 组（图 7-23）：①颈动脉 - 床突韧带，由内侧壁和中床突向床突段颈内动脉和前床突延伸；②鞍旁上韧带，连接内侧壁和海绵窦内水平段颈内动脉和（或）海绵窦侧壁；③鞍旁下韧带，将内侧壁连接海绵窦前壁或海绵窦内颈内动脉短垂直段的前表面；④鞍旁后韧带，将内侧壁固定至海绵窦内颈内动脉短垂直段和（或）颈动脉后沟。颈内动脉 - 床突韧带是最强壮和最大的韧带，它通常是以扇形排列的一组韧带。

三、海绵窦手术入路

（一）手术入路的分类

1. 按经过海绵窦壁的部位分类　尽管海绵窦入路很多，但根据海绵窦 6 个壁可以概括为 6 个方向的入路。因海绵窦前壁紧邻复杂的眶尖，后壁紧靠重要的脑干，一般情况下不宜作为手术途径考虑。常用的海绵窦区病变的手术入路有经海绵窦外侧壁入路（外侧入路）、海绵窦上壁入路（上方入路）、海绵窦内壁入路（内侧入路）以及海绵窦下壁入路（下方入路）。经海绵窦壁的每一种手术入路仅能很好显露海绵窦的部分结构，所有海绵窦疾病的手术不能仅通过一种手术入路解决。

2. 按到达海绵窦的手术路径分类

(1) 经颅入路：常用的到达海绵窦的手术入路如下。

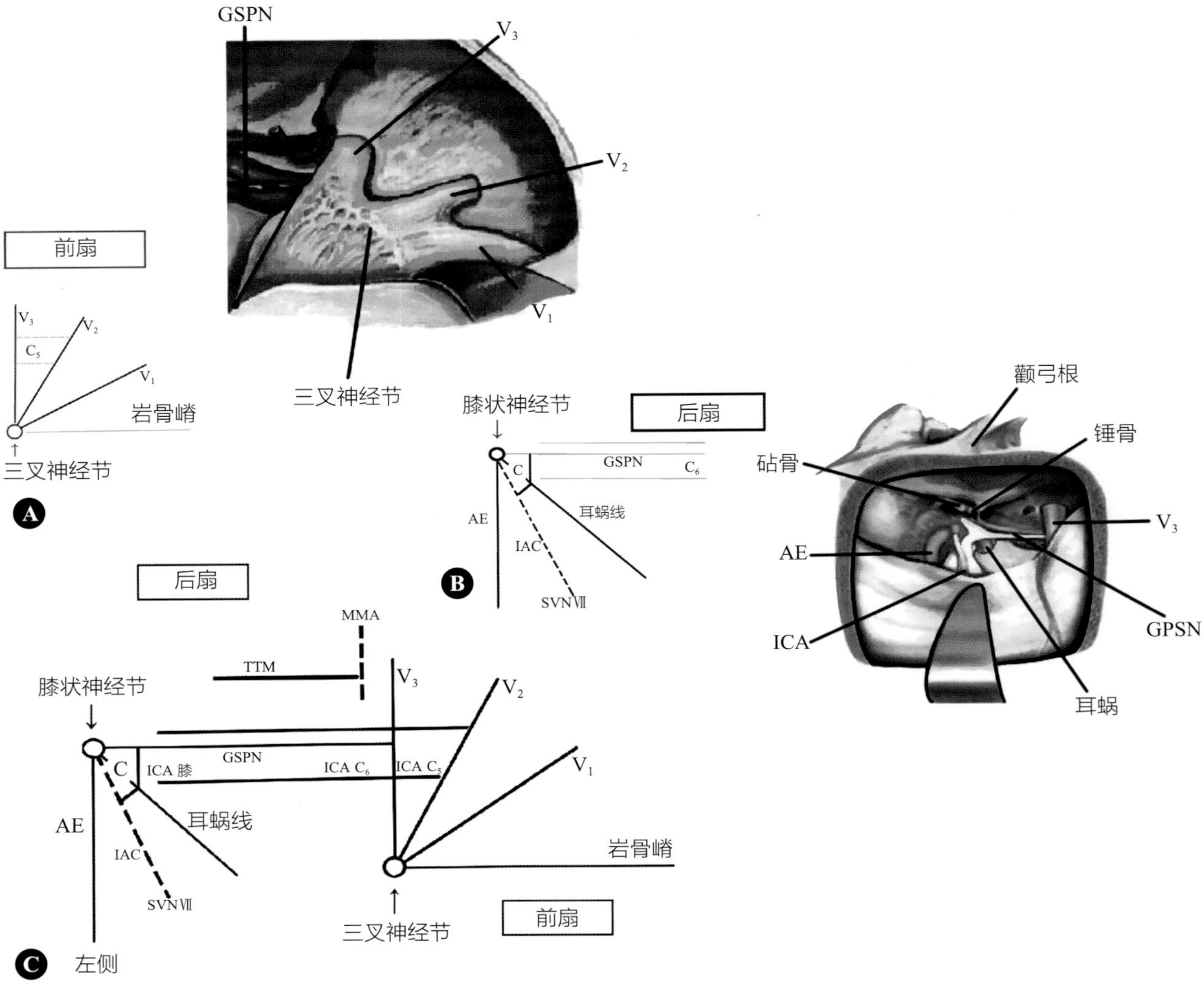

▲ 图 7-22　菱形窝的定位

A. 三叉神经节的三个分支和岩骨嵴向前呈扇形。B. 后扇的底部是三叉神经节。AE、IAC、耳蜗线（穿过耳蜗的理想线）和 GSPN 呈向后的扇形。C. 血管、神经、纤维和骨性结构位于相互成直角的两个相邻的扇形（后扇和前扇）

AE. 弓状隆起；IAC. 内耳道；GSPN. 岩浅大神经

• 到达海绵窦上壁的经额颞（翼点）硬膜下入路、经额颞眶颧硬膜内外联合入路、扩大额下基底入路。

• 到达海绵窦外侧壁的经颞下入路、经扩大颅中窝底硬膜内外联合入路。

(2) 经颅外入路：海绵窦内下壁邻蝶窦，外下壁邻颞下窝、咽旁间隙、翼腭窝、后组筛窦及上颌窦。上述解剖特点既为颅外病变侵犯海绵窦提供了解剖途径，也为临床上提供了相应的外科手术路径。处理海绵窦病变的颅外手术入路主要有到达海绵窦内下方的经蝶入路、扩大经蝶入路、内下方及下方的经面入路、外下方的经颞下窝入路等。

3. 按手术路径跟硬膜的关系分类　根据手术入路进入方式是从硬膜外还是从硬膜内，又可分为硬膜外入路和硬膜内入路。目前临床上最常用的是上方硬膜内入路及侧方硬膜外入路或两者联合进行手术。

(1) 经硬膜外入路：在硬膜外磨除从眶上裂至圆孔的骨质，显露眶上裂硬膜与颞极硬膜的融合区；在圆孔处显露上颌神经 3～5mm，沿上颌神经表面向内、后分离，同时扩大硬膜夹层切口至卵圆孔，显露三叉神经节及三叉神经眼支的根部；沿三

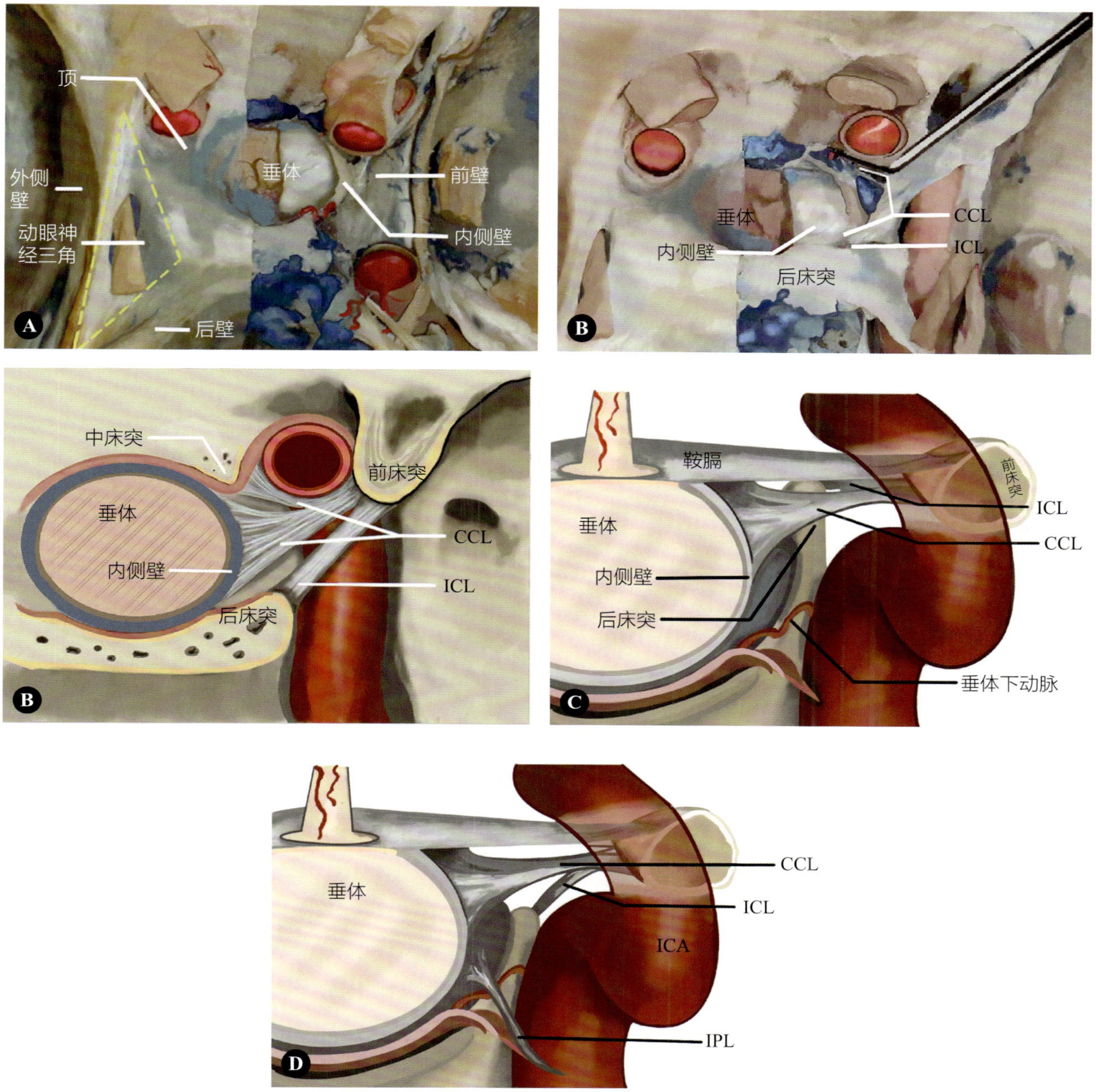

▲ 图 7-23　鞍旁韧带

A. 一侧解剖鞍区和鞍旁区的俯视图，显示海绵窦壁和顶之间的相对位置和关系。黄色虚线标记动眼神经三角。B. 鞍上和鞍旁半切区的俯视图，显示一条颈动脉－床突韧带，起源于海绵窦内侧壁，附着于前床突，并与近侧环相连。韧带有一个大的窗口，允许海绵窦下方和床突间隙静脉之间的沟通。解剖显示颈动脉－床突韧带和床突间韧带之间的紧密关系，通常在连接到前床突下表面之前横向融合。鞍下颈动脉－床突韧带示意图，显示从中床突和海绵窦内侧壁起源的颈动脉－床突韧带的两个组成部分，以及与 ICL 的关系。C. 移动颈内动脉，以提供颈动脉－床突韧带的前视野。韧带与海绵窦内侧壁硬脑膜呈连续性。垂体下动脉起源于颈内动脉后膝，穿过后床突前方的海绵窦到达叶间裂处的垂体。D. 颈动脉床突韧带、床突间韧带和鞍旁下韧带解剖结构示意

CCL. 颈动脉床突韧带；ICL. 床突间韧带；IPL. 鞍旁下韧带；ICA. 颈内动脉

叉神经眼支的表面从三叉神经节向着眶上裂逐步分离，直至三叉神经眼支表面的硬膜夹层与眶尖神经血管鞘分离。

(2) 硬膜内入路：在硬膜内分五步进行经海绵窦入路，即后床突切除术、海绵窦开放术、前床突切除术、远端硬脑膜环切开术、近端硬脑膜环切开术。标准化的硬膜内经海绵窦入路，能显著增加手术区域的显露面积和操作角度。但术中需要根据情况灵活选择。

4. 按手术到达海绵窦的行程分类　海绵窦手术入路分为二级，一级入路是指到达海绵窦区域的入路，二级入路是指进入海绵窦的入路。

（二）手术入路的选择

1. 手术入路选择策略　选择恰当的手术途径，避免血管、神经的损伤，是海绵窦手术成功的关键。目前，关于海绵窦病变手术入路的命名有一定程度的混乱。有的根据骨瓣命名；有的根据硬膜内、外命名；有的根据经海绵窦的各壁命名；有的根据与海绵窦的相对位置命名。作者认为手术入路的命名最好是按达到海绵窦区域的入路（一级入路）加上进入海绵窦的入路（二级入路）。

选择适当的手术入路打开海绵窦壁、迅速显露病变、减少相关神经的牵拉是颅底外科医生追求的目标。任何单一手术入路均不能全面显露海绵窦区的病变，应根据病变的不同特点、形态、位置和生长方向，选择不同的手术入路。外侧入路操作方便，显露较好，经 Parkinson 三角或眼神经与动眼神经之间可较好地显露海绵窦外侧间隙和颈内动脉海绵窦段的分支，但海绵窦外侧壁的组成、神经的排列关系都很复杂；上方入路可较好地显露垂体的外侧面、前后海绵间窦和岩上、岩下窦的开口以及基底静脉丛；下方入路，特别是沿颅中窝底的硬膜外入路便于在颈内动脉岩内段阻断海绵窦的动脉血流；内侧入路便于显示海绵窦的内侧间隙，但操作不便。

2. 入路选择的原则　任何理想的手术入路，都是在最大限度地提高手术效率的同时尽量减少对神经血管结构的操作。可根据以下三个要点指导手术入路的选择过程。

(1) 病变的程度和方向：向一侧明显侧延的病变最好使用颞前 – 经海绵窦入路（PTA），因为这可以与其他侧入路相结合，例如，经前岩骨入路，以达到更远的外侧和尾侧。相反，硬膜外中线的小病灶，其延伸范围有限，可通过单侧经鼻蝶入路（EETA）治疗。

(2) 对的病变显露：脊索瘤侵犯一侧海绵窦的内侧室，将垂体移到另一侧并侵犯硬膜后窝，最好通过利用肿瘤本身形成的空间的单侧 EETA 显露。

(3) 病理学的性质：斜坡脊索瘤，肿瘤切除的关键是广泛的骨质磨除。EETA 比 PTA 能获得更显著的磨除效果。对于没有明显侧延的小病灶，单侧 EETA 是可行的；对于向外侧生长和包绕主要血管的肿瘤，最好使用 PTA。

3. 根据海绵窦内病变来源选择手术入路　对于颅外病变累及海绵窦者，有易向周围结构广泛扩展的特点，如仅仅采取经额手术处理了海绵窦病变，而没有处理海绵窦外的病变，最终将留下祸患。手术入路一般根据 Fisch 分期来选择，颅内外广泛生长的肿瘤，应选用 C 型颞下窝入路。所以，设计海绵窦手术入路要考虑肿瘤的扩展途径，而不能仅仅根据解剖特点。经硬膜外入路可显露如下海绵窦三角：显露 Mullan 三角、外侧三角、Glasscock 三角及 Kawase 三角比较方便，而对于旁内侧三角及 Parkinson 三角的显露则由于对颞叶牵拉太重，硬膜翻起比较困难，不如从硬膜内操作更为方便。所以对于同时侵及海绵窦内外及颅中窝底的病变，可以采用硬膜内外联合进行手术处理。

（三）海绵窦手术的复杂性

海绵窦手术的难度主要有以下几方面。

1. 术野狭小，操作困难　采用硬膜外入路将海绵窦外侧壁硬膜完全翻起，充分显露了海绵窦诸腔，使得出入海绵窦的脑神经及肿瘤均可在直视下手术，但手术操作间隙狭小。

2. 肿瘤与脑神经粘连，分离困难　第Ⅲ、Ⅳ、Ⅴ、Ⅵ对脑神经容易受到损伤。神经纤维瘤多将海绵窦外侧壁的脑神经顶在表面，而脑膜瘤多与脑神经间形成包裹关系，采用硬膜外入路，可在切除肿瘤之前分离移位脑神经。

3. 术中出血　在分离海绵窦外壁时，经常使用填塞的办法止血，但如果填塞过度将会压迫颈内动脉及展神经。术中海绵窦静脉丛出血，多提示该区域肿瘤的边界，吸收性明胶海绵压迫及抬高床头多可控制。

4. 术中颈内动脉损伤　颈内动脉的受压、痉挛或损伤，可导致术后患者出现轻瘫或偏瘫。分离操作以及频繁牵拉可能造成血管发生痉挛。

四、关键手术技术和主要步骤

（一）关键技术

按照 Dolenc 的描述，将经海绵窦入路分为 5 个主要步骤：①磨除前床突，磨除蝶骨嵴，打开眶上裂。前床突在硬膜外磨除，打开视神经管顶，海绵窦外硬膜外显露颈内动脉；②切开远侧硬膜环；③切开近侧硬膜环；④打开海绵窦。磨除颞骨至颞底，打开棘孔，凝固切断脑膜中动脉；⑤磨除后床突和鞍背。理论上，这些步骤共同提供了深层解剖结构的显露。

1. 前床突切除术　前床突有 3 个主要附着的骨结构，包括眶上裂上方的蝶骨、视神经管顶部、视柱。前床突的磨除要求从这 3 个附着点上分离。磨除前床突的安全范围局限于 Dolenc 三角内，即前床突尖端至视神经管内口后外缘和动眼神经进入眶上裂处。

2. 后床突切除术　后床突切除术作为眶颧联合入路的一种辅助手段，越来越广泛地应用于脚间池和桥前池的显露。切除后床突增加显露。后床突的切除需要分析和经验判断。

3. 海绵窦外侧壁硬膜外剥离

(1) 海绵窦外侧壁分离方法，具体如下。

① Parkinson 法：自动眼神经入海绵窦上壁处之下 4mm 切开，沿动眼神经、滑车神经下缘至向前 2cm 为止，再自该切口中点纵向做一切口，可分离海绵窦外壁深浅 2 层，这种分离外壁的方法称“十字切开法”。十字形切口最易显露海绵窦外侧壁中的神经。

② Dolenc 法：Dolenc（1983）采用瓣形切开法，自后床突外侧近滑车神经入海绵窦上壁处，沿小脑幕游离缘内面和动眼神经间向前，自动眼神经入海绵窦上壁处，转至海绵窦的外壁，向前经蝶骨嵴和蝶顶窦下，眶上裂上，向下外侧方切开，达卵圆孔。而后剥离海绵窦外壁的浅层，即可显示海绵窦内侧壁。

③经 V_1 和 V_2 神经之间，即 Mullan 三角，由此入路容易打开海绵窦的前部。海绵窦前下间隙、颈内动脉第 2 弯曲以及展神经前 1/3 段等能得到很好的显露，但不能显露其他间隙和眼动脉。

(2) 经外侧壁分离的优点。颞叶硬脑膜固有层被锐性解剖，并与海绵窦外侧壁分离。这一步有几个优点：①提供显露前床突更好的方法，使其位置更浅，为其以后的骨质磨除和移除肿瘤；②它将有助于在早期和肿瘤切除前识别海绵窦的神经；③在许多病变，如神经鞘瘤和脊索瘤，肿瘤切除可以经硬膜外实现。海绵窦外侧壁的显露在后外侧持续到右侧三叉神经节水平。

4. 肿瘤切除术　海绵窦肿瘤手术技巧，包括硬膜内切除前床突、经动眼神经内侧顶进入海绵窦、切除后床突及显露的鞍背（图 7-24）。大多数肿瘤通常是硬膜外的；因此，从硬膜内的角度来看，斜坡硬脑膜被打开，硬膜外肿瘤被切除。在这个阶段，三叉神经根内侧的展神经必须被识别和保存。当肿瘤组织穿过斜坡硬脑膜时，硬膜下肿瘤常包绕基底动脉及其分支，毗邻脑干。为了将肿瘤从脑干和动脉中分离出来，需要进行细致的显微外科解剖。

（二）主要步骤

1. 海绵窦手术入路的基本步骤　Loveren 总结多种海绵窦直接手术，把显露海绵窦壁（即达到海绵窦的入路）简化为 12 个步骤，可显露部分或整体海绵窦，具体步骤如下。

(1) 硬膜外阶段的主要步骤。硬膜外阶段，即一级入路。常采用颞前入路、颞下入路、翼点或眶颧入路。额颞骨瓣开颅，前到眶缘中点，后下至颧弓，显露要点如下。

①打开眶顶和视神经管：分开颅前窝底硬膜，磨去后 2/3 眶顶，保留眶顶内侧部分，磨开视神经管，以便牵开视神经。

②前床突磨除：磨空前床突，剥去留下的骨片。

③打开眶上裂：去除蝶骨峭内侧，接着切除眶上裂外侧部分。

④磨除中颅底骨质，显露圆孔，眶上裂下缘至圆孔间有一小骨岛分隔，磨去圆孔前外侧缘，即可活动上颌神经。

⑤卵圆孔显露：抬起颅中窝底至岩骨嵴，显露卵圆孔和棘孔，电灼切断脑膜中动脉，扩大卵圆孔前外侧，即可活动下颌神经。

⑥ Glasscock 三角：先切断岩浅大神经，与其

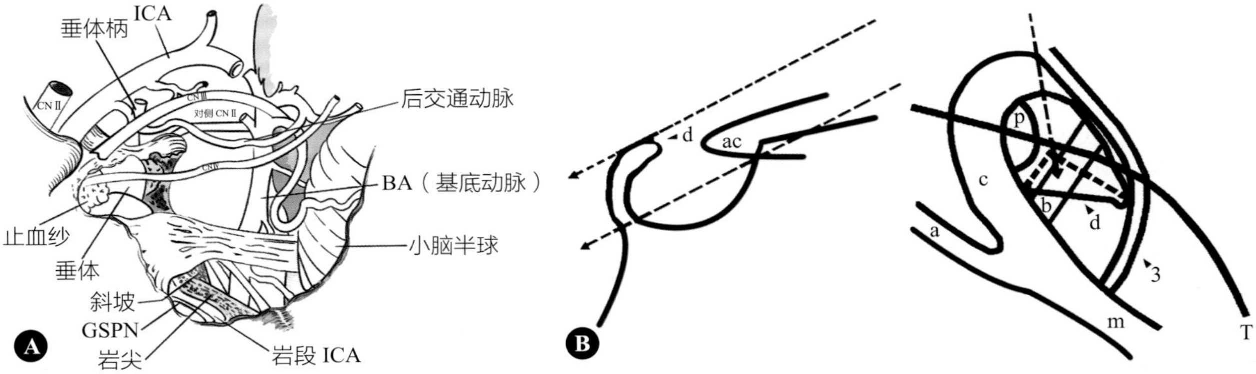

▲ 图 7–24 海绵窦肿瘤切除

A. 显示肿瘤切除后的手术区域示意。切开天幕、岩尖和外侧海绵窦硬脑膜，移位三叉神经根和神经节，岩尖和鞍背部分切除，经海绵窦后外侧入路，肿瘤已经切除。B. 经海绵窦入路的示意。经海绵窦手术前、后的分别用短虚线箭（左）和长虚线箭（右和左）表示。当额叶牵拉使入路角增大时，视野较低，显露位于鞍背后方的结构。海绵窦显露前，图中代表幕缘线以上的结构被硬膜和前床突所覆盖，幕与鞍背顶部之间的结构被海绵窦硬脑膜顶所覆盖；中脑周围脑池的视野是通过以背顶部、颈动脉和第Ⅲ对脑神经为界的三角形区域。经海绵窦显露完成后，增加一个新的连续的三角形显露区域，以背部的其余边缘为界。这些边由粗虚线表示，三角形由表示移除的背部顶部的线完成。此外，在这个三角的前面还有一个新的空间，通过海绵窦形成工作空间，海绵窦的内侧被垂体和斜坡和硬膜内颈动脉的外侧表面所包围，外侧被海绵窦内颈动脉的内侧表面和动眼神经所包围。这个空间的底部由虚线箭头表示，从动眼神经穿过颈动脉的位置到鞍背三角的下角成一条直线

a. 表示大脑前动脉；ac. 表示前床突；b. 表示基底动脉；c. 表示颈内动脉；d. 表示鞍背顶部；m. 表示大脑中动脉；P. 表示垂体；T. 表示天幕自由缘；3. 表示第Ⅲ对脑神经

平行磨去 Glasscock 三角内颈内动脉管的骨质，显露岩段颈内动脉，磨除颈动脉管向后不应超过颈内动脉由垂直转为水平处，以免损伤耳蜗。如需进一步显露颈内动脉，可切断下颌支磨除颈动脉管内侧部。显露岩段颈内动脉，可用于术中控制颈内动脉和行血管移植术。

(2) 硬膜内阶段，即进入海绵窦的二级入路。

①打开硬膜：沿大脑侧裂切开硬膜，向内延至视神经，向外延至颞叶。

②打开颈内动脉环：解剖近环、远环可以松解颈内动脉床突段并进入海绵窦前部。

③识辨和显露动眼神经：沿动眼神经切开外侧壁浅层，由于深层的存在，不会引起海绵窦静脉出血。

④解剖滑车神经：解剖位于滑车神经表面的硬膜至眶上裂。

⑤解剖三叉神经：解剖眼神经表面的硬膜，向后至 Meckel 腔，至此整个外侧壁均显露，可以进入海绵窦。也可进一步分开 Meckel 腔和上颌神经、下颌神经表面的硬膜。

⑥解剖展神经：自 Dorello 管进入海绵窦内，分为 2～3 支，位于颈内动脉外侧。展神经与颈内动脉交叉处见脑膜垂体干。

2. 海绵窦硬膜外入路 海绵窦区的肿瘤多数位于硬膜外，例如，来自海绵窦、三叉神经节、三叉神经各分支、前床突、视神经管及眶上裂等硬膜外结构的肿瘤，均属硬膜外肿瘤，肿瘤的生长和侵犯主要在硬膜外腔进行。因此，这些部位的肿瘤均可通过硬膜外入路进行手术，是硬膜外入路的最佳适应证。硬膜外入路要求骨瓣延至颅中窝底，分离颅中窝底硬脑膜，显露弓状隆起和脑膜中动脉，确认岩浅大神经和下颌神经。沿岩浅大神经追踪至面神经的膝状神经节，磨除位于岩浅大神经深面的颈动脉管上壁、前外侧壁和后内侧壁，打开颈动脉鞘（注意鞘内动脉周围有静脉丛包绕）。

(1) 硬脑膜外入路的优点。硬脑膜外入路需要分离硬膜与中颅底的粘连，处理颞极硬膜索带和脑膜中动脉，切开海绵窦外侧壁的硬膜夹层。尽管入路复杂，但其优点也比较明显：①瘤床完全在直视下，便于术中控制出血；②进入海绵窦后，可在直视脑神经（Ⅲ、Ⅳ、Ⅵ）的条件下充分切除肿瘤，最大限度减少脑神经损伤；③避免对脑组织的直接牵拉，减少医源性蛛网膜下腔出血的发生。

(2) 硬脑膜外入路的手术技巧

硬膜外入路的手术技巧。

①术前腰穿置管，便于术中放出脑脊液，确保在脑组织松弛的状态下操作。

②取仰卧位，头位摆放以利于脑组织自然下垂，便于颅底操作和直视下切除为标准。

③颅骨显露：骨窗要平颅底，若颅底有骨嵴而影响视野的显露时，可用磨钻磨除。

④硬膜外分离是该操作的关键，通过尖刀切开硬膜外侧壁的外层，选择切开点依据肿瘤大小及生长方向决定，可在上颌神经处或下颌神经处，也可剪开颞极硬膜索带，而后将外层硬膜安全翻起，是否需切断脑膜中动脉，视肿瘤位置及大小而定。肿瘤常将三叉神经的眼支和上颌支抬起，要仔细分辨并加以保护，沿着纤维走行的方向分离，然后利用各神经间隙分块切除肿瘤。

3. 硬膜内入路

(1) 外侧硬膜内入路。经外侧壁入路是海绵窦手术的经典入路，它又可分为外侧硬膜内入路、外侧硬膜外入路。外侧壁硬膜外入路显露海绵窦下部及下外部，切开硬膜则可接近海绵窦更高的部分。外侧硬膜内入路，则常规采用额颞部或颞部皮瓣和游离骨瓣，颧突上方切开硬脑膜，牵开颞叶即可显露小脑幕切迹和海绵窦外侧壁。如果采用硬膜瓣切开，可以缝合海绵窦外侧壁。如果外侧壁仍有缺损，可用氧化纤维素和纤维蛋白胶覆盖。

海绵窦外侧壁切开有两类3种海绵窦壁切开的方法，第一类为十字形切口，又可分为Parkinson法和Inoue法；第二类是瓣形切口，即Dolenc切口。

①十字形切口：先在三叉神经眼支上方并平行于该神经切开外侧壁，剥开由硬膜组成的外层，用剥离子将外层从脑神经和内层上分离开来，便可显露内层和脑神经，然后在该切口中点再做一垂直切口。外层即可完全与内层及第Ⅲ、Ⅳ、Ⅴ对脑神经分开。

②瓣状切口（Dolenc切口）：在后床突的外侧，滑车神经进入海绵窦附近切开外层，切口向前在动眼神经入海绵窦处的外侧、小脑幕缘的内侧，于蝶骨嵴、蝶窦与眶上裂之间折向外侧，沿着小脑幕的边缘切至前床突，再在眶上裂上方及蝶顶窦下方向外延伸，沿海绵窦的外侧缘切至卵圆孔，而后剥离海绵窦外侧壁的浅层。海绵窦外侧壁的外层同样可以从内层及脑神经上分离下来。其优点是不进入海绵窦腔内而能显露三叉神经的3支。

③ Parkinson切口：从动眼神经穿入海绵窦处下方4mm处开始，平行于动眼神经和滑车神经的走行向前做长为2.0cm的切口。上述3个切口术式中，十字形切口最易显露海绵窦外侧壁中的神经。透过外侧壁外层硬膜可见到三叉神经眼支和动眼神经。

(2) 海绵窦上方硬膜内入路。海绵窦的直接显微手术除了经海绵窦外侧入路切开海绵窦外侧壁之外，利用海绵窦上壁的血管、神经间隙切开上壁也是非常重要的手术入路。经海绵窦上壁的手术入路，切口有三种。

①自床突间隙开始，在动眼神经和颈内动脉间向后至后床突切开。采用此切口，向外牵开海绵窦的外侧壁可显露海绵窦外侧腔，颈内动脉海绵窦段前曲、前升部的前、外面，颈内动脉海绵窦段水平部的上、外面、海绵窦下动脉和部分展神经。

②内侧三角瓣形切口，显露结构与前者相同，但显露更好。由于颈内动脉可紧贴海绵窦上壁，做上述两切口时应注意避免损伤颈内动脉。

③在颈内动脉与垂体间切开海绵窦上壁，向外牵开视神经和床突上段颈内动脉，显露海绵窦内侧腔，颈内动脉海绵窦段水平部的内面和上面，海绵间窦开口和垂体外侧面。

(3) 经海绵窦内侧壁入路。有时海绵窦内肿瘤可能影响至海绵窦内的各静脉间隙，单纯一种入路的显露是不够的，需2种或2种以上入路的联合。海绵窦内侧壁硬膜内入路常与海绵窦上入路联合切除位于或侵及颈内动脉海绵窦段内侧的一些肿瘤（如颅咽管瘤和脊索瘤）。

(4) 经海绵窦后壁入路。海绵窦后壁有2个三角，但很少单独使用，当肿瘤发生在岩尖、上斜坡，并向前侵入海绵窦时，可通过幕上、幕下联合进路。临床实践中，由于肿瘤的推压，海绵窦内正常神经血管的解剖关系可能已破坏，尤其海绵窦内外同时受累的肿瘤。在手术切除中，应首先切除海绵窦外部分，然后沿肿瘤生长方向，寻找海绵突内穿行的神经和颈内动脉，根据毗邻的解剖关系，判断可能安全切除的海绵窦三角，从最接近肿瘤的海绵窦壁切开，切除海绵窦内部分。

4. 经海绵窦硬膜内外联合入路 Dolenc则采用

额颞－经海绵窦硬膜内外联合入路，强调为保留位于颞极的桥静脉而进行硬脑膜外显露，适用于中上岩斜区肿瘤经海绵窦后壁侵入海绵窦内肿瘤。该手术入路的关键之处在于选择性切除颧弓和（或）眶外上缘，经硬脑膜外切除蝶骨嵴和前床突，轮廓化或松解视神经管、眶上裂和圆孔，从硬脑膜外牵开颞叶，经海绵窦游离颈内动脉和动眼神经，经海绵窦切除后床突等。该入路主要用于位于岩斜区内上部分的病灶，以及侵入海绵窦和鞍区周围的肿瘤，如果需要显露基底动脉中段以下的平面，则必须联合岩前入路。额颞－经海绵窦入路综合了翼点入路和颞下入路各自的优点，能够提供显露鞍区和海绵窦前外侧宽大的手术通道。

五、常用的海绵窦手术入路

（一）颞前－经海绵窦入路

颞前－经海绵窦入路（PTA）最初由 Dolenc 等（1987）描述，是进入颅底深部病变的重要途径。尽管手术操作较为复杂，但颞前－经海绵窦－鞍背入路提供了一种值得选择的手术方式。该入路可良好地显露轴内及轴外的病变，例如，后交通动脉瘤、脑干海绵状血管瘤、岩前脑膜瘤，甚至扩展到颅后窝的颅咽管瘤。这种入路的硬膜外性质使其特别具有吸引力，通过小脑幕前切迹区开辟了到达脚间窝及桥前池的新的手术术式。

颞前－经海绵窦入路的主要解剖结构包含于小脑幕前切迹区，天幕切迹的前部称为前切迹间隙（图 7–25）。Day（1994）报道前外侧经海绵窦入路，包括以下步骤：①硬膜外切除蝶骨嵴，显露眶上裂和圆孔；②经前外侧入路切除前床突；③视神经管减压；④硬脑膜外颞极牵开；⑤经海绵窦移位颈动脉和第Ⅲ对脑神经；⑥后床突切除术。

手术步骤 眶－脑膜皱褶标志着眶上裂的外侧缘，眶－脑膜皱襞的分离是海绵窦外侧壁硬膜外游离的关键步骤。外侧脑膜层由前向后分离，直至完全显露前床突（ACP），磨除前床突区域的骨质，包括蝶骨嵴、眶上裂和视神经管等（图 7–26）。前床突下方外侧面的硬脑膜覆盖眶上裂，内侧覆盖海绵窦顶。为了避免对动眼神经造成损伤，前床突应完全脱离骨膜下硬脑膜。前床突的磨除从视神经管的上外侧开始，使用金刚钻从内侧进行，向磨除前床突至镰状韧带和视鞘。然后在视神经（CN Ⅱ）和床突旁颈内动脉之间磨除视柱。

（二）经鼻蝶入路（EETA）

1. 主要关键技术

(1) 扩大经蝶入路：拆卸鞍底是必要的，因为这样可以提供到达后床突的底部。在外侧到达覆盖视颈内隐窝、鞍旁颈内动脉、海绵窦的前、下腔隙。

(2) 打开海绵窦的内侧室：鞍旁颈内动脉偏离颈动脉沟，形成海绵窦的内侧室，窦的内侧室向膈延伸至鞍底以下，向前、上延伸至近端硬脑膜环。这是一个“无神经”区。在颈内动脉内侧的鞍底水平切开海绵窦的硬脑膜，并向前牵开硬脑膜环，立即被识别出垂体下动脉（IHA，走向垂体后叶），鞍旁下韧带连接鞍旁颈内动脉和硬脑膜层，覆盖腺体外侧，形成海绵窦的内侧壁。

(3) 打开床突间隙：颈内动脉的床突段被近端和远端的硬膜环所包围，为了改善到达后床突的距离，近端的硬脑膜环被分成两个部分，在内侧向海绵窦内侧壁的硬脑膜发出多个纤维，这些纤维统称为颈内动脉－床突韧带。这些纤维向后、外侧走向前床突。这些纤维必须分开，以便完全移位垂体，如果需要广泛进入鞍上池，远端硬脑膜环与鞍隔膜交界处也被切开。

(4) 游离海绵窦的内侧壁，显露后床突：显露和切除鞍背和后床突后，游离海绵窦的内侧壁（即垂体外侧的硬脑膜），腺体及其上覆硬脑膜以骨膜下分离的方式脱离鞍背直到显露后床突。起源于后床突的是向前床突外侧走行的床突间褶皱和向岩尖逆外侧走行的岩斜后褶皱。采用高速金刚石钻头磨除鞍背和后床突基底部。这部分空间，有助于钝性剥离后床突的上侧面和外侧从床突间韧带和后岩床韧带。

2. 侧入路（即 PTA）与前入路（即 EETA）的技术比较 从技术角度看，PTA 和 EETA 既有相同之处，也有不同之处（图 7–27）。鞍背和后床突阻挡了上斜坡区后方的通路，磨除两个结构是 PTA 和 EETA 的最后一步。后床突和鞍背与海绵窦的关系密切，任何切除后床突和鞍背的斜坡上区后方的入路（开放的或内镜下的）都将不可避免地影响海绵窦。

(1) 在 PTA 中，侧壁、顶壁和后壁在入路的不同阶段均受累。

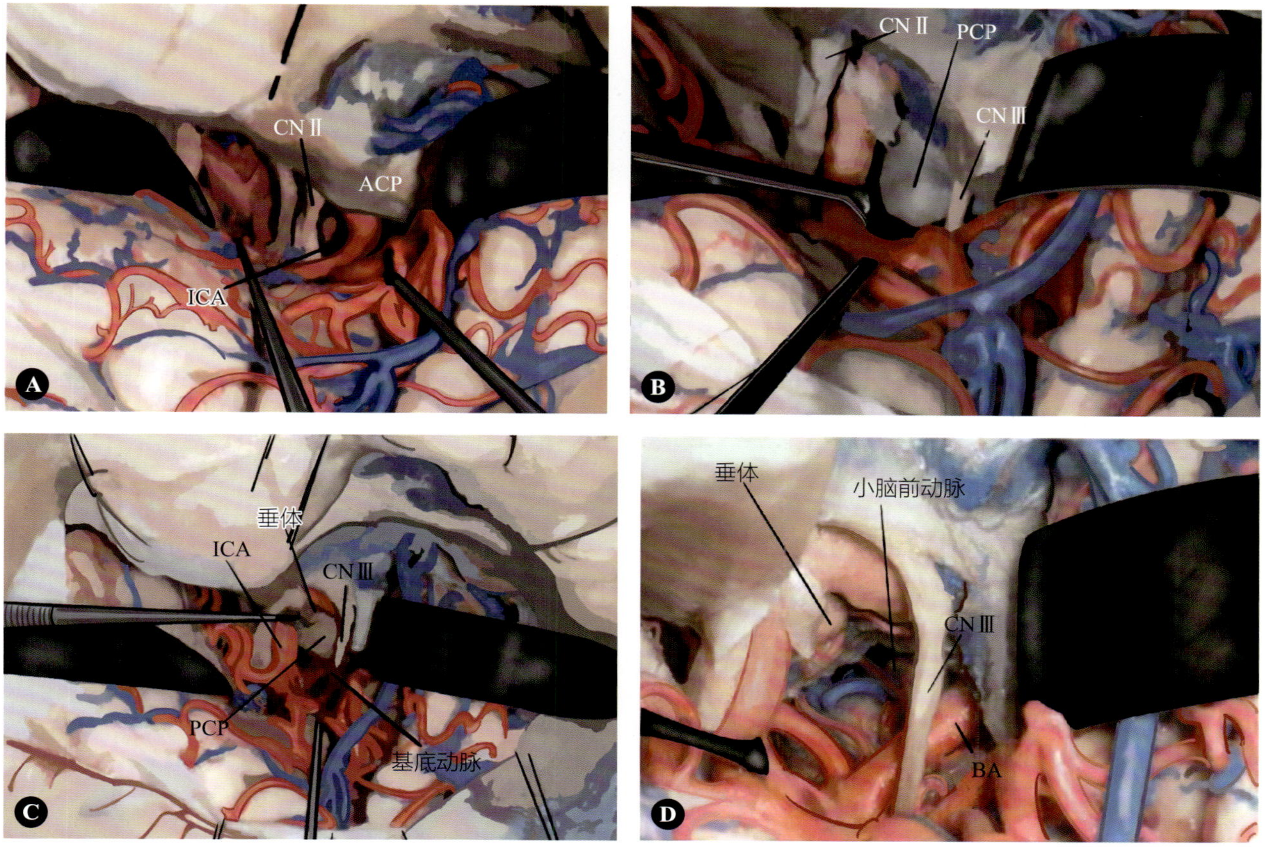

▲ 图 7-25　颞前经海绵窦入路及入路分步显露的前切迹间隙

A. 剪开硬脑膜，基底池被广泛解剖，打开视神经管顶，磨除 ACP 显露颈内动脉的床突段。B. 显露动眼神经，并朝向其海绵窦入口方向解剖分离。可见后床突。C. 在动眼神经内侧打开海绵窦顶，进一步显露后床突和上斜坡。可见垂体在颈内动脉内侧。D. 切除后床突和部分上斜坡，切除硬脑膜。基底动脉尖、脚间池和桥前池充分显露

ACP. 前床突；CN Ⅱ. 视神经；CN Ⅲ. 动眼神经；PCP. 后床突；ICA. 颈内动脉；BA. 基底动脉

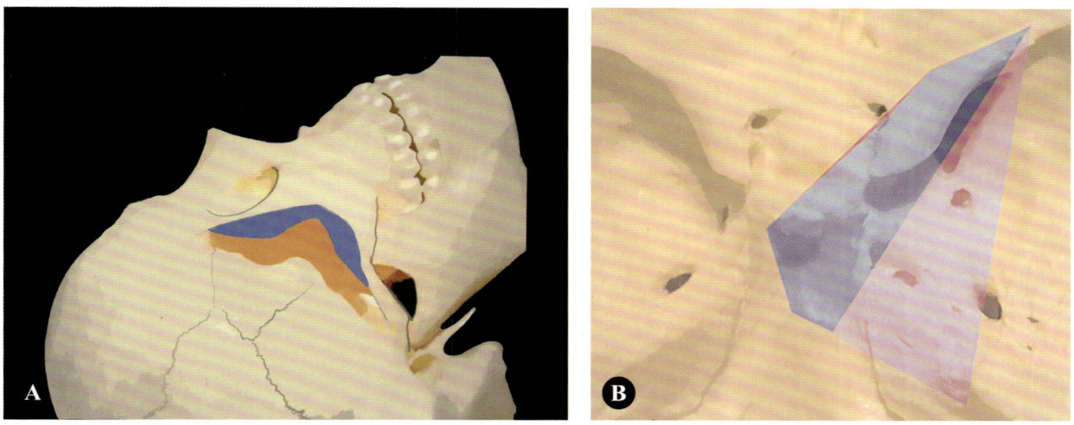

▲ 图 7-26　颞前 - 经海绵窦入路

颞前开颅提供一个类似于翼点开颅术的颞前径路，但更多地向颞部延伸，通过移除颧弓来实现，这样可以让颞肌更多地向下翻开。蝶骨嵴从内侧一直磨除到前床突水平，前床突进一步切除。A. 显示骨磨除（蓝色区域）的位置和范围，以帮助实现颞肌向下翻开和颞前入路到达脚间窝；B. 显示经海绵窦入路的手术路径和显露程度。蓝色区域突出了入路的内侧部分，粉红色区域是通往 Meckel 区域的外侧显露范围

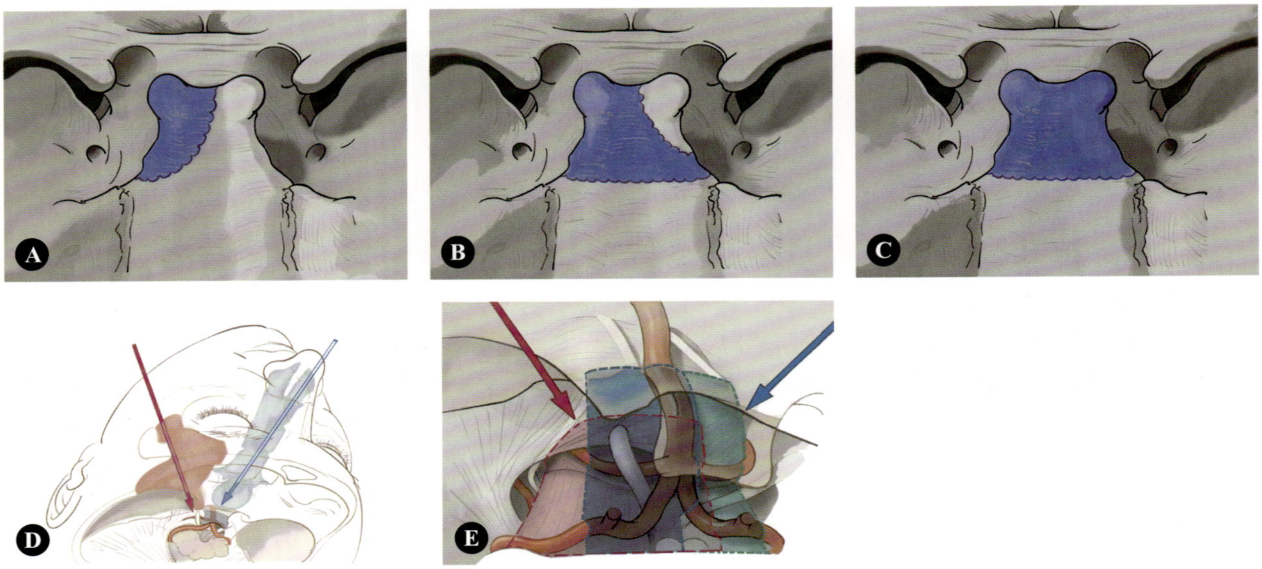

▲ **图 7-27　PTA 和 EETA 骨质磨除的比较**

A. 左 PTA 磨除的方式和显露情况。磨除同侧后床突和部分鞍背后获得的手术空间。通过颈动脉－动眼神经窗，可以观察到进入动眼神经三角区的第Ⅲ对脑神经和乳头体。向内侧移位已经游离的动眼神经，可以更好地显露脑桥上部以及基底动脉（BA）和双侧小脑上动脉（SCA）。B. 完成 EETA 后，从左侧单侧入路获得的斜坡磨除范围。C. 从双侧 EETA 获得的斜坡磨除范围。D 和 E. 左 PTA 和内镜 EETA 的显露示意。PTA（红色）和 EETA（蓝色）概述（D）。PTA（红虚线）和 EETA（蓝色虚线）在左垂体转位（蓝色）和双侧转位（蓝色和绿色）显露的示意（E）

①为了安全地将在硬膜外显露前床突，海绵窦侧壁的脑膜层必须在分离了眶－脑膜皱襞后再从内膜层剥离。

②为了到达后床突，最好显露并游离出动眼神经，以避免医源性牵拉损伤。必须打开海绵窦顶的动眼神经三角，然后在动眼神经三角和动眼神经海绵状段，从任何硬脑膜附着处中分离出来，直到眶上裂的入口。

③在磨除后床突时，将覆盖在后床突上的硬脑膜向海绵窦侧切开并牵开，以避免损伤海绵窦的内容物。

④如果需要对颈内动脉的床突段进行移位，则将远端硬脑膜环切开。

(2) 与 PTA 一样，EETA 使用海绵窦作为不同步骤的手术通道。海绵窦的内侧腔使垂体和海绵窦上覆的内侧壁向中线移动后，直接进入上斜坡。在后床突和鞍背磨除并打开上覆硬脑膜后，可进入海绵窦后方的脚间池，并可通过将海绵窦顶部的开口向上延伸至动眼神经孔来增强。

①在 PTA 中，广泛游离的第Ⅲ对脑神经是预防医源性损伤的关键步骤；这种移位对 EETA 是不必要的。

②颈内动脉床突段在 EETA 中的活动比在 PTA 中的少，颈内动脉向内侧牵拉可能是必要的，这样可以将范围扩大到斜坡后面，并进一步向中线移动。

③内镜下接近上斜坡后区（EETA）最基本的步骤，通常是双侧转移垂体。必须移位垂体，以便安全地磨除后床突；对于 PTA 来说，对腺体进行如此广泛的操作是不必要的。

④为了安全地在 EETA 中单侧或双侧移位垂体，IHA 几乎总是在一侧或两侧分开，以避免其从颈内动脉撕裂。在 PTA 期间通常不会遇到 IHA。最后，至少在理论上，在 EETA 硬膜外磨除斜坡比在 PTA 硬膜内磨除斜坡损伤主要结构的风险更低。

（三）颞下－经海绵窦经岩前入路

颞叶、海绵窦后外侧、天幕和岩尖限制了前外侧手术入路进入脑干和斜坡上部的显露。颞下－经海绵窦经岩前入路显露上斜坡和同侧岩尖、海绵窦后外侧和蛛网膜下腔前外侧池至脑桥中上部。可用于治疗侵犯邻近岩骨或海绵窦的斜坡脑膜瘤或脊索瘤，以及起源于基底动脉的动脉瘤。硬膜内显露见

图 7-28。

（四）Dolenc 入路

1985 年，Dolenc 提出，在硬膜外磨除前床突及周围的一些骨性结构后进入海绵窦，通过床突间隙增加显露和手术治疗海绵窦内动脉瘤。后来这种技术被应用于海绵窦内肿瘤的切除，近来又被用于切除海绵窦外肿瘤如颅咽管瘤、前床突周围及鞍上脑膜瘤等。硬膜外磨除蝶骨嵴、视神经管的上外侧壁、部分眶上裂、前床突等前颅中窝骨质的磨除及海绵窦上、外侧壁的广泛剥离等，是 Dolenc 入路行海绵窦手术的主要步骤。

从硬膜外磨除颅中窝底外侧的骨质、磨除蝶骨翼的外侧。将硬脑膜与颅前窝底分开，用高速钻和咬骨钳去除眶顶的后 2/3。磨开视神经管的上壁，显露覆盖海绵窦内上方的硬膜。用高速钻磨除前床突，先去除前床突的核心，留下一薄层骨皮质，用剥离器摘除。去除蝶骨小翼的内侧，打开眶上裂，再将后者外侧的骨壁磨薄、去掉。磨除圆孔前外侧的骨质，将此孔扩大，便于 V_2 向外侧游离。电凝、切断脑膜中动脉，将卵圆孔前外侧扩大，便于 V_3 向外侧游离。磨掉 Glasscock 三角的骨质，显露岩骨水平段颈内动脉。该三角的外界是棘孔与弓状隆起的连线，内界是岩浅大神经沟。显露岩骨水平段颈内动脉是为了容易控制，必要时实施血管架桥。磨除岩骨尖显露斜坡中上部。在眶上裂处的硬膜尖顶皱襞处剪开硬膜外层，弧形向外侧切开（图 7-29）。将此硬膜瓣向后内侧分离，即显露出第Ⅲ、Ⅳ、Ⅴ对脑神经。解剖床突段颈内动脉上的近侧环、远侧环。近侧环是颈内动脉穿出海绵窦之处，远侧环是其进入硬膜内的起点。沿侧裂方向切开硬脑膜，进入硬膜内，从硬膜内进行探查。

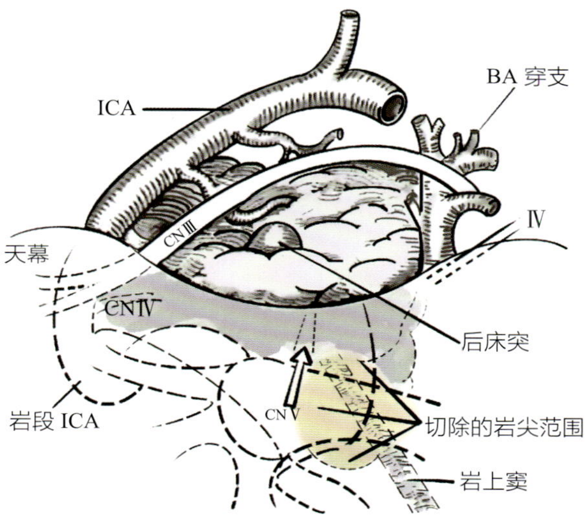

▲ 图 7-28　硬膜内显露的示意

打开硬脑膜，牵开颞叶。肿瘤吞噬上岩斜交界区。天幕、三叉神经（CNⅤ）和岩尖阻挡进入肿瘤的通路（空心箭）。天幕从游离缘切开至岩骨嵴。硬膜切口沿三叉神经根、神经节和第 3 节外侧缘向前外侧切开。第 2 个切口穿过 Meckel 腔的顶部，延伸到海绵窦的侧壁。硬膜瓣的向前翻开，显露三叉神经结构，三叉神经可以被移位以显露岩尖和其下方的岩尖。ICA. 颈内动脉；BA. 基底动脉

Dolenc 入路的特点是分为两步，首先去除了颅前窝底、颅中窝底的部分骨质，从硬膜外去除遮挡海绵窦的部分骨质（前床突、蝶骨翼等），这些骨质遮盖了部分海绵窦、眶上裂、Meckel 腔和岩骨段颈内动脉，去除这些骨质，有利于下一步探查海绵窦内的神经血管结构；然后将海绵窦上壁和外侧壁的硬膜广泛剥离开，使其深面的神经 - 纤维膜层完全裸露（这两层之间解剖上有潜在的间隙），显露其深面的脑神经。由于此部位病变复杂多变，Dolenc 入路也并非一个套路，有些完全可以单从硬膜外进入，有些肿瘤向颅内生长者，还要切开硬膜，从硬膜内帮助切除，从硬膜内可以更好地看到被推移的第Ⅲ、Ⅳ对脑神经的走行和其进入海绵窦的部位。

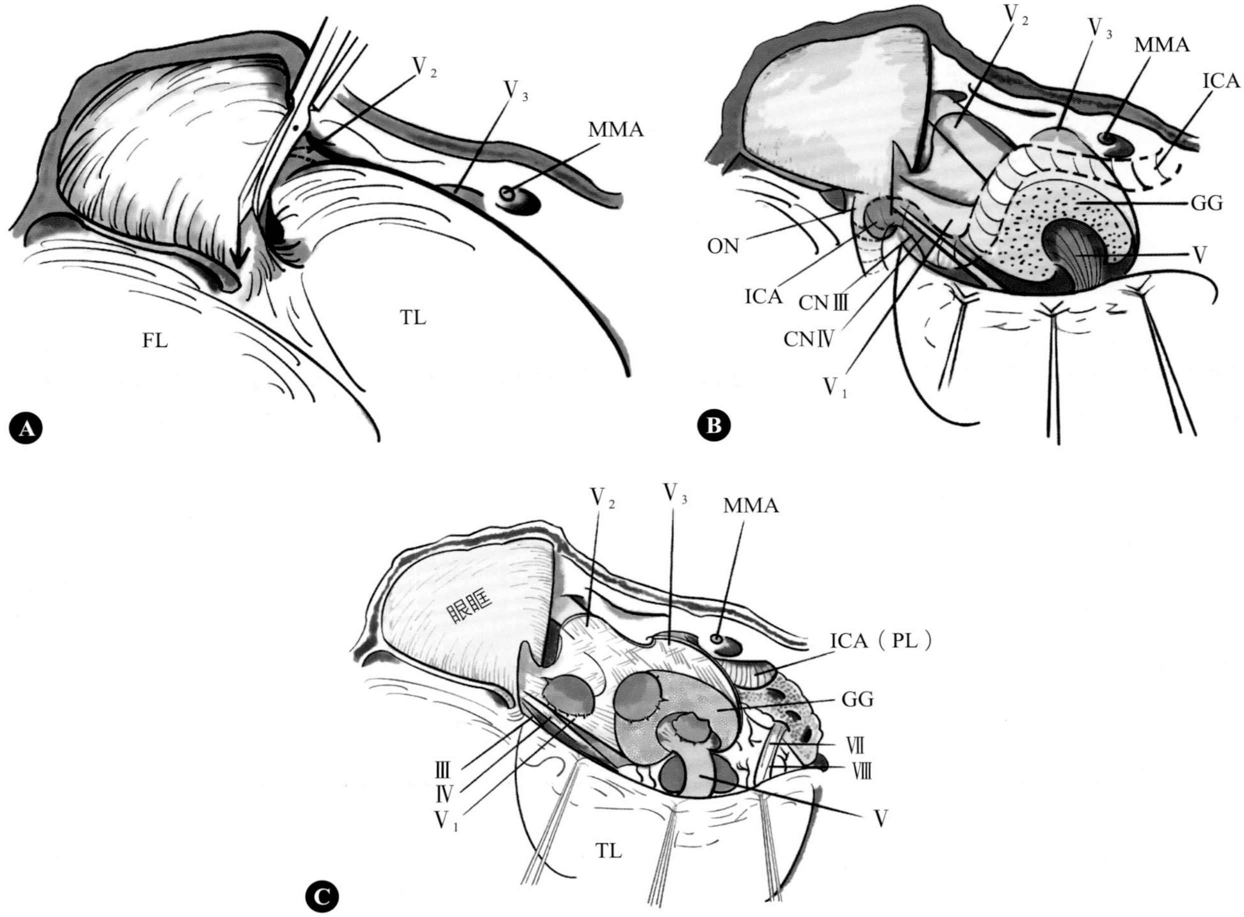

▲ 图 7-29 **Dolenc 入路**

A. 剪开硬膜外层；B. 硬膜瓣向后内侧分离，显露海绵窦内的结构；C. 根据肿瘤部位的不同 Dolenc 入路的关键技术可以自由组合。FL. 额叶；TL. 颞叶；MMA. 脑膜中动脉；ICA. 颈内动脉；ON. 视神经；GG. 三叉神经节

（陈立华　付云童）

第 8 章　扩大颅中窝入路及其改良入路

颅中窝底（MCF）入路指经过三叉神经腔至弓状隆起的所有颅中窝底后部的入路，包括 Kawase 入路和扩大颅中窝入路。1961 年，House 提出颅中窝入路，用于切除内耳道内听神经瘤。1985 年，Kawase 首次采用扩大颅中窝入路处理基底动脉中段动脉瘤，并于 1991 年用于切除岩斜区脑膜瘤。Day 于 1994 年提出进一步广泛切除弓状隆起与岩尖之间的骨质，以更好地显露岩斜坡区和海绵窦后部的病变。扩大颅中窝入路是对传统颅中窝入路的扩展，可更好地显露颅中窝底诸结构，已广泛应用于切除颞骨岩部肿瘤、大型桥小脑角肿瘤和斜坡肿瘤。其优点是在不损伤迷路的情况下磨除岩骨，分离岩上窦和小脑幕，允许更好地进入桥小脑角（CPA）和岩尖，并将其适应证扩展到其他硬膜内和硬膜外肿瘤。

一、骨性解剖结构

颅中窝底前界为蝶骨小翼后缘及其延长部（蝶骨嵴），其外侧是额骨、顶骨、颞骨鳞部和蝶骨大翼的交接点。蝶骨大翼形成颅中窝底和部分外侧壁，其中部分与颞骨岩部和岩部颈内动脉管相连，其根部自前向后有圆孔、卵圆孔和棘孔。颅中窝的最低点大致与颧弓上缘平齐；颅中窝底骨质厚薄不均，在下颌窝处最薄，颞颌关节前的下颌隆突处最厚。

（一）骨性解剖标志及结构

1. *前、中和后床突*　前床突既是颅前窝和颅中窝的分界点，又是视神经、颈内动脉外侧的保护标志。前床突的尖端间的距离为 25.2mm（21～32mm），有硬膜覆盖的前床突中部的距离约为 29mm。后床突间距离为 13.2mm（8～18mm）。中床突（MCP）在鞍结节侧面，是蝶骨体的一个不恒定的结构（图 8-1），其出现率不恒定，平均出现率为 35%，常与前床突的骨质融合。

2. *视交叉前沟及视神经管*　视交叉前沟的宽度为 6.8mm（3.3～10.3mm），长度为 6.8mm（3.3～10.3mm）。视交叉前沟与垂体窝的前壁以鞍结节分隔，其前缘为蝶骨缘。鞍结节低于此缘为 3mm（1～5mm），与蝶骨平台约成 25° 角。

3. *鞍结节*　视交叉前沟和蝶鞍前壁之间有骨性横嵴分开，此即鞍结节，宽约 10mm，分隔视交叉前沟与垂体窝。鞍结节与视交叉前沟前方横嵴硬膜壁之间的距离为 7mm。

4. *颧弓*　颧弓由颞骨颧突和颧骨颞突组成，其结合点位于前中 1/3 交界处，颧弓上缘与颅中窝底在同一水平。其上缘锐利，颞肌筋膜附着于颧弓上缘；下缘圆钝，系咬肌的起始点。颧弓的离断与复位是扩大颅中窝底显露的重要手段，有利于颅中窝底及颅中窝颅内外沟通性肿瘤的显露，特别是颅中窝底与颞下窝、翼腭窝沟通性肿瘤的显露。

5. *弓状隆起*　位于内耳道之外后方，其下方为前半规管，弓状隆起是颞下入路至内耳道的重要解剖标志，但仅 50%～70% 的成年人中能清楚见到，弓状隆起平坦者占 20%～30%。

6. *翼点*　为蝶骨大翼、顶骨、额骨及颞骨鳞部相接处，约位于额骨颧突后 3.5cm、颧弓中点上方 3.8～4cm 处。由额骨、颞骨、蝶骨、顶骨四骨汇合形成，多呈 H 形。

7. *外耳道上棘*　外耳道上壁有外耳道上棘。外耳道上棘（Henle 棘）是施行与乳突和鼓窦有关手术时的重要骨性标志，在其深约 15mm 处骨质变得致密，内含 3 个半规管。面神经即在其前下方。

8. *三叉神经压迹*　在颞骨近尖端处，有一个指状压迹，容纳三叉神经节。该压迹位于岩尖表面，直径为 6.1mm（3.8～9.4mm），上界为三叉神经切迹外缘；向前下扩展至岩浅大神经沟和破裂孔，常以一小嵴形成下界；外侧缘指向前上朝向三叉神经切迹的外界，然后向下外侧；内侧缘平行于三叉神

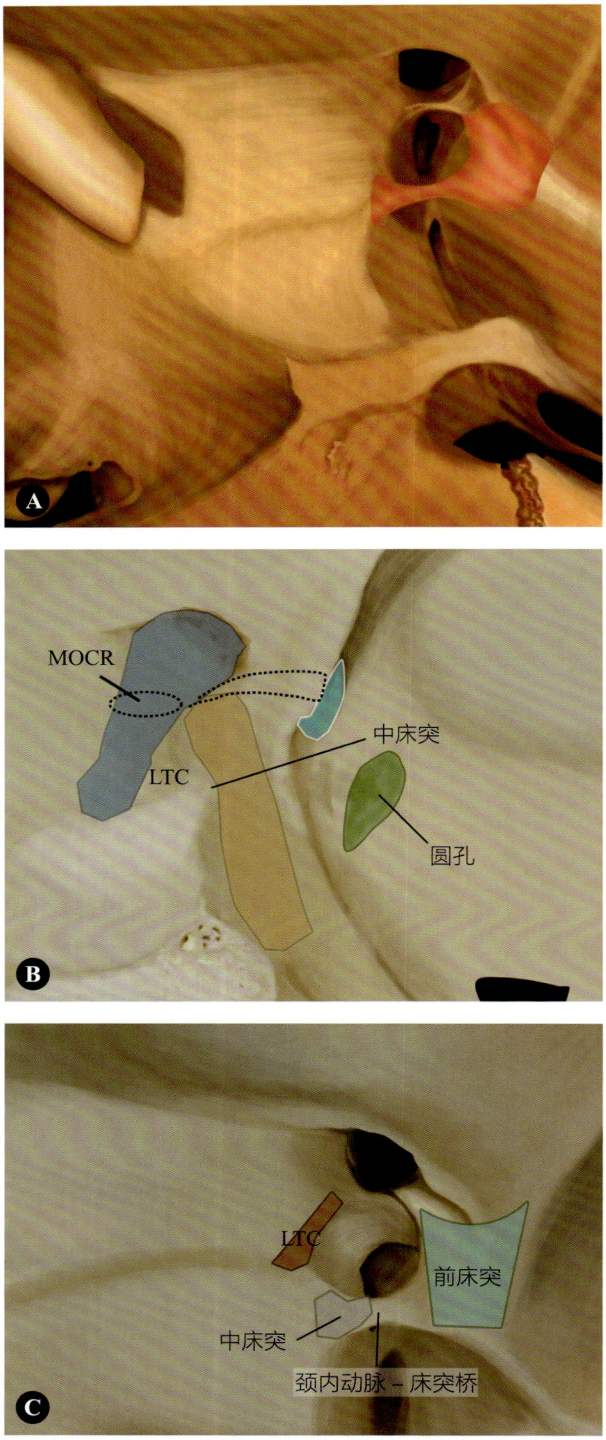

▲ 图 8-1 中床突的解剖

A. 中床突的位置和形态，及其与前床突的关系（红色）；B. 不完整中床突的视图。楔形圆点代表视柱；相邻的绿松石区域代表眶上裂；C. 中床突与前床突连接形成颈内动脉 – 床突桥。鞍结节外侧嵴（LTC）是位于颈动脉沟上内侧的一个嵴，对应于经蝶窦的外侧结节隐窝。中床突总是位于 LTC 的下方，颈动脉沟的远端连接颈动脉外侧隐窝和结节外侧隐窝

经内侧端和蝶骨小舌尖之间的正中矢状面。

9. **岩浅大、小神经** 半月节压迹的外侧有岩浅大、小神经开口，两开口间距左侧约 2.2mm，右侧约 2.5mm。岩浅大神经管开口距乳突上棘为 26.9mm（21～35mm）。岩浅大神经沟宽 1.5mm，岩浅小神经沟宽度为 0.9mm。面神经管在颅中窝底，有 16% 无骨组织覆盖。

（二）颅中窝底的孔和裂

颅中窝是颅底孔和裂最多的部位，在蝶骨体的两侧呈弧形排列，可分为内、外两列，外侧列从前至后为眶上裂、圆孔、卵圆孔、棘孔；内侧列前为视神经管，后为破裂孔和颈动脉管内口。

1. **眶上、下裂** 为蝶骨体外侧蝶骨大、小翼之间，形成一个向外上倾斜约 45° 的裂隙，该裂隙的长轴朝向上、外、前方，是颅中窝与眼眶的重要通道（图 8-2A）。眶上裂为斜行的三角形裂隙，内侧宽而外侧窄，在外直肌棘内侧处最宽，在裂外侧端内侧 5mm 处最窄。

2. **圆孔** 位于眶上裂内侧端的稍内下方，呈圆形，直径 3.3～3.5mm，长 4mm，距离中线约 17mm。

3. **卵圆孔** 卵圆孔位于圆孔的后、外方，其后内 1mm 为破裂孔，卵圆孔向下穿过蝶骨大翼与颞下窝相通，其长径为 6.5mm（4～13mm），宽径为 3.2mm（1～8mm）。卵圆孔与圆孔的距离为 12mm，卵圆孔多呈卵圆形（占 92.8%），单孔者占 88.2%。

4. **棘孔** 为短骨性管道，位于卵圆孔的后外侧，是颅中窝底的第一个重要手术标志，棘孔中心的前内 4mm 为卵圆孔。棘孔是脑膜中动脉入颅的孔道。手术时循脑膜中动脉沟向内追踪 2～3cm 即达棘孔。

5. **视神经管** 位于蝶骨小翼根部与蝶骨体之间，视交叉前沟的两端。

6. **破裂孔** 位于颈动脉沟的后端，后床突的外侧，该孔由蝶骨、颞骨和枕骨围成，三者在此汇合不严留下破裂孔。

7. **颈动脉管内口** 位于颞骨岩部的尖端、破裂孔上段的后壁，三叉神经节压迹之下，管的前上表面 96% 开裂无骨性结构，被覆结缔组织。颈动脉管为岩锥内的一个弯曲的骨管，其近内口段从后向前内近似水平走行，近外口段则垂直上行，颈内动脉经此入颅，行经颈动脉管的该段颈内动脉，为颈内动脉岩段（图 8-2B）。

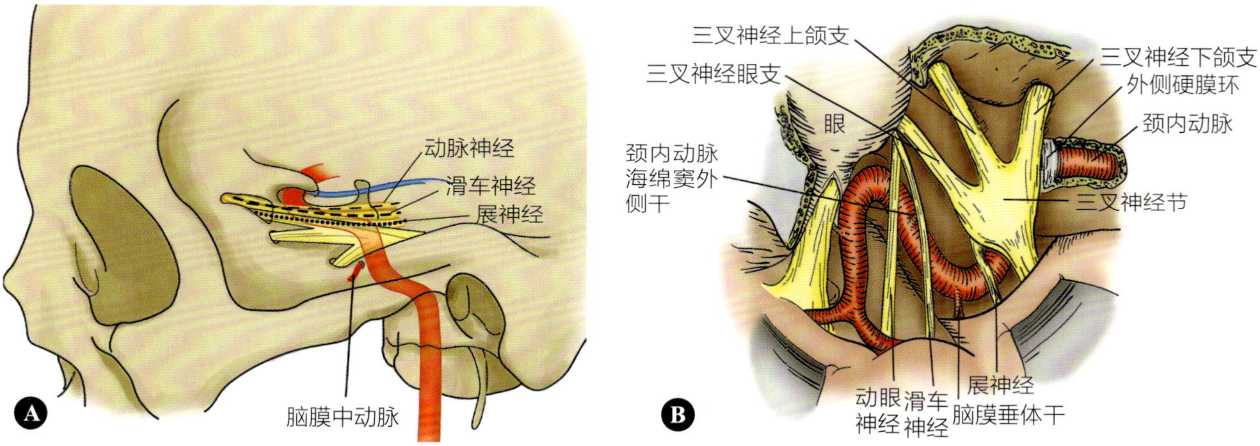

▲ **图 8-2　颅中窝底的孔和裂**

A. 眶上裂；B. 破裂孔和卵圆孔周围分离颅底硬膜至海绵窦的外侧壁显露海绵窦内神经。切开 Glasscock 三角可显露颈内动脉的岩骨段和外侧硬膜环

（三）颅中窝底的突起

颅中窝底表面凹凸不平，骨性突起较多。棘孔、弓状隆起、面神经裂孔 3 个骨性突起较为固定，是扩大颅中窝底入路时重要的解剖标志。弓状隆起为此 3 个较为固定的骨性突起中位置最靠后的一个，也最明显。中部两侧从前向后，有 3 对突起：①蝶骨小翼后缘的内侧端突出，即前床突；②鞍结节外侧端膨出，为中床突，中床突有时与前床突合到一起形成一孔隙，颈内动脉从中通过；③蝶鞍后方向上突起为鞍背，鞍背的外上方呈结节状，为后床突。

（四）颅中窝底骨质磨除范围

在颅中窝底可识别出 3 个区域来指导进一步的解剖磨除，即 Glasscock 三角、Kawase 三角和 Trautmann 三角。Glasscock 三角对应于颈内动脉岩部的位置，由棘孔、三叉神经下颌支（V_3）和岩浅大神经（GSPN）组成。Kawase 三角表示颈内动脉内侧的骨切除区域，由三叉神经节、耳蜗、GSPN 和颈动脉交界组成。Trautmann 三角位于内耳道（IAC）后，在后岩骨切除术中需要磨除，由半规管、颈静脉球和毗邻乙状窦旁的颅后窝硬膜界定。扩大颅中窝入路最大骨切除边界为岩下窦下方的下斜坡，后方的内耳道顶，外侧是膝状神经节、GSPN 和颈内动脉，在三叉神经节前方磨除。这种硬脑膜外岩部切除术允许从后外侧至基底动脉和邻近的第Ⅵ对脑神经交界处、小脑下前动脉上方和第Ⅴ对脑神经起始处的外侧区域进入病变。

掌握颅中窝底的解剖标志，有助于岩骨内部结构的定位及指导前岩骨的磨除（图 8-3）。其中以下 4 点连成的菱形结构，被认为是前岩骨磨除的最大参考范围：①三叉神经根与岩上缘的交点；②岩大神经［greater petrosal nerve，GSPN（也称岩浅大神经）］与下颌神经的交点；③岩大神经与弓状隆起（arcuate eminence，AE）延长线的交点；④弓状隆起与岩上缘的交点。按此标志磨除前岩骨，可获得 2.9cm^2 的通道显露岩斜区。

二、颅中窝底的局部解剖

（一）颞骨岩部

颞骨成对，构成颅中窝底和外侧部，分为颞鳞、乳突、鼓部和岩部 4 部分。颞骨岩部骨质坚硬，内藏位听器官和颈内动脉岩段（图 8-3D）。在颞骨岩部前面靠近上缘中央有一隆起，称为弓状隆起，在弓状隆起的前内侧靠近岩尖处有一浅的骨性压迹，为三叉神经压迹。

岩骨位于海绵窦的后外侧，斜坡、脑干腹侧区的前外侧。从侧方进入海绵窦、岩尖、颈静脉孔区、斜坡、脑干腹侧面的手术入路均需经过岩骨表面或穿过岩骨。岩部和乳突部位于侧颅底，形成颅中窝的后界和颅后窝的前界，内含有面神经管和面神经管内段、内耳、颈内动脉岩段、颈静脉球、内耳道及其内容物。Day 在岩骨表面确定了一个菱形区域作为岩尖更为准确的磨除范围：①岩大神经与下颌神经的交点；②三叉神经根穿 Meckel 腔处；

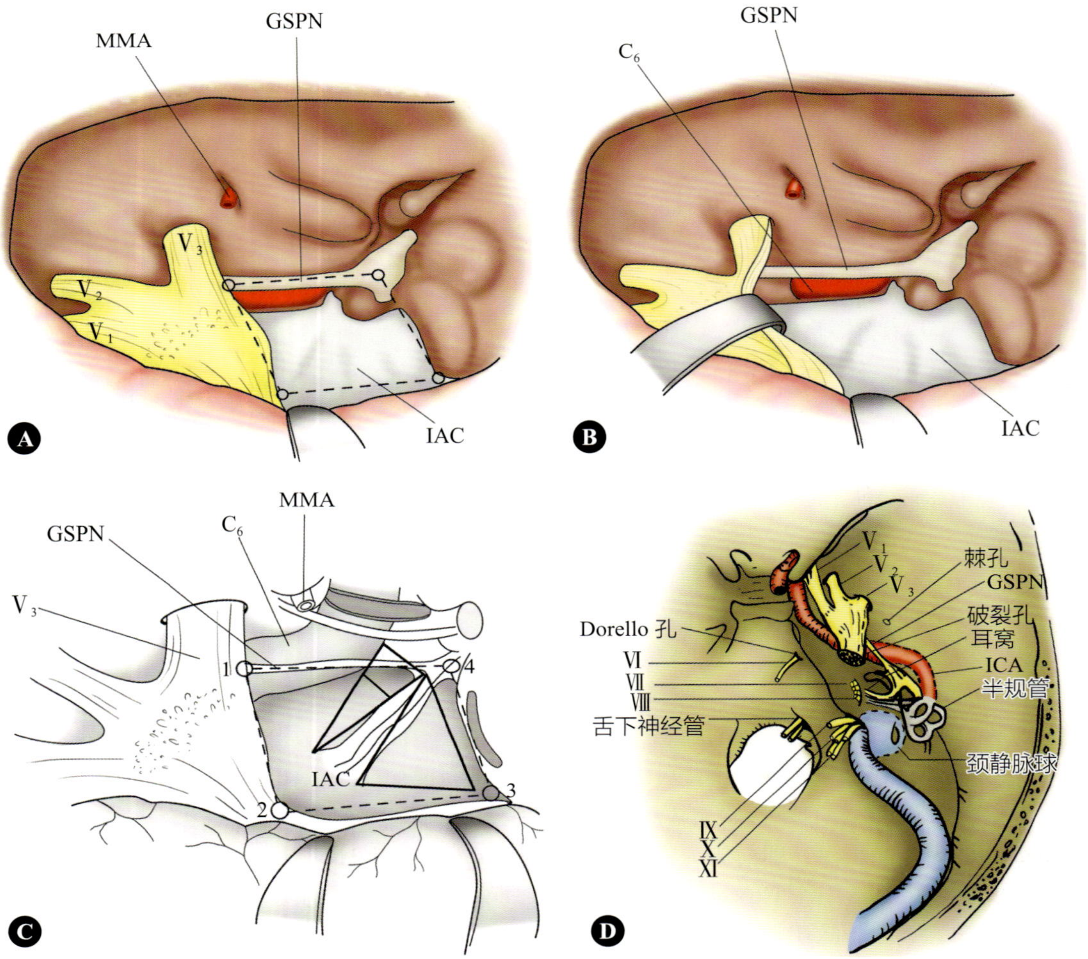

▲ **图 8-3　前岩骨安全磨除范围**

A. 显示前岩骨安全磨除的菱形区域；B. 抬起三叉神经节，可扩大显露颅后窝；C. 前岩骨骨质磨除后的 2 个安全三角；D. 颞骨的内部解剖。GSPN. 岩浅大神经；MMA. 脑膜中动脉；IAC. 内耳道；ICA. 颈内动脉

③弓状隆起与岩上缘的交点；④弓状隆起与岩大神经所在直线的交点。

Kawase 采用扩大的颅中窝底入路，通过磨除弓状隆起和三叉神经节压迹之间、下到内耳道、岩内颈内动脉的岩骨表面骨质，留下三叉神经节下面的岩尖骨质和颈内动脉外上侧的骨质，在岩尖形成了一个约 10mm × 5mm 的骨窗，通过该入路可以显露岩斜区脑膜瘤、基底动脉中段的动脉瘤。为了减少岩尖骨质磨除时对岩内结构的损伤，Sekhar 采用颞下经海绵窦前岩部入路，硬脑膜内磨除岩尖骨质，包括耳蜗前上和岩内颈内动脉水平段上内侧的骨质，在岩尖同样形成一个 15mm × 5mm 的骨窗，适用于中、上斜坡脑膜瘤并向海绵窦延伸的病变及基底动脉分叉处的动脉瘤。

（二）耳蜗

位于骨迷路底部，形似蜗牛壳，蜗底朝向后内方，对应内耳道底；蜗顶朝向前外方，接近鼓膜张肌半管，蜗顶至蜗底距离为 5mm。术中准确定位耳蜗，磨除岩骨，可以明显扩大手术视野。1994 年 Day 提出了内耳道前三角，即由内耳门膝状神经节及岩骨水平段颈内动脉的膝内动脉的膝部构成。但由于 3 个定位标志均为内部结构，很难准确定位。

（三）眶上裂区的显微外科解剖

眶上裂位于眶上壁及眶外壁之间，为蝶骨大、小翼及蝶骨体之间的狭窄裂隙，略呈三角形。眶上裂常被分为两部分，外侧部位于眶上壁与眶外壁之间，向前方伸展；内侧部在眶外壁尖端及视神经孔周围骨质之间；外侧部较窄，内侧部较宽。外侧壁与内侧壁的夹角约45°。Rhoton测量眶上裂的上边长15.9mm，下边长17.6mm，内边长7.0mm。

（四）床突间隙和周围结构的显微解剖

前床突是蝶骨小翼向后突起的一对锥形骨性结构，术中磨除前床突和周围的一些骨性结构，可通过床突间隙来增加显露。用高速微型磨钻磨除前床突产生的锥形腔隙称为床突间隙。该间隙内壁以硬膜与颈内动脉前垂直段的外壁相隔；外壁上有动眼神经经过，前内方是视神经，前壁的内侧是蝶窦的外壁；其下壁即海绵窦前下腔的上壁，为前床突下面的骨膜。床突间隙是术中磨除前床突后人为制造的一个六面体腔。其内有颈内动脉C_2、C_3、C_4段、眼动脉、海绵窦外侧壁脑神经、多层硬膜反折，包括近环、远环、鞍膈、前岩床韧带、床突间韧带、海绵窦前壁、眶上裂硬膜壁等，都位于总共约1cm^3的区域。

（五）颅中窝底其他结构

1. 硬脑膜窦

(1) 海绵窦：海绵窦为硬脑膜内层折叠，在鞍旁眶上裂至岩尖之间，与硬脑膜外层围成的五面体，其壁上有许多安全进入海绵窦的通道，如海绵窦外壁的Parkinson三角（图8-4A）。

目前有3种不同的观点：① Dolenc认为，在磨除颅底骨质后，翻起蝶骨嵴两侧的颅底硬膜，从眶上裂外侧端向着前床突直接切开颞极硬膜索带，从此层面向后翻开海绵窦外侧壁硬膜层；② Kawase认为，上述方法不安全，极易损伤眶尖的神经与血管，建议从眶尖神经血管共同鞘内侧开始切开，此方法虽较Dolenc方法安全，但临床应用不方便，解剖层次不易掌握；③周良辅等认为前两者在分离硬膜时都难以掌握深浅，容易误伤神经或误入硬膜下腔。

(2) 蝶顶窦：位于蝶骨小翼下方，并紧靠蝶骨小翼的后缘。收纳相应区域硬脑膜的血液，向内注入海绵窦的前部。

(3) 岩上窦：位于颞骨岩部上缘的浅沟内，由蝶鞍侧起自海绵窦、沿小脑幕的附着缘向后外侧行，汇入乙状窦的起始部或横窦的最前端。在经颞下入路处理岩斜区病变时，常需切断此窦。

2. Meckel腔和三叉神经节　位于颅中窝底，岩骨内侧，呈半月形，长17～20mm，宽5mm，厚3mm，发出眼神经（V_1）、上颌神经（V_2）和下颌神经（V_3）3个分支。三叉神经腔（Meckel腔）为两层硬膜所形成的裂隙，蛛网膜也随三叉神经根突入三叉神经腔内，并包绕神经根直达三叉神经节处。Meckel腔内侧壁的前半部分（岩尖前方），由于失去了岩尖上表面的骨膜层，因此仅存在一层从天幕下表面被“顶入”的来源于颅后窝的脑膜层；而海绵窦外侧壁的后半部分，外层依然是颅中窝底的脑膜层，内层则恰为上述Meckel腔内侧壁的前半部分，即海绵窦外侧壁的后部和Meckel腔内侧壁的前部，两者在此区域共用一层；经该层膜性结构，三叉神经V_1从Meckel腔内穿入海绵窦外侧壁，形成了由其构成的海绵窦外侧壁前半部分的内层（神经外膜层）（图8-4B）。

3. 颅中窝底硬脑膜的供血动脉　颅中窝硬脑膜的供血动脉主要为脑膜中动脉，主要分布于小脑幕上方除颅前窝一小部分以外的全部硬脑膜，也可分支供应颅后窝的硬脑膜。

4. Liliequist膜　Liliequist膜位于漏斗后方，其前方是视交叉池，前外侧为颈动脉池，后面是脚间池，外侧缘附着幕上颞叶的内侧面，在视束和颞叶钩回之间有一游离缘。此膜分为上、下两叶，形成脚间池，上叶称间脑膜，前方贴附于乳头体后缘，分隔视交叉池和脚间池。下叶称中脑膜，向后附着于脑桥中脑沟，分隔脚间池和桥前池。间脑膜较厚，是蛛网膜下腔内的完整无孔的一层膜性屏障；中脑膜较薄，不完整，基底动脉上行洞穿此层膜性结构，达脚间窝。

三、岩骨内部结构的解剖定位

对岩骨内部解剖结构的准确定位是手术的关键。掌握岩骨表面标志与内部结构之间的位置关系，能够在术中准确定位岩骨内部结构，是充分磨除岩骨，扩大手术视野的关键。

（一）岩尖菱形区

颅中窝底的4个点，即三叉神经孔、弓状隆起与岩嵴的交点、膝状神经节、岩浅大神经与下颌神经的交点。这4点所围成的菱形区域是岩骨尖区骨质磨除的最大参考范围。

（二）前半规管

多数位于弓状隆起的深面，少数病例位于弓状隆起内侧或外侧数毫米。前半规管定位有2种方法：①通过磨除乳突骨质从后方定位；②用金钢钻磨除

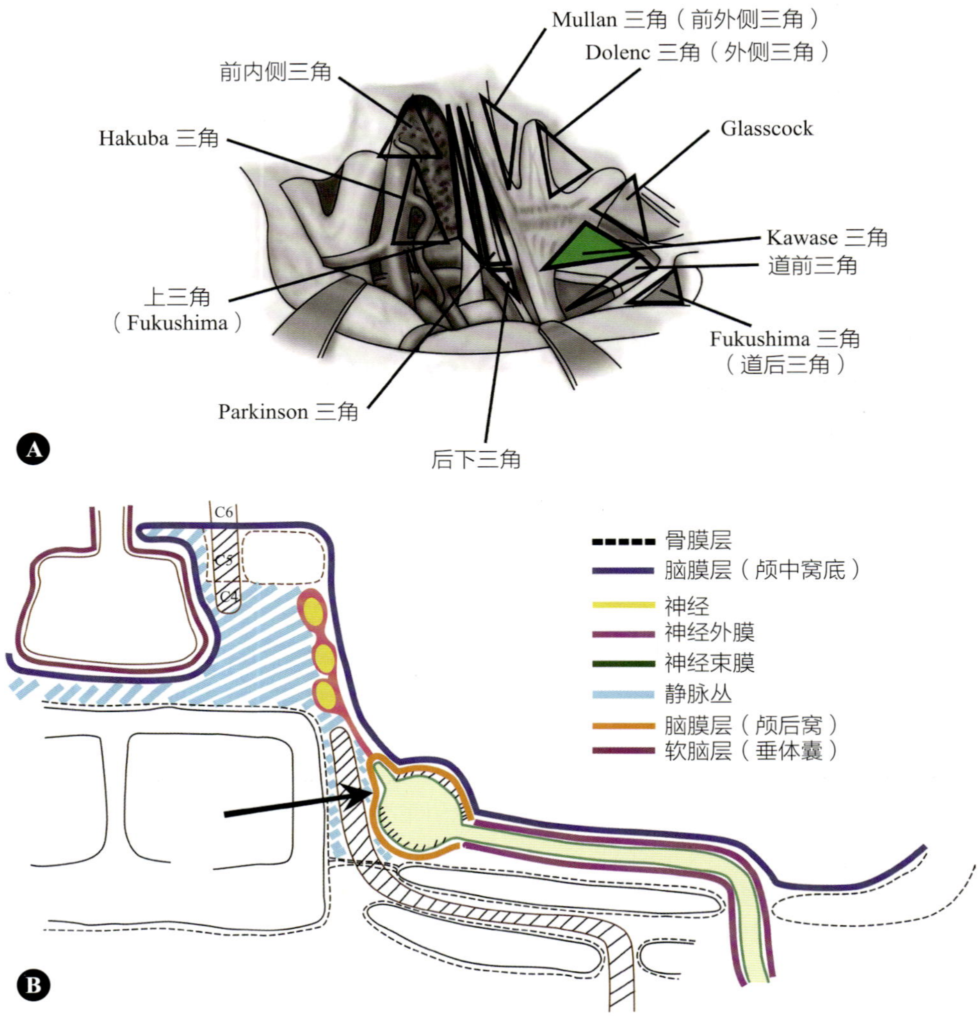

▲ **图 8-4　海绵窦**

A. 海绵窦三角；B. 海绵窦与 Meckel 腔的膜性解剖关系

弓状隆起，根据骨质的密度不同确定前半规管。弓状隆起与前半规管之间的气房疏松，而深面的前半规管骨质坚硬。

（三）岩浅大神经管及膝状神经节

膝状神经节是颅中窝硬膜外入路定位颈内动脉、耳蜗、面神经和内耳道的最佳标志。岩浅大神经从膝状神经节发出后，先行走在岩浅大神经管内，后在岩浅大神经沟内向前走行，翻开中颅底硬膜后，便可看到岩浅大神经及岩浅大神经管顶壁，显露膝状神经节（geniculate ganglion，GG）（图 8-5A）。由于岩浅大神经在膝状神经节处与面神经相连，此操作可因牵拉岩浅大神经而引起面神经损伤。因此，术中并不一定要完全显露岩浅大神经，可根据岩浅大神经与弓状隆起延长线的交点定位膝状神经节。

（四）颈内动脉岩段

颈内动脉在颈内动脉管内先垂直上行，在耳蜗的后外侧（相距 2～4mm）折转呈水平走向前内方，经三叉神经深面出颈内动脉管内口，再经破裂孔入海绵窦。定位岩部颈内动脉习惯采用 Glasscock 三角，此三角由棘孔、耳蜗及岩大神经与下颌神经的交点组成，但因耳蜗为骨内结构，可用岩大神经与弓状隆起延长线的交点代替。在三叉神经深面，颈内动脉管顶壁有时缺如，是显露颈内动脉的起点。由于岩浅大神经与颈内动脉岩段关系密切（图 8-5B），有学者采用岩浅大神经管裂孔取代耳蜗，

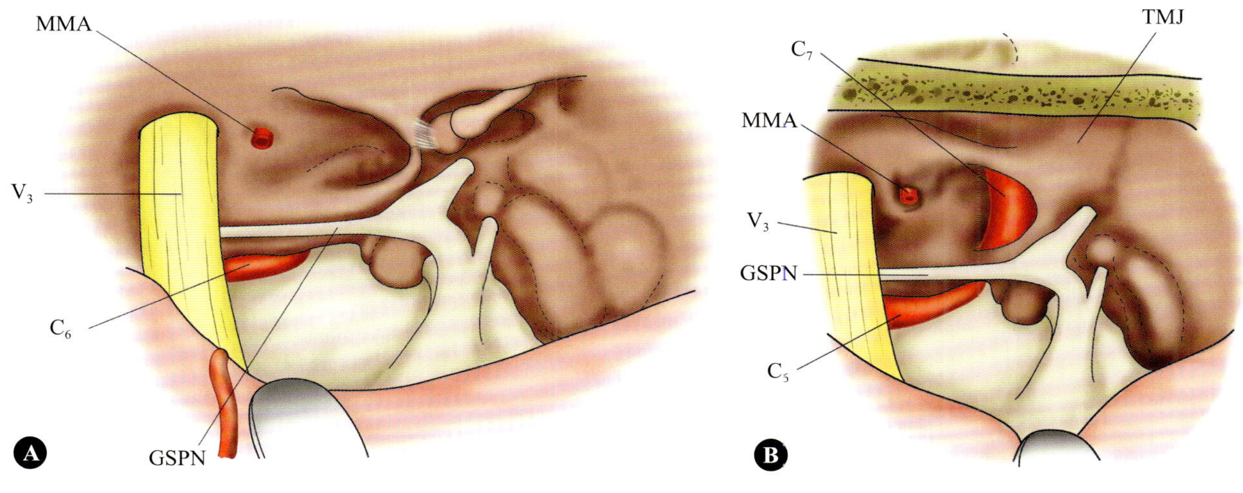

▲ 图 8-5　颅中窝底结构显露

A. 翻开颅中窝底硬脑膜，显露岩浅大神经和膝状神经节；B. 岩段颈内动脉与岩浅大神经的关系。GSPN. 岩浅大神经；MMA. 脑膜中动脉；TMJ. 颞下颌关节

克服原定位方法的不足，显露岩骨段颈内动脉时，应从外向内，从前向后的磨除顺序，岩骨段颈内动脉表层骨质厚度为 2.33mm ± 0.20mm，外侧界限为鼓膜张肌，后界为岩骨段颈内动脉膝部。

（五）内耳道的定位

内耳道位于颞骨岩部内，从内耳门开始行向外，后壁长度有很大差异，其上壁、下壁及前壁光滑，后壁微凹，自内耳门各缘至内耳道底横中嵴点的平均长度为：前壁 12mm、后壁 7mm、顶壁 8mm、底壁 10mm。其内有面神经、听神经及内耳血管（迷路动脉）通过。

1. 经颅中窝入路辨认内耳道的标志　1961 年，House 采用颞下经颅中窝入路，首先辨认面神经裂孔和岩浅大神经，之后循岩浅大神经磨除中颅底骨质，显露膝状神经节和面神经迷路段，并最终打开内耳道。磨除膝状神经节上方的骨质时常会损伤面神经，为克服此缺点，1970 年 Fisch 提出利用弓状隆起作为辨认前半规管的定位标志，且认为前半规管长轴与内耳道延长线夹角约 60°，从而确定内耳道。该法首先打开内耳道后壁，因而避免损伤面神经，但因前半规管并非总与弓状隆起平行，如术中误伤前半规管，可引起感觉性听力丧失和眩晕，Garcia-Ibanez 对上述两种方法进行了改良，分别沿前半规管长轴和岩浅大神经各做一直线，则上述两直线夹角平分线即为内耳道的走行和位置。该法无须磨除弓状隆起和面神经裂孔，避免损伤前半规管。

2. 内耳道的定位方法

(1) 在颞骨岩部弓状隆起的范围内试探性磨出前半规管的透明线作为标志，内耳道底投影点到弓状隆起最高的平均距离为 9.4mm。

(2) 面神经管裂孔的位置距内耳道底较近，易于辨认。故可用面神经管裂孔为标志定位内耳道。连接从颧弓根点的颅内定位点到面神经管裂孔的颧面线，由面神经管裂孔向后引一条与颧面线呈 90° 角的垂直线，在垂线上取离面神经管裂孔后方 4.5～5mm 处为一点，向内移动 3mm 即为内耳道上壁，此法可避免不慎磨穿上半规管的危险。

(3) 采用岩浅大神经与弓状隆起（或前半规管）延长线夹角平分线定位内耳道非常实用，或与弓状隆起前方呈 60° 夹角方向，后者更为可靠。内耳道平均长度 10.31mm，宽 4.48mm，表层骨质厚 4.84mm。显露内耳道时应从定位线开始磨出表面岩骨，然后分别向内侧及外侧扩展，内侧可到内耳门（internal acoustic pore，IAP），外侧以垂直嵴（Bill's bar）为界，且要避免向膝状神经节及岩浅大神经方向磨除，因为耳蜗的内侧壁与内耳道的外端仅在 2mm 厚的间隔，否则极易损伤耳蜗，在内耳道后方可以大胆磨除内耳道与前半规管之间的骨质。磨除内耳道后方、上方及前方的骨质，可以获得 270° 显露内耳道。

(4) Miller 介绍了一种在弓状隆起、面神经裂孔、膝状神经节等解剖标志被破坏时定位内耳道和面神经的方法，利用岩上三角（由颧弓根、棘孔和锤骨头围成）的固定位置关系。首先确定锤骨头的位置，颧弓根与锤骨头连线的延长线与岩嵴的交点即为内耳门的位置，由此可进一步定位迷路、面神经、颈内动脉等结构。

（六）耳蜗的定位

耳蜗位于面神经迷路段与岩大神经的夹角内，据内耳道前三角（由膝状神经节、内耳道内壁和颈内动脉膝部围成）确定耳蜗的位置，耳蜗位于内耳道前三角的内侧半。耳蜗轴与内耳道纵轴的夹角30º～45º，耳蜗底至蜗顶的距离约5mm，耳蜗尖指向前外下方。

四、手术适应证及其优缺点

（一）手术适应证

颅中窝入路和扩大颅中窝入路，也被称为经岩前入路。切除广泛/大型岩斜脑膜瘤的经典方法是前岩部切除术，也称为扩大颅中窝入路或Kawase入路。这种入路包括通过颅中窝接近岩斜区，并通过Kawase的四边形磨除岩尖，连接颅中窝和颅后窝，使肿瘤横跨岩尖进入颅中窝和颅后窝，充分显露并切除。扩大颅中窝技术和经验的进步导致了各种外科适应证的发展。扩大颅中窝硬膜内入路主要适应证如下。

1. 位于鞍底和内耳道平面的基底动脉干动脉瘤。

2. 位于内耳道内侧的上斜坡、海绵窦区肿瘤。如岩斜区或海绵窦脑膜瘤、三叉神经纤维瘤（颅中窝型和哑铃型）、海绵窦海绵状血管瘤。

3. 听神经瘤和其他脑桥小脑三角肿瘤。颅中窝入路的主要适应证包括切除小型的主要位于内耳道内的前庭神经鞘瘤、面神经迷路段和鼓室上段的显露减压、前庭神经切除，以及前半规管开裂的修复。颅中窝入路不适合老年人，因为老年人硬膜粘连紧密，硬膜外分离困难。该入路被推荐用于内耳道肿瘤较小的年轻患者，肿瘤主要在内耳道内生长。

4. 中脑和脑桥交界区腹外侧肿瘤。扩大颅中窝经菱形入路为治疗脑桥外侧出血性海绵状血管瘤提供了广阔的手术通道。这种扩大的入路不同于仅从上方进入内耳道的标准颅中窝入路，它通过切除岩嵴的前部，使手术进入上脑桥小脑三角（CPA）和斜坡区。

Ohata等认为扩大颅中窝入路对颅中窝手术是一个合理可行的入路，可安全、有效地显露颅后窝（PCF）前部、脑桥小脑三角（CPA）、桥前池（PPC）、海绵窦及周围颅底的病变。硬膜外扩大颅中窝经菱形窝入路依赖于前岩骨切除获得的岩斜区和脑桥小脑三角内侧区的手术通道，该入路可显露于脑神经Ⅴ水平和CN Ⅶ～Ⅷ复合体之间的前外侧脑干，颞叶可耐受水平牵拉，神经或血管不移位。菱形窝技术非常适合于外侧桥脑海绵窦瘤的手术切除。

（二）入路的优点

扩大颅中窝底（xMCF）入路是标准颅中窝底（sMCF）入路的延伸，允许更广泛的手术显露和扩大临床适应证。xMCF入路扩大了由sMCF入路提供的手术显露范围，允许进入内耳道、脑桥小脑三角、前脑池、岩尖前部、海绵窦和斜坡。扩大颅中窝入路对于切除颅中窝底、海绵窦和颞下窝部的肿瘤是一个较好的入路。允许直接硬膜外进入肿瘤，当与前岩部切除术联合进行时，颅底包括脑桥小脑三角（CPA）的广泛显露，通过切除颅中窝骨减少颞叶回缩，保护面神经和保留听力，必要时控制岩部颈动脉。这种入路使术者以最近的距离直视颅中窝底的任何结构。大部分的分离操作在硬脑膜外完成，有效地保护了硬脑膜内神经结构。

Hsu（2004）定量测量经扩大中颅底入路对岩斜显露面积和手术自由度，术中包括分步切除Kawase三角、切除Glasscock三角、切除耳蜗并进行内耳道前轮廓化、颧骨下移位，结果表明：①切除Kawase三角提供$62mm^2 \pm 43mm^2$的岩斜区的显露面积，$84mm^2 \pm 69mm^2$的手术自由度；②切除Glasscock三角可获得$61mm^2 \pm 22mm^2$和$76mm^2 \pm 58mm^2$的显露面积；③切除耳蜗可获得$128mm^2 \pm 47mm^2$和$109mm^2 \pm 87mm^2$的显露面积；④进一步颧骨下移位后，获得$135mm^2 \pm 38mm^2$和$102mm^2 \pm 69mm^2$的显露面积和手术操作自由度。

（三）入路的缺点

扩大颅中窝底入路的缺点是骨质磨除和软组织分离的过程复杂，对该入路所涉及的解剖层次不够熟悉，并且不习惯从颅中窝底方向观察岩尖及其周围的结构。耳蜗穿通或第Ⅷ对脑神经损伤可导致听力丧失。需要注意的是，该入路的显露相当有限，仅有小肿瘤或基底动脉中段小动脉瘤，能够通过岩骨前部的骨窗切除或夹闭。另外，有听力丧失和静脉并发症（Labbé 静脉和乙状窦静脉血栓形成）的风险。

（四）入路的选择

手术入路的选择取决于肿瘤的起源位置、肿瘤扩展方向、肿瘤大小、患者年龄、并发症的风险和期望肿瘤切除的程度。Kawase 把颅中窝和颅后窝“哑铃型”肿瘤分为“宽腰”“窄腰”“巨大”3 种类型，分别采取“切除岩尖”“切除岩尖 + 天幕切开（Kawase 入路）”“切除岩尖 + 天幕切开 + 去颧弓”（图 8-6）。对于颅后窝部分很小的肿瘤，可以无须磨除岩尖，仅通过打开 Meckel 腔即可切除。通过最大限度地去除骨和适当处理该区域遇到的复杂硬脑膜结构来优化这些方法获得的显露。了解这些入路技术的局限性，有助于正确选择手术入路。

（五）技术差别

安全显露内耳道和切除岩尖仍然是一个相对陌生的问题和技术。颅中窝底结构的显著性的变异及

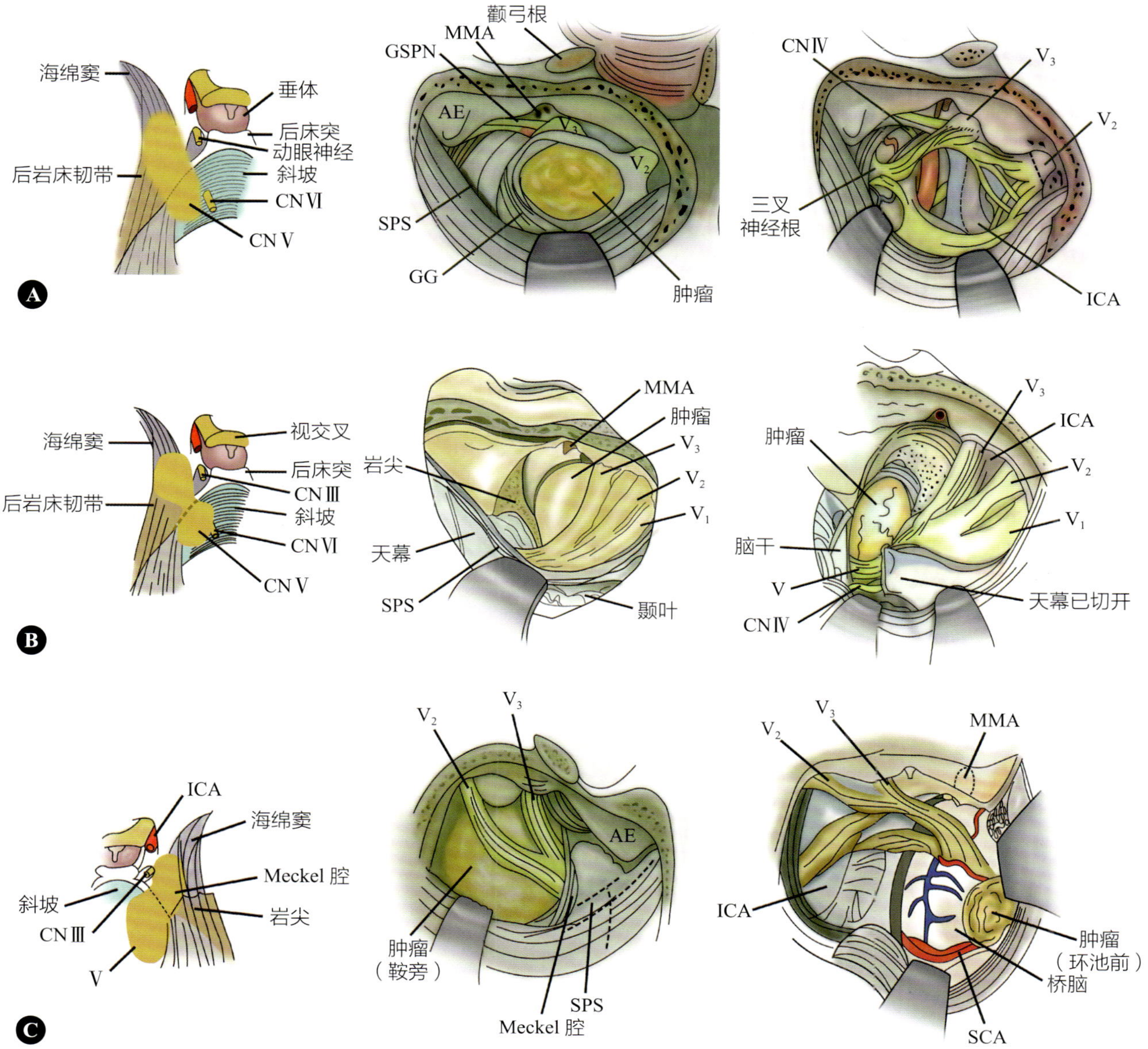

▲ 图 8-6　入路选择

A. 经岩尖入路；B. Kawase 入路；C. 颧弓 - 扩大颅中窝底入路

与内部解剖结构的关系，使得必须有深入的了解。对这一解剖结构的完全熟悉，在获得最佳显露方面产生好处。因此，充分的实验室准备和相应的临床经验在这些程序中是非常重要的。Day（2012）详细描述了颅中窝入路和扩大颅中窝入路细微的技术差别（图 8–7），这些细微差别对正确应用这些入路、最大限度地显露手术范围和限制潜在并发症非常重要。

颅中窝入路用于处理内耳道内肿瘤，它的自然扩展被称为扩大颅中窝入路和经岩前入路。颅中窝入路适用于单纯的内耳道内前庭神经鞘瘤或那些不与脑干接触的、脑桥小脑三角有限延伸的神经鞘瘤，但不适合向内耳道外显著生长的肿瘤（>1～2cm）。扩大颅中窝入路，颧弓需要切除，以确

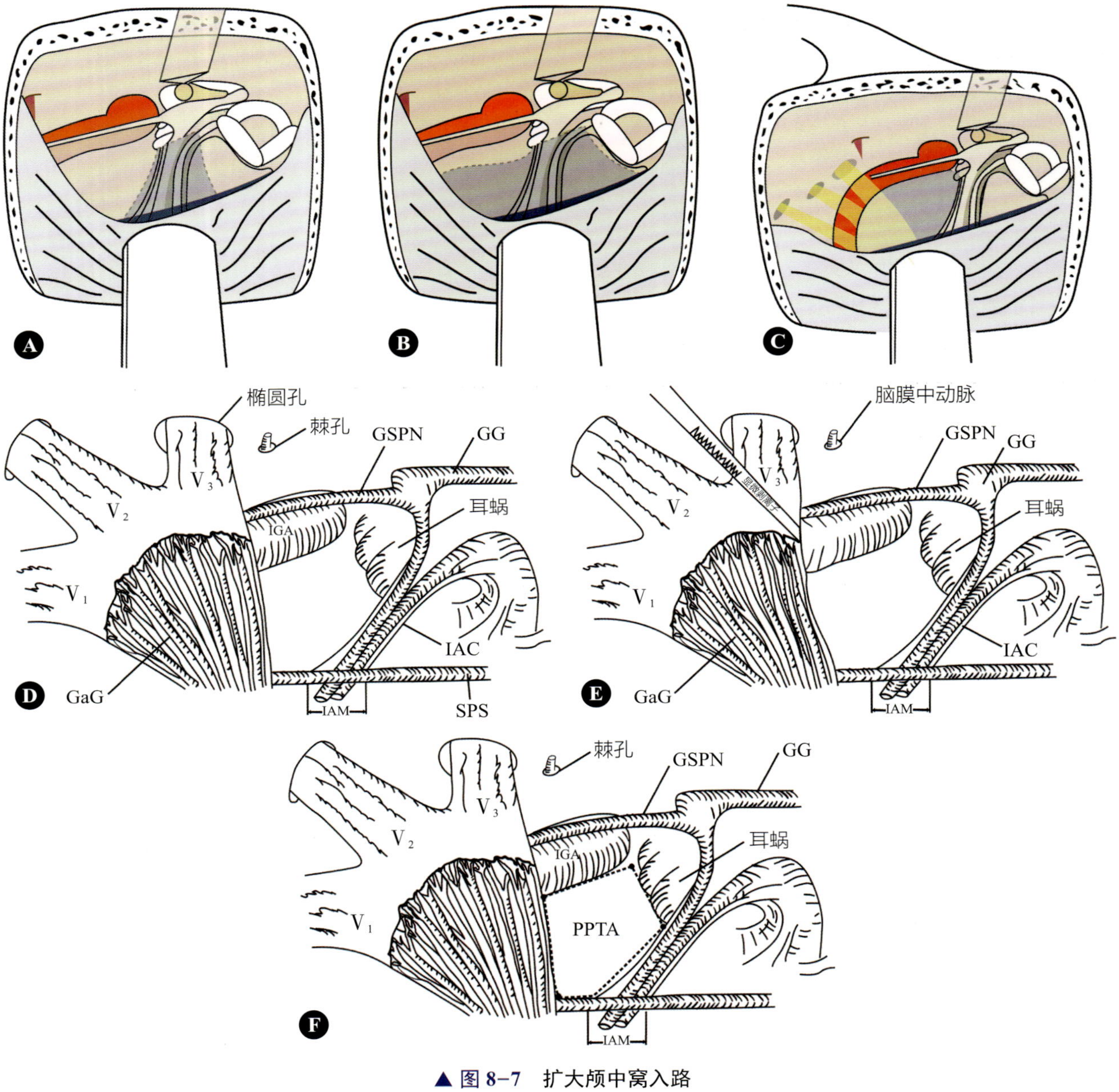

▲ **图 8–7 扩大颅中窝入路**

A. 经典的颅中窝入路到内耳道；B. 扩大颅中窝入路；C. 颅中窝经岩入路；D. 扩大颅中窝入路显露示意；E. 扩大颅中窝入路，牵开 V_3 显露 ICA；F. 扩大颅中窝入路显露 PPTA。GSPN. 岩浅大神经；GG. 膝状神经节；GaG. 三叉神经节；SPS. 岩上窦；IAC. 内耳道

保颅中窝底显露良好。扩大颅中窝入路是治疗岩骨内侧肿瘤和岩斜肿瘤的可靠选择。在一定范围内的肿瘤将被充分显露。内侧范围不应超过斜坡中线与岩斜裂之间。肿瘤不应该延伸到内耳道的底部，前半规管是肿瘤延伸的外侧极限。

五、术前检查与术前准备

（一）术前检查

术前检查应包括增强MRI、岩骨CT扫描和血管造影。CT轴位和冠状位扫描，包括软组织和骨的成像，MRI和磁共振血管成像（MRA）为常规检查，所有患者术前均应行上述检查。表8-1详述了术前检查要点。根据影像学资料对病变做出初步诊断，如病变巨大、血供丰富，则应进行常规的血管造影和颈内动脉球囊闭塞试验，必要时进行球囊闭塞试验及术前栓塞治疗，同时密切监测患者的神经系统状况、脑电图和动脉末端压。

术前影像学检查必须仔细评估病变的大小和范围，术前MRI扫描可了解肿瘤的界限，并筛选适合该入路的肿瘤，选择不恰当的患者将导致令人失望的后果和肿瘤的次全切除。CT骨窗位有助于观察颞骨结构的形态，为术中解剖分离做准备。颞骨的高分辨率CT扫描可获得有关岩尖气化程度的额外信息。这种成像方式尤其对发现颞骨内病变是有益的，颞骨高分辨CT的术中导航用于定位颈内动脉和邻近的颞骨结构。

表8-1　扩大颅中窝入路术前检查要点

检查项目	检查要点
MRI	• 增强扫描 　▪ 肿瘤扩展范围，血供情况 • T_2 像 　▪ 肿瘤包绕动脉 　▪ 脑干内病灶周围水肿，提示肿瘤的侵袭性 　▪ 肿瘤信号强度，预测肿瘤的质地
CT	• 骨CT 　▪ 岩骨气房的大小和位置 　▪ 岩骨内部解剖 　▪ 骨质破坏和增生情况
CTA	• Willis环血管的形态变化与异常增生的血管
DSA	• 供血动脉和肿瘤染色 • 毗邻血管移位与包裹 • 动脉狭窄

（二）术前准备

术前准备的一个主要决定因素是标准的颅中窝入路和扩大颅中窝入路的必要性。小型、有限伸入桥小脑角的内耳道内病变，只需要标准的颅中窝入路。更大的病变，大型累及内耳道和脑桥小脑三角的病变，最好是经扩大颅中窝底入路。延伸至内耳道孔内侧、累及后海绵窦的病变通常需要扩大中颅底入路的额外显露。病变非常大，延伸到内耳道水平以下，外侧超过前半规管矢状面，内侧至岩斜沟，通常不适合采用扩大颅中窝底入路显露。

1. 腰穿置管放脑脊液，控制颅内压　扩大颅中窝底入路因需要对颞叶进行一定程度的牵拉，使其处于收缩性损伤的危险中。任何在手术过程中颅内压升高的情况都会加剧这种风险，需要缓解。因此，颞叶损伤可能是通过直接压迫或静脉阻塞造成的。手术早期脑脊液（CSF）引流以避免硬膜外牵拉对颞叶的损伤。

强烈推荐进行腰大池引流，这是一种辅助性的减压措施，特别是病灶位于优势侧大脑半球、肥胖或合并有可能增加静脉瘀血和高血压的风险时。术前行腰椎穿刺置管脑脊液外引流，以便尽可能地降低颅内压，以帮助缓解牵引器下的颞叶压力。开颅后先放出脑脊液20～30ml，逐渐引流40～60ml脑脊液，直到脑叶松弛，能够被安全移动至充分显露岩骨嵴。必要时术后亦可保持引流3～5天，间断释放脑脊液控制颅内压并预防脑脊液漏，如果高度怀疑有脑脊液漏，则延长引流时间。另外，手术开始时静脉滴注20%甘露醇250ml。

2. 深静脉置管，多普勒超声仪监测　手术若采用坐位或半坐位时，手术前需经锁骨下静脉留置深静脉插管，以便处理术中可能出现的空气栓塞，右心前区置心动超声多普勒以检测空气栓塞。

3. 安置神经电生理监测电极　术中对面神经的神经电生理监测（肌电监测）及脑干听觉诱发电位（BAEP），对定位面神经和提醒术者涉及脑干的危险操作是十分有益的。常规使用肌电图和脑干听觉诱发反应（BAER）对面神经进行神经电生理监测。监测面神经的记录电极放置于眼轮匝肌和口轮匝肌上并在头顶处放置无关电极，需保留听力时外耳道放置耳机，头顶安置电极记录脑干听觉诱发电位。监测耳蜗电图时，开颅后将针式电极经骨窗边缘插入鼓室，或通过鼓膜插入。

4. 术中必备用品和器械准备

(1) 器械准备：手术显微镜及常规开颅器械、显微手术器械，特别需要准备高速铣刀、磨钻，多种显微磨钻头，有条件者还可准备超声吸引器和神经电生理监测仪。包括高速微型气动磨钻、超声吸引器、带钩的 Sugita 脑牵开器、硬膜分离器、显微器械、Samii 剥离子、纤维素纱布（止血纱）、流体明胶、生物蛋白凝胶、免缝合的脑膜补片等。

(2) 其他：术前准备患者下腹部脂肪用于填充肿瘤切除之后的硬脑膜缺损。

六、手术步骤与方法

脑膜中动脉经双极电灼凝固切断，向前分离至卵圆孔，岩骨切除从内侧开始识别和轮廓化内耳道。在颈动脉内侧磨除 Kawase 三角区骨质，显露内耳道前方至岩下窦的颅后窝硬脑膜。在小脑幕边缘寻找、识别滑车神经，于滑车神经硬脑膜入口的正后方将天幕切开。

（一）手术体位

取仰卧位，头转向对侧 45°～60°，使病变侧颞区保持在水平位、耳廓位于最高点，头架固定（图 8-8）。颈部伸展以允许重力帮助颞叶从颅中窝底部抬起。抬高患者上半身，使头部抬高约 20°。避免任何妨碍静脉回流的因素，包括头位过伸和旋转。颈部僵硬、高龄及其他原因所致颈部柔韧性差的患者颈部转动不足时，可在健侧肩下垫一小枕垫，增加肩垫高度补偿转颈的限制，或者调整手术床倾斜度使头位处于正确位置。肥胖患者颈部活动受限，或合并有静脉高压和充血风险的患者，选择侧卧位，避免静脉回流受阻，降低胸内压并促进静脉引流。正确的体位可使术者精确地判断外耳道的角度和位置，这是术中正确判别岩骨内解剖结构的基础。在麻醉诱导时给予甘露醇（0.5～1.0g/kg）。

（二）电生理监测

采用神经生理监测三叉神经、面神经和听神经，包括对侧听觉脑干监测或同侧躯体诱发电位监测。面神经的神经生理学监测是标准的。在试图保留听力的前庭小神经鞘瘤病例中，直接监测耳蜗神经被发现对提醒外科医生注意信号变化非常有用，这表明有必要改变技术。

（三）手术切口

扩大颅中窝入路的手术切口多样，直线、曲线和问号形状。问号形切口是最令人满意的，主要是从优化中颅底显露的角度出发。亦有采用以耳廓和外耳道为中心的耳上 U 形头皮切口，前方起于颅中窝底，向后至乳突后方，可保证充分显露颅中窝底。皮肤切口向下达颧弓或颧弓下缘，在耳廓前从耳垂开始，沿颞浅动脉走行切开约 7cm 长。再切开颞浅筋膜、颞肌和骨膜，从颞骨上分离颞肌直至外耳道上方。分离颞浅动脉，使其与帽状腱膜一起形成一个带血管蒂瓣。作者习惯采用自乳突后发际内，过星点垂直向上至颞上线水平，弧形向前至同侧眉弓中点处的发际内拐杖形切口。切口上缘沿蝶颞线切开，以便形成一个足够长的筋膜瓣用于颅底修复。将颞肌筋膜从颞肌上分离下来，筋膜蒂位于下方，颞肌牵向前方，该骨窗较显露脑桥小脑三角病变的骨窗偏前。

小型肿瘤可采用使用类似于颞下入路的一个直线切口或弧形切口（图 8-9）。该切口足够用而且愈合良好。切口始于颧弓下缘，通过触摸颞浅动脉设计切口位于颞浅动脉前方。切口向顶部延伸到颞上

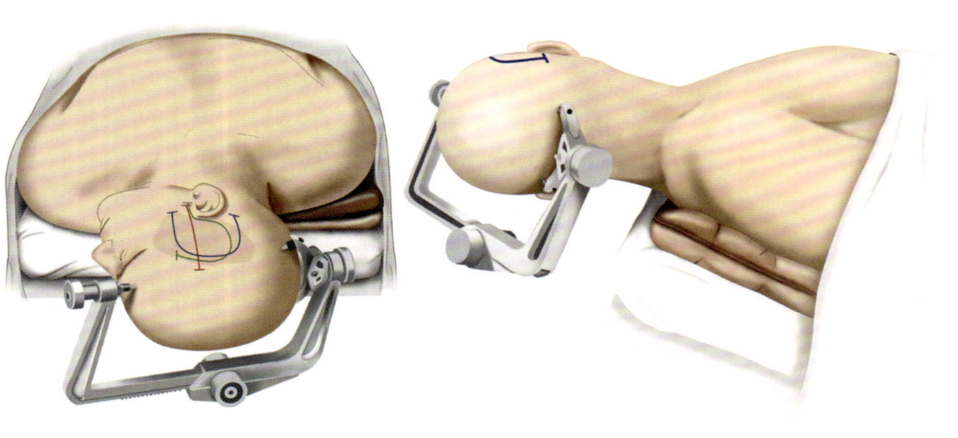

◀ **图 8-8 手术体位摆放**
颞鳞的平面应与地板平行。颧骨作为术区最高点。头架的单钉通常放置在前额，避免影响手术切口。头部的顶点微微向地板倾斜。这样能够最大限度利用重力作用使颞叶回缩。单钉与对侧两个头钉中点的连线（旋转臂）必须穿过患者头部中轴线，避免术中头架固定失败

线上方。直线切口足够撑开头皮和颞肌瓣充分显露颅骨而且不需要更多延长切口。

（四）颞肌分离

肌肉在骨膜下分离，超出颧骨突和颞鳞之间的角度，显露颧骨根部。这将允许肌肉向前移动，清除软组织阻碍通过颅中窝底的视野。肌肉在骨膜下向上下方向分离，以保持光滑的骨膜层，肌肉的血管供应和神经支配应该保持完整，最大限度地减少术后颞肌显著萎缩的机会。这种向前移位肌肉的技术，是为了避免颧骨截骨术的需要，以获得一个良好的平面视角横跨颅中窝底。

（五）骨窗形成

骨窗的宽度约为 4cm × 3cm，2/3 在外耳道前方，1/3 在外耳道后方。保护硬脑膜的完整性至关重要，可以避免后期沿颅中窝底进行硬膜外解剖时损伤脑叶。骨瓣下缘平行于并尽可能接近颅中窝底。颞骨磨除，平颅中窝底，任何残留的骨性突起都应切除，以获得一个平坦、通畅的视野平面穿过颅中窝底（图 8-10）。颧弓代表颅中窝底水平；颅中窝底从前往后方向略向上倾斜。

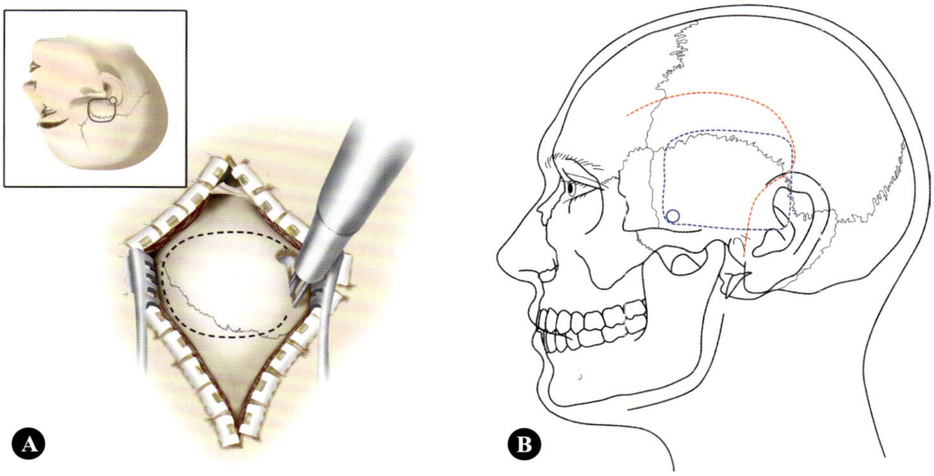

▲ 图 8-9　切口

A. 直线切口开颅示意。纵向分离颞肌纤维，沿颞上线切开颞肌附着处。B. 颅中窝和扩大颅中窝入路的问号切口（红色虚线）。骨瓣（蓝色虚线）从颅中窝底部延伸到鳞状缝正上方

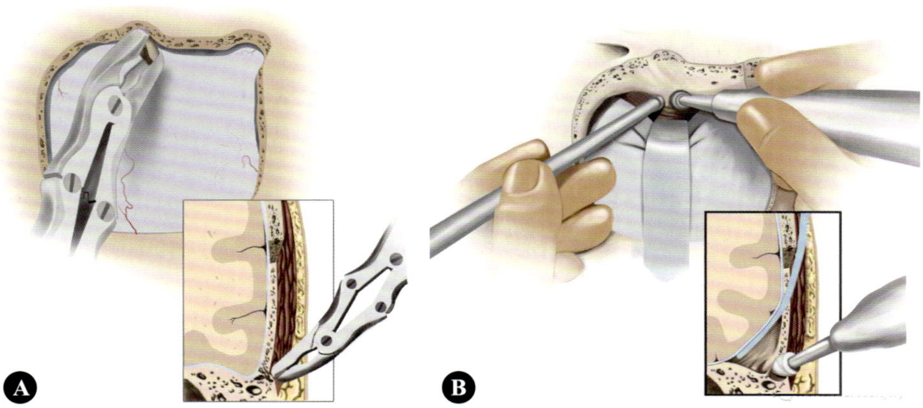

▲ 图 8-10　骨瓣成形

A. 取下骨瓣后，咬除残留的颞骨鳞部，使骨窗与颅中窝底平齐。可以使用咬骨钳或侧向切割钻达到这个目的。这一步操作经常会显露气房，必须用骨蜡彻底封闭气房以防止脑脊液漏。颧弓上缘也可磨除来提供无阻挡视野，但很少需要这一步。B. 磨除中颅底骨质，使用固定牵开器放置在硬脑膜表面保护硬脑膜。完全磨除颞骨鳞部残留的骨质和颅中窝底外侧的骨性返折，使之与颅中窝底最低点齐平，从而改善手术工作角度，最大限度减少颞叶牵拉

骨瓣高度和宽度范围要适当，骨瓣的高度应略高于鳞状缝水平，高度不够，将不足以在颅中窝底进行骨切除，因为上下视角的局限性。有助于在颞叶更均匀地分配回缩力，减轻回缩的严重程度。过窄开颅手术会导致显露受限。根据肿瘤的位置和入路扩展的方向可将扩大颅中窝入路分为经岩骨前–斜坡入路和扩大颅中窝–脑桥小脑三角–内耳道入路两个亚型。选择哪种亚型可根据病变部位而定。游离骨瓣，用咬骨钳或磨钻扩大骨窗达颅中窝底，切除骨窗后方的乳突气房直至显露乙状窦。

1. 下颌骨切开 从颧弓开始向下分离，并以咬肌筋膜作为下界的参照平面，然后向下牵开连同腮腺、面神经在内的耳前皮瓣。这样能更充分显露下颌髁突。髁突和下颌切迹的充分显露是保证正确完成下颌骨切开和重建的关键。切开下颌髁突前预先设计钛板固定的位置，然后用线锯将髁突锯开。避免损伤颞下颌韧带和嵌入髁突内侧面的外侧翼状肌。

2. 额颞骨瓣成形 钻孔位置如下：第 1 孔位于眶上孔上方 0.5cm 处；第 2 孔在颧骨额突后的额蝶骨缝即“关键孔”；第 3 孔颧弓根部上方；第 4 孔在颞上线平冠状缝处；第 5 孔在乳突上嵴。用开颅器连接各孔，撬起骨瓣，完成了额、颞骨成形。

3. 眶、颧骨切开 锯开眶顶壁和外侧壁。切开眶顶时，将线锯从颅骨切开的前内角插入，直接向后外侧约 45° 从矢状面切开内侧眶顶壁约 2cm，线锯通过关键孔，向内与上方骨切口汇合，从关键孔垂直向下切至眶下裂将眶外侧壁切开。然后，从眶的外下角斜向后方朝眶下裂方向将颧骨切断，在颧弓的中后 1/3 处略向前下斜行将颧弓切断，形成的眶颧骨瓣以咬肌为蒂翻向下方，位于眶上裂外侧的蝶骨大翼余部形成眶的后外侧壁和颅中窝的前外侧壁，眶顶的后部可用锯或骨凿切开。

4. 颞底骨质切除 沿蝶鳞缝、岩鳞缝将形成下颌窝的颞骨鳞部切开，用气动钻和骨凿从外耳道的上壁到下颌髁的后缘将鼓室鳞缝切开。然后，在乳突上嵴下面 0.5cm 处延伸外耳道上壁骨切开线至额颞颅骨切开线的后下缘。操作过程中应避免损伤颈内动脉、鼓膜和听骨链。下颌髁、颧弓后 1/3 和外耳道外侧壁形成一个颞底骨瓣，将其沿颞下颌韧带和咬肌翻向下方，向下牵拉横断的下颌髁可使骨瓣能进一步向下移。

5. 颅底骨磨除 切除残存的蝶骨小翼内侧部，完全去除眶上裂和视神经管的顶壁。病变位于中颅底者，切除眶上裂、圆孔、卵圆孔骨质；病变位于颅中窝和颅后窝者，除了切除上述骨质外还应切除前床突、视神经管，磨除岩骨尖。

（六）游离硬脑膜

硬脑膜从岩嵴后部开始分离，沿岩嵴向内侧方向分离。岩浅大神经位于岩大神经沟，被一薄层骨膜覆盖，其起始部在破裂孔后方能够被辨识，沿神经走行方向向前分离硬脑膜可以防止神经从岩浅大神经沟内脱出。硬脑膜显露的第二个注意要点是，术者必须找到岩骨嵴的“真正边缘”，岩上窦在岩骨嵴上面形成一道沟槽，沟槽的上边缘常被误认为是岩骨嵴，导致硬脑膜未能充分抬起，沿着岩骨嵴适当地抬起硬膜，使用脑压板轻易地靠着岩骨嵴并且易于牵开硬脑膜而不会打滑，在这个区域从外侧到内侧横穿颅底，有可能使神经脱离凹槽，从而可能导致对神经和膝状神经节的牵拉性损伤。无论采用何种硬脑膜提升技术，重要的是要了解岩浅大神经在中颅底中部的位置并将神经保留在沟中以防止意外牵拉。

从岩骨前面连同岩浅大神经分支，一起将颅中窝的硬膜分开并显露棘孔，电凝脑膜中动脉并在近棘孔处切断。分离卵圆孔的后缘和内缘，沿神经表面游离硬膜，显露半月节及其根部，然后沿神经表面向前游离硬膜，并在圆孔的上缘和卵圆孔的外侧缘切开硬膜的骨内膜层，显露其下的 V_2、V_3。在眶上裂处切断硬膜与眶筋膜之间的硬膜骨膜纤维束带，硬膜游离和牵拉方向改向内、向后，把海绵窦外侧壁全部打开，直到小脑幕游离缘（图 8-11）。在海绵窦外侧壁外层和内层（含三叉神经鞘）之间进行钝性或锐性分离，通过硬膜外与硬膜下的联合入路，可充分显露出海绵窦及其周围结构。显露出由后床突、颈内动脉和动眼神经硬膜入口处所围成的构成海绵窦上壁内侧三角。

硬膜分离的高度是确定真正的岩嵴位置，岩上窦沿岩嵴上缘形成岩沟，有可能将此沟的上缘误认为岩嵴，从而使硬脑膜不能充分抬起，当硬脑膜从岩嵴牵开时，抬高覆盖岩窦上缘的硬脑膜以定位槽的下缘。硬脑膜抬高的内界是三叉神经压迹。脑膜中动脉在棘孔出口处显露，凝固和切断动脉，更好地松弛硬膜，可以进一步放松硬脑膜，增强覆盖颞叶的硬脑膜的活动性，从 V_3 结缔组织鞘和 Gasserian 神经节外侧分离硬膜固有层也很有帮助。

（七）硬膜切开与显露

正确处理硬脑膜切口是下一个关键步骤，优化显露扩大颅中窝技术。对于颅中窝入路，硬脑膜起始切口平行于岩上窦。切口的第二支平行于内耳道轴，以尽量减少面神经损伤的机会。在第二支切口切开之前，建议首先在硬脑膜上进行电刺激，以帮助定位不寻常的面神经走行。T 形切口形成 2 个可翻开的硬膜瓣，显露内耳道内容物。扩大颅中窝入路的主要目的是避免颞叶损伤和静脉结构的保存，切口平行于岩窦上方和下方（图 8-11D），岩上窦在进入三叉神经孔的 Meckel 腔时，应注意避免损伤三叉神经，然后在约 1cm 的后方继续在天幕内切开，缝合线放在天幕的一角，用来向上牵开天幕，这导致颞叶在天幕的保护下牵开，这也将避免拉伸或撕裂任何从颞叶到岩上窦的桥接静脉结构，如 Labbé 静脉。现在硬脑膜在三叉神经孔处打开，三叉神经从周围的硬脑膜环中分离出来。

1. 扩大颅中窝入路的颅中窝硬膜外显露（图 8-12A 和 B）。

2. 硬膜外与硬膜下联合显露海绵窦和颅中窝底（图 8-12C）。

3. 显露颈内动脉岩骨段　牵开颞叶的硬膜，位于岩尖上的三叉神经压迹可以充分显露，用气钻磨除位于颈内动脉岩骨部内侧的岩骨，直到显露内耳道和岩尖之间的岩下窦，磨除位于茎突前内侧的颞骨鼓室部，可以使颈内动脉水平段的显露延伸至其

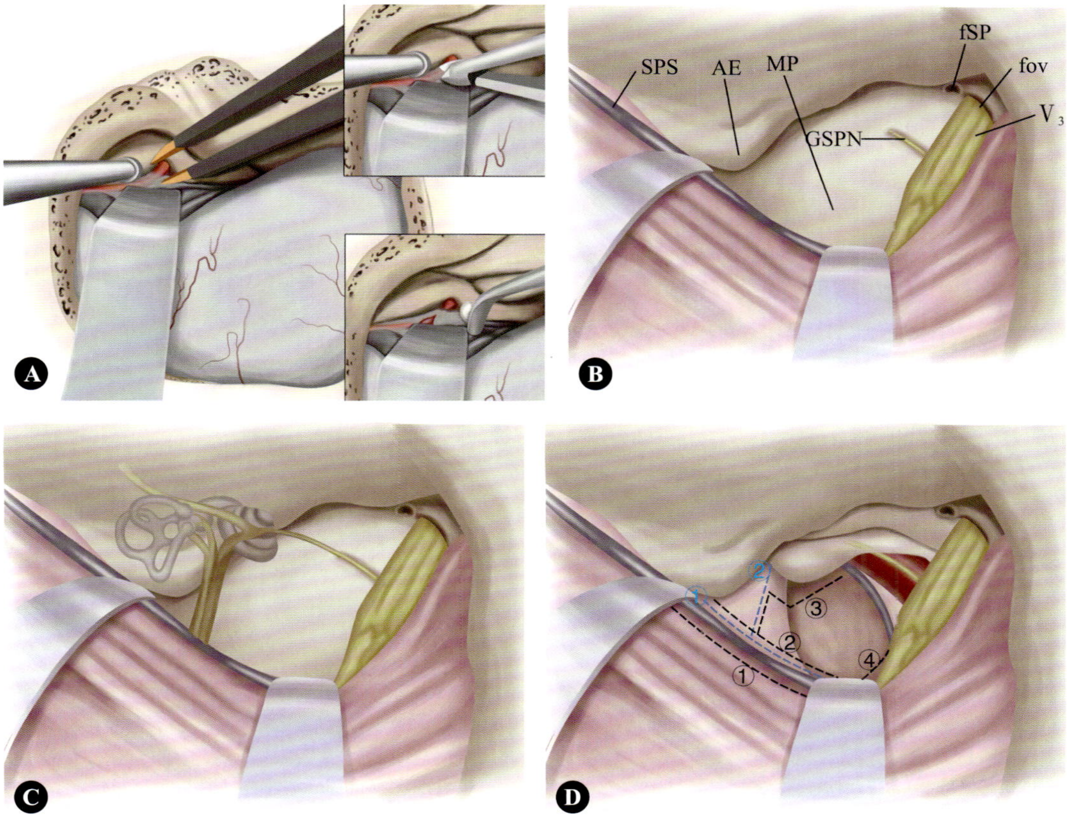

▲ 图 8-11　游离颅中窝底硬脑膜

A. 抬起颅中窝前方颅底的硬脑膜。可辨认出从棘孔进入的脑膜中动脉。该动脉需要在硬膜侧电凝切断，用骨蜡和氧化纤维素封闭棘孔。在这个点必须停止剥离前部硬脑膜以避免直接损伤岩浅大神经（GSPN）和岩浅小神经（LSPN），神经损伤有导致干眼的潜在风险。不经意的牵拉岩浅大神经也可能使面神经受损。术者应该从由后向前的方向分离硬脑膜使这种类型损伤的风险最小化。B. 抬起硬脑膜抬高后，确定颅中窝底的重要解剖标志。C. 颞骨内耳道、耳蜗和迷路相对于颅中窝底标志的位置。D. 硬脑膜切口分为颅中窝入路（蓝色虚线）和扩大颅中窝入路（黑色虚线）

AE. 弓状隆起；fov. 卵圆孔；fSP. 棘孔；GSPN. 岩浅大神经；MP. 内耳道平面；SPS. 岩上窦；V_3. 三叉神经下颌支（下颌神经）

岩骨入口处（图 8–12D）。

如病变从颅中窝累及颅后窝，或者病变位于小脑幕裂孔区，则需切开颞底硬膜和小脑幕，理想的切开方法应满足以下要求。

(1) 整个操作不必直接接触颞叶，减少颞叶挫伤。

(2) 能保留岩上窦，且保护颅底的桥静脉及 Labbé 静脉（下吻合静脉）不被损伤。

(3) 能获得足够的视野。亦可在硬膜外确认解剖标志，包括三叉神经根孔、岩上窦、内耳道硬膜

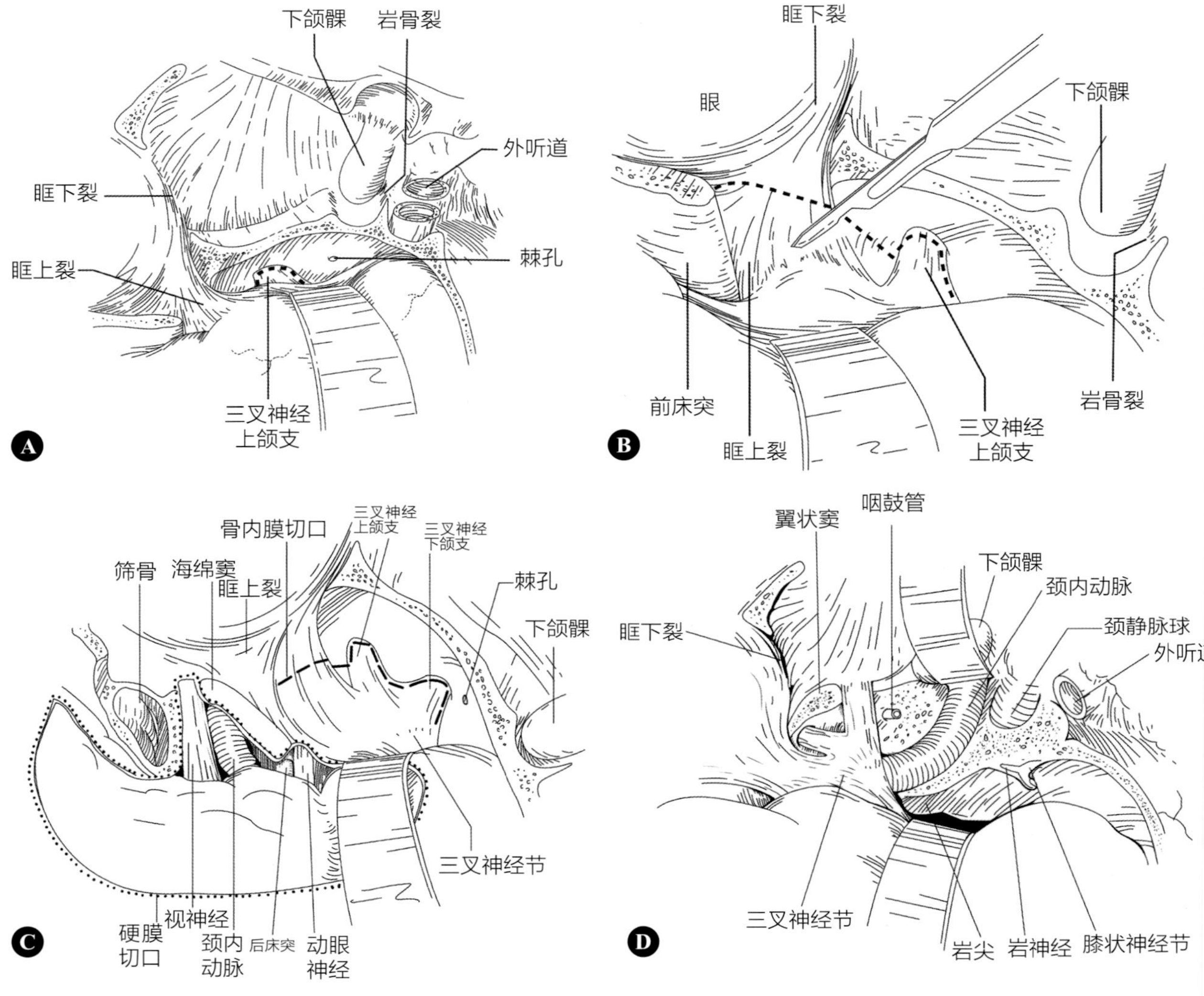

▲ 图 8–12　扩大颅中窝入路的硬膜外显露

A. 切除蝶骨嵴的内侧，显露出眶上裂和眶下裂。视神经管顶壁和前床突尚未切除。骨内膜切口从上颌神经入圆孔处的骨内膜反折处开始，然后剥离硬膜的固有层，显露出上颌神经的近端。虚线所示为圆孔处的骨内膜切口。B. 在眶上裂外侧部与眶脂膜之间切开骨内膜层，覆盖第Ⅲ～Ⅵ对脑神经的硬膜固有层向海绵窦外侧壁方向分离。借此在硬膜外完全显露出前床突。虚线显示从圆孔到眶上裂的骨内膜切口。C. 硬膜外与硬膜下联合显露海绵窦和颅中窝底。磨除前床突，沿侧裂切开硬膜，再沿视神经走行方向继续切开硬膜，沿视神经外侧和颈内动脉环之间进行分离。将海绵窦外侧壁硬膜固有层从深层上进一步向后游离，连同海绵窦上壁内侧三角的硬膜固有层一起向后牵拉。颈内动脉床突段、视神经管内部分、动眼神经进入海绵窦的硬膜入口处和全部海绵窦的外侧壁均已完全显露，颅中窝向后显露至岩骨嵴（虚线表示骨内膜切口；点线表示硬膜切口）。D. 显露颈内动脉岩骨段，向前下方向牵拉下颌髁，完全显露颞骨鼓室部的前外侧面，然后予以磨除。在切除咽鼓管和鼓膜张肌后，继续向前磨除颞骨，直到膝状神经节部。向上方牵开三叉神经节，磨除颈内动脉水平段的岩尖骨质，将颈内动脉岩骨段完全显露出来，尽量避免显露面神经。在颈内动脉垂直部之后显露出颈静脉球

及颅后窝侧壁硬膜。然后在岩上窦下方、弓状隆起前方与岩浅大神经之间切开，继续向前切开至滑车神经后方。从三叉神经根与弓状隆起之间的颅后窝硬膜中点开始，与岩上窦垂直向深部纵行切开颅后窝侧壁硬膜，并向四周牵开，显露以脑桥为中心的岩斜区。

若内侧视野（脑干背侧）较局限，可平行岩上窦向内侧切开小脑幕，便于从后侧方显露岩斜区及小脑幕裂孔区。若病变较大，同时向上斜坡，甚至鞍上生长时，单纯在滑车神经后方切开硬膜，不能充分显露病变，可在滑车神经前方将翻起的硬膜夹层同时切开，从前方显露上斜坡及小脑幕裂孔区。将前后切口联合起来，便能同时从前侧方、侧方、后侧方显露肿瘤，有助于提高巨大型颅底肿瘤的一次性全切率。

（八）显露内耳道

解剖关系的多样性，能用的定位的方法不止一个。从不同的视角观察，内耳道的位置会随观察视角而改变（图 8-13）。有几种不同的显露内耳道方法（图 8-13D）。Garcia-Ibanez 的技术是利用了岩浅大神经和弓状隆起通常呈 120° 角度的关系，该角的平分线提供了内耳道通常的定位和磨岩骨嵴的起始部位。

1. 去除岩浅大神经上骨质，然后到达膝状神经节和面神经膝，从这里可从面神经迷路部到达内耳道外侧末端，在这以后去除内耳道之顶。

2. 先在弓状隆起内侧岩嵴区域之前钻磨，前半规管长轴或岩大神经与内耳道之长轴形成的夹角有助于确定钻磨的地方，内耳道中心部长轴位于岩大神经长轴后 61°，前半规管和弓状隆起长轴内 37°，磨除骨质时朝向内耳道底前外侧。近内耳道底外侧部骨质向后去除是有限的，因为前半规管就在其后数毫米而且与面神经迷路部平行朝向同一方向；显露的前内缘也是有限的，因为耳蜗在面神经迷路部和岩大神经形成的夹角内，仅在去除骨质之前数毫米的地方。在骨质去除的最后阶段，去除内耳道上壁以显露从纵嵴到孔的内耳道上面硬脑膜，打开硬脑膜显露疾变。

3. 从弓状隆起垂直于岩骨嵴画一条线，内耳道与该线呈 45° 角走行。一旦确认内耳道假想位置，用 3mm 金刚砂磨钻磨除内耳道顶部并持续用水冲洗。大量水的冲洗能够去除骨屑及减少对下方神经的热损伤，颅骨磨除从岩骨嵴开始，显露内耳道上方的近端硬脑膜。

4. 影像引导确认前半规管，内耳道位于岩浅大神经和前半规管夹角平分线上。由内向外磨除骨质，内耳道内侧半周围 270° 被磨掉。为了避免耳蜗或前半规管壶腹的损伤，内耳道外侧半很少能完全骨架化。术者在磨除内耳道外侧时必须避免进入耳蜗，耳蜗位于岩浅大神经和前半规管形成的夹角顶端的下方。使用 0.5～1.0mm 的钻头继续向外侧切除骨质，通过薄薄的骨质可以看见面神经的迷路段和垂直嵴。内耳道上方残留的蛋壳样骨质内耳道可以使用有角度的显微刮匙器去除。

（九）颅中窝底入路的骨质磨除

颅中窝入路的骨质磨除是扩大颅中窝底入路的基础，通过切除岩尖可以进入到更大范围的脑桥小脑三角和岩斜区。扩大颅中窝底骨质切除术导致通过岩尖的开窗，允许在基本的颅中窝入路技术上扩大视野。在显露的内耳道的内侧，骨在朝向斜坡的内侧方向被移除。岩尖骨本质上是松质的，可以用金刚石毛刺快速去除。在骨切除的前部，岩部颈动

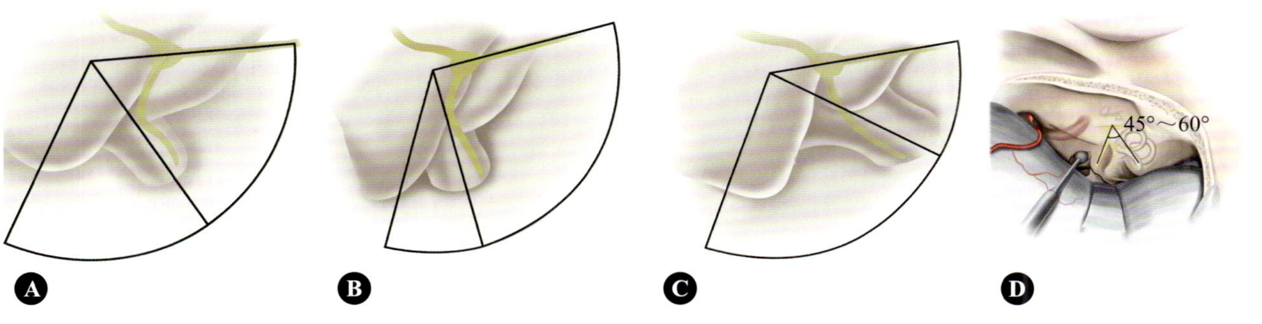

▲ 图 8-13　内耳道的相对位置

在联合经岩骨入路中，与从正侧（A）、后外侧（B）和从额颞入路中所看到的前外侧（C）视角的位置变化。内耳道的定位（D）

脉水平段穿过颅中窝底时位于岩浅大神经下方。

安全的骨质切除的核心是正确地确定内耳道的方向，深入到内耳道平面和岩嵴。沿着岩浅大神经和弓状隆起可视化轴线。这些轴形成一个角，然后被平分。这个角度的等分线是内耳道位置的近似值。骨切除是沿着岩嵴开始的，在岩嵴处，这个等分轴与岩嵴相交。颅中窝底存在明显的形态学变异，这是骨质切除术面临的挑战。弓状隆起不是定位下半规管的可靠标志。在岩嵴三叉神经根的外侧选择这个起点是一个简单的方法。显露内耳道的硬脑膜。硬脑膜在进入内耳道时的弯曲形状，可帮助识别。移除覆盖颅后窝硬脑膜的内侧岩尖。骨切除从内侧到外侧继续进行。耳蜗位于内耳道基底前、膝状神经节下。避免耳蜗开窗的关键是认识到耳蜗相对于周围解剖结构的位置，围绕这一结构的骨也非常紧密，可以与岩尖周围的骨松质区分开来。

（十）肿瘤切除

切除前通过电刺激辨认面神经并予以保护，当肿瘤从面神经和耳蜗神经上彻底分离时，在近端切断前庭神经并切除肿瘤，术中可能过度牵拉耳蜗神经或迷路动脉，所以脑干听觉诱发电位发生任何变化都应该提醒术者调整手术操作，避免使用双极电凝，同时冲水保持术野清晰可见，这些操作有利于听力的保护。

1. 经岩前－斜坡入路

(1) 显露和切除岩锥：硬膜外显露岩锥。辨认位于颅中窝底的棘孔，电凝后切断脑膜中动脉，仔细分离与硬脑膜粘连的岩浅大、小神经。避免过度牵拉，因为它与面神经在岩锥处相连接。在岩锥表面可见两个骨性隆起，后外的弓状隆起和前正中的岩尖。当完全显露岩锥后，在岩尖处可以看见三叉神经压迹。内耳道位于弓状隆起稍前方，骨表面深约 7mm 处。岩浅大神经可定位耳蜗。从术者角度看颈内动脉和咽鼓管位于岩浅大神经的外侧。骨切除的第一步是用小磨钻磨至岩锥前部松质骨，并保留硬膜侧的骨皮质。切除深部后方的骨质时，需用金刚磨钻以免穿透内耳道的硬膜。切除岩尖部骨质可使第Ⅴ对脑神经有更大的移动空间。骨切除后，可见位于第Ⅴ对脑神经和第Ⅶ对脑神经之间的颅后窝硬膜。

(2) 硬脑膜切开：颅中窝底的硬脑膜需向内朝岩上窦方向切开 2cm，置入牵开器后，沿着岩上窦将切口扩大成 T 形。切开颅后窝硬膜和小脑幕，避免损伤沿小脑幕游离缘走行的滑车神经。

(3) 肿瘤分离与切除：斜坡硬脑膜一般将第Ⅴ对脑神经向外上推移，小脑幕脑膜瘤则将此神经向下推移，第Ⅲ、Ⅳ对脑神经向上推移，后者通常在穿透硬膜反折处被肿瘤包裹，应避免对第Ⅳ对脑神经进行过度牵拉，小心分离第Ⅴ对脑神经，在其松动后，于第Ⅳ对脑神经与第Ⅴ对脑神经之间分离附着于斜坡硬膜上的肿瘤基底。在切除肿瘤过程中，先电凝来自小脑幕动脉的肿瘤供血动脉以减少肿瘤出血，接着肿瘤内切除肿瘤，肿瘤后方的小脑上动脉和脑桥穿通支要求在直视下清晰地从肿瘤上解剖分离下来。肿瘤切除后可以见第Ⅵ对脑神经和颈内动脉的 C_4～C_5 段。术毕磨除的岩尖部先用颞肌筋膜加以覆盖，然后用纤维蛋白胶加以固定，硬膜缘与筋膜片缝合封闭硬膜缺损。

2. 扩大的颅中窝－脑桥小脑三角－内耳道入路

(1) 硬膜分离：颅中窝硬膜沿颅中窝底分离，向内上达岩嵴或岩上窦沟，向前上达棘孔。

(2) 岩骨磨除：显露出岩嵴的上部，可沿弓状隆起基底部磨开内耳道的上壁，成功显露内耳道后，可切开内耳道硬膜，仔细分离切除肿瘤，注意识别和保护面神经和耳蜗神经。

(3) 肿瘤切除：肿瘤内切除应从内耳道后上部开始，注意被肿瘤挤压于内耳道前上壁的面神经和听神经，在肿瘤切除过程中，应尽量保留毗邻的小血管，特别是迷路动脉。扩大颅中窝入路可满意地显露面神经、耳蜗神经及前庭上、下神经，对于术前已经丧失有用听力的中型或大型听神经瘤，可将岩骨磨除的范围适当扩展，切除部分颞骨岩锥后壁和内耳道前端以扩大显露，从颅中窝方向切除乳突后，将半规管完切除，切开颅中窝、颅后窝硬膜，显露小脑幕游离缘，切开小脑幕和岩上窦，进一步扩大术野，在切除肿瘤的同时注意监测和保留面神经。

（十一）颅底重建

精细的结构重建，是避免术后脑脊液漏和下颌功能障碍的关键，所有撕裂或切开的硬膜，必须尽可能缝合或用带血管蒂的骨膜瓣来移植修补，在术野深处将硬膜缝合到不透水的程度几乎是不可能的，但可在显微镜下尽可能紧密缝合硬膜边缘，然后取腹壁脂肪加强硬膜修补，用颞肌瓣和颞浅筋膜片填塞，并用纤维蛋白胶封闭，切除肿瘤后的硬膜外残腔必须用脂肪组织充填，可以采用带血管蒂的颅骨骨膜瓣和腹部脂肪组织，一般不必用颞肌以避免因颞肌缺失造成的颞区塌陷。如果肿瘤切除后残腔非常大或与口咽部广泛沟通，则必须转移带血管蒂的组织瓣来修补缺损。

（十二）术后处理

术前 12h 静脉滴注广谱抗生素，术后继续应用 48h，硬膜外引流管应在 48h 内拔除。术后第 2 天早上腰大池引流前需要复查 CT，排出显著的颅内积气。术后放置腰大池引流 3～5 天，引流量 8～10ml/h。尽早活动颞下颌关节，是防止张口困难和咬合错位的关键，颌骨张开练习应包括张口、下颌侧方移动及前伸。外耳道的硅胶管支架可放置 14 天，拔管后外耳道每天换药，持续 1 周。

七、手术操作要点

扩大中窝入路的复杂性与内耳道、耳蜗、半规管、岩浅大神经（GSPN）和颈内动脉（ICA）的解剖关系密切。Kawase 菱形窝在内侧以岩嵴、岩浅大神经和颈内动脉为界，在后方以弓状隆起为界，在前方以三叉神经下颌支区为界，可由内耳道（IAC）分为前、后内耳道三角形。Kawase 菱形窝切除术中，面神经、耳蜗损伤的风险很大，菱形结构骨切除的风险最小化取决于对耳蜗的显微外科解剖及其与几个外部标志物的关系的广泛了解。

（一）开颅的技术要点

1. 切口 问号切口，额颞开颅，显露外侧裂、部分额叶，利用外侧裂充分放液。

2. 骨瓣成形 ①显露颞骨鳞部后，做直径约 4cm 的骨窗，2/3 在外耳道前方，1/3 在后方。完成骨窗后，切除颅中窝底外侧的颅骨，获得一个较为平坦的视野通道对于减少颞叶的牵拉至关重要；②断颧弓，翻颞肌，使显微镜观察轴向充分低至颅底，进一步增加岩前入路的深部术野范围；③颞鳞磨除，直到与颅中窝底平齐。

（二）显露的技术要点

1. 打开硬脑膜后显露脑桥前侧面，在岩斜区的深面，可见展神经走行于小脑下前动脉的后方，基底动脉主干位置最深，小脑下前动脉的起始段通常构成显露区的底面。

2. 从岩骨嵴向上抬起硬脑膜，显露弓状隆起和三叉神经压迹，然后向前抬起，辨认穿过颅底在岩大神经沟中的岩浅大神经，电凝脑膜中动脉，在棘孔处切断。

3. 注意对颞叶底面 Labbé 静脉的保护，防止术后出现脑水肿。

4. 颅中窝底显露后，辨认出指示硬脑膜外颅骨切除的关键标志。磨除骨质，显露内耳道和颈内动脉岩骨内水平段，然后切除两者之间的岩骨尖，显露颅后窝硬脑膜直到岩下窦，磨除骨质后切开硬脑膜，切口平行于岩上窦，一半在幕上，一半在幕下。悬吊岩上窦在三叉神经根附近。从该点向小脑天幕上做一矢状的切口，长为 8～10mm。悬吊天幕边缘并向后牵拉，打开进入 Meckel 腔的三叉神经根周围的硬脑膜，游离神经，然后切开颅后窝硬脑膜，建立进入颅后窝的通道。

5. 硬膜分离的方向：颅中窝硬膜掀开的方向，到底是从前到后或从后到前，应是从外至内，切开三叉神经下颌支表面的硬膜骨膜层以加大硬膜剥离度，切开岩浅大神经表面的硬膜骨膜层以用留下的中颅底骨膜层额外保护岩浅大神经。Kawase 入路掀开颅中窝硬膜的顺序是，首先电凝切断脑膜中动脉，然后从三叉神经下颌支开始切开骨膜层，很自然地逐渐显露出了 Kawase 三角骨质，就是按照“从外到内”。

（三）颅底骨质磨除的技巧

扩大颅中窝入路为上、中岩斜区提供了硬膜外通道，手术显露可以通过磨除颅中窝底部的不同部位和数量的颅底骨质来完成，硬脑膜外骨质磨除为外科手术提供了额外的手术通道，同时最大限度地降低脑组织牵拉和静脉引流障碍。

1. 解剖定位 中颅底入路需要磨除颞骨岩部，由于颞骨岩部内含有许多重要的结构，如颈内动脉岩骨段、内耳道（IAC）和耳蜗，利用棘孔、蝶岩沟、岩浅大神经、弓状隆起等中颅底重要解剖标志，准确定位颈内动脉、耳蜗和内耳道，如果不能准确定位，磨除岩骨时极容易引起损伤，导致听力障碍、脑脊液漏和出血等严重并发症。颞骨岩部重要结构的定位有较多的研究，但仍然没有一种较为理想的方式，术中神经导航可解决这一难题。

(1) 颈内动脉岩骨段水平部定位：颈内动脉岩骨段水平部的准确定位是此入路的重要步骤。

Glasscock 首先提出后外侧三角作为岩骨段颈内动脉水平段的定位解剖标志，颈内动脉岩骨段位于棘孔、耳蜗、岩浅大神经与下颌神经交点组成的三角形区域内，但由于耳蜗本身不能准确定位，使得颈内动脉的定位往往不够精确。Abdel Aziz 等（1999）在 Glasscock 三角（岩浅大神经、棘孔和弓状隆起连线、下颌支背侧缘）中显露岩骨内颈内动脉水平段和膝部。在 Glasscock 三角外侧为鼓膜张肌，三角内侧为颈内动脉岩骨段，咽鼓管位于鼓膜张肌和颈内动脉之间。中颅底入路中通过 Glasscock 三角显露其内侧的颈内动脉，容易损伤其下的鼓膜张肌和咽鼓管，可造成术后听神经损伤、脑脊液漏等并发症。经棘孔后缘垂直于蝶岩沟的交点（A 点）、弓状隆起轴延长线与岩浅大神经的交点（B 点，即为膝状神经节）和岩浅大神经与下颌神经的交点（C 点），其中 A 点与 B 点连线位于 Glasscock 三角中棘孔和弓状隆起连线的内侧，该三角位于 Glasscock 三角内侧，更加准确定位岩骨内颈内动脉水平段和膝部，能避开鼓膜张肌和咽鼓管。

在显露岩骨段水平段时，可从前向后磨除水平段表面的骨质，先向前牵拉下颌神经，依靠此位置骨板较薄甚至缺如的解剖特点，结合棘孔，面神经裂孔，岩浅大神经与下颌神经交点组成的三角形区域定位岩骨段水平段，将会更加简单、安全和准确。Kawase 在内侧的 Kawase 三角中显露颈内动脉岩骨段水平部，能避开鼓膜张肌和咽鼓管。

(2) 内耳道准确定位：准确定位内耳道位置，不仅仅是精细复杂的内耳道手术关键步骤之一，而且对于在磨除岩骨部分骨质，扩大显露颅中窝和颅后窝区域视野时，可避免损伤重要结构。目前，经颅中窝径路对内耳道的定位方法较多（图 8-14），Fisch（1970）首先在弓状隆起处磨出前半规管的蓝线，在蓝线的顶端向后内划一条与蓝线相关 60° 的虚线，该线即为内耳道的长轴，即 Fisch 定位法。另一种常用定位内耳道的方法为 House 定位法（1961），先定位棘孔，于棘孔的后内侧寻找岩浅大神经至面神经管裂孔，打开覆盖于岩浅大神经的骨质达膝状神经节，磨出迷路段面神经，经内耳道底至内耳道，此方法较容易掌握，解剖标志明显，定位准确，但易造成面神经的损伤，术中磨除内耳道岩骨上壁，显露内耳道，发现其上壁由内向外逐渐变薄，即内口上方的骨壁厚，底部上方骨壁薄，厚度由内向外为 7.67～3.84mm，内耳道长轴与弓状隆起走行的夹角为 59.5°。临床上根据弓状隆起的走行确定内耳道长轴，沿着长轴由内口上方向外电钻切削内耳道顶，开放内耳道上壁，应注意切削的厚度，防止损伤内耳道中的结构。

Miller 等建议用岩浅大神经延长线与弓状隆起夹角平分线或与弓状隆起前方成 60° 夹角方向来定位内耳道。以岩浅大神经所在直线与弓状隆起的交点大致确定膝状神经节的位置，将膝状神经节与面神经裂孔之间的骨质用剥离子小心剥除。显露膝状神经节有助于确定内耳道的位置。岩部磨除从交角平分线和岩上嵴的交点开始，沿岩上嵴方向，由内向外磨。首先显露内耳道，探查内耳道的前内侧壁硬膜，显露整个内耳道达基底部，在重要结构表面留一薄层骨板。在内耳道前方磨除骨质时需避免损伤颈内动脉与内耳道夹角处的耳蜗。内耳道及其周围相关结构的准确定位是手术成功的关键。

Sanna 曾详细图解内耳道定位的 4 种常用方法，皆是具有硬膜外手术入路特征，充分利用颅底解剖标志进行定位。岩前入路（Kawase 入路），具有典型的硬膜外入路特征，继承的是耳鼻喉科颅中窝手术入路、经岩骨手术入路、侧颅底手术入路的思想。Sanna 坚持从内向外磨除。Garcia-Ibanez 采用弓状隆起与岩浅大神经夹角的平分线，即内耳道走行，而非前半规管与岩浅大神经夹角。因为弓状隆起下方，有将近一半的概率不是前半规管。

(3) 耳蜗的定位：磨除岩尖骨质显露岩骨段常常会损伤耳蜗，准确判断耳蜗的位置非常重要，常用的耳蜗定位采用 Day 等（1994）耳蜗轮廓化，即以内耳道前三角定位耳蜗，该三角由内耳道内侧缘、颈内动脉膝部和膝状神经组成，耳蜗位于该三角外侧一半的深面。但此三角缩小了岩骨的磨除范围，而且其面积较大，耳蜗定位不够局限，加之颈内动脉膝部及内耳门内侧唇准确位置不好判断，这给耳蜗的定位带来了很大困难。

由于颈内动脉膝部位于岩骨深部，这给耳蜗的定位带来困难。术中用膝状神经节与经棘后缘孔垂直于蝶岩沟交点（A 点）连线的中点（D 点）取代岩内颈内动脉膝部来定位耳蜗，同样可获得准确的定位。膝状神经节至 D 点距离和至颈内动脉膝部距离分别为 8.4mm 和 8.8mm。可利用膝状神经节与棘孔连线的中点、内耳道内侧缘和膝状神经

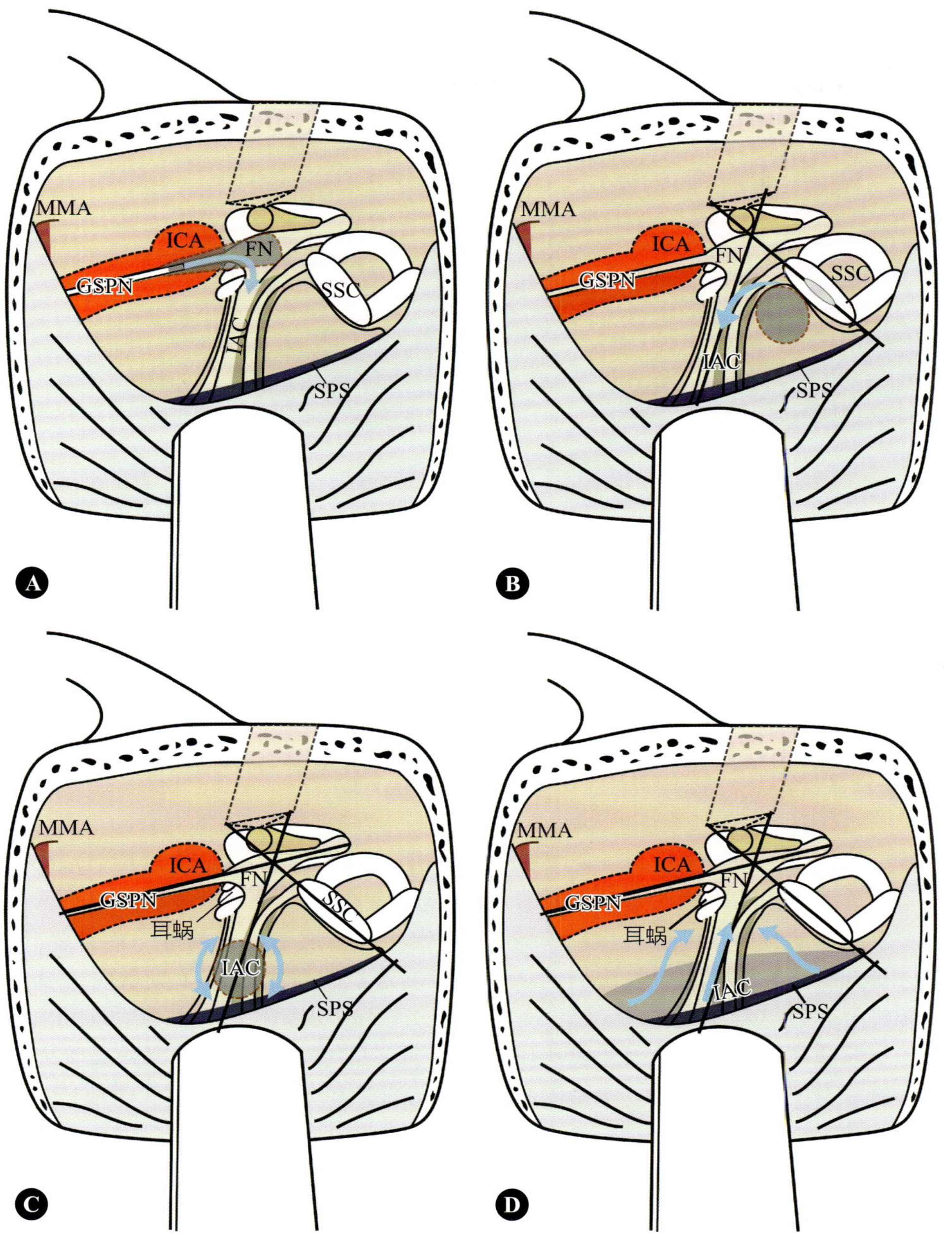

◀**图 8-14　内耳道定位方法**

A. House 定位法：岩浅大神经（GSPN）与膝状神经节交汇点与面神经迷路段定位内耳道底，从这一点开始磨除轮廓化内耳道；B. Fisch 定位法：定位并磨除前半规管，识辨蓝色在迷路上留一薄层骨质；C. Garcia-Ibanez 定位法；D. Sanna 内耳道定位法：定位弓状隆起（AE）与 GSPN，从两个解剖标志的夹角内侧向外磨除。MMA. 脑膜中动脉；ICA. 颈内动脉；GSPN. 岩浅大神经；FN. 面神经；IAC. 内耳道；SSC. 前半规管；SPS. 岩上窦

节（岩浅大神经所在直线与弓状隆起的交点），三点形成的一个新三角来定位耳蜗，耳蜗位于该三角外侧一半的深面。Forbes（2012）采用前岩骨入路（图 8-15），轮廓化耳蜗，测量耳蜗基底膜的前缘平均位于岩浅大神经与面神经延长线连接点前 7.56mm（6.4～8.9mm）处，膜性耳蜗的内侧缘平均位于岩浅大神经和面神经延长线连接处内侧 8.2mm（6.9～8.9mm），岩浅大神经与面神经连接线到膜性耳蜗的最大平均距离为 9.3mm（8.2～10.3mm），GSPN 与面神经连接处 12.5mm 半径外的岩骨前内侧磨除，似乎与耳蜗的低风险程度有关。

2. 颅底骨质磨除　硬膜外颅底骨质磨除的目的是在保留颞骨神经和血管结构的同时，在岩锥前内侧形成一个最大的窗口，这个目标是通过一个精确的，逐步的方式进行硬脑膜外骨质切除。切断脑膜中动脉，识别膝状神经节，先从内耳道（IAC）的内侧 2/3 处开始，将岩浅大神经（GSPN）轴线与弓状隆起线的夹角平分，用 3mm 或 4mm 金刚钻沿着该等分轴的中点磨除，磨除 3～4mm 的骨质，覆盖在内耳道上的硬脑膜就会被识别出来，耳蜗上方

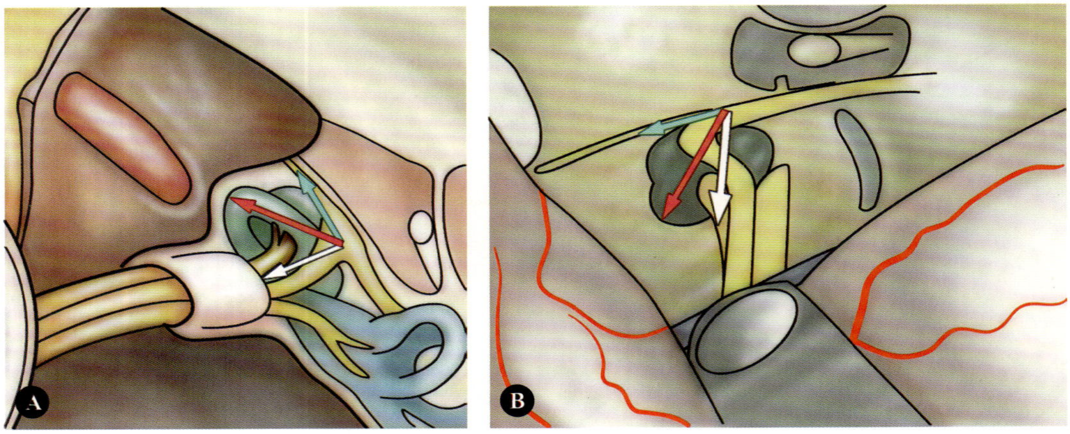

▲ 图 8-15　耳蜗的定位

A. 颞骨轮廓化后的示意，绿色箭头表示从岩浅大神经（GSPN）和面神经（箭的基部）的连接点到耳蜗底（箭的尖端）的前边界的距离。此距离是沿 GSPN 测量的。白色箭表示从 GSPN 和面神经的连接处（箭的底部）到耳蜗底（箭的尖端）的内侧边缘的距离。这个距离是沿着面神经的轨迹测量的。红色箭表示从 GSPN 和面神经的连接到耳蜗底（箭尖）的最大距离。GSPN 与面神经的连接代表膝状神经节的大致位置。B. 岩浅大神经（GSPN）管、耳蜗和面听神经复合体的示意。绿色箭头表示从 GSPN 和面神经的连接点（箭的基部）到耳蜗底（箭的尖端）的前边界的距离。此距离是沿 GSPN 测量的。白色箭表示从 GSPN 和面神经（箭的基部）的连接点到耳蜗内侧边缘（箭尖）的距离。这个距离是沿着面神经轨迹测量的。红色箭表示从 GSPN 和面神经的连接点到耳蜗底前缘（箭尖）的最大距离。在确定岩浅大神经（GSPN）和 CN 7/8 复合体（箭），这两个结构的连接点距膜性耳蜗不超过 11mm。在 GSPN 和面神经连接处 11mm 范围内存在"危险区"。磨除距 GSPN 与面神经外侧连接处 11mm 半径范围内的岩骨前内侧似乎与膜性耳蜗的高度危险有关。从 GSPN 和面神经的连接处向外磨除 12.5mm 的半径，似乎与骨性耳蜗装置的低风险程度有关

的骨质在高速钻的帮助下磨除，直到剩下的骨质只有蛋壳厚或衬蓝。继续朝向岩嵴显露覆盖在内侧内耳道上的硬脑膜。在三叉神经复合体的方向，再磨除内耳道腹侧数毫米的骨质，辨认岩浅大神经和膝状神经节。岩浅大神经在面神经裂孔处出骨管，继续在岩大神经沟的内侧走行，显露膝状神经节，用光滑的金刚钻轻轻磨除，在神经节上保留一层薄薄的骨壳，向膝状神经节方向揭开整个内耳道。当接近内耳道底时，开口应该不超过内耳道的宽度。当面神经经过耳蜗时，面神经向上加入膝状神经节，当内耳道的基底显露时，这会使管内面神经更加浅表。

在中颅底入路准确磨除颞骨岩部是十分重要的，直接关系到手术显露的质量和能否避免损伤颞骨岩部内及其周围的重要结构，充分利用岩浅大神经的重要解剖位置，不仅能够准确地定位好颈内动脉、耳蜗和膝状神经节，而且还能根据岩浅大神经几乎平行于颈内动脉的解剖特点，磨除岩浅大神经上方颞骨岩部，颞骨岩部尖突部位的骨质多为松质骨，耳蜗周围为象牙骨所包绕，两者之间的骨质有明显的差别，所以选择先磨除岩骨尖，而当向外磨除遇到骨质有明显变化时即可能已到耳蜗，注意保护好耳蜗和颈内动脉膝部（两者距离很近，仅 2.63mm）。耳蜗与内耳道的内侧前部一起骨骼化。一般认为颞骨岩部的磨除界限应上到颞骨岩部上缘，下为颈内动脉和下岩窦所限，外为耳蜗和内耳道所限，内为 Dorello 管所限。具体磨除颞骨岩部范围要根据手术显露需要而定，不应一味地追求颞骨岩部磨除。

(1) 菱形窝磨除

①"菱形窝"的识别：剥离颅中窝底硬脑膜，直到脑膜中动脉从棘孔出来，显露三叉神经进入卵圆孔的下颌支，将硬脑膜向岩嵴方向分离，露出弓状隆起与三叉神经压迹之间的骨质。放置自持牵开器，使颞部硬脑膜远离颅中窝底，通过在颞侧硬脑膜和神经结缔组织鞘之间形成平面，使硬脑膜从三叉神经外侧迅速游离出来，确定"菱形窝"的标志点岩浅大神经和三叉神经下颌支的交界处；三叉神经孔的外侧缘；岩嵴和弓状隆起的交界处；岩浅大神经、膝状神经节和弓状隆起的交界处（图 8-16）。

②"菱形窝"的磨除：磨除内耳道和颈动脉之间的骨质，避免磨除耳蜗的后外侧骨质。紧靠在

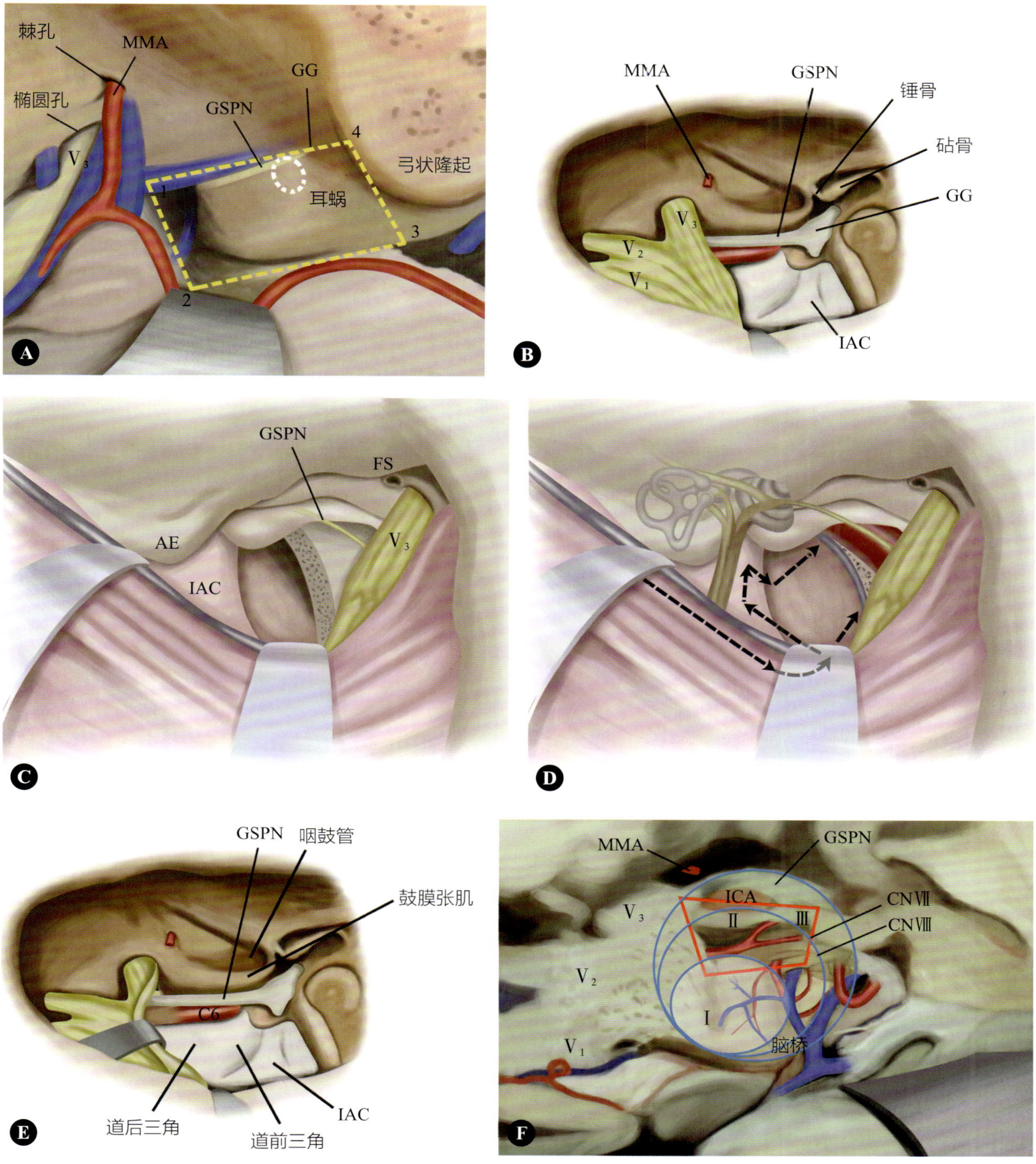

▲ **图 8-16　磨除菱形窝**

A. 确定菱形窝的边界。B. 确定菱形窝边界的示意。C. 颞部硬脑膜从颞窝底部抬起，以确定扩大颅中窝入路术中需要磨除的菱形窝解剖标志。从后方的内耳道（IAC）向前磨除至三叉神经节；外侧至膝状神经节、岩浅大神经（GSPN）和颈内动脉（ICA）；向下磨除斜坡至岩下窦下。D. 迅速打开硬脑膜（虚线），岩上窦被切断以增加显露。E. 磨除菱形窝区的骨质后显露的解剖结构示意图；F. 切开天幕显露脑桥腹外侧，根据肿瘤与脑干、三叉神经（CNⅤ）的位置关系，分别可显露脑干的不同的区域（Ⅰ区、Ⅱ区、Ⅲ区）

AE. 弓状隆起；FS. 棘孔；MMA. 脑膜中动脉；V_1. 三叉神经眼支（眼神经）；V_2. 三叉神经上颌支（上颌神经）；V_3. 三叉神经下颌支（下颌神经）；CNⅦ. 面神经；CNⅧ. 听神经

耳蜗周围的骨质是由其致密、无孔的皮质，切除内耳道和前半规管之间的楔形骨质，显露内耳道的前部和内侧的颅后窝硬脑膜，前半规管通常位于弓状隆起之下，用蓝线标出前半规管，以便精确地确定三角的外侧缘，切除这一区域的骨质将有效地开放270° 内耳道。

(2) 岩尖的磨除：磨除岩尖，拓展深部视野。磨除岩尖可以显露三叉神经到面神经的腹侧脑干，并且可以通过切断岩上窦进入到脚间窝。

3. 骨质磨除与显露的关系　颅中窝底被分成两个众所周知的三角形，Kawase 和 Glasscock，去除颅中窝的 Kawase 三角和 Glasscock 三角提供了进入岩斜区的通道，与移除 Kawase 三角相比，移除 Glasscock 三角在显露或手术自由度方面并没有显著的增量改善（图 8–17）。

（四）肿瘤切除的要点

1. 精准有效　肿瘤切除过程中动作一定要轻柔，不可操之过急，注意对周围神经和微血管的保护，这对于防止术后出现面瘫、复视等神经功能缺失非常重要。

2. 保护听力　扩大颅中窝底入路提供了听力保护的机会，术后可保持有用听力［平均纯音≥50dB，单词识别分数（WRS）为 50%］。除术前听力外，影响听力保护的因素包括病变的位置和大小，听力保护率存在很大的变异性。

3. 保护面神经功能　保护术后面神经功能正常（H-B Ⅰ级）是扩大颅中窝底入路的目标。前庭神经鞘瘤切除术后 1 年面神经功能Ⅰ级报告率为78%～94%，67%～100% 的病例术后 1 年报告为面神经功能Ⅰ级，88%～100% 的病例报告为面神经功能Ⅰ级或Ⅱ级。

八、常用的扩大颅中窝底入路

上斜坡区和岩斜区的中央颅底病变由于位于脑干前方，有几种经岩骨入路来进入岩斜交界区，包括岩前（扩大颅中窝底入路）、岩后（迷路后、经迷路、经耳蜗）和联合岩骨入路。岩前入路最适合于位于内耳道前方，岩下窦上方的上岩斜区病变。

扩大颅中窝入路及其各种改良入路，对于接近岩尖、上岩斜区、颈内动脉岩段和内耳道的血管和肿瘤性病变非常有用。House（1961）将颅中窝入路引入显露内耳道来治疗以保护听力为目的的内耳道内听神经瘤。Kawase（1991）进一步扩大了手术适应证，包括硬膜外前岩部切除术，分离岩上窦和天幕，处理岩斜区脑膜瘤。这种入路的优点是在尽量减少颞叶牵拉和保留听觉和前庭装置的同时，可以直接进入岩尖、海绵窦后部、岩斜上部和桥小脑角前内侧。通过岩骨的前内侧切除，可进入内耳道上方的基底动脉中段和上段。Liu 等（2006）描述了增加颧弓截骨和更广泛地切除颅中窝底骨质（切除 Glasscock 和 Kawase 三角）以增加岩段颈内动脉的显露。

（一）经颧弓 – 扩大的颅中窝底入路

经颧弓 – 扩大颅中窝入路，对累及颅中窝伴或不伴海绵窦侵犯、累及颅后窝及斜坡区的病变尤其有效，该入路包括：①额颞部开颅、颧弓截骨、颞叶硬膜外抬高、外侧海绵窦壁分离；②硬膜外磨除蝶骨嵴和前床突，允许通过上壁进入海绵窦，并显露颈内动脉床突段；③这种入路允许通过外侧轨迹广泛进入不同的区域（岩斜区、斜坡区和床突段颈内动脉，整个海绵窦和从脚间窝到面神经的颅后窝）。

Zhao（2008）报道的经颧弓 – 扩大颅中窝底入路，包括额颞开颅、颧弓截骨、硬膜外显露颅中窝底、V_3 前移和广泛的颅中窝底骨质磨除。该入路增加了手术通道，最大限度地显露了中央颅底的岩尖和岩斜上部区域。这种显露为直视后海绵窦、Meckel 腔、岩尖、岩斜上区、脑桥小脑三角前内侧、斜坡、基底动脉干和三叉神经根至内耳道的脑干腹侧提供了更广阔的手术通道可应用于岩斜脑膜瘤、脊索瘤、软骨肉瘤、三叉神经鞘瘤、胆固醇肉芽肿、基底动脉干中动脉瘤和前外侧桥的海绵状畸形。Sun（2018）报道连续 22 例经颧弓 – 扩大中颅底入路治疗涉及 Meckel 腔和海绵窦的肿瘤。通过扩大颅中窝底、经床突入路获得 MC 和海绵窦的手术入路。外侧蝶骨切除术是指磨除蝶骨大翼外侧至圆孔和卵圆孔，眶上裂减压术，切除前床突。外侧蝶骨切除结合颅中窝底入路治疗 Meckel、海绵窦肿瘤，在肿瘤的手术入路和控制中具有重要作用。

1. 额颞开颅　眶颧开颅，向前显露于眶外侧缘，向下显露于颧弓，向后显露于岩嵴。

2. 颧弓截骨术　颧弓两端离断（图 8–18），第 1 个切口是通过颧骨根部，在颞下颌关节和关节盂窝的前面，这个切口应该从颧骨根部的后上方开

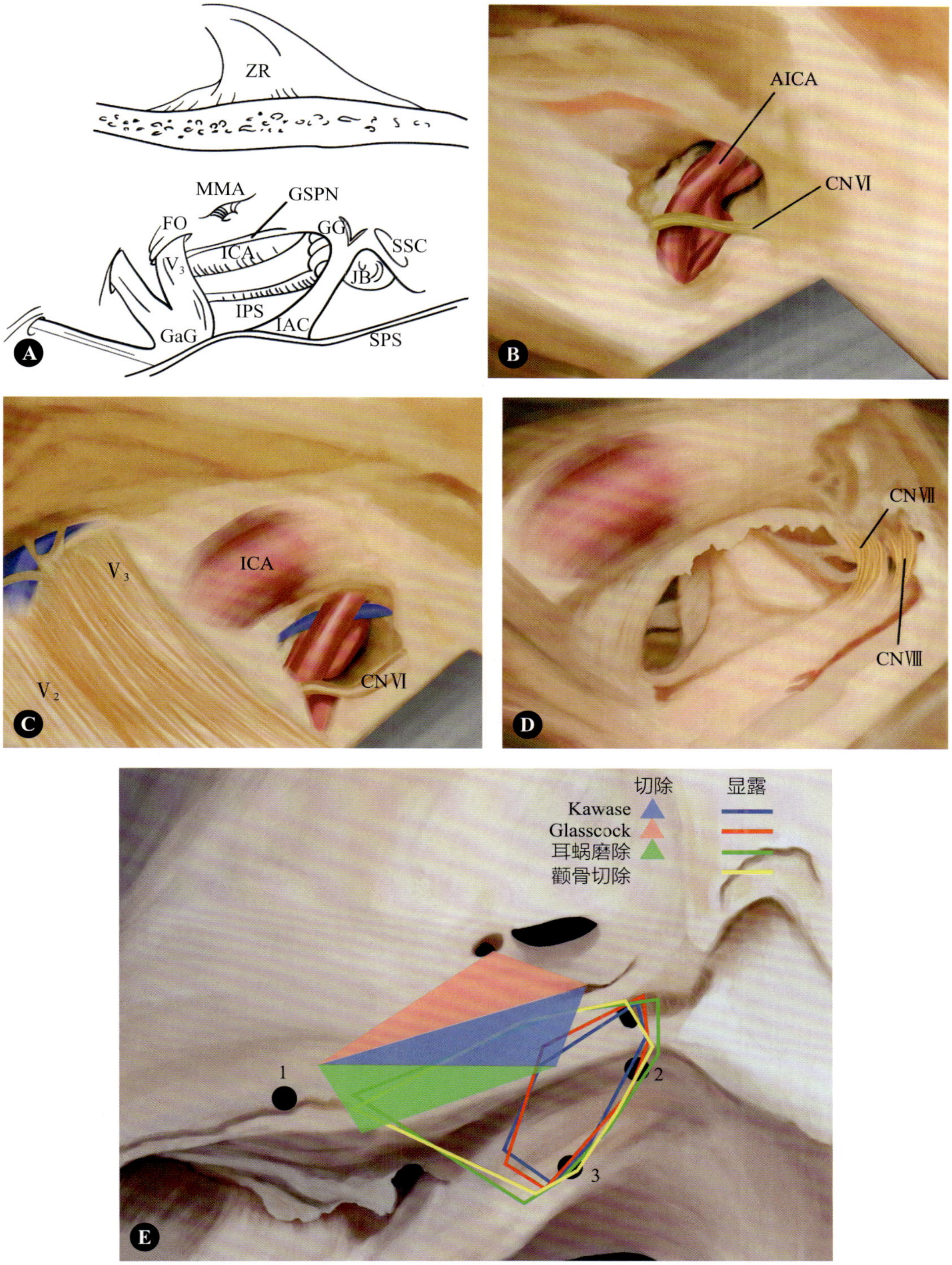

▲ 图 8-17　颅中窝底骨质磨除与显露的关系

A. 右侧颅中窝扩大入路示意；B. 磨除 Kawase 三角后的手术显露；C. 磨除 Kawase 三角和 Glasscock 三角后的外科显露；D. 磨除 Kawase 和 Glasscock、内耳道和耳蜗后的外科显露；E. 显示左侧颅中窝底骨质磨除每一步的显露区域。颅中窝透明的三角形阴影表示连续的骨切除区域，以实现不同程度的显露。叠加在图中的是每一个手术步骤所提供的不同手术显露区域

ZR. 颧弓根；MMA. 脑膜中动脉；FO. 卵圆孔；AICA. 小脑下前动脉；GSPN. 岩浅大神经；GG. 膝状神经节；SSC. 前半规管；V_2. 三叉神经上颌支（上颌神经）；V_3. 三叉神经下颌支（下颌神经）；CN Ⅵ. 展神经；CN Ⅶ. 面神经；CN Ⅷ. 听神经；IPS. 岩下窦；JB. 颈静脉球；IAC. 内耳道；GaG. 三叉神经节；SPS. 岩上窦

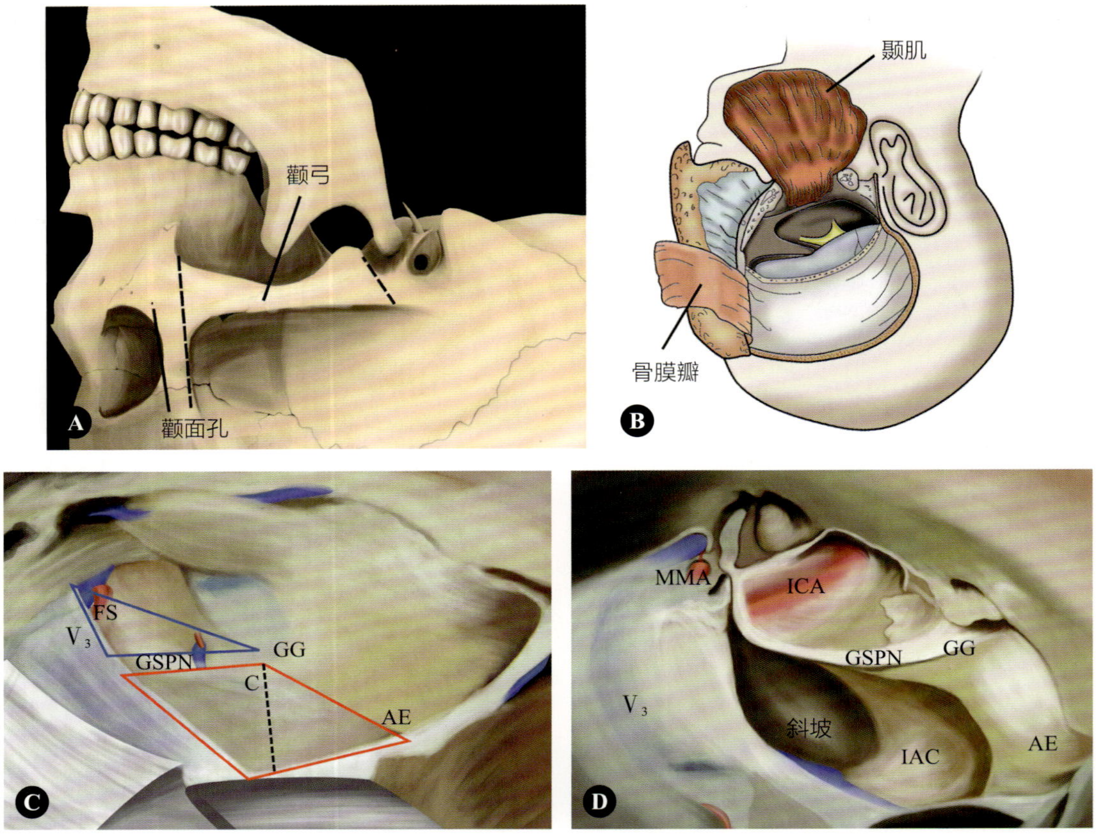

▲ 图 8-18　经颧弓 – 扩大颅中窝底入路

A. 显示颧弓截骨术中的切口。B. 颧弓离断后，抬起颞叶硬脑膜显露颅中窝底。C. 在硬膜外颞叶硬脑膜自后向前方抬起，显露颅中窝底和岩浅大神经（GSPN）。棘孔（FS）的脑膜中动脉（MMA）被分离，以允许颞叶硬脑膜进一步释放，显露后海绵窦和下颌神经（V_3）。菱形窝（红色）前方由 V_3、外侧 GSPN、后方弓状隆起（AE）、内侧岩嵴组成。岩段颈内动脉（ICA）的水平段平行于 GSPN。IAC（黑色虚线）大致位于 GSPN 和 AE 之间夹角的平分线上。耳蜗位于前内侧，低于膝状神经节（GG）。Glasscock 三角（蓝色）被卵圆孔的后缘、棘孔、V_3 的后缘和耳蜗顶点包围。D. 广泛切除颅中窝底的菱形窝和 Glasscock 三角的骨质，可显露岩段 ICA、斜坡和内耳道（IAC）

始，并斜向前方，在这个方向上的切口可以减少从颧骨根部伸出的骨质阻碍术野，也有助于美容性的复位，第 2 个切口与眶外侧缘平行，从额颧缝开始，颧弓可以随咬肌一起向下移位。如果需要额外的前外侧颅底和眶额显露，也可以使用该显露进行全眶颧截骨术，如 Zabramski 等（1998）所述。

3. 硬膜外显露　硬脑膜抬高开始于岩嵴，并沿内侧和前部方向进行，以确定弓状隆起、岩浅大神经、内耳道口和岩嵴前部，棘孔脑膜中动脉结扎分离。向内侧分离，直到确定眶 – 脑膜动脉，然后结扎和分离。硬脑膜在内侧进一步抬高，直到眶上裂和海绵窦被确定，三叉神经上颌支（V_2）、三叉神经下颌支（V_3）和它们各自的孔也被确定。这就提供了颅中窝底的广泛显露，包括蝶骨和颞骨的大翼。然后通过移除蝶骨大翼（包括 V_1、V_2 和 V_3 之间的骨质）到颞下颌关节的侧面。卵圆孔和圆孔因此被减压，在前面、侧面和后面的方向上有多达 270° 的骨质去除。根据肿瘤的范围，前岩部切除术通常通过磨除 Kawase 区来完成。内耳道（IAC）在内侧 270° 成骨，并根据肿瘤的延伸情况进行必要的后岩部切除术。

（二）硬膜外扩大颅中窝底入路

House 于 1961 年描述的颅中窝硬膜外入路，该入路的适应证包括内耳道内听神经瘤切除术，面神经管探查和前庭神经切断术，其优点是能够显露颞骨的内侧面及内耳道，可在不损伤听觉器官的前提下显露内耳道。但因手术显露有限，仅适合切除直径小于 2cm 的桥小脑角肿瘤或听神经瘤。1975 年，

Bochenek 等首先介绍了扩大颅中窝入路的方法，即在颅中窝入路的基础上，切开岩上窦和小脑幕，扩大了手术显露范围。1985 年，Kawase 等对该入路做了进一步改进，使其能经岩骨前部到达斜坡的入路。

1. *颅中窝和后海绵窦硬膜外显露*　硬膜外轻轻抬起颞叶，显露颅中窝底和后海绵窦，硬膜外显露岩锥直至颞骨岩部的边缘，辨认位于颅中窝底的棘孔，电凝后切断脑膜中动脉（图 8-19），注意避免由于岩浅大神经（GSPN）与颞叶硬脑膜分离时过度拉伸造成面神经牵拉性损伤，弓状隆起位于岩后嵴，继续向前分离硬脑膜，显露出膝状神经节和

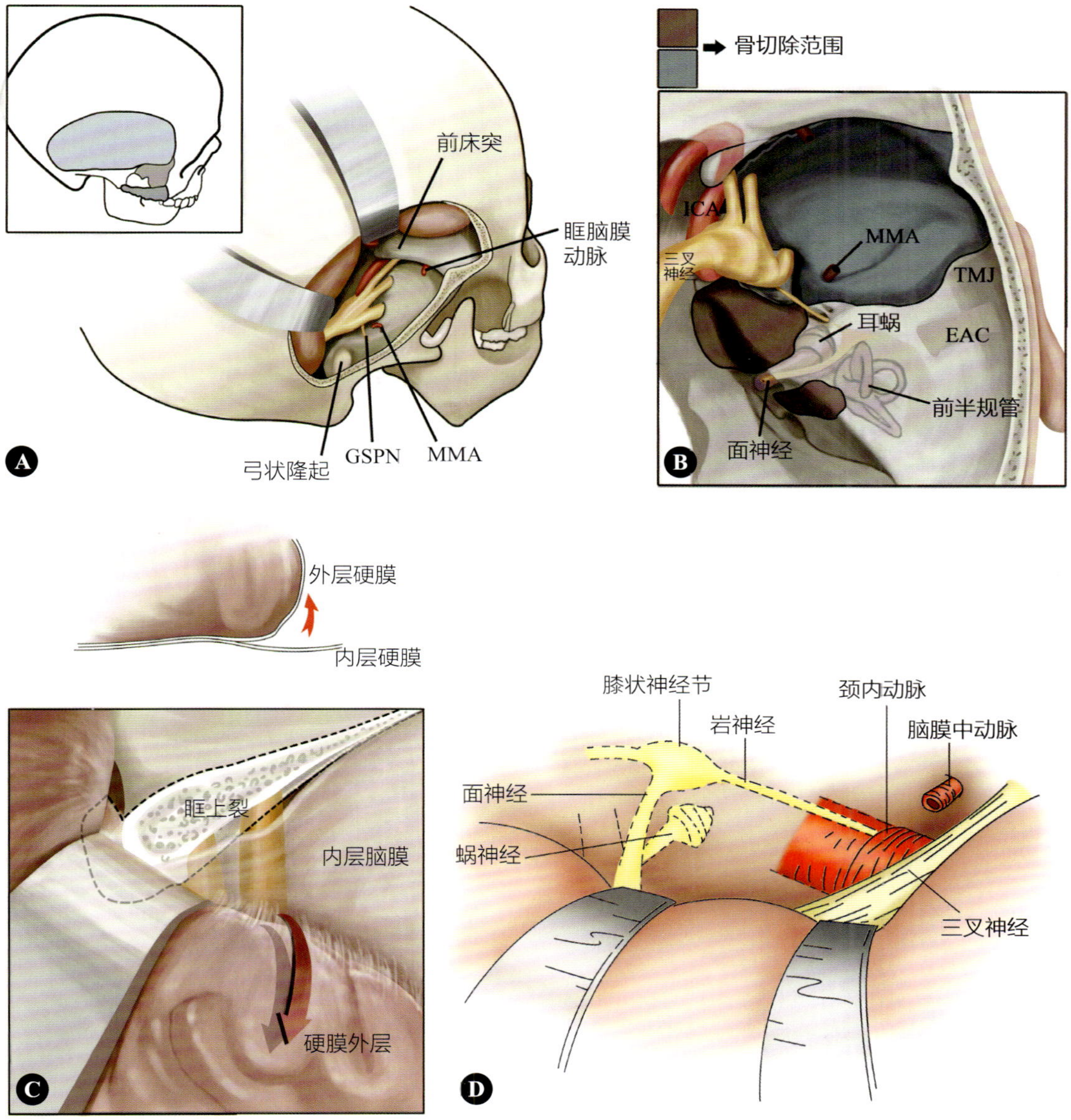

▲ 图 8-19　硬膜外显露

A. 硬膜外经颧 - 颞极扩大颅中窝底入路示意（插图），颅中窝硬脑膜广泛抬高，露出颅中窝底和蝶骨大翼，包括眶上裂、前床突、圆孔和卵圆孔、岩嵴；B. 眶 - 脑膜动脉和脑膜中动脉（MMA）被电凝后结扎，然后进行硬脑膜外颅底骨质磨除术，包括在扩大颅中窝入路（红色）中磨出内耳道和 Kawase 三角区，并通过切除前床突和眶上裂、圆孔和卵圆孔减压进行外侧蝶骨切除术（灰蓝色）；C. 在眶上裂的内侧和外侧硬脑膜小叶之间形成一个平面，进入 Meckel 腔和外侧海绵窦。内侧硬脑膜小叶可以切开，以便切除外侧海绵窦和眶上裂内的肿瘤；D. 切断脑膜中动脉，硬膜外经岩前入路显露三叉神经示意

GSPN. 岩浅大神经；ICA. 颈内动脉；TMJ. 颞下颌关节；EAC. 外耳道

GSPN，GSPN 位于岩浅大神经沟，被一层结缔组织覆盖，脑膜中动脉在进入棘孔处电凝和离断，这允许进一步释放、游离中颅底硬脑膜。从海绵窦外侧壁提起硬脑膜固有层，三叉神经下颌支（V_3）显露在卵圆孔处。

2. 硬膜外磨除菱形窝　在保留神经血管和神经结构的前提下，通过磨除颅中窝底的菱形窝骨质进行前岩骨切除术。使用高速钻逐步磨除的方式。首先确定内耳道，它位于岩浅大神经和弓状隆起形成的夹角的平分线上。骨质磨除从岩骨内侧向外侧磨除，从内侧岩骨嵴开始磨除至内耳道内侧 2/3 的顶。覆盖在内侧内耳道上的硬脑膜在内耳道口处向外张开。磨除在三叉神经下颌支的后缘和内耳道前缘之间的骨质。三叉神经下颌支向前牵开允许岩尖前内侧的进一步显露，以促进岩骨切除。向下磨除直到看到岩下窦内侧。岩部切除的外侧缘是岩段颈内动脉的水平段。内耳道和弓状隆起之间的骨质被切除。如果需要显露岩段颈内动脉，可以移除覆盖在 Glasscock 三角上的骨质。Glasscock 三角后缘是卵圆孔后缘、棘孔、三叉神经下颌支后缘和耳蜗顶为界。在轮廓化岩段颈内动脉水平段时，为了防止面神经的牵拉损伤，更愿意在这里切断岩浅大神经。

3. 三叉神经下颌支前移位　三叉神经下颌支用自持器向前牵开可使颈内动脉水平段远端进一步显露，以提供岩尖更多的显露（图 8-20）。如果需要

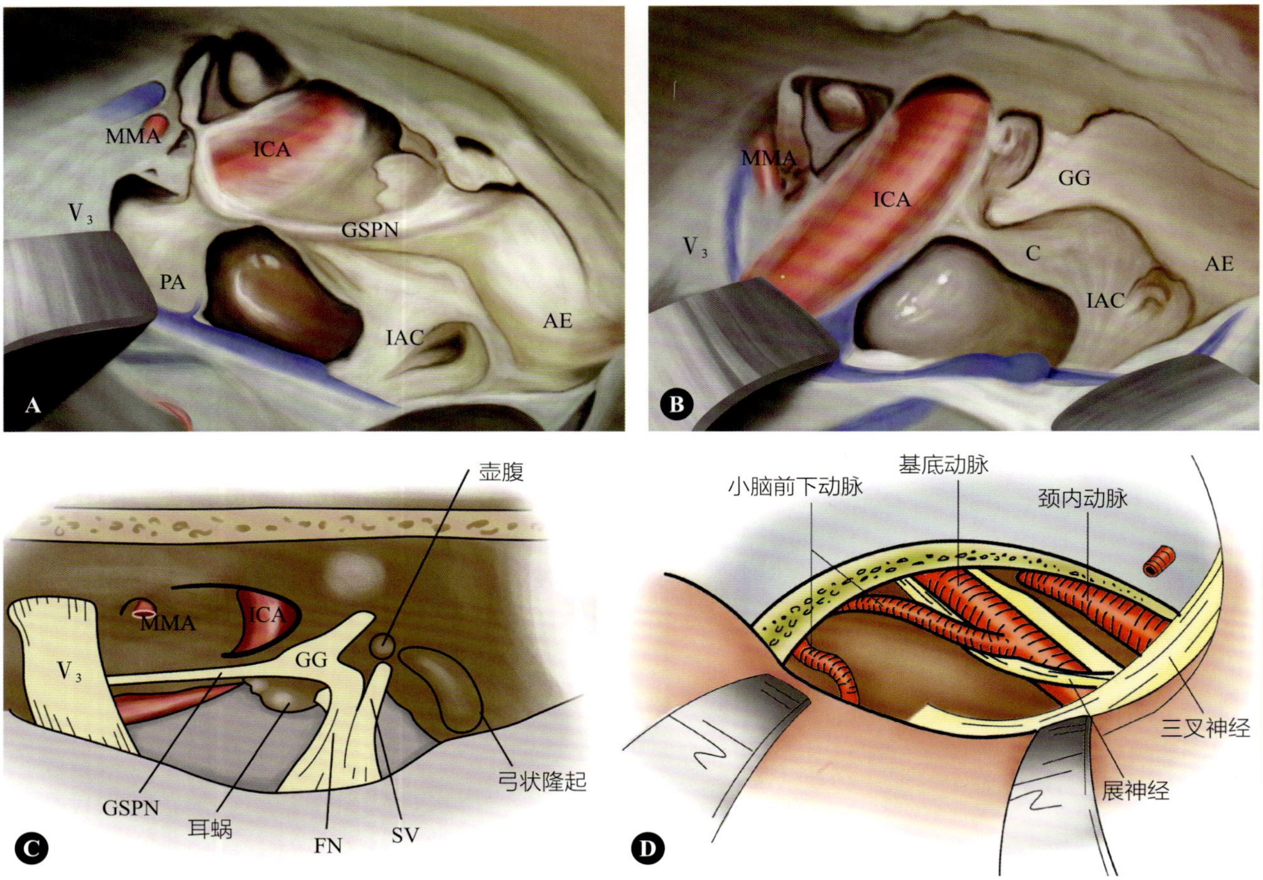

▲ 图 8-20　硬膜外骨质磨除

A. 三叉神经下颌支（V_3）向前牵开，提供了岩尖（PA）切除的额外显露。B. 在三叉神经的内侧和下方至岩下窦的深部，进一步切除岩尖前部骨质，提供了额外的颈内动脉显露。岩浅大神经（GSPN）被切断以防止在骨质磨除过程中对面神经的牵拉性损伤。C. 完全显露岩段颈内动脉（ICA），包括水平段、膝部和垂直段。岩段颈内动脉垂直段的前部和外侧已完全磨除至颅底颈动脉管入口。切除水平段外侧和垂直段前方的颅中窝底骨质，显露颞下窝（ITF）。D. 磨除 Kawase 三角，见基底动脉、小脑下前动脉和展神经

AE. 弓状隆起；GG. 膝状神经节；MMA. 脑膜中动脉；IAC. 内耳道；FN. 面神经；SV. 三叉神经脊束核

的话，可以通过显露完成整个岩颈内动脉（水平段至膝关节和垂直段）的轮廓化。水平段岩骨颈内动脉外侧和垂直节段前方的骨质可以向下磨除到颞下窝，以提供更大的显露角度和岩段颈内动脉的上下方的手术轨迹。注意避免对颞下颌关节造成损伤，颞下颌关节位于岩骨颈内动脉的垂直段的后外侧。咽鼓管位于岩骨颈内动脉水平段的外侧，如有可能应予以保留。

4. 切开硬膜　颅中窝底的硬膜需向内朝岩上窦方向切开 2cm，置入牵开器后，沿着岩上窦将切口扩大成 T 形，颅后窝硬膜切开一小口，用丝线结扎或用银夹夹闭后切开小脑，切开的小脑幕用缝线牵开，切除斜坡脑膜瘤时，应沿肿瘤后缘切开硬膜，以使肿瘤附着于切开的小脑幕前份。

5. 肿瘤显露与切除　斜坡脑膜瘤一般将第Ⅴ对脑神经向外侧推移，在肿瘤表面可见到该神经，小脑幕脑膜瘤则将第Ⅴ对脑神经向下推移，第Ⅲ、Ⅳ对脑神经向上移位，后者通常在穿过硬膜返折处被肿瘤包裹，术中避免对第Ⅳ对脑神经进行过度牵拉，沿着第Ⅴ对脑神经向前扩大硬膜切口，切开 Meckel 腔，此腔多被肿瘤浸润，从 Meckel 腔开始切除肿瘤，以便增加第Ⅴ对脑神经的活动度，在 Meckel 腔，三叉神经分成几段，并与肿瘤粘连在一起，第Ⅴ对脑神经松动后，于第Ⅳ～Ⅴ对脑神经，分离斜坡硬膜上的肿瘤基底。

切除肿瘤过程中，先电凝来自小脑幕动脉的肿瘤供血动脉，以减少肿瘤出血，接着囊内切除肿瘤，小脑上动脉和脑桥穿通支位于肿瘤后面，应保持术野清晰再将其与肿瘤分离，肿瘤较大时小脑下前动脉可能受累，展神经常被挤向内侧，位于三叉神经的内下方，肿瘤侵及海绵窦时，沿三叉神经眼支的上界切开 Meckel 腔的内侧硬膜壁，使第Ⅴ对脑神经根向下移动，扩大 Parkinson 三角，肿瘤切除后可见第Ⅵ对脑神经和颈内动脉的 C_4～C_5 段。

6. 关颅　磨除的岩尖部先用颞浅筋膜片加以覆盖，然后用纤维蛋白胶加以固定，遇有扩伸至岩尖的乳突气房可以用游离肌瓣填塞，如果有硬膜缺如，可将硬膜缘与筋膜片缝合。

（三）扩大颅中窝底硬膜内外联合入路

1. 适应证　主要适用于海绵窦内病变，小脑幕裂孔区病变手术。

2. 基本步骤

(1) 体位：仰卧位，头转向对侧 45°～60°，头架固定。

(2) 头皮切口：不对称半冠状皮肤切口、改良翼点入路切口。

(3) 骨瓣成形：根据肿瘤部位和大小，做相应的头皮切口和骨窗，若有颅骨固定装置时，则可不必行额颞骨瓣开颅，只需行颞部骨瓣开颅即可，术后用颅骨锁固定，关键孔则位于颧弓根部上方，其余两孔则位于颞鳞缝和颞窝前部下方（图 8-21）。

(4) 颅底骨切除：在硬膜外可切除的骨质包括眶顶和视神经管、前床突、眶上裂、圆孔、卵圆孔，以及后外侧三角（Glasscock 三角），即棘孔与

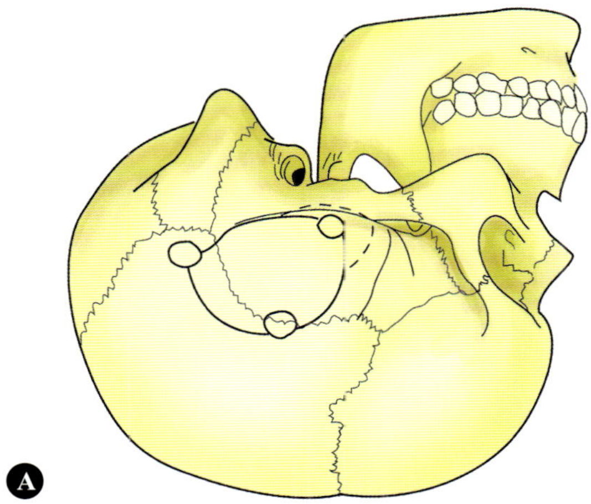

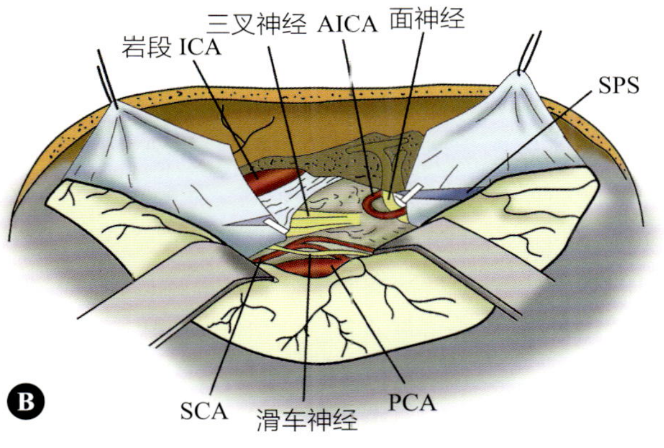

▲ **图 8-21　扩大颅中窝底硬膜内外联合入路**

A. 颅骨关键孔和颅骨瓣成形；B. 硬膜内显露脑干前外侧示意。沿颞叶底部切开硬脑膜，在滑车神经进入小脑幕后切开小脑幕，进入 Kawase 三角和颅后窝硬膜，在那里结扎和分离蝶顶静脉（SPS）。在 CNⅤ、CNⅦ和 CNⅧ的根之间可以获得良好的脑干前外侧显露，显露小脑下前动脉（AICA）

弓状隆起连线为外侧边，岩浅大神经沟为内侧边，下颌神经背侧缘为底连成的三角。

(5) 硬膜内显露颅后窝：对于硬脑膜内病变，硬脑膜沿颅中窝底向下打开。在滑车神经进入小脑幕边缘的后方切开小脑幕。切口向外侧延伸至蝶顶静脉，用钛夹结扎并切开。另一个切口从颅中窝垂直延伸穿过蝶顶静脉，然后向下延伸到颅后窝硬脑膜，这提供了从鞍底水平到内耳道前外侧脑干的硬膜内通路。

(6) 病变切除：经一个或几个海绵窦三角切除肿瘤。

(7) 颅底重建：应用自体脂肪和肌肉填塞开放的窦腔、颞下窝，并用游离的筋膜和带蒂骨膜覆盖，耳咽管被部分切除时，其软骨部应用脂肪填塞并缝合，中耳开放也应用脂肪填塞，硬膜缺损应尽量用自体游离筋膜或骨膜修补。

九、手术入路注意事项

（一）开颅和显露的注意事项

1. 体位 正确的体位可使术者精确地判定外耳道的角度和位置，这是术中正确判别岩骨内解剖结构的基础。

2. 切口 扩大颅中窝入路弧形切口大致以耳廓和外耳道为中心，前方起于颅中窝底，向后至乳突后方，以保证充分显露颅中窝底，皮瓣翻向前下。再切开颞浅筋膜、颞肌和骨膜，从颞骨上分离颞肌直至外耳道上方，然后翻转于皮瓣上。

3. 脑保护措施 术中需要特别注意保护硬脑膜的完整性，硬脑膜中的多处或重大裂口使颞叶受伤的风险增加。如果硬脑膜明显受损，颞叶用吸收性明胶海绵作为屏障覆盖。在这种情况下使用橡胶片镶嵌技术。硬脑膜切口在外侧，橡胶片被放置在硬脑膜内以广泛覆盖颞叶，防止任何通过硬脑膜缺损的损伤，这样牵拉颞叶时，颞叶脑组织不会经硬膜缺口疝出，这可能导致皮质和浅静脉引流受损。Dolenc 和 Kawase，坚持硬膜外磨除前床突 / 岩尖，硬膜是保护脑组织的天然屏障，国内多数采用硬膜内颞下－岩前入路。

4. 保护静脉 对颞叶底面 Labbé 静脉的保护，防止术后出现脑水肿，如果遇到异常粗大的颅底硬膜间静脉，可采用硬膜内入路，这是经典 Kawase 入路的缺陷，但情况并不多见。

（二）颅底骨质磨除时的注意事项

1. 内耳道骨质磨除 注意显露的完整性，特别是在管的外侧。沿着内耳道的内侧尽可能接近 270° 轮廓化是至关重要的。要获得尽可能完整的显露，就必须充分观察内耳道底，优化肿瘤完全切除的机会，并保护面神经和耳蜗神经。与扩大颅中窝入路相比，骨切除的前缘接近岩浅大神经，但不显露岩部颈动脉。同样，硬脑膜颅后窝显露的下限不是岩下窦。在内耳道边缘以下显露几毫米的硬脑膜就足够了。

2. 避免损伤岩浅大神经 术中保留岩浅大神经是预防术后干眼并发症的最佳方法，通过在三叉神经节和神经下方磨除骨质可以完全切除岩尖，显微镜必须与颅中窝底平行，以便更好地观察到三叉神经下方，通过重新定位显微镜，使其尽可能垂直于颅中窝底，使颅后窝硬膜尽可能大范围的显露，可以在外侧进一步优化显露。

（三）肿瘤切除的注意事项

1. 精准轻柔，避免损伤毗邻的重要结构 切除肿瘤过程中手法一定要轻柔，不可操之过急，注意对周围神经和微血管的保护，这对于防止术后出现面瘫、复视等神经功能缺失非常重要。

2. 显露颈内动脉 应从外向内、从前向后逐渐磨除，以免损伤颈内动脉和邻近重要结构。

3. 显露膝状神经节 术中可首先确认弓状隆起和面神经裂孔，然后沿岩大神经向上半规管前内下方逐渐以金刚石磨钻由浅入深磨除骨质。

4. 打开内耳道 确认膝状神经节后，向外侧可显露面神经鼓室段，向后内侧逐渐磨除内耳道后三角（由膝状神经节、内耳道侧壁、弓状隆起和岩嵴的交点围成）和岩尖部骨质，自上方打开内耳道。

5. 避免误伤耳蜗 耳蜗基底与颈内动脉间的距离大于耳蜗尖与颈内动脉间的距离，因此在磨除 Glasscock 三角和 Kawase 三角骨质时应格外小心，避免伤及耳蜗。

（四）关颅时注意事项

1. 硬膜修补，密水缝合 耐心细致地修补骨质和硬膜缺损，防止出现脑脊液漏，术后 3～4 天使用 10ml/h 的腰椎导管引流以防止脑脊液渗漏。

2. 消除无效腔 用自体脂肪移植物清除岩尖缺损和任何气化细胞，脂肪移植物也用于支持任何硬脑膜缺陷。注意不要过度包装脂肪移植物，因为这可能会导致颞叶压缩和占位效应。必要时，可将带血管蒂的颅骨膜周围皮瓣或颞肌瓣置入颞底重建。

十、手术入路并发症及预防

（一）常见的并发症

该入路并发症的发生率相对较高，主要取决于术者对这一并不常用的角度进行操作的熟悉程度。xMCF 入路并发症类似于 sMCF 入路或其他开颅手术。严重的颅内并发症（如脑水肿、颅内出血、气颅、脑梗死和癫痫），在 xMCF 手术后并不常见。颞叶牵拉可能导致脑水肿，并导致癫痫发作、失语症和幻听。xMCF 术后死亡率为 0%～2%。扩大颅中窝底手术入路容易发生下列并发症。

1. 听力障碍　听力障碍的原因是迷路和耳蜗受损，术中的准确定位可避免损伤。外耳、中耳或迷路的损伤，可导致传导性或感音性听力障碍，能够准确判断耳蜗的具体位置是避免其损伤的关键。

2. 脑脊液漏　脑脊液漏（包括皮肤切口、副鼻窦或咽鼓管脑脊液漏）可继发颅内感染，脑脊液鼻漏发生的原因主要是颞骨岩部封闭不全，手术需要耐心修补。

3. 张口困难或咬合错位　手术损伤颞下颌关节、下颌骨及附着的肌肉。

4. 面神经损伤　可发生在岩骨段或颅外段。

5. 复视　复视与滑车神经和展神经受损有关，在小脑幕切迹和岩尖操作时注意避免损伤。

6. 脑膜炎　脑膜炎是一种潜在的危及生命的并发症。虽然脑膜炎常与脑脊液漏有关，但在没有脑脊液漏的情况下也会发生。

（二）避免并发症的措施

1. 熟练解剖结构　掌握解剖学知识、良好的手术技术和充分的重建是预防并发症的必要条件。

2. 避免颞叶牵拉性损伤　颞叶牵拉的相关并发症有水肿、出血和（或）梗死的危险。3 种技术有助于减少颞叶损伤。

(1) 在骨瓣成形和硬脑膜分离过程中，避免硬脑膜撕裂是非常重要的，因为硬脑膜开口的回缩会导致颞叶疝和绞窄。

(2) 在牵拉颞叶之前必须充分放松大脑。在这方面，放置围术期腰椎引流管可能是非常有价值的。

(3) 颞叶牵拉时间应保持在最小值，在可能的情况下，动态牵拉应与固定牵拉交替使用。

3. 避免损伤岩浅大神经　硬脑膜分离与牵拉过程中，岩浅大神经很容易受到损伤。岩浅大神经携带味觉和节前副交感神经纤维从上唾液核到鼻泪腺，它是一种硬脑膜外结构，但通常是附着在硬脑膜的骨膜层上，因为它在蝶骨岩沟中移动，在硬脑膜外入路中，岩浅大神经可能被撕脱，导致明显的干眼症。建议采用从后到前的硬膜分离方法，即硬脑膜抬高开始于岩嵴和弓状隆起，然后将硬脑膜前移，以保护和揭开岩浅大神经和 Typani 被盖。

4. 避免面神经损伤　面神经损伤可发生在脑池段周围的解剖、显露和硬膜开放后的骨质和磨除移位的膝状神经节。面神经监测和脑干听觉诱发电位（BAEP）是预防面神经和耳蜗神经损伤的常用方法。

5. 预防脑脊液漏　脑脊液鼻漏发生的原因主要是颞骨岩部封闭不全，术中要耐心修补，岩骨骨窗上较大的硬脑膜缺损常导致术后脑脊液漏，以密水的方式修补该区域非常困难，可将合适的组织移植到硬脑膜破损处来封闭颅腔。

总之，扩大颅中窝入路可提供海绵窦、颅中窝底、桥前区和岩斜交界区肿瘤的良好入路和显露。手术入路的关键是充分切除蝶骨嵴、前床突、岩尖、Kawase 菱形区和切开天幕，为岩下窦和 Meckel 腔与岩斜交界之间提供充分的显露，硬膜外颞叶抬高加适当的脑松弛可减少术后并发症。

（陈立华　夏　勋）

第9章 颞下入路及其改良入路

一、背景

（一）颞下入路的发展

1892年，Hartley报道经颞下－硬膜外入路处理Meckel腔病变，被称为颞下－硬脑膜外入路。1911年，Fedor Krause在“脑和脊柱外科”一书中描述了采用颞下入路到达三叉神经节，于1892年开展第一例严重三叉神经痛手术。经耳前－颞下硬膜外入路，切除半月神经节后，术后患者的三叉神经痛得到显著的改善。1920年，Tandler和Ranzi在《中枢神经系统的外科解剖与手术技巧》一书中描述了颞下入路显露的方法。多年之后，Kempe采用颞下－硬膜外入路选择性三叉神经节后上颌支和下颌支切断。

1965年，Drake提出经典的颞下入路，取耳前倒问号形切口，做颞部游离骨瓣。要求颞部骨质切除要低，骨窗从颅中窝底至额骨颧突，此时采用的颞下入路缺点明显：①术中过度牵拉会造成颞叶损伤，引起术后癫痫；②术中损伤Labbé静脉，造成静脉性梗死，引起失语、癫痫；③显露空间过小，不利于岩斜区的操作等。

1966年，Histelberger和House在原有经岩骨乙状窦前入路的基础上，磨除岩骨扩大骨性显露范围，由乙状窦前入路切除岩斜区脑膜瘤，显露颅中窝底和海绵窦，在斜坡面显露后床突、鞍背；在脑干面显露脑桥上部、基底动脉上段、小脑上动脉，同侧滑车神经、对侧动眼神经等。Naffziger和Fay联合运用经颞下入路和经乙状窦后入路，即采用颞下入路时从天幕上方切开小脑幕，采用乙状窦后入路时从下方切开小脑幕，处理同时侵犯颅中窝和颅后窝的肿瘤。

（二）颞下入路的分类

颞下入路又分为前颞下入路和中后颞下入路。

1. 前颞下入路 该入路能够进入天幕前部和斜坡上段，显露一侧大脑脚和中脑上部及其基底动脉上部。使用前颞下入路，手术操作及牵拉颞叶过程中，将会带来颞叶底部的挫伤，为了尽量减少颞叶牵拉，前颞下入路应尽可能地靠近颅中窝底，如果颞前窝较深，为减少牵引颞叶损伤，可选择颧弓－颞下入路。采用颞下入路经常遇到的问题是如何处理好Labbé静脉，而采用前颞下锁孔入路，不需要分离位于颞叶后部的静脉。前颞下入路的主要手术范围，包括鞍上区外侧、海绵窦，以及颅后窝前外侧区域的病变。

2. 中后颞下入路 该入路可以清楚看到环池、中脑侧方与侧后方，切开天幕进入桥小脑角与斜坡中下段及脑桥侧方，可以处理脑桥小脑三角、中下斜坡及脑桥侧方的病变。

（三）颞下入路的改良

1. 颞下入路的改良方法 颞下入路的主要缺点是需要颞叶充分回缩。因此，术中要尽力保护Labbé静脉，避免静脉损伤和减少颞叶损伤。1968年，Charles Drake阐述了颞下入路和颞基底入路的不同改良类型，为了获得对岩斜区的更大的显露，对颞下入路进行了完善和改良。

(1) 扩大入路外部的切除范围。包括切除颧弓、颞下颌关节等，以得到更大的手术操作视角，Sekhar于1990年进一步离断颧弓、颞下颌关节，显露并推移颈内动脉，使该入路对中斜坡的显露大大改善。

(2) 扩大入路内部的切除范围。主要是磨除岩尖，以增加内部显露，Histelberger于1988年提出磨除三叉神经下方的岩尖，内达斜坡的Dorello管，下达岩下窦的改良方法，Kawase报道了颞下－经岩骨入路处理基底动脉低位动脉瘤（切除岩尖）。

(3) 合理运用硬膜外入路。灵活应用硬膜外入路，以减少术中对颈内动脉、面神经、三叉神经的损伤，为了获得脑干前方的最佳显露，Sen和

Sekhar 采用切除颧弓和眶外侧缘，在硬膜外切除骨质，显露颈内动脉的岩部和上颈部；再显露硬膜内颞下部，即可以进入整个脑干腹侧面，对于沿脑干中轴向外生长，并且侵及颞下窝的肿瘤，则可采用这种显露方式。

2. 切除外部组织以增加显露

(1) 颞前 – 翼点入路。由 Drake 于 1968 年提出，该入路为颞下入路和翼点入路的联合入路。增加了对鞍区、视交叉后区的显露，可以切除位于上斜坡区、小脑幕切迹的小型肿瘤。颞前或翼点联合显露是互相补充的，由翼点向下扩大切除范围，直至前床突颅底，向后外侧方磨平蝶骨小翼保证颞前有良好的显露。

(2) 经颞极 – 颞下入路。由 Sano 于 1980 年提出，是一个更加靠近内侧的入路，它要求在硬膜内切断蝶顶窦静脉、颞底静脉，向后上方抬起颞极，以显露岩斜区上部、同侧环池、脚池、小脑幕。Day 等提出在硬膜外经颞极入路，有效减轻了对皮质和静脉的损伤，可以显露岩斜区、视交叉后区。可以较理想地看到天幕缘、中脑及脑桥上部前侧方、大脑脚间、鞍上、鞍旁及 Willis 环等结构。

(3) 经颧弓 – 颞下入路。去除颧弓可以明显减轻硬膜下入路对颞叶的牵拉，而且可以扩大手术视角，缩短手术距离。经颧弓 – 颞下入路除经典颞下开颅外，再离断颧弓前后根，将颞肌、离断的颧弓向前下牵拉，使颅中窝底显露更加充分，可直达颞下窝部位。

3. 硬膜外入路、去除岩尖区骨质　经岩骨入路技术的出现为颞下入路的进一步发展奠定了基础。1985 年，Kawase 首先应用硬膜外入路夹闭低位基底动脉瘤，颞下 – 经岩骨前部入路亦称 Kawase 入路，此入路通过磨除颞骨岩尖部骨质进入岩骨斜坡区，现已广泛应用于处理脑桥腹侧及上斜坡区的病变。20 世纪 90 年代，Day 和 Kawase 又对此技术进行了完善。

颞下 – 经岩前入路通过磨除无重要结构的岩骨尖部，去除阻挡视野的颧弓，并进一步切开岩上窦、海绵窦后部，可以使斜坡上部、岩尖区得以直视，大大减轻对颞叶的牵拉，可充分显露海绵窦后部、Meckel 腔、鞍背、上岩斜区，向下可达内耳道水平，脑干面显露范围可下达桥延沟水平和部分同侧延髓上部等，能够早期处理脑膜瘤的基底部等。

(1) 颞下 – 经小脑幕入路。1973 年，Drake 采用颞下入路剪开小脑幕切除脑膜瘤，切开小脑幕，扩大对脑桥中外部的显露，对上岩斜区、海绵窦区显露也比较满意，但对岩斜区扩大显露不明显，不能完全切除累及硬膜外、岩尖的肿瘤。

(2) 颞下 – 岩前 – 小脑幕入路。此入路在颞下 – 小脑幕入路基础上进一步磨除内侧岩尖，扩大了对中斜坡区、桥小脑角内侧的显露，可以切除同时累及中上斜坡、岩尖、颅后窝、脑干的肿瘤等。但同样对 Labbé 静脉影响的较大，且易造成听力丧失、颈内动脉及面神经损伤。1980 年，Yasargil 报道采用颞下经岩骨入路治疗颅后窝和岩斜区脑膜瘤。Kawase 报道了颞下 – 经岩骨入路，在磨除岩尖后治疗低位基底动脉动脉瘤。

(3) 颞下 – 经岩前 – 经海绵窦入路。此入路在颞下 – 经岩前入路基础上，进一步打开海绵窦后部硬膜，可以将小脑幕更多地向前翻转，扩大对斜坡的显露。使病变的处理范围扩展到上斜坡，以及海绵窦后部（图 9–1）。

(4) 颞下 – 耳前颞下窝入路。此入路主要操作步骤包括离断颧弓（切除上颌骨髁突）、游离面神经根部、面神经移位、切除岩尖并显露岩骨内颈内动脉水平段及垂直段、向前移位颈内动脉、解剖颈部血管神经。此入路适用于累及岩骨尖、中斜坡的病变。向前可达鞍前、眶下裂，向后可达颈静脉球、颈内静脉。在此基础上，若切断下颌神经，可达下斜坡、对侧岩尖，从而可以切除累及下斜坡、海绵窦下部、对侧岩尖的肿瘤，但有可能造成颈内动脉、颞下颌关节等的损伤。

二、颞下入路的相关解剖

（一）颞区的解剖

1. 颞浅动脉　颞浅动脉位于耳屏前一指处，在颧骨上约 5cm 分叉为额支和顶支，与颈外动脉之间呈向外开放的角度（左侧平均约 158°，右侧平均约 168°）上行。颞浅动脉是否会显露于术野，取决于皮肤切口，面神经颞支较颧支更靠前，走行颞浅筋膜前方的表面。

2. 面神经的颞支与颧支　颞支多为 2 支，经下颌骨髁状突浅面或前缘，距耳屏前 10～15mm 出腮腺上缘，紧贴颅骨表面，越过颧弓后段浅面，行向前上方。颧支多为 2～3 支，在做颞部皮瓣时，切口

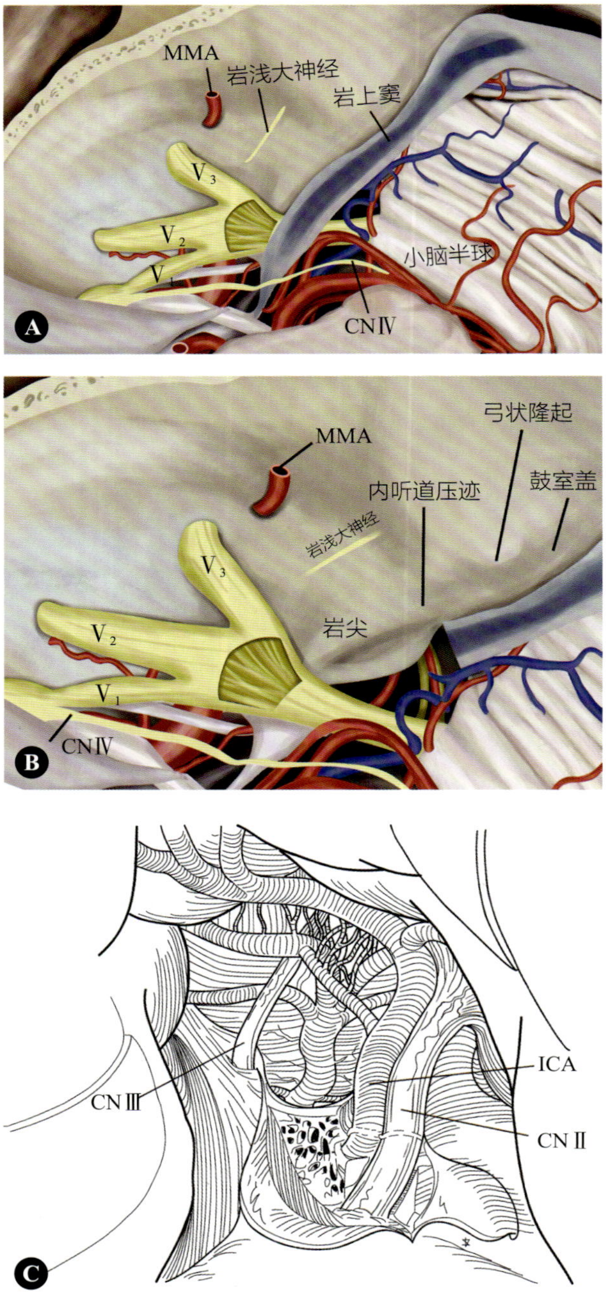

▲ **图 9-1　颞下 – 经岩前 – 经海绵窦入路**

A. 位于岩骨嵴的岩上窦；B. 在岩骨嵴，由内到外依次是三叉神经压迹、三叉神经突起、迷路压迹、弓状隆起和鼓室；C. 通过磨除前床突和后床突，打开视神经管顶和海绵窦壁，剪开颈动脉环，显露颈内动脉 – 动眼神经三角内结构。CN. 脑神经；ICA. 颈内动脉；MMA. 脑膜中动脉

应尽量靠近耳屏，以免损伤面神经的颞支和颧支。

（二）脚间池及环池

脚间池蛛网膜和小梁丰富，池壁由 Liliequist 膜中脑叶、间脑叶和中间叶、中脑脑桥内侧蛛网膜、中脑脑桥外侧蛛网膜构成。池内有基底动脉分叉蛛网膜、后穿蛛网膜。环池从脚池后缘延伸至中脑四叠体外侧缘，包绕脑干上部外侧面，其内主要有大脑后动脉 P_2 段、小脑上动脉、脉络膜前动脉、基底静脉及滑车神经（图 9–2）。颞下入路适用于环池下部病变，Labbé 静脉、海马旁回影响此入路显露。

（三）颞下入路的血管解剖

1. Labbé 静脉的显微解剖

(1) Labbé 静脉的形态。Labbé 静脉又称下吻合静脉，是连接大脑中浅静脉后部与大脑下静脉的静脉，位于颞叶的后部与枕叶之间，向下注入横窦。Labbé 静脉起源于外侧裂的中部，向后、下走行汇入横窦的前部，向后走向颞叶的最后端，向前走向颞叶外侧面的前 1/3，构成外侧裂与横窦间最大的一组吻合静脉，并引流颞叶下部的静脉。Labbé 静脉多为一组吻合静脉，是外侧裂与横窦间行经颞叶的最大吻合静脉，各分支游离长度为（9.7mm ± 4.1mm）～（14.9mm ± 4.9mm），通常分支位置越靠前，直径越细、游离长度越长。

(2) Labbé 静脉的分型。Labbé 静脉常有变异，有学者将其归纳为 3 型。

①Ⅰ型：Labbé 静脉位于大脑外侧裂沟后支的后方与横窦之间。

②Ⅱ型：Labbé 静脉位于Ⅰ型的前方，自上吻合静脉（Trolard 静脉）的吻合点出发向后下方斜行流向横窦。

③Ⅲ型：Labbé 静脉吻合部位于大脑外侧沟后端或上前方，颞下入路切除颅中窝肿瘤时，过度牵拉、上抬颞叶常会导致颞叶挫伤、水肿、出血，并可撕裂 Labbé 静脉，Labbé 静脉以单根静脉形式注入横窦者占 50%，以双根或多根静脉注入横窦者各占 25%。

(3) Labbé 静脉的回流。Labbé 静脉通常汇入横窦，但也有一部分是先注入天幕外侧窦再汇入横窦，Labbé 静脉注入横窦的位置也有很大的变化，解剖上以汇入点距乙状窦、横窦和岩上窦（STP）交汇处的距离来表示汇入的位置，Kern 报道 Labbé 静脉汇入横窦的距离平均为 2.31cm（0.5～4.0cm）。Labbé 静脉的管径也有很大变化，它与 Trolard 静脉、侧裂静脉有几乎相等的管径，但通常以 1 个或 2 个为主。

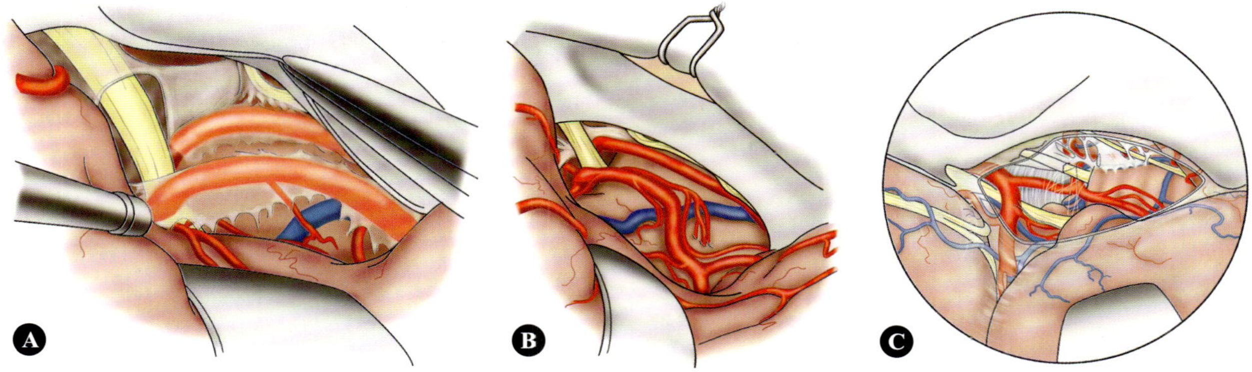

▲ 图 9-2　脚间池和环池

A. 右颞下入路，显露脚间池、环池内结构。B. 打开蛛网膜显露其内的结构。C. 右侧颞下开颅，显露天幕裂孔池内诸结构。打开天幕显露颈内动脉、小脑脑桥、脚间窝、Sylvian 裂，蛛网膜内侧至天幕游离缘，外侧颈动脉膜位于颈动脉的外侧，颈动脉内膜分隔颈内动脉及视交叉池

(4) Labbé 静脉的临床意义。Labbé 静脉是收集颞叶血液回流的主要静脉，优势大脑半球的 Labbé 静脉损伤，主要的并发症有失语症、失写症、脑水肿等。失语多为混合性，多见于术后 1～3 天；以命名性失语最常见。另外，在 Labbé 静脉损伤时再牵拉脑组织会增加静脉压，从而可引起额外的脑损伤。因此，术中应尽量保护 Labbé 静脉，特别是优势大脑半球侧的 Labbé 静脉。

(5) Labbé 静脉的保护。为了既保护好此静脉，又能达到理想的手术显露，可采用以下保护 Labbé 静脉的措施。

①术中降低颅内压，减轻对颞叶的牵拉，间接保护 Labbé 静脉。

②颞部骨瓣应尽量接近颅中窝底，必要时离断颧弓，扩大对颅底的显露，减轻牵拉。

③游离 Labbé 静脉：当该静脉影响颞叶上抬时，采用打开静脉外的蛛网膜，游离 Labbé 静脉皮质段 10～20mm，游离的长度取决于相应入路时需要牵拉的宽度，如果颞叶上抬仍有困难，宁可将 Labbé 静脉（下吻合静脉）的较小分支电凝离断，以增加显露。

④移植重建 Labbé 静脉：Morta 采用隐静脉旁路移植的方法，重建 Labbé 静脉获得成功。但临床上实施起来困难，且静脉移植后容易栓塞。

⑤部分脑组织切除的方法：术中 Labbé 静脉实在无法游离时，可适当考虑切除该静脉毗邻粘连的部分脑组织的方法来避免损害 Labbé 静脉，深度不超过 2.0cm，以免损伤视放射。

⑥改革和（或）改变手术入路：Day 等提倡硬膜外经岩颅前窝底入路，可以减少脑组织的牵拉并保护 Labbé 静脉的血流，认为此入路在颅底外科有较大的益处。

⑦术中对 Labbé 静脉的直接保护：术中为了更好地保护 Labbé 静脉，防止其干燥和损伤，静脉上应覆盖湿润的吸收性明胶海绵，因为 Labbé 静脉在进入硬膜窦处的壁相当薄弱。另外，可在距静脉稍远处牵拉大脑，这样既可显露深部病变，又不牺牲 Labbé 静脉。

2. 岩上静脉　岩上静脉又称 Dandy 静脉或岩静脉，来自中岩斜区的静脉血主要经岩上静脉，在三叉神经根外下方向前外侧走行，在内耳门上方汇入岩上窦。

3. 基底动脉　基底动脉在桥延沟处由双侧的椎动脉汇合而成，其总长度平均约为 26mm，血管外径为 3.8～4.4mm。基底动脉的头端多位于脑桥中脑沟的脚间窝处，但高位的基底动脉头端可上达乳头体，下达脑桥中脑沟下 1.3mm。基底动脉在其行程中从其背侧和两侧发出 9～15 支脑桥支（短旋动脉和长旋动脉），供应脑桥的腹侧和外侧。

4. 颈内动脉岩部　颈内动脉岩部起于颈静脉孔前内方的颈动脉管外口入颈动脉管，在管内分垂直段和水平段。其垂直段在颈动脉管中朝向膝部上行，于耳蜗的下内方转向前内，移行于水平段，膝部距耳蜗的距离为 2.8mm ± 1.3mm；水平段行于岩浅大神经和三叉神经节的下后方达岩尖处穿出岩骨，其与岩浅大神经仅为一层薄骨板所分开，且走

行方向常平行于岩浅大神经。颈内动脉除其在颈动脉管入口处有致密纤维带使之与岩骨固定外，很容易自颈动脉管内的结缔组织分离。

（四）相关的脑神经

1. **动眼神经** 动眼神经自中脑腹侧脚间窝穿出斜向外上行，从大脑后动脉和小脑上动脉之间穿过，在后床突附近跨小脑幕经过动眼三角进入海绵窦的上壁，此段动眼神经的长度为 18.54mm（15.2～19.6mm）。动眼神经三角区是第Ⅲ对脑神经进入海绵窦顶部的区域，由岩床前韧带、后岩床韧带和脉络膜间韧带界定，这个空间的面积是 65.84mm^2。

2. **滑车神经** 滑车神经到达大脑脚与小脑幕缘接近处的后缘时，行至小脑幕缘的下面，在动眼三角的后部穿至小脑幕游离缘中，并行于前岩床韧带中，最后进入海绵窦外侧壁的硬脑膜夹层中。滑车神经穿入小脑幕游离缘点距动眼神经为 5.3mm（4.2～6.8mm）。在后床突后方 15mm 以上，离小脑幕游离缘以外 2.5mm 处切开小脑幕可避免损伤滑车神经，在颞下经幕入路中，滑车神经损伤的危险性很高，因为神经隐藏在幕下。

3. **展神经** 展神经自桥延沟发出后向前走行，在桥前池中沿斜坡上行，经 Dorello 管内入海绵窦（图 9–3），此后的展神经就一直走行于海绵窦内直至眶上裂，Dorello 管位于颞骨岩部内侧的岩斜裂处，Gruber 岩床韧带、岩尖和鞍背三者之间。在 Dorello 管的上方有蝶岩韧带，是辨别展神经的一个有用的解剖标志，在磨除了颞骨岩尖部位的骨质时，内侧受 Dorello 管限制。

4. **三叉神经** 三叉神经先走行于幕下的中切迹区，越过岩尖，进入三叉神经腔（Meckel 腔）。Meckel 腔是位于两层硬膜之间的硬膜反折，其内有三叉神经根和三叉神经节，而三叉神经节是浸泡在三叉神经池内（图 9–4A）。如果从上垂直向下看，三叉神经后根内缘恰在幕缘内侧，但经颞下入路时，它隐藏于幕缘之下。

5. **面神经和听神经** 面神经和听神经位于三叉神经和岩上静脉的外下方、舌下神经的上方 2～3mm（图 9–4B），由内向外侧排列，依次为面神经运动根、中间神经、前庭神经和耳蜗神经。

6. **岩浅大神经和岩浅小神经** 三叉神经压迹的外侧有岩浅大、小神经沟的开口，岩浅大神经自膝状神经节发出，出面神经管裂口，沿岩浅大神经沟向前内走行，穿越岩蝶下韧带的横行部分，在破裂孔处与岩深神经合并为翼管神经，经翼管至翼腭窝，岩浅大神经位于棘孔后 0.5～1cm 处，贴附于硬脑膜下方，岩浅大神经是面神经分支，也是面神经解压和内耳道开放术的重要标志。

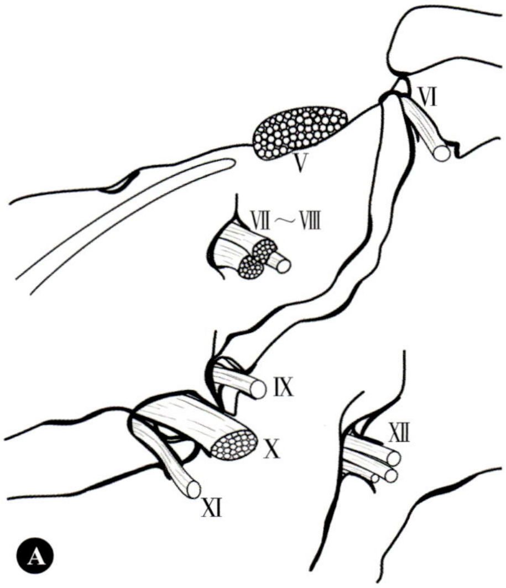

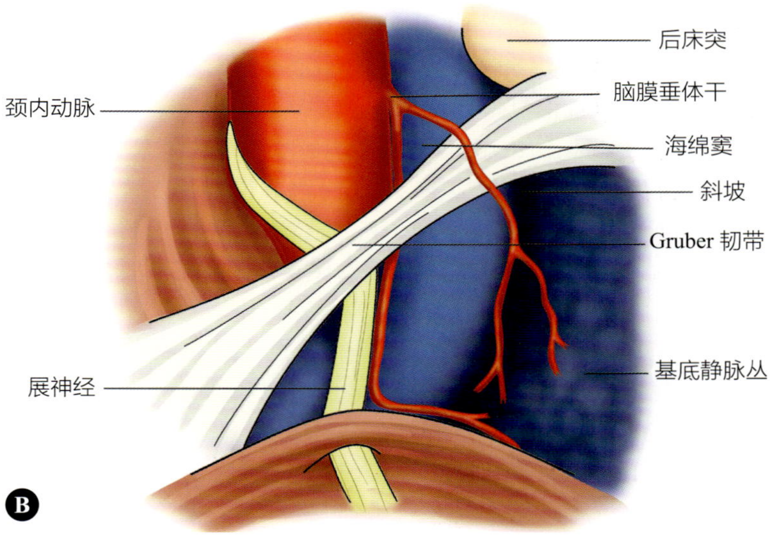

▲ 图 9–3 展神经走行

A. 展神经进入 Dorello 管；B. 展神经进入 Dorello 管后走行于后岩床韧带下方穿海绵窦后壁进入海绵窦中，该神经在颅后窝经 Dorello 管穿出颅后窝硬膜

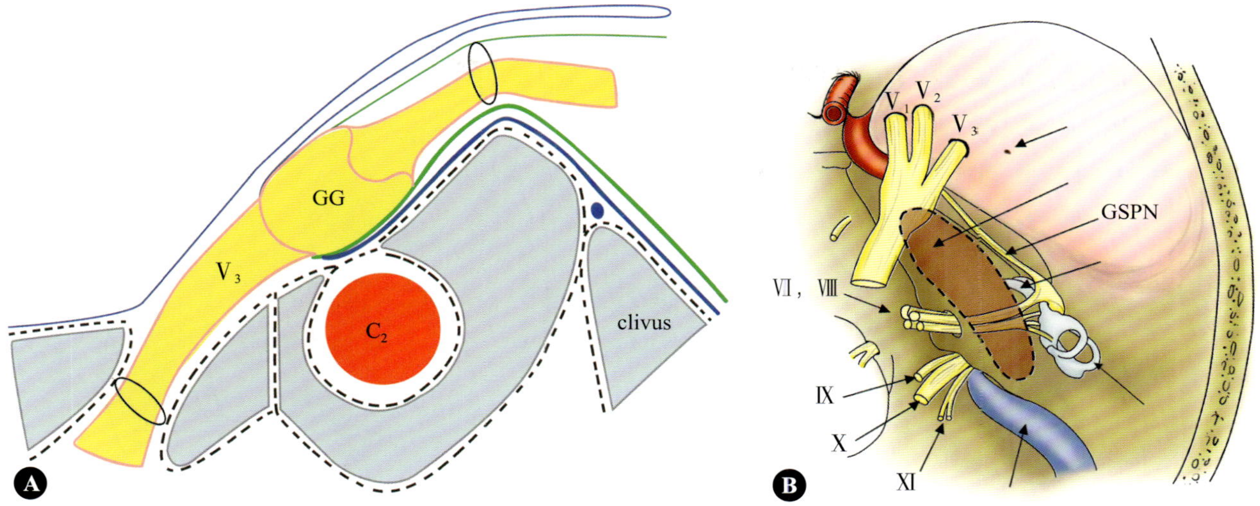

▲ 图 9-4　三叉神经、面神经和听神经

A. 三叉神经池。图示经卵圆孔的冠状切面图，三叉神经池与 GG 后方的蛛网膜下腔相延续；B. 面神经和听神经的毗邻关系

GG. 三叉神经节；V. 三叉神经；V_1. 三叉神经眼支（眼神经）；V_2. 三叉神经上颌支（上颌神经）；V_3. 三叉神经下颌支（下颌神经）；GSPN. 岩浅大神经；Ⅶ. 面神经；Ⅷ. 听神经；Ⅸ. 舌咽神经；Ⅹ. 迷走神经；Ⅺ. 副神经；clivus. 斜坡

在岩浅大神经沟之前外 2mm 处还有浅沟，有岩浅小神经横过，为舌咽神经鼓室支经鼓室小管上口穿入颅底，在岩浅小神经之下方即为咽鼓管骨性部分，颈内动脉即位于岩浅大、小两神经下力之后内侧。

（五）Meckel 腔的解剖

Meckel 腔位于中颅底颞骨岩尖外侧，海绵窦后外下方，为颅后窝向颅中窝后内侧突入的硬脑膜凹陷，内有三叉神经节、三叉神经分支和三叉神经池，Meckel 腔占据海绵窦后部下方，其内侧壁参与构成海绵窦后部外侧壁的下部，Meckel 腔的卵圆形嘴刚好在岩上窦的下方，该腔向前延伸，像三指的手套，套着三叉神经根、节、分支伸入到颅中窝硬膜间腔内，直至它们各自出颅孔，Meckel 腔提供了一个颅中窝和颅后窝之间的自然通道，Meckel 腔入口位于小脑幕游离缘、岩上窦和床岩韧带下方。

（六）天幕切迹区的解剖

天幕切迹经过大脑角和四叠体后缘的两条平行线，将天幕切迹区分为前、中、后三部分。颞下入路时，抬起颞叶即达天幕切迹区，中切迹区的幕上部分有脚池和环池，脚池在大脑脚和钩回之间，是脚间池向外后方的延伸，后方与环池交通，环池是中脑（内）、丘脑枕（上）和小脑下角齿状回、穹窿伞（外）之间的狭窄的脑脊液循环通路，向后与后切迹的四叠体池相连，向上延伸至三叉神经起点上方的小脑中脑裂，中切迹区是颅内血管、神经最密集的区域之一。

三、颞下入路的显露与手术适应证

（一）显露范围

1. *颞下入路的显露范围*　对于颅底中线区的结构的手术入路很多（图 9-5）。颞下入路显露也是有限的，随着影像辅助技术及颅底显微外科技术的发展，使颞下入路的适应证不断拓宽，通过颞下入路可以显露和切除颞下脑内和脑外的肿瘤，以及显露大脑脚、岩尖区正常结构（图 9-6 和表 9-1）。可以切开 Meckel 腔的硬膜就很容易切除侵入囊内的肿瘤，同样也能切开天幕以便彻底切除幕下肿瘤。

标准的颞下入路可以看见从后床突以上 5mm 水平到三叉神经根水平的区域，手术区域向上方扩大可以通过经颧弓入路手术进行，向三叉神经根下方的扩大需要前方经岩骨入路。

2. *颞骨岩部的磨除程度及术野显露范围*　颞下经岩骨前入路（岩前切除术）是传统上颅中窝入路的自然扩展，即于岩尖部扩大切除骨质以显露上岩斜区及脑干腹外侧，经岩骨入路显露程度主要取决于岩骨的磨除范围，Kawase 入路采用磨除弓状隆

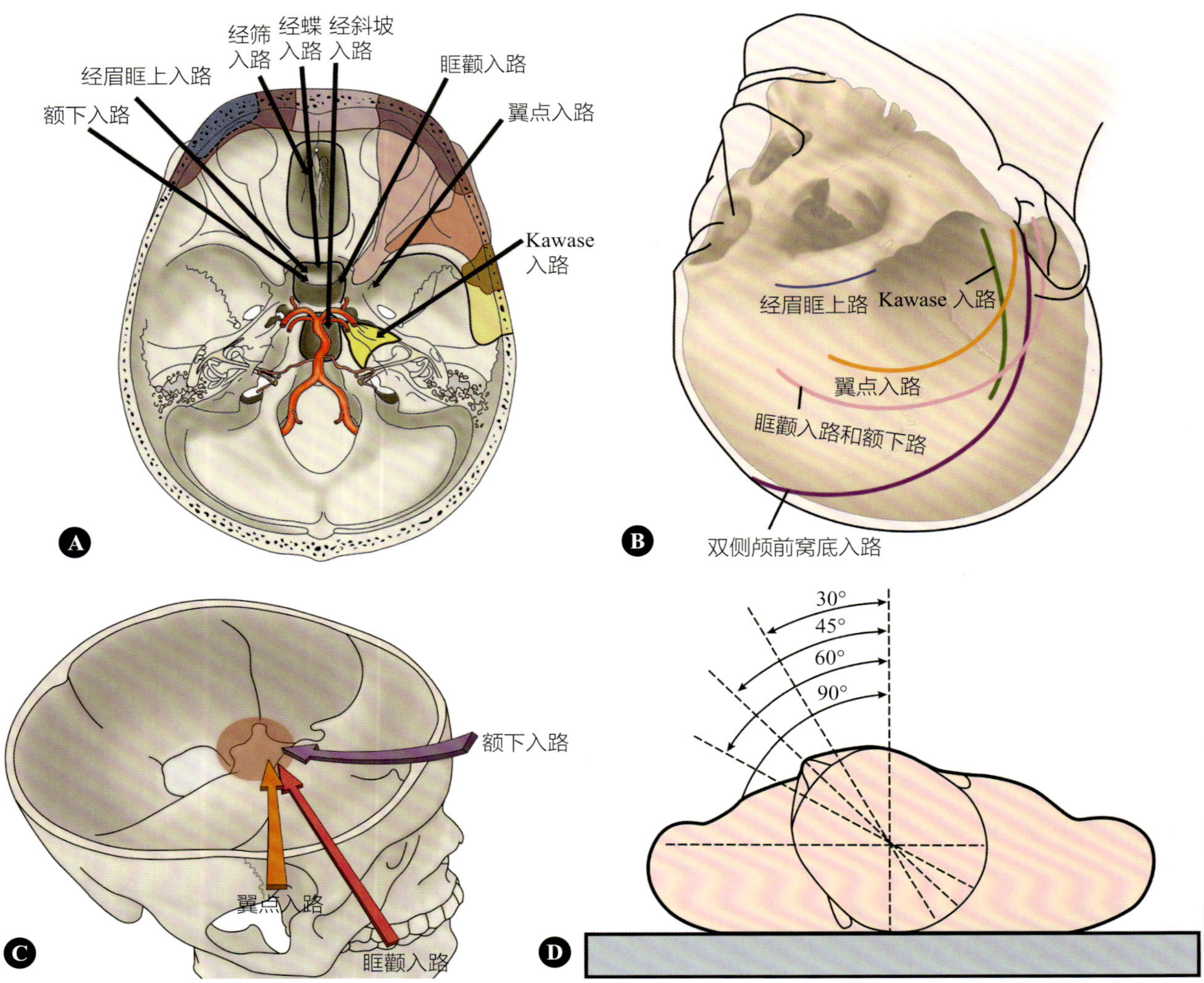

▲ 图 9-5　岩斜区和脑干腹外侧区的手术入路

A. 经前侧和前外侧颅底到达岩斜区和脑干区域病变的各种入路，包括额底入路、眶上外侧入路、眶 – 翼点入路、扩大颅中窝底入路、眶颧入路和 Kawase（颞下岩前）入路。B. 各种颅前窝底开颅术相对应的各种皮肤切口。C. 经颅前窝底入路到达岩斜区、脑干上部的手术通路。病变波及的范围决定了实际操作中手术入路的选择和必要的骨质切除范围。D. 各种颅前窝底入路相应的患者体位。所选择的入路、通路所到达的特殊部位及病灶范围共同决定了头部所旋转的具体角度。患者的体位应能够利用重力作用使额叶、颞叶分别从颅前窝、颅中窝自行牵开。如果可能的话，适当的头部旋转能够使得术者获得所需的沿着病灶最长轴的深部视野。患者头部的摆放应该高于心脏水平并避免颈部扭曲，因为颈部的扭曲可以导致静脉瘀血

起和三叉神经压迹之间的骨质，下至内耳道、岩骨颈内动脉的表面骨质，留下三叉神经节下面的岩尖骨质和岩骨颈内动脉外上侧的骨质，在岩尖部形成一个 10mm × 5mm 的骨窗，可显露岩斜区、基底动脉中段的肿瘤。为了扩大岩骨的磨除范围，Sen 和 Sekhar 提出耳前 – 颞下窝入路，采用耳前皮肤切口，去除颧弓，打开颞下颌关节，通过将颈内动脉岩部向前移位来扩大岩尖的磨除范围，可磨除外到耳蜗、前到颈动脉管、下到舌下神经管、内到斜坡的骨质。此入路的关键是移位颈内动脉，但颈内动脉与耳蜗、膝状神经节在岩尖部的毗邻关系复杂，操作不当易造成上述结构的损伤，因而该入路的应用有限。

Day 提出的菱形区是最大的颞骨岩部可磨除范围：①三叉神经根穿出小脑幕进入 Meckel 腔处；②下颌神经与岩浅大神经交点；③岩浅大神经与弓状隆起延长线交点；④弓状隆起与岩上缘的交点。在此范围内磨除岩骨，可获得面积约 $2.9cm^2$ 的斜坡

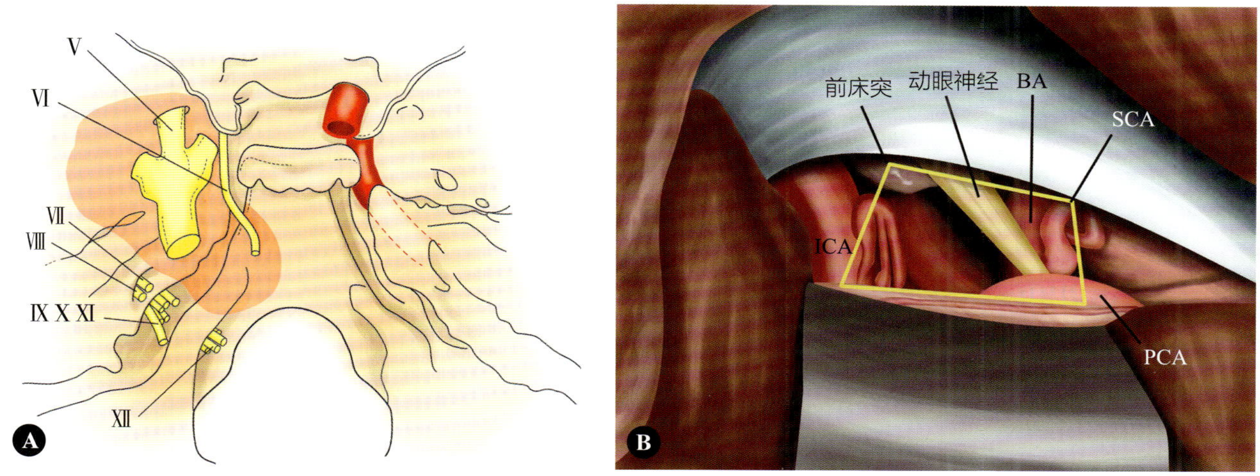

▲ **图 9-6　颞下入路的显露**

A. 显露的范围（阴影区）；B. 颞下入路的显露受前床突、SCA、PCA 和颈动脉的限制

Ⅴ. 三叉神经；Ⅵ. 展神经；Ⅶ. 面神经；Ⅷ. 听神经；Ⅸ. 舌咽神经；Ⅹ. 迷走神经；Ⅺ. 副神经；Ⅻ. 舌下神经；ICA. 颈内动脉；BA. 基底动脉；PCA. 脑后动脉；SCA. 大脑上动脉

表 9-1　颞下入路显露的解剖结构

鞍上、鞍旁	海绵窦	颅后窝
• 颞底及其对应的颅中窝底 • 前床突 • 后床突 • 鞍背、鞍膈 • 前岩床韧带、天幕 • 漏斗、垂体柄 • 视神经、视束、动眼神经和滑车神经 • 颈内动脉及 A_1 段、后交通动脉、脉络膜前动脉，包括其交通支	• 动眼神经、滑车神经 • 三叉神经节 • 三叉神经眼支、三叉神经上颌支、三叉神经下颌支、展神经 • 颈内动脉及其海绵窦内分支	• 上斜坡 • 中脑腹外侧 • 脑桥上端腹外侧 • 天幕 • 三叉神经、展神经、面神经和听神经 • 基底动脉、大脑后动脉和小脑上动脉及小脑下前动脉 • 基底静脉 • 岩上静脉（Dandy 静脉）

区显露范围，临床实际颞骨磨除范围要小。

（二）手术适应证

颞下入路显露后海绵窦、岩尖区、上岩斜区、脑干上 1/3 腹侧及腹外侧面，在上颌神经（V_2）和下颌神经（V_3）之间可以进入 Meckel 腔，在下颌神经后面可以到达岩尖，显露这些区域的硬膜内外的肿瘤（表 9-2）。适用于处理骑跨颅中窝、颅后窝、主体累及脚间窝结构的肿瘤，岩骨前部、颈静脉孔以上的中上斜坡、脑桥小脑三角（CPA）区内耳道内侧、伴或不伴鞍旁、Meckel 腔、海绵窦侵犯的肿瘤（如脑膜瘤、神经鞘瘤、脊索瘤、黏液瘤等），但是对一些相对容易切除的肿瘤（如表皮样囊肿、皮样囊肿、肠源性囊肿），若肿瘤较大，主体位于中上斜坡少部分肿瘤达下斜坡也可以考虑采用此入路，此时应充分磨除岩骨前部。

表 9-2　经颞下入路可显露的肿瘤

髓　外	髓　内
• 脑膜瘤 　▪ 颅中窝 　▪ 天幕缘 　▪ 岩斜区 • Meckel 腔神经鞘瘤和转移瘤 • 脊髓瘤、软骨瘤 • 表皮样囊肿、皮样囊肿	• 颞叶区域肿瘤（背外侧、外侧） • 颞枕外侧脑回

颞下入路是显露脚间窝、中脑和间脑基底的途径

之一，脑干选择入路的一般策略是 Kalani（2016）描述的两点法，即病变的中心（A 点）和病变距离脑干最浅的地方或进入点（B 点）来确定最安全手术通道的地方。在这两个点之间画一条线，其延长线的轨迹决定了入路的选择，对于到达软膜表面的病变，直接进入病灶是最安全的策略，完全位于脑干内的病变，“安全进入区”的存在可能有助于外科医生（图 9–7）。颞下－经天幕入路也适用于鞍底至鞍背以上 1cm 的基底尖动脉瘤（图 9–8），必要时采用扩大的颞下入路（表 9–3）。

总之，颞下入路适用于处理岩斜区和颅中窝脑膜瘤，小的听神经瘤和三叉神经神经鞘瘤，低位基底动脉末端动脉瘤，Meckel 腔肿瘤等可以通过这种入路很容易显露，以及内侧型小脑幕缘脑膜瘤亦适用于该入路。

（三）术前评估与准备

1. 术前评估

(1) 影像学评估：术前颅脑磁共振成像（MRI）扫描，必要时配合 CT 检查，包括 CT 颅底骨窗位像。

(2) 静脉引流形式：术前血管研究［磁共振血管造影（MRA），计算机断层扫描血管造影（CTA）或常规血管造影］，术前评估病变的供血模式与血管移位情况，明确与小脑幕缘走行一致的动静脉结构的移位情况，对于需要显露颞下后方的病例，应通过术前核磁共振静脉成像（MRV）判定 Labbé 静脉和其引流到横窦的位置。

(3) 临床评估：术前评估视觉功能和神经系统检查。

(4) 术前计划：术前行脑 MRI 和颅底 CT 扫描用于术前计划和手术过程中的神经导航，术前应计划好是否对扩展到幕上下的肿瘤采取联合入路。

(5) 手术技能的评估：手术通常由一名训练有素的、可能经过颅底入路专门培训的神经外科医生实施。

(6) 颞叶牵拉的评估：通过连接以下 4 个点来确定一个矩形靶区：①小脑上动脉（SCA）穿过天幕游离缘的点（后外侧）；②前床突穿过天幕游离缘的点（前外侧）；③显露的床突上颈内动脉的最远点（前内侧）；④显露的大脑后动脉的最远点（PCA，后内侧）。牵开器不仅在牵拉部位提起颞叶，而且在前、后两个部位都能牵开颞叶。

2. 术前准备

(1) 器械准备：Mayfield 固定头架，神经外科手术显微镜，精细双极电凝镊。

(2) 风险告知：术前必须告知患者潜在的脑神

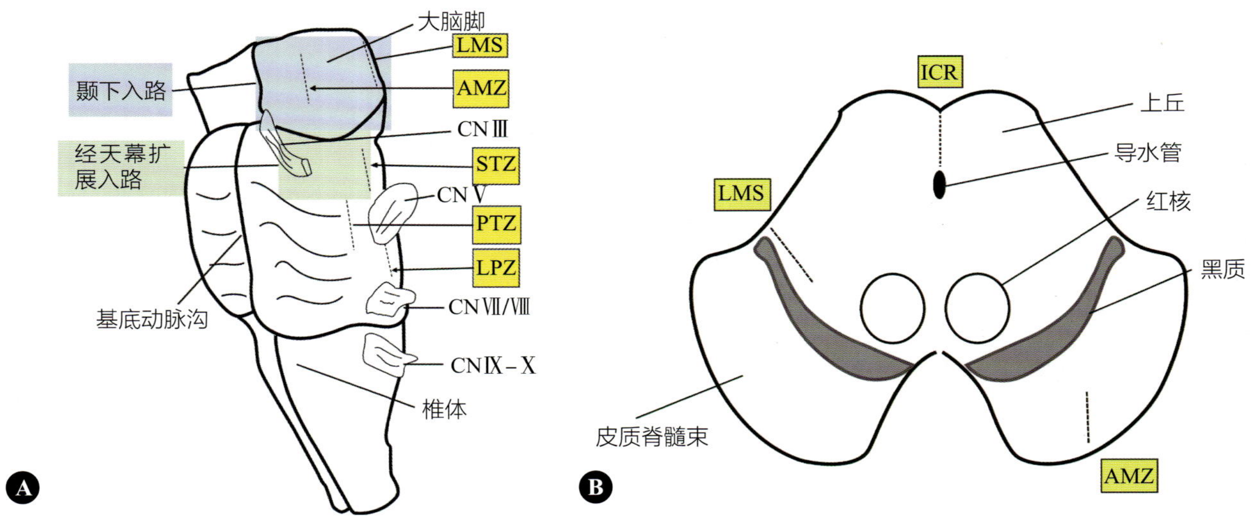

▲ 图 9–7 中脑和脑桥的安全进入区

A. 中脑和上脑桥安全进入区的前外侧视图，可以通过颞下入路，经小脑幕切开获得良好的显露；B. 在大脑脚水平的中脑横截面，中脑的安全进入区示意，显示 LMS、AMZ 和 ICR

LMS. 中脑外侧沟；AMZ. 中脑前区；STZ. 三叉神经上区；PTZ. 三叉神经周围区；LPZ. 脑桥外侧区；ICR. 大脑脚中央沟；CN Ⅲ. 动眼神经；CN Ⅴ. 三叉神经；CN Ⅶ. 面神经；CN Ⅷ. 听神经；CN Ⅸ. 舌咽神经；CN Ⅹ. 迷走神经

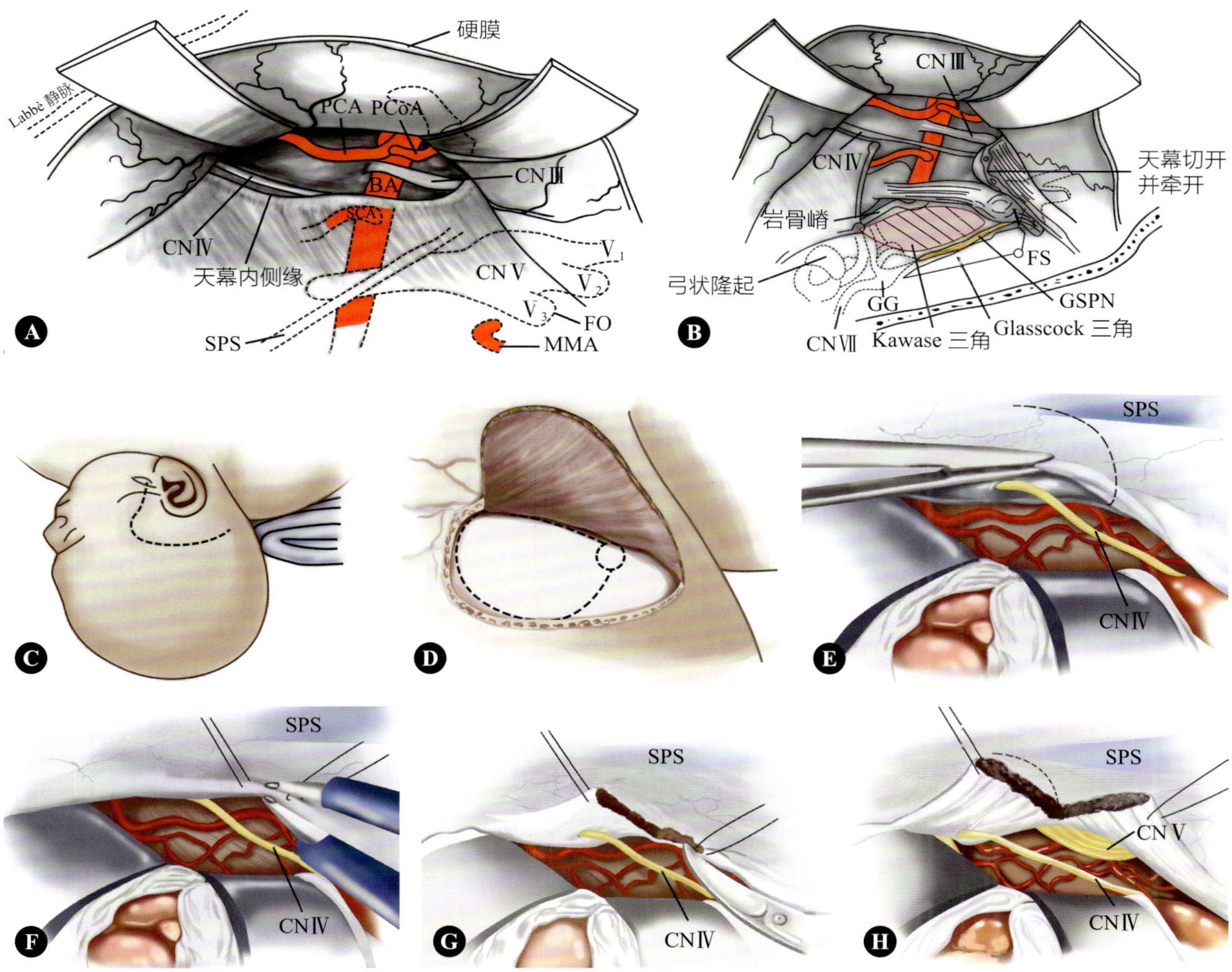

▲ **图 9-8　颞下入路夹闭基底动脉瘤示意**

A 和 B. 为颞下 – 经小脑幕入路的手术显露：抬起颞叶后可见动眼神经和滑车神经以及大脑后动脉 / 后交通动脉（PCoA）（A）；切开小脑幕可见基底动脉顶端区域、Glasscock 三角和 Kawase 三角，岩浅大神经（GSPN）和岩浅小神经，以及弓状隆起、V_3、展神经、小脑上动脉（SCA）、卵圆孔（FO）和棘孔（FS），阴影结构包括三叉神经节（GG）、岩二窦（SPS）和面神经（B）。C 至 H. 为改良扩大颞下入路：定位和头皮切口（C）；颞部开颅术和磨除颧弓上 1/3（D）；牵开天幕缘，以确定滑车神经（CN Ⅳ）进入硬膜天幕管的位置（E）；电凝、切开天幕（F）；在两个天幕瓣缝合悬吊天幕（G）；游离滑车神经隧道，使其脱离天幕的硬膜管，继续切开天幕，朝向岩上窦，滑车神经硬膜管的分离继续向前，根据最佳显露所需的前外侧牵拉程度，天幕切口可止于岩窦边缘，延伸穿过岩窦，或延伸到 Meckel 腔的顶部，小脑幕前三角瓣的向前外侧翻开，滑车神经在幕缘完全脱离隧道，形成滑车上、下工作窗（H）

PCA. 大脑后动脉；PCoA. 后交通动脉；BA. 基底动脉；MMA. 脑膜中动脉；CN Ⅲ. 动眼神经；CN Ⅴ. 三叉神经；V_1. 三叉神经眼支（眼神经）；V_2. 三叉神经上颌支（上颌神经）；V_3. 三叉神经下颌支（下颌神经）

经损伤（面部麻木、感觉障碍、疼痛、面瘫）和血管风险。

(3) 脱水降压，降低脑组织张力：如果预计脑组织张力较高，应该在切皮前使用甘露醇（1g/kg），如果考虑使用脑皮质刺激用于功能定位，应该备有冷的乳酸钠林格液。

(4) 腰大池置管引流：引流脑脊液，帮助脑松弛，避免术中于硬膜外牵拉脑叶所致的颞叶损伤，在抬起颞叶时，尚不能到达基底池放液，因此这种备用的释放脑脊液的方法大有裨益。

（四）颞下入路的显露比较

1. **硬膜外与硬膜内颞下入路的比较**　与硬膜外

表 9–3 颞下入路治疗基底动脉尖动脉瘤的适应证和局限性

适应证	局限性
基底分叉处动脉瘤，高出鞍背 1cm	Ⅲ～Ⅴ级的急性蛛网膜下腔出血（SAH），手术困难和颞叶创伤大
基底尖未出血动脉瘤	多发性动脉瘤，经侧裂入路可以同时夹闭其他动脉瘤
Hunt 和 Hess Ⅰ、Ⅱ级基底动脉瘤	鞍上的高位基底尖动脉瘤（>1cm），经眶颧入路更为合适
顶端出血性动脉瘤	鞍下的低位基底尖动脉瘤，可行 Kawase 入路更合适

颞下入路相比，颞下硬膜内入路可避免损伤脑膜中动脉和岩浅大神经。由于经颞下硬膜下入路未显露棘孔，可保留脑膜中动脉，在硬脑膜分离过程中，岩浅大神经容易受牵拉，这主要是由于岩浅大神经与硬脑膜中窝紧密粘连所致，岩浅大神经的牵拉可损伤膝状神经节，导致术后面瘫；岩浅大神经的损伤会导致干眼症甚至昏迷，尤其是眼神经损伤的患者，在 Meckel 腔外缘，打开颅中窝硬脑膜，以从前到后的顺序显露岩浅大神经裂孔的内侧边缘，有助于定位 Kawase 菱形区，减少岩浅大神经的牵拉和损伤。然而，临床实践中往往是采用硬膜外与硬膜内联合入路（图 9–9）。

颞下硬膜外入路采用一个问号形状的皮肤切口从耳屏前方 1cm 处开始，向后弯曲，刚好超出耳朵，沿着颞上线向上弯曲，颞部开颅术 8cm × 6cm（长 × 高），以获得与颅中窝底平齐的工作角度，从而最大限度地减少颞叶牵拉，颞叶牵拉保持在 3cm，硬脑膜间剥离术显露硬膜外膝状神经节和其他颅中窝标志物：岩大上神经、弓状隆起、棘孔、卵圆孔。从弓状隆起区向岩尖方向切开颅中窝底硬脑膜，与岩上窦平行，然后在三叉孔附近使用 2 个夹子，在其之间切开岩上窦，以保持岩上静脉的引流。穿过岩上窦的切口继续穿过天幕，在滑车神经进入天幕边缘的后面切开天幕，分离后的天幕小叶向外侧牵开，硬脑膜切口沿着 Meckel 腔的背外侧顶延伸，使三叉孔和 Meckel 腔顶沿天幕内侧翻开。

2. 颞下和 Kawase 入路 Kawase 入路（图 9–10）能够在硬膜外通过 Meckel 腔显露菱形窝，在磨除岩尖时，有明确的定位标志，对于经验较少的医生，不容易在镜下迷失方位，磨除骨质的体积固定，颞下入路，岩尖按需磨除，不易发生术后脑脊液漏，但硬膜下磨除时风险稍大，需要丰富的相关临床经验，没有绝对适合入路，只有个体化的治疗方案。既要结合病患特点，又要基于主刀医生对入路的熟悉理解程度。与颞下入路相比（表 9–4），Kawase 入路的主要优点是可以在打开三叉神经孔后移位三叉神经和切除岩骨，使颅后窝内及周围有更好的可视性和手术操作自由度。使三叉神经从其最紧密的附着处（由三叉孔的下缘提供）中活动，并且一旦岩尖被钻开，就可以看到脑干的腹外侧表

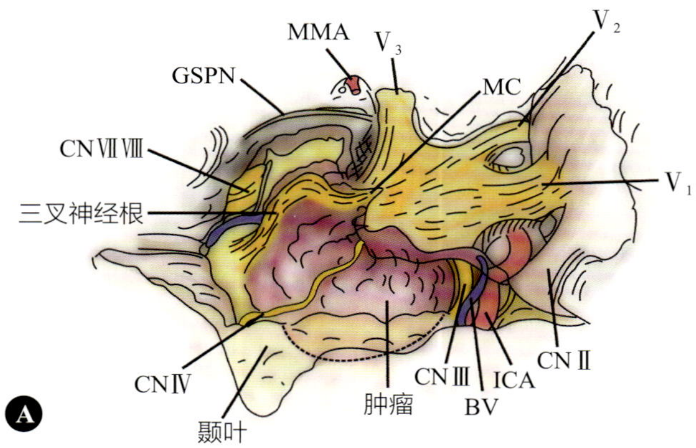

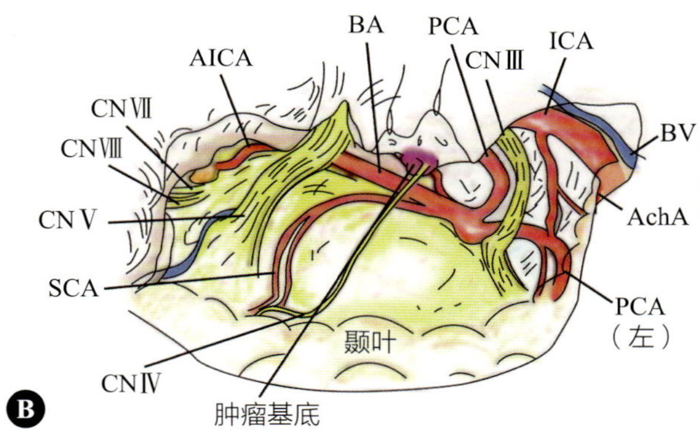

▲ 图 9–9 颞下硬膜内外联合入路切除岩斜区肿瘤示意

A. 肿瘤显露；B. 肿瘤切除后，保护的重要结构

ICA. 颈内动脉；BA. 基底动脉；BV. 引流至海绵窦的桥静脉；MC. Meckel 腔；GSPN. 岩浅大神经；MMA. 脑膜中动脉；AChA. 脉络膜前动脉；PCA. 大脑后动脉；SCA. 小脑上动脉；AICA. 小脑下前动脉；V_1. 三叉神经眼支（眼神经）；V_2. 三叉神经上颌支（上颌神经）；V_3. 三叉神经下颌支（下颌神经）；CN Ⅱ. 视神经；CN Ⅲ. 动眼神经；CN Ⅳ. 滑车神经；CN Ⅴ. 三叉神经；CN Ⅶ. 面神经；CN Ⅷ. 听神经

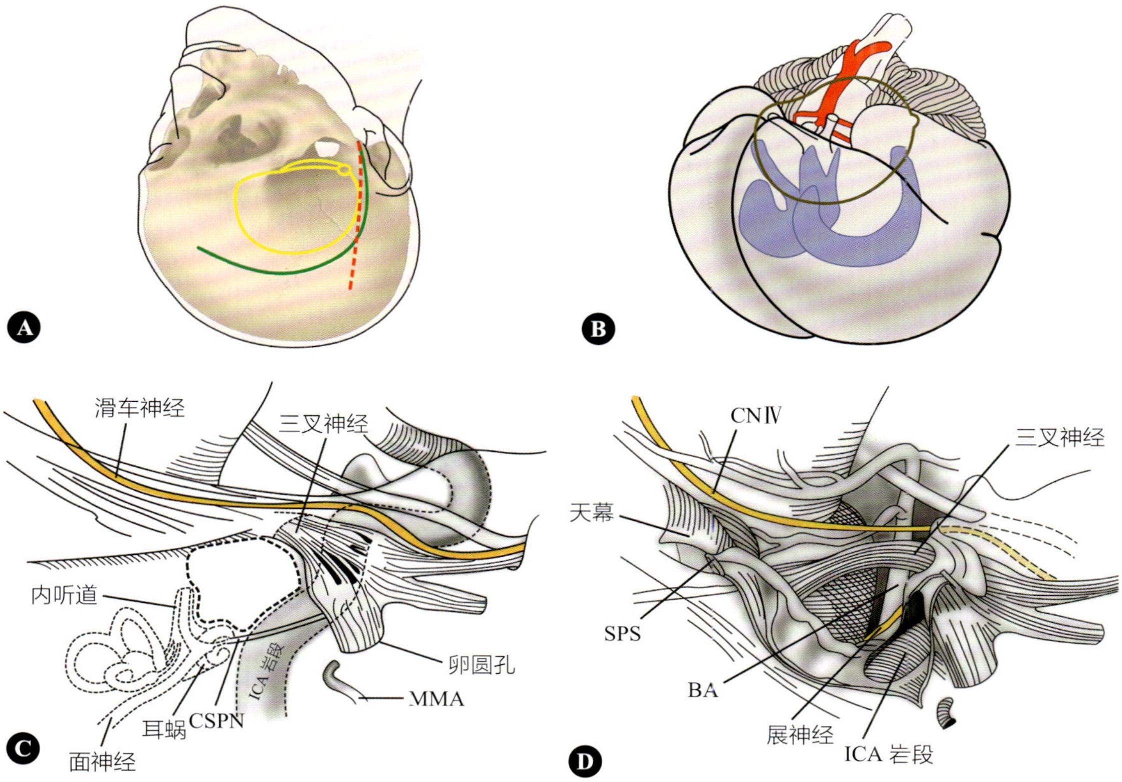

▲ 图 9-10　Kawase 入路

A. Kawase（岩前开颅术）入路的皮肤切口和颅骨切除范围。作为一种选择，直线切口（虚线）可被使用，开颅过程与颞下入路开颅相似，有时眶颧开颅可以与磨除岩骨尖端前方（阴影区域）相结合来增加基底动脉（BA）复合体顶端视野的显露。打磨并去除岩骨嵴前方（阴影区域）的额外骨质可更广泛地显露脑干腹侧，到达三叉神经（第Ⅴ对脑神经）前方和基底动脉复合体的病灶。该显露被前方的三叉神经下颌支和侧方的岩浅大神经（GSPN）限制。B. 前面观显示颅骨打开范围与脑干腹侧显露的关系。C. 磨除 Kawase 菱形区。D. Kawase 菱形区磨除后显露的结构

ICA. 颈内动脉；MMA. 脑膜中动脉；CNⅣ. 滑车神经；SPS. 蝶顶静脉

表 9-4　颞下和 Kawase 入路的解剖显露的限制和手术自由操作的障碍

	硬膜外颞下入路	内镜辅助硬膜外颞下入路	Kawase 入路	内镜辅助 Kawase 入路
显露上限	脑桥上端	CN Ⅳ，中脑脑桥交汇处	脑桥上端	脑桥上端
显露上限的解剖屏障	颞叶	颞叶	颞叶	颞叶
显露下限	外侧脑桥	AICA，VA，JF，CN Ⅵ，CN Ⅸ～CN Ⅻ	桥延沟，基底动脉，CN Ⅵ出脑干端	CN Ⅸ～CN Ⅻ，橄榄体下缘
显露下限的解剖屏障	岩骨	岩骨	岩下窦	岩下窦
外侧显露极限	脑干外侧，小脑半球	脑干外侧，小脑半球	脑干外侧，小脑半球	脑干外侧，小脑半球
外侧显露极限的解剖屏障	脑干，小脑	脑干，小脑	脑干，小脑	脑干，小脑
内侧显露极限	外侧脑桥	脑桥内侧	脑桥中线	对侧 CN Ⅴ、CN Ⅵ
内侧显露极限的解剖屏障	岩尖	脑干	脑干	脑干

AICA. 小脑下前动脉；JF. 颈静脉孔；VA. 椎动脉；CN Ⅴ. 三叉神经；CN Ⅵ. 展神经；CN Ⅸ. 舌咽神经；CN Ⅻ. 舌下神经

面。因此，与颞下入路相比，Kawase 入路可打开更宽的手术通道，并能更好地显示颅后窝内容。

3. 颞下锁孔入路与标准颞下入路的对比 颞下锁孔入路和颧弓截骨术是为了减少颞叶牵拉而提出的。Taniguchi 和 Perneczky 于 1997 年首次提出采用前路岩部切除术显露上、中斜坡，并与传统的颞下 Kawase 入路进行比较，锁孔入路具有恢复快、并发症少、对颞浅动脉、面神经分支、颞肌损伤少等优点。Ding（2017）采用颞下锁孔入路，在神经导航辅助下解剖显露鞍上、岩斜和脑干腹外侧区，和导航辅助硬膜内 Kawase 入路比较，结果表明内镜技术辅助颞下锁孔入路，能更好地清晰显示鞍上、岩斜和脑干腹外侧区的解剖结构，且侵袭性小。通过神经导航辅助可获得更多的解剖显露和手术自由度，并发症更少。磨出的 Kawase 菱形三角的平均面积增加了 32.04mm^2。

锁孔入路骨窗，在颞上颌关节上方钻孔，使用铣刀尽可能向颅底切除约 2.5cm × 2.5cm 骨瓣，此颅骨缺损处为锁孔入路的骨窗，将骨瓣向上方和后方扩大至颞鳞缝，即为标准颞下入路的骨窗，无论锁孔入路或标准颞下入路时，均可离断颧弓，颧弓的后方切口位于下颌关节前方，前方切口位于颧弓汇入颧骨处，然后连同咬肌一起翻向下方。

锁孔与标准颞下入路的颞叶内侧与外侧距离大致相同，而离断颧弓后提供的从下方向上方显露的视角更大，锁孔入路的平均手术通道容积为 15.875cm^3，显著小于标准颞下入路的 29.63cm^3（P=0.026），离断颧弓后增加 4.39cm^3 的显露空间，对比不同入路的操作角度，锁孔入路最大的垂直角度和水平角度分别为 45° 和 59°，而标准颞下入路的垂直和水平的操作角度，分别为 89° 和 103°，显著大于前者（P<0.001）；离断颧弓后，垂直方向上操作角度显著地增加 22°（P<0.001）。与标准颞下入路相比，锁孔入路并未减少对颞叶的牵拉程度，而且实际的手术操作空间和角度均受到限制，离断颧弓有利于减少颞叶外侧部分的牵拉，并可在一定程度上增加手术操作空间和垂直方向的角度。由此可见，颞下入路中并非骨窗越小越好，应根据病灶大小、部位进行合理的术前选择和设计。

四、基本手术步骤

（一）头位和体位（图 9-11）

仰卧位，患侧肩部用胶垫子垫高，以利于头偏向对侧；头向对侧旋转 60°，头部矢状位与水平位呈 10°～15°，头顶最高点向地面倾斜 10°～15°，或取侧卧位，侧卧位适用于颈椎明显强直或短颈患者，头部的矢状缝与地板平行，头自然下垂 15°～20°，利于颞叶脑组织的自然牵开，电动手术床能够获得更大的倾斜度以及在术中改变患者体位，避免因头和颈部明显旋转导致喉、颈总动脉和颈内静脉的压迫，Mayfield 三钉头架固定，其中一钉位于额部，使得在手术过程中能自由操作。

患者的颈部应尽可能多地旋转，同时在同侧肩部下方使用大的肩垫以最小化颈部扭转。如果颈部较软，可耐受颈部 70° 的旋转；若患者颈部较僵硬，则需增加肩垫以代偿颈部旋转不足，非生理性颈旋转可导致颈静脉回流受阻和术后颈部疼痛，对于颈部活动度较差的肥胖患者、老年和重型患者应采用侧卧位，以免影响静脉的充分回流。有明确的颈椎病史者，也应采用侧卧位，然后将头部向地面倾斜 15°～20° 利用重力作用，使颞叶远离颅中窝，合适的体位应能通过入路充分显露病灶，指引术者，脑

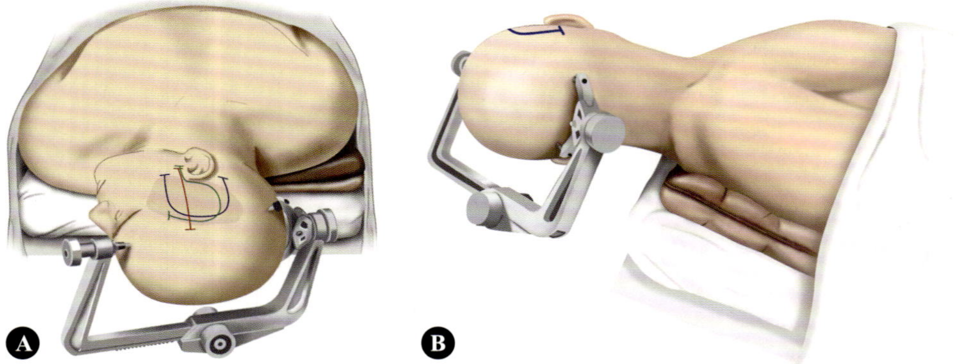

◀**图 9-11 头位与体位**
A. 头位与切口，注意头钉放置的位置；B. 体位

牵拉最小，并且提供灵活的手术角度。此外，患者的体位应在操作期间为主刀医生提供舒适的符合人体工程学的身体姿势。作者倾向于将单钉头钉固定于前额部区域，双钉头钉固定于枕骨，单钉与对侧双钉（旋转摇臂）中点的连线必须始终与患者头部的赤道线交叉，以免术中头架固定失败，摆放患者头部位置时，应将颧骨置于术野最高点。

（二）切口与皮瓣

标准颞下入路是以耳廓上方为中心的马蹄形皮肤切口，向前或扩大的颞下入路是“?”形切口，无论是常用的马蹄形切口还是斜行的直切口，只要能达到充分显露和颞叶最小创伤的标准就都是可行的，但以前者最为常用。常规做颞部或额颞部皮瓣和骨瓣（图 9-12），尽量咬除颞骨鳞部直至颅中窝底；如果病变位于颅中窝前部，应将蝶骨嵴外侧半磨去，采用耳前倒“?”形切口（弧形），切开时要避免损伤面神经的额支，面神经额支的损伤可以导致同侧额纹消失、眼睑闭合不全、不能皱眉等，严重影响美容和表情活动。对于超过颧弓水平的切口，应该保留颞浅动脉的主干。用手触摸动脉的搏动可帮助设计皮瓣，如果可能，更倾向于使用直切口，因为这类切口愈合更快。线性切口从颞上线水平断开颞肌附着处通常可以最大限度牵拉皮瓣，提供足够的骨显露。

（三）骨瓣成形

需保证开颅时骨瓣 2/3 位于内耳道前方，1/3 位于内耳道后方，且显露出颧弓根部。骨瓣应尽可能靠近颅中窝底（图 9-13）。开颅应尽可能靠近颅中窝底。可以通过确认一个重要的解剖标志来实现，即颧骨根部上缘标志着颅中窝底水平。确认是否达到这一目标有一个重要的解剖标志，即颧弓根部的上缘与颅中窝底水平平齐。有一点值得注意的是，颅中窝底是倾斜的，颅中窝底由前往后逐渐升高，以外耳道为中心的部位更应该平颅中窝底，这一步骤使用长的铣刀头和高速磨钻能够较容易完成骨瓣成形。因此，开颅骨瓣的下缘应紧邻颧弓水平的上缘。

采用计算机模拟技术测出离断颧弓可增加对小脑幕的显露面积约 17%，去眶缘却可增加 39%。一般认为离断颧弓平均可向颅底增加 12° 的视角。Sekhar 则认为切除棘孔以外的颅中窝骨质有利于扩大显露，颞下入路在皮肤切口和骨瓣成形上有别于颞下 – 幕上下联合入路（图 9–14）。

（四）颅底骨质磨除

岩骨前硬膜剥离至三叉神经节后，辨认岩前的解剖标志，即下颌神经、卵圆孔、岩浅大神经、弓状隆起、鼓室盖。岩骨的磨除操作应从外向内，由前向后仔细磨除骨松质及乳突小房，在内侧应注意骨质的变化，靠近外侧半规管的骨质变得致密，故应磨到致密的骨质为止。磨除岩骨外侧三角骨质，可以增加对岩尖区水平显露的范围，并能从更低的视角显露视交叉后区，且无须切开颞下颌关节，避免术后颞下颌关节部疼痛、张口受限。

磨除 Kawase 三角的骨质的关键在于耳蜗的定位。确定外耳道底的 Bill 氏棒位置后，再根据判断耳蜗的位置，磨除 Kawase 三角的骨质（图 9–15）。切除岩尖后，可以显露脑桥前 – 斜坡后和海绵窦后区域。

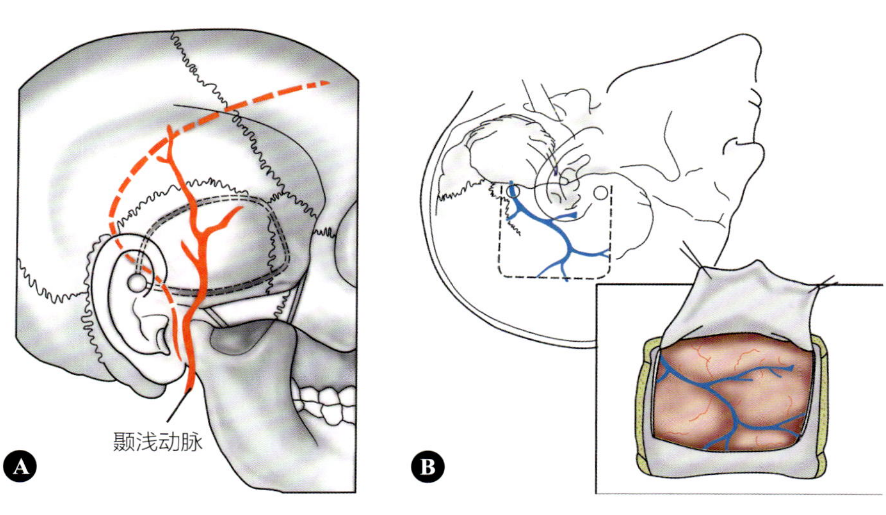

◀ **图 9–12 皮肤切口及钻孔**
A. 弧形皮肤切口（红虚线）及骨瓣成形（虚线）；B. “U” 形皮肤切口（虚线）、颅骨孔与 Labbé 静脉的位置关系，切口前支的下端位于颧弓中点上方 1.0cm，以免损伤面神经额支。右下插图显示切开硬膜后显露 Labbé 静脉

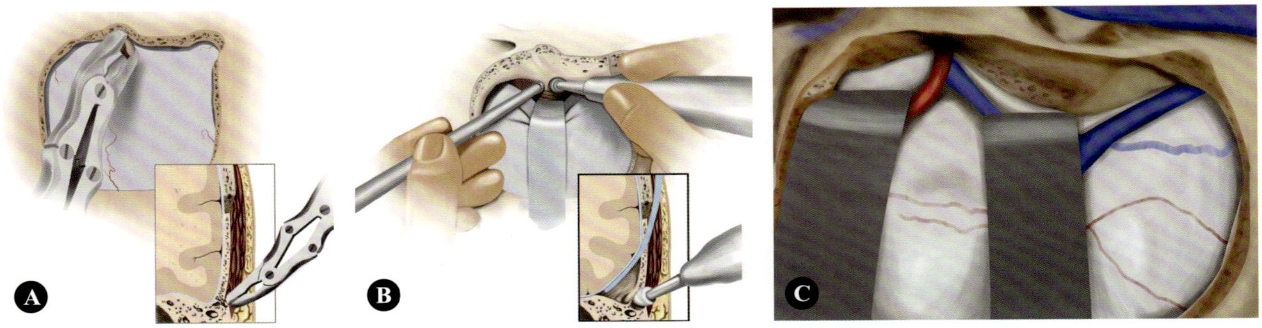

▲ 图 9-13　颞下入路开颅

A. 开颅术的下缘常遗留有一悬着的骨条，影响通往颅中窝底的手术路径。可使用 Leksell 咬骨钳咬除这一骨质，直到骨窗下缘达到颅中窝底水平。B. 磨钻可进一步磨除中颅底外侧的颞骨，彻底磨除颞骨鳞部及其向颅中窝底侧方转折处的残余骨质直至平颅中窝底的最低水平，以改善术中工作角度，并使对颞叶的牵拉达到最小。C. 硬膜外显露骨窗平齐颅中窝底，并显露发自棘孔的脑膜中动脉，移除骨窗下缘遗留的骨条可使手术视野直达颅中窝底，这样就最大限度地减少了对颞叶的牵拉

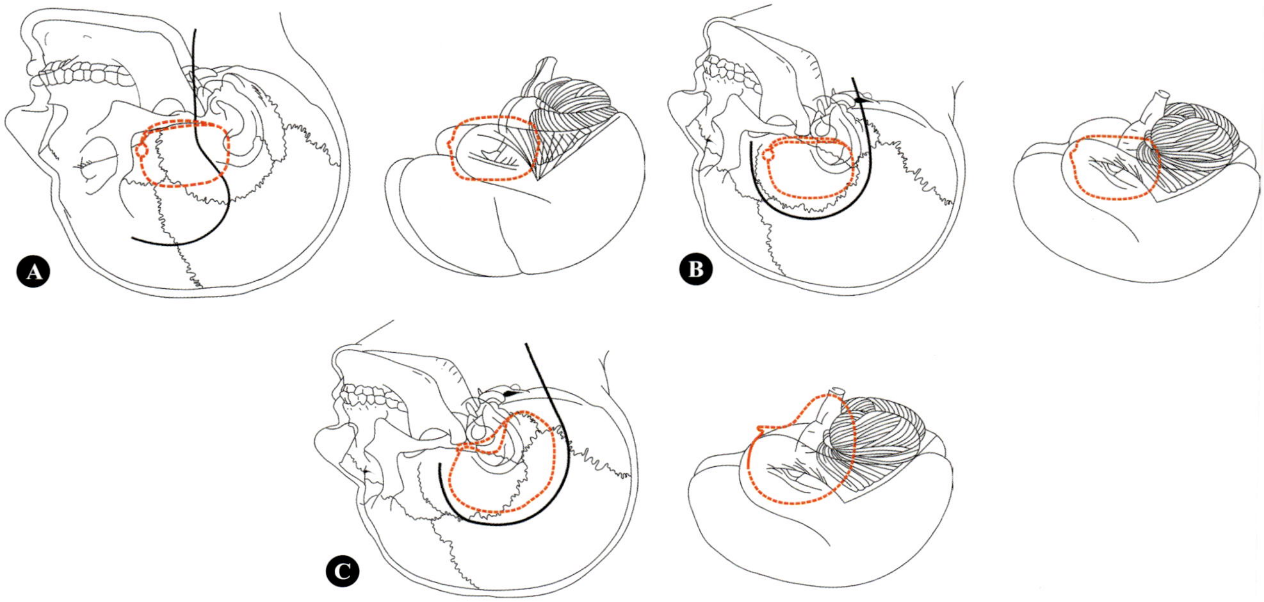

▲ 图 9-14　颞下入路与颞下 - 幕上下入路的比较

A. 前颞下入路切口、骨瓣及其对应的颞听和脑干；B. 中后颞下入路的切口、骨瓣及其对应的颞叶和中脑颅内结构；C. 颞下 - 幕上下联合入路皮肤切口、骨瓣及其对应的颅内结构

（五）显露肿瘤

硬脑膜的切开需最大限度地显露硬膜下结构。从岩上窦外侧 2cm 处起，硬膜做 T 形切口剪开（图 9-16）。

（六）磨除岩骨嵴，切开小脑幕

1. 切开小脑幕　颞下入路时，抬起颞叶，显露小脑幕切迹缘，沿岩骨嵴切开天幕（图 9-17）。滑车神经汇入小脑幕缘点的距岩骨嵴的垂直距离为 4.8mm ± 0.9mm，切开小脑幕时注意此结构的变化。

2. 磨除岩尖　小脑幕掀起后，可向内推移三叉神经节，在其下方磨除内侧岩尖。磨除的范围内侧可达 Dorello 管外侧壁，深度以岩下窦为界。磨除过程中，应从三角外侧缘向前、内、后依次进行，在靠近神经、岩下窦处应保留一薄层骨质，用尖嘴咬骨钳或针持咬除。沿滑车神经剖开其在小脑幕内走行段，可将小脑幕硬膜沿海绵窦外侧壁表面继续向前剥离，从而显露出海绵窦后部，包括 Parkinson 三角。通过下压三叉神经节，从扩大的 Parkinson 三

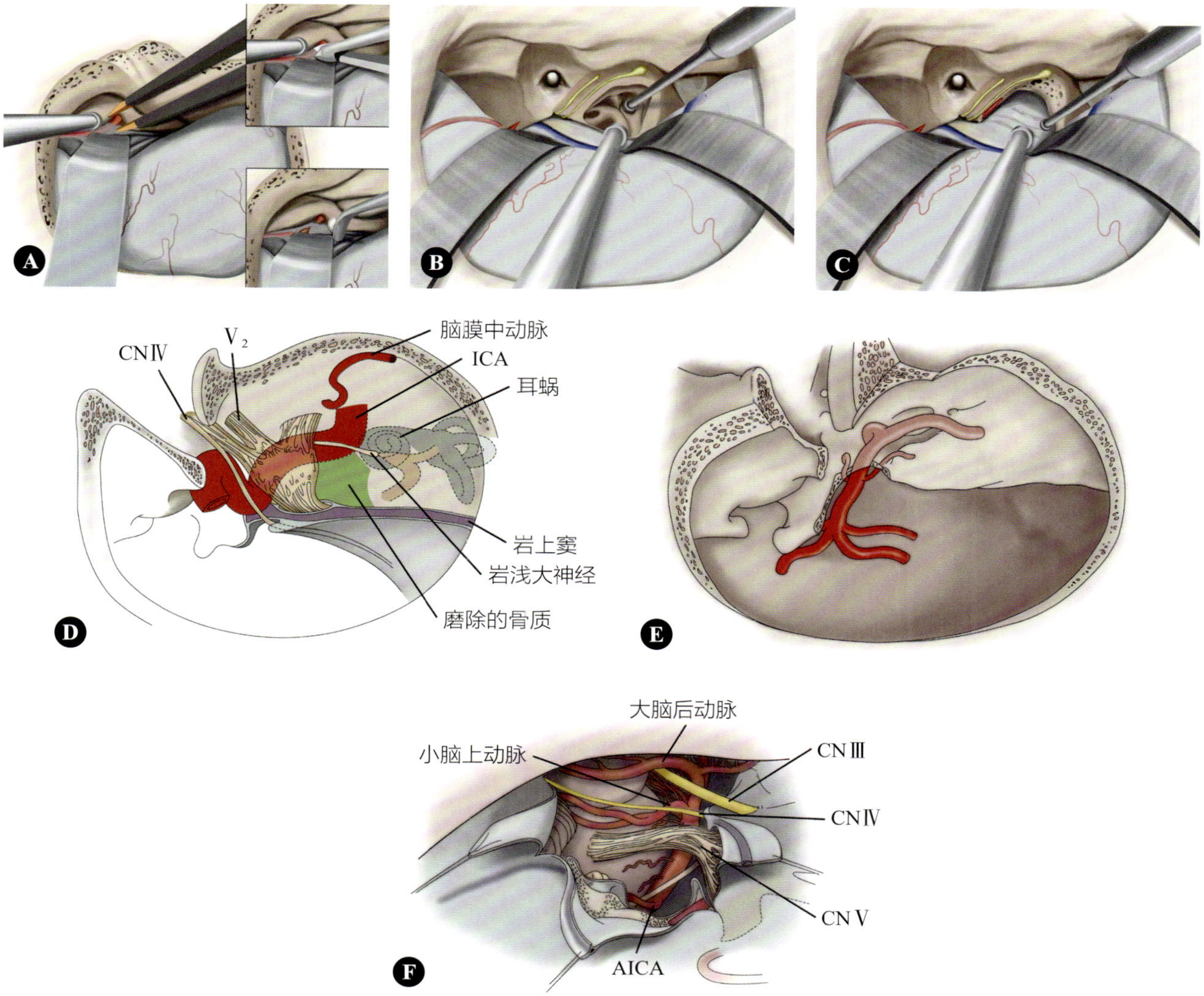

▲ 图 9-15　颅中窝底骨质的显露与磨除

A. 覆于颅中窝底前部的硬脑膜被充分抬起。沿骨质显露的前面，辨认自棘孔入颅的脑膜中动脉，此动脉需于其脑膜侧电凝后横断，使用骨蜡及氧化纤维素填塞棘孔。向前方的硬脑膜剥离需止于此点，以免造成对岩浅大神经（GSPN）及岩浅小神经（LSPN）的直接损伤，导致可能出现的干眼症。对岩浅大神经无意间地牵拉亦有导致面神经损伤的风险。术者可循由后向前的方向抬起硬脑膜以减少上述风险的发生。B. 在充分的冲洗下使用粗金刚砂钻头仔细磨除 Kawase 菱形区的骨质，以免造成下方结构的热损伤。在大多数情况下，该部位骨质磨除限于颈内动脉后方及内耳道前方，除非因邻近病变的某些特殊特性而需显露这些结构。颈内动脉岩骨段表面的骨质可能缺失或显著变薄，导致较早显露出颈内动脉（ICA）；需切记这一点以保护颈内动脉。同样为保护耳蜗，作者避免从外侧向颈内动脉、内耳道夹角方向进行磨钻操作，基本的操作技术是磨除岩尖中心区域的骨质，而后用刮匙从硬膜上去除菲薄的骨片。C. 磨除三叉神经下颌支（V_3）前方、颈内动脉和耳蜗外侧、前半规管和内耳道后方之间的骨质，直至到达颅后窝硬脑膜，由此完成岩前切除术。可使用单极探针经硬脑膜定位面神经。耳蜗边缘的骨质坚硬，有别于岩尖部的松质骨。磨除内侧骨质进行显露时，同样需要大量的冲洗以免造成 Dorello 管中第Ⅵ对脑神经的热损伤。手术通道甚至可以循着颅后窝的硬脑膜向尾侧更深入地延伸至岩下窦。D. Kawase 入路中磨除的解剖标志。Kawase 入路磨除骨质的范围如下：前缘是三叉神经（CNⅤ），侧缘是岩浅大神经，下缘是颈内动脉，内缘是岩上窦。其次，耳蜗应该被保护避免损伤听力。骨质移除范围如图所示（绿色区域）。E. 岩前颅骨切除术提供了较广阔的脑干腹外侧显露。磨除岩骨的内侧尖增加对斜坡和基底动脉上部的显露。F. 显示岩前颅骨切除术所最终显示的范围和结构

AICA. 小脑下前动脉；CNⅢ. 动眼神经；CNⅣ. 滑车神经；V_2. 三叉神经上颌支（上颌神经）

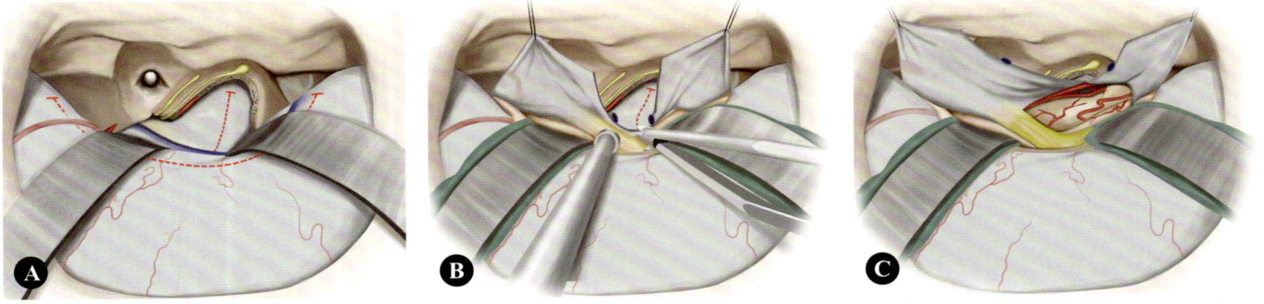

▲ 图 9-16　硬膜切开

A. T 形切开硬脑膜。首先平行于骨窗下缘切开颞底硬脑膜。而后垂直于此硬膜切口再次切开硬脑膜，跨过岩上窦直至颅后窝硬脑膜。此部位硬脑膜常被肿瘤 / 脑膜瘤侵犯需予以切除。作者常在岩上窦上、下方分别做 2 个分开的切口。使用 Weck 夹将岩上窦结扎，随后再将上述 2 个切口贯通。注意三叉神经在硬膜内的位置，若定位不准确，这一神经极易在不经意间被切断。B. 谨慎地完成向后的硬膜切开，确保没有伤及 Labbé 静脉。可循 Labbé 静脉探查其汇入点，以确保在离断岩上窦时不影响其回流，向后剪开小脑幕至第 V 对脑神经穿入硬膜处。剪开此处硬脑膜时亦应特别小心以保护三叉神经，注意肿瘤挤压而导致三叉神经移位，避免误伤。C. 通过颅中窝手术通道获得达到颅后窝腹外侧结构的充分视角。可通过此入路轻而易举地切除脑桥腹侧的海绵状血管畸形。三叉神经是手术通道的中心，在打开硬脑膜及切除肿瘤时易被损伤

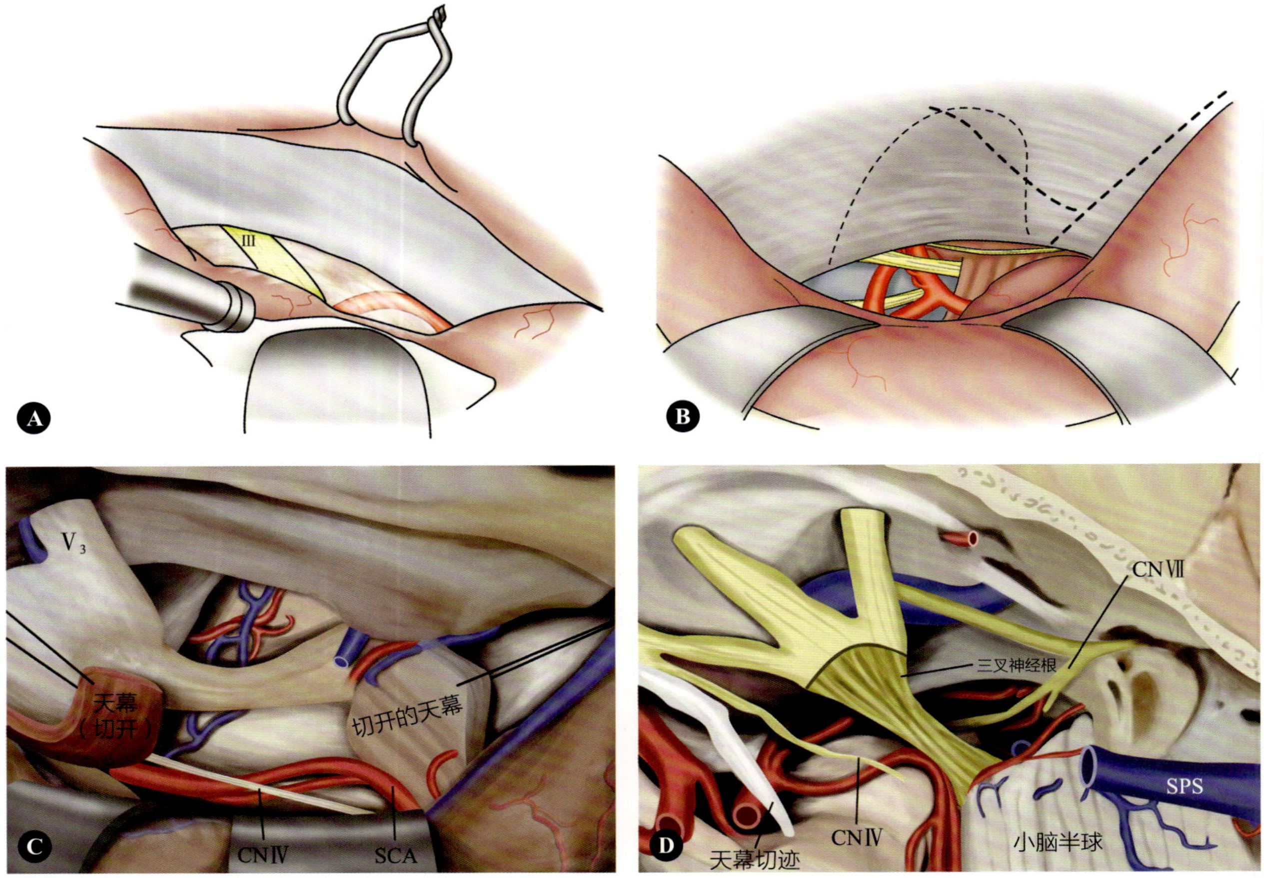

▲ 图 9-17　切开天幕

A. 右侧颞下入路，显露天幕缘；B. 切开天幕；C. 天幕切开后向外侧牵开，显露颅后窝的结构；D. 剪除小脑幕，不要损伤走行于小脑幕切迹缘的滑车神经（CN Ⅳ）

CN Ⅶ. 面神经；V_3. 三叉神经下颌支（下颌神经）；SCA. 小脑上动脉；SPS. 蝶顶静脉

角进入海绵窦，此即Kawase所说的“海绵窦后入路”。

3. 分离岩骨嵴表面硬膜　岩浅大神经裂孔位于岩骨嵴前方 13.4mm ± 2.3mm，术中结扎游离岩上窦后，可在岩骨嵴前方 1cm 内锐性切开硬膜并予以剥除，从而将内耳道上嵴及其外侧的岩骨嵴完整显露出来。

4. 磨除岩骨嵴　岩骨嵴磨除范围具体可细分为内侧部、中部和外侧部。内侧部是指磨除三叉神经根外侧的岩尖骨质，包括部分内耳道上嵴，目的是显露脑干腹侧中斜坡结构。颈内动脉岩骨水平段基本与岩骨嵴长轴平行，两者距离 11.4mm ± 2.4mm，耳蜗内缘距三叉神经根外缘平均距离 11.7mm ± 2.1mm，后缘距岩骨嵴的平均距离 7.6mm ± 1.2mm。因此，将岩骨嵴内侧部磨除范围限定在三叉神经根外侧 10mm，岩嵴前方 5mm 的岩尖骨质。

岩骨嵴磨除范围：外侧到岩浅大神经和弓状隆起以内；下缘达岩下窦。操作时务必小心，以免损伤展神经。

（七）伤口闭合与术后管理

硬膜切口通常严密连续或间断缝合，骨瓣复位，按解剖结构逐层缝合头皮。术后，将患者送往 ICU 行神经功能和血压监控，以及控制疼痛；术后第 2 天，待患者清醒、神经功能正常后转至普通病房。

五、常用的颞下及改良颞下入路

（一）颞下 – 经天幕入路

1. 手术指征　颞下 – 经天幕入路从前面扩大了对大脑脚间区、基底动脉顶区域、脑干腹外侧和上岩斜区的显露，但对显露斜坡和岩骨的后表面不是最佳的。因此，经颞下 – 小脑幕入路适用于颅中窝底肿瘤、脑桥 – 中脑交界处前份的肿瘤，或中脑肿瘤经小脑幕裂孔向前上生长入颅中窝或第三脑室内的肿瘤。天幕切迹前中部肿瘤、海绵窦肿瘤、岩骨尖和上岩斜区肿瘤、大脑脚间窝区和中脑外侧表面的肿瘤、上脑桥腹侧或腹外侧肿瘤、在发出小脑下前动脉处的上部基底动脉动脉瘤，均可采用颞下 – 经天幕入路。

2. 手术步骤　向下游离颞肌筋膜浅叶至颧弓下方，切开颧弓骨膜，自骨膜下分离附着于颧弓的咬肌、部分颞肌纤维和颞肌筋膜深叶，自前向后游离颧弓，于颧弓的前、后端锯断。向下尽可能多地咬除颞骨鳞部，骨窗尽量接近颅底。低位横行剪开硬脑膜，显露颅内颈内动脉、海绵窦、Meckel 腔和天幕裂孔的前、中部。抬起天幕游离缘，辨认滑车神经的行程，在其进入硬脑膜管入口的后 1～2cm 处，电凝、向外切开天幕至岩上窦，将三角形的天幕瓣牵向前外侧，显露并用显微弯剪或蛛网膜刀打开滑车神经硬脑膜管，向前至动眼神经进入海绵窦外侧壁的区域。

沿岩骨嵴将颞叶后部与枕叶抬起，向深部沿小脑幕进入小脑幕裂孔区。用丝线将小脑幕游离缘缝线做牵引，于岩骨嵴后 0.5cm 处将小脑幕切开。探查肿瘤与三叉神经根、展神经、大脑后动脉与小脑上动脉的关系。打开环池蛛网膜，分出肿瘤前极及其供应动脉，于进入肿瘤处将其切断。在肿瘤的上面电凝包膜和血管，然后将肿瘤切开，于病变内切除大部分瘤组织，多数肿瘤质地较软，若有囊性变，更易于切除。若肿瘤硬韧，需用尖刀分块切取或用超声吸引器吸除。

3. 注意事项　颞下 – 经天幕入路的关键步骤之一，是将滑车神经自天幕缘游离下来，否则天幕被向前牵拉后，仅能显露中脑和脑桥的外侧表面，而不能良好地显露基底动脉。即使轻柔地自天幕缘分离出滑车神经，也会有引起上斜肌麻痹的风险。

（二）颞下 – 经岩骨嵴入路

1. 手术入路的适应证　颞下 – 经岩骨嵴入路是在颞下 – 经小脑幕入路基础上的改进，通过对岩骨嵴的磨除，增加对中斜坡、岩骨背侧桥小脑角区的显露，以利于岩斜脑膜瘤的切除，适用范围广。MacDonald 等（1998）描述了进行岩尖磨除结合前颞下入路，提供了更广泛的视野。适用于：①骑跨岩尖的哑铃型肿瘤；②以颅中窝为主，累及或未累及海绵窦的肿瘤；③以颅后窝为主，下极不超出颈静脉孔水平的肿瘤。

2. 关键手术步骤

(1) Labbé 静脉的处理及颞叶保护。如何判断 Labbé 静脉是否阻碍颞下入路的显露十分重要，若该静脉颞叶流出端位于岩骨嵴外缘的前方，则该小分支阻碍了颞叶的抬起和岩斜区结构的显露；反之，Labbé 静脉的完整保留并不影响该入路的显露。电凝切断偏前的静脉小分支，既保证了手术区域的显露，又不会对颞叶回流产生太大的影响。

(2) 切开小脑幕和磨除岩骨嵴。由外向内紧贴岩骨嵴切开小脑幕，在滑车神经脑池段移行为幕潜行段处（距岩骨嵴约 4.79mm）后方切断幕切迹，在妥善保护滑车神经的基础上尽量显露幕下结构（图 9-18）。天幕切口可分为 2 部分，第 1 支天幕切口起自滑车神经入天幕缘处的后方，平行岩上窦（SPS）向外斜行切开；第 2 支切口垂直于第一支切口穿过岩上窦向前外侧延长到三叉神经下颌支（V_3）的外侧缘。

(3) 岩骨嵴的磨除。磨除岩骨嵴的目的要明确，即去除其形似“屋檐”的遮挡，将其下方的肿瘤基底显露出来。完成幕下肿瘤的显露和大部分切除后，会发现三叉神经与面听神经之间的内耳道上嵴及其外侧的岩骨嵴似“屋檐”样遮挡了中斜坡、岩骨背侧区域。因此，岩骨嵴的磨除成为该手术的关键。岩骨嵴内侧部磨除范围是三叉神经根外侧 1cm、岩嵴前方 0.5cm 的岩尖骨质。骨质磨除的范围包括覆盖岩段颈内动脉（ICA）和三叉神经下颌支的骨质，以进一步增加显露。骨质切除的后缘是内耳道（IAC），向外侧磨除时避免损伤耳蜗和面神经。

磨除方向应面向颅后窝操作，一旦骨质变疏松且接近岩浅大神经时，需密切注意下方的颈内动脉岩骨段；若遇到异常坚硬的骨质，则应注意外侧的耳蜗，外侧部岩骨嵴磨除及其深部肿瘤切除后，后组脑神经、椎动脉即清晰显露出来。除去内侧部、外侧部的磨除范围，剩余岩骨嵴即为中部的磨除宽度，前后磨除范围限制在 5mm 以内，既可避免损伤后半规管，又可适当增加对岩骨背面肿瘤基底的显露。对岩骨嵴的磨除一定要灵活运用，是否磨除岩骨嵴，选择哪一部位加以磨除，一定要视术中具体情况来判定。岩骨嵴和岩尖磨除后，即可清晰显露上岩斜区的结构。

3. 颞下 – 经岩骨嵴入路的特点

该手术入路的特点如下。

①操作简单、创伤小、安全性高。

②几乎不受解剖变异的影响。

③显露范围广，前至鞍旁海绵窦，中间显露岩斜区，后下方直至颈静脉孔水平上方。但该入路通过磨除岩尖前方骨质来显露岩尖背侧的肿瘤，视角有限，对中斜坡及脑桥小脑三角外侧区显露欠佳。

④岩骨磨除范围小，肿瘤基底显露好，可早期阻断肿瘤血供，使瘤体缩小，质地变软，出血减少，从而提高手术安全性。

⑤传统颞下 – 经小脑幕入路是单纯幕上开颅，由于岩骨嵴的遮挡，对中斜坡、岩骨背侧的显露明显受限，对于骑跨岩尖的岩斜脑膜瘤切除困难，颞下 – 经岩骨嵴入路，既保留了颞下入路的诸多优势，又通过对岩骨嵴的磨除，显露肿瘤基底，术中及早阻断肿瘤血供，使瘤体缩小、质地变软。

⑥乙状窦前联合入路到达岩斜区路径短、术

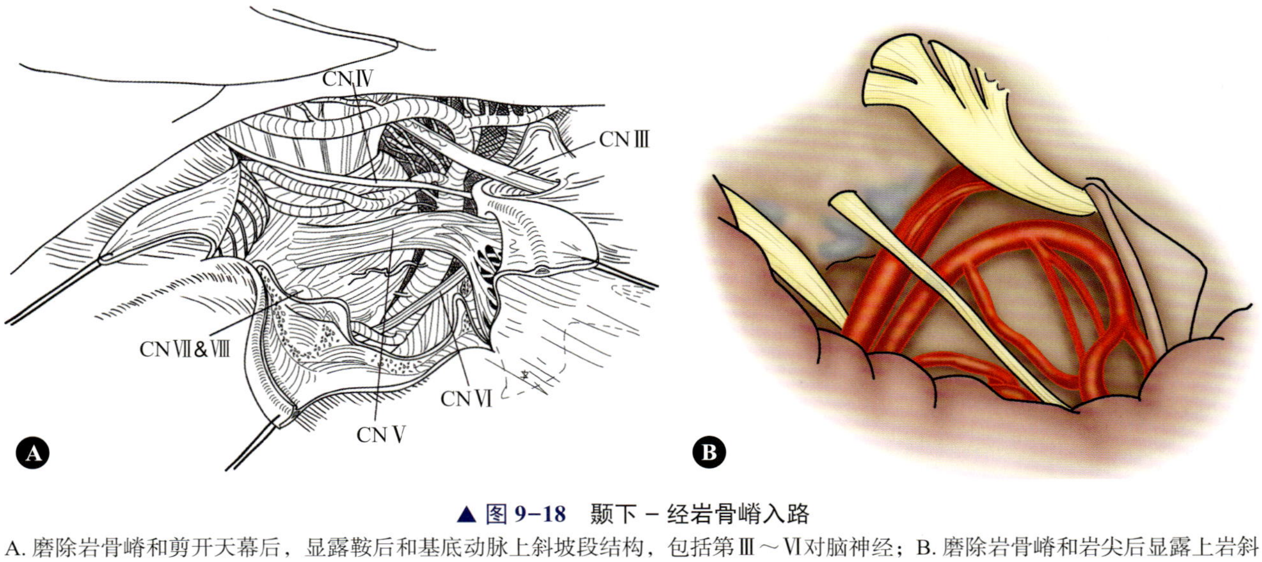

▲ 图 9-18 颞下 – 经岩骨嵴入路

A. 磨除岩骨嵴和剪开天幕后，显露鞍后和基底动脉上斜坡段结构，包括第Ⅲ～Ⅵ对脑神经；B. 磨除岩骨嵴和岩尖后显露上岩斜区的神经和血管

CN Ⅲ. 动眼神经；CN Ⅳ. 滑车神经；CN Ⅴ. 三叉神经；CN Ⅵ. 展神经；CN Ⅶ. 面神经；CN Ⅷ. 听神经

野广，但手术创伤大，岩骨磨除的目的是打开一条骨性通道，即便肿瘤仅限于中线生长，同样需由外向内磨除岩骨。同时，受乙状窦、颈静脉球的解剖变异影响大，颞下－经岩骨嵴入路可根据肿瘤生长部位，灵活选择岩骨嵴磨除范围，及早处理肿瘤基底，降低手术风险，且几乎不受解剖变异的影响。

总之，该入路通过对岩骨嵴的磨除，增加对中斜坡、岩骨背侧桥小脑角区肿瘤的显露，几乎适用于切除各种类型的岩斜脑膜瘤。

（三）颞枕－经小脑幕入路

颞枕入路适用于偏于一侧的中上斜坡、小脑幕缘上下的肿瘤，包括脑膜瘤及其他性质的肿瘤，肿瘤过低，肿瘤下极在桥延沟以下，就不适宜采用此入路。此入路处理颅后窝内耳道附近的肿瘤时，一定要将小脑幕切开足够大，达乙状窦边缘，否则该部位肿瘤组织不能全切除。颞枕－经小脑幕入路较颞下－经天幕入路，切口更靠后，对于颅后窝的肿瘤显露更好，而颞下－经天幕入路对于颅中窝向颅后窝生长的肿瘤显露更佳。

做颞枕切口（图 9-19A），前至发迹，后至横窦中外 1/3 点处，上至顶结节水平，骨瓣下极一定要与颅中窝底平行，骨板向颅底方向尽量咬除颞骨鳞部，接近颅中窝底，悬吊硬脑膜（图 9-19B 至 D）。打开天幕后，幕下结构则完全显露（图 9-20）。

显露肿瘤后勿急于切除，先从四周尽可能沿蛛网膜间隙剥离开蛛网膜，将与脑干、神经、血管粘连不紧的部位分开并保护好，尽可能先离断肿瘤基底部，然后将显露出的肿瘤表面电灼，行囊内切除（图 9-21）。这一区域的肿瘤切除要先易后难，先尽可能离断肿瘤基底，再切除幕上部分肿瘤，然后切开天幕，分离幕下的神经和血管，最后切除幕下的肿瘤（图 9-22A）。幕上下肿瘤切除后，牵开天幕，注意寻找隐藏在幕下的残余肿瘤（图 9-22B），以免遗漏。

（四）颞下锁孔入路

依据神经放射影像学的解剖特点和病变的具体情况，个体化设计和选择恰当的解剖窗口和手术通

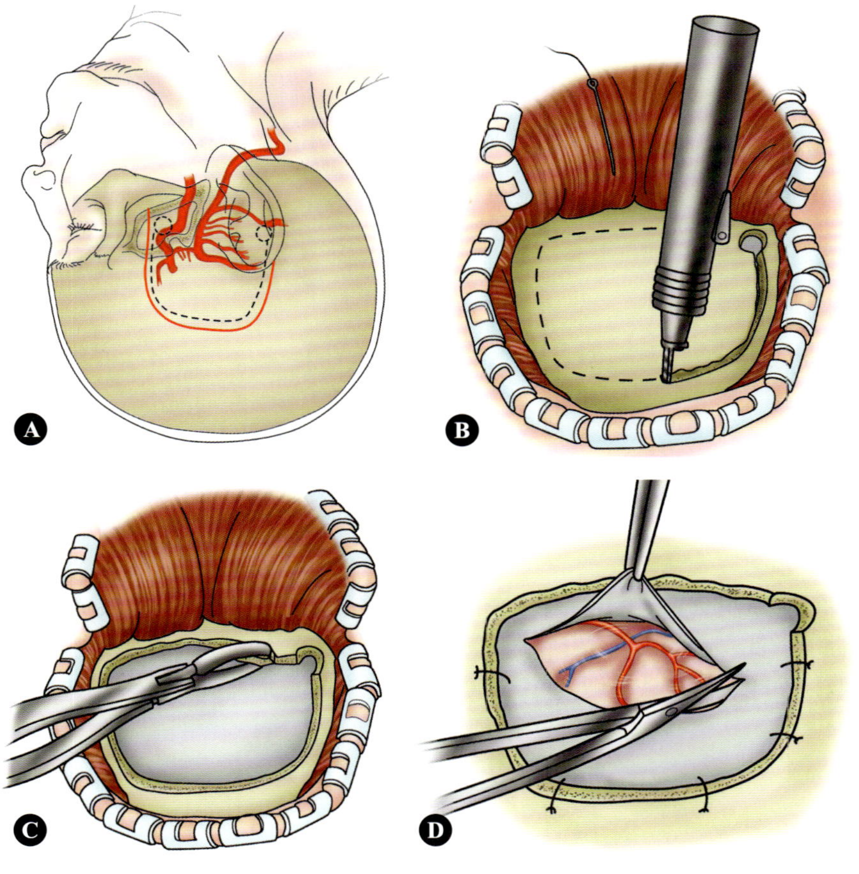

◀图 9-19　颞枕－经小脑幕入路示意
A. 皮肤切口和骨瓣（虚线）与颅内动脉血管的关系；B. 颅骨钻孔及骨瓣成形；C. 扩大颞底骨窗；D. 悬吊并剪开硬膜，翻向颅中窝底

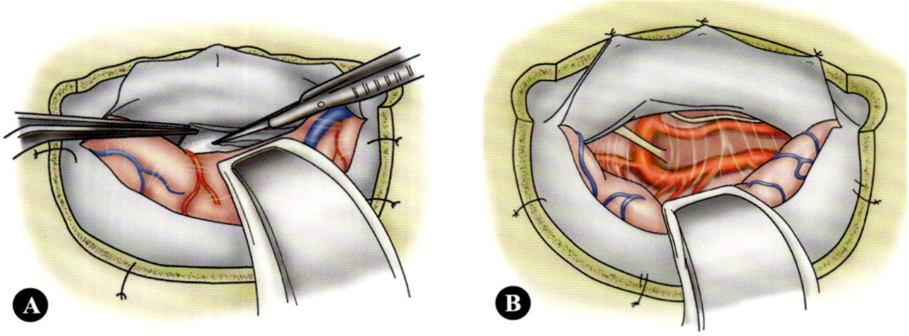

◀图 9-20 颞枕-经天幕入路切开天幕，显露幕下结构

A. Labbé 静脉用吸收性明胶海绵和棉片保护，在颞叶中份用自动牵开器向上牵开 1.5～2.0cm，枪状有齿镊提起天幕缘，切开天幕；B. 切开小脑幕后，显露小脑上动脉和大脑后动脉正常结构

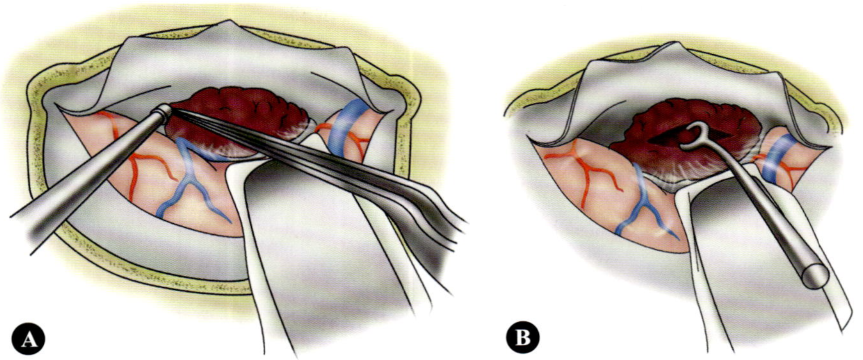

◀图 9-21 肿瘤内减压

A. 先尽可能离断肿瘤的供血；B. 肿瘤内取瘤，进行瘤内减压

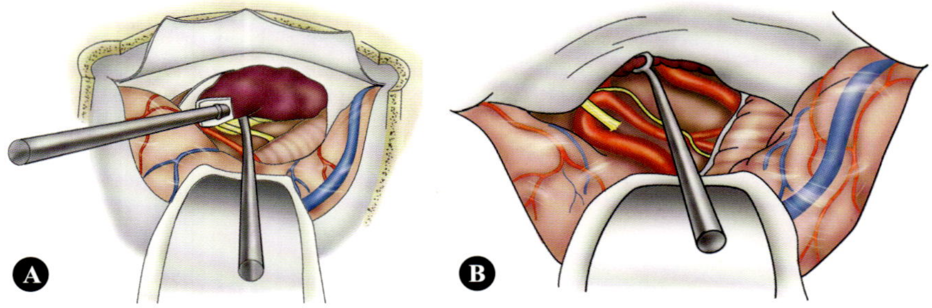

◀图 9-22 肿瘤切除

A. 瘤内减压后，可自后向岩嵴方向切开天幕缘显露幕下肿瘤，沿蛛网膜向外分离肿瘤与三叉神经、脑桥、面神经和听神经；B. 幕上肿瘤切除后，再牵开天幕，最后清除幕下隐匿部分肿瘤

道，以最小的创伤到达目标。主要包括以下内容：①手术窗的微小性：骨窗一般在 2～3cm；②手术的安全性：在腔隙中操作（如脑室系统、蛛网膜下腔），选择无功能区进入的原则；③手术的微创性：对脑组织、神经、血管的损伤降到最低程度；④到达目标的准确性：利用体表标志定位，"锁孔"入路解剖定位路标的建立，CT、MRI 辅助简易定位或采用神经导航定向定位；⑤术野的视觉辅助性：高亮度的照明设备，高清晰的实时视频监控系统，器械可操作性，必要时利用脑室镜辅助。

岩斜区肿瘤采用颞下锁孔入路手术切除岩斜区肿瘤，充分利用骨窗的门镜效应，即远离骨窗视野，显露范围很大，同时实时调整显微镜的角度以显露不同部位而实现叠加效果。颞下锁孔入路取颧弓根后上方钻孔，做直径 2.5～3cm 的颞骨骨瓣，骨瓣足够低至颅中窝底部（图 9-23）。颧弓离断，使术野更靠近颅底，以便更好地显示颅中窝底部（图 9-24）。能够获得海绵窦后侧、外侧及颞底区域的最佳视野。

后颞下锁孔入路对于岩尖区的局部显露要有效得多，如果能同时应用岩尖切除，其对于颅后窝的手术半径就会进一步扩大。因为此入路采用局部显露，故术前应定位准确，且术者应对解剖的三维空间结构有深的了解。Wang（Acta Neurochir，2010）报道，经后颞下锁孔入路（PSK）对三叉神经和 P_2 段前段（P_2A）的显露距离分别为 10.02mm ± 0.76mm

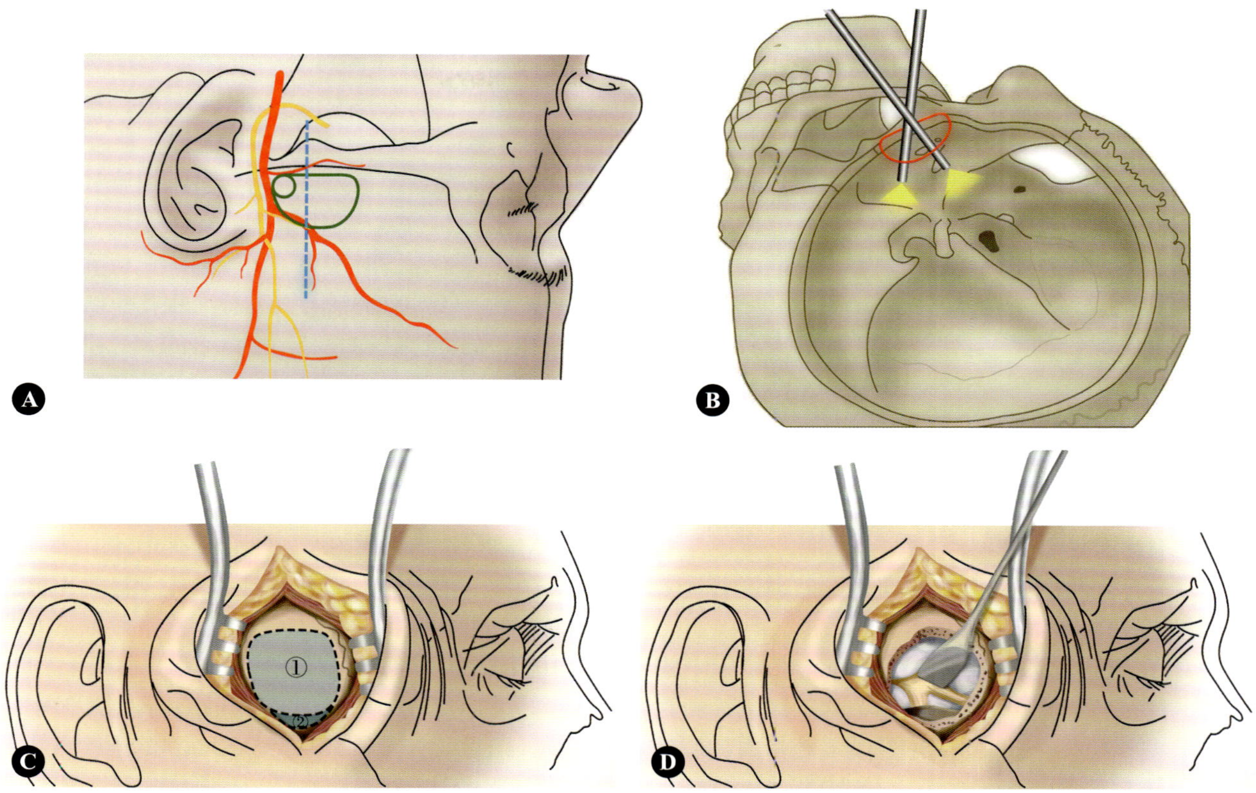

▲ 图 9-23　前颞下锁孔入路

A. 左前颞下锁孔入路切口示意，颧弓中部的垂直线形切口，在颧弓下缘向下延伸一横指宽。B. 颞下锁孔内镜辅助技术。C. 颞肌切开，在颧弓的前后附着处进行骨瓣成形。沿颞骨外下侧完成骨瓣成形（区域①）和沿颅中窝底（区域②）的开颅手术。D. 显露颅中窝外侧及颅中窝底，硬脑膜外分离和沿海绵窦外侧壁牵开硬脑膜，可充分显露海绵窦、蝶骨嵴内侧和三叉神经 3 个分支

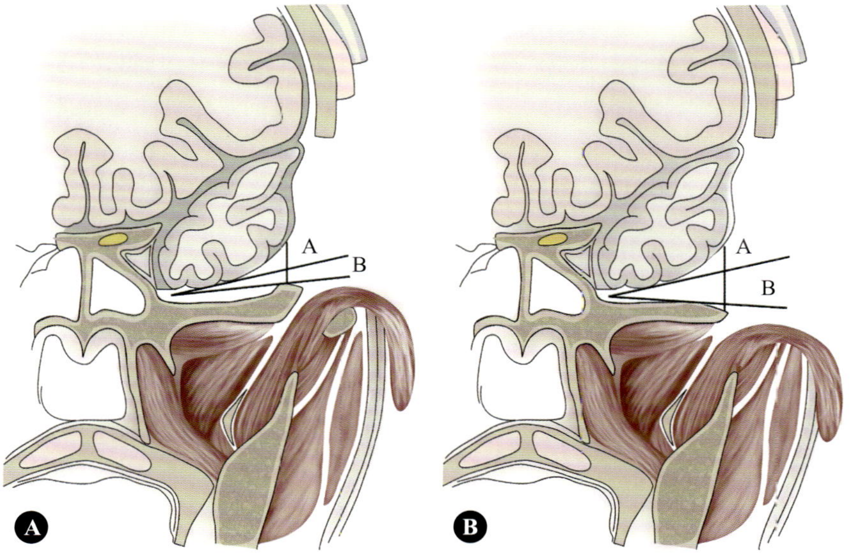

▲ 图 9-24　颞下入路去除颧弓冠状位示意

A. 无颧骨截骨；B. 颧骨截骨术视角

和 16.32mm ± 2.02mm（图 9–25）。

相对于前颞下锁孔开颅，后颞下锁孔入路能显著减少对颞叶的牵拉，由于颅中窝前部较鞍上区位置更低，所以前颞下入路需要更多地牵拉颞叶，后颞下入路开颅，是沿岩骨上缘和小脑幕作为手术路径，小脑幕切迹周围的结构较少被颞叶遮挡。采用后颞下入路，很容易就到达小脑幕切迹区域，并可安全地解剖脑桥前池的后外侧、环池和四叠体池（表 9–5）。

（五）经天幕下 – 颞下入路

Candanedo（2019）提出经幕下颞下入路（ITSTA），它是从后岩骨入路改进而来，ITSTA 包括不侵犯迷路的部分上乳突切除术和天幕部分切除术，同时伴有最小的颞叶回缩，在颞叶下方通过天幕提供一个高角度的视角，以显露颞叶切迹和毗邻天幕切迹的颞叶区域（图 9–26）。

对于位于小脑幕切迹、内侧颞叶底部和中脑旁的占位性病变的处理是困难的，这一区域的病变通常采用幕上入路切除，要求颞叶显著抬高，甚至部分切除，或者经小脑上经天幕入路。Candanedo（2019）介绍一种替代方法，经天幕下颞下入路（ITSTA），它提供了良好的切口显露，同时最小化了对颞叶牵拉的风险，手术入路包括乳突部分切除术、颞部开颅术和小脑幕切开术，乳突切除术获得的空间提供了一个急剧上升的视角，最大限度减少了对颞叶的牵拉，并报道了 9 例接受了 ITSTA 的手术，3 例 AVM 全切除，6 例肿瘤全切除 3 例、次全切除 3 例，术后无新的永久性神经功能缺损。

（六）远后颞下入路

对于中脑后外侧病变的直接手术有多种手术入路可供选择，包括中线、旁正中和极外侧小脑上天幕下入路。Smith（2003）报道了一种改进的颞下入路，即远后颞下入路，可以进入中脑和脑桥的后外侧（图 9–27）。提供了改善视觉效果和工作角度的潜在优势，同时避免了由于回缩或桥静脉损伤而引起的小脑肿胀的潜在并发症。根据小脑幕的角度和相关的静脉结构，利用小脑幕的大开口和小脑幕上回缩的选择来提供一个良好的入路角度。远后颞下入路是治疗中脑后外侧和天幕切迹病变的有效方法。

术前进行仔细的影像学检查，以确定 Labbé 静脉。MRV、CTV 和 DSA 静脉像是有用的。术前放置一个腰大池引流管来帮助大脑放松。对三叉神经和面神经进行电生理监测。头部在水平位置下方倾斜 10°～15°。颈部向地板旋转，与水平面成 15° 角，一个马蹄形切口，从颧骨根部开始，向上延伸至颞上线，向后延伸至乳突后约 2.5cm。要注意开颅手术的下缘在颅中窝底的水平。牵开颞叶直到能看到小脑幕内侧缘。轻轻地将牵开器向后牵开，可以看到脑干的后外侧。

锐性解剖打开蛛网膜平面，识别动眼神经、大脑脚、基底动脉、大脑后动脉和小脑上动脉。当外侧脑干被可视化时，可以用一个直角钩子从侧面抬高天幕，显露外侧脑干周围滑车神经的走向。神经可以从脑干背侧追踪到起始点。缝线放在小脑幕边缘，使其侧向收缩，注意保持滑车神经插入小脑幕

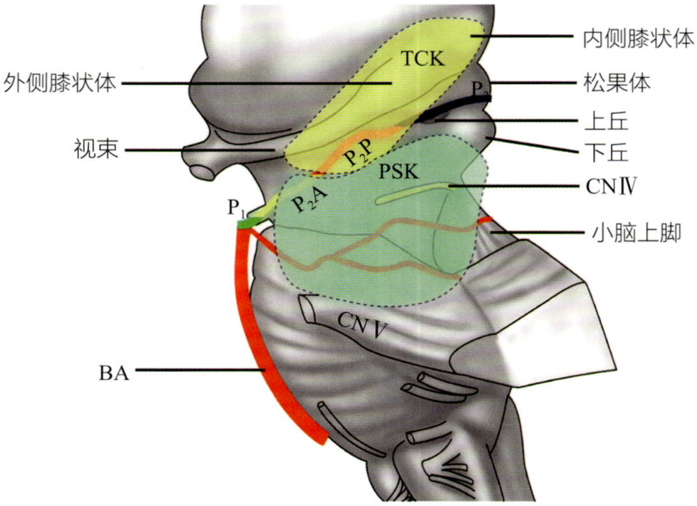

◀ **图 9–25 后颞下锁孔入路（PSK）和经脉络裂入路（TCK）显露环池外侧范围的示意**

经 PSK 入路（绿色）提供了一个近方形的显露区，包括中脑和脑桥的后外侧面、三叉神经（CNⅤ）的起源、滑车神经（CN Ⅳ）的大部分、P_2A 和 SCA 及其分支。TCK（黄色）入路结合海马体向后牵开，显露菱形区域内的上环池

P_1. 大脑后动脉 P_1 段；P_2A. 大脑后动脉 P_2 段（环池段）前段；P_2P. 大脑后动脉 P_2 段（环池段）后段；BA. 基底动脉

表 9–5　后颞下入路显露的解剖结构

幕　上	幕　下
• 后床突 • 前、后岩床韧带 • 幕切迹，岩上窦 • 脑桥中脑结合部外侧 • 松果体外侧区 • 视束，CN Ⅲ，CN Ⅳ • ICA、PCoA、AChA、PCA、SCA 及其穿通支 • Rosenthal 基底静脉，Labbé 吻合静脉	• 天幕切迹 • 岩上窦 • 上斜坡 • 脑桥小脑三角 • 中脑脑桥前外侧 • 小脑天幕面 • CN Ⅳ，CN Ⅴ，CN Ⅵ，CN Ⅶ，CN Ⅷ • 基底动脉上段、SCA、AICA 及其穿通支 • Rosenthal 基底静脉，Galen 静脉

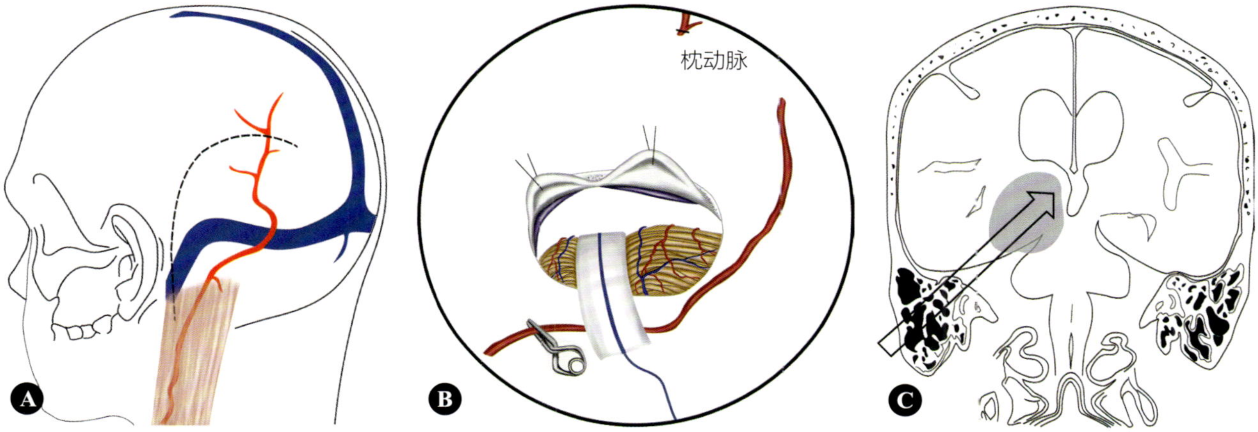

▲ 图 9–26　经天幕下颞下入路

A. 曲棍球棒切口允许显露乙状结肠后区和枕动脉沿其路径。B. 乙状窦后外侧开颅术，小脑向后下缓慢牵开，主要靠重力。C. 经天幕下颞下入路（ITSTA）的概念示意。手术入路的高角度可以很好地进入中脑旁和切迹区的深部病变，大大减少了颞叶牵拉的需要

边缘的后方。然后可以从侧面打开小脑幕，这样就可以在不磨除岩骨或损伤岩窦的情况下，广泛地观察外侧和后外侧脑干。每种入路都有其自身显露相关的发病率和风险。经岩入路有听力和面神经损伤的危险，颞下入路有颞叶肿胀和 Labbé 静脉损伤的风险，小脑上幕下入路有小脑肿胀和桥小脑上静脉损伤的风险。每种入路在其提供的脑干访问区域方面也有固有的局限性。

六、颞下入路的技术要点

（一）开颅的技术要点

1. 体位　摆放体位时，将患者的头部向地面倾斜，使重力作用最大化并获得合适的颞下显露的关键操作，对于避免颞叶底部的挫伤是必须的，术前也可采用腰骶放置引流管。

2. 定位　要花时间做好术前准备和精确定位，需特别注意术前影像中小脑幕的位置，仔细进行骨性结构和神经血管结构的解剖定位，并由此确定骨窗范围和皮肤切口位置。

(1) 定位标志

①颧骨上缘是确定颅中窝底水平的重要标志。

②脑膜中动脉是一个重要的标志，为了显示 V_3，它可以电凝切断。

③ GSPN 和膝状神经节是精确定位的解剖标志，必要时切开解剖分离辨认，避免牵引。

(2) 内耳道定位。术前准确定位内耳道，避免术中损伤，神经导航明显优于解剖定位。

3. Labbé 静脉评估　Labbé 静脉位置与行程应在术前进行评估，有助于指导术中的正确有效保护，Han 等（2010）术前用 DSV、CTV 和 MRV 对

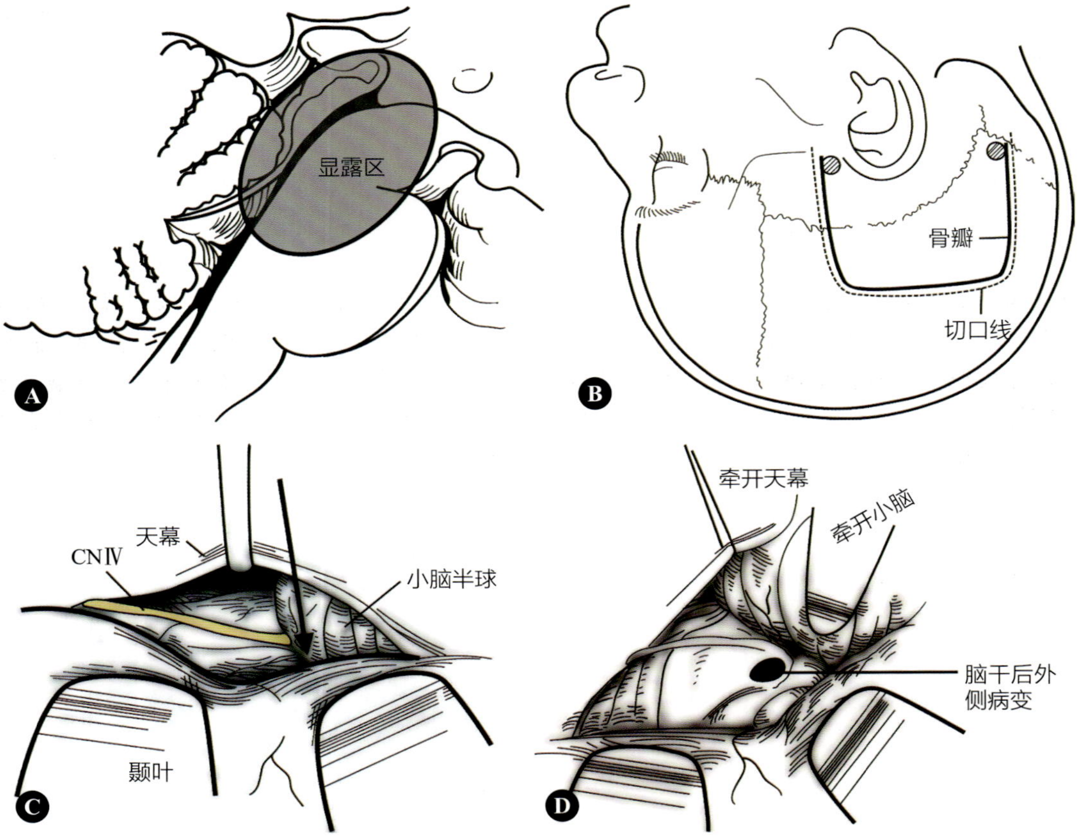

▲ 图 9-27 远后颞下入路

A. 显露的脑干区域示意图（阴影区）；B. 皮肤切口和颅骨瓣；C. 颞叶和天幕牵开后对脑干外侧的显露；D. 显露脑干后外侧病变

桥静脉（BV）进行评估，发现颞下入路的 BV 的平均直径分别为 2.9mm、3.1mm 和 3.4mm。

4. 颞筋膜的处理　颞肌筋膜应 Y 形切开，其基底部翻向颧弓，余下的 2 片筋膜瓣向两侧牵开，以显露颞骨。

5. 骨窗平颅中窝底　去除开颅骨窗下界悬垂的骨质对于清除去往颅中窝底手术路径的障碍很重要。

6. 气房封闭　如果术中打开了乳突小房，应对其细致的封闭，使用骨蜡或者是颞肌瓣可以达到这一目的。

（二）术中显露的技巧

1. 切开硬脑膜

(1) 平行于颅中窝底部 C 形切开硬膜，将打开的半月形硬膜瓣翻向颧弓一侧，并用 2 条缝线悬吊固定。

(2) 硬膜外进入海绵窦、Meckel 腔的外侧壁。

2. 颞叶牵开与保护　适度轻轻牵拉颞叶，仔细观察颞底的静脉结构。颞叶的牵开是很能体现微创理念的，牵开程度以脑脊液的充分释放、甘露醇、过度通气等脑回缩技术为前提。若脚间窝肿瘤位置较高或颅后窝肿瘤实性、偏大，可提前预防性切除颞底长约 2.0cm、宽 1.0cm 左右的少许脑组织，脚间窝内肿瘤通过此“脑窗”即可被切除，从而大大减少术后梗死性出血的机会。通过增加内侧颞叶的牵拉程度可以看见中脑的外侧面、动眼神经、大脑脚、基底动脉、大脑后动脉和小脑上动脉。需要指出，颞叶保护的思想应自始至终贯穿到手术当中，如体位摆放时头顶部略下垂；骨窗下缘应尽量贴近颅中窝底；间断性牵拉脑组织。

3. 脑脊液释放　锐性打开环池蛛网膜，释放脑脊液，释放脑脊液的位置为环池的前、后方（以脑干为中心），在这 2 个部位，环池一般形成 2 个呈三角形的蛛网膜腔隙。在个别脑脊液释放困难的前提下，可扩大前述的“脑窗”，直至打通因脑积水扩大的颞角，使脑压下降，此步骤遇到的结构主要是同侧大脑后动脉、小脑上动脉和滑车神经。

（三）桥静脉的处理与保护

静脉保存是避免术后并发症的重要考虑因素，桥静脉（BV）和天幕窦（TenS）是重要的静脉结构，颞下入路中可能会遇到重要的静脉，如SMCV、颞BV、TenS和岩静脉。

1. 术中桥静脉的保护　桥静脉（BV）是硬膜内连接硬膜间窦的静脉，天幕组引流至天幕内侧部，岩组进入SPS周围，包括天幕（图9-28）。BV的损伤可能导致严重的静脉回流紊乱和随后的脑水肿。为了避免损伤，术前需要确定BV流入硬膜间窦的入口部位。根据桥静脉的类型不同选择不同的硬膜和天幕切开方式（图9-29）。

2. 术中TenS的处理　天幕窦（TenS）也是一个重要的静脉结构，尤其是在天幕周围的手术中，可能会在诸如天幕切开术等手术中造成障碍。1989年，Matsushima等将天幕窦分为4组。

- 第一组，从大脑半球汇流的天幕窦。
- 第二组，从小脑汇流的窦。
- 第三组，起源于天幕本身的窦。
- 第四组，起源于连接到天幕游离边缘的静脉窦。

TenS在结扎天幕时会受到损伤。首先用纤维蛋白胶、Surgicel对出血进行控制。为了减少静脉充血和大出血，需要对TenS进行保存和止血。ATPA是一种硬膜外颞下入路，通过前路岩部切除和天幕切开到达岩斜区，在颞下走廊可以遇到BV和TenS。

3. Labbé静脉的处理　颞下入路最常见的并发症是颞叶水肿，原因是Labbé静脉的损伤与颞叶的过度牵拉。通过锐性分离静脉周围的蛛网膜，并松解、移位这些结构使Labbé静脉得到有效的保护。由于Labbé静脉大多在骨瓣的后方汇入横窦，所以一般都能得到很好的保护。Labbé静脉为多干型，有时Labbé静脉会有2根，且越偏前的静脉分支往往越细，若非主干支影响显露可予电凝离断，既保证了手术区域的显露，又对颞叶回流不会产生太大的影响。有时其在颅底走行的颅底硬膜段，可予松解游离，增加保留的机会。

可以牺牲小的颞前桥静脉，但是应该保护大的颞后桥静脉和Labbé静脉。尽管Labbé静脉离断后有时也不会造成太大的问题，但很多时候还是会引起颞叶的肿胀，甚至梗死性出血而造成不良预后。刚开始尝试此入路者，还应注意沿颞底前后走行的颞底静脉。术前腰穿置管持续引流均有利于保护Labbé静脉，增加术野显露。

（四）岩骨磨除

因手术视角的限制，肿瘤如果向三叉神经外下方侵犯，需磨除岩骨前部；若病灶局限于三叉神经

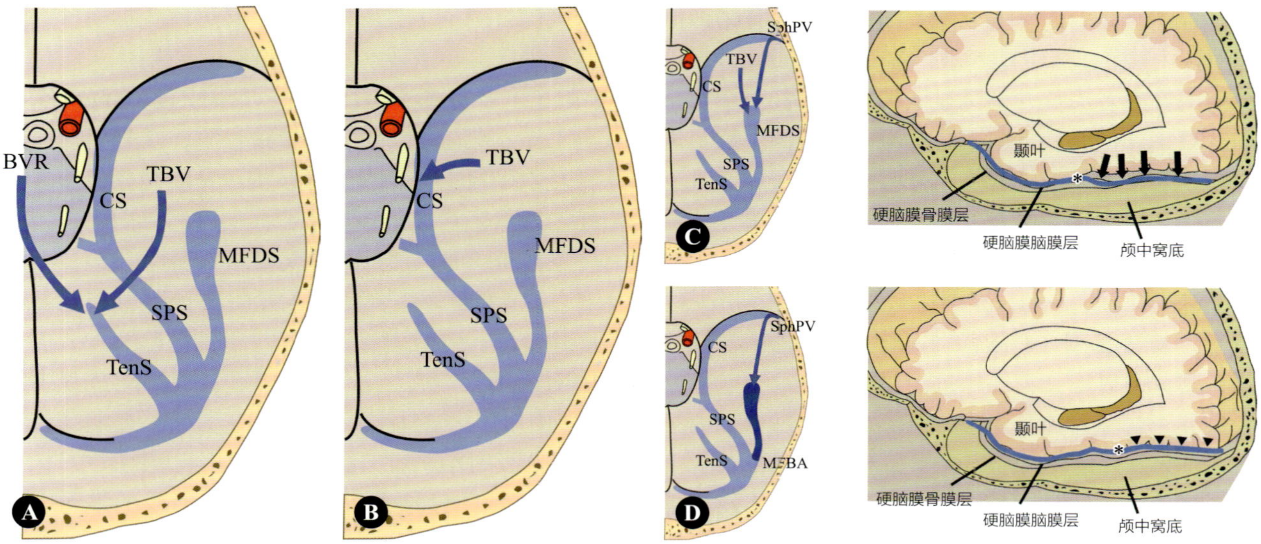

▲ **图9-28　经前岩骨入路颞下走廊桥静脉连接部位的分类**

A. 天幕组。颞底静脉（TBV）和Rosenthal基底静脉（BVR）进入天幕窦（TenS）。B. 颅中窝海绵窦（CS）组。TBV汇流至CS。C. 颅中窝硬脑膜窦（MFDS）组。TBV和蝶岩静脉（SphPV）汇流入MFDS。星号表示桥接部位。黑色箭头显示脑膜层和岩骨层之间的硬脑膜间窦。D. 颅中窝硬脑膜粘连（MFDA）亚组。SphPV黏附于颅中窝硬脑膜。黑箭显示静脉粘连于颅中窝硬脑膜；SPS. 岩上窦；*. 表示桥接位置

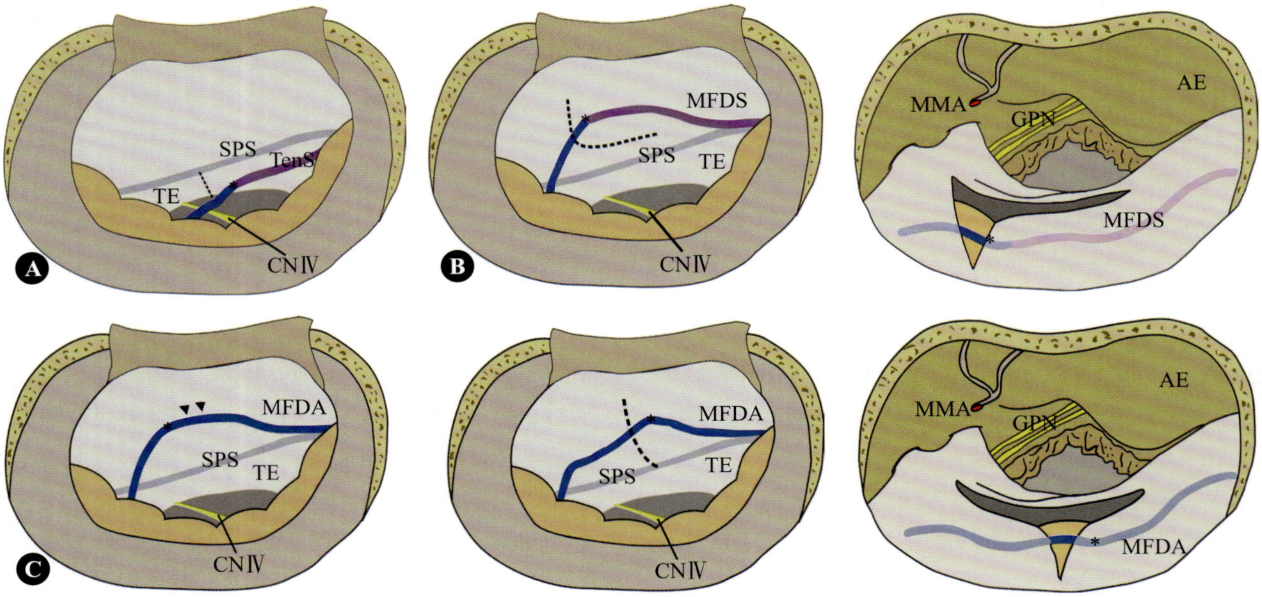

▲ 图 9-29　颅中窝硬脑膜桥静脉保存示意

A. 在天幕组，为避免切断桥静脉，天幕切口位于前方；B. 颅中窝硬脑膜窦（MFDS）亚组，颞部硬脑膜切口在静脉流入颅中窝窦的前方切开；C. 颅中窝硬脑膜粘连（MFDA）亚组，尽可能脱离硬脑膜粘连，在桥静脉前方切开颞侧硬脑膜

蓝线显示硬膜内静脉；紫色线显示硬膜间窦；虚线显示硬脑膜切口；箭头显示静脉硬膜粘连；*. 桥接部位；Ⅳ. 滑车神经；AE. 弓状隆起；GPN. 岩大神经；MFDA. 颅中窝硬膜粘连；MFDS. 颅中窝硬脑膜窦；MMA. 脑膜中动脉；SPS. 岩上窦；TE. 天幕；TenS. 天幕窦

内侧，可无须磨除岩尖骨质。

1. *岩骨嵴磨除的必要性*　切开小脑幕，完成幕下肿瘤的显露和大部分切除后，会发现三叉神经与面听神经之间的内耳道上嵴及其外侧的岩骨嵴形似“屋檐”一样遮挡了中斜坡、岩骨背侧区域，无论如何变换患者头位并调整显微镜角度、甚至牵拉小脑，对该部位的显露都十分有限。而该部位恰是岩斜脑膜瘤基底所在，若能充分显露，则从鞍旁直至颈静脉孔水平以上的岩斜脑膜瘤有望通过单纯的幕上开颅加以全切。因此，岩骨嵴的磨除成为该手术的关键。

2. *磨除范围*　Kawase 等从硬膜外磨除岩骨前部，其范围以三叉神经压迹后缘为前界、弓状隆起为后界，岩浅大神经沟为外侧界，颈动脉管和内耳道为下界，此区域可形成面积为（$2.6cm^2 \pm 0.4cm^2$）、（$2.2 \sim 3.0cm^2$）的骨窗。作者磨除岩骨是从硬膜下进入剥离岩骨硬膜后再进行磨除，硬膜下入路可以避免损伤岩浅大神经，到达病变位置更直接，通过释放脑脊液有更广阔的手术视野和操作空间，磨除的范围参照 Kawase 的范围，在实际操作中实行个体化原则，以显露肿瘤为目的，根据情况可适当缩小及扩大磨除范围。

(1) 岩骨嵴内侧部磨除范围：限定在三叉神经根外侧 1cm，岩骨嵴前方 0.5cm 之内，既可充分显露其深方的脑干腹侧中间隙，又可避免损伤颈内动脉岩骨段、耳蜗等重要解剖结构。

(2) 岩骨嵴外侧部磨除：磨除乙状窦沟内缘向内 1cm，向前 0.5cm 的岩骨嵴骨质，既避免损伤面神经水平段、外半规管等结构，又可充分显露岩骨嵴、乙状窦沟交角，岩锥背面的肿瘤。向内遇到坚硬象牙骨质时，注意避免误伤外半规管。

(3) 岩骨嵴中部磨除：除去内侧部、外侧部的磨除范围，剩余岩骨嵴即是中部的磨除宽度；前后磨除范围限制在 $3cm^2$ 以内。岩骨的磨除过程中注意保护周围神经血管。磨除的岩骨术后要用骨蜡封闭，必要时给予肌肉筋膜填塞，生物胶封闭。

对岩骨嵴的磨除要灵活运用，是否磨除岩骨嵴、选择哪一部位加以磨除，一定要视肿瘤具体位置判定，目的要明确，即去除岩骨嵴形似“屋檐”的遮挡，将其下方的肿瘤基底显露出来。对岩骨嵴磨除范围提供的参考值是一组留出安全范围的数据，理论上安全可靠，但由于岩骨解剖变异大，不排除个别情况下磨除范围内包含重要结构。

3. 磨除方法　先磨除外耳道上壁（外耳道长9～11mm，外耳道底与耳蜗仅距2mm），确定外耳道底的Bill氏棒位置后，再根据Christopher的方法判断耳蜗的位置，磨除Kawase菱形区的骨质。磨除岩尖内侧三角（即三叉神经半月节下方的岩尖部分）的范围，内侧可达Dorello管外侧壁，深度以岩下窦为界。磨除过程中，应从外侧向前、内、后依次进行。在内侧不要打开展神经的硬膜。在Dorello管上方是蝶岩韧带，可作为辨认展神经的标志。为避免损伤三叉神经、岩下窦，可只磨除岩尖中部的疏松骨质，保留神经、静脉窦周围的一薄层骨质，用咬骨钳或针持咬除。

岩浅大神经与其下方的颈内动脉水平段几乎平行，保留颈内动脉岩段水平部表面的一层骨皮质，可有效避免损伤颈内动脉、咽鼓管，却使磨除面积减少。磨除Kawase菱形区骨质的关键在于耳蜗的定位。耳蜗、膝状神经节、颈内动脉膝段三者的关系十分紧密。Day于1994年提出"道前三角"概念，认为耳蜗位于内耳门、膝状神经节、岩段颈内动脉膝部构成的三角外侧半的深面。

4. 磨除岩骨后整体显露的范围　磨除岩骨后整体显露的范围包括上至海绵窦、Meckel腔、鞍背和上岩斜坡区，向下可显露至颈静脉孔上方水平。脑干面显露范围向下达桥延沟水平和部分同侧延髓上部。基底动脉可显露至椎－基底动脉连接部，部分可见椎动脉近侧端，小脑上动脉的脑桥中脑前段和部分脑桥中脑外侧段、小脑下前动脉脑桥前段和脑桥外侧段均可显露，自术野的前上方至后下方依次可见第Ⅲ～Ⅶ对脑神经。

（五）天幕牵开和切开

颞下入路的一个重要步骤是增加对脚间池和桥前池的显露，并进入更近端的基底动脉进行血管控制。通过在硬脑膜管的滑车神经入口点后面放置2个缝合点，将天幕拉伸并随后切开。将切口延伸至岩上窦，可以看到几个结构，包括滑车神经的幕段，大脑后动脉和小脑上动脉之间的动眼神经的起源，以及三叉神经的起源。改良的天幕雕刻切开技术，至少增加5mm的显露（2.9～7.9mm），手术窗口扩展150%（120%～183%）。

1. 天幕牵开　在滑车神经没有进入天幕前缝合小脑幕边缘，将天幕边缘提起确定滑车神经进入硬膜的位置，可以让天幕缘翻开约1cm或更多。有2个关键步骤可以使天幕内侧瓣向前外侧翻开：①从滑车神经入硬膜点到进入海绵窦的关键性分离；②将天幕切口延伸到Meckel腔。两条牵拉缝线沿天幕边缘缝合，在滑车神经入天幕后10～20mm处，在2条牵拉缝线之间开始切开天幕，外翻天幕边缘，将硬膜瓣前外侧牵拉5～15mm，将滑车神经短距离游离于硬膜外。

利用显微剥离子顺着切开的硬脑膜隧道，以非创伤性的方式从天幕神经管切开滑车神经，直至其入口。如果滑车神经在天幕边缘完全脱离隧道，则包括海绵窦后角的三角形天幕瓣可以向前外侧牵开。采用这种技术，滑车神经可脱离天幕瓣，形成滑车上、下工作窗。可以看到三叉神经的2个根，感觉根和运动根，以及小脑下前动脉（AICA）的起源。大脑后动脉（PCA）P_2段、小脑上动脉（SCA）和基底动脉顶部清晰可见。

2. 小脑幕切开

(1) 切开天幕的目的：经颞下入路提供了极好的天幕切迹区的视野，可以很好地显露中切迹间隙和脚间池。切开小脑幕可改善对脚间池、基底动脉和脑桥腹侧的显露。小脑幕切开术后，从其DC分离TN，优化了天幕瓣的前外侧翻开，最大限度地提高了显露率，改善了脚间池和脑桥腹侧池内的照明和能见度，以及可操作性。Hernesniemi等（2005）在颞下入路对基底动脉瘤的报道中，将天幕边缘翻向颅中窝底，将滑车神经的池部从蛛网膜粘连中游离出来。

(2) 切开部位：小脑幕的切开位置为弓状隆起内侧、滑车神经入幕缘的后方，即滑车神经海绵窦汇入点的后方至岩嵴位置，后界可见小脑组织，前方达Meckel腔，硬脑膜内的静脉窦出血可予以电凝。滑车神经自脑干发出后大部分走行于小脑幕下，多数紧贴幕缘，少数与幕缘稍有距离，后岩床皱襞与小脑幕缘相交点与滑车神经入小脑幕夹层点距离，可作为切开小脑幕的参考。

有时岩静脉出血，可用于春江教授提出的"海绵填塞焊接法"控制。切开小脑幕时如需切断岩上窦，可给予电凝或海绵压迫止血，切开小脑幕时要注意保护滑车神经。

(3) 天幕切口

①第一个切口开始于滑车神经入口的后面，并

平行于岩上窦向外侧、斜向、后伸。

②第二切口朝向三叉神经外侧缘，与第一切口垂直。此切口穿过岩上窦。主要区别在于硬脑膜瓣包含滑车神经。注意不要让滑车神经受到太多的牵拉。天幕切口向上伸向岩上窦。天幕切口扩大至 Meckel 腔入口的上方，使用这项技术，脚间池及其内容物的显露在前后轴平均增加了 8.2mm，在上下轴增加了 5.5mm（±1.9mm）。

幕切口的起始点和终点以及天幕瓣的几何形状差异很大。最常见的切口是从岩骨嵴后 5mm 开始，平行岩骨嵴切开小脑幕边缘。然而，滑车神经进入小脑幕并在其硬膜管内行走的确切位置因个体而异。根据滑车神经沿幕缘的前后位置，这可能会限制颞下经天幕入路获得的脚间池和前池的显露。

(4) 天幕切开方法（图 9-30）。分割切开天幕前将滑车神经从硬脑膜管中取出，以优化幕瓣的前外侧翻开，进而最大限度地显露脚间池和桥前池。为了使天幕硬膜瓣回缩，滑车神经从硬脑膜管中分离出来，直到后床突区，靠近动眼神经穿过硬脑膜进入海绵窦的位置。另一个硬脑膜切口在 Meckel 腔入口上方向岩上窦延伸。小脑幕切口可止于岩上窦边缘。额外的前外侧牵开天幕硬膜瓣是通过将切口穿过岩上窦伸入 Meckel 腔顶部来实现的。在岩上窦的两侧直接注射流体明胶有助于切开岩上窦。三角形天幕瓣，包括海绵窦的后端，可以进一步显露到前外侧。采用这种技术，滑车神经

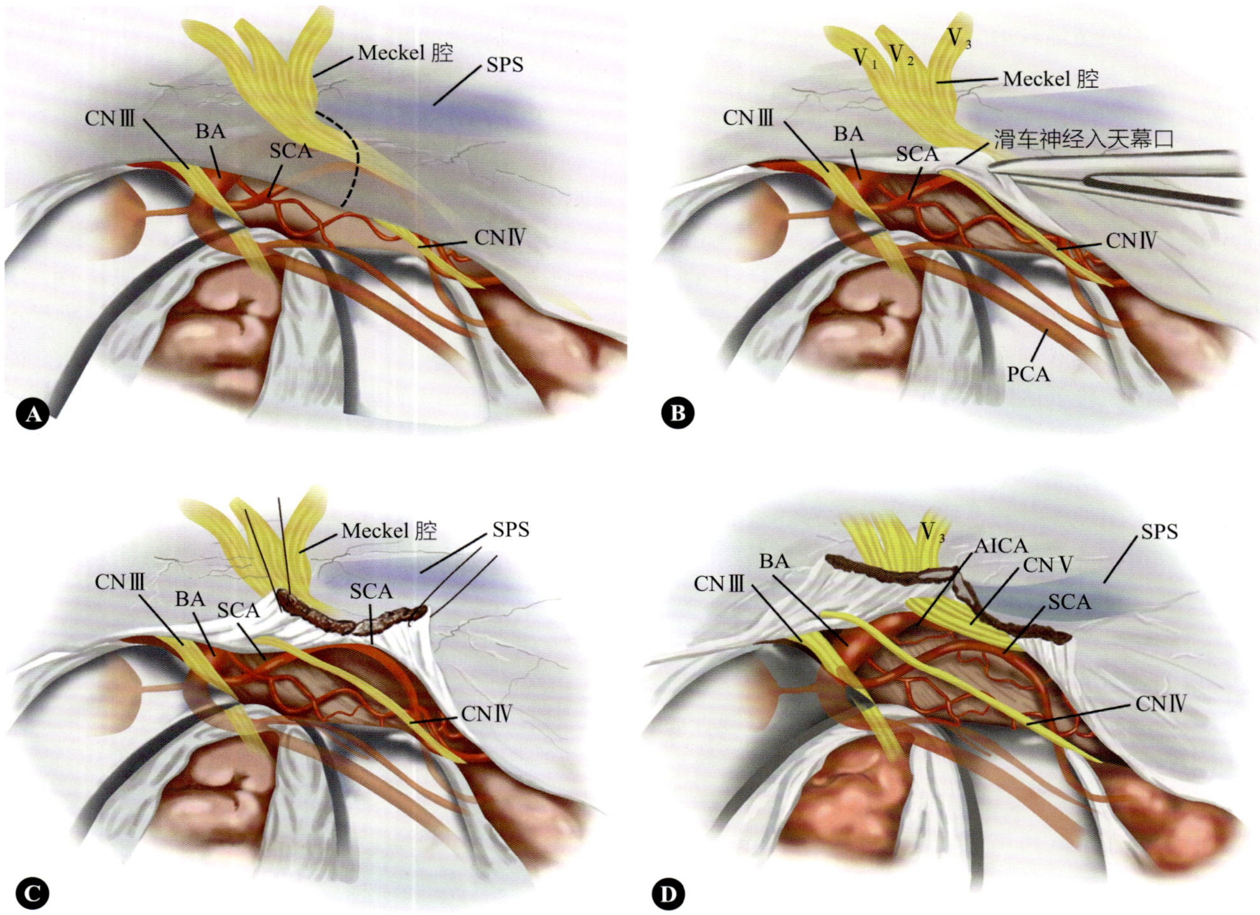

▲ 图 9-30 天幕切开技术

A. 天幕切开前的颞下显露；B. 牵开天幕边缘，在滑车神经进入天幕硬膜孔道之前，识辨滑车神经；C 和 D. 天幕切开后，在内外轴和前后轴逐渐增加的显露。CN Ⅲ. 动眼神经；CN Ⅳ. 滑车神经；CN Ⅴ. 三叉神经；AICA. 小脑下前动脉；BA. 基底动脉；SCA. 小脑上动脉；SPS. 岩上窦；V_1. 三叉神经眼支（眼神经）；V_2. 三叉神经上颌支（上颌神经）；V_3. 三叉神经下颌支（下颌神经）

可脱离小脑幕瓣，从而形成滑车神经上下操作窗口。如果小脑幕切口向最外侧延伸至 Meckel 腔的最外侧，则可以看到三叉神经的根，通过调整显微镜的方向，几乎可以看到小脑下前动脉（AICA）的起源。切开天幕时，要注意对天幕窦的保护（图 9–31）。

3. 天幕切开与天幕牵开的比较　当从颞下区进入高基底区时，幕的边缘是限制视野和手术空间的障碍之一。可以使用 2 种方法来克服这个局限性，要么切开天幕，要么用缝线固定牵起来。理论上，天幕硬脑膜瓣可以增加解剖结构的可视性，同时也有可能最大化手术空间。单纯的小脑幕边缘牵开可以简化手术程序，并有助于克服与幕切口相关的风险，即硬膜静脉湖出血和滑车神经损伤。在某些情况下，如果不切开小脑幕，可能无法进入，甚至需要进行更广泛的手术，分离滑车神经，使其脱离硬脑膜管，甚至将小脑幕切口延伸至岩上窦，切开小脑幕以接近更近的基底动脉是必要的。事实上，切除小脑幕的最大好处是可以让外科医生更深入颅后窝，到达基底动脉的更近段，增加脑干腹侧和前外侧的显露。在复杂病例中的目标是最大限度地利用颞下径路获得的工作空间。

Archavlis（2019）解剖比较颞下入路时，天幕切开与幕缘缝合牵开的疗效，认为天幕切开使基底动脉和第Ⅳ对脑神经显露明显增加。在病变不需要近端控制 BA 的情况下，采用缝合天幕将天幕游离缘牵开，是治疗基底部动脉瘤简便、快速的方法。更具侵入性和更耗时的天幕切开提供了一个额外的客观化优势，可为放置近端临时阻断夹提供显露。虽然天幕切口的侵袭性是有限的，这里的数据显示这个操作没有严重的并发症，但是这仍然是一个额外的侵入性步骤。具体来说，它增加了术中出血的风险，限制了可视性，并消耗了时间，并且使第Ⅳ对脑神经处于危险之中。Drake 注意到，幕缘的回缩大大增加了进入脚间池的开口和进入基底动脉远端。虽然幕缘牵开术仍然是一种常用的方法，但更倾向于切开天幕以增加幕下显露。

（六）离断颧弓技术

在颞底部平行于颧弓锯开颅骨，有利于视野更靠近颅底（图 9–32），扩大对颅中窝底、岩斜区和脑干的显露。外侧硬膜外颞下走廊仍然是治疗颅中窝延伸至中上斜坡大型肿瘤的首选路径。Fish 入路确实提供了广泛的肿瘤切除，但它们与功能结构的横断和广泛的颅底破坏相关的高内在发病率相关。颧弓的离断和位移在 20 世纪 80 年代由 Fujitzulo 和 Kuwabara 首次描述。Gagliardi（2020）比较分析颧骨截骨术（ZO）在硬膜外颞下入路（ESTA）中的实际优势，ZO 对手术视角有微弱的改善（平均增加 3°）。STA 中，ZO 在斜坡和斜坡旁区域的手术操作性方面没有明显优势。

颧弓分离可使颞前基底广泛显露，允许沿尽可能低的幕上进路斜向上进入脚间窝，这种入路有助于更好地进入脚间池。主要优点是提供了通往颅中窝底的主要通道，而不受颞肌的阻碍。这有助于以硬膜外 / 硬膜内的方式向颅中窝底推进，并继续自下至上方向切除位于岛叶区域的病变，扩大手术操

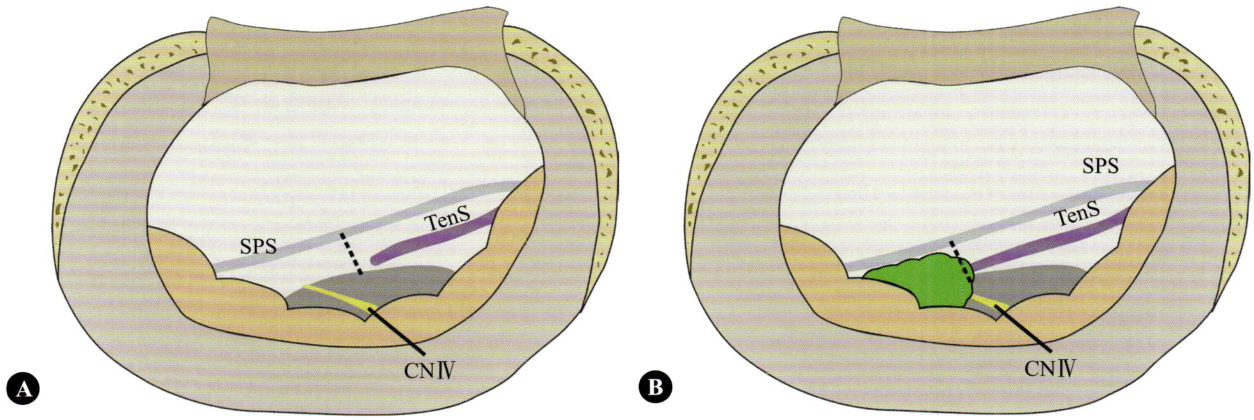

▲ 图 9–31　小脑幕切开术中孤立性天幕窦保存示意

A. 为避免切除部分天幕窦。B. 在肿瘤附着处做天幕切口。紫色线代表硬膜间窦；绿色阴影代表肿瘤；黑色虚线表示天幕切口；SPS. 岩上窦；TenS. 天幕窦

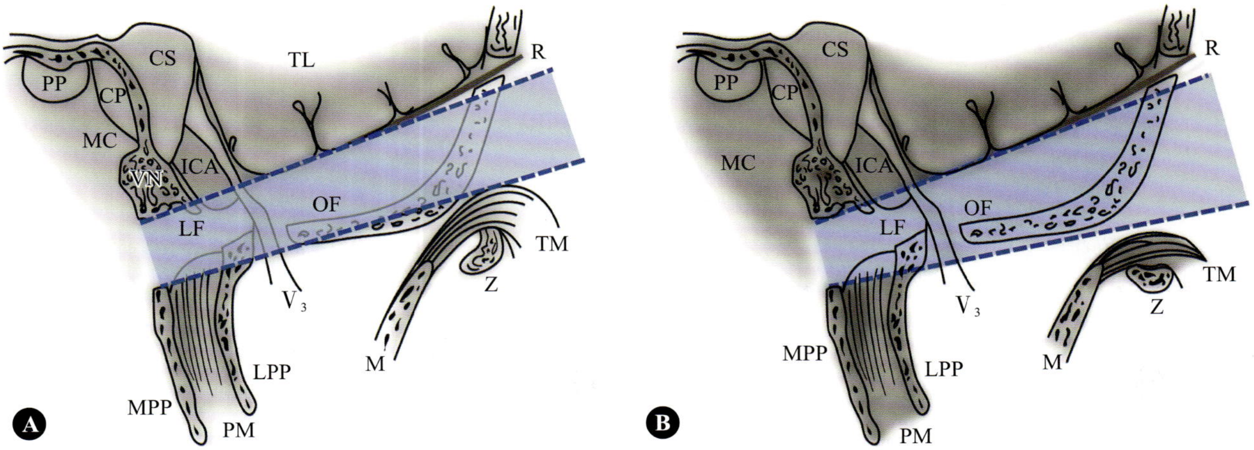

▲ 图 9–32　离断颧弓的硬膜外颞下入路手术走廊示意

A. 保留颧弓；B. 离断颧弓。CP. 颈动脉隆起；CS. 海绵窦；LF. 破裂孔；LPP. 外侧翼突；M. 下颌骨；MC. 中斜坡；MPP. 内侧翼突；OF. 卵圆孔；PM. 翼状肌；PP. 垂体突起；R. 牵开器；TL. 颞叶；TM. 颞肌；Z. 颧骨

作的角度（图 9–33）。即去除颧弓可以使目标有一个更近距离的视觉走廊。锁孔开颅术和经典开颅术在颞侧部的回缩距离都缩短了（分别为 17.11mm 和 16.43mm）。然而，颧骨截骨不影响内侧回缩。关于手术通道的体积，颧弓切除术增加了锁孔和传统手术入路的 13%～17%。这种扩大容积的好处是在外科手术中观察到的，因为手术通道越大，手术视角就越大。颧弓离断颞下入路的基本优势在于，锁孔和经典开颅术都提供了额外的 44° 角，因此它能够提供良好的显露和可操作性，以应对深部病变。

经前外侧入路的颅底外科手术分为“向上看的手术”和“向下看的手术”，前者包括下丘脑手术、高位基底动脉瘤手术等。后者包括床突周围和海绵窦病变手术，去除颧弓和（或）眶缘在“向下看的手术”中并不增加显露，而在“向上看的手术”中则有必要。保留颧弓颞下入路中的视线和手术通道位于颞肌反折缘与颞叶底面之间的狭长间隙中，虽然在水平方向空间较大。但在垂直方向颞叶底面和颞肌反折缘犹如两扇相互嵌插的“门”，明显阻碍了从外侧颅底向鞍上区观察的视线。

颧弓分为 2 个垂直切口离断，颞下颌关节前的后切口和颧弓与颧骨结合后的前切口。颧弓随咬肌向下移位。颧弓切除后显露的新颞骨区，用高速钻或咬骨钳，从而扩大了前 2 次开颅的面积。去颧弓颞下入路将颞肌从去除颧弓后的间隙向下翻转，其反折缘高度明显降低，视线能够紧贴颅中窝底外侧，观察鞍上方向的视野不受颞肌阻挡。但去除颧弓无疑增加了手术操作和医源性损伤，延长了手术时间，且可能引起相应的并发症，如面神经颞支损伤、术后颞下颌关节功能紊乱、腮腺损伤和容貌受损等。

（七）肿瘤切除顺序和方法

对于脑膜瘤可采用边减容边烧灼基底的办法，然后再分离瘤周，分块切除，其他类型的肿瘤可减容后分块切除。顺序大致可先主体减容，然后脚间窝、颅后窝，最后幕上部分，当然这都不是绝对的，术中几个部位可交替进行。

1. 脚间窝内肿瘤的处理　切除该部位肿瘤时，首先向后床突方向探查，了解动眼神经及动眼神经三角的位置，做到心中有数，同时也可进一步经第三间隙释放脑脊液，肿瘤的顶端是此步骤最难显露的位置，也是双侧大脑后动脉、双侧小脑上动脉、多条细小的丘脑穿动脉和双侧动眼神经起源的位置，也是手术的难点之一。往往由于肿瘤的长期压迫，脑干会有不同程度的水肿加之粘连的影响而使脑干、动眼神经损伤的概率增大，所以该部位牵拉一定要轻柔，尽量直视、能锐性分离尽量锐性分离，而且此处的肿瘤蛛网膜界面掌控尤其重要。有些肿瘤会和上述神经、穿通血管及脑干粘连非常紧，此时若无绝对把握可予小的薄片残留。

2. 岩骨嵴磨开处理颅后窝肿瘤　岩骨嵴的磨

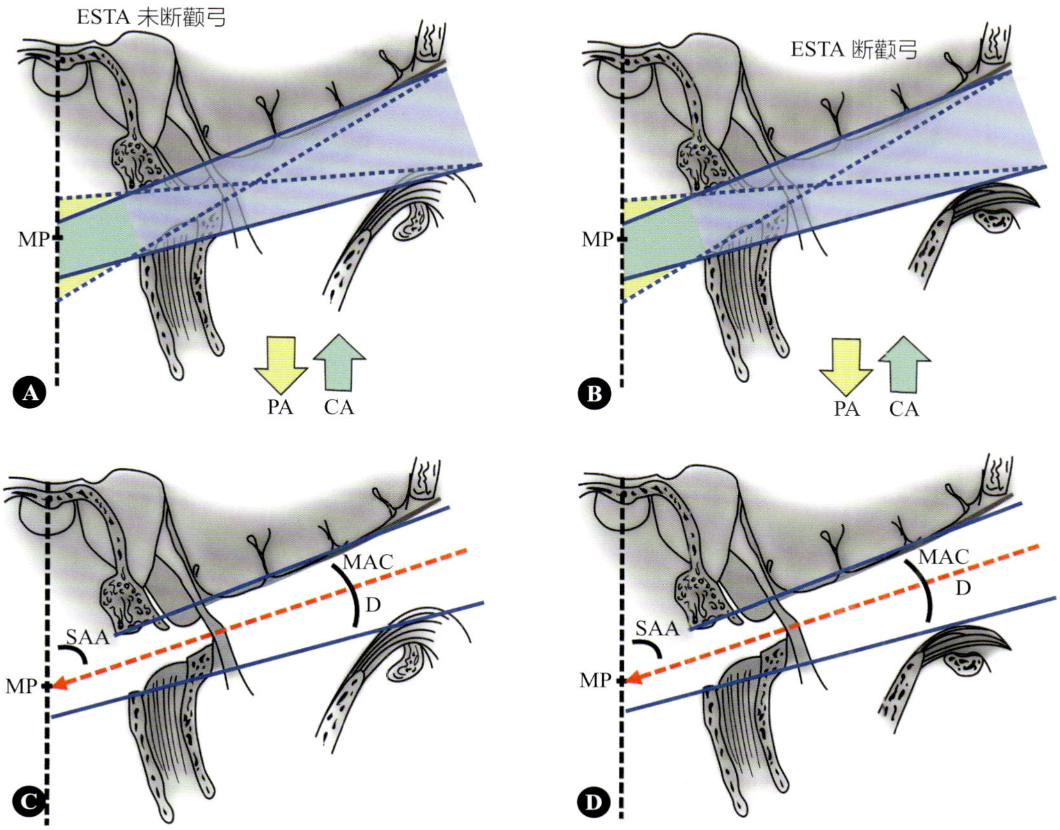

▲ 图 9-33　显示离断颧弓对硬脑膜外颞下入路的显露范围、术中可操作角度影响的示意

A 和 B. 对显露范围的影响；C 和 D. 对操作角度的影响；A 和 C. 未离断颧弓；B 和 D. 离断颧弓对显露范围的和术中可操作角度的影响。CA. 中心视野；MAC. 可操作的角度；MP. 中斜坡点；PA. 周边视野；SAA. 手术操作角度

开是为了更好地处理上斜坡的肿瘤基底，同时也能最大限度地减少颞叶牵开的幅度，磨开的部位为三叉神经内侧的岩嵴（岩尖位置），有时还可牵开三叉神经从而更加充分地磨除岩嵴，处理此处基底时要注意进入 Dorello 孔内的展神经，以免误伤，面神经一般在此处走行于肿瘤的背侧后方，在电生理监测帮助下及锐性分离方法，一般都能得到很好地保护。

3. 脑干腹侧肿瘤的处理　这是手术的另一大难点，此处主要是肿瘤与脑干、大脑后动脉、小脑上动脉及其分支的粘连，此部位不同于脚间窝的是显露一般没有问题，但往往分离困难（脑膜瘤），所以有时亦可在此处残留小块薄片肿瘤。这一步骤是决定手术质量的关键，术中出血、血管损伤往往在此，所以操作应仔细、轻柔，可配合术中超声刀进行减容，以免反复牵拉对水肿的脑干造成虹吸损伤，尽量在瘤内操作、瘤外严格沿界面进行。

（八）内镜辅助技术

内镜辅助技术的发展极大地改变了颅底肿瘤的治疗理念，促进了微创手术，实现了手术的安全切除。内镜将允许增加显露和手术自由度，同时潜在地减少骨切除，如 Kawase 入路所需的骨切除。Lamki（2012）比较了显微镜单独或内镜辅助下显微颞下入路所提供的可见度和可操作性，使用导航系统的线性测量对关键结构进行量化。可操作性取决于在所提供的空间内安全舒适地完成的任何操作。内镜辅助下，对侧动眼神经、后穿质、乳头体、对侧小脑上动脉视野最有利。利用内镜辅助手术可以克服传统颞下入路的诸多局限性。内镜辅助颞下入路可用于追踪和观察肿瘤沿三叉孔进入颅后窝，帮助术者通过考虑肿瘤的大小、范围和与周围结构的黏附性来计划进一步的手术步骤。如果肿瘤的颅后窝部分相对较小且质地柔软，则可通过扩张的三叉神经孔将其切除，而无须进行前路岩部切除术。

（九）神经导航

在 Kawase 入路中，通过磨除岩尖，手术显露明显增加；然而，钻孔可能会损坏内耳道、耳蜗或 ICA 岩段，导致严重并发症，包括单侧震颤、出血或死亡。无框架导航装置对内耳道、耳蜗和 ICA 岩段进行标记。在显露内耳道的骨质磨除过程中，神经导航引导骨质磨除，可以精准定位和引导磨除过程，以避免损伤内耳道内的结构。Ding（2017）磨除 Kawase 菱形区域形成的骨走廊的平均面积为 $244.81mm^2$，而使用无框架导航装置后的平均面积为 $276.85mm^2$，提供了更多的解剖显露和手术自由度。

（十）关颅的技术要点

1. 颅中窝底多层重建 外侧硬膜外颞下走廊是治疗颅中窝（MF）大型硬膜外肿瘤并延伸至中、上斜坡的最佳途径。特别是，颞下经颧弓入路(ESTZ）可增加斜坡和同侧斜坡旁区域的显露，直至对侧岩骨 ICA 区，提供了一个良好的可操作性和有效的血管控制。但在肿瘤切除后，由于鼻旁窦开放，肿瘤经硬膜生长破坏硬脑膜，以及需要用重要组织填充无效腔，以避免潜在的危及生命的并发症。带血管蒂的筋膜瓣重建在恢复解剖分区、促进快速和完全愈合、最终防止手术相关并发症方面更为有效。局部带蒂皮瓣更快速，更容易收获，区域性带蒂肌瓣似乎是最好的选择。Gagliardi（2019）使用硬膜外经颧弓颞下入路（ESTZ）时，采用颞肌筋膜分割技术（图 9-34），以获得一个多层血管化颞肌瓣来重建中颅底，用于大肿瘤切除后的 MF 重建，这种技术可以维持颞肌（TM）功能及血液供应，并将美容效果降至最低。颞肌筋膜瓣（CSTMF）由颞筋膜瓣（TFF）和肌瓣（TMF）组成，由颞肌前内侧束组成（AMB）。CSTMF 通过 TFF 和 TMF 提供了广泛的硬膜衬里覆盖。

2. 严密关闭伤口

(1) 开颅时常常忽视却又常常难以避免的硬脑膜缺损。可采用颞肌或人造植入材料，进行水密性缝合硬脑膜。

(2) 固定骨瓣时，应采用钛板封闭颅骨孔。

(3) 皮肤切口可采用皮内或经皮连续缝合。

(4) 由于皮肤切口较小，加之术中操作的无损伤性，术毕不需要放置引流管。

七、颞下入路的注意事项

（一）选择入路时注意事项

颞下岩前切除术用以达到脑干上部或斜坡上 1/3 的腹侧及腹外侧。这一手术通道并非为达到内耳道以下区域而设计。该入路的工作区域狭窄且并不舒适，并不适合术者切除较大的肿瘤。巨大的肿瘤需要使用联合入路分阶段切除。

（二）树立微创理念

术中始终贯彻颞叶保护的理念，以减少对颞叶的牵拉，保护脑组织。体位摆放时头顶部略下垂，骨窗下缘应尽量贴近颅中窝底，术中间断性牵

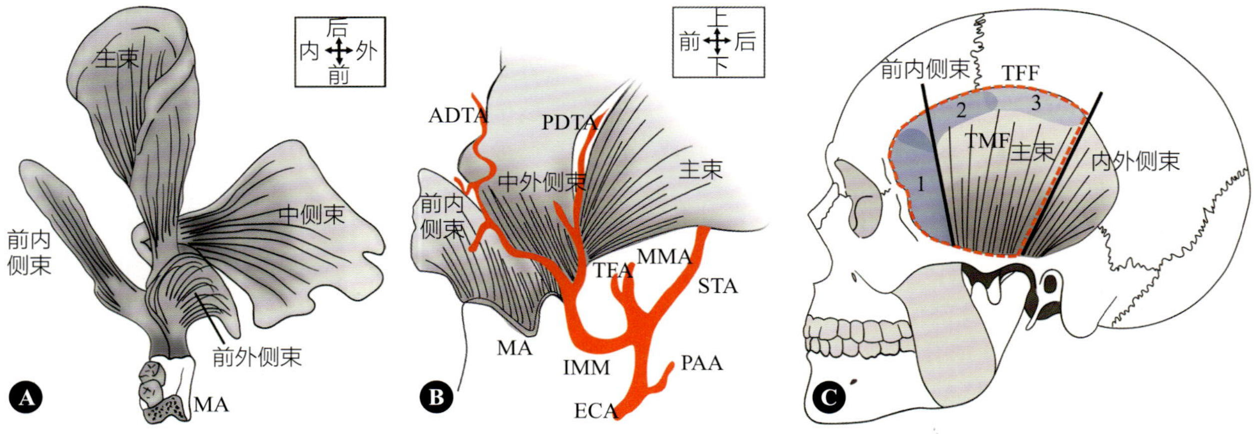

▲ **图 9-34 颞肌筋膜瓣**

A. 颞肌纤维束；B. 右侧颞肌供血示意；C. 颞肌筋膜瓣，1 至 3 为不同的、可扩大的颞肌瓣；MA. 下颌骨；ADTA. 颞前深动脉；ECA. 颈外动脉；MA. 下颌骨；MMA. 脑膜中动脉；PAA. 耳后动脉；PDTA. 颞后深动脉；STA. 颞浅动脉；TFA. 面横动脉。TFF. 颞筋膜瓣；TMF. 颞肌瓣

拉脑组织，术前腰穿置管持续引流均有利于保护Labbé静脉，增加术野显露，预防颞叶水肿。术前对Labbé静脉的位置和走行进行预判。调整硬膜切开和硬膜外抬起颞叶的位置以保护这一至关重要的静脉结构。

颅中窝底骨质中间高、四周低，外侧又有颞肌和颧弓的限制，使颞下入路的视角较低，为获得更深的视野，一般都要对颞叶进行一定的牵拉。在这种情况下，皮层毛细血管、静脉和桥静脉对不适当的牵拉特别敏感。牵拉的压力超过2.666kPa（20mmHg）可严重地影响皮质毛细血管及静脉的侧支循环，从而引起皮层或皮层–髓质的梗死，导致永久性神经功能障碍，甚至有致命的危险。显而易见，避免术中皮质血管闭塞对显微神经外科术中的脑保护具有重要意义。为达到脑保护及皮质侧支循环的稳定性，在显微外科手术牵拉脑组织的过程可采取以下措施：打开蛛网膜释放脑脊液后，由于重力作用造成的脑组织回缩现象，可以很容易地形成扩大的蛛网膜外层和蛛网膜下间隙，从而以较小的牵拉获得较大的外科手术通道。因此，手术早期阶段充分打开脑池释放脑脊液，是避免过度脑牵拉的重要步骤。其次，对脑肿胀和脑水肿的患者，可利用脱水药物及过度换气达到脑松弛；对伴有脑积水的患者，脑室穿刺是使脑组织自身回缩的有效方法。

（三）术前预案与颞部骨瓣成形

1. 术前计划　详细制订手术计划和用心摆放恰当的体位是手术医生当仁不让的职责。花时间做好术前计划和摆好手术体位。

(1) 根据术前影像设定好小脑幕平面的位置。

(2) 标记好浅表神经、血管及关键骨性结构，设计好头皮切口及骨瓣位置。

(3) 标记好Labbé静脉的位置：术前预估Labbé静脉的位置非常重要。

2. 体位摆放　将患者的头部向地面倾斜是非常关键的操作步骤，这样可以最大限度利用重力进行牵拉，以获取最合适的颞下显露。患者的头部应该正对术者，能达到对病变组织充分的显露，同时对脑组织最小限度的牵拉，并且可以提供灵活的工作角度。除此之外，在术中，患者头部的放置应该使术者处于一种符合人体工程学的舒适的体位。

3. 骨瓣成形注意事项

(1) 皮肤切开时，避免损伤颞浅动脉、耳颞神经或面神经。避免粗暴地牵拉和分离颞肌，造成术后咀嚼障碍和颞肌萎缩。基于皮肤切口的不同，这一入路可能需要或者不需要处理颞浅动脉。颞浅动脉通常位于耳屏前一横指宽度，在颧弓上约5cm分为额支和顶支。面神经颞支位于颧弓前方、两层颞浅筋膜浅部的前方。

(2) 骨瓣后缘钻孔时应注意勿损伤横窦，如果乳突气房打开、应用骨蜡严密封闭，如果肿瘤位于颅中窝前部，应将蝶骨嵴外侧半磨除。硬脑膜必须保持完整，直至术者有意地将其打开。

(3) 颧弓根部的上缘是定位颅中窝底水平的很好标志。这一标志可用来计划和确定第一个颅骨骨孔的位置和接下来的开颅术。

(4) 颞骨鳞部骨质很薄，颅内压增高时骨质更薄，钻孔时勿用力过大，以免将钻头插入脑内损伤脑组织。

(5) 将开颅术下缘悬着的骨质去除，对于获取直达颅中窝底的手术路径非常重要。尽量咬除颞骨鳞部直到颅中窝底，当向前下方扩大骨窗或骨瓣翻起时应注意勿损伤脑膜中动脉。该动脉在此常走于骨管中，如损伤出血可在电凝后用骨蜡封闭骨管，如在硬膜上损伤，可用细丝线结扎其两端或电凝止血。

（四）术中显露的注意事项

(1) 硬脑膜切开时须格外谨慎。肿瘤使脑神经及血管发生移位，在打开硬脑膜时对这些重要结构的损伤常常是最出乎意料的。说错一千次“它在这”都没问题，但是不可以说“它曾经在这”，即使说对一次也不行。

(2) 对于预防牵拉损伤，腰池引流是不可或缺的。如脑脊液释放不充分，在牵拉颞叶时则可因脑压板的压迫导致颞叶的损伤。手术体位合适、早期释放环池脑脊液或侧脑室穿刺，这些都可避免牵拉颞叶底部所导致的挫伤。腰大池引流缓慢引流出30～40ml脑脊液（每次10～20ml）以松弛脑组织。腰大池引流便于将硬膜从颅骨剥离，同时减少硬膜撕裂的风险。如果经腰池引流未能充分释放颞叶的张力，需终止这一操作，在不同的手术阶段仔细考虑寻求其他的入路。强行牵拉脑叶是非常危险的，将导致令人失望的结果。

(3) 进行硬膜外分离时注意辨别以下结构：岩浅大神经和岩浅小神经、弓状隆起、脑膜中动脉、三叉神经的下颌支、卵圆孔和棘孔、Glasscock 三角和 Kawase 三角。

(4) 术中必须注意 Labbé 静脉的保护。调整硬膜剪开位置和方向和硬膜外抬起颞叶的位置以保护这一重要的静脉结构。可进一步通过腰大池引流脑脊液以进一步松弛脑组织。

(5) 岩骨磨除时需保持足够的耐心非常重要。实验室内的练习是安全高效完成岩骨切除术不可或缺的前提条件。

（五）天幕切开时注意保护滑车神经

滑车神经的完整性和功能应该得到保护，完成鞍旁、幕孔区解剖结构的显露后，需进一步切开小脑幕，显露幕下结构。解剖观察，仅是小脑幕而无任何骨性结构遮蔽了脑干腹侧上间隙，阻碍了上斜坡、岩尖区的显露，滑车神经汇入小脑幕缘的位置点距岩骨嵴的垂直距离为 4.8mm ± 0.9mm，因此，应由外向内紧贴岩骨嵴切开小脑幕，接近幕缘时弧形向后在该位置点的后方切开幕切迹。

经改良的小脑幕切开术是在滑车神经从硬脑膜管剥离后，使天幕瓣前外侧的反折得到优化。它可以获得前后和上下显露，这将转化为更大的可操作性和更好的直接显示近端基底动脉控制。

（六）面神经额支的保护

面神经额支主要支配额肌，也支配后部的耳前肌、耳上肌，前方的眼轮匝肌等。面神经颞支从颧弓上缘与颞发际前缘交点走向眉的上外方，约有 0.5cm 的变化范围；额支的行程从耳屏下 0.5cm 至眉外端的连线。面神经额支自颧弓部起即走行在这个疏松结缔组织层中，但紧贴颞浅筋膜底面，颞浅血管在颧弓上方始终在颞浅筋膜上分布。因此，颞下入路在颧弓 – 颞部操作时，切口应尽量靠近耳屏，且不能切开颧弓下方的腮腺筋膜。解剖层次应在皮下脂肪层与颞浅筋膜之间，或在颧弓骨膜下及颞深筋膜浅层深面。

（七）Labbé 静脉的处理及颞叶保护

如何判断 Labbé 静脉是否阻碍颞下入路的显露是手术的关键步骤。实践证明单干型者，Labbé 静脉的完整保留，并不影响该入路的显露；多干型，且越偏前的静脉小分支往往越细，可将其中偏前的小分支电凝切断，既保证了手术区域的显露，又对颞叶回流不会产生太大的影响。需要指出，颞叶保护的思想应自始至终贯穿到手术当中。如体位摆放时头顶部略下垂；骨窗下缘应尽量贴近颅中窝底；间断性牵拉脑组织；术前腰穿置管持续引流均有利于保护 Labbé 静脉，增加术野显露，预防颞叶水肿。

（八）磨除岩骨嵴的注意事项

切开小脑幕完成幕下肿瘤的显露和大部分切除后，见三叉神经与面神经、听神经之间的内耳道上嵴及其外侧的岩骨嵴形似“屋檐”，遮挡了中斜坡、岩骨背侧区域，无论如何变换患者头位并调整显微镜角度、甚至牵拉小脑，对该部位的显露都十分有限；同时，该部位恰是岩斜脑膜瘤基底所在，若能充分显露，则从鞍旁直至颈静脉孔水平以上的岩斜脑膜瘤有望通过单纯的幕上开颅加以全切。因此，岩骨嵴的磨除成为该手术的关键。

对岩骨嵴的磨除要灵活运用，是否磨除岩骨嵴、选择哪一部位加以磨除，一定要视肿瘤具体位置判定，目的要明确，即去除岩骨嵴形似“屋檐”的遮挡，将其下方的肿瘤基底显露出来。该入路通过对岩骨嵴的磨除，增加对中斜坡、岩骨背侧脑桥小脑角区肿瘤的显露，几乎适用于切除各种类型的岩斜区脑膜瘤。

八、颞下入路的并发症及其防治

（一）常见关发症

1. 颞叶损伤　过度的颞侧牵拉可能导致颞叶挫裂伤，术后出现水肿、出血和静脉梗死。

2. Labbé 静脉损伤　损伤 Labbé 静脉或其他皮层引流静脉造成静脉性梗死。

3. 动脉损伤　损伤动脉结构，包括大脑后动脉（PCA）、后交通动脉（PCoA）或基底动脉穿通支。

4. 脑神经的损伤　损伤动眼神经、滑车神经（切开小脑幕时离神经太近）和三叉神经。术中切除肿瘤的过程中对脑神经的牵拉、挤压、碰撞可能导致神经的挫伤，长时间多次手术的操作通常会导致神经更大的损伤。展神经走行长、位置深、不能提前显露有目的性的预防损伤。

（二）并发症的预防

1. 全面的术前成像检查　MRI、MRA、DTI、CT 扫描是必须的，对于预测术中的手术困难（颈内动脉位置、颅内吻合、骨质破坏、与蝶窦的沟通、脑神经位置）。

2. **术中动态监测**　术中监测面神经，警惕过度牵拉。小心牵拉颞叶，注意颞后静脉。轻轻移动抽吸，避免在肿瘤内部使用刮匙进行任何尖锐的解剖。

3. **锐性解剖，避免牵拉性损伤**　解剖岩浅大神经以避免对膝状神经节的任何牵拉性损伤。

4. **预防 Labbé 静脉损伤**　Labbé 静脉损伤通常不能挽救，即便是依靠显微吻合技术。因此，要特别注意保护静脉结构。皮质静脉和 Labbé 静脉的损伤将由于静脉压力增加而增大脑挫裂伤的风险。

5. **循动脉顺行和逆行相结合技术分离**　大脑后动脉（PCA）由于其曲折的走行可能难以识别，可能与小脑上动脉（SCA）混淆。逆向跟踪动脉到起点，识别 PCA 和 SCA 之间动眼神经的解剖标志是辨别和保护的关键。

（陈立华　刘海波）

第10章 经岩骨入路

一、背景

King 于 1970 年报道了通过联合乙状窦前入路和经小脑幕入路摘除听神经瘤，奠定了经岩骨入路的基础。经岩骨入路是以岩骨为中心的颅中窝、颅后窝的联合入路，利用切除乳突和岩骨获得的空间，可直视同侧的第Ⅲ～Ⅻ对脑神经和后循环的主要动脉，减少了对脑组织、脑干的牵拉；扩大术野，增加直视下处理瘤周血管、神经的机会，有利于肿瘤的完全切除。适用于斜坡、岩斜区肿瘤的手术切除。目前，经岩骨入路方法及名称较多，也较为混乱，但都在传统的颞、枕部开颅的基础上，通过磨除一定范围的岩骨来增加对岩斜区的显露。根据入路中岩骨磨除的特点，经岩骨入路可简单地分为前部、后部入路和联合岩骨入路。

（一）经岩入路的发展

经岩骨入路以岩骨为中心进行手术设计，以术中磨除岩骨，扩大病变的显露为特点，这大大扩大了病变的显露范围，提高了肿瘤的全切除率，脑神经损伤率也明显降低。岩前入路，对岩尖进行选择性磨除，保留耳蜗结构；岩后入路，多推荐使用乙状窦前–迷路后形式，保留迷路。经岩入路的各种亚型，在磨除岩骨骨质时，皆需考虑颈内动脉及面神经的保护。

William House 于 1961 年报道了运用颅中窝经岩骨前部入路切除内耳道内听神经瘤的治疗经验，并对内耳道及脑桥小脑三角区病变经常采用的传统后外侧入路进行了拓展。1965—1966 年，Hitselberger 医生和 House 医生，施行乳突切除经迷路入路、联合枕下开颅乙状窦结扎手术 20 例。岩骨前部切除及经乳突入路，这 2 种技术的联合应用，奠定岩前后联合入路的早期雏形。

Hakuba（1977）等改良经岩骨–小脑幕入路处理斜坡脑膜瘤，术中保留迷路。Kawase 的岩前入路、Fukushima 的岩前后联合入路，是基于 Hakuba 的扩大颅中窝底入路，进而改良出的入路。1988 年，Al-Mefty 等应用小脑幕上下联合经岩骨入路切除岩斜区肿瘤。Mails（1985）、Kawase（1991）等根据自己的临床工作经验提出了诸多不同的经岩骨入路。

（二）经岩骨入路的分类

Miller 和 Pensak（1994）等将经岩骨手术分为 2 类，即经岩骨前部入路和经岩骨后部入路。经岩骨前部入路是从颞骨岩部的前外侧至岩斜区的手术入路；经岩骨后部入路是从颞骨岩部切除 Trautmann 三角等部分后部岩骨的后外侧至岩斜区的手术入路，颅后窝显露范围下至颈静脉球，上到窦硬膜角，前至面神经后迷路下，后至乙状窦前缘的范围，可以显露整个斜坡及鞍旁、脑桥小脑三角区等部位。临床上根据岩骨切除的部位将经岩骨手术入路分为前岩骨入路、后岩骨入路及联合经岩骨入路。前岩骨入路主要处理岩尖和中上斜坡的病变；后岩骨入路主要处理脑桥小脑三角和岩斜坡区的巨大病变；而各种联合经岩骨入路主要处理颅中窝、颅后窝骑跨型肿瘤。

1. 前岩骨入路 经岩骨前部入路可用于局限在岩尖的硬膜外病变、岩斜区的小肿瘤，或作为处理岩斜区硬膜内病变手术的一部分。Kawase 入路是在颞下入路的基础上磨除 Kawase 菱形区（图 10–1）。与经岩骨后入路联合应用可使术野广阔，海绵窦区至颈静脉孔的术野将更加清楚。

2. 后岩骨入路 指切除后部岩骨，颅后窝显露范围下至颈静脉球，上到窦硬膜角，前至面神经后迷路下部，后达乙状窦前缘，可以显露整个斜坡及鞍旁、脑桥小脑三角区等部位（图 10–2）。通过磨除岩骨后壁显露术野，根据切除范围的不同又可分为 5 类，即迷路后入路、扩大迷路后入路、部分迷路切除入路、经迷路入路和经耳蜗入路。

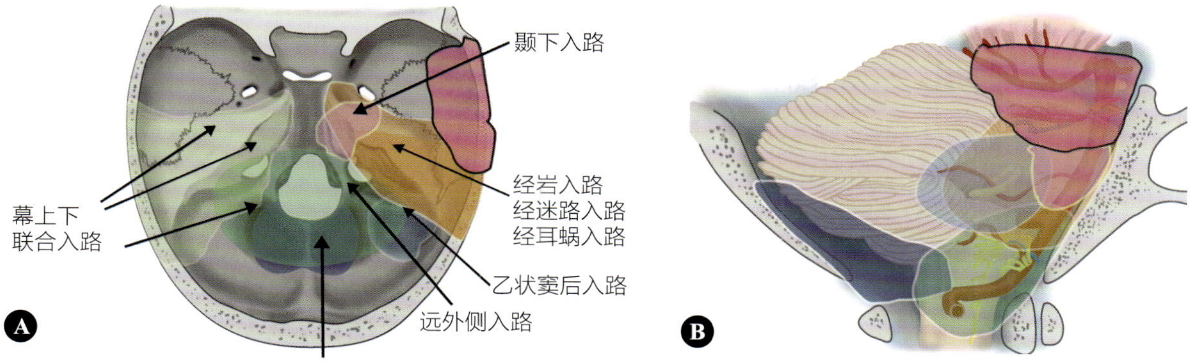

▲ 图 10-1　Kawase 入路与后岩骨入路手术路径显露的对比示意

A. 轴位；B. 矢状位

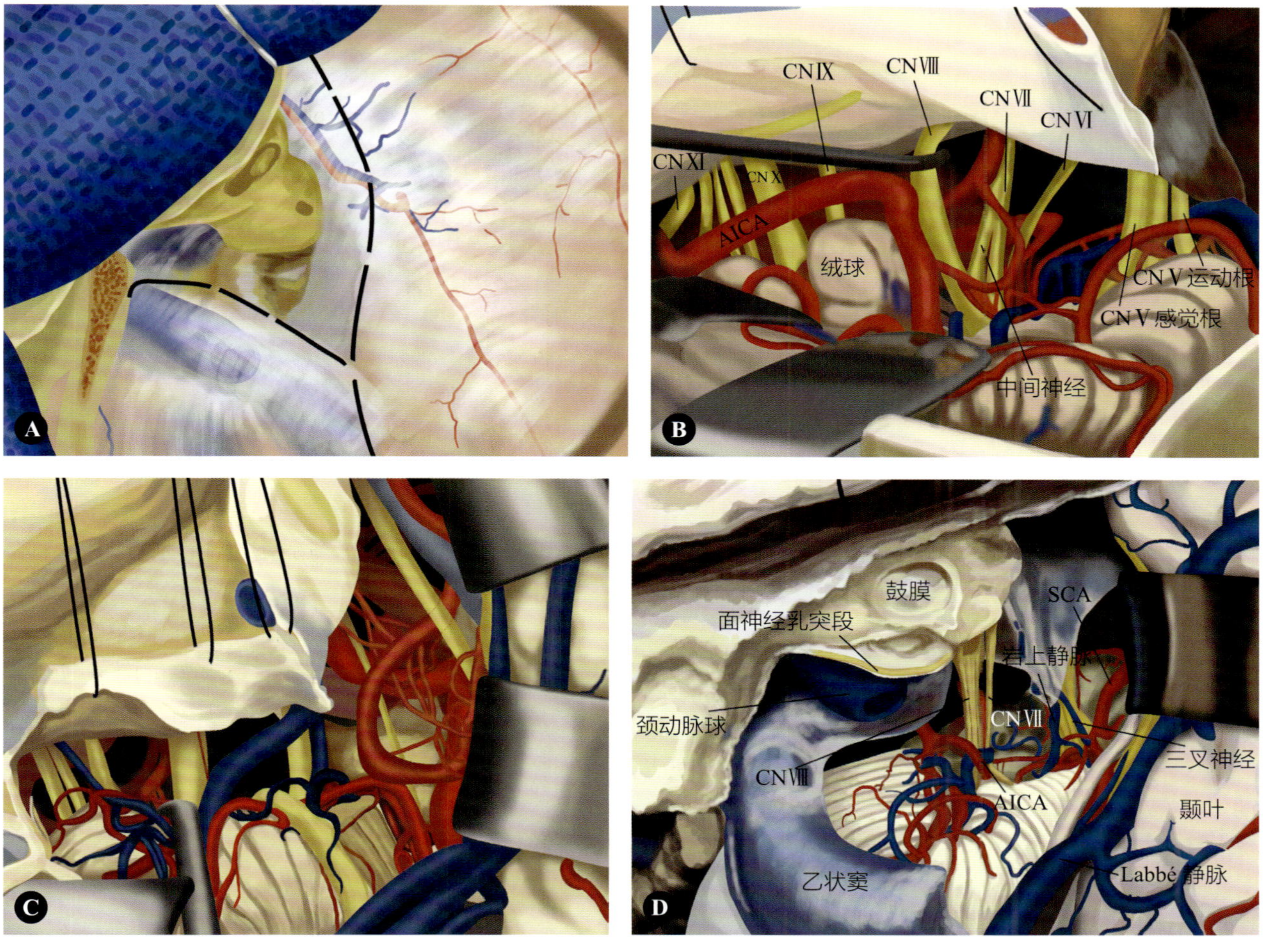

▲ 图 10-2　经后岩骨入路

A. 经岩骨后入路，骨质切除后硬膜切开示意；B. 切开硬膜和小脑幕之后显露的神经血管；C. 牵拉颞叶可以进一步扩大颞下手术通道，乙状窦前迷路后入路可以保留半规管结构；D. 切除半规管和前庭，完成经迷路入路，然而很少有必要用到该入路

3. 联合岩骨入路 其主要特点是联合了不同程度的岩骨切除，建立了一个从颅后窝到颅中窝的手术通道。可提供更广阔的术野显露，降低了手术死亡率和致残率。乙状窦前入路是在颞下入路的基础上联合经后岩骨入路（迷路后、经迷路、部分迷路入路）（图 10-3）。联合岩骨入路的主要优点是用最小的脑牵拉得到广泛的显露。宽大、浅在的显露提供了岩斜区多个角度的视野。显露范围从鞍区周围到颈静脉孔，上界通常达到后床突。联合岩骨入路的显露范围很大，在切除颅骨与分离肿瘤的过程中多根脑神经及颈内动脉的岩骨段和海绵窦段有被损伤的危险。

（三）经岩骨入路的相关解剖

颞骨岩部有3个面，前面形成颅中窝底的后部，后面形成颅后窝的侧壁。内耳道位于颞骨岩部的中央，开口于颅后窝。掌握经岩骨入路最重要和最基本的是岩骨的解剖，对于岩骨的应用解剖不清楚是目前该手术应用推广受限的主要原因。

1. 手术入路相关的标志点 术中解剖标志的正确识别对于辨别术中结构，形成三维立体概念，可以预见下一步操作可能遇到的颅内结构。掌握经岩入路的岩骨表面标志与内部结构间的位置关系，才能够在术中定位岩骨内部结构，充分磨除岩骨。

(1) 前岩入路的标志点

①棘孔（PS）定位标志明显，通过它可以找到岩浅大神经沟和卵圆孔。棘孔位于颧弓根内侧 22.7mm（20.0～23.9mm），颈动脉管前外 4.2mm（2.9～6.0mm），膝状神经节（GG）前内 13.2mm（10.2～10.6mm）。

②岩浅大神经（GSPN）沟位于棘孔后 4.8mm（3.9～7.4mm），GSPN 一般先在颞骨岩部内走行约 4.3mm 才到膝状神经节，沿 GSPN 沟向后外可以追踪到膝状神经节。当 GSPN 离开膝状神经节通过面神经孔到颅中窝时，在弓状隆起的内侧可见。颈内动脉岩部（ICA）一般低于或平行于 GSPN。

③临床上虽不要求显露前半规管，但其定位对磨除内耳道后方的岩骨意义重大。前半规管大多数正好位于弓状隆起深面，但也可位于内侧或外侧。

④定位颈内动脉岩骨段常采用由棘孔、耳蜗及岩浅大神经与下颌神经的交点组成的三角进行定位，但耳蜗为岩骨内部结构，临床应用不方便，也不准确。

(2) 后岩入路的标志点

①岩上窦和乙状窦交汇点的骨质 - 岩乙状窦交叉点（PS 点）是磨除颞骨岩部后壁时首先要遇到的点，且位置恒定，在磨除时可以此点为基点。而且此点在硬膜上即是岩上窦和乙状窦的汇聚点，即使骨性标志被磨除，也可从硬膜上对此点进行定位。

②内淋巴囊裂（FES）是前庭小管向后下开口连接内淋巴囊的位置。通过内淋巴囊裂可以寻找到前庭小管，初步定位后半规管和总脚，在总脚结合部水平的后半规管与内淋巴囊裂的外侧缘间的距离平均是 7.5mm（5.2～9.1mm）。

(3) 体表解剖标志

①外耳道上棘（Henle 棘）位于外耳道口后上方的骨性突起，其前下方三角形凹陷区被称为“外耳道上三角”，表面许多小孔有细小血管通过，因此又被称作“筛区”。

②枕外粗隆（external occipital protruberance）位于枕后正中的骨性隆起，在体表能够清楚地触及其轮廓。

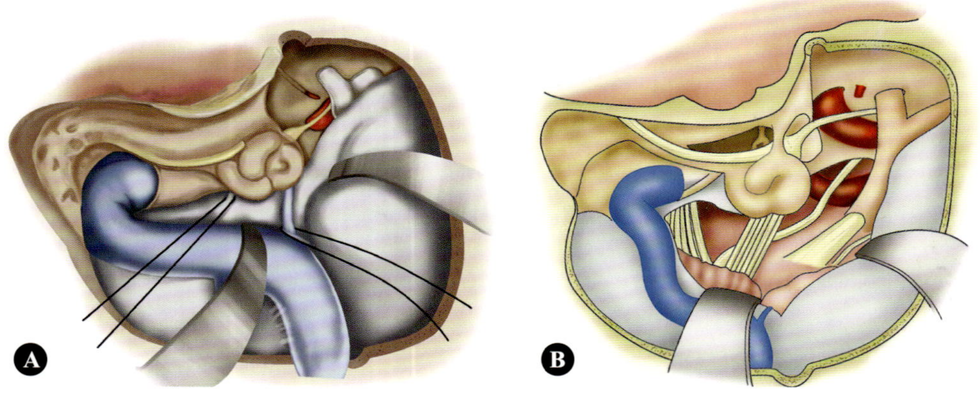

◀**图 10-3 乙状窦前入路**
A. 磨除岩骨，保护耳蜗和半规管；B. 剪开颅后窝硬膜显露颅后窝内的结构

③颧弓后根（zygoma root）是颞骨颧突上缘向后面的延续部分。乳突上嵴与颞鳞缝的交点、星点和颧弓后根三点相连所构成的三角形区域称为“乳突上嵴后下三角”。

④颞上线向后下部延伸，在乳突的上部形成骨嵴，被称为乳突上嵴（the supramastoid crest），向前下方与颧弓后根的上缘相接。乳突上嵴的位置基本相当于颅中窝底水平。

⑤星点（asterion）是人字缝、枕乳缝和顶乳缝三条骨缝的汇合点，其深面通常为横窦的外侧段。少数星点在横窦表面或靠近横窦乙状窦连接点，约占35%。横窦与乙状窦的转折点常位于星点前方3～4.5mm。

2. 岩骨的解剖　岩骨内上面近岩尖部有三叉神经压迹，容纳三叉神经节，压迹的后外侧有弓状隆起，其下为前半规管，其后外侧与颞鳞间为鼓室盖。前侧有两个小孔，靠内侧者较大为岩大神经管裂孔，有岩大神经通过，外侧裂孔较小，称为岩小神经管裂孔，有同名神经通过，此两裂孔各向前方发出一浅沟，分别称为岩大神经沟和岩小神经沟。在岩上嵴处有一浅沟，为岩上窦沟。岩骨内后面亦称为锥体小脑面，中部有一类圆形小孔为内耳门，向外导入一管称为内耳道，内耳门的后外侧有前庭小管外口，有内淋巴管通过，此口与内耳门间有形态不规则的弓状下窝。岩骨后缘与枕骨交界处有岩下窦沟，向后下通颈静脉管。岩骨基底部后方有Trautmann三角，上界为岩上窦，外侧为乙状窦内缘，内侧为骨迷路（或后半规管）。

颞骨岩部位于蝶骨和枕骨之间，其内含有迷路、面神经管和颈动脉管等结构，有一个底、一个尖、三个面和三个缘（图10-4）。

3. 乳突的解剖

(1) 乳突尖和乳突导静脉

①乳突尖（mastiod tip）位于乳突下端的骨性突起，表面有胸锁乳突肌附着牢固，其内侧为二腹肌沟，前方是茎乳孔，为面神经出颅处。外耳道上嵴、星点和乳突尖三点相连所构成的三角形区域称为“乳突外侧三角”（图10-5）。

②乳突导静脉孔位于乳突体的后面，内有流入乙状窦的导静脉，外孔直径之间的差异相当明显。可以使用磨钻扩大乳突孔，沿着导静脉方向磨开乳突，直至汇入乙状窦处，并在此处进行结扎或电灼，减少该静脉和乙状窦的出血。

(2) 乳突内部解剖结构

①乳突表面三角由颧弓根部、乳突尖和星点组成，代表了乳突表面范围的大小。实验测得三角形三边长为：从星点到颧弓根54.78mm、从颧弓根到乳突尖37.71mm、从乳突尖到星点52.21mm。

②在鼓窦外侧壁的骨表面有一个三角形的平滑面，骨膜与骨粘连很松，称为外耳道上三角（MacEwan三角）。外耳道上三角的界限为乳突上嵴，约相当于颧弓后方的延线，后界为乳突嵴，前为外耳门后缘和外耳道上棘。

③在乳突内有许多大小、开头不等而互相交

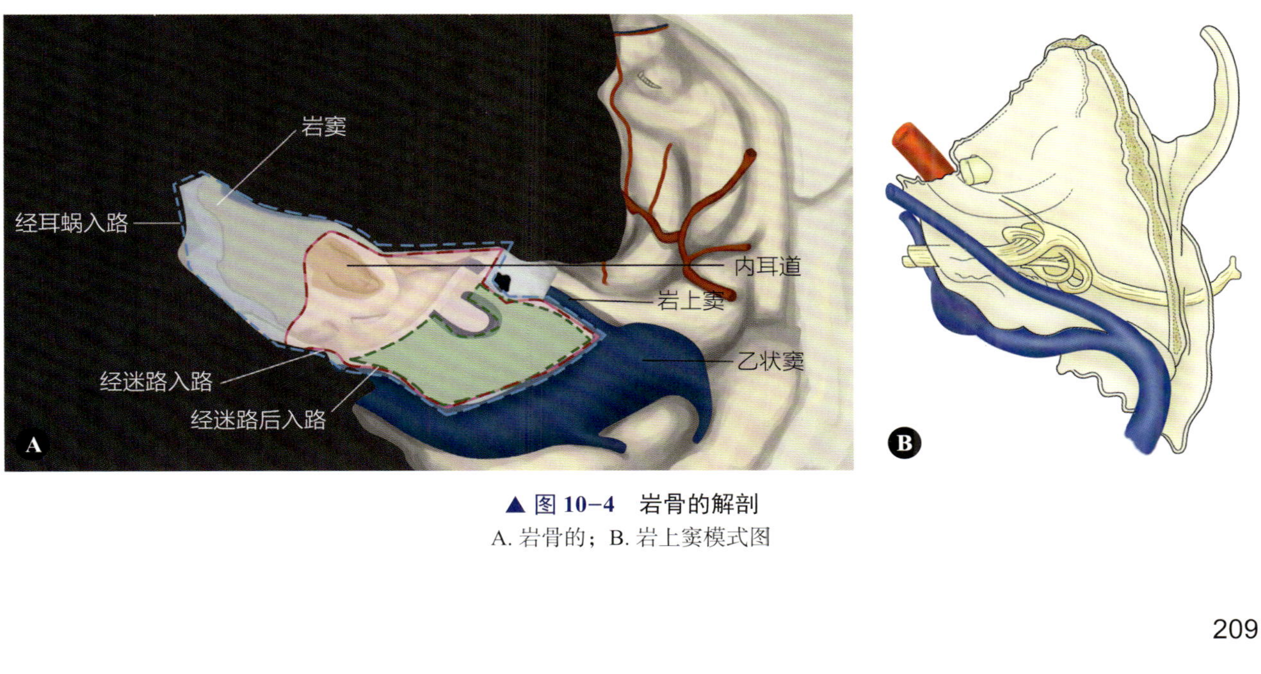

▲ **图10-4　岩骨的解剖**
A. 岩骨的；B. 岩上窦模式图

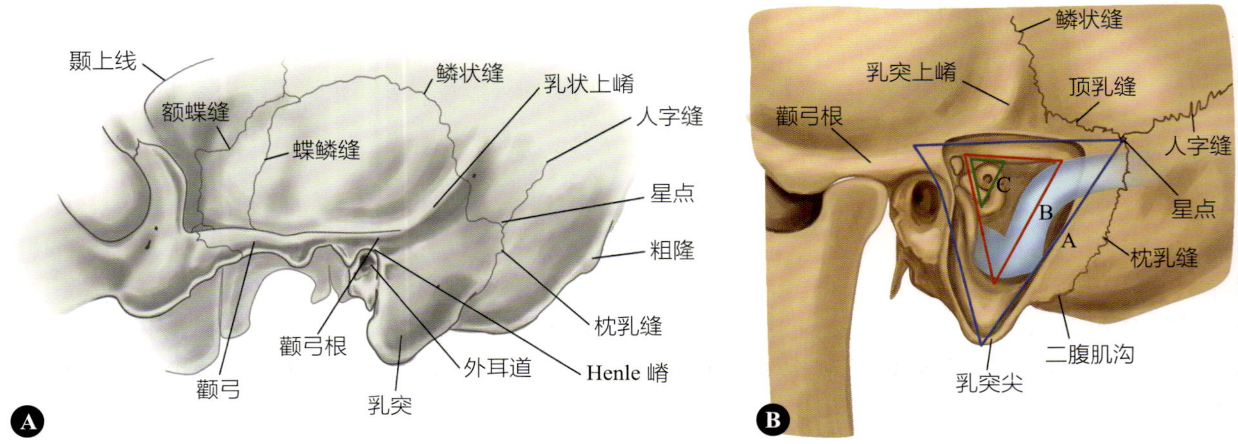

▲ 图 10-5　颞骨的解剖
A. 颞骨的表面标志；B. Fukushima 3 个乳突三角

通的含气小房，即乳突小房，它们经鼓窦与鼓室相通。鼓窦位于乳突根部，为鼓室后上方的一个较大腔隙，其底借许多小孔与乳突小房相通。

④半规管三角位于外耳道后上方深部，面神经管的后、内、下方深面，骨质坚硬，颞色较白，倾象牙状，其实是骨半规管的轮廓。骨半规管为 3 个半环形小管，即外、上、后 3 个半规管。3 个半规管相互垂直，位于前庭的后上方。

⑤ Trautmann 三角。在窦硬膜角、颈静脉球与骨迷路（或后半规管）之间的区域即 Trautmann 三角，由乙状窦内侧缘、岩上窦下缘、后半规管外侧缘至乙状窦 – 颈静脉球转折处连线的硬膜缘围成颅后窝硬膜区域。Trautmann 三角是鼓室上壁与乙状窦前壁之间三角。Trautmann 三角的三边长度分别为 22.7mm（19.0～26.9mm）、8.4mm（5.9～10.4mm）、19.4mm（15.6～22.1mm）。安全磨除 Trautmann 骨三角区及岩骨嵴是手术显露的重点。

⑥迷路三角只有当磨除迷路后才可显露，由窦硬膜角、面神经管和颈静脉球组成。三边长分别为：窦硬膜角到面神经管下端 25.69mm、面神经管下端至颈静脉球 18.25mm、颈静脉球到窦硬膜角 34.2mm。

⑦茎乳孔近端的岩骨内面神经可分为内耳道段、迷路段、鼓室段、垂直段。磨除乳突显露面神经垂直段时的 2 个重要定位标记是：上端定位点是外半规管前下部、下端定位点是沿二腹肌嵴向前即可找到茎乳孔。茎乳孔离乳突尖的距离为 13.21mm（9.21～18.47mm）。

4. 硬脑膜静脉窦

(1) 横窦是一对最大的静脉窦，位于小脑幕后外侧附着缘，行向前下方移行为乙状窦，后部几乎为水平位，1/3 可形成一个凸向上的弯曲。

(2) 乙状窦位于颞骨岩部的乙状窦沟内，呈“乙”形弯曲，下行达颈静脉孔的后外部，移行为颈内静脉。乙状窦的管径一般右侧大于左侧，右侧平均宽为 11.4mm，左侧为 9.7mm。

(3) 岩上窦位于小脑幕前缘附着于颞骨岩部的岩上窦沟内，前通海绵窦，后连乙状窦。大多行经三叉神经腔开口的上方，但也可经其下方或分叉包围三叉神经腔的开口。

(4) 岩下窦位于颞骨岩部后缘内侧的岩下窦沟内，起自海绵窦，在三叉神经腔开口内侧 4.18mm（2.36～6.54mm）处。岩下窦离开海绵窦后部之后，与展神经一同通过 Dorello 管，经岩枕裂至颈静脉孔，注入颈内静脉。

(5) 窦膜角为乙状窦内缘与岩上窦的交角。为岩上窦、乙状窦和颅中窝底硬脑膜之间夹角所限定的锥形硬脑膜空间，窦硬膜角的顶点称为“窦硬膜点”，代表岩上窦汇入横窦 – 乙状窦的汇合点。

5. 回流静脉及颞叶桥静脉

(1) 岩上静脉又称 Dandy 静脉，是一粗短干，起源于脑桥小脑角池，由来自脑桥、小脑半球、脑干和第四脑室的许多属支汇合而成。汇合点位于三叉神经感觉根背侧者占 65%。通常在三叉神经下方向前走行，三叉神经腔的外侧注入岩上窦。

引流颞顶枕叶外侧面和颞枕叶底面的桥静脉（括 Labbé 静脉）主要有 2 种方式注入硬膜窦，一是入横窦（100% 存在），二是进入横窦乙状窦连接和邻近的岩上窦（35% 存在）。

bbé 静脉是指连接横窦与其他幕上静脉系统的吻合静脉。它是一组吻合静脉，即形成大脑中面静脉和横窦间的吻合，并引流颞叶下部的吻合静脉。Labbé 静脉通常起于外侧裂的中部，后、下走向横窦的前部。“Labbé 静脉前位引流是一个非常重要的静脉引流形式（图 10-6），手术入路，尤其是经岩骨入路关系密切。如果出 Labbé 静脉前位引流，颞叶牵拉的幅度将受限这将会严重影响乙状窦前入路术中病灶的显露

天幕　切开小脑幕应平行于岩上窦，在其游离缘应避免损伤滑车神经，天幕剪开后可显露桥小脑区的解剖结构（图 10-7A）。

四）经岩骨入路的优点及影响肿瘤切除的因素

经岩骨入路的优点　经岩骨手术入路虽然侵袭性大，但可获得良好的显露，减少对脑组织和脑神及重要血管的牵拉和损伤，以便最大限度地保护神经功能，仍然符合微侵袭神经外科的原则。经岩骨入路以岩骨为中心进行手术设计，将颅中窝、颅后窝通过一个手术野获得全景的显露。

• 在所有到达岩斜区的手术入路中，经岩骨入路对颞叶和小脑牵拉相对轻微。

• 距岩－斜区的手术距离缩短，到达斜坡仅 3cm 左右。

• 为岩斜区肿瘤提供良好的视野（图 10-7B），侧方显露可使术者视线直视病变和脑干的前侧面。

• 较早阻断肿瘤的供血，可直接显露脑干的侧方和前方、脑神经和静脉窦，并能早期阻断肿瘤血管。

• 保护 Labbé 静脉等优点。

2. 影响肿瘤切除程度和效果的主要因素

(1) 肿瘤与脑干的关系。Kawase 将肿瘤与脑干

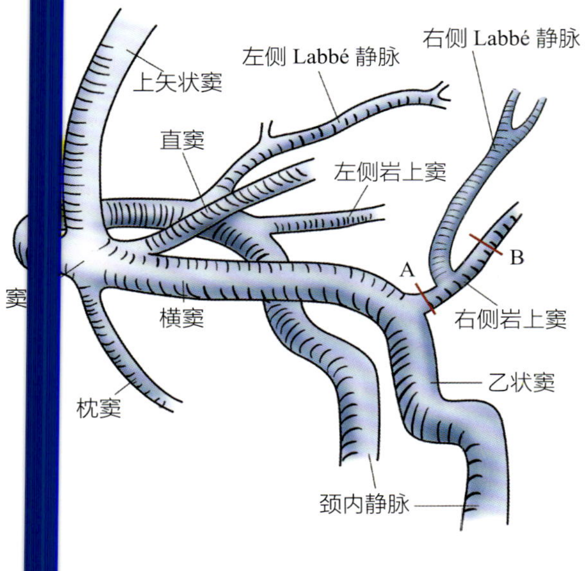

▲ 0-6　右侧 Labbé 静脉直接进入同侧的岩上窦，出现位引流”现象，不能按照常规在 A 处切断岩上窦，必 Labbé 静脉汇入点前，即在 B 处结扎岩上窦，以免向 Labbé 静脉的血液回流。左侧 Labbé 静脉正常引流入横窦

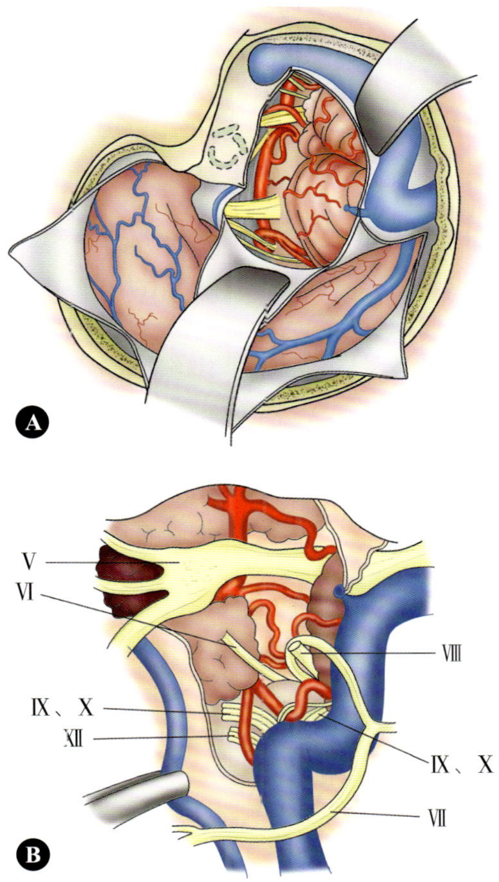

▲ 图 10-7　经岩骨入路

A. 硬膜和天幕剪开后显露脑桥小脑三角区的结构；B. 经岩骨入路的毗邻解剖，这一入路提供大视野的手术显露，常用于处理岩斜区硬膜内肿瘤

的关系分为 3 级。

• Ⅰ级：肿瘤与脑干之间有蛛网膜下腔相隔，T_2 加权像上为高信号带。

• Ⅱ级：蛛网膜下腔消失，软脑膜动脉常被肿瘤包裹。这类肿瘤虽然没有蛛网膜界面，看似与脑干粘连很紧，但经耐心轻柔的分离，仍可保持软脑膜的完整。

• Ⅲ级：有瘤周脑干水肿，软脑膜被破坏。

Sekhar 几乎在同时提出了类似的 3 期分法。按照他们的观点，Ⅰ级或 1 期肿瘤全切除没有困难，而Ⅲ级或 3 期肿瘤若勉强切除势必造成脑干挫伤，出现严重并发症。

(2) 肿瘤与血管的关系。Sekhar 强调，若出现基底动脉分支对肿瘤的供血，提示软脑膜已受破坏。从正位上观察小脑上动脉（SCA）和小脑下前动脉（AICA）的移位方向，若这 2 条血管被推挤向对侧，则说明血管与脑干黏附在一起，分离肿瘤时容易保留；而当血管呈包绕肿瘤改变时，说明肿瘤已长入脑干与血管之间，从血管主干发出供应脑干的分支穿过瘤体。切除肿瘤时，大血管的分离并不困难，但欲保留穿过瘤体的穿通支，有相当的难度，尤其当肿瘤质地坚硬时。

（五）经岩骨入路的原则与选择

1. 经岩骨入路的原则 根据患者的术前神经功能缺失程度，肿瘤的大小、质地、血供来源、动脉的包绕和脑干受压的程度，以及各种入路的特点和术者的实践经验等各种因素，综合分析以决定手术治疗策略。选择一种对患者来说最可行、最有效的手术入路，使之能很好地显露肿瘤区域，又能有效地控制并发症的发生，即手术入路的最优化原则。

Spetzler 认为手术入路的选择主要考虑第Ⅲ～Ⅷ对脑神经的功能和手术入路对脑干腹侧结构的显露程度。如果第Ⅲ～Ⅷ对脑神经功能良好，手术不需要显露脑干前腹侧时，可选择迷路后入路；如果患者已基本丧失听力或要求更前方显露脑干，则经迷路入路可提供较好显露。

2. 手术入路的选择 岩斜区位于小脑幕上、下空间交汇处，肿瘤沿着上 2/3 斜坡、颈静脉孔上方、脑神经孔内侧生长，这使得岩斜区肿瘤可以跨越 2 个区域，可能需要广泛切除颅底骨质或者联合 / 分期手术。

(1) 斜坡上 1/3 肿瘤：侧方累及内耳道（IAC）、累及鞍上或鞍旁；内耳道内上方的病变可单独行经岩骨前入路进行显露。显著累及鞍上或鞍旁的肿瘤，需经眶颧（OZ）或联合眶颧入路 + 岩骨前方骨质切除处理岩斜区部分肿瘤。

(2) 斜坡中下 1/3 肿瘤：对于中 1/3 斜坡的病灶，推荐岩骨后入路。

(3) 累及多个区域肿瘤：占据上述 2 个或以上解剖空间的肿瘤需要通过联合 / 分期方式切除。

（六）经岩骨入路的术前准备与术中体表定位

1. 术前辅助检查 相关的辅助检查对病变的诊断和指导手术是十分必要的，包括 MRI、CT、血管造影和 X 线平片。MRI 对于术前判断肿瘤能否全切起到关键性的作用，它不仅能够反映肿瘤的大小、肿瘤与脑干等重要神经组织的关系，T_2WI 可清晰显示肿瘤包绕血管、脑干水肿，反映出肿瘤与脑干等组织间有无完整的蛛网膜间隙。MRV 可以显示双侧横窦、乙状窦及 Labbé 静脉的情况。术前有必要行脑血管造影或磁共振血管成像，以便了解动脉的位置和移位情况，应该着重注意静脉的引流情况。

2. 术前评估

(1) 临床评估。详细了解病史，进行体格检查，术前听力检查评估有用听力。

(2) 影像学评估

①肿瘤特征评估

• 基本特征：包括大小、位置和是否存在钙化，同时也需对肿瘤与脑干、脑神经、颞骨、海绵窦和血管结构的关系进行评估。脑干水肿是一个不祥之兆，提示蛛网膜平面丧失和软膜受累，增加了手术的风险。

• 肿瘤钙化和骨质增生或破坏：CT 扫描可以明确肿瘤钙化和邻近颞骨的增生程度。术前行计算机断层扫描（CT）检查能够彻底评估骨质的受累情况。

②肿瘤毗邻关系评估

• 静脉窦的关系：静脉窦开放程度以及颞叶引流静脉（如 Labbé 静脉）的位置影响手术入路的选择。CT 血管成像可明确与颞骨相关之硬脑膜静脉窦的解剖。前置型乙状窦减少了 Trautmann 三角或者说乙状窦前硬脑膜的范围，因此缩窄了手术通道。此外，高位颈静脉球会阻碍肿瘤下极的显露。

• 与血管的关系：血管成像有助于更好地评估

血管对肿瘤推挤或者包裹的程度。

4. 术前及术中准备

(1) 完善的术前检查：包括增强或非增强磁共振成像，必要时还应进行 MRA、MRV 检查；经颞骨的薄层 CT 扫描、CTA。

(2) 术前听力图：常规安置电极行脑干听觉诱发电位和体感诱发电位监测，根据病变部位选择性使用颅神经电生理检测。术中还需要监测体感诱发电位（SSEP）。

(3) 术前手术条件的准备：包括血压、颅内高压和脑水肿的控制，给予类固醇激素减轻脑水肿。

(4) 设备及手术器械准备：准备高速铣刀、磨钻，各种显微磨钻头，有条件者还应准备超声吸引器、激光刀和电磁刀等。检查手术显微镜、头架与牵开系统、无框架导航系统是否完好。深部手术需准备尖端精细的手术器械，如长柄双极电凝装置。

(5) 切口标识：术前标记解剖标志点、线，皮肤准备以备脂肪移植。

(6) 腰大池置管：经岩骨前入路术前根据需要行腰大池外引流，便于切开硬脑膜后放出脑脊液，以利于术中有效控制颅内压，减少脑牵拉性损伤。

(7) 体位选择与摆放：根据病变的具体部位，选择最佳的体位，一般取公园长椅位，或改良的 3/4 侧卧位，垫肩、头偏向健侧 40°～80°。

5. 入路相关结构的体表定位　术前通过颅骨表面解剖标志，准确判断颅内关键结构的位置。在安全的范围内最大限度地利用颅底有限的显露空间，使得开颅更加微创和高效。

(1) 星点的定位：根据星点来定位横窦、乙状窦连接点，有时并不准确，仅 35% 的星点位于或接近横窦、乙状窦连接点。颞线与最上乳突点连线基本对应颅中窝底，顶乳突缝在与鳞状缝的交点与乳突尖连线，基本对应乙状窦前缘，上项线对应横窦。因此四孔法幕上下联合开颅时，第一个孔定位顶乳突缝在与鳞状缝的交点之上，此孔恰位于横窦、乙状窦连接点之上，第二个孔恰位于外耳孔上缘水平后 45mm、下方 7mm 处（Samii 法），此孔位于横窦、乙状窦结合部之下。剩余的后方 2 个孔，骑跨在上项线的上、下。开颅顺序的原则是最危险的部分最后进行。首先应行颞部开颅和枕部开颅，再进行幕下上，随后行岩骨切除。

(2) 横窦的体表定位：Day 等提出把颧弓后根与枕外粗隆的连线，也就是上项线的水平当作横窦走行的颅外标志，其宽约 9.7mm，右侧横窦常较左侧宽。但横窦的实际走行方向与上项线相比较，其外侧段位置高于上项线为 0.5～1.0cm。如果根据上项线来安排骑跨横窦两侧的骨孔，位于该上方 40% 的骨孔会显露出横窦的上半部。临床实践表明，横窦的走向位置与颞鳞 / 顶乳缝交点和枕外粗隆之间的连线基本一致。

(3) 乙状窦的体表定位：乙状窦的走向与颞鳞 – 顶乳缝交点和乳突尖的连线基本一致，星点、顶乳缝前角及乳突尖形成的三角形为乙状窦走行区域。横窦与乙状窦的移行部位于乳突与顶乳缝的结合处。横窦和乙状窦的 2 条体表投影线交于颞鳞 – 顶乳缝交点，而该点的下方恰好是横窦和乙状窦交汇点。因此，这 2 条连线所构成的夹角能够代表横窦与乙状窦之间的夹角，即“窦间角”。

二、经岩前入路

在岩前入路中，以显露斜坡上 1/3 的岩尖区域作为手术目标，包括从鞍背延伸到内耳道（IAC）。延伸超过内耳道以下的肿瘤无法通过该入路到达。

（一）手术适应证

(1) 中上斜坡型岩斜脑膜瘤、位于内耳道前上方的颅后窝脑膜瘤。

(2) 巨大型三叉神经鞘瘤，特别适合颅中窝、颅后窝骑跨型三叉神经鞘瘤。

(3) 位于内耳道前上方的颅后窝表皮样囊肿、皮样囊肿。

(4) 基底动脉动脉瘤，特别适合基底动脉顶动脉瘤的夹闭。

（二）骨质切除范围

前岩骨入路主要指通过切除岩骨尖来扩大对岩斜坡区显露的手术方法。岩骨尖切除的范围取决于肿瘤的大小和部位，其前方为三叉神经，后方为弓状隆起和内耳道，外侧为耳蜗和颈内动脉，即所谓的 Kawase 三角，不足 1cm×2cm；岩尖切除的下界为岩下窦。

1. 岩尖的切除范围　1994 年，Naguib 将岩尖分为两部分，即前三角部和后四边形，三角形是三叉神经节下的区域，后为三叉神经节的后缘、外为颈内动脉、内为上岩窦；四边形是颈内动脉、内耳道、耳蜗、三叉神经节所代表的四个边。岩尖切除的最大限度是：①弓状隆起与岩上缘的交点；②弓状隆起与岩浅大神经所在直线的交点；③岩浅大神经与三叉神经下颌支的交点；④三叉神经穿经天幕的孔。

磨除范围前至三叉神经、外侧至颈内动脉和耳蜗、后至内耳道和半规管、上至岩上窦、下至岩下窦的岩骨，又称 Kawase 入路。Day 提出颅中窝底的菱形结构，可以作为切除岩尖最大范围的标志，此菱形结构的 4 个点是：GSPN 和三叉神经交叉处、三叉神经孔的外侧缘、颞骨岩部上缘和弓状隆起的交接处、GSPN 轴延长线与弓状隆起的交接处。此菱形内的骨质可被切除到下岩窦水平。

2. 入路与岩尖磨除范围的比较

(1) 颞下入路与岩尖切除：颞下－经岩前入路是通过颞骨的有限切除向下延伸到颅中窝底、海绵窦后部及中上斜坡。经颞下入路磨除岩骨尖，可扩大对中斜坡及岩斜坡区的显露。

(2) 颧颞入路与岩尖切除：颧颞入路是颞下入路向前延伸，打开颞下颌关节囊，将离断后的颧弓、颞肌一同进一步向前下方牵拉，增加对颅中窝结构如海绵窦、三叉神经窝及鞍旁后外侧区等的显露。采用硬膜下改良的 Kawase 入路，从岩骨后上方直视下处理斜坡基底，术中操作角度更多。

（三）手术主要步骤

1. 体位　常用的手术体位有两种，即仰卧位和侧卧位。

2. 切口及皮瓣　取耳前弧形切口，切口下端位于颧弓下 2cm、耳屏前 1cm，沿耳廓向上向后行走，在耳廓上方约 2cm 处，转向颞后方向切开约 3cm，后部到耳廓后缘。解剖出带颞浅动静脉蒂的筋膜瓣。沿颞肌筋膜层分离，颞肌翻向前方。

3. 骨瓣成形　以颧弓根、外耳道、鳞状缝为开颅参考标志，钻 3 个骨孔，分别位于颧弓上方、乳突上嵴，外耳道上方的鳞缝。磨去外耳道上方的颞骨残余部分，磨至平坦，低至颅中窝底，以减轻术中对颞叶的牵拉。

4. 硬膜外分离　用剥离子沿硬膜外分离，从棘孔入颅处电凝切断脑膜中动脉。再向内分离可见颞骨岩部的弓状隆起，向前内下剥离可依次露出鼓室盖、岩浅大神经管裂孔、岩浅大神经。分离至卵圆窝处，并将岩上窦硬膜从岩骨嵴的浅沟中抬起，这样岩尖前部硬膜就被完全掀起。

5. 岩尖显露与磨除

(1) 岩尖显露

①从颅中窝硬膜外分离，显露棘孔，电凝并且切断脑膜中动脉。脑膜中动脉周围的硬膜外静脉性出血，可以通过抬高头位、填塞吸收性明胶海绵等进行控制。

②在棘孔后方，可发现颞部硬膜与岩浅大神经走行区域的颅中窝硬膜相粘连。锐性分离，保留覆盖岩浅大神经的骨膜层，以便保护岩浅大神经。

③为充分显露颅中窝，便于从硬膜外牵拉颞叶，采用硬膜间分离技术，显露出下颌神经、上颌神经。遇到卵圆孔周围的蝶基底静脉出血时，可用吸收性明胶海绵压迫止血。

④硬膜外轻轻牵拉下颌神经，显露三叉神经压迹，从岩骨前部开始磨除岩尖。

(2) Kawase 三角磨除。用磨钻磨除岩骨外侧、外耳道及乳突上方的疏松骨质，深度约 2cm，其内侧到达外侧半规管，注意不要显露乙状窦膝或损伤外耳道、外侧半规管。外侧界为岩浅大神经与弓状隆起，后下界为内耳道，前界至下颌神经后缘以及三叉神经半月节下方的岩尖骨质，内侧界不超过 Dorello 管。

Kawase 三角由以下 4 个边界确定：岩浅大神经与 V_3 的交叉点、三叉神经节外侧缘与岩骨嵴交叉点、弓状隆起的轴延长线与岩浅大神经交叉点、弓状隆起的轴延长线与岩骨嵴的交叉点。Kawase 三角的磨除范围见图 10–8。

6. 打开内耳道　用磨钻磨除前半规管上方的薄层骨质，确定内耳道的位置后，将内耳道顶磨开宽为 3～4mm，可见内耳道上方的硬脑膜。内耳道定位，存在 4 种常用方法，即 House 方法、Fisch 方法、Garcia-Ibanez 方法、Sanna 方法（图 10–9）。

7. 岩上窦处理　于小脑幕平大脑脚后外侧缘处切开，将小脑幕牵向前方，显露岩上静脉入岩上窦处，于其内侧横断岩上窦，再继续向前切开 Meckel 腔、海绵窦后外侧壁。从颅中窝外侧开始切开硬膜到卵圆孔，然后转向后方，沿下颌神经外侧缘切至邻近岩上窦。沿岩上窦向两侧切开硬膜，行 T 形切开。

8. 开放 Meckel 腔，观察脑桥前区的结构　将岩上窦前的硬膜向 Meckel 腔前外侧角切开，并将小脑幕前缘向内侧翻开，以达到打开 Meckel 腔。打开 Meckel 腔后，向内牵拉三叉神经，并进一步磨去三叉神经下方的岩骨前部，从而显露展神经。

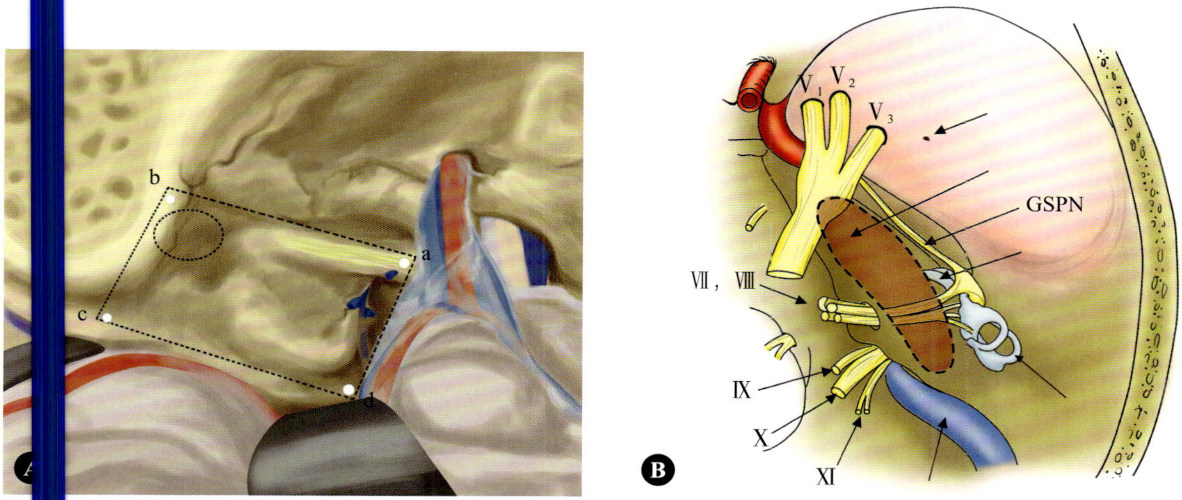

▲ 图 10-8　Kawase 入路岩骨切除范围

A. 确定 Kawase 菱形区；B. Kawase 菱形区与毗邻结构的关系

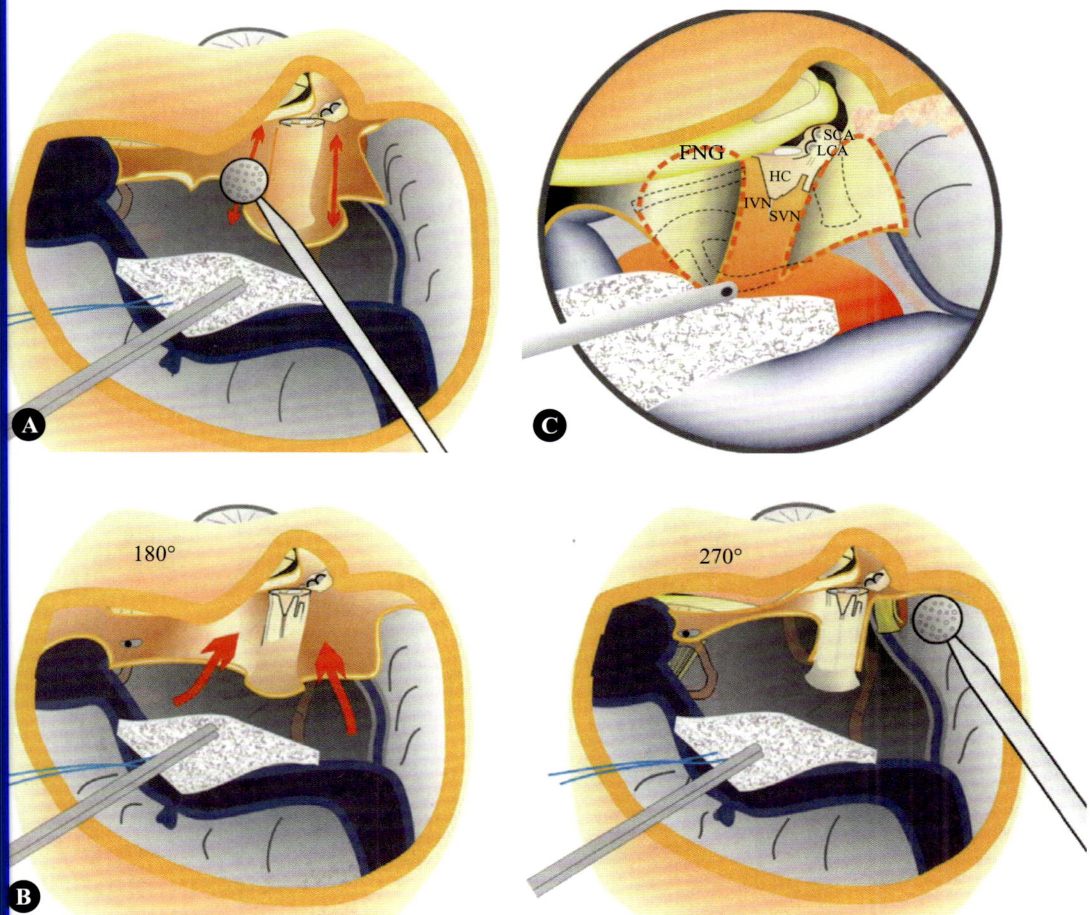

▲ 图 10-9　内耳道的定位与磨除

A. 内耳道的磨除；B. 内耳道的磨除范围；C. 完全打开内耳道，显露面神经膝。SCA. 上管壶腹；LCA. 外侧管壶腹；FNG. 面神经膝；SVN. 前庭上神经；IVN. 前庭下神经

9. 显露 Dorello 管，开放海绵窦后部　分离展神经入口外侧硬膜，岩下窦即被打开。岩斜脑膜瘤切除，岩下窦常被肿瘤侵及并已闭塞。切开三叉神经内侧硬膜缘，沿着海绵窦后外侧壁，开放海绵窦后部。将三叉神经向外侧牵拉，可以观察海绵窦内颈内动脉、展神经、蝶岩韧带等。

10. 小脑幕上方结构观察

(1) 移位半月节。将三叉神经节向内侧推移，显露其下方的岩尖内侧、斜坡骨质，用金刚钻磨除之，最内侧可达 Dorello 管外缘。

(2) 牵开滑车神经。将滑车神经游离并牵开以利于显露鞍背、海绵窦后区、基底动脉分叉及其分支。

11. 肿瘤切除　岩骨前入路提供了一个以第Ⅴ对脑神经为中心的狭小的手术通路，适用于切除小的岩斜区脑膜瘤。该通道对于切除大多数延伸超过上 1/3 斜坡的“真”岩斜区脑膜瘤通常并不足够。因此，切除岩斜区脑膜瘤最常用的术式是岩骨后入路。该术式中一个最重要的基本关注点是第Ⅵ对脑神经的保护。这种细长且脆弱的神经会被肿瘤移位于内下方或者外上方，并且它常位于术者和瘤体更深部分之间。基底动脉向对侧移位且第Ⅲ对脑神经通常位于肿瘤边界的内上方。使用超声吸引器进行瘤内减压，控制瘤内活动性出血，并逐步处理肿瘤附着的基底硬膜（图 10–10）。肿瘤是否包裹脑干穿支，是否侵及海绵窦，这些都是影响肿瘤的全切因素。

（四）技巧与手术要点

1. 开颅要点

(1) 体位摆放：要兼顾颅中窝的视野显露以及

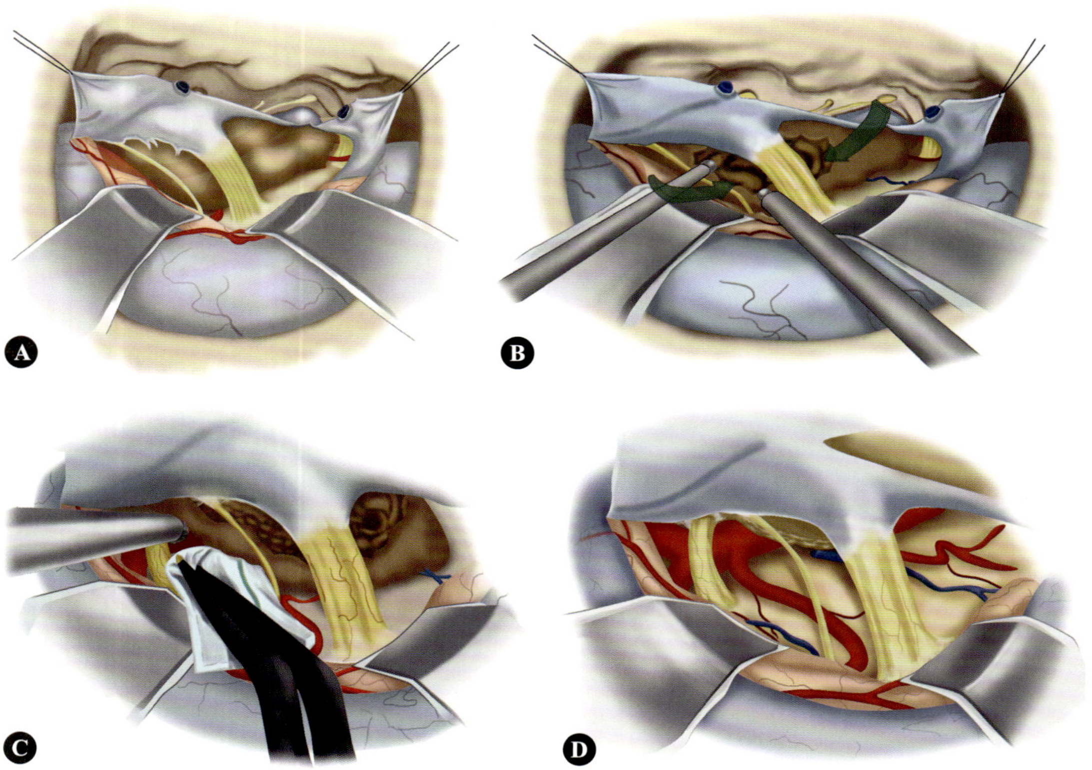

▲ 图 10–10　**A.** 三叉神经根部在三叉神经孔处穿过小脑幕进入 **Meckel** 腔，有可能在切开小脑幕时不小心被切断，打开硬膜后如图所示肿瘤周围相关的结构。第Ⅴ对脑神经居于术野的中央，基底动脉位于术者手术术野的盲点，围绕第Ⅴ对脑神经分块切除肿瘤。**B.** 第Ⅴ对脑神经周围手术通路相对狭窄，在处理第Ⅳ对脑神经时要小心。超声吸引器对于在这些脑神经周围难以导航的轨迹中切除肿瘤特别有效。超声吸引器应该不会损伤隐藏在肿瘤包膜周围的穿支血管。注意避免牵拉第Ⅴ对脑神经以免术后三叉神经病变。**C.** 用棉片去保持分离的平面位于瘤体和基底动脉及其分支之间。在术区的深处靠近吸引器的尖端能很明显地看到第Ⅲ对脑神经。棉片可以保护基底动脉避免超声吸引器损伤。按照由内向外方向移位肿瘤。**D.** 肿瘤切除后，显示保护的神经血管结构，侵犯后海绵窦的肿瘤有小部分残留

颈部脉的回流。

2) 切口设计：需要注意面神经分支的保护，需要考虑到颞肌显露、颞骨鳞状缝显露等。

3) 岩动脉的处理：是脑膜中动脉在颅中窝的常见分支，参与面神经的供血。电凝后切断脑膜中动脉位置，争取在其发出岩动脉以远的位置。

. 显露要点

1) 硬膜间显露：硬膜间显露，保留覆盖岩浅大神经的骨膜层，有助于岩浅大神经的保护。磨除岩尖时，以岩浅大神经为解剖参考，有助于颈内动脉岩段的保护。

2) 内耳道定位：有很多定位方法，可采用岩浅大神经与弓状隆起夹角的平分线定位，但弓状隆起在成人中有 50% 难以确定，15% 缺如。耳蜗的定位直接关系到手术显露范围大小，若术者无法准确定位耳蜗，岩骨磨除范围很小，术野的后外侧不能适应手术的需要，由内耳门、膝状神经节及岩骨水平段颈内动脉的膝部构成的内耳道前三角可定位耳蜗，但定位标记皆为内部结构，定位很难准确，采用神经导航定位岩骨内部结构准确无误。

3) 骨质磨除：磨除岩尖的后界，不超过内耳道。实际手术时，常需要将内耳道的上壁磨除。

4) 硬膜切开：①沿着岩上窦，行硬膜“T”形切开，结扎并切断岩上窦，注意岩上静脉汇入岩上窦的位置特点，保护岩上静脉。②小脑幕切开，注意保护滑车神经。开放 Meckel 腔，三叉神经移位，以利于切除侵及 Meckel 腔及海绵窦后部的病变。

. 肿瘤切除要点

1) 保护脑神经：岩斜区病变常常推移或包裹展神经，因此，手术过程中应始终注意展神经的保护。

2) 保护血管：肿瘤常包绕椎 – 基底动脉系统，术前要精准评估，术中要顺行或逆行血管分离保护。

五）注意事项与优缺点

. 注意事项

1) 避免脑组织、颞底或 Labbé 静脉损伤：Labbé 静脉损伤是前岩骨硬脑膜下入路术前需要考虑的因素。实际上，开颅时骨瓣 2/3 保持在位于外耳道前方，该静脉就多位于骨瓣后缘，损伤概率很低。颞底引流静脉如果进入颅底硬脑膜，可以连同颅底硬脑膜一并分离，如果肿瘤体积较大，术前腰穿置管，切开硬脑膜后，释放脑脊液 30～40ml，就能明显降低颅内压，从而更好地保护脑组织。

(2) 详细的术前评估与手术预测：岩斜区脑膜瘤的手术具有挑战性。有利于切除这些肿瘤的重要因素包括：分隔肿瘤包膜与血管神经的蛛网膜下腔层面的完整性；肿瘤的质地 / 整体性；肿瘤与基底动脉和其穿支的粘连。

(3) 颅底重建：关颅时，应用腹部脂肪与颞肌筋膜双层覆盖，预防脑脊液漏。

2. 入路的优缺点

(1) 优点

• 颞叶受牵拉的程度轻微，从侧方实现脑干腹前侧显露。

• 大幅降低对面听神经损害的风险，减少面瘫、保护听力。

• 便于切除侵及颅中窝及 Meckel 腔的病变。

• 实现同时进入颅中窝与颅后窝。

• 便于控制脑膜中动脉、脑膜垂体干等供血动脉。

• 缩短手术时间，并能保护听力结构。

• 对于脑膜瘤切除，磨除岩尖骨质，有利于早期切断肿瘤的绝大部分供血，进而有利于肿瘤的切除。

(2) 入路的缺点

• 对于伴有发达的蝶 – 基底静脉、蝶 – 岩静脉的患者，施行岩前入路常遭遇汹涌的硬膜外静脉性出血。

• 术者需要锁孔技术培训，岩前入路的学习曲线较长。

三、岩骨后入路

岩骨后入路由浅入深，依次为乙状窦前迷路后入路、经迷路入路、经耳蜗入路。岩后入路的基础是乳突磨除技术，是建立在乳突切除术的基础上，磨除 Trautmann 三角，即乙状窦降段和面神经管之间的乳突皮质骨和乳突小房，下方以颈静脉球为界，上方磨除颅中窝板。

（一）后岩骨入路的分类

1994 年，Spetzler 等按岩骨切除的范围不同将岩骨后部入路分为 3 个亚型：①Ⅰ型：扩大迷路后乙状窦前入路，即在骨性迷路后磨除或切除乳突显露出乙状窦和岩上窦，保留骨性半规管完整，从幕上下联合入路；②Ⅱ型：经迷路入路，即完全磨除骨性半规管，扩大操作范围；③Ⅲ型：经耳蜗入路，是在Ⅰ型、Ⅱ型基础上更广泛地磨除岩骨，并使面神经向下移位。Ⅱ型、Ⅲ型破坏较大，术后造成永久性耳聋和前庭功能障碍，同时还明显增加脑脊液漏的机会，故一般仅用于大型或巨型肿瘤且术前已有完全耳聋或无有效听力的患者。

根据岩骨后壁切除范围的不同而将后岩骨入路分为5类，即迷路后入路、扩大迷路后入路、部分迷路切除入路、经迷路入路和经耳蜗入路。与枕下乙状窦后入路相比，后岩骨入路增大了对脑干腹侧结构的显露（图10-11）。

1. 迷路后入路　乙状窦前切除乳突，充分显露Trautmann三角，充分磨出耳囊上下方骨质，显露尽可能多的硬脑膜，下方显露颈静脉球。手术野显露的范围决定于乙状窦前缘至后半规管的距离。

2. 扩大迷路后入路　在完成迷路后入路后，离断内淋巴囊，并用生物胶闭塞前庭小管，用微型电钻顺前庭方向磨去后半规管后内侧的内耳道后壁，并在内耳道上下方磨出2条骨隧道，再从颅中窝底磨去岩尖及内耳道前壁。该入路较迷路后入路扩大了对脑干腹侧及内耳道的显露，同时能够保留听力。

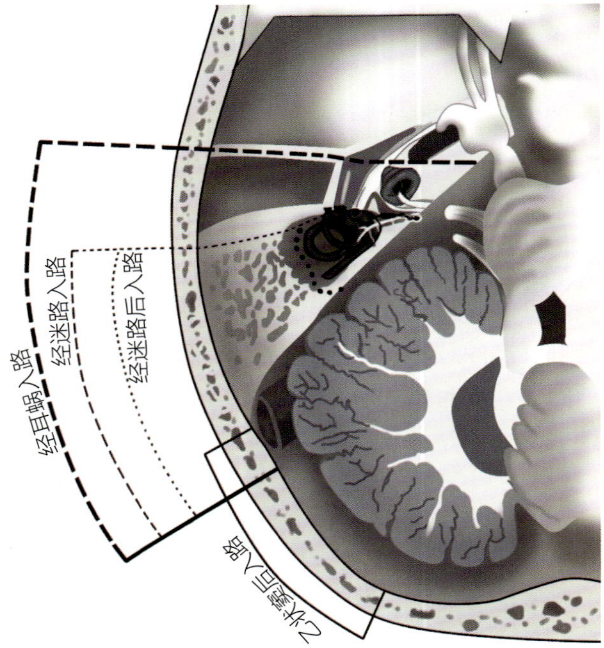

▲ **图10-11　左侧岩斜区横断面上面观，图示通往岩斜区、桥小脑角区的4种常见手术入路**

3. 部分迷路入路　在迷路后入路的基础上，在前半规管和后半规管的壶腹端和它们的总脚端分别开窗（磨去部分骨迷路而保持膜迷路的完整），将骨蜡从骨窗中塞入，以阻塞半规管内腔。然后磨去被孤立的上、后半规管，并顺着岩骨方向磨去更广泛的骨质，显露更宽阔的硬脑膜。与迷路后入路比较，该入路对后方显露增加了6～10mm的区域，前上方增加10～15mm的显露，而对脑干腹侧增加了约30°的显露角度。

4. 经迷路入路　通过磨除半规管、前庭及内耳道之上后下缘的骨质可以显露内耳道内硬脑膜，在内耳道外侧端进一步去除骨质可以显露横嵴和纵嵴。经迷路（TL）入路的适应证包括大型肿瘤和患者术前已经丧失有效听力。

5. 经耳蜗入路　当经迷路入路不能提供充分显露，可采用经耳蜗入路。在经迷路入路的基础上，完全切除岩骨至岩骨尖，包括3个半规管在内的迷路和内耳道的后半部，在乙状窦前提供更充分的显露空间。于外耳道的软骨部与骨部交接处离断外耳道，切断面神经的分支－岩浅大神经、鼓索支、镫骨肌支后，将面神经从面神经管内移出，牵向后下方，内耳道内的硬脑膜作为"袖套"，以保护内耳道内的神经及内听血管的完整。肿瘤完全侵及整个或绝大部分岩骨，术前患者听力丧失，存在严重脑神经功能障碍，通常很少采用切除包括迷路在内的扩大岩骨切除。

（二）手术适应证

1. 手术目标　岩斜区肿瘤手术的目的应当是治愈肿瘤或限制肿瘤的生长，同时尽可能不增加新的症状。

(1) 因该部位肿瘤多为良性，生长缓慢，手术的首要目标是最大限度地安全切除肿瘤，甚至包括侵犯海绵窦内颈内动脉的部分。

(2) 肿瘤位于脑干和基底动脉之间并侵犯基底动脉或靠供应脑干的小血管供血，脑干与肿瘤间的蛛网膜消失或出现脑干内水肿时，术中要特别注意保护这些动脉和脑干，必要时在血管和脑干周围残留部分肿瘤包膜。

(3) 对于术前无或仅有较少脑神经损伤损害症状，而肿瘤对脑干有明显压迫的高风险手术，应次全切除，重点切除压迫脑干部分，而不必切除侵犯海绵窦或与脑干关系密切的部分，或者分步切除也是明智的方法。

(4) 对于病变侵入海绵窦而无动眼神经、滑车神经、三叉神经眼支、三叉神经上颌支、展神经损害症状的患者应当分步切除。

2. 手术指征　治疗指征包括肿瘤占位效应引起神经功能缺失，动态影像观察确认的肿瘤生长。第一次手术全切肿瘤并且一并切除受累硬膜和颅骨，是根治肿瘤的最佳时机，然而过度切除肿瘤经常导致永久性的神经功能损害。诸如损伤脑干穿支血管、引流静脉和脑神经的血供，术中对这些结构造成的损伤经常被忽视。

(1) 处理岩斜区肿瘤性病变：①脑桥小脑角区和岩斜区肿瘤，包括巨大前庭神经鞘瘤、斜坡宽基底型脑膜瘤、斜坡脊索瘤、岩斜区脑膜瘤、巨大表皮样囊肿，甚至颈静脉孔区部分肿瘤等。Spetzler应用经岩骨后入路手术切除岩斜部肿瘤42例，全切率为91%；脑神经损伤率为37%，无手术死亡病例，脑脊液漏发生率为13%。②岩斜区残余复发性肿瘤：乙状窦后入路或颅中窝底入路切除术后复发性或残余肿瘤。

(2) 脑血管病变：经岩骨后部入路处理基底动脉瘤，具有良好的显露优势，也有很好的治疗效果，特别是基底动脉主干动脉瘤。Spetzler等应用经岩骨后部入路成功全切脑桥AVM 3例、脑干海绵状血管瘤4例、夹闭基底动脉中部动脉瘤2例，这些病例均无明显并发症。

3. 手术禁忌证

(1) 解剖知识贫乏：经岩骨后入路需要熟悉岩骨、内耳道的相关知识。乳突磨除由受过颅底外科训练的专家进行操作，这样能更加安全有效。

(2) 无协作团队：经后岩骨入路推荐团队操作，这样不仅能获得最佳的手术效果，降低因外科医生疲劳所致的不利影响，同时能获取更多的专业知识。

(3) 慢性中耳炎：中耳炎活动期可能会对术野造成交叉感染，因而是经岩入路的禁忌证。

(4) 需要保护听力者：术前听力良好者，采用其他手术入路可保留听力时，不宜选择经岩骨后部入路，特别是患者对侧听力丧失者，不宜通过此入路进行手术。

(5) 肿瘤主体不在岩斜区：肿瘤延伸至第Ⅹ对脑神经根脑干入口时，此入路不易显露低位脑干（延髓上部）和小脑下后动脉近端。

（三）手术主要步骤

1. 体位　仰卧位或侧卧位，使颞骨岩部基底位于最高点，要注意高于心脏水平，头抬高以利于静脉回流。

2. 切口设计　切口的设计要考虑到颅中窝的轮廓化、岩上窦结扎、小脑幕切开、颞叶底面抬起等术中需要。依病变特点，常采用耳后弧形切口或围绕耳廓的马蹄形切口。切口前后缘位置、切口的延长，可依病变位置与大小，进行适度调整（图10-12）。

3. 皮瓣设计　皮瓣切开方式，可采取皮肤与颞肌分层切开，并形成带血管蒂的颅骨骨膜瓣。也可采取皮肤与颞肌一并切开。作者偏好将肌肉和皮瓣作为一层（即肌皮瓣）往前翻起。

4. 骨瓣成形　Hakuba教授展示的“六孔开颅”，骨孔位置分别为：①第一孔位于颧弓根部上方；②第二孔位于乳突上嵴后端上方；③第三孔位于横窦与乙状窦膝部的内下方；④第四孔位于乳突根部后方；⑤第五孔位于乳突后缘外侧2cm；⑥第六孔位于外耳道上方鳞状缝上。四孔集中分布于横窦上下，是国内“六孔开颅”的主要骨孔特点（图10-13）。亦

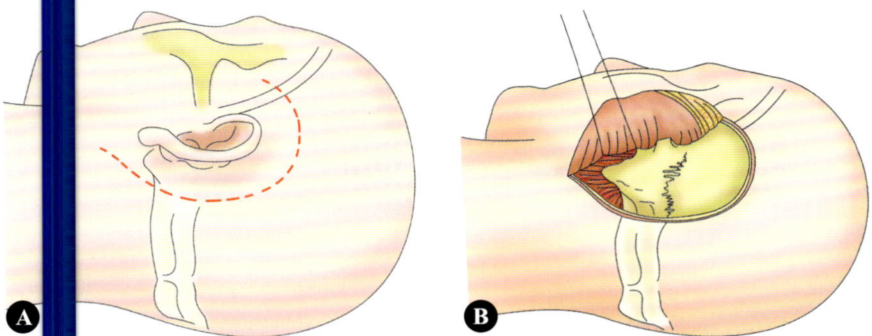

◀图10-12　后岩骨入路切口
A. 前起颧弓弧形皮肤切口示意；B. 皮肤切开后显露乳突、颧弓根部和外耳道

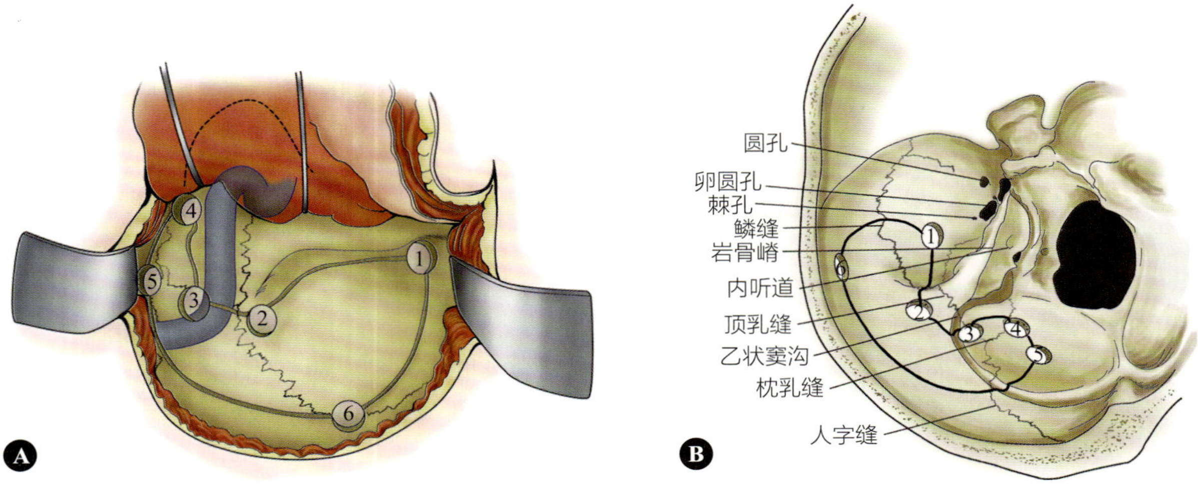

▲ 图 10-13 后岩骨入路的颅内钻孔方法及骨瓣成形

A. 颅骨外表面钻孔的定位示意；B. 颅骨内表面的钻孔点

有采用“单孔双骨瓣”开颅，即改良式乙状窦前入路开颅，仅钻一个骨孔，骨孔位于横窦乙状窦交界前上方、顶颞点附近。双骨瓣，一为幕上骨瓣，类似颞枕开颅骨瓣；一为幕下骨瓣，类似枕下外侧骨瓣。

5. 岩骨磨除 乳突轮廓化是实施经岩骨后入路的第一步，首先使用高速切割钻去除乳突表面的皮质骨。用高速磨钻广泛磨除岩骨后部，包括乳突全切除，但要保留耳蜗、面神经管及半规管的完整性，充分显露自窦硬膜角、岩上窦至颈静脉球之间乙状窦前硬脑膜（图 10–14）。从后方磨除颞骨岩部，与从前方磨除颞骨岩部的范围相同，只是磨除方向相反。

6. 内耳道开放 迷路切除到达前庭水平之后的下一步就是识别并轮廓化内耳道（IAC）。骨质磨除首先沿着岩上窦进行，随后从各个方向朝向 IAC 扩展。显露颅后窝及 IAC 的硬脑膜，但是应保留一层薄薄的蛋壳样骨质覆盖于 IAC。在充分冲洗以防对面神经造成热损伤的条件下，仔细磨除 IAC 下方的残余骨质（图 10–15）。彻底去除 IAC 下方的骨质后开始朝 IAC 前 / 上方扩展，如此可实现 IAC 的 270° 显露。

7. 硬膜下显露 平行于横窦及颞下窝切开颞部硬脑膜，在乙状窦前 Trautmann 三角区切开硬脑膜，在汇入乙状窦或横窦处做岩上窦切断，轻轻抬起颞叶，平行于岩上窦切开小脑幕。

(1) 硬膜切开：先将岩上窦上方的颞枕硬膜切开，再将乙状窦前方的颅后窝硬膜剪开，牵开颞枕叶底面、小脑腹侧面，显露岩上窦和小脑幕。

(2) 岩上窦结扎：岩上窦切开位置的选择，需要考虑到岩静脉的保护。先用丝线缝扎岩上窦，再切开岩上窦。

(3) 小脑幕切开：平行岩骨嵴后 5mm 切开小脑幕直至小脑幕裂孔。此时，注意滑车神经的保护。

(4) 硬膜下显露：将横窦、乙状窦及切开小脑幕牵向后方，显露斜坡及斜坡旁区病变（图 10–16）。

8. 深部视野的显露与观察 乙状窦前迷路后入路，可以观察上至动眼神经、下至副神经的区域范围。岩斜区肿瘤，这些脑神经有的被病变推挤，有的被包裹，术中要注意这些脑神经的保护。电刺激辅助下早期识别位于内耳道底的面神经是手术的下一重要步骤。Hakuba 教授将可利用的血管神经间隙分为：①桥脑前区上部，观察三叉神经、展神经、基底动脉、小脑下前动脉等；②脑桥小脑三角部，观察展神经、面神经、听神经、舌咽神经、迷走神经、副神经、基底动脉等；③小脑幕上部，观察动眼神经、后交通动脉、大脑后动脉、颈内动脉 C_2 段等。

9. 肿瘤的显露与切除（图 10–17） 精细的直角钩能够探入竖嵴（Bill’s bar）外侧、前庭上神经底面，因此可被用做轻柔撕脱该神经并连同附着肿瘤一起剥离出其骨管的工具，同法可将大型肿瘤病

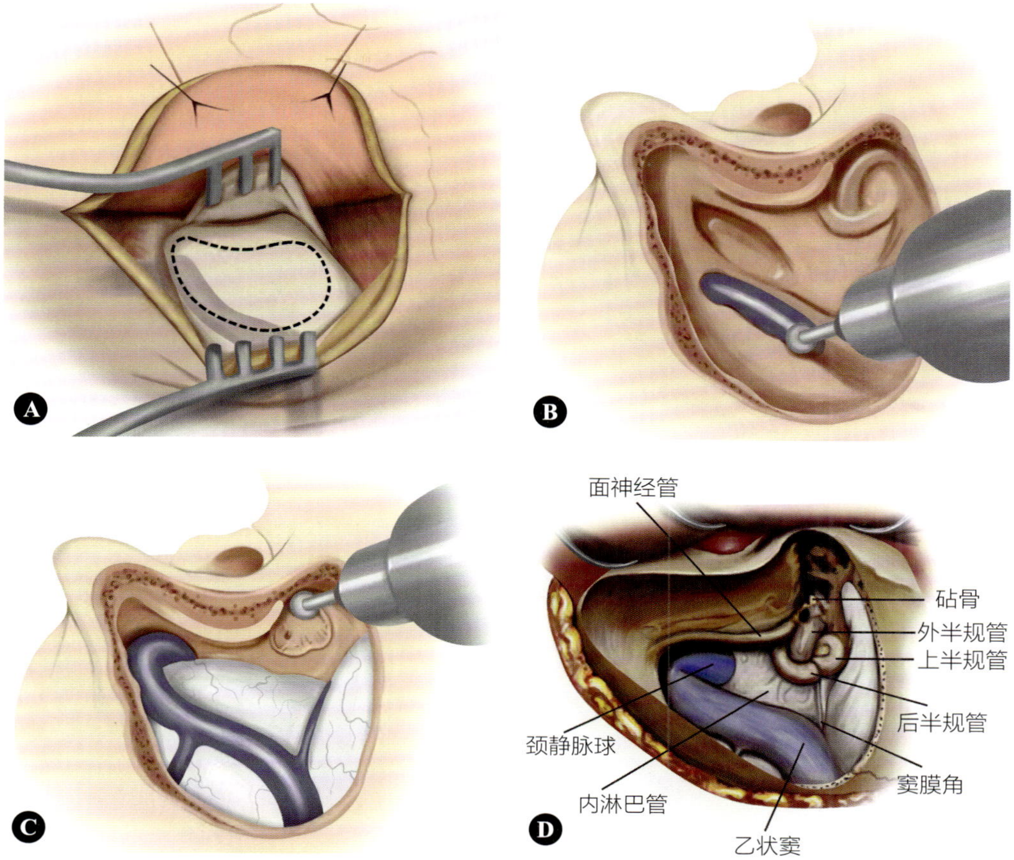

▲ 图 10-14　岩骨磨除

A. 先[illegible]出骨槽确定乳突轮廓化的前界和上界。上界始于颧弓根、止于星点，恰好位于颞线的下缘；前界绕外耳道后壁到达乳突尖；[illegible]界即为乙状窦的走行位置。随后磨除骨槽之间的乳突气房，磨除过程应该保持逐层深入。气房被磨除后便可以显露直接覆[illegible]状窦的皮质骨。B. 一旦乙状窦已经被轮廓化，进一步磨除其前方的气房以显露颅中窝底和颅后窝的硬脑膜，乙状窦后方 1~[illegible]m 范围内的颅后窝硬脑膜也应该一并显露。C. 完成乳突轮廓化之后便可开始切除迷路。首先沿岩上窦方向磨除窦脑膜角（s[illegible]dural angle）的骨质显露 Trautmann 三角，磨除操作应该逐层深入和扩宽直至到达迷路。D. 磨除外半规管和后半规管并识别[illegible]半规管后脚和后半规管上脚融合而成的总脚

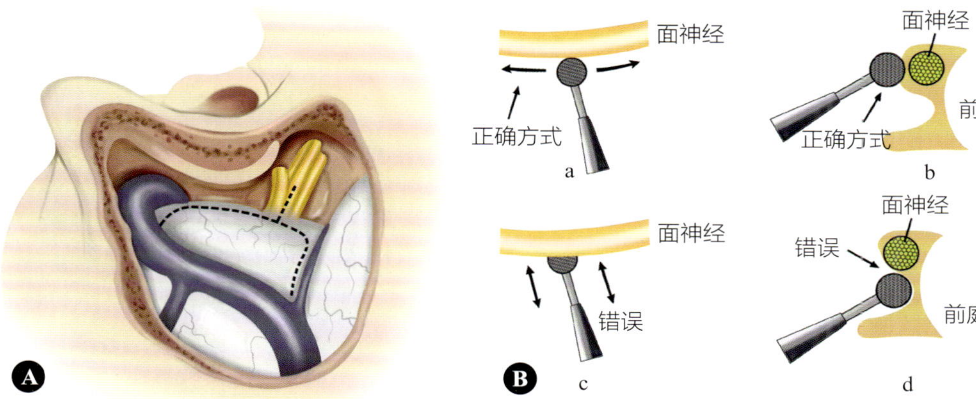

▲ 图 10-15　内耳道的磨除

A. 内[illegible]道中部切开硬膜并往内耳门上下两端延伸示意图。勿损伤面神经和岩静脉。切开的硬膜瓣分别往上和往下牵开，然后在肿瘤[illegible]脑之间垫入棉片。B. 内耳道的磨除方法，a 和 b 是正确的磨除方法；c 和 d 是不规范的磨除方法

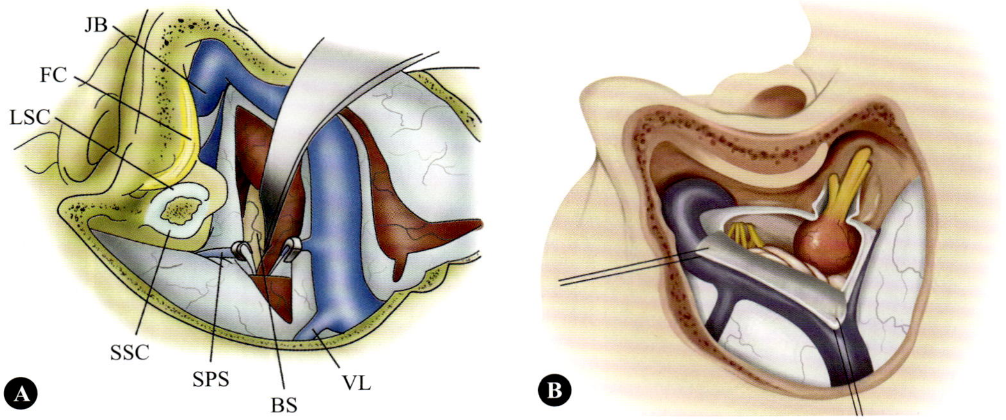

▲ 图 10-16 后岩骨入路的硬膜内显露

A. 岩上窦已结扎，乙状窦后硬膜也已打开，以便于颅后窝探查。B. 开硬膜后使用缝线牵开、固定硬膜瓣，肿瘤的后部自然显露。开放蛛网膜池进一步释放脑脊液（CSF）以降低颅后窝的张力。面神经偶尔会位于肿瘤的背面，术者应该借助电刺激明确。SPS. 岩上窦；JB. 颈静脉球；LSC. 外侧半规管；SSC. 前半规管；FC. 面神经管；VL. Labbé 静脉；BS. 脑干

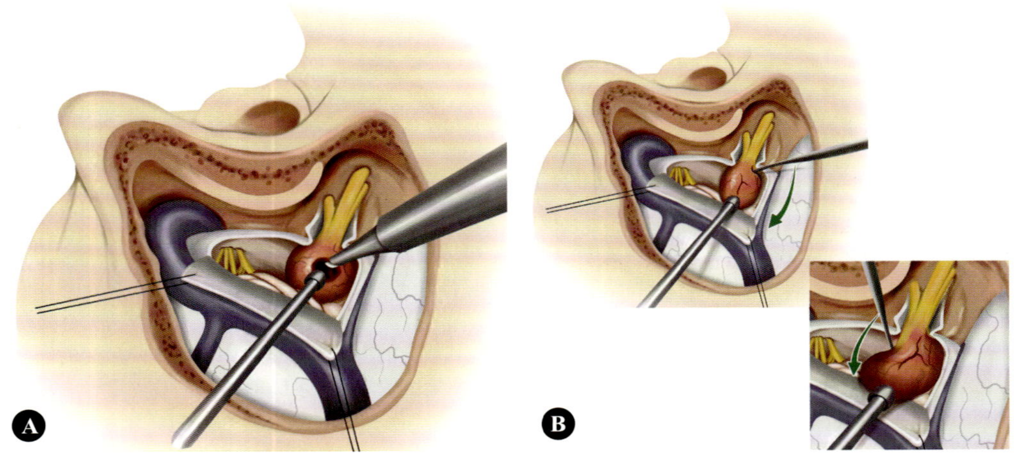

▲ 图 10-17 肿瘤切除

A. 切除大型肿瘤的技术要点在于使用超声吸引器充分进行瘤内减压，由此促进肿瘤包膜安全分离界面的建立，从而避免了过度牵拉肿瘤的需要。对于小型肿瘤，术者很容易就能够找到肿瘤上下极的分离界面，因此无须明显的瘤内减压便可切除肿瘤。B. 切断或撕脱前庭和（或）蜗神经后，包膜外翻转肿瘤便可将其与内耳道内的面神经沿外 – 内方向剥离开，此时使用电刺激有助于界定面神经的上下缘

例的前庭下和蜗神经（横嵴下方的 2 根神经）连同侵犯肿瘤拖出相应的骨管。术中反复刺激面神经确认其反应良好，能够于内耳道底早期识别面神经是 TL 入路的一大主要优势。

面神经与肿瘤粘连最为紧密的部位位于内耳门，这也是分离最为困难的区域。如果粘连过于紧密难以分离，术者应该选择次全切除。随后分离直面脑干的内侧肿瘤包膜，逐步由内向外分离并与原先于内耳道处建立的分离界面会师。此时远端面神经是肿瘤附着于内耳门处的唯一系带，过度操作和往外翻转肿瘤可能会损伤该部分神经。必须充分减压桥小脑角内的肿瘤以为下一步做准备。

10. 关颅　原位缝合硬膜是不可能的，需要采用一些替代办法，准备可用的硬膜补片。术毕时尽可能对合硬膜切缘修补硬脑膜。硬膜缺口和中耳腔由腹部脂肪条填塞（图 10–18）。脂肪组织及其颗粒结构是防止脑脊液漏的最好屏障之一，在硬膜开口处放置条状脂肪组织以密封硬膜缺损。在放置脂

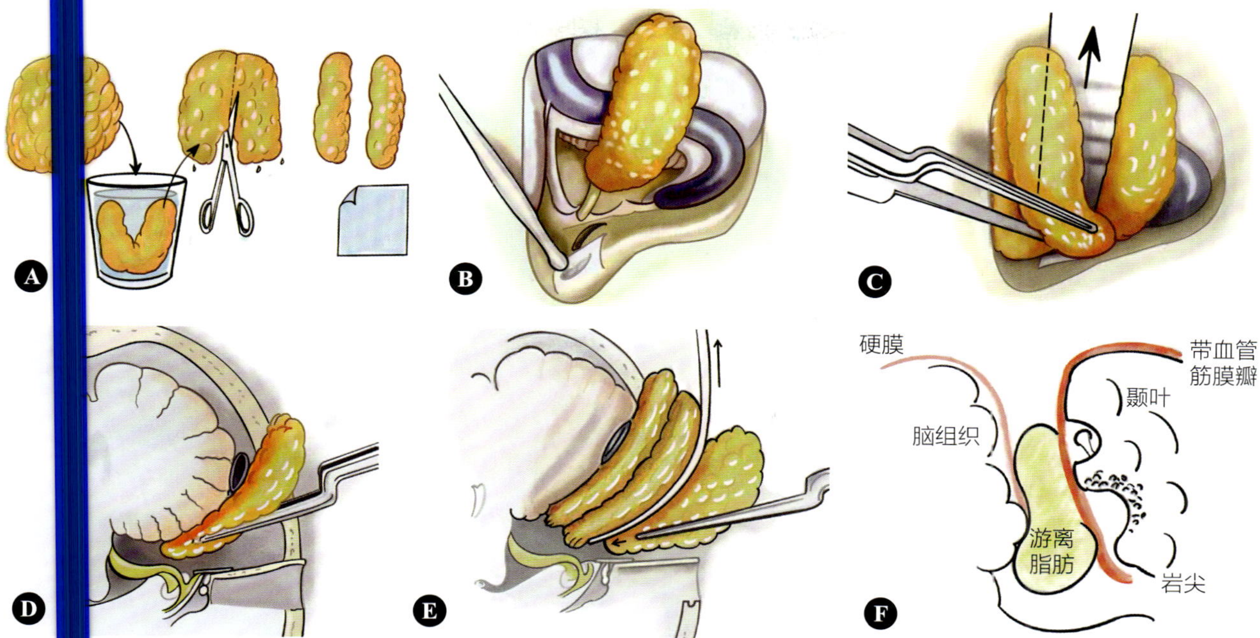

▲ 图 10-18　脂肪修补硬膜缺损

A. 脂[illegible]的制作；B. 脂肪条先填塞岩骨磨除区深部的残腔；C. 脂肪将岩骨面与创面隔开；D. 冠状位显示将脂肪隔开脑组织与手术死[illegible]；E. 手术残腔用脂肪填塞，不留死腔，但也要避免脂肪填塞过多，否则会阻塞乙状窦；F. 带血管膜瓣加腹部脂肪闭合术，[illegible]获得更好的修补效果，术后腰椎引流 3～5 天

肪组[illegible]之前，以骨蜡仔细封闭开放的气房。也可以翻转[illegible]显露过程中准备好的带血管蒂组织瓣修补硬膜缺[illegible]将骨膜瓣覆盖于岩骨表面，放回骨瓣并用微[illegible]连接片固定，余下关颅程序按标准方式进行，[illegible]部位加压包扎可降低术后假性脑膜膨出的风险。

[illegible]术后处理　术后 48h 内经腰大池持续引流脑脊[illegible]以 8ml/h 的速度引流脑脊液。鼓励患者尽早恢[illegible]活动。

([illegible]) 手术要点

1[illegible]术前准备与计划

([illegible]此入路需充分掌握面神经解剖知识。经过岩骨[illegible]术的专门训练才能获得足够的显露。

([illegible]耳廓后 2.5cm 处弧形切开皮肤，抬起骨膜瓣。[illegible]乳突皮质骨（乳突轮廓化），继续磨除骨质至[illegible]露颅后窝硬脑膜（至少到达乙状窦后 1cm 宽），[illegible]后显露颅中窝和乙状窦。移除乳突尖骨质，并磨[illegible]腹肌嵴内侧骨质后，顺着骨内膜向前确认面神经[illegible]部。乙状窦需显露颈静脉球水平。

([illegible]在硬脑膜及乙状窦上取出骨瓣之前安装并固定[illegible]中窝、颅后窝牵开器，以便当乙状窦发生出血时予以加压止血。

(4) 从后往前取出骨瓣，一旦发生出血，可使用牵开器止血，手术者可同时进行操作。

2. 硬膜分离

(1) 岩骨后入路硬膜下分离原则与岩骨前入路非常类似。首先电凝岩骨表面附着硬膜的瘤体血供，以及起源于小脑幕的肿瘤供血支。

(2) 抬起颅后窝硬脑膜可见内淋巴囊，其与内耳即前庭小管相连，锐性切开。然后使用颅中窝和颅后窝牵开器，显露迷路侧壁、后壁及上壁。

(3) 如果幕下瘤体巨大，为了扩大操作角度进入到桥小脑角池，可以在横窦 – 乙状窦相交处后下方二次扩大切开硬膜。小脑幕切开时，注意保护滑车神经。

3. 岩骨骨质的磨除　磨除乳突、颅中窝骨质（图 10–19），注意保护乙状窦、岩上窦、颈静脉球、迷路、面神经乳突段等结构。

(1) 施行乙状窦前迷路后入路，需要实现 Trautmann 三角的良好显露。安全进行乳突磨除，需要熟悉 Fukushima 教授在乳突区提出的 3 个三角的概念，即乳突外三角、乳突内三角、MacEwen 三

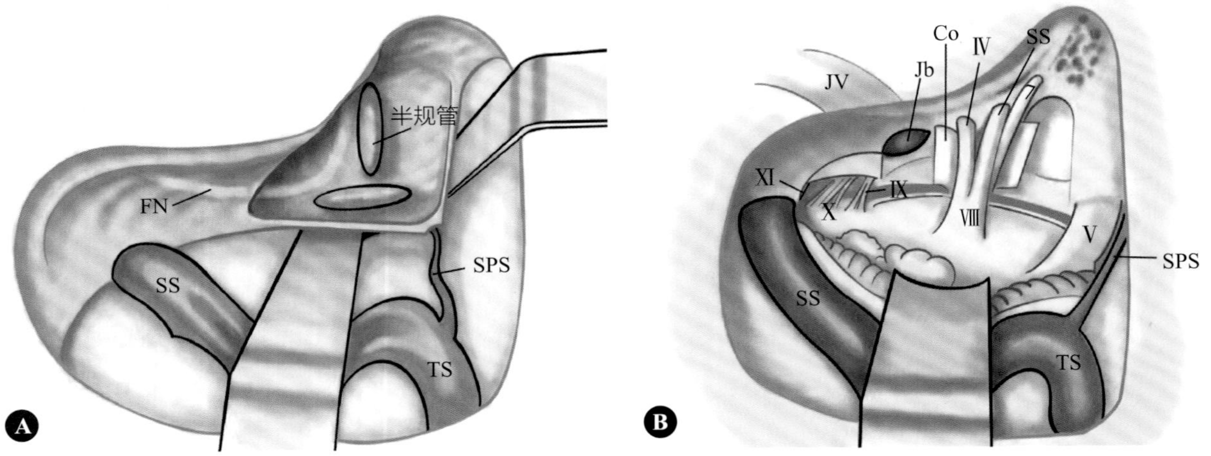

▲ 图 10-19　骨质磨除

A. 去除颅后窝、颅中窝及乙状窦上的骨质，使用牵开器牵开。保留颅后窝和颅中窝上的薄层骨壁，可防止使用切割钻行迷路切开时撕裂硬脑膜。SS. 乙状窦；TS. 横窦；SPS. 岩上窦；FN. 面神经；B. 打开硬脑膜后，左侧桥小脑角的侧面观。第Ⅴ、Ⅷ、Ⅸ、Ⅹ、Ⅺ对脑神经如对应数字所示。JB. 颈静脉球；JV. 颈静脉；Ⅳ. 前庭上神经

角。Trautmann 三角与 Fukushima 乳突内三角，境界范围大体一致。

(2) 进行乳突磨除时，需要识别并利用乳突尖 – 星点 – 颧弓根、窦硬膜角 – 颈静脉球 – 后半规管上部等解剖标志。

(3) 外侧半规管与二腹肌嵴的连线，大体对应面神经乳突段的走行。神经外科手术很少开放中耳结构，因此很少使用砧骨短脚定位面神经乳突段。至于乳突磨除的先后顺序，尚且存在不同的主张。

(4) 去除 ICA 近端（内侧）的骨质。通过上下开槽使 ICA 达到 270° 显露，侧方（远端）显露至前庭。需注意横嵴的远端处，面神经陡然转向前方形成膝状神经节，此处骨质需完整保存。

4. 硬膜下显露

(1) 切开岩上窦上方、颞叶底面的硬膜，轻柔抬起颞叶，注意保护 Labbé 静脉，并需避免颞叶牵拉性挫伤。

(2) 拓展岩上窦结扎的手术自由度，需要充分切开岩上窦上方、颞叶底面的硬膜，也需要充分切开岩上窦下方、乙状窦前的颅后窝硬膜。

(3) 轻柔牵拉颞叶底面、小脑腹侧面，耐心缓慢释放脑脊液，也是拓展手术自由度的重要手段。如果术前已行腰椎置管，需注意在硬膜切开后才能打开腰椎置管，进行脑脊液引流。

(4) 打开瘤周的蛛网膜索带，小脑自然分开。如有必要，可以向上轻柔牵引颞叶。神经血管结构可能被包绕或拉伸在瘤体之内或者周围，因此必须早期辨别神经血管结构并仔细分离，在手术后期必须保持其远离危险操作区域。

(5) 保持蛛网膜平面避免功能丧失，如果脑干软膜破坏，过于积极切除肿瘤导致灾难性后果，要求进行肿瘤次全切。基底动脉可能被包裹，或者向对侧移位，分离肿瘤过程中，容易损伤其分支。

5. 肿瘤的显露与切除

(1) 在分离肿瘤包膜过程中，需要避免牵拉神经结构。术者必须小心保护可能被包埋于瘤体内的脑神经和动脉。起自第Ⅴ对脑神经根丝可能平展在瘤体前方表面，然而第Ⅶ对脑神经和第Ⅷ对脑神经通常被推向后下或包埋于瘤体之内。第Ⅵ对脑神经常被挤向前下方，其直径小且脑池中行程较长，因而损伤风险最高。

(2) 充分肿瘤减压，然后镜下耐心分离薄而且柔韧的肿瘤包膜，使其远离脑神经，这一点非常重要。以双极乳化 / 抽吸 + 超声吸引的方式进行蚕食式肿瘤切除。超声吸引切除纤维性肿瘤十分有效。

(3) 术者不要忽视指引分离界面的包膜边缘，注意保护脑神经的供血穿支动脉，保护迷路动脉以尽可能降低听力丧失的风险。沿着操作盲区不加选择地牵拉包膜可能导致血管撕裂。

(4) 在肿瘤减压切除后，术者应该交替关注幕上和幕下空间，以辨别并由包膜上游离脑神经。不可直接对脑神经进行操作，而应该轻柔地分离包绕

神经[illegible]蛛网膜带。

[illegible]) 用显微镊由肿瘤包膜分离血管或脑神经的同时[illegible]常规要求助手冲洗术野，并用吸引保持术野干净[illegible]

[illegible]) 肿瘤浸润脑神经孔导致肿瘤全切可能性下降，[illegible]为在脑神经孔处理肿瘤极易损伤脑神经。

[illegible]) 尽管第一次手术是获得外科根治的最佳时机，[illegible]如术中发现蛛网膜平面丧失，残留附着于易损结[illegible]的部分肿瘤是明智选择。

[illegible]) 术毕电凝肿瘤浸润的硬膜，尽可能降低后期[illegible]瘤复发概率，持续冲洗避免对脑神经的热损伤[illegible]

[illegible]**颅底重建**　肿瘤切除术后，取腹部脂肪垫进行瘤[illegible]填塞。脂肪垫置于硬膜开口处，无须置于深部C[illegible]处。采用可塑牵开器向下牵拉脂肪垫，上面再覆[illegible]一层脂肪垫向下牵拉，形成弹簧式作用。将邮票[illegible]小的颞浅筋膜置于砧骨窝。牵拉所产生的弹簧作[illegible]使得筋膜紧贴在砧骨窝上。切口分层严密缝合避[illegible]脑脊液（CSF）切口漏。

[illegible]五）后岩骨入路的优缺点

[illegible]**经岩骨后部入路的优点**　经乙状窦前迷路后入路[illegible]经过近百年的发展和实践而形成的一个较为理想[illegible]手术方式，该手术入路具有以下优点。

[illegible]) 系侧方入路，入路明显缩短了手术操作距离，[illegible]传统斜坡手术入路距离平均缩短 2～3cm。

[illegible]) 减少脑组织的牵拉，对于颞叶底面和小脑半球[illegible]侧的牵拉明显减轻。

[illegible]) Labbé 静脉在剪开颞枕部硬膜后可以在直视下控[illegible]，而且由于脑组织的牵拉减轻，避免了重要神经[illegible]管的牵拉、移位，减少了 Labbé 静脉损伤的机会[illegible]

[illegible]) 从侧方清楚显示肿瘤和脑干的关系，对于后组[illegible]神经、面神经和听神经等显示亦十分清楚；颅后[illegible]各脑神经都是行向外侧方，因而从侧方入路使[illegible]神经之间的操作空间较大，视野开阔，牵拉少[illegible]

[illegible]) 手术沿岩骨嵴直接到达脑干的腹侧面，脑干腹[illegible]面存在肿瘤时，其和斜坡间距离大，切除肿瘤过[illegible]中不必过分地对脑干进行处理。

[illegible]) 实现上、中、下岩斜区显露，全斜坡显露。手术[illegible]露范围广泛，鞍旁、岩尖、CPA 区、斜坡及枕大[illegible]区域均可得以良好的显露，特别是在切开小脑幕后，使小脑幕可以翻转和向后牵拉，能明显改善对桥小脑角池和桥前池的显露。

(7) 可以早期处理肿瘤的基底部，减少术中出血。处理岩斜脑膜瘤，特别是斜坡脑膜瘤，可以早期切断肿瘤基底血供。斜坡及脑桥小脑三角部位的脑膜瘤、听神经瘤等肿瘤的基底都在前方，从侧方入路可以早期显露肿瘤基底部位，并能及时对其进行处理，保证术中有清晰的术野。

(8) 直达脑干腹外侧、斜坡，更宽的横向视野，有利于切除位于小脑和脑干深部肿瘤，或脑干腹外侧肿瘤。有利于肿瘤切除的相关因素有：肿瘤有完整的蛛网膜平面、肿瘤的质地较软、肿瘤与基底动脉及其穿支易于分离。

(9) 实现基底动脉主干全程显露。

(10) 本手术与其他手术入路联合应用方便，可以提供幕上、下的联合显露，进一步扩大显露范围。如与枕下入路、颞下入路、岩骨前部入路等联合应用。

2. 经岩骨后入路的局限性

(1) 因乳突磨除、Trautmann 三角显露等，开颅时间较长，手术操作相对复杂。

(2) 乳突磨除、颅中窝颞底骨质磨除等，术后形成残腔，为消灭残腔，关颅耗时。如硬膜缝合不严，极易出现脑脊液漏、颅内感染等。

(3) 不容易在短期集中合适的病例，病例数不足，难以跨越学习曲线。岩斜区脑膜瘤是极具挑战性的肿瘤，其固有特征（密度、黏度以及与周围结构的附着）可能导致全切肿瘤极其危险，而这与术者技术水平无关。

（六）后岩骨入路的注意事项

1. 骨窗的确定　骨窗应当是有利于手术入路的显露和操作。该手术的最小骨窗是前到外耳孔后，后至星点，上平行星点和枕外隆突连线上 1cm。利用这一骨窗可以显露桥小脑角及斜坡的部分区域。倒“U”形切口和颞顶枕部骨窗显露充分，不增加过多的开颅操作上的步骤。

2. 硬膜切口　硬膜切口有 3 条，即平行于横窦和颞下窝的颞枕部切口、乙状窦前的硬膜切口、沿岩上窦的小脑幕切口。这一切口对于上斜坡和枕大孔区的操作和显露有一定的限制，若在平行于横窦的小脑幕再做一切口，使 2 条小脑幕切口成一个楔形的可以翻转的瓣，这不仅可以增加天幕裂孔区的显露，而且对枕大孔区病变处理的操作变得便利许多。

硬膜切开时要注意：①切开顺序要正确；②剪开乙状窦前硬膜之前要进行充分的分离；③沿岩上窦切开小脑幕时，要预先进行岩上窦结扎处理；④小脑幕切口应遵循天幕切开的原则；⑤若需经乙状窦后入路显露肿瘤，则应在乙状窦后缘和横窦下缘切开颅后窝硬膜，显露横窦－乙状窦交汇处；⑥在小脑幕的上下都有许多引流到静脉窦的细小静脉，在将楔形的小脑幕瓣翻转时要预先电凝这些血管。

3. Labbé 静脉的保护 Labbé 静脉是颞部向横窦引流的主要静脉，若损伤该静脉术后会引起颞叶的水肿及功能障碍。该静脉汇入横窦的位置在横窦－乙状窦交汇处后方 12～30mm。保护方法主要是将该静脉进行一定距离的游离，但这也有潜在损伤的可能性。若 Labbé 静脉汇入位置直接达到乙状窦和横窦的移行部分，或者病变侵及颅中窝需要抬起颞叶进行处理时，可先进行夹闭试验，如果夹闭后窦内压上升不超过 10mmHg 可以在其汇入横窦后切断横窦或乙状窦，但这时要注意保护颞底汇入静脉窦及小脑幕的细小静脉。横窦或乙状窦的切断首先是要有对侧通畅的引流为前提。切断乙状窦是为了扩大入路的显露范围，从而减少 Labbé 静脉损伤的机会，切断前必须要进行临时夹闭，若夹闭后窦内压力上升超过 10mmHg 则不宜进行结扎。

4. 岩骨骨质的磨除 经迷路后乙状窦前入路区别于其他经岩骨后部入路的最主要的方面是保留了听力，术中保存内耳迷路的完整性十分重要。骨质磨除从 Henle 棘、颞线下方的乳突窝开始，先广泛磨除骨皮质，而后磨出砧骨窝。要根据不同情况选用合适的钻头，先用大钻头后用小钻头；先用切割钻后用金刚钻，钻头不可过长，以防止操作时控制困难。

5. 合理利用颅底解剖间隙 进入斜坡区的手术间隙有小脑上动脉上间隙、小脑上动脉－三叉神经间隙、三叉神经－面听神经间隙、面听神经－舌咽神经间隙、舌咽神经下间隙。三叉神经－面听神经间隙面积较大，可达到 100mm^2，类似梯形结构，内侧小而外侧宽，平面和轴位面成 30°～45°，斜向前内下方，其内无重要结构，处理中斜坡及中下斜坡病变较为方便。面听神经－舌咽神经间隙较大，同样呈类似梯形的结构，且平面和入路方向基本呈垂直。舌咽神经下间隙内有第Ⅹ～Ⅻ对脑神经、椎动脉、小脑下后动脉交叉分布，可以利用的手术操作空间极小。

6. 避免面神经损伤 避免面神经损伤，尤其在迷路切开时。在进行肿瘤切除时，如果部分面神经损伤，可行面神经移植至膝状神经节进行修复。

7. 高颈静脉球的处理 对于高颈静脉球可以磨除面神经升段和颈静脉球顶部骨质，用骨膜剥离子将带骨膜的颈静脉球和周围骨壁分离，用止血绵覆盖颈静脉球顶部，并向下推移，再用大片吸收性明胶海绵盖在上面，最后用小块骨蜡放在其上面，向后下推压即可将原高位颈静脉球占据的位置推开，显露出内耳道等结构。注意不要损伤起保护作用的骨膜，用骨膜剥离子将带骨膜的颈静脉球与周围骨壁游离。

8. 乙状窦前置的处理 乙状窦前置和高颈静脉球对岩骨后入路特别是迷路后乙状窦前入路显露有明显的影响，对手术的影响主要是造成手术视野和操作空间的狭窄，相应处理是将其窦壁全部直到窦后 2～3cm 骨壁咬除，显露出颅后窝硬膜，然后将乙状窦向内后下推移，距离可达 3cm。

9. 术后注意事项 ①耳部手术包扎持续 48～72h，防止皮下脑脊液蓄积。术后第 1 天，患者需在重症监护单元进行常规神经功能监测。

②砧骨窝封闭不严密时，少数患者会出现脑脊液鼻漏。

③腰大池引流等治疗脑脊液漏无效时，可通过封闭中耳、咽鼓管及外耳道阻止脑脊液漏。告知患者警惕进行可能导致颅内压增高的活动（屈曲或伸展），从而避免脑脊液漏。

（七）扩大经岩骨后入路

在经岩骨后入路基础上，进一步切除耳软骨囊骨质，尽可能接近脑干腹外侧和中斜坡。扩大岩骨后入路与乙状窦前经迷路入路在岩锥切除程度上有一些不同。保守的岩骨后入路结合积极的肿瘤囊内减压，无须明显牵拉脑组织，就能获得足够的操作角度到达脑干腹侧。当联合颞下入路时，岩骨后入路可扩大显露，上达第Ⅳ对脑神经，下到颈静脉结节。

1. 扩大岩骨后入路的适应证 多纤维化、血供丰富和（或）部分钙化，并且向幕上和幕下明显扩展的岩斜区脑膜瘤，需要扩大的手术角度和空间来分离神经管结构。这种情况下应首选扩大岩骨后入路。

手术主要步骤（图 10-20）

) 乳突磨除。乳突窦位于外耳道上棘（Henle 棘）部约 15mm 处；外侧半规管位于乳突窦的深部。钻不要触碰到砧骨，因为振动传到患者的内耳结会导致听力损失。乙状窦向下去顶并且磨除乳突部的气房，显露乙状窦的下段。

) 半规管的磨除。在确认面神经的走行以后，要通过进一步磨除骨质才能确认前半规管和后半管的位置。这些结构都是被致密的皮质骨所覆盖面神经从外侧半规管的下缘向茎乳孔方向走行，好位于二腹肌嵴的前方。面神经包埋于面神经管皮质骨内。一般无须面神经轮廓化，除非需要显颈静脉孔。

迷路轮廓化。用金刚钻将骨迷路轮廓化。紧接，磨除覆盖窦硬膜角处乙状窦前方硬膜的骨质，露 Trautmann 三角，即颅后窝硬膜为边界的区域即下界是颈静脉球，上界是岩上窦，前界是骨迷，后界是乙状窦。

硬膜切开。打开硬膜要达到使硬膜下操作通道最大化的目的。先在乙状窦前、平行乙状窦打开颅后窝硬膜，从颈静脉球延伸至岩上窦。硬膜第二部分的切口是沿着颞底朝横窦走行。切开硬膜时需要谨慎这种打开必须小心操作并且检查硬膜下的空间以免损伤位置不定的 Labbé 静脉。

(5) 天幕切开。术前利用 CT 或 MR 静脉造影对颞叶静脉引流方式和天幕桥静脉进行评估，有利于确定切开小脑幕的安全区域。如果岩上窦与这一区域的静脉引流关系密切，应该沿着岩上窦内侧的天幕切开，这样就会避开窦以获得经窦周朝向岩斜区有限的操作通路。

(6) 电凝切开岩上窦。岩上窦目前多采用电凝或用 Weck 结扎钉结扎。剪开岩上窦的地方一定要位于颞部主要引流静脉汇入处之前，包括 Labbé 静脉，以保护血液回流入横窦 - 乙状窦。如果 Labbé 静脉横跨显露的区域，可以将其部分游离、移位，使血管远离手术通道和避免牵拉。分开岩上窦后，平行于岩锥边缘朝向天幕切迹继续切开硬膜。

3. 注意事项

(1) 要对颞骨和乳突的解剖烂熟于心，才能安

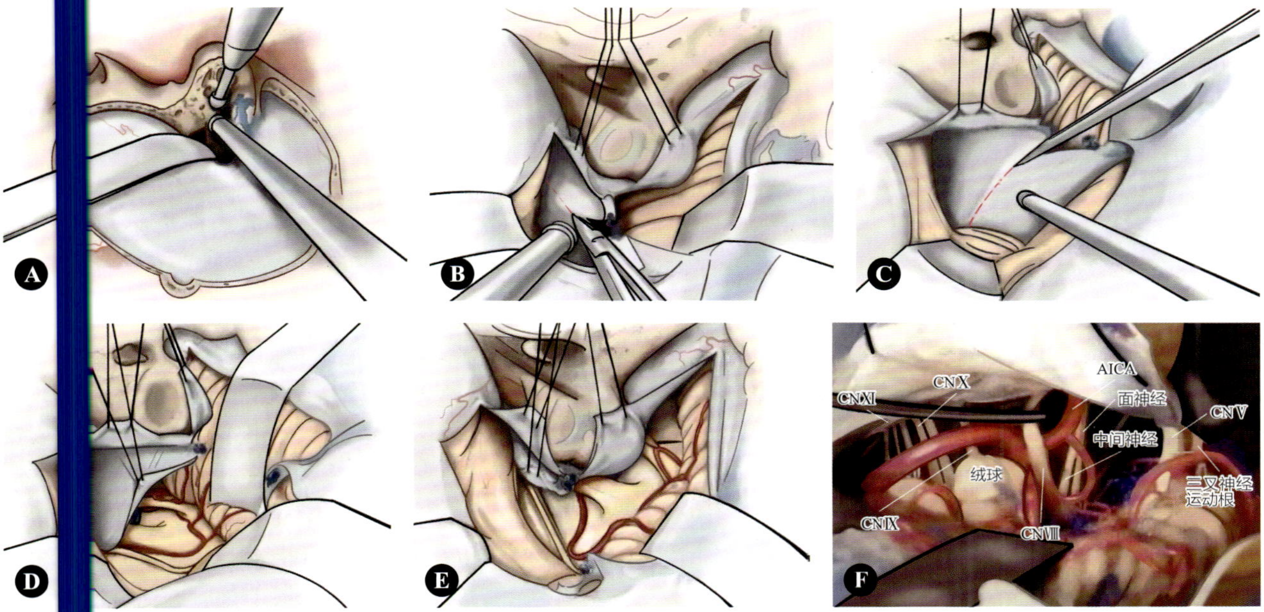

▲ 图 10-20　扩大岩骨后入路

A. 切乳突完全地显露右侧乙状窦，磨除乙状窦前方的其他气房以显露颅中窝和颅后窝的硬膜。小岛形的薄皮质骨留在乙状窦上以静脉窦。B. 电凝结扎、切开岩上窦后，平行于岩锥边缘朝天幕切迹继续切开硬膜。C. 切开天幕。D. 乙状窦前的硬膜、颞叶和小脑幕采用缝线悬吊固定。为显露最大化，应当注意缝吊时要尽可能往深部贴近骨缘。E. 轻轻地向后牵拉乙状窦可以直干前外侧和岩斜区脑神经的起源位置。F. 轻轻牵拉乙状窦，透过朝向手术路径方向的视野，可以看到里脑桥小脑三角区的脑经。AICA. 小脑下前动脉

全完成乙状窦前骨质切除术。

(2) 谨慎应用扩大岩骨后入路是明智的，可避免不必要的长时间手术以及相关的风险。

四、经岩骨前后联合入路

（一）联合岩骨入路的目的与适应证

1. 目的

(1) 获得岩骨前后入路的有效显露。获得跨越颅中窝、颅后窝岩斜区肿瘤的手术入路。Kawase 三角磨除+迷路后磨除，保留迷路完整，是当前联合经岩入路的基本特点。与经前岩骨入路相比，联合经岩骨入路具有以下特点。

• 多个手术路径，岩前、岩后手术轴向，手术路径增多。

• 脑干腹侧、腹外侧充分显露。

• 幕上下充分融合，全斜坡显露，无手术视野的阻挡。

• 展神经脑池段全程显露，因而有利于展神经保护。

• 岩前入路，通常是在三叉神经下方至面听神经上方操作；而联合岩骨入路可以向下延展至枕骨大孔。

(2) 获得椎–基底动脉、脑干和斜坡全程的显露。获得基底动脉、椎–基底动脉结合部、脑干腹侧、全斜坡的手术通路。

(3) 同时获得颅中窝、颅后窝更好的显露效果。岩斜坡区的肿瘤可同时向海绵窦、Meckel 腔、中上斜坡及枕骨大孔区浸润。该区域解剖复杂，涉及脑干、第Ⅲ～Ⅻ对脑神经、颈内动脉、基底动脉及其主要分支、小脑幕切迹区结构。因此，单一的手术入路常难以获得充足的显露。经岩骨联合入路的应用，为这些多部位的复杂病变提供了更广阔的术野显露，极大地降低了手术死亡率和致残率。

(4) 扩大手术操作的空间和器械运用的自由度。联合岩骨入路可以与一些常用手术入路联合使用，包括颞下、远外侧和经乳突入路等。其主要特点是 C 形的颞骨骨窗和枕下外侧枕骨切除，并且联合应用不同程度的岩骨切除，建立一个从颅后窝到颅中窝的手术通道。效果取决于对该入路的每一步骤和显露的局限性详细了解，还取决于肿瘤切除程度，以及患者的生理情况和团队的经验。

2. 适应证

(1) 所有位于岩尖的（颅中窝 / 颅后窝）附近的血管性的、炎性的、肿瘤性的病变都可以通过经岩骨前后联合入路进行显露。

(2) 巨大岩斜区肿瘤（如岩斜区脑膜瘤、软骨肉瘤、三叉神经肿瘤），累及范围自后床突至颈静脉孔。

(3) 脑干腹外侧和外侧巨大病变（如海绵状血管瘤、椎–基底动脉瘤、动静脉畸形）。

(4) 听神经肿瘤（如神经鞘瘤）累及岩骨。

(5) 岩骨巨大型肿瘤（胆固醇囊肿、胆脂瘤、软骨肉瘤、脊索瘤）。

(6) 大型基底动脉瘤和脑干海绵状血管瘤。

3. 禁忌证

(1) 相对禁忌证：病变位于脑干背侧，或病变累及硬膜外颈内动脉或椎动脉。乳突气化不良或颈静脉球部位置较高（冠状位上颈静脉球部靠近内耳道）的患者相对受限，对侧乙状窦闭塞增加经岩骨后入路手术风险。

(2) 绝对禁忌证：无法耐受大手术或长时间麻醉的患者，或凝血功能障碍的患者。

（二）手术的关键步骤

1. 体位与切口 取仰卧位，头转向对侧，让矢状窦近乎平行于地面，同时同侧肩部旋向对侧，老年人可能需要侧卧位。

根据是否从颅中窝磨除岩骨尖可采用不同的皮肤切口，耳后的 C 形切口可以完全满足切除部分岩骨的需要，起自耳屏前颧弓根部，距耳缘 5～6cm（三横指）旋向后方，止于乳突尖部下方即可，皮瓣翻向外耳道（图 10–21）。如果必须扩大骨窗范围，皮肤切口向前、向下延伸直到耳屏前。

2. 开颅及岩骨磨除 L 形切开颅骨，可以使用多骨孔的方法。骨孔横跨乙状窦，并标记了乳突切开的范围。颅骨切除的范围取决于患者的听力是否存在、病变的大小和前后位置。通常骨窗范围为外耳孔前 1～2cm 和乳突体后 2cm。显露乙状窦范围包括乙状窦后方 1cm 硬膜，横窦的转折部及下方的颞部硬膜。小的颞部骨窗即可显露颅中窝底，在颅中窝底从后向前切开颞叶硬膜可以显露弓状隆起、岩浅大神经（GSPN）、棘孔、卵圆孔和骨性的岩骨嵴。脑膜中动脉可以切断，Kawase 三角部骨质去除至岩下窦水平，但要保护好耳蜗和

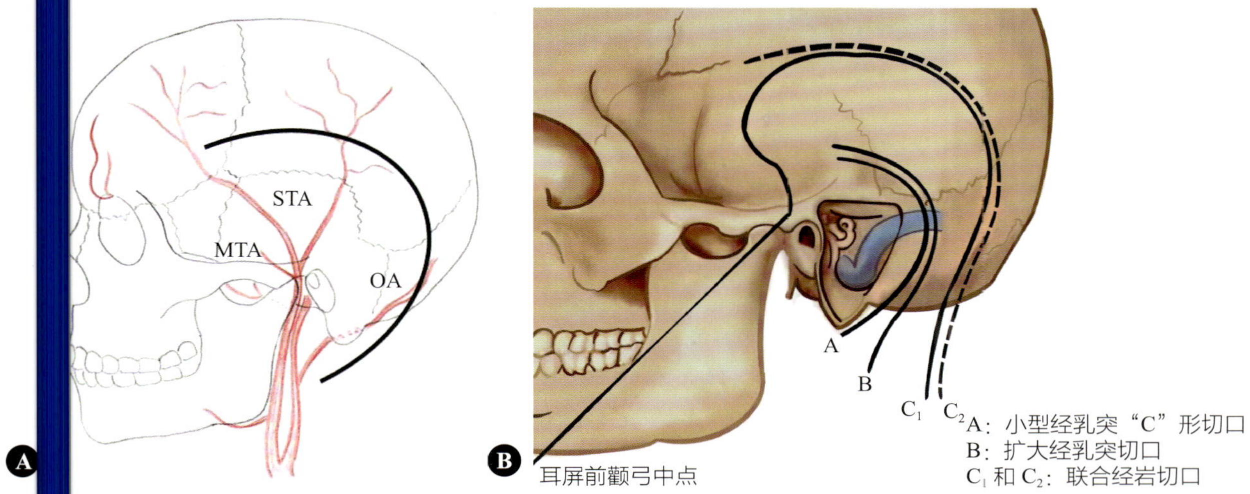

▲ **图 10–21 皮肤切口**

A. C 切口有利于保护颞浅动脉顶支；B. 根据肿瘤大小和主体部位，C 形切口可做相应调整。OA. 枕动脉；MTA. 小脑幕边缘动脉； A. 颞浅动脉

去顶 内耳道。

硬膜外去除中颅底骨质，显露的颅中窝的结构为 K vase 三角、三叉神经压迹、Glasscock 三角、颈内 脉岩骨段、三叉神经下颌支、脑膜中动脉、膝状 经节、弓状隆起等。磨除乳突骨质、乙状窦轮廓 时，要注意乳突引流至乙状窦的导静脉处理（图 –22）。

硬膜切开 水平切开颅中窝底切开硬膜，在乙状 前平行于乙状窦切开颅后窝硬脑膜，沿着颞叶边 切开颞下硬膜。颞部和颅后窝硬膜都需要切至岩 窦（SPS），岩上窦用钛夹双重结扎并切断。切开 幕直至小脑幕切迹，横断小脑幕时为避免重要结构混淆可沿着小脑幕切迹后缘进行，这种入路硬膜打开显得不是很充分，但是沿着横窦上缘切开是能达到的，这样就可以向后牵拉横窦乙状窦结合部，这是显露的关键。

4. 关颅 进行有效的硬膜重建，防止假性脑膜膨出。一个重要的概念是密闭所有脑脊液流向口咽和鼻咽部的通道。因此，所有打开的气窦都应该在刮除黏膜后仔细地封闭。咽鼓管也必须封闭，通过填塞进入中耳腔的通道完成。

（三）联合经岩骨入路的优缺点与注意事项

1. 优点

(1) 视野宽，同时显露颅中窝和颅后窝，联合

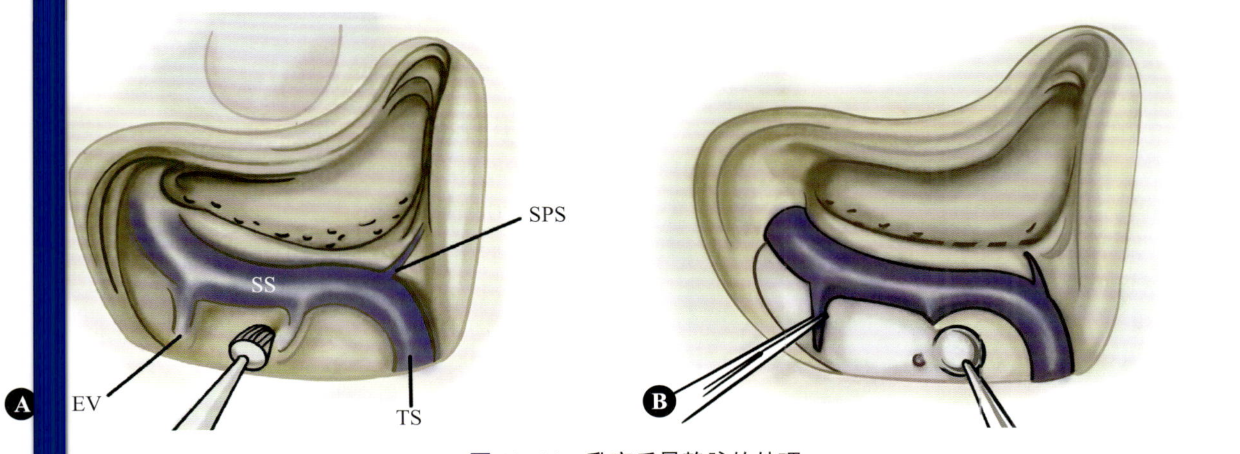

▲ **图 10–22 乳突后导静脉的处理**

A. 状窦和乳突导静脉轮廓化；B. 电凝乳突后导静脉切断，继续将乙状窦完全轮廓化。SPS. 岩上窦；SS. 蝶窦；EV. 导静脉

岩骨入路主要优点是以最小的脑牵拉得到广泛的岩斜区显露，显露范围从鞍区周围到颈静脉孔，上界通常达到后床突。

(2) 手术路径短：去除小脑幕的阻碍和一部分岩骨，缩短至岩斜区的距离。浅在的操作平面提供了多个角度的手术视野。

(3) 避开了乙状窦，减少对颞叶和小脑的牵拉。

(4) 不需要牵拉即可达到脑干（脑桥）前外侧。更接近颅后窝的腹侧和斜坡病变，因此跟传统的枕下乙状窦后入路相比，对脑干腹侧的显露更充分。

(5) 可以探查内耳道（IAC）。

(6) 可联合其他入路进一步扩大显露。

2. 缺点

(1) 创伤相对较大，有时需过度牵拉额叶以增加显露，与岩前入路一样，过度牵拉、压迫 Labbé 静脉或阻断颞尖的桥静脉均可造成颞叶的损害。保持 Labbé 静脉的回流通畅是十分重要的。

(2) 手术操作复杂、费时。手术区域的解剖结构十分复杂。

(3) 联合岩骨入路的显露范围较大，在切除颅骨和分离肿瘤的过程中，多条脑神经以及颈内动脉的岩骨段和海绵窦段有被损伤的危险。

(4) 经迷路或经耳蜗入路将造成听力丧失。

3. 术中注意事项

(1) 保护静脉（对于这种入路需要特别保护 Labbé 静脉）。

(2) 不要损伤动脉，即使肿瘤部分残留，也要保护好动脉。如果损伤，必要的情况下需要进行修补。脑干结构十分精密，需要特别小心。由于肿瘤的特殊关系，脑神经的解剖关系发生改变，术前做好充分的了解。

(3) 避免损伤静脉窦。如果窦损伤，尽可能原型修补静脉窦。

(4) 海绵窦后部的静脉性出血需要耐心仔细压迫止血（纤维蛋白胶可作为很好的选择）。

4. 术后注意事项

(1) 术后 ICU 监护 24～72h。

(2) 拔除气管插管时尽量避免呛咳。手术时间较长的患者，可延迟拔出气管插管。

(3) 应用类固醇激素保护脑神经功能。

(4) 术后 3 天内增强 MRI 查看肿瘤切除程度。

(5) 在不伴有明显的颞叶损伤时，尽管缺乏足够的证据证明抗癫痫药物的作用，围术期亦应常规应用抗癫痫药物。

（四）常用的联合经岩骨入路

1. 幕上下联合经岩骨入路　该入路的实质为颞下入路、枕下入路与经岩骨后入路相联合，从而又分为不同的类型。该入路的各类型均可适用于岩斜坡区病变，更适用于基底宽，对脑神经、颅底骨质侵犯大，同时跨越颅中窝、颅后窝的巨大病变。

2. 耳前－耳后经岩骨经天幕入路　该入路是颧颞入路、枕下入路、岩尖切除及后岩骨入路的联合，岩骨后壁切除 3 个半规管、保留鼓室内容物、前庭及耳蜗的完整。Hakuba 尝试在扩大对颅中窝及脑干腹侧显露的同时保留患者的听力，利用该入路处理 8 例岩斜坡区巨型脑膜瘤，6 例全切，2 例次全切除，仅有 1 例保存听力。

3. 颞下－耳前－颞下窝入路　是直接经岩骨前方到达蝶－岩－斜区，切除颅中窝底、中、上斜坡和岩尖处以及侵及海面窦外侧的病变。该入路既可联合基本的经额入路，又可联合经岩入路及远外侧经髁入路，亦可同时与上述两个入路联合使用。该显露区的上界为 Meckel 腔，后界为耳蜗及内耳道，内界为 Dorello 管，下界为舌下神经管。切开硬脑膜则显露延髓上部和脑桥下 2/3 的前及外侧的结构。切开小脑幕可到达上岩斜区。优点是可从脑神经的内侧显露中、下斜坡，而不必牵拉脑组织，无损伤听力之虑。但其缺点是必须失去一侧下颌骨的髁状突并伤及颞下颌关节，从而引起张口困难或咬合交错等。Hakuba 把此入路扩大、改良，称为扩大的颅中窝入路。

4. 全岩骨切除入路　该入路为经耳蜗入路与耳前颞下－颞下窝入路相联合。将整个颞骨甚至部分斜坡切除，颈内动脉自颞下窝至海绵窦段移向前下方，面神经自脑干至茎乳孔处向后下方移位，并于下颌颈处离断髁突，将下颌骨向前下方牵拉，以获得对脑干腹侧结构的最大显露。Sekhar 认为该入路的适应证主要为：①侵犯斜坡多部位的巨型肿瘤。②侵犯颞骨、岩骨段颈内动脉、颈静脉球，同时有硬脑膜内侵犯的病变。③病变同侧的听力丧失。④由于乳突骨质致密或高位颈静脉球不宜选择迷路后入路者；乙状窦前置和高颈静脉球是本手术入路中可能遇见的 2 个较为棘手的问题。⑤肿瘤浸润脑干，包绕基底动脉者，而颞叶上抬困难者。

（五）经岩骨乙状窦前入路

幕上下联合经岩骨乙状窦前入路，简称乙状窦前入路。包括幕上下开颅、不同程度岩骨切除，显露和切断岩上窦及切开小脑幕，使幕上下形成为一体。

1. 乙状窦前入路显露范围　向内可直视第Ⅶ、Ⅷ、Ⅴ对脑神经、内耳道口、小脑上动脉的脑桥外侧段及脑桥的腹外侧；向下方可见到第Ⅸ、Ⅹ、Ⅺ对脑神经、小脑下后动脉的延髓外侧段及延髓中上段的外侧面；经过第Ⅸ、Ⅹ、Ⅺ对脑神经可见到第Ⅻ对脑神经及枕大孔，但此时对小脑组织的牵拉较重。经过第Ⅶ、Ⅷ对脑神经和后组脑神经间可见下岩斜区的腹侧及桥延沟；经过第Ⅶ、Ⅷ、Ⅴ对脑神经之间可见到展神经和小脑下前动脉；经过三叉神经上方牵开小脑幕可见上岩斜区、第Ⅳ对脑神经，向前可见动眼神经、小脑上动脉、大脑后动脉、基底动脉头端和后床突，但此时对颞叶的牵拉较重。总之，乙状窦前入路能较好地显露从鞍背到中斜坡及相应的从中脑至延髓中上部的脑干前部区域，包括第Ⅴ、Ⅷ～Ⅹ对脑神经起始部区域，提供到达岩骨斜坡区的宽阔视野，广泛用于岩骨斜坡各种肿瘤的切除。

2. 乙状窦前入路的适应证　乙状窦前入路的核心是围绕外耳道以岩骨为中心，该入路设计的目的是处理岩斜区为主的病变。需要较广泛地将乳突和颞骨岩部骨质大部分切除，主要适用于中脑、脑桥上部腹外侧区域病变。

斜坡和岩尖病变根据主要侵及的部位不同，可分为3类：①包括位于鞍背、蝶窦后壁及岩尖部至内耳道水平的病变。②蝶－枕软骨结合部至颈静脉孔平面的病变。乙状窦前入路是适合安全到达岩斜区的入路。该入路可保持硬膜窦完整，减少颞叶牵拉的同时避免小脑的切除和进入中耳的骨迷路，同时可保留乙状窦、Labbé 静脉和基底静脉及保存听力，缩短到达岩斜区距离和提供多角度显露。适用于切除中、上斜坡区以上的岩斜区肿瘤及骑跨中、颅后窝范围较大的肿瘤。③下斜坡至枕骨大孔前缘处的病变，最适合经髁入路。因此，乙状窦前入路的手术指征是以天幕切迹外侧部为中心，并扩展至中、上斜坡的占位等。

3. 乙状窦前入路的分型　Spetzler 将乙状窦前入路规范化并根据岩骨磨除的程度将该入路分为 3 个亚型，即保留听力的乙状窦前迷路后入路、不保留听力的乙状窦前经迷路入路和面神经移位的乙状窦前经耳蜗入路。

(1) 乙状窦前迷路后入路。1988 年，Al-Mefty 等详细论述了经岩骨入路（乙状窦前迷路后入路）的操作技术，此后切除岩骨后部不同范围的乙状窦前入路逐渐成为处理中、上岩斜坡区复杂病变的主要入路。显露范围与乙状窦后入路相比，除了术野深度缩短外，对扩大桥小脑角结构特别是脑干面的面听神经根、绒球、第四脑室侧孔显露明显改善，对前方的三叉神经根与脑桥连接部显露也很满意。

①经乙状窦前迷路后入路优点

• 明显减少手术操作距离，手术的操作距离可缩短 2～3cm。

• 术中对于脑组织（包括颞枕叶和小脑），特别是小脑半球的牵拉明显减少，防止术后因牵拉而发生脑内血肿和脑水肿，避免术后小脑性缄默的发生。

• Labbé 静脉在剪开颞枕部硬膜后可以在直视下控制，而且由于脑组织的牵拉减轻，减少了损伤此静脉的机会。

• 颅后窝各脑神经都是行向外侧方，因而从侧方入路使各神经之间的操作空间较大，视野开阔，牵拉少，误伤机会明显减少。

• 术中直接到达脑干的腹侧面，在有脑干腹侧面肿瘤时其和斜坡间距离大，切除肿瘤过程中不必过分地对脑干进行处理。

• 手术显露范围广泛，鞍旁、全斜坡及枕大孔区域均可得以良好的显露。

• 斜坡及脑桥小脑三角部位的脑膜瘤、听神经瘤等肿瘤的基底都在前方，从侧方入路可以在显露肿瘤后较早期地对基底部位进行处理。

• 本手术和枕下入路、颞下入路、岩骨前部入路等可以联合应用，特别是术中显露欠理想时，临时改用或联合这些入路并不增加更多的开颅操作。

②经乙状窦前迷路后入路缺点

• 对显露岩斜面而言，存在 2 个明显的盲区。

• 岩尖内侧面受到半规管的限制。

• 斜坡中部和同侧部分脑干面仍然无法直视。

③经乙状窦前迷路后入路注意事项

• 确定颅中窝底和乙状窦前缘位置，颅中窝底和乙状窦前缘位置确定方法如前述。

• 颅中窝底和乙状窦表面骨板先磨薄，待乳突内结构均磨出后再折断取出，以保护乙状窦和硬膜内结构。

• 磨除乳突时，先浅浅地磨削出磨除范围后或磨除乳突表面皮质骨后，宜先从外耳孔上缘中点略靠后向深部磨，特别是在乳突气化不良时，这样容易先磨出鼓窦，使术者容易快速定位外侧半规管和面神经垂直段上端。

• 采用此入路，颈静脉球没有必要完全磨出，只需将其表面的骨板充分磨薄，隐约可见即可。

• 颈静脉球的后下缘与乙状窦交界成角处应磨开，在剪开乙状窦前硬膜时下界才能到达此转角处；同样在乙状窦后缘枕骨应咬至颈静脉球起始部，这可使乙状窦向后牵拉时范围最大化且不容易受枕骨挤压。

• 面神经管垂直段轮廓化，但不必显露面神经，特别是外半规管前下缘的隆起处。

• 边磨乳突后壁边轻轻分开硬膜，注意前庭导水管外口位置，防止损伤。

• 乙状窦前硬膜应自上部剪开，下部剪开时尽量靠近乙状窦边缘，防止损伤内淋巴囊。

(2) 乙状窦前经迷路入路。经迷路入路则是在牺牲听力的前提下进行颞骨岩部切除。即完全磨除骨性半规管，该方法对岩斜区显露较前充分，但需牺牲听力，而且术后脑脊液耳漏机会增加。乙状窦前经迷路入路的显露范围，较乙状窦前迷路后入路有质的进步。由于内耳道 270° 轮廓化，其内结构可充分显露，岩尖部内侧面在稍牵拉乙状窦和小脑后可以直视。同时，同侧斜坡中、上部、脑干小脑面，脑桥小脑三角区均无观察死角，对基底动脉、小脑下前动脉的起始部观察均非常好。

乙状窦前经部分迷路入路由于去除了半规管和内耳道上嵴的阻挡，岩尖内侧面和中斜坡硬膜面均可直视，其观察岩斜坡面与脑干面的视野和视角，仅略差于乙状窦前经迷路入路。该入路属于保留听力的乙状窦前入路，在磨岩骨时应注意以下几点。

①充分显露 3 个半规管后，在中、颅后窝硬膜之间将前、后半规管磨除，直至岩尖。

②以水平半规管长轴向后延长线，确定前庭导水管和内淋巴囊的位置，不必打开，在实际手术中如损伤需填塞。

③磨除迷路、前庭、内耳道时，留一层薄的骨板在内耳道表面和颅后窝硬膜外，这样可防止损伤软组织。

④面神经管垂直段轮廓化后，进一步向深部的磨除应向前方扩大，这样才能充分显露颈静脉球，这对于高位颈静脉球时磨除内耳道下壁非常重要。

⑤颈静脉球应显露，在磨内耳道下壁时，可能需要将其保护并下压，以充分打开内耳道下壁。

⑥内耳道应充分轮廓化达到 270°。

⑦与迷路后入路相似，颈静脉球没有必要完全磨出，颈静脉球的后下缘与乙状窦交界成角处应磨开，面神经管垂直段仅轮廓化，乙状窦前硬膜剪开不能损伤内淋巴囊。

(3) 乙状窦前经耳蜗入路。在经迷路技术的基础上，更加广泛的磨除岩骨，显露颈内动脉、面神经，并使面神经向下移位，即经迷路耳蜗入路。该入路是在上述两型的基础上更加广泛地磨除岩骨并使面神经向下方移位。通过移位面神经，达到最大限度地切除颞骨岩部。乙状窦前经耳蜗入路，对岩尖内侧部和斜坡中、上部的显露已达最大化，器械操作空间也比乙状窦前经迷路入路扩大。在磨岩骨时应注意以下几点。

①面神经移位应在全程充分轮廓化并切断其分支后才能移位，以防止牵拉性损伤。因此，在游离膝状神经节时，需先从颅中窝方向于硬膜外切断岩大神经。

②即使是在乳突气化不良、骨质较硬时，也可见岩尖部松质骨很容易磨除，在面神经移位和磨除耳蜗后，岩尖外侧的皮质骨即颈内动脉岩骨水平段的骨嵴。钻磨方向是以钻头外侧磨削，且颈内动脉表面有厚而韧的硬膜，故不容易出现颈内动脉损伤。

③岩尖的皮质骨，如果没有磨除到很薄则非常难以取出。因此，应逐渐更换更小的钻头充分磨薄，再折断取出。

④岩尖磨除范围，内侧上至岩上窦和三叉神经下缘，下至岩下窦，外侧显露颈内动脉岩骨水平段，前界接近或显露颈内动脉后升段。

⑤外听道应切断封闭，将骨性外听道上、后、下壁摘除，以向前扩大术野，增加对斜坡面和脑干面的观察角度。

4. 乙状窦前入路亚型的选择 在术前决定是否采用乙状窦前经岩骨入路时，必须认识到此入路不同一类型的显露程度。Horgan 等的解剖研究表明，如果以经耳蜗入路对岩斜坡面显露范围为 100%，则迷路后入路、部分迷路切除入路和经迷路入路的显露范围分别为 21%、89% 和 94%。

单纯迷路后岩骨切除，不能真正显露岩斜坡区。此入路通过岩骨显露桥小脑角的前方视线受到迷路（半规管）的限制。由于内耳道口两侧的岩骨后面并非水平（特别是受内耳道上唇的影响），且从迷路外侧至实际的斜坡中 1/3 之间的岩骨后面存在岩嵴的下降，故岩尖内侧面和斜坡中部存在明显的盲区，对脑干面的直视观察也限于其外侧面，前面无法直视。手术通道受颈静脉结节和颈静脉球的限制，任何低于颈静脉结节的区域均不能显露。

扩大经岩骨入路有非常大的余地，如患者听力尚存，又需要显露岩尖内侧面，可通过采用部分迷路切除入路或联合岩骨前部切除扩大显露；显露枕大孔和下斜坡，可通过联合乙状窦后硬膜切开和向后外侧牵拉乙状窦，或联合枕下极外侧入路；显露颈静脉孔，可通过摘除所有的面神经后和迷路下气房并轮廓化面神经来改善；经耳蜗入路要获得对脑干面和岩斜坡面更大的显露时，可切断封闭外听道使手术角度更向前移。对每一种附加的切开范围，均应充分考虑其对显露病变的帮助和其本身的弊端。

[illegible]. 乙状窦前入路的基本手术步骤

(1) 麻醉与监测：麻醉药的选择应防止颅内压增高和维持充分的脑灌注压。采用脑干诱发电位的监测，同时需监测面神经的功能。

(2) 体位：患者可取公园长廊座椅仰卧位、侧卧位。

(3) 手术切口：采用患侧围绕耳廓经耳上至乳突下 1cm 的小问号形切口、反问号切口或“C”形切口。切口呈问号形，起自耳前 1cm 颧弓处，向上环绕耳廓经耳廓上 3～4cm，向后达乳突后 1cm（图 10-23A），在颧弓根后直线 5～6cm 处弧形走向乳突，止于乳突下方发际内、下颌角下方的皮纹处。对于巨大累及中后颅底的岩斜区肿瘤，可联合眶颧入路（图 10-23B）。

(4) 分离皮瓣及肌肉。逐层分开颞肌筋膜、骨膜、胸锁乳突肌。掀起皮瓣，并向前下方翻转，可由前上部切开筋膜并从肌肉上解剖分离。颞肌瓣和骨膜翻向颧弓处，将颞肌和颞枕筋膜向前下方掀起达外耳道周围，显露颧弓、颞骨及乳突，该筋膜与骨膜和胸锁乳突肌相延续。前下方可显露颞窝、颧弓基部，下方显露外耳道上棘和颞底，后下方显露全部乳突和枕鳞外 2/3、外耳道，可见上棘、颧弓根、星点、顶乳缝前角等重要骨性标志。

(5) 骨瓣成形。乙状窦前入路要求后颞开颅到颅中窝底，向后伸到横窦，枕下开颅显露横窦和乙状窦连结处，广泛乳突切除显露全部乙状窦，加上不同程度的岩骨嵴切除。多采用幕上、下过横窦联合骨瓣，或跨横窦上、下呈 L 形骨瓣成形（图 10-24A），同时显露出颅中窝底和颅后窝的硬膜、横窦及乙状窦。用磨钻和咬骨钳切除部分乳突、岩锥后壁和后颅外侧壁骨质，显露岩上窦后部、乙状窦全长、颈静脉球和乙状窦前硬脑膜 4～10mm（图 10-24B）。

①乳突磨除范围：采用高速磨钻将乳突表面骨皮质、岩锥后壁和后颅外侧壁骨质去除，磨除浅表的乳突气房（位于外耳道后壁）和深部乳突气房，向前达面神经管、外侧及后侧半规管。显露岩上窦后部、乙状窦全长、颈静脉球和乙状窦前硬脑膜 4～10mm（图 10-25A）。

②岩骨磨除：岩骨嵴成为阻挡幕下及上斜坡、

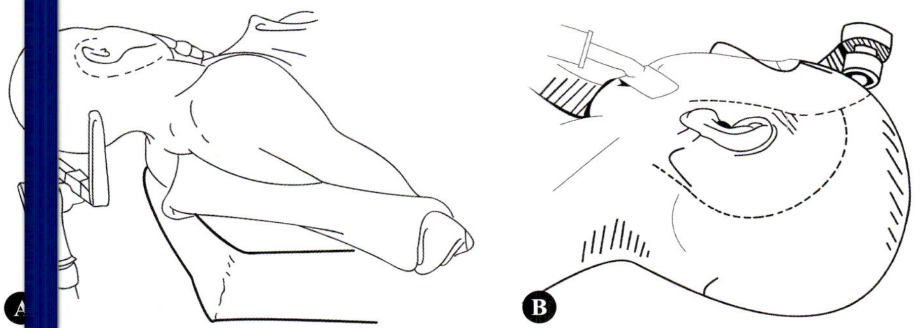

◀图 10-23　乙状窦前入路的两种切口

A. 简单的乙状窦前经岩入路体位与切口；B. 联合额颞眶颧开颅，用于处理较复杂的岩斜区病变

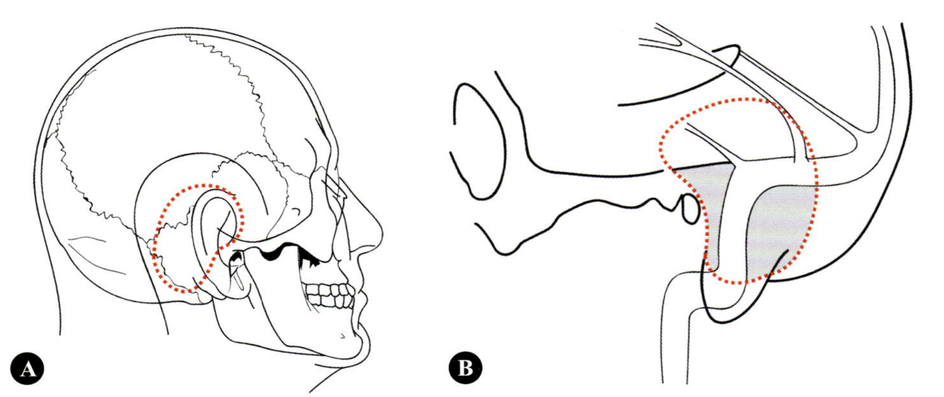

◀ **图 10-24　颅骨瓣成形**
A. 乙状窦前入路的骨瓣，乙状窦前入路皮肤切口和骨瓣示意；B. 术中开颅范围和与静脉窦之间的关系，同时显露横窦、岩上窦和乙状窦

鞍背海绵窦区的主要障碍。如需显露内耳道 / 岩尖上斜坡区，鞍背、Meckel 腔及海绵窦后壁等结构，则需充分磨除内耳道上端向后的岩骨嵴。岩骨嵴磨除应至少达到或超过内耳道上结节，为避免出现第Ⅶ、Ⅷ对脑神经损伤，楔形磨除岩骨嵴至内耳道上结节中点处较安全，并可充分显露中上斜坡及岩尖鞍背区的神经血管结构。岩骨磨除后，可充分显露岩斜区所有结构（图 10-25B 至 D）。

(6) 硬膜切开。充分显露自岩上窦至颈静脉之间和乙状窦前方硬脑膜后，平行于横窦及颅中窝底，沿颞部骨窗下缘及乙状窦前硬膜剪开幕上硬膜，然后在乙状窦前缘 Trautmann 三角区内纵向剪开硬膜，并向上延伸越过岩上窦与幕上硬膜切口汇合，硬脑膜切开呈 T 形，或呈倒 Y 形切开（图 10-26A），两切口交汇于岩上窦。

从外向内与岩骨嵴平行剪开小脑幕至切迹。当肿瘤较大或骑跨于小脑幕上、下时，可平行于乙状窦和横窦先将颅后窝的硬膜切开（图 10-26B），释放脑脊液。幕下部分沿乙状窦和横窦弧形剪开，延伸到颈静脉球。

(7) Labbé 静脉处理

① Labbé 静脉处理原则：Labbé 静脉的处理必须遵循以下原则。

• 术前进行 DSA 和 MRV 检查，仔细研究颞叶的静脉回流情况，如 Labbé 静脉前位引流等现象。

• 鉴于颞叶的静脉引流方式极其复杂，很难预先判明切断某一桥静脉的后果，所以最好是在术中保留所有的颞叶引流静脉。

• 如果术中不得不切断部分桥静脉以改善显露范围，必须在认真分析术前影像学资料的基础上做出决定，可以先试用临时阻断的方法来观察脑组织的反应。出现颞叶明显肿胀或皮质严重淤血等现象，则不能切断该桥静脉。

• 有些关键性的桥静脉在任何情况下也不能考虑将其切断，如 Labbé 静脉单支回流，宁可减少术野的显露范围。

• 如果发现重要的桥静脉进入天幕隐窦，在打开小脑天幕的过程中要注意避开天幕隐窦，一般应该在窦的前方进行操作。

• 在解剖条件许可的情况下，可以采取从脑皮质表面或者颅底硬脑膜上游离桥静脉的方法，来延长桥静脉的长度，以扩大对颞叶的牵拉程度。为了防止牵拉脑组织而致 Labbé 静脉损伤，应尽量松解 Labbé 静脉。

• 增加颅底侧后方骨质的切除范围，尤其是磨除部分岩骨，这样能够在不增加颞叶抬起高度的情况下，明显扩大颞下的显露范围。

• 采取上述措施以后，病灶的显露仍然不能令人满意时，而强行牵拉脑组织很有可能造成桥静脉的撕裂，此时必须改变手术路径。

② Labbé 静脉的保护：判断术后出现静脉回流受阻可能性的方法是观察脑血管充血的程度。如果术中临时阻断或者切断桥静脉后，脑皮质静脉明显淤血扩张并发生脑组织肿胀，提示术后出现出血性梗死的风险大，应保护好 Labbé 静脉（见第 9 章）。

③ Labbé 静脉的重建：与颅内动脉重建相比，重建皮质静脉或桥静脉的难度显然要大得多。目前已有重建颅内硬脑膜静脉窦的报道，但桥静脉搭桥目前还不是一项成熟、可靠的技术。所以，设计手术方案时不应该把重建静脉通路当作处理颞叶桥静脉的常规方法，静脉搭桥技术只能作为一种关键的补救措施。这是因为：①静脉重建后的成功率

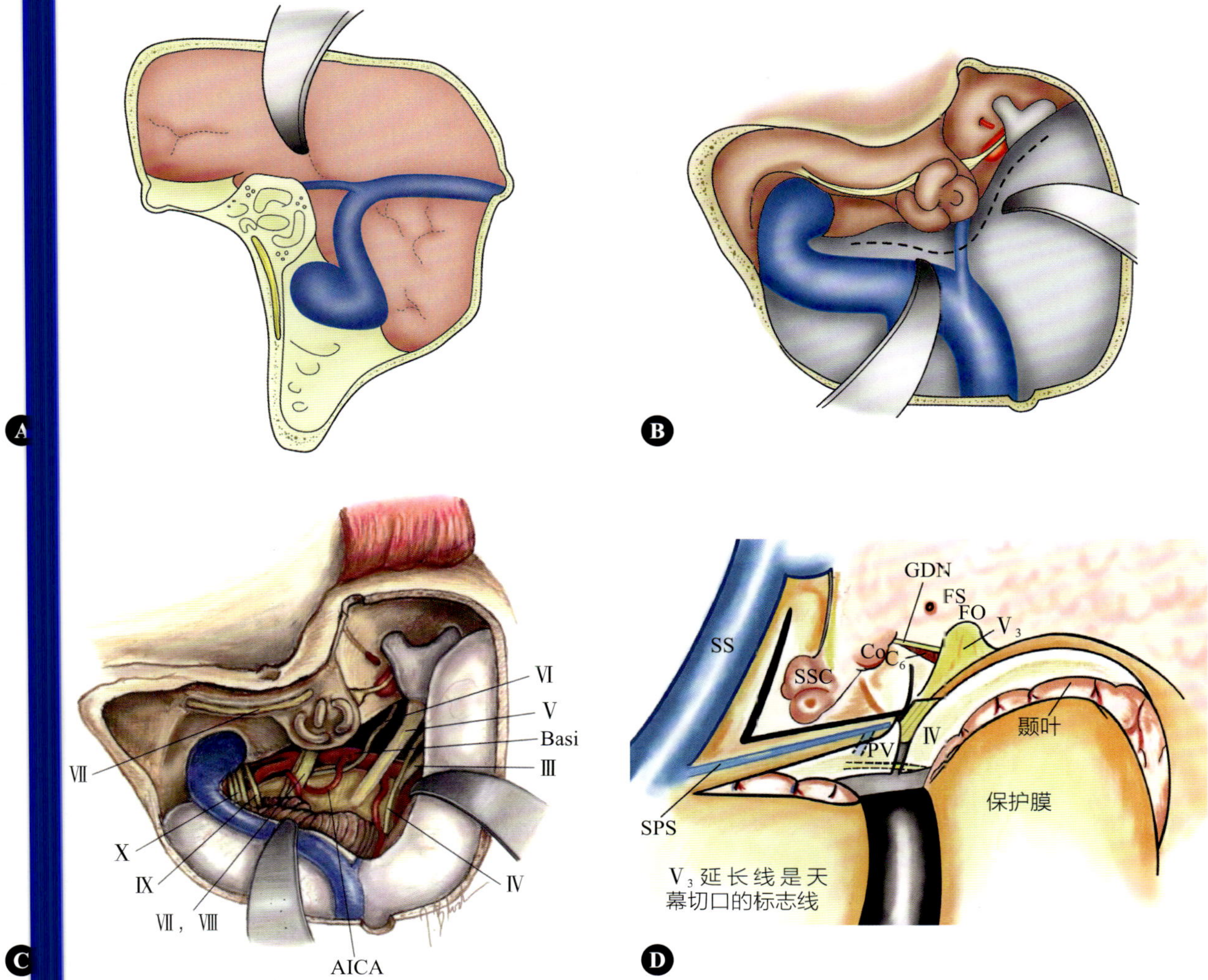

▲ 图 10-25　枕下和颞下联合骨瓣开颅，岩骨嵴磨除后显露的结构

A. 乳突磨除后显露岩上窦、颈静脉球；B. 岩骨磨除后显露的结构及颞底硬膜切开（虚线）示意；C. 颅后窝硬膜剪开后显露脑桥小脑三角区的神经血管结构；D. V_3 延长线是幕切口的良好标志

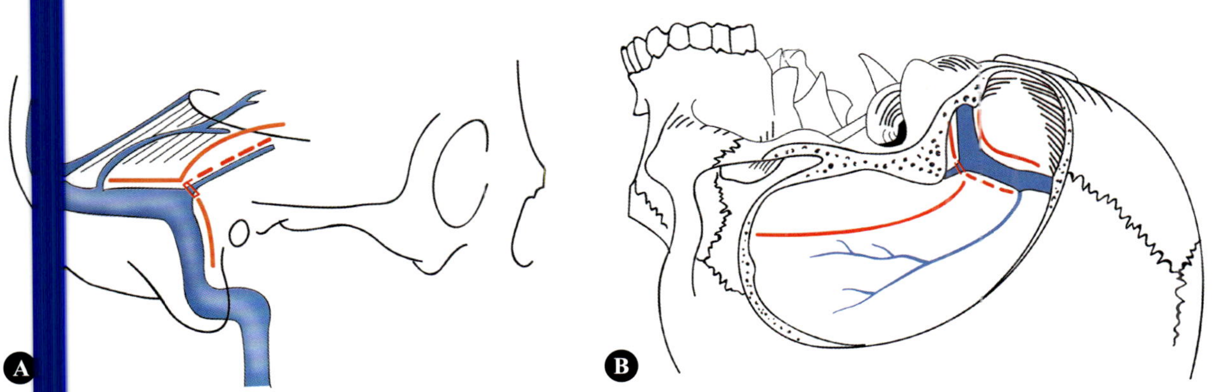

▲ 图 10-26　硬膜及天幕切开示意

A. 实线为硬膜切口，虚线为天幕切口；B. 硬膜切开分两步，分别在乙状窦前后剪开，以保护乙状窦的完整性

低：与颅内动脉相比，皮质静脉和桥静脉的血液压力较低，而且本身管径偏细，端－端吻合以后，很容易形成血栓，所以静脉搭桥的成功率低；②需阻断 Labbé 静脉：整个重建过程期间需要临时阻断 Labbé 静脉的血流，这可能导致脑组织严重肿胀，甚至可能发生颅内出血，即使搭桥成功，已造成的脑部损害或许再也无法恢复；③技术难度高：在不阻断血流的情况下将隐静脉与乙状窦接通技术难度很高，由于乙状窦流量较大，切开其侧壁出血将十分汹涌，使术野模糊不清，缝合时很容易把静脉壁撕裂。

(8) 岩上窦的处理。切断岩上窦并打开天幕是经岩骨乙状窦前入路的关键步骤，横窦、乙状窦、岩上窦的结合点是离断岩上窦的标志，应仔细辨认。双道缝扎（或暂时夹闭，待剪开后再分别缝扎二断端）后，切断岩上窦（图 10–27A）。颞底硬膜剪开、岩上窦结扎后，牵开小脑和上抬颞叶，显露脑桥小脑三角的结构（图 10–27B 至 D）。

(9) 肿瘤的分离。切除岩骨－斜坡肿瘤有 2 个关键性的步骤。

①优先处理肿瘤基底：肿瘤基底和脑干附近部位肿瘤首先处理，先在肿瘤基底处电灼切开，切断来自小脑幕或斜坡硬脑膜的供血。

②锐性分离肿瘤壁：锐性剥离肿瘤表面的蛛网膜，详细辨认肿瘤表面有无正常血管及神经；证实无血管神经后，再电灼切除肿瘤。切开的肿瘤囊壁断端不要滑脱，以免失去肿瘤与蛛网膜层的界面。由肿瘤下极分离后组脑神经时，应轻柔，避免因刺

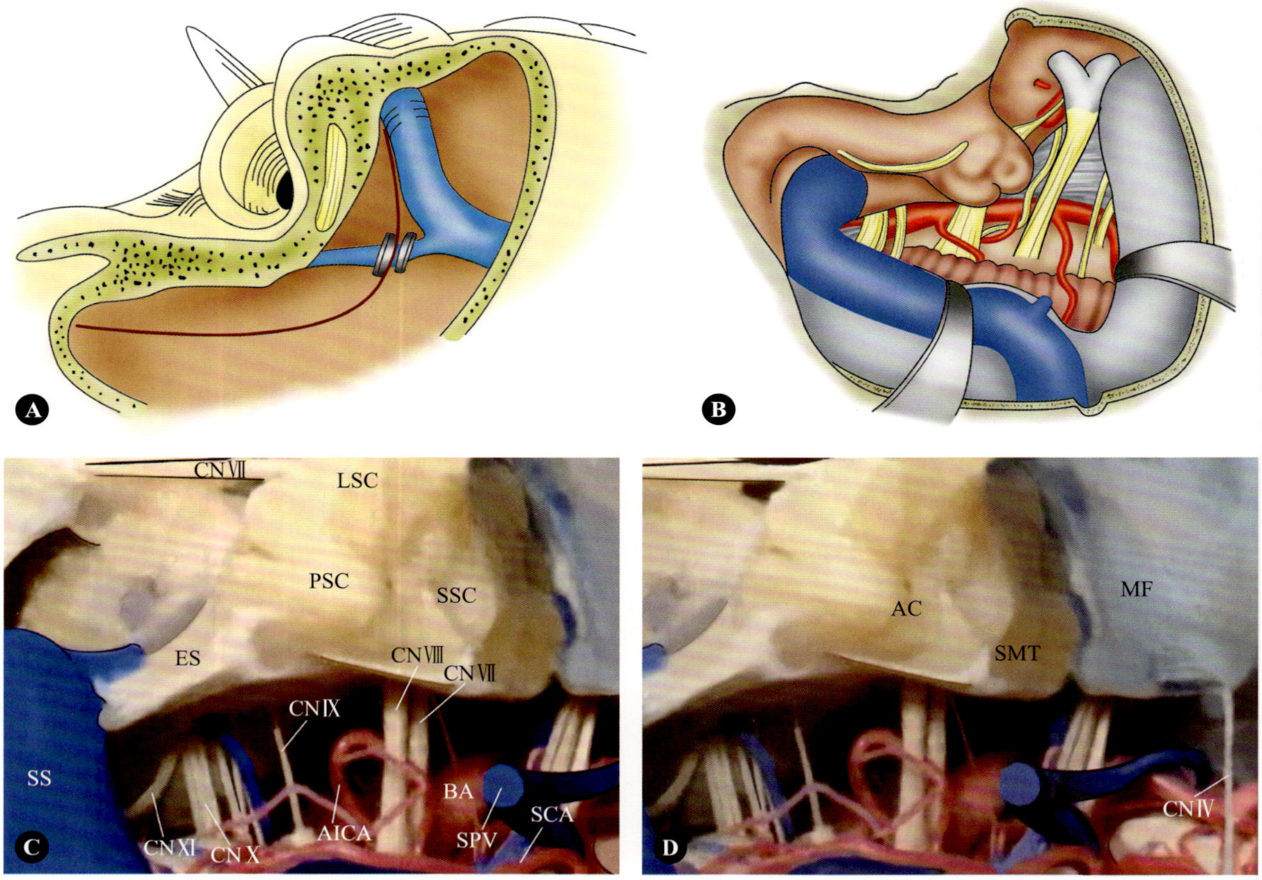

▲ 图 10–27　乙状窦前入路

A. 岩上窦的结扎方法；B. 改良经耳蜗入路，移除位于前内侧道基底的耳蜗，可直接到达岩尖内侧部分和斜坡侧面；C. 经迷路后入路显示脑桥小脑三角的组成及骨迷路；D. 经迷路入路，切除半规管和前庭，更加清晰地显露内耳道解剖。AICA. 小脑下前动脉；ES. 内淋巴囊；LSC. 外半规管；PSC. 后半规管；SCA. 小脑上动脉；SPV. 岩上静脉；SS. 乙状窦；SSC. 前半规管；MF. 中颅凹；SMT. 道上结节

激惹迷走神经而引起血压下降和心率减慢。

(10) 肿瘤切除

①离断肿瘤基底：电凝肿瘤附着点，阻断脑膜供血动脉。不断改变幕上和幕下的视角，充分显露肿瘤并探明其与各脑神经关系，保持视野清晰、多用锐性分离、避免盲目电凝是防止脑神经损伤的关键。

②瘤内分块切除：将肿瘤包膜与周围结构分离开，分离一定要在蛛网膜平面中进行才能保留主要的血管神经，切除包膜时应特别注意脑神经、血管及脑干保护。在肿瘤表面选择合适的区域，电凝后切开肿瘤，于瘤内切除使肿瘤体积减小，瘤内充分减压后包膜塌陷易于与周边组织分离。

③颅后窝探查与肿瘤切除：在桥小脑角区的内侧，可清晰观察到三叉神经及其周围结构，分离蛛网膜，可见三叉神经感觉根和运动根在小脑中脚的基底部出入脑桥，两者可并行亦可相隔一定距离。小脑下后动脉走行于神经的腹侧面，肉眼难以直视，在手术操作中应注意避免过多的盲目操作。

④肿瘤后极切除：切除肿瘤后极时，注意面听神经和后组脑神经（Ⅸ～Ⅻ）的保护。因该部位有桥小脑角池，肿瘤与神经间有蛛网膜相隔，易于将后组脑神经与肿瘤分开。肿瘤的上极往往将三叉神经分开，部分肿瘤组织穿插到神经间，分离肿瘤时，对三叉神经会有不同程度的干扰。如果肿瘤较大则可能包裹这两对脑神经，也可能包绕小脑下前、下后动脉及供应脑干的穿支，处理不当其后果严重。

⑤脑干侧肿瘤切除：离断肿瘤基底后，肿瘤会因缺血而发紫、质地变软，大多数肿瘤容易切除。脑干与肿瘤的蛛网膜界面的存在是全切除肿瘤的先决条件。如肿瘤破坏脑干软膜，肿瘤-脑干界面不清，勉强切除肿瘤术后会导致脑干严重水肿。术中采用超声吸引器（CUSA）切除肿瘤，一旦发觉肿瘤壁与脑干很接近的时候，暂停 CUSA 的使用，细心分离，使肿瘤完全与脑干分开，再继续使用 CUSA 切除肿瘤。

(11) 颅底重建。一般认为，骨蜡封闭开放的乳突气房、严密缝合硬膜、有效填塞乳突残腔的所谓“多层重建法”是预防术后脑脊液漏、颅内感染的关键。有作者用游离的自体脂肪填塞乳突残腔，再覆以开颅时备好的骨膜瓣。

6. 乙状窦前入路优点

(1) 最小限度牵拉小脑和颞叶脑组织。将岩骨磨除后利用骨性空间进行肿瘤切除，避免了牵拉脑组织造成副损伤，很好地利用了已存在的和潜在的手术通道，增加了手野的显露，避免岩斜区手术死角。术中不必牵拉颞叶和小脑，也不必牵拉脑干，术后反应小。

(2) 提供良好的手术视野。提供了多个解剖视角，可直视病变及脑干腹侧和外侧。多视角操作，术野开阔，消除了斜坡与岩骨的夹角，术中可多方位分离肿瘤，有利于分离切除病灶。可直视第Ⅲ～Ⅻ对脑神经及后循环的主要动脉，减少了术中对脑干的牵拉，更好地保护了脑干的血供。

(3) 缩短到达病变的路径。乙状窦前入路提供了较短的途径到达岩斜区，距岩斜区的手术距离最短，到斜坡的手术距离较标准的颞下外侧入路和枕下乙状窦后入路都明显缩短，较标准的颞下入路明显缩短（2～3cm），较枕下乙状窦后入路缩短了1～1.5cm。相对于乙状窦后入路来说，乙状窦前入路具有操作路径更短、操作角度更多，可以显露中颅底部分肿瘤的优越性，能提供岩尖、中上斜坡区的良好显露和最短的手术路径，使手术操作更好地切除肿瘤而保护周围的重要神经血管结构。通过三叉神经与面听神经间隙可达从基底动脉椎动脉分叉部到基底动脉中段；侧方显示脑干主要供血动脉，术中易以控制。

(4) 早期离断肿瘤供血血管。利用骨性间隙行肿瘤切除术，可直接到肿瘤基底部，可从侧方和前方处理肿瘤基底部及其供应血管。可在手术早期离断肿瘤血供，特别是来自脑膜垂体干的供血动脉。因肿瘤多起源于岩骨面或斜坡的硬脑膜，当采用乙状窦前入路时可以早期处理肿瘤的基底从而阻断其血供。

(5) 提供多视角切除肿瘤。直视下从多角度显露肿瘤及分离其与周围的血管、脑神经和脑干的腹侧、外侧面，有利于腹外侧脑干-肿瘤界面的确认。因而被认为是目前处理中岩斜区病变较好的术式。但当肿瘤巨大、侵及鞍旁前部接近颈内动脉和累及鞍上时，则此入路宜联合颞下入路；若肿瘤侵犯面听神经水平以下区域时，需联合枕下乙状窦后入路，以改善相应部位肿瘤的显露；当肿瘤侵犯枕大孔腹侧时，需联合远外侧入路，以提供较佳的切除肿瘤途径。

(6) 保留耳蜗、迷路和面神经。避免损伤内耳结构（如耳蜗和迷路及面神经），易与其他手术入路联合使用，从而进一步扩大手术的视野和范围。相对于颞底 +CPA 联合入路来说，操作角度更多，对广泛侵犯小脑幕的肿瘤切除更彻底。

(7) 避免损伤 Labbé 静脉。能保留横窦、乙状窦、Labbé 静脉、基底静脉和枕静脉。明显减轻对小脑和颞叶的牵拉，使横窦、乙状窦、Labbé 静脉、基底静脉和枕静脉能得到很好的保护，术后反应轻。

(8) 切开天幕，扩大显露。可全程切开天幕，较好显露斜坡中、上部位及跨越天幕裂孔区域，便于处理天幕游离缘外侧部的肿瘤及周围结构保存，剪开小脑幕和多视角的手术操作，同样是此入路的优点之一。

(9) 手术显露范围大。上达鞍背，下至桥延沟及延髓腹侧的上段，内至对侧斜坡。相对于岩前入路来说，对于颅后窝面听神经外侧部分，以及桥延沟以下部分显露更充分。

(10) 硬膜内外联合手术。对硬膜外的肿瘤，如脊索瘤，采用乙状窦前入路时，可完全在硬膜外操作，但需切断前庭小管磨除后半规管后部的骨质。

7. 乙状窦前入路的局限性　尽管本手术入路有诸多优点，但对术者的显微技术、毅力和耐心等有较高的要求。

(1) 乙状窦的解剖变异大，如果其位置靠前，即 Trautmann 三角狭小，手术径路即显狭窄。对于解剖结构不熟悉者，术中容易损伤内耳及岩斜区的结构。

(2) 当 Labbé 静脉汇入静脉窦处很靠前，将妨碍手术操作，抬起颞叶时有损伤该静脉的危险。

(3) 当存在乙状窦前置、高位颈静脉球时，将限制乙状窦前硬膜切开和显露，有可能损伤颞骨内面神经，也会妨碍操作。

(4) 此入路操作相对复杂、创伤大，手术时间较长，出血较多。有时手术显露与肿瘤的显微外科切除需要同样长的时间。

(5) 分离横窦、乙状窦时，因硬脑膜与颅骨内板附着紧，容易造成横窦和乙状窦损伤，造成静脉性出血。

(6) 由于岩骨磨除范围较广，硬脑膜缝合不严，术后有可能会发生脑脊液漏；磨除岩骨时，有潜在性损伤迷路、耳蜗和面神经管的危险。

(7) 复发病例或术中损伤乙状窦、难以显露乙状窦前区域时，需取幕上、下联合入路。

(8) 操作主要在神经间隙中进行，较易造成脑神经的损伤。操作较复杂，可引起听力障碍和面瘫。

(9) 为了方便取颞肌筋膜，以便严密缝合硬脑膜，有时需要做比实际需要较大的皮肤切口。另外，硬脑膜不易达到水密缝合。

8. 乙状窦前入路的手术技术与要点

(1) 娴熟的显微神经外科技术。对于岩斜区肿瘤，手术技巧很关键，需要有多年的显微操作经验，这是手术成功的保障。

(2) 充分的术前准备和评估。术前对乙状窦及颈静脉球位置大小的评价是极为重要的，乙状窦的前移，颈静脉球位置过高会造成 Trautmann 三角区过窄或过短，使得术中显露困难。术前可以通过 CT 来估计乙状窦的位置。如术前根据 X 线和 CT 判断乙状窦位置前移或过宽，可视情况考虑加大岩骨磨除范围或改用其他入路。

(3) 降低脑组织张力，提高组织对牵拉的耐受性。首先对于脑组织牵拉要轻柔，如果脑组织压力很高，不要盲目牵拉。小脑幕游离及部分切除可加大往后上方牵拉乙状窦的幅度，扩大术野的显露。

(4) 保护脑组织和脑神经。岩斜区肿瘤常位于脑神经颅内段前方，显露后较易辨认，但操作时要小心吸引头及其他手术器械对脑神经的摩擦、牵拉损伤。同时，因手术时间长，在不阻碍手术显露操作的情况下，脑表面要覆盖海绵及小棉片以保护脑组织和脑神经，防止脑组织和神经的挫伤。

(5) 骨质磨除时的准确定位。迷路后入路要保留迷路，进行乳突切除术。将窦脑膜角至颈静脉球段的乙状窦骨架化，磨除颞部骨质达颅中窝底和岩上窦。显露骨迷路、乙状窦和岩上窦（Trautmann 三角）。在乙状窦前入路中只有将上、后半规管轮廓化才能最大限度显露乙状窦前空间。术中要将前半规管和后半规管轮廓化。术中颅后窝硬膜剥离不能超过前庭导水管外口，以免损伤内淋巴囊，造成术后眩晕、耳聋。

(6) 静脉和静脉窦的保护。处理小脑幕和颞叶的难度取决于颞叶静脉引流方式，Labbé 静脉通常被认为是岩骨入路中最关键的结构。当 Labbé 静脉进入横窦上方硬膜内再进入横窦时，硬膜剪开时应注意不要剪开此处。切开硬脑膜时，避免损伤 Labbé 静脉，必要时，可将 Labbé 静脉游离一段，可使颞叶进一步抬高，如不慎将 Labbé 静脉切断，可考虑行 Labbé 静脉重建。在 Labbé 静脉前置时，特别是在优势侧时，有 3 种可供选择的方法：①切除 Labbé 静脉周围的一小部分脑皮质来避免牵拉静脉；②将此静脉在脑表面游离一段以减轻张力；③是如果肿瘤幕上扩展显著需要更大的颞叶牵拉，而对侧乙状窦代偿功能良好时，可切断乙状窦，避免对 Labbé 静脉造成太大的张力。

为了既保护好此静脉，又能达到理想的手术显露，可采用以下的保护 Labbé 静脉的方法。

• 游离 Labbé 静脉的方法：临床中发现位于大脑皮质段的大的桥静脉为蛛网膜所包绕，故采用打开静脉外的蛛网膜，游离 Labbé 静脉皮质段的方法，可使静脉游离 10～20mm，游离的长度取决于相应入路时大脑需要牵拉的宽度。

• 移植重建 Labbé 静脉的方法：Morta 对一例引流左侧所有外侧裂静脉及颞叶外侧面的 Labbé 静脉术中损伤后，使用隐静脉旁路移植的方法，重建 Labbé 静脉获得成功。

• 部分脑组织切除的方法：Roberto 认为当牵拉大脑会导致明显的实质性损害时，如动脉瘤破裂、桥静脉损伤等，可考虑采用切除部分非重要功能脑组织的方法来避免损害 Labbé 静脉，他认为过度牵拉 Labbé 静脉会引起梗死，而非重要功能区的少部分脑组织切除却无明显并发症。

• 改变手术入路的方法：Ito 等通过使用乙状窦前迷路后经天幕入路行此手术，可很容易到达周围部的小脑上动脉，又避免了 Labbé 静脉的损伤；C[illegible]l 采用经耳蜗入路切除硬膜外、硬膜内岩斜病变或斜坡病变，既保证了乙状窦不受损又取得较好的手术效果。Day 等提倡硬膜外经岩前颅底入路，可以减少脑组织的牵拉并保护 Labbé 静脉的血流。

• 术中对 Labbé 静脉的直接保护：Labbé 静脉上应覆盖氧化纤维素（oxycel）或湿吸收性明胶海绵片，因为 Labbé 静脉在进入硬膜窦处的壁相当薄弱。另外，可在距静脉稍远处牵拉，这样既可显露深部病变又不牺牲 Labbé 静脉。

• 术中采用间接方法保护 Labbé 静脉：即术中使用腰蛛网膜下腔外引流、甘露醇脱水等方法，扩大手术野的显露从而减少对 Labbé 静脉的牵拉。随着显微神经外科的发展和经验的积累，保护 Labbé 静脉的方法会更加成熟。

9. 乙状窦入路的注意事项

(1) 术前评估。术者在术前需了解毗邻静脉窦的通畅情况，注意乙状窦和横窦位置；颈静脉球的高度，尤其是后者会影响到沿斜坡向下显露的程度。除患者一般情况和常规 CT、MRI 检查外，应特别注意脑血管造影或 MRI 影像的静脉期，如患侧 Labbé 静脉的位置大小、数目和患侧横窦，乙状窦是否为优势引流侧，能否结扎或切断，这些因素对术中手术野显露均有很大帮助。

(2) 降低颅内压，减轻对脑组织和脑神经的牵拉性损伤。术中对有明显颅内压增高或合并脑积水者，先行控制颅压，以增加显露，减少对脑组织的牵拉。

(3) 正确选择手术适应证。在乙状窦前入路钻磨岩锥时，有可能导致医源性听力丧失，故选择入路时应权衡扩大显露与牺牲听力的利弊，酌情选择作部分抑或全岩骨切除。

(4) 骨瓣成形时的注意事项。骨窗应当是在利于手术入路的显露和操作，不明显影响术后美容，并尽可能减少损伤。骨瓣要尽可能靠近颅底，术中应去掉乙状窦表面和颅中窝底的骨质，以减少对颞叶的牵拉。

①横窦上下骨孔的选择：星点是人字缝、枕缝和顶乳缝的结合部，它通常位于横窦和乙状窦移行部后 11.4～14.0mm 的横窦沟中。因此，如果以星点为中心，在其前后放射状四点钻孔，可正好使四点位于横窦的两旁，而靠近乳突部的两点则正好位于窦膜角的上下，这样的选择即不容易损伤静脉窦，手术操作又较便利。也可以采用以下方法：第一孔的后缘位于鳞缝与顶乳缝结合处；第二孔位于上项线的下方，孔的前缘位于乳突骨质的后方，第一、二孔正好位于乙状窦的上曲部；第三、四两孔可以位于星点的后方上项线的两侧，两孔间的距离约 10mm。

②避免损伤静脉窦：磨除乙状窦前方的骨质时，可以首先轮廓化乙状窦，这样可以避免磨除颞骨岩部骨质时误伤乙状窦。如果开颅时发生乙状窦

撕裂，需使用吸收性明胶海绵棉片压塞，直到止血充分后再继续操作。

(5) 硬膜切口。硬膜切口有 3 条，即平行于横窦和颞下窝的颞枕部切口、乙状窦前的硬膜切口、沿岩上窦的小脑膜切口。这样的切口对于上斜坡和枕大孔区的操作和显露有一定的限制。所以在前 3 条切口的基础上加上平行于横窦的小脑幕切口，使后 2 条切口将小脑幕切成一个楔形的可以翻转的瓣，这样不仅可以使幕孔区显露十分清楚。硬膜切开时要注意：①切开顺序要正确；②剪开乙状窦前硬膜前要进行充分的分离，特别是窦硬膜角和乙状窦下曲处硬膜常和颅骨粘连紧密，极易撕破；③沿岩上窦切开小脑幕时要预先进行岩上窦的处理；④为防止损伤动眼神经、滑车神经和小脑上动脉，第 3 条切口可以先不切开至幕孔处，待第 4 个切口切开，看清楚幕孔区结构后再继续切开；⑤在小脑幕的上、下都有许多引流到静脉窦的细小静脉，在将楔形的小脑幕瓣翻转时要预先电凝这些血管。

(6) Labbé 静脉的处理。可解剖 Labbé 静脉，分离其周围蛛网膜，然后以自动牵开器抬起颞叶，小心保留 Labbé 静脉与横窦汇合点。乙状窦的后拉和翻转时更明显的是受到静脉球的限制，可进行夹闭试验，如果夹闭后窦内压上升不超过 10mmHg 可以切断。

(7) 骨质磨除时的注意事项。应用铣刀和磨钻切除横窦和乙状窦前的骨质时，应先用细小剥离子分离颅骨和硬脑膜的粘连。在做跨横窦游离瓣时，应仔细分离颅骨与硬脑膜静脉窦间的粘连，应特别注意乙状窦与横窦交界处向颅骨发出的导血管，翻开颅骨时避免撕拉。在乙状窦前入路磨除岩骨时，有可能导致医源性听力丧失，故应权衡扩大显露与牺牲听力的利弊，酌情选择作部分抑或全岩骨切除。

首先应确定颅中窝底和乙状窦前缘位置，再依次分层磨除，轮廓化面神经管，岩骨磨除应遵循“骨皮质 – 骨松质 – 骨皮质”的顺序，边磨边冲洗。

(8) 术中操作要精细。骨窗打开要到位，要显露出横窦及乙状窦，幕上要磨骨到与颅底平，颞下乙状窦前入路要磨到颈静脉球，这样才能最小幅度牵拉脑组织，达到最大的显露。在显露乙状窦时须保持其完整不被撕破；切开硬膜前需充分降压，否则在结扎岩上窦、上抬颞叶和牵拉乙状窦、小脑时均感困难。不追求充分显露后再取瘤，先在部分显露下破囊取瘤，再利用瘤内空间切除其他位置的瘤组织。取瘤时尽量用吸引器逐块吸除，少用剥离子和刮匙大块取，尽最大努力保护被包绕在瘤内的神经和与之伴行的血管，既要解剖保留，又要功能保留。

(9) 选择正确的间隙处理岩斜坡病变。进入岩斜区的间隙有小脑上动脉上间隙、小脑上动脉 – 三叉神经间隙、三叉神经 – 面听神经间隙、听神经 – 舌咽神经间隙、舌咽神经下间隙。小脑上动脉上间隙内有大脑后动脉、动脉神经和滑车神经及小脑上动脉的主要分支，这些结构多呈平行分布，间隙较小，除病变向鞍旁（颅中窝）侵犯较多时才考虑在脑干前方的动脉眼神经和滑车神经上方找到合适的操作空间。小脑上动脉 – 三叉神经其内无特殊结构，但间隙较小，且由于颞叶的阻挡，从上方看入路较困难，操作也不方便，仅对上斜坡小部分区域适用；三叉神经 – 面听神经间隙面积较大，类似梯形结构，内侧小外侧宽，平面和轴位面成 30°～45°，斜向前内下方，其内无重要结构，处理中斜坡及中下斜坡病变较为方便；面神经 – 舌咽神经间隙较大，同样呈类似梯形的结构，且平面和入路方向基本呈垂直，照明和操作都十分理想，可能到达各个部位。

(10) 瘤内充分减压，沿正确的蛛网膜平面进行分离，分块全切除肿瘤。在铲除肿瘤基底和分离时应及时进行瘤内切除，缩小肿瘤体积，扩大术野和操作余地。但在瘤内切除时，应保持瘤壁的完整，使其断端有一牵拉的余地，决不能穿破瘤壁损伤组织和神经。只要界面正确，肿瘤包膜内切除充分，便能将肿瘤自周围的正常结构上顺利分离下来切除之。术中通过变换显微镜角度，从不同方向逐块取瘤。若遇困难，表明分离部位存在供血动脉，应细心游离供应肿瘤的“Y”形分支，予以电凝离断后再分离肿瘤。

（陈立华　赵英杰　更·党木仁加甫）

第 11 章　Dolenc 入路相关技术

严格来说，Dolenc 入路不能算作一种入路，而是olenc 入路相关技术的总称，是打开海绵窦最常的一种入路方法。从 1963 年 Parkinson 打开海绵外侧壁处理一例 CCF，到 1985 年 Dolenc 进行第例硬膜外前床突切除术来保障眼动脉段动脉瘤的端控制，再经由 Umansky、Sekhar、Hakuba、Kase、Al-Mefty、Fukushima、Rhoton 等等众位神外科巨匠们一点一滴的改良，海绵窦手术仍堪称外领域难度手术。

一、Dolenc 技术相关的一级入路

海绵窦的经颅手术入路，必须包含显露海绵窦入路（exposure，一级入路）和进入海绵窦的入（entry，二级入路）。每一级入路在不同阶段，又可以包含硬膜外、硬膜内、硬膜间、经硬膜中 1 或多个不同间隙的操作。

一级入路，即显露海绵窦的入路。主要为前外入路，根据需要显露范围的不同，可在基本的额/翼点开颅基础上组合如下各种开颅步骤：向颞扩大骨窗行颞部开颅，并尽可能多地切除颞底骨，以便在术中有足够空间牵开颞叶，直视海绵窦侧壁，即与翼点入路联合形成所谓的前颞下入路在完成常规翼点开颅后，切除蝶骨大小翼的外侧直至眶上裂外缘，即形成所谓的扩大翼点入路以减少骨性结构的遮挡，扩大视野，为后续的颅入路做好准备；去除眶顶和外侧壁，即眶颧入，以处理向颅前窝和鞍上伸展或累及眶内的病。

然而，完成上述开颅步骤后，并非已经完成所的一级入路，根据不同的目的，需添加如下一或多个一级入路步骤。原因有：①海绵窦区病，常见有血管性（动脉瘤、颈内动脉－海绵窦）和肿瘤性（脑膜瘤、鞘瘤、脊索瘤/软骨肉瘤侵袭性垂体瘤、恶性肿瘤等），无论何种病变，海绵窦段颈内动脉（C_4）多少都可能受累，因此做 C_4 段颈内动脉的远端和近端控制，是手术安全的保障；②一些病变累及海绵窦周围区域，如蝶－岩－斜脑膜瘤，又如眼动脉段（C_6）动脉瘤，均需要行进一步的相关显露；③扩大某些脑神经出入颅底的孔道，以便在后续操作中更安全的移位、牵拉神经。

二、前床突去除技术

本文重点阐述 Dolenc 技术中最常用的硬膜外前床突去除，海绵窦外侧壁的打开和颈动脉远环和近环的处理。

前床突切除术是脑血管及颅底外科中的重要技术之一，其最根本的意义在于充分显露近端颈内动脉、视神经、蝶鞍和中央颅底。切除前床突可显露颈内动脉眼动脉段的近端和床突段，并同时轮廓化视神经近端；并可通过安全地部分游离、松解和移位颈内动脉和视神经，扩大视神经－颈内动脉间隙和颈内动脉－动眼神经间隙，进而更好地显露脚间池（图 11–1）。

（一）前床突切除术的适应证和优势

1. 硬膜外前床突切除术的适应证和优势

(1) 在硬膜外间隙对蝶骨嵴内侧部和前床突进行充分骨质磨除，硬脑膜起到了保护硬膜内神经血管结构的作用。

(2) 对于有适应证的病变，磨除的技术和范围很少有变异。

(3) 该技术尤其适用于蝶骨嵴内侧型脑膜瘤，术中早期即可实现控制肿瘤基底和视神经减压的目的，可切除肿瘤浸润化的前床突，而对视神经的早期减压也可减少在处理肿瘤主体过程中对神经的牵拉损伤。

(4) 该技术也是经硬膜外中颅底入路处理海绵窦病变的步骤之一。

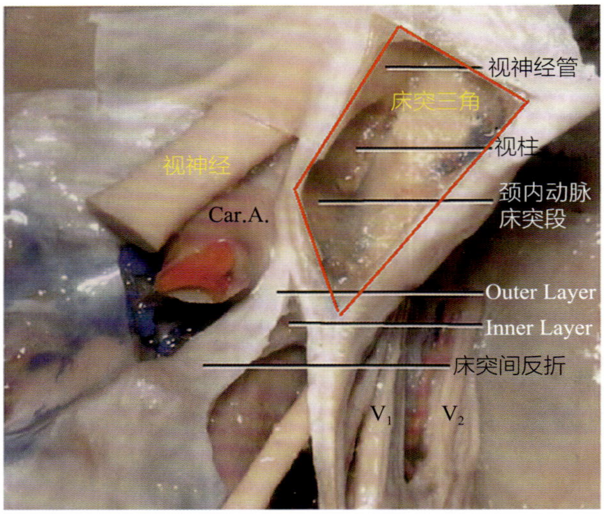

▲ **图 11-1　前床突去除后显露的范围**

Car.A. 颈内动脉；Outer Layer. 远环；Inner Layer. 近环；V_1. 三叉神经眼支；V_2. 三叉神经上颌支

2. 硬膜内前床突切除术的适应证和优势

(1) 该技术需要切除的前床突骨质较少，但磨除骨质时，有损伤周边硬膜内结构的风险。

(2) 对于有适应证的病变，磨除的技术和范围有很大的选择性。

(3) 该技术适用于眼动脉和床突旁动脉瘤的夹闭，磨除范围可根据实际需要而定。由于直视硬膜内结构，故可避免导致动脉瘤术中破裂的操作。前床突部分切除术在处理近端后交通动脉瘤时也是必须的。

气化是前床突最常见的解剖变异，在拟行床突旁动脉瘤手术夹闭的患者中，气化者可多达 28%。气化腔可由鼻旁窦扩展而来，筛窦气房可延续入前床突前根，蝶窦气房可进入视柱，或 2 种情况同时存在。目前最多见的气化部位是前根。另外，此种变异可见于单侧或双侧（图 11-3）。

除了评估前床突气化程度，薄层 CT 的另一目的是明确有无床突韧带的骨化，尤其是颈内动脉床突韧带和床突间韧带。前者骨化后形成一连于前床突尖端至中床突的骨桥，与前、中床突构成一封闭或不封闭的骨环，即所谓的颈内动脉床突孔（CCF）。该结构可见于 17% 的病例，可见单侧或双侧（图 11-2）。

床突间韧带骨化后即形成床突间骨桥（IOB）。该结构是前床突解剖变异中最少见的情况，发生率约为 2.8%。这些变异是前床突切除术的绝对指征，而且也需要同时联合硬膜外和硬膜内入路进行操作，以避免颈内动脉或视神经、动眼神经的严重损伤。

动脉瘤顶与前床突硬脑膜相粘连是硬膜外前床突切除术的禁忌证。此外，动脉瘤顶侵蚀床突骨质，以及存在颈内动脉床突孔，均需要使用硬膜内技术。

术前 CT 血管成像需明确动脉瘤颈是否累及颈内动脉远环的近端侧，尽管通过切除前床突、打开远环，可获得几毫米的额外空间来显露瘤颈，但对于一些瘤颈显著扩张而深入海绵窦内的情况，开颅

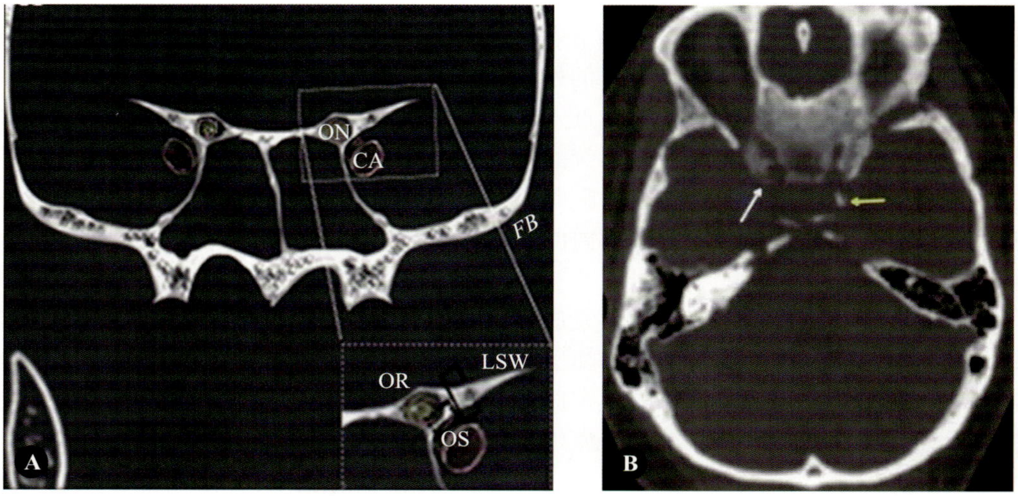

▲ **图 11-2　评估前床突气化程度（A）和床突间骨桥的影像学表现（B）**

显微镜下夹闭还是很难实施的。这一区域的界限如下：上界和外侧界为额颞部硬脑膜，前界和下界为眶筋膜和视柱。后界的内下部为颈内动脉床突段。后界的外下部，向前穿行入眶上裂的神经血管结构覆盖于一层膜性结构的深面。与前床突区域相关的硬脑膜结构包括镰状韧带、远环、颈内动脉动眼神经膜。远环界定了颈内动脉进入硬膜内腔的分界。远环所在平面，从前向后、从外向内，呈现向下倾斜的角度。这一倾斜角度在颈内动脉内侧产生一憩室，即为颈动脉窝。游离视神经和颈内动脉，需分别切开镰状韧带和远环。动眼神经穿行于海绵窦上外侧壁内，在前床突下方向前进入眶上裂。因此，在切除前床突时，需避免向下方的剧烈操作。

（二）离断前床突所必须的 3 个步骤

1. 沿蝶骨嵴内侧部磨除，以离断前床突外侧部。

2. 沿眶顶壁磨除，以离断前床突前部和内侧部。

3. 在前床突内部行“蛋壳化”磨除，使其与前下方的视柱相离断。

完成上述 3 个步骤后，蛋壳化的前床突可移位并从各床突韧带上游离下来。在眶上裂层面，海绵窦外侧壁的外层和内层可被区分，并可小心地将两者钝性分离。内层包含有脑神经，外层即为颞窝硬脑膜的脑膜层。在眶上裂附近，硬脑膜的骨膜层与眶筋膜的骨膜层相延续。因此，眶上裂外侧界的硬脑膜返折实质上由眶筋膜和颞窝硬脑膜融合而成。若对于前床突气化有所顾虑，可在硬膜缝合后，使用一小片颞肌填补前床突骨质缺损，并用纤维蛋白胶加固（图 11-3）。

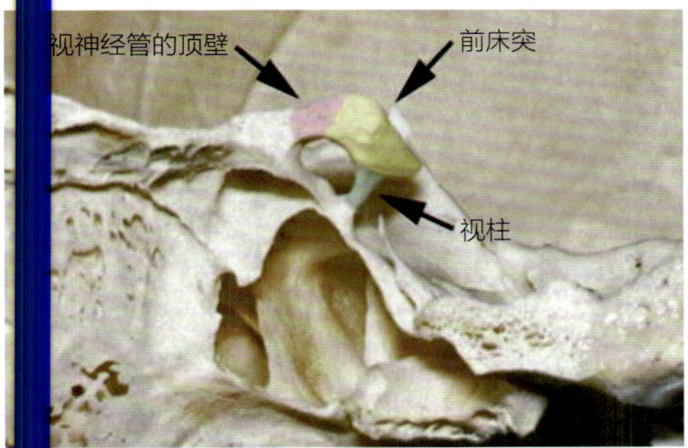

▲ **图 11-3　需要磨除的 3 个部分骨质（步骤 1～3）**

（三）注意事项

1. 术前　术前需注意前床突气化和韧带骨化等变异。

2. 术中　切开外侧眶颞骨膜返折约 5mm，随后即在蝶骨嵴附近沿眶上裂将颞窝硬脑膜从海绵窦外侧壁上钝性剥离开，这一步骤可充分显露前床突，也是进行前床突切除术的关键。蛋壳化前床突能保证操作的安全。

严重骨化的肿瘤需要耗费大量冗长的时间和精力进行磨除，作者建议对这些病例采取硬膜内前床突切除术。避免整块切除前床突。

3. 术后注意事项　监测患者有无脑脊液鼻漏、视力改变及复视。术后鼻漏的处理首选短期腰大池引流，该处理常可有效控制脑脊液漏。如果无效，则需再次行手术填补前床突骨质缺损。

三、Dolenc 技术相关的二级入路

二级入路，即进入海绵窦的入路，换句话说就是“如何经海绵窦各壁的膜性结构进入海绵窦”。理论上，海绵窦的 5 个壁都是潜在的通道。但对于开颅入路来说，最常用最经典的是经上壁的上方入路和经外侧壁的外侧入路。根据操作阶段的不同、操作间隙的不同、所利用的解剖三角的不同，又延伸出了各种术式，而这些术式被不同大师所发明、改良、组合、提倡、争论，正是颅底外科发展史上最有魅力的篇章之一。以下篇幅，将沿着历史的足印，描述这些与海绵窦壁膜性结构相关的二级入路。

（一）硬膜内－经硬膜入路

讨论二级入路是要分阶段的：①硬膜内，指显露海绵窦之前已经切开额颞叶硬膜，于蛛网膜下腔直视海绵窦。②经硬膜，指此后直接切开海绵窦的硬膜壁进入海绵窦。由此可见，这种术式有点“盲切”的感觉，既然是“盲切”，肯定要选择最有把握的间隙来切开（即海绵窦外侧壁的各个外科三角），于是，最为宽敞的 Parkinson 三角，当仁不让地首先登上了历史舞台。

Parkinson（1965）发现第Ⅳ对脑神经和 V_1 之间的间隙最大，可作为进入海绵窦的安全入口，此即为著名的“Parkinson 三角”。其文献描述的方法是：硬膜内显露海绵窦外侧壁，在穿入海绵窦处下方 4mm 切开外侧壁的外层（脑膜层），沿着第Ⅲ、

Ⅳ对脑神经走行向前延伸 2cm。向两侧牵开硬膜切口，切开其内的外侧壁内层（神经外膜层，Kawase 后续解剖学研究发现此间隙内的该层非常菲薄甚至缺如），即可进入海绵窦内。

该间隙内可见海绵窦段颈内动脉（C_4）的两大最主要分支——脑膜垂体干（MHT）和下外侧干（ILT，又称海绵窦下动脉）。插入一段解剖记忆点：关于床突下（包括 C_4～C_5）颈内动脉的解剖分段，Rhoton 将其分为 5 段（从后向前），即后垂直段、后曲、水平段、前曲、前垂直段，其中前曲和前垂直段相当于床突段（C_5）。MHT 常发自后曲附近，ILT 常发自水平段外侧面。而在 Dolenc 的文献中，整个颈内动脉从颈部到颅内，依次可见 4 个襻，即后襻（PL）、外侧襻（LL）、内侧襻（ML）、前襻（AL），也可方便记忆。

推崇该入路的学者还有 Sekhar 和 Al-Mefty，只是在切开外侧壁的方法上有各自的改变。Sekhar（1986）的方法是先后做水平和垂直两交叉切口，即十字切开 Parkinson 三角的外侧壁外层（脑膜层）。Al-Mefty（1988）的方法则是在此三角内做一 8mm × 8mm 的脑膜层硬膜瓣，并可向下继续剥离以显露 Meckel 腔。

（二）硬膜内 – 硬膜间入路

硬膜间，海绵窦本就是一硬膜间结构，而这里强调的是外侧壁两层膜性结构间，即在外层（脑膜层）和内层（神经外膜层）之间。将外层从内层上剥离下来，随后再通过菲薄或缺如的外侧壁内层，真正进入海绵窦。该种方法可在硬膜外和硬膜内进行，这里先说硬膜内方法，硬膜内的含义见上。

Dolenc（1983）在其第一篇关于海绵窦段 ICA 动脉瘤和 CCF 的文献中报道了这种术式，并将其命名为 Dolenc 法。但恰恰相反，Dolenc 在此后真正推崇的术式并非如此（见后）。这种方法，始于在第Ⅳ脑神经穿入天幕游离缘处分离出硬膜间间隙，切口继续向前经第Ⅲ对脑神经入口处，随后沿眶上裂转向后下方，即形成一完整的海绵窦外侧壁外层硬膜瓣（不同于上述 Al-Mefty 局限在 Parkinson 三角内的小瓣），从内层上剥离并一直向后翻开显露 Meckel 腔。可见，Dolenc 法是从后向前、再从前向后剥离外层的（图 11–4）。

Kawase（1996）在其一篇关于海绵窦壁膜性结构解剖学的经典文献中，也用到了相似的硬膜内 – 硬膜间方法，联合硬膜外 – 硬膜间分离法（见下文）从硬膜外和硬膜内一起合力掀开外侧壁外层，不同之处只是硬膜内切开的方向是从前向后。

然而，随着硬膜外 – 硬膜间入路（见后）的出现，单独使用该硬膜内方法处理外侧壁的并不多见。Dolenc 本人也在随后的报道（1994）和著作（2003、2009）中也舍弃该入路，而是改用硬膜外 – 硬膜间入路（见下文）。但是，该术式中将第Ⅲ对脑神经从硬膜返折（前岩床突硬膜返折）中游离的方法，在经上壁 Hakuba 三角的入路（见后）中，是松解并向外牵拉第Ⅲ对脑神经以扩大上壁显露范围的重要操作技巧。同样，第Ⅳ对脑神经的松解和

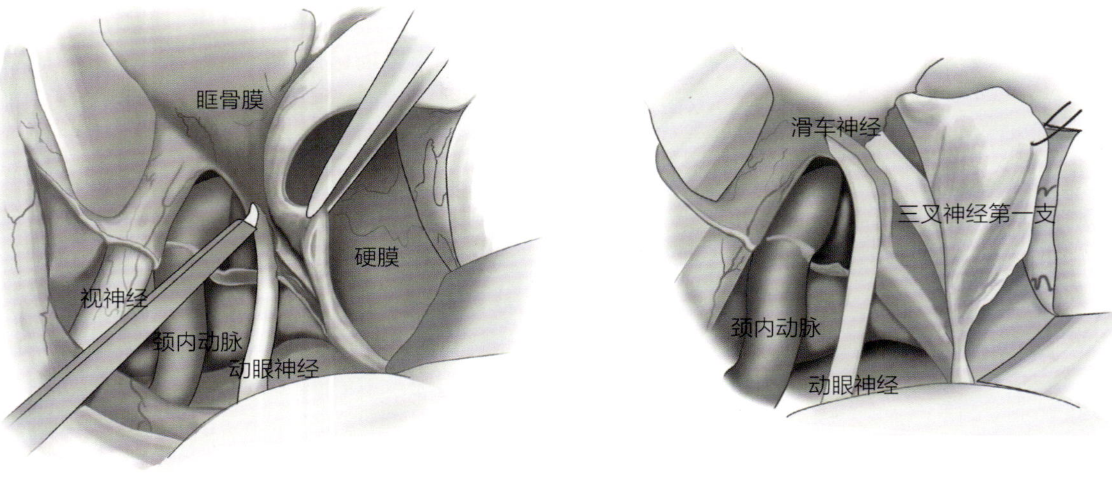

▲ 图 11–4 **Dolenc 早期硬膜内 – 硬膜间入路**

游离也需进行。

（三）硬膜外 – 硬膜间入路

硬膜外，指不切开额颞叶硬膜，不进入蛛网膜下腔，而是在硬膜外间隙内进行后续的硬膜间（外侧壁外层和内层间）外侧壁分离。这种方法是目前处理海绵窦外侧壁最常用方法。

Hakuba（1989）首先使用了这种分类方式，在硬膜外（掀起额颞叶骨膜层）切开眶尖处的骨膜层，随后进入内 – 外层之间，将外层（脑膜层）从前向后剥离，以显露内层（神经外膜层）。同时，他对于海绵窦的完整显露还另外联合了硬膜内入路切开海绵窦上壁（Hakuba 三角，见下文）。将这种从前向后硬膜外剥离外侧壁的方法，命名为 Hakuba 法（图 11–5）。

随着解剖学的不断深入，我们现在已经知道，Hakuba 切开的眶尖处骨膜层，即为脑膜 – 眶带（MOB），切开这一结构不仅可显露海绵窦外侧壁内层，也是目前进行硬膜外前床突切除术的重要前驱步骤，减少硬膜张力，增加前床突显露。需注意的是，切开 MOB 不可过深（Dolenc 用弯剪头向后），以免伤及其内海绵窦穿入眶上裂的脑神经（泪腺神经最靠外）等重要结构；另外，切开 MOB 时可遇到眶脑膜动脉（脑膜中动脉的眶交通支）。

Kawase（1985）首先提出了从颅中窝硬膜外磨除岩尖进入颅后窝，处理基底动脉下端动脉瘤的术式，即所谓的前岩骨切除术或大名鼎鼎的 Kawase 入路。在这一入路中，三叉神经下颌支（V_3）是重要的解剖定位标志。从硬膜外剥离颅中窝底硬膜至卵圆孔时，需切开此处的骨膜层进入硬膜间，才可剥开 V_3 表面的脑膜层显露 V_3。Kawase（1991）将

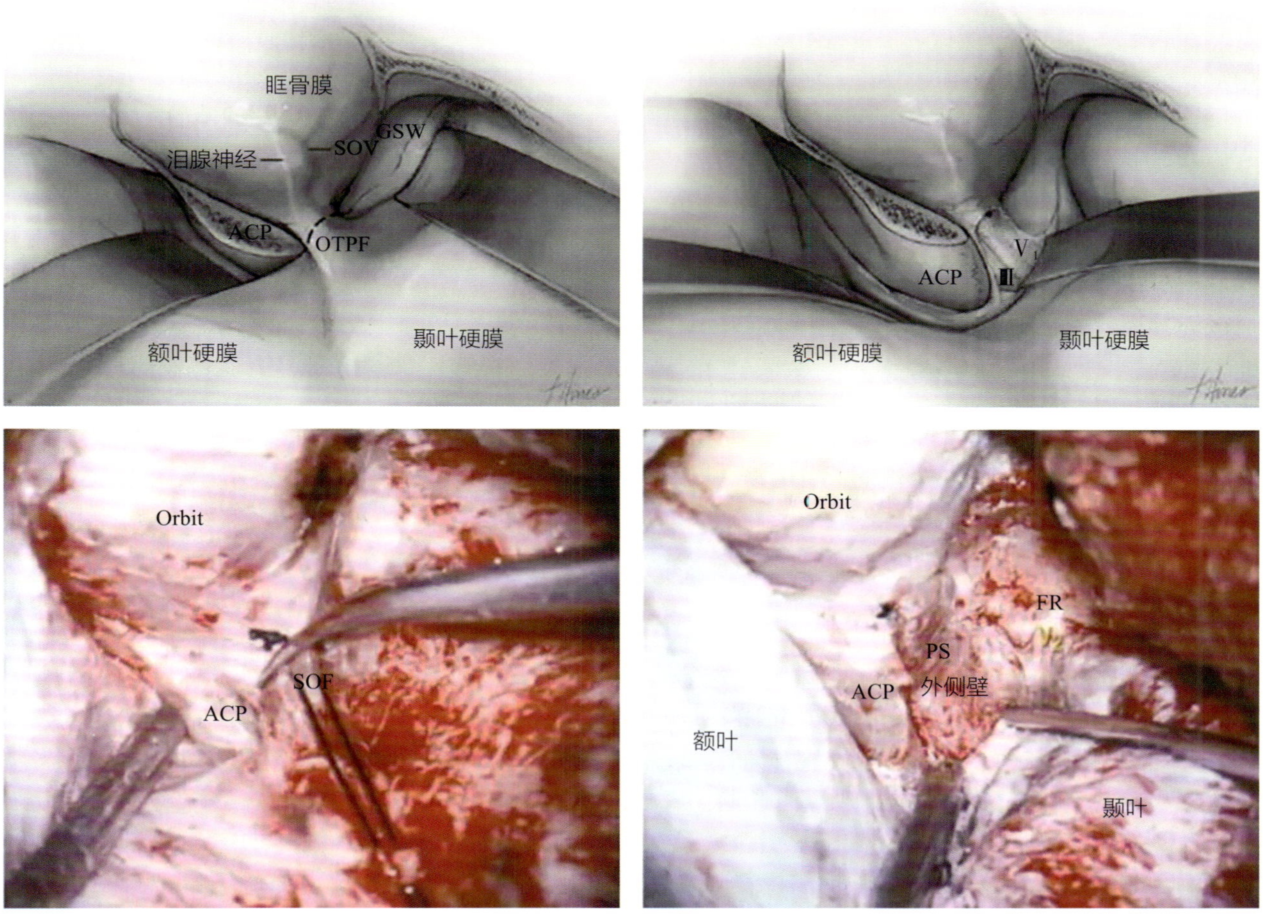

▲ **图 11–5　Hakuba 从前向后硬膜外剥离外侧壁的方法**

GSW. 蝶骨大翼；SOV. 眶脑膜静脉；OTPF. 眶脑膜带；ACP. 前床突；Ⅲ. 动眼神经；V_1. 三叉神经眼支（眼神经）；Orbit. 眼眶；SOF. 硬膜反折

这一技术运用到了海绵窦外侧壁的处理中，即从切开 V_3 入卵圆孔处的骨膜层开始，从后向前剥离颅中窝硬膜的脑膜层，依次显露 Meckel 腔外侧壁深层（突入的颅后窝硬膜的脑膜层）、海绵窦外侧壁内层。又将这种从后向前硬膜外剥离外侧壁的方法，命名为 Kawase 法。

对于一些不同性质、不同部位的病变，可能只需用到上述 3 种硬膜间剥离海绵窦外层的方法（Dolenc 法、Hakuba 法、Kawase 法）的一种就足够。例如，对于仅累及海绵窦前部的三叉神经鞘瘤，那么 Hakuba 法已经足够，对于仅累及 Meckel 腔后部及 V_3 的三叉神经鞘瘤，Kawase 法也已足够。但是，对于侵犯颅中窝底、海绵窦、岩斜区的大型肿瘤，需要完全显露海绵窦外侧壁内层，那么，上述 3 种方法往往需要联合应用。采用 Hakuba 法可剥离外侧壁的前部，同时为硬膜外前床突切除术做好准备；采用 Kawase 法剥离外侧壁的后部，以显露 V_2、V_3 及 Meckel 腔外侧壁内层这些海绵窦外、颅中窝底结构；此时硬膜外阶段结束，海绵窦外侧壁外层被掀开的内侧极限，前方为前岩床突韧带，后方为岩骨嵴表面的岩上窦。因此，想要将外侧壁外层彻底切除下来，必须进到硬膜内（硬膜切口非常有讲究，Dolenc 首先提出硬膜外前床突切除术后的硬膜切口，并在后期对其进行了改良）；这时候就需要采用 Dolenc 法，松解第Ⅲ、Ⅳ对脑神经在前岩床突韧带上的附着，将前面说的内侧界的前部离断下来。如果需要打开三叉神经后根入 Meckel 腔的入口，则还需结扎并离断岩上窦，部位可以是第Ⅴ对脑神经前方与第Ⅳ对脑神经之间，也可以是三叉神经之后，随后将天幕游离缘、连同三叉神经入口处上方的岩上窦（已离断）、连同 Meckel 腔外侧壁内层一起掀开后切除（图 11-6）。

（四）经 Dolenc 三角的上方入路

此三角通过切除前床突来显露，是一纯粹的硬膜外三角。3 条边分别为：外侧边是颈内动脉动眼神经膜（COM）外侧缘、前内侧边是视神经管骨膜层的外侧缘、后内侧边是覆盖前床突（已切除）内侧缘的硬膜。该三角的内容物：前内角为视柱、气化者或磨除后可通向蝶窦气房；中部为床突段颈内动脉（C_5），被颈内动脉套环（骨膜层）覆盖，该套环的上缘融合于远环，位于三角的后内侧边，该套环的下缘翻折形成近环，延续于 COM，位于三角的外侧边；后角为向内延伸的小部分 COM，为海绵窦的直接上壁的一部分。

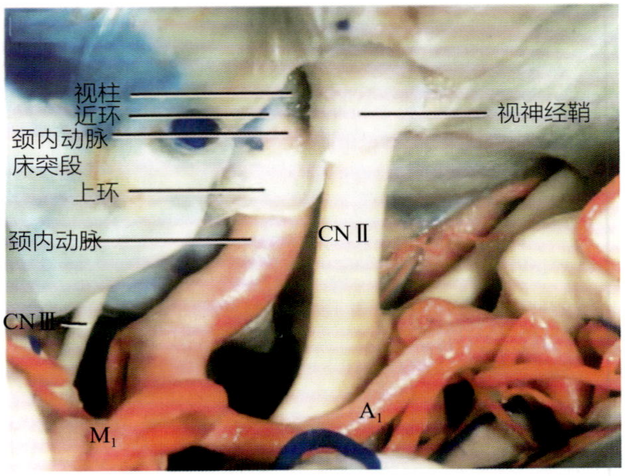

▲ **图 11-6　前床突磨除后显露的结构**

CN Ⅱ视神经；CN Ⅲ. 动眼神经；M_1. 大脑中动脉；A_1. 大脑前动脉

因此，经 Dolenc 三角打开海绵窦上壁，仅限于三角的后角这一小间隙，该间隙的大小还取决于前床突和颈内动脉的相对大小。Dolenc（1997）利用此上壁间隙进入海绵窦，作为硬膜外经海绵窦切除侵袭性垂体瘤的手术步骤之一。另外，经位于 Dolenc 三角前部的视柱，以及联合磨除视神经管内侧的蝶骨平台，可进入蝶窦腔内，切除侵及此处的垂体瘤，必要时也是上述术式的步骤之一。

四、Dolenc 入路的变迁与应用

- 1983 年，硬膜内前床突切除术 + 硬膜内 - 硬膜间入路（Dolenc 法）打开海绵窦外侧壁，处理海绵窦内动脉瘤及 CCF。
- 1985 年，首创硬膜外前床突切除术 + 远环游离的新型硬膜切口 + 硬膜内动脉瘤夹闭，处理眼动脉段动脉瘤。
- 1987 年，硬膜外前床突切除术 + 硬膜内后床突 / 鞍背切除术，首创经海绵窦 - 经鞍背入路（transcavernous-transsellar approach），处理基底动脉尖动脉瘤。
- 1987 年，主编专著 *The Cavernous Sinus-A Multidisciplinary Approach to Vascular and Tumorous Lesions*，总结截至当时的海绵窦外科进展。
- 1989 年，撰写专著 *Anatomy and Surgery of*

the Cavernous Sinus，全面展示海绵窦解剖及上述术式，对 1987 年的经海绵窦 – 经鞍背入路进行了改良。

• 1994 年，硬膜外 – 硬膜间入路（从前向后）显露海绵窦外侧壁，随后进行无张力的硬膜外前床突切除术，纯硬膜外处理三叉神经鞘瘤。

• 1997 年，硬膜外 – 硬膜间 – 经海绵窦外侧壁，硬膜外前床突切除术 + 硬膜外 – 经硬膜 – 经 Dolenc 三角，纯硬膜外处理侵袭性垂体瘤。

• 1999 年，硬膜外 – 硬膜间 – 经海绵窦外侧壁，硬膜外前床突切除术，纯硬膜外处理海绵窦内动脉瘤。

• 1999 年，硬膜外 – 硬膜间入路（从前向后）显露海绵窦外侧壁，随后进行无张力的硬膜外前床突切除术，再硬膜内经侧裂，联合硬膜外 – 硬膜内夹闭眼动脉段动脉瘤。

• 2003 年，撰写专著 *Microsurgical Anatomy and Surgery of the Central Skull Base*，再次全面展示海绵窦解剖及上述术式，重点展示了改良后的硬膜外前床突切除术的步骤 [先进行硬膜外 – 硬膜间入路（从前向后）显露海绵窦外侧壁，随后进行无张力的硬膜外前床突切除术，并改良了硬膜切开方式]，以及对经海绵窦 – 经鞍背入路进行了二次改良（后床突 / 鞍背后方硬膜切开并翻向前外侧，以 “create 新的海绵窦内侧壁”），并提出了“3T”（经眶、经 ACP、经侧裂）向“6T”（经 PCP、经鞍、经鞍旁）和 “7T”（经岩）的入路扩展理念。

• 2009 年，主编专著 *Cavernous Sinus Developments and Future Perspectives*，总结截至当时的海绵窦外科进展；并详述了其个人对海绵窦入路的改良历程，并总结了 Dolenc 入路的精髓——集结了 anterior transclinoidal、lateral transcavernous、posterior transpetrous 三个入路的，处理蝶 – 岩 – 斜区的高效、安全的手术入路。

（张洪钿）

第 12 章　枕下乙状窦后入路

1894 年，Charles Ballance 首次成功利用枕下入路进入颅后窝外侧和脑桥小脑三角区，但遗留有三叉神经和面神经损伤。此后对该入路的不断更新，导致乙状窦后入路的产生。1905 年，Krause 等采用该入路切除颅后窝病变，Dandy 于 1917 年成功采用此入路切除听神经瘤，并于 1925 年报道该手术入路可以用于切除脑桥小脑三角区的几乎所有肿瘤。此后，枕下乙状窦后入路成为神经外科医生处理颅后窝病变的主要手术入路，特别是脑桥小脑三角区病变最常用的手术入路。Cushing 等先是以双侧枕骨开颅，提倡肿瘤部分切除。而 Dandy 则主张单侧开颅，并力求将肿瘤全切除。手术一般取坐位，手术切口采用延伸至颈项的直切口，止于颈项肌肉。切除枕骨，骨切除的范围为：侧方至乙状窦后缘，内侧到中线，上至横窦，下至枕骨大孔，切除部分小脑以显露脑桥小脑三角等结构。当时无手术显微镜，无充足的光线，无显微外科器械，也无术中监测系统，此时称为枕下开颅入路。

一、枕下乙状窦入路相关解剖

（一）脑桥小脑三角区解剖

1. 脑桥小脑三角的边界　脑桥小脑三角是指脑桥、延髓与其背方的小脑相交的区域。其前界是颞骨岩部后面、岩上窦、三叉神经；外侧面是颞骨锥体背面、内耳孔和乙状窦；上方是小脑幕及小脑幕裂孔；前内侧为脑桥与延髓；后内侧为小脑半球的侧面；下方是舌咽神经、迷走神经、副神经，并有小脑下后动脉发出的小动脉分支与之伴行；上界是脑桥和小脑中脚；下界是小脑二腹小叶。

2. 骨性结构　主要是由颞骨岩部后面组成，从外向内有外下方的前庭水管外口，外上方的弓状下窝、内耳道、内耳门侧的岩尖和斜坡侧缘。

3. 神经结构　脑桥小脑三角内有面神经、蜗神经，以及前庭上、下神经和中间神经穿过，三叉神经位于上述神经的头端，后组脑神经位于尾端，展神经位于内侧。

4. 血管结构

(1) 小脑下前动脉：小脑下前动脉起源变异不大，绝大多数发自基底动脉（90%），其中多起于基底动脉的下 1/3 段（85%），起点与基底动脉形成一个向下开放的 45° 角。部分起自基底动脉的中段、椎动脉或小脑下后动脉，经同侧展神经腹侧或背侧绕脑干行向外侧，发出桥延支到桥延沟附近脑干和下橄榄核。小脑下前动脉多数为 1 支（90%），少数为 2 支(10%)，通常两侧对称，外径平均为 1.42mm（0.52～2.40mm）。小脑下前动脉自基底动脉发出后，向外侧斜行，在小脑中脚处形成桥壁襻，至绒球外上方弯向下内侧，形成一个凸向外的内耳道襻，最后分为内侧支和外侧支，分布于小脑下面的前外侧部，还发支至脑桥延髓及第Ⅵ、Ⅶ、Ⅷ对脑神经根及齿状核。

熟悉血管襻的解剖有助于对相关的神经进行定位，如血管襻是中间位类型，从后外侧壁显露内耳道首先是前庭神经，由此向前是血管襻的返支、中间神经、面神经，可将返支作为识别前庭神经和面神经的一个标志。小脑下前动脉回返穿通支沿途发出营养面听神经的细小血管，折返后行向脑干和小脑，终末支供应面听神经出脑处的脑干。小脑下前动脉可位于听神经瘤的下方、前方或上方，发生听神经瘤后上述动脉可能牵张变形。如果小脑下前动脉主干受损，可造成脑干缺血水肿，出现呼吸心搏骤停。回返穿通动脉走行于面神经与听神经之间，从枕下乙状窦后入路不易看到，手术损伤的危险性高，由于该动脉供应面听神经和脑干内结构，一旦损伤可能会引起永久性面瘫。Rhoton 将小脑下前动脉分为 4 段，即脑桥前段、脑桥外侧段、绒球桥臂段和皮层段，还特别将内耳门附近细分为内耳道前段、内耳道段和内耳道后段。

(2) 迷路动脉：迷路动脉细长。供应面神经、听神经和内耳的迷路动脉通常为小脑下前动脉的分支（80%～85%），其次来源于基底动脉下段（10%）、小脑下后动脉（5%）、椎动脉和副小脑下前动脉（1%～5%）。迷路动脉多为1支（60%）或2支（35%），少数为3～4支（5%）。主支的外径平均为0.2mm。走行在听神经和面神经腹侧者占75%。伴行于两神经之间者占15%～20%，位于神经背侧者占5%～10%。从内耳门前内方与面神经之间入内耳道，在内耳道前内侧壁与面神经之间向道内行进，然后经面神经深面和听神经前上面的凹槽中。除发支至神经外，主支继续向内耳道底方向行进，穿内耳道底入内耳。内听动脉和小脑下前动脉常参与听神经瘤的供血。

(3) 小脑下后动脉：起自椎动脉者占90%，而发自椎动脉颅内段者占85%，主要平中1/3段发起，相当于橄榄下端平面，发自椎动脉颅外段者占5%，起自基底动脉者占10%，多数为单支，外径平均为1.56mm（1.21～2.03mm），两侧相等或左侧稍粗于右侧者占多数，小脑下后动脉与第Ⅸ～Ⅺ对脑神经的位置关系极密切，可分为3型：①背侧型，即动脉的前段和外侧段位于神经根的背侧，约占25%；②腹侧型，即动脉位于神经根的腹侧，约占15%；③穿神经根型，即尾襻穿行于第Ⅸ～Ⅺ对脑神经根之间，约占60%，根据穿过神经根的不同，此型又可分为穿副神经根根丝者占20%，穿副神经与迷走神经根之间者占15%，穿迷走神经根根丝者占10%，穿舌咽神经与迷走神经之间者占5%，穿舌咽神经根根丝者占10%。

（二）入路的解剖标志

1. 枕动脉和枕大神经　枕动脉是颈外动脉的分支，从颈动脉分叉后发出，然后向上向后走行，与颈静脉伴行，位于头最长肌的表面或深面，枕大神经与枕动脉位置距切口比较远，通常不会涉及。但切口下延时，可能在深部遇到枕动脉，要注意保护，耳大神经和枕小神经常常位于切口下（图12-1）。

2. 星点　位于颅后部两侧，是枕、顶、颞三骨在乳突根后上方的交汇点，相当于外耳门上缘与枕外隆凸连线上方1.5cm，外耳道中心点后约3.5cm处，通常星点正对着横窦转折为乙状窦处。

自枕外隆凸向外延伸的线样隆起结构，称为上项线。相应部位颅骨内侧面通常为横窦，向前延伸线与颧弓相平齐。

3. 横窦和乙状窦　乙状窦较少发生位置变异，但横窦常常有变异。尤其是颈项部较短者，颅后窝狭小，横窦可能下移，术中容易引起横窦或乙状窦损伤，而且开骨窗也因此而受限，影响操作。

二、枕下乙状窦后入路适应证及优缺点

（一）适应证

枕下乙状窦后入路是应用最广泛的小脑外侧入路，广泛应用于上至天幕外侧下表面，三叉神经周围，脑桥小脑三角区域，颈静脉孔区域，以及脑桥侧腹部的各种病变手术显露，以及主体位于这些位置，向上累及颅中窝或Meckel腔，但未侵及海绵窦的病变，以及向枕骨大孔区侧方发展甚或向颅外发展的病变。

（二）优点

1. 该进路切口小，软组织损伤小，切口在发际

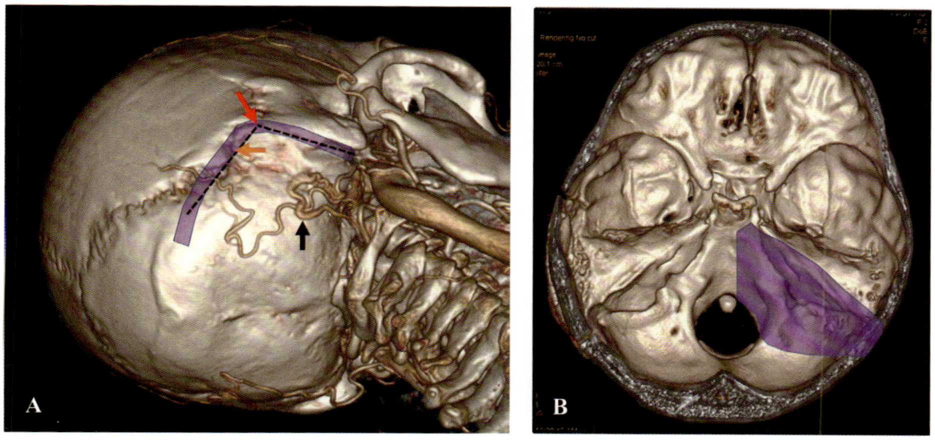

◀图12-1　乙状窦后入路
A. 骨性标志示意，黑色虚线表示上项线与乳突后嵴交汇处；红箭表示术中钻孔点；黄箭表示星点；黑箭表示枕动脉；紫色条带表示横窦乙状窦投影。B. 乙状窦后入路颅底显露范围（紫色区域）

内，术后切口瘢痕不影响美容；术区只遗留局部麻木感，无其他功能障碍。

2. 该入路提供了较迷路入路更为宽阔的术野及较枕下入路更为缩短的距离，而且入路不损伤听力也不会牺牲部分小脑组织，减少对小脑、脑干的牵拉带来的副损伤，有可用听力的患者均可选用该手术入路。

3. 乙状窦后入路较迷路后入路操作方便，手术时间短，术野大，可摘除 3cm 以上肿瘤。Samii 认为采用乙状窦后入路时，如在 Frankfurt 平下 7mm 和外耳道上嵴后 45mm 处钻孔，92% 不会碰到乙状窦，从而减少出血和缩短开颅时间。

Chang SW（Neurosurgery，2009）解剖比较 Kawase 入路与乙状窦后入路对岩斜区的显露，认为乙状窦后入路比 Kawase 入路能明显改善对斜坡和脑干的显露，而内耳道上入路则明显改善外科器械操作的自由度。因此，涉及三叉神经孔和 Meckel 腔的岩斜区脑膜瘤建议采用内耳道上入路。

4. 由于脑桥小脑三角外侧壁为岩骨骨性结构，手术进程可以依托骨性外壁向内侧逐渐显露分离，岩骨长轴的径向即为手术的径向。Chanda 的研究表明传统的乙状窦后入路以及乙状窦后硬膜内内耳道上入路到岩斜区的视野角度为 5°～9°，经乙状窦后岩骨入路为 17.8° ± 9.4°。Roland 等在行乙状窦后入路切除听神经瘤时发现，最大骨窗横径不大于乙状窦与枕外隆凸水平连线中点，与岩骨长轴的夹角为 39°～61°，即小脑半球可牵拉范围不超过此点。因此，骨窗内侧一般达到乙状窦与枕外隆凸水平连线中点即可，没有必要超过此范围太远。

（三）乙状窦后入路的局限性和存在问题

乙状窦后入路对切除位于脑桥小脑三角区的病变有其广泛的适用性，但它仅能有限地进入脑干前中线的区域。主要原因是中线侧的小脑、脑干、脑神经位于肿瘤和神经外科医生的视野之间。枕下乙状窦入路是听神经瘤切除术最常用的手术入路，它具有可保留听力、手术途径比较熟悉、显露充分、适于切除任何大小的肿瘤等优点；由于脑桥小脑三角区和内耳道的解剖结构复杂，故了解该区域重要结构之间的显微解剖关系对术中准确辨认和保护血管、神经及听力器官具有重要实用价值，但是经乙状窦后内耳道入路仍不能显露内耳道的全程，有报道经乙状窦后内耳道手术入路尚有 2～3mm 不能完全显露。采用该入路后由于该部分残留肿瘤而致肿瘤复发率为 1.8%～2.4%。经乙状窦后 – 内耳孔上入路能显露的三叉神经及颅中窝的范围仍然有限；对肿瘤和海绵窦、血管有粘连者，单一乙状窦后入路需扩大岩骨切除的范围，以提供足够的视野，而骨切除的安全性及该入路下半规管、总脚、前庭、显微外科解剖学依然缺乏研究；目前许多侧颅底手术入路能明显地减少了对小脑的牵拉。例如，位于鞍背内耳道之间者使用岩前入路；位于内耳道和颈静脉结节上部者取后岩骨入路；而位于颈静脉结节和枕大孔下者之间的病灶则采取枕下远外侧入路。

三、乙状窦后入路主要步骤和方法

（一）体位

最常使用的体位是侧卧位，亦即公园长椅位（侧俯卧位），如果病变较表浅，也可使用平卧头偏位，还有人使用半坐位。

1. 坐位　国际上德国 Samii 教授推崇使用半坐位手术，认为优点突出；作者早年也使用半坐位手术，操作方便，优势突出；但由于当时设备落后，未能解决气栓问题，严重者可致患者死亡，因此已抛弃这一体位，目前国内部分单位重新应用这一体位，反映很好。

(1) 优点：此体位的优点是有利于显露肿瘤，术者的视线与术区平行，尤其在进行天幕和三叉神经附近的操作时不影响术者双手同时操作，同时术中脑脊液和血液可以自行流出，保持手术野清晰，坐位时术区静脉性出血也较少。头颅用头架固定，向病变侧旋转 30°，头部尽量前屈，下颌与胸骨间保留一定距离，避免颈静脉和气管受压，双下肢用弹性绷带缠绕至大腿中上部，然后抬高下肢，使股与水平面大约呈 20° 角，小腿自然弯曲；此种体位使术区位于手术野中心，手术入路正好与脑桥纵轴平行，有利于手术的进行。

(2) 缺点：该体位术后易发生颅内张力性气颅；同时由于术区明显高于心脏，静脉压力低，很容易发生气栓；手术前需在右心房放置一心脏导管，术中在心前区用 Doppler 法监测有无气栓，并及时通过导管将气泡抽出；而且需要使用龙门架及弹性绷带缠绑下肢，摆体位也费时费力。

2. 公园长椅位（侧俯卧位）　患者取侧卧或侧俯卧位，Mayfield 头架固定，头顶部下垂，颈部沿轴线稍向患侧旋转，将头颅矢状线与地面呈 5°～10°夹角，使乳突部位于术区最高点，并以撑开颅后窝牵开器后，牵开器内侧叶片不遮挡显微镜下操作为原则，为较多术者所采用，对于颈部细长的患者最常用，摆体位所需时间少，避免了坐位的缺点。

其缺点也比较明显，有些肥胖且颈部较短的患者，肩部会妨碍手术操作，有时即便用约束带牵拉仍不理想，此时可以采用侧俯卧位，即患者稍向前俯卧，肩部前移，腾出操作空间（图 12–2）。

3. 平卧头偏位

(1) 优点：患者平卧，头偏向健侧固定，术侧肩部下方垫软枕，尤其适合体瘦且颈部较长的患者，摆放简单，患者也较为舒适，与侧俯卧位相比，仰卧位时静脉压力和脑脊液受影响最小，而且还有利于依靠重力自然牵拉小脑半球，为防止显露角度不足，身体应用约束带固定，必要时将手术床侧倾，即可获得满意的显露。

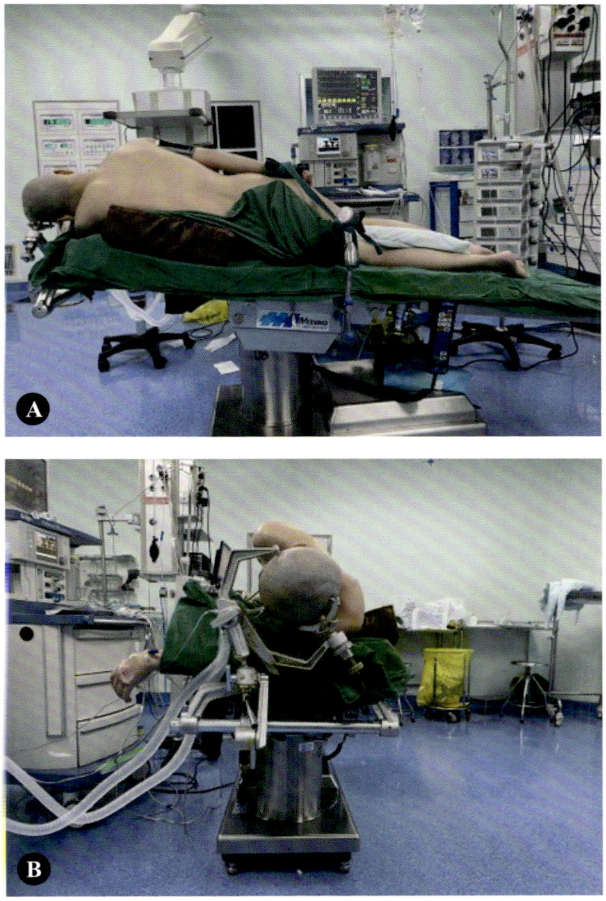

▲ 图 12–2　公园长椅位（侧俯卧位）
A. 体位；B. 头位

(2) 缺点：特别是当患者脖子粗短、肩膀宽厚时，对于此类患者如果使用仰卧位，则需颈部过度扭转，可导致颈部血管的扭曲，应予以避免。

4. 侧卧位　面部正对侧方，头轻度屈曲 10°～20°，颏部与胸骨相距两指，以保证颈部静脉不受压迫，保持呼吸道通畅，头抬高 15°，使其高于心脏水平，以利于静脉回流，手术侧下肢髋膝关节微屈，以防止躯干向一侧倾倒，侧卧位的优缺点在于 3/4 俯卧位和仰卧位之间。

（二）头架固定位点及注意事项

当患者侧卧位或侧俯卧位摆放完成后，准备安装 Mayfield 头架，按照手术要求，将 2 钉置于健侧颞枕部，位于枕外隆突水平以上，避开颞骨鳞部，1 钉置于患侧额部，颞上线上，避免损伤眼球或翼点处薄弱的颞骨鳞部，压力 60～80 磅（1 磅约 0.45kg），头位理想后，再将 C 形固定架与底座的万向轴连接，并固定头架各关节（Mayfirld 头架，双钉侧旋转 1 格，即刻度 20 磅）。

（三）头皮切口

1. 切口准备

(1) 通常要求剃头，术前洗头，以减少感染。

(2) 也可只剃去术区部分头发，以减少术后患者心理负担。

2. 切口分类　枕下乙状窦后入路的切口设计，根据病变部位和术者习惯，变化很多，通常有直切口、S 形切口、C 形切口和反 U 形切口（图 12–3）。各有其优缺点。下面详述各种切口的起止及优势。

(1) 直切口：耳廓翻向前并用贴膜固定，显露耳后发际线，先在体表扪及乳突后嵴和二腹肌沟，再在二腹肌沟与乳突根部移行处顶点做平行于颧弓的标记线，取耳后发际内 1～2cm 直切口，切口上至标记线上方 2cm，下至标记线下方 3～4cm，依次切开皮肤皮下及各层肌肉至骨膜，皮肤切口应当位于骨窗的后 1/3 处，枕动脉不能避开时也可切断。靠近枕骨大孔时注意避免损伤椎动脉。

(2) C 形切口：不同术者报道的 C 形切口也有所不同，一般起于耳廓上缘后方 2cm，中心点位于乳突根部后方 2cm，向前下止于下颌角水平。

(3) S 形切口：该切口上端自上项线略向前弯曲，下端略向后方弯曲，止于第 4 颈椎棘突水平，

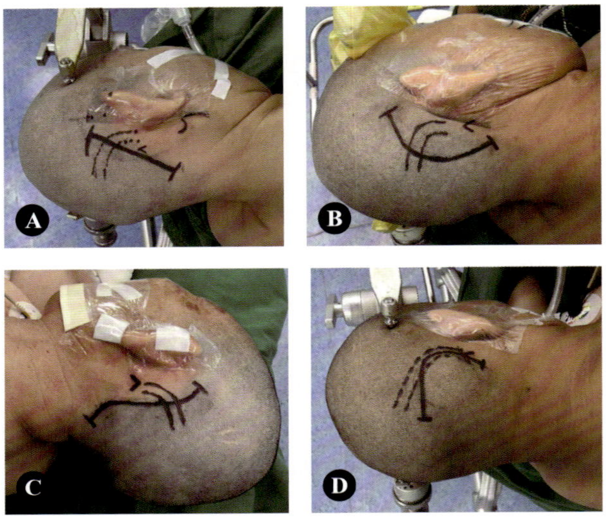

▲ 图 12-3 手术切口

A. 直切口；B. C 形切口；C. S 形切口；D. 反 U 形切口

全长 8～9cm，上方有利于显露内耳道，下方有利于打开枕骨大孔，显露枕大池。

(4) 反 U 形切口：以横窦乙状窦交角处为顶点，向外沿乙状窦投影线，向内沿横窦投影线再拐向下的反 U 形切口，也即是耳后横切口的改良版本，到达术区更快捷、更接近，没有颈部肌肉阻碍，显露更好；但缺点是如果在手术中要更改方案时，扩大切口困难，可变性小。

（四）颅骨骨窗

1. 颅骨钻孔 可用 3 种方法定位。

(1) 常规推荐在星点处钻第 1 孔，因为该处最容易辨识。必要时可用干纱布擦拭颅骨，寻找星点。星点钻孔下方，即可见横窦边缘甚至横窦全宽。但年老患者由于骨缝骨化，有时确实不容易发现星点。

(2) 钻孔点位于枕乳缝外侧、乳突后嵴与上项线移行处，术中颅骨骨性标识易于识别，无须或仅稍扩大钻孔，骨孔下方即可见横窦乙状窦连接处。另一定位方法为：在乳突沟根部，向上项线做一垂直线，在与上项线相交处钻孔，该处常位于横窦乙状窦交角内下方。

(3) 切开头皮时，几乎都可见到导静脉，此血管前方 0.5cm 处，为导血管汇入乙状窦处，也可作定位之用（图 12-4）。

2. 骨窗成形 钻第 1 孔后，可以使用铣刀铣开骨窗，或用咬骨钳咬开骨窗。如果没有铣刀，或担心安全问题，可以在第 1 孔后下方，再钻 3～4 孔，用咬骨钳很容易就扩大成为合适的骨窗。但要注意，在乳突根部和上项线处，骨质很厚，常常难以咬开，可以用磨钻磨开，或用电钻磨薄骨质后，再使用咬骨钳。咬除到窦边缘时，要小心不要损伤静脉窦，尤其是老年人的乙状窦壁和颅骨粘连紧密，很容易损伤。可以使用明胶块，塞入颅骨与硬膜间隙，逐渐剥离静脉窦，也可用磨钻磨薄骨质后用剥离子拨开（图 12-5A）。

3. 骨窗范围 通常骨窗上缘显露横窦下缘，外至显露乙状窦内侧缘，下至下项线下方 1cm，形成 3.5cm × 4.5cm 骨窗。但根据手术区域不同，可以有上、中、下 3 种改良骨窗，即处理天幕附近、岩骨上部及上、中神经血管复合体区域病变时，骨窗更偏向横窦和横窦乙状窦交角处，处理岩骨后部及中、下神经血管复合体区域病变时，骨窗稍向下，位于乙状窦中部；处理颈静脉孔区，枕骨大孔区病变时，骨窗再向下延伸。

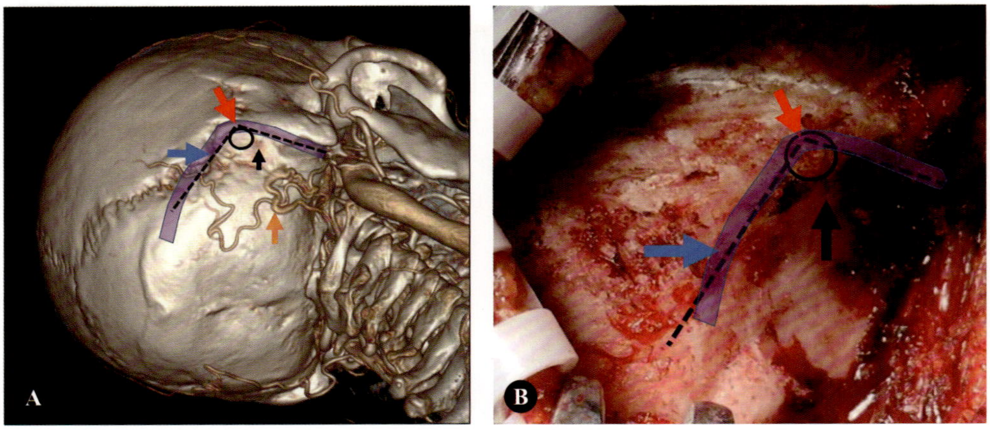

◀ 图 12-4 术中定位

A. 骨性标志示意；B. 术中定位照片。黑色虚线表示上项线与乳突后嵴交汇处；红箭表示乳突后嵴与上项线移行处；黑圈表示“关键孔”钻孔点；蓝箭表示星点；黑箭表示乳突岛静脉；黄箭表示枕动脉；紫色条带表示横窦乙状窦投影

（五）显露

1. 硬脑膜切开　硬膜剪开常见的有 3 种方式，并无实质差异，即三角形、丁字形、弧形；硬膜切开范围可根据牵开小脑范围决定，实现最小显露小脑半球，微创可避免“屋檐效应”遮挡，避免硬膜皱缩，降低术后脑脊液漏或感染发生率。

2. 硬脑膜内显露范围　牵开小脑，释放脑脊液（图 12-5B）；将薄片吸收性明胶海绵或橡胶手套皮置于小脑表面与棉片之间，可以减少牵拉造成的脑组织损伤。

需显露 CPA 中部的病变（如听神经瘤），硬膜显露 15～20mm。硬脑膜切口基底朝向乙状窦。小脑牵开方向应与乙状窦相平行，应注意保护好小脑组织。

在枕骨反折处牵开小脑，对小脑半球牵拉最小。多数情况下可首先显露副神经及后组脑神经，术中容易保护，减少术后吞咽困难等并发症发生率，根据骨窗的不同，结合不同的硬脑膜切开方式，或调整显微镜角度，可以分别显露脑桥小脑三角 - 上血管神经复合体（图 12-5C）、中血管神经复合体（图 12-5D）或下血管神经复合体（图 12-5E 和 F）。

（六）岩下静脉的保护

原则为在分离肿瘤与小脑 / 脑干粘连时，遇到岩下静脉阻挡，不过分牵拉岩下静脉，剪开其表面蛛网膜后充分游离，并用棉片覆盖保护，取出棉片时需充分润湿，避免因长时间粘连导致的静脉损伤。

（七）打开内耳道

磨除内耳道可以在切除肿瘤之前或之后进行，根据术者的习惯而定，磨除内耳道后壁后，即可显露并确认内耳道内的神经组织，在磨除内耳道后壁的外侧部分时，需十分小心，以免损伤后半规管。先用尖刀沿内耳道后缘 1～1.5cm 处弧形切开硬膜，用剥离子推开，然后用高速磨钻磨除内耳道后壁，直到完全显露内耳道内的肿瘤为止；需要注意的是，磨除骨质主要依靠钻头的高速转动，而不是术者手的力量，否则有可能使钻头打滑，突然移位，引发危险，在切除内耳道后壁时，常常需要牺牲弓下动脉，在希望保留听力的患者，打开后壁的时候要格外注意，不要损伤后半规管和前半规管，它们正位于后壁的外侧，偶尔可以遇到颈静脉球高位的情况，突出的颈静脉球会妨碍后壁的切除，遇到这

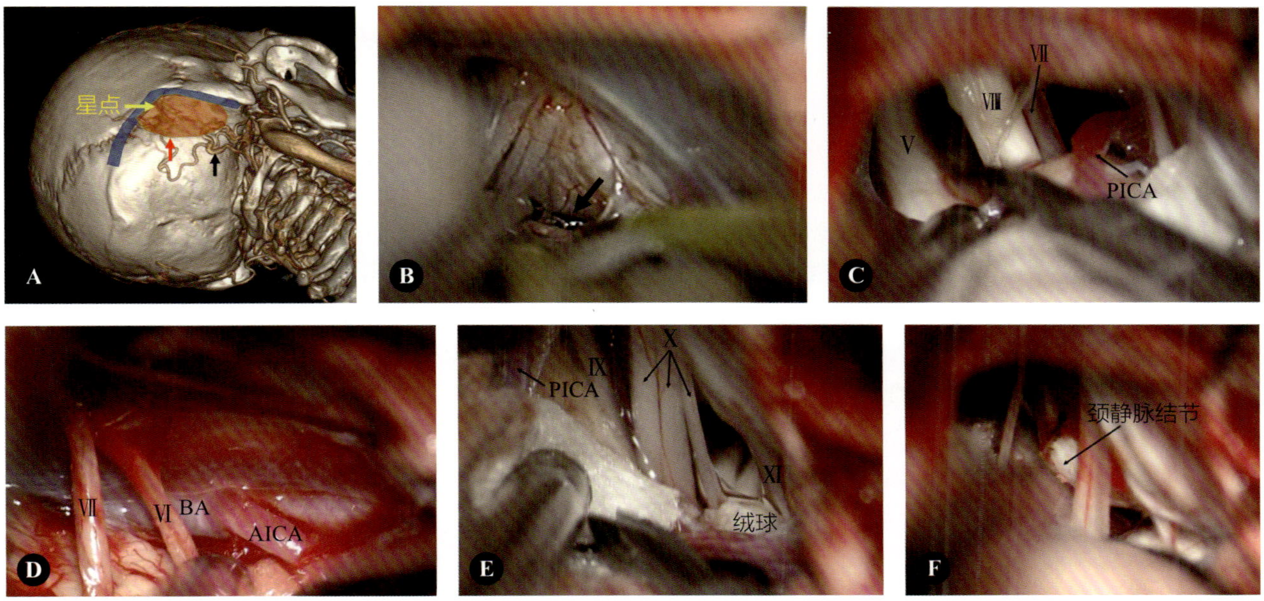

▲ 图 12-5　手术显露

A. 骨窗成形（模拟手术体位，红箭表示骨窗范围；黑箭表示枕动脉；蓝色条带表示横窦乙状窦投影）；B. 脑池释放脑脊液（黑箭表示脑桥延髓外侧池）；C. 上血管神经复合体［图中已标记第Ⅴ、Ⅶ、Ⅷ对脑神经和小脑下后动脉（PICA）］；D. 中血管神经复合体［已标注第Ⅶ、Ⅵ脑神经，基底动脉（BA）和小脑下前动脉（ACIA）］；E. 下血管神经复合体［已标注第Ⅸ、Ⅹ、Ⅺ脑神经和小脑下后动脉（PICA）］；F. 下血管神经复合体

种情况时，可以先用磨钻磨除表面的骨质，然后用剥离子小心将颈静脉球剥离并压向下方，再磨除内耳道后壁。

（八）肿瘤切除

随着肿瘤由外向内或在囊内的逐步切除，肿瘤的体积逐步缩减，一般不需要过重地牵拉小脑和脑干就能够到达斜坡。同样，肿瘤向上生长顶起天幕，产生的空间也利于手术到达天幕裂孔，充分利用肿瘤本身的占位空间来切除肿瘤是应用乙状窦后入路的理论依据。

（九）关颅

1. 硬膜缝合 颅内操作结束后，务必严密缝合硬脑膜，硬脑膜缝合时，常常张力较高，越小的骨窗，张力越高，缝合困难，可以就近在头皮上取一块肌肉或筋膜，或者使用人工材料修补，缝合最后一针结束前，向硬膜下注满37℃林格液，应该使其具有一定张力，以维持正常颅内压，无论术区、硬膜外还是骨瓣外，均不放置引流管。

2. 回纳骨瓣 每一层均做到解剖复位，有骨瓣放回固定，没有骨瓣使用人工材料如骨水泥、钛网等复位固定；最后分层缝合肌层和皮下、皮肤。

四、乙状窦后入路的技术要点与术中注意事项

（一）乙状窦后入路的技术要点

1. 手术切口的选择 一般根据手术医生的习惯选择不同的乙状窦后皮肤切口，颅后窝病变，如脑桥小脑三角肿瘤（听神经瘤、脑桥小脑三角脑膜瘤、脑桥小脑三角胆脂瘤）、三叉神经鞘瘤、面神经鞘瘤以及颈静脉孔神经鞘瘤的切除；三叉神经痛、面神经抽搐、舌咽神经痛的血管减压、部分小脑外侧肿瘤手术等，多数采用S形切口或旁正中直切口。切口起自上项线上方约2cm，直线向下止于C_1颈椎水平，长6～7cm。在切口上端内上方，帽状腱膜表面可见恒定的枕动脉的穿出。所以切口上端应选择直切口或上端向外侧延伸（S形切口），可避开枕动脉的损伤；切口下端，寰椎与枕骨之间背侧，有较大静脉丛，在静脉丛中包裹着椎动脉。因此手术时，遇到寰枕交界处的静脉团或静脉丛要尽量避开，烧灼静脉丛不能太深，否则容易损伤其深面的结构，也即被静脉丛包裹着的椎动脉。

2. 骨瓣成形与病变显露的要求 骨瓣上缘显露横窦，前缘显露乙状窦，一般切除枕骨直径3～4cm。打开硬脑膜，轻轻牵开小脑，从枕大池中放出脑脊液以降低颅内压，用自动牵开器向内侧挡开小脑半球，采用显微技术逐步显露肿瘤。在显露岩斜区肿瘤的过程中，主要面对的是后组脑神经；从脑桥小脑三角向内耳孔分离时，第Ⅶ、Ⅷ对脑神经位于视野的中心区域，一般术野的下方可见第Ⅸ～Ⅻ对脑神经；上方的岩静脉出小脑半球穿入脑桥小脑三角，然后注入同侧的岩上窦。在岩静脉后方，三叉神经从脑桥表面发出，进入Meckel腔；切除岩斜区的病变时需利用上述结构间的间隙进行；乙状窦后入路选择骨瓣的位置和大小、脑压板的大小和放置方向，需根据病变的位置和性质决定。处理脑桥小脑三角池中部病变（如听神经瘤）。根据肿瘤的大小，脑压板的宽度从基部20～25mm到尖部10～15mm，脑压板的牵引方向最常是小脑外侧；对于处理岩斜区病变，脑压板从上外侧面牵开，如果是三叉神经痛的微血管减压术，常选用的脑压板宽度从基部10mm到尖端3～5mm；对于颈静脉孔区的病变，脑压板从外下方向后上外侧面牵开，适用于显露颈静脉孔区，如果是舌咽神经鞘瘤，常选用的脑压板宽度从基部15～20mm到尖端5～10mm。

3. 内耳道后壁的磨除 在应用乙状窦后入路切除听神经瘤过程中，磨除内耳道后壁时，避开骨迷路是能否保留听力的关键因素。由于人类颞骨的变异性很大，而且没有能够确定其确切位置的标记，因此打开内耳道只能依靠术前CT和术者的个人经验，乙状窦后经内耳道入路时，术者多关心内耳道后壁与岩骨长轴夹角，江涛等对这个夹角进行了观测，发现该夹角平均为47.8°，变异在33°～70°，术中可根据这个夹角，结合肿瘤大小调整体位，调整磨钻角度，该作者认为在不损伤骨迷路，最大角度不超过61°的情况下，内耳道最大磨除范围平均为7.09mm，最大安全磨开内耳道后壁接近总长的2/3。有条件的单位可采用神经导航，定位内耳道后壁，测定所需磨开内耳道后壁的长度和宽度，指导术中乙状窦后壁磨除的方向和范围。

4. 面神经、听神经的辨认和保护 因听神经瘤多数起于前庭神经，面神经、听神经分别位于前庭神经的前上方和前下方，故常被推向肿瘤腹侧，少数情况也可被推向后方，术中寻找面神经、听神经

可先在肿瘤后下方找到第Ⅸ、Ⅹ对脑神经，沿神经和肿瘤下极向脑干侧分离，直至后组脑神经在脑干的起始处，在这里可找到颜色苍白、表面呈粗颗粒状的第四脑室脉络丛，其外侧为小脑绒球，恰好位于面神经、听神经起点水平，是术中寻找面神经、听神经脑干端的重要标志。找到面神经、听神经束起始部位后，可从内侧向外侧分离，由于肿瘤长时间压迫，面神经、听神经纤维变薄、变长，彼此分离，术中应注意辨认和保护，最好术中应用电生理监测以协助术中寻找和保护。

5. 内耳道结构保护　由于肿瘤的长时间压迫，内耳道口往往有所扩大，当内耳道内肿瘤较大需要磨开内耳道后壁时，磨除范围以显露肿瘤外极为限，不必磨至内耳道底，内耳道总长度为9.9mm ± 0.9mm，受到手术角度的限制，最大安全磨开内耳道后壁的长度约为全长的60%，因此如果希望保留听力，内耳道后壁的磨除长度不宜超过6～7mm，超过此长度就可能损伤半规管。总脚距内耳道仅11.1mm（8.3～13.1mm），有一定的变异范围，磨开内耳道后壁骨质时容易受损，脑桥小脑三角区和内耳道的解剖差异比较大，不能一味抱住测量数据不放，但术前充分熟悉和了解该区域重要解剖结构的相对位置和标志，对于提高肿瘤全切除率，降低并发症具有重要的实用价值。

6. 颈静脉球的保护　颈静脉球至内耳道的距离变异较大，高位颈静脉球可突入颞骨岩部，高达内耳道水平，紧邻内耳道底，向外侧磨除内耳道后壁时极易损伤。因此，术前进行颞骨岩部薄层CT扫描（包括骨窗像），观察内耳道的角度、长短、颞骨岩部气化情况、耳蜗、半规管和颈静脉球的位置，对于术中保护重要结构非常有价值。

7. 血管保护　因为听神经瘤常无大血管供血，肿瘤表面粗大血管多为途经血管，切除肿瘤时可仔细沿蛛网膜间隙分离加以保护，小脑下前动脉在面神经、听神经束下方和面神经、听神经束之间者占85%，多被肿瘤推向前下方，要特别注意保护，如果术中对小脑下前动脉挤压过重或电凝过强均可造成脑干缺血，出现呼吸循环障碍等严重的并发症，内听动脉和弓下动脉75%来自小脑下前动脉内耳道襻的内耳道前段或内耳道段，供应听力和前庭器官，对保留听力十分重要，小脑下前动脉和小脑下后动脉发出后分别在面神经、听神经束上方和下方围绕脑干走行，听神经瘤出现时分别被推向上方和下方，要注意寻找和保护。

（二）术中注意事项

1. 避免体位不合适　老年人不宜采用平卧位头偏一侧的体位，过度偏屈容易导致颈部血管受压甚至斑块脱落，引起严重不良后果，肥胖和颈部短粗的患者也不适合采用平卧头偏体位，应该采用侧俯卧位。此外，行天幕或三叉神经附近操作时，头顶向对侧偏屈，使颈部拉伸，更有利于显露。

2. 避免骨瓣定位不准　铣刀取骨瓣时，位置不准确，或太追求一步到位，在横窦或乙状窦上铣过，造成横窦或乙状窦严重损伤；注意应该在窦内侧铣开，然后用磨钻磨开或咬骨钳咬开。横窦的位置变异较大，术者术前需要仔细阅读矢状位增强MRI片，准确判断横窦的位置，以免损伤横窦。

3. 避免损伤静脉窦

(1) 开颅时损伤：咬开骨窗时损伤横窦或乙状窦；主要是操作前没有分离窦与颅骨的粘连。一般横窦硬膜与颅骨很容易剥离，而乙状窦区硬膜与颅骨粘连紧密，因此咬除到该部位时应先用剥离子伸入颅骨与硬膜之间轻轻剥离后再行切除，或使用明胶块，塞入颅骨与硬膜间隙，逐渐剥离静脉窦，也可用磨钻磨薄骨质后用剥离子拨开，如静脉窦损伤出血，可用吸收性明胶海绵或止血纱布压迫止血，一般数分钟即可自止。

(2) 开放硬膜时损伤：剪开硬脑膜时太靠边，剪开静脉窦，引起不必要的出血；一般剪开距窦2～3mm即可，不可过于靠近，以免牵拉硬膜时出血。一旦出血，不要电凝，将一小块皮下组织或肌肉缝合一针于破口处打结即可止血。

4. 脑松弛要充分

(1) 颅内压太高，剪开硬脑膜时造成脑组织挫伤。

(2) 脑脊液释放不充分，强力牵拉，导致脑组织挫伤；一般剪开硬膜后打开脑池放液，但巨大肿瘤常常造成脑池闭塞，一开始放液较慢，需要耐心等待。

五、术后并发症及其预防

（一）术中神经和血管损伤

术中神经和血管损伤是由于操作不当、结构辨识不清造成的损伤，需要神经电生理监测。

（二）术后血肿

术后血肿多由于术中粗暴、过度牵拉小脑组织造成脑挫裂伤引起，可发生于残腔或脑内，表现为患者血压升高、心率异常变化、麻醉作用过后不清醒或清醒后再次昏迷，应急行 CT 或 MRI 检查，进行手术清除。

（三）痉挛性缺血

电凝过度时，尤其是脑干表面，会造成梗死及脑干损伤。

（四）术后急性梗阻性脑积水

术后急性梗阻性脑积水也是由于术中粗暴、过度牵拉小脑组织造成脑挫裂伤，术后小脑肿胀阻塞脑脊液循环所致，严重者可以导致患者因脑疝突然死亡，因此一旦发生应迅速行侧脑室穿刺外引流。

（五）脑脊液漏

脑脊液漏最常见的原因有：①磨开内耳道时开放了岩骨气房未填塞，这种情况在磨除内耳道后壁时经常发生，但不容易发现；②乳突气房开放后未妥善填塞；③硬脑膜缝合不严密，术后脑脊液切口漏。

（六）Atkinson 综合征

Atkinson 综合征是由于术中损伤小脑下前动脉（AICA）或术后 AICA 血栓形成所致，由于 AICA 发支向脑桥被盖侧区供血，而该区域是控制血压、脉搏及呼吸的重要中枢，因此 AICA 的损伤会危及生命，部分患者会出现昏迷甚至是四肢瘫痪。

典型病例

女性，45 岁，主诉“头痛、头晕伴右侧面部麻木 2 月余”入院。查体：神清语利，共济运动正常，H-B 分级 1 级，右耳感音神经性耳聋，左耳高频听力减退。术前、术中、术后图片如图（图 12-6 至图 12-8）（患者同意将面部表情及听力检查结果公开）。

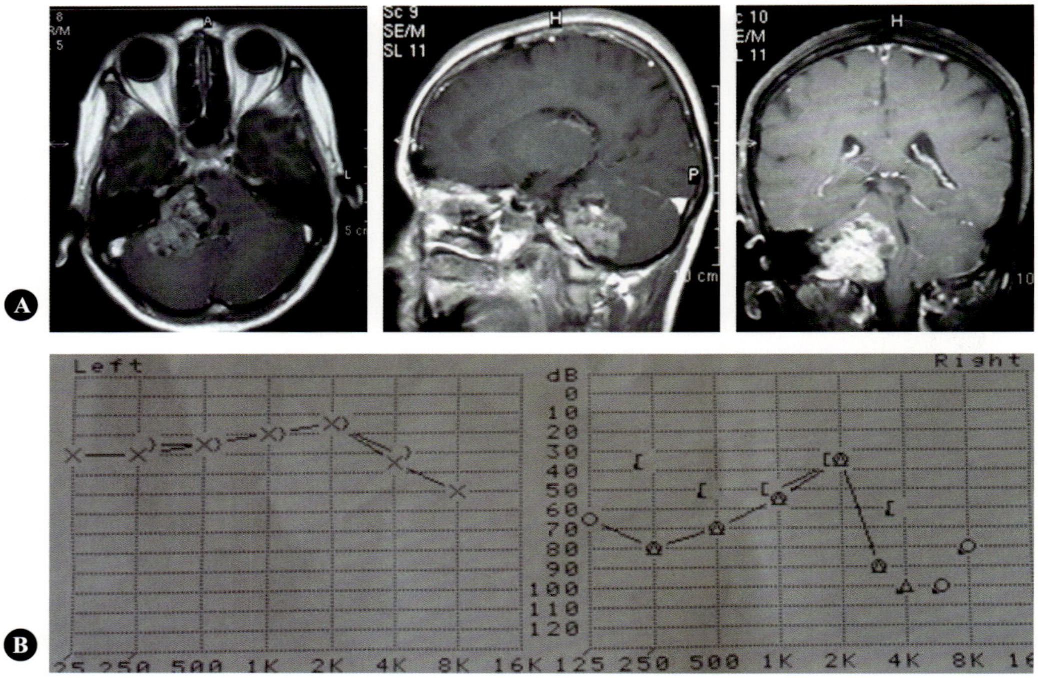

▲ 图 12-6　术前评估

A. 术前 MRI 增强，右侧听神经瘤分级 T4b；B. 术前电测听提示右耳感音神经性耳聋，左耳高频听力减退

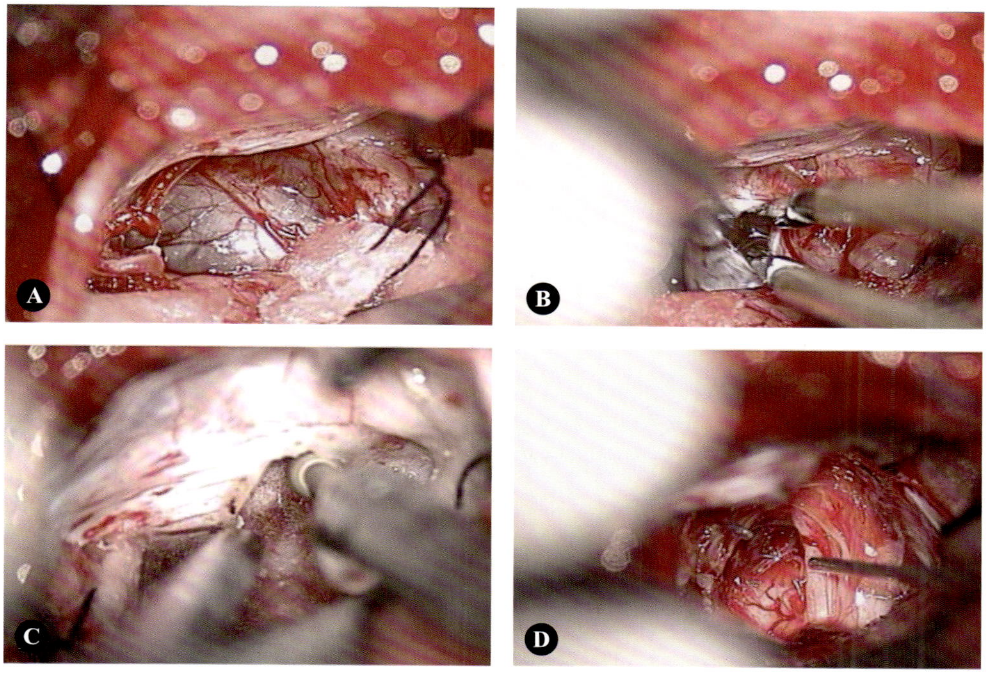

▲ 图 12-7　术中显露

A. 显露肿瘤；B. 分离肿瘤下极；C. 磨开内耳道；D. 肿瘤全切除后，清理瘤腔

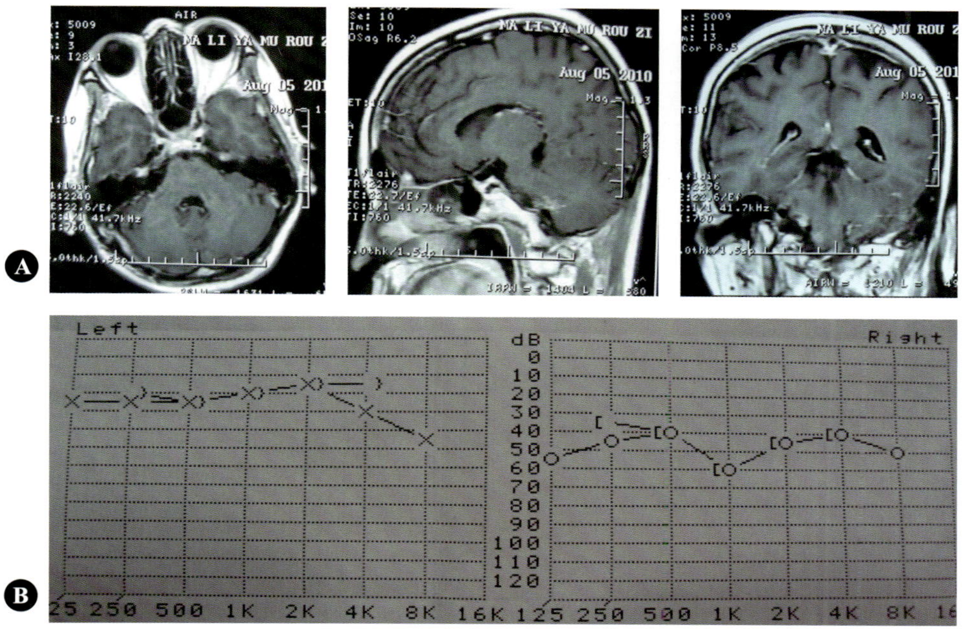

▲ 图 12-8　术后 3 个月复查

A. 头颅 MRI 增强提示肿瘤全切除；B. 电测听检查提示患侧（右）耳保留有效听力

（汪永新　吴　昊　夏　勇）

第 13 章　枕下乙状窦后 - 内耳道上入路

颅底脑膜瘤能否取得良好的治疗效果，不仅取决于肿瘤的切除程度，更取决于周围神经血管的保护程度。这主要取决于术者的临床经验和手术技巧，其中最主要的是对入路的理解与正确选择。传统的乙状窦后入路，有时无法显露内耳道上区脑膜瘤的基底。而枕下乙状窦后 - 内耳道上入路则通过有效地磨除内耳道上区的骨质，包括岩尖，从而克服对内耳道上区的脑膜瘤基底的显露，包括对突入 Meckel 腔脑膜瘤的处理。

1983 年，Samii 等提出一种改良的乙状窦后入路，通过对位于内耳道（IAC）前方和上方岩骨后表面的骨质磨除，经幕下间隙进入颅中窝，称之为乙状窦后 - 内耳道上入路（RISA）。1999 年，Rhoton 实验室解剖研究提示该入路能明显扩大对颅中窝和上斜坡的显露范围，三叉神经平均可显露的长度达 10.3mm。2000 年，Samii 等报道采用乙状窦后硬膜内 - 内耳道上入路一期切除 12 例以颅后窝为主、侵犯到颅中窝的脑膜瘤。采用半坐位，标准的乙状窦后开颅显露横窦和乙状窦后缘，肿瘤的切除方向是从侧方指向中线方向。颅后窝肿瘤切除以后，手术指向颅中窝。保护好滑车神经，切除位于第Ⅶ、Ⅷ对脑神经以上和第Ⅴ对脑神经背外侧方向的内耳道上区的骨性组织，将 Meckel 腔侧壁切开，这样可以将三叉神经向侧方和中线方向游离，如果肿瘤没有侵犯海绵窦，作者认为可以用取瘤钳取出肿瘤。压迫血管的脑膜瘤可以完全取出，而侵犯血管部分的肿瘤术后行放疗。RISA 骨质磨除区域前方受三叉神经压迹、外侧受颈内动脉（ICA）和岩浅大神经（GSPN）和后方受内耳道（IAC）限制。尽管 RISA 是纯颅后窝入路，但通过切除内耳道上区的骨质，形成一条连接颅后窝和颅中窝，穿过 Meckel 腔的走廊。

一、背景

（一）枕下乙状窦后 - 内耳道上入路产生的背景

岩斜区肿瘤由于解剖位置深在，周围毗邻结构复杂，同时该区域肿瘤常骑跨颅中窝、颅后窝，呈哑铃形生长。切除起源于岩斜区、脑桥小脑三角并累及颅中窝、Meckel 腔及海绵窦后部肿瘤的入路选择较为棘手。此处肿瘤毗邻脑干、第Ⅲ～Ⅻ对脑神经、基底动脉、大脑后动脉、小脑上动脉等重要结构，手术难度和风险很大。术中常因显露欠佳或由于对其解剖结构不熟悉而导致术后并发症，病残率较高。20 世纪 80 至 90 年代，为了提高手术疗效，开始不断探索并尝试应用新的颅底外科手术入路。1985 年，Kawase 等报道了前颞下经岩经天幕入路，利用此入路治疗基底动脉瘤。该入路选择性经硬膜外切除内耳道内侧的岩锥。1991 年，Kawase 等报道采用 Kawase 入路（颞下经岩经天幕入路）切除 10 例岩斜区脑膜瘤，切除的范围包括限于三叉神经压迹之前、颈内动脉和岩浅大小神经侧方、内耳道之上的骨性组织，这就是所谓的 Kawase 入路。但 Kawase 入路的缺点是对以颅后窝为主同时侵犯颅中窝的病变的显露范围有限，因而全切除率低。

随着神经影像技术、显微神经外科和颅底外科技术的发展，岩斜区脑膜瘤的手术疗效近年来有了很大提高，涉及颅中窝、颅后窝的岩斜区肿瘤成功切除的报道日渐增多。针对岩斜区肿瘤，出现了较多的手术入路。以往采用乙状窦前经岩骨入路作为常用的颅底手术入路，在岩斜区脑膜瘤的手术治疗中显示了一定的优越性。但全切肿瘤而又能避免神经功能损伤，是一项艰巨的挑战。20 世纪末岩斜区脑膜瘤采用经乙状窦前入路或幕上下联合入路是最佳的手术入路选择，证明该入路可以明显增加手术显露，尤其是对斜坡和脑干腹侧的显露优于乙状窦后入路，减轻了对小脑牵拉，可同时处理中、后颅窝底病变，提高了肿瘤全切除率。乙状窦前入路无疑显露充分，有利于肿瘤全切，提高了肿瘤全切除率。但是，随着临床实践的不断深入，乙状窦前经岩骨入路也显露出手术时间过长、手术创伤大、操作复杂、术后并发症多、总体效果并不理想等缺点。其中，入路本身的并发症占了相当比例。主要有面神经和听神经功能的医源性损害、脑脊液漏、乙状窦栓塞、Labbé 静脉损害所致的颞叶静脉梗阻性出血和水肿等。Abdel-Aziz 等报道术后新增脑神经损伤的发生率高达 31%（11/35）。这些并发症一定程度上已经影响了岩斜区脑膜瘤的手术疗效，引起了神经外科界的高度重视和认真反思。

岩斜区脑膜瘤能否达到全切，能否获得满意的疗效，骨窗显露范围的大小并不是唯一的决定性因素。手术显露是增加了，但从本质上讲，这并不能显著降低肿瘤切除过程中内在的困难性。也就是说，采用扩大的颅底入路并不能明显改善手术结果，包括肿瘤切除程度和患者预后。相反，这种大型的入路、大范围的显露和大范围的肿瘤切除明显增加了严重术后并发症和神经功能障碍的发生率。岩斜区肿瘤的切除，肿瘤的生物学特性是十分重要的决定因素，很大程度上与肿瘤的质地、血供、肿瘤是否侵犯脑干表面的软脑膜、肿瘤与海绵窦的关系是浸润还是压迫、肿瘤与基底动脉及其分支的关系等密切相关，这些因素都将直接决定手术操作的难度。大部分肿瘤质地偏韧，血供丰富，有的内部尚有钙化；肿瘤较大时，多与脑神经粘连明显，增加了手术的难度和重要结构损伤的机会。事实上，当肿瘤巨大、质地偏硬、血供丰富、与周围血管和神经粘连紧密或侵犯海绵窦后部时，即便在采用乙状窦前入路或幕上下联合入路显露充分的情况下，亦难以做到全切除。术中肿瘤残留，常常是与脑干、脑神经、大血管和海绵窦关系密切的肿瘤部分，脑神经损伤也多因与肿瘤粘连明显，勉强分离所致。既往的研究亦表明，对于巨大型岩斜脑膜瘤，乙状窦前入路与枕下乙状窦后入路相比，在肿瘤切除率方面无明显优势，并发症却明显增加。Goel 认为理想的手术入路应该做到：①在最短的距离内，最直接显露病变；②手术视野要足够大；③要避免对脑组织过度或长时间的牵拉；④手术入路操作不能过多破坏正常解剖结构或影响脑神经、主要引流静脉的功能。

颞下－经岩前入路就是根据此原则，不断完善发展起来的，处理上岩斜区、海绵窦后区病变的新型入路。颞下入路到达岩斜区距离最短且垂直，但因岩骨的阻挡显露不良，人们一直致力于克服这个缺点。颅底外科手术入路的发展、对岩骨的切除，使得侵犯岩斜区及侵犯 Meckel 腔区病变的手术切除适应证逐步扩大。早在 1973 年，Morrison 和 King 就描述了经迷路岩骨切除加天幕切开术，之后又有许多学者报道了保护乙状窦的经岩骨入路。侧方入路的优点在于广阔的外科视野，多方位的切除和微小的脑牵拉。手术早期就可以处理供瘤血管。但主要的危险在于损伤内耳的结构，需将面神经、颞叶的牵拉。这种牵拉会增加对 Labbé 静脉的损伤的危险性且延长手术时间。

枕下乙状窦后入路可以有较宽的视野看到脑桥小脑三角和一侧下位斜坡后硬脑膜内结构，但是不易看到岩尖硬脑膜面、上部斜坡和小脑幕切迹。乙状窦后入路可以轻易地到达第Ⅴ、Ⅶ、Ⅷ对脑神经和第Ⅸ～Ⅻ对脑神经的硬脑膜内部分，也可以到达与神经相关的后循环动脉。乙状窦后入路可很快抵达肿瘤，且小脑可耐受一定的牵拉甚至切除，故较早应用于岩斜脑膜瘤的切除。但由于对岩尖、上斜坡和小脑幕切迹显露不佳，且术野深在，故随着颅底外科的发展和对肿瘤全切除的追求，该入路一度居于非常次要的地位。近年来随着显微外科、影像学、手术器械和辅助治疗技术的发展，特别是通过对 10 余年来岩斜脑膜瘤治疗效果的总结，人们发现过于追求肿瘤全切除非但不能提高患者的生存质量，反而常导致相反的结果，而肿瘤的次全切除辅以放疗在总体疗效上不亚于前者，故乙状窦后入路重新获得认可，应用逐渐增多。但是，肿瘤残留容易导致复发，且放疗存在一定的局限性和并发症，故在确保安全的前提下尽可能提高肿瘤切除率仍然是目前的手术原则。尽管采用乙状窦后入路也可以做到岩斜脑膜瘤的全切除，但该入路的局限性显而易见。比如对延伸到中颅底的肿瘤，该入路因无法显露而难以切除。为了既能良好地显露此区域的肿瘤，又能减少创伤和并发症，迫使临床医生研发一种有效、微创的手术入路。

和乙状窦前经岩骨入路相比，乙状窦后入路更为神经外科医生所熟悉，它具有操作简单、省时、微创等特点，无须显露岩骨内部结构，如半规管、面神经管等。经适当改良可以用来处理延伸到颅中窝、下斜坡和枕大孔腹侧的肿瘤。因此，对于大型岩斜区肿瘤，不应盲目热衷于经岩骨入路。由于岩斜区肿瘤种类的多样性、生长方式的复杂性及其周围结构的重要性，使得在处理岩斜区病变时，手术入路的选择十分重要，这不仅直接影响到肿瘤的切除程度，而且也影响手术预后。岩斜区肿瘤常同时涉及颅中、后窝，向前侵犯颅中窝底、Meckel 腔等区域。目前在对待手术入路的选择上，各家看法不一。借助详尽的影像学资料，采用传统、简单、微创的枕下乙状窦后入路，结合一些新的技术改良，熟练地应用显微外科技术和器械，以处理岩斜区肿瘤，可获得满意的手术效果。

岩斜区肿瘤常常骑跨颅中窝、颅后窝生长，传统的枕下乙状窦后入路很难达到颅中窝，故岩斜区肿瘤的颅中窝部分常常残留。冯东侠等，应用枕下乙状窦后入路处理岩斜区脑膜瘤，其肿瘤全切除率仅为 60%（9 例），而手术后新增脑神经损害则为 40%（6 例）。从病理解剖的角度分析，大型岩斜区肿瘤一般均已造成严重的脑干挤压变形，肿瘤的生长从横向上扩大了脑干和岩锥背侧之间的狭窄间隙，从纵向上扩大了脑干和天幕间的间隙。肿瘤越大，肿瘤自身创造的这种空间越大。肿瘤本身就提供了很好的手术空间，可避免或减轻对小脑、脑干的牵拉。因此，过多地磨除岩骨来增加显露是不必要的。随着肿瘤由外向内的逐步切除，肿瘤的体积逐步缩减，一般不需要过重地牵拉小脑和脑干就能够到达斜坡。同样，肿瘤向上生长顶起天幕，产生的空间也利于手术到达天幕裂孔。充分利用“肿瘤自身的占位空间”来切除肿瘤是应用乙状窦后入路的理论依据，这一点已得到了临床实践的证实。事实上，当肿瘤巨大、质地偏硬、血供丰富、与周围血管神经粘连明显或侵犯海绵窦后部时，即便在采用乙状窦前 / 联合入路显露充分的情况下，亦难以做到全切除。

1983 年，Samii 等在首先采用改良后的乙状窦后入路切除岩斜区肿瘤，即在常规乙状窦后入路的基础上经硬脑膜内切除内耳道前上方的骨质，磨除范围包括内耳道上方、岩尖后部。Samii 采用该入路切除 12 例岩斜区脑膜瘤，全切率达 75%，次全切除率达 17%，无严重并发症，远期疗效亦令人满意。1995 年，Cheung 等使用类似的方法切除哑铃形生长的三叉神经鞘瘤，均取得了成功。乙状窦后 – 内耳道上入路是乙状窦后入路的扩展。Seoane 等报道术中若将内耳道上结节及其周围骨质磨除，可增加三叉神经腔的显露范围（约 10.5mm），并获得三叉神经后根的外侧和下方约 180° 视角。同时，将三叉神经移位后，桥前池、Meckel 腔内侧壁、海绵窦后壁下部的显露较前改善，获得的手术通道使三叉神经后根和三叉神经腔的显露范围向前明显扩大，操作空间增大，借此可显露并进入颅中窝的后部。当颅后窝的瘤体切除后，幕上肿瘤部分可经“扩大的”天幕裂孔或调整显微镜投照角度改善幕上结构的显露；对于天幕 – 三叉神经夹角较小，海绵窦后壁上部仍然因天幕的遮挡而显露欠佳者。可切开天幕，使天幕上方的死角明显缩小，海绵窦后壁上部的显露显著改善。至 21 世纪初，枕下 – 乙状窦后入路又重新占据了主导地位。这种变化趋势绝对不是简单的重复，而是符合事物发展的螺旋式上升的发展规律，是一种进步，同时也指明了颅底外科的发展方向。即在手术入路的选择上，逐渐向简单化、微创化、单一方向发展。对于适应证明确的病例，乙状窦后 – 内耳道上入路在总体疗效上优于乙状窦前或幕上下联合入路。

（二）枕下乙状窦后 – 内耳道上入路应用的理论依据

累及颅后窝以及 Meckel 腔、颅中窝的肿瘤有神经鞘瘤、脑膜瘤、皮样囊肿、骨软骨瘤、骨软骨肉瘤、血管网状细胞瘤等。其中以脑膜瘤和三叉神经鞘瘤最为普遍。对该类肿瘤，人们设计了许多手术入路。1892 年，Hartley 报道了颞下硬膜外入路对 Meckel 腔的外科手术。Cushing 和 Eisenhardt 等认为对于肿瘤主要位于颅后窝者，应采用经乙状窦后入路；而主要位于颅中窝者采用经颞下入路。Naffziger 和 Fay 将上述手术入路联合运用，即经颞下入路从上方切开天幕或经乙状窦后入路从下方切开天幕，取得了一定的治疗效果。但是这些入路不能全切该类肿瘤。近年来，改良或改进了许多颅底手术入路，包括从前方切除岩骨的经岩骨入路和扩大硬膜外经颅中窝入路、乙状窦前入路。但是扩大硬膜外经颅中窝入路适用于以颅中窝为主并侵犯到颅后窝的肿瘤，对以颅后窝生长为主同时侵犯颅中窝者不适用。经迷路入路手术野小，对肿瘤较大者不适用，同时该入路需要显露并牵拉乙状窦，对乙状窦的操作太多。有些学者采用两期手术切除病灶。乙状窦前入路的优点是显露范围大，可多角度切除肿瘤；缺点是创伤大、并发症多。上述手术入路的缺点是要么做联合切口增加创伤，要么分期手术，给患者增加经济和心理负担。

目前，国内外关于采用乙状窦后入路处理岩斜区病变的解剖与临床报道日益增多，岩斜区的临床断层解剖学研究，亦为临床手术设计和应用提供了一个新的视角和方法。20 世纪 90 年代广泛应用的扩大颅底手术入路，手术显露增加了，但从本质上讲，这并不能显著降低肿瘤切除过程中内在的困难性。在某种程度上，肿瘤的生物学特性是十分重要的决定因素。这包括肿瘤的质地，肿瘤是否侵犯脑干表面的软脑膜、肿瘤与海绵窦的关系是浸润还是压迫、肿瘤与基底动脉及其分支的关系等，都将直接决定手术操作的难度，影响手术的预后。越来越多的临床经验显示，岩斜区脑膜瘤能否达到全切除，能否获得满意的疗效，骨窗显露范围的大小并不是唯一的决定性因素。乙状窦后入路创伤较小，可广泛显露脑桥小脑三角和同侧中、下岩斜区域的硬膜内结构。采用乙状窦后入路从后方显露脑桥小脑三角时，对岩尖、上岩斜区和天幕切迹以上的区域显露欠佳或难以显露，特别是向颅中窝生长的岩斜区肿瘤，乙状窦后入路则难以全切除向颅中窝生长的病变，突出的内耳道上结节除了阻碍颅中窝底的显露之外，尚可遮挡部分桥前池，对岩尖、上岩斜区和天幕切迹以上的区域以及枕大孔区显露欠佳或难以显露，仅能观测到部分三叉神经后根，故此入路仅适于局限于肿瘤在颅后窝的中上岩斜区的手术。若要采用传统的乙状窦后入路，处理突向颅中窝底的肿瘤则难以显露和全切除肿瘤，势必造成术后残留和复发。

采用乙状窦后入路从后方显露脑桥小脑三角时，由于内耳道上结节的阻挡，仅能观测到部分三叉神经后根。术中若将内耳道上结节及其周围骨质磨除可增加三叉神经腔的显露范围（约 10.5mm），并获得三叉神经后根的外侧和下方约 180° 视角。同时，将三叉神经移位后，桥前池、Meckel 腔内侧壁、海绵窦后壁下部的显露较前改善，获得的手术通道使三叉神经后根和三叉神经腔的显露范围向前明显扩大，操作空间增大，借此可显露并进入颅中窝的后部。当颅后窝的瘤体切除后，幕上肿瘤部分可经“扩大的”天幕裂孔或调整显微镜投照角度改善幕上结构的显露；亦可切开天幕，使天幕上方的死角明显缩小，海绵窦后壁上部的显露显著改善。因此，乙状窦后 – 内耳道上入路在一定程度上弥补了单纯乙状窦后入路的不足。通过磨除内耳道上方的岩骨，可显露并切除颅中窝底的小部分肿瘤，提高了肿瘤全切率。

主体在颅后窝的岩斜区脑膜瘤，除可经 Meckel 腔累及颅中窝底外，尚可侵犯海绵窦后部，并通过天幕裂孔延伸至幕上。乙状窦后入路对岩尖、上岩斜区和天幕切迹以上的区域显露欠佳或难以显露，特别是向颅中窝生长的岩斜区肿瘤，乙状窦后入路则难以全切除向颅中窝生长的病变，这是改良乙状窦后入路的理论基础。为避免上述手术入路的不足，人们试图设计单一手术入路一期手术完全切除病灶。1983 年，Samii 等对传统乙状窦后入路进行改良，处理同时侵犯颅中窝和颅后窝的肿瘤，首先提出经乙状窦后 – 内耳道上结节入路，包括乙状窦后入路加内耳道上区的岩骨切除。先采用乙状窦后入路的开颅技术，然后切除了位于第Ⅴ对脑神经和第Ⅶ、Ⅷ对脑神经之间的内耳道上结节和岩尖，切除的范围包括内耳道上区和岩尖后部岩骨。这样就增加了三叉神经的显露范围和可移动性，并可以通过切开天幕而显露颅中窝区域的肿瘤。适用于主体在颅后窝、小部分经 Meckel 腔累及颅中窝底的岩斜区肿瘤，其远期疗效令人满意。1995 年，Cheung 等采用类似的方法切除一例哑铃形三叉神经鞘瘤，亦取得满意效果。1999 年，Seoane 等描述了内耳道上入路的显微外科应用解剖，并描述了其重要的神经血管和骨性解剖标志点。乙状窦后经内耳道上入路可以使一期、单一入路手术全切除以颅后窝病变为主并侵犯到颅中窝的脑膜瘤，三叉神经鞘瘤成为可能。

由于该区域肿瘤常挤压 Meckel 腔周围的骨性组织，使颅中窝和颅后窝之间产生了一个巨大的自然腔隙，磨除 Meckel 腔侧方和后方的骨性组织就可以进入这个间隙。2000 年，Samii 等报道了采用该入路切除以颅后窝为主，同时侵犯颅中窝的岩斜区脑膜瘤患者 12 例，手术全切除率达 75%，次全切除达 83.3%，取得了良好的治疗效果。认为通过该入路切除岩斜脑膜瘤，避免了岩骨的广泛磨除及对幕上脑组织的牵拉，降低了手术并发症。该手术入路的最大磨除范围长为 10.26mm ± 1.47mm，宽 9.54mm ± 1.64mm。内耳道上结节磨除、三叉神经移位后，桥前池、Meckel 腔内侧壁、海绵窦后壁下部的显露明显改善，操作空间增大。该手术入路具有入路操作简单、解剖结构熟悉、手术副损伤小等优点。因此，对于适应证明确的病例，乙状窦后 – 内耳道上入路在肿瘤切除率上优于乙状窦后入路，完全可以胜任对肿瘤全切的需要，而避免大范围显露以及同时行幕上开颅所带来的风险。当颅后窝的瘤体切除后，幕上的肿瘤部分可经“扩大的”天幕裂孔或调整显微镜投照角度改善幕上结构的显露；对于天幕 – 三叉神经夹角较小，海绵窦后壁上部仍然因天幕的遮挡而显露不佳者，可切开天幕，使天幕上方的死角明显缩小，海绵窦后壁上部的显露显著改善。因此，对于同时累及颅中窝和颅后窝而肿瘤的主体位于颅后窝的岩斜区肿瘤来说，枕下乙状窦后 – 内耳道上入路不失为一种很好的手术入路。

采用枕下乙状窦后 – 内耳道上入路处理岩斜区脑膜瘤，其目的在于减少创伤的同时力求全切除颅中窝和颅后窝的肿瘤，提高疗效和生存质量。在神经导航的定位和引导下，从三叉神经和面听神经之间磨开内耳道上结节和岩尖部，充分扩大岩骨切除的范围，而同时又能避免毗邻结构的损伤，达到最大限度地对颅中窝底和上斜坡的显露，包括岩下窦和展神经的显露。颅中窝显露范围的增加使对颅中窝和上斜坡手术操作的自由度得到较大提高。但此处骨性结构的磨除需要娴熟、过硬的磨钻使用技巧，并尽量使用金刚钻。骨性磨除方向是向下向侧方，下方只需将内耳道前壁和上壁轮廓化。由于该入路改进与应用时间不长，对内耳道上方及周围骨质磨除的描述不尽相同，对可磨除的最大范围，磨除过程中与岩尖、内耳重要结构的位置关系均未明确量化，仅凭术者的经验与手感。因此，术中如何避免损伤正常结构缺乏明确的理论依据。采用乙状窦后经内耳道上入路治疗以颅后窝为主，同时侵犯颅中窝病变的全切率目前尚未令人满意，全切率仅为 75% 左右，Samii 报道有部分肿瘤是用取瘤钳拉出来的。以 Samii 教授高超的手术技巧，手术全切除率尚如此，可见全切率低的原因不是手术技术所致，而是在于该手术入路仅仅切除内耳道上结节和三叉神经下方的岩尖，骨质切除过程中担心其毗邻的三叉神经和展神经及 C_5 段的损伤；同时，岩骨骨性切除范围有限，不能达到充分的岩骨扩大切除，对颅中窝和上斜坡的显露范围依然有限。其次是该区域深在，手术入路对颅中窝显露不充分，手术器械的操作自由度小。

二、内耳道上结节及其毗邻结构的解剖关系

切开脑桥小脑三角池蛛网膜后，即见Ⅶ、Ⅷ对脑神经、小脑下前动脉及其分支迷路动脉。岩静脉位于Ⅶ、Ⅷ对脑神经的前上方，Meckel 腔后方，引流脑干和小脑前部的血液入岩上窦。其深面为三叉神经后根，行向前外入 Meckel 腔。内耳道上结节是内耳道前上方、三叉神经下后方的岩嵴，前内方为颈内动脉沟，毗邻颈内动脉 C_5 段和展神经，内侧为岩尖，前外侧为颈内动脉管，毗邻颈内动脉 C_6 段，后外侧为弓状隆起，与半规管仅数毫米之隔。前、后界分别为经三叉神经切迹前缘、内耳道后缘的岩嵴垂直线，上、下界分别为岩嵴和内耳道。自中颅底观察，三叉神经压迹位于内耳道上结节上、内方，压迹上方为 Meckel 腔。从颅后窝观察，内耳道上结节恰位于 Meckel 腔和颅后窝之间，将其去除后可达 Meckel 腔底部。此即乙状窦后 – 内耳道上入路的解剖学基础。在枕下乙状窦后 – 内耳道上入路中，该结节的磨除须在脑干、面听神经和三叉神经之间狭小的空间内进行，该间隙内尚有小脑下前动脉和岩静脉。

（一）骨性结构

1. 内耳道上结节的解剖 颞骨的后面观为三角形，上边是岩骨嵴，下边和内边是蝶岩缝和岩枕缝，外边是乙状窦沟。颞骨后面的结构由外向内包括外下方的前庭导水管开口、外上的弓状隆起下窝和内耳道开口及内侧的岩骨尖。构成内耳道口上缘的颞骨后侧部分为一骨性隆起，称为内耳道上结节。内耳道上结节是位于岩骨后表面的一个骨性突起，形成内耳道的上壁。Meckel 腔（MC）、三叉神经和小脑上动脉（SCA）位于内耳道上结节的内侧和上方。这个突出物阻碍了进入 Meckel 腔的三叉神经外侧缘和三叉神经下方和内侧的部分脑池和斜坡。结节下方是内耳道，上方是岩骨嵴，外侧是半规管的内侧边界，内侧是三叉神经切迹的内侧缘，这是位于 Meckel 腔下方的岩骨嵴的凹陷。三叉神

经池段穿过内耳道上结节内侧的蛛网膜下腔进入 Meckel 腔。

从乙状窦后入路，内耳道上结节阻塞三叉神经根 Meckel 腔段的显露。磨除这个区域的骨质可以进入 Meckel 腔，并在三叉神经后根外侧和下表面周围打开一个 180° 的窗口，这也可以用来进入颅中窝的后部。在乙状窦后 – 内耳道上入路中，内耳道上结节阻挡了进入三叉神经外侧、脑桥前池及外侧斜坡的手术通道。内耳道上结节是内耳道口前上方、三叉神经后下方的岩嵴，也是内耳道口周围最明显的骨性隆起。内耳道上结节多突出于三叉神经和第Ⅶ、Ⅷ对脑神经之间，受其遮挡，Meckel 腔和部分桥前池难以显露。内耳道上结节最突出的部分是结节的后部，位于内耳道口的上方。内耳道上结节前邻颈内动脉 C_5 段和展神经，外侧毗邻颈内动脉 C_6 段，后与半规管仅数毫米之隔。内耳道上结节的内上方、颅中窝底的后内侧是三叉神经腔的凹陷部分，内有三叉神经后根通过。隆起的最高点与三叉神经压迹外缘的距离平均为 10.2mm（6.8～14.2mm），内耳道上结节由内到外的宽度平均 10.7mm（7.2～12.7mm），由上至下的直径平均 5.0mm（4.2～7.3mm），平均高度 3.8mm（2.8～5.2mm）。乙状窦后入路时，该结节阻挡了进入三叉神经外侧、脑桥前池及外侧斜坡的手术通道。结节的内上方、颅中窝底的后内侧是三叉神经腔的凹陷部分，内有三叉神经后根通过。内耳道上结节是侧方显露 Meckel 腔的主要视角障碍物。该结节的磨除需在脑干、面神经、听神经和三叉神经之间狭小的空间内进行，该间隙内尚有小脑下前动脉和岩上静脉。

(1) 内耳道上结节的大小。作者测量该结节的宽度为 10.2mm ± 1.4mm，内耳道上结节的高度为 4.8mm ± 0.6mm，内耳道上结节的突出度为 3.7mm ± 0.4mm，两内耳道上结节的间距为 47.1mm ± 2.8mm，岩尖至内耳道上结节最凸处的距离为 18.3mm ± 1.8mm，后床突至内耳道上结节最凸处的距离为 26.8mm ± 2.0mm，内耳道上结节最凸处至三叉神经切迹前缘的间距为 14.9mm ± 2.1mm。

(2) 内耳道上结节扩大磨除后显露。岩骨后表面呈三角形，正对脑桥小脑三角，基底位于外侧而岩尖位于内侧。该三角形上方是岩骨嵴，内下方的蝶岩裂和岩枕裂，外侧是乙状窦沟。内耳道上结节是指内耳道上唇最突出的骨性隆起，其下方是内耳道，上方是岩骨嵴，外缘至内耳道后缘的垂线，内缘至三叉神经压迹的外缘。内耳道上结节毗邻结构包括后方的小脑，下方的面神经与听神经，内上方的三叉神经及内侧的展神经。该结节前内上方的 Meckel 腔，相当于颅中窝底的后内侧部分，Meckel 腔通过三叉神经根孔与脑桥小脑角池相沟通。即三叉神经根孔是颅后窝肿瘤侵入 Meckel 腔，向颅中窝生长的解剖学基础。

内耳道上结节磨除后，可显露 Meckel 腔底部及其外侧的小部分颞底硬膜，显露颅中窝底的结构。切开 Meckel 腔底部硬膜，可见其内的三叉神经三角部及小部分三叉神经节。三叉神经后根向下方移位后，可显露被遮挡的部分桥前池。抬起三叉神经节底部的硬膜，可扩大显露颅中窝底结构。向颅中窝底外侧分离硬膜，直视下可达颈内动脉 C_6 段表面。由于标本上三叉神经节与颅中窝底骨质的间隙狭小，且颅后窝操作空间、角度、器械受限，故颅中窝底显露的范围有限。将内耳道上结节磨除、三叉神经向下方移位后，Meckel 腔内侧壁（海绵窦后外侧壁）、海绵窦后壁下部的显露普遍较前改善，但对于天幕 – 三叉神经夹角较小者，海绵窦后壁上部仍然因天幕的遮挡而显露不佳。尽管可通过调整显微镜投照角度，改善海绵窦后壁的显露，但小脑的牵拉随之加重，且操作空间亦相应减小。此时若切开天幕，上抬颞叶可使天幕上方的死角明显缩小，海绵窦后壁上部的显露显著改善。同时，原为天幕遮挡的血管神经结构亦多可显露。

(3) 内耳道上结节、岩尖可磨除的范围。从弓下窝至 Meckel 腔开口下方的三叉神经压迹的前侧缘处，平均距离是 15.4mm ± 1.6mm（12.6～17.5mm），内耳道上结节的左右径为平均距离是 10.2mm ± 1.4mm（7.5～12.8mm），内耳道上结节的高度是 4.8mm ± 0.6mm（3.9～6.5mm），内耳道上结节的突出度为 3.7mm ± 0.4mm。在神经导航引导下，经乙状窦后入路可将其左右径（中线一侧方径）及前后径（突出度）基本全部切除，而为了不损伤三叉神经、面神经和听神经，其高度不能完全切除，术后剩余高度是 1.3mm ± 0.3mm（0.9～1.7mm）。岩尖的磨除范围是：上至 Meckel 腔下方，下至岩斜裂，以及岩下窦之前的岩斜裂缘骨性结构（表 13-1）。在神经导航的引导下，内耳

表 13–1　内耳道上结节、岩尖的切除范围

	内耳道上结节		岩　尖	
	大小（mm）	磨除范围（mm）	大小（mm）	磨除范围（mm）
左右径	10.2 ± 1.4	10.1 ± 1.3	14.7 ± 1.1	11.5 ± 1.2
前后径	3.7 ± 0.4	3.7 ± 0.4	10.8 ± 0.9	5.3 ± 0.7
高度	4.8 ± 0.6	3.5 ± 0.5	9.2 ± 0.4	3.1 ± 0.5

道上结节和岩尖的扩大磨除后，骨质达到充分磨除。且 CT 扫描检查无一侧骨窗后部达耳蜗，CT 冠状位显示骨窗与 C_6 之间相隔厚度不等的骨质。向前外侧磨除内耳道上结节是安全的，其原因在于面神经和听神经限制了骨质向颅中窝底外侧的进一步磨除。

内耳道上结节是内耳道口周围最明显的骨性隆起。它阻挡了乙状窦后入路对三叉神经外侧缘和三叉神经内侧桥前池的显露。结节的上方和内侧、颅中窝底的后内侧是三叉神经腔的凹陷部为三叉神经后根所在。围绕和阻碍到达内耳道上结节的神经结构包括后面的小脑，下方的面神经和听神经，上方和内侧的三叉神经，内侧的展神经。小脑脑桥池开口进入三叉神经 Meckel 腔。内耳道上结节磨除后，磨除可以延伸至三叉神经 Meckel 腔下方的岩斜裂边缘、岩下窦的前方和展神经的外侧。切除此区的骨质可以提供围绕三叉神经周围 Meckel 腔后平均 10.3mm 的显露，显露三叉神经后根的外侧面和下面 180° 的视窗，可用于进入颅中窝的后部。内耳道上结节外侧面骨质的磨除，应避免损伤后半规管和后半规管与前半规管的总脚；结节内侧的骨质磨除，可由岩尖扩展到斜坡的侧方。

2. 内耳道的解剖　内耳道位于岩骨内侧面中央，前窄浅后宽深，后缘锐利、前缘平坦。内耳道的平均直径 4mm，平均长度 9mm，但变异较大。硬脑膜贴于内耳道骨壁，向外逐渐变薄且平整。内耳道内的神经被蛛网膜包裹，面神经外的蛛网膜一直延伸至膝状神经节。因此，内耳道内的神经是被脑脊液所包围。在内耳道内，面神经位于前上部，耳蜗神经位于前下方，前庭神经进入内耳道口处分为上下 2 支，占据内耳道的后半部分。作者对乙状窦后 – 内耳道上入路的相关骨性结构之间的关系进行了测量（表 13–2）。内耳道口的平均宽度为 7.5mm，内耳道口的平均高度为 5.6mm。两内耳道口间距（后唇）平均为 54.4mm。内耳道长度平均为 10.3mm ± 1.5mm，宽约 4.3mm ± 0.8mm。

3. 解剖定位

(1) 骨窗的定位。皮瓣的定位准确与否，直接影响骨窗的定位，而骨窗的定位关系到手术能否顺利进行。乙状窦后入路骨窗定位应尽量靠近乙状窦后缘和横窦下缘，以缩短手术入路的距离，便于手术操作。骨窗的定位应遵循安全准确、简便实用的原则。乙状窦投影位于顶切迹至乳突尖连线，其连线中点是乙状窦垂直部中点，颧弓根上缘向后与枕骨粗隆的连线的后 1/2 相当于横窦，这两条线交汇点相当于横窦和乙状窦的交汇点（图 13–1）。顶切迹至乳突尖连线又是乳突嵴最隆起的部位，体表易摸到，是重要的体表标志。骨窗的定位则在皮瓣范围内，因而在皮瓣的范围内易于限制骨窗显露的范围，又可以满足手术所需的上达横窦下缘、前达乙状窦后缘的要求，而不显露颅中窝及乳突区造成不必要的损伤。作者测得乙状窦和横窦的交界点的内下缘位于星点前外侧方 9.7mm ± 1.2mm 处，星点与横窦的垂直距离为 2.6～3.4mm。马常升等报道自乳突尖垂直向上 22mm 做一条平行于颧弓的直线为骨窗的“上警戒线”，在该线下操作不至于损伤横

表 13–2　与入路相关的骨性结构之间的距离

测量值	均值 ± 标准差（mm）	范　围（mm）
三叉神经切迹前缘 – 岩尖	4.1 ± 1.5	2.5～6.1
三叉神经切迹前缘 – 颈内动脉沟后壁	5.5 ± 1.8	2.7～8.4
三叉神经切迹前缘 – 颈内动脉管内壁	8.2 ± 1.9	5.1～11.2
三叉神经切迹前缘 – 后床突	16.1 ± 2.5	12.5～19.1
三叉神经切迹前缘 – 内耳道上结节	12.7 ± 2.1	8.7～16.5
颈静脉结节间距	23.2 ± 3.1	19.5～27.5
岩尖 –C_5 间距	4.6 ± 1.1	3.3～6.0
星点处横窦沟宽度	8.4 ± 1.6	5.9～11.7

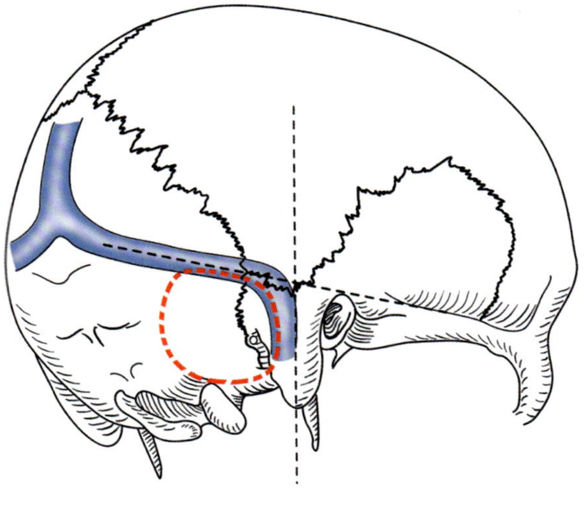

▲ 图 13-1　乙状窦和横窦的重要骨性标志

窦，以下颌窝的外缘中点水平向后 5mm 做一垂直线，即为骨窗的“前警戒线”，在该线以后手术则不至于损伤乙状窦。但该“警戒线”术中不易定位，没有充分利用横窦、乙状窦的解剖学特点即横窦前端稍高和移行处为一弧形、乙状窦由上向下逐渐向前的特点。陈合新等报道的骨窗定位方法为：在骨性外耳道下极向后引一平行颧弓的直线，在距离外耳道下极 4.35cm 的点为圆心，以骨窗常规大小 2.5～3.0cm 的一半为半径所画的圆作为骨窗的位置更为合适，但仍不利于临床术中操作。

(2) 横窦和乙状窦的体表定位。颧突根、星点和枕外粗隆在同一条连长线上，横窦正好位于连线的后部，相当于上项线。此连线与鳞部的顶乳缝交汇点，再与乳突尖的连线，即相当于乙状窦的位置。

(3) 内耳道的定位。归纳起来可分为两类：①以颅中窝底的解剖结构为标志定位内耳道，其中又分为以面神经管裂孔和岩浅大神经标志法定位，即 House 法；以弓状隆起下方的前半规管标志法定位；根据面神经管裂孔与弓状隆起联合标志法定位；以颞骨鳞部颅内对应点、棘孔和弓状隆起三种解剖结构联合标志法定位。②以颅外解剖结构为标志定位内耳道。Catalano 等指出颧弓根点、锤骨头、内耳道的垂直嵴三点在一条直线上，颧弓根点距锤骨头平均 18mm，沿此线再内行 7～8mm 即为内耳道的垂直嵴，向下磨除骨质便可进入内耳道。Kobayashi 等利用光照亮外耳道，在颅中窝可以看到最亮的鼓室上隐窝，并结合面神经管裂孔和弓状隆起来定位内耳道。

（二）脑神经的显微解剖

位于内耳道上结节周围并限制接近到该处的神经结构，包括位于后方的小脑、下方的面神经和听神经、内上方的三叉神经和内侧的展神经。面神经和听神经束起于脑桥延髓交界的桥延沟，向外侧通过脑桥小脑三角进入内耳道。第Ⅷ对脑神经起源于桥延沟的外侧部分，第Ⅶ对脑神经起源于桥延沟的内侧部，两神经在桥延沟处相差 2～3mm。第Ⅶ、Ⅷ对脑神经在向内耳道口走行时逐渐靠拢。面神经和听神经的下方为后组脑神经的第Ⅸ～Ⅺ对脑神经。与听神经最近的后组脑神经是第Ⅸ对脑神经，其根部与听神经束相接触。三叉神经的根位于面听神经束的上方约 8mm，运动根较细，位于感觉根的上内侧。展神经起源于桥延沟内侧，延髓前锥体的上方，向上内再向前外侧走行。

（三）血管结构

1. 后海绵窦　海绵窦后部位于岩尖、斜坡交界区，由四边构成，上边为后岩床韧带（皱襞），下边位于岩斜裂的上缘，内侧边为鞍背外缘，外侧边位于 Meckel 腔开口的内侧。展神经在海绵窦后壁下缘穿入硬膜，经蝶岩韧带下方入海绵窦。Meckel 腔与海绵窦后部关系密切，进入 Meckel 腔的肿瘤可进而侵犯海绵窦后部。Rhoton 将海绵窦后部和相关的岩尖结构分为两个三角，即外下斜坡旁三角和内下斜坡旁三角。外下斜坡旁三角位于岩尖的内侧面，其内侧边为滑车神经和展神经硬膜入口的连线，上边为滑车神经硬膜入口和 Meckel 腔外侧第一条岩静脉入岩上窦处的连线，下边为展神经硬膜入口和 Meckel 腔外侧第一条岩静脉入岩上窦处的连线。Meckel 腔开口恰位于该三角的中心。内下斜坡旁三角的上边为滑车神经硬膜入口和后床突的连线，内侧边为展神经硬膜入口和后床突的连线，外侧边为外下斜坡旁三角的内侧边。

2. 小脑上动脉　小脑上动脉在大脑后动脉分叉处的下方发自基底动脉，行于动眼神经的下方，在天幕缘的下方、三叉神经后根的上方绕行中脑。

3. 小脑下前动脉　小脑下前动脉（AICA）绕行脑桥，可穿过面神经、听神经的下方、上方或者两者之间，在到达小脑半球前，也可能与脑神经一起呈襻状进入内耳道。

(1) AICA 的分支。小脑下前动脉也可是双主干或三主干共同起源于基底动脉。其邻近面神经和听神经的分支有：①内听动脉，供应面神经和听神经及邻近结构；②回返穿通动脉，先进入内耳道，再返向内侧，供应脑干的一部分；③弓下动脉，进入弓下窝。小脑下前动脉多从面神经和听神经的下方或之间走行，也可从其上方走行。由于其走行于神经的不同位置，因而小脑下前动脉可被肿瘤推向下方、前方或推向上方。

(2) AICA 与面神经和听神经的位置关系。小脑下前动脉与第Ⅶ、Ⅷ对脑神经的关系较为复杂，共有 4 种关系：①小脑下前动脉在面听神经处形成一襻，此襻将面听神经环绕，血管位于面听神经的背侧；54% 的 AICA 形成血管襻，到达或伸入内耳道的开口。②小脑下前动脉穿行于面神经和听神经间。③小脑下前动脉行于面神经和听神经的腹侧并压于面神经和听神经根上。④小脑下前动脉行于面神经和听神经的背侧。

(3) 小脑下前动脉分段。小脑下前动脉分为脑桥前段、脑桥外侧段、小脑外侧间裂段和皮质段 4 段。

4. 岩上静脉　岩静脉又名 Dandy 静脉，按汇入岩上窦和岩下窦位置的不同称为岩上静脉或岩下静脉，其本质均为颅后窝的桥静脉。临床上常说的岩静脉一般均指岩上静脉，这是脑桥小脑三角手术中最常遇到的一组桥静脉。该岩静脉引流脑干和小脑前外侧的血液回流，绝大多数在内耳道上结节的上方、三叉神经的外侧注入岩上窦。在磨除内耳道上结节以显露三叉神经腔和颅中窝后部前常需有效地保护或处理。

岩上静脉的分支构成了幕下最大的静脉通道之一，岩上静脉复合体（SPVC）是进入颅后窝时最常见的静脉结构。SPVC 在距 Meckel 腔中点 1cm 范围内注入岩上窦。Tanriover（2007）根据 SPVC 的位置和与 Meckel 腔、内耳道之间的关系将其引流方式分为 3 型：①Ⅰ型：SPVC 在位于内耳道上方和外侧汇入 SPS；②Ⅱ型：最常见的类型，在 Meckel 腔的三叉神经外侧界和内耳道的面神经内侧界之间汇入 SPS，大约在 13mm 的范围内；③Ⅲ型：在 Meckel 腔上方或内侧汇入 SPS。颞下经天幕入路的理想 SPVC 似乎是Ⅰ型。

在Ⅲ型 SPVC 和位于 Meckel 腔附近的Ⅱ型 SPVC 中，颞下经天幕入路的操作空间明显受限。相比之下，乙状窦后入路的理想 SPVC 类型是Ⅲ型，并且必须在大多数Ⅰ型和Ⅱ型病例中将 SPVC 分为两类，以便沿着 Meckel 腔和颅中窝硬脑膜获得满意的手术显露。在颞下经天幕入路，Ⅰ型 SPVC 患者，可以通过颞下经幕内入路很容易进入脚间池和桥前池。Ⅲ型 SPVC 和Ⅱ型 SPVC 在 Meckel 腔三叉神经外侧界 1cm 范围内进入 SPVC，颞下经天幕入路岩骨前切除术的操作空间量明显受限，都需要对 SPVC 进行分离，以便沿着天幕获得足够的操作空间进入脚间池和桥前池。

磨除内耳道上结节并沿 Meckel 腔获得宽广工作区的最佳手术显露是Ⅲ型 SPVC 的病例，这是最不常见的引流方式。这种类型的引流模式可以在不离断静脉复合物的情况下，安全地磨除内耳道内区和内后道后壁，而在Ⅰ型和大多数Ⅱ型 SPVC 几乎不可能保存静脉复合体。在乙状窦后 – 内耳道上入路，约 90% 的病例需要将 SPVC 分为分开或离断，以获得沿 Meckel 腔和颅中窝硬脑膜的满意手术显露。

（四）膜性结构

岩斜韧带起自鞍背的下侧缘至岩骨处，形成 Dorello 管的顶。颅中窝底硬膜在三叉神经压迹处分为两层，形成 Meckel 腔，经三叉神经根孔与颅后窝相通。其内侧壁分隔三叉神经与颈内动脉海绵窦段。将三叉神经移位后，切开 Meckel 腔内侧壁，与 Parkinson 三角连成一体，可使自后方进入海绵窦的视野明显扩大。

Meckel 腔开口的平均宽度为 8.3mm，两侧 Meckel 腔间距为 24.5mm，Meckel 腔开口的高度为 5.0mm，三叉神经节宽度、长度和厚度分别为 11.1mm ± 1.9mm、13.8mm ± 1.7mm、3.2mm ± 0.6mm（表 13–3）。

（五）乙状窦后 – 内耳道上入路的显露范围

1. 骨窗的大小　内耳道上结节阻碍颅中窝底的显露，突出的内耳道上结节尚可遮挡部分桥前池。从颅后窝观察，内耳道上结节恰位于 Meckel 腔和颅后窝之间，将其去除后可达 Meckel 腔底部。作者在神经导航的引导下，通过内耳道上结节和岩尖的扩大磨除，颅中窝底骨窗呈菱形。磨除内耳道上结节后，颅中窝底骨窗的大小平均

表 13-3　三叉神经节的测量（均数 ± 标准差，mm）

项　目	平　均	范　围
Meckel 腔开口宽度	8.3 ± 1.2	6.5～9.8
两侧 Meckel 腔间距	24.5 ± 2.3	21.4～28.2
Meckel 腔开口高度	5.0 ± 1.1	3.7～6.5
三叉神经节宽度	11.1 ± 1.9	8.6～13.8
三叉神经节长度	13.8 ± 1.7	11.2～16.2
三叉神经节厚度	3.2 ± 0.6	2.2～4.0

可达 14.8mm × 11.7mm，其与颈内动脉 C_5、C_6 段及展神经的最短距离依次为 2.5mm ± 1.1mm、2.3mm ± 1.0mm、2.6mm ± 1.4mm。

2. 颅中窝和上斜坡的显露范围　内耳道上结节及岩尖扩大磨除后，颅中窝底硬膜平均显露的范围为 196.6mm^2 ± 28.4mm^2，范围 153.6～238.2mm^2（表 13-4）。鞍背以下到岩斜交界处的上斜坡得以扩大显露。扩大显露面积为 92.2mm^2 ± 15.1mm^2（60.6～122.8mm^2）。通过这一手术通道可将向颅中窝底侵袭的肿瘤切除。

3. 对三叉神经的显露　内耳道上结节磨除后三叉神经扩大显露的长度是判断手术适应证的重要依据。Seoane 通过相关的显微解剖研究发现，内耳道上结节磨除后，三叉神经的显露可增加 10.3mm。并且指出，为最大限度显露 Meckel 腔底部，骨质磨除范围需达岩下窦前方的岩斜裂，紧邻展神经的外侧，以将三叉神经后根的外侧和底部完全显露。作者测得三叉神经扩大显露的（与岩嵴垂直）长度为 9.7mm ± 0.7mm（7.8～12.3mm）。并可显示 Meckel 腔内的三叉神经节及其分叉。展神经亦可以有良好的显露，切开颅中窝的硬膜则颅中窝的膜内结构很好的显露。从横断面看，内耳道上入路磨除的岩骨呈近似三角形，外侧边为内耳道上结节内壁，内侧边为 Meckel 腔内的三叉神经，底边为最下方的骨质磨除线。根据几何学原理，扩大显露的三叉神经长度与内耳道上结节的宽度、该处岩嵴内、外侧面的交角和骨质磨除线与岩骨内侧面的交角有关。由于前两个因素相对固定，故三叉神经扩大显露长度主要受骨质磨除线与岩骨内侧面交角的影响。骨质磨除方向与面神经、听神经愈近乎平行，三叉神经扩大显露的长度愈大。而术者视线主要被横窦下缘及下垂的天幕阻挡。横窦下缘的位置愈高，愈有利于骨质磨除。

表 13-4　乙状窦后 - 内耳道上入路的显露范围

	平均显露	显露范围
颅中窝（mm^2）	196.6 ± 28.4	153.6～238.2
上斜坡（mm^2）	92.2 ± 15.1	60.6～122.8
三叉神经显露长度（mm）	9.7 ± 0.7	7.8～12.3

三、乙状窦后 - 经内耳道上入路的特点与适应证

（一）乙状窦后 - 经内耳道上入路的特点

该入路在枕下乙状窦后入路的基础上进行改进，保留了乙状窦后入路手术操作简便、解剖关系清晰、创伤小的特点。同时，通过切开小脑幕、磨除内耳道上结节和岩尖，显露出脑干腹侧上间隙、Meckel 腔等单纯乙状窦后入路难以达到的幕上及颅中窝结构。该入路针对以颅后窝生长为主的岩斜区肿瘤而设计，突出了手术简便、创伤小、并发症少的特点，避免了传统乙状窦前入路在岩骨磨除过程中易损伤面神经管和骨性半规管的不足。

解剖研究结果表明，骨质向颅中窝底磨除的范围与内耳道上结节的厚度呈正相关，三叉神经扩大显露的长度亦存在较大的个体差异，故内耳道上结节磨除后，颅中窝底的显露范围亦应存在较大的个体差异。显微解剖研究发现，内耳道上结节磨除后，内耳道（面神经和听神经）水平上方的 Meckel 腔往往能够显露。总之，乙状窦后 - 内耳道上入路具有以下特点。

• 单纯的幕下开颅即可显露幕上、颅中窝部位的肿瘤，避免牵拉颞枕叶，创伤小，恢复快，预后好。

• 可早期显露脑神经。肿瘤压迫导致脑神经间狭小间隙病理性扩大，有利于肿瘤的切除。

• 岩尖骨质的磨除安全可靠：可避免内耳及其他重要解剖结构的损伤。

（二）乙状窦后 - 经内耳道上入路的适应证

乙状窦后 - 内耳道上入路的适应证相对狭窄，

目前尚无统一的标准。在以下几种情况下，选择乙状窦后 - 内耳道上入路较乙状窦前入路更具临床实践意义。

(1) 岩斜区肿瘤的主体位于颅后窝，向颅中窝底生长，小部分经 Meckel 腔累及颅中窝底。轴位、冠状位薄层 CT、MRI 扫描（轴位扫描基线平颧弓上缘）显示颅中窝底的肿瘤位于面听神经内耳道段所在水平的上方，但肿瘤并未累及海绵窦。这类肿瘤均能通过乙状窦后入路，结合天幕切开该部分肿瘤一般可完全显露而给予完整切除。

(2) 岩斜区肿瘤的主体位于颅后窝，小部分位于颅中窝底并向海绵窦"侵犯"，但肿瘤有完整的包膜，且颅中窝底的瘤体大部在面神经和听神经水平的上方。

(3) 大型岩斜区肿瘤的肿瘤主体位于脑桥小脑三角，延伸生长进入颅中窝并浸润海绵窦。这种情况下由于不追求切除浸润至海绵窦内的肿瘤，乙状窦前经岩骨入路并没有必要。RISA 特别适用于切除保留蛛网膜平面的软性肿瘤，如一些脑膜瘤和三叉神经神经鞘瘤，颅后窝广泛延伸。

(4) 高龄或一般状况差的患者，手术的目的仅限于切除颅后窝部分的肿瘤，以获得脑干减压者。手术的主要目标是大部分切除颅后窝的侵袭性肿瘤，达到"脑干减压"。

(5) 其他：三叉神经痛（TGN）微血管减压术（MVD）中，内耳道上结节（SMT）可能掩盖神经血管压迫（NVC）。

其中（1）和（2）是该入路的绝对适应证，而（3）和（4）是该入路的相对适应证。需强调的是，若肿瘤巨大，幕上部分与第三室底部、中脑粘连紧密，或颅中窝部分呈浸润性生长，侵入海绵窦时，切忌盲目从幕下牵拉、切除肿瘤，一旦造成脑干损伤或术中大出血，后果严重。岩斜脑膜瘤，Meckel 腔脑膜瘤Ⅲ型和Ⅳ型，三叉神经神经鞘瘤 B 型和 C 型（累及中央颅底后部）可以通过 RISA 切除。陈立华等（2008）报道枕下乙状窦后 - 内耳道上入路（TSRSA）用于主体在颅后窝的Ⅱ型岩斜区脑膜瘤。采用该入路处理岩斜区脑膜瘤，通过磨除内耳道上结节和岩尖，有利于提高肿瘤的全切率和术后疗效。

（三）乙状窦后 - 经内耳道上入路的相对禁忌证

(1) 严重的心、肺、肾、肝功能不全不能耐受手术者。

(2) 年龄过大且全身情况差不能耐受手术者。

(3) 凝血功能障碍、有明显出血倾向尚未纠正者。

四、乙状窦后 - 内耳道上入路的相关问题

（一）入路设计的目的

手术入路设计的根本目的是最终实现手术野的良好显露并减少损伤。颅底手术入路，是为切除肿瘤设计的，一定要紧紧围绕如何显露与切除肿瘤这一中心问题。若为单纯机械模仿某一手术入路而进行与显露、切除肿瘤无关的操作，增大创伤，则是绝对禁忌的。乙状窦后 - 内耳道上入路的目的在于减少创伤的同时力求全切除中、颅后窝的肿瘤，提高疗效和生存质量。因此，对于大型岩斜区肿瘤，我们认为不应太过热衷于一味采用经岩骨入路加以切除，应根据岩斜区肿瘤的生长方式、肿瘤的大小、肿瘤累及的区域，制订是全切除肿瘤还是次全切除肿瘤的计划，并采用相应的手术入路。对于主体位于颅后窝，向前生长至颅中窝，侵犯海绵窦、Meckel 腔的岩斜区肿瘤，借助详尽的影像学资料，采用简单、微创的枕下乙状窦后 - 内耳道上入路，符合微创的理念。

（二）手术策略和入路的选择

岩斜脑膜瘤往往体积大，向多个腔隙生长，黏附于脑干，并压迫脑干，累及连接中颅后窝的 Meckel 腔，包裹椎 - 基底大动脉和穿支动脉，挤压或包埋脑神经，骨质增生或岩骨侵蚀使这些肿瘤的手术变得十分困难。手术入路的选择在很大程度上取决于肿瘤的扩展类型，包括肿瘤的大小、位置及其延伸到颅后窝和颅中窝的范围、肿瘤的一致性，以及脑干压迫和粘连的程度。

（三）手术步骤关键点

1. 处理岩上静脉 岩上静脉位于内耳道上结节上方贴近幕缘，多短粗且壁薄，轻微牵拉即可撕脱，出血汹涌。对于切开小脑幕、磨除内耳道上结节有阻碍。可根据术中需决定是否切断，若该静脉在术中发现已受肿瘤影响受压移位，则可于术中主动电凝切断。

2. 切开小脑幕 尽量贴近岩骨嵴切开小脑幕，避免残留部分过大，影响幕上肿瘤的显露。避免损伤滑车神经、岩上窦及三叉神经后根。切开三叉神

经腔开口的外缘和下缘的硬脑膜以及三叉神经孔外侧的天幕可以充分显露三叉神经腔后部的三叉神经和颅中窝。

3. 磨除内耳道上结节 内耳道上结节磨除范围应严格限定在三叉神经后根外缘与内耳道外缘之间的内耳道上方的骨质，即磨除三叉神经与面神经、听神经之间的骨质，该范围内的岩尖骨质以松质骨为主，不含重要的解剖结构，安全可靠。磨除方向是前内上方，以显露颅中窝Meckel腔为目的。在神经导航的引导下磨除骨质时，注意要边磨边进行定位以引导术中骨质磨除，不要一次磨除过多骨质，以免损伤毗邻结构。最大磨除范围可达长10.26mm ± 1.47mm，宽9.54mm ± 1.64mm。通过单纯的颅后窝开颅，可在这一骨窗范围内切除部分颅中窝的肿瘤。

（四）内耳道上区骨质磨除的神经导航定位

1. 神经导航在定位中的精确性 神经导航在颅底外科手术过程中具有良好的精确持续性引导作用。陈立华等报道平均导航精度（平均配准误差）为0.48mm ± 0.28mm（0.41～0.63mm）。对导航到内耳道上结节的平均解剖误差为0.41mm ± 0.05mm，最小误差0.38mm。Vector Vision Compact神经导航注册影响因素少，但由于机械误差、影像误差、注册误差及探针的角度等原因，定位的精确性会降低，出现定位误差。颅底肿瘤位置深在，由于周围结构相对固定，移位相对较小，特别是颅底骨性结构，如内耳道上结节、岩尖，术中不存在漂移现象，所以将大大提高导航的精确性。

2. 神经导航在经内耳道上入路的安全性 由颅后窝到显露颅中窝结构，关键是磨除内耳道上结节与岩尖。如果定位准确，骨质的磨除范围大，磨除内耳道上结节及岩尖，使内耳道前壁及上壁等结构轮廓化后，通过磨除的锥形空间，可显露颅中窝肿瘤及重要结构。如果术中采用神经导航定位，则定位的精确性明显增加，同时手术的平均时间将明显缩短。作者的解剖研究表明导航定位设计的该入路，内耳道等重要结构轮廓化后，平均可获得$196.6mm^2 \pm 28.4mm^2$硬膜显露，颅中窝底硬膜最大显露范围可达$238.2mm^2$，明显扩大了颅后窝的显露范围。

3. 神经导航技术在该入路设计中的可靠性 在乙状窦后－内耳道上入路中，内耳道上结节的磨除须在脑干、面神经、听神经和三叉神经之间的狭小空间内进行，该间隙内尚有小脑下前动脉和岩上静脉。由于岩骨磨除是以最大限度显露Meckel腔底部为目的，前内侧的磨除范围一般需达Meckel腔内侧缘，故有损伤上述结构的可能。如何做到既能达到骨质的充分磨除，又能安全有效地进行骨质磨除呢？

在乙状窦后－内耳道上入路中，该结节在导航引导下向前外侧磨除岩骨是安全的，磨除需在脑干、面神经、听神经和三叉神经之间狭小的空隙内进行，该间隙内尚有小脑下前动脉和岩静脉。由于岩尖部的变异较大，缺乏明确的解剖学标志，给岩骨的安全磨除带来较大困难。有时视线尚可受到下垂天幕的遮挡，使本就不大的操作空间更为狭小。采用神经导航技术来引导术中骨质的磨除，定位非常精确，术中骨质的磨除更加安全和有效，均达到了准确定位和安全磨除。

（五）入路的比较

1. 与经岩经天幕入路的比较 经岩入路磨除的范围外侧受前半规管和后半规管、前外侧受颈内动脉和内侧受岩尖的影响。即使是有经验的术者，外侧经岩骨入路也有相应的手术并发症，包括脑脊液漏和内耳、面神经和Labbé静脉损伤的风险增加、颞叶牵拉导致Labbé静脉损伤的风险增加等。意识到这些问题，Samii修改了经典的乙状窦后入路，通过对位于内耳道前方和上方的岩骨部分钻孔，通过幕下间隙进入颅中窝（即RISA），使用RISA切除的骨质区域，在某种意义上，类似于通过所谓的“Kawase入路”硬膜外显露的区域。Kawase入路骨切除的范围受前三叉神经印痕、外侧颈内动脉（ICA）和岩浅大神经、后内耳道的限制。使用RISA，骨质磨除的方向是后方和下方，而使用Kawase入路则是在前方和上方。

2. 与乙状窦后入路比较 RISA磨除内耳道上结节，结节的后部和下部由内耳道和第Ⅶ～Ⅷ对脑神经复合体包围，上部由天幕和第Ⅴ对脑神经连接。这促进了Meckel腔的开放和三叉神经的活动。RISA并没有增加更多内侧结构的显露，这是因为显露角度根本没有改变。它没有在入口处加宽隧道，而是在深度处加宽隧道。这并不能提高外科医生的灵巧程度。对于中颅后窝型岩斜脑膜瘤这样起源于斜坡和岩尖的肿瘤，这种方法不适合。尽管肿瘤为外科医生留出空间，但可视化通常是困难的。然而，当脑干减压是目标时，这种方法会很有效。该手术既不能使入路变浅或变宽，很难切除颅中窝或更内侧起源的肿瘤。

Ebner（Skull Base，2009）采用扩大的乙状窦后–内耳道上入路，采用显微和内镜技术，术中磨除内耳道上结节和岩尖的一部分，可以打开 Meckel 腔，移位三叉神经，并将天幕切开。这样可以显露鞍旁区，接近海绵窦后上间隙。使用内镜辅助技术，遵循脑池解剖，即使工作空间狭窄，也可以探查鞍区和鞍旁区。RISA 为位于内侧的中央颅底结构，特别是海绵窦后部提供了最佳的可达性。使用内镜可显著优化入路的可及性。

3. 与乙状窦后经天幕入路比较 乙状窦后经小脑幕入路（RTT）和乙状窦后–内耳道上入路（RISA）已被广泛用于岩斜肿瘤的治疗。RTT 入路是外侧小脑上经小脑幕入路的轻微改良，即在不进行广泛骨切除的情况下切开天幕，提供腹外侧脑干和岩斜区的良好显露，同时尽量减少与额外骨质磨除的相关并发症。与 RISA 相比，切开天幕可使腹外侧脑干的上部显露范围更广，主要优点是避免了广泛的内耳道上区的骨质磨除。此外，如果需要进行内耳道上结节磨除，切开天幕可以为外科医生提供额外的空间。Ambekar（2013）解剖比较 RTT 和 RISA 对脑干和岩斜区的显露面积。RTT 入路是脑干腹外侧区和岩斜区的一种较好的入路。它提供比 RISA 更大的腹外侧脑干腹侧显露，并提供相似的岩斜显露。Sharma（2014）比较 Kawase、乙状窦后经幕（RTT）和乙状窦后硬膜内耳道上（RISA）入路在脑干腹侧和岩斜区的显露面积，Kawase 入路显露脑干腹侧面积为 55.00 241mm^2，明显小于 RTT（44 163.3mm^2）和 RISA（31 161mm^2）（$P<0.05$）。

Kawase 入路需要从上方磨除岩骨，并指向前方；在 RISA 入路中，岩骨是从下面向前上方磨除的。与标准乙状窦后入路相比，RISA 入路不能增加曝光深度或角度以及中线结构的可视性。RISA 入路显露的腹侧脑干和斜坡的工作区与标准乙状窦后入路显露的工作区没有显著差异，但在标准乙状窦后入路的基础上增加内耳道上延伸，确实提高了三叉神经孔的手术自由度。

五、乙状窦后–内耳道上入路的手术方法

（一）术前准备

1. 术前影像评估 术前骨窗 CT 可分析岩尖的气化情况，39% 的男性和 43% 的女性岩尖气化。

2. 手术器械 手术显微镜及常规开颅器械、显微手术器械，特别需要准备高速铣刀、磨钻，多种显微磨钻头，有条件者还可准备超声吸引器和神经电生理监测仪。

（二）手术步骤

乳突后区做 C 形皮肤切口。胸锁乳突肌与颈项上线及乳突分离，随皮瓣翻开。乙状窦必须显露，以便岩骨后表面有足够的显露。硬脑膜以 C 形切开，缝合线固定硬脑膜瓣。小脑显露并向内侧牵开。打开脑脊液池的蛛网膜，显露脑池内的神经血管结构。切断闭塞的岩静脉，这样脑干就可以脱离，创造出更多的空间。识别并磨除内耳道上结节，直到岩尖，显露出 Meckel 腔，扩大三叉神经显露的长度和显露角度。骨质磨除范围上受岩上窦和三叉神经的限制，其次受面听神经复合体和内耳道的限制。打开 Meckel 腔硬脑膜，移位三叉神经。

1. 体位 体位可采用 3/4 俯卧位、半坐位或侧卧位。

2. 切口设计 常于枕下乳突后做耳后弧形、直切口或 S 形切口，切口位于乳突后缘内侧 1.5～2.0cm，切口上端起自上项线上 1.5cm，垂直向下约 4～5cm，再弧形向后下止于乳突尖下 1.5～2cm，长为 6～7cm。

3. 术中监测 包括正中神经刺激的体感诱发电位和脑神经监测。

4. 切开皮肤和皮下组织 自上而下、由浅入深依次切开骨膜、胸锁乳突肌、斜方肌、头夹肌、头最长肌、头上斜肌等，用乳突撑开器牵开两侧肌肉。用颅后窝牵开器或梳式拉钩牵开两侧肌肉（图 13–2）。显露枕骨的范围应为：外至二腹肌沟，上达上项线上 0.5～1cm，内侧近枕外隆凸与星点连线的中点，下达枕骨大孔上缘。

5. 颅骨瓣成形 在上项线下方、星点的前方约 5mm 处做枕骨钻孔，或据影像学定位乙状窦向横窦拐角的体表定位。星点是枕骨、颞骨和顶骨的交界点，枕乳缝和人字缝的交汇点。钻孔后用湿明胶海

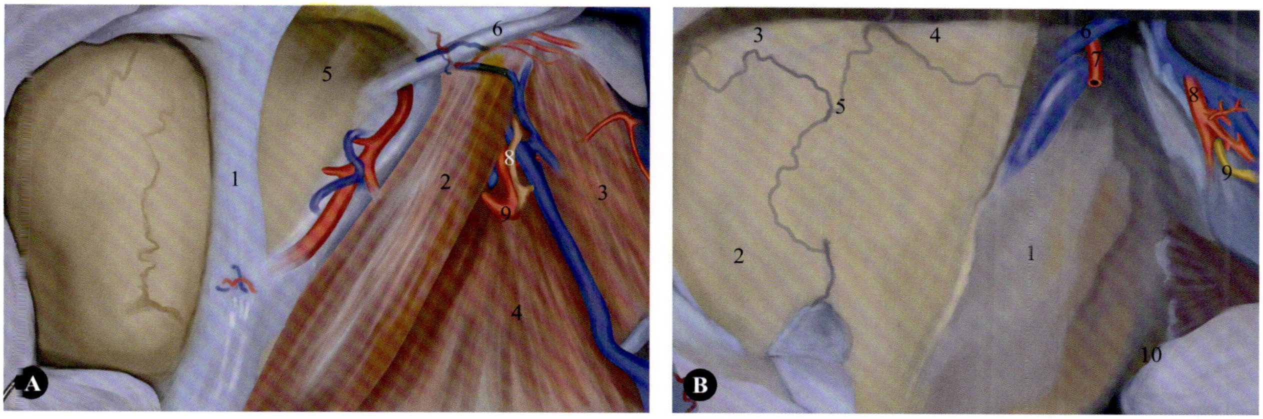

▲ 图 13-2　皮下显露

A. 翻开头半棘肌显露枕下三角。1 为上项线；2 为上斜肌；3 为下斜肌；4 为头后大直肌；5 为乳突；6 为二腹肌；8 为椎动脉；9 为 C_1 神经。B. 翻开枕下三角显露枕骨。1 为枕骨；2 为顶骨；3 为颞骨；4 为乳突；5 为星点；6 为二腹肌腱；7 为枕动脉；8 为椎动脉；9 为 C_1 神经；10 为枕骨大孔后缘

剥分离乙状窦、横窦与颅骨之间粘连，再用铣锯将枕骨成形，约 2.5cm × 4cm 大小骨瓣。铣刀沿乙状窦和横窦边缘向中线和枕骨大孔方向铣下骨瓣，骨窗上缘达横窦，外侧至乙状窦，尤其要尽可能地显露横窦和乙状窦的交界部位，以免手术时因外侧骨缘切除不够而给显露脑桥小脑三角带来困难或过分牵拉小脑半球。若骨瓣未能完全显露乙状窦和横窦，则用磨钻将骨窗扩大，显露横窦、乙状窦及其结合部。高速气钻将横窦和乙状窦轮廓化（导航引导下定位横窦和乙状窦）。

6. 硬膜瓣成形　沿横窦和乙状窦将硬膜弧形剪开，用丝线悬吊并牵开硬膜，横窦下缘尽量向枕部悬吊牵起，尽量使横窦与天幕达同一水平，以扩大对术区的显露角度；乙状窦向前牵开，对乙状窦的显露和向前牵开可以增加该手术入路对脑桥小脑三角和岩斜区的显露，减少对小脑的牵拉。自持牵开器向后外侧牵开、保护小脑半球，显露内耳道上结节及位于向后突出的岩斜区肿瘤。面神经和听神经多被顶起并向后、下推挤。沿蛛网膜界面将面神经和听神经与瘤壁分离并妥加保护。

7. 入路的显露　早期开放枕大池释放脑脊液，提供完全的小脑松弛，无任何机械性牵拉。脑脊液的充分释放是显露肿瘤、减轻脑组织牵拉的前提。在切除肿瘤时降低了岩上静脉复合体牵拉损伤的风险。如肿瘤巨大，小脑脑桥池和小脑延髓池完全闭塞，则首先应先轻轻抬起靠近枕大孔处的小脑下缘以显露枕大池蛛网膜，撕开枕大池蛛网膜放出脑脊液，减轻小脑张力。耐心释放小脑延髓侧池及枕大池脑脊液使脑组织充分回缩。

8. 内耳道上区骨性结构的切除

(1) 内耳道上结节的骨质磨除。位于内耳道上方的岩骨后面部分形成突起，称为内耳道上结节。该结节的范围为：下方系内耳道；侧方是内耳道后外侧缘弓下窝内侧隆起的垂直线；中线侧为三叉神经压迹侧方的垂直线。该结节是侧方显露 Meckel 腔的主要视角障碍物，阻碍了到达三叉神经中线侧，下方的桥前池和上斜坡的视线。切开并剥离内耳道上结节表面的硬膜，显微镜下以高速气钻磨除内耳道上结节的骨质（图 13-3）。对该部分的切除应先将岩骨嵴下缘 1mm 左右硬膜切断呈 U 形翻向内耳道方向，需切断来自小脑下前动脉、走向弓下窝的弓下动脉，并分离和保护岩上静脉，切除岩骨时宜使用金刚钻。为最大限度显露颅中窝底，面神经和听神经上方的骨质，包括内耳道顶壁和小部分前壁需尽悉磨除。神经导航引导下扩大切除内耳道上方的骨性结构，使内耳道上方轮廓化。通常内耳道上结节的后部容易磨除，但当磨除三叉神经后根下方的骨质时较为困难。由于术野深在，操作空间狭小，必须使用细长钻柄及钻头，并以脑压板保护好面神经、听神经和小脑下前动脉。为避免重要结构损伤，可先将内部骨质磨除，留下薄薄的一层骨壳再以剥离子或针匙去处。磨除内耳道上结节时，先尽量不要开放内耳道，保留一层菲薄的骨质可以保护面神经和听神经免受损伤，但这又不利于骨质

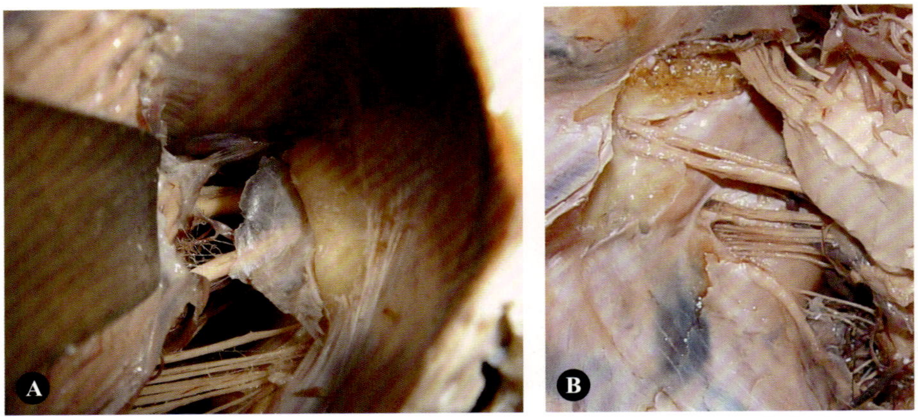

▲ **图 13-3　内耳道上结节的磨除**

A. 切开并分离内耳道上结节表面的硬膜；B. 磨除内耳道上区的骨质（270°），在 Kawase 三角磨除中，岩斜区域几乎不受任何重要神经结构的阻碍。然而，在 RISA 中，必须在脑干和非常近的 2 个脑神经束之间工作，而且常常会妨碍工作。此外，岩尖距乙状窦后径较 Kawase 入路深

扩大磨除。所以，最后在导航引导下，以面神经和听神经为下界向前外侧磨除岩骨，将内耳道前壁和上壁轮廓化。

①骨质磨除的方向：骨质磨除的方向是从中线侧向外侧、由后向前逐渐将内耳道上区的骨性结构磨开。从影像学和解剖学综合分析，向前外侧磨除内耳道上结节是安全的。磨除内耳道上结节在下方受到面神经和听神经的限制。理论上，为最大限度磨除内耳道上结节，操作方向与面神经、听神经上缘的成角愈小愈好。乙状窦后入路中，由于横窦下缘向上牵拉的幅度有限，视线往往被其阻挡而使骨质磨除朝向外上方，导致磨除范围偏小。为尽量减小这一不利因素，可结合外侧小脑上入路。后者要求显露横窦上缘，尽量上牵横窦，将使操作方向与面神经、听神经上缘的成角达到最小，以求在不明显增加小脑牵拉的情况下扩大操作空间，有利于最大限度磨除岩骨显露颅中窝底。星点处横窦上缘和内耳道上缘的假想连线的方向是自后上指向前下，与颅中窝底平面成一钝角。如果岩骨磨除方向与此一致，将使骨窗的最前部低于内耳道上壁水平。在颈动脉管上壁和内耳道上壁垂直距离非常小的情况下，理论上有损伤颈内动脉 C_6 段的可能，应予以注意。临床实践中损伤颈内动脉 C_6 段的机会不大。原因在于天幕对视线的遮挡，骨质向前外侧磨除的方向多朝向外上，若术中采用导航引导则更为安全。

②骨质磨除范围：Meckel 腔底部是乙状窦后－内耳道上入路的靶区，内耳道上结节磨除即以最大限度显露该区为目的。所以，明确骨质磨除的解剖学标志对减少重要结构损伤至关重要。显露脑桥小脑三角后，于三叉神经、面神经、听神经之间磨除内耳道上结节（图 13-4）。骨质磨除的前界达三叉神经切迹前缘，沿 Meckel 腔的内侧缘向颅中窝底延伸。后界为经内耳道后壁与岩嵴的垂直线，上界为岩上窦、岩嵴；下界为内耳道上壁和面听神经，向前外将面听神经上方的骨质全部磨除，向内至 Meckel 腔内侧缘。为最大限度显露 Meckel 腔底部，骨质磨除范围须达岩下窦前方的岩斜裂，紧邻展神经的外侧，以将三叉神经后根的外侧和底部完全显露。临床手术中由于局部病理解剖关系紊乱，准确判断 Meckel 腔内侧缘的位置比较困难。有时视线尚可受到下垂天幕的遮挡，使本就不大的操作空间更为狭小。这时为追求肿瘤充分显露而一味向前磨除岩尖非常危险。此时宜利用该处较为固定的解剖结构如展神经、岩下窦、Meckel 腔开口等综合判定骨质磨除的前界。如有神经导航辅助则更为安全。在颅底薄层 CT 扫描上，面神经和听神经上缘亦总是高于颈动脉管上壁最高点所处的水平。因此，以面听神经为下界向前外侧磨除岩骨仍然是安全的。若天幕下垂显著，可将其切开以增加显露。一般情况下，Meckel 腔底部不必完全显露即可满足肿瘤切除的需要，相对减少了重要结构损伤的机会。

③骨质扩大磨除：内耳道上结节磨除后三叉神经显露的长度是判断手术适应证的重要依据。Seoane 通过相关的显微解剖研究发现，内耳道上结

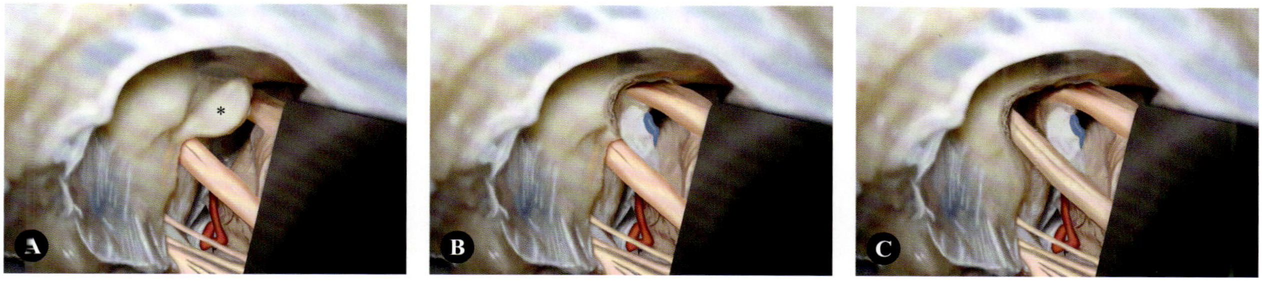

▲ 图 13-4 内耳道上结节磨除

A. 显示通过 RS 入路看到的一个巨大的内耳道上结节（星号）。B 和 C. 结节已经通过 RISA 手术切除。骨切除的程度与 Kawase 手术相似。在内侧，骨切除可以通过岩尖延伸到斜坡的侧面。从侧面看，后半规管和前半规管的共同小腿限制了骨切除。在这次显露中，Dandy 的静脉被电凝离断

节磨除后，三叉神经的显露可增加 10.3mm。从横断面看，内耳道上入路磨除的岩骨呈近似三角形，内侧边为内耳道上结节内壁，外侧边为 Meckel 腔内的三叉神经，底边为最下方的骨质磨除线。根据几何学原理，扩大显露的三叉神经长度与内耳道上结节的宽度、该处岩嵴内外侧面的交角和骨质磨除线与岩骨内侧面的交角有关。由于前两个因素相对固定，故三叉神经扩大显露长度主要受骨质磨除线与岩骨内侧面交角的影响。内耳道上结节切除后向外侧扩大切除的最重要的解剖结构是前半规管、后半规管、总脚及其下方的前庭。根据螺旋 CT 对岩骨扫描的结果确定前半规管、后半规管、总脚的位置，确保总脚以上近端的迷路部分不被损伤，是安全扩大切除岩骨侧方骨性组织的保证。为最大限度显露颅中窝底，需将此处的骨质扩大磨除。面神经和听神经上方的骨质（包括内听道顶壁和部分前壁）需尽悉磨除。必要时可以向外侧扩大磨除内耳道上壁和后壁，直至弓状隆起。骨质扩大磨除的方向是向下向侧方，下方只需将内耳道轮廓化。磨除的方向与面听神经愈近乎平行，三叉神经扩大显露的长度愈大。横窦下缘的位置愈高，愈有利于骨质磨除。横窦向上移位对最大限度磨除岩骨非常必要，必要时可用脑压板将天幕和枕叶向上抬起以利操作。

④骨质磨除注意项：由于此处周围神经结构密集，为避免重要结构损伤，应先将内部骨质磨除，留下薄薄的一层骨壳再以剥离子或针匙去除。在内耳道始段，面神经、听神经与内耳道上壁之间往往有较大的空隙。内耳道上壁磨除后，将面神经和听神经上方的硬膜向下牵拉，可显露小部分内耳道前壁。为扩大向颅中窝底的显露，在不损伤面神经和听神经的前提下，这部分内耳道前壁亦予磨除。在接近 Meckel 腔内侧缘时，操作空间已十分狭小。因为深部（前方）可能是海绵窦和颈内动脉海绵窦段，此时宜降低磨钻钻速以增加手部的感觉反馈。当感觉骨质松动时应马上停止，然后以剥离子将松动的岩尖与硬膜剥离、摘除。若 Meckel 腔内侧缘已经显露而尚未到达颈内动脉海绵窦段，亦应中止骨质磨除。由于该处骨质多比较疏松，对可直视但难以磨除的骨质，可尝试用钝头剥离子将其弄碎后摘出，往往不失安全且能收到进一步扩大显露的效果。由于该处术野深在，操作空间狭小，磨除骨质时必须使用细长钻柄及钻头，并以脑压板保护好面神经、听神经和小脑下前动脉。骨性结构的磨除需要娴熟、过硬的磨钻技术。

为最大限度磨除内耳道上结节，横窦下缘应充分向枕部牵开，尽量向前牵起乙状窦，形成的骨窗外侧与岩骨背面、上外侧方和天幕及岩嵴交界区基本平行，以减少横窦和乙状窦及天幕对视线的阻挡，同时可联合外侧小脑上入路。将小脑后外侧部牵向内下，可使操作空间较将小脑牵向内侧更大，并可从两个方向（小脑外侧和上方）同时操作。磨除内耳道上结节时，采用高速气钻磨开内耳道上结节、部分岩尖的骨质。一般先磨除该骨质的后部，可一直达中颅底硬膜。为避免重要结构损伤，需采用金刚钻，从三叉神经和面神经、听神经之间的间隙将内耳道上结节和岩尖部磨除。通常内耳道上结节的后部容易磨除，但当磨除三叉神经后根下方的骨质时较为困难。磨除内耳道上结节主要在桥小脑上池进行，为更好显露三叉神经和天幕裂孔区，一

般需切断岩上静脉。由于侧支循环的形成，岩上静脉切断后一般不影响预后。内耳道上结节磨除后，Meckel 腔底部及其外侧的部分颅中窝底硬膜得以显露。

由于此处周围神经结构密集，应采用细小的金刚磨头，从三叉和面神经、听神经之间的间隙将内耳道上结节和岩尖部逐步磨除。一般先磨除该骨质的后部，可一直达颅中窝底硬膜。内耳道上壁可开放，但面神经和听神经表面的硬膜必须保留。磨钻柄尽可能和面神经、听神经保持一定距离，否则容易将其表面的棉片卷起。有时该处骨质出血较多，可用骨蜡止血，一般骨质磨除后出血即可停止。向颅中窝底侧方的骨质可尽量磨除，而至 Meckel 腔开口下方时，磨除范围不宜过于偏前。一般将 Meckel 腔底面大部显露即可开始切除肿瘤。内耳道上区的骨性结构磨除后，切开 Meckel 腔底部的硬膜，先行瘤内切除，然后将瘤壁与三叉神经根丝分离。在内耳道始段，面神经、听神经与内耳道上壁之间往往有较大的空隙。内耳道上壁磨除后，将面神经和听神经上方的硬膜向下牵拉，可显露小部分内耳道前壁。为扩大向颅中窝底的显露，在不损伤面神经和听神经的前提下，这部分内耳道前壁亦予以磨除。在接近 Meckel 腔内侧缘时，操作空间已十分狭小。因为深部（前方）可能是海绵窦和颈内动脉 C_5 段，此时宜边磨除骨质边在导航引导下进行定位，同时降低磨钻钻速以增加手部的感觉反馈。当感觉骨质松动时应马上停止，然后以剥离子将松动的岩尖与硬膜剥离、摘除。由于该处骨质多比较疏松，对可直视但难以磨除的骨质，可尝试用钝头剥离子将其弄碎后摘出。

(2) 岩尖部骨质的磨除。岩尖的骨质磨除范围应限定在三叉神经后根的外缘与内耳道外缘之间的内耳道上方骨质，向前内上方磨除，以显露颅中窝的 Meckel 腔后外下方，骨窗均位于耳蜗内缘的内侧。分离岩上窦以及覆盖在岩骨上表面的硬膜，于 Meckel 腔开口处的侧方将天幕予以打开，提供一个硬膜内入路至颅中窝中线侧和上斜坡的手术入路。再用剥离子将三叉神经节轻轻抬起，磨除三叉神经节下方和外侧的岩部前壁的骨质。磨除三叉神经 Meckel 腔下方的岩骨尖时，硬膜应翻向下方，以防止误伤岩下窦，然后将该处显露的空间和三叉神经侧方磨除了空间，融合在一起，使其成为一体，并逐步向前磨除。

(3) 骨质的扩大磨除。在内耳道上壁轮廓化的基础上，根据导航显示的影像情况，在导航引导下继续由上向下将内耳道上方和内侧的骨质继续向后磨除。扩大切除内耳道上方的骨性结构，使内耳道上方和内侧壁轮廓化。然后扩大切开 Meckel 腔的侧壁及其顶部的硬膜。岩尖、内耳道上结节各方向切除率见表 13-5。在导航引导下，乙状窦后 – 内耳道上入路可以使内耳道前壁、上壁、后壁的骨性组织达到扩大磨除，使内耳道壁在近 270° 上达到轮廓化，只有使内耳道壁充分轮廓化才使岩骨颅中窝侧部分安全有效磨除成为可能，否则将会影响对岩骨前壁的视野而妨碍对其切除，从而也就影响对颅中窝底的显露范围。

9. 天幕切开 天幕切开允许额外的显露。术中需根据手术需要决定是否切开天幕，不应将天幕切开视为必须步骤，可避免无意义地切开天幕可能造成的重要结构损伤。有时因下垂天幕的遮挡，该处显露不佳，必须切开天幕、上抬颞叶方可满意显露。当预见到需切开天幕时，术中可有意识地寻找切开点、切开方向，尽早保护可能损伤的血管神经结构，手术步骤的设计将更趋合理。天幕切开时的方向应由后（外）向前（内），止于滑车神经入天幕游离缘处的内侧。即在距岩嵴约 0.5cm 处由外向内切开天幕，直至天幕游离缘。将天幕向两侧牵开，抬起颞叶底部，此时动眼神经、滑车神经、小脑上动脉、大脑后动脉均可在上抬天幕的情况下显露，但程度有所不同。

10. 显露肿瘤与肿瘤切除 岩斜区肿瘤位于面神经和听神经复合体的腹内侧并将该神经向后外侧推移。面神经和听神经多被顶起并向后、下推挤。沿蛛网膜界面将面神经、听神经与瘤壁分离并妥加保护。肿瘤的切除一般由外向内侧方向进行，也就是从岩骨开始向脑干方向切除，这样容易根据脑神经出口的解剖位置在手术早期寻找到脑神经。由于

表 13-5 岩尖和内耳道上结节各方向切除的百分率的对比

	高度（上下径）	前后径	左右径
岩尖	33% ± 5%	49% ± 6%	78% ± 5%
内耳道上结节	74% ± 10%	100% ± 0%	100% ± 0%

肿瘤与神经血管结构关系密切，所以首先应通过脑神经间隙分离并瘤内切除肿瘤减压，采用边分离肿瘤，边离断肿瘤蒂部，边切除肿瘤的办法，次序为先分离、瘤内切除第Ⅶ、Ⅷ对脑神经后下方肿瘤，依次分离切除第Ⅶ、Ⅷ对脑神经前下方肿瘤，再分离、切除第Ⅴ对脑神经与第Ⅶ、Ⅷ对脑神经复合体间的肿瘤，最后分离与切除脑神经Ⅴ内侧份的肿瘤。通过脑神经间隙完成肿瘤的内减压后沿蛛网膜间隙分离肿瘤壁，分离肿瘤与脑神经及脑干的粘连并分块切除，解除脑干压迫。

肿瘤显露后切除方法较为恒定，从外侧向内侧方向、向脑干移动，边离断肿瘤基底边行囊内切除，这种方法可以在骨或硬脑膜的入口或出口附近早期识别脑神经，因为它们的解剖结构在一定程度上得到了保留。持续性零星肿瘤切除术采用超声吸引器、吸引器即可吸除肿瘤，遇有质地较硬韧的肿瘤可用超声吸引器行囊内切除，但一定要非常慎重，以避免穿透肿瘤囊壁而损伤面神经。囊内切除后再分别分块切除肿瘤上、下极，肿瘤内侧及内耳道内肿瘤。切除肿瘤上极至小脑幕游离缘时，首先可见位于蛛网膜下的滑车神经、小脑上动脉及大脑后动脉，上述神经血管几乎不与肿瘤瘤壁粘连。三叉神经绝大多数位于肿瘤上极的腹侧，肿瘤体积巨大时常与三叉神经粘连应小心分离避免损伤。切除肿瘤下极囊壁时，后组脑神经即使与肿瘤囊壁粘连，分离也并不困难，但应注意小脑下后动脉及其分支常与肿瘤囊壁粘连较紧，分离困难时宁可在血管壁上残留小片瘤壁，以防止损伤血管。

11. 术后处理　完成肿瘤切除后，磨除的岩骨用肌肉和纤维蛋白胶密封。骨质磨除部位需以肌肉片、纤维蛋白胶粘补，封闭与中耳交通的任何孔隙、严密缝合或修补缝合硬脑膜，以防治术后脑脊液漏。

六、乙状窦后－内耳道上入路的优缺点

（一）入路的优点

RISA通过切开三叉神经周围坚硬的硬脑膜壁，对内耳道上骨质进行磨除和打开Meckel腔，可以减少对三叉神经的损伤。RISA提供了三叉神经的额外显露和活动，并显示了内耳道内侧、岩尖、Meckel腔和后海绵窦的结构。

1. 扩大了上斜坡和颅中窝的显露范围　内耳道上结节磨除后，使颅中窝显露的范围更广泛，视角更为宽大，明显扩大颅中窝的显露面积。三叉神经显露范围明显增加，可显露出三叉神经节。从三叉神经和面神经、听神经之间磨开岩尖部将使上斜坡的下部得到很好的显露，包括岩下窦和展神经的显露。

2. RISA增加了桥小脑池的显露　扩大了上斜坡和颅中窝的手术操作空间。内耳道上结节磨除、三叉神经移位后，桥前池、Meckel腔内侧壁、海绵窦后壁下部的显露较前改善，天幕裂孔、上斜坡区的显露向下方扩大，操作空间增大。颅中窝显露范围的增加使得对颅中窝手术操作的自由度得到较大提高。若调整显微镜投照角度可改善幕上结构的显露。扩大的RISA可以看到动眼神经、后床突、ICA、大脑后动脉，甚至视神经。

3. 避免幕上开颅和牵拉颞叶　该入路避免了广泛的幕上开颅和牵拉颞叶，手术创伤小。岩斜区肿瘤往往向下移位面神经和听神经复合体，三叉神经向上移位，狭窄的解剖空间被大大扩大，这有利于肿瘤切除。岩静脉也明显移位和（或）被肿瘤压迫，侧支静脉已经形成，因此岩静脉通常不会成为RISA手术的障碍。

4. 早期识辨脑神经并加以保护　可以在手术早期看到脑神经并加以保护，尤其对于后组脑神经。与经岩骨外侧入路相比，RISA在肿瘤切除过程中提供了脑干展神经的早期识别。打开Meckel腔后可移位三叉神经。三叉神经的活动可以提高保留三叉神经的机会，同时实现肿瘤的全切除。

5. 充分利用肿瘤的自然间隙　充分利用肿瘤本身提供的自然空隙作为手术操作间隙，扩大了手术通道的空间。从乙状窦后径路看，内耳道上结节和三叉神经是岩尖的2个屏障。切除内耳道上结节和三叉神经移位使外科医生能够直视岩尖。肿瘤的生长本身提供了充分的手术操作空间，该入路可以充分利用。充分利用肿瘤本身提供的自然空隙作为手术操作间隙，是设计该入路的病理解剖基础。同时，肿瘤生长使第Ⅲ、Ⅳ对脑神经向下方移位，三叉神经向上方移位，亦扩大了原本狭窄的手术间隙。

6. 增加了Meckel的显露　RISA增加了三叉神经显露的长度和显露Meckel腔的长度，这两个因素是该入路的关键。三叉神经显露的长度和随后的

活动，改善了内耳道内侧、岩尖、Meckel 腔和海绵窦后端结构的可视性。三叉神经长度的增加使外科医生能够完全切除神经鞘瘤。这种情况可与听神经鞘瘤手术中钻取内耳道相媲美。显露 Meckel 腔使外科医生能够从颅后窝角度切除伸入 Meckel 腔的肿瘤。Chanda（*Neurosurgery*，2006）报道右侧三叉神经延长 10mm、71mm、16mm，左侧增加 10mm、71mm、25mm。这有助于三叉神经根的活动和进一步牵拉。虽然它有助于观察内耳道内侧的神经血管结构，但显露深度与传统的乙状窦后入路差别不大，也没有增加显露角度，也没有增加斜坡和更中间位置结构的显示。尽管三叉神经和面神经、听神经束之间的解剖间隙很窄，但肿瘤会使间隙变宽，使其足够宽，可以在该空间工作。

7. 切开天幕扩大幕上显露 天幕切开后，海绵窦后部的显露明显改善。岩上静脉被肿瘤压迫或推移，健侧往往代偿增粗，因此患侧可在术中电凝后切断。Koerbel（*EJSO*，2009）解剖研究认为扩大的 RISA 可显露后海绵窦，可用于切除颅后窝扩大至 Meckel 腔和海绵窦的病变。向岩尖磨除听道上结节后，Meckel 腔显露。滑车神经是该入路打开海绵窦的标志物。切除滑车神经入幕点内侧的硬脑膜，显露海绵体内颈动脉及其脑膜垂体干。

8. 安全、微创，并发症低 RISA 是安全的、微创的手术入路。术后脑脊液漏等并发症的发生率低。将神经导航技术应用于内耳道上结节及岩尖的骨质磨除，可提高术中定位的准确性。

（二）入路的局限性

1. 小脑牵拉 必须牵拉小脑才能获得足够的操作空间，即使在充分引流脑脊液、注意牵拉强度和缩短手术时间的情况下，仍会造成小脑组织的损伤。对内耳道上结节的磨除过程中，岩上静脉复合体有发热和机械损伤的危险。

2. 对颅中窝底显露有限 由于骨质磨除受到面神经和听神经的限制，即使最大限度磨除内耳道上结节，该入路仅能有限地进入脑干前中线的区域，对三叉神经及颅中窝的显露范围仍然有限，对主体位于颅中窝或已完全侵入海绵窦的病变显露欠佳，中线向对侧发展的肿瘤亦难以达到理想显露。

3. 位置深，操作受限 由于从乙状窦后方显露岩斜区病变，操作位置相当深，而且受到许多脑神经的限制，术后发生脑神经麻痹的可能性很大。由于视野非常狭小，容易损伤第Ⅲ、Ⅳ对脑神经导致复视。在脑桥小脑三角内的手术操作往往影响到第Ⅶ、Ⅷ对脑神经。手术是在颅后窝的诸多神经间隙操作，中线侧的小脑、脑干、大量的脑神经和重要的血管位于肿瘤和神经外科医生的视野之间，神经牵拉损伤机会较多。

4. 对斜坡和基底动脉分支显露欠佳 乙状窦后入路主要用于局限于岩斜区外侧部分的病灶。对基底动脉及其穿透支的显露十分有限。术中只能看见位于肿瘤背侧的基底动脉分支，必须越过肿瘤或向肿瘤前方分离才能显露基底动脉主干。这一点不同于其他手术入路能够利用多个视角显露重要动脉，并在切除肿瘤前保护之。

5. 不能早期离断肿瘤基底 对于岩斜区脑膜瘤，通过该入路早期显露和阻断供血动脉有一定的困难。如果肿瘤生长超出岩斜区，凭借该入路难以显露鞍区、海绵窦和幕上区域。因此，内耳道上入路适应证较局限，临床应用受到较大限制。Sammi 亦认为由于该入路不能充分显露海绵窦结构，如果肿瘤已经侵犯海绵窦，只能进行肿瘤大部分切除，或者选择其他手术入路。熟练掌握枕下乙状窦后－内耳道上入路的显微操作技巧，术中充分显露肿瘤并探明其周围血管神经的关系，操作轻柔并保持术野清晰，保证脑干区域神经、血管在术中创伤达到最微创的程度，是术后神经功能健全的保证。

6. 技术要求高 切除内耳道上结节需要熟练的钻孔技巧，绝对没有犯错的余地。即使是一个微小的错误也会导致灾难性的后果，因为没有过度回缩的余地，磨除空间非常小。使用非常薄和超轻的超声骨刀系统可以在一定程度上降低难度。

七、手术技巧

（一）开颅的手术技巧

1. 横窦和乙状窦轮廓化 枕下乙状窦后骨窗形成时，应将横窦、乙状窦及横窦－乙状窦交界部“轮廓化”。

2. 牵开乙状窦和横窦，扩大显露范围 切开硬膜后，应充分向上向外侧牵开横窦和乙状窦，使手术入路外侧与岩骨背面，上外侧方和天幕－岩嵴交界区基本平行。这样既可尽量避免对小脑的牵拉，同时又便于直接用电凝处理肿瘤的基底部，阻断肿瘤的血液供应。打开小脑延髓池和脑桥小脑三角池，显露和辨认脑桥小脑三角区的毗邻结构（图 13-5A）。

3. 内耳道上区骨质的磨除

(1) 骨质磨除的范围。取决于肿瘤的范围和患者的个体解剖。骨质磨除受到后半规管和前半规管及其总脚的限制。应牢记这一点，以避免因迷路损伤而造成听力损失。骨质前内侧的磨除范围一般须达 Meckel 腔内侧缘，故有损伤该结构的可能。尤其当磨钻钻速很快时，缺乏手部感觉反馈时更易发生。所以，该处骨性结构的磨除需要娴熟、过硬的磨钻使用技巧，并尽可能只使用金刚钻。

(2) 磨除程度。取决于岩尖部肿瘤对骨侵蚀的程度，并根据术前 CT 扫描和术中发现对每个患者进行个体化。尽可能多地将三叉神经纤维从肿瘤中分离出来，并保存下来。

4. 骨质磨除技术　内耳道上壁可开放，骨质磨除时需先保留一层菲薄的骨质，然后用剥离子将其剔除，面神经和听神经表面的硬膜必须保留，磨钻柄尽可能和面神经、听神经保持一定距离，这样可以保护面神经、听神经免受损伤。使用小金刚钻头将其逐步磨除，降低钻速、缓慢渐进磨除，可减少因手部感觉反馈差，避免钻头在岩尖磨除后因惯性前冲。向颅中窝底侧方的骨质可尽量磨除，而至 Meckel 腔开口下方时，磨除范围不宜过于偏前。向岩尖方向磨除骨质时，不求一次到位，而是先将 Meckel 腔的后部磨出，然后到达三叉神经切迹下方。避免孤点深入，并适当降低钻速，直到满意显露为止。

（二）肿瘤切除的技术

1. 肿瘤切除方向　肿瘤切除通常是从外向内侧开始，从岩骨基底向脑干方向进行。在岩骨或硬脑膜的入口或出口孔道附近早期识别脑神经，可在一定程度上解剖结构保留神经。内耳道上区的骨性结构磨除后，沿三叉神经走行显露，沿神经间隙分离，切开 Meckel 腔底部、侧壁的硬膜，先行瘤内切除，然后将瘤壁与三叉神经根丝分离。这样可以将三叉神经向侧方和中线方向游离，分离神经纤维与肿瘤的粘连，在第Ⅴ对脑神经与第Ⅶ、Ⅷ对脑神经复合体之间以及第Ⅴ对脑神经前下方分块切除肿瘤。

2. 脑松弛技术　对于大型肿瘤，需充分释放脑脊液，让脑组织自然回缩，在脑组织无张力的前提下牵开小脑半球。

3. 分离与切除　肿瘤侵袭脑神经孔道时，可能会使脑神经的显露变得困难。因此，建议采用持续性分段切除肿瘤，而不是使用 CUSA 吸引器整体切除肿瘤。若肿瘤全部位于视野内，全切除不困难。更常见的是肿瘤小部分位于术野外的情况。此

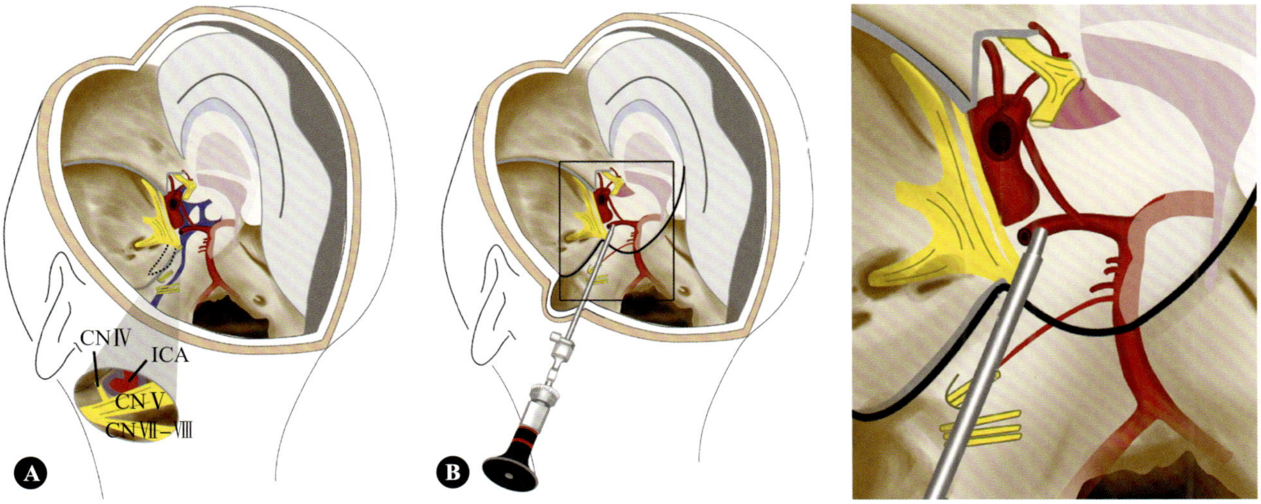

▲ 图 13-5　乙状窦后 - 内耳道上入路

A. 乙状窦后硬膜内经内耳道上 - 经天幕入路显露的神经血管结构的解剖关系，磨除区域用虚线（内耳道上结节和岩尖）表示。B. 内镜辅助扩大乙状窦后经内耳道上入路的解剖示意图。ICA. 海绵窦内颈内动脉；CNⅣ. 第Ⅳ对脑神经（滑车神经）；CNⅤ. 第Ⅴ对脑神经（三叉神经）；CNⅦ～Ⅷ. 第Ⅶ～Ⅷ对脑神经（面神经和听神经）

时可轻柔牵拉肿瘤包膜，将其连同残瘤逐步拖出。切忌用力过大，以免包膜破裂造成肿瘤残留。若包膜不易牵出，多表明瘤内切除不够，可用刮匙、成角取瘤继续瘤内切除。肿瘤包膜牵出时，残腔往往有较多出血，以吸收性明胶海绵压迫容易控制。一般情况下瘤壁与周围结构以粘连为主，而非浸润生长，多可全部切除。若瘤内切除充分而瘤壁依然与 Meckel 腔内侧壁难以分离，表明肿瘤浸润生长。此时应将该处的薄片瘤壁保留，切除其余的瘤壁。

采用边处理肿瘤基底边切除肿瘤的方法逐渐切除肿瘤，即采取切断基底和瘤内切除交替进行的方法，通过肿瘤的分步切除，逐步缩小肿瘤体积，手术野的空间显露会更加充分。如果肿瘤向幕上延伸，可以循岩嵴电凝切开部分天幕，需要时结合磨除部分岩尖，可进一步扩大手术操作空间，从下往上切除肿瘤的幕上部分。

4. **保持蛛网膜分离界面清晰** 只要有可能，肿瘤切除是要在蛛网膜平面进行，保护肿瘤周围蛛网膜界面，并在界面内进行肿瘤切除。沿正确的蛛网膜平面进行分离与肿瘤切除。在肿瘤的切除过程中，应高度注意保护肿瘤与脑神经、脑干和血管间的蛛网膜界面，应少用电凝，以避免破坏蛛网膜界面，不断地冲洗来保持手术野的清晰。只要界面正确，肿瘤包膜内切除充分，便能将肿瘤自周围正常结构上顺利分离下来并切除之。在脑干软脑膜被肿瘤浸润的情况下，应避免不惜任何代价完全切除肿瘤的策略。

5. **肿瘤基底处理** 脑膜瘤的手术治疗关键是首先要处理肿瘤的基底，离断来自脑膜垂体干和岩斜区硬脑膜血管的血供，行肿瘤包膜内切除，边处理基底边切除肿瘤并吸除脑脊液，再分离切除肿瘤的周边部分。离断来自岩斜区的血供时，宜在肿瘤与内层硬膜之间进行，避免进入二层硬脑膜间分离，以减少出血。然后自岩骨内侧面逐步电凝并切断肿瘤基底，以 CUSA、吸引器、取瘤钳行瘤内切除。铲除肿瘤基底时，特别注意脑神经的硬膜出口处，因可能被肿瘤包裹而难以辨认。

6. **充分利用肿瘤形成的“自然通道”** 岩斜区肿瘤的术中病理解剖，表明肿瘤常造成脑干挤压变形，肿瘤的生长从横向上扩大了脑干和岩锥背侧之间的狭窄间隙，从纵向上扩大了脑干和天幕间的间隙。肿瘤越大，肿瘤自身创造的这种空间越大，大型肿瘤本身就提供了很好的小脑－脑干牵拉。术中随着肿瘤由外向内的逐步切除，肿瘤的体积逐步缩减，一般无须过重地牵拉小脑和脑干就能够到达斜坡。同样，肿瘤向上生长顶起天幕，产生的空间也利于手术到达天幕裂孔。充分利用“肿瘤自身的占位空间”来切除肿瘤是应用乙状窦后入路的理论依据。

7. **质硬肿瘤切除** 肿瘤质地一般较硬，肿瘤的切除大都使用双极电凝和显微剪刀，在神经间隙内耐心地分块切除。对于质地较硬的肿瘤，可用圈状电刀行肿瘤包膜内切除，便能较快地切除肿瘤的中心部分。瘤体明显缩小后，沿蛛网膜界面将脑干与瘤壁分离。但遇肿瘤钙化时，可紧贴钙化边缘分离、切除之，或者待游离，并用持针钳夹碎后再去除之。

8. **保护脑干** 肿瘤早期生长在硬膜下，随着肿瘤的逐渐增大，蛛网膜下腔被侵及，蛛网膜和软膜被破坏，导致脑干血管参与肿瘤供血，引起脑干水肿。岩斜区脑膜瘤常将神经推向肿瘤表面，部分可出现变性，肿瘤早期生长在硬膜下，随着肿瘤的逐渐增大，蛛网膜下腔被侵及，蛛网膜和软膜被破坏，导致肿瘤表面的血管与脑干血管相连通，而参与肿瘤供血，引起脑干水肿。当肿瘤切除接近脑干等重要结构时，应减小电流强度，以免造成副损伤。对于肿瘤与脑干粘连紧密的肿瘤，特别是有脑干水肿及软膜消失的肿瘤，不要勉强全切除，可以残留少许肿瘤或肿瘤的包膜，避免脑干损伤，以保证患者术后的生存质量。

9. **保护神经血管** 分离肿瘤表面的脑神经和动脉时，应在这些神经、血管的正常解剖区域辨认清楚后再向瘤区显露，并应在神经、血管间隙中细心行肿瘤内切除，待神经、血管明显减压后，再沿正确的蛛网膜平面分离，便可顺利地将他们游离、加以保护。另外，尚需保护好小脑上动脉、大脑后动脉及其供应脑干的分支。当幕下和天幕裂孔处的肿瘤切除后，以棉片保护好面神经、听神经和脑干。术中尽可能少用电凝，以避免破坏蛛网膜界面，不断冲洗来保持手术野的清晰。分离肿瘤壁过程中，若遇阻力，则表明分离部位存在供血动脉，应细心游离供应肿瘤的分支，予以电凝离断后再分离肿瘤。

（三）岩静脉的保护

虽然内耳道上入路更可能与必要的岩静脉闭塞有关，但仍有可能挽救这一血管。根据解剖结构和肿瘤引起的神经血管结构的移位，这种静脉可以不受限制地进入位于前方的结构，使外科医生能够在岩静脉的上、下空间操作。显露并打开 Meckel 腔后，三叉神经可向内侧和外侧移位，增加外科医生的工作空间。当肿瘤引起脑移位时，可显露动眼神经、颈动脉、后交通动脉甚至视神经。因此，位于这个区域的肿瘤可以切除，而不必进行联合前路手术。

八、手术注意事项

采用枕下乙状窦后 – 内耳道上入路处理岩斜区肿瘤，术中注意以下几点，有望提高手术切除的疗效。

（一）开颅注意事项

骨窗成形时，应将横窦、乙状窦及横窦 – 乙状窦交界部“轮廓化”。切开硬膜后，应充分向上、外侧牵开，使手术入路外侧与岩骨背面，上外侧方和天幕 – 岩嵴交界区基本平行。这样既可尽量避免对小脑的牵拉，同时又便于直接电凝处理肿瘤的基底部，阻断肿瘤的血液供应。

（二）肿瘤显露

枕下乙状窦后 – 内耳道上入路的目的在于减少创伤的同时，力求同时全切除颅中窝和颅后窝的肿瘤，提高疗效和生存质量。应根据岩斜区肿瘤的生长方式、肿瘤的大小、肿瘤侵犯的区域，制订是全切除肿瘤还是次全切除肿瘤的计划。

1. **显露脑桥小脑三角应循序渐进**　一方面要尽一切办法减轻小脑组织的张力，包括放出小脑延髓侧池和枕大池的脑脊液；另一方面，在充分瘤内减压的基础上逐渐显露肿瘤，切忌为了快速显露肿瘤组织而盲目地用脑压板强行推开小脑组织，引起小脑半球水肿、梗死和出血等并发症。

2. **充分释放脑脊液**　术中显露在无张力状态下进行分离和显露。

3. **内镜辅助扩大显露**　当显露有死角时，可借助内镜增加观察角度。

（三）肿瘤切除

1. **沿正确的蛛网膜平面进行分离与肿瘤切除**　在肿瘤的切除过程中，应高度注意保护肿瘤与脑神经、脑干和血管间的蛛网膜界面，应少用电凝，以避免破坏蛛网膜界面，通过不断冲洗来保持手术野的清晰。只要界面正确，肿瘤包膜内切除充分，便能将肿瘤自周围正常结构上顺利分离下来并切除之。术中应该熟悉岩斜区的解剖关系，避免损伤重要的血管、神经。当幕下和天幕裂孔处的肿瘤切除后，以棉片保护好面神经、听神经和脑干。

2. **离断肿瘤基底与分块切除相结合**　边处理肿瘤基底边分块切除。脑膜瘤的手术治疗关键是首先要处理肿瘤的基底，离断来自脑膜垂体干和岩斜区硬脑膜血管的血供，行肿瘤包膜内切除，边处理基底边切除肿瘤并吸除脑脊液，再分离切除肿瘤的周边部分。采用边处理肿瘤基底边切除肿瘤的方法逐渐切除肿瘤，通过肿瘤的分步切除，手术野的空间显露会更加充分。

3. **切开天幕，切除突入幕上的肿瘤**

(1) 正确掌握天幕切开的指征。内耳道上结节磨除、三叉神经向下方移位后，Meckel 腔内侧壁、海绵窦后壁下部的显露普遍较前改善，但对于天幕—三叉神经成角较小者，海绵窦后壁上部仍然因天幕的遮挡而显露不佳。尽管可通过调整显微镜投照角度改善海绵窦后壁的显露，但小脑的牵拉随之加重，且操作空间亦相应减小。此时若切开天幕、上抬颞叶可使天幕上方的死角明显缩小，海绵窦后壁上部的显露显著改善。同时，原为天幕遮挡的血管神经结构亦多可显露。而对于天幕 – 三叉神经成角较大者，除非为进一步向幕上扩大显露，否则因海绵窦后壁的显露已比较满意，无须再切开天幕。

(2) 切开天幕前应注意两个结构。岩上静脉应被识别，要么移位，要么电凝后离断，以避免意外损伤和出血；滑车神经应该被识别出来，如果需要的话，可以在切开天幕的时候把它移开以防止受伤。

4. **内镜辅助肿瘤切除**　当仅用显微外科技术无法从 Meckel 腔进一步切除肿瘤时，内镜沿与内耳道上方岩嵴后的平行线插入，直达 Meckel 腔和扩大的三叉孔道。内镜可从不同角度观察肿瘤，观察 Meckel 的腔和颅中窝，如果有肿瘤的话，可以切除肿瘤的剩余部分（图 13–5B）。如果在 Meckel 腔发现肿瘤残留，可以在内镜辅助下用显微外科器械切除。肿瘤切除后，麻醉师通过颈静脉压迫进行精确止血。开放的气房用脂肪和纤维蛋白胶密封。Ebner（2007）描述了内镜辅助乙状窦后硬膜内经内耳道上入路治疗主要位于颅后窝和幕上的 Meckel 腔、鞍区和鞍旁区的病变的解剖通道和技术。

内镜的额外使用允许使用标准的显微外科器械，并具有与内镜图像相结合的自由运动的优势。内镜可沿平行线插入内耳道上方的岩骨后表面，并向 MC 方向插入。这种操纵应该在微观辅助控制下进行。SCA 是内镜下进入颅中窝的重要标志，位于三叉神经上方，低于动眼神经。将内镜尖端从后向颅中窝前推的理想点是动眼神经外侧面、脑干内侧、SCA 上方形成的空间。

5. 个体化切除肿瘤

(1) 粘连脑干的肿瘤处理。对于肿瘤与脑干粘连紧密的肿瘤，特别是有脑干水肿及软膜消失的肿瘤，不要勉强全切除，可残留少许肿瘤或肿瘤的包膜，避免脑干损伤，以保证患者术后的生存质量。术中在吸出肿瘤时，应注意吸引器头端有无条索状物，避免吸住神经和血管而造成损伤。若用肿瘤钳取出肿瘤时，手感有牵力时即应松开钳子，改用其他方式取出肿瘤，以免造成不必要的损伤。

(2) 质硬肿瘤的处理。对于质地较硬的肿瘤，可用圈状电刀行肿瘤包膜内切除，便能较快地切除肿瘤的中心部分。但当肿瘤切除接近脑干等重要结构时，应减小电流强度，以免造成副损伤。遇肿瘤钙化时，可紧贴钙化边缘分离、切除之，或待游离、并用持针钳夹碎后再去除之。

(3) 粘连血管神经的肿瘤处理。分离肿瘤表面的脑神经和动脉时，应在这些神经、血管的正常解剖区域辨认清楚后再向瘤区显露，并应在神经、血管间隙中细心行肿瘤囊内切除，待神经、血管明显减压后，再沿正确的蛛网膜平面分离，便可顺利地将他们游离、加以保护。当肿瘤与重要神经、血管紧密粘连者和在肿瘤与脑干间难以形成理想界面者，或者脑神经被肿瘤包裹、难以分离时，应综合考虑受累脑神经功能的重要性与全肿瘤切除的可能性，不宜片面追求全肿瘤切除，以防因反复操作而引起血管痉挛，甚至损伤这些重要结构，从而导致术后严重并发症。

(4) 海绵窦肿瘤的处理。无海绵窦浸润的肿瘤一般均可完整切除，存在海绵窦浸润的肿瘤应放弃肿瘤的全切除。对于老年患者，更应如此，因残余肿瘤的再生长是缓慢的。在分离被包裹的基底动脉时，还应仔细分离、保存其所有的脑干穿通支，以免术后发生脑干缺血。

（陈立华　刘海波）

第 14 章　枕下远外侧入路

处理下斜坡区、颈静脉孔区、枕骨大孔区腹侧、延髓和上颈髓腹侧病变，一直是神经外科医生感到棘手、具有挑战性的问题，归根结底是此区域的病变位置深在，毗邻脑干和椎基底动脉、后组脑神经等重要而复杂的解剖结构。后方入路不能提供足够的视野来充分显露肿瘤；前方入路即经口咽入路，手术操作空间狭小、两侧术野受限、易于污染等原因；以及术后脑脊液漏和感染的风险高；脊柱不稳定常需二次手术固定等缺点，目前已很少采用。枕骨大孔区腹侧型肿瘤，特别是延髓、颈髓偏移不明显者，枕下外侧入路的视角明显受限，术侧的舌下神经管内口处周围和对侧存在明显的观察死角。

远外侧经髁入路最大的优势在于不需显露和转移面神经的前提下，可直接显露颈静脉孔区肿瘤，该入路充分利用解剖自然间隙，在最大限度地磨除阻挡视野骨质的情况下，形成由背外侧指向腹内侧的圆锥形操作空间，减轻了对脑干和神经血管的牵拉；以切除部分或全部枕骨及寰椎的髁突为手段，增加枕骨大孔及脑桥延髓腹侧面的显露，处理延髓腹侧面和颅颈交界处中线部位病变。

一、背景

（一）枕下远外侧入路的来源与发展

枕下远外侧入路（FLA），曾有多种不同名称，如经髁入路、后外侧入路、背外侧经髁入路，又称枕下极外侧入路、枕下远外侧经髁入路或枕下远外侧经髁入路，没有任何一个手术入路给人带来这么多误解。远外侧是个相对的概念，泛指旁正中线以外的区域。超越寰椎横突孔以外，也就是到了椎动脉外侧，位于乳突－横突孔连线以前的部分，被称为极外侧（extreme lateral）入路。枕下远外侧入路是一种较枕下外侧入路更靠外侧，经枕骨髁的颅颈交界部的外侧入路。

FLA 是一个不断变化的入路，经历了许多改变，包括枕髁磨除、上颈椎椎板切除等，适应证的范围也不断扩大。其共同和最终目标是将损伤椎动脉区域主要血管的风险降至最低，并对枕骨大孔前和前外侧的肿瘤提供良好的视野角度，以确保完全切除是可行的。

磨除后外侧 1/3 的枕髁、颈静脉结节可消除骨性结构的限制，使手术路径大大缩短，向外侧牵拉硬膜，抬起小脑的侧下方可进一步增加静脉孔区的显露空间，此入路对颈静脉孔的神经部、血管部、后组脑神经的脑池段、起源处、下斜坡都有满意的显露。Heros（1986）报道，用枕下远外侧入路处理椎动脉和椎基底部动脉病灶时强调了骨质的彻底切除，但不包括枕骨髁。Sen 和 Sekhar（1990）用远外侧入路成功处理下斜坡和颈髓腹侧的硬膜内病变，并提出极外侧入路（extreme lateral approach）的概念，包括 VA 转位和磨除枕髁。Bertalanffy 和 Seeger（1991）切除 C_1 后弓和侧块、磨除 1/3 或全部寰枕关节和磨除颈静脉结节，从 C_1 后弓至椎动脉入硬膜处移位椎动脉，进一步显露枕骨大孔腹侧，称之为经髁入路。

Salas 等（1999）描述了几种变化，其中最常见的是部分经髁入路，少见的是经全髁、髁后入路和极外侧经颈静脉入路。Spektor（2000）称之为远外侧经髁－经结节入路，并对其进行定量描述。Kawashima（2003）则认为，远外侧入路是枕下入路向外侧的扩展；极外侧入路是经胸锁乳突肌和椎动脉前方、颈内静脉后方显露颅颈交界区。两者均可切除枕髁或寰枕关节，但因入路方向不同，显露的结构也不完全一样，极外侧入路可以显露对侧和下斜坡结构。

（二）远外侧入路的定义

远外侧入路的名称在文献中还没有得到统一，其本质是围绕枕髁做不同程度的骨切除以达到枕大孔侧方及前缘、下斜坡区、颈静脉结节或颈静脉孔区的显露。尽管名称不同，其实质上是同一种手术入路向不同方向的扩展，只不过处理枕髁的方式不同。

远外侧入路即位于乙状窦后入路的后外侧，以乳突尖、寰椎侧块、椎动脉入颅处为中心的手术入路（图 14–1）。远外侧入路在实际应用中可根据需要扩展出远外侧经髁入路、远外侧经髁上入路、远外侧经髁旁入路等手术方式，术中涉及下列任一步骤，均可称之为远外侧入路：①完全显露乙状窦，打开颈静脉孔；②完整显露并部分磨除枕髁，或全部磨除枕骨髁；③磨除颈静脉结节；④去除部分以至全部寰枕关节；⑤切除 C_1 侧块；⑥打开 C_1 横突孔，游离并牵移椎动脉。

（三）远外侧入路显露

远外侧入路可充分显露脑干前侧方和脑桥小脑角下方、上颈髓腹外侧的神经及动脉，使神经血管及延颈髓减少牵拉影响。从极外侧显露下斜坡和枕大孔前缘的肿瘤脑干界面，术野可以非常直接的显露下斜坡、枕骨大孔、颅颈交界、上颈椎，脑干下端、上段颈髓腹侧和腹外侧，以及同侧后组脑神经、脊神经、椎动脉及其分支在术野内显露十分满意。无须牵拉脑干和脊髓便可切除肿瘤，重要的神经、血管结构几乎不受牵拉，有利于肿瘤的切除及神经、血管的保护；必要时可以磨除枕髁、颈静脉结节、寰椎侧块。

术者可从脑干侧方直视枕骨大孔腹侧甚至对侧，手术路径短，显露充分，同侧脑神经、脊神经、椎动脉等基本可以直视，有利于肿瘤的切除及重要神经血管组织的保护。是到达脑干和上颈髓腹侧及腹外侧病变、枕骨大孔腹侧及腹外侧肿瘤的理想手术入路（图 14–2A）。尽管肿瘤很大且在脑干前方，此入路均可全切除肿瘤，是切除枕大孔前区脑膜瘤的最佳手术入路。

（四）枕骨大孔区常用的手术入路

1. 经后正中入路 可以显露整个颅颈交界区的后面，但其视野呈矢状位不能很好地观察和控制椎动脉，颅后窝侧方骨质的切除受限，影响了对术野侧方的显露。

2. 经口腔入路 较容易接近下斜坡和寰、枢椎，经过上颌扩大切开术或唇下颌切开术和舌切开术后，此入路则可以显露斜坡顶至中颈髓区域。但是，由于两侧的椎动脉和颈动脉的限制，经口腔入路的侧方骨质切除有限。

3. 远外侧入路 可以充分显露整个颅底和颈髓，远外侧入路则可早期充分地显露椎动脉并极方便控制其近端和远端（表 14–1），而且无须牵拉脊髓和脑干。可以进行更广泛的侧方骨质切除，从而使脊髓腹侧、背侧显露更充分。枕下远侧经枕骨髁入路的应用，不仅因为在此入路中术野深度变浅、对延髓前部近于平视、消除了同侧舌下神经管内口区的观察死角，而且更为重要的是应用此入路有助于减少并发症，由于在此入路中几乎不需要对延、颈髓进行牵拉，而且在手术早期显露和控制椎动脉及其分支，对后组脑神经显露充分，使肿瘤与这些结构的分离操作更加安全简便。

4. 经岩骨乙状窦前入路 能以最短距离到达斜坡，手术视角广阔，尤其是中斜坡基底动脉瘤，但操作复杂，潜在并发症多。

远外侧经髁入路最大的优势在于不需显露和转

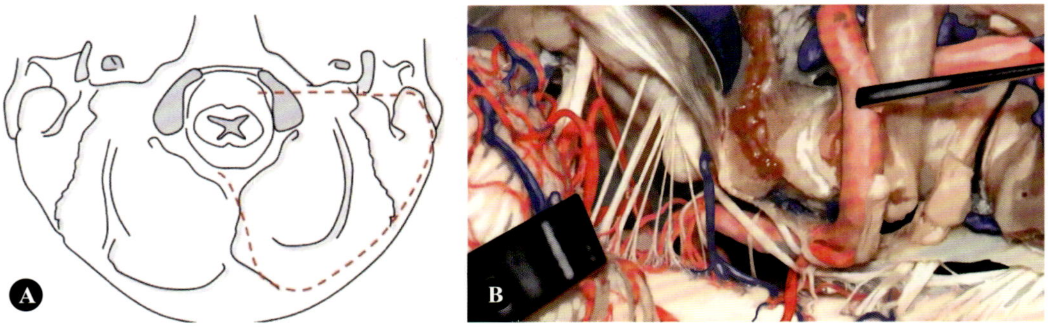

▲ 图 14–1 远外侧入路用于处理位于脑干腹外侧及上位颈髓的病变

A. 远外侧入路需要切除枕骨包括同侧枕髁、寰椎后弓后部；B. 显示枕骨髁部分切除后的手术视野和相关解剖。硬膜已经去掉，可见一个通往颅颈交界区腹侧硬膜的良好通路。该区域的肿瘤将神经血管结构推移，扩大了手术通道

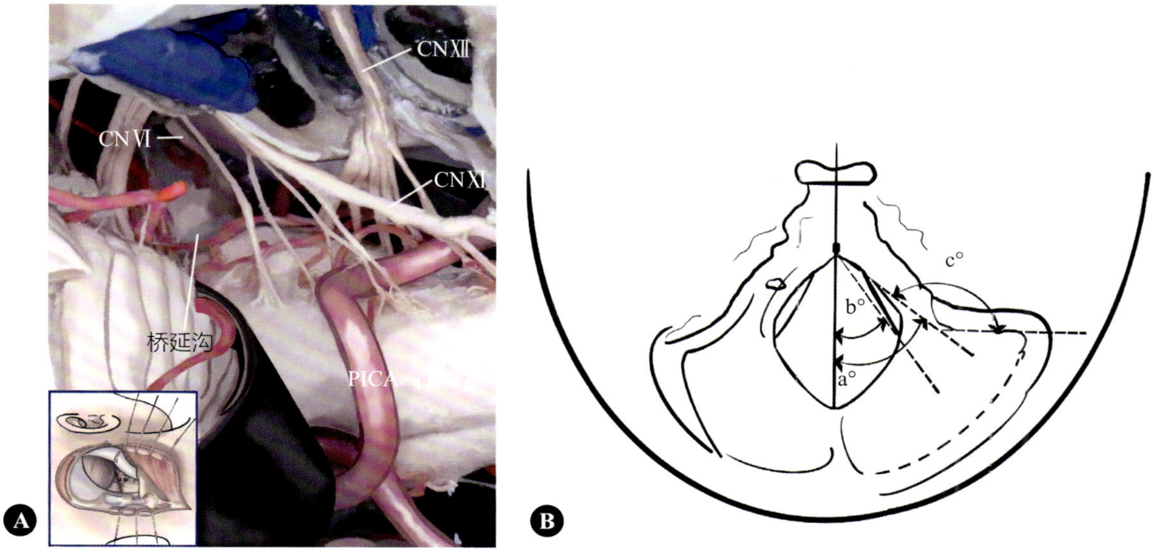

▲ **图 14-2　入路的显露**

A. 远外侧入路通过磨除枕髁显露颅颈交界区腹侧和腹外侧的广泛区域；B. 枕下中线进入枕骨大孔腹外侧的视角。枕骨大孔中线与前外侧缘的视角，平均 52.2° ± 4.5°（a°）；枕骨大孔中线与枕髁内侧凸面的夹角，平均 45.1° ± 5.6°（b°）；乙状窦切迹与 FM 前外侧缘之间的肘形角度，平均 164.2° ± 3.6°（c°）

PICA. 小脑下后动脉；CN Ⅵ. 展神经；CN Ⅺ. 副神经；CN Ⅻ. 舌下神经

表 14-1　枕大孔区病变手术入路优缺点

	后正中入路	经口入路	远外侧入路
显露侧方病变	受限	受限	良好
控制血管	受限	不能	良好
脑膜炎危险性	低	高	低
同期行骨固定术	可能	受限	可能

移面神经的前提下就可直接显露颈静脉孔区肿瘤。远外侧经髁入路在显露颈静脉孔区的过程中同样会受到寰椎后弓、椎动脉、枕髁及髁旁骨性突起的限制，阻碍了手术视野，增加了对脑组织的牵拉及脑神经的损伤，所以该入路的关键是如何正确磨除枕髁和椎动脉的安全显露，以及避免后组脑神经的损伤。磨除后外侧 1/3 的枕髁及颈静脉结节可消除骨性结构的限制，使手术路径大大缩短，向外侧牵拉硬膜，抬起小脑的侧下方可进一步增加静脉孔区的显露空间，可以较好地显露颈静脉孔区肿瘤颅内部分及部分颅外肿瘤，适用于向颅内发展的肿瘤，特别是局限于斜坡和岩部内或沿斜坡生长的肿瘤。

（五）枕骨大孔区手术入路的比较

外科处理枕骨大孔区、延髓和上颈髓腹侧的病变，是一个巨大的挑战。目前主要采用侧方和后方入路。枕骨大孔区外侧型肿瘤由于常将延髓、颈髓向对侧推挤产生较大的手术空间，利用传统的枕下中线或外侧入路即可满意显露；但对于腹侧型肿瘤，特别是延髓、颈髓偏移不明显者，枕下外侧入路的视角明显受限，手术侧的舌下神经管内口周围和对侧存在明显的观察死角，如果采用这两种入路，需对延髓、颈髓、后组脑神经进行牵拉，这就增加了并发症的出现率。理论上，枕下远外侧经枕髁入路通过移位椎动脉、磨除枕骨髁后部，将手术视线从椎动脉的后方移至其前方，与枕下外侧入路的显露范围和角度相比有明显的优势。

1. 远外侧入路与枕下中线入路　远外侧（FL）入路是一种典型的下斜坡颅底手术入路，枕下中线入路传统上被认为不适合下斜坡病变。改良的枕下中线入路（ST）入路，与内镜辅助枕下线（EST）入路一起，被认为是治疗下斜坡（LC）病变的微创技术。Wang（2019）比较 ST、EST 和 FL 入路对 LC 不同靶点的手术显露和自由度。FL 入路手术面积最大（237.8mm^2 ± 56.0mm^2），包括舌咽神经

（16.2mm ± 1.9mm）、舌下神经（11.4mm ± 2.4mm）、椎动脉（23.9mm ± 3.3mm）；其次为 EST 和 ST 入路。对于手术自由度，FL 入路提供最大的视角（颈静脉孔 90.0mm ± 14.0mm，舌下管 95.1mm ± 15.8mm）。EST 入路与 ST 入路相比，可以显著增加 LC 内侧的手术显露，但 FL 入路仍然提供最大的手术显露和自由度。根据临床和尸体的解剖研究发现，认为 ST 入路可用于治疗 LC 的外侧和腹侧病变，类似于 FL 入路（图 14-2B）。

2. 枕下外侧入路与远外侧经枕髁入路显露范围及深度比较 要显露整个中下斜坡则须行远外侧经枕髁手术入路。磨除枕髁至舌下神经管内口、去除部分乳突及磨除同侧颈静脉结节后。远外侧经枕髁入路手术深度明显变浅，极大地方便了手术操作，又增大了手术显露范围。从而增加了手术的安全性（图 14-3）。平均去除枕髁约 9mm（即去除枕髁至舌下神经管内口被打开），占枕髁的 2/5，即能减少手术角度 36°。

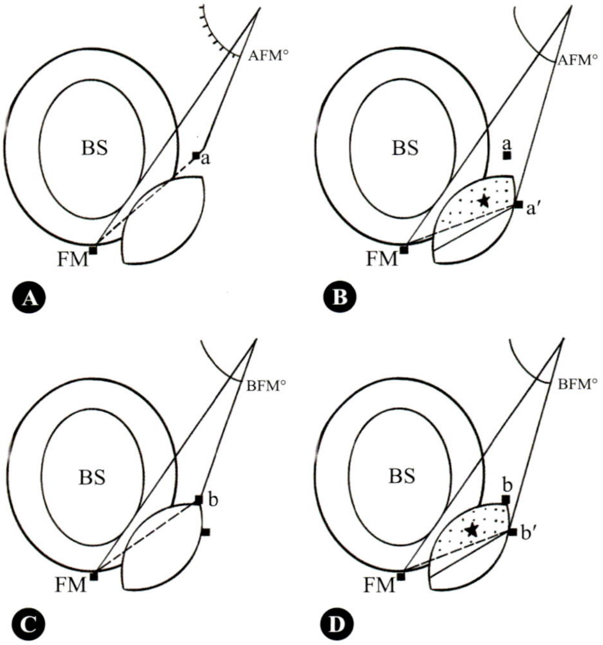

▲ 图 14-3 手术角度和距离的变化

A. 髁突切除前的枕骨大孔上手术通道；B. 枕髁切除后的枕骨大孔上手术通道；C. 枕髁切除前的枕骨大孔下手术通道；D. 枕髁切除后的枕骨大孔下手术通道。BS. 脑干；FM. 枕骨大孔前方；a. 枕髁同一水平的髁窝；a′. 枕髁磨除后残留枕髁后缘；b. 枕髁后缘；b′. 枕髁切除后残留髁后端；aFM. 枕骨大孔上手术通道的显露角度；bFM. 枕骨大孔下手术通道的曝光角度；虚线点为枕髁切除前后的 aFM 和 bFM 距离；*. 髁突被切除的部分

远外侧入路在颈静脉孔水平提供了硬膜内椎动脉周围的空间。经髁窝入路可以更好地显示颈静脉孔和舌下管之间水平的椎动脉。与经髁窝入路相比，经髁入路对椎动脉的显示效果并没有明显改善，除了在舌下管下方的水平。然而，经髁入路提供了比经髁窝入路更广泛的颈静脉结节切除术，因为切除的枕髁，包括寰枕关节，为将手术钻头引入这个骨性突起的前部提供了空间。

3. 远外侧入路与极外侧入路 基本远外侧入路可能是到达位于枕骨大孔前外侧病变的一良好入路。进行改良可经髁上入路、髁旁入路和经髁远外侧入路。经寰枕经关节入路可分为远外侧（后外侧）和极外侧经寰枕经关节入路两种，这取决于 CVJ 处硬膜外显露的程度。这两种经关节的路径是相似的，但从几个角度来看完全不同，包括入路的方向，肌肉、神经和血管解剖及显露的解剖结构。

(1) 入路方向不同。远外侧入路，是枕下外侧入路的延伸，位于胸锁乳突肌和椎动脉的后方，正好位于枕、寰髁和寰枕关节的内侧。极外侧入路，是一种直接外侧入路，深至胸锁乳突肌前部，沿椎动脉前方，在颈内静脉后方。两种入路都允许在寰枕关节处磨除枕髁，但由于入路方向的不同而提供不同的显露（图 14-4）。

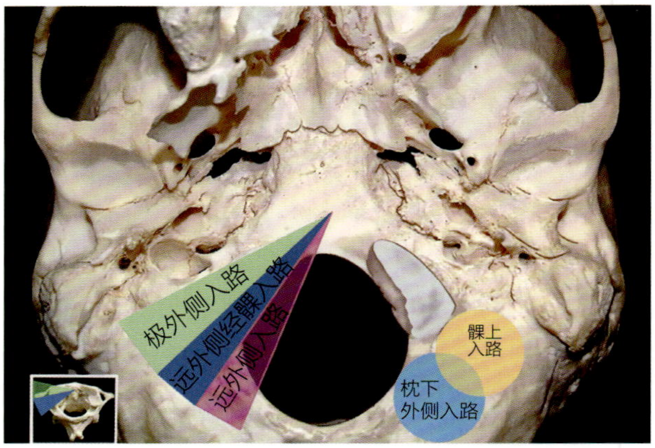

▲ 图 14-4 远外侧入路与极外侧入路的手术路径

枕下外侧入路包括枕鳞最外侧的开颅。远外侧入路包括枕下外侧入路的下外侧延伸，也包括 C_1 半椎板切除。远外侧经髁入路是部分枕髁切除，舌下管通常保留，增加了对目标的视角。髁上入路也称为髁上经髁窝经颈静脉结节入路，枕髁完全保留，显露的区域在颈静脉结节的水平。极外侧入路被认为是通向下斜坡的纯外侧入路

(2) 显露范围。远外侧入路（又称为后外侧入路）被定义为从胸锁乳突肌后外侧引导的枕下外侧入路，肌肉解剖是手术中最重要的环节之一。为了从侧面进入 CVJ 的前部，肌肉显露是采用马蹄形头皮瓣，因为马蹄形头皮瓣可以更容易地反映下或下外侧的肌肉层，从而允许更广泛的外侧显露和上颈椎入路的空间。远外侧寰枕关节入路要求横突开放，第三段椎动脉有时需移位。远外侧寰枕经关节入路并不能显露对侧硬膜外的术野。在确定对侧结构时，硬脑膜囊的部分牵开是必要的。位于 CVJ 同侧前外侧的硬膜外病变可以通过远外侧寰枕关节入路进行治疗。

枕下极外侧入路能很好地显露颅颈交界区腹侧区域，包括上斜坡、颈Ⅰ、Ⅱ颈髓腹侧及腹外侧。在极外侧入路中，胸锁乳突肌沿着其前缘切开，在其与枕骨和颞骨的附着点处完全分开，可直接从外侧进入颈内静脉和硬脑膜囊之间的 CVJ 前部。Sen 和 Sekhar（1990）首先描述了极外侧经寰枕关节入路，从外侧穿过关节柱和乳突尖，也称为前外侧入路。磨除范围与远外侧寰枕经关节入路相同。极外侧经寰枕关节入路和远外侧寰枕经关节入路的区别在于皮肤切口、肌肉反射和入路方向。极外侧经寰枕关节入路是治疗硬膜外病变的主要方法。极外侧经寰枕关节入路中，附着在寰椎横突上的肌肉从横突上的分离，具有远外侧入路的优点外，还提供了整个齿状突、下斜坡下段和对侧寰枕关节内表面的显露，不需要牵拉硬脑膜囊以显露颈－延髓交界处前方的齿状突和斜坡。

综上所述，远外侧经寰枕关节入路可用于位于 CVJ 硬膜外区同侧前或前外侧的病变。病变累及对侧寰枕关节及下斜坡时，应选择极外侧寰枕关节入路。这些入路对于累及邻近枕髁和寰椎髁突并延伸至硬膜外前间隙交界处的病变是理想的。

(3) 适应证。远外侧经寰枕关节入路能很好地显露 CVJ 区域同侧前、前外侧的硬膜外病变。极外侧经寰枕关节入路不仅可显露同侧外侧硬膜外病变，而且从中线延伸到对侧寰枕关节内侧和下斜坡的显露。在该区域磨除各种骨结构，包括枕髁、颈静脉结节和 C_1 和 C_2 的关节面，提供正常解剖结构和病理损伤。处理下斜坡乃至枕骨大孔前缘、对侧的过程中，视野不受阻挡。因此，极外侧入路适用于颈静脉孔和下斜坡硬膜内外、跨中线的病变。枕骨大孔区及周围区域的病变，应根据每个特定病变量身定制入路，以提供所需的显露。

(4) 疗效比较。Komotar 等（2010）总结远外侧入路和极远外侧入路治疗的 149 例颅颈交界区肿瘤，发现远外侧入路手术全切率（Simpson Ⅰ、Ⅱ级）为 93.2%，次全切除率（Simpson Ⅲ级）为 5.4%；而极外侧入路手术全切除率和次全切除率分别为 74.7% 和 25.39%。

4. 极外侧入路　枕下极外侧入路又称最外侧入路，较枕下外侧入路更靠外侧，是颈外侧入路向颅后窝的延伸，是经枕骨髁的颅颈交界部的外侧入路。1990 年，Sen 和 sekhar 首次报道应用“极外侧入路”（extreme lateral approach）这个名称，并成功地处理斜坡下段和颈髓腹侧的硬膜内肿瘤。1994 年，Babu 和 Sekhar 等进一步更名为“极外侧经枕骨髁入路”（extreme lateral transcondyl approach）。其与远外侧入路的主要不同在于：切口、肌层的分离方向、椎动脉的分离、硬膜切口与椎动脉位置的关系及手术的视角。

(1) 体位通常是侧卧位，下臂支撑在桌子上端下方，腋窝和其他结构垫枕。采用 C 形切口。在枕颈融合术中，倒 U 形切口是首选，因为可以获得更好的上颈椎显露。解剖浅层、中层和深层肌肉。除胸锁乳突肌与皮瓣分离后呈下向反折外，其余肌肉均呈内侧反折，或与皮瓣呈侧向反折。硬膜外 VA 从 C_2 横孔（或 C_3 孔，如有必要）显露到硬膜入口。进行部分乳突切除和乙状窦游离术；随后在乙状窦后约 3cm 处进行小骨瓣开颅术，但经 TFA 的手术除外。根据病变的位置和类型，通过执行极外侧颅颈入路的 6 种变化之一来继续显露。

(2) 显露和游离椎动脉是该入路的难点之一，手术到达枕骨大孔下缘及 $C_{1\sim2}$ 前方时，椎动脉成为入路的障碍，应将其分离并向中线移位，这样扩大了到达延髓及颈髓前方的视野。下斜坡肿瘤未累及枕骨大孔下缘或切除部分枕骨髁时则不需游离椎动脉。游离椎动脉时出血常较多，为减少出血在拟游离的椎动脉段的两端，先环状电凝切除一部分静脉丛，再逐渐切除剩余的血管丛。

(3) 骨窗的大小及颈椎板切除的程度因病变的大小和部位而定（图 14–5）。做单侧枕下骨窗显露颅后窝和枕骨大孔的后外侧面即可，如果肿瘤主体在枕骨大孔以上，还应切除部分乳突，显露乙状窦

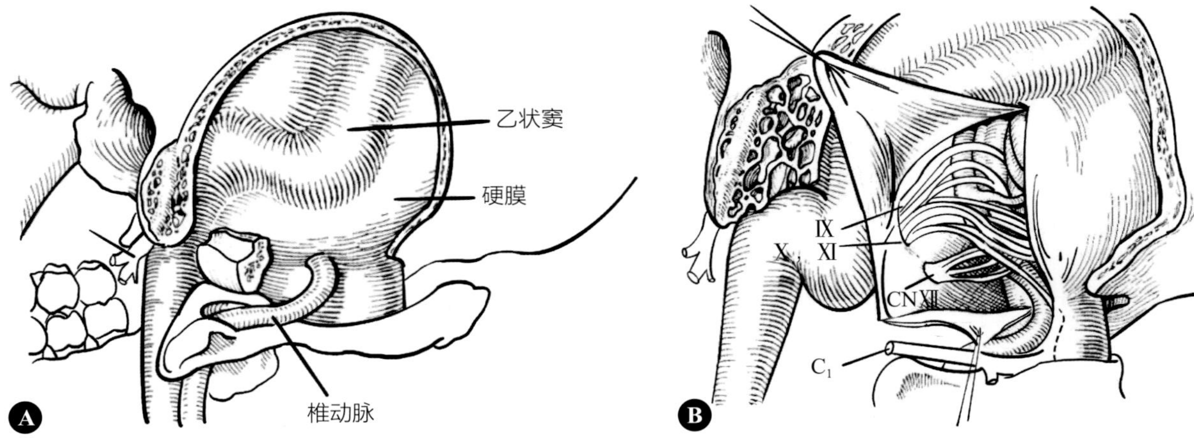

▲ 图 14-5 极外侧入路开颅

A. 枕下开颅和乳突切除，直至显露面神经管的垂直段，枕髁部分切除，显露颈静脉球；B. 打开硬膜，显露椎动脉的硬膜内外部分，可见椎动脉行走在后组脑神经的腹侧，走向枕骨大孔前方

CNⅫ. 第Ⅻ对脑神经（舌下神经）；Ⅸ. 第Ⅸ对脑神经（舌咽神经）；Ⅹ. 第Ⅹ对脑神经（迷走神经）；Ⅺ. 第Ⅺ对脑神经（副神经）

或颈静脉球，肿瘤延伸到上颈段椎管，还需切除 $C_{1\sim2}$ 的椎板。硬脑膜外病变如寰枢椎脱位磨除齿状突时可部分或大部分切除枕骨髁和 C_1 侧块。

(4) 枕下极外侧入路术中需切除寰椎侧块、枕髁及颈静脉结节，可明显增加同侧岩斜区的显露和手术野的范围。手术显微镜可放置得更低、更向外侧，从而可以更好地观察岩斜区下方的空间。骨质磨除的程度与病变显露的关系见图 14-6。磨除部分乳突显露乙状窦，切除枕骨髁和颈静脉球的骨质。齿状突显露有困难时，切不可用力牵拉硬脑膜，可将 C_1 或 C_2 脊神经后根切断，达到牵开硬脑膜，显露病变的目的。磨除齿状突时，应在齿状突与硬脑膜间放置一窄脑压板，以保护脑干和上颈髓。

枕髁磨除的影响因素有枕髁长度、枕骨大孔的长度、脑干与枕骨大孔距离、脑池受压情况、脑干受压情况、病变位置。临床上应具体分析，如患者枕骨大孔较小，枕髁较大，脑干距枕骨大孔距离小，这时枕髁切除是有意义的。同样，是否切除椎板、颈静脉结节及是否联合其他入路，应依据每个患者的病变与解剖特点。

(5) 切除脑膜瘤时，应尽量从肿瘤的基底开始。如果肿瘤较大应分块切除，避免瘤体挤压而造成延、颈髓损伤。若肿瘤包绕血管（如椎动脉或小脑下后动脉）或与血管粘连紧密时，宁可保留少部分肿瘤，也不可勉强切除。术前应行 MRI、TCD 检查。前者可了解肿瘤的大小、扩展方向及其与周围结构的关系，对寰枕部畸形的诊断更加明确，并能测量出齿状突的大小和上移的程度，以及脑干与颈髓形成的畸形角度，为术中齿状突磨除提供参考。为避免椎动脉损伤，造成不良后果，需行 MRI 和 TCD 检查，了解椎动脉供血情况，根据病变情况尽量选择椎动脉供血较差的一侧入路。

(6) 腹侧及腹外侧的肿瘤，使脑干向背侧及病变对侧挤压移位，后组脑神经受牵拉变细移位。切除肿瘤的操作都在神经间隙内进行，要保护好每条神经和血管，娴熟的显微神经外科技术是保证手术效果的关键。

(7) 枕下极外侧入路的优点：①扩大了脑干及上颈髓腹侧及腹外侧区域的视野和手术操作空间，且手术径路较短。即使肿瘤较大，经此入路也可全切。②通过单一入路可以达到下斜坡，枕骨大孔及上颈段的硬膜下区域。③近 180° 水平方向显露，使术者可以直视下操作肿瘤与延颈髓相接面，减少了脑干、小脑、高位颈髓的牵拉，增加了术野深度与广度，术区无菌。④对有椎动脉的颅外段或颅内段参与肿瘤供血的分支，可以切断供血来源或控制椎动脉，以免术中大出血。⑤对复杂寰枕部畸型，可Ⅰ期行前后方减压并植骨融合；Ⅰ期切除高颈段椎管内外哑铃型肿瘤。因咽外操作，脑脊液漏容易控制。⑥可经腹侧面达到对侧区域。避免牵拉本已受压扭曲的脑干。⑦治疗椎基动脉动脉瘤和椎动脉及其分支供血的肿瘤时，椎动脉可在术中得到有效控

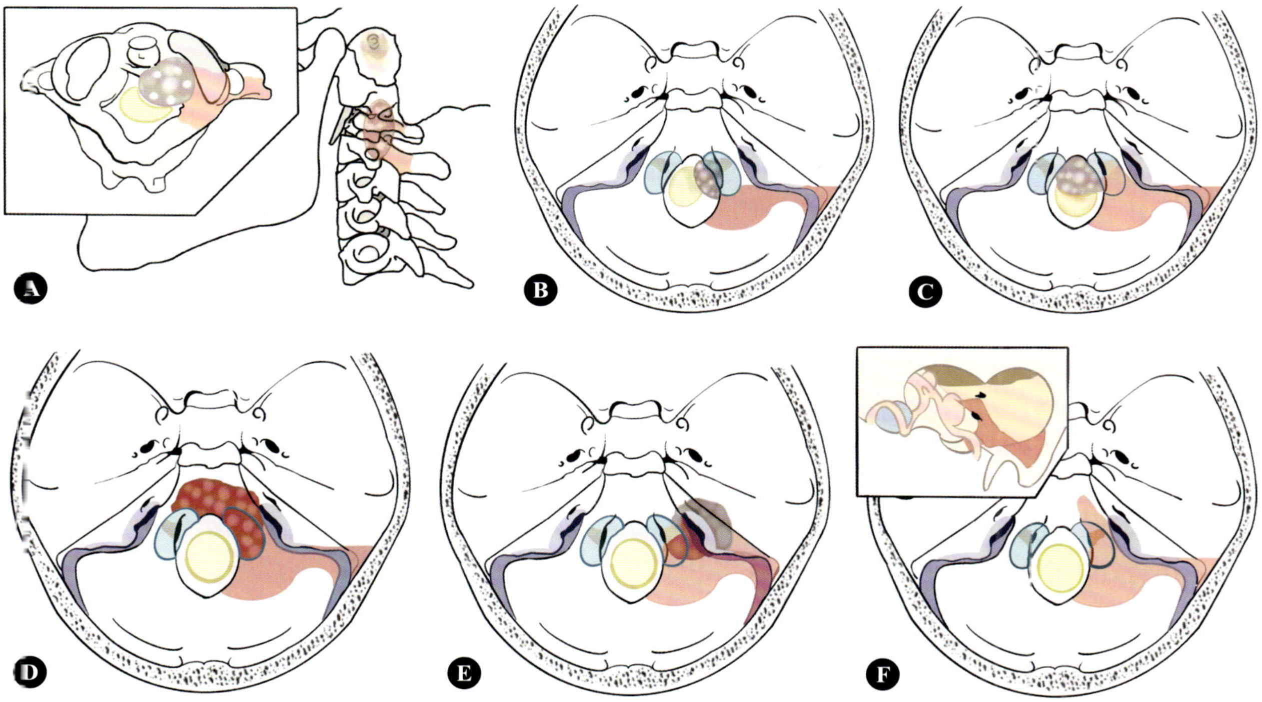

▲ 图 14-6　极外侧颅颈入路（ETJA）骨质磨除与病变之间的关系

A. 经椎动脉入路（TFA）；B. 髁后入路（RCA）；C. 部分经髁入路（PTCA）；D. 完全经髁入路（CTCA）；E. 极外侧经颈静脉孔入路（ETJA）；F. 经颈静脉结节入路（TTA）

制、保护。⑧对哑铃型肿瘤可在一次手术中切除。可以切除侵及的硬膜外病变。⑨缩短术野径路，改善了对延髓前部的显露，消除了同侧舌下神经管内口区的观察死角，更为重要的是应用此入路几乎不需要对延髓、颈髓进行牵拉。而且在手术早期显露和控制椎动脉及其分支，对后组脑神经显露充分，使肿瘤与这些结构的分离操作更加安全简便。⑩因椎体、椎间盘及对侧关节未侵及，术后不影响稳定性。

(8) 枕下极外侧入路有一定的局限性，当齿状突高于双侧颈静脉球连线，或当肿瘤上界超过舌咽神经水平（到达中上斜坡）等情况时，显露困难，不宜单独采用该入路，需联合其他入路。

(9) 枕下极外侧入路的注意事项：①磨除枕髁及周围结构，不同程度扩大术野，增加显露，但也增加了颅颈连接不稳的风险。肿瘤自身的占位效应使肿瘤部分切除后常可形成一自然通道。在肿瘤显露充分的情况下，要尽量减少骨质的切除，以维系枕骨大孔区的稳定性。②损伤椎动脉的风险。枕下极外侧入路手术操作中最关键之处是椎动脉的游离、显露和枕骨髁的处理，这两者构成了枕下极外侧手术入路的难点。如果必须磨除枕骨髁，则不要超过舌下神经管，术后需植骨和固定等。

（六）入路对颅颈交界稳定性的影响

寰枕关节的稳定性受诸多因素影响，如寰枕关节的杯形形状，关节周围的纤维囊，前后寰枕膜及连接枕骨和枢椎的韧带均参与维持寰枕关节的稳定。疾病本身的破坏或颅颈交界区手术行骨质切除均可造成医源性脊柱不稳定，术后有必要行脊柱关节融合或固定以增加脊柱的稳定性。

远外侧经髁入路常需去除部分或整个枕髁，并破坏周围关节纤维囊和周围韧带，这可能导致寰枕关节不稳定。有作者对单侧枕髁去除后枕颈交界的稳定性做生物力学方面的研究，将枕髁由内至外分成四等份分步去除。在去除 25% 枕髁后寰枕关节屈伸运动的活动性即明显增加，在去除 50% 枕髁后，寰枕关节的各种运动方式（屈伸、侧弯、旋转）的活动性均明显增加，具有不稳定性倾向。建议在枕髁去除 50% 或以上时应考虑进行寰枕融合，以避免术后颅颈交界不稳定。多数术者认为枕髁从后方去除 1/3～1/2 时不会引起颅颈交界不稳定。去除范围不超过舌下神经管，不侵及翼状韧带附着枕髁内表面的结节时，不会导致放射学或临床上延迟不稳定的发生。

远外侧经髁入路是针对枕骨大孔前外侧部的病变，切除部分枕骨髁后，该区域更加清晰可见。Sen 和 Sekhar（1991）提出，若切除枕骨髁后 1/2 或 2/3，不破坏其他骨结构，术后不发生颈椎不稳；若全切枕骨髁，应 I 期进行植骨融合和钢板固定。Cardoso（2015）对枕 $-C_2$ 旋转的生物力学效应进行解剖学研究。在完整的和右侧枕髁切除 2/3 的标本中测量 O-C_1、$C_{1\sim2}$ 和 O-C_2 节段的旋转运动，经 CT 扫描和目视检查，认为切除一个枕骨髁的后 2/3 会改变两侧颅颈交界处的正常轴向旋转运动，颅颈不稳是有生物力学基础的。

（七）远外侧入路的分型

Wen 等（1997）提出，将远外侧入路分为经髁、髁旁、髁上 3 条途径，Rhoton 根据切除骨质和显露方向的不同，将远外侧入路分为基本远外侧入路、经髁入路、髁上入路和髁旁入路 4 型。Salas（1999）对远外侧入路进行解剖学和临床研究，将其分为 6 种不同的类型，即经颈椎关节面入路、枕髁后入路、部分经枕髁入路、完全经枕髁入路、远外侧经颈静脉孔入路、极外侧经颈静脉结节入路。

1. 常用的远外侧入路 根据远外侧入路对枕髁处理不同及所显露目标区域的差别，有以下几种扩展方向。

(1) 基础远外侧入路（B-FLA）。该入路切除枕下外侧枕大孔区骨质及 C_1 半椎板；不处理枕髁和寰枕关节，显露枕大孔外侧和腹外侧病变。

(2) 远外侧经髁入路（T-FLA）。根据枕髁磨除的程度不同，分为部分经髁入路和全髁入路。是在基于远外侧入路的基础上进一步磨除枕髁后部，直接处理枕髁或寰枕关节，增加了更多外侧空间显露，可以显露斜坡下部和延髓前方。

(3) 远外侧经髁上入路（S-FLA）。于枕髁的上部进行扩展，可以增加对舌下神经管内侧和颈静脉结节区域的显露。经髁上磨除髁后内侧 1/3 骨质的，同时不移位椎动脉第三段，用于位于脑干腹侧的肿瘤。到达枕颈区切除肿块是可行的，提供足够的肿瘤和周围结构的显露，适用于向颈静脉孔区延伸的颅脊型肿瘤。Samii 等（1996）报道，在大多数情况下，对枕髁进行大面积磨除的耗时过程并不需要获得足够的肿瘤显露量。在脑干侧偏（L 型肿瘤）和大型 M 型和 C 型肿瘤的病例中，手术通道足够宽，可以在不切除髁突的情况下进行肿瘤切除。

(4) 远外侧经髁旁入路。对枕髁侧方的颈静脉孔进行处理，开放颈静脉孔的后部骨质。

(5) 远外侧经枕髁后入路。这是标准的远外侧入路，该入路切除枕下外侧枕大孔区骨质及 C_1 半椎板，适用于延颈髓腹外侧的硬膜下脑膜瘤。L 型肿瘤和大型 M 型和 C 型肿瘤可以不经髁突切除治疗。Bassiouni（2006）报道 25 例延髓腹侧枕骨大孔前方、腹外侧脑膜瘤，均经枕下后外侧髁后入路，都提供了充分的脑膜瘤显露，使肿瘤完全切除而无须回缩延髓或上颈髓。认为经枕下后外侧髁后入路切除前、前外侧移行延髓 / 脊髓的 FM 脑膜瘤是安全、彻底的。

(6) 远外侧经颈静脉结节入路。经颈静脉结节入路是远外侧髁上入路的改良入路，建议用于颈静脉孔上方和内侧的肿瘤。

(7) 远外侧 – 经颈入路。经 $C_{1\sim2}$ 关节面联合部分枕髁入路，适用于延颈交界处腹侧及腹外侧的脑膜瘤。

(8) 扩大远外侧经髁入路。更多的骨质结构被切除，包括切除剩下的枕髁，显露舌下神经管，切除颈静脉结节、颈静脉突或 C_1 横突。优点是可以减少切除 C_1 前方肿瘤时的阻挡，并可移位椎动脉。在扩大远外侧入路中，切除颈静脉突，露出颈静脉孔。传统的远外侧入路受颈动脉环后上缘的限制，而扩大的远外侧入路则是继续在颈动脉环前进入颈动脉鞘。

2. 远外侧入路的显露与适应证 远外侧入路分型尚未统一，何时使用其中的一型的指征还没有很好的系统化。何时使用一种亚型入路的适应证并不完全清楚。远外侧入路各亚型的选择取决于病变的位置、大小和类型，以及有效手术治疗所需的显露程度（表 14–2）。Wu（2018）应用内镜辅助显微神经外科技术和神经导航技术，在一个实验性尸体模型中研究肿瘤大小对远外侧入路的显露和可操作性的影响，包括基本入路、经髁入路和髁上远外侧入路（B-FLA、T-FLA 和 S-FLA）3 种途径显露人工肿瘤，并使用神经导航评估显露的颅底区域和与各入路相关的可操作性。在 $1cm^3$ 肿瘤中，S-FLA 和

表 14-2　远外侧入路的亚型及其适应证

亚　型	适应证
髁后入路	基本远外侧入路的适应证
部分经髁入路	椎动脉动脉瘤、PICA 动脉瘤
完全经髁入路	脊索瘤（LC、枕骨大孔、C_2）
经静脉结节入路	颈静脉孔神经鞘瘤、球瘤、脑膜瘤等

T-FLA 比 B-FLA 显露更宽的颅底区域；T-FLA 的垂直和水平可操作性明显大于 B-FLA；内镜辅助下的 S-FLA 比 T-FLA 具有更宽的垂直可操作性。在 $1cm^3$ 和 $3cm^3$ 肿瘤中，显微镜和内镜下 S-FLA 比 B-FLA 具有更宽的垂直操作性。

二、远外侧入路的显微解剖

（一）远外侧入路的解剖标志

1. 远外侧入路涉及的解剖结构　主要涉及的解剖结构为枕下区肌群、C_{1-2} 神经、椎动脉第三段（V_3）及其分支，枕动脉（OA）、枕下海绵窦。在肌肉分离中见到的神经结构是主要起自 C_1 和 C_2 及少数 C_3 的脊神经背根和腹侧根。充分了解远外侧入路所涉及区域的显微外科解剖，是保证手术顺利进行并减少手术发症所必须的。

在硬膜内阶段所涉及的解剖结构主要是后组脑神经与椎动脉第四段（V_4）及其分支小脑下后动脉（PICA）和脊髓后动脉。

2. 重要的解剖标志　远外侧入路有 4 个重要的解剖标志，包括 C_1 横突、椎动脉的 V_3 部分、寰椎后弓和枕髁。

3. 其他解剖标志

(1) 枕外粗隆：可作为标识上矢状窦、直窦和横窦交汇处的一个可靠的标志。

(2) 上项线：在远外侧入路中上项线是定位肌肉切开的重要标志。它由胸锁乳突肌、斜方肌、夹肌和半棘肌构成。

(3) 星点：人字缝、鳞缝和枕乳缝交汇处，是识别横窦及乙状窦位置的可靠标志。

(4) 下项线：在上项线和枕骨大孔之间，是枕下肌群的附着点。

(5) 二腹肌沟：是远外侧开颅髁上亚型中辨识乳突和乙状窦和髁旁亚型中辨识面神经的定位标志。

(6) 枕骨髁部：由枕髁、寰椎共同构成寰枕关节。

(7) 舌下神经管：以 45° 前外侧方向穿过枕骨。舌下神经管和神经将枕骨髁分为其下方的枕髁部和上方的颈静脉结节部。

(8) 髁窝：一般都有髁导静脉，出血汹涌，容易与舌下神经静脉丛出血混淆，从而误导下一步手术操作。

(9) 颈静脉结节：是舌下神经管的顶和颈静脉孔的底部。

(10) 颈静脉孔：有 3 个不同的部分组成：①乙状窦部（后方），包含乙状窦、颈静脉球及咽升动脉和枕动脉的脑膜支。②神经部（内侧），舌咽神经（Ⅸ）、迷走神经（Ⅹ）和副神经（Ⅺ）。③岩部（前方），岩下窦。

（二）枕颈部肌肉的解剖结构

1. 颈部肌群　远处侧经髁入路不同于常规的枕下后正中入路，旁正中入路，术野深、涉及重要的神经和血管较多，极易发生椎动脉和脑神经损伤等。枕下后正中－旁正中入路不必准确识别每一块肌肉，但远外侧经髁入路，如逐层辨认胸锁乳突肌、头夹肌、颈夹肌、肩胛提肌、头半棘肌、头最长肌及其他骨性结构，如寰椎的横突等，有助于识别枕下三角，安全显露椎动脉、上颈段颈神经。术中准确辨认肩胛提肌，则有助于避免损伤寰－枢椎之间的动脉环，因为肩胛肌起于寰枢椎横突，小心剥离肩胛提肌可安全显露颈静脉孔。可剥离头外侧肌，则可显露茎乳孔，可作为寻找面神经颅外段的解剖标志。

向下翻开头最长肌，显露头最长肌，头半脊肌和上、下斜肌及寰椎横突，寰椎横突在乳突及下颌角的皮下可触及明显的凸起。向内翻开头半脊肌以显露枕下三角（图 14-7）。

2. 头外直肌和髁三角　头外直肌（RCL）是连接 C_1 横突（C_1TP）与枕骨颈静脉突的深部短小的肌肉。由头外直肌、上斜肌（SO）和枕骨组成髁三角（CT），与颈静脉孔周围的神经血管结构关系密切。RCL 和 CT 是颈静脉孔区的主要解剖标志。RCL 起自 C_1TP 的上前方，终止于枕骨颈静脉突；上斜肌亦起自 C_1TP，终止于枕骨项上线下方。RCL、上斜肌，以及两者末端连线共同组成 CT。

3. 枕下三角　翻开头半棘肌和头最长肌后，即可显露枕下三角（图 14-8）。枕下三角由 3 块肌肉

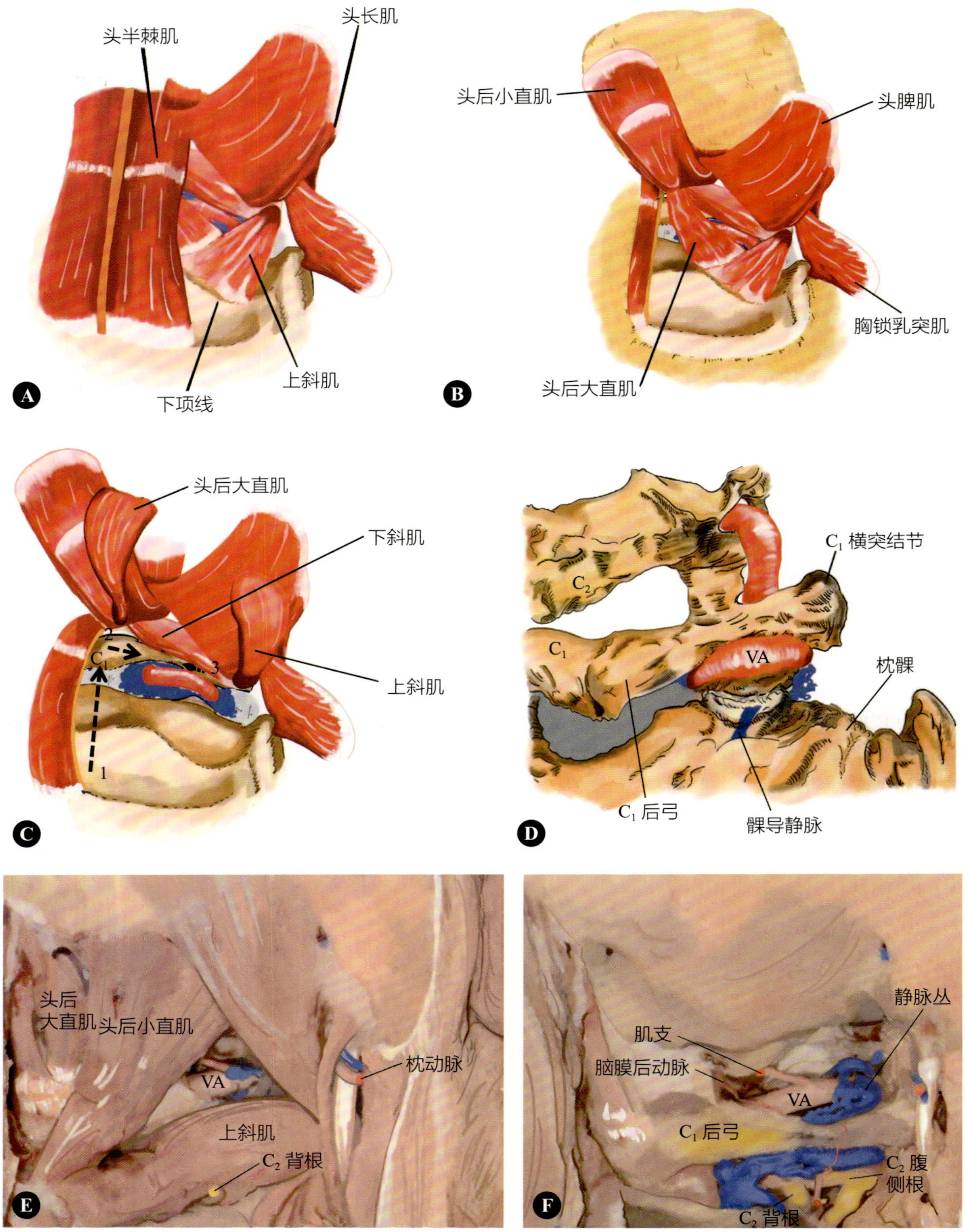

▲图 14-7　远外侧入路肌层分离示意

A. 外侧肌层与枕下三角分离并向下翻开；B. 内侧肌肉在中线分离，并从骨表面翻开。显露枕骨大孔后缘和 C_1～C_2 棘突；C. 寰椎后弓与下斜肌同时从内侧和外侧分离；D. 重要的解剖学标志示意；E. 浅层肌肉包括斜方肌和胸锁乳突肌。枕大神经（GON）与枕动脉（OA）在胸锁乳突肌附着的内侧缘相交。中层肌肉为头半棘肌和头脾肌。深层肌肉包括上、下斜肌，头后大、小直肌。椎动脉 V_3 段显露于枕下三角深部；F. 切除所有深层肌肉，使 V_3 段全部显露，V_3 段以静脉丛为界，在硬膜外发出肌支和脑膜后动脉支

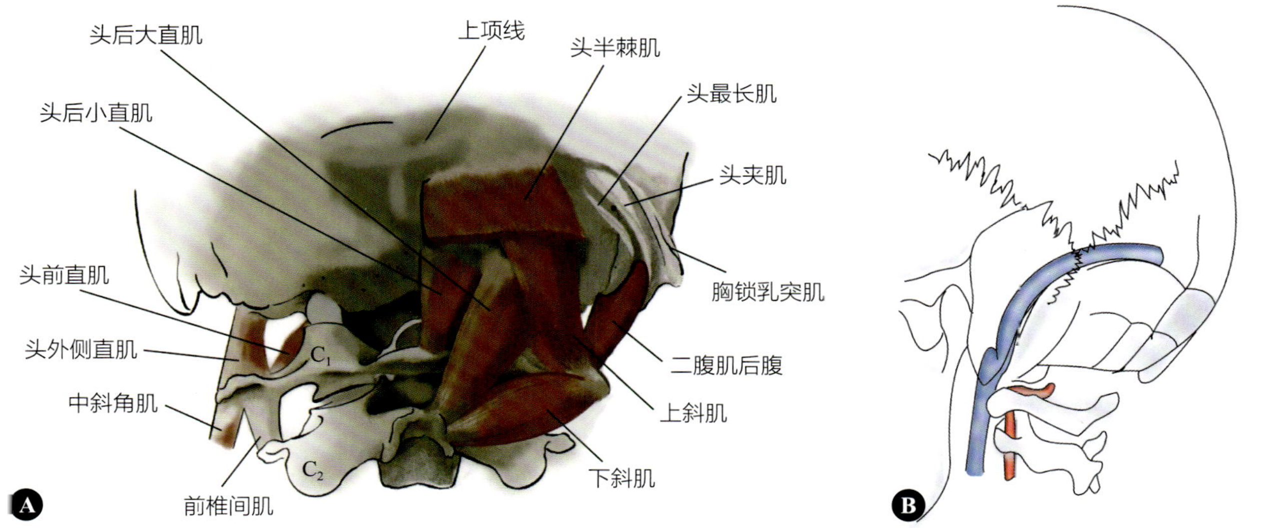

▲ 图 14-8　枕下三角的局部解剖

枕下三角是由头后大直肌和头上斜肌、头下斜肌围成，到达枕下三角时，能看到一层富含脂肪的组织和静脉丛，其内有恰好位于 C_1 椎弓前方的椎动脉 V_3 段。A. 枕下三角；B. 打开枕下三角，显露其内的椎动脉 V_3 段

组成，上内侧为头后大直肌（起于第 2 颈椎棘突，止于下项线的外侧部），上外侧为头上斜肌（起于第 1 颈椎横突），下外侧为头下斜肌。三角的底由寰椎后膜及寰椎后弓构成。其内容纳寰椎后弓、椎动脉 V_3 段垂直部和水平部及其周围的静脉丛和静脉窦、椎动脉的脊肌支、肌支和脑膜后动脉、C_1 和 C_2 颈神经等。

4. 枕动脉、枕静脉和枕大神经　枕动脉起自颈外动脉，向后行，经枕部肌肉深面，由斜方肌上侧穿出，分数支至颅顶的后部（图 14-9A）。

（三）椎动脉及其相关解剖

1. 椎动脉硬膜外段　椎动脉自 C_2 椎间孔向上、略向前外侧走行穿过 C_1 横突孔。此段椎动脉在头下斜肌和肩胛提肌之间成襻突向外。硬膜外椎动脉可分成三段，即 V_1 段由锁骨下动脉发出至 C_6 横突孔；V_2 段于 C_6 横突孔至 C_1 横突孔，行于颈神经根前方，在枢椎上缘水平向上并略向外弯曲至寰椎横突孔；V_3 段为寰椎横突孔至穿入硬膜之间的一段，走行于寰椎后弓的椎动脉沟内，此段恰位于枕下三角的底部。

椎动脉第三段（V_3）是指从 C_1 横孔延伸至椎动脉硬膜纤维环，显露 V_3 段是远外侧和极外侧入路的重要步骤，识别颅外椎动脉 V 段非常重要（图 14-9B）。V_3 段位于静脉丛覆盖的 J 型椎动脉沟的顶部。

2. 椎动脉硬膜内段　椎动脉穿过寰枕后膜入颅，与舌下神经根丝关系密切，上行到达延髓前方。在蛛网膜下腔，此动脉走行向内通过齿状韧带上三角突的后面。

3. 椎动脉的行程及其动脉襻　椎动脉 V_3 有 4 个血管襻：第 1 个为下内侧襻，在枢椎横突孔出现，使动脉凸向外侧和微后方；第 2 个为下外侧襻，为下内侧襻延续，使动脉凸向上并轻微朝向前至寰椎横突孔；第 3 个为上外侧襻，位于寰椎后弓的椎动脉沟内，椎动脉走向在此从垂直转为水平；第 4 个为上内侧襻。

4. 椎动脉的分支　椎动脉在进入枕大孔前，在寰椎和枢椎水平发出多个分支（脑膜后动脉、脊髓后动脉、颈深肌支）。V_3 发出分支营养相应肌肉和脊膜后动脉及其发出的肌肉支起自椎动脉的 C_1 横突部分，行走于寰椎外侧块营养深部肌肉及枕动脉。脊膜后动脉起自椎动脉跨过寰椎后弓上方或外侧块或枕骨大孔区域进入硬膜时的后面，也可在硬膜下起自椎动脉。脊髓后动脉（PSA）的起源在硬膜外 V_3 段和 VA 的 V_4 段之间是高度可变的（图 14-10）。

（四）毗邻的骨性解剖结构

1. 枕骨髁　枕髁（OC）是枕骨大孔两侧的骨

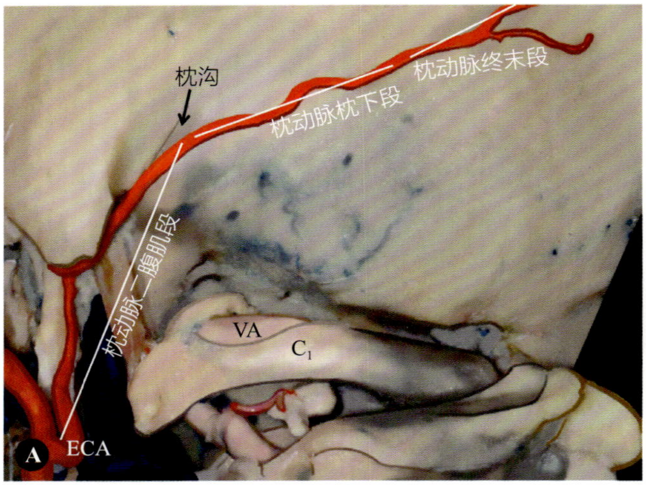

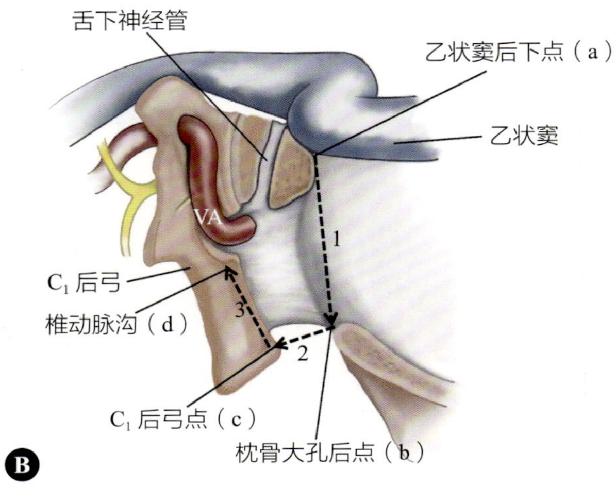

▲ **图 14-9　枕动脉和椎动脉**

A. 枕动脉分三段（二腹肌段、枕下段和终末段）；B.V_3 段的寻找方法。a、b 点距离为 30.5mm ± 5.6mm，b、c 点距离为 10.4mm ± 2.3mm，c、d 点距离为 19.1mm ± 3.8mm。利用这 4 个点的解剖关系确定 V_3 段。显露 a 点（乙状窦后下点）后，大孔硬脑膜边缘在距 b 点（枕骨大孔后点）31mm 处。在硬膜下 10mm 处确定 c 点（C_1 后弓点）。此 b、c 距离将随头部弯曲而变化。最后，在 C_1 后弓上缘前方 19mm 处找到 d 点（椎动脉沟）

性膨出结构，为一向下的凸面。枕骨髁位于枕骨侧部，枕大孔的前外侧，其长轴呈前内 – 后外方向，关节面为外高内低的斜面，近椭圆形（图 14–11）。枕骨髁后的髁窝内有髁管的开口，容纳导血管。

2. 颈静脉结节　枕骨侧部和颞骨之间有颈静脉孔，其前外侧壁为颞骨，后内侧壁为枕骨，颈静脉孔的前内侧有一隆起为颈静脉结节，该结节恰位于舌下神经管的上方。颈静脉结节是位于舌下神经管上方、岩斜裂下内侧的卵圆形骨性突起，将舌下神经管与颈静脉孔分开，其下缘距离舌下神经管上缘约 4.5mm。直接测量颈静脉结节角的（JTA），可以显示颈内结节突出的程度（图 14–12）。随着 JTA 的降低，颈内结节变得更加突出。若 JTA 大于 180°，则无须切除枕髁，因为在这些情况下枕髁并不突出，髁窝和经髁入路可提供下斜坡和下脑干前外侧表面相似程度的显露。

3. 舌下神经管　舌下神经管内口位于枕大孔前外侧缘的上方，外口位于枕骨髁的前外侧的上方。舌下神经管由骨皮质构成，其内含有舌下神经，咽升动脉脑膜支及舌下神经管静脉丛，静脉丛通过围绕枕骨大孔的边缘窦与基底窦相沟通。舌下神经管分为颅内和颅外段（图 14–13），颅内段在枕髁前内 1/3 处上方 5mm 处，在颈静脉结节下方约 5mm 处，与矢状面成 45°；颅外段位于枕髁中外 1/3 交界处上方，颈静脉孔的内侧。

4. 枕骨及枕骨大孔　枕骨环绕枕骨大孔，枕骨大孔开口呈椭圆形，是位于脑干下半部分延髓附近的一个解剖区域。枕骨分为枕骨大孔前方的基底部、枕骨大孔外侧成对的枕髁和枕骨大孔上方和后方的枕鳞（图 14–14）。

（五）颈静脉球

当颈静脉球（JB）达到或超过 IAC 的下限时，它被定义为高位颈静脉球（HJB）。HJB 时，安全有效显露的方法，主要有以下 2 种：①在将颈静脉球顶部连同其表面的骨膜与周围骨质分离后，先后覆以 Surgicel、吸收性明胶海绵和骨蜡推开（图 14–15），并在用大号金刚钻进一步磨除其周围骨质过程中，多次重复覆以骨蜡，来保护其薄弱的管壁，同时起到下压的效果；②利用双极电凝使颈静脉球顶部向下收缩后，再覆以 Surgicel 和骨蜡保护。另有学者认为处理颈静脉球存在较多的出血和损伤后组脑神经的风险，选择将颅中窝底的硬脑膜向上推移，从上方显露脑桥小脑三角。

1. 后组脑神经和手术间隙　远外侧入路需涉及颈静脉孔及其内的脑神经，包括舌下神经、舌咽、迷走神经、副神经、面神经和听神经。颈静脉孔由前方的神经部和后方的静脉部组成。神经部内岩下窦和舌咽神经通过，血管部内有迷走神经、副神经

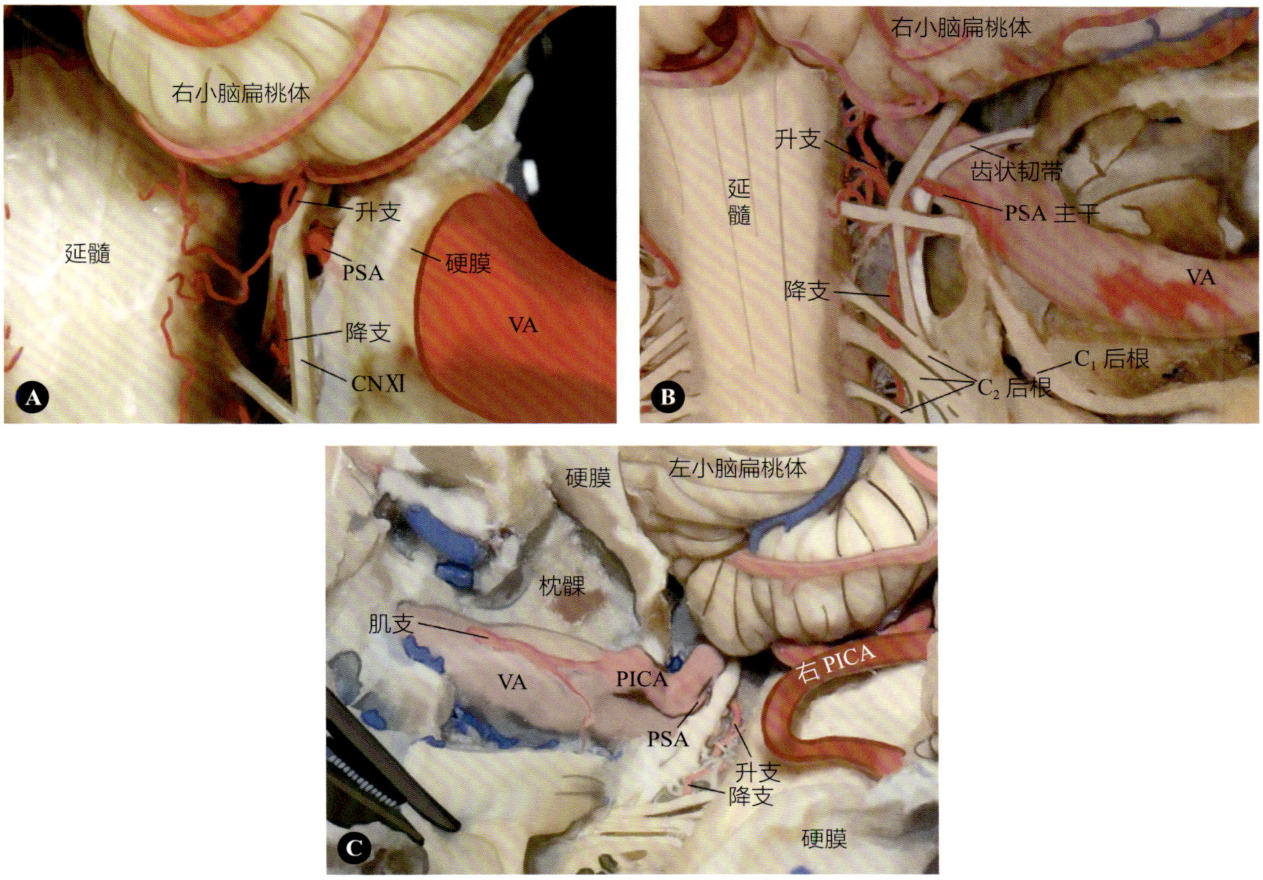

▲ 图 14-10　脊髓后动脉（PSA）起源

A. 起源于 VA（硬膜内）V_4 段上内侧的 PSA。B. 显示起源于 VA（硬膜外）V_3 段上的 PSA。注意穿硬脑膜近侧的 PSA 与 VA 的关系。主干通过齿状韧带和 CNⅪ之间，发出升、降支。C. 显示 PSA 起源于左侧 V_3 段发出的小脑下后动脉（PICA）。虚线表示硬膜边缘

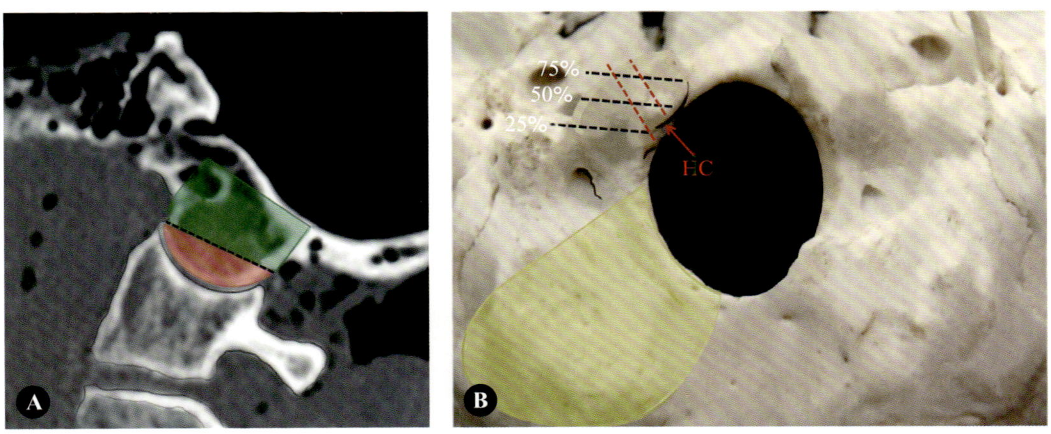

▲ 图 14-11　枕骨髁

A. 矢状位 CT 显示枕髁解剖，主体呈矩形（绿色），关节面呈凹形（红色）；B. 枕骨大孔，黄色表示单侧枕下颅骨切除的区域。每个枕髁沿解剖横轴分为 4 个象限。虚线表示舌下管的大致位置和走向

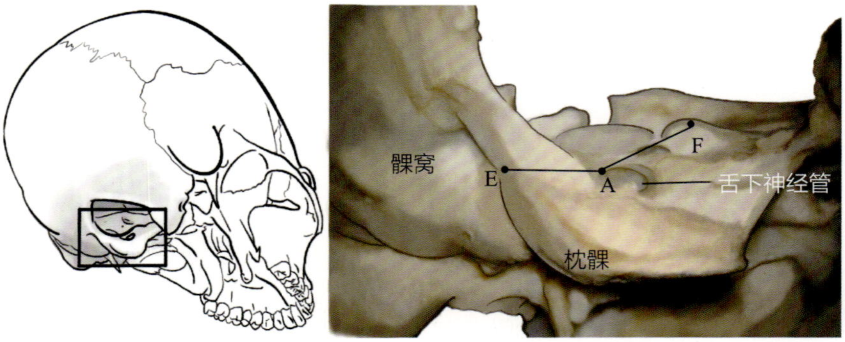

▲ 图 14-12 颈静脉结节角

A 点是舌下神经管的上内侧点，E 点是枕髁后缘的最上点，F 点是颈内结节的最上点，AE 起源于髁上外侧缘，AF 线起源于颈静脉结节内侧最上点，EAF 角定义为颈静脉结节角（JTA）

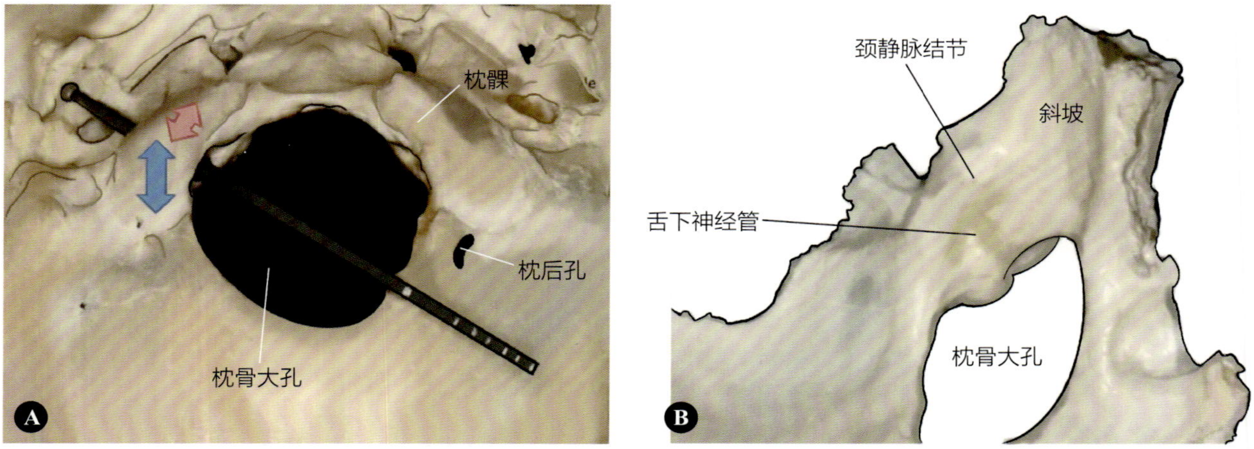

▲ 图 14-13 舌下神经管

A. 舌下神经管穿过枕髁基底部，方向为由后向前、由内到外，舌下神经由此穿过出颅；B. 从枕骨大孔内侧观察舌下神经管

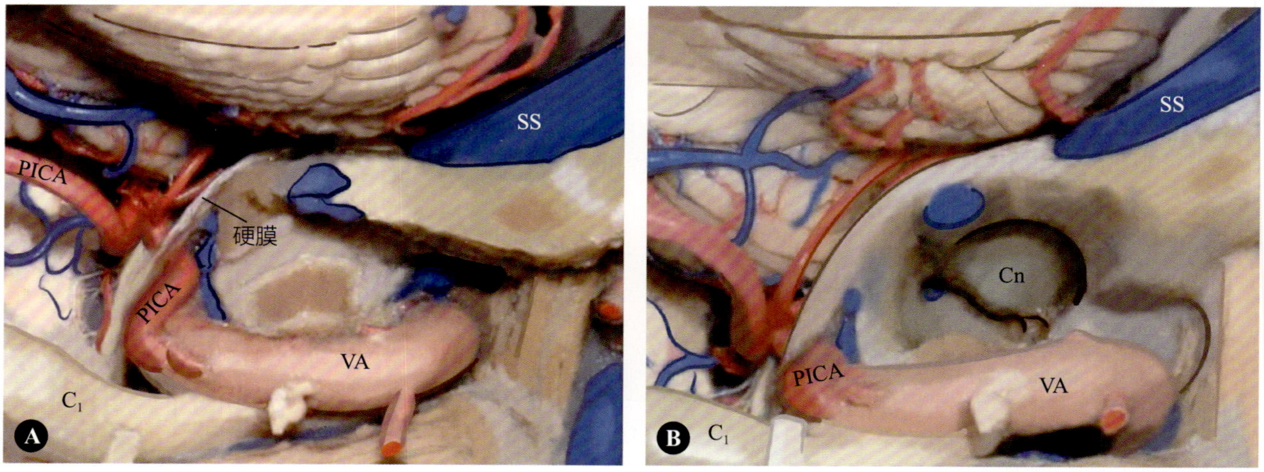

▲ 图 14-14 枕骨大孔的 FLA 显微外科解剖显露

A. C_1 半椎板切除术；B. 从骨质上分离硬脑膜。Cn. 枕髁；PICA. 小脑下后动脉；SS. 乙状窦；VA. 椎动脉

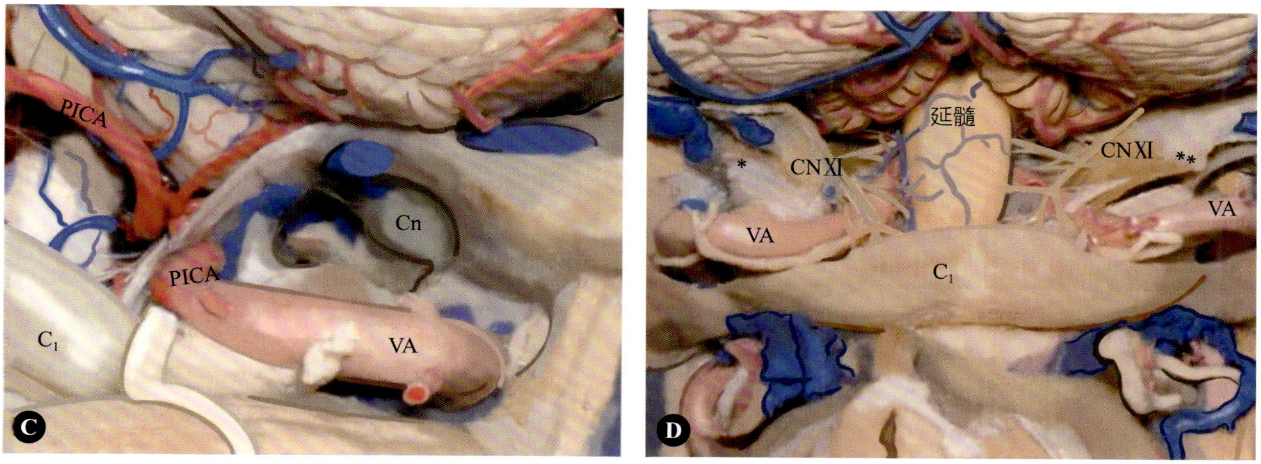

▲图 14-14（续）　枕骨大孔的 FLA 显微外科解剖显露

C. 枕髁磨除，前方用硬脑膜片保护 VA；D. 完全 FM 显露及后外侧入路与经髁入路的比较。*. 后外侧入路；**. 经髁突入路；Cn. 枕髁；PICA. 小脑下后动脉；SS. 乙状窦；VA. 椎动脉

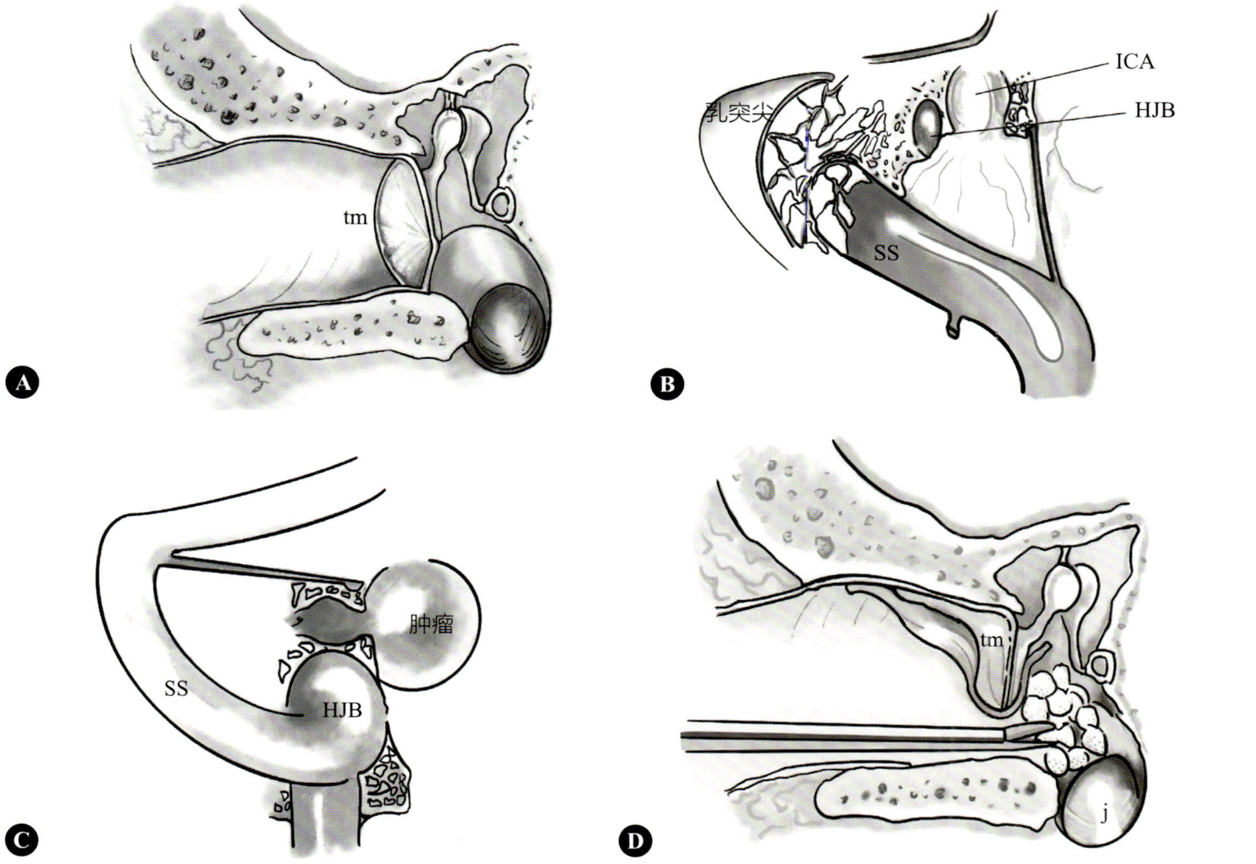

▲图 14-15　高位颈静脉球的解剖位置及处理

A. 高位颈静脉球（j）其顶已超过内耳道下限；B. 显示内耳道下缘和颈静脉球穹窿之间密切的关系；C. 显示肿瘤下极和颈静脉球顶的位置关系，肿瘤填充内耳道（IAC）并向 CPA 突出；D. 用吸收性明胶海绵充分填塞分离及筋膜移植分离高位颈静脉球，用筋膜将 HJB 向下推开，并楔入其残余的骨质通道，显露肿瘤下极。tm. 鼓膜；HJB. 高位颈静脉球．SS. 乙状窦

脊髓根和颈内静脉、枕动脉脑膜支和咽升动脉通过（图 14-16）。

2. 颈静脉孔　骨性颈静脉孔内口似鸟状，头部相当于神经部，腹部相当于静脉部，细长的两端分别为与海绵窦相连的岩下窦和与横窦相续的乙状窦。颈静脉孔外口呈烧瓶状，位于颈动脉管外口的后方，舌下神经管外口的前外侧。

硬膜内颈静脉孔呈漏斗状，多数颈静脉孔类型外缘的硬膜成唇样延伸，遮覆舌咽通道和迷走通道，两者之间有硬膜返折分隔，占 90%；舌咽通道和迷走通道位于同一唇样硬膜下，两者之间无硬膜返折分隔，占 10%。在颈静脉孔内，神经和静脉被颞骨的颞突和枕骨的枕突及其硬膜返折分成 3 部分。

3. 硬膜外静脉丛　此部位的静脉回流通过 2 个途径，即颈内静脉和椎静脉丛。颈内静脉在颈静脉孔由乙状窦和岩下窦汇合而成。枕下三角内的椎动脉周围静脉丛是由大量引流椎内静脉丛（位于硬脊膜与椎骨之间）的细小血管组成。髁后导静脉在椎静脉丛和乙状窦之间有连接（图 14-17）。

三、远外侧入路的适应证和术前评估

（一）术前准备与术前评估

1. 术前检查　首先详细检查第Ⅶ～Ⅻ对脑神经的功能，针对性地行相关放射学检查。

2. 影像学评估（图 14-18）　MRI 是此区域病变术前的首要检查，对病变定位和定性有重要意义，且 T_2 像有助于判断肿瘤质地，对入路设计及肿瘤切除难易程度有指导作用。如 T_2 像为高信号则提示肿瘤质软易切除，术中骨质切除宜少，T_2 像为低信号则反之。若结合 CTA、MRA 和 MRV 则可了解椎动脉、乙状窦及颈内静脉的情况，以便必要时切断一侧乙状窦扩大显露。CT 骨窗位片可观察骨质损害的情况，尤其是枕髁和颈静脉孔。若有三维螺旋 CT 则可清晰显示病变、椎动脉及颅骨之间的关系，在选择入路方面大有裨益。

3. 术前准备

(1) 术中监测。包括 2 个部分。第 1 部分是运动神经功能的监测，包括面神经、舌下神经、舌咽神经及副神经功能的监测；以及体感诱发电位和听觉诱发电位的监测。第 2 部分监测的项目是术中多普勒超声监测，采用 DWLMulti-Dopt 型术中超声设备（Compumedics Germany），用 1mm 或 2mm 超声探头，探测椎动脉、颈内动脉、颈静脉、乙状窦及颈静脉球，特别是颈内动脉内的血流。

(2) 腰大池置管引流。若肿瘤较大，术前可腰穿置管，术中放液、降低颅压。

（二）远外侧入路的适应证

1. 按病变的性质

(1) 肿瘤性病变：远外侧入路要比乙状窦后入路更好地显露和到达脑干的前方，适用于处理脑干腹侧或腹外侧病变，位于颈 1～2 脊髓腹侧、枕骨大孔前方、下斜坡的病变。硬膜内病变，如脑脊膜瘤、神经鞘瘤、胆脂瘤等；硬膜外者，如脊索瘤、软骨肉瘤、骨软骨瘤、颈静脉球瘤等。

(2) 血管性病变：延髓、高位颈髓腹侧的 AVM 及动静脉瘘，椎动脉、基底动脉、小脑下后动脉近端动脉瘤，椎动脉内膜剥除术等。

(3) 颅颈交界处的非肿瘤性病变：先天性畸形

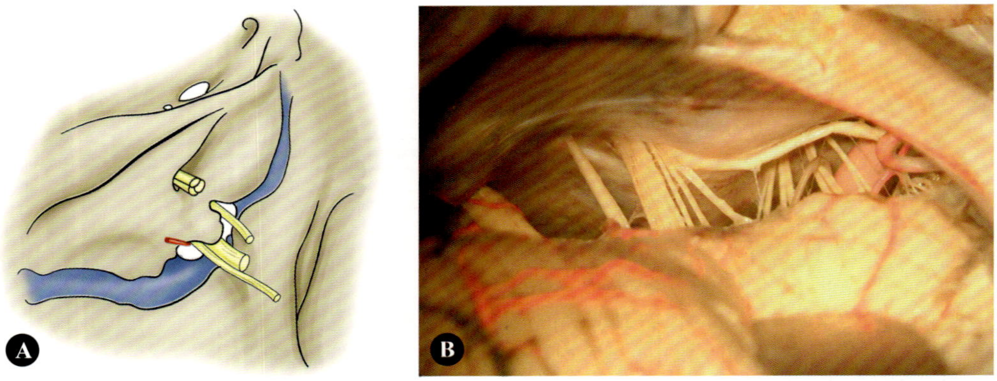

▲ 图 14-16　颈静脉孔的后组脑神经

A. 后组脑神经示意；B. 后组脑神经分别经舌咽道、迷走道出颅

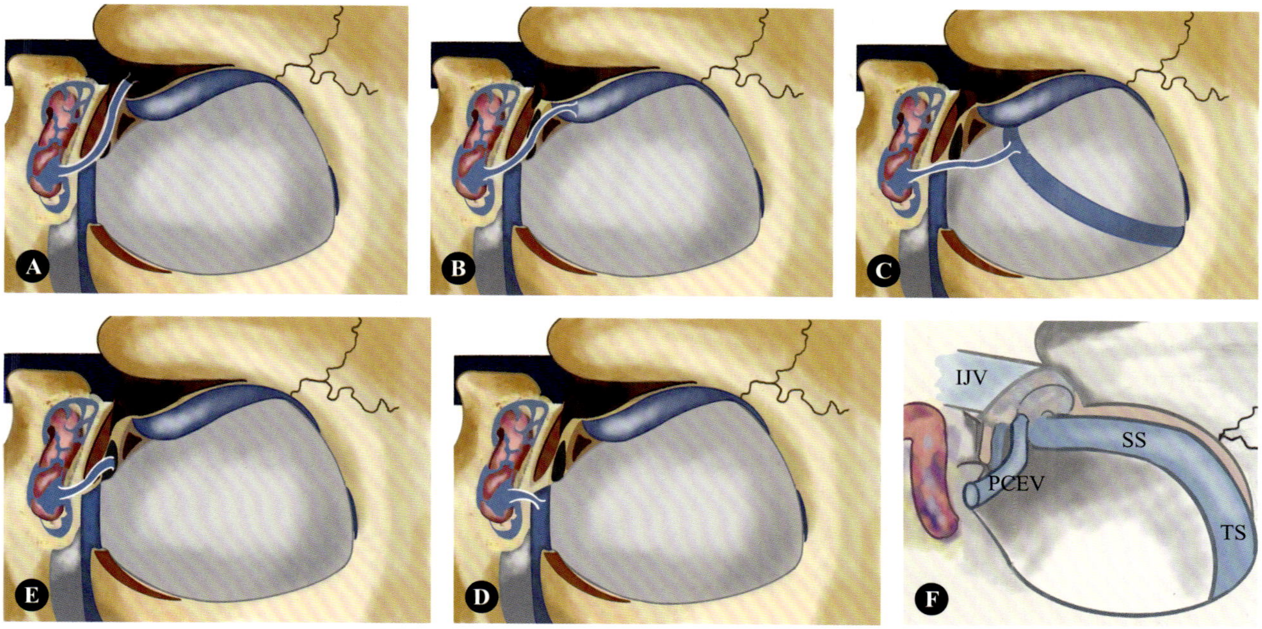

▲ 图 14-17　髁后导静脉（PCEV）引流模式图

A. 汇入 SS；B. 颈静脉球（JB）；C. 枕窦（OS）；D. 前髁导静脉（ACEV）；E. 边缘窦（MS）；F.CTV 显示 PCEV 汇入颈静脉球。PCEV. 后髁导静脉；IJV. 颈内静脉；SS. 乙状窦；TS. 横窦

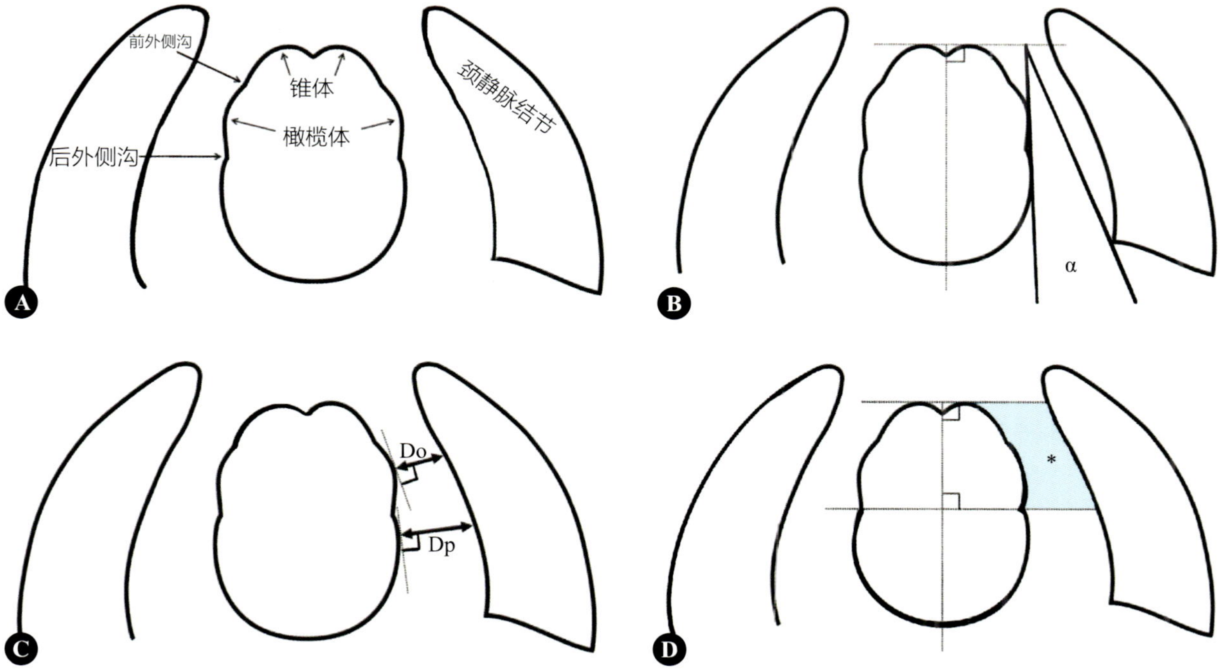

▲ 图 14-18　术前影像评估

A. 延髓和 JT 的轴位图像示意。B. 采用远外侧入路显露延髓腹侧的视角。该视角侧表由延髓外面的一条线和性骨结构内侧边缘的一条线构成，这两条线交叉于延髓腹侧线。在 JT（α°）水平的视角测量。C. 在 JT 水平，延髓与 JT 水平骨结构之间的距离。Do（mm）为橄榄骨最突出部分与骨结构的距离，Dp（mm）为延髓后半部最突出部分与骨结构的距离。D. 延髓和骨性结构之间的空隙，延髓前部与骨性结构之间的蓝色区域（星号）

（扁于颅底、齿状突后脱位）或炎症性病变引起延髓或高位脊髓受压等。

2. 按病变所在的部位

(1) 枕骨大孔腹侧：上颈髓和延髓腹侧和腹外侧，尤其是腹外侧病变，如寰枢椎侧方肿瘤、椎动脉远端腹侧动脉瘤和脑干下部前方的海绵状血管畸形。

(2) 枕骨大孔腹外侧：腹外侧硬膜内肿瘤、枕骨大孔区病变，如脑膜瘤或后组脑神经神经鞘瘤。

(3) 中下斜坡：中、下斜坡硬膜内外肿瘤，如脊索瘤、软骨肉瘤、转移瘤、颈静脉球瘤。

(4) 颈静脉孔区：颈静脉孔区沟通性肿瘤。

远外侧入路能提供更多的枕－颈区域的显露，更加适合侵犯枕骨大孔、枕髁、岩斜交界区下方、颈静脉孔和舌下神经后方的肿瘤。远外侧入路难以到达内耳道的上面、面神经、三叉神经、小脑下前动脉（AICA）和天幕（最好通过乙状窦后入路），不适用于岩斜区和中、上斜坡的肿瘤。

四、远外侧入路的手术方法

（一）体位

根据术者的经验和病种选择体位，患者的体位及头部旋转的角度可以很大程度影响该入路的手术通道。可采用的体位有半坐位、侧卧位、公园椅位、侧俯卧位（图 14–19）。以公园椅位、侧卧位应用最广。患侧向上，腋下垫海绵枕，上半身抬高 15°～30°，抬高床头可以减少静脉出血。体位摆放是所有下斜坡及颈静脉孔手术入路的基础，要重视体位的摆放。

（二）头位

3 个操作步骤使头部摆放至最佳位置（图 14–20）。

①头部向前下屈曲至下颌离胸骨上一横指宽度。

②头部向远离病灶侧旋转 30°～45°，使鼻子朝向地面，头保持轴位或向病灶对侧旋转 30°，最大限度地增加了寰椎和大孔之间的角度。

③头部横向移动向对侧肩膀弯曲约 30°，将对侧手臂放在身体水平以下并垫好。

（三）头皮切口

远外侧入路的皮肤切口有多种形式，要根据病变的具体情况合理地选择手术切口（图 14–21）。不同作者的手术切口有所不同，但其共同的特点是：

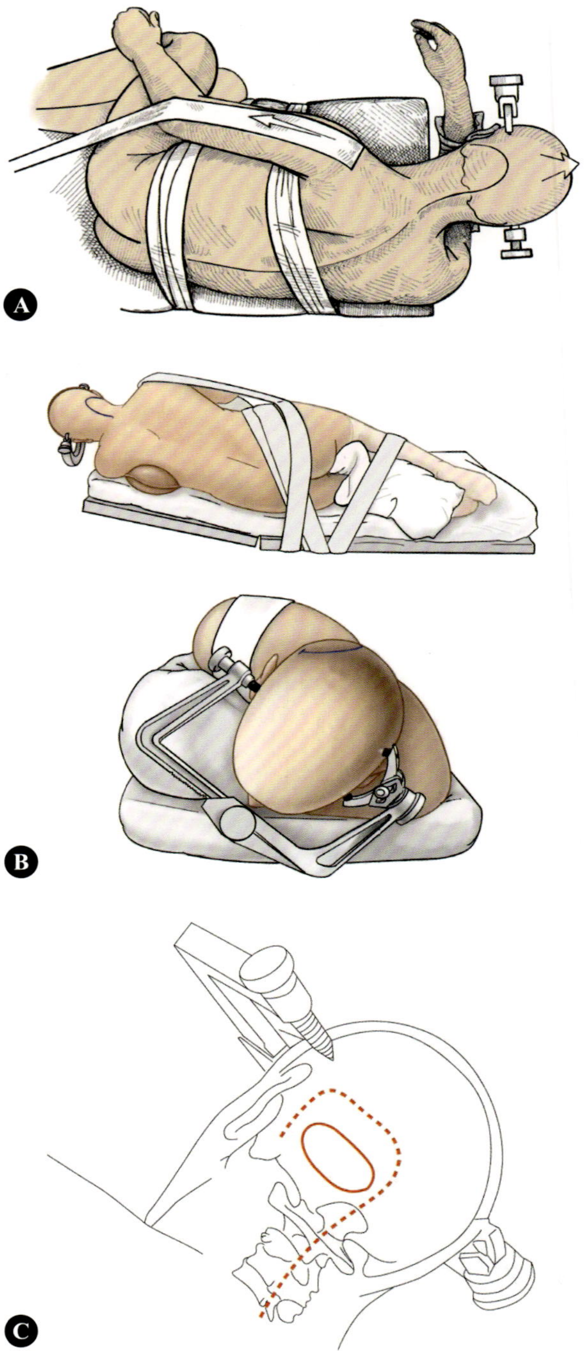

▲ 图 14–19　体位（侧俯卧位或公园长椅位）

圆枕放置在对侧腋窝下，同侧肩部轻柔地牵向前下方并用胶带固定。所有受压部位很好的垫衬起来，患者的臀部及下肢用胶带可靠地固定在手术台上，以确保随后术中倾斜手术台时的安全。胶带需远离腓骨头端，以避免腓总神经损伤。头部旋转的角度将在下一段叙述。将乳突置于头部最高点。避免将颈部大幅度旋转，但是会将患者头部轻度转向地面，以保持椎动脉在颅颈交界区相对正常的解剖走行，这样利于手术导向

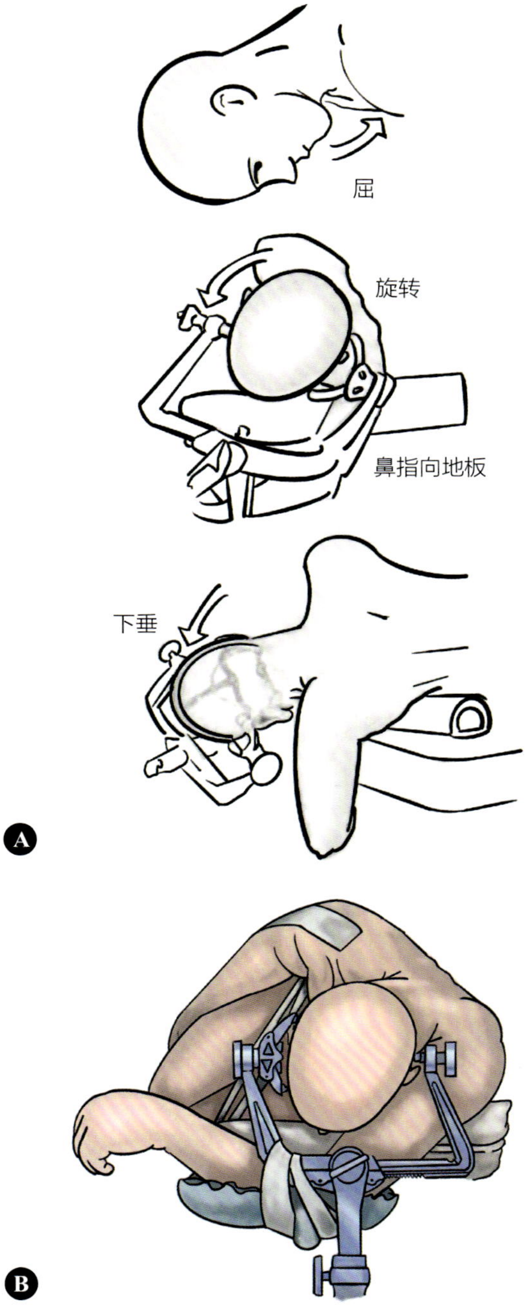

▲图 14-20　头位
A. 头位摆放的 3 个步骤；B. 最佳头位

显露外侧达乳突，上端要显露上项线，下端需要显露 C_2 椎体。枕下远外侧入路的切口可分为倒 L 形切口、直切口、U 形切口、S 形切口及 C 形切口等主要类型。实际上不同的切口之间并不存在优劣之分，而是应该根据显露的需要选择切口，各种切口均应熟悉。

（四）软组织分离

按解剖层次切开肌肉，可以做到解剖层次清楚（图 14-22）。将浅层肌肉从附着点剥离，由中线向外下侧分离，游离的皮瓣同时翻向外侧。先将胸锁乳突肌及头夹肌自其在颅骨上的附着处分离下来并牵开，再将颈肌及肩胛提肌的上部纤维自紧靠其前方的附着处分离开。一层层的分离肌肉可以最好地保存肌肉解剖标志并易于在术中确认，枕下三角和肩胛提肌定位椎动脉，头侧直肌定位颈静脉球后部。显示枕下三角区域，检查肌肉与枕动脉和椎动脉、椎静脉丛、寰椎横突、上颈神经的关系。但一层层翻转表浅肌肉易导致皮瓣裂开，手术并不完全需要分清每个肌肉。但对于经远外侧枕骨髁入路分清每个肌肉是必要，分层分离肌肉不仅能减轻术后颈项部疼痛，而且能维持术后颈部活动度良好。

（五）椎动脉的显露与分离

显露椎动脉的肌性标志是由头上斜肌、头下斜肌、头后大直肌构成的枕下三角，其内有水平走行的椎动脉、C_1 神经根。翻开肌肉层后，显露枕下三角和枕动脉，辨认枕下三角深部的 C_1 神经后根、椎动脉、枕下静脉丛。根据需要可以切除 C_1，移位椎动脉（图 14-23）。显露椎动脉的骨性标志是寰椎横突。

（六）骨窗或骨瓣成形

根据肿瘤的部位与扩展方向决定骨切除的范围，远外侧入路要求骨窗尽可能靠下及靠外，通过打开枕骨大孔侧方的枕骨鳞部和寰椎同侧椎板，从颅底部进入延髓池侧方。骨性显露范围，除常规的枕下开颅外，枕骨大孔下缘需打开，C_1 后弓需切除，C_2 椎体后弓需部分切除，必要时需将 C_2 神经根完全显露。骨瓣成形见图 14-24。颅骨切开包括 3 部分，即 C_1 椎板切开；枕外侧开颅；枕髁切除。

（七）枕骨髁的磨除及显露

根据病变的大小及扩展的方向确定，根据需要确定枕骨髁切除的程度（图 14-25）。髁突切除的体积可在术前根据 CT/MRI 轴位序列确定，并纳入导航计划。

（八）磨除颈静脉结节

若病变位置偏高，位于斜坡中下 1/3 交界，磨除部分枕骨髁的同时应磨除部分颈静脉结节，有利于枕骨大孔腹侧中下斜坡的显露。可采用硬膜外、硬膜下两步法磨除颈静脉结节。颈静脉结节处在观

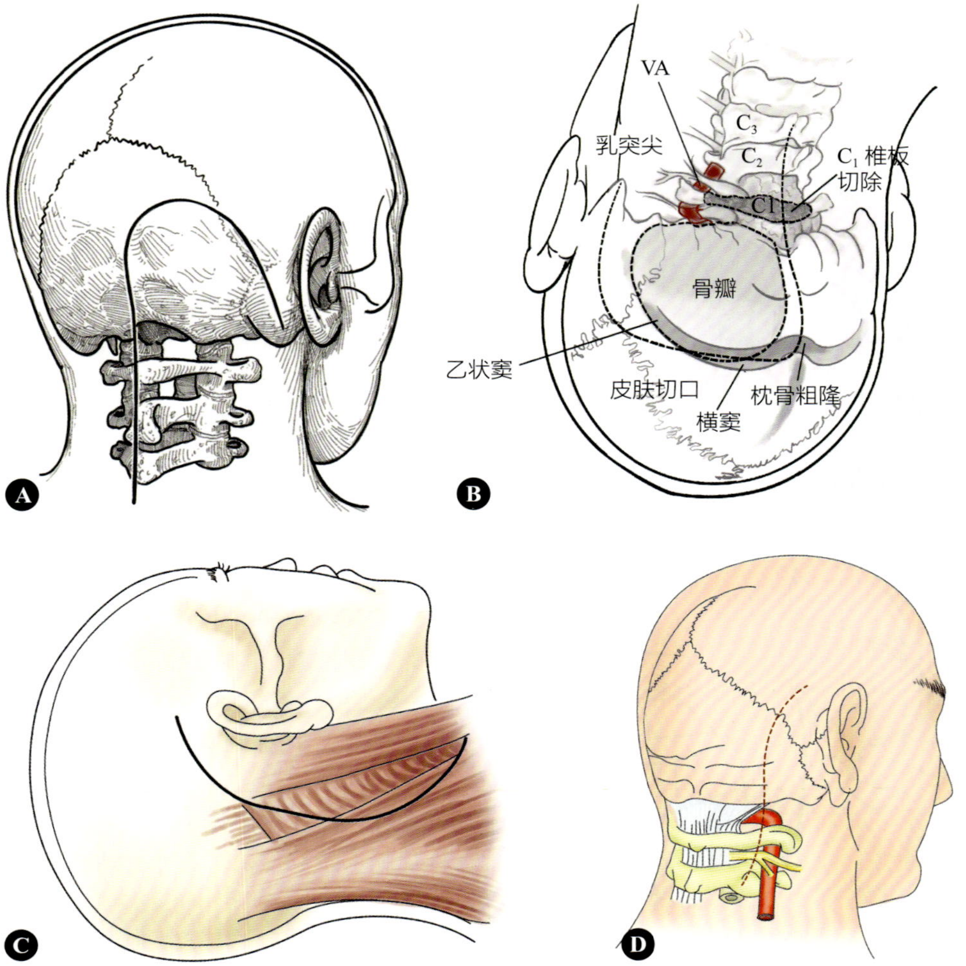

▲ **图 14-21　切口示意**

A. 后正中拐杖形切口，切口从同侧乳突尖开始，继续在颈项上缘线以上，然后弯曲到中线，一直到 C_3 水平；B.“曲棍球”切口；C. C 形切口；D. S 形切口

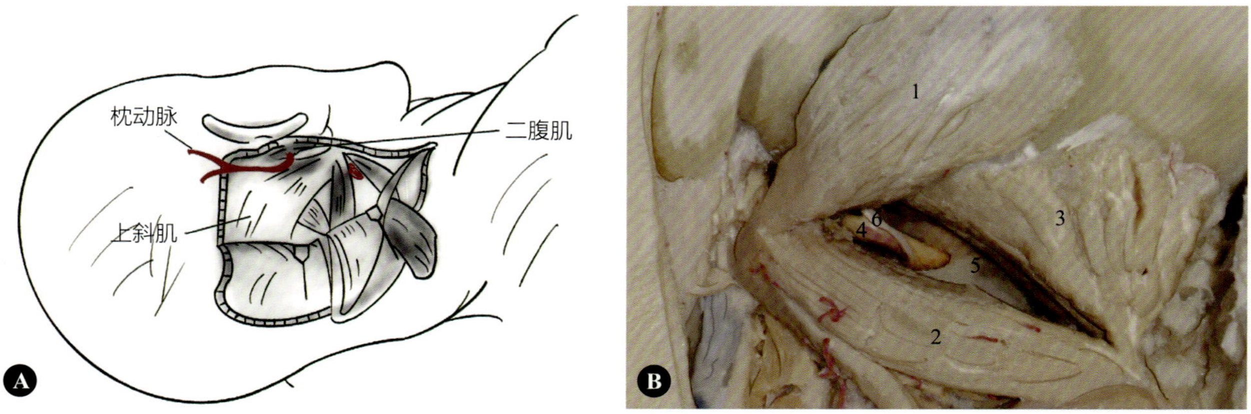

▲ **图 14-22　肌肉层分离**

A. 逐层分离肌层，头夹肌翻向内下方。枕动脉走行于头最长肌表面。头半棘肌、头最长肌翻向内下方。枕动脉自二腹肌沟内走行；B. 翻开头半棘肌显露枕下三角。1 为上斜肌；2 为下斜肌；3 为头后大直肌；4 为椎动脉；5 为寰椎；6 为 C_1 神经根

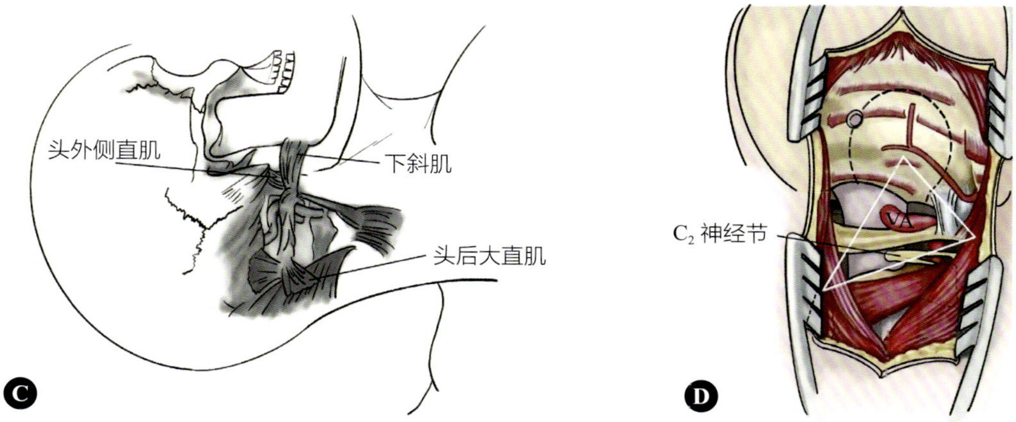

▲ 图 14-22（续）　肌肉层分离

C. 切除上斜肌，下斜肌翻向外侧，头后大、下斜肌翻向内侧，显露出椎动脉，寰椎后弓；D. 翻开肌肉后，显露枕骨和枕大孔；黑色虚线表示骨瓣的范围；白色三角表示枕下三角

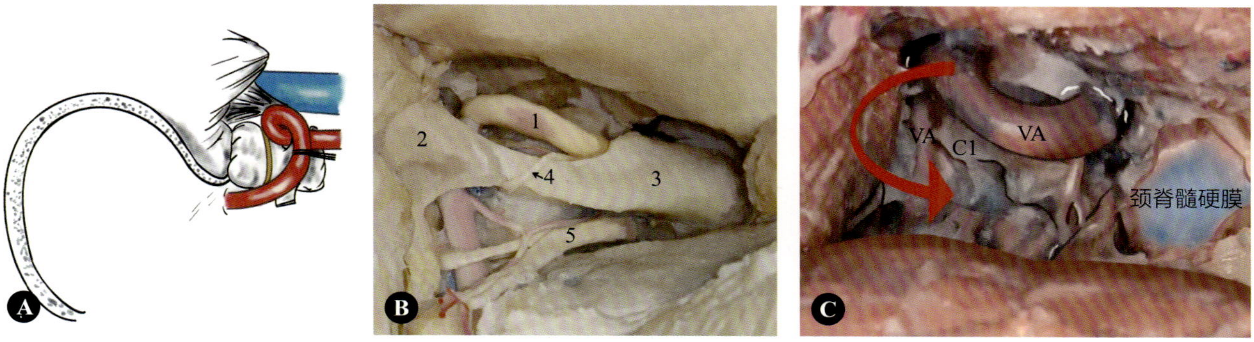

▲ 图 14-23　椎动脉显露与移位

A. 椎动脉移位、显露寰枕关节示意。B. 翻开枕下三角显露椎动脉。1 为椎动脉；2 为寰椎横突；3 为寰椎椎板；4 为 C_1 神经根；5 为 C_2 神经根。C. 椎动脉移位

察椎动脉或椎基底动脉结合部的视线上，与磨除其他侧方骨质相比，磨除颈静脉结节可显著增加桥延交界腹侧区的显露（图 14-26）。

（九）剪开硬膜

硬脑膜的切开方式可分为内侧中线切开和侧方切开 2 种。中线切开方式硬膜自中线切开，下达 C_1 或 C_2 椎体，上方弧形向外达乙状窦缘，并沿乙状窦向下，将硬脑膜翻向外下方，悬吊时能牵拉并保护椎动脉；侧方切开起自横窦下缘，沿乙状窦内侧向下，经寰枕筋膜，椎动脉硬膜孔前缘至 C_2 神经根前缘。若硬膜显露不够，椎动脉处的硬膜切开方法如下。

(1) 沿椎动脉穿入硬脑膜的内侧剪开硬脑膜，不打开椎动脉穿入硬脑膜孔。

(2) 环绕椎动脉入硬脑膜处剪开硬脑膜，再上下延长扩大硬脑膜切口。剪开蛛网膜后可直接显露第Ⅶ～Ⅻ对脑神经（图 14-27）。作者习惯采用以下方法进行硬脑膜切开：先沿乙状窦的后缘及乙状窦下缘之下切开，并翻向内侧；再在椎动脉进入硬膜处之上切开硬膜。这种硬膜切开可防止术野外侧缘的阻碍。硬膜的切开可环绕椎动脉延伸，在此动脉的周围留一圈硬膜环。

（十）显露肿瘤与分离

牵开硬膜和椎动脉，轻抬小脑半球，即可显露斜坡和延髓及延－颈交界处的肿瘤（图 14-28）。肿瘤切除前，识辨瘤周蛛网膜的界面，打开肿瘤上极的蛛网膜池，充分释放脑脊液和切断上颈段的齿状韧带有利于肿瘤的显露。枕骨大孔区腹侧或腹外侧

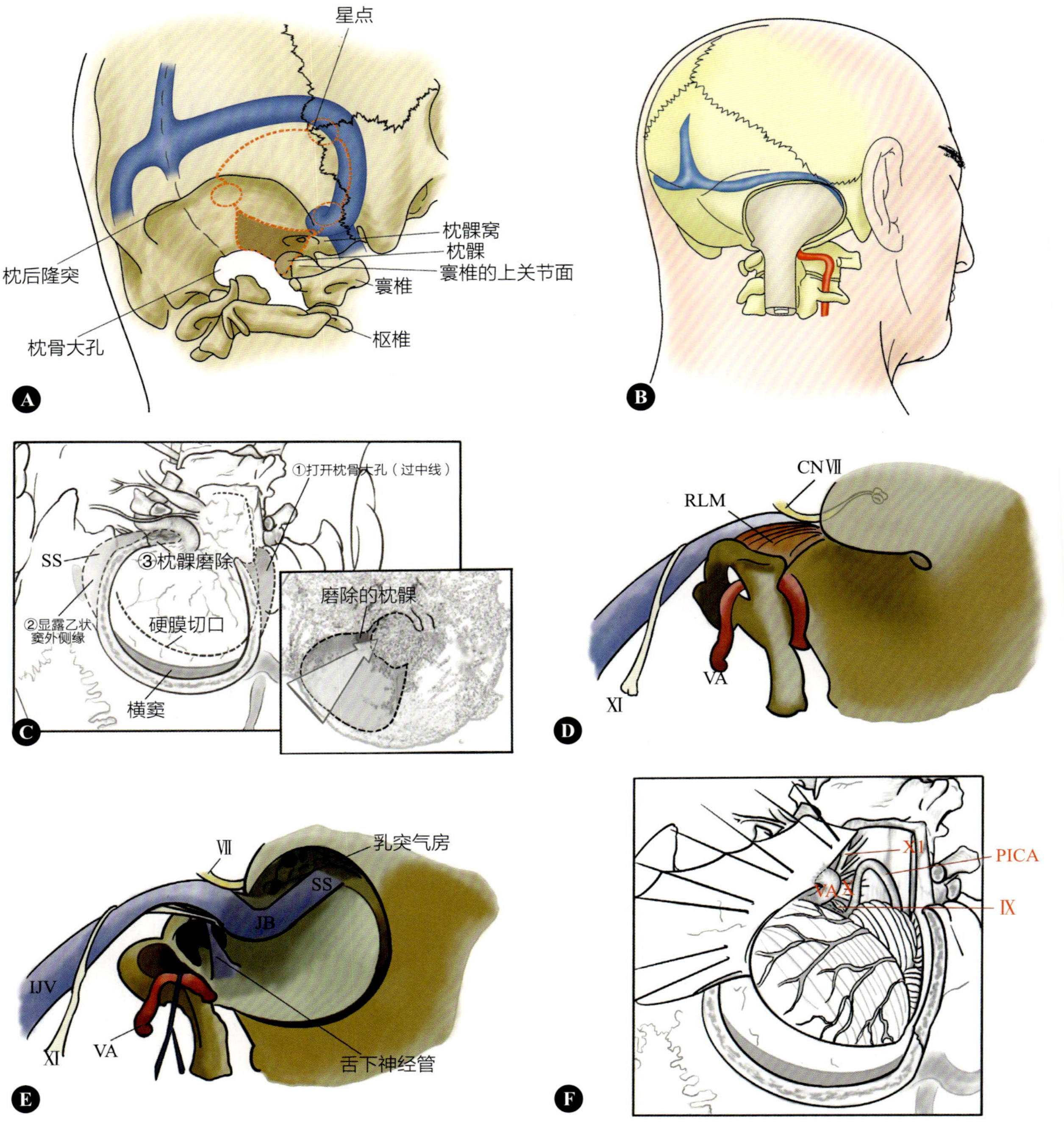

▲ 图 14–24　远外侧入路骨瓣成形

A. 颅骨钻孔的位置，阴暗区为骨瓣成形后咬除的范围。B. 骨窗范围示意，上方始于下项线，下方到枕大孔后缘，外侧一直到枕髁，必要时切除 $C_{1\sim2}$ 后弓。C. 开颅后额外附加颅骨。1 为代表枕大孔和中线枕下骨质咬除扩大跨中线的入路；2 为枕大孔和外侧枕下骨质咬除或磨除扩大从枕髁和乙状窦外侧的入路；3 为切除枕髁的后内侧 2/3。判断枕髁切除的前部范围是通过出现髁导静脉或沿切向视线硬脑膜开始向前内侧弯曲时。枕髁切除后使髁部的向内突入的硬脑膜瓣翻开后完全平坦。切除同侧 C_1 后弓部分。椎动脉的水平部分在动脉沟的水平面上。虽然经常显露 VA，但不移位椎动脉，除非在其硬膜外需要对血管进行近端控制，否则这种操作是不必要的。D. 切除 C_1 横突和后弓外侧段，显露 C_0～C_1 关节、C_1 侧块和髁突的示意。VA 的 V_3 段并向下移位，保存其骨膜。E. 切除乳突尖显露了 JF 的下端，枕髁切除，显露舌下神经管的示意。F. 最终的显露提供了下方椎动脉、延髓外侧及下方小脑之间的工作空间。PICA. 小脑下后动脉；IJV. 颈内静脉；JB. 颈静脉球；JF. 颈静脉孔；JT. 颈静脉结节；RLM. 头外侧直肌；SHM. 茎突舌骨肌；SS. 乙状窦；VA. 椎动脉

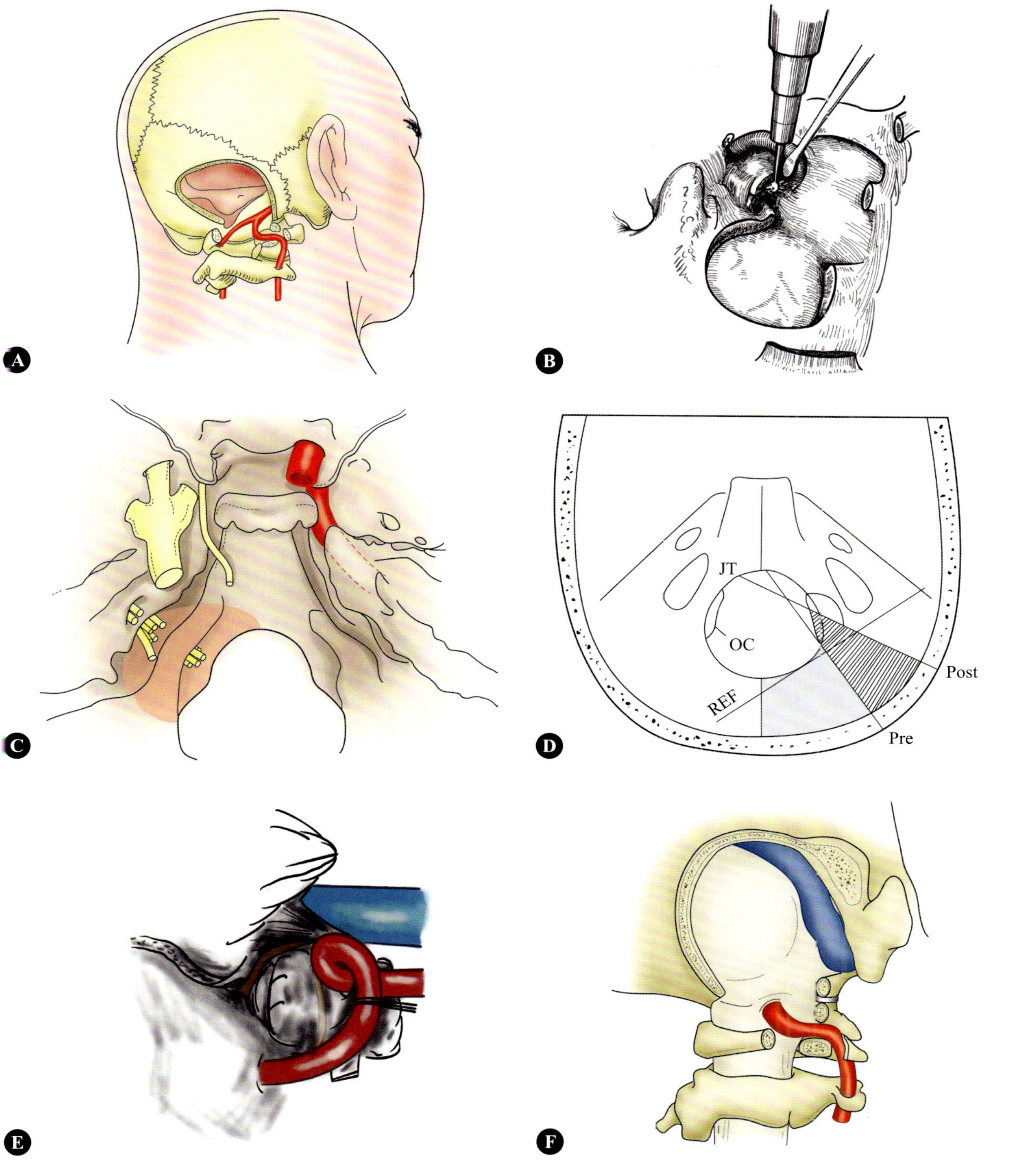

▲ 图 14-25　远外侧入路的枕髁磨除和可显露的范围

A. 枕骨及部分枕髁切除。B. 磨除枕髁后部和 C_1 侧块，在保护椎动脉的同时磨除。通常磨除枕髁后 1/3，以获得通向脑干腹外侧的平坦区域。C. 远外侧经髁入路枕髁磨除范围（阴影区）。D. 部分枕髁切除后手术的视野显露范围的示意，图示远外侧入路的对颈静脉孔区可显露的角度。斑点阴影区，常规枕下开颅可显露的角度（47° ± 2°）；线性阴影线区，远外侧经髁入路可显露的角度（88° ± 2°）。E. 磨除枕骨髁后 1/3，显露出舌下神经管。F. 磨除枕骨和 C1 侧块后，移位椎动脉，以扩大显露

OC. 枕髁；JT. 颈静脉结节；REF. 外科入路测量的参考线——枕大孔后缘经枕髁后缘的正切线。Pre. 枕髁磨除前到斜坡的视角；Post. 枕髁磨除后到 JT 的角度。远外侧入路枕髁磨除的范围是 17mm ± 1mm（仿 Gregory）

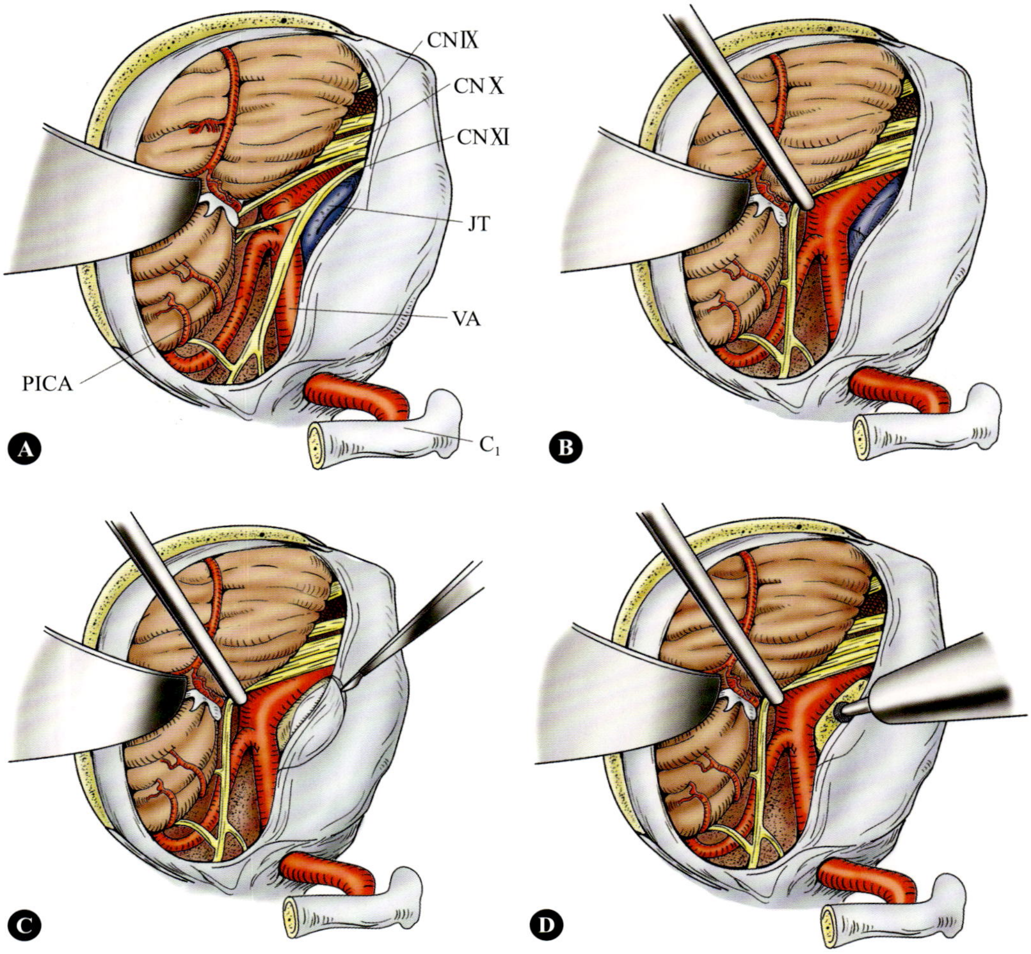

▲ **图 14-26　颈静脉结节磨除**

A. 右侧经髁入路显露的结构，下前份可达延髓，颈静脉结节阻碍后组脑神经及 PICA 的显露；B. 轻轻牵开副神经脊髓根可部分显露被颈静脉结节阻碍的结构；C. 在磨除骨质前，切开覆盖在颈静脉结切上的硬膜；D. 颈静脉结节磨除，吸引器用来牵拉与保护副神经脊髓根。JT. 颈静脉结节；VA. 椎动脉；PICA. 小脑下后动脉

肿瘤，可能包绕后组脑神经和椎动脉及其分支，在分离时应小心。

（十一）肿瘤处理

1. 肿瘤切除的原则　根据肿瘤的生长点、生长方向、肿瘤的血供、椎动脉与肿瘤的关系，先处理生长点，减少出血，游离血管神经，分块切除肿瘤。C_1 横突、C_2 脊神经和椎静脉丛有利于判断椎动脉的位置。由周围结构分离肿瘤囊壁时，应在蛛网膜层进行，这对保存重要的神经和血管结构尤为重要。如果椎基底动脉未被肿瘤包裹，则多位于肿瘤对侧，不可忽视对椎基底动脉主干和分支的保护。

2. 硬膜内病变的处理　游离椎动脉并按需要切除骨质后，在椎动脉入硬膜处内侧切开硬膜，硬膜用缝线牵向外侧，可直视硬膜下的神经血管结构。脊副神经和脊髓并行，走行于后根和齿状韧带之间。舌下神经则位于椎动脉后方，切断上两个齿状韧带后可显露更大的腹侧空间。对于硬膜内病变，首先要明确肿瘤的颅内血供，辨清椎动脉、脊髓前动脉和小脑下后动脉后，方可以切除。切除肿瘤时，特别是脑膜瘤，应尽早阻断肿瘤的血供，这可大大减少肿瘤切除过程中的失血。此外，肿瘤血供减少还可以使肿瘤质地变软，瘤体缩小。然后仔细分离切除肿瘤，尽量避免牵拉神经血管结构。超声刀反复瘤腔内分块切除，缩小瘤体，尤其是包绕椎动脉或小脑下后动脉者，逐渐增大显露空间。当病变包绕脑神经时，可从骨孔附近神经远端追向近

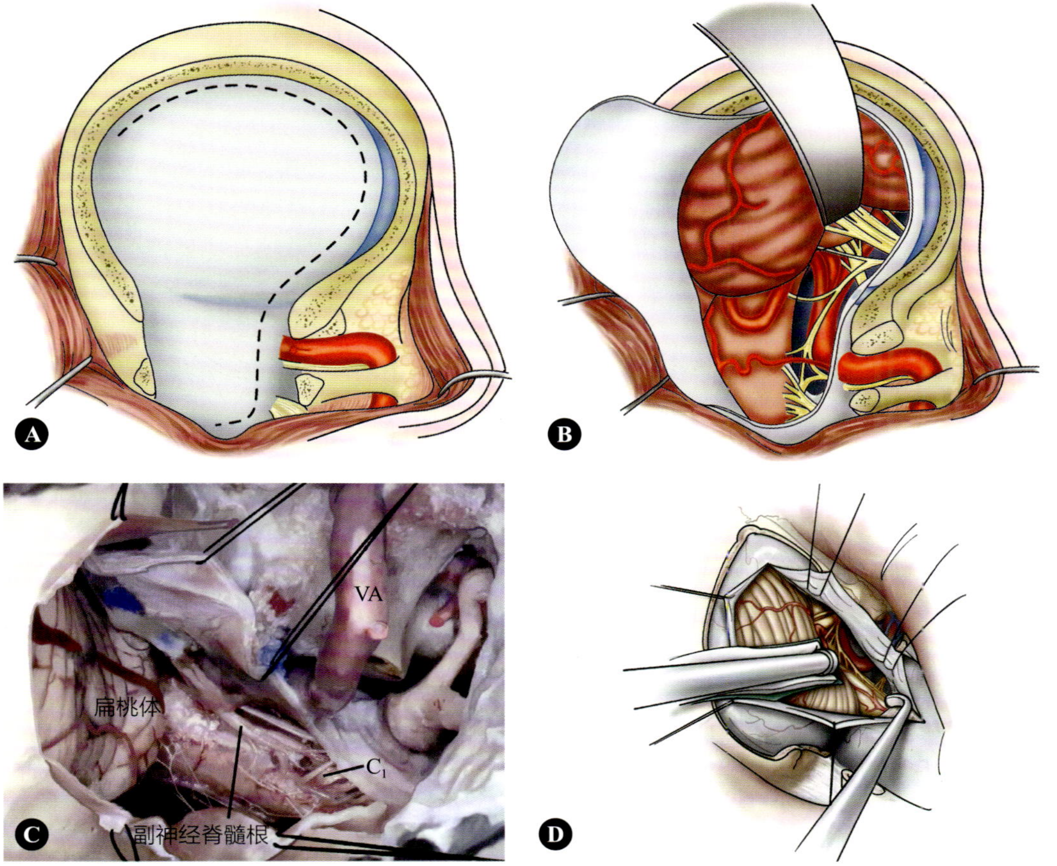

▲ 图 14-27　剪开硬膜及硬膜下显露

A. 远外侧入路硬膜切口示意图，硬脑膜切口采用曲线切口，沿椎动脉和乙状窦外侧缘剪开，从乙状窦横窦交界处延伸至 C_2 外侧，位于椎动脉内侧。二次切口垂直于一次切口，允许回缩和颅内及椎管内显露；B. 剪开膜后，向内上抬起小脑半球，显露正常的颈静脉孔区结构。硬膜打开范围在 C_1 和骨窗的上外缘间，途经枕骨大孔；C. 硬脑膜切口向延 – 颈髓球结合部延伸，显露后组脑神经和硬脑膜内椎动脉；D. 弧形剪开硬脑膜后，切口两侧硬膜均需悬吊

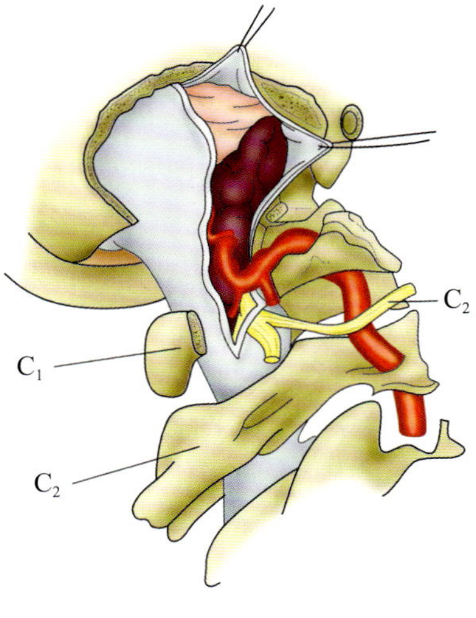

▲ 图 14-28　剪开硬膜显露硬膜下肿瘤，避免过度操作后组脑神经。此处的肿瘤常常包绕椎动脉

端；若病变位于骨孔内侧，则从延髓神经根丝追向远端。最后在直视下将肿瘤从脑干表面分离切除。若粘连严重，则技术性保留薄层肿瘤于脑干表面；对于动脉瘤，先控制椎动脉近段，依次分离动脉瘤近侧角与远侧角。随后夹闭之，视情况切开瘤体剥离血栓减压脑干。

（十二）枕颈融合及融合技术

颈枕的稳定性主要在于枕髁、C_1 侧块及附着于上述两者前 1/3 处的翼状韧带和寰椎横韧带的完整性。随着枕髁切除的增加，颅椎交界区的生物力学稳定性明显破坏，极力主张枕髁切除≥50% 时须行颅颈融合。因此，枕髁切除＞50%，或颈 1 侧块和关节面 50% 半数以上被磨除者，推荐枕颈融合，且在术中 I 期行融合术。若枕髁的腹侧 2/3、C_1 侧块

及 C_2 关节面没有切除，也未被肿瘤组织破坏，则没有必要实施内固定和融合术。

（十三）关颅和术后处理

必须尽最大努力达到水密性缝合。如硬脑膜缝合不严，应取肌肉或筋膜片修补并用生物胶粘合。术后可留置腰椎穿刺管引流 3～4 日，可预防伤口漏液或假性脑脊膜膨出，引流量 10～15ml/h 为宜。术后常规带气管插管进 NICU 病房，保留患者的气管插管，直至可确切评估后组脑神经功能。

五、远外侧入路的手术要点

远外侧入路术中显露范围是以枕骨髁和椎动脉为中心的，从皮瓣设计、肌肉分离到枕下开颅都要充分体现“远”外侧。

（一）开颅技术要点

1. *选择合适的体位*　常用公园长椅体位，乳突部位于最高点。

2. *设计切口和骨瓣*　根据颅内外肿瘤的大小，设计切口及骨瓣的大小，对于颅外多的肿瘤，有些肿瘤已生长至颈部，颈部可触及包块，切口下缘可适当延长。对于颅内较多的患者可适当将 C 形切口的弧度加大，扩大骨瓣的范围。耳后 C 形切口创伤较小，对于颅内外均能显露清楚，能兼顾颅内外肿瘤切除。

3. *避免损伤椎动脉*　在显露过程中应注意防止椎动脉的损伤，应熟悉相应的解剖关系，在显露过程中，先将寰椎显露出来，因椎动脉走行在寰椎及枕大孔之间。应在枕骨髁上方及乳突下方咬除骨质，这样可避免椎动脉的损伤。

4. *开放颈静脉孔*　从枕骨髁的上方向前外侧完全开放骨性颈静脉孔，在磨除颈静脉孔周围骨质时，有些时候骨质增厚，方向性不易掌握，可先剪开硬膜，探查硬膜下颈静脉孔的位置。根据硬膜下的方位，确定颈静脉孔的位置，再进行磨除。

5. *椎动脉周围静脉丛的处理*　仔细地分离静脉丛的三个步骤：①直接加压。如果不能用直接加压控制静脉出血，可以考虑使用止血剂。②在显微镜下仔细将其分开。③双极烧灼凝固。

6. *磨除枕骨髁*　枕骨髁是阻挡脑干腹侧和下斜坡显露的主要障碍，磨除枕髁后 1/3～1/2 范围可明显增加脑干腹侧病变的显露角度。Nanda 等（2002）研究发现枕骨髁切除每增加 1mm，可增加 2.4° 的手术视角。De Oliveira 等（2003）认为单纯硬脑膜内的病变磨除后 1/3 枕骨髁即能满足显露，且不影响稳定性；而磨除范围超过 50% 应行寰枕融合。作者认为枕骨髁部分切除术（＜50%）就足以获得足够的脑干前部显露，更大范围的枕骨髁切除或向内挪移椎动脉是不必要的。

（二）术中椎动脉的处理

为了安全地磨除枕髁，VA 的硬膜外段常被牵向内侧，远离 C_1 孔；打开硬脑膜，在 VA 周围需留下一个小的硬脑膜套，有助于术毕硬膜闭合。VA 的硬脑膜入口没有显露，可避免损伤硬膜外或硬膜入口附近的椎动脉分支。椎动脉硬膜内段的后移位，在副神经和 C_2（C_1 被切断）之间的下斜坡区域形成一个大的操作窗口。这个窗口很容易显露对侧椎动脉的硬膜入口点和对侧舌下神经及 C_1 神经根。

1. *熟悉椎动脉的解剖*　明确椎动脉的走行及其与周围结构的相互关系，可避免对椎动脉的损伤。椎动脉可分为四部分（图 14-29）：①椎动脉第一段（V_1），是指从锁骨下动脉起始处至 C_6 椎体的横突孔；②椎动脉第二段（V_2），是指从 C_6 椎体的横突孔至寰椎横突孔；③椎动脉第三段（V_3），是指寰椎横突孔至椎动脉入硬膜处；④椎动脉第三段（V_4），是指椎动脉的硬膜内部分。椎动脉在寰、枢椎横突孔间上升（V_2 段）及椎动脉出寰椎横突孔后向内侧走行时（V_3 段）应特别小心，因这两处椎动脉走行非常复杂。椎动脉在寰、枢椎横突孔间上升时常向后呈环状弯曲走向上外侧，若认为椎动脉在该区域内呈垂直上升时则极易损伤它。寰椎横突、肩胛提肌、椎静脉丛及 C_2 颈神经前支是确认 V_2 段走行于寰、枢椎横突孔间椎动脉的重要标志。

2. *重视解剖学标志的辨认*

(1) 寰椎横突。寰椎横突比枢椎横突明显外突，是术中较容易辨认的结构，其上有头后外侧直肌、头上斜肌、头下斜肌、肩胛提肌等数块的深层肌肉附着，且其横突孔内有椎动脉穿行，因此寰椎横突对于术中辨认枕下深层肌肉和椎动脉至关重要。确定 C_1 横突，椎动脉从 C_1 横突孔穿出、向后内走行在寰椎后弓上缘的椎动脉沟内，触诊扪及 C_1 横突便可循椎动脉搏动辨清其走行。

(2) 枕下三角。正确识别枕下三角有助于术中准确寻找椎动脉。首先，识别颈深肌层中由头后大

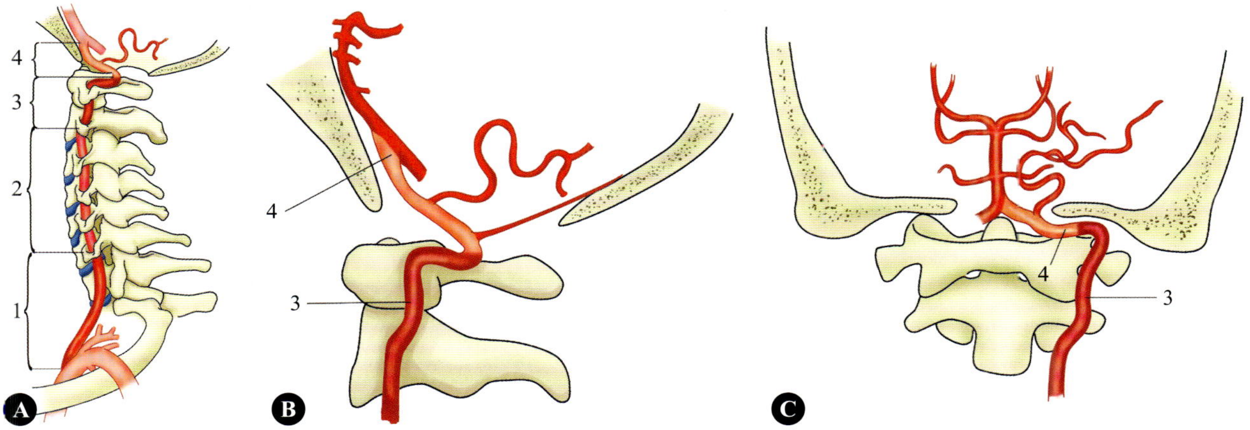

▲ **图 14–29　椎动脉的分段**

A. 椎动脉分 4 段；B. 椎动脉 V_3 和 V_4 与小脑下后动脉的关系（侧位）；C. 正位显示 V_3 和 V_4 与椎间孔及小脑下后动脉的关系

直肌、上斜肌和下斜肌构成的枕下三角，椎动脉走行在上斜肌与下斜肌形成的夹角内、指向头后大直肌，可在枕下三角内扪及。

(3) 注意解剖变异

①椎动脉分支的变异：主要是指小脑下后动脉和脊髓后动脉的起点变异，因为这 2 个分支动脉主要供应延髓和高位颈髓，损伤后易造成严重的神经功能障碍，甚至危及生命。

②椎动脉第三段的直径及走行变异，左右两侧直径有显著性差异，容易误认为是椎动脉的分支而损伤。

术中要摒弃椎动脉直来直去的观念，建立椎动脉走行的三维立体概念。远外侧经髁入路中在显露椎动脉垂直段、水平段时应特别小心，垂直段主要危险性在于椎动脉在寰枢椎横突孔之间上升过程中后部形成襻状弯曲有关。因此，术中一定要摒弃椎动脉直来直去的概念，椎动脉至枢椎横突孔穿出来后，其后面的弯曲甚至超过了横突及关节，此处骨性结构的手指触摸不是椎动脉安全的解剖标志。寰椎横突、肩胛提肌、椎静脉丛及 C_2 神经腹侧支，均可作为确认此段椎动脉可靠的解剖标志。因此，椎动脉的显露必须建立血管走行的立体概念。

3. 椎动脉的定位　有一个简单有效的四步法来系统地定位 VA：①打开乙状窦后，找到乙状窦的下后点。②向后移动以确定观察位置点。③触碰 C_1 后弓结节的骨性标志。④向外侧移动，面向 VA 沟的沟槽。椎动脉行走在动脉沟上方，从寰椎横孔与寰椎分离，穿过寰枕膜入颅。

4. 间接识别椎动脉的方法

(1) 显露 C_2 神经根腹侧支后，深部可扪及 C_1 与 C_2 横突孔之间的椎动脉 V_1 段，向头端可扪及椎动脉 V_2 段搏动，从而判定椎动脉走行。

(2) 椎动脉出 C_1 横突孔后常被静脉丛包绕并向后走行于椎动脉沟内约 2cm 后，再折向内穿过硬脑膜入颅。因此，显露了局部的静脉丛就在深度上接近了椎动脉。在此层面上的操作需小心避免误伤。若肿瘤穿出颈静脉孔长至颈椎体前方，为增加腹侧部分的显露，可以打开 C_1 和（或）C_2 横突孔，将椎动脉 V_1、V_2 段向后下方移位，切除部分横突，从而满足颈前部的显露。

5. 椎动脉的正确游离方法

(1) 椎动脉辨认

①确认枕下三角及其内的寰椎后弓、横突结节、椎动脉及其周围的静脉丛等。显露穿行与寰椎横突孔内的椎动脉，因该段椎动脉有骨质保护，小心磨除骨质不易损伤椎动脉。

②观察椎动脉沟的类型，如为沟环必须打开后，方可移位椎动脉，否则容易撕裂此段椎动脉。

③椎动脉分出的肌支偶可供应颅后窝，另外小脑下后动脉也可能起源于椎动脉硬膜外段，因此，应严格沿寰椎后弓下缘骨膜下剥离，将椎动脉、C_1 神经和包绕两者的静脉腔隙视为一个整体一同游离移位，切不可试图将椎动脉和静脉结构分离开。

(2) 椎动脉游离。在椎动脉入硬脑膜处游离椎动脉有两种方式：①从椎动脉前方切开。这可能需要将 C_1 神经切断，寰椎横突孔磨开。经椎动脉前方切开处理中线病变，几乎不需要牵拉脑干。②从椎动脉后方切开。这不需要游离椎动脉，因而不需要磨开寰椎横突孔，切口可以沿硬脊膜一直向下延伸。必要时可切断数根神经丝以扩大术野，这种方式对高位颈髓病变的处理较为有用。

6. 椎动脉的保护

(1) 逐层解剖，确保解剖层次清晰：枕颈交界区有深厚的肌肉层，分为浅层、中层、深层。深层肌肉与椎动脉有着密切的关系，为了辨认和保护椎动脉，有必要辨别清楚深层的每一块肌肉，而了解深层肌肉与浅中层肌肉的关系，是正确辨认深层肌肉的保证。

(2) 椎动脉静脉丛处理：椎动脉被密集的椎静脉丛包绕，周围有丰富的静脉丛，在显露和游离椎动脉时容易造成出血，静脉丛出血汹涌，处理棘手，可用吸收性明胶海绵压迫止血，对出血处不可盲目电凝，如有明确的活动性出血可电凝止血。

(3) 保持椎动脉鞘的完整。

(4) 避免椎动脉及其脊髓后动脉损伤：在打开硬脑膜过程中可能有起源于椎动脉硬脑膜外的脑膜后动脉和脊髓后动脉，椎动脉穿过硬脑膜时，与脊髓后动脉、齿状韧带、第 1 颈神经、脊髓副神经根一起与椎动脉为一纤维通道包裹，因硬脑膜套一起包绕椎动脉、脊髓后动脉。在开放硬膜和移动椎动脉时也可能损伤脊髓后动脉，因为此动脉可被包裹在椎动脉周围的硬膜鞘中，故打开硬膜时环绕椎动脉留一圈袖口样硬膜不仅有利于术后缝合硬膜，还可防止损伤硬膜外起源的脊髓后动脉和小脑下后动脉。

显露、游离、移动椎动脉 V_3 段时，最主要的危险与椎动脉迂曲有关。当椎动脉在寰枢椎横突孔之间向外侧突出成襻时，如果误认为此段是笔直上行则容易出现危险。在椎动脉通过寰椎上方时，如果此动脉迂曲，可向上成襻至枕骨髁后方或枕骨，还可向外侧成襻突出于枕下三角，这样在分离枕下三角的肌肉或覆盖枕下三角的致密纤维脂肪组织时，就可能损伤椎动脉。

(5) 避免不必要的椎动脉移位：远外侧入路多数不需要移位椎动脉就可满意磨除枕髁，达到良好的显露。

（三）枕髁的磨除

1. 枕髁磨除的术前评估和原则

(1) 术前评估。彻底的术前影像学评估是关键。CT 骨窗提供了确定患者枕髁是否会阻挡术野的细节，因为对较宽的枕髁手术可能在技术上需要磨除。同样的情况也适用于髁突，其内侧缘突入大孔。因此，磨除会增加手术视角。阻止神经外科医生进行枕髁磨除的主要因素是潜在的不稳定风险，导致随后的融合。

(2) 枕髁磨除的原则

①枕骨髁磨除的个体化原则：枕骨髁是否切除及磨除的程度应根据手术需要而定，并尽可能保留，提倡枕髁的切除应个体化地使用，而不应成为手术常规。腹外侧型枕骨大孔脑膜瘤，肿瘤体积较大时，由于肿瘤挤压及脑干移位，已经有足够的空间用于肿瘤切除，一般不需要切除枕骨髁；腹侧型脑膜瘤，肿瘤较小时，侧方空间不足以操作，应磨除部分枕骨髁，一般仅需磨除枕骨髁后 1/3 即可达到充分显露。对脊、延髓前方的硬膜内肿瘤部分磨除枕髁及 C_1 侧块的后半 1/3 即可。

②稳定性：手术前应根据 CT 显示的枕髁形态及与肿瘤的位置关系，确定枕髁切除的必要性。如果必须磨除枕骨髁，则必须在显微镜下操作，尽量不要超过舌下神经管。经枕髁切除＞1/3 术后枕颈关节的稳定性降低，但磨除枕髁的 1/2 以下基本不影响寰枕关节的稳定性。枕骨髁磨除超过一半应行融合术。

③磨还是不磨？取决于术中需要。对于是否磨除枕骨髁，以及枕骨髁的磨除范围仍有争议。术中是否需要磨除枕髁应根据患者的具体病情而定。对于肿瘤体积较大、已压迫脑干及周围的神经组织，并产生足够的手术空间用于肿瘤切除者，可不强求行枕髁磨除。但对于肿瘤体积较小或主要位于脑干前方、空间占位效应不明显时，应磨除部分枕髁，以增加手术野的显露。

④枕髁磨除多少：磨除枕髁后内侧 1/3 可使颅颈交界区腹外侧肿瘤显露满意；磨除枕髁后内侧 1/3～1/2 即可使枕骨大孔腹侧肿瘤显露满意，磨除枕髁的 1/2 以下基本不影响寰枕关节的稳定性。精明的外科医生会根据每个病变和患者的具体解剖情况进行个体化治疗。

(3) 不磨除枕骨髁的观点。延伸到中线以外的更大的缓慢生长的病变可能已经提供了所需的“生理学收缩”，并创造了一个三维外科走廊，不仅提供了通道，还允许与器械相关的可操作性。因此，由更大的病变形成的手术通道有效地允许了无须磨除枕髁的极端侧面显露。

2. 枕髁磨除的优缺点

(1) 优点：减少牵拉，扩大显露。①神经轴无须牵拉，即可达到满意的显露；②磨除枕髁使视野显露增加15°，使术者能够到达延髓前和邻近肿瘤，可能有助于全切除术。

(2) 枕髁磨除的缺点：过度的磨除增加颅颈不稳定的风险。①颅颈不稳定风险：寰枕关节滑脱、骨折。②显著增加在C_0～C_1和C_1～C_2移动，累积在C_0～C_2（左10.1°，右7.8°），枕髁磨除≥2/3。③舌下神经损伤的风险增加。④椎动脉损伤风险增加。⑤操作时间增加。⑥术后疼痛的风险。

3. 枕骨髁磨除的必要性

(1) 根据术前评估的需要：术前行MRI、CT、椎动脉造影，充分了解病变的位置、大小、生长的方向、血供情况、椎动脉与肿瘤的关系，对于决定枕骨髁切除程度、病变的切除程度及预后极其重要。术中需要根据肿瘤大小、位置、性质及手术需要显露的范围而定，应以尽量维系寰枕关节的稳定为原则。提倡枕髁的切除应个体化地使用而不应成为手术常规，手术前应根据CT显示的枕髁形态及与肿瘤的位置关系，确定枕髁切除的必要性。

(2) 根据肿瘤类型取舍：腹外侧型枕骨大孔区脑膜瘤可以经远侧髁后入路完全切除，而不需要磨除枕骨髁；腹侧型肿瘤枕髁不仅阻挡手术视线，而且占据操作空间。虽然脑干腹侧枕骨大孔脑膜瘤，由于肿瘤的推挤存在一定的病理性空间，不磨除枕髁可经低风险的微侵袭入路切除肿瘤，但要根治切除肿瘤的基底仍需磨除部分枕髁。所以，对于腹侧枕骨大孔脑膜瘤，主张采用磨除部分枕髁，以获得对肿瘤基底的充分显露。

(3) 根据术中是否需要扩大术野：枕髁不仅阻挡手术视线，而且占据操作空间。枕髁切除1/3、1/2可以使手术视野增加15.9°、19.9°。磨除后1/3枕髁是为了获得下斜坡和枕骨大孔腹侧满意的显露空间。Dowd等（1999）认为，不牵拉脑干显露对侧颈静脉结节所要磨除的枕骨髁约为其长轴的1/2，即能明显降低外科视角，增加手术的操作空间，故他认为磨除枕骨髁后外1/2即能达到对下斜坡及延髓前方的良好显露。

(4) 根据需要显露的区域：位于脑干和颈髓前方的脑膜瘤如果没有足够的显露，就不能安全地切除。解剖研究表明，当静脉结节和枕骨突起不明显（颈静脉结节角＞180°），磨除枕髁并不能明显增加对下斜坡和脑干的显露范围，而对于病变位于舌下神经管以下者，磨除枕髁可扩大操作角度。

(5) 提供更宽广的手术通道：Açikbaş等（1997）将标准的枕下外侧入路所得结果与髁突及寰椎外侧块切除术后在大孔水平的上下硬膜内测量通道的角度和距离进行比较。髁突切除后，经两条通道进入大孔前方的入路较短，到达大孔前方显露的侧角较宽。到大孔前的距离明显缩短，特别是在上廊道，强调了标准入路与髁突切除术相结合的必要性。此外，还发现髁状突切除术后，下廊道的横、纵面均明显加宽，有更大的机会处理病变。此外，髁突切除术所获得的上、下通道之间的自由空间表明，枕髁切除提供了一个到达枕骨大孔上、下段的联合途径。

(6) 个体化地磨除：是否需要磨除枕髁，而不是采用标准化的手术入路，避免不必要的枕髁磨除。经髁入路是一种有效和安全的手术入路；然而，标准化的手术入路也可能包括不必要的手术步骤。过多地磨除枕髁则会带来以下不利的因素：①延长手术时间；②损伤椎动脉、颈静脉、颈静脉球、乙状窦引起出血及静脉栓塞；③可能损伤脑神经；④增加颈椎的不稳定因素。

4. 磨除范围　枕骨髁是否切除及其磨除程度，需要根据术前影像提示的肿瘤大小、位置、性质，及手术需要显露的范围而定，以尽量维系寰枕关节的稳定为原则。枕髁磨除的范围需依据术中情况而定，取决于下列因素。

(1) 肿瘤部位：枕骨大孔腹外侧方的硬膜下肿瘤，肿瘤占据延髓腹外侧，特别是肿瘤主体部分在脑干外侧或肿瘤体积较大，明显挤压、移位脑干，已经有足够的空间用于肿瘤切除，则无须磨除枕骨髁即可显露病变。腹侧型肿瘤，主体在前方，若肿瘤较小，侧方空间不足以操作，应磨除部分枕髁（枕髁后1/3，为4～5mm）；若肿瘤较大，延髓向后移位，有一定的操作空间，磨除枕骨髁后内侧＜1/3（为4～5mm），即可显露病变。

(2) 肿瘤大小：肿瘤体积较大时，通常较大幅度向背侧推挤脑干、椎动脉，后组脑神经被拉长、变纤细，神经间隙可较宽，且通过肿瘤的内减压，操作空间越来越大，这种情况下通常不用磨除枕髁即可有良好的显露；肿瘤体积相对较小，脑干移位不明显，神经间操作缝隙狭小或当肿瘤显露不佳时，需通过磨除枕髁来增加脑干腹侧脑膜瘤的显露。

(3) 肿瘤类型：颅脊型多不需要磨除枕骨髁，脊颅型多需要磨除枕骨髁；切除枕大孔腹外侧方脑膜瘤，一般不需要磨除枕髁，无须松解椎动脉。当肿瘤前后径比较大、脑干被向后推压明显时，术野可操作空间较大，枕骨髁磨除范围可以相对减小，反之磨除范围应相对扩大。因此，在处理枕大孔腹侧脑膜瘤时不必在任何病例中都磨除枕髁和松解椎动脉。对于单纯腹侧且体积较小的脑膜瘤，可磨除后 1/3 枕髁以增加手术视野。

(4) 肿瘤的占位效应：颈、延髓交界外侧面与枕髁内侧面之间的区域，是切除枕大孔区腹侧脑膜瘤的必经之道。在生理解剖情况下，此走廊可提供的操作空间很小；肿瘤病理解剖条件下，腹侧或腹外侧生长的脑膜瘤将脑干向后外侧推移，从而使外科走廊的空间增大。当此走廊直径小于 1cm 时，外科操作的空间狭小，1～2cm 时操作的空间比较充分；而大于 2cm 时操作的空间非常广阔。当肿瘤前后径比较大、脑干被向后推压明显时，术野可操作空间较大，磨除范围可以相对减小，反之磨除范围应相对扩大。

5. 枕髁磨除部位 枕骨髁的后内侧阻挡术野，磨除枕骨髁时应切除其后内侧份的骨质。磨除部分颈静脉结节，可额外扩大枕骨大孔腹侧的显露。

6. 磨除方法 磨除枕髁过程中，将枕骨髁内部磨空，然后再用咬骨钳将皮质部分切除；先由皮质骨至松质骨，当再遇见皮质骨时即是舌下神经管，要当心损伤舌下神经。舌下神经管位于枕骨髁长轴后 1/3，用快速磨钻研磨时可以注意到从网状骨质变成皮质骨时，预示着已到达舌下神经管的轮廓界线。舌下神经管显露后，往往在它前上方可以看到颈静脉结节。有时需要磨除部分颈静脉突以增加显露，其前方为颈静脉球，要格外小心。磨除枕骨髁过程中，髁后静脉丛的出血多用吸收性明胶海绵压迫即可。

7. 枕髁磨除的量化标准 枕髁的切除增加了到枕大孔前缘的视角（图 14–30）。枕骨髁的长度为 2.5～3cm，每磨除 1mm，可以向腹侧扩大视角大约 2.4°；切除 1/3、1/2 的枕髁分别增加 15.9° 和 19.9° 的视角，然而这些研究没有考虑到肿瘤占位本身能扩大手术径路。在大多数病例中，可以在肿瘤本身提供的界面内进行肿瘤体积缩减手术，不必磨除枕髁和牵拉椎动脉，但在切除枕大孔区腹侧小肿瘤时，可磨除枕髁后 1/3 以提供有效的显露。

①枕髁的切除增加了到枕大孔前缘的视角，磨除后内侧 1/3 枕髁，为 4～5mm 时，术野扩大 14°～16°，可获得下斜坡和枕骨大孔腹侧满意的显露空间，且通常不会损伤舌下神经管及影响寰枕关节。中、大型枕骨大孔脑膜瘤在肿瘤本身提供的界

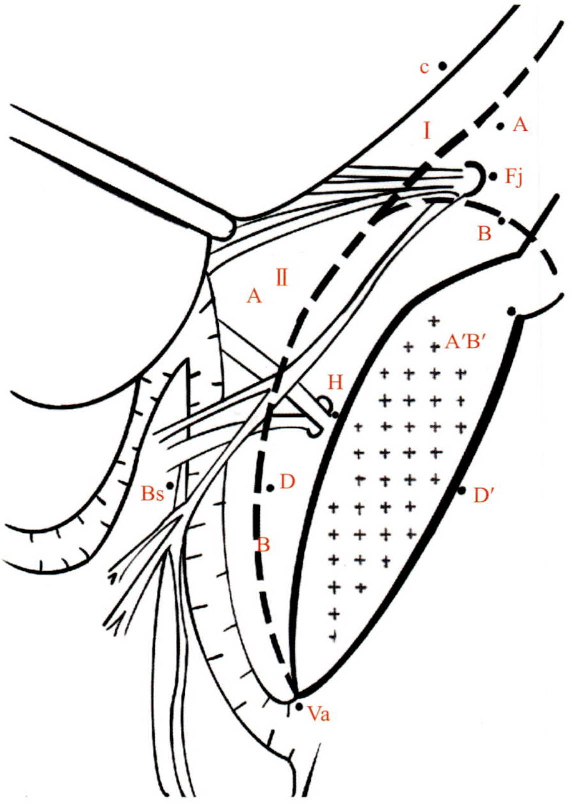

▲图 14–30 枕髁磨除后的硬膜内显露，图示枕骨大孔上（Ⅰ）和下（Ⅱ）手术通道

Ⅰ. 枕骨大孔上通道；Ⅱ. 枕骨大孔下通道；A. 枕髁后缘同一水平的髁窝；A′. 残余枕髁后缘；B. 枕髁后缘；B′. 残余枕髁后缘；Bs. 脑干；C. 小脑；D. 枕髁内侧缘；D′ 与 “D” 点处于同一水平的残余枕髁后缘；H. 舌下神经管入口；Va. 椎动脉入颅的硬膜点；Fj. 颈静脉孔颅口；+. 为枕髁磨除后的残余区域；虚线为髁突切除术前的区域

面内进行体积缩减手术，有时不必均需磨除枕髁和牵拉椎动脉。但在切除枕大孔区腹侧小肿瘤时，可磨除枕髁后 1/3 以提供有效的显露。如果肿瘤无法全切，不是因为显露不充分，而是因为肿瘤质地太硬、肿瘤呈浸润性生长，或与椎基底动脉、后组脑神经存在严重粘连。

②磨除枕骨髁后 1/3、切除 C_1 后弓及侧块，并磨除颈静脉结节，扩大显露脑干和颈髓的腹侧。

③磨除范围由后内侧 1/3 扩大至 1/2 时，即可充分显露枕骨大孔区腹侧肿瘤，但此时有损伤舌下神经的风险。病变较小，且位于延髓腹侧，则需要磨除枕骨髁后内侧 1/3～1/2（5～7mm）及部分内侧寰椎侧块。但这没有考虑到占位本身能扩大手术径路。

④磨除 1/2，为 7～8mm 时，术野扩大 17°～19°，扩大的视角已达对侧枕骨大孔腹侧，继续磨除将受到外侧骨质结构、颈静脉突和外侧皮肤切口的限制，视角的扩大也受到限制，故切除枕骨髁 1/2 后即可显露枕骨大孔腹侧，无须继续切除枕骨髁。

8. 枕髁磨除对手术视野的影响　远外侧入路处时，枕骨髁阻碍了枕大孔水平腹外侧的显露，磨除枕髁可增加显露缩短操作距离，但枕髁磨除多少的问题仍众说纷纭，范围从磨除枕髁后内侧 6～8mm 到全髁切除。一般认为磨除枕髁后部 1/3～1/2，可显露椎动脉穿硬膜处腹侧约 10mm 的硬膜，既足以达到满意的显露效果，又方便安全游离移位椎动脉。

枕髁切除是否能增加对枕大孔区的显露与枕髁长度、枕大孔长度、脑干腹侧与枕大孔前缘间的距离、脑干被肿瘤向后推挤的程度、后组脑神经根的位置、椎动脉进颅及椎基底动脉交界的位置、颈静脉结节的大小等因素有关，术前 CT 测量对分析枕髁切除的必要性、指导术中切除枕髁大有裨益。从对枕骨大孔区显露角度来说，枕骨髁关节面的磨除局限于后 1/3～1/2，甚至更小范围即可到达有效的显露。

9. 枕髁磨除后融合　正常人的运动稳定性在很大程度上受到相关肌肉组织支持的影响。目前，谨慎的做法是认为枕颈不稳是经髁入路引起的令人不安的颈痛的一个原因，特别是如果这种疼痛是渐进性的，或者有伴随的暂时性神经症状，或者新的畸形，可能需要进行融合。枕颈融合术的建议主要基于髁突切除的范围。根据生物力学实验室研究，颅颈交界不稳定的风险随着髁突丢失程度的增加而增加。枕颈融合术的指征是基于颅颈不稳的临床表现，而不是像屈伸位片上运动增强或 CT 上髁突丢失这样的影像学表现。但到目前为止，还没有一级或二级证据支持其作为枕髁切除术后达到一定百分比以上的预防措施。

FLA 如果破坏寰枕关节，何时或是否需要融合仍然是一个争论的问题。磨除枕髁的后内侧部分直到舌下神经管内口被打开，相当于去除枕髁的 2/5。为了避免枕髁切除后的颅颈不稳定，建议如果 50% 以上的枕髁被切除，那么必须预防性地进行 C_0～C_1 稳定。然而，枕 $-C_1$ 和 $C_{1\sim2}$ 节段的运动丧失会导致患者严重残疾和生存质量受损。Dow（1999）认为，去除 1/2～2/3 枕髁尚不会影响寰枕关节的稳定性。保留 50% 关节的枕髁切除术不能显著增加运动。然而，切除 75% 的枕髁可能需要融合。

10. 枕髁磨除的注意事项

①髁窝位于枕髁的后方，常常有髁管的开口，是髁静脉回流乙状窦的通道，深度为 0～ 6mm，直径 0～11mm，常以髁管和颈静脉孔球部作为解剖标志在枕髁上方的髁三角内磨除骨质显露舌下神经管及其内外口。在处理后髁导静脉时需要注意这种情况的存在，另外髁管作为寰枕关节的标志之一，术中注意其变异性。

②在磨除枕髁时，尽量不要超过舌下神经管。磨除枕骨髁后内侧 1/3 一般不会打开舌下神经管，继续磨除则可能打开舌下神经管；若出现由骨松质到骨密质的改变则提示已到达管壁，应小心磨除以避免损伤舌下神经和枕髁周围静脉丛。

③远外侧入路显露时易损伤椎动脉、颈内静脉和颈静脉球，有引起乙状窦出血和栓塞可能，后组脑神经损伤等，应掌握与远外侧入路相关的重要骨性结构变异及数据，从而熟悉该入路要处理的结构，增加手术的预见性，对手术入路的具体设计和具体手术操作均有所裨益。

④在切除枕髁内侧 1/3 后，注意舌下神经管勿被打开，若打开无疑增加了该神经对损伤的易感性。也是引起静脉出血的原因。或手术因 VA 静脉丛充血而不得不推迟。

⑤脊髓后动脉和小脑下后动脉可能起源于椎动

脉的硬膜外 V_3 段的损伤，或椎动脉的损伤可能导致短暂或永久性的神经功能障碍。

（四）颈静脉结节的磨除

远外侧入路允许斜坡下部、硬膜内椎动脉、椎基底动脉交界处，以及延髓的最佳显露。颈静脉结节（JT）的切除是远侧入路的一个重要步骤，颈静脉结节是 FLA 的主要障碍而不是枕髁是手术通道中的主要障碍。颈静脉结节的磨除可以很好地显露颈静脉孔内口，提供到达位于舌下神经管前方、下斜坡外侧部和颈静脉孔区的硬膜外病变的路径，对显露中斜坡、椎基底动脉交界、基底动脉及脑干腹侧病变是关键性的一步。虽然磨除颈静脉结节承担着损伤后组脑神经与颈静脉球的风险，颈静脉结节占据空间虽小，但是对手术视角阻碍很大，磨除颈静脉结节对斜坡区的显露程度是其他步骤（枕髁磨除、寰椎侧块磨除）加起来也无法达到的。

1. 磨除颈静脉结节的目的和意义 去除颈静脉结节对显露中、下斜坡、椎基底动脉结合部及基底动脉尤为重要。Spektor 等（2000）认为去除颈静脉结节能最大限度地显露岩斜区。去除包括部分乳突、寰椎侧块及全部枕髁加在一起皆不如去除颈静脉结节所显露的岩斜区显著。磨除颈静脉结节及邻近骨质为了扩大侧方术野、降低硬膜张力，更有利于神经和血管的保护。

颈静脉结节的磨除与枕骨髁的磨除相比更为重要。切除 JT 后，手术野从枕骨大孔向斜坡的视野显著增加（增加 2～4mm）。颈静脉结节磨除后，下斜坡中央凹陷区的显露明显改善，也增加了经面听神经与后组脑神经之间显露斜坡中央凹陷区的视角，显著改善手术操作空间。随着 JT 的切除，手术野从枕骨大孔向斜坡方向显著增加。

2. 颈静脉结节磨除的适应证

(1) 肿瘤大小。对于肿瘤体积较大、已压迫脑干及周围的神经组织，并产生足够的手术空间用于肿瘤切除者，可不强求行磨除。但对于肿瘤体积较小或主要位于脑干前方、空间占位效应不明显时，应部分磨除，以增加手术野的显露。

(2) 颈静脉结节角的大小。Wu（2010）报道颈静脉结节（JT）角（JTA）是测量枕髁、舌下神经管和 JT 上参考点形成的角度。当 JT 和枕髁不突出（JTA＞180°）时，经髁入路与髁窝入路相比，岩斜或脑干显露量没有显著增加；但是，对小脑下后动脉与椎动脉交界处的视角和 JT 内侧部的手术角度有显著增加。髁窝入路和经髁入路在 JT 和枕髁不突出（三维 CT JTA＞180° 时）提供了岩斜和脑干的相似显露。然而，对于舌下管下的病变，经髁入路是首选的，因为它显著增加了视角。

(3) 肿瘤的类型。颅脊型肿瘤，由于颈静脉结节的阻挡，妨碍对下斜坡、椎基动脉结合部的显露，颈静脉结节可使远外侧经髁入路的小脑下后动脉（PICA）或椎基底动脉交界处动脉瘤的充分显示受阻。经颈静脉结节硬膜内切除后，载瘤动脉和动脉瘤显露均增加了 2～4mm 的手术通道。

3. 磨除范围 术中是否需要磨除颈静脉结节应根据患者的具体病情而定，颈静脉结节磨除的多少需根据术中需要而定，不必强行一次性全磨除。

4. 颈静脉结节磨除方法

(1) 硬膜外磨除：位于舌下神经管（HC）上方的 JT 可以在硬脑膜外切除，以获得额外的显露。硬脑膜外切除术也被认为是安全的，以避免损伤后组脑神经。但硬膜外磨除在没有直接看到结节的情况下进行，由于缺乏直视，结节的磨除可能不完全；硬膜外磨除颈静脉结节比较困难，尤其在颈静脉结节解剖变异的情况下。同时硬膜外磨除颈静脉结节不是在直视下进行。有时颈静脉结节与其内侧的硬膜紧贴在一起，颈静脉结节不能通过硬膜外彻底磨除，其最深的部分需要从硬膜内（舌咽神经的上内侧或者副神经的下外侧）进行磨除。

(2) 硬膜下磨除：颈静脉结节硬膜内磨除的关键技术是保护后组脑神经。骨质磨除是在结节表面和脑干之间进行的。硬膜下直视下磨除颈静脉结节的安全性更高，能更彻底地磨除颈静脉结节，增加手术野的显露。在硬膜下磨除颈静脉结节对于显露脑干腹侧的病变更具有方向性，能直视颈静脉结节与周围结构的相互关系，明确手术野的增加范围，可避免过多的骨质磨除。使用硬脑膜瓣覆盖神经进行保护，很像用于切除前床突或磨除内耳道后壁的方法。采用类似的方式，这是有助于执行连续灌溉磨除散热。小片吸收性明胶海绵用来收集骨灰，防止骨灰扩散到蛛网膜下腔。

(3) 磨除方法：采用“挖隧道”的方法，用高速磨钻由颈静脉结节的基底部向尖端分层、分次、分批地磨除至剩余部分薄层骨皮质时，用剥离子将其与前内方的硬膜仔细分离，然后再将邻近硬膜的这一薄层骨皮质剥除。因为骨质磨除时会产生热损伤，需应用大量生理盐水冲洗使之冷却，同时也利于更加清楚地观察骨质磨除的程度。术中 SEP 监测是减少神经功能缺失的有效手段。

（五）颈静脉突磨除对手术视野的影响

颈静脉突构成颈静脉孔的后缘，磨除颈静脉突可以从后方显露颈静脉孔区，处理颈静脉孔区病变。有学者称之为髁旁入路，亦有学者称之为经枕髁－颈突入路。此入路的关键是磨除颈静脉突，磨除范围内侧到髁导静脉管外侧壁，外到二腹肌沟，前到颈静脉孔的后壁。在此磨除过程中容易损伤颈静脉球和面神经。

（六）肿瘤切除

1. 术前准确评估切除的程度　在 MRI T_2 像上，肿瘤与脑干之间的间隙光滑无锯齿状，多提示存在蛛网膜间隔，两者之间的粘连也较轻，术中易于使肿瘤与脑干分离。若术中发现肿瘤和脑干粘连严重，特别是分离肿瘤壁或牵拉肿瘤时出现血压、脉搏等生命体征大幅度改变，应立即终止操作，若反复出现上述现象，应避免强行全切除，而应在脑干表面残留薄片肿瘤组织。

2. 选择正确的操作间隙　处理颅颈交界区腹侧病变，不可避免要在脑神经之间操作，易造成脑神经损伤，尤其第Ⅸ、Ⅹ对脑神经损伤，容易造成术后肺炎，这是术后死亡的主要原因。切除病变时，为了避免牵拉损伤脑神经，应该尽可能利用脑神经间的自然间隙进行操作，这才符合微创神经外科的原则。解剖发现有 3 个间隙可以利用。

(1) 上间隙。位于第Ⅶ、Ⅷ对脑神经与第Ⅸ、Ⅹ对脑神经脑干侧神经根丝之间，透过此间隙可直视桥前池桥小脑角池内的结构，可用于处理累及中下斜坡的高位病变。

(2) 中间隙。位于第Ⅸ、Ⅹ对脑神经与第Ⅺ对脑神经根丝之间，此间隙可显露延髓前池、小脑延髓外侧池内的结构，对于处理枕大孔水平的病变比较理想。

(3) 下间隙。切断第 1、2 齿状韧带，甚至可切断 C_1 和 C_2 神经的后根，可提供更大的显露空间。C_1 和 C_2 后根为感觉神经纤维，切断不会造成严重神经功能缺失。切断上述结构后，可观察到 C_1 与 C_2 神经前根间操作间隙，透过此间隙可显露上位颈髓腹侧的结构，与上、中间隙相对应，称之为下间隙。上述 3 个间隙在病理情况下可能被病变推挤压迫变形，故在临床手术过程中可依据实际情况加以利用。

3. 瘤内分块切除　必须先行瘤内分块切除，有一定的操作空间后，逐渐离断肿瘤基底，再分块分次切除。由于操作空间狭小，即使瘤体的基底已完全离断、肿瘤也已松动和游离，也应分块切除肿瘤，避免整块取瘤时挤压，造成延髓、颈髓或脑神经的牵拉性损伤。对于质地较软的肿瘤，采用超声刀反复瘤腔内分块乳化吸除，可快速缩小肿瘤体积。

（七）脑神经辨认与保护

腹侧型肿瘤挤压脑干被迫向后方和对侧移位，相应后组脑神经被牵拉、变性和变细。副神经相对较粗易于辨认，舌咽和迷走神经常常贴附于肿瘤表面，从后组脑神经的脑干端向肿瘤侧沿神经走行方向寻找辨认，更有利于分离肿瘤时保护后组脑神经。术中仔细辨认齿状韧带，分离松解后，直视下在神经走廊中分块切除肿瘤。术中有时肿瘤较大，无法判断后组脑神经的行径，此时要瘤内分块切除肿瘤，待肿瘤壁松弛或塌陷后再仔细分辨与分离神经。术中脑干和脑神经功能监测，将有助于减少术中神经损伤的风险。

切除包裹第Ⅻ对脑神经的硬脑膜内肿瘤术中，可以在舌下神经管的远端识别神经，并在近端追踪。当肿瘤位于舌下管内或外侧时，神经根在其离开延髓的出口处被识别，并被远端追踪。术中监测舌肌电活动有助于鉴别和保存舌下神经。

（八）内镜辅助技术

腹侧颅颈交界区（CVJ）和下斜坡病变的外科治疗仍然具有挑战性，因为它们位置较深，周围解剖结构复杂，而且有累及咽旁间隙的倾向。在内镜辅助下将骨质切除范围扩大到斜坡（图 14–31），联合前外侧经髁入路（HALT）可充分显露腹侧 CVJ，直至鞍背、蝶窦、对侧岩尖、对侧斜坡旁颈内动脉（ICA），是治疗 C_2 至中上斜坡的 CVJ 肿瘤的一种有价值的手术入路。

六、改良远外侧入路

远外侧入路的定义比较模糊，远外侧的实质是尽量向外侧、腹侧的意思。许多学者根据病变侵犯的范围和病变的性质，结合解剖研究对此入路进行

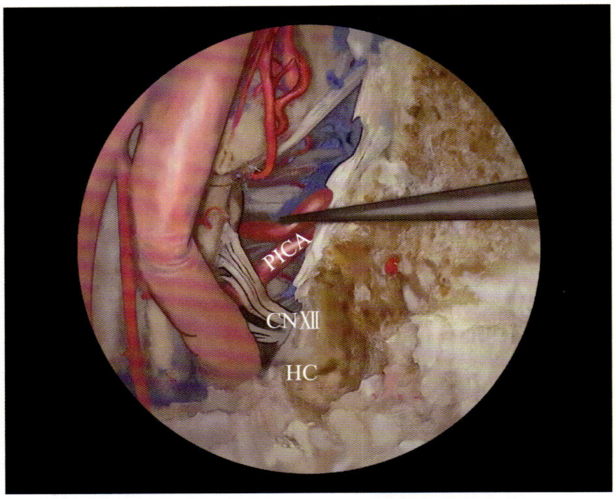

▲图 14-31 内镜经斜坡中线远外侧入路
磨除打开枕髁至舌下神经管（HC）水平。上外侧磨除不得超过咽结节上方，以免损伤颈内动脉。剪开脑膜显露椎动脉和近脑神经脑干端。稍微牵开小脑下后动脉（PICA），以便更好地显露舌咽神经（CNIX）和迷走神经（CNX）

了改良和创新，衍生出几种新的手术入路。远外侧入路的改良是基于骨切除的程度。

（一）远外侧入路改良的相关问题

1. 改良远外侧入路的目的 FLA 应根据病变的位置、大小和病理学，以及有效手术治疗所需的显露量进行定制。远外侧入路所实施的所有改变似乎都有 3 个主要的共同目标。

(1) 保护椎动脉：将潜在危险并发症的风险降到最低。

(2) 不影响稳定性：避免不稳定的风险，不必过多磨除枕髁。

(3) 扩大显露：确保在最小或无牵拉的情况下，扩大显露，完全切除病灶，完全治愈患者。Kim（2015）报道从改良小 FLA（msFLA）到经典大 FLA（clFLA），第X对脑神经以上总显露面积显著增加。但第X对脑神经以下手术显露面积无变化。C_1 半椎板切除术后垂直视角增加，枕髁后内侧 1/3 钻孔后水平迎角增加至 PICA 起点。对于 VA-PICA 区，msFLA 提供了与 clFLA 相似的实用手术区域和相似的视角。

2. 基本远外侧入路 定义为标准枕下入路的延伸，包括枕骨大孔和髁窝边缘的下外侧骨切除术（髁窝入路）。基本的远外侧入路，不包括枕髁的骨质切除，只包括：①沿颅颈交界区后外侧面分离肌肉，以利于较好地显露寰椎横突和枕下三角。②沿寰椎后弓及寰椎与枢椎之间，尽早确认椎动脉及其上升部分。③枕下开颅打开枕骨大孔后缘或切除部分寰椎后弓，至少去除寰椎后弓一半的颅骨切开。各种改良的手术入路骨切除的范围不同，因此显露的部位和范围也不同。

3. 基本入路远外侧入路的变化术式 在不磨除枕髁的基本远外侧入路的基础上，远外侧入路的变式大体上有以下几种改良方式，即经髁后入路、髁上入路及髁旁入路。

4. 髁上入路 髁上入路是通过在包括髁窝在内的枕髁上方和后方磨除枕骨来完成的。它以枕髁以上区域为指引，切除枕髁上方骨质直接到达舌下神经管及其内侧区域，使其到达舌下神经管和颈静脉结节至中线区域（图 14-32A）。远外侧经髁上入路经过枕髁以上的部分，适用于肿瘤主体位于腹外侧的颈静脉孔区脑膜瘤和神经鞘瘤，肿瘤下极在 C_1 的上方。

(1) 手术方法。采用耳后 C 形切口，此切口上缘在耳上 2cm 沿耳后弧形至下颌角或至胸锁乳突肌前缘，其弧度可根据肿瘤在颅内的大小适当改变。一般弧度的内侧可位于枕外隆突与乳突连线的外 1/3 处，若肿瘤向颅外发展可相应延长切口至胸锁乳突肌前缘。逐层切开，显露耳后乳突下方，可显露或不显露寰椎，枕下后颅凹开颅，游离骨瓣，然后磨除乳突下方及枕骨髁上的骨质，直至将颈静脉孔和（或）舌下神经孔打开。根据肿瘤的大小及生长方式，再扩大显露范围，以利于肿瘤切除。

(2) 髁上入路的操作要点

①根据颅内外肿瘤的大小设计切口及骨瓣的大小，对于颅外多的肿瘤（有些肿瘤已生长至颈部，颈部可触及包块）切口下缘可适当延长。对于颅内较多的患者可适当将 C 形切口的弧度加大，增加显露，扩大骨瓣的范围。

②在显露过程中应注意防止椎动脉的损伤，应熟悉相应的解剖关系，在显露过程中应将寰椎显露出来，因椎动脉走行在寰椎及枕大孔之间。应在枕骨髁上方及乳突下方咬除骨质，这样可避免椎动脉的损伤。

③在显露颈静脉孔时应避免面神经的损伤，因为乳突前方为茎乳孔的位置，故在磨颈静脉孔时对乳突的磨除适当保守，以显露清楚为准，不要过度

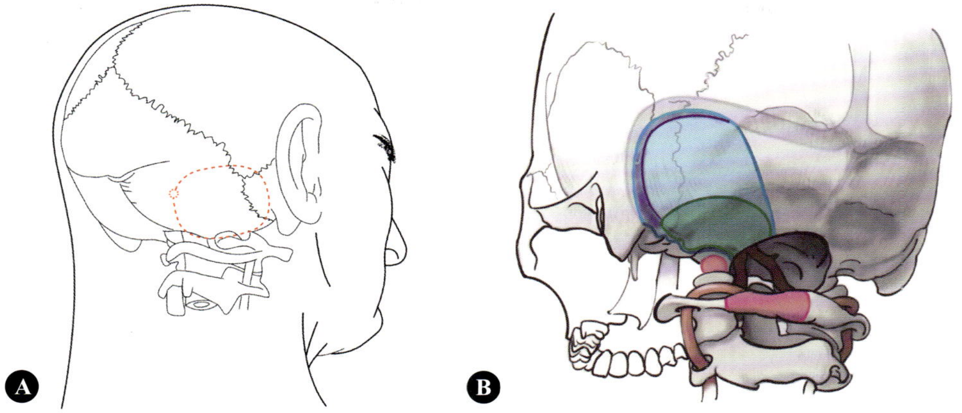

▲ 图 14-32　骨瓣显露范围

A. 远外侧经髁上入路骨瓣显露范围；B. 改良的远外侧锁孔入路（绿色）、经典的大远外侧入路（蓝色）和 C_1 半椎板切除术和后髁钻孔（红色）的显露范围

显露，以免损伤面神经，导致患者面容的改变。

④在磨除颈静脉孔时，有些时候骨质增厚，方向性不易掌握，可先剪开硬膜，探查硬膜下颈静脉孔的位置，根据硬膜下的方位，确定颈静脉孔的位置，再进行磨除。

⑤切除肿瘤后因为是颅内外沟通性肿瘤，对于颅底硬膜的修补也至关重要。常采用的方法为用游离肌瓣填塞漏口，以防止脑脊液漏的发生。

⑥切除颅外段肿瘤时，要注意颈内动脉的损伤，颈静脉孔的外侧即为颈内动脉，颅外段颈内动脉有明显的血管鞘，为灰红色，若不注意常易损伤。

(3) 髁上入路的优点。髁上入路骨窗通常限于枕髁上方，该入路增加了斜坡侧方的显露。经髁上入路提供了最理想的骨性开放而获得了通过迷走－副神经三角最大的手术通道。

①创伤小，对于颅内外均能显露清楚，能兼顾颅内外肿瘤切除。

②操作简便，容易掌握，只要了解椎动脉走行方向，出现损伤的概率较小。

③弧形切口缝合紧密，不易出现积液及伤口漏液。

④切口可适当延长，可延长至胸锁乳突肌前缘，对于向颅外颈部方向生长的肿瘤显露极有帮助。

(4) 髁上入路的不足。对于大部分位于颅内的肿瘤，显露尚有限。耳后 C 形切口经髁上入路对于切除颈静脉孔和舌下神经孔的肿瘤很有帮助，显露哑铃型肿瘤较为清楚，特别是向颈部方向发展的肿瘤更有优势。

5. 经髁后入路　在枕下开颅基础上，加 C_1 后弓后外侧椎板切除，并磨除乳突显露乙状窦、磨除枕骨至枕髁，即枕髁后入路。从 C_2 横突孔显露椎动脉到进入硬膜处，它不需要磨除枕髁，是最基本的远外侧入路变式。经枕骨髁后入路主要用于显露颈延髓外侧和前外侧硬膜内肿瘤、椎动脉的硬膜外节段的病变及枕大孔腹侧的硬膜外病变。

6. 髁旁入路　以枕髁旁区域为指引，切除位于枕髁外侧的枕骨颈静脉突，以到达颈静脉孔后缘及位于颈静脉孔外侧的面神经垂直段。髁旁入路在磨除枕髁侧方枕骨上颈静脉突起后，可以到达颈静脉孔后部及面神经和颈静脉孔侧方乳突的后面。

髁旁入路经过枕髁的外侧部分，依赖于枕骨颈静脉突的磨除，没有枕髁磨除。枕髁外侧头后外直肌附着，提供进入颈静脉孔后部和颈静脉孔外侧乳突的途径。远外侧入路不同途径的变化和组合是多种多样的，使用了各种不同的术语来描述。不管术语如何，重点是枕下外侧开颅和切除枕髁区的骨质。

7. 改良远外侧入路的显露　改良远外侧入路对术野的显露可根据几个固定参照点进行测量（图 14-33）。处理不同的病变需要进行不同的改良和不同范围的显露（图 14-33 和图 14-34）。横－乙状窦显露和 C_1 椎板切除术，但没有枕髁磨除术的改良远外侧入路，是为了最大限度地显露（图 14-33）。

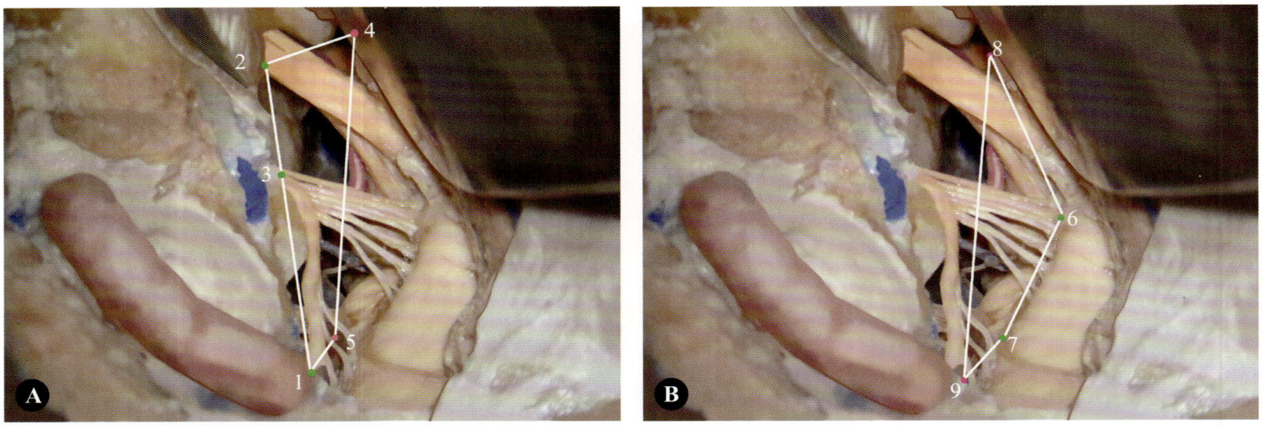

▲ 图 14-33 显露范围

A. 岩斜区显露范围。3 个固定的参考点（绿色）：1 为椎动脉穿过硬脑膜的点；2 为内耳道孔；3 为迷走神经孔。在内侧斜坡表面使用 2 个可变点（紫色）：4 为在斜坡上可见的最高点；5 为在斜坡上可见的最低点。B. 脑干下端显露范围。选择 2 个固定的参考点（绿色）：6 为第Ⅸ脑神经离开脑干的出口点；7 为第Ⅺ脑神经最高根离开脑干的出口点。使用脑干表面的 2 个可变点（紫色）：8 为在脑干内侧可见最上点；9 为在脑干内侧可见的最低点

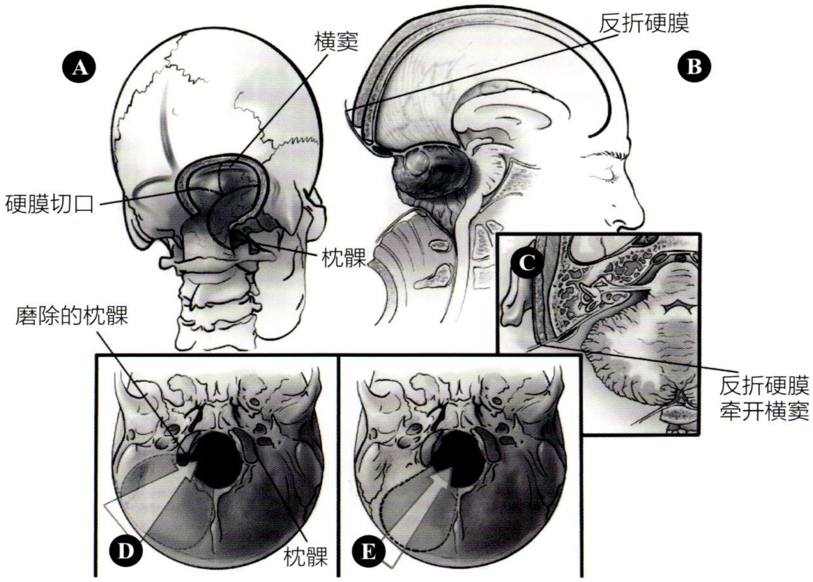

◀ 图 14-34 颅后窝巨大型肿瘤的改良远外侧入路的显露

A. 改良远外侧扩大开颅术后的显露；B 和 C. 高速钻磨除骨质显露横窦和乙状窦，使窦与硬脑膜（C）牵开，沿着凸面和岩面增加显露和直视下手术；D 和 E. 在标准远侧开颅术（D）中，髁状突切除术允许更多的腹侧病变显露，而改良的远侧入路（E）将这条通道限制在中间视线范围内

8. 改良远外侧入路亚型的选择　远外侧入路的关键是如何处理枕髁和颈静脉结节，围绕着枕髁和颈静脉结节，改良和派生了许多其他入路，如经寰枕关节入路、髁上–经颈结节入路等。每种亚型的手术入路选择，要视病变的性质及侵袭范围具体考虑。根据病变的部位和范围，手术可选择不同的远外侧入路的变式，以达到适当显露的目的（图 14–35）。

(1) 经颈静脉结节入路（髁上入路的变式）。舌下神经管上方是颈静脉结节，磨除颈静脉结节可到达中斜坡，磨除枕髁–关节突复合体后内 1/3 或 1/2，硬膜外磨除颈静脉结节，可提供显露硬膜下的广泛空间。经颈静脉结节入路通过切除枕骨颈静脉结节、颞骨乳突部和部分岩骨，打开颈静脉孔、全程显露乙状窦的入路方法，无须切除枕骨髁，也不必行寰椎半椎板切除，可以从侧方充分显露颈静脉孔区及寰枢椎前部。用于处理复杂的椎动脉瘤和椎基底动脉瘤、舌下神经管和颈静脉结节

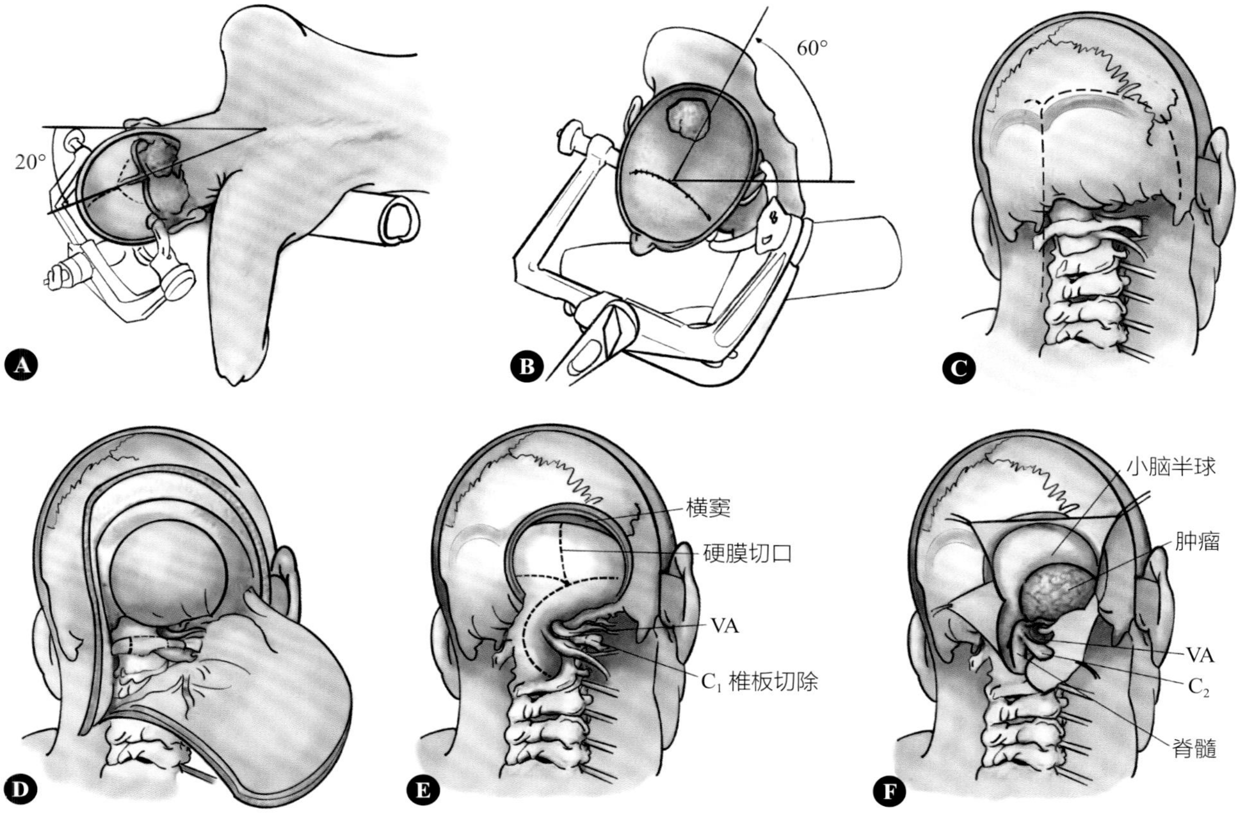

▲ 图 14-35　处理枕骨大孔区肿瘤的改良远侧入路

A. 公园长椅位，患者的头部向下倾斜 20° 以利于打开沿天幕的角度；B. 鼻子向地面旋转 60°，使岩面形成直角；C. 曲棍球形切口从乳突尖端延伸至 C_2；D. 肌皮瓣翻开，开颅手术从枕骨大孔后唇向上转到横窦；E. 硬膜开口始于 C_1 水平，向上延伸至横窦；F. 2 个放松的切口允许横窦和乙状窦与硬脑膜翻开。直接进入大孔和颈蛛网膜下腔，可以立即引流脑脊液

之间小的病变。

(2) 经部分枕髁入路（经髁入路的变式）。在髁后入路的基础上，打开关节囊，进一步磨除枕髁后内 1/3～1/2（以舌下神经管为限）及 C_1 侧块后 1/3～1/2，枕髁磨除的标志是舌下神经管，此间须保护椎动脉。前界达舌下神经管开口，用于处理延颈交界正前方的病变。经部分枕髁入路适用于脑干腹侧无侧方扩展的脑膜瘤，尤其是大型脑膜瘤伴骨质受累或包绕椎动脉者、单纯椎动脉动脉瘤位置不高者。

(3) 经完整枕髁入路（经髁入路的变式）。依据病变侵袭的范围，有时需磨除整个枕髁（图 14-36）。在部分经枕髁入路的基础上继续磨除全髁骨质，显露中斜坡。进一步切除 C_1 前外侧和外侧块，达到下斜坡和齿状突，在打开 C_1 横突孔后椎动脉可向内侧移位。环形切开椎动脉硬膜，游离 V_4 段椎动脉，最后在显微镜下处理病变，期间可适当将椎动脉牵向内侧，进一步增加腹侧的显露，同时切断 1～2 处齿状韧带与 C_1～C_2 神经根增加操作空间。完全经枕骨髁入路主要用于处理硬膜外侵犯下斜坡和上颈椎前方的病变，特别适用于破坏广泛的硬膜外病变，如脊索瘤。

(4) 经关节面入路或经小关节入路（经髁入路的变式）。不需要进行乳突切除和乙状窦后颅骨切开，只需进行 C_1、C_2 椎板半切除，小关节的后半，磨除 C_1、C_2 关节面及枕髁的后半直到显露 C_1、C_2 神经根的硬膜出口。在经部分枕髁入路基础上继续切除 C_2 后弓后外侧椎板、C_2 侧块后 1/3～1/2，充分显露神经根出硬膜处，在神经根前方切开硬膜，C_1～C_2 神经根和齿状韧带牵向后方，显露延颈交界腹侧。该入路主要用于处理延颈交界前方的硬膜内和（或）硬膜外病变。经 C_1～C_2 关节面侧方联合经

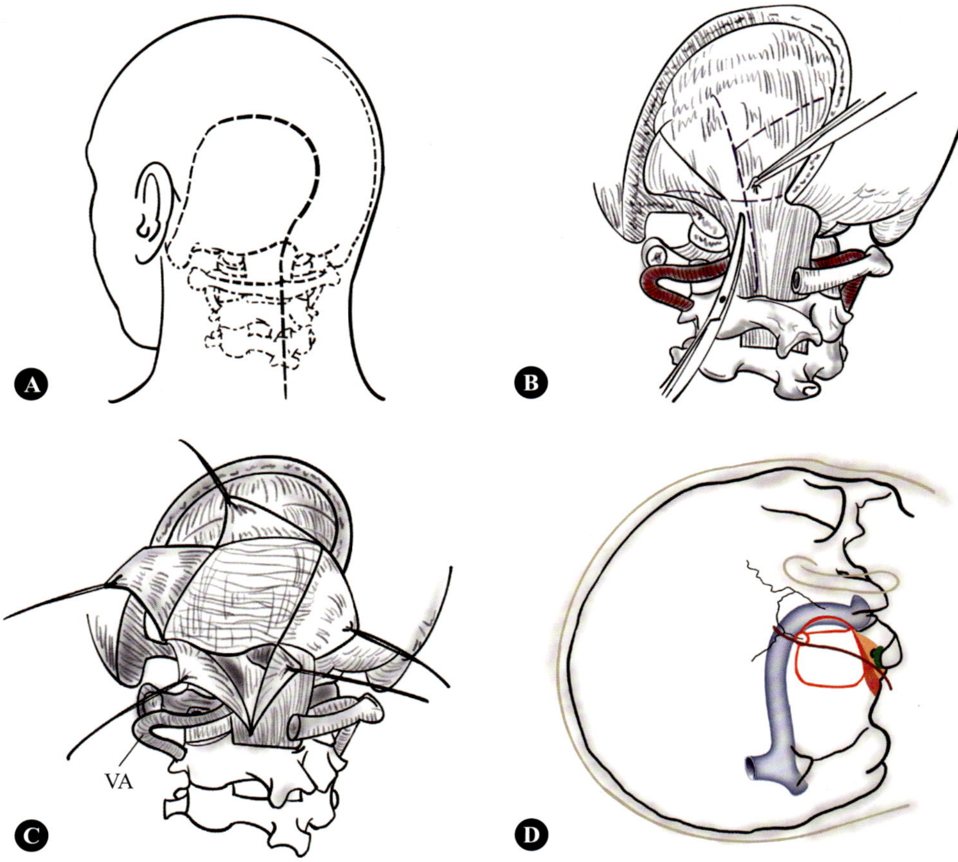

▲ **图 14-36　远外侧经髁入路**

A. 后外侧经髁入路至颈延交界处腹侧和上颈脊髓的切口图示。B. 骨瓣范围如图所示。游离椎动脉并向外侧牵开以允许显露于腹外侧，硬脑膜切口如图所示。C. 硬脑膜切开后，显露小脑背外侧和颈脊髓。D. 右侧远外侧关节上经髁入路切口和骨瓣示意。褐色曲线表示皮肤切口，红线表示枕下外侧开颅乙状窦显露，红色区域表示开放的枕骨大孔；黄色区域表示枕髁切除；绿色区域表示关节上部分髁突切除显露舌下神经管

部分枕髁入路适用于颈延交界髓腹侧、腹外侧的脑膜瘤和神经鞘瘤，临床上多用于处理延髓下段和上颈髓腹侧、腹外侧的脑膜瘤和神经鞘瘤，特别是处理 C_1、C_2 腹外侧的椎管内外神经鞘瘤和脊膜瘤。

(5) 经颈静脉孔入路（髁旁入路的变式）。经颈静脉孔入路是远外侧经髁入路的亚型，通过枕下开颅、切除枕髁后 1/3、颈静脉突和枕大孔后壁，自后下方显露颈静脉孔。切除枕骨颈静脉突是显露颈静脉孔的关键。需要切除全部乳突气房，面神经乳突段沿二腹肌前移，以显露颈静脉球和颈内静脉。主要用于显露颈静脉孔区病变。

(6) 远外侧经髁经颈静脉结节入路。2000 年，Spektor 采用远外侧经髁经结节入路，认为该入路对上颈髓腹侧、枕骨大孔前方、中下斜坡及颈静脉孔区有良好显露。Spektor 对远外侧经髁经结节入路分以下 6 步进行。

①枕下开颅，C_1 半侧椎板切除。仅提供一个狭窄的裂隙状空间，由于其上方的髁突和颈静脉结节的阻挡，故对岩斜区的显露非常有限，仅观察到同侧椎动脉及第Ⅸ～Ⅻ对脑神经的一部分。

②部分切除枕髁至舌下神经管。此时可见同侧椎动脉的硬膜进入点；舌下神经从脑干绕过椎动脉到舌下神经管的全长；小脑下后动脉的起始处。

③切除颈静脉结节。此步明显增加手术显露，几乎可完全显露同侧的岩斜区、对侧椎动脉及椎基底动脉交界处，以及更为内侧的展神经。

④切除部分乳突及向外侧牵开乙状窦。此步更大程度上显露位于脑干和基底动脉下方的岩斜区，

第Ⅶ～Ⅷ对脑神经复合体及三叉神经，亦可见展神经进入 Dorello 管。

⑤咬除 C_1 横突、侧块，完全游离椎动脉。

⑥磨除剩余枕髁。Spektor 还对该入路进行定量描述，用显露岩斜区的范围和手术操作空间（枕骨大孔前缘的锥形空间）的大小来评价。认为如果把全髁切除定义为 100%，那么磨除颈静脉结节即能达到 70% 的岩斜区显露及 50% 以上的手术操作空间。磨除枕髁后 1/4 或 1/2 分别能增加外侧显露的宽度为 3mm 和 7mm，角度分别为 28% 和 41%。

(7) 经髁窝入路（TCFA）。髁窝也是颈静脉结节的后部，用高速钻切除髁窝部分骨质。磨除是在硬膜外进行的。该手术入路的关键是沿髁管前方进行骨切除，从而切除颈静脉结节的后部。不磨除枕髁，寰枕关节可以保持完整。

(8) 微创经髁上结节入路。微创髁上经结节入路（MIST）是髁上经静脉结节入路的改良，两者的区别在于，MIST 入路包括明显较小的颅骨切除术和最小的髁状突切除术；只有约 10% 的髁状突磨除。结节切除术的方式与上述 TCFA 相同。内镜可以通过 3 种不同的途径引入。

①位于 CNⅪ神经下方内侧的手术轨迹，提供前路和枕骨大孔前外侧的手术视进驻。它是一个有用的替代经典的开放 FLA。

②经结节手术路径：颈静脉结节磨除后获得此手术通道。一侧有回缩的硬脑膜，副神经在下方，舌咽神经和迷走神经在上方。这个视角允许进入下斜坡和中斜坡的区域。

③上间隙的轨迹：这需要小脑扁桃体和小脑下外侧的向上、内侧牵拉，这当然是这种方法的局限性。然而，内镜辅助是在迷走神经上方插入的，就在小叶的下外侧。因此，它赋予了脑桥小脑三角极好的视野。如果肿瘤在这个区域有明显的延伸，这种方法可能有特殊的价值。

（二）常用的改良远外侧入路

根据病变位置不同，对枕骨髁和（或）颈静脉结节的切除范围不同，从而产生各种改良远外侧入路。远外侧入路的改良术式，包括经寰枕关节突入路、经颈静脉结节（髁上）入路和经颈静脉孔（髁旁）入路等。由于骨质切除的量和入路方向不同，所以显露的范围亦有差别。

1. 远外侧经髁入路　远外侧入路对髁部的处理，最大限度地扩大了迷走－副神经三角中舌下神经下方的操作空间。远外侧经髁入路，其手术路径短（4～5cm），可较好地在手术早期控制椎动脉，并可根据手术需要咬除颅骨、椎骨，以增加颅颈交界处腹侧部显露，提供了探及舌下神经的通道，也为探及延髓前区和下斜坡提供了宽敞的通道。主要适用于颈延髓腹侧硬膜内病变，及发生在下斜坡、枕髁与颈静脉孔区硬膜外肿瘤。

(1) 主要步骤。远外侧经髁入路包括 3 个主要阶段：①第 1 阶段是肌肉分离，包括皮肤切开，肌肉分离，包括形成枕下三角的肌肉，观察这些肌肉与枕动脉、椎动脉、椎静脉丛，寰椎横突及上位颈神经的关系；②第 2 阶段是硬脑膜外分离，认清枕下开颅的解剖标志，枕髁去除范围及显露和确认舌下神经管、颈静脉突、颈静脉结节和面神经；③第 3 阶段是硬脑膜内显露，再检查硬脑膜内的椎动脉及其分支包括小脑下后动脉、低位脑神经、高位颈神经、齿状韧带的相互关系。

(2) 远外侧经髁入路的手术方法

①体位：取侧卧或半坐位均可。调整显微镜的角度，使其从下方向上照射并同时降低床头，以获得最佳的术野。调整手术床的倾斜度可改善轴位术野，以便显露脑干和脊髓的腹侧面或背侧面。

②皮肤切口：皮肤切口可选择直切口或小 S 形，上界为上项线高度，下界为 C_3。直切口肌肉横断少，开颅和关颅容易，对保持术后颅颈稳定性有利，术野宽阔，肌肉可逐层剥离，逐层显露重要血管和神经。皮肤切开后翻向下外方牵开，分离并牵开颈部肌肉。显露一侧乳突、枕鳞、部分枕髁和 C_1、C_2 的一侧后弓、侧块及横突等。

③椎动脉颅外段显露：分离出 C_1 后弓，在骨膜下从中线向外侧分离直至患侧横突。仔细逐层分离肌层，在胸锁乳突肌与枕骨止点处切断，显露头夹肌、颈夹肌、肩胛提肌，在这 3 块肌肉颅侧线上颈椎处切断，翻向中线侧，则易于辨认第 1 颈椎横突及位于中线侧的头半棘肌。翻开头半棘肌和头最长肌后，可显露出枕下三角。枕下三角下面即可寻找椎动脉，椎动脉周围通常有静脉丛围绕，可作为寻找椎动脉的标志，静脉丛出血电凝止血很难控制，应尽量避免其出血，颅外段椎动脉完全游离后牵向中线。

④骨切除：显露枕下颅骨、枕骨大孔、椎板、

寰椎和枢椎侧块，则可在 C_1～C_2 横突间显露椎动脉的垂直部，椎动脉位于 C_2 前、后神经根的汇合处，可沿神经根寻找。沿椎板和侧块在骨膜下分离，使椎动脉从 C_1 椎板的椎动切迹内游离，一直到其进入硬膜处。牵开肌肉并分离出椎动脉后，则可根据病变的位置及其范围进行骨切除。骨质切除范围包括一侧下外方大部分的枕鳞、打开枕大孔后外缘、C_1 后弓，切除乳突，使乙状窦可被牵向外侧从而扩大对下岩斜区的显露视角。

⑤硬膜切开：游离椎动脉并按需要切除骨质后，在椎动脉入硬膜处内侧切开硬膜，硬膜用缝线牵向外侧，可直视硬膜下的神经血管结构。或沿乙状窦内侧 5mm 处切开硬膜，硬脊膜的切开于椎动脉穿过寰枕膜处的外侧，硬膜瓣翻向中线侧。牵开小脑并进一步解剖有关结构。此入路可显露的脑池以小脑延髓侧池和延髓前池为中心，上方有小脑脑桥池和脑桥前池，向下可达上颈髓的蛛网膜下腔。

⑥显露的结构：此区域有众多、复杂而功能极为重要的神经血管，包括脑桥、延髓和上颈髓的腹外侧、椎动脉的 V_3 段和 V_4 段、基底动脉、脊髓前和后动脉、小脑后下和小脑下前动脉及众多小穿支、面听神经、后组脑神经、舌下神经、C_1 和 C_2 的神经根及齿状韧带等。脊髓前动脉在小脑下后动脉的远端从椎动脉发出，起源处一般距椎动脉汇合成基底动脉处 6mm（5～10mm）。

⑦切除肿瘤：切除枕髁和寰椎侧块，可使椎动脉从寰椎横突孔内移位，使视线更直接达到脑干的腹侧面和上颈髓，减少对神经结构的牵拉。舌下神经则位于椎动脉后方，切断上两个齿状韧带后可显露更大的腹侧空间。对于硬膜内病变，首先要明确肿瘤的颅内供血，辨清椎动脉、脊髓前动脉和小脑下后动脉。切除肿瘤时，应尽早阻断肿瘤的供血，这可大大减少肿瘤切除过程中的失血，此外肿瘤血供减少还可以使肿瘤质地变软，瘤体缩小。然后仔细分离切除肿瘤，尽量避免牵拉神经血管结构。

(3) 远外侧经髁主路的分型。远外侧经髁入路由 Heros 等提出，主要用于治疗枕骨大孔前缘，中下斜坡及脑干腹侧病变。根据病变类型和位置设计入路的亚型。

①经部分枕髁入路：影响下斜坡、枕骨大孔、颅颈交界处和上颈椎管的前外侧病变。后外侧部分经髁入路提供了这样一条途径。均匀磨除枕髁后 1/3 直至发现其质地和颜色发生变化，部分磨除枕髁可扩大椎动脉周围的操作间隙（图 14–37）。枕髁部含气骨转变为硬的骨皮质（相当于舌下神经管的后壁），且舌下神经静脉丛使其呈现为深蓝色。

②经全髁入路：如果病变侵及枕髁或其周围结构，枕髁的完全切除可能是难以避免的。远外侧经全髁入路显露 C_1 横突，更耗时，意味着更高的脑脊液渗漏和颅颈不稳定的风险。肿瘤的整个纵向和横向延伸，以及最终的硬膜外成分，都可以通过这种方法实现。术后需充分融合固定，以避免枕颈交界处活动过度和失稳。

(4) 远外侧经髁入路的优点

①经髁入路可显著提高颈静脉结节内侧部的可视性和手术角度。

②经髁入路使脑干腹侧病变的入路更短、更直接。使脑干最小限度的回缩，更短、更直接地进入脑桥–延髓交界处的前部。经髁入路（TCA）显露该区域的肿瘤，需要广泛的椎旁肌剥离，在切除枕髁（OC）和颈静脉结节等骨结构的同时，需要保护神经血管结构。OC 切除时，要注意保护从 OC 周围的各种孔中出现的重要神经血管结构（图 14–38）。

③扩大对侧的显露：当遇到有对侧生长的前位小病灶时，为了获得足够的手术自由和足够的工作空间，并避免轴突回缩，这种手术是有指征的。应该强调的是，这种手术并非绝对多余。

2. 经颈静脉孔入路 经颈静脉孔入路是远外侧髁旁入路的亚型，通过切除枕骨颈突显露颈静脉孔。枕骨颈突是枕骨的髁部向颅外凸出的部分，位于乳突尖与枕骨髁之间，其前方为颈静脉孔后壁。切除枕骨颈突即可显露颈静脉球后部，但由于范围较小，难以显露较大肿瘤。以经颈静脉孔入路为基础，枕下骨窗向外侧扩大，轮廓化乙状窦，从后、外侧显露颈静脉球，可改善颈静脉孔的显露范围；继续切除乳突及迷路下岩骨，轮廓化面神经垂直段，可从后、外侧进一步显露颈静脉孔。如果切除茎突，可进一步扩大颈静脉孔外侧壁的显露。将经颈静脉孔入路的显露范围向外侧和颈部扩大，不仅为颅外肿瘤提供了良好的显露，且可从枕下和（或）乙状窦前方切开硬膜，显露颅内肿瘤。该入路可从外、后、下显露颈静脉孔，且骨窗范围可根据病变

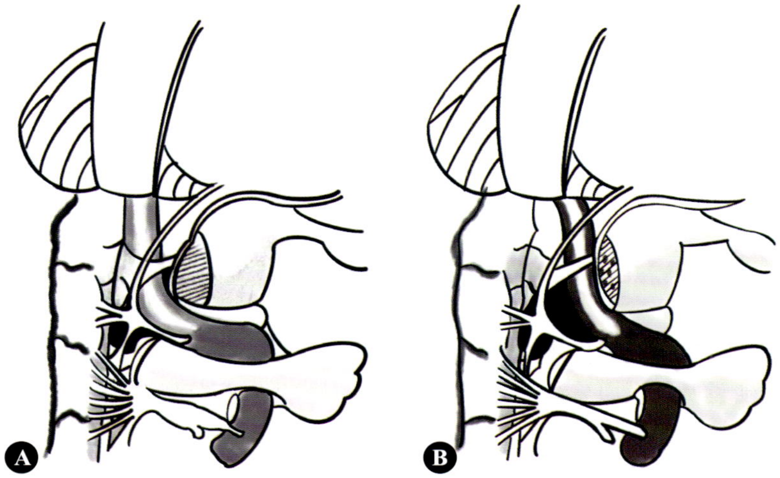

◀图 14-37　远外侧入路椎动脉（VA）辅助间隙显露差异的示意（后视图）

A. 髁后入路的 VA 辅助间隙（阴影区）难以手术接近。斜线显示在随后的术中髁突切除的范围；B. 在部分经髁入路中，VA 辅助空间（阴影区）额外显露，VA 向上、外侧移位的轨迹

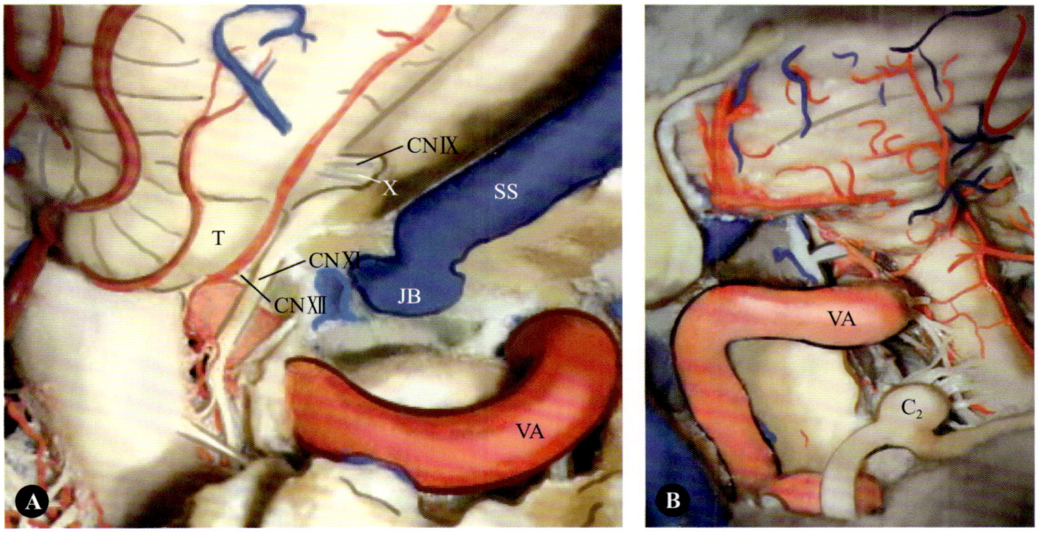

▲图 14-38　经髁入路，C_1 后弓切除

A. 注意 JT 与下脑神经的关系；B. 切除椎动脉硬膜环后观察后组脑神经。T. 扁桃体；VA. 椎动脉；SS. 乙状窦；C_2. C_2 神经节；JB. 颈静脉球

体积确定，将颅底缺损降低到最小限度。

3. 扩大远外侧入路

(1) 枕骨扩大切除。向上切除额外的枕下骨质到横窦和乙状窦连接处，可以很容易地与扩大乙状窦入路联合。附加乙状窦后入路可以进入脑桥小脑三角，从而获得 VA 大范围的操作视线。远外侧与扩大乙状窦后入路之间的操作视线几乎是垂直的；因此，乙状窦扩展不能改善远外侧入路的显露。然而，它在解剖上确实提供了一个额外的解剖优势，这有助于阐明手术策略。

方法与远外侧入路相同，但开颅的上外侧缘是通过在横窦乙状窦连接处钻孔确定的。显露乙状窦向下到颈静脉球。随后的远外侧开颅瓣扩大。硬脑膜以乙状窦为基底 C 形切开，当向前拉开硬脑膜时，可以将乙状窦向前牵拉，以打开通往小脑脑桥角的视路。然后，标准远外侧入路的硬脑膜瓣与此硬膜瓣是连续的一个整体。

枕骨髁远外侧入路外，经枕骨髁极外侧入路和经颈静脉孔入路适用于这一区域的广泛性硬膜外病变。这些入路需要切除全部枕骨髁及部分乳突，从而可以广泛显露颅颈交界区的前方。但是这些入路具有较高的手术并发症风险，需要行颈枕融合术，因此它们的适应证很小。

(2) 髁上扩大入路。去除颈静脉结节后部，进入颈静脉孔或延髓上部，增加了对小脑延髓池的显露。需要在舌下神经管（下方）、乙状窦（上方）和颈静脉球（侧方）之间磨出一个狭窄的小骨窗完成操作。乙状窦部是扩大的经髁上远外侧入路时磨除颈静脉结节遭遇的第 1 个腔隙。推荐使用金刚砂磨头，并向内侧谨慎地移动，避免磨至硬脑膜，因为副神经脊髓根的纤维行于此区域并与硬脑膜发生联系。副神经、迷走神经、舌咽神经能在颈静脉孔的神经部被显露。

(3) 髁旁扩大入路。髁旁入路通过磨除侧方的部分枕髁，切除颈静脉孔区和乳突后方肿瘤。髁旁扩大入路须掀起包括二腹肌后腹在内的更靠外侧的肌瓣。辨认二腹肌沟，这是定位茎乳孔的极佳标志，而面神经于此孔处穿出乳突。使用金刚砂钻头对颈静脉孔的颅外面周围进行磨除，且不断监测第Ⅸ～Ⅻ对脑神经。骨质的磨除主要指向颈静脉孔后方的骨性突起——颈静脉突。骨质磨除后，将显露乙状窦下部、颈静脉球，颈静脉及颈静脉孔的神经部和咽旁段颈内动脉。适于累及颈静脉球、乙状窦下部及第Ⅸ～Ⅺ对脑神经的肿瘤。入路的这一变异指向枕髁的上方和侧面，颈静脉孔的颅外面及乳突的后部。

(4) 扩大经髁入路或经全枕髁入路。更多的骨质结构被切除，包括切除剩下的枕髁，显露舌下神经管，切除颈静脉结节、颈静脉突或 C_1 横突，优点是可以减少切除 C_1 前方肿瘤时的阻挡，并可移位椎动脉。切除一个枕骨髁的后 2/3 会改变两侧颅颈交界处的正常轴向旋转运动，颅颈不稳是有生物力学基础的，需要枕颈融合。适用于枕骨大孔腹侧较小的肿瘤或经部分枕髁入路显露不佳者。如果切除 50% 的枕髁并没有显著影响运动，切除髁突的 75% 可能需要融合。

4. 经枕髁 – 颈突入路 经枕髁 – 颈突入路，是经枕下远处侧入路的改良。通过部分磨除枕髁、髁旁颈突，显露颈静脉孔的后壁。该入路从后方显露颈静脉孔区，避免了面神经移位、颞骨岩部的磨除，减少了神经损伤及术中耗时等不利因素。根据病变侵袭范围和方向，联合相应手术入路。当枕髁关节面等于或小于寰椎上关节面时，枕髁磨除 7.6mm ± 1.8mm 时，就可显露舌下神经管后壁，打开舌下神经管可充分显露颈静脉孔的后壁。当枕髁关节面大于寰椎上关节面时，枕髁的磨除以达到髁导静脉管后壁为准，以防关节的不稳定性。寰枕关节面之间的比例关系可通过颅底冠状 CT 扫描、骨窗位方法确定。

颈突磨除的范围：内到髁导静脉管外侧壁，外到二腹肌沟，前到颈静脉孔的后壁，后到头后外直肌附着点。若想更广泛地显露颈静脉孔的后内侧壁和后外侧壁，可以打开舌下神经管和部分乳突切除。由于舌下神经管骨质组成由外到内是由松质骨到密质骨，磨开舌下神经管时一般不会损伤舌下神经。向外侧磨除颈突到二腹肌沟时，注意不要损伤面神经。舌下神经管外口，颈静脉突最高点和颈静脉管外口的连线形成了等边三角形，舌咽神经、迷走神经、副神经及舌下神经走行在三角形内，而颈静脉球在颈突最高点和颈动脉管外口的连线上，磨除颈突到最高点时要特别注意前内和前外侧的血管神经组织。

5. 内镜辅助前外侧经髁联合入路 对于广泛生长的肿瘤，内镜和显微手术各自提供的手术显露有其界限，联合使用这两种技术的手术可以帮助实现最大限度的肿瘤切除。内镜通过舌下神经和经颈静脉结节这两个通道的使用，使我们能够在硬膜外扩大切除斜坡骨质，经舌下神经通道可以直接到达对侧岩尖和颈内动脉的 C_3～C_4 段（图 14-39A），直至鞍背和蝶窦。约 60% 的斜坡体积可以被磨除。在这一阶段的磨除过程中，必须注意避免展神经岩段损伤，以及岩下窦和岩上窦、基底丛和海绵窦后部出血。经颈静脉结节走廊向同侧延伸时，由于操作角度、前上方的乙状窦和颈静脉球、下方的 HC 和岩下窦之间存在连接，同侧 C_3～C_4 颈内动脉和岩尖的通路受到限制（图 14-39B）。

(1) 优点。与传统的远外侧入路一样，这种入路提供了从 C_2 到枕大孔的颈椎和 CCJ 的侧方通路，早期控制了硬膜外 VA 和主要静脉结构（SS、JB、JV）。前外侧经髁联合入路最大的优势是手术通道延伸到中、上斜坡，直至蝶窦。Di Carlo（2020）报道 1 例巨大的脊索瘤，明显延伸到上颈椎、对侧和斜坡，采用前外侧经髁入路，肿瘤被完全切除。使用单一的手术走廊，结合经典显微外科技术和锁孔

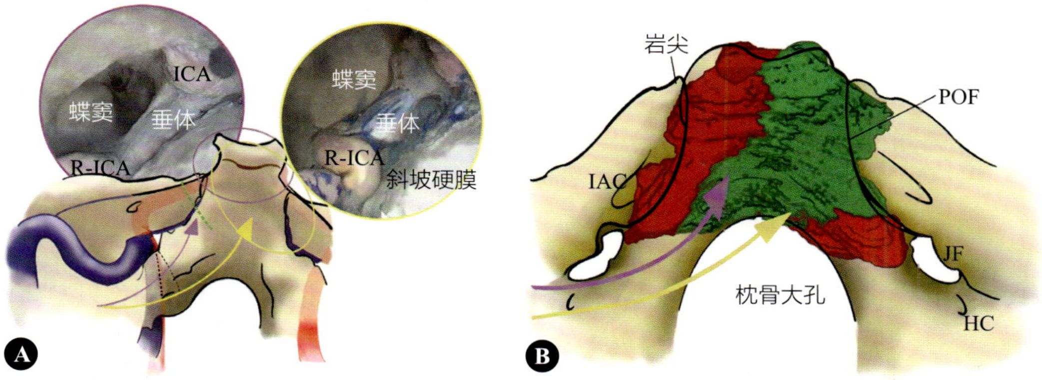

▲ **图 14-39　内镜辅助技术**

A. 内镜辅助斜坡磨除示意。黄色箭头表示舌下神经走廊的方向，该走廊允许显露对侧颈内动脉的 C_3～C_4 段、岩尖、鞍底和中上斜坡。黄色插图（右）显示了这次解剖磨除后的视图。打开探查蝶窦。展神经（绿色虚线）沿后向前、由内侧向外侧方向走行。紫色箭头提示经颈静脉结节通道的方向。紫色插图（左）显示了解剖显露的视图。同侧颈内动脉 C_4 的显露受工作角度的限制；B. 斜坡骨质磨除。绿色区域表示磨除的骨质，而红色区域表示骨质磨除受限制而残留的部分。对侧岩尖很容易通过舌下神经走廊（黄箭）到达，而同侧岩尖即使通过颈静脉结节走廊（浅紫箭）也不能完全到达。HC. 舌下管；IAC. 内耳道；JF. 颈静脉孔；PFO. 岩枕裂

内镜辅助技术实现了一个完整的切除。

(2) 缺点。对颈内动脉和岩尖的同侧访问受限。C_2 和 C_3 的横突的切除使我们可以更接近肿瘤的下端方向。尽管如此，只有使用内镜才能到达斜坡的中部和上 1/3，这样可以完全切除肿瘤。此外，尽管枕颈固定的适应证对于标准的经髁入路仍存在争议，广泛切除髁状突、C_0～C_1 关节和 C_1 侧块需要分阶段或同时进行枕颈内固定。

6. 远外侧锁孔入路　远外侧入路枕髁磨除是一个有争议的技术操作。理论上，它提供了一种更直接的方法来处理前方和前外侧病变，使标准的后外侧髁后颅骨切除术的视野提高了 15.9°。应该强调的是，这些测量是从尸体研究中获得的，没有考虑到 FMM 空间占位性病变的存在，在体内自然扩大了手术通道。FMM 处理的一个重要技术概念是手术通道，包括颈髓交界处外侧边缘和枕髁内侧之间的间隙。生长的肿瘤移位脑干，通过骨切除和磨除可以自然扩大这一走廊。大多数肿瘤一旦出现症状，就会形成一个足够宽的手术通道，在没有广泛枕髁磨除的情况下安全切除。尽管枕髁磨除可以直接显示腹侧的肿瘤，但没有研究表明这种方法比不磨除枕髁的髁上入路更优越。Nanda 等（2002）确认 FMM 的可切除性受肿瘤的性质、位置和范围的影响，而不是受骨切除的程度的影响。但是，肿瘤在没有足够的外侧延伸的情况下，枕髁磨除是处理前方 FMM 必要步骤，以及枕骨侵犯或 VA 包埋的大型 FMM。因此，枕髁切除术应根据具体情况而定，不应被视为强制性的技术步骤。

远外侧枕髁后锁孔入路虽可显露延髓腹外侧的许多神经血管结构，但因枕髁的阻挡，其在枕骨大孔水平只能显露枕髁和延髓之间的缝隙状空间，手术操作十分困难。磨除部分枕髁可显著增加术野显露的空间和角度，有利于颅颈交界区病变的操作。远外侧枕髁后锁孔手术入路可充分显露第Ⅶ～Ⅻ对脑神经、椎动脉－小脑下后动脉分支、延髓腹外侧等结构，术中采用内镜辅助手术可处理部分较小的颈静脉孔区域的病变。锁孔手术的意义是去除常规开颅的“无用部分”，仅保留“必要部分”，通过选择最直接的路径到达靶区，以期达到“以最小医源性创伤获得最好的治疗效果”的目的。但在颅颈交界区，由于受到内侧的延髓和外侧的枕髁限制，该入路在枕骨大孔水平显露的操作空间相当有限，往往只有一条缝隙。因此，该锁孔入路不足以满足颅颈交界区肿瘤或血管性病变的显露，因而有必要在此基础上扩大显露。采用经髁经颈静脉结节锁孔入路，可满意显露椎动脉、寰椎后弓、枕骨大孔外侧部，顺利完成磨除枕髁、颈静脉结节等操作。与传统经髁入路相比，经髁锁孔入路的切口明显缩短，需分离的肌肉减少，3cm 直径的微骨孔即可充分显露颅内结构，避免不必要的脑组织显露，减小了手

术创伤（图 14–32B）；经髁锁孔入路是枕髁后锁孔入路的延续和扩展，当病变位于颅颈交界区或中斜坡而术野过于狭窄时，通过磨除部分枕髁和颈静脉结节可获得一定的操作空间。

Russo 等（2012）报道微创髁上经结节入路（MIST）和远外侧髁上经结节入路（FLST），分析并比较各步骤的显微解剖和手术视野。MIST 入路提供了下中段斜坡、脑干前外侧和延髓池的显露，包括 PICA-VA 和椎 – 基底动脉结合处。内镜辅助提供了第Ⅲ～Ⅻ对脑神经和椎 – 基底动脉系统的清晰视图。FLST 入路增加了枕骨大孔前外侧边缘的显露；手术视野在 MIST 和 FLST 方法之间是相似的。MIST 入路被认为是 FLST 治疗中下斜坡和脑干前外侧下部的病变的一种潜在替代方法，它不需要 C_1 椎板切除，也不需要广泛的颅外 VA 显露，对寰枕关节没有明显破坏。此外，MIST 入路是内镜辅助神经外科手术的理想搭配。

7. 极外侧经髁经齿状突入路　在双侧延伸的肿瘤病例中，当病灶从中线延伸到对侧时，单侧通道可能导致次全切除。如腹侧 CCJ 脊索瘤（包括硬膜内和硬膜外），双侧延伸累及下斜坡、C_1 前弓和齿状突。Alzhrani（2018）采用极外侧经髁经齿状突（ELTO）入路，同侧椎动脉移位，C_1 前弓钻孔，显露腹侧 CCJ。齿状突切除术允许穿过中线到达对侧部分的肿瘤、对侧颅外椎动脉区域，最大限度地切除肿瘤（图 14–40）。ELTO 手术入路是一种安全、直接的手术入路，可通过单一手术入路双侧延伸，治疗 CCJ 腹侧复杂病变。与其他侧入路相结合，可以切除累及斜坡、颈静脉孔和颞骨的更广泛的病变。ELTO 使用沿极外侧轨迹发展的单侧手术通道，到达斜坡和上颈椎硬脑膜的前部，使对侧显露。

ELTO 入路极大地增强了腹侧脑干和上颈椎病变的手术通道，可以早期控制同侧硬膜外 VA 和双侧硬膜内 VA 的血管，早期显示肿瘤神经轴界面，广阔的无菌手术野。ELTO 入路通过提供一个非常宽、短、直接的手术路径到腹侧和腹侧颅底病变，具有足够的自由度，以最大限度地安全切除肿瘤，即使肿瘤延伸到对侧，扩大了颅底外科医生的武器库。当单个阶段切除这些肿瘤的可能性很低时，ELTO 入路提供了一个很好的 CCJ 腹侧入路的替代方法。

七、手术入路注意事项

（一）术前注意事项

1. 术前评估　患者的术前评估应包括全面的神经和耳鼻喉科检查，特别是后组脑神经功能检查。需要对吞咽和声带功能进行详细评估。如果术前有后组脑神经麻痹，应告知患者术后气管切开的必要性。术前因吞咽功能障碍导致营养不良的患者，应首先通过营养管治疗，减小术后切口难以愈合的风险。

2. 影像评估　影像学检查评估病变与周围血管的结构关系（椎动脉、起自硬膜下或硬膜外的小脑下后动脉）及椎动脉供血的优势侧。这关系到在同侧小脑下后动脉近端牺牲椎动脉是否安全。切除高度钙化的肿瘤是一项严峻的挑战。由于其往往包绕着神经和血管，需要行肿瘤减压性切除。

3. 熟悉解剖　术前熟悉椎动脉解剖，了解瘤体与椎动脉的位置关系。椎动脉多毗邻、推移肿瘤，

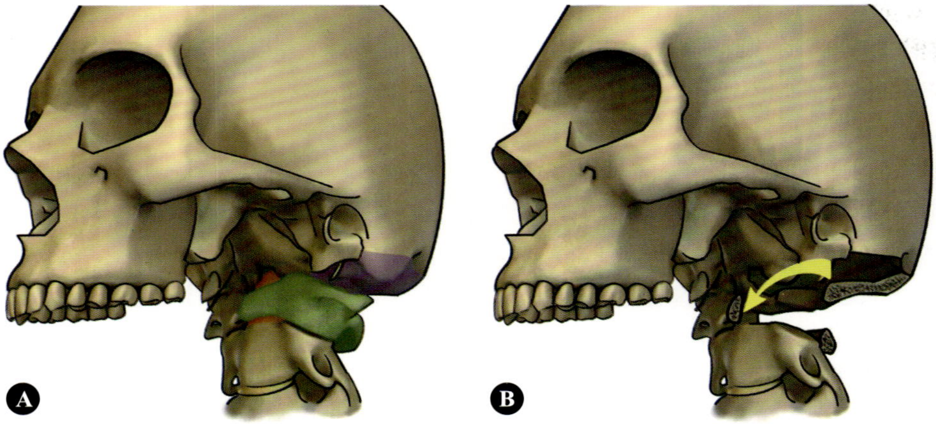

▲ **图 14–40　ELTO 入路的示意，显示骨切除（A）和到达颅 – 颈交界处的腹外侧轨迹（黄箭）**

镜下沿蛛网膜界面多可锐性分离。如瘤体包裹椎动脉者需耐心分离，若肿瘤与椎动脉粘连紧密，分离困难者，不宜追求完全剥离。

4. 术前计划　术前详细研究 MR 及 CT 影像的基础上计划切除枕骨髁的范围。MRI 显示出肿瘤的上下界，以此指导枕下开颅的范围。此外，病变在腹外侧的位置决定了需要枕骨髁切除的范围。脑干和脊髓的水肿、肿瘤钙化提示软脑膜受侵，这与术后神经功能的下降密切相关，因为切除肿瘤时要对软脑膜进行一定程度的干扰。这种情况下，推荐次全切除，即在软脑膜及其周围血管上残留一薄层肿瘤以保护穿支血管。血管被包绕以及肿瘤侵及颈静脉孔（包绕脑神经），也是次全切除的适应证。

（二）术中注意事项

1. 电生理监测　推荐术中监测脑干听觉诱发电位（BAER）和体感诱发电位（SSEP），以及对第Ⅶ、Ⅹ、Ⅺ、Ⅻ对脑神经的肌电图监测。预测在患者定位和脊髓手术中对神经结构的进一步压迫或损伤。

2. 椎动脉处理

①应早期定位椎动脉，头上、下斜肌附着于寰椎横突，椎动脉通过寰椎横突孔，因此通过触摸骨性标志，可以准确定位椎动脉。先确认椎动脉，然后把 C_1 后弓的肌肉往两侧分离。

②椎动脉被密集的椎静脉丛包绕，应注意减少和控制椎静脉丛出血。椎动脉分出的肌支偶可供应颅后窝，另外小脑下后动脉也可能起源于椎动脉硬膜外段，因此，应严格在骨膜下分离、移位椎动脉。术野较小，肿瘤常和椎动脉、基底动脉发生紧密联系，术中有时不能判断其走行，此时要小心地进行瘤内切除，直到肿瘤塌陷后才能分辨。分离和保护与肿瘤粘连的脑神经和被肿瘤包绕的动脉是全切除肿瘤的关键。

3. 术野显露　不论何种入路，在切除 C_1 椎弓时，必须绝对谨慎。椎动脉及其分支被推移或包裹，脑干、脊髓及脑神经移位明显，局部结构变异严重，防止损伤在该处进入颅内的椎动脉。不提倡向内侧移动椎动脉（极远外侧入路）来更进一步切除枕骨髁。

4. 肿瘤分离与切除

①利用神经血管间隙充分显露，做到肿瘤原位切除。后组脑神经应在直视条件下操作，先不要急于分离覆盖于肿瘤表面的神经和血管。应在术野中寻找一较宽的间隙行肿瘤囊内充分减压后，再逐步分离覆盖于肿瘤表面的神经和血管。切除肿瘤均在后组脑神经之间的间隙进行，要获得好的手术效果除了有足够的耐心，必须强调微创和肿瘤的原位切除。前侧方肿瘤挤压脑干向背侧及病变对侧移位，腹侧神经被挤向背侧并移位，神经常被牵拉、变细、变色，应仔细辨认腹侧神经根与齿状韧带并分离开。副神经相对较粗易于辨认，舌咽和迷走神经常常贴附于肿瘤表面，分离肿瘤时应耐心保护。每条神经都应严格保护。该区肿瘤将脑干推向后方或后外方，相应后组脑神经被牵拉、变色和变细，术中应仔细辨认齿状韧带及后组脑神经。

②手术过程中，应尽量不或少牵拉小脑或脑干。该入路能很好地显露颅颈交界腹侧及下斜坡区病变，尤其适合脑膜瘤的切除，可以减少对脑干的牵拉。但腹侧枕骨大孔肿瘤，随着肿瘤的增大，将脑干及脑神经向外推移，限制了手术显露，肿瘤的切除是在脑神经之间的间隙中进行，增加了手术的难度及脑神经受损的机会，术中仍要注意对神经牵拉造成的脑干及脊髓损伤。

③肿瘤切除过程中手法要轻柔，术中应注意保护神经根和细小血管，后者可能是供应延髓或颈髓的血管。如小脑下后动脉发出供应脑干的穿支血管的损伤，可致脑干缺血软化。对于较大肿瘤。先瘤内切除大部分肿瘤，待肿瘤体积缩小、相对空间扩大后，切断肿瘤基底部，再分块切除。即使瘤体游离，若体积大，也要分块切除，避免挤压造成延、颈髓损伤。

④优先处理肿瘤基底：边处理肿瘤基底边分块切除肿瘤。肿瘤血供丰富，可由椎动脉、咽升动脉、枕动脉供血。因此，切除肿瘤应尽量先从肿瘤基底开始，分块瘤内切除，尽早阻断肿瘤基底部血供能大大减少肿瘤出血，保持视野清晰，有利于重要结构的保留。

⑤肿瘤切除程度的取舍：原则是在保证术后不出现严重并发症的前提下，尽可能地全切肿瘤。枕骨大孔区脑膜瘤，与脑干之间有蛛网膜相隔，粘连一般不重，能够使肿瘤与脑干分离切除；若粘连严重，特别是牵拉肿瘤出现脑干症状（血压、脉搏改变），应停止肿瘤切除。肿瘤全切除不能牺牲神经功能和可能引起严重的并发症，即使残留薄片肿瘤壁，也不必勉强切除。

（三）枕骨髁磨除时的注意事项

1. 明确与舌下神经管的关系 在磨除枕髁时要明确它与舌下神经管的关系，防止损伤舌下神经。舌下神经管一般位于枕髁前中 1/3 下方 5mm 处，磨除枕髁<50% 不会损伤舌下神经。如果无须显露舌下神经管内之神经，则可保留其管周之皮质骨面。不显露舌下神经管而能够磨除枕髁上部的最大限度是其长轴后 1/3。

2. 髁旁静脉丛 髁管后口距枕髁后极仅 3mm 左右，在磨除枕髁后部时，极易损伤髁导静脉，成为出血的主要来源。如出血时，直接用吸收性明胶海绵填塞止血。在磨除枕髁后上部分时，可能会伤及髁后静脉出血而误以为是舌下神经管内静脉丛出血，在显露舌下神经管后可确认位于其前上方之颈静脉结节，可进一步扩大磨除范围到舌下神经管髁上部位以全部或部分去除颈静脉结节，有利于将覆盖于结节上的硬脑膜椎向前而到达延髓或延髓脑桥联合之前方。

3. 保护髁旁神经血管 在磨除枕骨髁时应注意保护周围的脑神经、血管及其他重要的结构。小脑扁桃体和小脑下后动脉（PICA）尾襻常突入枕骨大孔，在磨除枕骨大孔侧、后缘时应特别小心，侧缘磨除宽度应在 8mm 以内，以免伤及髁导静脉。

4. 磨除范围 使用钻石磨头磨除枕髁的内、上 1/3，必要时可再往前磨，但得保留枕髁的外侧和关节面完整。

5. 枕骨融合术 远外侧经髁入路存在枕－颈不稳定的风险，对枕骨髁磨除和 C_1 外侧块切除的范围，磨除多少枕髁较安全尚无统一的看法。尽管 Sekhar 等的临床观察结果显示，枕骨髁磨除甚至达到 1/2～2/3 时也不会导致颅颈不稳，无须进行融合术，但枕骨髁的完整性毕竟是颅颈稳定性最重要的因素，且生物力学研究表明枕骨髁磨除 1/2 已可产生明显的颅颈不稳定。目前普遍认为，磨除枕骨髁后内侧 1/3 和 1/2 枕髁可显著增加术野显露角度，而枕髁磨除 50% 以下不影响寰枕关节的稳定性，超过一半应行融合术。

（四）颈静脉结节磨除时的注意事项

颈静脉结节与后组脑神经、椎动脉及其分支小脑下后动脉的重要结构密切毗邻。目前，大多数作者采用硬膜外磨除颈静脉结节。颈静脉结节的切除多在硬膜外以“挖隧道”的方式进行并尽可能保留薄层骨皮质。切除寰椎后弓和侧块亦可明显增加显露和手术野的范围。但应小心保护椎动脉及其周围的椎静脉丛，寰椎下关节面也应尽可能予以保留。为达保护椎动脉及椎静脉丛的目的，可在充分显露椎动脉的前提下，对其进行适当的移位。

硬膜外摘除颈静脉结节应小心进行，因为舌咽、迷走神经和副神经走行紧贴颈静脉结节。Day 报道了硬膜下磨除颈静脉结节处理小脑下后动脉动脉瘤，并认为硬膜外磨除颈静脉结节比较困难，尤其在颈静脉结节解剖变异的情况下。同时硬膜外磨除颈静脉结节时，硬膜的对侧是后组脑神经，术中极易损伤，而硬膜下直视下磨除颈静脉结节的安全性更高，能更彻底地磨除颈静脉结节，增加手术野的显露。作者认为，在硬膜下磨除颈静脉结节对于显露脑干腹侧的病变更具有方向性，能直视颈静脉结节与周围结构的相互关系，明确手术野的增加范围，可避免过多的骨质磨除。

（五）避免后组脑神经损伤

颈静脉结节位于枕骨髁部与基底部连接处的圆形突起，它在舌下神经管上方颈静脉孔颅内末端下半部的内侧，其后缘距舌下神经管上界 4.5mm。当发生肿瘤时，这些脑神经常受牵张，对损伤高度易感，不论是硬膜撕裂后直接损伤，还是磨除骨质时产生的热损伤。颈静脉结节通常不能通过硬膜外彻底磨除，其最深部有时需要从硬膜内、舌咽神经的上内侧或副神经下外侧进行磨除，此时更需注意防止损伤脑神经。处理枕骨大孔前缘区的肿瘤时，肿瘤可牵张甚至包裹脑神经，且术者必须通过第Ⅶ～Ⅻ对脑神经的间隙进行操作，也存在脑神经损伤的危险性，特别易受损伤的是双侧舌下神经和同侧的舌咽神经、迷走神经、副神经。因此，肿瘤切除过程中手法要轻柔，注意保护肿瘤周围的神经结构。肿瘤累及舌下神经时，可借助磨开的舌下神经管辨别舌下神经远侧端，然后向近侧端分离肿瘤与神经的粘连。

八、远外侧入路的特点和优缺点

（一）远外侧入路的特点

枕下远外侧入路的主要特点是以切除部分或全部枕骨及寰椎的髁突后半，充分利用骨性空间从侧方到达枕骨大孔腹侧，完全显露乙状窦，增加枕骨大孔及脑桥延髓腹侧面的显露。

1. 骨性空间换替代牵拉　位于斜坡外侧和 C_1～C_2 前面的骨质包括乳突、枕髁、颈静脉结节、C_1 和 C_2 侧块。远外侧入路即通过有效切除上述骨质，以骨性空间来替代牵拉脑干颈髓，减小术野深度，从而较好地显露脑干腹侧病变，并能控制椎动脉，是到达脑干和上段颈髓腹侧病变的理想入路，主要适宜于颅颈交界处区的多种病变。

2. 毗邻解剖结构复杂　远外侧经髁入路不同于常规的枕下后正中入路和旁正中入路。枕下后正中、旁正中入路不必准确识别每一块肌肉，但远外侧经髁入路，需要神经外科医生有更准确的局部解剖关系及层次感。术中准确辨认肩胛提肌，则有助于避免损伤寰－枢椎之间的动脉环，因为肩胛肌起于寰枢椎横突，小心剥离肩胛提肌则可安全显露寰－枢椎之间隙。如因手术需要，需显露颈静脉孔，则可剥离开头外侧肌，显露颈静脉孔的后外侧缘。分离开二腹肌后腹，显露茎乳孔，以此作为寻找面神经颅外段一解剖标志。

3. 无须牵拉　切开寰椎的后侧，对颅颈连接部显露充分，可明视后组脑神经，在切除肿瘤时很少或无须牵拉脑干、颈髓。

4. 早期显露保护椎动脉　手术早期可显露并保护椎动脉。可充分显露 C_1 横突及枕下三角。通过一个三角形的区域进入下斜坡，该三角的上方为舌咽神经和迷走神经，下方为副神经，内侧为脑干，前方为乙状窦。

5. 对下斜坡和枕骨大孔腹侧显露良好　可以更好地显露枕大孔前缘，下斜坡及脑干腹侧部病变，处理椎基底动脉瘤、下斜坡肿瘤、枕骨大孔前方肿瘤和脑干侧方肿瘤，又可减轻或避免对小脑的牵拉。如果需要更多的侧方显露，可磨开 C_1 横突孔，将椎动脉分离出来直至 C_2 水平。远外侧经髁手术入路主要适用于延髓腹侧和枕骨大孔腹侧硬膜内生长的血管和肿瘤手术，也适用于发生在下斜坡、枕髁与颈静脉孔区硬膜外肿瘤。

6. 根据需要可以磨除不同的骨性结构扩大显露　远外侧入路通过移位椎动脉、磨除部分枕髁，再辅助有效切除阻挡视野的颈静脉结节、C_1 和 C_2 后弓和侧块，以骨性空间来替代牵拉脑干、颈髓，将手术视线从椎动脉的后方移至其前方，从而较好地、充分显露脑干腹侧的肿瘤，以及上颈髓腹外侧的神经及动脉。此入路不仅术野深度变浅、对延髓前部近于平视、消除了同侧舌下神经管内口区的观察死角，而且几乎不需要对延、颈髓进行牵拉，并且在手术早期显露和控制椎动脉及其分支，对后组脑神经显露充分，使肿瘤与这些结构的分离更加安全、简便，使神经血管及延颈髓减少牵拉影响。

7. 适用于枕骨大孔腹侧型病变　对于腹侧型或腹外侧型肿瘤，特别是延、颈髓移位不明显者，如果采用后正中或旁正中入路，势必造成对延、颈髓及后组脑神经的牵拉，增加手术的并发症。采用远外侧入路，可以从侧方直抵枕骨大孔区的腹侧，但往往需要磨除颈静脉结节、枕骨髁和上颈椎的侧块，易造成枕颈不稳，需同时行枕颈融合手术。

（二）远外侧入路的优点

远外侧入路的优势是缩短手术视野深度，增加侧方显露角度，无须脑干回缩即可直视枕骨大孔前缘，具有较大扩展性。

1. 显露范围广泛　能同时获得肿瘤、脑干、脑神经和椎动脉的最佳视野，对于颅内外均能显露清楚，能兼顾颅内外肿瘤切除；同时处理硬膜内外病变，Ⅰ期全切哑铃型肿瘤。无须牵拉脑干而获得对椎动脉、脑神经、脑干的最佳视野和良好的显露，结合枕大孔区骨性结构的自然通道，对枕骨大孔腹侧和腹外侧区的肿瘤显露充分，使直视下分离肿瘤与脑神经及脑干较为容易，能安全、简单、快速地切除肿瘤。该入路扩大了脑干及上颈髓腹外侧区域的显露，视野和手术操作空间较大；能充分显露斜坡下段、枕骨大孔及颅颈交界前方的空间，而不需牵拉脑干和颈髓，能最大限度、有效地保护脑干和上颈髓。

2. 手术早期显露、控制椎动脉及其分支　易确认和控制椎动脉及其分支，分清肿瘤与脑神经、椎动脉、小脑下后动脉等结构的关系，术中可直视和保护重要神经和血管结构。便于切断供血来源，方便控制椎动脉出血；如果有椎动脉颅外段或颅内段供血的脑膜瘤，可以切断供血来源，如果椎动脉受侵犯，可以事先控制椎动脉颅外段。

3. 视野可从脑干腹侧达对侧　可良好显露下斜坡、枕骨大孔至 C_5 的脑干和高位延髓腹侧区域，不需牵拉脑干及颈髓。改善下端脑干腹侧区的可视角度、硬膜内和硬膜外肿瘤、椎动脉和小脑下后动脉的控制，脑干和肿瘤之间的界面更安全、更好地切除。术者可从脑干下外侧呈切线直视枕大孔腹侧及对侧区域，扩大了在脑干及颈髓附近的术野和操作范围，术野明显扩大；手术死角小，术中可直视脑干、脊髓、椎动脉、同侧脑神经和颈神经，及其与肿瘤之间的关系。从颅后窝侧下方显露下斜坡和枕骨大孔区腹侧及腹外侧部，术中无须牵拉脑干和上颈髓。

4. **手术路径较短、增加手术视角** 可从冠状面看到肿瘤与脑干的界面，分清肿瘤与脑神经、椎动脉、小脑下后动脉、血管与神经的关系，脑组织牵拉较轻。不仅术野深度变浅、对延髓前部近于平视、消除了同侧舌下神经管内口区的观察死角，而且几乎不需要对延、颈髓进行牵拉。

5. **肿瘤显露充分，解剖关系清晰** 充分显露从斜坡下段、枕大孔至 C_2 的脑干和颈髓腹侧的广阔空间，而不需牵拉脑干和颈髓。术野宽，肿瘤切除率高，可直视后组脑神经及大血管。通过移位椎动脉、磨除枕骨髁后部，将手术视线从椎动脉的后方移至其前方，与其他几种入路相比，在显露范围和角度方面有明显的优势。

6. **对后组脑神经显露充分** 术中可明确与后组脑神经、大血管的关系，可直视下保护后组脑神经，使肿瘤与这些结构的分离更加安全、简便。最小限度牵拉脑神经和血管。可显露脊髓前动脉；也可直视和保护后组脑神经，在神经之间操作。若损伤神经，也可重建。

7. **脑干－肿瘤界面的清晰界定** 有利于控制或阻断肿瘤血供。可以直接铲除肿瘤基底，减少肿瘤血供，便于肿瘤手术切除，同时避免和减少神经、血管损伤。术中沿病变与脑干和颈髓之间的界面操作，不需过多地牵拉小脑和脑干，就能较好地显露病变的腹外侧部，可避免损伤脑干和颈髓。

8. **便于入路的拓展** 可根据需要磨除更多的枕髁周围的解剖结构，增加术野；根据手术需要咬除侧方枕大孔颅骨至枕髁、寰椎后侧方，增加颅颈交界处腹侧部显露。切口可适当延长，可延长至胸锁乳突肌前缘，对于向颅外颈部方向生长的肿瘤显露极有帮助。

因此，远外侧经髁入路是切除枕骨大孔区脑膜瘤的最佳手术入路。肿瘤基底位于脑干和脊髓神经轴正前方病例，选择右侧枕髁远外侧入路；肿瘤基底位于脑干和脊髓轴偏侧方病例，采用肿瘤侧手术入路。

（三）远外侧入路的缺点

1. **创伤大** 远外侧经髁入路切除下斜坡和枕骨大孔区腹侧肿瘤，虽然有利于椎动脉及枕大孔前方肿瘤的显露，但手术野深在，需要切除枕骨髁，颈部肌肉切口大、手术操作复杂费时、创伤大，增加了乙状窦等并发症发生的概率。

2. **后组脑神经损伤的风险** 由于在神经间隙内操作，易损伤脑神经。

3. **中上斜坡显露不佳** 若肿瘤上界超过舌咽神经不平，相当于斜坡中上段的病变显露不良。

4. **动脉和静脉窦损伤的风险** 显露过程中易损伤椎动脉、颈内动脉、颈内静脉和乙状窦、颈内静脉及颈静脉球，导致乙状窦出血及栓塞。磨除枕髁时对枕肌的过度损伤和椎动脉（VA）的脆弱性增加。游离椎动脉时可导致椎旁静脉丛的出血，损伤椎动脉及舌下神经的风险，甚至造成乙状窦和颈静脉球损伤，以及术后影响寰枕关节的稳定和颈部疼痛等并发症。

5. **显露需联合其他路径** 对单纯腹侧脑膜瘤显露不佳，而必须牵拉重要的血管、神经结构。斜坡至枕大孔的硬膜外肿瘤，尤其是脊索瘤，需联合颞下窝－颞下入路的联合入路。若肿瘤低于枕大孔水平，可采用极外侧经小关节入路。听神经瘤如采用该入路，无益于肿瘤切除。

6. **解剖复杂** 该入路涉及的结构多且复杂，此入路需要有非常准确的颈部局部解剖关系及层次感。因此要求术者要解剖熟悉，操作精准。

7. **有一定的并发症发生风险**

(1) 术后发生脑脊液漏、颅颈关节的不稳定等并发症的风险。

(2) 术后影响寰枕关节的稳定和颈部疼痛等并发症。术中磨除了寰椎侧块、横突孔和枕骨髁，可能会导致术后颈椎不稳定。

九、手术疗效与并发症的防治

（一）术后疗效

影响预后的因素多种多样，术后疗效主要取决于手术入路的正确选择和熟练的显微外科手术技术。Talacchi 等回顾性报道，62%～86% 的患者可达到肿瘤完全切除，死亡率为 0%～4%。Mohammad（2016）报道了 36 例 CCJ 病变经远外侧入路（FLA）及其改良入路，19 例脑膜瘤中有 18 例达到了 2 级全切除；8 例（22%）出现短暂性并发症，无一例发生术后脑脊液瘘。

（二）常见的手术并发症

术后常见并发症的发生率介于 15%～70%。Samii 等（1996）报道总的并发症发生率为 30%，吸入性肺炎发生率为 10%。张俊廷等（2000）报道 19 例枕骨大孔脑膜瘤，术后 6 例患者有暂时性后组脑神经麻痹而行气管切开，后组脑神经有不同程度的恢复，另有 2 例患者在术后 2 个月内合并梗阻性脑积水。

1. 术中并发症

(1) 神经损伤。后组脑神经本身无神经外膜，仅有少量的胶原组织包裹，易受激惹，因此该部位解剖时要注意分离时的手法，采用锐性分离。枕髁内侧 1/3 切除术可以打开舌下神经管，增加神经损伤的易感性。严重的肿瘤黏附在神经上或肿瘤位于 VA 上方，导致神经向不可预测的方向移位，可能导致这些麻痹。

(2) 椎动脉损伤与静脉出血。分离软组织时易损伤椎动脉，因为被椎静脉丛包裹，如遇到明显出血，表示已接近椎动脉。在寰椎和枢椎之间分离椎动脉时，常会遇到凶猛的静脉出血，可用吸收性明胶海绵压迫止血。若出现椎动脉损伤，应尽可能采取直接修补的方法。若对侧椎动脉供血充分，可结扎受损的椎动脉，一般不会造成脑干供血障碍。

(3) 脑干损伤或小脑损伤。牵拉脑干和小脑受损，均可导致术后立即出现神经功能障碍，可通过改善手术操作手法避免。

2. 术后早期并发症

(1) 静脉引流障碍：静脉引流障碍可导致迟发的脊髓和脑干受累。

(2) 枕部头痛：术后几日内患者常感颈项部疼痛，这与术中过度牵拉肌肉和骨切除有关。局限性的颈部疼痛和麻木，则与过度牵拉 C_2 神经有关。

(3) 脑脊液漏：最严重的局部并发症是脑脊液（CSF）瘘，也是常见的术后并发症，发生率为 6%～20%。使用任何入路切除硬膜内病变，均有可能导致脑脊液漏。脑脊液漏可影响伤口愈合，并可导致脑膜炎和假性脑脊膜膨出。术后大范围无效腔形成，颅后窝硬脑膜延展性差，缝合不当容易造成切口处脑脊液漏。

Kryzanski（2014）报道小的旁正中切口可获得显露，并可成功地进行远外侧入路，术后无脑脊液漏。与大范围显露相比，小范围接触有可能降低局部并发症的风险，如脑脊液瘘和假性脑膜膨出。微创远侧入路是一种有效的改良方法，在不影响手术目标的前提下显著降低了手术的侵袭性。

3. 术后远期并发症

(1) 枕颈不稳：是远外侧经髁手术的一种罕见但潜在的严重并发症。影响稳定性有 2 个因素：①枕髁磨除的程度；②枕髁骨质的完整性。随着枕髁切除程度的增加，显露范围扩大，使工作距离更短，手术更自由；但稳定性也受到影响。Mazur（2018）报道 61 例远外侧经髁手术中，有 2 例术后发生迟发性枕颈不稳。

(2) 后组脑神经麻痹：术后后组脑神经麻痹将明显影响患者的生存质量。术中要平衡肿瘤的全切除和发生后组脑神经损伤的风险，这些症状可以是短暂性的也可能长期存在。因此，应明确后组脑神经功能后再拔除气管插管。后组脑神经功能常能在几个月后得以恢复。C_2 分布区的麻木和感觉异常通常也是暂时性的。

(3) 脑积水：脑脊液循环受阻，必要时可行脑室外引流，如长期未恢复并形成梗阻性脑积水时，可考虑行侧脑室腹腔分流。

（三）并发症的预防与治疗

1. 保护椎动脉 VA 移位和枕髁切除术需要特别注意两个潜在风险：舌下神经和 VA 损伤。虽然 VA 移位减少了髁突钻孔过程中血管损伤的风险，但这一过程始终没有完全摆脱风险。因此，在用钻头将横孔后缘变薄后，应使用解剖器去除残余骨。此外，牵开器脑压板应始终覆盖 VA，以避免在 VA 附近结构钻孔时出现任何不必要的血管损伤。

2. 预防术中大出血 跟枕骨大孔的环窦一样，C_1 和椎动脉周围的静脉丛可能会大量出血。乙状窦和枕髁的出血，要用骨蜡轻轻涂抹封堵，不要用吸收性明胶海绵，以免造成静脉窦的闭塞。

3. 保护后组脑神经 在处理 C_1 横突时，需要注意保护第Ⅺ对脑神经的脊神经根；硬膜下最易受到伤害的结构是第Ⅸ～Ⅻ对脑神经，术中分离要轻。后组脑神经的缺损，早期放置胃管可以减少吸入和肺炎的危险，并尽快接受个性化的治疗，如语言训练。如果脑神经的连续性是完整的，完全恢复是可能的。

4. 预防脑脊液漏　最有效的预防措施是严密缝合硬膜，必要时修补材料和生物胶封闭硬膜缺损。乳突气房要用骨蜡严密封闭。在 VA 硬膜内转位时，围绕 VA 的环形硬膜切口也可能是 CSF 渗漏的问题。如果在 VA 周围硬脑膜袖口不严密封闭是不可行的，可采用植皮或纤维蛋白胶增强人造硬脑膜来封闭缺损。术后安置腰穿持续引流 1～2 周后，不仅能促进伤口愈合，而且可防止硬膜外积液形成。

预防脑脊液漏的措施有：①游离腹部脂肪移植物，放置在硬脑膜上，也可能被放置在硬脑膜和钛网之间；②纤维蛋白胶封闭硬膜切口；③枕下腱膜，可作为硬脑膜补片修补；④覆盖在胸锁乳突肌上的筋膜在硬脑膜闭合时，可将其作为硬脑膜移植物修补使用；⑤阔筋膜亦可作为硬脑膜补片。

5. 避免颅颈失稳　枕髁切除超过 1/2 时，就会影响颅颈的稳定性。因此，应个体化磨除枕髁，避免不必要的枕髁磨除而影响颅颈稳定性。

总之，远外侧入路的本质是枕大孔的开放，根据手术目标区域的需要，通过对枕髁及周围骨质不同程度的处理来达到枕大孔区不同程度的开放，而无须过多磨除岩骨及轮廓化面神经管。该入路可良好显露下斜坡、后组脑神经、椎动脉和延 – 颈髓腹侧，缩短手术路径，降低手术切除难度。通过分块切除肿瘤可直视枕大孔腹侧病变，避免对延、颈髓的牵拉。适用于主体在颈静脉孔区和向颅内及颅颈交界部扩展的肿瘤，并可以根据肿瘤的生长方向决定显露的大小和程度，是枕大孔区腹侧肿瘤的首选入路之一。

（陈立华　朱国华）

第 15 章　枕下后正中入路

一、背景

枕下后正中入路是采用枕外粗隆至颈椎后弓之间的后正中切口，沿中线切开分离两旁肌肉、肌腱，显露出两侧的枕鳞骨和（或）寰椎后弓形成骨窗，进而可显露两侧小脑、蚓部、扁桃体、枕大池、枕骨大孔后缘附近、脑干背侧和四脑室内病变，并进行相应处理的手术过程，主要适用于处理第四脑室外生性肿瘤、脑桥和延髓背外侧肿瘤和颈 – 延交界区病变。这是颅后窝与颅颈交界区中线病变最为经典的手术入路，通过解剖颅后窝蛛网膜下腔的自然裂隙可进入松果体区、颅颈交界区、第四脑室和脑干背侧甚至外侧、枕大孔后方，可切除颅后窝中线区域上、中、下甚至部分侧方的病变。

（一）枕下后正中入路的历史

Victor Horsley（1904）和 Harvey Cushing（1905）先后分别报道了“通过弧形切口显露双侧小脑半球”。这种扩大的手术入路避免了脑干压迫，并可在肿瘤切除不完全和脑肿胀的情况下，进行颅后窝减压。1909 年 Krause 采用枕下后正中入路，通过广泛的枕骨和寰椎切除，“Y”形剪开硬脑膜，将颅 – 颈交界区充分减压，清楚显露颅后窝并利用真空抽吸肿瘤组织、切除病变达到减压目的，这一术式使颅后窝手术死亡率有一定程度降低。Dandy 和 Kempe 推荐作为进入第四脑室的手术入路。随着显微外科技术的应用，通过 Rand（1968）和 Yasargil（1970）等先驱们的努力，通过精细的显微操作，充分利用颅后窝蛛网膜下腔的自然解剖间隙进入病变区，大大扩展了颅后窝手术适应证。

（二）枕下后正中入路显露范围

1. 显露的结构　枕后中线入路所涉及的局部解剖，根据切除病变所需要显露的骨窗范围、病变通路层次略有不同。从枕外粗隆至 C_2～C_4 椎体棘突中线切开，向两侧扩展，按由表及里、硬膜外和硬膜下中线和侧方等区域所能显示的解剖结构加以描述（表 15–1 和表 15–2）。

2. 显露范围　通过枕下后正中入路，骨窗上方可达横窦、窦汇，下方可达 C_1 和 C_2，外侧可根据病变的部位和大小选择不对称枕下骨瓣，可达乳突后方。该入路可显露颅后窝、小脑半球、松果体区、第四脑室、后组脑神经、脑干后表面、椎动脉及小脑下后动脉等广泛区域。根据微侵袭、锁孔技术等理念，针对不同部位的病变，手术显露范围是需要多少就显露多少，避免大范围显露带来的无效脑显露而产生的损伤，将使手术显露和工作范围最大化的同时尽可能减少手术并发症。Yang（2017）经枕下中线内镜下经小脑延髓裂锁孔入路，可识别出第四脑室内的所有解剖结构和脑干周围的部分解剖标志。第四脑室底显露面积 459.68mm^2 ± 73.71mm^2。但总显露面积为 1601.70mm^2 ± 200.76mm^2。寰椎后弓中点至第四脑室导水管口最短距离为 63.87mm ± 2.97mm，距两侧颈静脉孔的最短距离分别为（40.11mm ± 2.47mm）/（40.30mm ± 2.31mm）。

（三）枕下后正中入路分类与分型

1. 枕下后正中入路分类　枕下中线入路指小脑幕横窦和窦汇以下至枕大孔和 C_1、C_2 中线入路所能显露的区域。在枕后中线入路的基础上，通过解剖不同的自然裂隙和蛛网膜间隙而达到不同病变部位，故形成了以枕下正中线入路为基础的不同手术入路亚型（表 15–3）。枕下后正中入路的亚型，相同点均是枕后正中线入路，不同之处是硬膜下需要解剖的部位和蛛网膜间隙的不同。通往第四脑室间隙和手术路径，包括传统的经蚓部入路、小脑延髓裂入路，通过切除、切开脉络膜和下髓帆。此外，经第四脑室侧孔入路和小脑扁桃体下入路通过沿自然无血管平面的解剖，提供额外的通路。根据后中线区域位置自然间隙的显微解剖不同，枕后中线在经典入路基础上还可以分为几个亚型，最

表 15-1　枕下后正中线入路各层可显露的解剖结构

皮肤至硬脑膜层面	硬膜下中线区域	硬膜下侧方区域
• 颈后阔筋膜	• 横窦、窦汇与小脑幕	• 小脑幕下小脑上侧方
• 白线	• 小脑幕下小脑引流静脉	• 小脑半球
• 枕后白线两侧肌肉	• 松果体区与相关静脉	• 小脑扁桃体（外侧）
• 枕外粗隆	• 四叠体池	• 小脑延髓裂脉络膜
• 上项线	• 枕大池	• 第四脑室外侧隐窝
• 下项线	• 小脑上表面	• Luschka 孔
• 枕骨间嵴	• 部分小脑半球	• 侧孔及绒球
• 枕骨鳞部	• 小脑中间裂	• 小脑下后动脉
• 乳突星点	• 小脑上、下蚓部	• 延髓侧方
• 枕动脉	• 第四脑室	• 颈髓侧方
• 枕大孔后缘及侧方	• 小脑扁桃体	• 椎动脉颅内段
• 枕髁	• 延髓	• 小脑下后动脉起始段
• 寰椎后弓	• 小脑延髓裂	• 副神经
• 枢椎与棘突	• 颈髓	• 迷走神经
• 横窦	• 髓帆（上、下）	• C_1 神经根
• 枕窦	• 后正中孔、中脑导水管	• C_2 神经根
• 环窦	• 闩部、正中沟髓纹	• 寰枢椎侧方齿状韧带
• 寰枕筋膜	• 面丘	
• 髁静脉	• 界沟	
• 椎静脉丛	• 小脑下后动脉	
• 椎动脉 C_1 横行段	• 小脑延髓相关动脉、静脉	

表 15-2　经枕下后正中入路各部位可显露的解剖结构

颅颈交界区	第四脑室	松果体区
• 枕骨大孔后外侧区	• 第四脑室脉络丛	• 第三脑室后部
• 寰椎后弓	• 菱形窝	• 松果体
• 枢椎棘突	• Luschka 孔	• 四叠体
• 边缘窦、枕窦	• 小脑山顶	• 大脑大静脉
• 颈 – 延交界区	• 上髓帆	• 小脑前中央静脉
• 延髓背侧面	• 中脑导水管	• 基底静脉
• 小脑扁桃体		• 中脑背侧
• 小脑下蚓部		
• 小脑半球枕面		
• 小脑谷		
• 下髓帆		
• Magendie 孔		
• 第一齿状韧带		
• 第Ⅸ、Ⅹ、Ⅺ、Ⅻ对脑神经，颈 1 神经根		
• VA、PICA 及其分支动脉		

为常见的幕下小脑上间隙入路、枕下小脑延髓裂入路、枕下小脑蚓部入路、枕下后正中切口扩大外侧入路等。

2. 小脑延髓裂入路的分型　枕下后正中入路的基础上打开小脑延髓裂，切开脉络膜和下髓帆，通常被称为 Telovelar（膜髓帆）入路、小脑延髓裂

表 15-3 枕下后正中入路分型与手术切除病变部位适用范围

入路亚型	亚型分型	适用病变部位
幕下小脑上入路	正中型（Krase）	松果体区，第三脑室后部，中脑背侧病变
	旁正中型	松果体区背外侧，中脑背外侧，小脑上蚓部，天幕内侧切迹
	外侧型	中脑外侧和腹外侧，小脑上部，天幕外侧切迹
小脑延髓裂入路	单侧入路	第四脑室、脑干偏侧生长的肿瘤
	双侧入路	第四脑室、脑干广泛生长的大型肿瘤
枕下旁正中入路	后正中扩展	小脑蚓部、小脑半球近中线、枕大孔背外侧
	侧方扩展	枕大孔腹侧、小脑半球外侧
经蚓部入路	蚓部切开	第四脑室、脑干背侧生长的大型肿瘤
	蚓部牵开	第四脑室、脑干背侧生长的中小型肿瘤

（CMF）入路，是进入第四脑室下段病变的首选途径。充分分离扁桃体延髓裂和扁桃体蚓垂裂，切开第四脑室脉络膜和下髓帆，可以显露从栓部到中脑导水管以及双侧外侧隐窝的整个第四脑室。有两种类型的经小脑延髓裂入路。

(1) 单纯脉络膜开放入路。提供了从延髓到 Luchska 孔的横向视野，直至小脑中脚。提供了一个宽而安全的通路，但视野的垂直角度有限，位于第四脑室上 1/3 的病变需要完全开放膜髓帆。当脉络膜完全开放，扁桃体和悬雍垂适当地牵开时，外侧隐窝和第四脑室的至少 3/4 部分被充分地显示出来。应注意防止扁桃体过度拉伸，这可能导致相关齿状核和小脑脚受压。室管膜瘤较大时，常从脑室出口伸入蛛网膜下腔，扩大手术空间。事实上，术前肿瘤越大，下髓帆和脉络膜就越伸展和变薄，这使得在脑室内更容易和更广泛地进入肿瘤。

(2) Telovelar（膜髓帆）入路。适用于脑干背侧肿瘤和非肿瘤性实体病变。室管膜瘤累及第四脑室上部（通常为上 1/4 区），这使得在下髓帆上开一个切口以获得足够的显露。扁桃体下入路切除扁桃体可提供比扁桃体牵开更好的手术视角。然而，完全切除脉络膜和灵活的脑组织牵开比扁桃体牵开更重要。

术中使用那一种亚型入路取决于肿瘤上极在第四脑室的位置。Matsushima 等（2012）在解剖和临床研究基础上首先提出了经小脑延髓裂入路，并将其分为 3 型：①广泛型，切开双侧的脉络膜、下髓帆至侧隐窝的后缘而充分显露四脑室，故适合第四脑室深部和巨大的第四脑室内肿瘤；②侧壁型，只打开病变侧的脉络膜并向上外侧延伸至外侧隐窝后缘，即经一侧小脑延髓裂入路，适用于脑桥和小脑中脚、第四脑室内偏一侧的肿瘤；③侧隐窝型，直接切开脉络膜至侧隐窝，主要用于侧隐窝区域内的肿瘤。

（四）手术入路选择

枕下后正中入路各亚型的选择需根据病变的部位、大小、侵袭的方向来个体化的选择。根据颅后窝中线病变所在的部位，来选择不同的枕后中线手术入路亚型。

1. 经蚓部入路 Dandy 最初描述了中线经蚓入路。经蚓入路提供广泛手术显露，不影响明显的神经功能缺损，最初在理论上是有吸引力的。此后使用这种入路报道了包括小脑缄默症和失衡在内的并发症，普遍认为是蚓部切开损伤齿状核和传出纤维所致。由于这些缺陷的发生率很高，使用小脑延髓裂通道和经天幕下小脑上入路就更具吸引力。

蚓部入路进入第四脑室底部，主要显露中线和内侧第四脑室，以及外侧第四脑室的内侧部分，但更局限于容易进入外侧隐窝。采用经蚓入路可改善第四脑室顶部和导水管的通路和垂直工作角度。

2. 经膜髓帆入路 小脑延髓裂入路最早由

Matsushima 等（1992）提出，作为小脑和延髓之间的一个天然裂缝。膜髓帆在脉络膜和下髓帆切开后，可提供足够的第四脑室显露，而不会造成神经功能缺损。将小脑延髓裂入路与 C_1 椎板切除术相结合时，可抵消经蚓入路对第四脑室顶部和导水管通路和垂直工作角度显露的优势。被证明是一种安全、有效、多功能的替代方法，术中不切除或合并 C_1 椎板切除术，然后小脑半球和扁桃体牵开有效显露四脑室底。经膜髓帆入路经双侧的 Luschkae 孔的通道可慷慨地提供到第四脑室外侧隐窝的通道。解剖研究评估和比较认为术中完全打开脉络膜和下髓帆，提供进入外侧隐窝的机会得到了改善，并促进了经膜髓帆路径显露第四脑室腹侧部。一般来说，扁桃体牵开或切除、双侧小脑延髓裂开放、C_1 椎板切除术可显著改善手术显露，以改善进入第四脑室的途径，但不是每一步都是必须的。

3. Krause 入路（天幕下小脑上入路） 从解剖上讲，颅后窝中线入路到达中线肿瘤为直接入路；松果体区和第四脑室上份的大部分肿瘤位于深静脉的腹侧，手术可在深静脉下方操作而减少对深静脉的损伤（图 15-1）。Krause 入路几乎不需要对脑组织进行牵拉，适用于脑桥上部、小脑上蚓部和四叠体邻近中线的病变手术。脑干肿瘤经小脑上脚侵犯小脑半球的病变亦可以通过此入路切除。

Krause 入路骨窗向上需显露横窦和窦汇，向下至枕骨大孔。半坐位能使小脑下沉，显露手术野更佳。天幕下小脑上手术入路可分为中线入路（median）、旁正中入路（paramedian）和外侧入路（lateral approach）。正中入路主要处理中线部位的病变如松果体区、中脑和小脑上蚓病变；旁正中入路适用于切除中脑、桥臂联合部、胼胝体压部、前方小叶等部位的病变；外侧入路用于显露四叠体、三叉神经根到中线的病变。

（五）入路的比较

1. 入路的优缺点比较 经蚓部入路容易损伤蚓部、小脑齿状核和球状核，引起的缺陷包括小脑缄默、平衡失调、躯干共济失调、颅后窝综合征、脑神经核病变等。小脑缄默症在蚓部入路发病率很高，但在小脑延髓裂入路并不常见。

膜髓帆入路避免了蚓部切开，并且使用磁共振成像对小脑延髓裂进行了术前的影像识别。与经蚓部入路相比，小脑延髓裂入路的主要优点是无须切开蚓部或切除部分小脑，采用该入路主要限制肿瘤全切除的因素是肿瘤浸润，而不是选择的进入途径。在不损害下蚓部的情况下，提供足够的进入第四脑室的通路，已被证明是一种安全有效的替代经蚓部入路的方法。小脑缄默症和小脑源性缺损的发生率显著降低，这是其主要优点。

2. 显露的比较 Tanriover 等（2004）和 Deshmukh 等（2006）比较了经蚓入路和经膜髓帆入路，认为经膜髓帆入路对第四脑室顶上半部分的内侧和第四脑室顶的上部垂直显示稍差，磨除寰椎后弓不仅可以增加垂直角度，还能增加第四脑室面积显露。但是更宽的角度显露需要更大的骨瓣。与经蚓部入路相比，膜髓帆入路联合 C_1 后弓切除能够获得更大的显露和更大的操作空间。但磨除寰椎

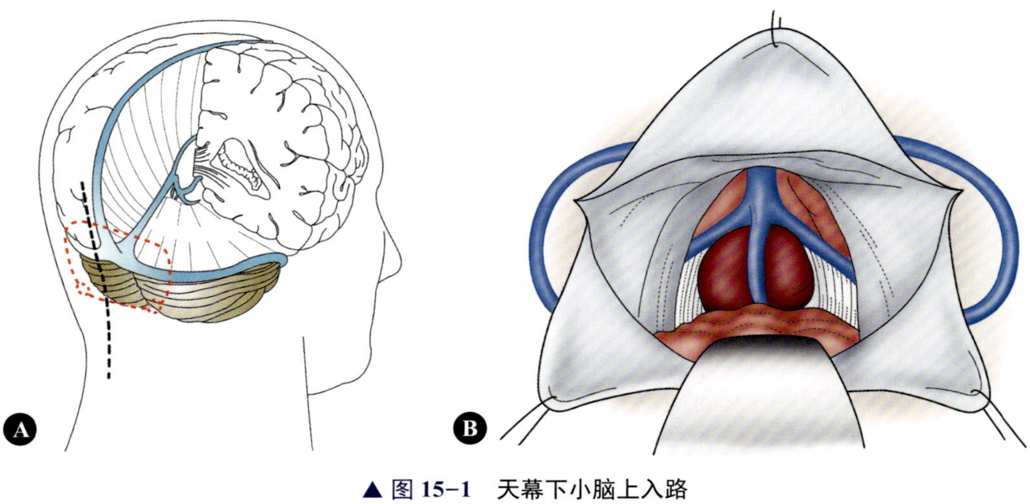

▲ 图 15-1 天幕下小脑上入路

A. 皮肤切口和骨瓣及入路的方向；B. 天幕下小脑上中线入路显示中脑背侧肿瘤与大脑大静脉系统的关系

后弓，也就带来了更大的创伤和并发症。

膜髓帆入路与经蚓入路相比，第四脑室所有水平工作角度，包括闩部和第四脑室的外侧隐窝的水平工作角度都要大得多。经蚓部入路较远侧入路的独特优势在于，经蚓入路为脑室下部提供了更大的垂直工作角度。

3. 操作空间和角度　与经蚓部入路提供的中线轨迹相比，膜髓帆入路利用自外侧到中线轨迹。因此，当采用单侧膜髓帆入路时，第四脑室底正中面工作角度受到限制。虽然穿过中线可以进入对侧脑室结构，但事实证明这是一项挑战，要么提供切向视野，要么需要显著程度的蚓部牵拉，以提供足够的操作角度。通过同侧扁桃体牵拉可以进入外侧隐窝腹侧，尽管扁桃体本身阻挡这一视角。扁桃体切除改善了与中脑导水管和第四脑室上端部分的工作角度，这也允许获得同侧和对侧的外侧壁的直接视野。C_1 椎板切除术也改善了朝向第四脑室腹侧上部和中脑导水管的垂直工作角度。有助于显露的方法还包括扁桃体抬高、牵开或切除，双侧扁桃体切开，提高了膜髓帆入路轨迹的手术多功能性，并使其成为一种有用的手术方法。脉络膜切开容易进入外侧隐窝，膜髓帆切口可进入上外侧隐窝和第四脑室顶底上半部分。

经蚓部入路改善了对第四脑室上端腹侧部的通路，尽管将 C_1 椎板切除术与膜髓帆入路结合通常会使这一优势失效。当使用膜髓帆入路时，进入中脑导水管和外侧隐窝的几乎所有方面都受到一定的限制，但可以更好地进入侧隐窝。

4. 手术路径的比较　经蚓部入路轨迹到达第四脑室腹侧部的垂直工作角度有所改善，膜髓帆入路为双侧 Luschkae 孔、闩部提供了更好的垂直工作角度，并为中脑导水管、双侧 Luschkae 和闩部提供了水平工作角度。因此，在显微外科手术切除外侧隐窝和 Luschkae 孔以及小脑中脚部位病变时，膜髓帆的轨迹是有用的。Deshmukh 等（2006）解剖评估膜髓帆入路与经蚓部入路对第四脑室区域（包括导水管开口、闩部和双侧外侧隐窝）的相对手术显露、水平和垂直工作角度，认为蚓部入路较膜髓帆入路更具优势。另外，膜髓帆入路改善了与第四脑室腹侧部、外侧隐窝和闩部的水平工作角度，改善了与外侧隐窝和闩部的垂直工作角。

与蚓部入路相比，膜髓帆轨迹还提供了更大的外侧显露，并改善了对外侧隐窝侧面的显露。采用 C_1 椎板切除术的膜髓帆入路与闩部的垂直工作角（36.2°）大于单纯膜髓帆入路（27.1°），这反过来又大于采用经蚓部入路（21.1°）。与经蚓部入路相比，C_1 椎板切除的膜髓帆入路并没有显著改善与 Luschkae 孔垂直的工作角度。但经蚓部入路与第四脑室嘴侧的垂直工作角明显大于膜髓帆入路（21.9°：19°），如果膜髓帆联合 C_1 椎板切除术，这一优势就失效了，它为第四脑室顶提供了 20.9° 的工作角度，这与蚓部入路（21.9°）相比没有统计学意义。与经蚓部入路相比，无 C_1 椎板切除术或包含 C_1 椎板切除术的膜髓帆入路提供了更好的闩部水平工作角度，但无 C_1 椎板切除术的膜髓帆入路提供给闩部的水平工作角没有显著差异。与经蚓部入路（18.2°）相比，C_1 椎板切除术的膜髓帆入路可改善第四脑室侧隐窝的工作角度。

二、入路相关的局部解剖结构

枕骨大孔区从斜坡下、中 1/3 交界处向前延伸至 C_2 椎体上缘，后由枕骨前缘延伸至 C_2 棘突，外侧包括颈静脉结节、枕髁和 C_1 侧块。舌咽神经、迷走神经、脊髓副神经和舌下神经沿着下橄榄边缘从延髓发出。椎动脉 V_3 段（枕下）从 C_2 横突延伸到硬膜外，有 3 个部分（垂直、水平和倾斜）。椎动脉 V_3 段穿过枕寰硬脑膜外侧后，变为 V_4 段，再与对侧段连接形成基底动脉。

术中显露第四脑室需要分离 Magendie 孔，并打开第四脑室顶的下部，第四脑室顶的下部由小脑蚓部的下部、小脑蚓锥和蚓小结以及覆盖于两侧小脑扁桃体的下髓帆构成。位于下髓帆和延髓之间的脉络组织延伸构成第四脑室脉络丛（与小脑下后动脉伴行分支）。打开 Magendie 孔和脉络膜组织足以为显露整个第四脑室底提供广阔的手术操作空间，而不需要切除小脑蚓部或者破坏任何神经组织。通过打开下髓帆，可以显露整个四脑室菱形窝，包括通向中脑导水管的菱形窝尖部和通向 Luschka 孔的侧隐窝。

（一）“颈白线”与韧带

枕下正中线入路首先碰到的重要解剖标志即是枕颈部的“颈白线”，实质是项韧带的通俗名称。项韧带位于枕颈后部中央（图 15-2A）。狭义的项韧带仅指颈项部的棘上韧带。其起点为所有颈椎棘突并续于棘上韧带，止于枕外隆凸。“颈白线”也是颈后两侧肌肉向中线附着的双层致密弹性纤维隔膜，此区无血管。枕下后正中入路要严格沿此线进入深入分离，几乎不出血，若偏离方向进入肌肉群可导致明显出血。

（二）枕骨解剖标志

枕大孔区是指前起斜坡下 1/3 到 C_2 椎体，侧起颈静脉结节到 C_2 椎板，后起枕骨鳞部到 C_2 棘突，形成一个上宽下窄的管状区域。此区是脑与脊髓沟通连接的重要部位，其内包含了众多重要的结构，如枕外粗隆、上项线、下项线、枕外嵴、枕大孔后缘、寰枕关节、寰椎后弓、寰椎后结节、枢椎棘突等重要的颅骨解剖标志。上项线及枕外隆突可以分别作为横窦和窦汇的骨性标志。下项线为枕后短肌的附着点；寰椎后弓中外段上方有一切迹，为椎动脉转角通过硬膜进入颅内点。寰椎椎体的侧弓上的走行的椎动脉部分也没有骨质覆盖，打开枕骨可见颅内相应结构（图 15-2B 至 F）。

（三）颅后窝深部静脉

经窦汇向松果体区第三脑室后部方向走行为直窦，此处有大脑大静脉、大脑内静脉、基底静脉和小脑引流静脉（图 15-3）。

（四）天幕下小脑上间隙

Krause 入路涉及的主要解剖结构有小脑前切迹（脑干位于其中）、上半月小叶、小脑山顶和方小叶。小脑幕表面在前方形成的角度，是岩面和小脑的脑干面汇合而成。小脑幕成拱形，中央高，两侧低，幕顶与两侧最低点相差为 30mm，形成天幕下小脑上间隙，可经此间隙向内深入到达四叠体池松果体区、中脑背侧等。经天幕下小脑上正中入路和旁正中入路显示的静脉结构是不同的（图 15-4），当松果体区病变向一侧突出时，选择旁入路可以有效避免对引流静脉的损伤概率。

（五）小脑半球

切除第四脑室、颅颈交界区和松果体区的肿瘤，其手术入路通常是环绕和通过颅后窝的枕下部分设计的。小脑的枕下后表面被小脑镰分隔为左、右侧小脑半球。小脑枕下面被枕下裂水平划分为上、下两部分。枕下裂分为小脑蚓部和半球部两部分。

（六）蛛网膜池

打开枕大孔和寰椎后弓区，即可显示枕大池（图 15-5）。切开枕大池释放脑脊液是颅后窝手术减压的最佳方法。解剖枕大池显示小脑扁桃体、蚓部、延髓，之间形成的小脑延髓池，能向侧方的隐窝和桥小脑角池。

（七）小脑蚓部和延髓裂

1. 小脑蚓部　小脑蚓部位于两侧小脑半球之间下部，由蚓叶、蚓结节、蚓锥体、蚓垂组成。两侧与小脑扁桃体相邻。

2. 小脑延髓裂　小脑延髓裂（cerebellomedullary fissure，CMF）是小脑扁桃体和二腹叶与延髓之间固有的自然间隙（图 15-6）。小脑延髓裂的顶部由悬雍垂、扁桃体和双中央小叶构成；底部由延髓背侧、脉络膜和下髓帆构成。外侧壁由小脑扁桃体和二腹叶组成，上壁由下髓帆和脉络膜组成。通过此间隙向上达第四脑室顶，向外侧经侧隐窝和外侧孔与同侧的小脑延髓池和桥小脑角池相通。打开 CMF 后进行蛛网膜分离，提供了一个良好的工作角度视角。根据与周围组织结构的关系，可将小脑延髓裂分为 3 个部分。

(1) 扁桃体延髓裂：走行在小脑扁桃体下外方与延髓之间。

(2) 脉络膜髓帆扁桃体裂：走行在小脑扁桃体上极、脉络膜和下髓帆之间。

(3) 外侧裂：走在外侧隐窝上外侧的外侧裂。正常情况下 CMF 间隙较狭窄，当此区有病变占位后可将此裂隙撑大。

（八）脉络膜和下髓帆

1. 下髓帆　下髓帆是连接小脑绒球和蚓小结的蝶形半透明的神经组织膜，是通向第四脑室的膜性通道，被第四脑室的最高处分成上下两个部分。上部由两侧小脑上脚间一层薄的神经组织结构即上髓帆所构成，其内有起自齿状核的神经纤维经过，向下延续为下髓帆。下部由上方的下髓帆和下方的脉络膜组成。分离两侧下髓帆可以显露上外侧隐窝以及由小脑上脚和下脚构成的脑室表面。

2. 脉络膜　构成四脑室的下部和侧隐窝的下壁。脉络膜由髓帆脉络膜连接处起向下扩张，侧方附着带处，中间与闩部相连。有 3 个口与蛛网膜下腔相通，即正中孔和成对的 Luschka 孔。

3. 膜帆交界　膜帆交界是脉络膜与下髓帆的连接处，下髓帆与脉络组织形成第四脑室的下半部。

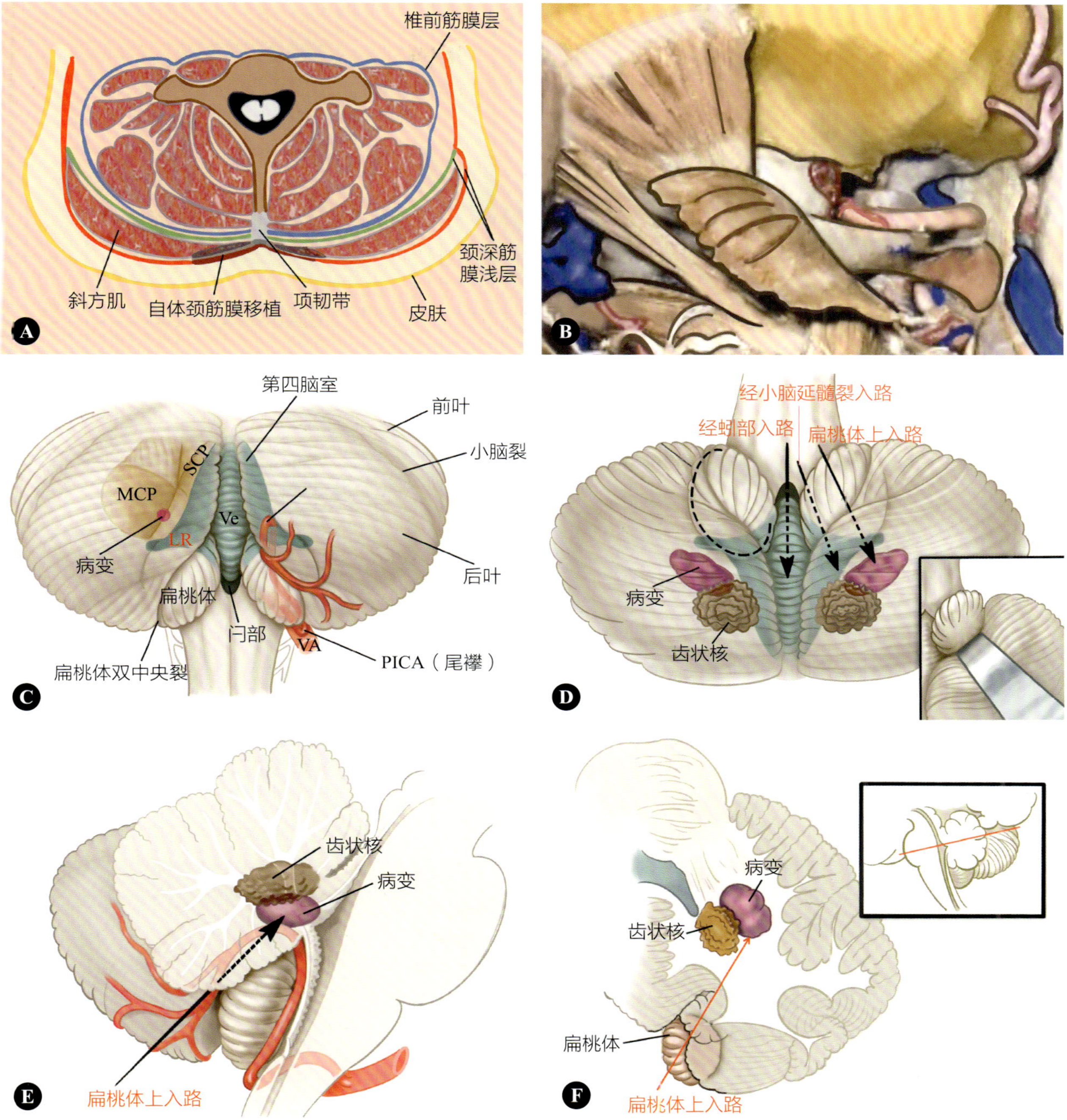

▲ **图 15-2　相关解剖结构**

A. 颈部韧带轴位解剖示意图；B. 颅颈交界区（在枕大孔及寰椎之间）的硬脑膜没有骨性结构覆盖；C. 枕骨大孔背侧解剖示意，显示扁桃体、小脑脚、第四脑室（Ⅳ）和小脑下后动脉（PICA）之间的关系，以及其下方的延髓；D. 手术路径示意；E. 位于齿状核下方、腹侧的病变，经扁桃体下入路容易保护齿状核；F. 位于外上方的病变正确的手术轨迹

（九）外侧隐窝和 Luschka 孔

外侧隐窝是第四脑室顶和底在侧方汇合形成的狭小的、弯曲的盲袋，在小脑脚间向外侧延伸，通过 Luschka 孔与脑桥小脑三角池相通。

（十）第四脑室的解剖

第四脑室位于延髓、脑桥的背面和小脑间，也是脑室系统的最下端，向上经中脑导水管与第三脑室相通，向下与延髓中央管相通。第四脑室底呈菱形，上

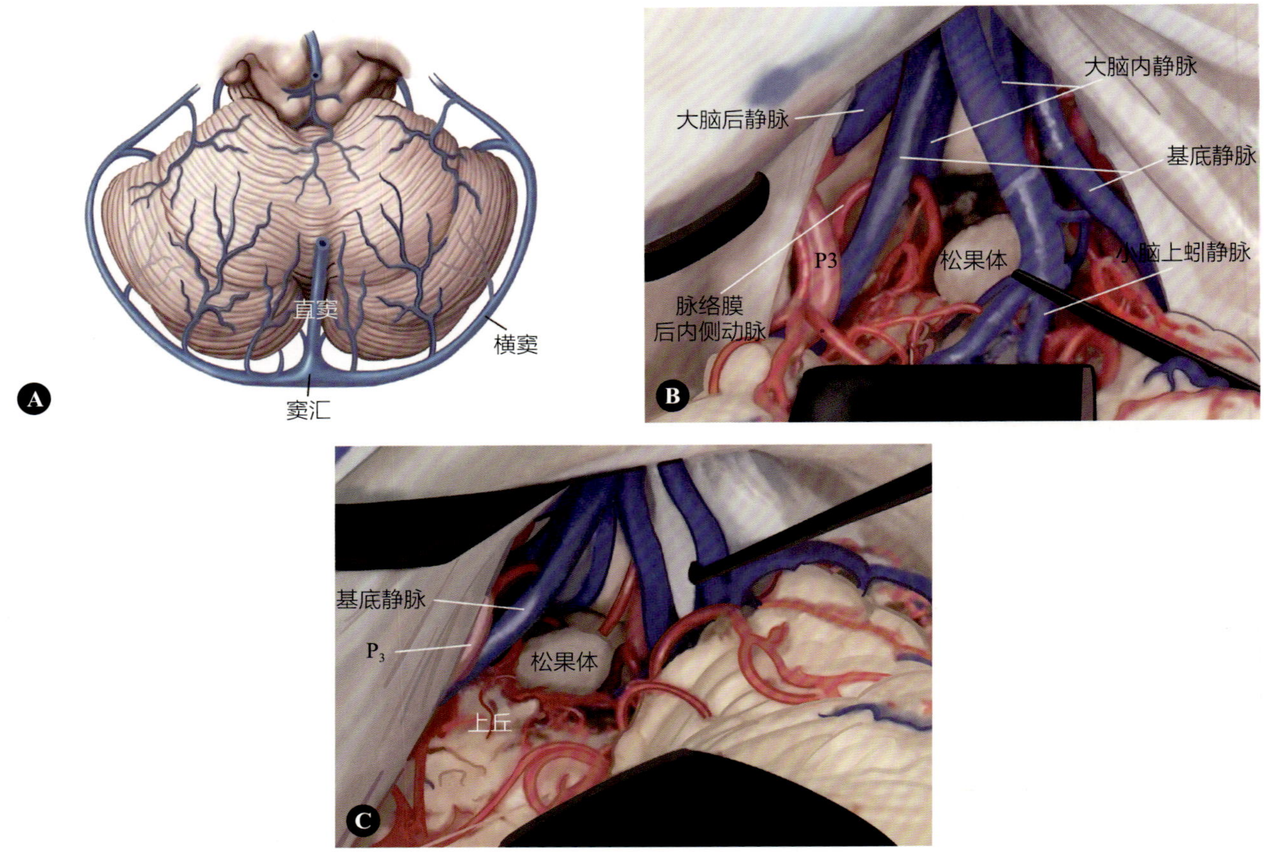

▲ 图 15-3　静脉窦及其深部静脉

A. 小脑幕下小脑上层面静脉窦分布；B. 向下牵开小脑显示松果体区结构（左侧后视图）；C. 旁正中小脑上幕下入路可到达上、下丘，对侧基底静脉显示良好（右后外侧视图）

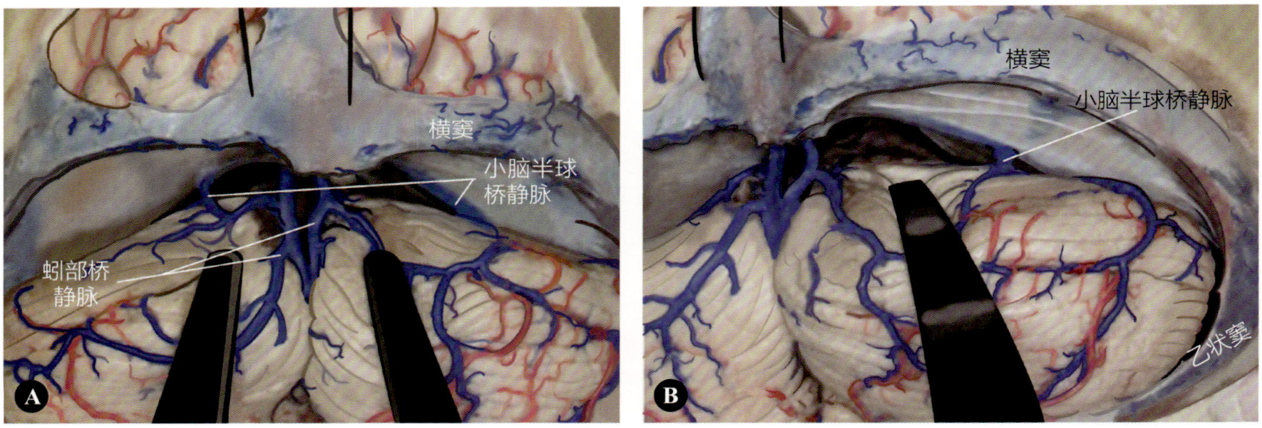

▲ 图 15-4　天幕下小脑上间隙

A. 天幕下小脑上后正中入路可显示蚓部小脑半球桥静脉；B. 旁正中天幕下小脑上入路可减少对蚓部静脉的损伤

角由脑导水管、下角是正中孔、双侧外侧是外侧隐窝和 Luschkae 孔形成（图 15-7）。第四脑室顶部朝向小脑，其底为菱形窝（rhomboid fossa）。

1. 第四脑室底　菱形窝表面正中线有一纵行的正中沟，将第四脑室底分为左右两半，每半被界沟分为两区：内侧为内侧隆起，外侧为前庭区，其内

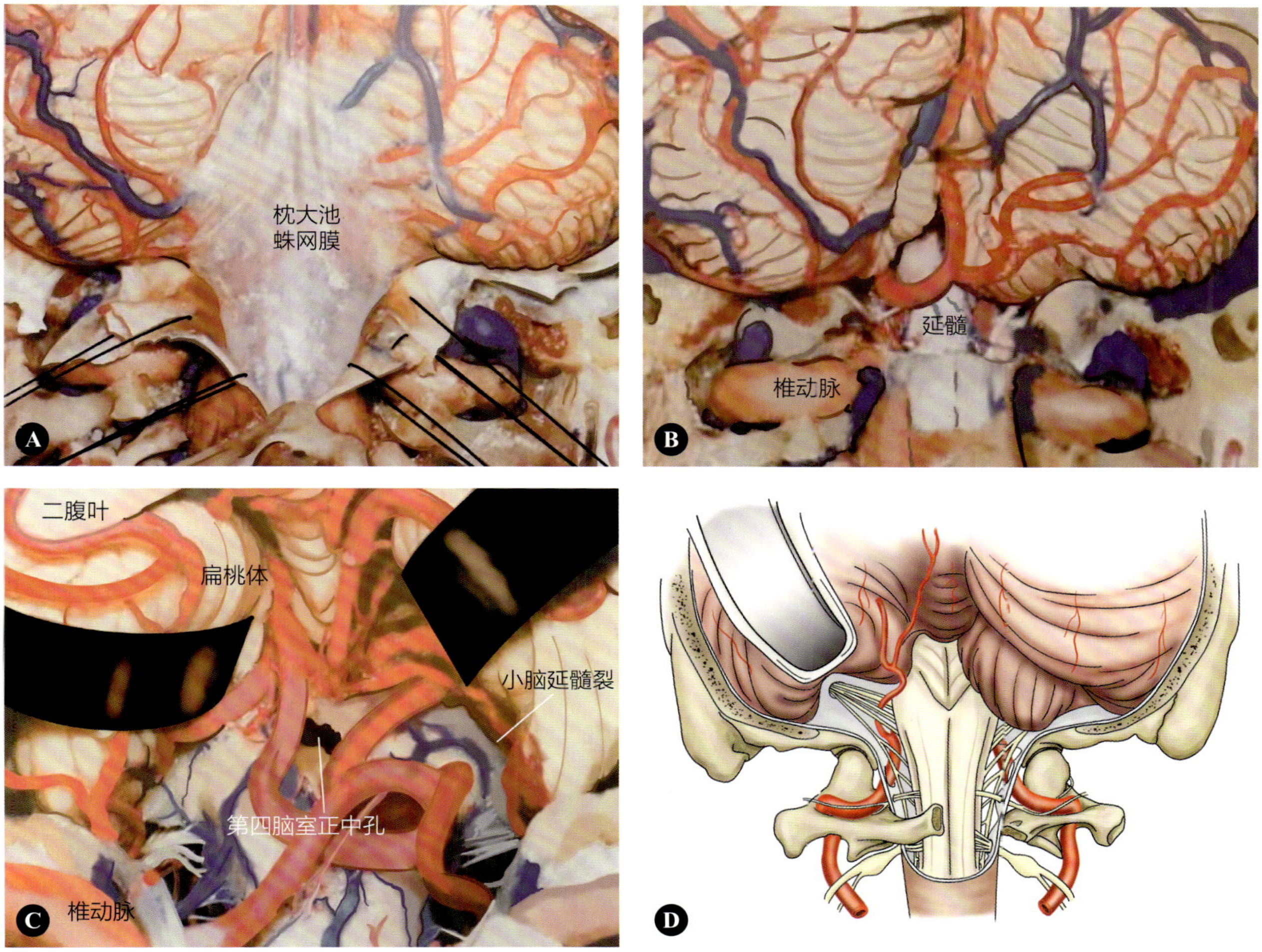

▲ 图 15-5　枕大池及相关结构

A. 打开枕骨大孔显露枕大池；B. 剪开枕大池蛛网膜，显露枕大池内的小脑蚓部、延髓等解剖关系；C. 牵开双侧扁桃体后，显露血管和第四脑室的关系；D. 枕下中线入路显露延髓与椎动脉、小脑下后动脉和后组脑神经之间的关系

隐有前庭核群。髓纹自外侧横行至中线将第四脑室底分为上、下两半，此线亦为脑桥与延髓在背侧的分界。在小脑上脚和面丘之间、髓纹和面丘之间没有重要的神经结构，这两个区域称为“上三角区”和“下三角区”（图 15-8）。

2. 第四脑室顶　顶部由前髓帆、小脑上脚、后髓帆和脉络组织形成的薄层结构。四脑室顶的室面内侧正中由上、下髓帆和外侧的双侧小脑脚构成。第四脑室顶的上部由小脑上脚和上髓帆构成，顶的下部由下髓帆和第四脑室脉络组织构成。

（十一）小脑下后动脉（PICA）

第四脑室肿瘤的血供主要来自于 PICA 及其分支。PICA 是椎动脉的最大分支，在平橄榄下端附近发出，向上走行于后组脑神经之间，返折后走在小脑的裂隙中，常迂曲穿行于小脑扁桃体和延髓之间，经小脑延髓裂自下向上分为蚓支和皮层支。膜髓帆扁桃体段是分支最多、最复杂的一段，行走于小脑延髓裂上外侧部，在扁桃体上极与脉络膜和下髓帆间形成一个血管襻，此襻常在第四脑室顶下方，襻突向外侧隐窝（图 15-5D）。

三、枕后正中入路的手术适应证及术前准备

（一）手术适应证

1. 病变部位

(1) 松果体区：松果体与四叠体区肿瘤，肿瘤体积不太大，主体在天幕下时，较适合此入路切除。

(2) 第四脑室和脑干背侧或侧方区：第四脑室

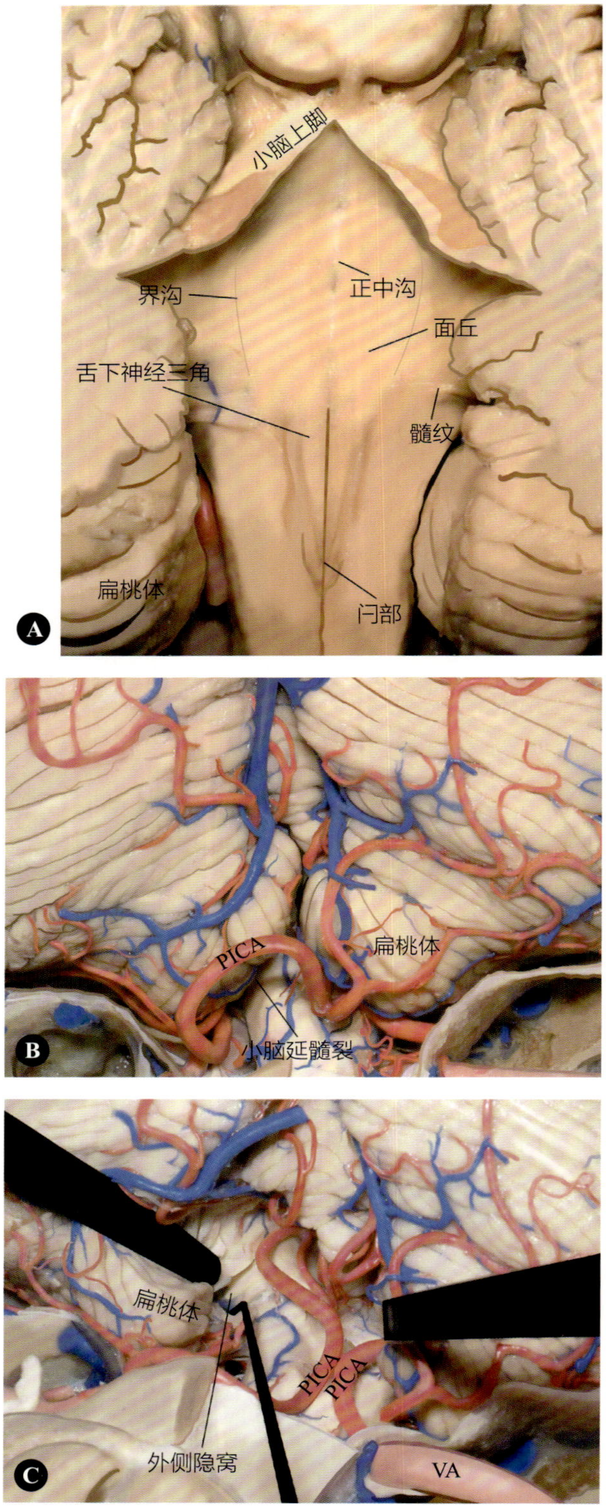

▲ 图 15-6 经小脑延髓裂入路的解剖结构

A. 第四脑室结构，基底在中线被正中沟分成脑桥、桥延交界和延髓左右两部分；B. 扁桃体与小脑下后动脉（PICA）关系；C. 牵开小脑扁桃体显示延髓背侧 PICA、外侧隐窝和 Luschka 孔，左扁桃体已向外上方牵开，显露延髓和第四脑室侧隐窝

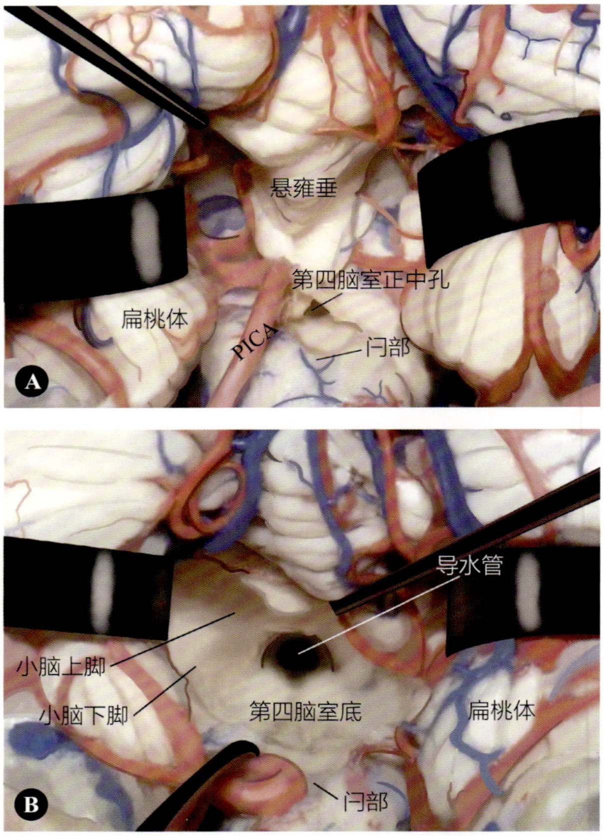

▲ 图 15-7 第四脑室相关结构

A. 将扁桃体牵开后显示第四脑室邻近结构；B. 显示第四脑室上、下 2 个孔

和脑桥、延髓背侧病变均可以通过此入路完成手术，尤其对于第四脑室占位病变且向下和侧方后方突出者。中脑背侧或侧方区病变指向后方或后外侧，通过幕下小脑上间隙可直达病变区。

(3) 小脑半球：颅后窝中线及中线旁病变。

(4) 枕颈交界区：对于岩斜下段的许多不同的硬膜内病变是一种非常好和直接的方法。肿瘤位于枕大孔延髓、颈髓背侧或背外侧，可采取单纯的枕后正中入路；肿瘤位于枕大孔侧方或侧后方，可采取枕后正中向一侧扩展入路。

(5) 颅底畸形：小脑扁桃体下疝畸形。

2. 病性性质

(1) 第四脑室室管膜瘤：通常生长缓慢，边界清楚，柔软，常呈叶状。有可塑性生长的倾向，可能会伸入桥小脑池。在肿瘤组织和脑干之间显示一个界面，这有助于肿瘤的切除。

(2) 小脑和脑干星形细胞瘤：星形细胞瘤的浸

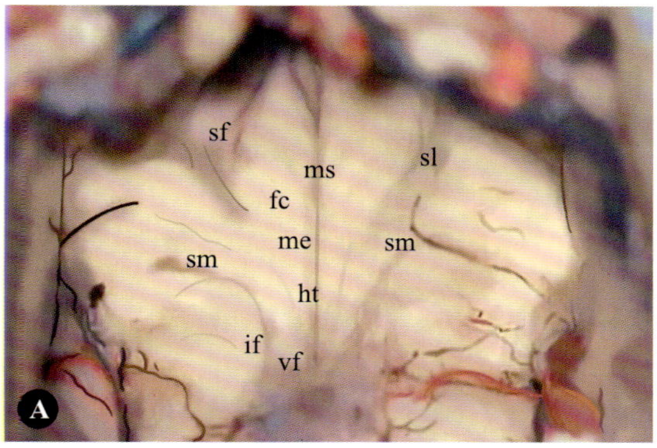

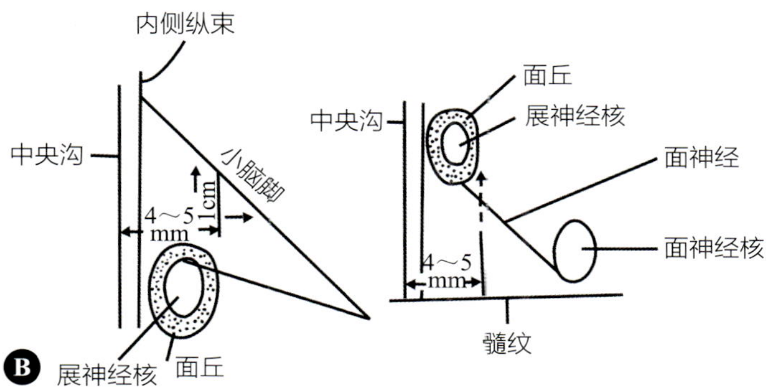

▲图 15-8 第四脑室底的结构

A. 第四脑室底。fc. 面丘；ht. 舌下神经三角；if. 下凹；me. 正中隆起；ms. 正中沟；sf. 上凹；sl. 界沟；sm. 髓纹；vf. 迷走神经三角。B. 第四脑室底的上三角（左）和下三角（右）的解剖边界［箭头示手术时牵拉的方向（仿 Kyoshima）］

润性阻碍了术中和术后影像学对肿瘤切除的精确估计。若肿瘤在第四脑室底部明显浸润，那么 GTR 不应成为强制性目标。

(3) 颅后窝和颅颈交界区脑膜瘤：枕下后正中入路是切除外侧枕骨大孔脑膜瘤的可行方法。起源背侧和背外侧的枕骨大孔脑膜瘤，枕下中线后路入路是一种好的选择。

(4) 脑桥、延髓背侧或侧方、外侧隐窝肿瘤：最多见的是脑干海绵状血管瘤、胶质瘤等。

(5) 后组脑神经鞘瘤：脑干下段旁、第四脑室伸出的神经丛乳头状瘤均可采用枕下后正中入路。

(6) 颅后窝减压：颅后窝病变引起的梗阻性脑积水。

(7) PICA 血管病变：主要是小脑下后动脉的动脉瘤、血管畸形等。

（二）术前考虑的因素

1. 颅后窝容积代偿小 相比较与幕上结构，幕下空间狭小而且包含至关重要的结构。充分的术前准备，有效的手术及术后护理都是极其重要的。

2. 颅后窝的颅压高 肿瘤由于颅后窝肿瘤常常导致梗阻性脑积水的产生，所以术前计划中应考虑在剪开硬脑膜前要降低颅内压。

3. 解剖标志和定位确定 术前确定颅骨和脊柱后外侧重要的解剖标志，如外耳道、乳突、上项线、枕外隆凸、枕骨大孔和 C_2 棘突，需要精确的界定。准确定位后，用无菌标记笔标记开颅手术的边界。通常，颅后窝开颅采用正中或者旁正中切口，切口从枕骨大孔延伸至下项线。

4. 确定开颅范围 根据病变的大小和位置，术前需要确定开颅范围，根据开颅范围确定切除的位置和长度。一般 6～10cm 长度的正中皮肤切口，后枕部的头发应仔细梳理，根据枕下中线皮肤切口剃光相应区域的毛发。在切口 10～15cm 以外的位置进行术区备皮（剃头）。

（三）术前评估

1. 影像评估 术前完成影像学检查，包括 CT、MR 和 CTA 等检查，确定病变大小、部位和侵袭方向，选择正中幕下小脑上入路或旁入路。

2. 后组脑神经功能评估 病变与后组脑神经的密切关系可能影响临床疗效。根据术前存在的后组脑神经缺损，术中对后组脑神经进行神经生理学监测（IOM）是绝对必要的，以减少永久性缺损的风险。

3. 手术难易度的评估 根据神经影像学资料，包括 MRI、CT 和 DSA 或 CTA、MRA 及 MRV 等判断病变大小、距离颅后窝硬膜表面的深度、距颅后窝中线的距离、颅后窝静脉窦分布和粗细代偿情况等。

4. 风险评估 向患者提供有关手术和潜在风险的具体信息。枕下后正中入路具有极低的入路依赖性并发症的发生率。

5. 颅颈稳定性 对于颅颈交界区肿瘤，若需要切除较多骨质来达到显露，必须要考虑到颅颈椎的稳定性，若需要植入内固定，须在术前做好相关耗材的准备。

（四）术前准备

1. 脑积水处理 松果体区和颅后窝病变容易导致术前脑积水，根据脑积水严重程度，可选择术前

3 天实施第三脑室底造瘘或脑室外引流术，对于脑积水程度不重且患者无明显颅内高压时，可直接手术切除病变后脑积水自行缓解。

2. 控制脑水肿，纠正基础疾病　术前脑水肿严重，局部脑组织有明显挤压者，需要控制脑水肿。术前控制血压、血糖、水电解质紊乱等。

3. 医患沟通　向患者提供有关手术和潜在风险的具体信息，理解手术的必要性与迫切性。知情同意是指患者对手术原则、目标和风险的理解。特别注意潜在的下神经损伤的风险。

4. 术中监测　如果脑干及后组脑神经受累及者，需要诱发电位和脑电图的监测。包括脑神经（肌电图）、运动诱发电位、体感诱发电位、脑干听觉诱发电位，以及位于第四脑室底的脑神经核团（包括展神经核、面运动核、疑核、孤束核和舌下核）的刺激定位。

四、手术具体步骤

根据颅后窝中线病变的部位不同，选择枕后中线入路的不同亚型。

（一）体位与头位摆放

患者的手术体位取决于病变部位、具体入路、术者的熟悉程度和习惯而定。最佳手术体位由病变部位形状、手术室条件及手术医生经验喜好来综合决定。可采取俯卧位、侧位、半坐位及侧俯卧位（图 15–9）。

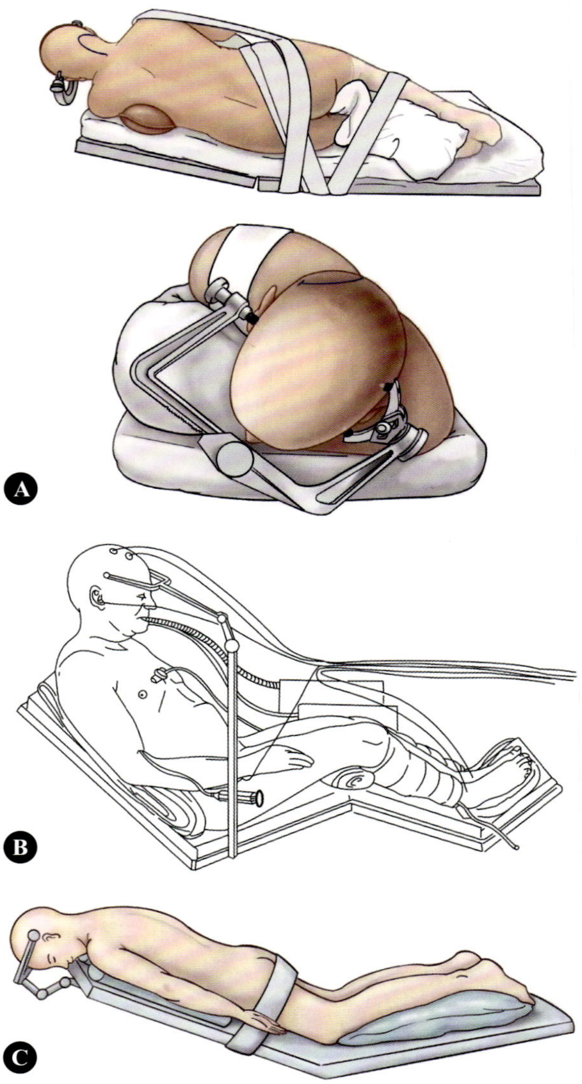

▲ 图 15–9　体位与头位

A. 侧俯卧位；B. 半坐位；C. 俯卧位

（二）手术切口

采用枕下后正中皮肤直切口，自 C_2 棘突水平至枕外隆凸上 2～3cm（图 15–10）。

（三）软组织切开与分离

沿中线切开皮肤后，软组织分离到枕外粗隆、枕骨大孔后缘和 C_1 后弓。分离到枕大孔后缘时先显露出 C_1 后弓，再将第 1 颈椎后弓与枕大孔后缘筋膜分离。

（四）枕下开颅

1. 枕骨显露范围　骨瓣或骨窗显露范围，由病变的具体部位和大小来决定（图 15–11）。

(1) 若颅后窝病变位于中线或中上份，则可采用窦汇为中心开骨瓣，且骨窗位于横窦下，并显示横窦大部分。

(2) 病变位于中线下份，近枕骨大孔或颅颈交界区时，可根据病变大小能显露枕骨大孔或 C_1 后弓，或显露出 C_2 甚至到 C_3 后弓。

(3) 如果病变居中且偏向一侧，则可选择旁正中间隙入路，切口可邻近中线偏向病变侧，只需要开一侧枕骨窗。骨窗下方不必切开枕骨大孔和寰椎后弓。

2. 钻孔　枕骨粗隆下、窦汇下方钻一孔，或在中线旁、双侧横窦下方钻两孔，中间用咬骨钳咬开。两孔间因有枕间骨嵴而无法使用铣刀，故可直接磨除或咬骨钳咬除。

3. 颅骨瓣成形　在枕骨粗隆下和双侧横窦下用铣锯沿孔两侧向外、向下内靠近枕骨大孔后缘，骨

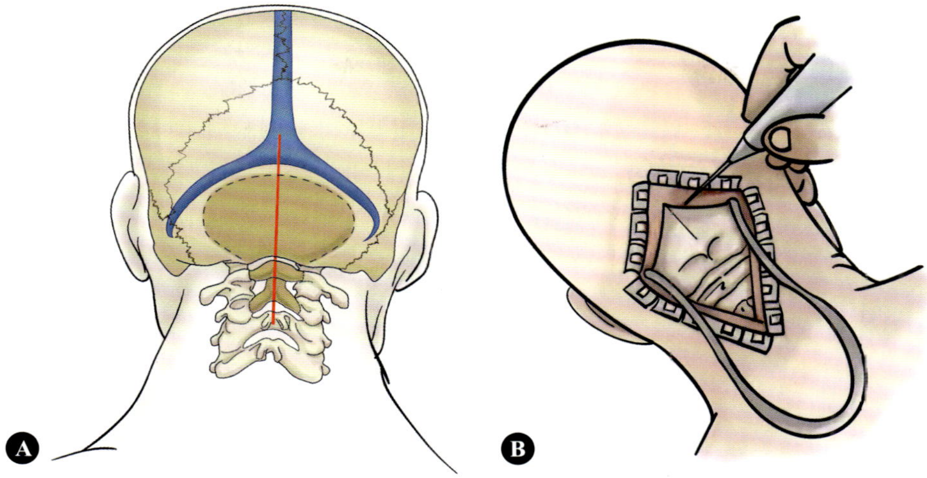

▲ 图 15-10　切口与软组织分离

A. 枕下中线入路的皮肤切口（红线）、骨瓣或骨窗（虚线）；B. 切口通过深部组织直到枕骨沿中线切开。沿这一区域切开是可以避免术后颈部疼痛。附着在上项线上肌肉组织用单极电凝分离，并将其从骨膜下抬高从而顺利从枕骨上分离

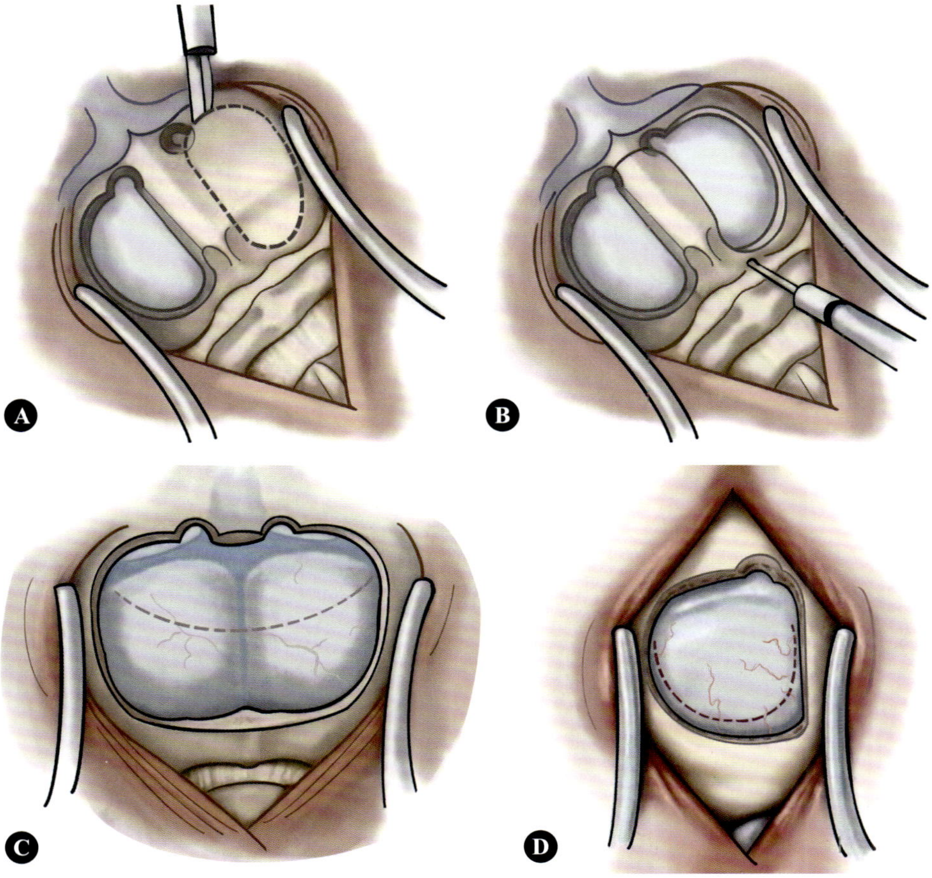

▲ 图 15-11　骨瓣范围

A. 在横窦上方钻两孔将横窦及窦汇上硬脑膜从枕骨内侧分离，钻孔在小脑半球上方开始，避开静脉窦；B. 用带保护套的铣刀铣出骨瓣，如果枕内嵴很深，可以在骨性中隔两侧取 2 个小的骨瓣，再将中线上骨瓣分离出后，用咬骨钳咬到枕内嵴；C. 幕下小脑上入路双侧骨窗（正中入路）；D. 旁正中幕下小脑上入路单侧骨窗

瓣成形，可直接平行枕骨大孔后缘铣过到对侧，取下枕部的骨瓣。骨瓣或骨窗的面积视手术显露要求而定。幕下小脑上入路骨瓣需要显露横窦，以扩大对天幕下小脑上间隙的显露（图 15–12）。

4. 枕骨大孔和寰椎后弓处理 分离保护好与 C_1 间隙的筋膜后，咬除、打开枕骨大孔后缘。若病变切除需要切除 C_1 或 C_2 椎后弓时，则沿椎后弓骨膜下向两侧分离，长度不超过 1.5cm。枕骨大孔后缘和寰椎后弓切开宽度每侧距中线分别不超过 1.5cm ± 0.2cm、1.0cm ± 0.2cm，以免损伤椎动脉。

（五）切开硬脑膜

“Y”形切开硬膜，以便更好地向下剪开硬脑膜并向两侧翻开。牵开硬脑膜后，在中线处剪开蛛网膜，打开枕大池，即可显露颅颈交界处解剖结构。枕窦发展的变异较大，当硬膜表面有明显的血窦时，特别是在幼儿在打开硬膜时，可能导致较为汹涌的出血，应采用银夹夹闭止血或用缝扎的方法，妥善止血。

天幕下小脑上入路，需要将横窦显露，否则骨嵴必然会遮挡狭窄的手术视野。硬膜切开方法以横窦为基底。天幕下小脑上正中入路时，可将枕间窦区硬膜切开后缝扎，旁正中入路时可不切开（图 15–13）。硬膜悬吊很重要，消除小脑幕“帐篷”边缘，将此间隙明显扩大，使操作更为舒适。但是悬吊角度很重要，若悬吊线过紧将横窦挤压闭塞，可导致术中静脉回流受阻。

（六）硬膜下显露与分离

①牵开蛛网膜后，可显露颈 – 延交界区，以及部分枕下小脑面。可观察到覆盖在四脑室表面的二腹叶和小脑扁桃体。并注意观察延髓两旁椎动脉的走行；小脑下后动脉隐藏于小脑延髓裂之中。

②向侧方进一步解剖，可见右侧椎动脉进入颅内的入口处。注意观察副神经的脊髓根以及第一齿状韧带，以及枕大池蛛网膜。

③小心牵开脑干，可见舌下神经进入舌下神经管的入口、椎动脉入颅口和副神经从脊髓蛛网膜下腔向上进入颅后窝。

④小心牵开小脑，可观察到迷走神经和第四脑室脉络丛、小脑下后动脉第一个动脉襻靠近后组神经。

⑤显微镜向内侧移动，牵拉小脑扁桃体。两侧小脑下后动脉隐藏于两侧小脑扁桃体之间的三角形腔隙（即所谓的小脑谷）。注意观察小脑延髓裂，它是位于小脑扁桃体和延髓之间的狭小空间。

（七）切开下髓帆，显露第四脑室底

打开 Magendie 孔后，轻柔地牵开小脑扁桃体、小脑下蚓部和脉络膜丛，即可显露第四脑室。通过特殊的手术视角可观察到小脑上髓帆。观察第四脑

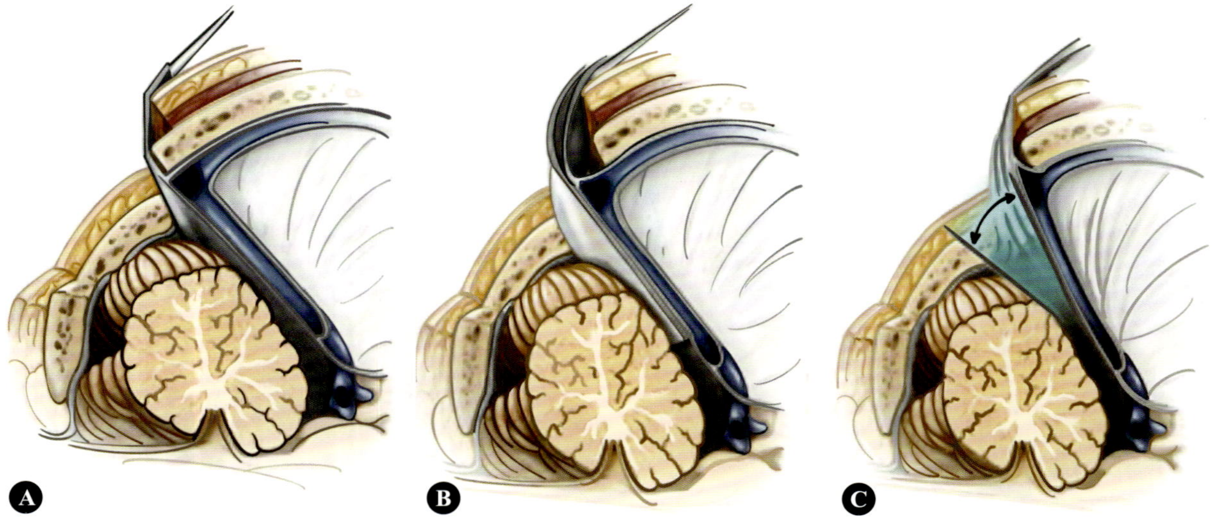

▲ **图 15–12 幕下小脑上入路，骨瓣对显露的影响比较**

A. 横窦未显露，骨瓣缘对显露有阻挡；B. 横窦未显露，脑压板牵拉亦会因骨缘的阻挡影响视野；C. 骨瓣显露横窦，悬吊小脑幕悬吊，可以扩大对小脑上间隙的显露空间

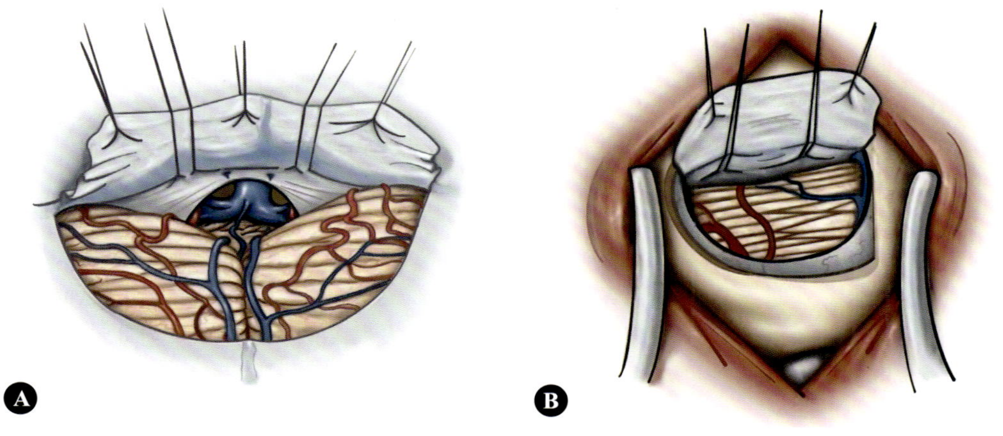

A

B

▲ 图 15-13　小脑幕悬吊方法

A. 正中入路；B. 旁正中入路

室下部时，请注意观察上髓帆和中脑导水管的下端开口。从第四脑室观察中脑导水管的入口。

显露范围从 Magendie 孔到 Luschka 孔，第Ⅸ、Ⅹ、Ⅺ对脑神经若需要广泛显露可将小脑扁桃体牵开或切除，注意不要损伤小脑下后动脉及脑干的分支。打开脉络膜裂以扩大 Magendie 孔，分离小脑延髓裂的脉络膜，轻柔地牵开下髓帆和小脑蚓部，充分显露第四脑室底。

（八）术野显露和病变定位

根据术中实际病变，可以使用蛛网膜刀及显微剪分离中线部位的蛛网膜。待脑组织压力明显降低后，将枕大池蛛网膜下腔填充小片吸收性明胶海绵，显微镜下将间隙通路碰到的小脑引流桥静脉电凝切断，以免影响手术操作。

若病变位于第四脑室内、脑干背侧或松果体区时，则通过解剖小脑扁桃体延髓裂进入病变区，也可通过小脑幕下小脑上间隙进入松果体区。如果病变偏向颅颈交界区，需要更多地偏向尾侧显露 C_1 神经束，副神经脊髓根，小脑扁桃体，椎动脉，延髓后方及脊髓（图 15-14A）。

（九）肿瘤探查与显露

1. 肿瘤探查　切开硬脑膜后，首先观察小脑半球与蚓部有无膨隆。脑桥与延髓肿瘤向一侧小脑半球生长者，该侧半球可膨隆，同侧扁桃体位置低于对侧。如为延髓肿瘤，将小脑轻轻向上牵拉，即能发现肿瘤。脑桥肿瘤多生长到脑桥小脑三角，需用脑压板将小脑向中线牵开，方能找到肿瘤。对生长在脑桥中线部的肿瘤，需切开下蚓，而中脑肿瘤要切开上蚓部。如延髓肿瘤延及颈髓，还需切除椎板，并沿脊髓背侧中线切开。探查脑干肿瘤时，从外观上可见到 3 种情况。

(1) 异常隆起，伴色泽改变：脑干背侧异常隆起，突入第四脑室，并伴有色泽的改变。此种肿瘤由于向脑外生长，将其周围的脑干内结构推移开，故在膨起最甚处做纵形切开，即可见到肿瘤。

(2) 异常隆起，不伴色泽改变：在脑干背面能见到膨起区域，但局部色泽正常。为显露肿瘤，需切开一层正常的脑干组织。

(3) 脑干表现无改变：脑干表面无异常，只能根据影像学检查确定肿瘤的部位。后两种情况应在脑干内重要结构稀疏的面神经上、下三角做切口，再向肿瘤方向探查。

2. 肿瘤显露　解剖开小脑延髓裂，确定肿瘤位置后，应遵循从肿瘤下往上方向原则去切除。找到肿瘤与小脑的蛛网膜界面并分离，再分离肿瘤与脑干面，当肿瘤较大时，此界面是紧闭的，需先经肿瘤内减压后，肿瘤壁与小脑和脑干的界面自然会松弛，再依次仔细切除肿瘤壁。对于肿瘤壁与脑干等重要部位粘连致密，评估或试探无法分离时则予以残留，以保证患者术后功能。

（十）肿瘤分离

首先仔细分离小脑延髓裂，打开脑池，辨认和保护好 PICA，探查肿瘤大小部位，边界范围后，遵循以下方法：①蛛网膜界面内操作；②肿瘤与脑干的蛛网膜界面锐性分离后加以保护；③肿瘤大时，先行肿瘤内减压和瘤内止血，待瘤壁松弛后再分离与小脑和脑干等界面；④分离肿瘤应由外下至内上，先分离、分块切除小脑面的肿瘤，最后分离和切除脑干侧的肿瘤；⑤分离肿瘤壁时辨认供瘤血管，靠近肿瘤壁电凝切断；⑥无明显包膜的脑干内肿瘤，要掌握好吸引器力度和双极电凝功率；⑦尽量有神经电生理监测保护下切除。

（十一）病变处理方法

1. 采取分块切除病变，先进行内减压，再分离病变周围的原则 注意辨别血管神经，保护重要的引流静脉。对于小的且包裹较好的肿瘤，其与四周结构如血管神经等均能显露，待四周分离后可行完整切除；对于肿瘤较大且四周无法显露时，只能先行瘤内减压，边减压边电凝止血，保持术野干净，待瘤体掏空后，瘤壁与四周的间隙自然分离，大多有一薄层的蛛网膜界限保护，要充分利用这一层蛛网膜进行分离，对于蛛网膜消失与周围血管有粘连时，需锐性分离，切忌牵拉断裂粗大引流静脉，导致严重功能障碍。分离肿瘤四周时，要明确相应的结构，如肿瘤上缘和外侧缘的中间帆、丘脑后结节、三脑室壁等，肿瘤下份的四叠体上丘和下丘，如果粘连严重为保护功能宁可残留。

2. 枕骨大孔背侧后方肿瘤 枕骨大孔背部或侧后部肿瘤，以脑膜瘤最为常见，其次是神经鞘瘤。肿瘤常向上进入颅后窝，向下进入椎管内，较大时还可向枕骨大孔和椎管两侧延伸，对脊髓和神经血管等均有粘连和压迫，手术难度在于如何切除肿瘤的同时保护好脊髓神经和重要血管。切除原则先断基底血供，再切除瘤体中心部分，使瘤体边缘与周围神经血管组织出现间隙，注意其间隙中的蛛网膜界限保护，不突破此膜，则不易损伤重要的神经血管。随着显微技术进步，对于枕大孔腹侧方的肿瘤，如果肿瘤较大将脑干已挤压移位，也可通过枕后正中入路，利用肿瘤通道将肿瘤切除。

3. 邻近中线的小脑肿瘤 常见为小脑半球和蚓部胶质瘤、髓母细胞瘤等。对于小脑半球原发病变，我们可以沿着纹理横行切开小脑皮层，直到分离至病变，为完全看到病变可轻柔牵拉小脑。找到距肿瘤最短的通道，用绵片保护好周围组织，必要时可使用蛇形牵开器帮助显露。对于瘤体大者，可先切开肿瘤假包膜，从中心切除部分肿瘤减压后，再沿肿瘤壁周围分离切除肿瘤；对于肿瘤较小者，可直接沿肿瘤周围进行分离而完整切除。

4. 囊性肿瘤切除 应先抽出囊液。胶质瘤多呈灰褐色或紫褐色，质软，应在显微镜下确认并分清肿瘤的界限，严格从瘤内切除，不可超过肿瘤之外，以免损伤脑干正常组织。小的渗血点用棉片压迫止血，不可用单极电凝。血管网状细胞瘤多发生在延髓，边界清楚，能与正常脑干组织分开，并常有囊变。若为血管网状细胞瘤，多在延髓与正常脑干组织之间分开，切除时先用弱电凝处理肿瘤的供血动脉及肿瘤表面血管，再小心分离瘤体，一面止血，一面游离肿瘤，直到肿瘤与脑干实质完全脱离，予以摘除。

（十二）关颅

①病变切除后，严密止血，硬膜内空腔需要填充等温的林格液。

②水密缝合硬脑膜，硬膜间断或者连续缝合。硬脑膜缝合过程中，出现硬膜皱缩是常见的现象，如果硬膜张力较高，可将小块肌肉修补硬脑膜。必要时采用自体筋膜或人工硬脑膜进行修复或扩容缝合。骨膜修补硬脑膜，比人工硬脑膜修补更容易达到严密缝合。通过 Valsalva 法（咽鼓管吹气法）可以找到明显的脑脊液漏口。颅后窝正中伤口的缝合必须一丝不苟地进行。

③如果没有明显的小脑肿胀，在不需要减压的情况下，尽量将骨瓣复位，用钛片固定。对于需要减压时，骨瓣可不复位。对于波及 C_1、C_2 椎弓和寰枕关节不稳者，还需要行内固定或关节融合。

④确认止血彻底后，肌肉应按解剖层次缝合。要分层次缝合，交叉重叠，并充分利用枕外粗隆预留的筋膜组织将创口严密缝合。皮下层间断缝合，皮肤连续或间断缝合。术腔负压引流不是必需的。

（十三）术后处理

①术后立即给予患者严密的重症监护，以观察血流动力学变化和脑神经功能。术后应在 ICU 观察 1 天或者 2 天再转回普通病房。

②术后均应做 CT 或 MRI 随访，以明确肿瘤的切除程度，随访观察复发和侵蚀情况，随访间隔时间取决于肿瘤性质。对所有脑干恶性肿瘤的病员均提倡放疗。对化疗的作用尚有争论，但对恶性生殖细胞瘤和恶性松果体细胞瘤，采用最大剂量放疗的仍然有益。所有室管膜瘤、恶性生殖细胞瘤或松果体细胞瘤应做脊髓 MRI 检查以确定有无脊髓转移。脊髓放疗不可作为预防措施而只应用于确定有转移

的病员。

③预防性应用类固醇可以减低无菌性脑膜炎风险。术后大部分患者可有不同程度的眼外肌运动障碍，需数月才能恢复，但不至造成严重不适。共济失调和嗜睡多由手术副损伤所致，术前已有这些症状者术后常加重。术后应用大剂量激素，以减轻因牵拉和分离时导致脑干和脑神经的水肿，持续3～5天后逐渐减量。

④如果术前有脑积水，脑室外引流管需在术中置入，在手术过程中留置引流管，并在术后拔除引流管。术中如果小脑严重的牵拉可造成术后影像学上脑组织牵拉性水肿，最终导致术后有颅后窝颅高压症状的，最终需要行减压术。

⑤采取适当措施，防止术后紧张；术后常规进行血压控制。

⑥术后患者床头立即抬高，以减少术后静脉性出血和出现假性脑膜膨出的可能性。

五、常用的枕下后正中入路及其改良

（一）幕下小脑上入路

幕下小脑上入路为中脑背侧和松果体区提供了一条狭窄而深的通道，是一种安全、多功能的入路，有正中、旁正中和外侧或极外侧术式。1923年，Oppenheim 和 Krause 描述了该入路。1926 年，Krause 报道了利用这一途径切除松果体区肿瘤而没有手术死亡率。Yasargil 报道了旁正中入路，为周围池、顶盖外侧面和小脑上脚提供了良好的显露。

1. 天幕下小脑上入路亚型的选择

(1) 正中幕下小脑上入路：适用于 Galen 静脉复合体向下移位的中线病变，通过这个正中手术道，外侧延伸到第三脑室后壁的病变能很好地显示出来。经典的小脑上幕下入路可直接直视第三脑室后壁，而侧壁不能清楚地看到。延伸到第三脑室侧壁的肿瘤不能通过这种中线手术得到充分的控制。

(2) 单纯外侧型：枕下外侧小脑上开颅术显露横窦。采用小脑幕回缩缝线轻轻旋转抬高横窦，扩大外侧小脑上手术通道。外科医生通过一个“跨庭”的斜向轨迹实现了中脑尾端中线的大量显露，同时避免了脑干过度牵拉。适合于中脑背侧、小脑外侧上方的病变。Kulwin（2015）报道外侧小脑上天幕下入路成功地治疗了 10 例大的（>3cm）中线松果体区肿瘤，所有患者肿瘤的整个范围很容易通过外侧小脑上径路到达。

与中线相比，外侧型天幕下小脑上入路廊道提供了一个比中脑后中线和旁正中型手术更低的轨迹，以进入松果体区外侧大肿瘤的下延（图 15-14B）。外侧幕下小脑上入路比中线入路有几个优点：缩短工作长度、减少小脑回缩、减少静脉损伤的风险、改善手术人体工程学，以及更好的肿瘤显示。可能具有侵入性更小、效率更高的特点，而且使正常结构处于危险之中的情况更少。

(3) 旁正中型：旁正中扩大幕下小脑上入路包括经典中线入路，但增加了更多的侧向显露。旁正中型小脑上幕下入路技术简单，增加了显露，扩大了手术通道，并使固定牵开器的需要最小化。

2. 关键步骤　正中和旁正中入路选择侧俯卧位，外侧型幕下小脑上入路选择侧卧位。正中型和旁正中型幕下小脑上入路采用直切口；外侧型采用曲棍球形切口，于上项线上留一小的肌肉瓣以利于关颅时复位肌肉。中线部位切开时应于无血管平面进行，直至 C_1 后结节骨膜和 C_2 后弓水平。根据病变位置选择不同的手术轨迹。

3. 入路的优缺点　尽管神经外科医生熟悉它的灵活性和简单性，但路径仍有一定的局限性。它提供了一个非常狭窄和深入的走廊。天幕的陡峭角度，以及小脑、脑干和四边形小叶的突出，限制了手术的操作角度，并干扰了曝光深度的充足照明。这些局限性传统上是通过坐姿、在小脑上放置牵开器和颈部过度屈曲来克服的。然而，后两种操作增加了由于静脉流出减少而引起的回缩和静脉充血而导致小脑损伤的风险。

（二）扩大幕下小脑上入路

Aboul-Enein（2015）描述了旁正中扩大 SCTT 入路治疗后第三脑室和松果体区病变。扩大幕下小脑上入路是在传统正中幕下小脑上入路的基础上增加了单侧旁正中入路（图 15–15）。扩大旁正中入路提供了一个更好的横向和下部肿瘤切除。与传统中线入路相比，这种入路不会增加更多术后并发症或危及神经系统状态的风险。扩大的小脑上幕下入路可以在不损害深静脉系统的情况下进行肿瘤的外侧延伸。

（三）经小脑延髓裂入路

1992 年，Matsushima 详细描述了小脑延髓裂

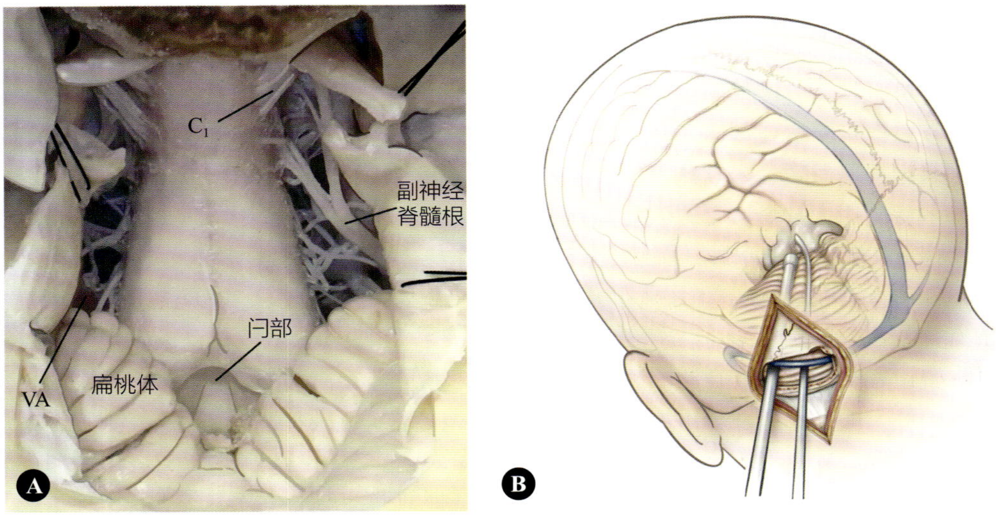

▲ **图 15-14 显露比较**

A. 后正中入路打开小脑延髓池蛛网膜，显露小脑、枕大池和上颈髓结构；B. 与中线入路相比，外侧型天幕下小脑上手术走廊提供了一个更向下和倾斜的轨迹到达后腹外侧和后外侧中脑，进入松果体区肿瘤向下延伸

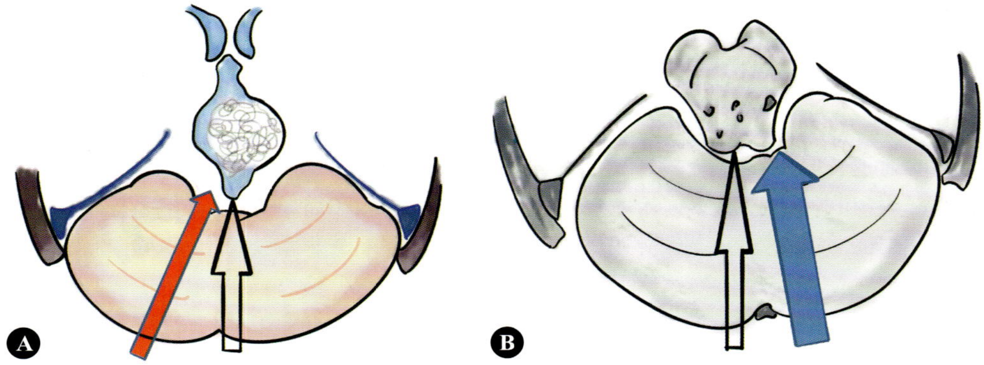

▲ **图 15-15 扩大幕下小脑上入路**

A. 经典的扩大幕下小脑上入路，对侧旁正中扩张到达后第三脑室侧壁所提供的视角；B. 同侧旁正中入路治疗丘状肿瘤的示意

的解剖特点，剪开脉络膜，经这一自然间隙来到达四脑室的手术方式，而不必切开小脑蚓部。打开下髓帆后向外侧的Luschka孔（第四脑室外侧孔）延伸，便即可到达外侧隐窝，并且显露小脑脚的表面。由于肿瘤可能会拉伸这两个半透明的薄膜使其变薄，因此在进行第四脑室肿瘤的显露过程中，可能该黏膜已经被打开而术者却没注意到。

1. 适应证　小脑延髓裂入路显露从正中孔到导水管和双侧 Luschkae 孔的整个第四脑室，C_1 椎板切除时可进入第四脑室的上端。在不切除寰椎后弓的情况下，Kawashima 等（2009）将小脑延髓裂入路分为内侧入路和外侧入路。外侧入路为经小脑延髓裂外侧经枕大孔的入路，从单侧下方打开小脑延髓裂，显露单侧脑桥小脑角池和第四脑室外侧部，适用于颈静脉孔周围及延髓外侧部肿瘤的治疗。当切开小脑延髓裂后，小脑扁桃体有轻微的回缩，可见第Ⅸ、Ⅹ、Ⅺ脑神经和外侧隐窝的整个行程。因此，经小脑延髓裂入路基本上可以满足外侧路径的显露。部分打开脉络膜足以让手术器械进入第四脑室并移动。也就是说，在大多数情况下，单侧经小脑延髓裂入路仅行脉络膜切口就足够了。例如室管膜瘤（室管膜瘤黏附着于第四脑室底）、髓母细胞瘤（起源于小脑的脑室面，有助于其顶部的显露）和起源于脉络丛的良性和恶性肿瘤。

2. 经小脑延髓裂入路技术要点　侧俯卧位和侧卧位对于处理 Luschka 区病变更加具有优势；俯卧位也可通过调整显微镜角度或适当转动手术床来增加颅颈交界区侧方显露，头部处于中立位置，而颈椎略微前屈。行双侧体感诱发电位和第Ⅶ～Ⅷ、Ⅺ～Ⅻ对脑神经监测。从枕骨粗隆到 C_2 的中线垂直皮肤切口。枕下中线开颅术延伸到枕大孔后缘。切除 C_1 后弓，但保留寰枕关节。硬脑膜呈 Y 形打开。细致的单侧解剖小脑延髓蛛网膜，以允许小脑扁桃体从延髓背表面活动。扁桃体裂的开放进一步增加了显露，有利于进入第四脑室的下端。

脑干内病变使脑干肿大，扁桃体向上移位。隆起的神经病变移位小脑下后动脉（PICA），血管结构得以识别和保存。关注静脉，小脑延髓裂静脉引流扁桃体的上表面和腹侧表面以及下蚓部。它从侧面通过裂隙进入岩上窦的支流。在内侧，小脑延髓裂静脉可通过悬雍垂外侧静脉与蚓下静脉相通。延髓的后部可以显露而不牺牲神经组织。在延髓中线，血管化较少的区域，即延髓下半部分的安全进入区，进行最小的神经开放。

3. 入路的优缺点

(1) 优点

①膜髓帆入路是一种保留蚓部的手术方法，利用无血管平面进行解剖，理论上不会导致小脑缄默症，但接受双侧膜髓帆切开仍然有发生小脑性缄默的风险，而采用单侧经小脑延髓裂入路时，缺损的可能性较小。在 Tomasello 等（2015）的病例中，没有出现小脑缄默症的病例，尽管所有患者都进行了双侧 CMF 手术。建议彻底解剖小脑延髓裂，减少小脑牵拉的需要，也可能证明有助于避免这种并发症。

②用于切除肿瘤时可达到 80% 以上的完全闭塞供血动脉，实现早期进入神经血管结构，可用于治疗小脑下后动脉的动静脉畸形和动脉瘤。使用 Greenberg 牵开器将小脑半球牵开，实现双侧小脑延髓裂显露，然后进行小脑扁桃体分离。

③可以进入第四脑室的上外侧和外侧隐窝和 Luschkae 孔，特别适用于扭曲正常解剖结构和延伸脉络膜的大肿瘤。对小脑延髓裂进行了彻底细致的解剖。打开小脑延髓裂，彻底细致地解剖小脑延髓裂并提供手术通道后，根据需要打开脉络膜和（或）下髓帆。上外侧扁桃体抬高允许识别 Magndie 孔和小脑延髓裂，利用位于中间的悬雍垂扁桃体裂和位于延髓－扁桃体走廊，可以识别脉络膜和下髓帆。

④神经功能缺损通常不是由脉络膜或下髓帆固有膜的开放引起的，尽管无意中损伤了区域结构，包括齿状核、小脑脚、第四脑室底的脑神经核和小脑下后动脉，在小脑延髓裂分离过程中，扁桃体剥离或病灶摘除可能导致医源性神经损伤。

(2) 缺点：通常来自浸润性病变的积极切除，病变浸润本身。将小脑扁桃体牵开器定位在其上内侧面，齿状核可能受到损伤。

六、手术操作的策略及技巧

（一）术前定位和准备

1. 详细的术前影像学评估　术前 CT 三维重建了解枕骨与枕大孔骨质情况；CTA 或 MRA 了解肿瘤与周围重要血管的关系；MR 增强与三维重建了解肿瘤形态、大小与部位。

2. 体位模拟和训练　通过术前影像学检查，确定手术入路和相关体位，则可在术前进行体位摆放，并加以调整到合适体位，并让患者术前进适应性训练。

3. 术前计划　花时间进行术前计划，设计合适的体位及头位，以确保对手术区域良好的显露和最佳的操作位置。

4. 精确的解剖定位　通过 3 步法标记以下结构：①标记骨性结构和浅表神经血管结构；②确定开颅的位置和手术入路；③设计皮肤切口。

5. 术中监测　持续监测脑干电生理功能是强制性的，后组脑神经功能可能会暂时性降低，绝对建议对后组脑神经进行电生理监测。

6. 脑室外引流或腰大池置管引流　当第四脑室梗阻时，术前有明显的脑积水时，术前可行脑室外引流，或术中枕部钻孔并行脑室穿刺引流幕上脑脊液可降低术区脑组织张力。伴有中度和重度脑积水的患者，术前可行脑室外引流，或术中经枕部穿刺放置脑室引流管。这样可以在打开颅后窝硬膜、肿瘤囊性区穿刺抽吸、枕大池脑脊液放出的同时对脑室进行减压，保持小脑幕两侧压力平衡，不会由于压力梯度造成脑疝。这一步对于较大的颅后窝肿瘤非常重要，特别是在已存在通过幕切迹和（或）枕大孔的疝时。

（二）开颅的技术要点

1. 切口长度设计 切口要位于枕后正中线上，最上端在枕外粗隆上方 1～2cm，最下端由病变大小部位所需要显露的范围来决定。

2. 正确摆放体位与头位 枕下后正中入路是一种快速、直接、易于实施的手术入路。半坐姿和 C_1 椎板切开术可改善视角，便于双手显微外科解剖，避免扁桃体牵拉，可以增加手术显露和视角。不恰当的体位可能在硬膜开放时造成小脑的肿胀，可予过度换气及静脉输注甘露醇进行调整。

3. 切口下分离与枕外粗隆筋膜处理 从枕突至上颈部做一直线中线皮肤切口。中线无血管平面分离至 C_2 棘突。枕下开颅下方要达到颈项部，皮肤消毒必须包括全头部、颈项部和双肩部。切口要严格按中线切开分离。切口通过深部组织直到枕骨沿中线切开。沿这一区域切开是可以避免术后颈部疼痛。附着在上项线上肌肉组织用单极电凝分离，并将其从骨膜下抬高从而顺利从枕骨上分离。枕外粗隆务必留下一块菱形筋膜，便于头颅切口缝合严密减少脑脊液漏。

4. 枕骨大孔与环椎静脉丛处理 处理枕骨大孔与寰椎后弓区时动作要轻柔，椎静脉丛止血可采取精准电凝和明胶压迫，有条件可使用流体明胶止血。

5. 枕骨骨瓣形成 枕骨区有条件尽量形成骨瓣。

(1) 钻孔：在枕骨粗隆下方、紧贴横窦下缘钻一孔，或在窦汇下方、枕内嵴两侧分别钻孔，去除枕内嵴。

(2) 骨瓣成形：用剥离子将枕骨下硬脑膜用吸收性明胶海绵垫开，直接用铣刀根据需要，行枕下后正中开颅。也可在骨性中隔两侧取 2 个小的骨瓣，再将中线上骨瓣分离出后，用咬骨钳将侧方骨质咬到枕骨髁。翻开枕下骨瓣，去除枕骨大孔后缘，显露颅 – 颈交界区后方的硬膜；部分切除寰椎后弓，虽然没有行 C_1 椎板完全切开，亦可扩大颈 – 延交界的显露范围。

(3) 骨瓣大小：对于较大的中线肿瘤，必须将骨窗扩大，上至横窦下缘，下至开放枕大孔缘。在打开枕大孔缘之前应首先联合锐性和钝性分离硬膜和颅骨骨膜交界，游离硬脑膜。环窦的出血可较为凶猛，需要用双极电凝和缝扎控制。对于已疝入上颈部椎管的肿瘤或存在显著扁桃体疝的，应切除寰椎后弓。术中不要分离 C_2 棘突周围的肌肉，因为这会造成术后局部显著的疼痛和不适感。对于中心在小脑上部的肿瘤，可能只需要显露上 1/2 或 3/4 的小脑，这样可避免开放枕大孔后缘。

6. 磨除寰椎后弓 尽管磨除寰椎后弓也不能增加四脑室的显露面积，但扩大骨窗可以增加显露角度。C_1 椎板切除术有助于获得更好的手术入路和工作角度。可采用咬骨钳或磨钻工具，后弓去除宽度两侧不可超过 1.5cm。咬骨钳切忌不可剧烈摇动，保护好后弓上下区的血管后安全使用磨钻，避免损伤椎动脉和椎静脉丛导致汹涌出血。

7. 椎动脉保护措施 椎动脉在 C_1 椎体后弓上的动脉沟中是极度弯曲走行的并可能潜行在枕下肌肉组织中，所以从 C_1 椎体侧方分离时要尤其小心。钝性分离是值得推荐的，以避免损伤椎动脉。无差别的使用电凝会导致血管损伤可能。静脉丛活跃的出血往往提示动脉就在附近。

8. 硬膜切开 单侧枕下开颅，部分切除同侧寰椎后弓，做 C 形硬脑膜切口，垂直部分旁正中和肿瘤同侧，避开枕骨窦；双侧开颅可采用 Y 形切开硬膜，病理侧为主，Y 的垂直支略偏一侧避开枕窦。Y 形切开硬膜时要注意处理枕窦出血，对于枕窦发达者，用银夹或缝线结扎控制枕窦出血，在儿童枕窦较粗大，可采用银夹夹闭或缝扎方法进行有效止血。上方的 V 形硬膜瓣翻向上，注意不要过度向上牵防止静脉窦压力升高。如果仅在颅后窝上部开骨窗，也可采用 U 形或水平 H 形硬膜切口。

（三）肿瘤显露的技巧

1. 硬膜切开 硬脑膜切开，帐篷式缝合悬吊后，小脑扁桃体显露在蛛网膜下。硬膜内操作的第一步，应该是打开枕大池，开放小脑延髓池，充分释放脊液。

2. 蛛网膜松解

(1) 仔细解剖扁桃体和脑池周围的蛛网膜。松解小脑延髓池的毗邻结构，观察小脑延髓池全景。对小脑下后动脉（PICA）的扁桃体段、枕大池和相关扁桃体周围的蛛网膜层进行一次清晰的解剖。广泛的蛛网膜剪开和脑脊液（CSF）的释放使小脑延髓裂与 PICA 及相应的小脑延髓裂静脉通畅，有助于增加扁桃体的活动性。为了应对视力受限或肿瘤高发，双侧蛛网膜切除或延髓膜切开可进一步增加扁桃体牵开的可能性。此时，同侧扁桃体可稍微抬高并向内侧收缩，进入小脑延髓池的尾端部分。可以看到椎动脉的硬脑膜入口和 V_4 段、副神经的脊髓根以及舌下神经管和内侧的 PICA。通过小脑延髓池解剖颈静脉孔和副神经（CN Ⅺ）、迷走神经（CN Ⅹ）和舌咽神经（CN Ⅸ）的走行。在内侧，第四脑室外侧隐窝显露于 Luschka 孔。

(2) 充分松解肿瘤周围的蛛网膜。大脑大静脉及第三脑室顶部的蛛网膜均明显增厚，应尽可能大范围地剪开蛛网膜以利小脑的牵拉。可见从小脑蚓部到大脑大静脉的小脑中央前静脉及其他小的桥静脉，这些静脉可以电凝切断，术后不会引起神经症状。位于肿瘤表面增厚蛛网膜中、来源于脉络膜后动脉和小脑上动脉的几个小分支亦可切断，但要十分小心，一是切断前电凝必须十分可靠，一旦出血，止血常十分困难；二是必须边电凝边冲洗，以免温度高损伤周围重要结构。向两侧进一步切开蛛网膜时应特别注意位于颞叶内侧的基底静脉。

(3) 切开脉络膜、下髓帆。经小脑延髓裂入路影响中脑导水管开口、第四脑室中部垂直角度的解剖结构是上髓帆和髓帆蚓联合，影响侧方显露角度的主要解剖结构是扁桃体。脉络膜的切口是从 Magendie 孔到 Luschka 孔，形成 Magendie 孔下方分界的脉络膜端内侧面通常在距闩部 2～12mm 处发现。双侧膜髓帆开放有助于从闩部到中脑导水管开口和双侧外侧隐窝的广泛显露。虽然目前尚无关于脉络膜、下髓帆打开导致的严重并发症，但脑室壁上某些结构有损伤的风险，如齿状核、小脑脚和小脑下后动脉。

1992 年，Matsushima 等首先对小脑延髓裂进行解剖研究，在显微解剖的基础上，把脉络膜和下髓帆切开方式分为广泛型、侧隐窝型和侧壁型 3 种方式（图 15-16A 至 C），结合 19 例四脑室肿瘤手术提出各种方式的适应证：①广泛型，切开双侧的脉络膜、下髓帆并延伸至侧隐窝的后缘，适于导水管开口附近中线旁深部的病变和巨大的第四脑室内肿瘤；②侧壁型，打开病变侧的脉络膜并向上外侧延伸至侧隐窝后缘，适于脑桥和小脑中脚、第四脑室内偏离中线的病变；③侧隐窝型，沿附着带切开脉络膜至侧隐窝，用于侧隐窝区域肿瘤。

脉络膜是由两层独立的神经组织组成的，这两层神经组织并不具有神经功能，因此切开是安全的。脉络膜脑室面包含脉络丛，向两侧的 Luschkae 孔横向发出脉络丛。脉络膜分支由小脑下后动脉和小脑下前动脉提供血供。切开脉络裂时，应选择性地进入病灶，避免意外进入和损伤位于外侧隐窝的脉络丛和齿状核，齿状核位于小脑扁桃体下极的腹侧。膜髓帆入路通常只需要切开脉络膜，以便进入第四脑室下半部分。脉络膜切开可以从两侧进入第四脑室和外侧隐窝，使肿瘤得以切除，无须或在下髓帆上附加切口。进一步切开下髓帆，手术显露上外侧隐窝。膜髓帆入路仅限于进入第四脑室的腹侧和导水管的脑室开口，尽管执行 C_1 椎板切除术使该入路与经蚓部轨迹获得的通路在操作上是平衡的。从中脑导水管到正中孔，从 Luschka 孔到中线第四脑室，当单侧打开脉结膜时，从 Luschka 孔到第四脑室中线和对侧进入整个第四脑室；打开脉络膜端可获得从一侧 Luschkae 孔到另一侧 Luschkae 孔的良好显露（图 15-16D）。

(4) 扁桃体切开和牵开。小脑扁桃体的抬高、牵开或切除，是入路轨迹的关键步骤。扁桃体脚位于小脑扁桃体的上外侧，施加在扁桃体上的压力会影响腹外侧旋转。

①扁桃体牵开：扁桃体抬高，然后切开脉络膜，进入外侧隐窝，可以通过扁桃体下入路实现。上外侧隐窝很难通过扁桃体下入路进入，通常最好是通过切开脉络膜和下髓帆，向上外侧牵开扁桃体。与扁桃体切除相比，扁桃体牵拉可降低小脑下后动脉损伤的风险。

②扁桃体切开：扁桃体切除显露外侧隐窝的面积比扁桃体牵开提高 1.5 倍。为了观察小脑中脚，采用膜髓帆入路，小脑扁桃体广泛牵开通常是必要的。扁桃体切除与牵开相比，有助于进入小脑中脚的室外表面，这可以通过扁桃体腹裂和扁桃体向下内侧牵开进行。扁桃体上外侧牵开可轻易进入小脑下脚，并已成功用于切除该区域的海绵状血管畸形。与扁桃体下入路相比，扁桃体上路径避免了小脑扁桃体过度收缩，避免了意外进入第四脑室。此外，扁桃体上入路减少了到达小脑脚的深度，扁桃体切除提供了一个广泛的手术显露范围，它综合了扁桃体上和扁桃体下段轨迹的优点，允许对小脑中、下脚进行大范围入路的显露。

③小脑扁桃体牵拉程度与显露：Herlan（Clinical Neurology and Neurosurgery，2014）采用枕下正中入路（STA）扁桃体牵开 0.3cm（SD ± 0.1cm）可显

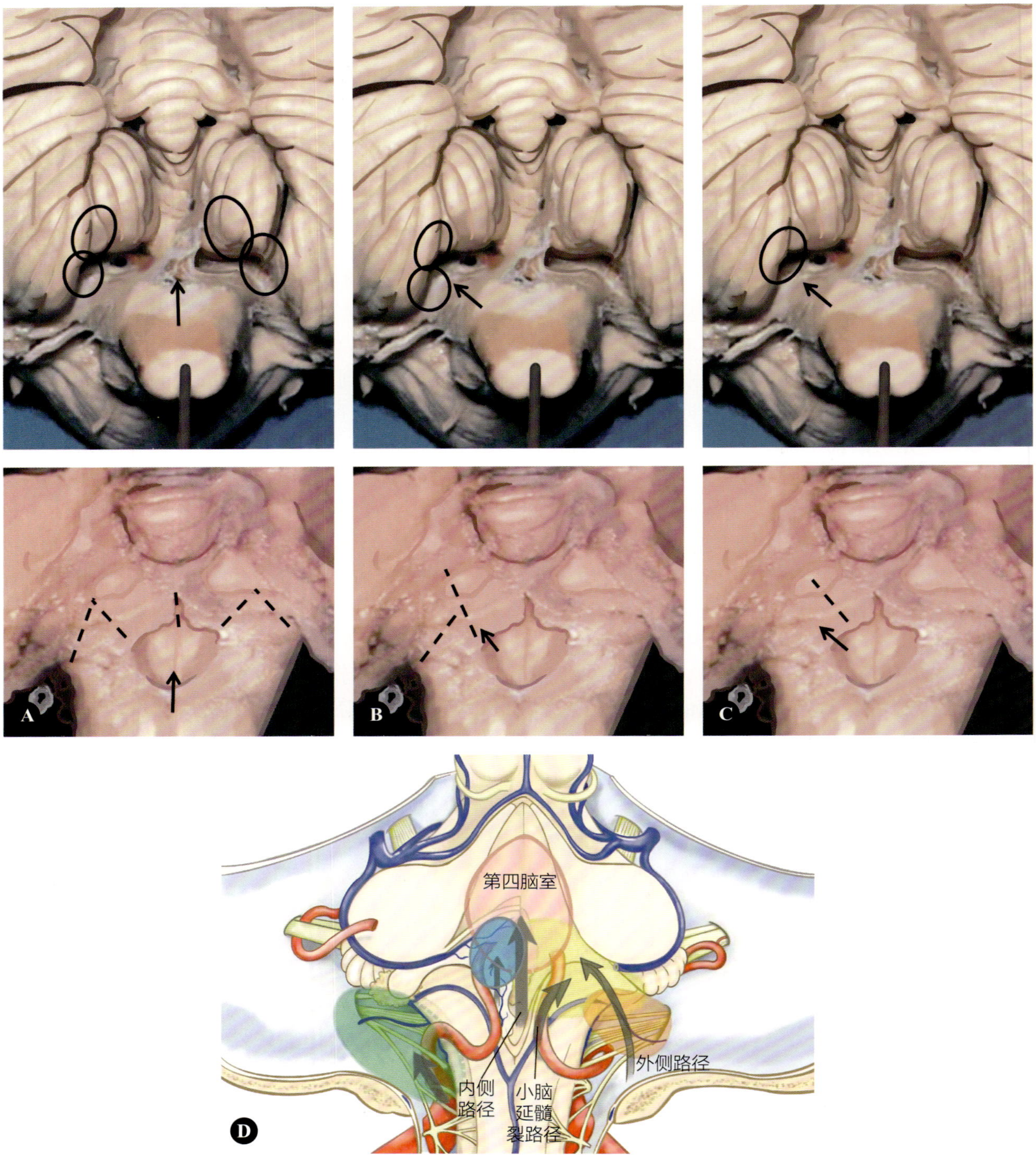

▲ **图 15-16 显示 3 种类型的 CMF 打开方法**

A. 广泛型；B. 侧壁型；C. 侧隐窝型；D. 经 CMF 的内侧和外侧入路显露的 4 个区域示意图。CMF 内侧病变（脑室外，蓝色区）、第四脑室内病变（粉红色）、延伸至 CMF 和小脑延髓池的病变（黄色和橙色区）和纯小脑延髓池病变（在 CMF 外的脑桥小脑三角下部，绿色区）

露 PICA 及其远端扁桃体支和皮质支，牵开 0.4cm（SD ± 0.2cm）可显露第Ⅺ对脑神经脊髓根，牵开 0.9cm（SD ± 0.01cm）可显露舌下神经管，而牵开 1.3cm（SD ± 0.2cm）显露舌咽神经根出脑干区，牵开 1.6cm（SD ± 0.3cm）可显露颈静脉孔（JF），牵开 2.4cm（SD ± 0.2cm）可显露内耳道（IAC）。

(5) 小脑切口。根据肿瘤主体所在位置、已显露的位置或最靠近小脑表面的位置，在小脑表面做切口显露肿瘤，切口的位置可以包括：①通过蚓部中线的垂直切口；②通过蚓部边缘与小脑半球交界处的垂直切口；③小脑半球内侧平行于沟回的水平切口；④通过第四脑室中孔显露。

(6) 小脑下后动脉保护。解剖小脑延髓裂时，需要准确辨认和保护小脑下后动脉（PICA）的主干和分支，尤其是和它有关的血管襻。注意的是 PICA 变异性较大，需要仔细辨认，可将血管连同扁桃体一起牵开加以保护，特别注意进入脑干的细小动脉穿支，不可轻易离断；对于参与肿瘤壁供血的血管，应在延髓小脑之间靠近血管入小脑处或靠近肿瘤壁离断。

（四）肿瘤切除的技巧

1. 显露肿瘤与正确判定肿瘤性质　蛛网膜打开后，显微镜的角度应向大脑大静脉腹侧转动 10°～20°，转到第三脑室的前部方向。然后电凝肿瘤包膜，十字切开包膜做囊内切除，并多处取标本行冰冻切片病理检查。由于松果体区可发生多种性质不同的肿瘤，有时病理诊断会非常困难。克服的方法：①尽可能多取标本；②尽量避免标本电凝。肉眼所见肿瘤的特性对诊断也很有帮助，更重要的是可在术中判断肿瘤可能切除的范围。

(1) 畸胎瘤：有形成灰黄色包膜的倾向，内含软骨、钙化物、骨头、毛发或皮样囊肿或表皮样囊肿内见到的皮脂样物。

(2) 松果体细胞瘤：有侵蚀倾向，包膜形成不良。

(3) 星形细胞瘤：起源于小脑毛细胞型星形细胞的低度恶性星形细胞瘤几乎都伴有巨大囊性变，有的甚至起源于松果体本身的胶质细胞，一旦囊腔减压，肿瘤比较容易从周围结构中分离切除。相反，起源于中脑背侧低度恶性的实质性星形细胞瘤，质软，呈黄灰色，通常为浸润性，肿瘤全切几乎不可避免地损伤脑干。

(4) 胶质母细胞瘤和间变性星形细胞瘤：质软、血供丰富并伴有部分坏死。

2. 肿瘤切除的原则　根据病变的大小和类型，在后组脑神经的根之间进行显微外科肿瘤切除，并从周围神经结构中剥离。远端 PICA 动脉瘤夹闭术可通过椎动脉硬脑膜入口进行近端控制。

(1) 需遵循的原则：遵循瘤内减压、离断肿瘤基底，再分离肿瘤的原则。分离肿瘤与邻近小脑下后动脉时，要确定瘤周的血管是供瘤血管或旁路血管，分离其与肿瘤包膜之间的边界时要特别小心。肿瘤囊内切除应尽可能彻底，待肿瘤壁无张力时再分离肿瘤壁（图 15-17）。

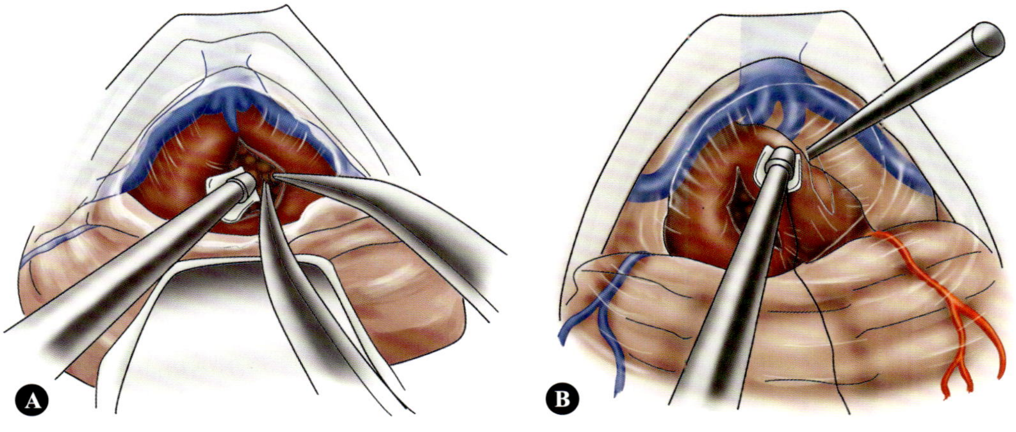

▲图 15-17　肿瘤切除

A. 瘤内减压。辨认清楚肿瘤后，分离肿瘤后壁的蛛网膜，在肿瘤后壁最隆起处切开，行肿瘤内减压；B. 分离肿瘤前壁。肿瘤内充分减压后，沿肿瘤外侧壁逐渐分离肿瘤壁直至肿瘤前壁与静脉系统的粘连

(2) 实时电生理监测下进行：当肿瘤邻近脑干和颅脊神经等重要结构时，最好在术中电生理体感电位等监测下进行。

(3) 保护神经和血管：保护肿瘤周围重要的血管神经，不要轻易电凝未明确责任的血管，尤其是供应脑干的细小动脉。对于粗大的引流静脉更需要加以保护。

(4) 肿瘤基底与粘连处理：对于小脑组织内的肿瘤，有明确边界和供血管时，要尽早处理供血动脉，多沿边界进行分离可达到供血管区加以处理，则肿瘤切除将变得容易；但是当肿瘤较大边界未显露时，则只能先进行瘤内减压，待边界空隙出现之后再进行分离处理。对于枕大孔区肿瘤，往往有供血的基底，遵循瘤内减压，断基底，再切除的原则进行，当肿瘤较小时或基底能明显显露时，则可先断基底再进行肿瘤切除。对于肿瘤与周围神经血管粘连时，采取锐性分离的原则进行，切忌过于牵拉，对于重要结构粘连明显时，宁可残留片状肿瘤也不要强行切除，可避免致命并发症出现。

3. 肿瘤切除的技巧

(1) 质软肿瘤的切除：质地较软的肿瘤可采用吸引器抽吸，CUSA 雾化吸除；质地较硬的肿瘤可采用剪刀、激光、肿瘤钳夹清除。囊内切除后比较容易判断肿瘤是侵蚀性还是非侵蚀性（有包膜），前者主张次全切除以免导致严重后遗症。有包膜的肿瘤行囊内切除后，可先分离肿瘤与脉络膜、大脑大静脉和大脑内静脉之间的粘连和血管，必要时电凝切断。

(2) 控制肿瘤出血：脑膜瘤可直接与脉络膜组织粘连并有其中来的血供。因此，这是手术很危险的区域，一旦出血，止血很困难。控制出血最好的办法是贴敷止血海绵，但坐位时吸收性明胶海绵不易贴敷。

(3) 粘连脑干肿瘤的处理：肿瘤最为困难的部位为中脑背侧与肿瘤粘连的四叠体处，不但该部位对损伤最为敏感，而且也是手术显微镜的死角。解决的方法是将残余肿瘤轻轻向上提起寻找肿瘤界面，也可用牙科镜帮助术者分清结构。

(4) 打通脑脊液循环通道：经此入路切除肿瘤是首要目标，但若脑脊液循环受阻，手术质量会受影响。因此对于第四脑室和脑干背侧的肿瘤手术原则，既要尽量切除肿瘤，又必须要打通脑脊液循环通路。术中由下而上，要依次打通第四脑室正中孔和侧孔，切开下髓帆和脉络膜，要避免术后粘连发生。

(5) 止血要彻底：应尽力避免出血和血块形成，特别是中脑导水管开口处，否则可引起梗阻性脑积水。肿瘤切除后必须严密止血，术后并发瘤床出血最为严重，发生时间可延至术后 10 天。

4. 脑干背侧病变切除原则　处理脑干病灶，要遵循以下原则：①自病变一侧的边缘分离出正常组织边界，用海绵绵片保护；②脑干内中线区域病灶，应严格经后正中沟撑开；③偏离脑干中线病灶，经界沟或病灶距离脑干软膜最薄处进入；④双极电凝器低功率使用或尽量不用，渗血使用止血纤丝填压，彻底止血后取出。

脑干海绵状血管瘤切除，要先将包裹的血肿壁切开吸除减压，再去游离肿瘤边缘，妥善处理供血血管和回流血管。随着切除的进行，工作空间越来越大，因为即使没有牵开器，脑干仍会自然移位。同时，肿瘤可以很容易地被逐渐拉入工作空间。再深入一点，脑干前方的间隙会更大，因为大部分肿瘤已经被切除。

5. 内镜辅助技术　神经内镜与显微镜相比的优势在于，可以近距离观察解剖结构，光照充足，视角宽，并且可以在近距离模式下清晰地显示解剖细节。Toyota 等（2004）应用神经内镜结合枕下开颅术来探查和治疗位于导水管内且与第四脑室密切相关的病变。内镜辅助有以下优点。

(1) 内镜需要的空间比普通显微镜下入路小，因此可以限制脉络膜末端和髓质下膜的切口和小脑扁桃体的牵开。它提供了一个区域的全景图，可以完全看到第四脑室和延髓外侧部分。在不切除寰椎后弓的情况下，基本能满足经膜髓帆入路的内外路径。第四脑室内或颈静脉结节附近的肿瘤通过膜髓帆延伸到第四脑室可以被切除。

(2) 内镜可视化：内镜可以很好地显示小脑半球的下内侧部分、中线蚓部、小脑下后动脉和第四脑室的内部特征。通过 Magendie 孔引入内镜可以很容易地观察到菱形窝底、上髓帆、小脑上脚、中脚和中脑导水管。使用倾斜内镜可以看到脉络膜脑室内表面。内窥辅助小脑延髓裂入路可显示小脑下后动脉分支、Magendie 孔、Obex 孔和脉络膜。单侧切除外侧脉络膜可显露外侧隐窝，从而实现第四脑室的可视化和手术入路。

(3) 内镜辅助联合手术：单侧脉络膜开口需要使用内镜以充分显示对侧的结构。脑室内结构的可视化不需要切除膜髓帆。切除脉络膜的外侧附着处是足够的，通常需要膜髓帆状切开来促进上外侧隐窝的显露。内镜与开放手术同时使用可优化显露和可视化效果，有助于形成完整的外科相关视野，并已被证明对治疗第四脑室复杂的病变特别有益，包括第四脑室孔（包括 Luschka 和 Magendie 孔）的显著解剖变异性以及膜髓帆的位置改变。所需脉络膜切开的范围与 Magendie 孔的口径成反比。与显微镜相比，使用内镜或外窥镜无法实现立体视觉。使用内镜和外窥镜可能有助于术中的手术可视化。与使用显微镜的方法相比，内镜辅助可视化减少了不必要的解剖显露。

（五）围术期的管理要点

围术期注意以下几点，有助于预防并发症和提高疗效：①修补。颅内操作完成后，间断或连续缝合硬脑膜至滴水不漏。如果硬膜张力较高，这并不少见，可用小块肌肉修补缝合。硬脑膜裂开需要用自体材料缝合，如带有纤维蛋白胶的肌肉补片以及纤维蛋白密封剂补片，以防止脑脊液渗漏。②缝合硬脑膜后，骨瓣用钛板牢固固定。③枕下肌肉应按解剖层次逐层关闭。这也有助于避免术后脑脊液漏。④硬膜下最好不放置引流管，以避免术后脑脊液漏。⑤患者术后应放在 ICU 密切观察，头部抬高以降低静脉性出血及假性脑膜膨出的发生。

七、入路的优缺点

（一）枕下后正中入路的优点

1. 枕下后正中入路的基本优点

(1) 通过解剖小脑延髓裂等自然裂隙，减少手术损伤和并发症；精确止血将降低术后脑积水发生的风险。

(2) 利用分离下髓帆和脉络膜，能较好显露四脑室和脑桥延髓背侧病变，牵拉程度轻。

(3) 能很好显露 PICA 主支和细小分支，加以保护。

(4) 根据肿瘤位置大小和显露实际需要去解剖小脑延髓裂，避免过度分离，节约手术时间。应该认真完成硬膜及筋膜的闭合。

(5) 枕下开颅抵小脑扁桃体，第四脑室及脑干背侧提供了极好的经中线通道。借助枕外隆突、枢椎棘突及枕骨大孔等骨性标志进行仔细的解剖定位，利于达成一个正确的手术入路。

2. 枕下后正中入路与 Poppen 入路比较　Krause 入路与 Poppen 入路有许多相同之处，具有 Poppen 入路的基本优点，但对于肿瘤起源于天幕下（主体位于天幕下）并将大脑内静脉和 Galen 静脉向天幕上推挤的病例，采用 Krause 入路更方便，手术可以避开这些结构，同时 Krause 入路较 Poppen 入路更易保证绝对中线，减少了手术难度和危险性。与传统的 Poppen 入路比较，此入路有诸多优点。

(1) 中线或旁正中枕下后正中 – 幕下小脑上入路，达到松果体区位置距离近，容易定位。

(2) 通过体位和小脑重力作用，充分释放脑脊液，小脑塌陷后，结合小脑幕帐篷悬吊技术，手术通路间隙明显增宽。

(3) 病变常位于深静脉之下，脑膜向上悬吊也可致大脑大静脉、大脑内静脉和窦汇等被牵开而得到保护。

(4) 在脑间隙内操作，不会担心幕上入路时枕叶或顶叶牵拉损伤。

3. 小脑延髓裂入路与传统的经蚓部入路　四脑室与脑干背侧病变，传统的手术入路大多采用经小脑蚓部切开甚至切除部分小脑组织，通过牵拉来显露病变，术中损伤小脑脚、齿状核和小脑到达前庭区的纤维，导致术后患者出现共济失调、轮替运动障碍、小脑性缄默，影响生存质量。而经小脑延髓裂入路，恰恰是利用正常解剖间隙，可在不损伤或微创的情况下，通过分离小脑延髓裂、脉络膜和下髓帆，再借助肿瘤通道，而顺利达到第四脑室和脑桥、延髓背侧。

（二）枕下后正中入路的缺点

1. 枕下后正中入路的主要局限性

(1) 手术的主要风险之一是在 C_1 椎动脉沟损伤椎动脉。CT 血管造影，磁共振成像（MRI）和动脉造影的应用有助于判断和预防椎动脉损伤。为了减少损伤椎动脉概率，患者一旦摆好公园长椅位后，应避免转动头部。

(2) 枕骨大孔水平的解剖应从中线开始。

(3) 骨膜下向上外侧（枕骨下缘）和下外侧（C_1 后结节上缘）解剖时应格外小心辨认和保护椎动脉，椎动脉可能存在路径变异。

(4) 没有必要清扫血管周围静脉丛，解剖椎动脉时应遵循由近端向远端的顺序，以维持对近端的控制。

(5) 采取适当的护理措施预防损伤臂丛神经。

(6) 不适合切除前位的小肿瘤而无脑干移位的颅颈交界区腹侧型病变。

(7) 术后并发气颅的风险。这可能导致术后头痛和疲劳。因此，在某些情况下，需要更加谨慎和缓慢地释放 CSF。

2. 小脑延髓裂入路的局限性

(1) 此入路需要有娴熟的显微手术技巧，对 PICA 辨认和保护，对脑干等重要结构的保护，是手术成功的保障。

(2) 第四脑室巨大肿瘤，尤其肿瘤上极超出导水管开口时，显露有困难，多需联合小脑蚓部入路。

(3) 第四脑室上外侧隐窝显露不佳，需切除扁桃体和部分二腹叶。

(4) 小脑延髓裂入路虽然不切开蚓部，但术后小脑性缄默发生率也不低，甚至高达 30%，这可能与术中不当牵拉损伤有关。

3. 天幕下小脑上入路的缺点

(1) 当肿瘤较大超出天幕切迹以上，显露有困难。

(2) 取坐位手术时有空气栓塞风险。术中要不断冲水，防止发生空气栓塞。

(3) 术中电凝切断的引流静脉可能导致术后小脑水肿甚至出血。部分病例因显露不佳需切开小脑上蚓部，需电凝小脑表面汇入横窦的桥静脉，但大的桥静脉要注意保护。

(4) 由于小脑幕的存在也阻碍了向侧方和上方的视线，手术视野狭窄，当然这一缺点随着神经内镜锁孔技术的开展，已经不再是难题。

八、注意事项

（一）术前注意事项

1. 详细的术前评估 术前充分了解静脉窦的位置，避免损伤。术前评估是神经外科手术最重要的部分，也是神经外科医生最重要的任务。术前评估不周密，导致手术计划不精准，术中手术区域显露不佳，将会极大地降低手术切除病变的效率。

2. 可靠的术前计划 术前计划不充分，导致的手术区域显露不够，从而导致术野严重受限。导致体位不佳或者开颅显露范围不够，需要切开小脑下蚓部。损伤颈 – 延交界区和小脑延髓裂周围重要的神经血管结构，导致术后神经功能障碍的发生。

3. 选择合适的体位和头位 体位可选择侧俯卧、侧卧或者半坐位。体位摆放需要便于外科医生舒适地操作，同时有利于静脉回流，并保持患者颈部处于正中位置，如果过度屈颈可导致四肢瘫痪。患者体位摆放不当，可能会导致第四脑室显露不佳，病变显露不充分。术中需要牵拉甚至需要切开小脑下蚓部来增加显露范围。术者应亲自行参与患者体位的摆放。

4. 选择正确的切口 切口选择不当，导致术中中线结构辨认不清，开颅时进入枕下深部肌肉群。这将导致不必要的出血、骨窗显露不充分和术后患者不适。

5. 选择合适的入路 颅后窝内中线和中线旁的原发或继发性肿瘤都可以通过枕正中幕下入路进行手术。四脑室内肿瘤推荐膜髓帆入路，优于经小脑蚓部入路。小脑蚓部入路可导致患者出现小脑性缄默，能替代的入路可能会更适合（膜髓帆入路，经皮质入路）。对于大多数病例，单纯打开脉络膜的单侧经膜髓帆入路是足够的，并且应该是首选的，因为它是微创的，并且可以潜在地防止术后缄默症的发生。

（二）开颅注意事项

1. 严格沿中线切开 切开皮肤、皮下组织后，用自动牵开器左右对称地稍做撑开，于切口的上端、枕外隆突的稍下方，最易发现中线，然后逐渐向下分离。这样可确保沿正中分离左右肌肉，以减少出血和对软组织的损伤。

在枕外隆突附近，沿肌筋膜表面稍做分离后，在隆突稍下方，菱形状斜切两侧肌肉，直至颅骨。这样，有利于撑开软组织，以扩大侧上方之显露。另外，自颅骨上游离肌肉时，可使隆突上保留小片肌腱骨膜组织，以便术毕时做三点一线缝合，有利于肌肉组织的良好对合与缝合，减少术后脑脊液漏和皮下积液的机会。分离枕下深部肌群，必须根据项韧带的位置严格沿中线进行。对中线的误判可能进入富含血管的组织，从而引起广泛的出血、骨窗显露不够、术后颈部疼痛和头痛。

2. 钝性分离 术者在颅颈交界区用单极电刀操作时需十分小心，在分离肌肉组织时需避免损伤椎动脉及刺破硬脑膜。建议在这一区域用钝性分离。

在寰枕间隙处，细心分离切除寰枕后膜等所有结缔组织，以充分游离该处硬脑膜。这样，硬脑膜切开时可减少渗血，从而有利于术毕时硬脑膜的原位缝合。

3. *颅骨导静脉的处理*　枕部导静脉的出血可用止血纱布填塞血管。必要时可抬高患者头部（局部静脉压力不低于大气压）。

4. *避免损伤硬膜和静脉窦*　钻孔时损伤枕窦，或开颅时损伤缘窦，导致过多的静脉出血。在静脉窦上操作时形成空气栓塞风险是很大的，术者应对这一并发症引起足够重视。硬脑膜边缘若与颅骨有分离，可将硬脑膜悬吊于骨窗缘。

5. *脑松弛*　打开小脑延髓池，脑脊液释放不充分，便进行颅内操作，将导致术中使用脑压板牵拉而引起术后小脑表面的牵拉性挫伤。

（三）肿瘤切除注意事项

(1) 应根据病变的位置、范围和大小来确定膜髓帆的开口部分和脑室顶部。肿瘤的切除不应以牺牲患者的发病率和死亡率为代价，完全切除第四脑室关键部位的肿瘤。手术中应考虑肿瘤切除、脑脊液循环恢复和脑干功能的保存。

(2) 应选择沿着病变长轴分离进入病变，能最小限度减少对正常脑组织的损伤。

(3) 为了实现一个安全的肿瘤全切除，应该考虑几个方面：在分离膜髓帆的过程中会遇到 PICA 的分支，并且这些动脉应该被小心地保护（除了那些定义明确的肿瘤供血动脉）。如果第四脑室顶水平髓支远端的 PICA 支受损，则可能出现站立或行走障碍和眼球震颤。此外，任何脑干的回流静脉都应该非常小心地处理，尤其是那些靠近栓部的静脉。术中确保第四脑室和导水管通畅，从而缓解梗阻性脑积水。

(4) 应该注意到室管膜瘤有通过脑脊液扩散的趋势，在 3%～15% 的病例中有脑脊液播散。因此，在手术中，应使用脑棉保护枕大池和导水管，以防止肿瘤细胞通过脑室系统扩散。

(5) 避免术中损伤脑干内部结构：损伤颈 – 延交界区重要的神经血管结构、小脑延髓裂和第四脑室等结构，导致术后神经功能障碍。在切除肿瘤的过程中，若损伤菱形窝内结构，导致术后严重的脑神经功能障碍。

(6) 由于肿瘤切除不完全或脑室内积血，导致术后梗阻性脑积水的发生。在这种情况下，内镜下行第三脑室造瘘和暂时脑室内置管引流是必要的。

（四）关颅与注意事项

1. *术毕彻底止血*　术中止血不彻底，术后并发颅内血肿或颅外软组织血肿。术腔止血不彻底，导致术腔积血；或第四脑室内血凝块堵塞中脑导水管，导致术后梗阻性脑积水。

2. *修复硬脑膜缺损*　缝合硬脑膜不严密，导致术后脑脊液漏。硬膜严密缝合，不留死腔，以减少术后脑脊液漏和局部积液。

3. *骨瓣复位与固定*　对于无须进行减压的患者，可将自体颅骨回纳固定，有利于减少脑脊液漏。

4. *原位对合切口分层缝合，消除无效腔*　对于枕后肌肉群，从深部到浅部，采用交叉重叠方法进行缝合，最后于枕骨粗隆处将纵行的肌肉末端缝合于此处预留的菱形筋膜上，可减少脑脊液漏和切口感染。颈部肌肉应该给予轻柔缝合，而筋膜应给予严密缝合。

（五）术后处理与注意事项

(1) 术后患者应在 ICU 监控至少 24h，严密监测生命体征与意识状态。常规在术后 6h 复查头部 CT，了解术区有无出血并及时处理。对于安放有引流管，应根据病情需要妥善控制好引流量，避免脑脊液引流过度导致颅内出血。术后合理镇静镇痛。

(2) 术后应常规行 CT 检查，以评估是否存在颅后窝血肿，小脑水肿，脑积水或者其他潜在的并发症。术后脑积水是常见的并发症之一，紧急情况下可行枕角钻孔释放脑脊液。

(3) 后组脑神经功能障碍：患者不要经口进食（NPO，nothing by mouth）直到有语言治疗师甚至耳鼻喉科医生介入（当怀疑存在后组脑神经损伤时）。咳嗽 / 呕反射弱时，可在术后保留气管插管，直至患者能自我保护气道时拔管。作者比较赞成必要时行气管造口术。

(4) 脑脊液漏发生时，应腰大池引流术应对（有时候在手术开始前便提前腰大池置管），必要时再次探查手术切口。

九、疗效与并发症防治

（一）手术疗效

肿瘤切除、脑脊液循环恢复、脑干功能保存是手术中应考虑的因素。El-Bahy（2005）报道不同类型的第四脑室肿瘤经小脑延髓裂入路切除，术后无小脑缄默症；入路提供了足够的切除途径，肿瘤的切除仅受肿瘤的病理性质和周围神浸润的限制。Qiu 等（2016）报道经小脑延髓裂入路显微外科治疗儿童第四脑室室管膜瘤 26 例，全切除 22 例，未出现缄默症或其他与手术有关的并发症。肿瘤附着于第四脑室底，肿瘤大小大于 4cm，且位于第四脑室上部 1/3 的患者发生次全切除的风险增加。

（二）枕下后正中入路的常见并发症

1. 术中椎动脉及其分支损伤 椎动脉损伤，多发生于开颅处理枕骨大孔或寰椎后弓的过程中，损伤椎动脉可继发脑干或小脑梗死。小脑下后动脉分 5 段，其中延髓扁桃体段和膜髓帆扁桃体段走行在小脑延髓裂，延髓扁桃体段发出穿支和旋支供应延髓后方、侧方，而膜髓帆扁桃体段是最复杂、分支最多的一段。分离延髓扁桃体裂时，小心将扁桃体下极向外上方牵开，而使小脑下后动脉尽可能少受牵拉移位，避免脑干穿支血管受损导致缺血梗死；而在蚓垂扁桃体裂分离时，应将小脑下后动脉及其分支连同小脑扁桃体向外侧方牵开，可以避免损伤形态各异的血管襻。

2. 静脉窦损伤 术中骨瓣成形过程中有损静脉窦的风险；若病变侵袭静脉窦，在清除病变的过程中亦有可能损伤静脉窦，术中需及时修补。

3. 术后小脑水肿 枕后正中入路，特别是采用天幕上小脑上入路时，术中有可能无意中损伤部分引流静脉，术后出现小脑水肿甚至血肿的概率增加，需要及时发现并处理。

4. 术后脑脊液漏

(1) 硬膜闭合不充分或以筋膜缝合疏松，将分别导致术后脑脊液漏及假性脑膜膨出（在颅骨减压时）。脑脊液漏是需要重视的并发症，可继发颅内感染等严重后果。

(2) 术区放置引流可能会增加术后脑脊液漏的风险。

5. 脑积水 术中操作与术中术后积血等多种因素可导致术后出现脑积水。大量失血、颅后窝静脉或静脉窦血栓将导致术后脑积水。Tomasello（2015）报道了分流依赖性脑积水的发生率为 4.5%。

6. 蚓部综合征 经蚓部入路进入第四脑室时，由于切开了蚓部，术后可出现躯干共济失调、步态障碍和头部摆动，称为蚓部综合征。

7. 小脑性缄默

(1) 发生率：经蚓部入路，术后发生小脑缄默症的发生率为 8%～24%。第四脑室广泛受累，采用双侧小脑延髓裂入路，术后出现暂时性缄默的风险有 7.7%。

(2) 发生时间：术后小脑缄默症的发病时间为 4 天至 4 个月。

(3) 发生机制：缄默可能是损伤齿状核和齿状核皮质投射纤维，齿状核的医源性损伤是这一症状的最有可能的原因。齿状核水平以上累及第四脑室顶的病变手术可能损伤小脑上脚；侧隐窝病变的显露则可能损伤小脑下脚；脑桥小脑三角病变手术易损伤小脑中脚。

(4) 常见原因：经蚓部入路切除蚓部或过度牵拉蚓部，损伤齿状核及其皮质投射纤维；单侧经膜髓帆入路通常不会诱发小脑缄默症，是保留蚓部入路的主要优点。与单侧入路相比，双侧经膜髓帆入路具有更大的侵袭性，似乎与术后缄默症的高发生率有关。

（三）预防并发症的措施

1. 术中出血与术后血肿的预防

(1) 减少术中出血的措施：①头部体位须高于心脏平面，可减少静脉性出血。②切开皮肤后须沿中间白线进行分离，可使用电刀。③骨瓣钻孔时，可选择紧靠横窦下方的两侧枕骨各钻一孔，两侧分别用铣刀沿钻孔铣切至枕骨大孔骨质，最后再铣开两钻孔间骨质，若两孔间骨嵴太厚，可用磨钻磨薄后再铣开或咬除，骨瓣游离后，对于枕骨大孔后缘残留的骨质可剥离硬膜后咬除，需要去除寰椎后弓时，要注意保护好椎动脉，两侧后弓咬除不可超过 1.5cm。④枕骨大孔区静脉丛在咬除寰椎后弓时多可能出血，可采取精准电凝明胶压迫止血，有条件也可使用流体明胶，效果较好。

(2) 术后术区血肿防治：①严格循中线分离颈部肌肉组织。枕窦损伤时特别是于儿童，将导致大量静脉性出血。②脑组织的充分松弛对有效的显露至关重要。若脑池中脑脊液释放不充分，将导致小脑的肿胀。③有条件可进行颅内压监测。胸部下垫凝胶卷，使腹部悬空，可降低静脉压力及减少出血。④早期发现颅内出血，有手术指征时需要及时清除血肿。⑤术后尽量在神经监护室进行严密监测，包括患者生命体征、神志、肢体活动等情况，一旦异常，及时复查头部CT。⑥必要镇痛与镇静，减少躁动导致血压增高致术后出血。

2. 椎动脉损伤防范　枕下后正中入路不需要髁状突切除，所以有限的骨切除可以保持颅颈的稳定性。根据有限的骨切除量，在C_1切除术中一般不会损伤颅外椎动脉。早期硬膜内椎动脉显示使更多外侧骨切除更安全。在肿瘤切除前，通过C形硬脑膜开口可以迅速控制主动脉近端。①处理枕骨大孔与寰椎后弓时，严格按骨膜下分离原则。②咬除后弓时两侧不可超过1.5cm，即后弓向两侧变窄处为椎动脉沟处停止。若须继续显露，必须紧贴骨膜下分离。③椎动脉位于枕骨大孔与寰椎后弓间隙的静脉丛内，故此处若发生明显的静脉丛出血，即不要再往里显露。

3. 术后脑脊液漏预防和处理

(1) 枕外粗隆处肌腱筋膜要留一部分，便于关颅时将肌肉原位对合，同时也可严密封闭切口。

(2) 切口内肌肉各层要重叠交叉间断缝合，不留过大间隙。

(3) 硬脑膜剪开需根据病变的需要，避免大范围广泛敞开。单侧硬脑膜开放可以促进一期硬脑膜水密性闭合，从而防止脑脊液渗漏。

(4) 硬脑膜缺损采用人工硬脑膜缝合时，要达到水密缝合。必要时可使用生物蛋白胶粘合缝合处；颅后窝手术有较高的术后脑脊液渗漏风险。为了减少这种危险，防水硬脑膜闭合是强制性的，可吸收的密封应用可能会有帮助。

(5) 术后切口适当加压包扎，减少颈肌间隙而积液。

4. 脑干损伤

(1) 脑干直接手术，需在电生理监测下进行。脑干功能的神经生理学监测是强制性的。当电位正常化时，手术可以重新开始。医生就必须不断地了解其电位状态，并根据其进行相应的操作。

(2) 脑干进行肿瘤内减压，避免过度牵拉脑干；脑干内电凝需采用低电流电凝，持续灌洗可减少脑干损伤。

(3) 早期齿状韧带切除术是减少脑干牵张损伤的有效方法。

5. 小脑水肿的防治

(1) 尽可能保留天幕与小脑上表面之间的桥静脉，尤其是外侧桥静脉，切断多根桥静脉可导致术后小脑梗死和出血的风险；避免损伤大脑内静脉和基底静脉，以免引起丘脑静脉性梗死。

(2) 硬膜切开时，如果小脑过度肿胀，可给予甘露醇或过度换气降低颅压，并迅速进行瘤内减压。可以打开小脑延髓池释放脑脊液，也可进行侧脑室枕角穿刺引流。

(3) 在枕下开颅减压术中，打开颅骨时如果考虑术后很可能出现脑膨出、脑水肿，骨瓣最好是扩大减压至枕骨大孔。

6. 脑积水防治

(1) 术中操作尽量减少对小脑组织牵拉性损伤，保护引流静脉，减少术后小脑肿胀。

(2) 术中操作尽量保持术野清晰，及时清除积血，关闭硬脑膜前需清理术区积血，尤其是第四脑室与导水管开口、外侧孔。

(3) 术前有脑积水者，可提前或术中进行脑室外引流，术后保留数天待小脑水肿消退后拔除。

(4) 术中要充分止血，但要避免止血纱布因脑脊液流动滑入第三脑室阻塞导水管而出现脑积水。

（陈立华　冯金周）

第 16 章　经鼻蝶颅底手术入路

一、背景

由于神经血管穿行颅底，加上位置较深，颅底脑膜瘤手术相对较困难，手术切除肿瘤一直具有较大挑战性，特别是鞍区及岩斜区脑膜瘤。嗅沟脑膜瘤和蝶骨平台脑膜瘤位于前颅底、中线、额蝶骨缝处，占颅内脑膜瘤的 8%～18%，它们通常进展缓慢，患者多有嗅觉减退甚至丧失，部分患者因为肿瘤较大，或出现瘤周水肿，出现额叶受累相关症状。肿瘤向鞍结节方向发展，视神经受压会出现视力下降等症状。鞍结节脑膜瘤，占所有颅内脑膜瘤的 3%～10%，肿瘤瘤蒂源于鞍结节、交叉沟和蝶骨缘，肿瘤早期可以无任何症状，因为压迫视交叉 / 神经或肿瘤长入视神经管，患者会出现进行性视力下降等表现，因此相较于颅底其他部位脑膜瘤，鞍结节脑膜瘤容易在早期被发现，得以诊断。岩斜区脑膜瘤可以表现为脑神经、小脑和脑干受压所致的特异性临床症状。也可因肿瘤占位或梗阻性脑积水，呈现颅内压增高所致的非特异性临床症状。

颅底脑膜瘤手术入路众多，内镜下经鼻入路是近年来新的手术方式，其中以鞍结节脑膜瘤为代表。本节主要以鞍结节脑膜瘤为代表，分享内镜经鼻入路颅底脑膜瘤切除手术的经验（图 16–1）。

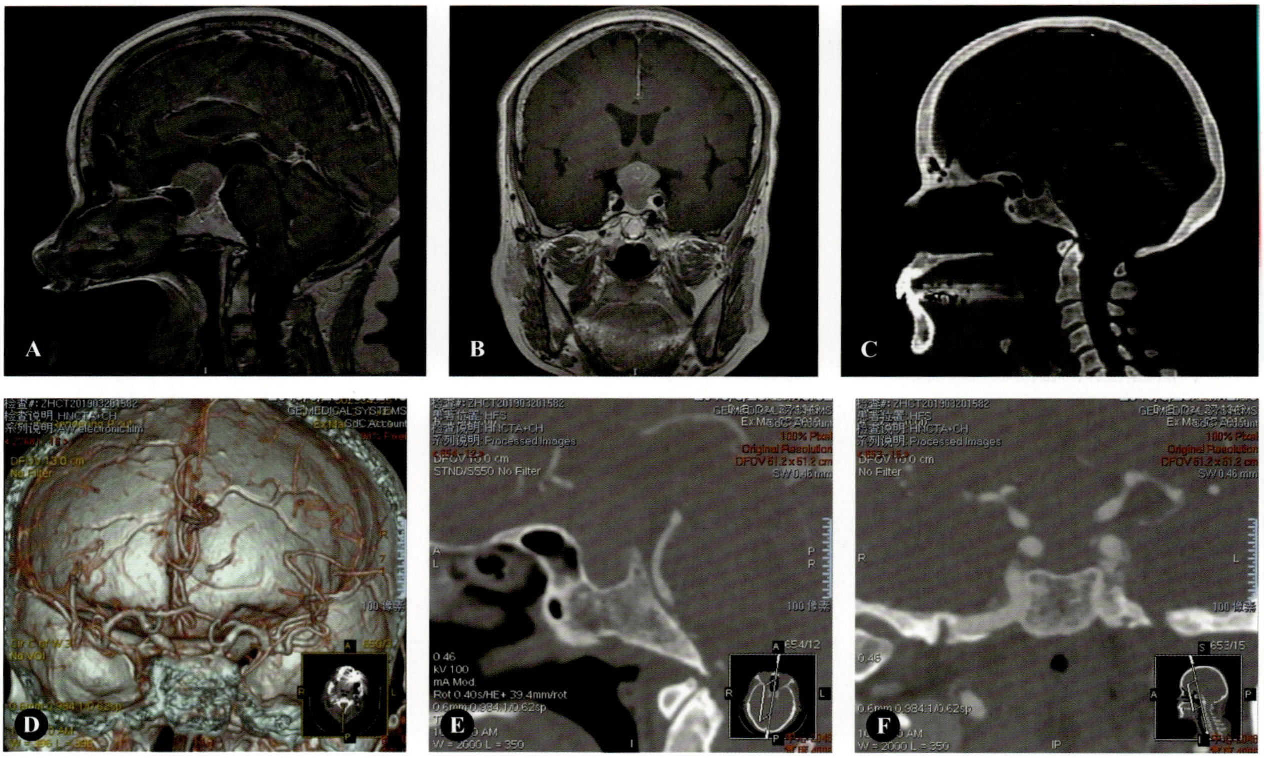

▲ 图 16–1　术前 MRI 和 CT 详细了解肿瘤大小、蝶窦气化情况、有无颅底骨质增生，以及肿瘤跟双侧颈内动脉、大脑前动脉及前动脉复合体之间的关系

鞍结节脑膜瘤传统的手术入路包括经额下入路（经单侧或双侧）、经额外侧入路、经额底－纵裂入路、经翼点入路及经眶上锁孔入路等。近年来，随着神经内镜技术的快速发展，越来越多的颅底神经外科医生尝试内镜下经鼻入路切除鞍结节脑膜瘤。内镜经鼻切除鞍结节脑膜瘤的主要优势体现在：手术早期可以阻断肿瘤血供，从而极大减少术中出血；手术磨除 / 切除颅底受累骨质和硬脑膜，达到 Simpson Ⅰ级切除；不需要从视神经、视交叉、颅底大动脉之间形成的间隙中手术操作，减少了对血管、神经和脑组织的牵拉和损伤；对切除长入视神经管内的肿瘤变得相对容易，而该部分肿瘤是开颅手术入路，因为视角盲区，处理非常困难，特别是同侧视神经管内侧部分肿瘤。然而，内镜扩大经鼻切除鞍结节脑膜瘤主要缺点有：由于大面积的颅底骨质、硬膜缺损，颅底重建面临巨大的挑战，一旦脑脊液漏、严重颅内感染往往会导致灾难性的后果；虽然是扩大经鼻入路，但术中对颅底中线两旁的显露仍然受到双侧海绵窦、颈内动脉及视神经的限制。对于向侧方延伸到神经、血管外侧，甚至包绕颈内动脉的肿瘤，由于操作空间狭窄、内镜下止血工具的不足因而使内镜经鼻入路受到明显限制；对于肿瘤匍匐生长，因为显露的局限，内镜下处理脑膜“尾征”比较困难；因为扩大经鼻，术毕通常采用带血管蒂鼻中隔黏膜瓣行颅底重建，因此，术后鼻腔大面积鼻黏膜缺损、骨裸露，会导致鼻腔并发症发生。

考虑到内镜经鼻狭长的手术通道、手术器械的受限、术后脑脊液漏风险的存在等因素。术前详细的评估，选择适合病例至关重要。蝶窦气化、肿瘤大小、肿瘤主体是否居中、向侧方延伸的程度、对颅底动脉无包绕、钙化程度、瘤周脑组织是否水肿、鼻腔条件及患者术后依从性等是选择内镜经鼻手术入路的重要因素。

二、神经内镜扩大经鼻入路手术步骤

（一）术前准备

1. *体位*　患者仰卧，头高足低位（30° 左右）。面部向术者偏转 5°～10°。

2. *麻醉插管*　全麻诱导后，经口插管，气管导管固定在左侧口角，可不要牙垫。

3. *消毒*　神经导航注册，常规稀碘伏灌洗双侧鼻腔，消毒面部后铺巾。

（二）入路显露

1. *入路显露*　稀释后的肾上腺素棉片收缩双侧鼻腔黏膜。通常选择经右鼻入路。常规切除右侧中鼻甲，可一并切除后筛；并将左侧中鼻甲向侧方移位。通常在右侧制作带血管蒂鼻中隔黏膜瓣（Hadad-Bassagasteguy Flap 黏膜瓣）并将黏膜瓣置于后鼻孔备用。

切除鼻中隔后部及底部黏膜，形成经双鼻孔入路。显露蝶窦前壁，磨除或切除蝶窦前壁包括蝶嘴。为充分显露，部分病例可切除上鼻甲，以完全敞开蝶窦。打开双侧后筛，显露蝶骨平台后部并清除黏膜。需要注意，过度地切除鼻腔顶部的黏膜及电凝会导致术后嗅觉减退甚至缺失。蝶窦和后筛的黏膜必须清除干净，否则容易在黏膜瓣下方形成黏液囊肿。

切除蝶窦内骨性分隔，清除蝶窦黏膜。辨认颅底相关骨性解剖标志：鞍底、鞍结节、鞍结节隐窝、斜坡隐窝、斜坡、双侧颈内动脉隆起、双侧视神经管、双侧视神经－颈内动脉内外侧隐窝（OCR）、双侧颈内动脉隆突、蝶骨平台后部等。对于颅底解剖标志不明显的病例，可在神经导航的帮助下确认。

2. *磨除颅底骨质*　高速金刚砂磨钻磨除术区骨质，以鞍结节为中心，向前方至蝶骨平台后缘，向下后方至斜坡隐窝，两侧至内侧视神经－颈内动脉隐窝（mOCR）。根据术前影像学评估（肿瘤延伸的范围），个体化磨除骨窗范围，骨质磨除的范围，尽量包括肿瘤基底。如肿瘤自鞍结节延至鞍内，鞍底可充分磨除；如肿瘤长入视神经管，则需磨除视神经管骨质。部分病例可能因骨质增生导致骨质渗血增多，可用骨蜡或流体明胶控制。如肿瘤已侵犯颅底骨质，术中需尽可能切除受累骨质，以避免肿瘤残留导致复发。初学者最容易出现骨窗显露不够。其后果是手术过程中因为肿瘤显露不好，视野受限，从而盲目拖拽肿瘤，导致危险发生（图 16–2）。

3. *颅底硬膜的处理*　颅底硬膜可以用双极电凝止血以尽量阻断肿瘤血供，海绵间窦通常因为肿瘤侵犯被封闭。海绵间窦及海绵窦出血，可以用流体明胶或明胶压迫止血。

（三）肿瘤切除

1. *瘤内减压*　瘤内减压一般从中心开始，根据

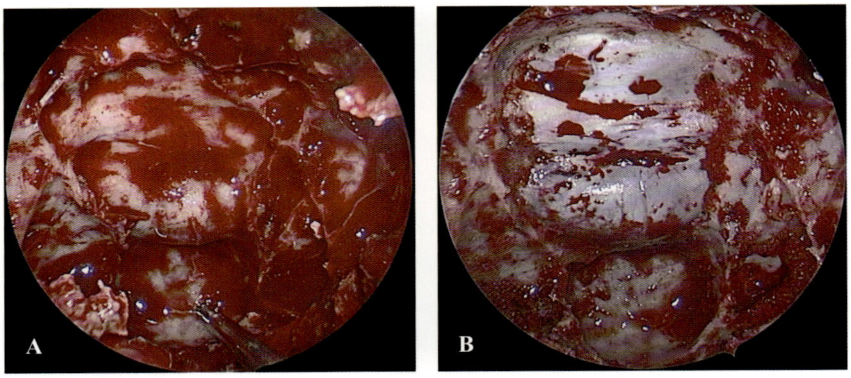

◀图 16-2 颅底结构的显露和识别

肿瘤质地，可以是使用双吸引器和（或）超声吸引刀（CUSA）进行瘤内充分减压，分块切除肿瘤。

2. 寻找肿瘤边界　随着瘤内分块减压，肿瘤体积的缩小，可以开始寻找肿瘤边界。根据作者经验，可以采取“前 – 下 – 两侧”的顺序。

(1) 前界：首先从肿瘤前方寻找边界的好处在于：①前方相对远离神经血管，仅仅需要注意对肿瘤上方的额叶直回的保护，因此操作相对容易；②一旦从前方找到肿瘤边界，易于从肿瘤的顶部（包膜外）安全寻找到视交叉和前动脉复合体，直视下初步了解肿瘤上极跟血管神经的关系；③在直视肿瘤上方血管神经并保护下，进一步“安全”减瘤，从肿瘤顶部包膜外向双侧方分离显露出双侧颈内动脉。

(2) 后界：在显露肿瘤后界并进一步切除肿瘤过程中，钝性及锐性分离肿瘤跟鞍隔、垂体柄、垂体及垂体上动脉分支之间的粘连。如肿瘤基地累及鞍隔，需切除受累的鞍隔。注意对正常垂体腺、被肿瘤推挤移位的垂体柄，以及垂体上动脉视交叉、垂体柄分支的保护。

(3) 侧方边界：随着肿瘤上界的显露及骨窗中央部位肿瘤的减瘤。两侧的肿瘤可以被向中间牵拉予以切除。此时切忌盲目、粗暴拉拽，注意观察肿瘤包膜是否有来自后交通动脉的细小分支。如果肿瘤侧方超出骨窗边界，30° 内镜可以帮助术者看清肿瘤侧方跟血管神经之间的关系。如果肿瘤长入视神经管，需打开视神经管，切除肿瘤，彻底视神经减压。切开视神经管硬膜时需注意眼动脉的走行，避免其损伤。超声多普勒可以帮助定位眼动脉。

(4) 上界：经过充分的减瘤以及从肿瘤前界、后界及双侧的分离显露，肿瘤体积逐渐缩小。对于肿瘤较大，包裹前动脉 A_1 段和（或）前动脉复合体的病例。在手术减瘤阶段，切忌拉拽肿瘤导致血管损伤引起难以控制的大出血。强调“原位减瘤”及锐性分离。对于包裹动脉，难以分离的肿瘤部分，不必强行全切，避免血管损伤引起严重后果。

3. 残端 / 脑膜尾征的处理　切除瘤体后，沿硬膜窗口缘电灼四周硬膜。对于匍匐生长、向颅底特别是侧方延伸较远的鞍结节脑膜瘤，处理“尾征”是内镜经鼻入路的劣势。术前影像学的详细评估、沿“尾征”延伸方向的扩大显露、角度镜和带角度器械的使用是处理“脑膜尾征”的重要措施（图 16–3）。

4. 颅底重建　针对鞍结节脑膜瘤术后颅底重建，不同学者提出了各种颅底重建的方法。

(1)“带血管蒂鼻中隔黏膜瓣技术”：该技术由 Hadad 于 2006 年提出，采用带蒂黏膜瓣联合阔筋膜很好地解决了术后脑脊液瘤的问题。改修补方法具有黏膜瓣面积大、厚，易分离、适用范围广、血供好等优点，是目前被广泛采用的扩大经鼻的颅底重建方法。但该方法仅仅对颅底进行“膜性”重建，难以提供强有力的支撑，对于颅底缺损大的病例，改方法有一定局限性。术后脑脊液的搏动冲击易造成渗漏，导致修补失败。同时，由于鼻黏膜瓣转移，术后因大面积鼻黏膜缺如和骨裸露导致鼻腔并发症。

(2)“Gasket-Seal 技术”：采用自体脂肪填塞瘤床无效腔，自体筋膜瓣覆盖，再用硬性支撑放置在骨性缺损与硬膜间。该技术能够提供“硬性”支撑，但对于不规则的颅底缺损很难形成可靠的封闭；而且硬性支撑物边缘的嵌入容易对颈内动脉、视神经等形成卡压，可能导致严重后果；此外，脂肪、筋

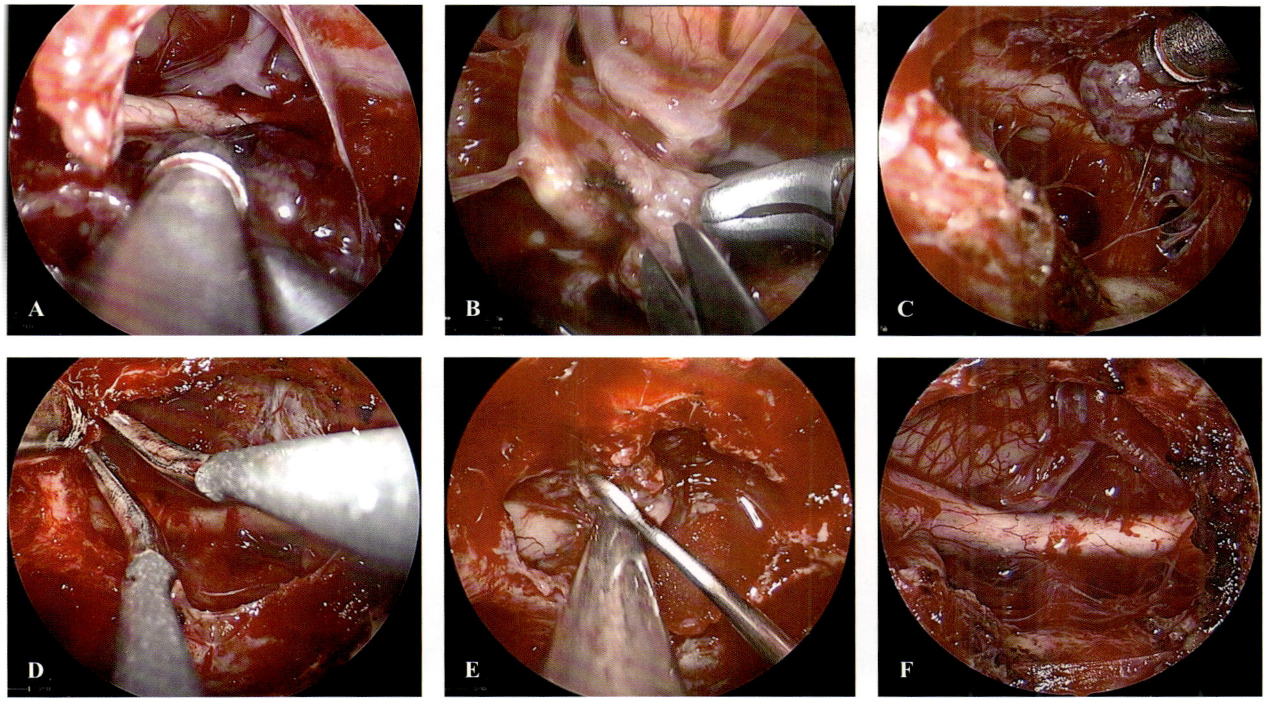

▲ 图 16–3　肿瘤前界、后界、侧界的显露（A、B、C），角度器械的使用（D）及肿瘤上界与前动脉复合体粘连的锐性分离（E）。切除肿瘤后颅底结构的显示视神经、视交叉、垂体柄、双侧颈内动脉及前动脉（F）

膜过度填塞可能导致神经、血管受压。

(3) 硬脑膜缝合技术：取大小合适的阔筋膜，采用连续缝合的方法修补颅底硬膜缺损。不仅能够迅速封闭硬膜漏口，而且能够提供强有力的支撑，以抵抗脑脊液的冲击。该方法不足在于由于鼻腔空间狭窄，缺乏专门的缝合器械，硬膜缝合对术者操作技术要求较高、耗时较长。

虽然颅底重建的方法多，但多层重建是内镜经鼻颅底手术颅底重建的基本原则。充分利用多种材料的不同特性，分隔和封闭颅底，避免术后脑脊液漏和颅内感染，随着修补材料瘢痕化，成为颅底组织的一部分，达到颅底重建的目的。

5. 修补材料的支撑　对修补材料的支撑，是确保黏膜瓣和其他修补材料紧贴颅底，尽快形成粘连，封堵脑脊液漏的重要环节。颅底支撑包括蝶窦内及鼻腔内的支持 / 填塞。蝶窦内填塞非常重要，填塞过度，会导致黏膜瓣受压、缺血，导致愈合延迟，甚至缺血坏死；如果填塞不足，又会导致黏膜瓣不能跟颅底充分贴合，脑脊液漏。作者推荐在蝶窦内采用有弹性的可吸收膨胀海绵（聚亚氨醚酯材料），利用其有弹性、可膨胀、压力均匀、可根据蝶窦大小及形状裁剪和可吸收等优点。有术者使用球囊做支撑，球囊的优点是支撑力量分布均匀，且较柔软，但缺点是目前没有专用球囊，通常用导尿管前端的球囊代替，其质量和安全性无法保证，注水或打气的压力不好掌握。球囊压力不当可引起黏膜坏死，球囊漏气或破裂会导致重建失败。

鼻腔段的填塞既是对蝶窦填塞的进一步支撑、加固，同时也起到压迫止血和防止鼻腔黏膜粘连的作用。临床通常选择纱条类填塞，以碘仿纱条为佳，因其具有良好的抗菌性能，可放置相当长的时间，但碘仿纱条刺激性大，拔除纱条时可引起患者明显的疼痛和不适。部分学者使用膨胀海绵。

三、术后管理

（一）体位管理

术后头部抬高 20°～30° 的体位有助于降低颅内压力，提高患者舒适度。鼓励患者早期下床活动，减少卧床相关深静脉血栓等并发症发生。适度活动还有助于促进患者恢复。但剧烈活动、咳嗽、喷嚏及用力大便需尽量避免。

（二）腰大池置管引流

腰大池持续引流并非术后常规措施，绝大多数患者术后不需要腰大池引流。术后如出现明确脑脊液漏和（或）颅内感染时可以行腰大池置管引流。既可引流感染的脑脊液，方便病原学检查及感染状况评估，也可以有效降低颅内压力，减低脑脊液对缺损处的冲击，促进颅底愈合。腰大池引流量以150～200ml/d为宜。因为引流管有增加颅内感染的风险，因此引流时间不宜过长。脑脊液化验接近正常、鼻腔无明显脑脊液漏后应尽早拔除引流管。同时因患者严格卧床，增加了深静脉血栓、肺部感染及褥疮等并发症的发生。

（三）鼻腔填塞去除时机

有效的鼻腔填塞可以对抗脑脊液对颅底缺损的冲击，避免颅底重建材料移位，促进颅底愈合；同时可以防止鼻腔黏膜渗血和粘连。可吸收膨胀海绵的使用可以避免鼻腔填塞物拔除所造成的疼痛和出血。对于不可吸收的鼻腔填塞，鼻腔填塞物在无明显渗液后5～7天拔除，填塞物拔除后宜早期鼻腔清理，可以明显减少患者术后鼻腔并发症发生。

四、术后脑脊液鼻漏的判断和处理

术后脑脊液鼻漏与鼻腔分泌的黏液往往不易鉴别。对鼻腔溢液应结合液体性状、流量、是否合并颅内积气、是否颅内感染等情况综合判断。如果头颅CT示颅内积气较前增多要高度警惕是否有脑脊液鼻漏。β-转铁蛋白为脑脊液的特异性标志物，如溢液化验阳性，可确诊脑脊液鼻漏。

一旦明确诊断为脑脊液鼻漏，根据脑脊液鼻漏的程度有不同的处理方法。如脑脊液漏流量小，可以先行腰大池置管引流，密切观察脑脊液的性状。如脑脊液鼻漏明显，需尽早经鼻修补，有助于控制感染，减少并发症的发生。

五、术后影像学随访

术后常规随访核磁共振，了解肿瘤是否残留、复发或新生。对手术未能切除的肿瘤，可以辅助伽马刀治疗（图16–4）。

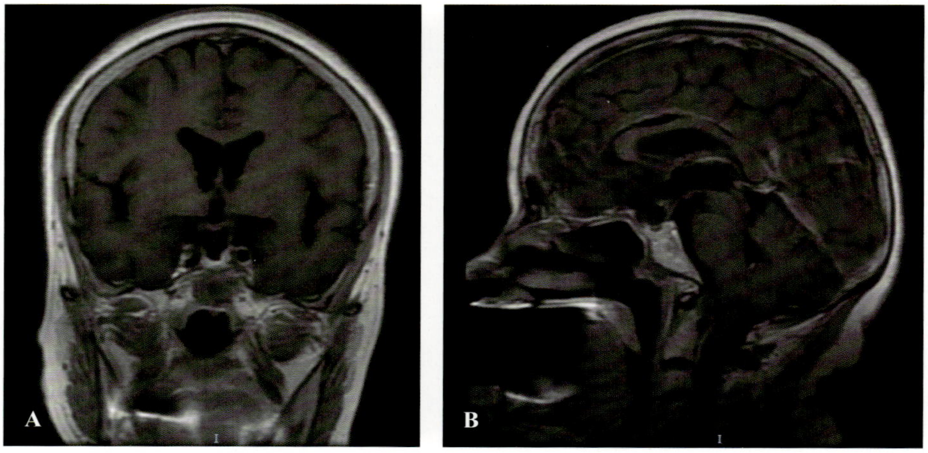

▲ **图16–4　术后常规MRI随访**
A. 冠状位像；B. 矢状位像

（杨　刚）

下 篇

各部位脑膜瘤手术实战技巧

第 17 章 颅底脑膜瘤显微手术技巧 ······ 366
第 18 章 嗅沟脑膜瘤的手术策略 ······ 377
第 19 章 鞍结节脑膜瘤的微创手术治疗 ······ 414
第 20 章 蝶骨嵴脑膜瘤的手术治疗 ······ 459
第 21 章 前床突脑膜瘤的手术治疗 ······ 490
第 22 章 鞍膈脑膜瘤的手术治疗 ······ 520
第 23 章 海绵窦脑膜瘤的微创手术治疗 ······ 535
第 24 章 颅中窝脑膜瘤的手术治疗 ······ 555
第 25 章 岩尖脑膜瘤的手术治疗 ······ 571
第 26 章 岩 – 幕脑膜瘤的显微手术治疗 ······ 583
第 27 章 岩斜区脑膜瘤的手术治疗 ······ 598
第 28 章 脑桥小脑三角脑膜瘤的手术治疗 ······ 633
第 29 章 Meckel 腔脑膜瘤的手术要点 ······ 645
第 30 章 内耳道脑膜瘤的手术要点 ······ 662
第 31 章 颈静脉孔区脑膜瘤的手术要点 ······ 686
第 32 章 斜坡脑膜瘤 ······ 716
第 33 章 枕骨大孔区脑膜瘤的手术策略与技巧 ······ 734
第 34 章 颅颈交界区脑膜瘤的显微手术治疗 ······ 769
第 35 章 颅底沟通脑膜瘤 ······ 787

第 17 章　颅底脑膜瘤显微手术技巧

脑膜瘤是神经外科的精髓所在，脑膜瘤治疗的进步反映了神经外科的发展，而神经外科的发展又被最大限度地用于提高脑膜瘤的疗效。脑膜瘤作为一种良性肿瘤，手术切除是获得治愈的前提。1885 年，Durante 成功地全切除首例嗅沟脑膜瘤，开创了脑膜瘤治疗之先河。Cushing 认为“当今外科领域，没有什么能比成功摘除脑膜瘤病灶，且术后患者功能恢复良好更让人为之振奋的了”，成功地诠释了脑膜瘤治疗的目标。

一、流行病学特点

脑膜瘤是最常见的中枢神经系统原发肿瘤，占颅内肿瘤的 13%～26%，颅底脑膜瘤占脑膜瘤的 35%～ 50%，年发病率为 5/10 万，其发病率随年龄增长而增加。颅底脑膜瘤常好发于颅底各区域（图 17–1），大部分属良性，即 WHO Ⅰ级。Sharma 等（2019）报道前颅底脑膜瘤（AFM），占 43.7%；中颅脑膜瘤（MFM），占 32.2%；后颅底脑膜瘤（PFM），只占 24.1%。其中 PFM 患者住院时间长，并发症发生率高。无症状脑膜瘤的线性增长速度为每年 2～4mm。大型、症状性脑膜瘤可能有不同的自然病程和更活跃的生长模式，但因为这部分肿瘤很少未经过治疗，其真正的自然病程尚不清楚。有些肿瘤表现出非线性、指数增长模式，或者根本没有增长，需要强调对未接受治疗患者的影响随诊观察的重要性。Ⅱ级和Ⅲ级肿瘤的自然病程更具有侵袭性，术后 5 年复发率分别约为 50% 和 90%。Ⅱ型脑膜瘤患者 10 年的总体生存率约为 53%，Ⅲ级脑膜瘤约为 0%。

二、术前评估与准备

（一）脑膜瘤的分级

2016 年，WHO 根据脑膜瘤组织学外观将脑膜瘤分为 15 个亚型。根据组织学标准，80% 以上的

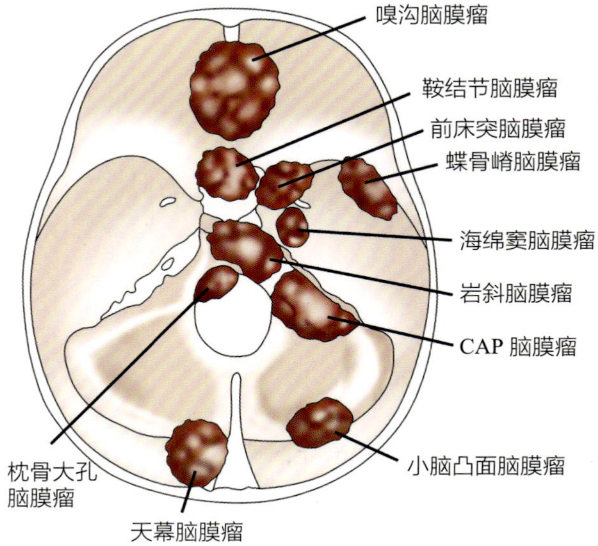

▲ 图 17–1　颅底脑膜瘤常见部位

脑膜瘤为良性肿瘤（Ⅰ级），不典型脑膜瘤（Ⅱ级）占 4%～15%，而恶性脑膜瘤（Ⅲ级）占 1%～3%。在 2004—2010 年美国原发性脑肿瘤队列研究中，良性、不典型和恶性脑膜瘤分别占 94.6%、4.2%、1.2%。世界卫生组织（WHO）2016 年组织学分类，80% 为Ⅰ级，Ⅱ级和Ⅲ级分别为 15% 和 2%。

颅底脑膜瘤的主要困难是肿瘤包绕血管、神经结构，具有较高的致死、致残率。Ⅰ级脑膜瘤经过手术完全切除通常可以治愈，而Ⅱ级、Ⅲ级脑膜瘤具侵袭性，通常需要辅助治疗。

（二）适应证选择

尽管显微颅底外科取得了长足的进展，但是对于颅底脑膜瘤，究竟如何处理，依然有争议：显微手术、内镜手术、放射外科、综合治疗抑或观察？

手术适应证的选择应个体化，并考虑到年龄、术后可能出现的并发症、预期寿命、患者的期望，组织学分级，分子水平因素、肿瘤位置和侵袭范围、肿瘤切除的程度等因素。

微创显微手术是有症状和进展性颅底脑膜瘤的首选治疗方案，手术不仅切除肿瘤减轻肿块占位效应，而且还能迅速改善神经功能，证据来自回顾性病例研究系列。颅底脑膜瘤手术的金标准是完整地切除肿瘤及任何累及硬脑膜或骨质，同时尽量减少神经系统的并发症，以达到长期局部控制或治愈的目的；同时也提供脑膜瘤的组织学类型和分级的诊断。颅底脑膜瘤的手术切除的程度尚没有标准化的方法，决定根治性切除颅底脑膜瘤需要平衡术后神经损伤的风险。采取根治性颅底脑膜瘤切除可获得彻底治愈，但随之而来的是可能导致术后的高并发症发生率和致残率。针对患者具体情况采用最佳的微侵袭颅底外科技术，以达到最好的治疗效果。

小的且严重钙化的、无症状的偶发性脑膜瘤患者不需要任何治疗，但需要长期监测，而大的有引起癫痫或神经功能障碍的症状的脑膜瘤患者需要手术，以及根据组织病理学分级或切除程度，决定是否需要辅助放射治疗或放射外科治疗。对于临床上以早期和多发复发为特点的进袭性（aggressive）脑膜瘤，则需要多模式治疗，结合手术和放射治疗，并在特定的情况下，对难治性（refractory）的肿瘤进行化疗或实验性临床试验。虽然脑膜瘤没有经过批准的药物治疗，一旦所有的手术和放疗方案都用尽了，高级别颅底脑膜瘤的全身系统性治疗，可作为最后的治疗手段，但通常只产生适度的效果。

（三）术前风险评估与准备

1. 按照颅底脑膜瘤的部位评估手术风险

(1) 低风险组：蝶骨嵴中外侧、岩骨后面，属于低风险。

(2) 中度危险：如果肿瘤在嗅沟、蝶骨平台，脑桥小脑三角、枕大孔后部或侧方、乙状窦和横窦旁。

(3) 高风险组：起源于前床突、海绵窦、鞍结节、小脑幕内侧和切迹 、岩骨腹侧、岩斜区、枕大孔前方或前外方。前床突脑膜瘤分为 3 个类型，其中Ⅱ、Ⅲ型和动脉有蛛网膜界面，理论上可以全切除，都应首选手术，不建议放疗和观察。鞍结节脑膜瘤也建议早期手术、不建议放疗和观察。所以，中、高风险组的病例均应提倡早期诊断、早期手术，以便获得最佳的治疗时机。

2. 术前预案

(1) 术前评估包括干预方案的并发症发生率，癫痫和认知功能障碍的可能性，术后的生存质量等，将确保颅底脑膜瘤手术结果。

(2) 具有挑战性的病例和多次复发的病例应该与多学科团队一起进行评估，以取得对最佳治疗方法的共识。

(3) 术前要考虑到术中出现的各种状况，以及其应对措施。

3. 颅底脑膜瘤可切除性与预后分级　将肿瘤及其侵蚀组织彻底切除是防止肿瘤复发的根本措施。Levine 将影响颅底脑膜瘤预后的五个重要因素：肿瘤部位、瘤周水肿程度、脑萎缩程度、神经血管结构包裹情况、血管灌流量的控制技巧，进行评分分级（表 17–1），对颅底脑膜瘤的可切除性和预后有一定的预测作用。

（四）术前准备

1. 应该让患者了解包括外科手术、切除、放射治疗和临床试验在内的所有原发性和复发性疾病的可能的治疗方法选项。

2. 完善术前的各种检查，包括血管的静脉像检查。颞下入路时评估患侧的拉贝静脉入窦位置也很有必要。中线经纵裂入路时，尤其要注意桥静脉对显露的影响，必要时修正切口和入路方向。在术前及开颅时要预见到桥静脉对显露的影响。

三、颅底脑膜瘤手术的基本原则

在不损害神经功能的前提下尽可能全切除肿瘤，保护好脑皮质、脑血管、脑神经，使潜在并发症最少；同时需考虑患者的美容。充分的颅底显露与尽量少地侵犯脑组织是一对矛盾。从总体上说，

表 17–1　颅底脑膜瘤可切除性分级标准（Levine，1999）

项　目	评分内容	出现评分	不出现评分
病史	放射治疗	1	0
影像学检查	包裹血管	1	0
	多颅窝受累	1	0
神经系统检查	动眼神经麻痹	1	0
	三叉神经麻痹	1	0
	展神经麻痹	1	0
合计		6	0

颅底显露已从牵拉、切除脑组织来达到颅底显露的方式，向通过颅底骨质切除（不要盲目追求过多的切除颅底骨质使创伤增大）、自然脑裂和脑池的分离而达目标区的方式转变。

1. 适当磨除颅底骨质，缩短到达颅底脑膜瘤的手术路径，使深部肿瘤变成浅部肿瘤。

2. 充分显露，寻找并打开脑池，有效释放CSF，获得足够的手术操作空间。

3. 优先处理肿瘤基底，去肿瘤血管化。

4. 瘤内取瘤，联合采用超声吸引器、剪刀、取瘤钳，配合吸引器快速进行瘤内减压。

5. 熟悉颅底解剖：颅底脑膜瘤是脑外病灶，病理解剖特点决定了肿瘤与毗邻结构相对清楚。术中要保持肿瘤界面清晰，辨别肿瘤–脑组织界面，保持清晰的、完整的界面，并寻找最大张力点进行解剖分离。

6. 肿瘤壁的分离：采用锐性和钝性分离相结合的原则，在蛛网膜界面、神经血管部位采用锐性分离，肿瘤–脑组织界面可采用钝性分离，根据个体化的原则灵活运用，避免牵拉性损伤。

7. 保护重要的神经血管：穿支动脉，引流静脉和脑神经均应竭尽全力保护。

8. 肿瘤原位切除原则：肿瘤的切除只有一个目的，就是有效地保护毗邻的一切结构，强调肿瘤原位切除，可以避免肿瘤背侧的盲区牵拉造成的损伤，以及肿瘤在瘤腔内大幅度的移位、翻转、挤压毗邻结构，造成意外的损伤。

颅底脑膜瘤如何有效地切除肿瘤，除了要选择恰当的手术适应证和最佳的手术入路，以及足够的肿瘤内减压、获得操作的自由空间、蛛网膜界面分离肿瘤壁、保护肿瘤周围的穿支血管和毗邻的脑神经外，术者要耐心、细心、专注，并竭尽全力专注于手术，才能获得很好的疗效。本书将从每一个具体的颅底脑膜瘤病例开始，详细地诠释颅底脑膜瘤手术的基本要点和各种技巧，使读者能很好地获得对颅底脑膜瘤手术的全新认识。

四、颅底脑膜瘤手术的要点

颅底脑膜瘤手术在技术上具有挑战性，精心的术前计划和细心的解剖分离神经血管，是最大限度地成功减少并发症发病率的必要条件。颅底脑膜瘤有高达90%～96%的全切除术（GTR）率，死亡率为0%～3%，主要的并发症发生率为10%～21%。

1. *肿瘤的显露*

(1) 以“肿瘤的显露”为目标，术前个体化设计手术入路和确定颅骨骨窗的部位和范围，并预先设计好肿瘤切除后颅底重建的方法。

(2) 解剖颅底脑池，充分释放脑脊液，尤其是从前外侧和单侧枕下进行的手术入路。释放侧裂池和枕大池的脑脊液可明显减少脑组织张力，为手术提供充分的操作空间。

2. *肿瘤的分离与切除*

(1) 熟练掌握颅底显微外科技术，正确熟练地使用双极电凝镊、吸引管和剥离子是肿瘤显露技巧的关键。做到一种器械多用，多种器械联合使用。

(2) 利用蛛网膜界面来分离切除肿瘤。若肿瘤已突破周围蛛网膜侵犯邻近组织，手术时要判断重要血管、神经在瘤体内的部位和走行，以避免损伤，可逆行或顺行追踪血管、神经，分离、切除肿瘤。

(3) 尽量锐性分离，切勿牵拉脑组织。肿瘤会破坏正常解剖结构，故术中应时时警惕被移位的重要结构；利用神经刺激和脑干听觉诱发电位等类似监护有利于复杂手术的神经功能保护；重视重要的解剖变异，如有异位起源的眼动脉源于脑膜中动脉，术前选择性血管造影术可明确，颅底脑膜瘤选择手术入路时要恰当，术中应小心，以避免视器并发症。

3. *保护重要结构*

(1) 保护重要的神经和血管结构：保留、修补或重建重要动脉、神经；重视静脉的保护。手术中血管的阻断应局限于供应病变的血管，术者应仔细研究术前数字减影血管造影（DSA）或CT血管造影（CTA）结果了解特定病变的血管解剖；动脉的临时阻断也常用于血供丰富的脑膜瘤切除术中。

(2) 术中神经生理监测：脑神经和脑干诱发电位的监测，可能有助于减少位于重要关键位置的病变的术后神经功能障碍。位于中线区的鞍区、岩斜区、颈静脉孔和枕骨大孔区脑膜常常侵袭颅底骨以及颅底孔道，其内有脑神经的出入，其切除尤为困难。神经电生理监测技术的应用明显提高了神经功能保护率。

Bosnjak（2008）4例鞍区脑膜瘤术中硬膜外电刺激视神经，在打开视神经管和肿瘤切除时记录视觉诱发电位（eVEP），侵入视神经管内的肿瘤，当视神经管减压后，N40波幅较肿瘤切除前上升25%，这种监测视神经的方法安全，并能提供稳定的和实时的对视神经影响的信息。

(3) 改进传统手术方法：在颅底深部使用磨钻磨除诸如前床突、内耳道上结节、颈静脉结节等，常常由于热传导或机械损伤而加重对毗邻区域的损伤。

①器械的改进：超声刮骨刀切除这些骨性结构时，可避免或减轻传统的磨钻技术带来的风险。Chang（2009）回顾性分析45例采用超声刮骨刀切除前床突、视神经管，没有一例术中出现周围神经和血管损伤。

②操作方法的改进：前床突的磨除可以在硬膜外进行，理论上可以减轻骨质磨除过程中的热损伤。Sade（2009）报道31例鞍结节脑膜瘤，77.4%的鞍结节脑膜瘤侵袭视神经管，经硬膜外磨除前床突，打开视神经管切除肿瘤，术侧术后视力改善为78.3%，视力稳定21.7%。

4. *正确把握肿瘤切除的度*　颅底脑膜瘤的切除程度关系到患者的预后及复发，权衡肿瘤全切除和重要神经功能障碍之间的取舍是难题。Sekhar认为颅底良性脑膜瘤应行根治术，必要时将肿瘤与受侵的颈内动脉一起切除，再重建颈内动脉，但技术要求很高。认识到切除的范围对降低复发风险的重要性，神经外科不断涌现出许多新技术，包括超声吸引手术系统（CUSA）、电磁刀、激光刀等，颅底入路、静脉窦重建等。这些新技术的出现预示着根治性手术切除的一个时代的到来。

(1) 残留肿瘤组织不在手术野内：尽管通过肿瘤的囊内切除，一些原先不在手术野内的肿瘤组织在脑搏动或体位的作用下可逐渐显露，但仍然有些残留肿瘤不在手术野内，若牵拉肿瘤包膜有一定阻力，常说明残留肿瘤与脑组织有粘连，不应勉强牵拉。如果肿瘤包膜的纤维成分较少，难以用器械提起残留肿瘤包膜时显露会相当困难，此时也不应盲目地去切除残留肿瘤组织。

(2) 肿瘤分离：①牵拉或分离肿瘤与脑组织界面时患者的生命体征明显紊乱，应及时终止手术。②分离肿瘤与脑组织界面时发现蛛网膜已受累或消失，分离的肿瘤包膜上可发现有胶样化的脑组织粘连。若在此肿瘤周围的脑组织为非功能区组织，进一步手术尚不至于导致术后神经功能障碍；但若邻近脑干或下丘脑组织，进一步分离常致严重后果，应及时终止手术。

(3) 肿瘤侵犯重要血管：肿瘤与重要血管能否进行安全地分离，取决于它们之间是否存在蛛网膜间隙，若在肿瘤边界上看见血管与肿瘤包膜粘连，尤其是肿瘤侵犯重要血管的外膜，试图从血管壁上分离肿瘤是相当危险的。能否全切肿瘤又保留血管，取决于被包裹动脉的粘连程度、术者能否准确判断并解剖出动脉进出肿瘤的部位和瘤体内的走行。

(4) 肿瘤累及重要神经：最为重要的是后组脑神经和支配眼球运动的神经。桥小脑角和颈静脉孔区的脑膜瘤常与后组脑神经关系密切，粘连紧密分离困难时，应残留少量包膜从脑神经上锐性切除肿瘤。对于累及海绵窦内的脑膜瘤，窦内直接行肿瘤切除常致动眼神经的麻痹，因而多采取残留肿瘤行立体定向放疗的方法。但近年海绵窦脑膜瘤直接手术效果明显提高，只要熟知海绵窦的解剖结构，显露和切除窦内肿瘤是完全可以做得到的。

(5) 肿瘤切除程度的分级：脑膜瘤术后常复发，即使是肿瘤完整切除仍难以避免。1967年，Simpson建议脑膜瘤扩大切除，即Simpson Ⅰ级切除，包括完整的肿瘤、受侵犯的硬脑膜和颅骨一并切除，降低术后复发率。Simpson分级作为评估切除范围和预测复发风险的唯一公认的外科方法（表17–2）。即使按世界卫生组织（WHO）的分级，Simpson分级仍可预测复发风险。但缺乏关于Simpson分级按肿瘤部位的标准化分类。

WHO Ⅰ级良性脑膜瘤的切除程度与肿瘤复发的关系明确，肿瘤全切除（Simpson Ⅰ级）时，治愈率可达90%以上。手术切除程度直接影响术后复发率，已是不争的事实。病灶次全切除（Simpson Ⅳ级）时，随访15年以上患者几乎全部复发，其中60%死亡，而多发生于10年内。作者建议，应尽量做到良性脑膜瘤全切除，但是对于手术风险较大、手术后遗症严重的患者，可以适当改变手术策略。

应该承认，并非所有脑膜瘤都能被全切除，外科医生有时受到一些因素影响而不得不残留肿瘤，但是，竭尽全力全切除肿瘤同时保留或提高患者神经功能，应该是外科医生努力追求的目标。相信各

表 17-2 Simpson 分级和切除程度的标准

分 级	定 义	切除程度范围
Ⅰ级	大体全切除肿瘤，硬膜附着处和异常骨质	大体全切除（GTR）
Ⅱ级	大体全切除肿，凝固硬膜附着处	大体全切除（GTR）
Ⅲ级	肿瘤全切除，未切除或凝固硬膜附着处、或硬膜外延伸处（如侵袭或增生的骨质）	大体全切除（GTR）
Ⅳ级	肿瘤部分切除	次全切除（STR）
Ⅴ级	活检	次全切除（STR）

种颅底入路有助于实现这一目标。如果这些入路在初学刚用时有较高的并发症的话，应该改进技术，而不应放弃使用。

五、颅底脑膜瘤的术中注意事项

在追求安全地全切除肿瘤的目标时，不仅要消除肿瘤组织，更要保护并提高患者神经功能和良好的生存质量。

（一）正确选择锁孔入路的适应证

和胶质瘤不同，脑膜瘤只有在符合特定的条件（如无广泛的硬膜尾征侵犯，无周围静脉血管受累等）才适合锁孔开颅。而且肿瘤的最大直径最好≤3cm。

（二）0 级切除

全切除手术并不总是可能的，取决于肿瘤的位置和侵袭周围结构及脑实质的程度，以术后 Simpson 分级为基础，无论组织分级，评估从Ⅰ级（完全性）到Ⅴ级（简单活检）的切除程度以预测在手术后 10 年的症状性复发率，为 10%～100%。以Ⅱ级脑膜瘤为例，Simpson Ⅰ级切除的患者，有一个较长的总体和无进展生存期，总之切除程度影响远期预后。

将受累及的硬脑膜一并切除方可谓 Simpson Ⅰ级切除。为进一步降低凸面脑膜瘤复发率，我们将硬脑膜切除范围扩大至瘤周 2cm。这一“0 级”切除的理论基础是脑膜瘤球状瘤体周围的硬脑膜中隐含有大量脑膜上皮性细胞。颅底脑膜瘤似乎难以达到 0 级切除，但这是我们努力的方向，术中按照神经导航的指引，将术野内所见的脑膜尾征切除。

使用放射疗法治疗手术残留的颅底脑膜瘤病灶，并不能达到长期控制的预期目标，文献报道 75% 的患者复发，56% 出现放疗相关神经系统并发症，放射外科治疗不仅其失败率增加，而且出现放疗失败后肿瘤侵袭性生长的病例。经伽马刀治疗的脑膜瘤患者术后 15 年存活率仅 53%。越来越多的患者在全球许多治疗中心接受肿瘤次全切除再行放射外科治疗，结果令人绝望；他们因为肿瘤生长得更快及转变为更高病理级别而不得不经历多次手术及放射外科治疗。结果是长期受累于不断累加的并发症、巨大的病痛及高昂的保守治疗花费，而失去治愈机会的原因就是第 1 次手术时没有试着或积极争取全切除。

（三）脑膜瘤骨侵蚀的切除

脑膜瘤常侵犯邻近骨组织，影像学表现为骨质破坏或增生。已通过病理学证实，在增生骨质中普遍存在肿瘤细胞，颅中窝是最常被累及的区域。术中连同增生的骨质一起切除则肿瘤切除更完全、复发率更低。骨组织的保守切除是臆断的肿瘤全切除后高复发率的原因，这种情况可见于嗅沟脑膜瘤。骨质侵犯常见于矢状窦旁和蝶骨嵴脑膜瘤，而这 2 个区域脑膜瘤也具有高复发率。治疗这些部位的脑膜瘤时需要同时全部切除增生的骨质。

（四）病理解剖与蛛网膜内分离

Cushing 提出肿瘤的起源部位是脑膜瘤分类的基础，这是理解肿瘤对神经血管结构推挤、包裹和粘连等病理解剖学之关键；对手术干预及其预后也有深远影响。多层蛛网膜的存在有利于安全分离神经血管结构，即使其被瘤体所包裹。换言之，颅底脑膜瘤手术实为蛛网膜内手术。双层蛛网膜的存在有利于肿瘤切除，同时可保护神经血管结构，包括穿动脉、静脉和神经根丝，如前床突脑膜瘤。颅底脑膜瘤与周围结构的关系，分为Ⅰ、Ⅱ、Ⅲ三型，每型肿瘤手术难点不同，但均能全切除肿瘤并达到良好预后。这种分类的重要依据就是肿瘤和血管之间是否存在蛛网膜界面。蛛网膜界面是否存在，取决于肿瘤起源的部位及肿瘤与颈动脉池外的很短的硬膜内颈动脉段的关系（图 17-2）。同样的原则不仅适用于岩斜区肿瘤的分类（图 17-3），而且对评定肿瘤切除程度、并发症发生率及手术入路等均有重要作用。

（五）静脉窦的处理

1. 保守切除，残留静脉窦内肿瘤　随着高分辨率影像和立体定向放射外科的发展，有作者建议不再追求彻底切除脑膜瘤侵犯静脉窦内的肿瘤。对于侵入上矢状窦壁而没有影响窦通畅的肿瘤，只切除静脉窦外的肿瘤，然后定期 MRI/MRA 随访静脉窦内残留的肿瘤。如果在随访的期间出现肿瘤生长，建议在再次手术切除前先进行放射外科治疗。

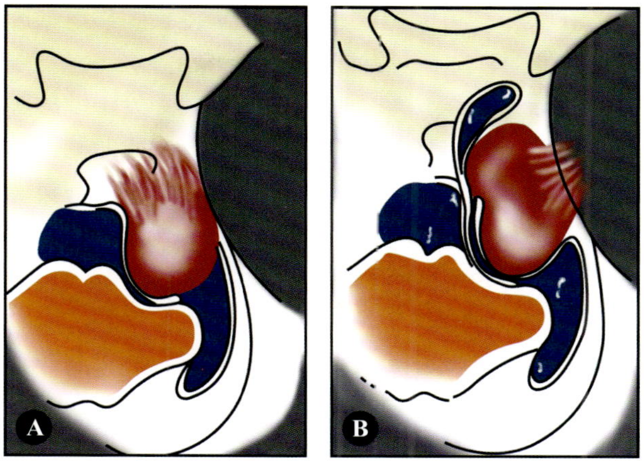

▲ 图 17-3　岩斜脑膜瘤示意，其起源位置不同，但仅相距数毫米

A. 内侧起源的肿瘤，肿瘤与脑干间仅有一层桥前池蛛网膜，易粘连，难切除；B. 稍外侧起源的肿瘤，桥前池、环池、脚间池有多层蛛网膜，可行蛛网膜内分离

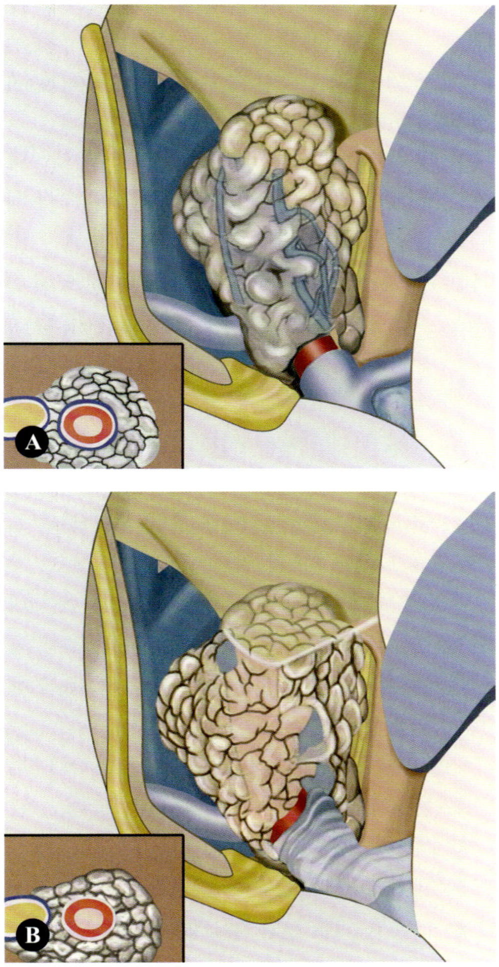

▲ 图 17-2　前床突脑膜瘤示意

A. 肿瘤包裹颈动脉及其分支，但因存在蛛网膜界面，故仍能将其全切除；B. 肿瘤起源于颈动脉池近端，肿瘤直接附着于动脉外膜

2. 静脉窦探查　已有文献描述静脉窦切除的探查和重建，文献报道有几种不同的静脉窦修补技术及获得不同结果。静脉窦内肿瘤体积在术前影像和术中所见会存在着差异。因为这个原因，一些作者推荐在所有侵犯静脉窦的肿瘤病例中通过在窦壁上切一小口来常规探查静脉窦。静脉窦切开过程中在窦腔内和毗邻的静脉开口内塞入小团棉花状止血材料（速即纱，Ethicon）有助于控制出血。可使用补片或旁路分流重建静脉。推荐使用细的不可吸收缝合线（如 Prolene 8–0）来固定移植物或补片。补片可取自自体如骨膜、阔筋膜或颞肌筋膜。

3. 静脉窦连同堵塞的肿瘤一并切除　完全堵塞静脉窦的肿瘤，通常随着时间推移可形成侧支静脉吻合网。在这种情况下，在详细评估这些侧支静脉之后，切除闭塞的静脉窦，同时在术中应保护这些侧支静脉。被包裹的静脉窦的近端和远端先用粗的丝线结扎，然后从一端沿着肿瘤的边缘向另一端切开窦壁。

4. 一期修复和移植　对于只侵犯静脉窦外侧隐窝的肿瘤，行静脉窦“边缘切除”，包括切除被肿瘤侵犯的窦外侧的角。紧接着沿将要被切除的静脉窦上间隔 5mm 穿 3–0 的薇乔（Vicryl）缝线。保留两端的缝线；保留足够长的线尾并用 Kocher 钳夹住。在操作结束时用这些缝合线来将硬膜移植物固定至静脉窦以完成硬脑膜的闭合。

对于追求全切除（GTR）的浸润部分窦壁的肿瘤，可以通过自体静脉移植来重建一侧或两侧静脉窦壁，静脉通常取自隐静脉复合体。对于小的窦壁缺损，如果剩余的窦壁足够稳定并能保持窦通畅，可以通过移植游离的隐静脉片进行无张力修补；或者可以翻转硬脑膜瓣，然后在前方、后方和上方缝合重建静脉窦侧壁。对于已影响窦壁两侧但静脉窦未完全闭塞的肿瘤，仔细保护未受侵犯的窦壁，在切除受侵犯的窦壁后进行移植重建，从而保护静脉回流（图 17-4）。静脉移植物，通常取自大隐静脉，在获取时必须标记并保持其原始的头尾方向，因为其内的静脉瓣决定了血流的方向。移植物用常规的间隙使用不可吸收缝线间断、松弛的环状缝合，在完全缝闭移植物前通过选择性的挤压近端和远端确认其保持通畅。如果有一根皮质引流静脉开口连接到未受侵犯的窦壁开口，由助手轻轻压迫堵塞其末端，直到移植完成。

5. 静脉搭桥 法国的 Sindou 及其同事已报道了很多他们在积极切除矢状窦旁脑膜瘤的经验，他们团队还特别质疑了广泛切除完全闭塞的静脉窦的安全性，并告诫存在潜在并发症，可能发生充血性脑水肿，静脉性梗死和假性脑膜膨出，甚至在存在很好侧支循环的患者中也可能发生。完全性静脉窦堵塞而没有进行静脉血流重建手术的患者中与静脉损伤或血流中断相关的致残率估计有 8%，死亡率为 3%（源自可能与手术操作相关的脑水肿）。静脉窦阻塞段切除是否需要行搭桥术的临床决策的量化标准目前尚未制订；已发表的数据不支持通过术中阻断实验测定窦内静脉压力的方法来帮助决策。

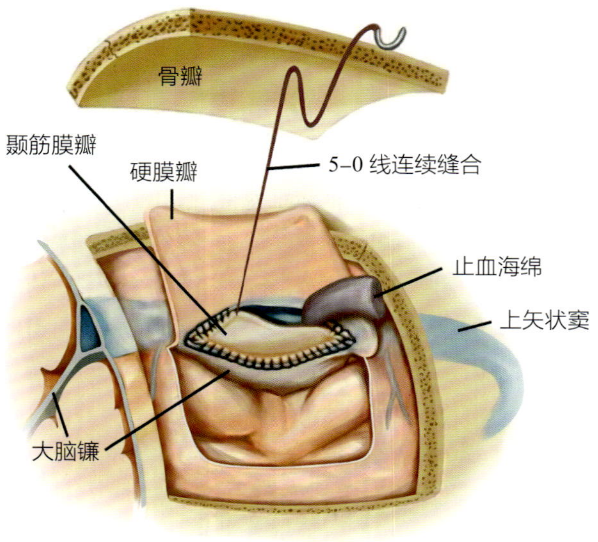

▲ 图 17-4 静脉窦修补示意，显示切除窦腔内肿瘤后移植筋膜瓣修复静脉窦外侧壁的技术

自体静脉也可用作补片，但在取的过程会增加不必要和潜在的并发症；因此，只建议将它用来做静脉搭桥术。完全堵塞的静脉窦可能是适合做静脉搭桥术的。当需要较长节段的自体静脉移植（超过 6cm）时，大隐静脉是一个合适的供体。如果只需要更短的移植物，可以从颈外静脉处获取。接受搭桥手术的患者增加术后管理的临床复杂性，因为必须仔细监测血压、血容量和血液黏度以防移植物或静脉窦血栓形成。这些患者常常需要在术后 24h 开始用肝素进行抗凝治疗，共 3 周，然后过渡到使用香豆素类药物，持续 3 个月直到静脉窦内皮细胞化完成。颞肌筋膜是最合适的窦修补材料。

（六）个体化选择手术入路

作者丰富的经验告诉大家，个体化选择颅底手术入路对颅底脑膜瘤的手术切除优势显著、作用重大。各种颅底入路的广泛使用，实现了 Cushing 当年的夙愿：“终将有一天，对于颅底脑膜瘤，即使其已跨过岩骨嵴，都能找到切实有效的方法，安全显露并将其切除。若能实现，这必定是神经外科史上的一大成就”。但颅底手术的选择要遵循个体化的原则。

1. 前颅底脑膜瘤 前颅底脑膜瘤的手术入路如下（图 17-5）。

(1) 大脑纵裂入路：适用于肿瘤位硬脑膜内，颅前窝中线区的巨大型肿瘤，丘脑下部和第三脑室前部受肿瘤压迫明显变形移位者，如“嗅沟脑膜瘤”。

(2) 改良翼点入路：适用于肿瘤位于嗅沟、颅眶沟通型肿瘤、前床突、蝶骨嵴内侧等区域的肿瘤。如蝶骨平台区的大型脑膜瘤。

(3) 经鼻 - 蝶窦入路：适用于肿瘤向蝶窦内生长的小型前颅底硬膜外肿瘤，如脊索瘤。

(4) 扩大额下硬脑膜外入路：适用颅前窝、颅中窝和颅后窝底中线硬脑膜外肿瘤或硬脑膜内外沟通型肿瘤，也适用于顽固性颅前窝底脑脊鼻漏修补。此入路较 Derome 入路更接近颅底，术者视角

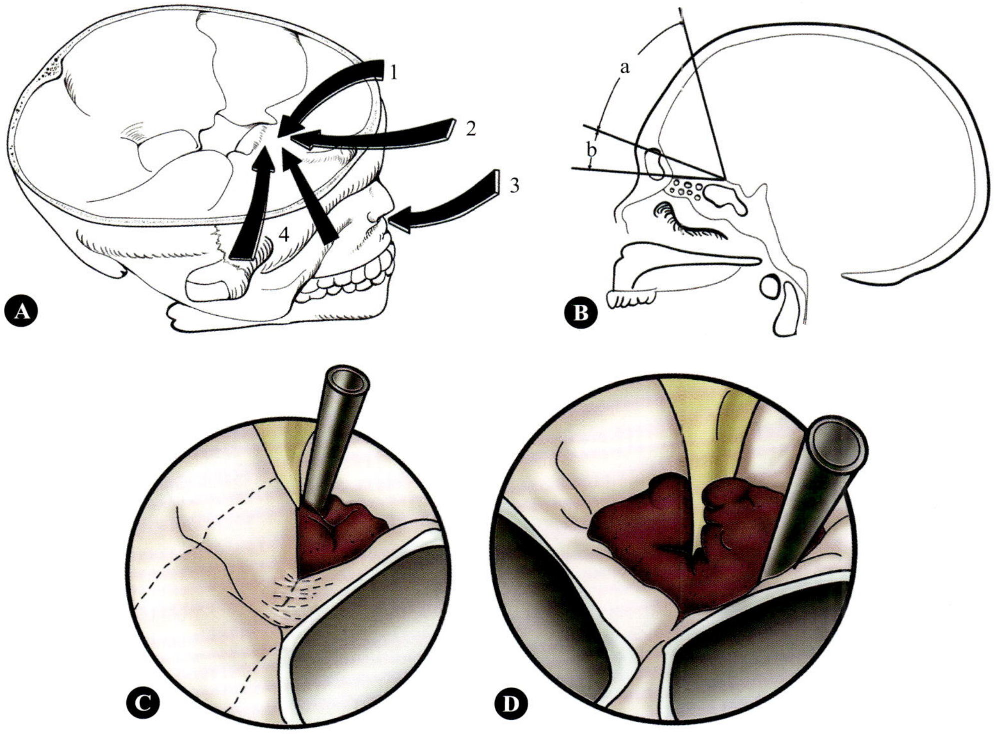

▲ 图 17-5　颅前窝底脑膜瘤手术入路

A. 颅前窝底肿瘤的几种手术入路。1 为大脑纵裂入路；2 为扩大额下硬膜外入路；3 为经鼻－蝶窦入路；4 为改良翼点入路。B. 扩大额下硬膜外入路（a+b）与 Derome 入路（a）的视角比较。C. 分离一侧嗅沟脑膜瘤外侧面及前极。D. 分离肿瘤双侧前端的基底

向颅前窝底进一步扩大。

2. *岩斜区脑膜瘤*　后方经岩入路，在处理巨大岩斜脑膜瘤时则优势明显，该入路以岩骨为中心，从颅中窝至枕骨大孔间的肿瘤都可得以充分显露（图 17-6A）。

该入路具有以下优势：①对颞叶和小脑牵拉较少；②与枕下入路相比，距斜坡的手术距离较短；③手术医生能直视病灶及脑干前、外侧面；④耳蜗神经、迷路神经及面神经能得到保护；⑤横窦、乙状窦，Labbé 静脉、基底静脉及枕静脉能被保护；⑥手术早期即可遇到肿瘤供血血管；⑦可提供多种肿瘤分离方向和操作角度；⑧侵犯岩骨的肿瘤可安全切除；⑨易与其他入路，如前方经岩入路、全岩椎切除入路或经髁入路等结合使用而扩大术野。

3. *枕骨大孔区脑膜瘤*　经髁入路在枕骨大孔腹侧脑膜瘤手术中有很大优势（图 17-6B）。磨除部分枕髁后，能够充分显露病变，控制椎动脉，减少对小脑的牵拉，易于分离重要的神经血管结构。故能有效降低死残率，提高手术治愈率。这些颅底入路对于安全地全切除肿瘤至关重要，是提高手术成功率，降低死残率，并继而改善患者生存质量的重要方法。

（七）复发性脑膜瘤

手术治疗的挑战是组织粘连、瘢痕形成，且潜在的脑底池、蛛网膜下腔消失，脑组织往往更脆弱，更容易受到伤害。实际问题也包括头皮能承受反复手术且适当愈合的能力。再次手术的适应证包括症状性脑膜瘤的生长速度和肿瘤体积，残留小的靶体积接受术后放疗。

（八）累及静脉窦的颅底脑膜瘤

静脉窦的重建是一个有争议的话题，另一个替代策略是留着侵犯静脉窦的脑膜瘤，可以监测或辅助放射治疗 RT 或放射外科 SRS 治疗，但首选尝试完全切除肿瘤。需特别强调的是，并非所有脑膜瘤都能通过手术完全切除，因而对残留病灶应有后续处理方案。

（九）侵袭性脑膜瘤的预测

颅底脑膜瘤多为良性。WHO Ⅱ级脑膜瘤包

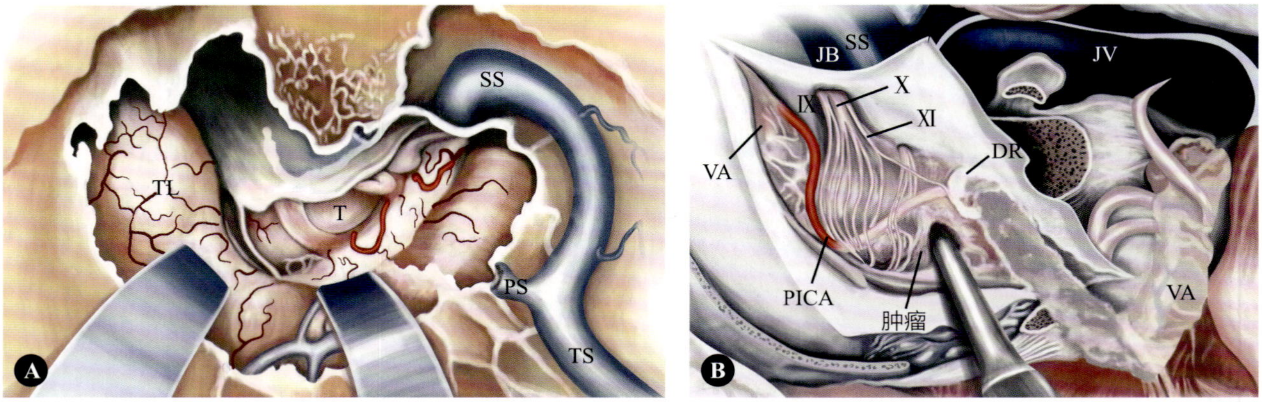

▲ 图 17-6　颅底手术入路

A. 后方经岩入路示意，移开乙状窦后显露充分；B. 经髁入路示意，可良好显露枕骨大孔腹侧脑膜瘤，利于全切除。TL. 颞叶；T. 肿瘤；SS. 乙状窦；VA. 椎动脉；PICA. 小脑下后动脉；JB. 颈静脉球；SCS. 枕下窦；JV. 颈静脉；DR. 硬脑膜环；TS. 横窦

括非典型脑膜瘤、脊索样脑膜瘤及透明细胞型脑膜瘤。WHO Ⅲ级脑膜瘤包括间变型脑膜瘤、乳头状脑膜瘤及横纹肌样型脑膜瘤。其余均为良性的 WHO Ⅰ级脑膜瘤。因而，除了组织病理学，识别肿瘤标记物或相关指标也很重要，有助于判断脑膜瘤复发倾向、生长速度和侵袭性行为等。

MIB-1 在固定标本上检测方便，使得增殖性指标的测定得到了广泛的应用。MIB-1 是临床常用单克隆抗体，用以检测 Ki-67 抗原，测定 Ki-67 相关指标。性激素受体同样有重要临床意义。孕酮受体（PR）阳性脑膜瘤患者通常肿瘤复发率、恶性程度、增殖率均较低，患者存活期较长，预后较好。因此 PR 阳性常提示较好的临床及生物学转归。而缺乏该受体或出现雌激素受体，通常是染色体异常的表现，恶性可能性大，肿瘤进展、复发风险较高。染色体 Ip 或 14q 缺失明确与高级别脑膜瘤有关，这些肿瘤具有更为侵袭性的生物学行为。

（十）颅底脑膜瘤恶性进展

细胞遗传学进化理论是肿瘤恶性化进展的理论基础。肿瘤由 WHO Ⅰ级良性脑膜瘤转变为 WHO Ⅲ级恶性脑膜瘤，从出现到进展为恶性之间的时间长短不一。其中非典型脑膜瘤向间变型的转变较为常见，且间期较短。文献报道复发脑膜瘤中约 28.5% 转变为恶性脑膜瘤。进展而来的恶性脑膜瘤的预后较原发恶性及非典型脑膜瘤还要差。肿瘤恶性进展与累积的细胞遗传学改变有关，其中许多肿瘤进展，患者都有接受放射治疗的经历。放疗是通过破坏细胞 DNA 起到治疗作用的，但也会因此诱导脑膜瘤发生。射线诱发性脑膜瘤在高剂量或低剂量放疗均会发生，这类脑膜瘤侵袭性明显，是肿瘤恶性进展的典型例证。

（十一）多学科合作

颅底解剖结构复杂，颅底脑膜瘤手术难度大，有时需要与相关多学科合作。如颅前窝底沟通脑膜瘤等，必要时需与头颈外科协作；颅前窝底脑膜瘤切除有时具有毁容后果，修复重建必要时需与颌面外科、整形外科协作。多学科合作，发挥各自的优势，使颅底脑膜瘤做到最大限度的切除。

六、颅底脑膜瘤的进展

颅底脑膜瘤的全切除对神经外科医生来说仍然是极具挑战的任务。为改善颅底脑膜瘤的疗效、预后及治愈率，出现了许多新的颅底外科技术和设备，极大地推动了颅底外科的发展。

（一）神经导航引导颅底手术进程

颅底脑膜瘤由于颅底骨性解剖标志的破坏，术中不能依据正常解剖定位。术中利用神经导航可安全、有效地切除颅底脑膜瘤。神经导航引导颅底脑膜瘤手术，允许提供重要的神经血管结构、颅底骨性结构的相关信息。多模态技术的图像融合神经导航，能提供更全面、更清晰的、动态的术中图像引导。术中磁共振成像（iMRI）和术中 CT（iCT）可用于更新神经导航，使手术医生及时地看到手术切除情况，加深对手术野的认识，并确定残留肿瘤的部位和大小，有利于完整切除肿瘤，并减少周围组织损伤。杂交手术能提供术中血管影像和对血管进行操作，有助于术中对血管的处理。颅底组织位置相对固定，术中移位小，减小了“结构性影像漂移”，有利于导航的应用，术中导航系统能够为手术医生认识术野的结构提供补充。

另外，神经导航引导，允许更小的手术切口，并量身定制适当的骨窗开颅，解剖定位重要的功能结构，完善术前计划，从而降低手术致残率，缩短愈合时间，改善手术疗效。

（二）肿瘤和血管荧光显像

在追求完全切除的过程中，如5–氨基乙酰丙酸（5-ALA）荧光性（fluorescence）等外科辅助物（surgical adjuncts）的研究显示出脑膜瘤内的非均匀荧光性以及相邻的大脑中的非特异性荧光性，可用于高级别脑膜瘤。血管荧光可帮助术中对肿瘤包绕血管的处理。荧光性引导（fluorescence-guided）的外科手术仍然是一个非标准化的手术，需要进一步未来的评估。

（三）双镜联合

内镜可独立完成手术，也可作为普通开放入路的辅助手段，协助辨认解剖结构，减少损伤。内镜可以提供放大或连续的全景图像，有助于看清复杂的解剖结构，从而避免颅底重要结构的损伤。显微镜和神经内镜联合应用，这种微创性的技术正被用于颅底脑膜瘤切除，虽然在前瞻性试验中缺乏与已建立的标准显微手术直接比较。单纯的内镜技术应用于颅底脑膜瘤手术并不优于显微颅底脑膜瘤的开颅手术，肿瘤的全切除术（GTR）率较低，脑脊液漏的发生率、血管损伤发生率高，但双镜联合可以弥补各自的缺点，而突出各自的优点。

（四）颅底其他设备的使用

1. 超声刀的应用　超声刀有如下特点。

(1) 探头震动幅度小，对病变周围组织影响小，根据肿瘤软硬程度来调整探头振幅大小，术中损伤瘤周正常组织的概率很小。

(2) 在粉碎吸除肿瘤的同时可保留直径大于1mm的血管和有韧性的神经组织。采用超声显微神经外科切除颅底脑膜瘤不但术野清洁、操作简便、后遗症少，且肿瘤全切除率提高。

2. 激光刀的应用　激光刀有如下特点。

(1) 既能使肿瘤组织软化汽化，又能止血，因而特别适用于血供丰富的肿瘤切除。

(2) 激光对周围结构损伤较小，有利于脑重要结构附近的肿瘤切除。

(3) 利用激光的光致敏化作用可杀灭肿瘤细胞，有效地清除残留在颅底硬脑膜和颅底骨质上的肿瘤细胞。

3. 颅底脑膜瘤标记技术　Dammers（2009）报道一例45岁女性左侧蝶骨嵴脑膜瘤术前24h采用铟标记生长抑素受体（脑膜瘤富血管，对生长抑素受体有很高的亲和力），术中用放射性探针引导肿瘤全切除，这种使用放射引导的方法提高肿瘤的切除率，但目前缺乏有效安全可行的荧光试剂。

七、颅底脑膜瘤的综合治疗

没有随机对照试验比较单纯手术与颅底脑膜瘤综合治疗的疗效。可以获得切除的小型颅底脑膜瘤，可能在临床治疗选择上不是问题；偶发性、无症状的脑膜瘤患者，不需要积极治疗，可安全监测；有症状的颅底脑膜瘤患者本身和他们的主管医生都有可能对手术技术有强烈的偏好，不想冒替代的随机化的风险。因此，很难执行前瞻性队列研究。

（一）放射治疗

颅底脑膜瘤为良性肿瘤，即使是手术难度很大的部位，也要首先考虑全切除手术。如岩斜区的脑膜瘤，虽然手术难度及风险较大，但在良好外科手术功底的神经外科医生手上，安全地全切除肿瘤并不难。但一味地追求全切也是不可取的，全切除肿瘤有很大可能会出现严重不良后果，残留部分肿瘤行放射外科治疗是明智的选择。对于颅底恶性脑膜瘤或未达Simpson Ⅰ级切除的脑膜瘤，传统的治疗是手术结合术后放疗。

（二）观察及对症治疗

颅底脑膜瘤的首选治疗是显微手术切除。然而，对于无症状的、偶发的、小型颅底脑膜瘤，当临床情况允许时，可考虑等待–观望策略，进行常规的临床和MRI随访。观察是对新诊断的、小型的（直径＜2.5mm）、没有神经症状的、脑部CT扫描存在钙化及脑MRI呈低信号的脑膜瘤。对症治疗包括如在手术前口服或静脉注射类固醇，这可能有助于改善占位效应，减少周边水肿，暂时缓解症状。对癫痫患者使用抗癫痫药物，而不推荐预防性治疗。手术切除有助于70%的癫痫患者获得无癫痫发作，但在12%的术前无癫痫患者中，手术也可能诱发癫痫。

八、颅底脑膜瘤的预后

影响颅底脑膜瘤的预后因素有很多，主要包括以下几点。

（一）肿瘤的病理因素

(1) 肿瘤的病理性质的预后疗效与肿瘤分级密切相关：分级越高，预后越差。高级别脑膜瘤病理分化程度低、易并发瘤周水肿且侵犯邻近脑组织及血管神经，导致术中分离及全切困难，肿瘤复发率高，病死率高，严重影响患者术后疗效（表 17–3）。

(2) 肿瘤的部位、大小与侵袭范围。

(3) 瘤周水肿的部位与程度。

(4) 肿瘤的钙化与质地。

(5) 肿瘤对毗邻重要神经（脑神经和脑干）、血管（Willis 环）结构累及的程度。

(6) 术前神经功能状况。

（二）术者的技术

(1) 熟悉的颅底解剖知识。

(2) 精湛的颅底显微外科技巧。

(3) 详细的术前评估。

(4) 正确选择最佳的手术入路。

(5) 仔细的术中操作和果断的术中决策。

(6) 肿瘤切除范围与程度。

总之，随着现代显微颅底外科技术、三维神经影像技术的发展，及肿瘤病理生理、计算机辅助技术等的发展。选择合理的颅底手术入路，采用双镜技术，在有效的监测和导航引导下，最大限度地切除肿瘤、防止颅内与颅底重要结构的损伤，保护、恢复神经功能，重建颅底结构兼顾功能恢复与美容效果，术后合理的综合治疗，是颅底脑膜瘤治疗的主要发展方向。

表 17–3　世界卫生组织组织学分级的生存率和复发率

WHO 分级	脑膜瘤（%）	复发率（%）	中位生存期（Y）
Ⅰ（良性）	90	7～20	＞10
Ⅱ（非典型）	5～7	40	11.0
Ⅲ（恶性）	＜3	50～80	2.7

（陈立华　刘震洋）

第18章 嗅沟脑膜瘤的手术策略

颅前窝底中线区脑膜瘤有3种不同类型，即嗅沟脑膜瘤、蝶骨平台脑膜瘤、鞍结节脑膜瘤。嗅沟脑膜瘤（OGM）起源于颅前窝底中线的筛骨筛板、嗅沟和额筛缝的硬脑膜，可在鸡冠周围对称性生长或主要向颅前窝底一侧生长。嗅神经常被推挤至一侧，或粘连压迫于肿瘤包膜内。蝶骨平台脑膜瘤起源于蝶窦顶部，肿瘤较大时往往向前侵袭嗅沟，其临床表现和手术策略与嗅沟脑膜瘤类同。因此，两者合称为嗅沟蝶骨平台脑膜瘤，约占所有颅底脑膜瘤的22%。

嗅沟性脑膜瘤（OGM）位置较深，与嗅神经、视神经、视交叉、下丘脑、大脑前动脉及其分支等关系密切。肿瘤向后生长，可能对邻近神经血管结构造成压迫和引起脑组织水肿，视神经、视交叉向后向下移位，致使嗅觉和视力障碍；肿瘤常突入额叶生长，受肿瘤的推挤，额叶底部向上向两侧移位。

嗅沟性脑膜瘤生长缓慢，肿瘤生长的早期阶段通常长期保持沉默，从而导致在诊断时可能很大。1885年，Francesco Durante经左额开颅首次成功切除1例嗅觉沟脑膜瘤，且术后12年患者仍处于良好状态。虽然大部分嗅沟脑膜瘤切除术是安全的，但大型嗅沟脑膜瘤，血供丰富，向中线两侧延伸，基底附着广泛，外科手术治疗仍然颇具挑战性。尽管有数不清的文献报道OGM的手术治疗，但对OGM的最佳治疗方法仍存在争议。术前要求详尽的神经影像检查，以便决定治疗方案和选择手术入路。手术切除是OGM的首选治疗方法，全切除肿瘤并且保证患者的生存质量是我们追求的目标。

一、背景

嗅沟脑膜瘤是前颅底最多见的肿瘤。肿瘤起自筛板的硬脑膜，多呈球形生长。肿瘤沿颅前窝向后、上方生长。与硬脑膜的黏着处位于颅前窝底筛板和蝶骨平台的硬脑膜。虽然肿瘤起源于一侧，呈不对称生长，由于嗅沟接近中线，实际上多数肿瘤稍大时即嵌入大脑镰下跨越到对侧。肿瘤主要接受来自其在颅底硬膜附着区的脑膜前动脉和筛前、筛后动脉的供血，肿瘤后部可由来自大脑前动脉的小分支参与少量供血。

（一）流行病学特征

1. **发生率** 嗅沟脑膜瘤是颅底中线肿瘤，是相对常见的颅底脑膜瘤，约占所有颅内脑膜瘤的10%（4.5%～18%）。Bassiouni（2007）报道56例嗅沟脑膜瘤，占所有颅内脑膜瘤的5.5%。Nakamura（2007）报道手术治疗1800例脑膜瘤手术，嗅沟脑膜瘤82例（4.5%）。

2. **好发年龄和性别** 性别比例最高为3：1，女性明显占优势。好发于45—55岁年龄段。Nakamura（2007）报道82例嗅沟脑膜瘤，女性63例，男性19例（女：男=3.3：1），平均年龄为57.8岁（33—91岁）。

3. **肿瘤就诊时很大** OGM漫长的临床阶段，因为在临床阶段中低估了诸如失眠和行为改变等症状。因此，这些肿瘤是在癫痫发作，颅内压升高和视力障碍发作后发现的。

4. **肿瘤性质** OGM源自蛛网膜细胞，主要为良性肿瘤。Ciurea（2012）报道59例嗅沟脑膜瘤，56例为良性脑膜瘤（94.9%），3例为非典型性脑膜瘤（5.1%）。

（二）显微解剖特征

1. 嗅神经

(1) 嗅球：嗅球位于嗅窝的筛板上，比周围的颅底低几毫米。嗅球与筛板相连，蛛网膜池前部较宽。嗅球与筛板连接的脆弱锚定，与嗅束和脑实质的牢固连接形成了鲜明对比。嗅窝的深度在前部为4.8mm（0.6～11.7mm），在中部为5.0mm（0～15.5mm），在后部为3.2mm（0～10.0mm）。

(2) 嗅束：嗅球和嗅束是端脑的延伸，仅通过蛛网膜与额叶的下半部相连，嗅池构成了一个向后延伸的手术分离的平面。通过切开与嗅束相连的池的侧缘，将嗅束从嗅沟中解剖分离出来。嗅神经蛛网膜完全解剖松解后，可游离。

嗅神经平均长度为 30mm（25～35mm）。Cardali（2005）认为额叶可牵拉抬高 10～15mm。更大程度的牵拉总是导致神经破坏。

(3) 嗅丝：嗅丝从嗅板发出，形成嗅神经，并锚定在端脑的前极。

(4) 嗅神经血供：从 A_2 段发出通向嗅球和嗅束的嗅动脉（图 18-1），在嗅三角前方持续提供终末分支。嗅神经的独立血管、纤细且容易分离的粘连，以及真正的蛛网膜池的存在，都有助于术中保留嗅觉功能。

(5) 嗅功能：嗅觉丧失在生活中有一定的影响，能检测某些有害或令人警觉的气味。嗅觉缺失也可能是手术操作的结果。嗅神经是颅前窝探查的自然障碍，70% 的单侧经颅入路后嗅觉丧失，其中 6% 伴有完全性嗅觉丧失。在嗅沟脑膜瘤的治疗决策和外科技术规划中，尤其是涉及双侧 OGM 时，应考虑到这种手术风险。

2. 嗅窝的显微解剖 嗅窝是筛板的凹陷。嗅窝的深度由筛骨的外侧筛板高度决定，该高度表现出很大的可变性。嗅窝越深，通过诸如眶上或翼点入路等外侧入路完全清除嗅沟脑膜瘤及其硬脑膜附着基底的难度就越大。需要对额底进行大幅度的牵拉才能对这个较深的嗅窝进行最佳控制。

(1) 嗅窝分型：筛板的深度前方在 1～16mm 变化，后方在 1～10mm 变化。Keros 等（1962）根据嗅窝的深度，对嗅窝进行分类：Ⅰ型，指深度为 1～3mm；Ⅱ型，4～7mm 的深度；Ⅲ型，8～16mm 的深度。几乎 3/4 的人群属于Ⅱ型。该分类具有重要意义，Ⅲ型嗅窝的筛板更容易发生骨质受肿瘤累及。

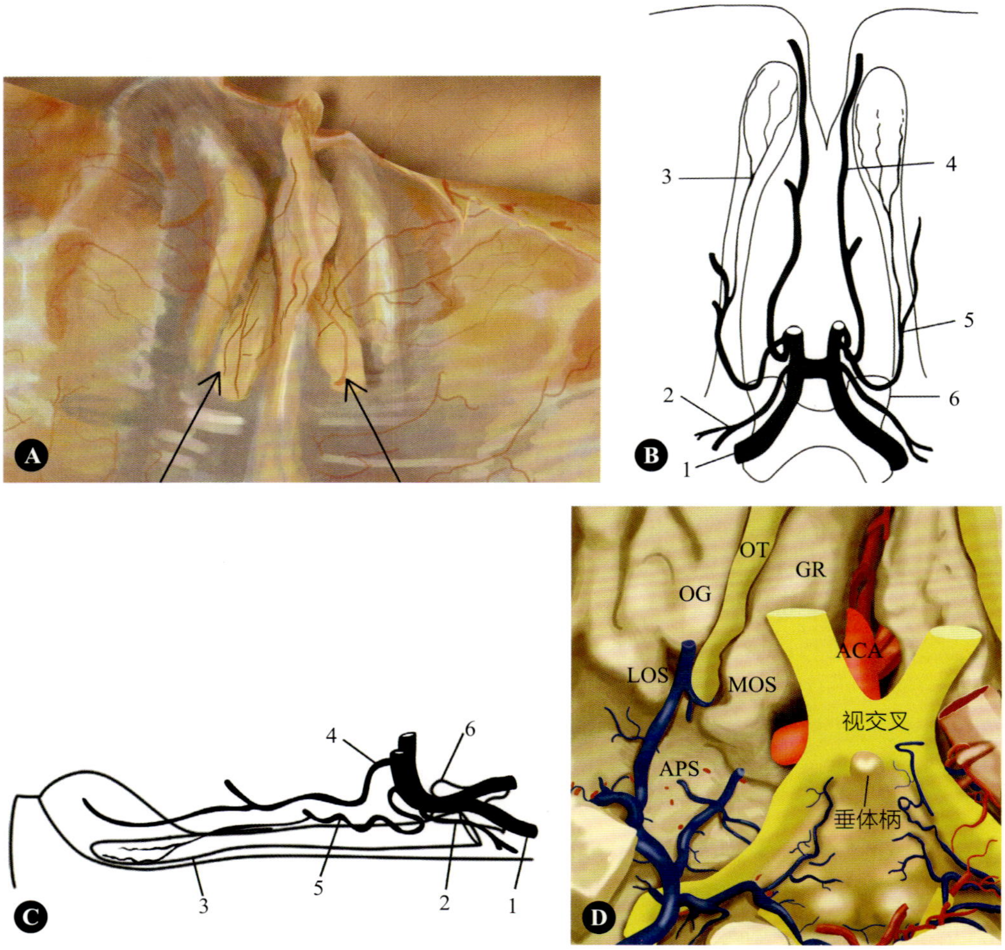

◀图 18-1 嗅神经的血液供应，嗅动脉起源于大脑前动脉
A. 嗅神经（箭）；B. 上视图；C. 嗅神经侧视图；D. 嗅神经的下视图。1 为大脑前动脉（ACA）；2 为回返动脉；3 为嗅球和嗅束；4 为内侧额底动脉；5 为嗅动脉；6 为视神经；APS. 前穿质；LOS. 外侧嗅区；MOS. 内侧嗅区；OT. 嗅束；OG. 眶回；GR. 直回

(2) 嗅窝分型的意义：筛骨和眶顶可以看作是一个“峡谷”，以额窦为主要入口。Ⅲ型嗅窝的情况下，只有两种方法允许将 OGM 从嗅窝的基底部分离，而又减少对额底牵拉的需求：①内镜经鼻内经筛入路，允许从下方处理嗅窝基底部的肿瘤；②颅前窝底经额窦入路，能够以切线方式从前向后控制肿瘤的基底。术前确定筛板外侧的高度和筛前动脉（AEA）的位置，可以为经筛窦切除直接观察、结扎 AEA 提供方便。

（三）OGM 病理解剖特点

1. 肿瘤的生长方式　OGM 在中线周围对称或主要向一侧延伸。瘤体多为双侧生长，少数为偏侧生长，左右两侧发病率相同；肿瘤向上生长，突入额叶生长；也可向下侵犯前颅底骨质，并经侵袭的筛板，突入筛窦、蝶窦。

2. 神经移位　嗅觉神经和嗅球会被较小的 OGM 移位，而较大的 OGM，嗅球和嗅丝则会被拉伸或包含在肿瘤中。随着 OGM 的生长，向下和向后推动视神经和视交叉，这与鞍结节脑膜瘤抬高视交叉、肿瘤占据了视交叉下位不同。

3. 对血管的影响　大脑前动脉 A_2 段覆盖在肿瘤后上方和后方。大脑前动脉和前交通动脉常被推移向上、向后移位，紧贴于脑膜瘤包膜上。眶额动脉和额极动脉分支分别向外侧和上方移位。大型 OGM 前交通动脉复合体常被肿瘤包裹，包裹于脑膜瘤中，有时会从 ACA 和前交通动脉中发出分支，为肿瘤提供血供。有报道称多达 50% 的患者血管被移位或包绕，主要是 ACA。

4. 对颅底骨质的影响　OGM 来自颅底的最薄弱部分，即筛板，易侵犯筛骨筛板和蝶骨。肿瘤通过骨屏障的直接延伸和侵蚀到达鼻旁窦和鼻腔。而相邻下层骨的骨质增生并不罕见。前颅底骨质肥厚是 OGM 浸润的结果，是肿瘤微浸润的副产品，而不是邻近肿瘤的反应性炎症结果。

5. 肿瘤供血　嗅沟脑膜瘤主要血供直接来自筛前动脉和筛后动脉，也从眼动脉的脑膜支和颈内动脉的硬脑膜分支等获得血液供应。

二、肿瘤的分型和分级

（一）根据肿瘤的起源部位分类

根据肿瘤的起源部位分类，嗅沟脑膜瘤可分为单侧或双侧（图 18-2A 和 B），其中 60% 为单侧肿瘤，35% 肿瘤向两侧膨胀性生长，肿瘤以一侧为主，向对方延伸者约占 5%，最终也会压迫大脑镰。

（二）根据肿瘤的位置分型

OGM 起源于单侧嗅窝，随着肿瘤的生长累及不同的区域（图 18-2C）。根据嗅沟脑膜瘤在前颅底的位置，将其分为以下 2 型。

1. 前型　肿瘤不累及鞍区诸结构，肿瘤主体在嗅沟区。

2. 后型　肿瘤向后生长压迫鞍区结构，可包绕前交通动脉和床突上段颈内动脉。这一型手术相对困难，分离肿瘤上壁和两外侧壁时，须保持蛛网膜的完整。双侧的大脑前动脉 A_2 段须仔细鉴别和分离。

（三）根据肿瘤大小分型

根据嗅沟脑膜瘤的大小，将其分为 3 种类型：肿瘤直径≤2.5cm 为小型，≥4cm 为大型，2.6～3.9cm 为中型。亦有根据肿瘤大小，将 OGM 分为 4 类：①小型：直径为 0～2cm，占＜2%；②中型：直径在 2～4cm，占 OGM 的 25%～27%；③大型：直径为 4～6cm，占 54%～55%；④巨大型：肿瘤直径＞6cm，占 18%～20%。

（四）肿瘤难度分级

尽管绝大部分的嗅沟脑膜瘤切除都是安全的。Goel（2018）对 OGM 进行临床和放射学分级，该分级基于可能确定手术过程中遇到的困难，以评估手术过程中可能遇到的困难程度，有助于预测可切除性程度和预测手术结果。评分标准有助于简化术前评估，并有助于预测手术过程及其结果（表 18-1）。

肿瘤的最终分级基于肿瘤因素的评分：①Ⅰ级：5～15 分，手术较容易做到根治性切除；②Ⅱ级：16～30 分，手术有一定难度，但多数能做到全切除；③Ⅲ级：31～44 分，肿瘤难以做到全切除，全切除引起危及生命的并发症风险大。

三、术前评估

嗅沟脑膜瘤手术成功的关键是控制好肿瘤的出血及保证周围重要组织结构的完整，为达到肿瘤全切除的目的，详尽的术前计划和准备很重要。

（一）临床评估

肿瘤位于“功能哑区”、生长缓慢，肿瘤压迫所致的嗅觉和行为障碍经常被忽视，易被对侧代偿，故早期症状容易被患者忽略。

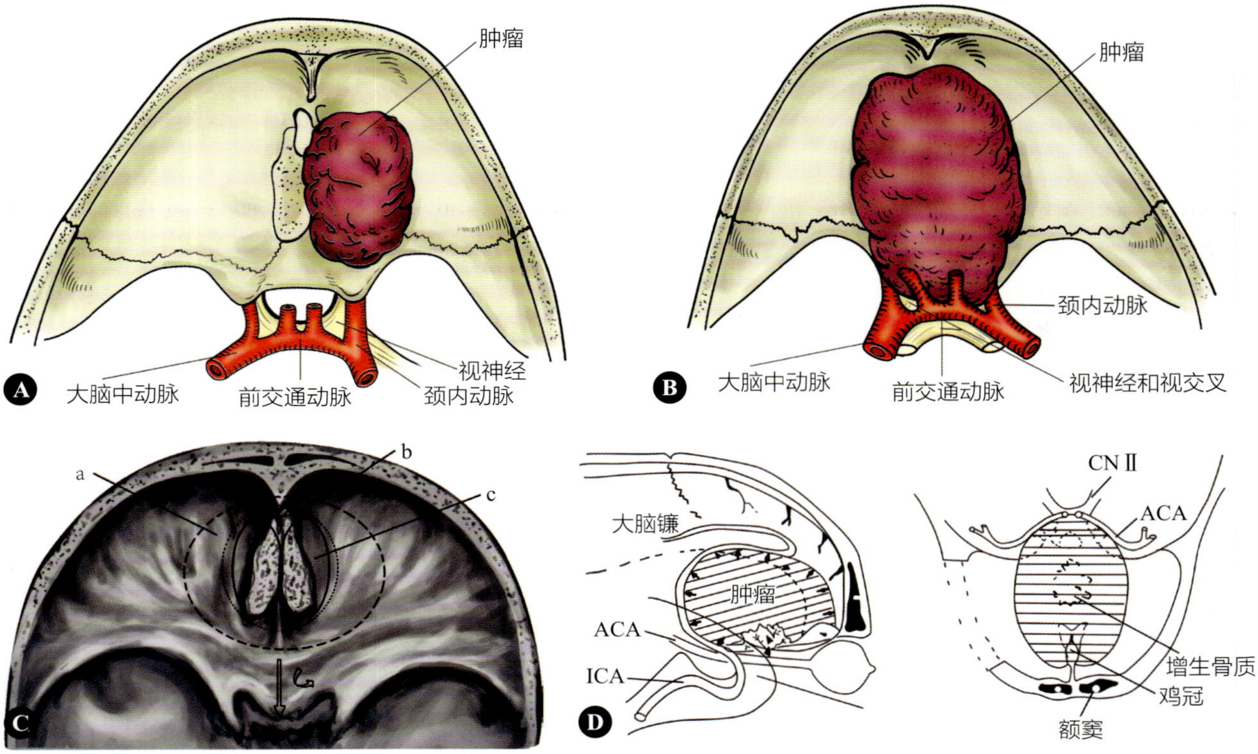

▲ 图 18-2　嗅沟脑膜瘤

A. 单侧嗅沟脑膜瘤。B. 双侧嗅沟脑膜瘤。C. 嗅沟脑膜瘤的硬脑膜基底。a. 肿瘤晚期，肿瘤基底累及双侧筛板，蝶骨平台和眶顶；b. 中型肿瘤附着于筛板和双侧眼眶的内侧；c. 早期肿瘤起源于单侧附着于筛板，向内侧眶顶扩展。巨大型肿瘤可向后延伸至鞍结节（直箭头），甚至侵犯视神经管（弯曲箭头）。D. 肿瘤与毗邻结构的关系。ACA. 大脑前动脉；ICA. 颈内动脉

表 18-1　嗅沟脑膜瘤的分级标准

项　目		计分标准
肿瘤大小	＜3cm	1
	3～5cm	3
	＞5cm	4
视力障碍	轻	1
	重	3
视力障碍持续时间	＜6 个月	1
	＞6 个月	3
高级心理功能	记忆力障碍	3
	意识改变	3
	癫痫病史	2
瘤周水肿	轻	1
	中	2
	重	4
肿瘤沿前颅底延伸	前 1/3 颅底	1
	中 1/3 颅底	2
	后 1/3 颅底	4
	累及鼻旁窦	4
	包裹大脑前动脉	4
年龄	＜60 岁	1
	＞60 岁	2
肿瘤钙化		2
扁平生长		4

最小 5 分，最大 44 分

1. 评估内容

(1) 嗅觉评估：嗅觉受损很少是OGM寻求医疗咨询的原因。嗅觉缺失不是常见的临床主诉，只有约7%的患者可能表现为嗅觉缺失，但临床检查中嗅觉的降低范围从49.2%至100%。单侧生长的嗅沟脑膜瘤，术中要保护对侧的嗅神经。偏侧生长的肿瘤，嗅神经移位，术前嗅觉正常和稍减退的患者保留嗅觉可能性更大。双侧对称生长的大型嗅沟脑膜瘤因肿瘤包裹嗅神经，且术前嗅觉已完全丧失者，无须考虑嗅神经的保留问题。

考虑到OGM的解剖位置，最早受累及的神经是嗅神经（图18-3）。嗅觉障碍可能是最早的症状，尽管单侧或双侧嗅觉功能障碍被认为是最早的症状，但是只有少数患者意识到嗅觉损失或出现了嗅觉异常。OGM患者的嗅觉障碍通常是逐渐发生的，并影响单侧。失去嗅觉会引起深刻的心理问题，从而影响职业和生存质量。但是，考虑到嗅觉对生活质量的影响，应该对术后嗅觉进行评估。不幸的是，临床上很少有关于OGM的嗅觉功能评估。尽管实际上嗅觉功能异常发生率很高，但很少有患者抱怨嗅觉功能障碍。可能的原因如下。

①嗅觉功能逐渐下降，容易被忽视。Bassiouni（2007）报道56例OGM，嗅觉障碍症状只有14.3%，但在临床检查中发现的71.7%的患者存在嗅觉障碍。

②大多数只有一侧嗅觉受到影响，通过对侧维持嗅功能。很难根据嗅觉功能测试或与嗅觉丧失相关的临床症状来检测小型OGM的存在。

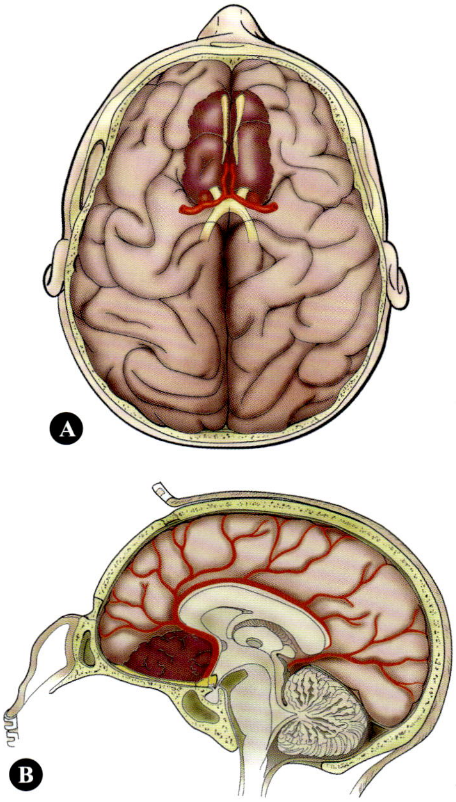

▲ 图 18-3 嗅沟脑膜瘤与毗邻结构的关系

A. 嗅沟脑膜瘤与嗅束、蝶骨平台及周围血管和神经的关系；B. 肿瘤后份常推挤大脑前动脉及其分支，双侧额极动脉常被推向肿瘤外侧

(2) 视觉功能评估：OGM视觉障碍的发生率为2.6%～58.1%，平均15.3%。视觉不适最常见的可能与颅内高压和乳头水肿的慢性增加有关，而不是与肿瘤直接压迫神经有关。肿瘤晚期视交叉受压，可导致双颞侧视野缺损。Fountas（2018）报道的78例OGM，仅2例（2.6%）出现了视觉障碍。

(3) Foster-Kennedy综合征：这是嗅沟脑膜瘤的典型表现，现今临床并不常见。表现为因肿瘤直接压迫视神经而导致的同侧视神经萎缩与颅内压增高引起的对侧视盘水肿。Foster-Kennedy综合征仅在少数患者中出现，发生率为3.8%。

2. 症状特点

(1) 隐匿性症状：OGM通常起源于中线的一侧，生长缓慢，而额底是一个“非功能性区域”，嗅觉的影响可能是早期症状。然而，它很少是显性症状。肿瘤逐渐增大，推挤邻近的额叶，有许多患者伴有额叶综合征，然而由于额叶综合征的洞察力、冷漠和其他精神病症状的丧失，呈现出相对微妙的症状。

(2) 症状不对称性：OGM通常为双侧而不是单侧，但不对称性生长，导致嗅觉障碍也不对称。

(3) 非特异性头痛：非特异性的症状通常是细微的症状。随着肿瘤的扩大，从上向下推挤视通路，头痛和视觉症状是常见的症状。Goel（2018）报道129例OGM，115例现头痛症状（89%）。Fountas（2018）报道78例OGM，非特异性头痛是最常见的症状（47.4%），其次是心理和性格改变（43.6%）。

(4) 额叶精神症状：大型OGM产生额叶位移，影响高级心理功能。肿瘤压迫及瘤周水肿，可能会造成额叶损害症状，观察到人格和认知功能的各种变化，如冷漠和运动不能，多继发于额叶基底部受压。这是主要的精神状态变化，从 21% 到 70%。在术后因额叶水肿减轻，获得明显改善方面。Bakay（1984）报道说，术后 47% 人格改变得到了改善。在 Solero 等（1983）报道有 59.1% 的患者感到欣快，肿瘤切除后 43.3% 的认知障碍完全恢复。

(5) 典型症状：头痛，失眠，视力障碍和精神疾病是最常见的典型症状，并且与肿瘤的体积和局部扩展有关。

(6) 癫痫发作：发生率为 14%～26.9%。Fountas（2018）报道 78 例 OGM，21 例有癫痫发作（26.9%）。高癫痫发生率与大肿瘤百分比高和额叶压迫有关。

(7) 颅－鼻沟通瘤症状。以鼻衄、鼻塞等症状多见，主要与肿瘤侵犯的部位相关。

（二）术前影像学评估

经过仔细的询问病史和注重嗅觉、视觉和额叶功能检查后，术前再行头部 CT、MRI 和 CTA 或 DSA 等影像学检查，明确显示肿瘤的位置、大小、形态、边缘、质地、周围骨质情况等，以便了解肿瘤的大小、生长方向，以及肿瘤与大脑前动脉、颈内动脉等重要结构的毗邻关系，对肿瘤的特性进行评估，包括其大小、相关的脑水肿、钙化程度、血管生成和前颅底骨质增生，肿瘤与视通路和其他鞍旁结构的关系，从而选择合适的手术入路。

1. 术前影像学检查　术前均应行 MRI 和 CT，这 2 项检查的资料可以互补，冠状位和轴位 CT 可显示肿瘤造成的骨性改变，无论是规则的还是不规则的，均应仔细考虑骨性改变与颅底诸孔的解剖位置关系。CT 还可以显示出微小的钙化，而鼻旁窦的软组织影最好用 MRI 鉴别是肿瘤侵犯还是孔道阻塞。CT 可显示骨质增厚和鼻旁窦的气化程度（如额窦和蝶窦的气化可以伸展到眶顶、前床突和翼板），有助于制订手术计划。三维影像重建可以从多方位观察肿瘤，有助于选择手术入路。

2. OGM 影像特点　OGM 通常在 T_1 加权图像上对灰质等或低等强度，而在 T_2 加权图像上等强度或高强度。OGM 具有均匀的增强作用。大型和巨大型肿瘤比例高；肿瘤钙化比例高，高达 15%～20% 的病例存在肿瘤内钙化。还有约 15% 的病例表现为非典型性坏死，囊肿形成或出血。

3. 影像评估内容　术前影像学评估的重点是 OGM 肿瘤大小、是否包绕神经血管、钙化、向额窦后壁前伸情况、肿瘤是否经眶顶中点向外侧延伸等。手术的主要问题是肿瘤与大脑前动脉复合体和视神经的关系。

（三）诊断和鉴别诊断

OGM 的诊断主要依据临床症状，辅助神经影像学检查，早期暗示性的临床表现主要是单侧嗅觉障碍，有无眼球症状和颅内压增高表现。确诊需要依靠头颅影像学检查。

真正的嗅沟膜脑膜瘤，即起源于鸡冠和额蝶缝之间的硬脑膜，应与蝶骨平台和鞍结节脑膜瘤区分开来。向后延伸的 OGM 与鞍结节脑膜瘤之间存在相似之处。两者之间的主要区别是视神经的位置与肿瘤的关系。OGM 随着视神经的生长向下方和向后推动视神经和视交叉。相反，鞍结节脑膜瘤会抬高视交叉并向上、外侧移位视神经。因为这些肿瘤占据了视交叉下方的位置，鉴别要点见表 18–2。

（四）术前准备

最重要的是术前对肿瘤的病理及生理状态有清楚地了解，进行 MRI、CT 等相关检查，以评估手术的难易度和风险。术前患者有严重进展性的神经功能损伤，或虽无明显神经功能损害，但肿瘤周围脑水肿较为严重，并且肿瘤靠近视交叉附近时，都是明确的手术指征。

四、治疗策略

（一）治疗方案选择

嗅沟脑膜瘤的治疗策略仍存在一定争议，主要集中于手术入路的选择和切除程度。首先，是选择开颅显微手术还是经鼻内镜扩大手术。文献发现开颅显微手术的切除率明显高于经鼻内镜扩大手术。开颅显微手术是切除前颅底中线区脑膜瘤的首选；而经鼻内镜扩大手术仅适用于少数小型的病例。而且，经鼻内镜扩大手术术后脑脊液鼻漏和颅内感染的发生率明显高于开颅显微手术。其次是治疗方式的选择，对于较小的无症状或症状轻微的高手术风险肿瘤患者，立体定向放射治疗亦可作为替代的治疗方式。

(1) 嗅沟脑膜瘤的治疗原则：主要依靠手术切除。经确诊，应及早手术。对于高龄、全身情况较差、有重要脏器明显功能障碍者，手术应慎重，如肿瘤体积较小，则宜考虑放射外科治疗。

表 18-2　OGM 和 TSM 的比较

比较项目	OGM	TSM
肿瘤部位	筛骨筛板	蝶骨平面、蝶结节
血液供应	筛前、筛后动脉，脑膜中动脉 ACA 和 ACoA，眼动脉脑膜支	筛后动脉、ACA 和 ACoA
嗅神经	上外侧移位	外侧移位
视神经 / 交叉	下外侧移位	上外侧移位
ACA	后上或后方移位	后上方移位

(2) 适应证与禁忌证：嗅沟脑膜瘤多可完全切除，一旦确诊，肿瘤往往较大，应争取及早手术。年迈，全身情况差，或有重要脏器功能障碍者，手术需慎重。

(3) 入路选择：嗅沟脑膜瘤可经额外侧入路、单侧额下入路或者翼点入路手术切除肿瘤。采用额外侧入路，能快速显露肿瘤，脑组织显露少，肿瘤的手术全切率高，致残率低，术后并发症低。即使是大的肿瘤，经简单而微创的额外侧入路，全切除率也很高，而复发率很低。

(4) 术后治疗：肿瘤残留或复发可选择立体定向伽马刀治疗。

（二）手术策略

OGM 发现时的大尺寸及其与重要而精致的解剖结构［如大脑前动脉（ACA）复合体，视觉通路，嗅觉神经和额叶］的密切关系使它们的手术摘除颇具挑战性。分级量表有助于提示肿瘤的侵袭性，并在一定程度上有助于预测复发的可能性（表 18-1）。

1. 手术指征　为了更好地就非手术（即观察）与手术干预的风险和益处向患者提供建议，必须了解哪些因素可以预测肿瘤是否会出现症状。确定特定的肿瘤大小和距视交叉的距离，在这些距离处，这些肿瘤更有可能产生视觉症状。Zygourakis（2014）报道 OGM 的体积＞42cm^3 或最大肿瘤直径＞3.4cm，并且肿瘤后缘与视交叉的距离≤6mm，可能预示着肿瘤观察失败。如果这 2 个特征中的 1 个或 2 个征象存在，则应及早建议手术干预。

符合下列条件者应积极手术：①影像检查证实肿瘤进行性增大，与先前影像相比病变明显增大；②肿瘤的生长导致占位效应，出现临床症状，或神经系统症状进展；③瘤周存在显著周围血管源性脑水肿，或水肿而导致的神经功能缺损；④肿瘤直径≥3.5cm，或肿瘤距离视路的间距≤5mm。

下列情况，暂时不需要手术：①病变小（＜3cm）；②无脑水肿的无症状 OGM，可通过行常规 MRI 扫描进行临床观察。

2. 术前准备

①伴瘤周指状水肿的患者，术前常规静脉滴注甲泼尼龙 80mg。

②肿瘤较大时，大脑前动脉和前交通动脉往往与肿瘤粘连甚至为肿瘤所包裹，此时应结合术前 CTA 等影像学资料判断神经血管位置，谨慎分离，避免造成神经血管损伤。

③巨大型肿瘤，脑池充满了肿瘤，术前安置腰大池引流管，在硬脑膜切开时引流脑脊液（CSF），缓慢低流量释放 CSF，腰池引流对脑组织松弛，使额叶松弛提供空间，安全到达视神经颈动脉池，进一步释放 CSF。允许肿瘤和额叶活动，便于沿着前颅底早期完全阻断肿瘤血供作为硬膜内分离的第一步。

④颅前窝底沟通型嗅沟脑膜瘤，术前需计划前颅底重建时，皮瓣向发际后扩大，以获取更大的骨膜瓣。重建骨性颅前窝底后，将骨膜瓣用生物蛋白胶粘合于前颅底。

3. 手术目标　OGM 的手术目标是完全切除肿瘤，而避免严重并发症的发生，将并发症的发生率降至最低，同时至少保留有一侧嗅球和嗅束，是手术中需要达到的解剖目标。即便如此，但目前仍不清楚达到解剖保存嗅神经是否能够保留住患者的嗅觉功能，但至少是努力的目标。对所有浸润筛窦的脑膜瘤争取Ⅰ级切除。为了达到Ⅰ级切除，需去除硬脑膜基底，并磨除被肿瘤浸润的骨质和增生肥大的骨质。

4. 手术原则 彻底的手术切除 OGM 仍然是一个有争议的问题。根治性切除（Simpson Ⅰ级），包括基底硬脑膜和累及的增生的骨质，提供了最大限度地减少复发的机会。不要试图完全显露后再切除，肿瘤内分块切除是处理这类肿瘤的手术原则和策略（图 18–4）。然而，为了保持术前神经功能，可能需要残留与脆弱的神经血管组织粘连的少许肿瘤组织。

5. 手术入路选择

(1) 手术入路分类。切除 OGM 的手术入路有经颅入路和经鼻经筛入路。

①选择内镜经鼻经筛入路时，需要评估 OGM 与额窦后壁的紧密关系，是否超出筛板的横向扩展，经鼻经筛入路难以达到大型 OGM（≥40mm）的 Simpson Ⅰ级切除术。内镜经鼻入路的 CSF 漏出率高和嗅觉完全丧失，目前作为传统的开放式经颅手术方法的替代手术方法仍存在争议。

② OGM 常用的经颅手术入路有经额、翼点入路和纵裂入路及其改良入路，如眶额、额外侧入路、眶–翼点入路或眶上外侧入路、额底纵裂入路，以最大限度地减少脑组织牵拉，并获得更多的显露。前外侧入路（额外侧入路、翼点入路、眶–翼点入路）和前方入路（单侧或双侧经额入路、额底入路、额底纵裂入路、前纵裂经半球间入路）是切除嗅沟脑膜瘤的 2 大类主要的手术入路。

(2) 手术入路选择原则。解剖学特征决定了切除嗅沟脑膜瘤的手术入路，理想的手术入路应符合以下要求。

①能尽快接近肿瘤附着的硬脑膜，以尽早阻断肿瘤血供。入路选择倡导最大限度地切除肿瘤和最小限度的脑牵拉。经典的手术入路均存在不同程度的不足，如单侧额下入路牵拉额叶可导致术后脑水肿，双侧额下入路需结扎上矢状窦，翼点入路早期不能很好处理肿瘤的基底血供等。

②对额叶微创或无创，即纯粹“脑”外入路渐成嗅沟脑膜瘤手术的“金标准”，有利于额叶保护和无创性脑减压。

③提供解剖大脑前动脉、视神经、视交叉的良好视角；有利于早期显露肿瘤后界的大脑前动脉（ACA）、视器和颈内动脉（ICA）等。

④提供显露前颅底的良好视野，以切除受侵前颅底的骨质、受累硬膜和鼻旁窦，以及术后的前颅底重建和硬脑膜修补。

为达到肿瘤 Simpson Ⅰ级切除的目的，便于颅底骨切除操作和颅底修补重建。改良 Derome 入路适用于肿瘤较大、居中且颅底侵犯明显的情况，骨窗高度为 5～6cm，宽度根据手术需要而定，界于 6～10cm，但必须足够低，与前颅底齐平。如肿瘤广泛侵犯颅底硬膜和骨质，即使肿瘤体积不是特别大，也可取改良 Derome 入路，以便于根治性切除受侵犯的颅底硬膜和骨质。

(3) 理想的手术入路。手术切除 OGM 的理想的手术入路是手术显露宽广和到达脑膜瘤的路径短，对血管的早期手术外科控制好，没有明显的脑组织牵拉，神经结构的保存良好，从与肿瘤接触或包裹的静脉和动脉的稀疏区进入，最大限度地切除肿瘤。但是，没有任何一种入路可以完全符合上述所有特征。考虑到颅底硬脑膜附着的部位和 OGM 的通常较大尺寸，没有任何一种入路适合所有的 OGM。

Nakamura（2007）报道 82 例嗅沟脑膜瘤，主要通过两种不同的手术入路去除了嗅沟脑膜瘤。通过双额入路（*n*=46），额外侧（*n*=34）和翼点入路（*n*=2）手术。即使在大肿瘤中，也可以使用简单且微创的额外侧入路以低的复发率实现高的肿瘤全切除率。作者更喜欢使用额外侧入路，该方法可通过较少的大脑显露来快速进入肿瘤。中、小型 OGM 亦可采用内镜辅助经眶上锁孔入路、内镜经鼻入路，内镜下经鼻入路处理嗅沟脑膜瘤可行，但丧失了保护嗅觉的机会。因此，术前若拥有完整的嗅觉，经颅入路是提供保存嗅觉的唯一机会，这些细节必须在术前与患者讨论沟通好。

(4) 手术入路的选择依据

①根据肿瘤大小类型选择：肿瘤的大小、位置和患者的嗅觉状态是影响最终手术入路选择的最重要的因素。根据肿瘤大小分型，直径＞4.0cm 定义为大型脑膜瘤，直径＞6.0cm 为巨大型脑膜瘤。

• 中小型 OGM：选择偏侧生长的眶上外侧入路、额外侧入路。手术效果最好，并发症发生率最低。内镜下经鼻入路似乎仅适用于肿瘤较小、嗅觉已经消失的患者。内镜下经鼻入路结合额底入路在治疗

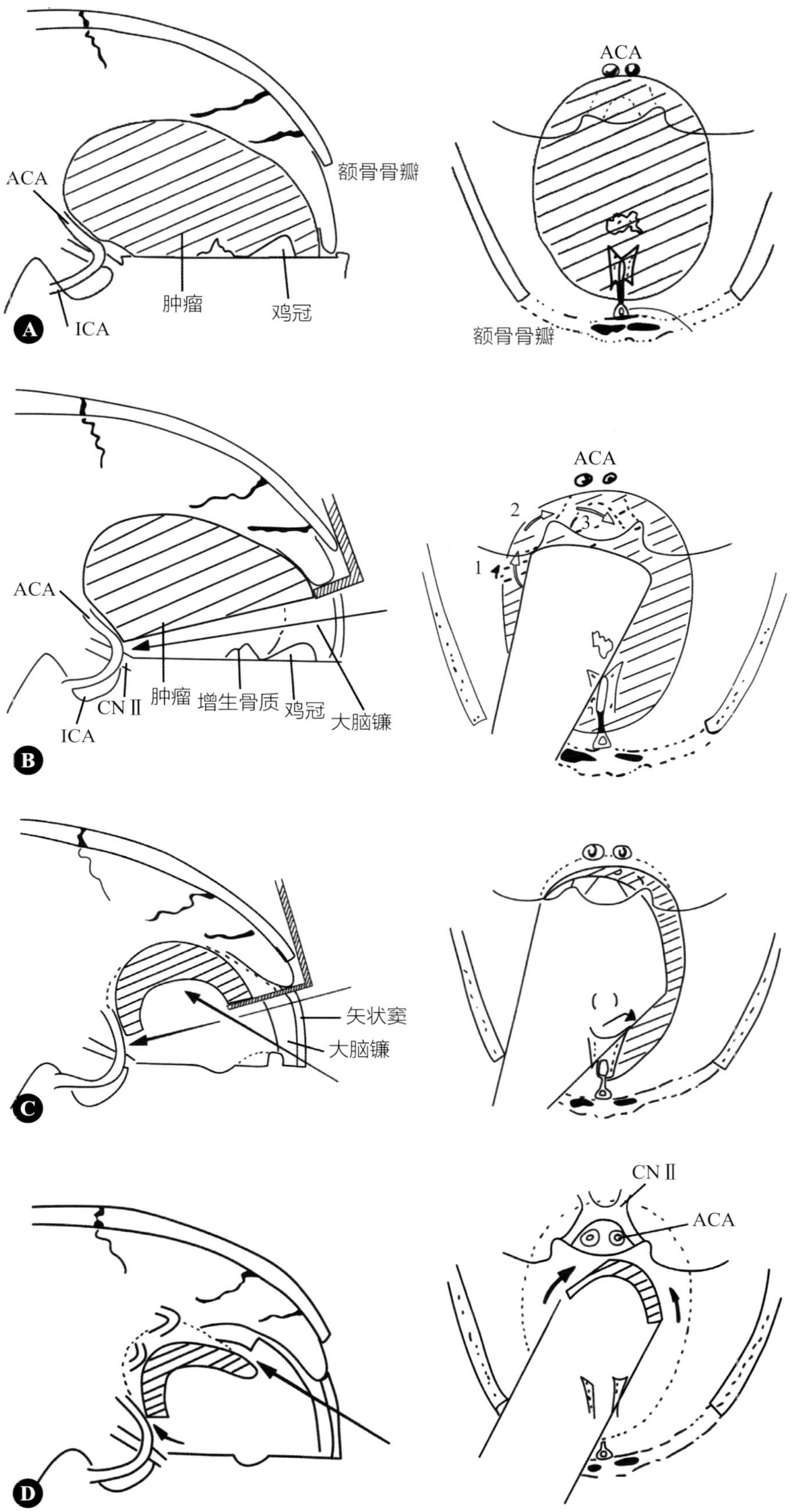

◀图 18-4　嗅沟脑膜瘤的手术策略和原则，肿瘤减压和离断肿瘤基底，再进行肿瘤壁的分离。**A.** 双额入路；**B.** 单侧眶额入路；**C.** 视神经和大脑前动脉（**ACA**）近端肿瘤减压；**D.** 分离肿瘤壁

复发 OGM 瘤侵犯鼻窦腔时可以发挥重要的优势。

• 大型 OGM：对于直径＞ 40mm 的肿瘤或嗅觉完好的 OGM，选择眶－额入路、额底纵裂入路。Liu（2018）报道 28 例 OGM，认为对于具有完整嗅觉的大肿瘤（＞ 40mm）和较小肿瘤（＜ 40mm），经颅底入路可提供最佳的临床结果，并具有最低的并发症发生率。内镜经鼻入路的作用似乎仅限于已经不存在嗅觉的较小的、位置居中的肿瘤。

• 巨大型 OGM：双侧额下入路为常用手术入路。颅前窝底经额窦入路切除巨大型伴有鼻窦侵蚀的 OGM，提供了更宽阔的肿瘤显露范围，可以更好地显露肿瘤边界，有利于肿瘤切除；也可选择双侧额下入路，不必追求窦内小部分残存肿瘤的完全切除。如果肿瘤向后方生长而未侵入鼻旁窦，手术计划可考虑选择前纵裂经半球间入路最大限度地全切肿瘤。如果肿瘤双侧生长、肿瘤直径＞ 6cm，肿瘤向额窦后壁生长，也可采用额底纵裂入路；如果肿瘤偏侧生长，可采用眶－额入路，术中通过切开大脑镰和磨除鸡冠，扩大对侧的显露。

②根据手术入路的适应证选择：最常用的是额外侧入路和翼点入路，以及单侧额下或双侧额下入路。Francesco Durante 于 1884 年首次报道经左侧额颞开颅手术切除 1 例 34 岁女性 OGM，该患者表现为嗅觉功能丧失，记忆障碍和左眼突眼。普遍的共识是，所有提议的手术入路都具有优点和缺点，而没有一个入路适合所有 OGM 患者。通常认为，应针对每个患者进行个体化选择手术入路。如选择翼点入路的手术策略见图 18-5。

(5) OGM 手术入路的设计流程。对邻近神经血管结构压迫和引起脑组织水肿产生相应症状，尤其第Ⅰ、Ⅱ对脑神经损伤致使嗅觉和视力丧失；额叶受损发生神经精神症状。内镜下经鼻入路（EEA）和内镜辅助经眉弓－眶上锁孔入路（SKM）切除肿瘤，可以减少对大脑和神经的牵拉，加速患者康复。根据患者是否存在嗅觉和肿瘤侵犯的范围确定手术入路（图 18-6）。

(6) 手术入路的比较

①经颅入路与内镜经鼻入路的比较

• a. 经颅入路（TCA）：TCA 可以允许更大范围的切除，从而理论上降低肿瘤的复发率。TCA 仍然是去除较大、复杂的、眶顶横向扩展的肿瘤，以及具有完整嗅觉的较小的 OGM 选择。约 94% 以上的病例中，通过外侧入路完全切除 OGM 在技术上是可行的。但经颅入路都需要一定程度的脑组织牵拉或操作才能显露出肿瘤。

• b. 内镜经鼻经筛入路（EEA）：EEA 在理论上减少了对脑组织的牵拉，改善了视觉效果，减少了神经血管的操作，具有一定的优势。在肿瘤基底

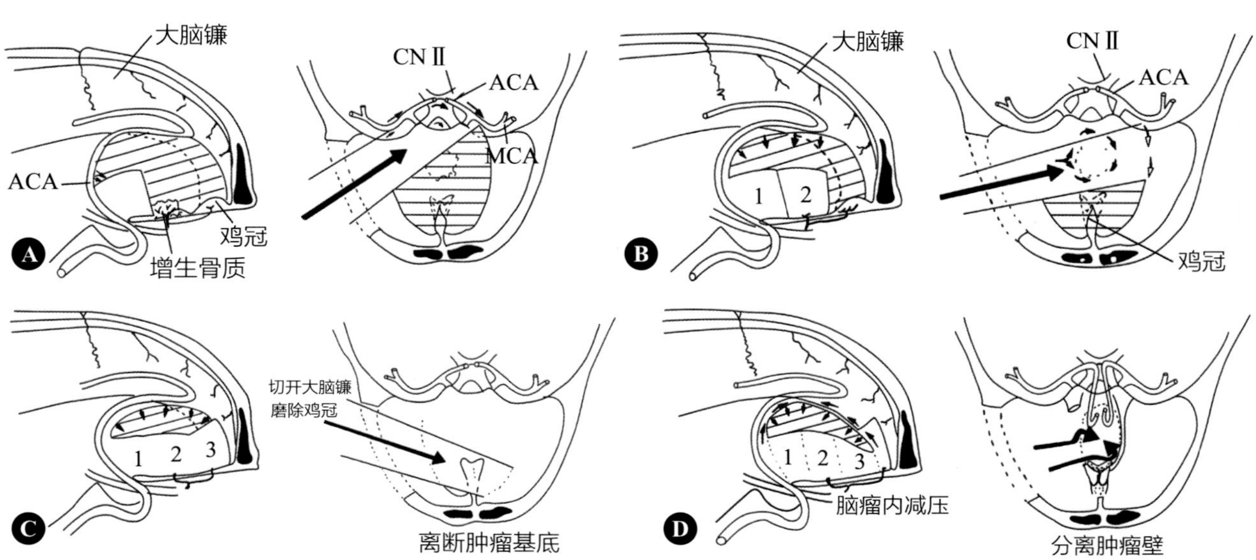

▲ 图 18-5　嗅沟脑膜瘤选择翼点入路的手术策略
A. 分离 MCA 和 ACA、ICA，切除肿瘤后部；B. 电凝磨除肿瘤基底增生的骨质；C. 部分切除大脑镰和磨除鸡冠，显露对侧的肿瘤基底；D. 分离肿瘤边界

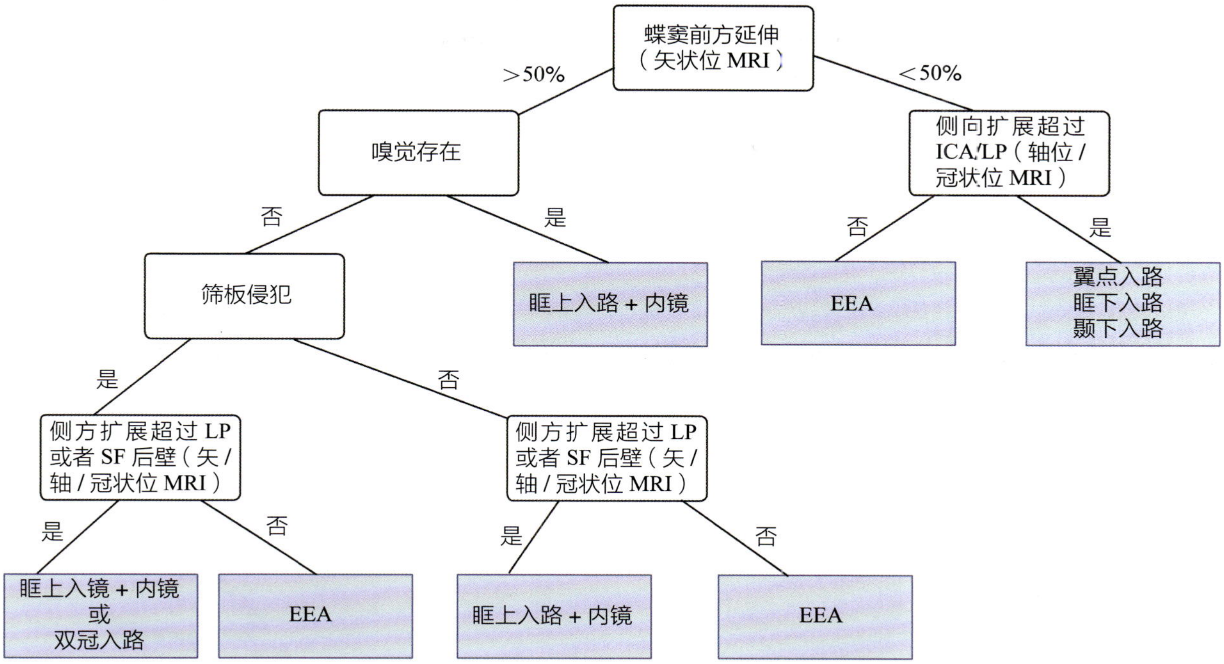

▲ **图 18-6　OGM 切除的治疗决策流程图**

SF. 额窦；ICA. 颈内动脉；CP. 筛板；EEA. 扩大内镜经鼻入路

部直接进行鼻内“锁孔入路肿瘤切除术”，最直接地显露肿瘤，而无须脑组织牵拉和神经血管结构的操作。使用 30° 内镜获得锁孔颅底缺损的出色全景图像，可以实现早期的血运阻断和包括硬脑膜附着点和潜在的肥大性骨质的 Simpson Ⅰ级肿瘤的全部清除。但 EEA 的作用仍然局限于较小的，适当选择的 OGM，而没有完整嗅觉的 OGM，外侧硬脑膜延伸和血管受累。EEA 的手术适应证亦适合经眉锁孔入路，两者的显露范围大致类同（图 18-7）。

②经颅入路的对比：不同的经颅入路的骨瓣不同，其显露的范围和适应证不同（图 18-8），不同的手术入路有其独特的手术视角（图 18-9）。经典的额下入路、翼点入路，具有保留上矢状窦（SSS）的优点，并且与前方双额入路相比，需要较少的额叶牵拉。额下入路和翼点入路各有优势（表 18-3）。

五、常用手术入路

（一）经纵裂入路

适用于肿瘤位于硬脑膜内，颅前窝中线区的大型、巨大型 OGM，丘脑下部和第三脑室前部受肿瘤压迫明显变形移位者。

1. 额底纵裂入路　适用于向上、向前生长的 OGM，该肿瘤可横向延伸至眼眶和视神经管，并向下进入鼻窦腔。额底纵裂入路为术者提供良好的前颅底宽广的中线视野，避免误伤肿瘤后上方血管，并具有切除肿瘤的能力，可以获得大的带血管的骨膜瓣，以重建颅底缺损。较大的肿瘤（＞40mm）通过半球间裂隙提供了自然的工作通道，很少使用固定牵开器，从而避免了额叶回缩。

2. 前纵裂半球间入路

(1) 手术方法

①取仰卧位，头部没有任何旋转，用头架三点固定，使轻度颈伸，采用发际内双额冠状切口，帽状腱膜下分离皮瓣至双侧眉弓，在鼻根上缘做双侧额部跨中线骨瓣。

②骨窗过中线 3～4cm，结扎上矢状窦剪开大脑镰，连同额叶一同上抬牵开。上矢状窦结扎应尽可能靠近其起源的鸡冠的内侧，这在大多数情况下不会对脑静脉引流造成任何问题。

③剪开上矢状窦起始部两侧硬脑膜，切断上矢状窦的起始部，斜行剪开大脑镰，以增加颅底视野。而且巨大肿瘤常将额叶及回流静脉推挤上移，

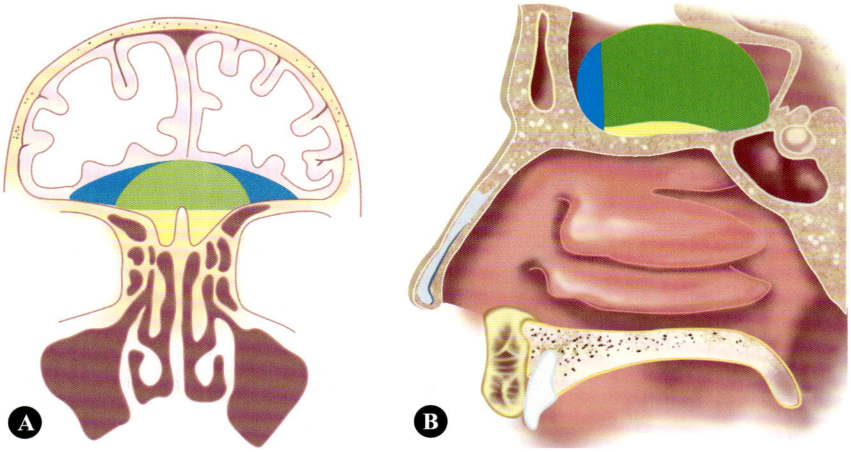

◀**图 18-7　内镜经鼻、眶上眉弓锁孔入路 OGM 的显露范围比较**

A. 冠状位；B. 矢状位。黄色阴影区域通过内镜经鼻入路显露。蓝色阴影区域是经眉弓锁孔显露范围。绿色阴影区域，两种入路的显露相同的区域

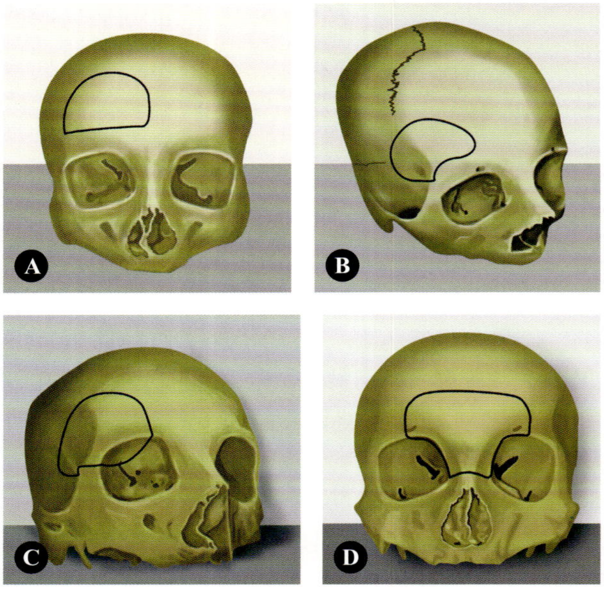

▲**图 18-8　OGM 切除的经颅入路骨瓣**

A. 单侧额下入路；B. 翼点入路；C. 眶 - 额入路；D. 颅前窝底经额窦入路

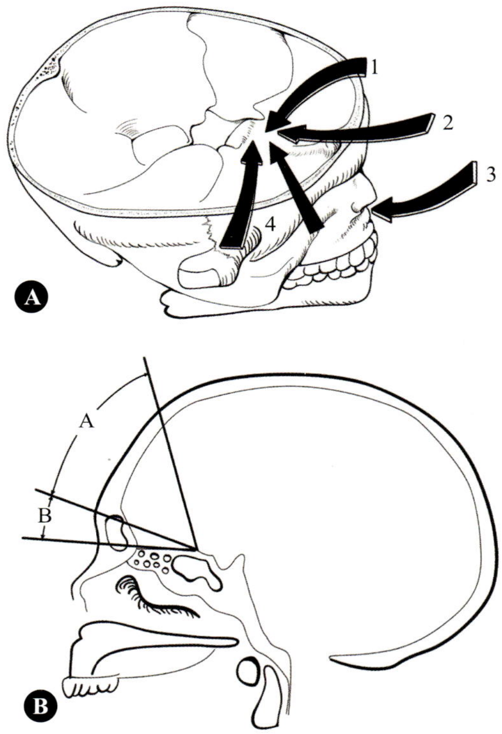

▲**图 18-9　经颅入路的手术视角比较**

A. 1. 前纵裂入路；2. 双侧额下入路；3. 经鼻 - 筛窦入路；4. 翼点入路。B. 经额窦入路与双侧额下入路的视角比较

处理恰当不会影响静脉回流产生不良并发症。

④分离纵裂前 1/3，从垂直于前颅底方向接近和切除肿瘤。通过额叶的向外侧牵开进入肿瘤，这也可以早期控制其血管供应，并在两侧对称地显露病变和神经血管结构。

⑤先行囊内切除掏空，有一定空间后，再断基底血供，切除瘤壁，最后剥离肿瘤后部。

⑥对于体积不大、位置偏后的嗅沟脑膜瘤，纵裂入路因开始入路的空间小，角度有限，操作不容易，故对此类型不建议采用纵裂入路。

(2) 手术技巧与要点：纵裂入路切除大型双侧生长的 OGM，术中应注意以下几点。

①常规腰穿置管，术中释放脑脊液降颅压。

②从体积稍大的一侧或右侧开骨瓣，骨窗必须过中线，如肿瘤不是特别大（直径小于 5～6cm），采用单侧纵裂入路，骨窗过中线 1～2cm 即可，术

表 18-3　采用翼点和额下入路切除 OGM 的优势

入　路	优　势
翼点入路	视通路和 ACA 的早期可视化
	额叶牵拉少而轻
	避免进入额窦
额下入路	直接进入额底，可以进行肿瘤基底切除
	较容易进入嗅沟，处理筛孔的筛窦动脉
	带蒂骨膜瓣修复颅底更容易

中可以适当牵拉矢状窦的起始部及大脑镰可以增加0.5～1cm 的显露空间（因为对侧蛛网膜下腔脑脊液的水垫效应，隔着大脑镰适当牵拉不会损伤对侧额叶）。

③如肿瘤特别大（直径＞5～6cm），采用双侧纵裂半球间入路。经纵裂分开双侧额叶，自动脑压板牵开双侧额叶，显露肿瘤，避免过度牵拉。

④切除肿瘤时先电凝肿瘤基底部的供血动脉，如肿瘤较大显露肿瘤基底困难或肿瘤质地较硬时应分块切除。

⑤相对于前颅底是直视，切除筛窦内肿瘤和切除前颅底受侵犯骨质，重建前颅底，无视线死角。但在分离相互嵌顿的两侧额叶时易损伤额叶皮层。

(3) 注意事项：进入纵裂有耐心，不要试图完全显露肿瘤，纵裂入路无法先处理肿瘤基底，再分块切除肿瘤。

3. 单侧纵裂入路

①仰卧，躯干和头部略微抬高。头位高于心脏水平。设计前额发迹内不对称冠状切口，铣刀行单额部游离骨瓣。

②如果肿瘤的生长相对于中线几乎对称，则在右侧进行颅骨成形；或者在肿瘤较大的一侧开颅。在额窦的上限和冠状缝线之间进行约 5.5cm 或更小的骨瓣。骨瓣达中线，根据术前影像定位避开额窦，术中不开放额窦，肌骨瓣外翻，硬膜弧形剪开翻向中线。

③ U 形硬脑膜瓣翻向中线。保护好额叶的桥静脉，特别是大的桥接静脉必须仔细解剖并保存。显微镜下沿大脑镰、纵裂解剖进入，探查、显露肿瘤的上极，距肿瘤 0.5cm 处切开大脑镰，不结扎上矢状窦，向两侧分离显露肿瘤界面。额叶内侧与大脑镰之间牵开的间隙不应超过 1cm。

④在中线朝向硬脑膜基底进行肿瘤切除。如果肿瘤很大，完全覆盖了颅前窝的中线，则通过经肿瘤途径到达硬脑膜的基底。在较小的肿瘤中，可以通过在中线沿肿瘤表面解剖以达到肿瘤前方或后缘来达到硬脑膜基底。重要的是将肿瘤切除严格限制在内侧和基底区域肿瘤，直到硬脑膜的血液供应完全中断为止。

⑤脑膜瘤的前半部分被分成两半，肿瘤大部分切除后，直至仅剩下一层薄的表层，覆盖神经和血管结构。沿着肿瘤与额叶的界面仔细解剖、分离肿瘤壁。当分离肿瘤后部时，注意力转移到大脑前动脉及其分支（可能被肿瘤包裹），操作要轻柔小心，清楚地辨认下丘脑、垂体柄、视神经、视交叉、颈内动脉和大脑前动脉及前交通动脉，要小心分离肿瘤后极与大脑前动脉与视路的粘连，注意保护视神经、大脑前动脉和前交通动脉。

⑥当硬膜内肿瘤被完全切除后，再次将注意力转移到脑膜瘤的硬脑膜基底上，并完全切除了被肿瘤浸润的硬脑膜。如果硬脑膜基底从非常靠前的位置开始，则可能有必要切除鸡冠和切开前部的大脑镰，以完全可视化对侧硬脑膜基底。用高速金刚石钻去除因肿瘤浸润的前颅底和骨骼上的骨质增生区域。侵袭筛窦的肿瘤最后被完全清除。

4. 微创半球间入路　微创的半球间入路，钻 2 个位于中线前后骨孔，有助于上矢状窦分离和右侧骨瓣成形。采用 3cm × 5cm 的额内侧小骨瓣开颅，在冠状缝和额窦之间根据肿瘤大小做一个内侧额骨骨瓣。该入路结合大脑半球入路和打开大脑镰，完全切除大型 OGM 是可能的。大脑镰的开口改善了大脑半球间的通路，允许在最小的脑牵拉和较低的并发症发生率的情况下进行全切除。这种微创半球间入路的优点是没有开放额窦以减少感染，也没有对嗅神经的损伤，术后视力改善的结果很好，保持嗅觉。

5. 纵裂入路的优点　纵裂入路很容易到达肿瘤的后部；同样，基底硬脑膜和潜在的骨质增生的去除，以及前底的重建也非常容易。

①纵裂入路对向上发展的肿瘤效果较好，软组织损伤轻，骨切除范围小，不开放额窦，无开放额窦的并发症。

②路径短捷，配合各种降颅内压措施显露肿瘤同样对额叶牵拉轻，手术后期操作空间大，角度好，无盲区，处理肿瘤后极容易。

③因为操作角度好，嗅神经的保留率高。

④可自肿瘤后方直接显露前交通动脉、视交叉等。

⑤提供足够的手术操作空间，由肿瘤前上、外侧面开始向内侧、后方分块切除，不断减小肿瘤体积，边切除肿瘤边切断肿瘤基底以阻断肿瘤血供，切开鸡冠后上方大脑镰，越过中线进入对侧同样切除对侧生长的肿瘤。

⑥很少牺牲额叶部分脑组织。

6. 纵裂入路的缺点

①经纵裂入路骨切除范围广，软组织损伤重，操作时间长，出血多。

②需结扎上矢状窦前 1/3，剪开大脑镰。

③经纵裂入路从上向下切除过程中寻找肿瘤供血动脉可能较困难，不能早期阻断肿瘤血供。

④不能首先阻断肿瘤血供而是从肿瘤中间由上向下劈开而后切除，毫无疑问出血甚多。

⑤纵裂入路与额下入路的主要区别在于，额叶的牵开是在中线并向侧面牵引。这意味着需要仔细解剖半球间额叶裂隙，这无疑是该途径的主要缺点。这种解剖是费时的，并且在两个额叶的内侧表面中都存在更大的血管，会有动脉或静脉损伤的风险。

（二）翼点入路及其改良入路

翼点入路的特点是早期可在直视下分离肿瘤背侧所涉及的主要血管和视神经，使前额叶进入上矢状窦的桥静脉不受压；大脑镰切除后，对侧部分肿瘤也易于切除，可保留对侧嗅神经，同时不锯开前额窦，避免发生感染或脑脊液鼻漏等并发症。

1. 适应证　适用于向后方生长的中、大型 OGM，尤其适用于肿瘤位置特别靠后、向外侧生长或累及鞍结节时采用翼点入路，可以早期可视化神经血管结构，并控制与肿瘤后部有关的最重要的结构（视神经和颈内动脉）。

2. 手术方法　采用 Yasargil 标准翼点手术入路开颅，首先显露肿瘤的侧面和后极，先沿颅底硬脑膜游离肿瘤，减少肿瘤血供，再行瘤内切除减少肿瘤体积，二者配合交替进行。在显微镜下早期分离肿瘤与大脑前动脉及其分支、鞍区结构的粘连，手术的主要技巧和要点见图 18-10。

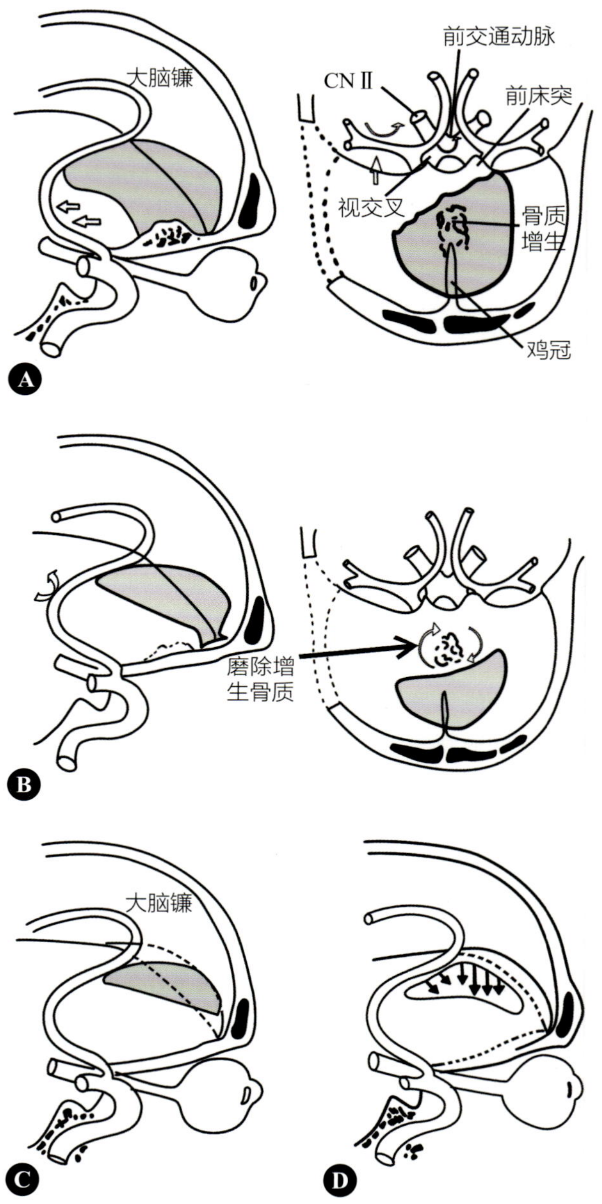

▲ 图 18-10　OGM 翼点入路的要点

翼点开颅，骨窗从蝶骨大翼的外侧延伸至额底的外侧，额窦保持完整，注意肿瘤后界与神经血管复合体非常接近。A. 首先处理肿瘤后表面（白箭）；这样可以早期解剖 MCA、ACA、床突上段 ICA、视神经和视交叉（弧形箭）。重要结构不受伤害，在肿瘤的后部进行瘤内减压。右侧虚线表示手术视线。图中的角度被夸大了，因为手术过程中的脑牵拉不像图中的那样大，尽管在取出大肿瘤后，视线可能是如此之宽，而没有大脑的牵拉；B. 持续向前进行肿瘤内分块切除，去除肿瘤基底离断肿瘤血供，并切除肥大增生的骨质。金刚钻和骨蜡用于控制骨性出血；C. 磨除鸡冠，切开大脑镰（虚线），进入对侧，显露对侧肿瘤；D. 最后一步确定肿瘤的对侧边界。将肿瘤轻轻向下和向内牵拉。解剖对侧 ACA（弧形箭）

3. 改良翼点入路

(1) 眶－翼点入路（Orbito-Pterional Approach）。眶－翼点入路，是在经典翼点入路的基础上联合眶骨成形。用线锯把眶嵴和部分眶板联合翼点的额颞骨瓣一起锯断。取下额颞－眶骨瓣，用咬骨钳把眶板骨刺咬除，避免打开筛窦（离中线不少于 1.5cm）。眶－翼点入路，以最大限度地减少额叶牵拉并在手术早期确保 ACA 和视神经的安全。结扎筛前动脉和筛后动脉，以中断肿瘤的主要血液供应。

(2) 眶上外侧入路。眶上外侧入路（LSO）是对翼点入路的一种微创改良，是切除 OGM 侵入性较小的入路，可以安全地用于各种规模的 OGM，大多数 OGM 可以通过相对简单的 LSO 方法以较低的发病率安全地切除，并且可以保留某些嗅觉功能。眶上外侧入路具有开关颅简单、快速、创伤小等优点，可替代翼点入路、经纵裂入路或双侧经额下入路处理颅前窝底、鞍区、鞍上等部位肿瘤及前循环动脉瘤等。中线两侧对称生长的采用右侧入路，偏侧生长的采用瘤体大的一侧入路。

4. 翼点入路的优点

①在触及肿瘤之前早期开放侧裂和基底池。

②采用翼点入路可以尽早识别和可视化颈内动脉、ACA、视神经和视交叉。通过跨 Sylvian 途径可以更好、更广泛地显露肿瘤，从而可以更早地控制颅前窝底和位于肿瘤后极的关键神经血管结构，使肿瘤的后方解剖分离更加安全。较早地控制和解剖肿瘤后极的裂隙，以保护重要的神经血管结构；在大的 OGM 中，肿瘤的减瘤使得能够早期辨认、定位和解剖 A_2 分支和肿瘤的后部。

③该入路无须结扎上矢状窦，保留了额叶皮层静脉。额叶牵拉轻，额静脉未被压缩，避免由于额叶静脉回流障碍导致的脑肿胀，静脉回流障碍可引起迟发性脑肿胀。

④避免切开脑皮质，额极获得保护，尤其经右侧翼点入路时，左侧额极得以完整保护，从而避免额叶损伤所致精神运动障碍的发生。

⑤保留额窦，避免了因额窦开放引起的颅内感染和脑脊液漏。与双额入路和经额窦入路相比，它的侵入性和耗时少。

⑥最大限度地减少对额叶损伤和对侧嗅神经的潜在保留。术者可以看到前循环，肿瘤基底以及视神经和视交叉。

⑦快速而安全地进入病变部位，几乎不需要颞叶操纵，只需轻微的额叶牵开就足以到达病变部位。

⑧缩短到达肿瘤的距离，还保留了静脉结构，并提供了早期肿瘤从颅底分离和减瘤的可能性。

5. 翼点入路的缺陷

①经翼点入路切除肿瘤，开颅、关颅较烦琐，且存在额叶显露不够充分及颞叶的无效显露缺陷。

②处理对侧的工作距离长，对肿瘤的对侧没有足够的可视化。对中线对侧的前颅底视角受限，控制对侧神经血管结构受限。从技术上讲，去除对侧硬脑膜基底和肿瘤基底增生的骨质难度很大。

③处理向对侧生长的瘤体时，路径远。对广泛侵及前颅底、筛窦及有明显骨质增生者仍以经扩大额下入路为宜。

④分离切断部分颞肌，术后较长时间咀嚼无力或咀嚼时疼痛不适。

⑤手术操作视角较狭小，对于生长范围比较广的肿瘤，瘤体的上面部分位于手术盲区。

⑥眶顶隆起遮盖了嗅窝，因此可能需要额叶牵拉以改善工作角度。翼点入路只适合切除一些体积不大，位置偏后，向单侧、侵犯鞍结节、视交叉的 OGM。肿瘤位置偏前者则以单侧额下入路为佳。

⑦该入路不能早期处理筛前、筛后动脉，不能很好处理肿瘤的基底血供，而且对处理对侧肿瘤，累及筛板甚至筛窦、蝶窦的肿瘤较为困难，常需过度牵拉额叶。

这种方法的主要缺点是狭窄的工作角度，但是在切除肿瘤后很容易达到肿瘤的对侧部分。

（三）额下入路及其改良入路

1. 额下入路适应证　适合于大型和巨大型 OGM，因为这种入路可使肿瘤、筛骨区域显露良好，并有利于颅底的良好闭合。

2. 单侧额下入路　1935 年 Olivecrona 和 Urban 以及 1938 年 Cushing 和 Eisenhardt 描述的单额入路手术是 OGM 最常用的开颅手术之一，其优点是保留了对侧额叶和上矢状窦。与经典的翼点入路相比，额下入路可以更好地进入硬脑膜附着的基底，并且避免了双侧额下入路可能导致的额叶双侧牵拉，避免了双额叶牵拉和可能的认知功能障碍。

(1) 手术方法

①采用仰卧位，向对侧偏斜 15°～30°，头部后

仰 30°，上抬上半身 20°，头架固定。利用重力显露颅前窝底，减少脑组织的牵拉。

②采取单额发际内半冠状切口，皮瓣尽可能翻至眶上缘。为避免损伤眶上神经，帽状筋膜下分离皮瓣至眶上缘约 2.5cm 后，改从骨膜下分离至眉弓。

③取单侧额骨瓣，于关键孔的上方用磨钻磨 1 孔，尽可能使孔的下缘平颅前窝底，用铣刀沿颅前窝底铣一骨瓣。骨瓣前缘达眉弓，以接近前颅底，内侧缘稍过中线，以显露上矢状窦。如果前颅底显露不满意可用磨钻将额骨外侧的骨质磨除，以骨窗颅前窝底缘与眶上壁平齐为佳。对于术前拟行颅底重建的患者，则宜保留足够的骨膜瓣。

④沿颅前窝底弧形切开硬脑膜，并翻向颅前窝底和中线，以充分显露颅前窝底、大脑镰和上矢状窦。

⑤打开外侧裂，充分缓慢释放脑脊液以降低颅压。当颅压降低满意后开始处理肿瘤基底部，显微镜下逐步电凝切断肿瘤的主要供血动脉。

⑥肿瘤切除要先从肿瘤基底部开始，然后从瘤内分块切除肿瘤。行肿瘤囊内切除时，尽量使肿瘤中心变为空心，而后沿脑膜瘤与脑组织、脑神经血管之间存在的蛛网膜界面分离肿瘤包膜，依次切除肿瘤的前极、两侧及后极，同时避免过度牵拉脑组织，防止血管撕裂及脑挫伤。

(2) 单侧额下入路手术要点

①骨瓣尽量开至颅前窝底；铣刀铣下骨瓣时动作要轻柔，避免硬脑膜破损。

②术中注意保护额叶表面的桥静脉，避免术后出现脑水肿、静脉性脑出血。

③不需要结扎上矢状窦，在肿瘤上极切开大脑镰，可增加手术操作空间。

④术中尽可能减少对脑组织的牵拉，以免造成脑挫伤，加重术后脑水肿。

⑤对于较小的脑膜瘤应先分离肿瘤基底部，减少肿瘤基底硬脑膜及筛板的血供，然后沿肿瘤与蛛网膜的间隙逐渐分离，完整切除肿瘤；对于巨大肿瘤，沿颅前窝底逐步电凝离断肿瘤基底部并电凝肿瘤表面以减少血供、缩小瘤体，然后采用离断肿瘤基底与瘤内分块切除相结合的方法，依次肿瘤基底、分离肿瘤包膜、瘤内分块切除，如此电凝、分离、切除交替进行，瘤体逐渐切除缩小，操作空间逐渐增大，使全切肿瘤成为可能。

⑥在分离肿瘤后界时，应注意保护视神经、视交叉及下丘脑、颈内动脉、大脑前动脉等重要结构，如损伤会造成严重的并发症。如肿瘤与结构粘连较紧密或嵌入生长，难以分离时应优先处理其他部位的肿瘤，最后在高倍镜下分离切除，必要时可保留一薄片肿瘤壁，低电流电凝之。

(3) 单侧额下入路优点

①损伤小，仅行单侧骨瓣开颅，一侧骨瓣配合各种降颅内压措施，可达到与双侧额下入路手术类似的手术空间，软组织损伤小，缩短手术时间等优点。

②骨切除范围大为缩小，额窦开放范围小，失血少，减少出血量及术后感染的可能性。

③保护上矢状窦和对侧额叶：不需要结扎上矢状窦前 1/3，至少保留了手术对侧额叶回流至上矢状窦的静脉，术后脑肿胀、颅高压及静脉性脑出血的发生率低。

④额下入路路径短捷、肿瘤显露清晰，灵活掌握切除范围。减少牵拉脑组织导致的脑挫伤及术后精神症状等并发症。

⑤不损伤对侧额叶表面通向上矢状窦的桥静脉，减少术后脑水肿、脑出血等并发症。

⑥符合微侵袭理念：单侧额下入路省时，符合微创外科的治疗理念，能够提供足够的手术操作空间。

⑦不损伤对侧嗅神经，对侧嗅神经通常可以保留，有利于嗅觉功能的保护。术后嗅觉障碍的改善明显优于翼点手术入路。

⑧肿瘤主要的供血动脉位于肿瘤基底部，经额下入路便于首先处理肿瘤基底部，可减少后期处理肿瘤体部时的出血。

⑨直视肿瘤对颅底的侵蚀，术野广阔，操作方便，切断肿瘤血供，减少术中出血。能切除单侧或双侧的大型肿瘤及处理病变的颅骨。

(4) 单侧额下入路缺点

①开颅早期术野较小，在处理基底部的同时需行“瘤内减压，分块切除”。

②只能在切除肿瘤并分离肿瘤包膜之后，才能显露需要保护的瘤后神经血管，如肿瘤与神经血管粘连紧密，有可能损伤重要神经血管。不能在切除肿瘤前显露需要保护的神经血管区域，而是在分块

切除肿瘤，分离肿瘤包膜之后才能显露肿瘤后界，在瘤体包绕或与神经血管粘连紧密时，有损伤重要神经血管的可能。因此，术前需行头部 CTA 了解肿瘤与主要动脉之间的关系，避免术中损伤。

③存在对侧手术盲区，对于较大的肿瘤全切除困难、复发率高。与双侧额下入路比较，单侧额下入路显示对侧的嗅沟筛板困难，颅底的骨质切除及重建受到限制。对于对侧侵及筛窦的肿瘤只能采用刮匙刮除，无法达到 Simpson Ⅰ级切除的要求，复发率相对较高。

④头部切口较大，术后易导致皮下积液及伤口愈合不良。

3. 双侧额下入路　双额入路适用于向双侧对称性生长的大型和巨大型 OGM（图 18-11）。

(1) 手术方法

①硬膜切开：骨瓣翻起后，双额作“工”字形硬脑膜切口，缝扎并切断矢状窦及大脑镰。

②肿瘤显露：将两侧额叶向后外方向牵开。先分离一侧额叶和肿瘤的粘连处，再分离另一侧，显露肿瘤前极。接着从肿瘤前极开始，将肿瘤从额底剥离。一边分离，一边电凝止血。分离一小片区域后，先分块切除已分离出的肿瘤部分，以增加手术操作空间。

③肿瘤切除：先行瘤内切除肿瘤，吸引器与双极电凝交替使用，切除部分肿瘤组织，再分离肿瘤与颅底脑膜区域的粘连，直到肿瘤主要血供得到控制，瘤体松动。

④分离肿瘤壁：肿瘤大部切除后，囊壁塌陷，再分离肿瘤与两侧额叶的残余粘连。

⑤大脑前动脉的分离与保护：注意寻找、电凝，切断来自大脑前动脉的分支供血。ACA 主干常位于相对厚的蛛网膜内，与肿瘤后上部易于分离。对于向后伸展至鞍上区的 OGM，应先从右侧开始分离。从肿瘤的右侧找到蝶骨嵴，自前外向后内侧分至右侧前床突及视神经。OGM 仅覆盖蝶骨嵴与视交叉，并不直接附着于此，因此易于分离肿瘤与蝶骨嵴和视神经。分离肿瘤右侧直达视交叉，并与肿瘤顶部分离区相连接。继续向左侧视神经方向分离。亦可从左侧沿蝶骨嵴向内侧分离，找出左侧前床突、视神经直至视交叉，与右侧分离出的肿瘤会合，即可安全地全切除肿瘤。

⑥肿瘤基底的处理：OGM 未突破嗅窝侵袭到鼻旁窦，可仅将嗅窝的肿瘤基底边电凝边吸除，并电烙该部骨质。过分搔刮或切除骨增生区可导致筛窦穿破。若瘤体附着于嗅沟的基部已使其附近骨质破坏并与筛窦相通，应将受累硬膜和颅骨清除，颅底缺损硬脑膜应予修补。

(2) 入路的优势

①广泛对称的颅前窝显露。通过该通道可以获得宽、对称的颅前窝显露。这种方法在根治性肿瘤切除时，为蝶骨和蝶鞍的筛板区域磨除增生骨质，以及必要时打开视神经管提供了极好的机会。颅骨瓣应尽可能向前延伸至眶顶。去除额窦黏膜，消毒。Hentschel（2003）报道采用双额入路手术处理 13 例大型和巨大型 OGM，平均为 5.7cm，11 例完整切除（包括受侵袭的筛骨板和硬脑膜以及向筛窦的任何延伸）和 2 例次全切除。没有手术直接导致任何患者发生并发症。平均随访 2 年（0～5 年）无复发。所有肥大性骨质均应与前颅底硬脑膜一起切除，以最大限度地降低复发风险。

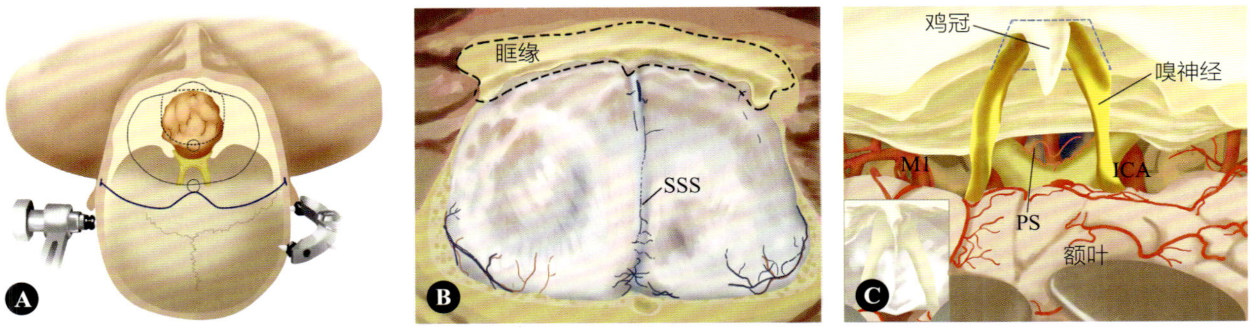

▲ **图 18-11**　双额入路

A. 双额对称性冠状切口；B. 骨瓣尽量靠近前颅底，双额骨瓣成形；C. 硬脑膜开放后显露颅前窝底。SSS. 上矢状窦；ICA. 颈内动脉；M_1. M_1 脑中动脉节段；PS. 垂体茎

②允许早期离断肿瘤基底和足够的颅底重建。

③可以直接进入肿瘤而无须过度的额底牵拉。Gazzeri（2008）报道经双额入路手术治疗的36例巨大型OGM，术前眼科检查发现55.5%的患者视力缺陷，术后视觉功能改善了22.8%，而在74.2%的患者视觉功能没有受影响。

(3) 入路的缺陷

①额窦的开放：术后脑脊液漏和感染的风险大。术中需要进行彻底的消毒处理、填充和密封。

②需结扎矢状窦：上矢状窦结扎，损害额叶的静脉引流，从而导致脑水肿。常规的矢状窦牺牲可能会带来重大风险，直到现在，这种风险仍未得到充分认识。Nakamura（2007）报道46例患者中有4例在围术期死亡，尽管肿瘤相对较小，但仍有3例患者（75%）术后出现广泛的双额脑水肿。作者将围术期的病死率与手术入路的类型联系起来，特别是在进行双额入路手术时切开上矢状窦并引流中线静脉的常规做法，引起术后额叶水肿和额叶牵拉引起的损伤。

③肿瘤切除的晚期，神经血管结构才被发现。视觉通路和大脑前动脉复合体晚期才可视化。

④损伤双侧嗅觉神经的机会更高。

4. 颅前窝底经额窦入路 经额窦入路是在双侧额下入路的基础上，去除双侧眶缘额鼻－鼻眶的额骨（包括额窦），将前颅底硬脑膜从眶顶骨中分离出来，并将硬脑膜基底血管电凝分开，为额底提供较低的手术通道和操作空间，而不会明显地强行牵开额底。经额窦入路允许直接进入并缩短到肿瘤基底的距离，同时提供更广泛、更低的前颅底中线显露。

(1) 适应证：仅适应于侵犯鼻旁窦、眼眶或复发性大型和巨大型OGM。经额窦颅底入路是去除OGM的“传统双额”入路的安全替代方法，是双额开颅的微创改良手术方法。

(2) 手术技术：根据额窦和脑膜瘤的大小调整骨瓣的位置和大小。额窦的前壁被提起，窦间隔被去除。额窦在每个凹处的黏液都被仔细地清除。额窦后壁咬除，并从颅底分开硬脑膜，咬除鸡冠。在颅底鸡冠的后部将硬脑膜切开，使脑膜瘤的硬脑膜附着在前、后筛窦动脉凝结后可触及并分离。嗅球和神经可以分出并与脑膜瘤分开，并在可能的情况下保持完整。用超声吸引器将肿瘤减薄，脑塌陷后，硬脑膜在两个额极上线性剪开，结扎矢状窦起始部，并切开大脑镰。保护好前、内侧眶回，和额上回的额极。因此，以最小的出血去除残留的肿瘤。

蛛网膜解剖平面总是在后方确定，并且脑膜瘤与前交通以及大脑前和胼周动脉分离。先切除肿瘤的上极部分，小心地沿着2个额极之间的大脑镰分离移动肿瘤的上半部分，必要时显露出额极、额眶或胼缘动脉的分支，避免血管损伤。用游离骨膜瓣充填开放的额窦。将先前收获的带蒂的骨膜瓣放置在硬膜内，越过充满的额骨凹处，以密闭的方式重建硬脑膜缺损。额骨缺损是通过重新定位用缝合线固定额窦的前壁来重建的。

(3) 额窦入路优点：①最短的工作距离，用于清除侵入性OGM，为根治性肿瘤切除提供了最佳条件；②颅前窝底腔室与邻近结构（包括额窦、蝶窦和筛窦、眼眶和鼻腔）连续显露，从而广泛显露。可以磨出视神经管，露出视神经并从视神经管去除肿瘤；③消除了脑牵拉的必要性，保留额极的解剖结构完整性。经额窦入路的特点都是几乎不需要大脑牵拉就能到达嗅沟脑膜瘤，若进行适度的牵拉，可到达视神经－颈内动脉池，并获得松弛大脑的目的；④肿瘤全切除率高。基于解剖学考虑的技术优势－通过嗅窝“峡谷”，所有患者均可实现Ⅰ级完全切除。这种方法的优势可能包括：通过其在颅骨底部的插入，可以轻松，早期地控制血液供应；额叶的最小牵拉；保留流向矢状窦的额静脉。

(4) 经额窦入路缺点：①更大的技术难度，复杂的重建技术和非常耗时的重建方法；② CSF发生率高，经额窦入路的颅底广泛显露，CSF鼻漏可能更高；③额骨眶板的切除可能会导致长期的轮廓缺陷。

（四）额外侧入路及其改良入路

额外侧入路通过肿瘤的侧面进入肿瘤，可以快速进入肿瘤，最小的脑组织牵拉。作为一种有效的选择，即使在具有双侧伸展的巨大病变中也是如此。在大型OGM中，嗅束向侧面移位。额外侧入路早期可视化包括嗅觉系统在内的神经血管结构，另一个优点是不需要牵拉对侧额叶或损伤对侧嗅觉神经。因此，解剖保存对侧嗅觉神经是可能的，并且至少保存一侧嗅觉的机会高于使用双额额叶入路，适合保留对侧嗅觉通路不受干扰。

1. 经典的额外侧入路

(1) 手术适应证：①可用于切除肿瘤直径小于4cm的嗅沟脑膜瘤或肿瘤直径大于4cm而未包绕大脑前动脉的嗅沟脑膜瘤；②适用于切除下至鞍内、上达第三脑室后部的巨大垂体腺瘤，及鞍上突向第三脑室内的颅底肿瘤；③临床上采用额外侧入路切除鞍结节脑膜瘤、颅咽管瘤及大型、巨大型垂体腺瘤，特别是适用于切除向一侧鞍旁生长的肿瘤。

(2) 手术方法及要点

①取仰卧位，头后仰45°，抬高上半身约30°，向对侧偏转15°～30°，以使中线和对侧结构可见。头架固定使头稍后仰，头位稍高于心脏水平，以利于手术期间充分的静脉引流；颈部稍过伸，让头部自然下垂可避免术中对额叶的牵拉。

②切口位于发际内，起自耳屏前颧弓上方1cm，沿发际内弧形内侧至中线。切开头皮，无颞肌部分直接切至骨膜，有颞肌部分切至浅筋膜，分离肌肉、骨膜，将皮瓣翻向前内侧，肌肉翻至前外侧，显露额颧角，弹簧拉钩固定。

③额骨颧突后、颞上线下方钻孔，铣刀成形骨瓣，约3cm × 4cm的骨瓣，注意额部的显露需充分，颞部至蝶骨棘上方1cm，能显露侧裂上方边缘即可，如遇额窦打开需妥善处理。颅骨瓣成形必须考虑额窦的外侧边界。

④硬膜外磨除蝶骨嵴外侧及额底骨性突起，使蝶骨嵴前方的颅前窝底尽可能平坦，以优化操作角度，方便达到额叶区域。额部及颞部骨缘间隔2～3cm打孔并悬吊硬膜。

⑤基底朝向前外侧弧形剪开硬脑膜，翻向前方，打开外侧裂近端及相关脑池释放脑脊液，使额叶尽量松弛。

⑥显微镜下自侧方进入颅前窝底，打开Sylvian裂，解剖颈动脉池，释放脑脊液以降低颅内压，该过程导致额叶自发下沉，从而无须额叶显著牵拉。抬起额叶获得手术操作空间。

⑦使用双极电凝仔细分离肿瘤，阻断肿瘤的供血血管（多为筛前动脉、筛后动脉），减少术中出血，尤其应注意保护嗅神经、视神经以及被肿瘤压迫或包裹的大脑前动脉及其分支。

⑧不完全依赖于牵拉额叶，而是充分利用开放侧裂池、颈动脉池等颅内自然间隙释放脑脊液和肿瘤瘤内分块切除减压，获得较好的术野显露和良好的手术操作空间。

⑨术中探查、开放外侧裂及颈动脉池缓慢释放脑脊液，逐渐降低脑压，同时可通过应用脱水剂、过度换气、控制性降低血压等手段来降低颅内压，使脑组织充分回缩，显露范围可以获得额叶的颅底部、侧裂内侧部、额叶近中线区、眶顶、视神经管、视神经、视交叉、颈内动脉、大脑前动脉、前床突、蝶骨平台等良好的显露空间。

⑩通过切开大脑镰，磨除鸡冠等骨质，可以很好显露并切除对侧肿瘤。

(3) 手术注意事项

①开颅骨瓣前缘要尽可能与眶上板平齐，最大限度增大颅底的显露角度，缩短手术路径。

②开颅骨瓣的外侧缘一定要与前颅底的外侧面平齐，从额外侧轻抬额叶。

③如术中强行牵拉额叶脑组织势必会造成严重的脑挫裂伤，导致术中及术后脑水肿严重。当术中显露欠佳时应果断切除少许额极水肿的脑组织而直接显露肿瘤。

④大型嗅沟脑膜瘤患者有时会出现视交叉向后移位，大脑前动脉A_1段向上移位，额极动脉、眶额动脉被推挤至两侧，术前应结合CTA或DSA充分评估肿瘤血供及前颅底重要血管的分布及走行。术前了解上述重要结构的移位情况有利于术中加以保护。

⑤大部分肿瘤包膜完整，在显微镜下沿该蛛网膜界面仔细锐性分离能有效地保护脑组织。全切除肿瘤的关键是熟练掌握肿瘤切除技巧。较大肿瘤行瘤内分块切除可获得较好的术野显露和足够的操作空间，增加手术的安全性。

⑥少部分巨大脑膜瘤病例中，正常蛛网膜界面被破坏，肿瘤呈结节状生长。术前视力状态、肿瘤大小及肿瘤与血管粘连情况与术后视力有明显相关性。对前循环血管、视神经、下丘脑被肿瘤包绕者，应仔细分离。

⑦对于肿瘤最大径大于7cm且与前颅底重要血管和神经关系复杂的巨大型嗅沟脑膜瘤是经额外侧入路显微外科手术全切肿瘤的限制性因素。

(4) 入路的优点

①可以早期辨认肿瘤基底所涉及的视神经（ON）和颈内动脉（ICA）。保护视神经和颈内动脉的同时沿基底阻断肿瘤血供。直到对侧眶顶和对侧

额下软脑膜面显露肿瘤的基底才算完全分离。肿瘤体积缩小后分块切除，大脑前动脉及其相关分支血管从肿瘤的后壁分离。

②能够更好地显露对侧病变，但高位病损盲区仍仅能通过瘤内减压等方式显露。肿瘤的大小并非限制入路应用的主要因素。

③创伤小，切除率高。手术切口小，开颅时间短，开颅过程出血少；能减少开颅时间，避免对颞肌、面神经额支的破坏，减少眶上血管及神经损伤。Nakamura 等（2007）报道 82 例 OGM，额外侧入路的肿瘤 Simpson Ⅰ级或Ⅱ级切除达到 91.2%，而其采用的双额入路肿瘤全切除率达 93.5%，但围术期死亡率的 4 例均是双额入路（4.9%，4/82）患者。

④无效脑组织显露范围小，避免结扎上矢状窦，减少对侧额叶脑组织及桥静脉损伤，减少术中及术后急性脑水肿，有效降低了额叶脑梗死及静脉性出血的发生率，以及降低因脑肿胀致使硬膜剪开后急性脑膨出的发生率。

⑤有利于早期处理嗅沟脑膜瘤供血动脉（多为筛前动脉或筛后动脉），因术中视野良好，从而能早期离断肿瘤供血动脉，进而减少术中出血。

⑥是一种快速、高效、创伤小的手术入路，经额外侧入路因其开颅过程相对简单、骨窗小、创伤少、无效脑组织显露少、不需要结扎上矢状窦，对颅前窝底诸多结构显露充分，术中脑组织损伤较小、术后并发症相对较少、术中及术后脑水肿较轻，符合微侵袭手术理念。应用此入路切除嗅沟脑膜瘤，可不因肿瘤包裹大脑前动脉及其分支和肿瘤的大小而受到限制，全切除率高，可以作为大型嗅沟脑膜瘤手术切除的首选术式。

⑦额外侧入路具有翼点和常规额下入路的优势，其主要利用颅前窝底偏外侧途径显露肿瘤及前颅底重要结构。允许快速且微创地进入 OGM。兼具有额下入路和翼点入路的优点，又避免了额下入路和翼点入路缺点。

⑧因额外侧入路手术切口及骨瓣靠颅前窝底外侧，骨窗中心靠近前颅底及额叶外侧，不仅可以减少眶上血管及神经损伤，同时可降低因开放额窦而引起感染及脑脊液鼻漏的风险。

⑨早期阻断肿瘤血供，减少术中出血。术中无须大幅牵拉及上抬额叶即可获得相对较大的手术操作空间。

⑩开放侧裂池、颈动脉池充分释放脑脊液，脑组织松弛，肿瘤显露良好，对额叶牵拉较轻，利于嗅神经、视神经及大脑前动脉等颅前窝底重要血管及神经的保护。

(5) 入路的局限性

①对于肿瘤最大直径＞4cm，且与颅前窝底重要血管和神经关系复杂的大型 OGM，是经额外侧入路显微外科手术全切肿瘤的限制性因素。El-Bahy（2009）报道 18 例 OGM 采用额外侧入路，直径＞4cm 的 11 例（占 61.1%），3 例（16.7%）术后发生脑脊液鼻漏；14 例（77.8%）实现了肿瘤全切除（Simpson Ⅰ级和Ⅱ级），而＜4cm 的 7 例均做到了全切除。

②术者必须熟练掌握颅底各神经、血管的解剖结构，具有娴熟的显微神经外科操作技术、配备良好的手术显微镜及显微手术器械等。

③沟通型嗅沟脑膜瘤，肿瘤全切除后颅前窝底修补不当可并发脑脊液鼻漏，而额窦处理不当常引起手术通道的感染。较长时间的脑脊液鼻漏可引起逆行性颅内感染。前颅底修补推荐多层加固修补方式，即骨蜡或自体骨或人工材料的硬性支撑，自体筋膜或人工硬脑膜的严密缝合，自体筋膜、蛋白胶的加固，最后是自体脂肪组织的疏水防水作用。

2. 眶－额外侧入路（眶－额入路） 在经典的额外侧入路的基础上去除眉弓和部分眶顶，可扩大经典额外侧入路的手术视角，并减轻对额底的牵拉。获得一个更低、更大的视角进行前颅底的广泛探查，从而达到微创、无脑牵拉，又能早期处理肿瘤基底的血供。适合于切除大型，高位（向上生长）的 OGM。眶上缘的去除缩短了到达 OGM 基底的距离，提供直接到达肿瘤基底的视角并改善肿瘤显露。眶－额入路具有额外侧入路的所有优点，同时轻微脑牵拉，早期处理筛前、筛后动脉。

3. 眶上锁孔入路 眶上锁孔入路和额外侧入路的理念相似，通过前外侧微创的手术入路可以安全切除 OGM。眶上锁孔入路是额外入路的一种微创手术入路，巧妙地结合了锁孔效应和颅底外科的优势。

(1) 手术方法

①体位的摆放：依据患者部位而定。一般头部向对侧旋转 20°～30°，后仰 10°～15°，要求显露术

侧眉弓，切口隐于眉毛内，便于额叶与颅前窝底自然分离。

②切口定位与切开：沿眉弓切开皮肤，内侧以眶上孔为界，外侧不超出眼眉。用剥离子紧贴骨膜，小心将眶周筋膜从眶缘上剥离，用吸收性明胶海绵继续向眶内填塞剥离眶周筋膜。

③术中降低颅内压，有利于获取足够的操作空间，包括甘露醇使用、麻醉过度换气、腰大池置管引流等措施。如何获得充分的手术操作空间是锁孔入路面临的关键问题。术中显露是否顺畅还与术者的手术技巧、解剖知识、显微操作技能和内镜操作技能有关。

④在眶上、额底磨出一小孔，显露硬脑膜后取少许吸收性明胶海绵将骨孔周围硬脑膜剥离，铣刀向额骨做大小约 2.5cm × 2cm 的骨瓣成形。

⑤弧形切开硬膜，翻向眶侧。

⑥在显微镜下抬起额叶，确认嗅束，向后继续确认视神经及视神经颈内动脉池，用脑压板牵拉额叶，可见肿瘤。

⑦额叶塌陷后自动脑压板牵开，显露肿瘤前极，沿肿瘤边缘向两侧分离蛛网膜间隙。最后处理肿瘤后极，直至全切肿瘤，最后处理肿瘤侵蚀的硬膜和颅骨。

⑧用显微镜及硬质神经内镜辅助辨别下丘脑、视交叉、视神经、颈内动脉、前交通动脉及大脑前动脉，将残余肿瘤彻底切除。

(2) 眶上锁孔入路的优点。眶上锁孔入路，通过精确的手术通路直达病变部位，“门镜效应”为手术提供良好的操作视野，避免了传统手术入路中的无用显露，最大限度保护正常脑组织。

①在直视下分离肿瘤与重要的神经血管，只需 2.5cm × 2cm 大小的骨窗，即可满足手术需要。

②对肿瘤位于视神经上侧和外侧，经鼻内镜入路切除困难的肿瘤，具有独特的优势。

③与经翼点入路和额下入路相比，脑组织的牵拉较小，无须解剖侧裂。

④相比经鼻内镜入路而言，术后发生脑脊液漏的风险大大降低。

(3) 眶上锁孔入路的局限性

①狭小的手术空间，可能会限制操作。

②损伤面神经的额颞支，容易误入额窦。

③对起源于鞍区及同侧视神经下方的脑膜瘤切除比较困难。

④对于大型或巨大嗅沟脑膜瘤，显露有限甚至存在盲区，手术操作空间不足，全切除肿瘤困难甚至可出现肿瘤残留。

⑤如肿瘤侵犯并破坏筛窦，肿瘤全切除后该入路对颅底重建存在一定困难。

⑥当肿瘤向颞叶、颅中窝等方向生长时，入路显露空间和位置的限制。入路仅能通过瘤内减压等方式逐步显露，特别是有血管包绕的高位肿瘤，处理难度较大，对术者手术技术要求较高。

(4) 眶上锁孔入路注意事项

①个体化设计：由于肿瘤的占位效应，可能导致正常组织结构的移位以及病灶与一些重要神经血管紧密粘连，术者应在术前进行精确的个体化设计。

②内镜辅助：锁孔入路术中操作空间狭小，术中显微镜下常有些病灶难以发现，此时可配合使用内镜，其操作方向和深度自由控制，配以多角度镜头，弥补了手术显微镜视角无法到达的部位，增强了对颅内重要神经血管的保护，有效保证了肿瘤的全切，避免浅层结构被过多地牵拉。

（五）内镜经鼻经筛入路

1. 适应证

①适用于中小型 OGM，EEA 对于<30mm 的中小型 OGM 可能更为理想。

②肿瘤向鼻旁窦内生长的复发性 OGM，作为分阶段手术治疗的一部分，提供一条通往前窝底部和蝶鞍的直线通道。

2. 经筛板入路的手术方法

①仰卧位，头部抬高 15°，利用重力，促进大脑静脉血回流和术野积血清除。

②从右鼻作鼻中隔前切口，将左侧嗅黏膜层从鼻中隔和嗅窝内小心剥离下来，以保护左侧嗅觉传入神经纤维。

③使用 0° 内镜观察鼻腔解剖结构和确认双侧中、下鼻甲。

④去除覆盖蝶骨的黏膜后，通过定位蝶窦口和进行广泛的双侧蝶骨切开术来显露颅前窝底。切除右侧筛板，电凝烧灼筛前动脉和脑膜瘤的硬膜基底。肿瘤向鼻腔内生长时，在磨除前颅底骨质时需要先用吸切器切除部分肿瘤。骨质切除应充分切除双侧筛窦，以充分显露筛骨凹与筛骨眶板连接处。

筛骨眶板是骨质显露的外侧缘。

⑤骨窗显露的最后一步是经筛板“锁孔”开颅。用高速磨钻，从蝶骨平台向额窦后壁磨除骨质。骨质切除范围取决于术中 CT 引导所示的肿瘤大小和位置。沿筛板前方扩大骨质切除，显露肿瘤前方包膜，扩大手术器械向上方的操作空间。磨钻磨除鸡冠。必须全切除所有的增生骨质，避免肿瘤在筛板或邻近鼻窦处复发（特别是筛窦）。

⑥打开硬脑膜之前，术野应仔细止血。十字切开硬膜，先行瘤内切除、减压，再从肿瘤外侧将包膜在额眶皮质处分离。硬膜下的瘤体应该充分的电凝，达到阻断瘤体血供的目的。仔细辨别并电凝阻断大脑镰前部动脉。

⑦切除鸡冠，分开肿瘤在大脑镰的附着处，显露肿瘤中线部分。锐性分离肿瘤左侧硬膜基底，显露嗅束和眶额动脉，保留嗅神经周围的蛛网膜以保护神经血管结构。扩大骨质切除以比较容易的分辨肿瘤基底的周围结构，如此就不必在术野盲区强行牵拉肿瘤包膜。

⑧肿瘤切除（图 18-12）。肿瘤囊内切除后，仔细松解周围硬膜附着。保留肿瘤在大脑镰前部的附着，避免在进行瘤内减压的时候瘤体活动，使对周围结构的损伤减到最小。

⑨分离肿瘤壁外的蛛网膜，可促使肿瘤壁容易塌陷，并从颅前窝底骨窗分块取出。比前颅底骨窗还大的瘤体，也可以通过轻柔牵拉切除肿瘤。

⑩切除嗅沟脑膜瘤后，采用多重修补技术关闭较大颅前窝底缺损，包括硬膜内放置自体阔筋膜、硬膜与骨缘之间放置异体生物硬膜、游离脂肪用于支撑上述置入物的边缘。在进行重建的前颅底时，可尝试用屏气（Valsalva 动作）检测是否存在高流量脑脊液漏。

3. 单侧经筛入路　适用于起自一侧筛板的小型 OGM，部分 / 单侧嗅觉完整，是单侧内镜经鼻经筛入路保护对侧嗅觉通路的适应证。鼻中隔移位技术来保持前鼻中隔黏膜的完整性，从而避免 OGM 的鼻中隔黏膜穿孔。利用这种技术来为单侧经筛入路创造双侧通道。在嗅球 / 束周围保持完整的蛛网膜有助于保持神经微血管供应和神经功能完整性。很难回答的问题是，如果双侧嗅觉完好，是否会赞成采用内镜鼻腔入路。在这种情况下，量身定制的锁孔入路手术将是直接的选择。

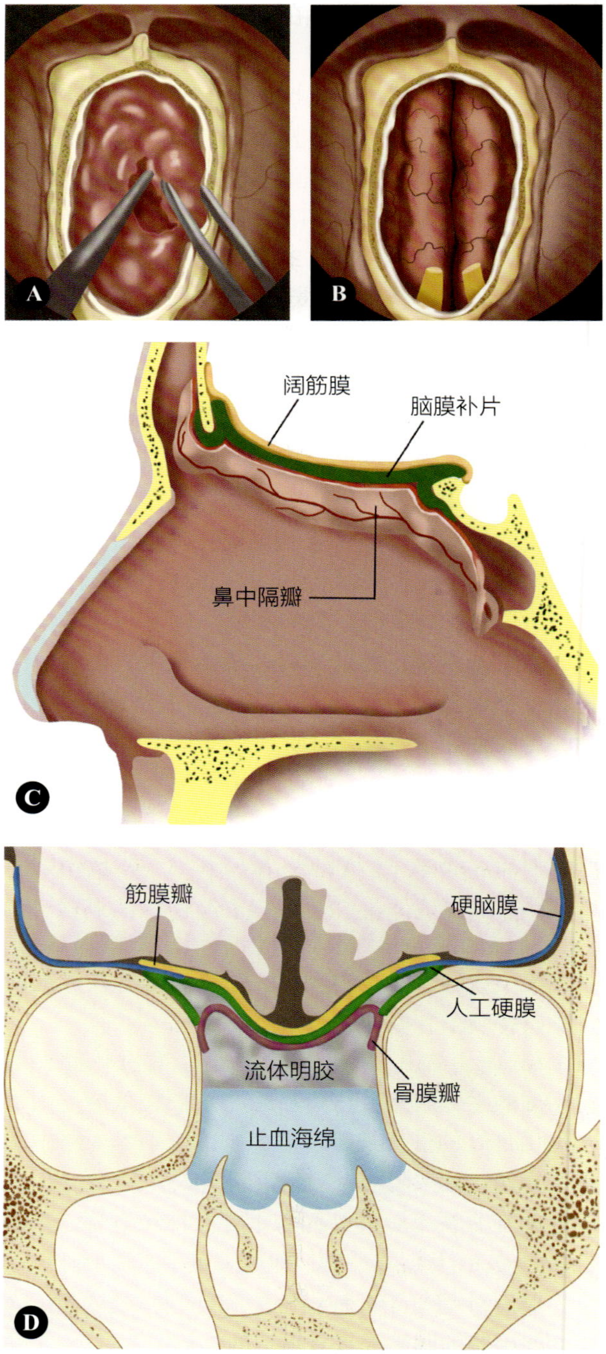

▲ 图 18-12　经鼻入路切除嗅沟脑膜瘤

A. 打开筛板硬脑膜后，使用吸引器和 CUSA 进行瘤内部消瘤；B. 肿瘤切除后显示保护好的额叶。C（矢状位）和 D（冠状位）。显示了三层重建技术，修复肿瘤切除后的大型筛板缺损

4. 经筛板入路的优点

①为腹侧颅底提供了直接的中线入路，直接处理肿瘤的血液供应（筛状动脉），以便尽早地离断

肿瘤血供，并去除颅底潜在的肥大性骨质，从而可以实现根治性切除。

②无须额外的大脑牵拉操作或对神经血管结构的重大操作，实现早期的肿瘤血运阻断和邻近的增生性骨质的去除，获得 Simpson 根治性根治术。

③用 30° 内镜作为扩展 EEA 主要工具，因为它只需简单地旋转即可在多个方向上提供额外的视角。30° 内镜提供了从额窦到蝶骨腹侧颅底的最佳视野。无须任何大脑回缩或神经血管结构的操纵即可获得足够的显露。嗅沟脑膜瘤经鼻入路，直接在肿瘤基底硬脑膜附着的颅底进行肿瘤切除。

④改善可视化效果，减少脑回缩并避免外部疤痕。EEA 与术后视觉改善率较高相关。

5. 经筛板入路的缺点

① EEA 的主要缺点是脑脊液漏，术后脑脊液漏高达 30%，使用带蒂的鼻中隔瓣重建颅底后，CSF 的风险降低至 5.4%。

②经鼻经筛手术通道的解剖限制：前方是额窦后表面，外侧是内侧眼眶，后方蝶骨平台和鞍结节。可以使用 30° 倾斜内镜从经筛走廊获得腹侧颅底部的全景。具有固有的解剖学局限性，无法到达横向延伸的肿瘤。工作窗较小，肿瘤的明显侧向扩展和血管包绕可能是 Simpson Ⅰ级切除的局限性。需采用 30°～45° 内镜才能清晰地显露外侧的术野。

③无法避免嗅神经损伤。经鼻单侧筛板入路切除嗅沟脑膜瘤，有望可保护对侧嗅神经功能。肿瘤较小的患者往往嗅觉完好，而 EEA 会导致更高的嗅觉丧失率，即使对于那些被认为对 EEA 而言“更安全”的较小肿瘤。

④内镜下处理被肿瘤包绕的血管是一个很大的挑战。内镜经鼻经筛入路的局限性可能超过其好处。而在内镜辅助下眶上眉锁孔入路可实现更高的切除范围和更低的并发症发生率。

⑤学习曲线的长度不可忽略，并且需要适当的仪器和跨学科合作。

6. 影响 EEA 成功的因素　肿瘤钙化、皮质袖套、T_2 高强度、外侧和（或）前伸。没有明显的向外侧延伸或前伸的较小病灶比较大的复杂肿瘤更容易通过 EEA 进行全切除。而更大更复杂的肿瘤更适合经颅切除。切除程度、mRS、死亡率（4%）、复发率（6%）、感染率（8%）和脑脊液漏（12%）与肿瘤钙化、皮质袖带缺失、T_2 高信号、肿瘤形态、肿瘤是否超出眶上顶中点有关。

7. 经筛板入路的注意事项　在考虑使用 EEA 时，重要的是要确定肿瘤与脑组织之间的间隙（将肿瘤包膜与 A_2 血管和前交通动脉复合体分开的神经组织边缘），或在肿瘤与血管之间存在蛛网膜腔隙。

①采用颅底和鼻窦的术中 CT 导航，对于通过前颅底，引导切除增生骨质比较重要。

②鼻腔、鼻咽部及中中面部按照标准方式做术前准备。若需要大腿阔筋膜进行颅底修补，要准备大腿外侧缘。更多关于经鼻手术的基础，请关注内镜显微手术原则章节。

③双侧鼻中隔带蒂血管黏膜瓣常是必须的，在肿瘤切除术后，能够充分覆盖沿筛板形成的较宽的骨质缺损。

④术者右手持分离解剖器械，左手持吸引器，和内镜一起在右侧鼻腔操作。0° 和 30° 内镜都会用到。当内镜头部移出手术区域时，30° 内镜能够提供极好的观察筛板的视野，从而减少器械之间的干扰。

⑤通过视神经颈内动脉凹陷（OCR）的内侧和外侧缘作为标志来定位颅前窝底解剖。这个凹陷在前床突下方。凹陷的内侧缘是视神经与中床突的连接处，视神经是骨质显露的后界标志。

⑥眶顶的内侧部分可以用 Kerrison 咬骨钳咬除，以向外侧扩大显露宽基肿瘤，可以轻柔地移位眶结构以达到这一目的。

⑦切除后组筛窦遇到筛后动脉分支时，应仔细电凝，避免过多出血。如果没有电凝充分的动脉缩进眶内，可能造成眶内血肿，压迫视器。

⑧从后向前游离瘤体，这样在手术早期可以清楚地看清 A_1 分支。精心处理穿支血管，对于取得理想手术效果至关重要。额眶和额极动脉常与肿瘤的上外侧极粘连，在过度牵拉瘤体时通常会不经意地被撕破。

⑨充分的瘤内减压：为了通过相对较小的锁孔开口切除较大的肿瘤，需要积极的肿瘤内减瘤以促进肿瘤包膜的塌陷，从而使肿瘤变小。脑的自然搏动和任何先前存在的颅内压，均有助于瘤壁介导进入颅底锁孔开口，因为在连续的肿瘤减压和从周围结构中分离瘤壁过程中，大脑逐渐膨胀。

⑩黏膜瓣修补颅前窝底时，应该向前延伸超过额窦后界，这需要在制作黏膜瓣前就考虑好。用脑

硬补片或者生物胶把黏膜固定在合适的位置。

六、OGM 的手术方法

（一）术前准备

1. **术前控制脑水肿** 大肿瘤或额叶水肿明显的患者在手术前至少 3 天接受地塞米松治疗。麻醉诱导后，对患者进行适度过度换气以降低颅内压。

2. **体位** 患者取仰卧位，头部略过伸位，头架固定头部。头部后仰 15°～30°，有利于额叶脑底面从颅前窝底自然下垂，便于分离软组织和牵拉额叶。单纯前入路，无须电生理监测，但对联合侧方入路或要处理颈内动脉的病例，应常规使用电生理监测。

（二）手术切口设计

1. **切口的选择** 取决于选择的手术入路，对于主要位于一侧的中型和大型 OGM，可选择肿瘤主侧的额颞皮肤切口，采用眶额入路（图 18-13）。

2. **皮瓣** 皮瓣翻向前方，骨膜瓣形成同皮瓣，但注意要有足够的长度，以便修复颅底硬脑膜。

3. **软组织分离** 骨膜瓣向前尽量翻起，分离过程中注意保护眶上神经和血管。单独形成骨膜瓣的目的在于修补切口以及颅底硬膜的缺损。

（三）肿瘤显露

1. **开颅范围** 根据选择的入路不同选择不同的骨瓣，骨瓣由后向前翻起时，仔细地剥离骨板下的上矢状窦，将骨瓣游离取下。双额入路采用双侧前额游离骨瓣，双额骨瓣大小通常在冠状缝前方数厘米和额窦后方之间，用摆锯和铣刀做双侧眶上骨瓣，两侧骨瓣大小由病变决定，骨瓣前部包括眶上缘、眉弓和部分眶板。

2. **硬脑膜切开** 四周悬吊硬脑膜后，弧形剪开硬膜翻向额底。双侧额下入路和经额窦入路，可采用“工”字形剪开硬膜翻向颅前窝底，外侧达骨缘，向中线切开硬脑膜直抵上矢状窦，向后剪开硬脑膜 3～4cm，再向中线剪开硬脑膜后缘，通常肿瘤大的一侧剪开的硬脑膜要大于对侧。双侧前颅底肿瘤行双侧额骨开颅者，需在上矢状窦前端用双 4 号缝线分别缝扎 2 针，在 2 根缝扎线之间，直视下剪开上矢状窦和大脑镰前端，将上矢状窦连同大脑镰向后牵开（图 18-14）。

3. **肿瘤探查** 剪开患侧额部硬脑膜翻向中线。双侧肿瘤者，需行双额开颅，沿骨窗前缘横行剪开两侧硬脑膜，缝扎、剪断上矢状窦前端并剪开其下方的大脑镰。用自持牵开器轻轻自颅前窝底轻轻抬起额叶，即可显露颅前窝底的肿瘤。该肿瘤有完整包膜，容易与额叶底面分开。从肿瘤前极、外侧面及底部开始分离，肿瘤包膜与额底易于分离。

（四）肿瘤切除

1. **离断肿瘤基底** 显露肿瘤前端后，从肿瘤前极、外侧面及底部开始分离，将肿瘤向内牵拉，电凝切断来自硬脑膜的血供，分离肿瘤与颅底硬脑膜的附着处（图 18-15A）。自肿瘤前极中线进一步分离肿瘤基底与颅前窝底的粘连，在中线筛板处有供血动脉需电灼。

2. **肿瘤内减压** 边电凝边瘤内分块切除肿瘤（图 18-15B 和 C）。较大的肿瘤可用双极电灼包膜，切开包膜、瘤内分块切除瘤组织，随时止血。切除部分肿瘤后，再电灼分离肿瘤附着处的基底部位，

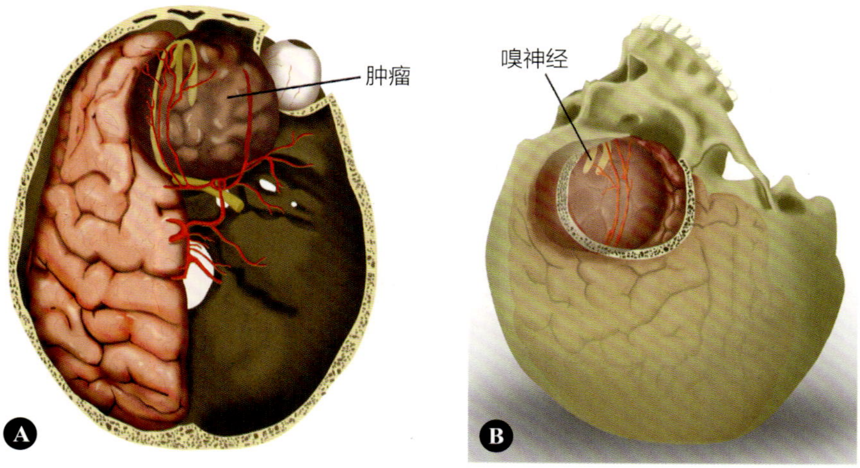

◀图 18-13 骨瓣
A. 肿瘤不对性双侧生长，嗅觉神经向外侧移位；B. 单侧眶额开颅术与肿瘤大小、边缘相吻合，以创建预定的前外侧手术走廊，以便进行同侧肿瘤切除

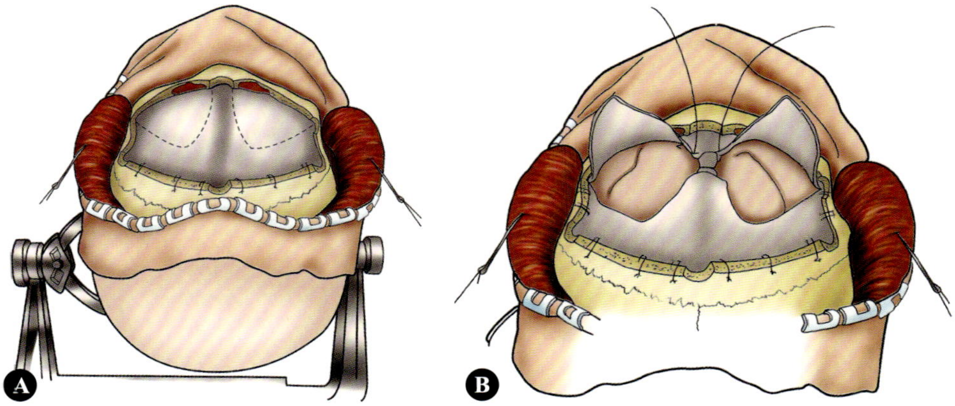

◀图 18-14　上矢状窦结扎方法
A. 硬膜切口；B. 缝扎矢状窦

继续向后分离。如此反复，直至完全离断肿瘤基底附着部位。

3. 分离肿瘤壁　瘤内减压充分后，瘤壁松弛塌陷，然后分离肿瘤包膜与额叶脑组织、神经和血管。如肿瘤较大，不可能将前颅底肿瘤完全显露，先用双极电凝处理肿瘤包膜，使之缩小，然后切开肿瘤壁，可采用剥离子、双极电凝、取瘤钳和超声吸引（CUSA）在瘤内分块切除，尽量切除肿瘤的中央部分，在包膜内做分块切除。当瘤体逐渐缩小后，同样的办法分离切除肿瘤的后壁及对侧部分。最后再分离、切除肿瘤的周围部分和包膜。

4. 肿瘤后壁的分离（图 18-15D 和 E）　肿瘤后极有时达到蝶骨嵴内侧及鞍上，分离肿瘤后内极时要非常注意视神经、大脑前动脉及前交通动脉等重要结构，切勿损伤大脑前动脉主干和视神经、视交叉。一般前颅底肿瘤的前部瘤体切除后，后极的肿瘤多可自动离开颅前窝底和对侧的蛛网膜，可看到有脑脊液从基底池流出。肿瘤在鞍上区与下丘脑及视神经之间隔有一层蛛网膜，可沿此界面用剥离子分离肿瘤后极，肿瘤质地坚韧时可将肿瘤向前方牵引，细心分离肿瘤与大脑前动脉 A_1 和前交通动脉，以及肿瘤外侧的视神经、视交叉等。避免损伤下丘脑和视神经，或撕断大脑前动脉和前交通动脉。

处理肿瘤后下部分是手术最困难的步骤。由外向中线分离肿瘤后方，分离肿瘤最困难的部分是肿瘤后下方与视交叉和视神经粘连部分，此处肿瘤与视神经和视交叉粘连紧密，这部分肿瘤压迫视神经、视交叉，包绕颈内动脉和前交通动脉。术中应在视交叉前将肿瘤向前牵引，细心分离肿瘤后壁。这时的任何操作应在术野内直视下进行，看清其后方、侧方的正常解剖结构，将大脑前动脉和前交通动脉向后方推开。整个手术过程中应尽量避免使用牵开器牵拉脑组织，因为肿瘤生长过程中，慢性压迫脑组织已造成脑水肿，术中的过度牵拉会加重脑水肿，甚至造成脑梗死和脑内出血。

（五）肿瘤基底的处理

肿瘤大部切除后应处理附着的颅底硬膜和骨质，一般切除肿瘤边缘 1～2cm 的硬膜即可，受累骨质也应磨除，以避免复发。

（六）颅底重建

由于颅底骨质被肿瘤破坏或为手术显露需要而切除，切除肿瘤后，颅前窝底将形成一个无效腔。可用自体脂肪填塞骨性无效腔、蝶窦、筛窦和额窦内，再把带蒂额部骨膜平铺和左右交叉重叠在颅骨缺损区，再用缝线或生物胶固定。

七、显微手术技巧和要点

（一）嗅沟脑膜瘤切除的原则

1. 颅底脑膜瘤切除需要遵循以下 3D 原则

(1) 阻断肿瘤基底血供（devascularize the base of the tumor）。

(2) 肿瘤内减压（debulk the tumor）。

(3) 分块减压，根据存在的蛛网膜移动肿瘤包膜，以保护邻近的脑血管结构（dissect the tumor capsule）。

2. 嗅沟脑膜瘤切除的一般原则　切除嗅沟脑膜瘤时，遵循先切除硬膜下肿瘤再处理硬膜外病变的原则；但如为复发的、主要侵犯硬膜外结构的肿

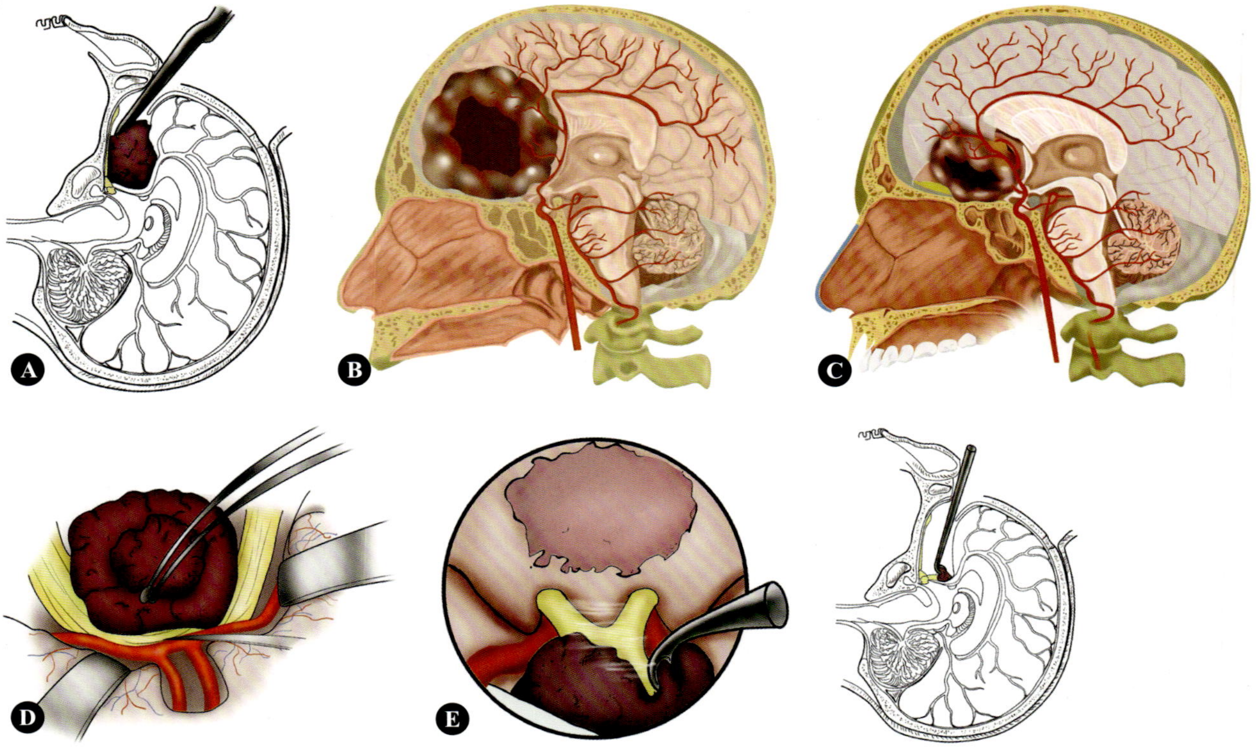

▲ 图 18-15 肿瘤切除技术

A. 离断肿瘤基底，将肿瘤基底电凝离断；B. 大型肿瘤向后挤压大脑前动脉，瘤周组织张力高，先进行瘤内减压；C. 瘤内充分减压后，再辨认和分离保护同侧大脑前动脉（ACA），最后显露、分离对侧 ACA 和嗅觉神经；D. 分离肿瘤后极与大脑前动脉 A_1 段和前交通动脉；E. 分离肿瘤后壁与视神经和视交叉的粘连

瘤，应先从硬膜外开始切除，在切除部分硬膜外肿瘤后，切除受累的硬膜和硬膜内部分肿瘤。修补硬膜后最后处理受侵犯的颅底。这样既减少了对脑组织的牵拉压迫，又可降低 Simpson Ⅰ级切除颅后窝底与鼻旁窦相通致使术野污染硬膜下的风险。

（二）手术入路显露的技巧

1. 体位与侧别选择 患者头部向对侧偏转约 45°，以便在硬膜内操作时，能在对侧鸡冠外操作。平行于眶顶的极其平坦的手术路径是到达肿瘤基底所必须的。

2. 骨瓣

(1) 骨瓣前缘要尽量接近眶缘，这样可以最大限度增大颅底的显露角度，缩短手术路径。对于巨大型嗅沟脑膜瘤采用超低双侧额下入路或眶－额外侧入路，可以获得更大的手术显露。

(2) 骨瓣外缘抵达额骨颧突，必要时部分颞骨同整体骨瓣一并游离，硬膜切开后不要急于显露肿瘤，尽可能先向外侧探查并缓慢释放侧裂池内脑脊液，逐步降低脑压。

(3) 呈双侧生长的大型嗅沟脑膜瘤，可选择双侧纵裂入路，术中结扎并切断矢状窦前部，大脑镰剪断并连同硬脑膜向后一起翻开，没有了大脑镰的阻隔就使颅前窝底的显露成为一个整体，更有利于双侧肿瘤的显露和切除。

（三）脑池的开放与颅内压的控制

早期外侧裂前支被充分劈开，包绕视神经颈动脉池的蛛网膜被锐性分离，以便释放脑脊液提高脑组织松弛状态。这种外侧手术路径可以早期辨认、定位和保护重要的脑血管结构。

（四）筛窦和额窦的处理

1. 筛窦的处理 筛窦和额窦处理的好坏直接决定了手术通道感染的发生与否，彻底切除肿瘤后有可能打通筛窦，可用骨蜡封闭，生物胶粘贴，也可取自体颞肌块填塞，必要时可将带蒂的额骨骨膜反转平铺于前颅底。对向筛窦内生长的肿瘤也应使用刮匙彻底刮除，做到 Simpson Ⅰ级切除。

2. 额窦的处理　为防止感染及脑脊液鼻漏，应完全剔除额窦黏膜，清除额窦内黏膜后，额窦腔内用安尔碘棉球消毒处理，预防逆行性感染。首先用电刀切除额窦所有黏膜，去除额窦后壁骨质，填以庆大霉素浸泡过的吸收性明胶海绵，骨蜡封闭额窦开口，然后采用大块脂肪组织封闭额窦，最后用前颅底的额骨膜封闭额窦，以生物胶粘合完全闭塞额窦开口，称其为“三明治法”，将颅内与鼻窦结构完全隔开。回纳骨瓣时，将脂肪组织卡压固定。

（五）处理肿瘤基底

早期阻断肿瘤供血可使出血降到最低，同时使显微手术术野清晰，还可达到软化肿瘤以利切除的目的。彻底阻断肿瘤基底的血供，尽可能远地显露对侧眶顶。沿着前颅底中部供应的筛动脉，在分离肿瘤基底或牵拉、移位肿瘤时，可能撕裂可能导致凶猛的出血。肿瘤的基底分离后，在出血部位的骨孔塞满用凝血酶中浸泡过的吸收性明胶海绵粉末球，可达到压迫止血的目的。这对高效推进肿瘤切除和减少失血至关重要，尤其对大型的富血管肿瘤。

（六）供血动脉处理

肿瘤滋养动脉在电凝前的显微分离、确认、辨别肿瘤滋养血管与过路穿支动脉是至关重要的，特别是沿肿瘤壁的后方。在吸引器的牵引下显露脑膜瘤，紧贴前颅底硬脑膜，用双极电凝尽可能多电灼切断肿瘤基底部，充分阻断肿瘤血供以减少术中出血，但必须避免沿肿瘤后极过度任意的电凝，这有可能就是该手术致残的重要来源。

（七）大脑镰和鸡冠的处理

肿瘤分离到蝶骨平台时，越过中线即可见对侧嗅沟筛板，此时切开 2～3cm 宽大脑镰至下矢状窦并向上翻起，显露对侧肿瘤的颅底附着区。有明显隆起的鸡冠影响显露对侧肿瘤的基底，切开大脑镰，去除或磨除鸡冠，扩大对侧眶顶和嗅窝的显露，以便达到和切除对侧肿瘤。位于鸡冠、筛板和蝶骨平板处增生破坏的骨质局限或范围小者，可直接磨除；如范围较大，可能与鼻腔、筛窦沟通者，应先经硬膜外游离颅底硬膜。

（八）肿瘤切除

肿瘤经常推移或包裹重要的神经、血管，如嗅神经、视神经、视交叉、垂体柄、大脑前动脉、前交通动脉和海绵窦，使得手术更具有较大的挑战性。

1. 肿瘤显露　额下入路到达筛动脉相对容易且损伤较小，但肿瘤较大时，向后推挤额叶可能会引起较大的脑损伤。额外侧硬膜下入路，切除肿瘤下部并电凝筛板上方的供血动脉后，可以使筛前动脉的近段得到充分的显露。

2. 瘤内减压　能使肿瘤与脑组织间的蛛网膜界面显露清楚，便于锐性分离肿瘤。使用超声吸引器、显微剪和取瘤钳和双极烧灼使肿瘤体积缩小。嗅沟脑膜瘤完全显露，整块切除较困难，因此可以尽可能多地处理好基底部后，应先肿瘤内分块切除，切除部分肿瘤组织后再行肿瘤基底的处理，如此交替。超声吸引或分块切除肿瘤获得操作空间后，再次电灼剩余肿瘤基底，进一步缩小肿瘤体积，上述操作交替进行直至全切肿瘤。

3. 沿蛛网膜间隙分离　随着肿瘤的生长，推动蛛网膜并将其自身折叠起来，最终形成双层蛛网膜。保留这些蛛网膜层有助于从神经血管结构对肿瘤进行更安全的显微手术解剖。高倍镜下锐性分离蛛网膜层，分离移动肿瘤壁远离额眶面，以及分离大脑前动脉的其他分支，注意保护正常的蛛网膜界面，同时分离肿瘤与视神经、视交叉及大脑前动脉之间的粘连。

4. 肿瘤的切除　对于较大的肿瘤，可通过抽吸，超声抽吸或侧切式肿瘤抽吸器对肿瘤进行囊内减瘤术。对于纤维性实体瘤，可以使用成角度的旋转抽吸微清创器。最重要的是，瘤内切除肿瘤应始终在囊内进行而不会破坏肿瘤壁，以避免伤害周围的神经血管结构。在充分肿瘤内减压后，使用双手显微外科技术进行瘤壁分离。通过维持蛛网膜平面，将肿瘤包膜与周围的脑组织小心地分开。但是，在 T_2 加权像上有水肿的较大肿瘤中，可能会发生血管浸润，并且可能需要进行解剖分离来切除肿瘤。微小棉条被用来将肿瘤包膜与周围的脑组织分开。尽管肿瘤的宽度可以大于手术通道的宽度，但是肿瘤可以塌陷并从外侧到内侧牵向到手术窗中。脑组织的自然搏动还有助于通过跨筛板缺损转移肿瘤。

重要的是要避免在完全从周围所有神经血管结构中解剖出囊膜之前避免过早“拉动”肿瘤，以免发生灾难性的血管撕脱或损伤。进行锐性解剖以将关键血管与肿瘤，特别是大脑前动脉分开。如果有任何肿瘤严重黏附在邻近血管上，则保留少量肿瘤残留较为安全，以避免可能导致出血或中风或永久性神经功能缺损的血管损伤。一旦将肿瘤从缺损处转移出来，就可以进行细致的止血，并将 Surgicel 单层放在切除的瘤床上。

5. 肿瘤分步显露、分块切除 嗅沟脑膜瘤的供血主要来自筛前动脉与脑膜前动脉，尚有来自大脑前、中动脉发出的分支参与供血。术中应采用分步显露、分块切除的方法，沿颅前窝底逐步电凝、离断肿瘤基底，并广泛电凝肿瘤表面以减少血供、缩小瘤体，当继续显露困难时，应转行包膜内分块切除，如此分离、切除交替进行，直至瘤体大部切除，此时手术空间扩大，游离肿瘤包膜、全切肿瘤成为可能。

6. 棉片分离 棉片可以在肿瘤和软膜之间充当分离界面。客观上，质地较硬的嗅沟脑膜瘤特别是伴钙化者手术更加复杂；肿瘤直径越大，其将大脑前动脉及其分支包裹的可能性越大，故术中仔细分离。

（九）神经的分离与保护

1. 视路的保护 在分离的早期阶段，先分离同侧视神经、神交叉、颈内动脉和肿瘤后界之间的蛛网膜界面，并在其间放置一小块棉片来覆盖和保护这些结构。在蛛网膜界面间仔细操作，避免对神经过度操作。这种早期辨认脑血管结构的策略使我不用总是“担心”这些重要结构而能够高效切除肿瘤。特别是采用双额入路时，由于前方入路使肿瘤位于术者和重要脑血管结构之间，使得术者对视神经和颈内动脉的确切位置缺少方向感。

2. 嗅功能的保护 嗅觉的保留不应成为全切除的阻碍因素。对于小到中等大小的肿瘤，通过显微外科技术保护对侧嗅神经是可能的。保留其中至少一根嗅神经是理想的。单侧生长的嗅沟脑膜瘤，术中更应注意保护对侧的嗅丝。

(1) 术中保护嗅神经的要点：在显露嗅神经后，尽量沿嗅神经的走行方向小心松解嗅神经周围的蛛网膜，小心牵拉额叶，避免拉断嗅神经，仔细分离肿瘤与嗅神经的粘连，从而达到保留嗅神经的目的。

(2) 入路与嗅觉功能保护：维护嗅觉应该是 OGM 管理决策的基石，内镜经鼻经筛入路切除 OGM，嗅觉丧失被认为是不可避免的，这是因为切除了筛板并分离了嗅丝。额外侧入路有望实现对侧的嗅觉保持。即使保留单侧嗅觉而能完全切除脑膜瘤，则这些患者可能能够过上更满意的生活方式。

（十）血管包裹的处理

不管是经颅还是经鼻内镜入路，将较小的肿瘤残留物附着在关键的神经血管结构上，以避免重大的灾难性血管损伤，通常更为安全。但是，在发生血管损伤（如血管撕裂或撕脱）的情况下，与鼻内入路相比，使用临时夹子进行血管控制并以开放方式进行直接血管修复或搭桥更为可行。因此，在有血管包裹的情况下，强烈建议采用开放式经颅入路，尤其是在需要将肿瘤完全切除的情况下。通过跨基底的半球间入路将肿瘤从半球间隙中的 A_2 血管中解剖出来在技术上是更安全的。

（十一）肿瘤根治性切除

1. 肿瘤基底硬膜的处理 嗅沟脑膜瘤的基底位于鸡冠、筛板、蝶骨平板的颅底硬膜和前颅底的大脑镰，累及该处硬膜和骨质，如术中未彻底切除易致肿瘤残留和肿瘤复发。肿瘤切除完全后，反复电灼筛板至蝶骨平台处受侵蚀的硬脑膜，并将毗邻受累的硬脑膜一并切除。

2. 骨质切除 把被侵蚀的骨质磨除，以达到 Simpson Ⅰ级切除。Goel（2018）的手术策略是电凝肿瘤附着的硬脑膜基底，不主张尝试切除累及的硬脑膜和骨质，除非骨质增生干扰了肿瘤切除的手术过程，否则不进行骨切除。

（十二）颅 – 鼻沟通瘤的处理

累及筛窦的肿瘤，容易打开筛板，以取瘤钳切除。累及蝶窦的肿瘤，要用微型磨钻切除部分眶顶、蝶骨平台，直至眶上裂和视神经管。在两侧视神经之间切除肿瘤。先做瘤内切除，再将残余肿瘤连同周围骨组织一并切除。术毕进行颅底重建，填塞鼻腔。

（十三）颅底重建

1. 内镜经鼻经筛入路 对于病例选择合适的 OGM，内镜经鼻经筛入路可以做到肿瘤根治性切除，并满意修复颅底缺损，操作要点见图 18-16。三层重建技术：第一层是自体筋膜移植物，放置在硬膜内。重要的是植入移植物的边缘超过硬脑膜边缘。第二层是另一层同种异体移植物作为第二层。第三层是带血管的带蒂鼻中隔瓣，将其转移到跨筛

板缺损上方。注意确保带蒂血管瓣充分释放，使瓣的前部“到达”盖住额窦的后面而不会紧张。三层重建物由一层 Surgicel 支撑，然后是庆大霉素浸透的海绵。通过三层修复，前颅底的骨性结构重建以防止额叶下垂或脑膨出形成。

2. 经颅入路的颅底重建　使用自体脂肪重建筛窦缺损，然后用颅骨筋膜覆盖并用纤维蛋白胶固定整个视野。通常采用大的颅骨膜瓣以覆盖开放的额窦和筛窦缺损，将其放置在脂肪移植物的最终位置并用纤维蛋白胶固定。颅底重建以恢复颅前窝底正常解剖结构为基本原则，修补材料为取材于邻近手术区的组织如骨膜、颞肌及其筋膜等游离或带蒂瓣等自体组织。重建的要点如下。

①多层重建技术。颅底缺损的多层成功修复对于防止术后脑脊液漏至关重要。开颅时留取颅骨膜瓣，该瓣膜可以旋转以覆盖各种颅底缺损（图 18-17）。由于该组织瓣已被血管化，可在 5～7 天之内愈合，从而迅速形成黏膜密封。可以修复大范围的颅前窝底缺损 - 从额窦的后壁到蝶骨的后方。自体筋膜嵌体移植物是用于将“高流量”缺损转换为“低流量”缺损的初始层修复，将一块人工硬膜放置在颅骨缺损边缘下方的颅内，而移植物的外缘颅外延伸以覆盖骨缺损的上皮化边缘。

②术后不行腰椎引流术，因为从理论上讲，这可能会通过降低颅内压来破坏这种修复技术的目的。缺乏腰椎引流还可以促进更快的伤口修复和更短的住院时间，还可以避免腰椎引流引起的颅内低血压和进行性肺积气的风险。

八、术中及术后注意事项

（一）肿瘤切除程度的选择

1. 根治性切除　初次手术根治性切除术，包括硬脑膜附着和任何累及的骨，是长期治愈率的关键决定因素。根治性肿瘤切除术（包括累及的硬脑膜附件和潜在的肥大性骨质）提供了 Simpson Ⅰ级切除术，最大限度地减少复发的机会。进行根治性切除仍是防止复发的唯一无争议的保障。

2. 非根治性切除　关于 OGM 切除的最佳切除程度尚无共识。许多外科医生采取保守的方法来切除 OGM 的受累骨质，以防止脑脊液鼻漏。这些方法之一是仅切除可见的肿瘤并伴有硬脑膜的电凝，并且最多只能从表面上去除骨质增生。

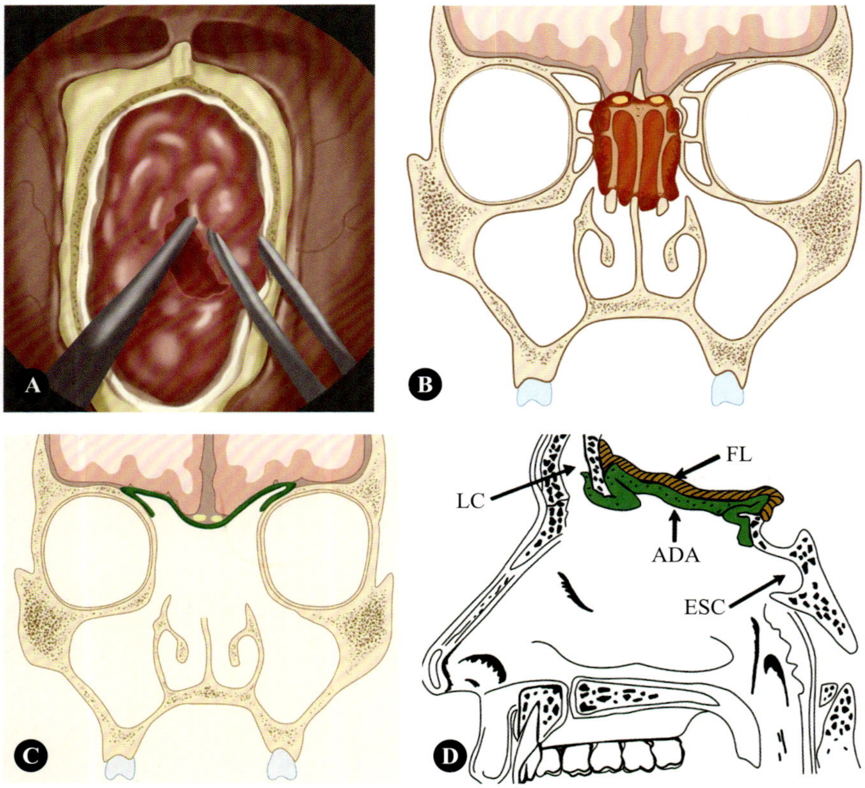

◀**图 18-16　内镜鼻内经筛入路切除嗅沟脑膜瘤并修复硬膜硬膜缺损的示意**

A. 肿瘤内切除，以促进肿瘤壁的塌陷，以便从蛛网膜外分离肿瘤壁与重要结构；肿瘤切除后，用 30° 内镜可通过大的硬脑膜缺口观察双侧额叶和嗅神经。从额窦的后壁一直延伸到蝶骨的腹侧颅底的全景。B. 冠状位图显示复发性嗅沟性脑膜瘤，其起源于筛状板并延伸至鼻旁窦。C. 冠状位图示筛板区颅底移植修复技术（以绿色突出显示）。将自体筋膜置于颅骨缺损边缘下方的颅骨内，移植筋膜的外缘覆盖足够的颅骨缺损范围。使用庆大霉素浸泡的肌肉浆支撑移植筋膜在适合的位置。D. 矢状位显示多层重建。FL. 自体筋膜；ADA. 修补的合成硬膜补片；ESC. 扩大的蝶窦腔；LC. 额窦腔

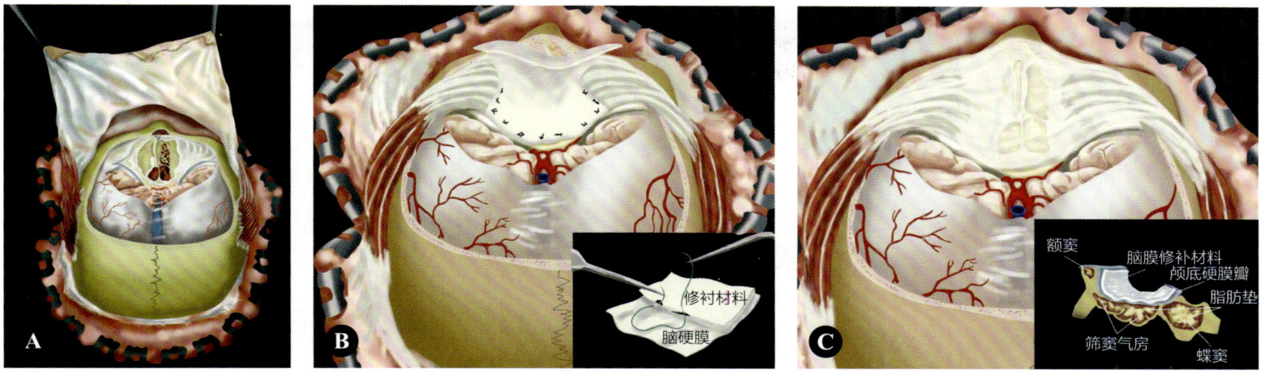

▲ **图 18-17　颅底重建**

A. 开颅时留取足够长度和大小的骨膜瓣。如果选择单侧入路可选择颞肌筋膜瓣；B. 内部进行的筋膜移植术对硬脑膜缺陷的移植示意图。插图，将筋膜移植物缝合到硬脑膜边缘的示意图；C. 对嗅沟脑膜瘤复发病例的重建插图。颅骨瓣位于额窝底部，位于鼻旁窦的脂肪堆积之上，并在硬脑膜下。插图，分层重建的矢状图

（二）肿瘤切除注意事项

1. 保护黏膜，便于重建和预防感染　在 Derome 的颅前窝底入路中，当然应尽量保留鼻咽部黏膜，它不仅有利于防止感染，还能对移植骨起到支撑和营养作用。

2. 颅骨膜瓣的留取　行双额大冠状切口时，用于修补硬脑膜缺损的额骨膜瓣可按肿瘤大小预留在肿瘤侧。切口从一侧颧弓直到另一侧颧弓，向上过中线时约距鼻根 15cm，可不沿发际走行，这样可有足够长的额骨膜供重建颅底用。骨膜一直游离到眶顶部，骨瓣开颅应尽量靠近眶顶。

3. 脑松弛减轻牵拉　术中尽量少用牵开器牵拉脑组织，过度牵拉会加重术后脑水肿，甚至会造成脑梗死和脑出血。

4. 颅底技术分离肿瘤　应用显微颅底外科技术，可更细致地分离肿瘤，尤其是分离肿瘤后方，与视神经及双侧大脑前动脉近端粘连时，会减少损伤。游离肿瘤时，可先自瘤基底开始，这样可减少出血。肿瘤较大时，可先行肿瘤内切除部分肿瘤，然后再分离四周肿瘤壁。

5. 蝶窦开放　磨除蝶骨平台和筛窦后部的骨质，可以使两侧视神经之间的蝶窦广泛开放，为显露蝶窦和鼻腔提供良好的视野。尽可能磨除周围的骨质，同时应牢记前述限制此入路向两侧显露的重要结构。突入窦腔的肿瘤柔软部分可先行切除，然后调整显微镜角度，从一侧观察和切除突入对侧鼻旁窦内的肿瘤。

6. 额骨膜瓣重建颅底　将额骨膜瓣经两侧视神经间引入，覆盖在颅底残腔内充填的脂肪和斜坡上。额骨膜瓣最好经眶上缘骨缘的缝隙引入，以便有足够长度达到斜坡。保留的嗅器要稳妥固定在原位上。颅骨复位已如前述，鼻腔用纱条填塞，可起到止血、吸引残血和分泌物、并支撑颅前窝底的软组织等作用，还可降低张力性气颅的发生率。

（三）嗅觉功能保护

术前保留嗅觉的患者术中竭尽全力去保护嗅通路是值得尝试的，但嗅觉的保存通常令人失望。完整的蛛网膜层和可行的嗅觉结构在术中至少在一侧被识别出来，从而受到保护。嗅觉的丧失会导致残疾，使他们无法闻到食物的气味，从而导致人们对饮食缺乏兴趣。

1. 嗅觉功能保护失败的原因

(1) 缺血性损害

①保持神经的解剖完整性对于保持嗅觉功能很重要。在切除肿瘤后，即使嗅觉在解剖学上是连续的，由于术中影响嗅觉神经的血液供应，导致神经缺血。

②长期持续压迫、缓慢发展的肿块或肿瘤的浸润嗅觉通路，嗅觉神经细胞的退化。

(2) 解剖保留失败

①嗅神经从筛板部分或全部撕脱，这是嗅神经损伤的主要潜在机制（表 18-4）。为防止手术侧神经损伤，建议在显微外科手术开始时解剖神经，成功地将嗅觉与大脑分离的关键是切勿向下施加压力。方向从嗅球向后方移动，相对谨慎的额叶牵拉

表 18-4　嗅神经损伤的机制和避免并发症

嗅神经损伤的机制	避免并发症
• 部分或全部从筛板撕脱 • 神经解剖过程中的损伤 • 直接压迫损害	• 打开神经包膜周围的蛛网膜 • 从近端到远端的方式进行锐性的分离 • 保护神经表面的微血管供应

有利于保护嗅神经。额叶牵拉应保持在最低限度，额叶牵拉的幅度小于 1.5cm，以防止在筛板水平撕脱嗅丝。

②神经解剖分离过程中，对嗅通路的机械性损害和直接压力破坏。

③选择不恰当的手术入路。内镜经鼻经筛入路无法保留嗅功能。对于术前尚存嗅功能的 OGM，最好采用单侧手术入路，以使对侧嗅觉系统不受干扰。

2. 影响嗅觉功能保护的因素

(1) 肿瘤大小。当肿瘤直径小于 4cm 时，保留术后嗅觉的可能性更大；＞4cm 的 OGM，几乎不可能将拉伸的，变薄的嗅神经与肿瘤的侧缘分开，术中寻找保留对侧嗅神经的机会。

(2) 术前嗅觉功能。肿瘤大小和术前嗅觉功能障碍被认为会影响术后嗅觉功能的主要因素。如果术前保留嗅觉功能，尽管肿瘤较大，嗅觉神经也可以通过外科手术进行保护。没有术前嗅觉障碍的 OGM，术后嗅觉保存率高于术前嗅觉障碍的患者（分别为 84.6% 和 40.7%）。

(3) 嗅通路的血供保护。嗅觉神经的血液供应中断或嗅觉神经的直接损伤可能会导致术后嗅觉功能障碍。保留与肿瘤同侧的嗅觉功能似乎极为困难。即使有可能解剖保存嗅球并向肿瘤的同侧切开，也存在同侧的嗅功能障碍。尽管如此，解剖结构的保存是嗅觉功能保存的前提条件。

(4) 手术入路与嗅觉保护。手术入路选择不当，可能由于神经撕脱或机械性压迫而导致暂时或永久的嗅觉功能障碍。经颅入路可以在解剖学上和功能上得到保留嗅觉，术前保留嗅觉，肿瘤大小和外侧入路均与嗅觉保留有关。单侧入路后同侧嗅觉神经功能不全，但保留对侧的嗅通路的解剖结构，有望保留一侧的嗅功能。双侧入路时可能将双侧嗅神经从额叶基底拉出时，双侧嗅觉丧失很可能发生；嗅觉障碍可能极大地影响生存质量。使用半球间入路进行硬膜内探查时，双侧的嗅觉神经和嗅束也处于危险之中，都需要一定程度的两侧额叶牵拉。额外侧入路的患者嗅觉保存率可达 71%，而双额入路只有 37% 的患者获得嗅觉功能的保护。

3. 嗅神经保护的技巧　术中打开嗅池，游离嗅神经，可明显增大额底牵拉的幅度，在保护嗅通路的前提下扩大显露（图 18-18）。以翼点入路为例，解剖保护嗅通路的技巧见图 18-19。

（四）术后处理与注意事项

1. 术后处理

(1) 预防性使用抗生素。因鼻窦开放，可能造成术野污染，术后应给予广谱抗生素，包括头孢类和甲硝唑，术后应至少连续使用 5 天或直到拔除引流和填塞物。

(2) 脑脊液引流。除非怀疑硬脑膜修补不严密或有脑脊液漏者，一般无须放置腰池脑脊液引流管。如放置该引流，引流量的调节要严格，控制在 50～75ml/8h，而不是单靠引流管高度调节，引流时间不要超过 5 天。

(3) 预防深静脉血栓形成。穿阻止血栓栓塞的长袜或靴，在术中和术后立即使用。对于高凝和高龄患者，在排除出血的风险后，术后 24h 开始皮下注射肝素，每天 1～2 次，每次 5000U。鼓励在术后第 1 天及早进行物理治疗。

(4) 及时复查。术后次日复查 CT，观察脑水肿情况和有无气颅，尤其是术后行脑脊液持续引流者。在患者可以正常活动前使用弹力袜套和小剂量肝素预防深静脉血栓形成。

2. 术后注意事项

①术后第一天患者需要在 ICU 观察，以便频繁进行神经系统评估，控制疼痛及血压。根据脑水肿的程度和患者的神经功能，激素剂量依据脑水肿的程度和患者的神经功能状态在一周内逐渐减少。

②术后进行癫痫预防 3 个月左右，如果患者癫痫发作，那么抗癫痫药物将从那时起持续 6 个月至 1 年。

③电灼缩小瘤体、瘤内分块切除、处理瘤壁时沿肿瘤与正常脑组织之间的界面进行分离等一系列措施控制出血。电灼瘤体缩小肿瘤体积，利于分块切除，减少出血，也使肿瘤与周围正常组织之间的界限更加清晰。

④沿着肿瘤囊壁的后方保留穿支血管对于减

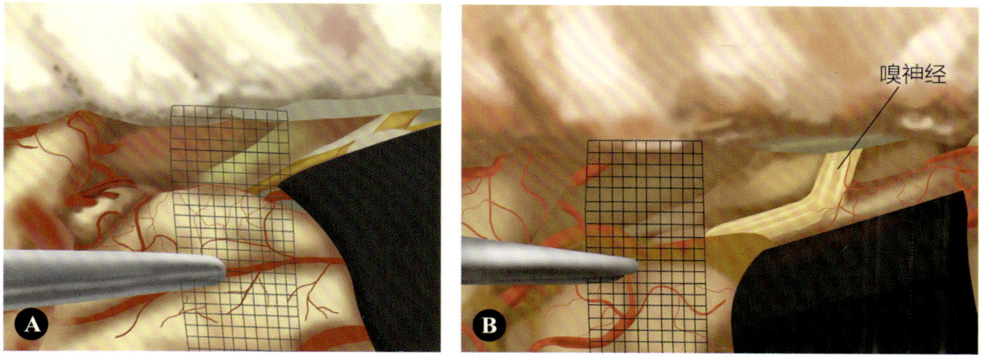

◀ **图 18-18　嗅神经解剖游离前（A）和后（B）的额叶牵拉幅度**

嗅神经解剖和游离可以增加额叶抬起的高度，额叶距离颅底的高度从大约 10mm 增加到 15mm，从而显著增加了手术显露的范围

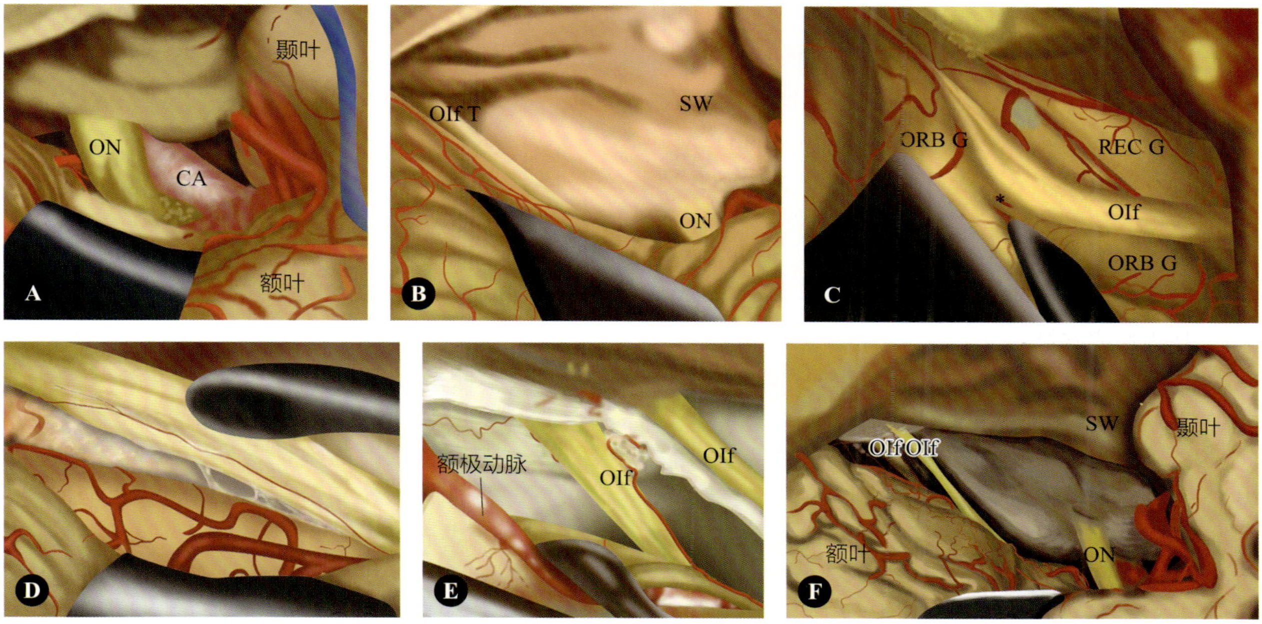

▲ **图 18-19　分步解剖分离嗅神经**

A. 标准的翼点入路，侧裂部分打开。可见分叉处的颈内动脉（CA）和视神经（ON）；B. 额叶轻轻抬起，显露嗅觉神经和嗅球（Olf T）。视神经（ON）和蝶骨翼（SW）也已可视化；C. 嗅神经池（*），嗅神经和嗅束（Olf）周围蛛网膜的解剖。可见眶回（ORB G），嗅神经（Olf）和直回（REC G）；D. 嗅觉神经解剖分离后，完全松解；E. 切开大脑镰，使用相同的技术解剖分离出对侧嗅神经。嗅回中的额极动脉（额极 A）也已显露；F. 低倍镜下仔细解剖嗅神经可使额叶安全回缩，从而降低脑压板撕裂嗅丝、嗅束的风险

少术后缺血性并发症至关重要。应尽量避免沿手术“盲区”乱拉肿瘤碎片而导致的血管和软脑膜损伤。

⑤监测尿量和血钠值，处理术后一过性尿崩症。如果有任何可疑的脑脊液漏的证据，术后腰大池持续引流 4～5 天，必要时行颅底重建。

⑥早期积极和彻底的沿颅底阻断肿瘤血供将极大地促使肿瘤被安全、高效的切除。嗅沟脑膜瘤的复发与其形态、术前瘤周水肿情况、肿瘤边界、MR 强化有无“脑膜尾”征等因素有关。总之，嗅沟脑膜瘤额下手术入路手术治疗是成熟又经典的术式。

九、预后与围术期处理

（一）手术结果评价

肿瘤的部位和大小，视觉症状的程度和持续时间，肿瘤毗邻的脑水肿的程度，大脑前动脉复合体的包裹及颅腔外的扩展是影响手术结果的重要因素。

1. 肿瘤全切除率

(1) 全切除率。OGM 的总切除率为 85%～

100%。Fountas（2018）报道 78 例 OGM 手术治疗，Ⅰ级 Simpson 切除完成率为 19.2%，Ⅱ级为 46.2%，Ⅲ级为 17.9%，Ⅳ级为 16.7%。Bassiouni（2007）报道 56 例 OGM，肿瘤切除的程度为Ⅰ级的占 42.9%，Ⅱ级的占 57.1%。

(2) 影响全切除的因素

①蛛网膜下腔的存在：尽管 OGM 往往＞4cm，但肿瘤完全切除率超过 90%。部分原因是，将这些病变与几乎所有重要的神经血管结构分隔开的蛛网膜仍然完好无损，即使在治疗非常大的肿瘤时也是如此，从而有助于解剖分离。

②手术入路：与使用 EEA 相比，使用 TCA 时，肿瘤的全切除率更高，这可归因于 TCA 的技术优势，因为它提供了一个更大的视野，肿瘤和周围结构的可视化，这一点在肿瘤进一步延伸到大脑前动脉复合体时变得尤为重要。相比之下，当使用 EEA 时，有限的视野可能会损害较大肿瘤或其边界向侧面延伸的肿瘤的切除。较大的 OGM 在术前 MRI 上常表现为瘤周水肿和邻近脑组织明显受压，因此不是 EEA 的理想选择。

③肿瘤的侵袭性生长：OGM 鼻旁延伸和肿瘤骨质浸润，若筛窦没有被故意打开，颅外肿瘤被遗忘。就骨质增生而言，许多外科医生更倾向于保守治疗，仅电凝基底硬脑膜，不磨除受累骨质，以防止术后脑脊液漏，但术后存在肿瘤高复发率的风险。作者更喜欢在显微镜下使用高速金刚钻来磨除增生肥大的骨质。但是，需要指出的是，根除性肿瘤切除并不是针对 70 岁以上的患者。

(3) 切除范围。是 OGM 复发的关键预测因素。发现不彻底切除是复发的重要预测因素。因此，手术趋势已转向更积极的切除，对 OGM 实现根治性切除术，是预防复发的重要保障。鉴于已经在复发性肿瘤中证实了较高的骨侵袭率。因此，切除受累骨是做到肿瘤根治性切除的要求。Obeid 和 Al-Mefty（2003）提倡根治性肿瘤切除术，包括对骨质增生的骨质进行磨除，并追求将肿瘤扩展到鼻旁窦，我们强烈支持这一概念。

2. 死亡率和肿瘤复发率　OGM 手术技术的发展和改良，已将 OGM 切除后的死亡率降低至近 0%。Nakamura（2007）报道 82 例嗅沟脑膜瘤，围术期死亡率为 4.9%（82 例患者中有 4 例均通过双额入路手术）。Obeid（2003）认为颅底和鼻旁窦是嗅沟脑膜瘤复发的好发部位。肿瘤大小与复发率有显著相关性，较大的脑膜瘤比较小的脑膜瘤更易复发。OGM 复发可能反映了由于切除困难而导致的肿瘤切除不完全，或者是筛窦骨浸润，而浸润骨未完全清除所致。OGM 的肿瘤复发率为 5%～41%，这显然取决于初始切除的程度以及更重要的是随访的持续时间。

决定复发的唯一恒定因素是初始肿瘤的切除程度。完成最初的手术切除是预防脑膜瘤早期和晚期复发的最重要因素。保守处理 OGM 与高复发率有关。长期随访对于评估根治性切除后这些肿瘤的实际复发率是必要的，其中包括广泛切除受累骨。

3. 脑神经功能　术后视觉功能恶化延迟发作，这被认为是由于切除期间操作的穿支血管的血管痉挛所致。没有患者经历永久性视觉恶化。Bassiouni（2007）报道 56 例 OGM，有 86.8% 的患者恢复了正常的生活活动，保留嗅觉的比例为 24.4%。精神和视觉障碍分别改善了 88% 和 83.3%。

4. 人格和精神症状改善　OGM 导致长期视力丧失或精神状态改变的患者的治疗通常令人满意，因为发生改善的可能性很高，并且人格状态将恢复正常。Hentschel（2003）以及 Turazzi 等（2003）报道的所有精神状态变化的患者均得到改善。

（二）影响预后的因素

1. 肿瘤大小　病期较短、瘤体较小者手术全切除率、死亡率和病残率均较低。

2. 肿瘤切除程度　Pepper 等（2011）报道 OGM 总体生存期和无病生存期，分别为 121.45 个月和 93.03 个月。肿瘤切除的程度作为预后因素，多项研究已将 Simpson 分级切除术与脑膜瘤患者的存活率联系起来。多因素分析显示切除范围（全切除与次切除）与无进展生存相关。

（三）围术期并发症及处理

1. 术后并发症相关因素

(1) 手术入路：危及生命的并发症发生率为 0%～25.7%，双额入路更为常见。与单侧额下和翼点入路手术相比，双额手术的失眠、脑脊液漏出和感染的发生率更高。视野恶化的风险是不容忽视的，EEA 的优势在于它可以最大限度地减少对视觉通路的操作，并允许从下面对视神经管和视交叉减压。但使用颅底显微神经外科技术，特别是对于较大的 OGM，术后额叶损伤和视神经损伤、视交叉

和视束损伤明显改善。双侧额下入路的并发症发生率高于单侧额下和翼点入路；双额下入路与较高的肿瘤复发率相关。

(2) 肿瘤大小：任何并发症的发生都与肿瘤的大小具有统计学显著的相关性，在老年患者和脑膜瘤较大的患者中更常见。与较小 OGM 相比，较大的 OGM 神经认知状态较差，并且术后神经认知结果也较低。肿瘤的大小、患者的年龄和筛骨的浸润似乎是并发症发生和肿瘤复发的诱因。

(3) 肿瘤侵袭动脉和副鼻窦：ACA 包绕和鼻窦侵犯是最糟糕的预后指标。与无 ACA 包裹的患者相比，ACA 包裹的患者发生术后手术并发症（如水肿或出血，而不是神经系统并发症）的可能性高 11 倍。同样，鼻窦浸润的患者发生术后并发症的可能性比没有鼻窦浸润的患者高 12 倍。

2. 常见术后并发症

(1) 视觉功能恶化：无论选择哪种方法，都会出现新的视觉缺陷。OGM 术后视力恶化的发生率为 7%～12%。Fountas（2018）报道 78 例 OGM，有 6 例（7.7%）术后被观察到视力恶化。Komotar 等（2012）报道接受 EEA 的患者术后视力没有恶化，而 TCA 术后视力恶化率为 4.3%。

(2) 嗅觉丧失：嗅觉能力是患者生活质量的重要组成部分，一旦丧失嗅觉，就会产生许多社会和心理影响。因此，在评估嗅觉完整的患者手术切除 OGM 的方法时，应仔细考虑保留嗅觉的途径。嗅觉的功能很容易受到过度收缩和操纵，或在嗅神经血管供应附近的肿瘤底部周围过度电凝的损害。88% 的大 OGM 伴有嗅觉异常，术后无改善。在中小型肿瘤中，术前嗅觉障碍的发生频率较低，并且通常可以保留对侧嗅觉神经的功能。小于 3cm 的 OGM 中，肿瘤对侧的嗅觉功能有潜在保存能力。术后嗅觉缺失被认为是 OGM 经 EEA 治疗中不可避免的。

(3) 认知功能障碍：TCA 额叶需要牵拉，这可能导致不良的神经认知后遗症。EEA 在这方面是有利的，因为它可以最大限度地减少大脑收缩，并且由于内镜的体积小和灵活性，可以提供更好的可视化和更容易的探查。Fountas（2018）报道 78 例 OGM 手术治疗，手术前后均接受了简易智能精神状态检查量表（MMSE）和额叶功能评定量表（FAB）神经认知评估，手术切除显著改善了患者的术前 MMSE 评分。Ojeman（1996）报道 19 例嗅沟脑膜瘤，术前精神障碍和人格改变通常在切除肿瘤后即可完全恢复。智力缺陷的严重程度与肿瘤大小和 T_2 加权术前 MRI 上双额水肿的扩展有关。术后精神状态得到改善，随访 MRI 显示这与局灶性水肿消失有关。

(4) 脑水肿：SSS 阻断和额叶皮层静脉的闭塞，是导致术区广泛性脑水肿的原因。因此，不再认为 SSS 结扎始终是无害的。

(5) 感染和脑脊液漏：脑脊液漏和感染仍然是最常见的并发症，是进入鼻旁窦的潜在风险，发生率为 3%～21.8%。脑脊液漏通常与肿瘤浸润到筛骨、肿瘤的 I 级切除和 OGM 的大小，以及广泛而具侵略性的骨质磨除有关。

典型病例

病例 1

许 ××，女，42 岁（图 18-20 至图 18-22）。主诉“间歇性头痛 5 年、左侧嗅觉减退半年”入院。查体：双眼视力正常，左侧嗅觉减退。术前 MRI 检查提示：左侧额底部见类圆形等 T_2 等 T_1 异常肿瘤影，边缘见环状高信号影，大小约 4.5cm × 4.1cm × 3.6cm，周围见稍长 T_2 稍长 T_1 异常信号影，左侧脑室前角受压移位。GD-DTPA 增强后，肿瘤明显异常强化，肿瘤基底边缘有明显脑膜尾征。术前诊断为左侧蝶骨平台脑膜瘤。于 2015 年 1 月经左侧额外侧入路肿瘤切除，术后复查提示肿瘤全切除。

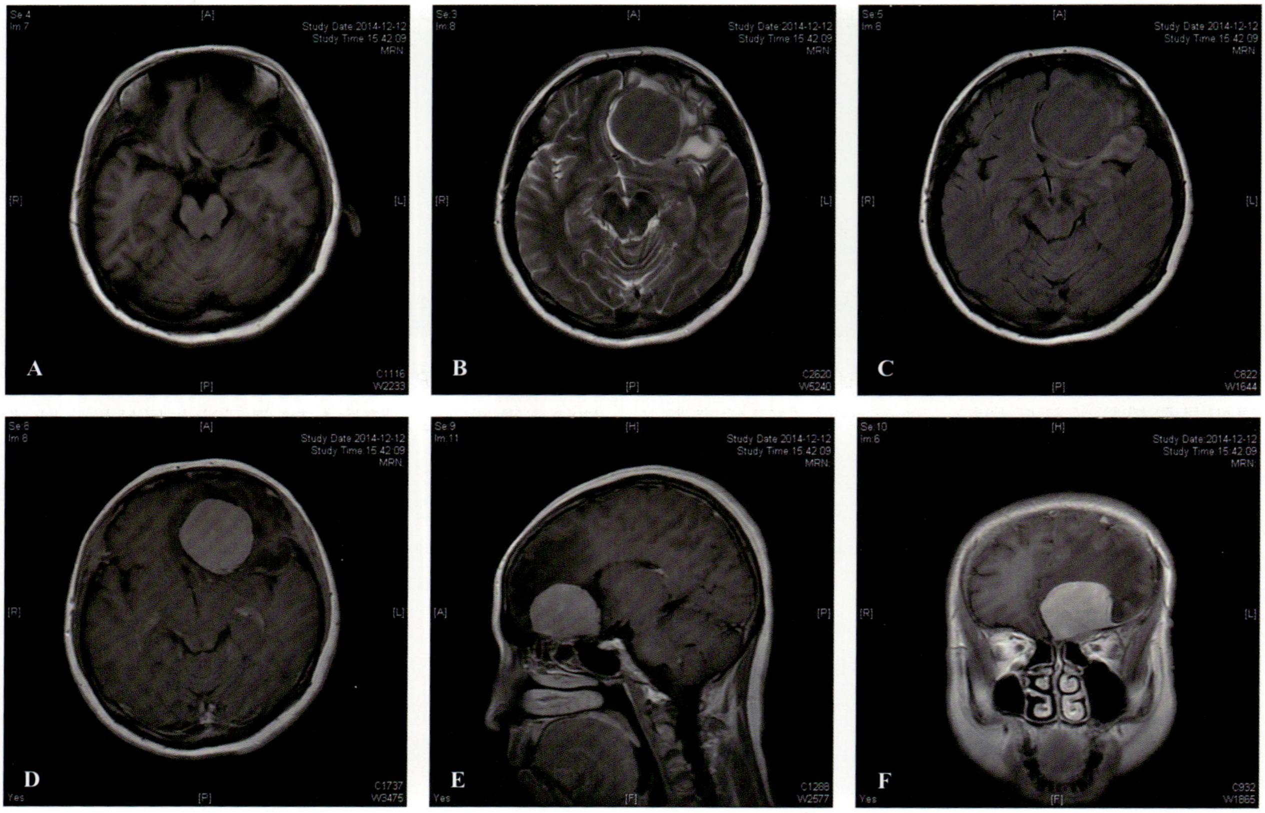

▲ 图 18-20　术前平扫与增强 MRI 检查提示左侧蝶骨平台脑膜瘤

A. T_1WI 见左额基底部等 T_1 占位；B. T_2WI 见右额底有一边界清晰的肿瘤，周围有明显清晰的脑脊液带；C. T_2-FLAIR 见左额肿瘤周围有明显的脑水肿，肿瘤产生明显的占位效应；D. 轴位增强像；E. 矢状位增强像；F. 冠状位增强像。D 至 F. 增强 MRI 显示肿瘤明显均一强化，周围有广泛的低信号水肿区，肿瘤基底有明显的脑膜尾征，符合典型脑膜瘤的特征

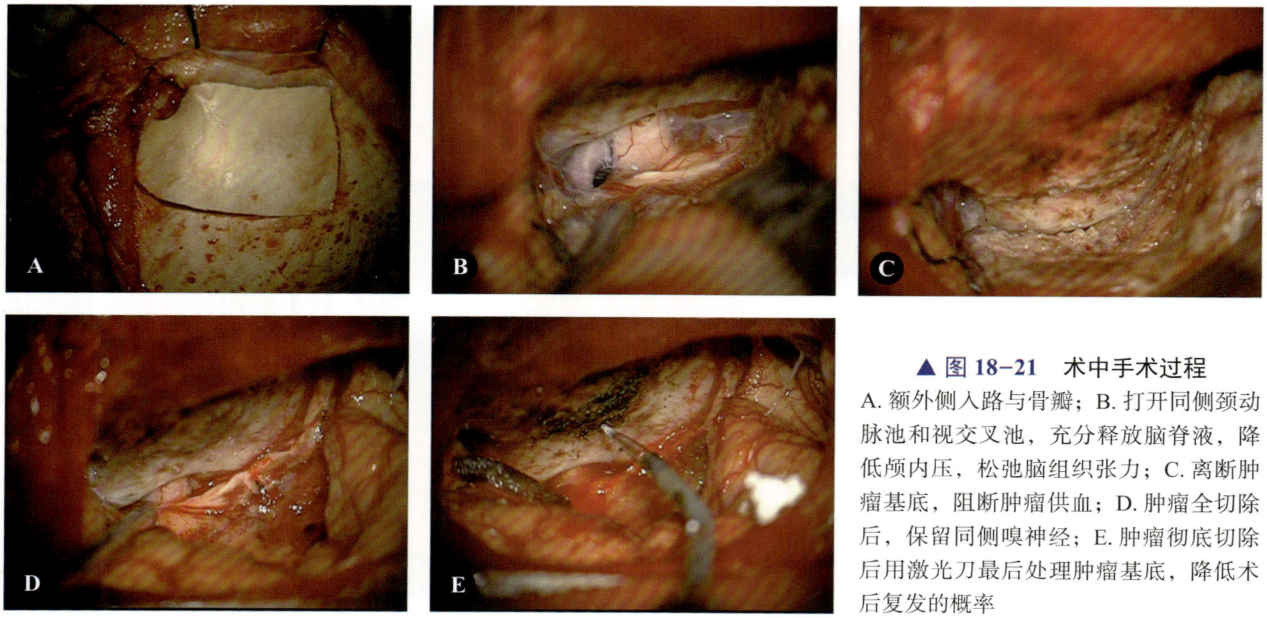

▲ 图 18-21　术中手术过程

A. 额外侧入路与骨瓣；B. 打开同侧颈动脉池和视交叉池，充分释放脑脊液，降低颅内压，松弛脑组织张力；C. 离断肿瘤基底，阻断肿瘤供血；D. 肿瘤全切除后，保留同侧嗅神经；E. 肿瘤彻底切除后用激光刀最后处理肿瘤基底，降低术后复发的概率

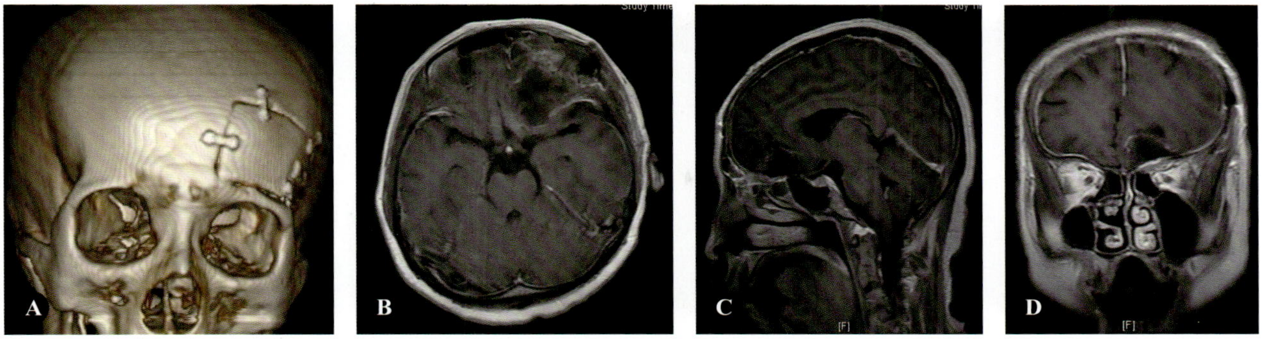

▲ 图 18-22 术后头部 CT 和 MRI 复查提示肿瘤全切除。A. 术后 3D-CT 显示颅骨瓣复位良好

病例 2

郝 ××，女，43 岁（图 18-23 和图 18-24）。主诉“嗅觉丧失 10 余年，进行性视力下降 2 年”。查体：双侧嗅觉丧失，右眼失明，左眼光感。术前 MRI 检查提示前颅底巨大型脑膜瘤，肿瘤同时累及额窦、鞍内和视神经管。2005 年 3 月经前颅底入路切除肿瘤，术中见肿瘤完全侵蚀双侧筛板，鸡冠和蝶骨平台骨质增生，并有侵蚀；肿瘤跨过鞍结节区突入至视神经管内，向后挤压视交叉。镜下先大部分离断肿瘤基底，控制血供后再瘤内分块切除减压，边离断肿瘤基底边行肿瘤分块切除，最后分离肿瘤后壁，磨开左侧视神经管，将突入视神经管内的肿瘤切除，右侧视神经管内的肿瘤用剥离子刮除；肿瘤经筛板突入至筛窦，将筛窦肿瘤切除后，用肌肉和骨膜重建前颅底。术后左眼视力恢复至眼前指数，3 个月随访时视力恢复至 0.2。

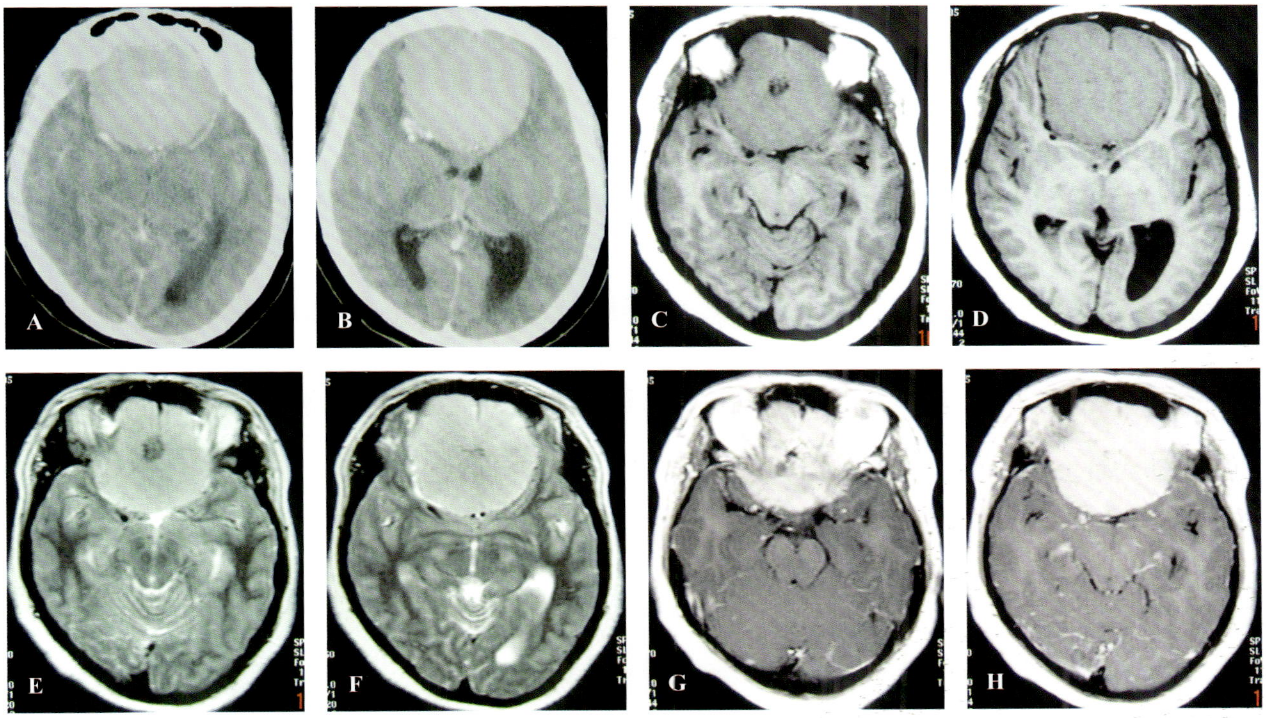

▲ 图 18-23 术前影像检查提示前颅底巨大型脑膜瘤

A 和 B. CT 平扫见颅前窝底高密度占位；C 和 D. T_1WI 像见前颅底等 T_1 占位，边界清楚，与脑组织之间有明确的脑脊液带；E 和 F. T_2WI 像显示病灶为稍长 T_2 信号，病灶中心有骨化，双侧 A_2 段向后移位；G 至 I. 增强轴位像显示肿瘤完全占据整个颅前窝底，肿瘤明显均匀强化，边界清晰

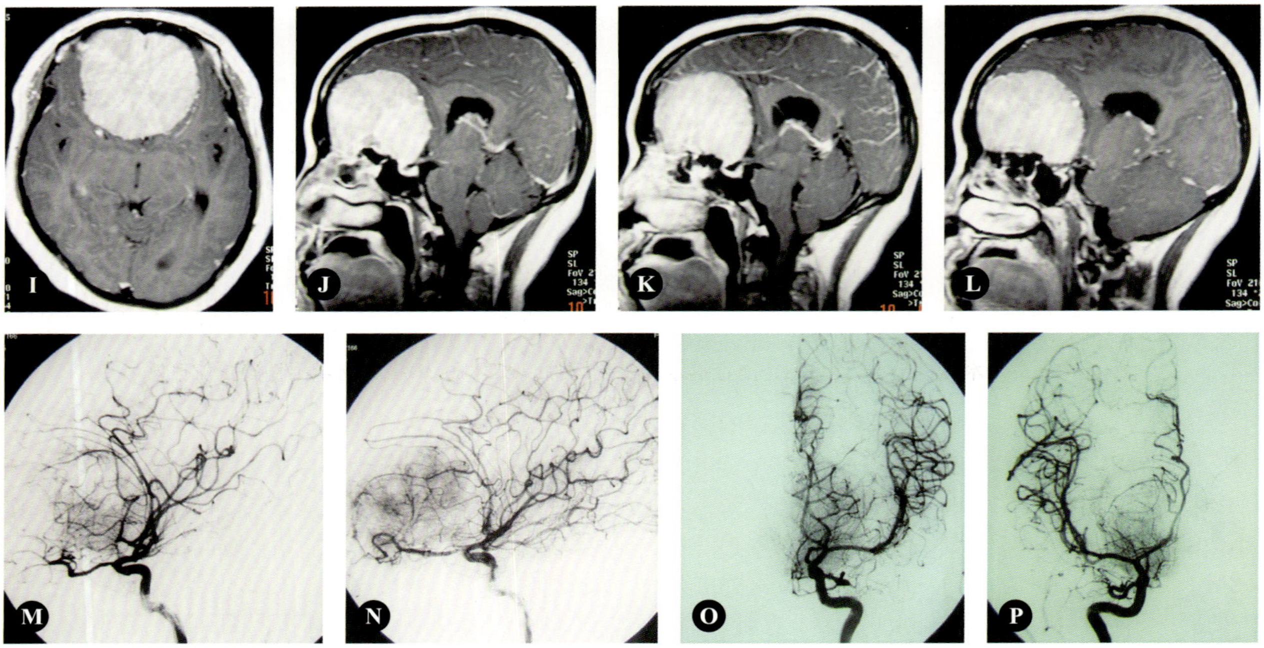

▲ 图 18-23（续）　术前影像检查提示颅前窝底巨大型脑膜瘤

J 至 L. 增强矢状位像显示肿瘤经嗅窝突入到筛窦，向后跨过鞍结节突入鞍内。受肿瘤的压迫，侧脑室额角向后移位；M 至 P. DSA 造影显示肿瘤血供丰富，染色明显。L-ICA 造影显示眼动脉明显增粗参与肿瘤供血，A_1 段受压向后移位（M 和 O）。R-ICA 造影显示眼动脉回返动脉增粗和大脑前动脉有新生分支，一起参与肿瘤供血（N 和 P）

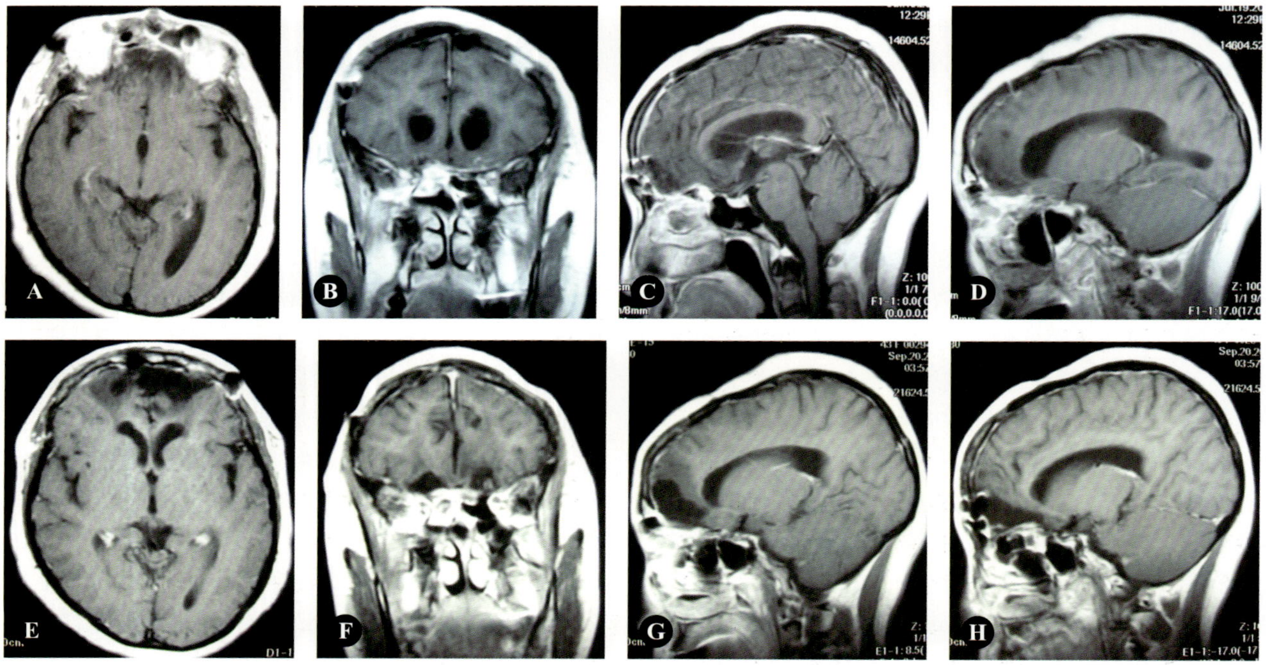

▲ 图 18-24　术后复查与随访提示肿瘤切除满意，未复发

A 至 D. 术后 3 个月复查提示肿瘤全切除，脑室形态与位置基本复位；E 至 H. 术后 2 年复查未见肿瘤复发

（陈立华　孙　恺）

第 19 章　鞍结节脑膜瘤的微创手术治疗

鞍结节脑膜瘤（tuberculum sellae meningioma，TSM）的定义一直以来比较模糊，临床上认为起源于鞍结节、视交叉沟、蝶骨缘处蛛网膜颗粒的脑膜瘤均属于 TSM，占颅内脑膜瘤的 4%～10%。由于肿瘤起源与视神经管之间很接近，肿瘤在视交叉下部生长容易延伸到视神经管内生长，导致视神经被 TSM 压迫在镰状韧带之下，视觉功能易受肿瘤生长的影响，早期出现缓慢进行性视力、视野障碍。TSM 常不对称性生长，引起不对称性的视觉障碍。手术的主要目的是维持或改善视觉功能，最佳的治疗方案是手术全切除肿瘤，而最大限度地保护视觉功能，这也是治疗 TSM 的手术难点。鞍结节脑膜瘤虽然位置深在，但随着颅底显微外科技术的提高，目前其手术死亡率已明显降低至 0.5%～1% 以下，而肿瘤的全切除率高达 98% 以上。合理选择手术入路是 TSM 成功、安全切除的关键。

一、背景

（一）肿瘤起源

鞍结节脑膜瘤是指起源于鞍结节、视交叉沟等部位的蛛网膜颗粒的脑膜瘤（图 19-1），尤其是视神经管和视交叉沟外侧的交界处（最常见的起源部位）。鞍结节脑膜瘤生长较缓慢，肿瘤通常呈球形或半球形生长，可向不同方向生长。

起源于前床突、蝶骨平台和鞍膈的脑膜瘤在解剖关系、临床表现和手术方法、预后等方面均和起源于鞍结节的脑膜瘤存在许多共同点。这些解剖结构范围不超过 2cm，肿瘤较大时临床上不易区分，故均称为鞍上脑膜瘤（suprasellar meningiomas），这是对起源于鞍结节、蝶骨平台、前床突、鞍膈部位的脑膜瘤的统称，占全部脑膜瘤的 5%～11%。尽管鞍结节脑膜瘤的起源部位与嗅沟脑膜瘤非常靠近，但是两者的临床表现和影像学特征区别显著，手术方法也完全不同。其中非常重要的一个鉴别点就是

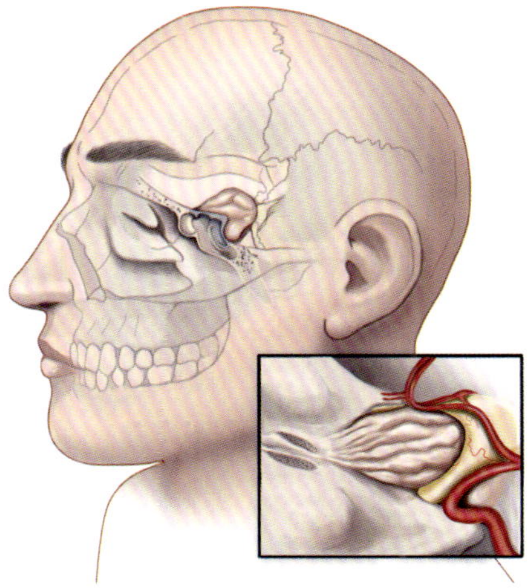

▲ 图 19-1　鞍结节脑膜瘤起源示意

鞍结节脑膜瘤起源于视交叉下方，肿瘤长大后会往上、往外侧推移视神经；而嗅沟脑膜瘤一般是将视器压向后、下方，而且嗅沟脑膜瘤由于起源部位远离视路，故往往要比鞍结节脑膜瘤要大得多，视力障碍晚期才出现。

（二）流行病学特点

TSM 于 1899 年由 Steward 在尸检中偶然发现，1916 年，Cushing 首次成功手术全切 TSM，但直到 1929 年才由 Cushing 和 Eisenhardt 报道。1930 年 Cushing 阐述 TSM 起源于鞍结节和视交叉沟。

1. **发生率**　TSM 占颅内脑膜瘤的 4%～10%，Nakamura 等（2006）报道 TSM 占所有颅内脑膜瘤的 4%。作者的一组病例占同期颅内脑膜瘤的 7.8%。

2. **性别**　TSM 的女性明显多于男性，女性发病率约为男性的 2 倍。Turel 等（2019）回顾性总结文献报道的 983 例 TSM，其中女性占 75%。Lee 等（2016）报道 100 例 TSM，女性占（男性 14 例，女性 86 例）86%。

3. **年龄**　多发生于成年人，发病高峰年龄 45—55 岁。Turel 等（2019）总结文献报道的 983 例

TSM，平均年龄 54.1 岁 ±4.6 岁。Lee 等（2016）报道 100 例 TSM，平均年龄为 52.6 岁。Nakamura 等（2006）报道 72 例鞍结节脑膜瘤，平均年龄 54.3 岁（30—86 岁）。作者的 156 例 TSM，发病年龄在 34—78 岁，平均 48.7 岁 ±11.7 岁。

4. 症状持续时间　症状持续时间因主要症状而异，首发症状出现到住院时间平均 11～39 个月（2～244 个月）。本组的一组 TSM 病例，病程 2 周至 7.8 年；在最初出现视觉障碍的病例中，症状持续时间平均为 18.6 个月 ±10.3 个月，但头痛出现的时间相对较短（5.4 个月），其中 24 例症状持续时间<6 个月，病程<12 个月占 64.1%。正确诊断的平均延迟时间为 11 个月。

5. 肿瘤大小　文献报道多数患者肿瘤<4cm。Margalit 等（2013）报道 51 例，平均肿瘤大小为 29.4mm±10.7mm。Nozaki 等（2008）报道平均肿瘤大小为 2.3cm±0.7cm（1.5～3.5cm）。

6. 视力障碍发生率　Chokyu 等（2011）报道 34 例 TSM，术前 32 例出现视力障碍，术前视力障碍的发生率为 94.1%。Ruggeri 等（2016）Meta 分析经颅入路 1656 例嗅沟脑膜瘤和 TSM，88.8% 的患者在住院时出现视觉损害。大型肿瘤还有可能对垂体柄、下丘脑和第三脑室产生占位效应。

7. 视神经管受累的发生率　TSM 多数是累及单侧视神经管，少数同时累及双侧视神经管，文献报道 TSM 延伸至视神经管的发生率为 20%～100%。Schick 等（2005）报道 53 例鞍结节脑膜瘤，37 例肿瘤累及视神经管（69.8%），其中 3 例为双侧。Lee 等（2016）报道 100 例 TSM，73 例（73%）视神经管受累。Sade 等（2009）回顾性分析 31 例 TSM，术前肿瘤累及视神经管高达 77.4%，并且它与术前的视觉状态有很好的相关性，术前有视力损害的患者，视神经管累及率高达 84.6%；术前无视力损害者，仍有 40% 的患者累及视神经管。术前有视力障碍的患者中，视神经管受累的概率就更高，可达 84.6%～100%。因此，术中必须减压视神经管并移除里面的肿瘤。

8. 术后视力改善率　术后视功能恢复是评价 TSM 手术成功与否的重要标准。经颅切除 TSM 后的视觉改善率文献报道差异很大，在 42.4%～91.7%，多数文献报道视力改善率为 50%～90%。Ruggeri 等（2016）Meta 分析 1656 例接受经颅入路的嗅沟脑膜瘤和 TSM，术后 61.9% 的患者视力改善，35.1% 的患者视力保持稳定，10.9% 的患者术后视力损害明显加重。Turel 等（2019）回顾性分析文献报道的 983 例 TSM，视力改善 65.5%，视力保持不变 24.7%，视力下降 10.4%。由于这些研究包括了来源不均的肿瘤，手术的经验和方法不完全相同，并且使用了不同的时间点和方法来评估视觉功能，尤其是对于这些肿瘤术前视觉功能低下的可逆性还没有达成共识，比较分析受到了限制。尽管如此，术后的视觉功能改善或恢复率概率很高，只有不到 10% 的视力会因手术而加重。

9. 肿瘤切除率　TSM 有很高的全切除率和良好的预后。根治性切除肿瘤可以降低复发率，而不会增加手术并发症。Turel 等（2019）回顾性总结文献报道的 983 例 TSM，肿瘤全切除率为 84%，次全切除或近全切除率为 14%，复发率为 3.8%，病死率为 1.1%。Ohta 等（2001）报道 33 例 TSM，平均随访 10.7 年，Ⅰ级切除后复发率为 0%，Ⅳ级复发率为 58.3%。Mortazavi 等（2016）报道 25 例 TSM 92% 实现肿瘤全切除，没有发现肿瘤切除程度与并发症的发生率和死亡率之间有什么关系，肿瘤的切除程度似乎与肿瘤的大小或入路无关。目前，85%～95% 的 TSM 可获得肿瘤全切除，而随访的复发率为 1%～10%。

（三）病理解剖特点

熟悉鞍区的正常解剖和鞍结节脑膜瘤的病理解剖特征，并掌握娴熟的显微神经外科操作技术，是处理鞍结节脑膜瘤获得成功切除的关键。

1. 鞍区正常解剖

(1) 鞍结节的解剖：鞍结节是位于颅前窝底与鞍区移行区域的骨性结构，是分界垂体窝前上壁和视交叉前沟之间的骨性突起，外侧界为前床突，下界为垂体柄、Liliequist 膜和漏斗，后上界为视交叉、终板和大脑前动脉。鞍结节平均长度为 8mm（5～13mm），宽度为 11mm（6～15mm），这能解释<15mm 的肿瘤不引起临床症状，但肿瘤起源视神经管附近时，即使体积更小也常压迫视神经而引起严重视觉障碍。

(2) 视神经：肿瘤通常将视神经、视交叉向上、向后抬起，并向外侧推移，偶尔可将视神经嵌进肿瘤表面；肿瘤可以向一侧或双侧视神经管生长，可以像舌一样侵入视神经管。由于视神经在视神经孔

处是固定的，视神经在此处成角或进一步受压，亦可无症状地被肿瘤包裹。仔细评估肿瘤是否侵袭一侧或双侧视神经管、外侧生长的范围、视路的移位等情况，这些有助于决定术中是否需进行视神经管减压。

(3) 下丘脑－垂体轴：垂体柄往往被推向后下方，但与垂体柄之间有完整的 Liliequist 膜相隔。肿瘤巨大时，下丘脑、第三脑室会受压上抬或变形。向后方生长的肿瘤多会引起下丘脑－垂体轴的功能紊乱。肿瘤继续生长，向后延伸至鞍背后方进入脚间池，但肿瘤并不与上斜坡硬膜或鞍背硬膜粘连，蛛网膜以及流动的脑脊液在肿瘤和神经组织之间提供一个屏障。

(4) 动脉系统：TSM 向外下方发展可接触、移位、包绕颈内动脉系统。颈内动脉往往被推向外侧，但不如视神经明显，偶尔会被肿瘤侵袭包裹。肿瘤向后上部扩展可侵及大脑前动脉的 A_1 段和 A_2 段及前交通动脉，肿瘤有时包绕动脉。然而，血管仍覆以蛛网膜。也可长入额底半球间裂内，使双侧额－眶叶受压和变平，或生长至视交叉下和大脑脚之间的区域。基底动脉也被推向后方。

(5) 前床突：前床突既是颅前窝、颅中窝的分界点，又是视神经、颈内动脉外侧的保护标志。术前确定肿瘤与颈内动脉及其分支的关系和术中准确定位颈内动脉对于成功实施手术起到关键的作用。

(6) 限制鞍结节脑膜瘤生长的屏障：鞍结节脑膜瘤的生长方式受周围解剖结构的影响。TSM 毗邻视神经、颈内动脉（ICA）、大脑前动脉（ACA）、下丘脑、漏斗和脑下垂体，周围具有限制其生长的天然屏障，其外侧有前床突、视神经、颈内动脉，以及颈动脉池的蛛网膜鞘，后下方有垂体柄、Liliequist 膜和漏斗，后上方有视交叉及其蛛网膜、终板和大脑前动脉 A_1 段、前交通动脉。肿瘤进一步生长则会侵犯颈内动脉、终板和脚间池等重要的邻近结构。

2. TSM 病理解剖特点 随着肿瘤的生长，可向两侧及前后膨胀或侵蚀性生长，压迫 / 推移或包绕邻近神经血管，逐渐将视神经和视交叉向后、外、上方推移，将颈内动脉向外侧推移（图 19-2）。将垂体柄向后方推移，将下丘脑向上方推移。了解鞍结节的显微解剖和 TSM 的病理解剖，有助于在保留视神经功能的前提下，更好地切除鞍结节脑膜瘤。

(1) TSM 偏侧生长：TSM 往往起源于鞍结节、视交叉前沟的一侧，肿瘤往往呈偏侧生长，可向蝶骨平台和一侧或对侧视神经上扩张。Lee 等（2016）报道 100 例 TSM，术中发现 85 例（85%）TSM 起源于鞍结节一侧，15 例（15%）TSM 起源于中线区，包括鞍结节中央（13%）和膈鞍（2%）。肿瘤可以呈分叶状突入一侧颈内动脉－视神经间隙、颈内动脉－动眼神经间隙。

(2) 肿瘤扩展：脑膜瘤总是沿阻力最小的路径生长，肿瘤膨胀性扩展的途径往往是自视交叉前间隙向前到达蝶骨平台上面、视神经上，肿瘤向蝶骨平台生长将导致视交叉前池蛛网膜的破坏并出现病理性的视交叉后置。肿瘤向一侧或双侧视神经管生长，颈内动脉也会被推向外侧，但不如视神经明显，偶尔会被肿瘤包裹。尽管肿瘤可以在视神经和颈内动脉之间挤入，并可严实包绕颈内动脉，但血管仍然被移位的蛛网膜层覆盖，蛛网膜界面往往仍存在。一个重要的解剖概念是随着肿瘤的生长将蛛网膜推移，在肿瘤切除中，蛛网膜屏障的存在保护

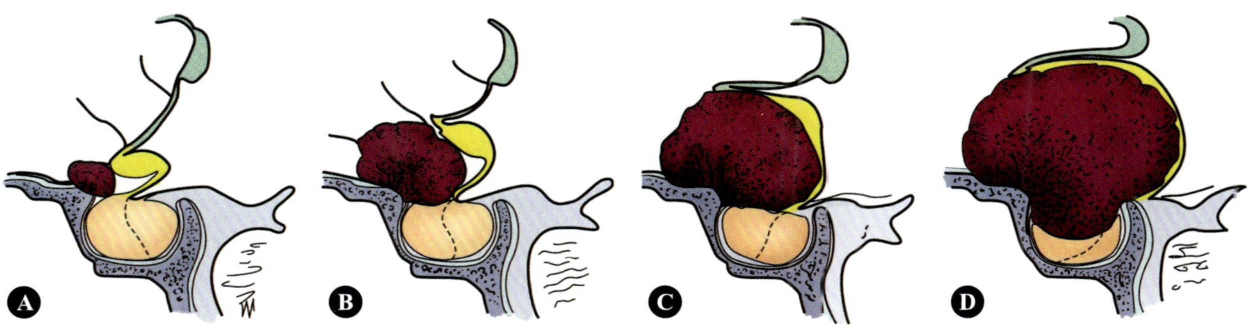

▲ 图 19-2 肿瘤生长对毗邻结构的影响模式图

神经血管结构。随着肿瘤的生长，视交叉池底的蛛网膜被推压并在肿瘤表面牵张。肿瘤继续生长，侵蚀包括颈动脉、终板和脚间池在内的邻近结构，蛛网膜以及流动的脑脊液在肿瘤和神经组织之间提供一个屏障。向后延伸至鞍背后方进入脚间池，使垂体柄移位，但肿瘤并不与上斜坡、鞍背硬膜粘连。垂体柄和基底动脉被推向后方，两者之间有完整的 Liliequist 膜相隔。

(3) 神经移位：视神经管周围有前床突和视柱，其入口没有移位的空间。肿瘤容易延伸到神经下面的视神经管内生长，导致视神经被 TSM 压迫在镰状韧带之下，视觉功能易受肿瘤生长的影响，形成典型的 TSM 临床特征，即原发性视神经萎缩伴颞叶偏盲。肿瘤增大后，视神经管入口处周围的视神经受到严重压迫、扭曲。视神经和视交叉随着肿瘤的增大，受压往往向上、外侧移位。这有别于其他鞍上脑膜瘤是从上方或侧方挤压视神经和视交叉，TSM 抬高视觉通路的前部，而前颅底脑膜瘤压迫视神经和视交叉，如嗅沟脑膜瘤。前床突和蝶骨嵴内侧脑膜瘤使视神经、视交叉和视束向内侧移位。所以在磁共振上可以借此来初步判断肿瘤的起源。

(4) 血管：TSM 向外侧生长可将颈内动脉推向外侧，向后上方生长会挤压前交通复合体和其穿支动脉，甚至与血管之间具有紧密粘连或者包裹的关系。若肿瘤向视交叉下、后方生长，往往推挤颈内动脉及其分支血管，肿瘤可能包绕或黏附在颈内动脉壁上；肿瘤向后上方生长，跨过视交叉到达大脑前动脉复合体周围，甚至包绕神经血管结构。

(5) TSM 的血供：主要来源于筛后动脉、眼动脉、垂体上动脉和前交通动脉，少数有颈内动脉的分支参与供血。

（四）TSM 的分型

1. 肿瘤起源部位分型　肿瘤分型或分类有助于 TS 脑膜瘤的手术入路选择。Ajlan 等（2015）根据 TSM 的起源将其分为 3 型：单纯性鞍结节脑膜瘤（A 型）、鞍结节和鞍膈型脑膜瘤（B 型）、纯鞍膈型脑膜瘤（C 型）。术前可根据 MRI 进行鉴别，只有鞍结节脑膜瘤（A 型）需要鞍膈上入路。累及鞍膈的肿瘤（B 型或 C 型）需要切除鞍膈，因此需要膈下和膈上联合入路。

2. 肿瘤与视交叉的关系分型　Kuga 等（2018）根据肿瘤与视交叉的影像学关系，将中小型 TSM 分为 3 型。该分类方法可预测脑膜瘤切除术的手术风险，并为手术入路的选择提供依据。与Ⅰ型和Ⅲ型肿瘤相比，Ⅱ型肿瘤明显向蝶鞍扩展，而Ⅲ型肿瘤明显向蝶鞍平台扩张。具体分型标准和手术策略如下：①Ⅰ型：视交叉完整的肿瘤（6 例），Ⅰ型肿瘤的直径往往小于 15mm，不压迫视神经。通常没有症状或轻微的视觉功能障碍。肿瘤与周围神经血管结构的解剖关系相对简单，几乎任何一种入路都可以轻易地完成肿瘤全切除。②Ⅱ型：视交叉上移的肿瘤（7 例），中等大小肿瘤（＜30mm），视交叉向上偏移。经鼻蝶入路（EEA）是切除这类肿瘤的最佳方法。首先，肿瘤主要生长在视交叉下区，向上压迫视交叉，肿瘤切除最好从下方进行，以尽量减少对视觉通路的压力。第二，术者可以通过直观地看到视神经下表面，从而避免对视神经通路的血管供应造成损伤。第三，EEA 为术区提供了良好的手术通道。直视内镜提供更好的视觉效果，通过 EEA 更容易接近肿瘤。Ⅱ型的肿瘤，从“上方”的入路会使肿瘤切除复杂化，因为很难看到视交叉下方的肿瘤和神经，特别是当选择了侧方的翼点入路时。③Ⅲ型：Ⅲ型，视交叉后移的肿瘤（7 例）。中等大小肿瘤（＜30mm），视交叉向后移位。与Ⅱ型肿瘤相比，Ⅲ型肿瘤的起源大多更靠前，在交叉前方提供了一个手术“工作空间”。因此，从上方、前外侧入路，如半球间、额外侧是可取的。早期可以从前方进行肿瘤基底的离断和分块切除。而选择 EEA 需要更宽的颅前窝底开口，需要通过前床突切除术打开视神经管时，更不宜使用 EEA。

二、术前评估与处理

精准的术前评估有助于评估手术的风险和难度，减少了手术的盲目性，提高手术的安全性。鞍结节脑膜瘤术前应仔细评估肿瘤是否侵袭一侧或双侧视神经管、侧方生长的范围、视路的移位等情况，这些有助于决定术中是否需进行视神经管减压。

（一）临床评估

1. 内分泌检查与评估　TSM 毗邻下丘脑－垂体轴（下丘脑、漏斗和脑下垂体），如果肿瘤累及鞍内和垂体，应该进行内分泌方面的检查。出现激素紊乱的症状和体征者，这是肿瘤对下丘脑和垂体柄的占位效应所致。术前应该仔细鉴别，并纠正激素紊乱。

2. 视力和视野检查与评估　TSM 早期临床上缺乏典型的症状与体征，肿瘤生长较大后可压迫邻近的视神经，表现为视力减退及颞侧偏盲为首发和主要症状。首发症状多为单眼视力减退，随之出现视野缺损。即使体积小也常首先压迫一侧的视神经而引起严重视觉障碍。典型的表现为“视交叉综合征”– 原发性视神经萎缩、双颞侧偏盲等症状。随着肿瘤增大，表现为进行性双眼视力、视野障碍，眼底有视神经原发性萎缩。

视觉功能评价均应由眼科医生进行正规的、详细的、全面的神经眼科评估，包括视力、视野、眼压和扩瞳眼底镜检查，分别对比测量每侧眼的视力和视野。视觉检查多数有不同程度的视力下降和视野缺损，多以一侧为重。眼底检查可伴有视盘水肿或视盘萎缩。

3. 精神症状　大型肿瘤因为占位效应和脑水肿导致额叶和下丘脑功能障碍最终出现精神失常，具体表现为下列几种的任何组合：行为或性格改变、原动力缺乏、淡漠、近事遗忘、抑郁、冲动和困惑。

（二）影像学评估

鞍结节脑膜瘤的术前检查包括视力视野和眼底、视觉诱发电位、颅骨平片、CT、MRI、必要时行 3D-CTA、DSA 等检查。影像学诊断的正确与否是决定肿瘤手术入路能否完全切除肿瘤的关键性问题。凡是成年人有双颞侧偏育，视神经呈原发性萎缩或正常，无内分泌障碍者，皆应怀疑为鞍结节脑膜瘤，CT 及 MRI 可进一步证实。

1. CT　鞍结节脑膜瘤头颅 CT 可以观察骨质增生、破坏的范围和前床突的气化程度，这些都有助于预判术毕时是否需要进行颅底重建。

(1) 钙化或骨质改变。薄层 CT 扫描能明确肿瘤有无钙化、蝶窦的气化情况，可以了解肿瘤是否浸润、破坏骨质和破坏的范围或导致骨质增厚、视神经管是否扩大、前床突的气化程度，这些都有助于预判术毕时是否需要进行颅底重建。其阳性发现率约为 88%。

(2) 判定额窦发育情况。根据术前 CT 判断额窦发育情况，选择无额窦或额窦发育差的一侧额部开颅。

(3) 判断肿瘤质地。头颅 CT 对判断肿瘤的质地也有帮助，高密度或鞍上及瘤体内存在钙化斑者提示肿瘤质地坚硬，切除困难。

(4) 3D-CTA。可多方位、多平面的重建能清楚显示肿瘤与鞍结节、肿瘤与周围神经和血管的三维立体关系，从不同角度模拟手术路径，为手术入路的选择及手术风险预测提供重要信息。

2. MRI 评估　MRI 能多方位、多序列成像，对肿瘤进行精准定位、定性，增强 MRI 等影像学检查有助于判断肿瘤的边界、与视器的关系、水肿范围和血管包绕情况。MRI 三维成像可显示肿瘤的起源、生长情况、大小，肿瘤与视神经、视交叉、颈内动脉、大脑前动脉、下丘脑、垂体柄和双侧海绵窦等周围结构的解剖关系，对制订手术计划最有价值。磁共振动脉成像（MRA）、磁共振静脉成像（MRV）能清楚显示周围重要血管的受压、移位情况、瘤体包绕血管等，以及显示肿瘤的血供血管和引流静脉、判断肿瘤的质地。

(1) 肿瘤的基本信息。MRI 平扫能清晰显示肿瘤部位、大小、形态、生长方向、侵袭范围，肿瘤的质地和侵袭性等基本信息，并且还可以观察肿瘤周围的蛛网膜界面是否存在、有无脑组织的侵犯和脑水肿。脑膜瘤表现为均匀、明显强化的球形、半球形或匍匐状占位，边界清楚，行似“鸟嘴”。特征性表现有：鞍内不扩大和额底可见脑膜尾征，肿瘤可累及双侧视神经管。

(2) 肿瘤的质地和侵袭性。MRI-T_2WI 上肿瘤信号的高低将有助于了解脑膜瘤的质地，T_2 像呈高信号提示肿瘤含水量较高，质地偏软，常包裹毗邻的血管和神经；表现为低信号，则表示肿瘤纤维化和钙化成分较多，质地偏硬，毗邻的神经和血管常受压向外、上、后方移位，但 T_2 像为高信号比等、低信号的肿瘤术后视力改善的可能性更大。3D-T_2 FLAIR 高信号提示肿瘤具有侵袭性。

(3) 肿瘤形态和边界和肿瘤扩展方向。鞍结节脑膜瘤在 MRI 上多表现为匍匐于鞍结节上膨胀性生长的肿瘤，为类圆形及圆形，少数为扁平形，境界清楚。肿瘤可以向鞍隔、蝶骨平台扩展，肿瘤向侧方累及海绵窦者，亦可向鞍旁扩展至颈动脉池，包绕一侧颈内动脉床突上段，或包绕大脑前动脉复合体。肿瘤向下生长可累及鞍隔、垂体，向后挤压或侵入第三脑室底前部。这些信息有助于判断能否全切肿瘤，以及预测手术的危险性提供十分重要的信息。

(4) 肿瘤是否有钙化及视神经管是否受累。评价肿瘤与血管的关系时，比如累及大脑前动脉的大型肿瘤，MRA 更具可靠性。但是多数情况下，T_2 序列就已经足够了。视神经管薄层增强扫描可见视神经管内强化明显的肿瘤征，术前明确肿瘤累及视神经管者，术中应打开视神经管。

(5) 肿瘤与毗邻关系。MRI 可清楚显示肿瘤与海绵窦、视神经、颈内动脉、大脑前和大脑中动脉、视交叉、垂体、垂体柄、下丘脑，以及颅骨之间的解剖关系。冠状面或矢状面见肿瘤位于垂体腺之上，鞍上池充盈缺损。T_2WI 和增强 MRI 评价颈内动脉远端和大脑前动脉复合体的包绕情况。MRA 显示大脑前动脉 A_1、A_2 段往往上抬后移，其中部分变细、僵直，提示已被肿瘤包裹。行 DSA 检查显示大脑前动脉 A_1 段和前交通动脉上抬并向后外侧移位，呈抱球状，其中显示动脉变细、僵直。

(6) 脑膜尾征。TSM 贴覆于硬脑膜上，有沿硬脑膜“匍匐状”爬行生长的趋向，又有向阻力较低处脑组织生长的趋向。脑膜尾征出现率较高，为 55%～85%。即使术前尾征不明显者，术中也证实硬脑膜表面有肿瘤浸润。脑膜尾征虽不是脑膜瘤特有的征象，但若有脑膜尾征应高度怀疑脑膜瘤。脑膜尾征并非全是肿瘤的浸润，部分是肿瘤周边硬脑膜的反应性增生，或是血管的过度增生。肿瘤可在在显微镜下看到主体肿瘤周边硬脑膜上有“苔藓”或“绒毛”样肿瘤浸润，这与肿瘤周边硬脑膜反应性增生有明显不同，后者是硬脑膜的肥厚，表面光滑。

(7) 视交叉的位置。视交叉是前置型还是后置型也是评估的重点。肿瘤一般向后上方生长，将视交叉推向后上方。高分辨率的抑脂像冠状位增强序列是最好的诊断方法，肿瘤巨大时，视交叉受压变薄而难以在核磁片上定位。

(8) 瘤周水肿。T_2 加权成像（T_2WI）根据肿瘤周围组织的等强度或高强度信号，来判定是否存在脑水肿。

3. 3D-CTA 术前立体地确定病变与周围结构的解剖关系是非常重要的。临床实践中需要术者在手术前将二维信息通过综合思维建立起假象中的三维图像，以确定合适的手术方案。然而这个思维过程的建立需要丰富的解剖知识和多年的实践经验，即使如此也可能产生对病变理解认识上的偏差。三维 CT 能客观反映颅内立体结构，使医生能够直观了解病变在三维空间的大小、形态、方位及其与周围组织结构的关系。

TSM 血运丰富，手术时最重要的是术前准确了解肿瘤与供血动脉的关系，以便术前和术中采取有效措施防止术中大出血。3D-CTA 图像上，肿瘤与大脑前、中动脉及颅前窝底骨结构的关系清楚。3D-CTA 不仅能清楚显示脑膜瘤本身的立体结构，而且能显示与肿瘤相关的主要血管走行，通过骨切削技术还可以模拟颅骨开瓣，3D-CTA 对脑膜瘤的诊断比 MRI 更直观、更精确。这对于术前精确设计骨瓣和手术入路，无疑会有很大的帮助。

4. DSA 检查 鞍结节脑膜瘤血供主要来源于眼动脉的筛后动脉、眼动脉返支供血和软脑膜血管，脑膜中动脉额支也可参与肿瘤的供血。术前 DSA 可见由鞍结节发出放射状肿瘤血管，肿瘤呈均匀的染色，并能与动脉瘤鉴别，帮助了解肿瘤的血供情况、血运丰富程度。但肿瘤血供主要来自颅底硬膜的细小血管，故常常较难清楚显示肿瘤的供血动脉，仅表现为以鞍结节为基点向后上方放射状的肿瘤染色血管。当肿瘤较大时，可将两侧大脑前动脉 A_1 向上、向后外方移位，使双侧大脑前动脉在正位像上呈半圆形。

5. 手术难易程度评估 根据肿瘤大小、视神经管和血管受累的程度等对手术的难度进行分级（表 19–1）。这一难度分类系统，可以指导手术入路，预测手术风险。Ⅱ级手术难度较Ⅰ级困难，Ⅲ级手术风险更大。

6. 术前注意事项

①术前要留意骨质增生、筛窦或蝶窦破坏和前床突汽化的情况，这些都有助于预判术毕时是否需要重建颅底，以免脑脊液漏。

② MRI 的高分辨率抑脂序列能够显示肿瘤对双侧视神经管内侧部的侵犯程度。术者在术中都应该仔细探查视神经管并彻底移除管内的肿瘤。

③术前预防性应用抗癫痫药物，若术前存在癫痫症状，术后应抗癫痫治疗。

④巨大型 TSM 术前行腰大池置管，术中引流。

7. 围术期的处理

(1) 术前手术方案的制订：术前全面系统的检查，根据患者情况、肿瘤位置、肿瘤大小、肿瘤生长方向和术者的经验选择合适的手术入路。给患者

表 19-1 鞍结节脑膜瘤手术难度分级评分（Mortazavi，2016）

评分标准				
参 数	0	1	2	4
肿瘤大小	＜2cm	2～4cm	＞4cm	—
视神经管受累程度	＜5mm	＞5mm	完全受累	完全受累
累及血管（ACA，ICA）	无	＜180°	＞180°	累及多支血管
脑组织受累	无	有（FLAIR）	—	—
手术史	无	有	—	—
放疗史	无	有	—	—

评分：0～3 分＝Ⅰ级，4～7 分＝Ⅱ级，8～11 分＝Ⅲ级

及其家人更多的咨询和解释，以取得信任和配合。

(2) 术前治疗：术前 1～3 天应用激素治疗将有助于提高患者术中的应激能力。TSM 直接影响到垂体和下丘脑，患者常常会出现糖代谢紊乱。术前要注意纠正高血糖及激素紊乱，以免术后出现感染、高渗性昏迷等并发症。

(3) 术中操作：轻柔、仔细、准确，保护好重要组织结构是减少术后反应的关键。

(4) 术后观察与处理：除对脑水肿、继发出血等一般治疗观察外，术后应密切注意有无垂体或下丘脑受损害的表现，如中枢性高热、消化道出血、多饮、多尿、水盐代谢和内分泌紊乱等。

三、手术治疗策略

跟前床突脑膜瘤一样，鞍结节脑膜瘤要早期手术，不建议放疗，同样不建议观察。

（一）手术指征和目的

1. 手术指征 TSM 常表现为视器受压引起的视觉障碍。若肿瘤侵犯视器已经造成视觉损害，此时必须解除病变的占位效应。对症状性患者最好采取显微外科切除的措施；早期无症状但肿瘤较大且与视器、颈内动脉或大脑前动脉紧密毗邻也应积极采取手术。眼科检查证实病变主要累及视神经、视交叉或者视束时，建议进行手术治疗，一是为了防止视力进一步恶化，二是有助于受损视力的恢复。因此，对于有症状的患者，尽早诊断，尽早治疗，有助于临床预后改善；对于体积小、无症状、意外发现的 TSM 若不伴有明显的视交叉受压和视觉障碍时可以考虑观察，定期复查 MRI 以及检测视力和测试视野来评估。

2. 手术的目的 鞍结节脑膜瘤的手术的目是在最小损伤的原则下力争全切除肿瘤（Ⅰ～Ⅱ级肿瘤全切除）、最大限度地保留或改善视觉功能，并避免损伤周围重要组织，如丘脑下部、大脑前动脉及前交通支、脑干等。手术切除的困难主要源于肿瘤周围重要而复杂的解剖结构。

（二）手术切除原则

严格遵循优先阻断肿瘤血运和瘤内减压相结合的原则，达到减少出血、减轻对正常脑组织牵拉之目的，以及在蛛网膜界面操作及瘤内减压、分块切除的原则，并注意保护大脑前动脉复合体、垂体柄、下丘脑和视通路，是减少术后并发症出现的关键。TSM 手术须遵循如下 4D 原则：①安全、正确地显露肿瘤（Decress），包括视神经管内的肿瘤；②早期、有效地离断肿瘤基底（Devascularize），阻断肿瘤的血供；③充分进行肿瘤快速减压（Debulk），松弛肿瘤毗邻神经血管；④有序沿蛛网膜界面分离肿瘤（Dissect）和保护周围重要的神经和血管。针对每例患者，术中都应该仔细探查视神经管并彻底移除管内的肿瘤。

（三）手术策略

肿瘤的全切除必须以保护神经功能的完整性为前提。根据术中肿瘤的具体情况，应采取不同的针对性措施。

①较小的肿瘤，宜先由肿瘤前极与其基底部进行游离，切除肿瘤供血来源，而后游离肿瘤的两侧

和肿瘤的后极。

②肿瘤较大时，最好行包膜内切除，分块切除肿瘤，待瘤体充分塌陷变薄后再处理肿瘤基底部，如果在肿瘤未能充分减压时就处理其基底部，此时操作空间有限。早期瘤内减压，可以防止在随后的肿瘤切除过程中对于视路各个结构的牵拉。在蝶骨平台和鞍结节的中线打开肿瘤表面蛛网膜行囊内切除，囊内减压后在肿瘤包膜与蛛网膜之间锐性分离，采用边离断开肿瘤基底部，边切除肿瘤的方法，使肿瘤缩小、塌陷，与周围组织脱离联系，扩大手术间隙后再分离后方和侧方的肿瘤壁。

③肿瘤已将视交叉、大脑前动脉、前交通动脉及颈内动脉包围，行包膜内分块切除，争取先离断肿瘤基底，再在显微镜下将受累的神经、血管自瘤组织内游离，这需要耐心、仔细。若视神经被肿瘤覆盖，前床突在空间可作为定向的解剖标志，注意不能电凝蛛网膜层的小血管，从视交叉池的下方切除肿瘤。

首先确认被肿瘤压迫最明显的视神经，不要先从该神经下方切除肿瘤，因为神经高度紧张，易于损伤；然后确认对侧视神经，从视神经下方和对侧颈内动脉内侧切除肿瘤，并沿对侧至同侧的方向进行，再切除同侧视神经下方和颈内动脉的肿瘤；最后从垂体柄和脚间池分离肿瘤。

④对质地坚硬、血供丰富的肿瘤，要权衡肿瘤全切除带来的严重后果和残留肿瘤需进一步采用其他治疗方法这两方面的利和弊，根据自己的临床经验，做出正确的果断地终止手术或继续手术全切除肿瘤的选择。肿瘤质地较软者，即便血供丰富，只要耐心和细心，仍可做到肿瘤全切除。质地很硬而与重要结构无明显界限的，不宜勉强进行全切除。因为这时无论是损伤颈内动脉或者是损伤大脑中动脉，后果均十分严重。

⑤在处理大型鞍结节脑膜瘤时，尽管经额底可以很快显露肿瘤，但仍然应首先解剖外侧裂的蛛网膜下腔，因为即便是巨大鞍结节脑膜瘤，外侧裂都是完整的，解剖侧裂池至见到肿瘤为止，这样可放出大量脑脊液，减低脑张力。然后改为从额底、蝶骨嵴入路，先处理蝶骨平台、前床突和鞍结节的肿瘤，并分离肿瘤与视神经以及颈内动脉的界面，由基底部逐渐向上处理肿瘤的上部。

⑥鞍结节脑膜瘤均为扩张性生长，即便是巨大型肿瘤，其周围的蛛网膜间隙仍然存在，而且在包膜上很少有血管与下丘脑沟通，因此只要熟悉局部解剖，细心和轻柔地分离，绝大多数肿瘤均能获得全切除。

⑦要在术中常规的探查视神经管，因为不是所有的视神经管肿瘤侵犯都能在术前 MRI 上显示。防止视力减退的关键是保护视交叉下的穿支血管。

⑧受肿瘤浸润的增生颅骨应予刮除，以减少复发的机会。

（四）手术入路的选择原则

1. 手术入路选择考虑因素　对这类肿瘤，关键是采用什么样的手术入路。第一考虑视神经管是不是侵犯，第二考虑肿瘤和视神经、视交叉是什么关系，第三考虑肿瘤是否包绕着重要动脉。绝大多数 TSM 经颅手术可获得全切除，但是如果前置视交叉，经颅手术就有困难。内镜经鼻蝶入路有其适应证，适合于前置视交叉的中小型 TSM。肿瘤累及视神经管内侧，要把视神经管磨开经鼻蝶入路做肿瘤切除没有问题，但是重建很困难、术后并发脊液漏的风险大。因此，如果肿瘤已经累及至视神经外侧，甚至包绕视神经和颈内动脉，选择经鼻蝶入路是相对禁忌证。肿瘤包绕着重要动脉，在视神经、视交叉之上，经颅要更安全些。

2. 手术入路的选择原则　合理选择手术入路是 TSM 成功、安全切除的关键。但手术切除的最佳入路选择仍有争议，仍缺乏明确的手术指征。手术入路的选择应遵守在充分显露的前提下，对脑组织微创或无创的原则，取决于肿瘤的位置、大小、生长方式和特点，还要根据个人爱好和对各种入路的熟悉程度。常用的手术入路有单侧额下入路、额底入路、额外侧入路、眶－额入路、翼点入路、眶－翼点入路、眶额入路、额部纵裂入路等，以及神经内镜辅助经眶上锁孔入路、神经内镜下经鼻蝶入路。为尽量全切除肿瘤，减少手术并发症及死亡率，必须选择正确的、最佳的手术入路。合理地选择个体化的手术入路和采用先进的显微外科技术，有助于提高肿瘤切除率、降低 TSM 并发症的发生率和改善手术治疗的疗效。

（五）手术入路的选择

1. 手术入路的评价标准　手术入路的选择取决于多种因素，选用何种手术入路需综合考虑肿瘤的生长方式、与周围组织的关系、肿瘤的分型等，包

括肿瘤的大小、部位、生长方向、质地、范围和相对于视神经管和颈内动脉的位置、血运、是否存在血管包裹，以及术者的偏好而采取不同的手术切除策略。在评价手术入路的优劣时，需从以下几个方面考虑。

(1) 脑的自然间隙和手术操作空间。手术入路选择应充分利用颅底的自然间隙及蛛网膜下腔，从而获得足够的空间以进行肿瘤的切除与分离。切除鞍结节脑膜瘤时，应主要利用额下及侧裂根部的蛛网膜下腔。

(2) 术中颞浅动脉损伤和术后颞肌萎缩的风险。颞肌剥离范围广，以及损伤颞浅动脉主干可引起术后颞肌萎缩，影响咀嚼功能和美观，也会带来手术时间和出血的增加。术中将皮肌瓣一起翻向面侧对颞肌影响最少，且无面神经损伤的风险，但可能会阻挡术野。

(3) 合理设计骨瓣。骨瓣的设计应遵循有效、足够显露的原则，最大限度地避免无效开颅。双额冠状切口单侧额下入路或单侧前纵裂入路的切口长，开放额窦的风险大，还有可能损伤额部的回流静脉，对脑组织的牵拉也较重。翼点经外侧裂入路需广泛解剖外侧裂以获得“三棱锥形”的操作空间，对外侧裂血管的干扰也较大，开颅过程中需切断颞浅动脉主干并广泛剥离颞肌，容易损伤面神经额支。这几种入路不符合微创原则，现在均较少采用，取而代之眶上外侧入路和额外侧入路，或眶－额入路，无须损伤颞浅动脉主干及分离颞肌，开放额窦的风险也很小，其利用额下外侧及外侧裂根部的蛛网膜下腔，进入鞍区及颅前窝底的距离最短，可获得较大的“倒三角形”空间。

2. 手术入路选择的依据 取决于肿瘤的主体位置、大小、生长方式和方向，肿瘤与重要结构的毗邻关系，还要根据个人爱好和对各种入路的熟悉程度。肿瘤体积的大小直接决定了手术入路的选择。眶－额入路是在经典额外侧入路的基础上去除眉弓外侧 1/2，以改善对第三脑室底的显露。如果肿瘤直径小于 4cm，则采用额外侧入路；如果肿瘤直径大于 4cm，则需要眶－额入路获得更大的空间，以获得更好的肿瘤显露。

3. 手术入路选择的要求 目前有多种手术入路到达鞍区切除肿瘤，但各有利弊，不适当的手术入路不能充分或最佳地显露肿瘤，导致肿瘤不能全切除。一个合适的手术入路一方面要求能够充分显露肿瘤及其周围结构，便于肿瘤全切除；另一方面能够最大限度地减少手术创伤。手术入路的选择没有共识，需要个体化选择手术入路。手术入路的选择要符合以下要求。

(1) 入路的安全性，这是选择手术入路首先要考虑的问题。

(2) 术中的显露程度，TSM 切除的主要考虑因素是切除程度和术后视力。术野显露至关重要，包括视神经管内的肿瘤显露，这是保障手术成功的前提。TSM 将视路向上和侧向移位，从而占据视交叉下方的位置，这有别于其他部位的鞍上脑膜瘤。

(3) 符合微创原则，在最小的手术创伤的原则下最大限度地切除肿瘤，有利于获得最佳的手术效果。微创技术的使用，具有较高的切除率和改善视觉结果。

(4) 入路的个体化原则，制订个体化的手术入路，有助于肿瘤的分离和切除。理想的手术入路应该是针对不同患者进行个体化设计，根据肿瘤的解剖特征、颈动脉供血情况和手术者的经验综合考虑。作者根据肿瘤部位、大小、生长方式及肿瘤与邻近结构的关系，个体化设计手术入路，包括额外侧入路，眶－额入路等。

4. 手术入路的选择方法 根据肿瘤的解剖特征、颈动脉供血情况和术者的经验综合考虑。根据术者自身手术经验、设备条件，肿瘤位置、大小、形态、生长方式、视神经受累程度及与周围关系等综合考虑选择手术入路。肿瘤主体居中线的肿瘤选用右侧或非优势侧，偏一侧的肿瘤经较大一侧入路。

(1) 肿瘤位于中线鞍上区域、直径小于 3cm，宜采用额外侧入路或眶上锁孔入路，具有手术操作空间大、对脑组织牵拉轻等优点。

(2) 肿瘤体积较大（直径大于 3cm）、偏侧生长、包绕血管、同侧视神经受压较严重者，宜采用眶－额入路或改良翼点入路。眶－额点入路兼有翼点入路和额下入路的优点，既可在直视下处理肿瘤的基底和分离对侧的瘤体，又有利于显露和切除后极的肿瘤。

(3) 如肿瘤巨大（直径大于 5cm），血管神经包绕严重，术前已有垂体柄及下丘脑功能损害，此时宜采用眶颧入路。

(4) 肿瘤偏向于鞍外侧及向鞍后发展，可选择眶－翼点入路。该入路显露肿瘤侧视神经－颈内动脉间隙、颈内动脉－动眼神经间隙较好，便于切除向中线一侧和鞍后发展的肿瘤，但对于向对侧生长的肿瘤切除有一定限制。改良眶－翼点入路手术路径短，颅底骨质磨除及充分释放脑脊液更有利于肿瘤显露。

5. 入路与显露的关系

①额下入路能直视第一间隙（视交叉前间隙）及术侧视神经内侧的肿瘤，便于处理视神经孔内的肿瘤，但对视神经－颈内动脉（Ⅱ）间隙显露欠佳。

②翼点入路对第二间隙、第三间隙（颈内动脉－动眼神经）显露较好，便于切除向一侧和鞍后生长的肿瘤。但受视神经的阻挡，同侧视神经下方的肿瘤显露受限，容易造成残留。

③眶上锁孔入路显露范围有限，对鞍区的各间隙显露均有限。只适合于小型鞍结节脑膜瘤（＜3cm），且须具备精细、特殊的锁孔手术器械。

④眶－颧入路对鞍区和鞍旁有很好的视野，术野更加靠近颅底，而且操作空间增大。

6. 肿瘤切除率与入路的关系　鞍结节脑膜瘤能否完全切除与肿瘤大小、质地、肿瘤是否包裹神经血管、是否累及垂体柄或下丘脑等密切相关。

(1) TSM 切除率与入路无关。肿瘤切除率不应建立在风险更高的发病率，在不增加致残率的前提下，尝试完成肿瘤全切除。Kong 等回顾性分析 178 例 TSM，84 例接受 ETSA，94 例接受 TCA，全切除 145 例（81.5%），ETSA 组与 TCA 组的肿瘤全切除率无显著差异。Mortazavi 等（2016）认为 92% 的 TSM 可实现 GTR，但认为肿瘤的切除程度似乎与肿瘤的大小或入路无关。

(2) 切除率与入路有关。肿瘤的全切除率似乎与手术入路有一定的相关性。Goel 等（2002）采用单侧额下入路的研究显示肿瘤全切除率为 84.2%。Chen 等（2011）报道 67 例 TSM，92.4% 的 TSM 可通过额外侧或眶－额入路完全切除的。作者根据肿瘤大小和生长方向选择手术入路，认为额外侧、眶额和眶－颧入路有很高的肿瘤全切除率。

7. 术后视力与手术入路的关系　鞍结节脑膜瘤术后有 10%～40% 潜在损害视神经功能的风险。手术入路可能影响术后视觉功能，对视力改善有明显影响。TCA 可能导致进一步的视觉损害被认为是最重要的限制因素之一。尽管手术入路与术后视力改善有一定的关系，但术后视力的改善更取决于术者的技术。Kong 等（2018）回顾性分析 178 例 TSM，84 例接受 ETSA，94 例接受 TCA，TCA 组术前视神经管受累患者的视力预后比 EEA 组差（77.6% 比 93.2%），在视力改善方面支持 ETSA 优于 TCA。Kitano 等（2007）报道 ETSA 与标准 TCA 相比，术后视力恢复较好，但视野不好。Goel 等（2002）认为单额入路优于额颞入路，因为它提供对称和广泛的显露，以及直接进入双侧 ICA 之间，而且对侧嗅束损伤的风险也较小。

8. 与术后并发症的关系　Mortazavi 等（2016）总结 TSM 治疗后的并发症，发现经颅入路脑神经的轻瘫率为 0%～58.8%，血管损伤率为 0%～11.1%，脑脊液漏率为 3.9%，尿崩症率为 0%～8.1%，死亡率为 0%～11.1%。但由于缺乏标准化的术前和术后并发症评价标准，包括特定并发症的严重程度，反驳了在任何回顾性研究中经颅入路比经鼻蝶入路有更高并发症发生率的结论。Turel 等（2019）系统性回顾文献发表的 983 例 TSM，脑脊液漏发生率为 3.4%，6.9% 的患者出现短暂或永久性垂体功能障碍，5.1% 的患者有血管损伤。总的来说，术后并发症是自限性的。

在经额（单侧或双额）入路，嗅神经损伤更为常见。Goel 等（2002）认为单额入路与双额入路相比，对侧嗅束损伤的风险要小。Nakamura 等（2006）发现双额开颅术后脑水肿和静脉性脑梗死的发生率明显高于其他手术，这归因于在进行双额叶入路时对上矢状窦的常规切开和中线引流静脉回流受阻。主张翼点入路的作者认为，其优点是最大限度地减少对嗅神经的损伤。作者的经验是额外侧入路的并发症发生率最低，额外侧入路是微创实用的手术入路。

总之，鞍结节脑膜瘤选择恰当的手术入路，多数可以经颅入路实现 GTR（92.9%），90.4% 的患者术后视力改善或稳定，经颅切除是安全有效的。额外侧入路无论是肿瘤全切除率，还是术后视力改善率，均是最有效的。

（六）经鼻蝶入路与颅手术入路的选择

TSM 通常选择经颅入路（TCA）切除，内镜下经鼻蝶入路（EEA）仅作为经颅入路的一种手术技术被提出，其远期疗效尚待确定。尽管与经鼻入

路相比，经颅切除 TSM 更具侵袭性，但它仍然是鞍结节脑膜瘤的理想入路。TSM 属于中线部位的肿瘤，建议从视神经受累最严重的一侧开颅。TSM 沿着视神经内侧这个潜在的间隙侵入视神经管，因此很容易通过对侧来移除这部分肿瘤。经颅入路适合切除延伸至视神经外侧的肿瘤，或者当肿瘤包裹颈内动脉和生长至其外侧界的病例。内镜经鼻入路只适合 3cm 以下的中小型 TSM，但是当肿瘤体积更大或者呈分叶状时，推荐采用经颅入路。作者偏好采用额外侧入路切除中型（≥2.5cm）、大型（≥4cm）TSM；眶–额入路处理巨大型 TSM（≥6cm）。眉弓切口眶上锁孔入路同样适合中、小型 TSM，尽管针对此类肿瘤亦可采用内镜经鼻入路。EEA 切除 TSM，术后视力下降的可能性要低于 TCA；然而，EEA 显著增加嗅功能丧失的可能性和脑脊液漏（CSF）的风险。而且 EEA 仅限于中线位置肿瘤<4cm 的病例，无颈动脉包绕、海绵状侵犯、视神经侵犯或向前扩展至鸡冠的病例。

1. 经鼻入路的选择　视交叉下的肿瘤应该通过视交叉下的手术通道到达，从而避免视器遭受牵拉伤；同时也要考虑到肿瘤的大小、视交叉与肿瘤的关系，以及肿瘤是否包绕血管等。对于受压上抬的前置型视交叉病例，经鼻入路比经颅入路拥有更灵活的操作角度。大部分 TSM 只侵犯视神经管的内侧部使得内镜经鼻提供的内侧入路优于经颅提供的外侧入路。不同角度的内镜能够观察到视交叉下间隙外侧的所有角落。经鼻蝶入路在显露阶段就已经将受累骨质一并去除，因此能够实现小型肿瘤的 Simpson Ⅰ级切除，而经颅入路却难以完成同等程度的切除。此外，经鼻入路术中不需要牵拉视器和脑组织，并且可以充分减压视神经管的内侧部，但该入路的脑脊液漏概率约为 10%。

2. 经颅入路的选择要求

(1) 路径最短：选择合适的手术入路，使到达鞍结节的距离最短。

(2) 足够广泛的显露范围，无效脑显露降至最低。并有利于避免额窦开放。

(3) 有利于脑脊液（CFS）释放，使大脑得到有效的放松。

(4) 最小的额叶牵拉，避免嗅神经损伤。

(5) 能早期识别颈动脉及其分支和视神经通路，有利于重要结构的保护。

(6) 有利于对骨性视神经管进行减压，和便于处理肿瘤基底的硬脑膜。

(7) 有利于肿瘤与周围重要结构的分离及肿瘤的切除。

3. 经颅与经鼻蝶入路的比较　选择经颅入路（TCA）或内镜经鼻蝶入路（ETSA）切除 TSM，目前尚无统一公认的标准。ETSA 治疗 TSM 的最佳适应证也尚未确定。对于无血管包绕的 TSM，在最佳的肿瘤全切除（GTR）、改善预后和并发症发生率方面，哪种手术入路对 TSM 更有利，目前也尚未达成共识。对于体积较大的大型 TSM 的手术处理至今仍然是神经外科的难题之一，主要的风险来自于肿瘤对邻近解剖结构的推挤和对颅内重要神经和血管的包绕。在 ETSA 和 TCA 的激烈争论中，由于包含回顾性研究的证据水平相对较低，很难对 TSM 的最佳手术入路做出明确的结论。TCA 和 ETSA 这两种技术之间真正平衡的可比较的病例数量有限，所以很难从现有的文献中获得充分的比较研究证据。影响 ETSA 和 TCA 的选择因素（表 19–2）。

(1) 大部分 TSM 只侵犯视神经管的内侧部使得内镜经鼻提供的内侧入路优于经颅提供的外侧入路。TSM 生长到视神经外侧，这时经鼻便不合适，而是应该选择经颅入路。

(2) 对于受压上抬的前置型视交叉病例，经鼻入路比经颅入路拥有更灵活的操作角度。颈内动脉和大脑前动脉等血管受累严重时禁忌行经鼻入路。明显往上方生长的巨大型肿瘤采用眶颧入路进行切除则更有优势。

(3) 经鼻入路在显露阶段就已经将受累骨质一并去除，因此能够实现小型肿瘤的 Simpson Ⅰ级切除。视交叉下的肿瘤应该通过视交叉下的手术通道到达，从而避免视器遭受牵拉伤。此外，经鼻入路

表 19–2　入路选择的影响因素

内镜经鼻蝶入路	经颅入路
• 肿瘤位于视交叉后方	• 肿瘤位于视交叉前方
• 肿瘤位于中线	• 肿瘤向侧方生长
• 鞍型蝶窦	• 甲介型蝶窦
• 肿瘤向鞍内生长	• 肿瘤向鞍上生长
• 难保留嗅觉	• 保留嗅觉
• 肿瘤推挤移位血管	• 肿瘤包绕血管

术中不需要牵拉视器和脑组织，并且可以充分减压视神经管的内侧部，但该入路的脑脊液漏发生率明显高于经颅入路，其概率约为10%。

(4) 实施经颅入路时，去除蝶骨嵴并进行硬膜外前床突切除，手术早期减压同侧视神经，便于后续的硬膜下操作阶段能够移动视神经。经颅入路提供的侧方通道，术者可以较早地识别肿瘤后方重要的神经血管结构。

4. 经颅入路的选择　手术入路的选择是由多种因素决定的，包括肿瘤位置、肿瘤扩展和外科医生的偏爱。目前没有共识，每一位术者都采用最熟悉的入路。经颅入路可以更好地实现视神经减压术、ACoA复合体与肿瘤的分离以及垂体柄的保存，更适合切除延伸至视神经外侧的肿瘤，或者当肿瘤包裹颈内动脉和生长至其外侧界时。额外侧入路和眶–额入路是介于额下入路和翼点入路之间的一种微创手术入路，设计理念是一致的，均利用了侧裂前方、额下外侧的间隙，在某种程度上兼具额下和翼点入路的优点。眶外侧入路设计的理念与额外侧入路一样，也是微创、高效的手术入路。

5. TCA 的优点

(1) 解剖操作自如：TCA可提供多条通道进入肿瘤，增加了手术自由度，增强肿瘤（和邻近的关键神经结构）的可视化，能够解剖、游离包绕的动脉。因而，在ETSA时代，TCA治疗TSM仍具有独特的手术作用。

(2) 适应证广：TCA可以改善精细的显微操作，包括改善显露和切除累及的硬脑膜，以及打开累及的视神经管，提高受累硬脑膜的切除，包括累及区域硬膜的完整切除，适用于各种类型、大小的TSM。对肿瘤大小、范围或血管包裹物几乎没有限制。无论肿瘤大小和范围如何，都可以切除。侧方向视神经生长的大型肿瘤更适合TCA。

(3) 侧方肿瘤显露好：切除前床突和磨开视神经管，使突入视神经管、眶上裂区域、视神经上方或ICA外侧的肿瘤更容易切除。适合切除延伸至颈动脉和视神经外侧的肿瘤，或包裹颈内动脉的TSM。同时，TCA可以更好地实现视神经减压术、ACoA复合体与肿瘤的分离以及垂体柄的保存。对于向侧方生长为主，或包绕动脉主干>180°，倾向于选择TCA。

(4) CSF漏发生率低：改进的重建技术将脑脊液渗漏的风险降至最低。

6. TCA 的缺点

(1) 需组织牵拉：经颅入路的共同的缺点是创伤较大，要对额叶进行牵拉，易发生嗅神经和视神经操作性损伤等。

(2) 难以做到根治性切除：脑膜瘤离断肿瘤基底不理想，难以做到根治性切除，肿瘤复发TCA组较ETSA组更常见。

四、常用的手术入路

（一）经鼻蝶入路

经鼻蝶入路（ETSA）是一种安全、可靠、微创的新型手术方式，磨除蝶骨平台、鞍结节、切断海绵间窦，显露鞍上区及视交叉池。其优势是可在直视下切除肿瘤，提供良好的视角和清晰的手术视野，尤其在保护视交叉及其滋养血管方面具有明显的优势，同时清除被肿瘤侵犯的骨质和硬脑膜，达到Simpson Ⅰ级切除，有效解除视神经压迫，对周围脑组织创伤小，且对神经血管的保护优于其他入路。

什么样的TSM适合ETSA，取决于肿瘤局部的病理解剖和术者的经验。与TCA相比，ETSA允许直接进入鞍区，并开辟了一条通向视交叉下间隙的微创通道。无侧方生长，没有跨越视神经的中、小病变（<3～4cm）是ETSA理想的选择。对于大型累及鞍隔、巨大型TSM，尽管有报道采用内镜辅助眶上锁孔入路和ETSA，但眶–额入路更为安全。选择ETSA处理TSM尚需满足以下条件：①肿瘤与周围脑组织有明显的蛛网膜下腔间隙。②肿瘤未包裹颈内动脉系统，且无颈内动脉供血。③肿瘤边界清晰，形态规则，未明显偏向一侧。④需要考虑术区的关键解剖结构，包括蝶窦的大小、鞍结节/鞍上切迹的解剖、视交叉和垂体柄的相对位置，肿瘤向鞍旁及神经血管包绕情况，以及肿瘤的钙化程度。获得良好预后最重要的一个因素是病例的选择，病例挑选不当，过度使用ETSA就会适得其反。

（二）额外侧入路

额外侧入路介于额下和翼点入路，兼具两者的优点，避免了额下入路和翼点入路各自的缺点。额外侧入路提供了前床突和鞍上区域更内侧的视野，既可获得较好的手术显露，又可降低手术风险。

1. 额外侧入路的适应证　适用于各种大小的鞍

结节脑膜瘤的手术切除。可提供充分的手术视野，足以显露肿瘤周围的血管、神经等结构，因此可对各种大小的肿瘤进行手术。从解剖上看，额外侧入路可自上而下看见肿瘤及其与周围结构的关系，能够十分方便地切除肿瘤和保护周围组织结构。

2. 额外侧入路手术方法　额颞皮瓣，单侧额叶骨瓣，骨瓣下缘至眉弓，沿骨窗前缘剪开硬脑膜，开放侧裂池，放出脑脊液，以期降低脑压。抬起额叶外侧，同侧嗅神经被显露在手术的入路上，为了此侧的额叶能进一步抬起，也为了避免此侧的嗅神经牵拉损伤断裂后血管回缩而带来的止血困难，须先解剖嗅池，游离一段嗅神经，同时注意保护对侧嗅神经。由于此侧额叶抬起后，对侧的额叶也会有相应的抬起，若对侧额叶上抬过度，就有可能使对侧的嗅神经受牵拉断裂。因此，要注意脑压板放置的位置和牵拉的方向。即脑压板宜放置在额底部中线的外侧附近，将额叶向上、向对侧方向抬起，这样可使对侧额叶同时上抬的程度最轻，对侧嗅神经的受牵程度也最轻，也不会影响同侧的嗅神经，切不可将额叶仅向上抬起或向外上方抬起。

3. 入路的要点　额颞皮瓣，额骨颧突处后钻孔，钻孔的方向是平行前颅底，防止打开眶筋膜。骨窗前缘平前颅底，外缘邻蝶骨嵴外缘。内侧至眶上切迹，往往在额窦外侧缘。磨除眶顶骨的骨刺，以优化到达额底区的角度。硬脑膜以眶顶为基底弧形剪开，底部朝向眶上缘。

4. 入路的优点　额外侧入路相比较其他开颅手术入路具有开颅简便、快速、不开放额窦、易于脑池放液、无须处理蝶骨嵴、手术操作空间充足等优点。该入路侧裂位于骨窗的下外侧边界，如术中需要能够轻易地解剖侧裂。比翼点入路更偏向额侧和前方，其实质是利用了侧裂前方、额下外侧的颅底间隙。额外侧入路的特点是用小的术中损伤获得充分的颅内显露。

(1) 兼具额下和翼点入路的优点：额外侧入路介于翼点入路和额底入路之间的手术入路。此入路兼具额下和翼点入路的优点，术中可充分利用外侧裂池，解剖显露双侧视神经和大脑前动脉，以及颈内动脉和垂体柄等。同时因为不切开颞肌，只向下牵拉，颞肌剥离范围小，减少了颞肌的损伤，避免了术后肌肉萎缩，也最大限度地保留了面神经额支的功能。

(2) 减少额叶无效显露：该入路切口及骨瓣均比额下入路小，减少了额叶表面不必要的显露。术中减少了额叶表面不必要的显露及牵拉，术后并发症少；充分利用自然间隙外侧裂池，显露双侧视神经、颈内动脉，视野显露充分，便于调整窥视角度。因此，对于向鞍上和额叶两侧生长的肿瘤能得到良好的显露和切除。

(3) 开放脑池：该入路可开放侧裂池充分释放脑脊液，增加手术空间，获得与经典翼点入路相似的显露。减少对额叶的牵拉和嗅神经损伤，能较好显露肿瘤基底部，阻断肿瘤供血，能很好显露视神经、视交叉、颈内动脉，防止术中损伤，可充分利用第一间隙切除肿瘤。

(4) 安全、高效：早期阻断肿瘤的供血动脉，经额外侧入路行外侧裂显微解剖可快速获得 TSM，手术安全、彻底。

(5) 创伤小：相对经典翼点入路、双额入路而言，其切口较短、骨窗较小、术中出血少；具有微创和较少的脑组织显露，同样可以获得较高的肿瘤全切除率。额底外侧入路因从外侧进入时先看到颈内动脉及分支和同侧视神经，可减少损伤机会。陈立华等（2009）采用额外侧入路对 65 例鞍结节脑膜瘤进行显微手术切除，Simpson Ⅰ级全切 12 例，Ⅱ级全切除 49 例，肿瘤全切除率 94%；术中 56 例嗅神经得到保护（86%），63 例垂体柄保存完好（97%）。术前视力在 0.1 以上的 106 侧，其中 97 侧术后视力或视野均有不同程度恢复。

(6) 显露好：在最大限度减轻对额叶和嗅神经牵拉的同时获得最佳显露，便于调整窥视角度。对于向鞍上和额叶两侧生长的肿瘤能得到良好的显露和切除。额外侧入路所提供的手术路径允许在这个特定区域进行肿瘤切除。与翼点入路相比，额外侧入路对同侧视神经和视交叉的下表面显露明显更好。对于同时向鞍上和额叶两侧生长的肿瘤亦能得到良好的显露和切除。

鞍结节脑膜瘤往往鞍结节增生肥大，额下入路从前方手术常遮挡部分肿瘤切除，而额外侧从侧方入路时这个问题可通过左右旋转手术床位解决。另外，通过左右旋转手术床位更方便切除视神经下方肿瘤，尤其是偏对侧肿瘤。

(7) 多角度充分利用鞍区解剖间隙：可从不同角度有效充分利用鞍区的 5 个解剖间隙，便于切除

同时向鞍上和两侧生长的肿瘤。此入路在肿瘤全切率方面有更好的优势，可作为TSM的首选入路。适用于各种大小的鞍结节脑膜瘤的手术切除。

(8) 不开放额窦：不开放额窦，减少术后脑脊液鼻漏。对嗅神经和额叶牵拉较轻。术中可充分解剖显露双侧视神经、视交叉、双侧颈内动脉、双侧大脑前动脉、垂体柄等重要结构。

5. 额外侧入路缺点　对同侧视神经和视交叉下方肿瘤的显露亦较差。

（三）额下入路

1. 适应证　额下入路由Cushing和Eisenhardt首先提出，适用于有向前生长趋势的嗅沟、前床突、鞍结节、蝶骨平台脑膜瘤，≤4cm且向前生长明显、位于鞍上偏侧生长的肿瘤最适合单侧额下入路手术。若双侧视力均>0.1，选择右侧额下入路；若一侧视力<0.1，另一侧视力>0.1，则选择视力好的一侧进入，从对侧额底入路有利于直观视神经受损严重一侧进入至该视神经的内下面，减少受损严重侧视神经的牵拉刺激，更有利于术后视神经功能改善。

2. 操作要点　额下入路显露局限，前置型视交叉和垂体柄妨碍操作。大型肿瘤也可通过脑松弛技术、瘤内减压技术及蛛网膜界面分离技术实现有效切除。因此，应通过侧裂池充分释放脑脊液。对于处理术侧视神经内侧的肿瘤视角佳。但有时骨窗缘不能达到足够低会造成额叶的牵拉损伤，故骨瓣外侧应包括部分颞骨。

在开颅时不必顾忌额窦的开放，单侧额下入路骨瓣尽量靠前颅底。经额入路骨窗前缘应尽可能低，直抵前颅底，保证术中不必过分地牵拉额叶底部。肿瘤不很大时，不管肿瘤偏左侧或偏右侧，皆可由右侧进入；如肿瘤较大，发展到一侧视神经外侧，或颈内动脉外侧，则最好由该侧开颅。在切除大型、巨大型肿瘤时，骨窗外侧可向颞侧扩大，并充分磨除蝶骨嵴，有利于从前方及侧方更大范围地观察、显露、处理肿瘤，减轻对脑组织的牵拉。

3. 优点

(1) 显露范围相对广：能够直接和充分地显露前颅底、鞍区、双侧视神经及颈内动脉，和大脑前动脉、前交通动脉，从而减少术野范围内重要结构的损伤。第一间隙显露较好，能直视视神经内侧肿瘤，在术后视神经功能改善方面，优于其他开颅入路。

(2) 视角较好：从前方窥视肿瘤以及瘤周结构，便于从鞍结节正中处理肿瘤基底。可早期从颅底处理肿瘤基底供血动脉，以减少出血，上矢状窦前1/3可不结扎，不会损伤对侧额叶表面的回流静脉，有利于防止术后脑水肿、脑出血等并发症的发生。

(3) 术野显露好：有利于切除视神经和视交叉下方的肿瘤，便于处理同侧视神经内侧残留的肿瘤。能直视视交叉前间隙及术侧视神经内侧的肿瘤，从而便于切除鞍结节脑膜瘤视神经孔内的肿瘤和处理向前生长的鞍隔脑膜瘤，多能获得较好显露和切除。Wilk等（2016）18例鞍结节脑膜瘤，15名女性和3名男性，平均年龄50.5岁（30—73岁；标准差 ±13.4）。所有患者采用单侧额下入路，完全切除肿瘤（Simpson Ⅱ级切除）。内分泌检查显示均无下丘脑－垂体轴功能障碍。

4. 缺点

(1) 嗅神经损伤：抬起额叶时很容易伤及嗅神经，损伤脑皮质。眶回的皮层受损而导致去抑制效应，从而影响认知过程及决策过程。

(2) 切口大：头部切口大，术后易导致皮下积液。高额窦开放率，额窦经常广泛开放，术后颅内感染和脑脊液漏的风险大。打开额窦后可发生脑脊液漏、脑膜炎，给患者带来严重的手术并发症。

(3) 无效额叶显露和牵拉：较多的额叶显露，术中额叶牵拉明显，对侧嗅神经、垂体柄、下丘脑损伤的概率大，术后可出现尿崩、昏迷等严重并发症。

(4) 外侧裂难以开放：不能解剖外侧裂，对视神经－颈内动脉间隙显露欠佳。Margalit等（2007）采用额下入路治疗鞍结节和鞍膈脑膜瘤20例，全切率为80%，仅32%的患者术后视力得到改善。

(5) 不利于肿瘤后极的显露：不便于分离肿瘤和前交通动脉的粘连。

(6) 回流静脉受影响：上矢状窦前1/3的额叶回流静脉易受影响。经双额下入路的需要结扎矢状窦，增加了术中术后脑肿胀的发生率。

（四）眶－额入路

在额外侧入路的基础上去除眶缘，即为眶－额入路，为额外侧入路的扩展术式。兼有额外侧入路的优点，同时，由于去除眶上缘的阻挡，使手术视野更向前颅底扩大，增加对视丘下部和鞍后的显

露，扩大了入路的适应证。扩大手术通道，增大由下向上的手术视野。

传统额下入路、额外侧入路因骨窗位置较高，视野显露欠佳，且肿瘤较大，有时需过度抬高额叶，患者易出现额叶损伤和双侧嗅觉损伤。眶 – 额入路通过切除眶上缘和眶顶板前缘，使得骨窗下缘较常规额外侧入路向颅底扩展了 1～1.5cm，缩短从额底到达鞍结节的手术路径，改善视野角度，术中只需轻轻抬起额叶就能充分显露鞍区结构和肿瘤。在最小化额叶和颞叶牵拉的同时，为鞍区提供了一个最佳的手术通道。这种截骨术可以改善由下向上的手术操作空间。大型、明显往上方生长（＞4cm），或巨大型（＞6cm）TSM，额下、翼点入路或经典额外侧入路，难以完全显露双侧视神经及前循环动脉，采用眶 – 额入路则更具有优势，尤其对于突入视神经管内肿瘤的处理。

（五）翼点入路

翼点入路利用外侧裂作为自然解剖间隙，对脑组织牵拉最小，能对鞍区、前颅凹、中颅凹以及上斜坡等广泛颅底病变进行探查和操作。翼点入路利用颅底自然的平面和空间而不过多牵拉脑组织，即通过广泛去除蝶骨嵴和充分解剖侧裂、基底脑池，显露前颅底、鞍区。只需牵拉少许脑组织即可到达鞍上，无损伤嗅神经和开放额窦之忧。不仅提供了经视神经间隙的额外侧视角，也提供了颈内动脉池的外侧视角，即该入路可以充分显露视神经 – 颈内动脉间隙、颈内动脉 – 动眼神经间隙的肿瘤。切除蝶骨嵴后，提供到达鞍结节的最短距离，有利于肿瘤基底的处理。

1. 适应证 翼点入路适合局限于鞍结节和明显向一侧生长和（或）向鞍后、鞍隔、垂体柄方向发展明显的肿瘤，尤其适用于偏于一侧的中型和大型，或向一侧鞍旁生长、侵犯一侧颈内动脉或一侧视神经受压较严重的 TSM。如果肿瘤向前或上方生长明显者，或较大肿瘤（＞3cm）、位于鞍区或向一侧鞍旁生长、侵犯一侧颈内动脉或一侧视神经受压较严重者，可采用眶 – 翼点入路。眶 – 翼点入路适用于切除大型和巨大型 TSM。扩大翼点入路主要适用于肿瘤居中线一侧向鞍后发展的中、大型 TSM。

2. 手术方法与技术要点

(1) 头位和体位。与额外侧入路相似，但头部需更多地旋转到对侧（30°～45°），以额骨颧突为最高点与视野中心。后仰角度控制在 10° 左右，过度旋转会使肿瘤位于同侧视神经和颈内动脉的下方而影响显露和切除。

(2) 骨瓣成形。取耳屏前方自颧弓向上至中线的大小适宜的弧形切口，翼点入路骨孔应尽量靠近颅底。蝶骨嵴残端应尽量咬除磨平、增加显露。在关键孔位置钻孔，骨瓣骑跨外侧裂，便于同时显露额叶和颞叶、外侧裂和蝶骨嵴。将蝶骨嵴磨去，打开硬膜，由远至近将外侧裂打开，将脑脊液完全释放后，牵开额颞叶，促使肿瘤区域充分显露，对鞍区神经、血管及其间隙进行详细辨认和探查。

(3) 开放脑池。打开侧裂池、颈动脉池、交叉池及终板池蛛网膜要充分。首先解剖外侧裂的蛛网膜下腔，可放出大量脑脊液，减低脑张力，减轻对额叶的牵拉损伤小。打开外侧裂，循大脑中动脉找到颈内动脉分叉部，依次找到大脑前动脉、视交叉和视神经。颈内动脉分叉和视交叉是手术的重要解剖标志。另外，巨大鞍结节脑膜瘤向一侧或鞍后进入脚间窝，处理这一部分肿瘤，翼点入路更显优越。

(4) 辨认肿瘤与毗邻神经血管之间的解剖关系。进入鞍区要首先辨认肿瘤与视神经、视交叉的关系，再先分块切除肿瘤的鞍上部分，而后选择适当间隙再进入鞍内分块切除。探查肿瘤的位置和范围，如鞍区硬脑膜上有明显的肿瘤供应血管，应予电凝。再经第一间隙（视交叉前间隙）的瘤体上开窗，电烧肿瘤基底。然后，经第一间隙和第二间隙（视神经与颈内动脉间隙）仔细分离视神经、视交叉及 Willis 环血管。如肿瘤较大，可再经第二间隙、第三间隙（颈内动脉和小脑幕缘间隙）行瘤内切除。

(5) 充分利用视交叉前间隙及视神经 – 颈动脉间隙。除视交叉前置型外，多数经交叉前间隙及视神经 – 颈动脉间隙能完成手术。手术不能完全显露肿瘤附着处时，可先分离部分肿瘤基底部，分离越多越好，然后分离肿瘤的前、上、外侧与脑组织的粘连，显露达 2～3cm 后可行瘤内分块切除。

(6) 硬膜外磨除前床突。切除前床突实现同侧视神经的硬膜外减压之后剪开硬脑膜。减压后再分离肿瘤与颅底脑膜的粘连，再做瘤内切除。如此反复，直到包膜内仅剩下 3～4mm 薄层瘤组织时，瘤壁会自然塌陷，将其完全从基底部分离，全切肿瘤。

(7) 开放视神经管。伸入视神经管的肿瘤可用高速钻磨开视神经管顶部几毫米后切除。视神经和视交叉要妥善保护。清理肿瘤基底可用高速钻磨去病变部分。特别大的肿瘤（直径>5cm）与颈内动脉及其主要分支、视神经、视交叉、终板，大脑脚等粘连紧密者，不能全切，可留少许包膜。

3. 优点

(1) 术野开阔，显露空间大，牵拉脑组织轻，最大限度地减少嗅神经损伤及最低限度地减少脑脊液漏和感染的危险。较早确认视神经和颈内动脉等重要结构，便于术中定位。

(2) 开颅时避免额窦的开放，避免因额窦开放引起术后脑脊液漏、颅内感染的风险。

(3) 外侧裂显露直接，通过自然间隙侧裂池释放脑脊液，降低颅内压，减轻对脑组织的牵拉（尤其是额叶）。

(4) 到达鞍区病变较额下入路到达肿瘤的路径短，视神经和颈内动脉早期可视化，可以明确肿瘤与周围解剖结构的关系，易于分离肿瘤。

(5) 无须结扎前 1/3 上矢状窦，避免由于额叶静脉回流障碍导致的脑肿胀，静脉回流障碍可引起迟发性脑肿胀。

(6) 同时可从多个方向处理肿瘤，能充分显露双侧视神经间隙，通过颈内动脉池提供一个侧方视野。

(7) 能够较好显露肿瘤后极，以及利用术区侧颈内动脉和视神经、动眼神经之间的间隙，切除向鞍后和向中线侧方发展的肿瘤。

(8) 最低限度地减少嗅神经损伤，最低限度地减少脑脊液漏和感染的危险（经额窦）。

4. 缺点

(1) 切口较长，开颅相对困难，对脑组织、血管和神经牵拉较多。

(2) 无效脑显露：翼点入路向颞侧扩展显露颅中窝部分为无效开颅，其真正有效的骨窗为额下外侧部分。术中显露视野和操作空间相对有限，对于同侧视神经、视交叉下方的显露比较局限，不如额下入路。对同侧视神经、视交叉下方及视神经管内肿瘤显露不足，视神经与肿瘤粘连较重时切除难度大，进入同侧视神经孔的肿瘤更难切除，容易造成肿瘤残余。当视神经管受侵犯时，对视神经下的肿瘤及包绕两侧颈内动脉的肿瘤显露不充分。

(3) 受视神经阻挡，同侧视神经下方的肿瘤显露受限，存在死角，显露同侧视神经和视交叉下方肿瘤不如额下入路和额外侧入路。高位病变存创面较大，有盲区，显露对侧病变距离较长。且无法切除术侧视神经孔内的肿瘤。

(4) 翼点经外侧裂入路需广泛解剖外侧裂，以获得“三棱锥形”的操作空间，对侧裂血管的干扰也较大。

(5) 无法兼顾肿瘤对侧，不适合应用于巨大的、向双侧生长的肿瘤。经翼点入路处理鞍结节脑膜瘤，向颞侧扩展显露颅中窝部分为无效开颅，其真正有效的骨窗为额下外侧部分。

(6) 创伤大：开颅过程中需切断颞浅动脉主干，并广泛剥离颞肌，容易损伤面神经额支，容易引起颞肌萎缩，术后患者出现颞部疼痛等不适。

5. 眶 – 翼点入路

(1) 手术的主要步骤：在翼点入路的基础上去眶。于眶上内侧额骨上钻孔，用咬骨钳或磨钻将钻孔和眶上缘之间的颅骨切除，直达眶板。第二孔钻在额骨颧突的后方，该孔被称为 MacCarty 关键孔，正好一半在眶内，一半在颅内，中间是眶板。通过此孔用线锯将眶外侧壁锯开，再通过此孔和眶上的钻孔用铣刀做一额颞瓣。再用磨钻或咬骨钳将蝶骨嵴外侧部磨除。由于眶上缘已经去除，蝶骨嵴磨除的范围常常较翼点入路所磨除的范围更多。

(2) 术中要点：将蝶骨嵴磨除的范围尽可能地延伸至前床突，一般在磨除蝶骨嵴后往往已经在硬脑膜外显露了肿瘤的外侧基底部，此时在硬脑膜外即可对蝶骨嵴内侧脑膜瘤的基底部血供进行阻断。切开硬脑膜处理这一类肿瘤的过程中，肿瘤的大部分需要经外侧裂的间隙进行切除。如果肿瘤巨大，外侧裂的部分已经被肿瘤压迫，侧裂池蛛网膜下腔的解剖范围很小，要通过放出脑脊液来达到增加手术空间是较困难的。在完成经外侧裂行肿瘤大部切除后，再改为经额下切除肿瘤的对侧部分和肿瘤向上发展的部分。

(3) 眶上翼点入路的优点：眶上翼点入路是 1987 年由 Ossama-Al-Mefty 首先提出，它是在眶上入路和翼点入路的基础上产生的一个联合入路。其主要优点是：①明显缩短到达病变组织的距离。眶上缘和眶外侧壁、磨除蝶骨嵴外侧部，既有利于眶内肿瘤切除，又明显缩短到达鞍区的距离并扩大术

野。这样无论是从额底还是外侧裂入路，均无骨性组织的障碍，明显缩短了到达病变的距离。②可从不同方向处理累及不同范围的肿瘤，可以充分利用第二、三间隙，减少对视神经和颈内动脉及其穿通支的损伤概率。手术方向可以根据情况变换，既可通过额底处理蝶骨平台、鞍结节、前床突、鞍结节脑膜瘤，又可从外侧裂处理蝶骨嵴、鞍内、鞍旁向鞍内及鞍旁生长的肿瘤。③不需颅底重建：取下的骨瓣为一整体，因而不需要进行颅骨重建，也不会产生外观上的缺陷。④取下的骨瓣为一整体，因而不需要进行颅骨重建，也不会产生外观上的缺陷。

（六）眶上外侧入路

Hernesniemi 等在翼点入路的基础上首先提出的一种比经典翼点入路更加简单、侵袭性更小、快速的改良入路方法，即眶上外侧（lateral supraorbital approach，LSO）入路。

1. 适应证 LSO 更接近额底，对脑组织牵拉最轻，适应证类同额外侧入路。眶上外侧入路可以很好地显露外侧裂前部，通过向后部和颞部扩大骨窗，还可以显露外侧裂的远端。另外，通过调整骨窗位置，术者可以使显露范围更偏向于额部或颞部，配合手术头位的精细调节，可以很方便地显露几乎所有颅前窝底与鞍区的病变。LSO 入路骨窗较眶上经眉弓锁孔入路更大，显微操作空间也更充裕，适用于切除体积较大的（＜4cm）TSM。

2. 手术方法与要点

(1) 体位。最佳头位应该根据病灶位置进行个体化设计，术者需要在三维空间想象病灶位置和方向，准确摆放头位，摆好头位的目的在于提供舒适手术视角，以向下、略向前为佳。须注意以下几点：①头位：头部明显高于心脏水平。②头部旋转：向对侧旋转 10°～30°，向对侧旋转较传统翼点入路要少。如果旋转过多，颞叶将会遮盖外侧裂。根据肿瘤生长方向决定头部旋转角度，若病灶位于中线附近，习惯将患者的头部旋转 10°～20°。③躯干侧倾：侧倾可以保持外侧裂近端近乎垂直，以利于更好地显露大脑中动脉近端和颈内动脉。④头后仰或略屈颈：头后仰程度和病变高度密切相关（从头到尾的高度）。病变越高，后仰程度越大。相反，对于明显向蝶骨平台方向生长的肿瘤，可考虑略微屈颈。

(2) 骨瓣成形。切口类似翼点锁孔入路，发际内额颞弧形切口，起自眼眶中线，向外下方弧形走行至耳前 1cm，颧弓上 3～4cm。分离前段颞肌及骨膜，皮肌瓣一层用弹簧钩拉向额部，直至显露眶上缘。小切口垂直横断颞肌附着，切开的颞肌用弹簧钩向下牵向颧弓。在颞线处钻一骨孔，骨窗范围取决于术者经验和习惯，通常 3cm × 4cm 的外侧眶上骨瓣已经足够。

(3) 注意事项。骨瓣 1/3 在颞线上，2/3 在颞线下方。骨缘渗血用金刚钻“热磨”技术止血，利用铣刀头线性磨薄蝶骨嵴的连接部分。磨平蝶骨嵴外侧显露颅底。分离先沿着额底部，从近端外侧裂池的稍内侧开始打开外侧裂池，显露视神经和视神经管开口，打开视交叉池、颈动脉池的蛛网膜进一步释放脑脊液。必要时用双极和吸引器轻轻牵拉额叶，到达位于视交叉后方的终板池，用双极尖端或合拢的弹簧剪刺破终板膜后，直接释放第三脑室的脑脊液。

3. 与额外侧入路的区别 额外侧入路与眶上外侧入路的设计理念是一致的，均利用了侧裂前方、额下外侧的间隙。相同的是颞肌分离很少，减少了迟发性肌肉萎缩。开颅简单、用时短，具有侵袭性小的特点，减少了开颅相关并发症。

(1) 与额外侧入路的骨瓣和显露范围不同，眶上外侧入路要稍微旋转朝向蝶骨嵴、颞叶。

(2) 眶上外侧入路切口更小，摒弃多余面部深面分离。

(3) 眶上外侧入路术中将皮肌瓣整块一起翻开，颞肌只需要切开其前部一小块，这有别于额外侧入路。Hemesniemi 等和 Romani 等（2012）所提出的 LSO 入路则最大限度地优化了利用额下外侧空间进入鞍区的开颅及显露流程，其切口设计、骨瓣显露方式均有所创新。

4. LSO 优点

(1) 骨窗更靠近颅底，有利于充分排空脑脊液，对脑组织的显露、牵拉及操作更少，能够更好地显露颅内解剖间隙，减少脑组织的显露与损伤。有策略地应用吸引器和剥离子进行动态牵拉，赋予了眶上外侧入路灵活的工作角度。

(2) 切口小、损伤轻，操作简单、病变显露快速，可替代经典翼点入路处理鞍结节脑膜瘤。在提高手术质量的同时，可缩短手术时间、麻醉时间及术野的显露时间，降低手术并发症的发生率，从而

更好地体现现代神经外科的微创理念，节省医疗资源，为患者提供更优质的医疗服务。Romani 等（2012）报道应用 LSO 入路切除 52 例鞍结节脑膜瘤，分析术后患者视力的改善率及并发症的发生率后认为，相较于创伤更大、更加耗时的双额冠状切口单侧额下入路及经典翼点入路，采用 LSO 入路可以安全、有效地切除不同直径的鞍结节脑膜瘤。

(3) 骨瓣较小，消除无效脑显露，有效降低术后脑脊液漏等并发症的发生概率。同时，较小切口和骨瓣使得关颅也很便捷。

(4) 颞肌剥离较少，肌皮瓣一同翻起，避免了对面神经的损伤及术后可能出现的颞肌萎缩，降低了对咀嚼功能的影响。

(5) 安全、高效：Nakmura 等（2006）对比了眶上外侧入路、翼点入路及额下入路在鞍区脑膜瘤术中的效果，认为相较于翼点入路及额下入路而言，眶上外侧入路具有更高的肿瘤全切除率，并且术后视力恢复程度更好。

5. 入路的缺点

(1) 较长工作距离限制了术中的工作角度，因此不能用来处理体积大的肿瘤。

(2) 由于眶上入路在垂直方向操作受限，对于一些位置更靠后、明显向脑内生长的病变不适合该入路。

(3) 病灶的上限在颅前窝底距视交叉 15mm 的范围内。

（七）眶上锁孔入路

是一个微侵袭锁孔入路，该入路免除了常规手术入路中无效的开颅部分，选择直接而精确的径路，尽可能无创地抵达病变。具有损伤小、节省时间的特点，且符合微创理念和美学原理。“锁孔”开颅有 2 个重要特点，即进入颅内后术区视野角度随着“锁孔”开颅距离的增加而增加；能够看清楚对侧解剖结构。

1. 适应证　适用于鞍上偏侧生长的中、小型的鞍结节脑膜瘤。内镜俨然成为眶上锁孔入路重要辅助工具，弥补了显微镜下视野显露范围的局限，局部解剖结构显示也更加清晰，使眶上锁孔入路的适应证更加广泛，同时多角度的近距离观察可以检测到更多的残余肿瘤组织，使肿瘤的全切率进一步提高。对直径 3.0～3.5cm 鞍内生长突向前床突或视神经管或是超过鞍上偏侧生长的鞍结节脑膜瘤，优先推荐选择此入路。

2. 锁孔路径的解剖标志　为准确到达病变区域，要明确“锁孔”入路沿途解剖定位标志。

(1) 视神经－颈内动脉间隙。视神经与颈内动脉床突上段之间形成的间隙，有蛛网膜分隔视交叉池和颈内动脉池，该间隙指向与手术入路方向一致。但该间隙较小，应仔细分离切断周围的蛛网膜小梁，充分游离血管及其分支，才能有效显露同侧颈内动脉、后交通动脉、脉络膜前动脉及其穿通支。

(2) 颈内动脉外侧间隙。由颈内动脉与同侧动眼神经形成的间隙。经该间隙穿过后交通动脉和同侧动眼神经之间形成的窗口进入脚间窝，在大脑后动脉下方可见同侧大脑脚、双侧动眼神经起始部和基底动脉分叉部、双侧大脑后动脉以及发出的穿通动脉、小脑上动脉、后床突、岩斜区和脑桥中、上段腹侧。

(3) 视交叉间隙。包括视交叉前方和上方间隙。通过该间隙可见垂体、垂体柄及其周围的血管穿通支。

3. 手术方法　采取眶上孔外侧至额骨颧突横向切口，钻孔点选在额骨颧突后方，用铣刀形成骨窗。颅底部的手术通道位于额底骨嵴和蝶骨嵴之间的蝶骨大翼表面平坦的浅凹沟内，避开了额底骨嵴的阻挡，不但能达到视交叉池、终板池、双侧颈内动脉池，而且能经多个鞍区间隙，有利于窥镜对鞍区等病变的治疗。

4. 手术要点　术中要精准辨认定位标志，主要为颅底的骨性结构和视神经、颈内动脉床突上段等。为准确到达病变区域，要明确“锁孔”入路沿途解剖定位标志。

5. 入路的优点

(1) 眶上入路到达病变的距离最短。

(2) 眉毛内皮肤小切口符合目前微创神经外科观念和美容要求，对脑组织牵拉小，避免了组织牵拉性损伤，改善了手术效果。

(3) 减少开颅造成的无效脑显露，术中减少了对正常脑组织结构的解剖，减轻了对脑组织的牵拉，术后并发症少。

(4) 磨除眶顶减轻了对额叶脑组织的牵拉，并提供了对肿瘤、双侧视神经、双侧颈内动脉、垂体柄等的充分显露，有利于处理向鞍膈侵袭的肿瘤。

(5) 特别是处理向视神经侧方延伸的肿瘤或是肿瘤包绕血管紧密时更加安全。

6. 入路的缺点　术野范围狭小，显露范围有限；骨窗较小，操作空间小，对术者技术要求高，术中改变手术计划的回旋余地小，术中不便于改变手术计划；需要同轴控制手术器械；直径大于 3cm 以上的肿瘤不宜采用此入路。对于鞍内、视神经内侧及视神经管内肿瘤显露不佳，对鞍内肿瘤，需磨除前床突甚至部分蝶骨平台，才能彻底显露肿瘤，容易造成脑脊液鼻漏，颅底重建困难。鉴于“锁孔”开颅的上述缺点，目前已广泛采用内镜辅助小型鞍结节脑膜瘤的手术治疗。充分利用内镜的良好视野照明和多角度变换手术视野角度等优点。

（八）前纵裂入路

1. 适应证　适合于切除向鞍上生长突入纵裂的大型鞍结节脑膜瘤，特别适合向纵裂内生长的肿瘤。此入路对鞍区中线结构显露充分，可清晰显示鞍结节脑膜瘤的位置，视野开阔，操作空间大，可直视鞍区、视交叉、双侧视神经等结构，为术者提供良好的视野，避免误伤肿瘤后上方血管。

2. 操作要点

(1) 术前冠状位 CT 可以评估额窦是否发达。肿瘤＞4cm 时，往往紧密粘连甚至包绕颈内动脉、视神经和视交叉等重要结构，前交通动脉复合体妨碍操作。

(2) 做肿瘤偏向一侧的不对称冠状切口，中线骨缘应跨矢状窦并显露前矢状窦，额部骨窗尽量低，有时颅底骨窗内板挡住视野，可用高速微钻磨除。如果额窦开放，及时用骨蜡封闭和肌肉瓣覆盖可防止术后脑脊液漏和颅内感染。

(3) 硬膜切开后分离至纵裂，注意尽量避免损伤桥静脉。额叶前部的回流静脉一般需要切断，额叶后部的静脉保留，特别粗大静脉尽量保护。额部的静脉 70% 在冠状缝后，只有 30% 在冠状缝前。

(4) 额部半球间经纵裂入路：沿半球间分离至胼胝体膝部前上方，切开大脑镰前部，结扎上矢状窦，经纵裂显露肿瘤。结扎上矢状窦可以增加纵裂显露的视角。肿瘤大于 3cm 时切除部分大脑镰前部，增加手术视野和对侧显露。缝扎上矢状窦后切开大脑镰，仍然要耐心释放纵裂内脑脊液，待额叶脑组织自然塌陷回缩，如有拉紧的桥静脉注意松解保护。

肿瘤＜4cm 可以经单侧纵裂入路，可以避免结扎矢状窦和损伤双侧额部静脉。处理大脑前动脉和前交通动脉附近肿瘤时，要特别注意前穿动脉和垂体柄的保护，术中看到血管有痉挛时，应及时用罂粟碱生理盐水棉片贴覆。

(5) 充分打开纵裂池蛛网膜，锐性解剖纵裂池将前纵裂分离开，扩大手术视野，勿损伤额叶较大引流静脉。对鞍背和第三脑室下部、海绵窦均有良好显露。

(6) 额底纵裂入路时，额部骨窗尽量低，可减少额叶抬起幅度，从额下前颅底向鞍区逐渐接近肿瘤前极，切开肿瘤表面蛛网膜，电凝阻断来自颅底的肿瘤供血动脉，用超声吸引行肿瘤包膜内吸除肿瘤，肿瘤塌陷缩小，使肿瘤与视神经、视交叉、颈内动脉分离。

(7) 沿蛛网膜界面分离：鞍结节脑膜瘤是一种位于硬膜下、蛛网膜外的良性肿瘤，无论肿瘤再如何巨大，与周围重要结构只存在推挤关系。在肿瘤与周围神经、血管之间都会有一潜在的蛛网膜间隙。在垂体柄、视神经、血管与蛛网膜之间都有或多或少的蛛网膜袖套、蛛网膜小梁、蛛网膜束带的存在。分离切除肿瘤时沿此潜在间隙可在不损伤结构的同时而达到完全切除。若肿瘤已经破坏其与正常视神经之间的蛛网膜界面，强行分离易造成视神经损伤。

(8) 锐性分离：当肿瘤与垂体柄等有粘连时，不要勉强牵拉。前纵裂显露肿瘤上极，切开肿瘤表面蛛网膜，显微镜下仔细查看肿瘤与周围结构的关系，先囊内切除肿瘤，使肿瘤更塌陷缩小，细心沿肿瘤与大脑前动脉 A_1～A_2 段、前交通动脉复合体、垂体柄、丘脑下部间的蛛网膜界面分离，分块切除肿瘤，注意保护颈内动脉、大脑前动脉、前交通动脉发出的穿支。

(9) 将双侧大脑前动脉 A_2 段轻轻牵向一侧，扩大肿瘤显露，顺利切除前交通动脉复合体下方的肿瘤。

(10) 术中杜绝牵拉正常结构，尤其避免将受压变薄的视神经和视交叉当作肿瘤牵拉。肿瘤外侧多推挤颈内动脉，此时操作应更加小心，轻柔地将血管锐性解剖推开，如有包绕时则应锐性切除四周肿瘤组织后，将血管游离推开。

3. 入路的优点

(1) 前纵裂入路对鞍区中线结构显露充分、范围大，操作空间较大，既可以将额叶抬起也可以将双侧额叶向两侧分离，对蝶骨平台、鞍结节、视交叉池和终板池的中线显露尤为良好。从肿瘤上方能清楚看到肿瘤与视神经、视交叉、大脑前动脉、前交通动脉复合体、垂体柄、下丘脑的关系，从而减少鞍区重要结构损伤，对于中线部位向鞍上发展明显的鞍区脑膜瘤可获得良好的切除效果。

(2) 经前纵裂入路利用了脑组织自然间隙，充分显露肿瘤，能提高全切除率和改善术后视力。因前纵裂被分离，很容易抬起额叶经额底显露鞍结节肿瘤的基底部，提前阻断来自颅底硬脑膜的肿瘤供血动脉，为分离肿瘤与颅底硬脑膜的附着及切除肿瘤提供帮助。

(3) 可直视鞍区、视交叉、双侧视神经等结构，对视神经牵拉轻，利于术后视神经功能恢复。减轻对额叶牵拉和下丘脑的损伤，减少术后嗅觉障碍、脑水肿及下丘脑损伤的并发症。单侧额部半球间入路只需单侧额部开颅，不切断前矢状窦；切开并切除大脑镰前部，手术视野扩大，对鞍背和第三脑室下部均有良好显露。术中应遵循先瘤内减压再切断基底供血的思维，注意寻找肿瘤和周边重要结构间的蛛网膜界面。

(4) 手术操作同时在第一、四间隙操作内进行，操作空间较大，特别是对于突入第三脑室底部的肿瘤更具优势，可作为切除大型鞍结节脑膜瘤的手术入路。计颖等（2011）采用前纵裂入路切除直径＞4cm 鞍结节脑膜瘤 30 例，其中 Simpson Ⅰ级全切除 24 例，Ⅱ级 5 例，全切除率为 96.7%。术后视力改善 20 例，无改变 6 例，下降 4 例。尿崩或电解质紊乱 8 例，经保守治疗后好转，无死亡病例。

(5) 切开并切除大脑镰前部，手术视野扩大，对鞍背和第三脑室下部均有良好显露。

(6) 显露双侧大脑前动脉、前交通及穿动脉有利于血管保护。

(7) 垂体柄在视野中央容易分离和保护。

4. 缺点

(1) 显露范围过大。需阻断额部引流静脉或结扎矢状窦，容易引起额叶脑组织肿胀；易损伤额叶和嗅神经。Jorge 等（2009）通过结扎上矢状窦来增加纵裂显露的视角。Nakamura 等（2006）报道双额开颅术后脑水肿和静脉性脑梗死的发生率明显高于其他手术，这些并发症必须归因于在进行双额叶入路时对上矢状窦的常规切开和中线引流静脉的回流障碍。

(2) 前纵裂常有脑回交错，脑回间蛛网膜粘连，分离困难、费时。双额纵裂入路往往会造成双侧嗅神经断裂和双侧额叶损伤。

(3) 前交通动脉复合体妨碍操作。

(4) 采用双额开颅，创伤大。

(5) 术中虽然可以游离出嗅神经，但容易受牵拉影响而误伤嗅神经。

(6) 不易于早期处理肿瘤基底。对向后生长的肿瘤显露不够充分。对于向脚间池方向生长的脑膜瘤不宜采用此入路。

五、经颅手术方法与步骤

（一）手术侧别的选择

主要根据肿瘤生长方式和对视力影响的程度来选择手术入路侧别。

1. 根据肿瘤部位选择　偏侧生长的选择瘤体较大的一侧入路。TSM 属于中线部位的肿瘤，对于绝大多数居中或基本居中的肿瘤，常规选择右侧入路；对于明显偏侧生长但肿瘤未 180° 包绕颈内动脉和视神经者，一般选择肿瘤偏向的对侧手术，这样可以避免手术时视神经和颈内动脉对视线的阻挡。TSM 沿着视神经内侧这个潜在的间隙侵入视神经管，因此很容易通过对侧来移除这部分肿瘤。然而，有部分患者术前检查发现肿瘤基底部已跨越一侧颈内动脉外侧并将其包绕，此时则须选择肿瘤偏向的同侧开颅，以防术中误伤该侧颈内动脉。

2. 根据术前视力选择　跨中线对称生长的肿瘤，瘤体居正中，向前、上、后方生长，如果双侧视力下降＜0.1，建议从视神经受累最严重的一侧开颅。若双侧视力均≥0.1，双侧视力均应竭尽全力保护，则选择经右侧入路。如果一侧视力≥0.1，另一侧视力＜0.1，术中要保护该视力相当困难，应以保护对侧视力较好的一侧入路，则选择视力＜0.1 的一侧入路。因术中对术侧视神经的骚扰更多，而视力≤0.05 时则很难保护。Mortini 等（2012）认为术前视力和视野受损程度是影响术后视力改善和视野

缺损的唯一因素。术前视力<0.05，视盘苍白、萎缩，都提示神经元受损严重，存活的神经元数量较少或者极少，视力恢复困难。

（二）头位和切口

取仰卧位，头部后仰、下垂5°～10°。头部向对侧的旋转角度随手术入路而变化。额下入路、额外侧、眶－额入路，头转向手术对侧15°～30°；翼点入路、眶颧入路，偏向对侧30°～45°。根据手术入路的不同选择不同的切口线，切口接近发际弧线。

（三）肿瘤显露

骨窗大小为（2.5～5cm）×（3.5～6cm），无论采用何种手术入路，骨窗前缘平前颅底、外侧紧靠蝶骨嵴外缘，磨除额骨眶板骨突起，以扩大鞍区的视野显露。自前外向后内侧轻轻抬起额底，将外侧裂池由外至内、由远侧端至近侧端打开，解剖视神经－颈内动脉池蛛网膜，充分打开外侧裂和颈动脉池，释放脑脊液有效降低颅内压，促使脑组织尽量松弛，增加脑组织的顺应性，在无张力状态下牵引额底，可减轻额叶牵拉性损伤。广泛松解鞍区的蛛网膜后，获得足够的手术空间，沿额底前方自中线向外侧的视神经方向探查，即可满意显露肿瘤。

良好的脑回缩是充分显露肿瘤的前提。因此，在剪开硬脑膜前快速静脉滴注20%甘露醇，开放外侧裂池，缓慢放出脑脊液，使额叶自然下塌，不可操之过急反复牵拉额叶致其挫伤水肿。术中应充分利用视交叉池（第一间隙）和颈内动脉内、外侧池（第二、三间隙），以减少对下丘脑、颈内动脉的穿动脉及视神经的损伤。先在第一间隙于硬膜内肿瘤生长点上1～2mm处电灼离断，阻断鞍结节部对肿瘤的供血，再用接触性激光或电磁刀掏取肿瘤的大部分内容，做瘤内分块切除使瘤壁松动，待瘤内组织大部切除，瘤壁下塌后再剥离瘤壁。

（四）嗅神经分离

利用“水分离”及棉片保护技术，分离嗅神经与额底脑组织之间的蛛网膜界面。亦可使用尖头双极、显微剪刀将嗅神经与额底之间的蛛网膜粘连分离，游离约2cm长的嗅神经，解剖保留同侧嗅神经。

（五）视神经和颈内动脉的辨认

如果视神经、颈内动脉被肿瘤包裹，蝶骨平台可作为空间定位的标记。受挤压最明显的视神经先鉴别，不要尝试在有张力情况下从该侧神经下方切除肿瘤，这时应辨别出对侧视神经，或寻找、辨认同侧大脑中动脉、颈内动脉，逆向寻找视神经管和视神经。

（六）交替离断肿瘤基底与瘤内减压

根据肿瘤的大小、部位、生长方向、质地和血运不同而采取不同的手术切除策略。术中严格遵循先断肿瘤基底或离断大部基底后、瘤内充分减压后，再分离肿瘤与周围神经血管之间的潜在蛛网膜间隙、蛛网膜束带分离，分块切除肿瘤。剪开肿瘤表面蛛网膜，电凝阻断来自颅底硬脑膜的肿瘤供血动脉。电凝、分离肿瘤基底的操作应沿着中线向两侧方向进行，即沿视神经内侧3mm处的内侧或从中线处开始电凝离断肿瘤基底，沿鞍结节或蝶骨平台处向外侧寻找前床突、视神经管。肿瘤较大时（≥3cm），不能完全显露肿瘤附着处，可先分离肿瘤部分基底部，显露达1～2cm后将该部分肿瘤分块切除，反复离断和切除肿瘤基底部，然后分离肿瘤前、上、外侧与脑组织的粘连，逐渐扩大瘤腔使肿瘤壁变薄，将已变薄的肿瘤壁牵向瘤腔，以便看清并保护肿瘤周边的血管神经，直到包膜内仅剩3～4mm薄层瘤组织、包膜塌陷。瘤内切除可采用超声吸引器、取瘤钳对肿瘤进行瘤内减压，使肿瘤塌陷缩小，直至显露视交叉和对侧视神经。

（七）肿瘤壁的分离

1. 先瘤内减压，囊内减压充分后，沿肿瘤与神经血管之间的蛛网膜界面锐性分离和切除瘤壁。用持瘤镊将肿瘤外壁向肿瘤塌陷中心牵拉，使肿瘤与周围组织分离，分离中要特别重视保持肿瘤蛛网膜界面的清晰，保护微小血管，尽量不用少用低功率电凝，遇分离困难处，留薄层锐性分开。肿瘤切除自肿瘤内侧向同侧视神经方向切开肿瘤壁，沿着同侧和对侧视神经走行方向进行；切除视交叉下方及颈内动脉内侧肿瘤时，沿视交叉下由对侧至同侧的顺序进行，最后处理第三脑室底、视交叉上方的肿瘤。

2. 分离肿瘤壁时注意以下几点。

(1) 术前判断肿瘤与视神经、颈内动脉、大脑前动脉的位置关系。

(2) 术中采用颅底显微外科技术。

(3) 先设法缩小肿瘤体积，以利于重要结构的

及早确认、分离和保护。

（八）分块切除

首先分块切除双侧视神经前部的肿瘤壁，由此突破，由前向后沿视神经分离，以点带线再转向面，可帮助掌握正确的分离间隙。向后分离肿瘤壁时，要辨认和保护双侧大脑前动脉及前交通动脉，从尚未被包裹的神经血管部位，循着该神经或血管走行仔细分离切除。分离过程中尽量轻柔，减少对视神经的牵拉，遇到血管，需仔细辨认是否是肿瘤供血血管，切忌盲目操作，增加术后视力视野损伤的风险。如果同侧视神经与肿瘤粘连紧密，则通过肿瘤外侧的第二间隙的蛛网膜间隙进行分离。

在直视下，分离瘤壁周围贴附着的脑动脉及其供应肿瘤的分支、丘脑下部、视神经及视交叉。当瘤壁松动后切勿用力牵拉，只能轻轻牵拉，细心分离，应做成一个不流血的手术。以免拉伤周围贴附着的正常组织或拉断供应肿瘤的细小动脉。当肿瘤巨大时，也可由大脑前动脉及前交通支发出分支供血，应先在肿瘤内用双极电凝器电灼肿瘤，而后分块切除，掏取肿瘤内容，逐渐扩大瘤腔并使肿瘤壁变薄，以扩大手术视野，再将已变薄的肿瘤壁牵向瘤腔，以便看清并保护肿瘤周边的血管神经，将肿瘤从周围组织分离开来。大型鞍结节脑膜瘤向后生长，常会影响到下丘脑及垂体的功能。在掏取绝大部分内容后，轻轻牵拉后极的瘤壁，镜下小心分离肿瘤表面与邻近组织的血管连系、丘脑下部、脑动脉、视神经等，避免对下丘脑的牵拉及过多的电凝等，并应注意保护 Willis 环的穿支动脉等重要结构。

（九）肿瘤的切除方法

根据术中肿瘤的具体情况，应采取不同的针对性措施。

1. 小型肿瘤 宜先由肿瘤前极与其基底部进行游离，切除肿瘤供血来源，而后游离肿瘤的两侧和肿瘤的后极，多能顺利切除。

2. 大型肿瘤 最好行包膜内切除，分块切除肿瘤。首先确认被肿瘤压迫最明显的视神经，不要先从该神经下方切除肿瘤，因为神经高度紧张，易于损伤；然后确认对侧视神经，从视神经下方和对侧颈内动脉内侧切除肿瘤，并沿对侧至同侧的方向进行，再切除同侧视神经下方和颈内动脉的肿瘤；最后从垂体柄和脚间池分离肿瘤。在蝶骨平台和鞍结节的中线打开肿瘤表面蛛网膜行囊内切除，囊内减压后在肿瘤包膜与蛛网膜之间锐性分离，采用边离断开肿瘤基底部，边切除肿瘤的方法，使肿瘤缩小、塌陷，与周围组织脱离联系，扩大手术间隙后再分离后方和侧方的肿瘤壁。

在处理大型鞍结节脑膜瘤时，尽管经额底可以很快显露肿瘤，但仍然应首先解剖外侧裂的蛛网膜下腔，因为即便是巨大鞍结节脑膜瘤，外侧裂都是完整的，解剖侧裂池至见到肿瘤为止，这样可放出大量脑脊液，减低脑张力。然后改为从额底、蝶骨嵴入路，先处理蝶骨平台、前床突和鞍结节的肿瘤，并分离肿瘤与视神经以及颈内动脉的界面，由基底部逐渐向上处理肿瘤的上部。

3. 包绕神经血管的肿瘤处理 肿瘤已将视交叉、大脑前动脉、前交通动脉及颈内动脉包围，行包膜内分块切除，争取先离断肿瘤基底，再在显微镜下将受累的神经、血管自瘤组织内游离，这需要耐心、仔细。若视神经被肿瘤覆盖，前床突在空间可作为定向的解剖标志，注意不能电凝蛛网膜层的小血管，从视交叉池的下方切除肿瘤。受肿瘤浸润的增生颅骨应予刮除，以减少复发的机会。

4. 巨大脑膜瘤 可能会包裹颈内动脉甚至大脑前动脉和大脑中动脉分叉部，对于这型肿瘤能否行全切除要依据肿瘤的质地和术者的经验而定。肿瘤质地较软者，即便血供丰富，只要耐心和细心，仍可做到肿瘤全切除；但对于质地很硬的肿瘤，若肿瘤与重要结构无明显界限，不宜勉强进行全切除。因为这时无论是损伤颈内动脉或者是损伤大脑中动脉，后果均十分严重。由于鞍结节脑膜瘤均为扩张性生长，即便是巨大型肿瘤，其周围的蛛网膜间隙仍然存在，而且在包膜上很少有血管与下丘脑沟通，因此只要熟悉局部解剖，细心和轻柔地分离，绝大多数肿瘤均能获得全切除。

（十）打开视神经管

对术前影像提示有视神经管内有肿瘤累及的病例，先从硬膜外高速磨钻磨开视神经管，将视神经管硬膜鞘打开，对视神经进行减压，然后进行硬膜下肿瘤切除，最后切除视神经和视交叉下方及侵入视神经管内的肿瘤，并切开镰状韧带对视神经进行充分减压。对术前影像未提示视神经管内有肿瘤侵袭者，术中要探查视神经管，若发现有神经管内

有肿瘤，在硬膜内磨开视神经管，从硬膜内切除侵入视神经管内的肿瘤。如果累及视神经管内的肿瘤不多，亦可在神经内镜辅助将视神经管内的肿瘤剥出，全切除侵入视神经管内的肿瘤。经对侧视角探查视神经管的内侧部更容易，而且管内的肿瘤与有时肿瘤与视神经没有粘连，可以使用小的垂体取瘤钳取出。

（十一）视神经的分离

无论采用何种手术入路和手术策略，首先应识别同侧视神经和颈内动脉，认清肿瘤与同侧视神经、视交叉和颈内动脉的关系。如果肿瘤≥4cm，在充分减压之后，沿蛛网膜界面锐性分离并保留所有软脑膜，按照从前往后的顺序从肿瘤表面游离出同侧视神经和视交叉，随后显露视交叉的对侧部分和对侧视神经的后部。如果肿瘤＜4cm，确认对侧视神经，显露对侧视神经，在该视神经下方和对侧颈内动脉内侧沿着肿瘤与视神经、视交叉之间的蛛网膜界面做锐性分离、分块切除肿瘤，再在视交叉池下从对侧向同侧方向分离切除肿瘤，并沿对侧至同侧的方向进行，这有助于识别被肿瘤覆盖的视神经和颈内动脉。最后分离和切除同侧视神经下方和颈内动脉内侧的肿瘤。视神经被肿瘤覆盖、包裹，受压严重者可能失去正常色泽，与肿瘤不易区别，若视神经被肿瘤覆盖，前床突和颈内动脉可作为视神经定位的解剖标志，中线可用鸡冠在空间作定向的解剖标志。首先确认被肿瘤压迫最明显的视神经，不要试图从该神经下方切除肿瘤，因为视神经张力很高，易损伤；切忌使用双极电凝过度烧灼视神经周围的肿瘤，容易使蛛网膜皱缩。如果实在无法找到安全界面，可以在神经表面残留一层薄片状肿瘤，但是要打开视神经管口。

视交叉池和视神经－颈内动脉池为分离、移动肿瘤包膜提供了手术通道。在视神经－颈内动脉间隙操作时，应该使用手中的吸引器间断牵拉颈内动脉，而不是视神经。任何情况下都应该避免过度骚扰视通路，过度骚扰视交叉势必导致不同程度的视觉损害。必须牢记是将肿瘤牵离视神经，而不是将视神经牵离肿瘤。不要试图绕过肿瘤前缘去寻找对侧的视神经，因为肿瘤出血情况下，这种操作具有一定的盲目性，会危害神经。

（十二）鞍内肿瘤切除

最后从垂体柄和脚间池分离肿瘤。向后下方分离和切除肿瘤时，应注意辨认肿瘤后下方的垂体柄，以及确认从颈内动脉内侧壁发出的垂上动脉。肿瘤后方与垂体柄一般粘连不紧密，容易辨认和分离。

（十三）打开蝶窦

术中磨除增生的鞍结节、打开蝶窦，经蝶切除鞍前壁肿瘤。长入鞍内的肿瘤可以将其轻轻拖出切除。在蝶窦开放的病例，用颅骨膜或颞肌筋膜加上纤维蛋白胶覆盖缺损。

（十四）肿瘤基底的处理

鞍结节脑膜瘤的基底部在鞍结节，肿瘤内血管的“异形性”是术中肿瘤大量出血的原因。因此抬起一侧额叶后，首先从肿瘤前侧方开始分离肿瘤与蝶骨平板及鞍结节的附着部，紧贴硬脑膜，边分离边电凝，阻断脑膜血管供血，以减少摘取肿瘤内容时的大量出血。这种肿瘤主要的供血来自筛后动脉、眼动脉的返支。若肿瘤较大，伴有骨质侵蚀和增生时，为防止在切除肿瘤时出血，可以先在离基底一定的距离处电凝切断肿瘤，这样有利于止血，最后再处理基底部的肿瘤和异常的颅底骨。Al-Mefty 则采用激光辅助方法先处理基底部，然后再切除肿瘤。分离肿瘤基底部后，肿瘤即松动，但肿瘤周围结构十分重要，故尽管肿瘤基底已离断，仍应采用分块切除肿瘤的方法。因为手术操作空间有限，不适宜肿瘤完整取出，另外颈内动脉系统亦可参与供血，加之肿瘤本身可包绕、粘连周围的神经和血管结构。因此，对于瘤体较小者先电凝切断肿瘤基底部，阻断血供，然后分块切除肿瘤；肿瘤较大时，应边离断肿瘤基底边切除肿瘤，若肿瘤血运不丰富时则先切开肿瘤包膜，将瘤内容物分块切除，使肿瘤包膜充分塌陷变薄，再将瘤壁向瘤腔方向牵拉，仔细分离与周围重要结构的粘连。

若鞍结节骨质正常，充分电凝肿瘤附着的硬脑膜，可切除肿瘤附着硬膜，达到 Simpson Ⅰ级全切除；若鞍结节骨质增生或破坏，但肿瘤未长入蝶窦时，基底电凝处理，则用金刚钻磨除颅底增生骨质，做 Simpson Ⅱ级切除；鞍结节骨质破坏，肿瘤长入蝶窦时，须磨开鞍结节，切除蝶窦内肿瘤，术毕必须行颅底重建，即先用肌块生物胶填塞封闭蝶窦，后取相应大小的颅骨内板嵌入，最后用颞筋膜生物胶粘贴。

（十五）肿瘤周围血管的处理

术前DSA检查确定供血动脉和双侧颈内动脉的位置关系，以便在术中保护和及时处理供血动脉。鞍结节脑膜瘤的供血动脉主要来自筛后动脉，是从蝶骨平台供应肿瘤，因该动脉来自于眼动脉的分支，故术前一般不行栓塞治疗。毗邻鞍结节脑膜瘤的动脉主要有双侧颈内动脉、大脑前动脉。肿瘤与动脉的关系可分为以下几种情况：①推挤周围的血管。应在显微镜下可以钝性分开肿瘤与血管间隙，而达到全切除肿瘤目的。②包裹血管。这一类型的手术有一定难度，术中难以分出血管。可采用钝性和锐性交替分离的方法分离。③与周围血管粘连。这一类型的肿瘤手术难度较大，可沿蛛网膜层面从血管间隙进入，分块切除肿瘤，并逐步分离动脉与肿瘤之间的粘连。先从血管间隙切除部分肿瘤，待有一定的空间后，再开始分离血管，这样边切除肿瘤边分离血管，直至肿瘤被全部切除。肿瘤较大时，常有来自大脑前动脉－前交通动脉的分支供血动脉，先行包膜内分块切除肿瘤组织，使肿瘤体积缩小，再分离瘤壁，主动电凝切断颈内动脉系统供血，便于再切除肿瘤时以减少牵拉周围神经及血管。

（十六）止血，清理瘤腔

视路上的出血慎用电凝，首选吸收性明胶海绵压迫。如果术中有骚扰到穿支动脉，术毕时可以用罂粟碱溶液冲洗术腔。

（十七）脑膜尾征的处理

处理“苔藓”或“绒毛”样浸润性肿瘤时，宜从正常硬脑膜开始电灼，从前向后，从中间向两侧依次进行，边电灼边去除肿瘤，向两侧电灼时可至前床突，向后电灼可至蝶骨体与鞍膈转折处。由于肿瘤常将鞍膈向下压迫，故此转折处常有绒毛样肿瘤浸润。再刮除视神经孔内肿瘤并将视神经孔的上壁电灼，由于眼动脉总是在视神经下方、内下方或外下方，只要看清视神经并保持其蛛网膜袖套的完整性就可放心地电灼，术后不会加重症状，而会有效地提高视力，防止肿瘤复发。在电灼硬脑膜时不必担心穿透颅底骨质而导致脑脊液漏，因为肿瘤常常导致颅底骨质的反应性增生肥厚而不是破坏，当然颅内外沟通型脑膜瘤除外。

（十八）额窦的处理

术中若额窦开放，先对额窦黏膜消毒再电凝并向额窦底推开额窦黏膜，额窦用庆大霉素浸润的吸收性明胶海绵棉球填塞，特别注意不要在骨瓣的额缘下部留下任何残留黏膜，再用骨蜡封闭额窦开口，最后用额骨膜覆盖或游离颞肌筋膜瓣进行额窦封闭，硬脑膜水密缝合。

（十九）术后处理与随访评估

如果出现了脑脊液漏，术后行腰池持续引流1周；术后一过性尿崩，需要监测尿量和血钠。术后即时出现视力下降与术中视器受牵拉和（或）失血运有关，术后迟发性视力下降可能是因为穿支血管痉挛或者视神经管内残余肿瘤肿胀，对症处理，可缓解症状。术后72h内常规复查MRI，术后2周对视力和视野结果分别进行评估。随访内容包括临床随访和影像学随访，视力视野和神经影像，采用Simpson分级评估肿瘤的切除程度。未能全切除的肿瘤可行伽马刀辅助治疗。随访过程中若出现影像学复发伴肿瘤生长，应积极再手术。

六、鞍结节脑膜瘤的手术要点与技巧

（一）肿瘤切除的技巧

1. 手术入路设计

(1) 设计原则：根据术前影像学检查判断肿瘤的大小，精心设计手术入路，充分考虑术中可能出现的问题，尽量减少神经、血管损伤的发生。

(2) 设计方法：①术前判断肿瘤与视神经、颈内动脉、大脑前动脉的位置关系。术前阅片时尤其要留意骨质增生、筛窦或蝶窦破坏和前床突气化的情况，这些都有助于预判术毕时是否需要重建颅底以免脑脊液漏。②术中采用颅底显微外科技术。③先设法缩小肿瘤体积，以利于重要结构的及早确认、分离和保护。④TSM属于中线部位的肿瘤，肿瘤基本居于正中位时，入路采用非优势侧，可选择右侧额外侧入路或眶－额入路，由于骨瓣较翼点入路更接近中线，对视交叉前方和对侧视神经的显露更佳（图19–3A），术中可先解剖同侧嗅池，游离嗅神经，从而可做到保留双侧嗅神经。骨瓣平额底并接近额窦，以增强视交叉前方和对侧视神经的显露，解剖保留嗅神经。若视神经被肿瘤覆盖，中线可用鸡冠在前方做定向的解剖标志。

若肿瘤偏侧生长，或肿瘤很大累及双侧视路，建议从视神经受累最严重的一侧开颅（双侧视力均＜0.1时），因为术中对术侧视神经的骚扰更多。若

一侧视力＞0.1，另一侧视力＜0.1，侧可选择从视力较好的一侧入路。因为TSM沿着视神经内侧这个潜在的间隙侵入视神经管，因此很容易通过对侧来移除这部分肿瘤。甚至是术前已经完全失明的患者，术后视力依然可能会有不同程度的恢复。

2. **肿瘤显露**　根据肿瘤的大小、部位，确定术中分离和显露结构的次序，以便能有效地明确肿瘤与视神经、视交叉、颈内动脉的关系及粘连情况。

(1) 骨瓣开颅和控制颅压

①骨瓣：骨窗前缘应尽可能低，直抵前颅底，咬除外侧蝶骨嵴，然后磨平眶顶（图19-3B），保证术中不必过分地牵拉额叶底部。额窦开放时应注意封闭，以防鼻漏及感染侵及颅内。

②在剪开硬脑膜前快速静脉滴注20%甘露醇、过度换气、控制性低血压、术中开放侧裂池、嗅池或颈动脉池及放出脑脊液等措施，均有利于脑压的降低。尽量放出CSF和逐渐牵引上抬额叶，以减少额叶的牵拉损伤。

③切除前床突实现同侧视神经的硬膜外减压之后，剪开硬脑膜。尽量放出CSF，使额叶自然下塌，手术视野增大，以求清晰地显露和较大的空间进行肿瘤切除。逐渐牵开抬起额叶，减少额叶的牵拉损伤。良好的脑回缩是充分显微肿瘤的前提。不可操之过急反复牵拉额叶致其挫伤水肿。

④先经外侧裂打开脑脊液池（图19-3C），放出脑脊液降低颅内压和脑组织张力，逐渐用自动牵开器抬起额叶底部。打开外侧裂池引流脑脊液降低颅内压是一个关键步骤，可以减少对脑的牵拉和增加显露，特别是经翼点入路需尽量打开外侧裂。对于肿瘤巨大，无法优先打开侧裂池或侧裂池已完全封闭者，可穿刺侧脑室前角。

(2) 肿瘤显露方法

①牵开额叶后，游离松解嗅束，推向额底予以保护。

②在显露肿瘤后，首先根据肿瘤的大小、部位，确定术中所见肿瘤与视神经、视交叉、颈内动脉的关系及粘连情况。手术的难点是肿瘤与前交通动脉复合体及其穿动脉、下丘脑、视神经及视交叉之间的粘连分离。

③术中应充分利用视交叉池（第一间隙）和颈内动脉内、外侧池（第二、三间隙），以减少对下丘脑、颈内动脉的穿动脉及视神经的损伤。

④中小型肿瘤（直径＜4cm），一般与周围结构有明确的蛛网膜界面，镜下清晰可辨，易于分离；大型肿瘤周围往往失去了蛛网膜界限，须先行肿瘤内分块切除以减轻张力，再牵引肿瘤壁，用小棉片将周围神经、血管逐步推开；巨大型肿瘤向后上方或向前床突方向生长，可将大脑前动脉、大脑中动脉或颈内动脉包裹，须沿血管的远端向近端逆向将肿瘤与血管分开，但不能强行分离，否则会造成灾难性后果。

(3) 肿瘤显露的操作要点

①动作轻柔，锐性分离。手术操作轻柔，锐性分离肿瘤与视神经粘连。如肿瘤与视神经粘连紧密，切勿强行分离切除，可残留少许肿瘤以免损伤视神经。尽量保留视神经滋养血管，如有渗血，少用双极电凝，可予吸收性明胶海绵轻轻压迫止血即可。牵开额叶内侧面时，要避免损伤嗅神经。

②沿蛛网膜间隙分离。后壁的分离应在视交叉下方严格沿视交叉池、基底池的蛛网膜间隙分离，并留意大脑前动脉和前交通动脉的穿支。牵拉瘤壁也要轻柔以免损伤垂体柄、下视丘等重要结构，否则将导致严重后果。剥离肿瘤后壁后可见有大量脑脊液涌出。此时在镜下可见脑桥上端、中脑、动眼神经、基底动脉及其分支。

③避免牵拉和热损伤。垂体和下丘脑等重要组织结构，不易过分牵拉，电凝止血需及时冲水降温，避免热损伤，造成术后的严重反应和功能紊乱障碍。

3. **瘤内分块切除与减压**　沿着肿瘤的前缘至后缘，切除肿瘤的中间部分。接触性激光或电磁刀有助于掏取肿瘤的大部分内容。瘤内充分减压后，就可以轻轻锐性分开蛛网膜粘连，将肿瘤中部从视交叉上剥离下来。移动肿瘤的侧方，就可以让向侧方生长的肿瘤从视神经上分离向中间塌陷。对较小而且瘤蒂较窄的肿瘤可将附着处全部游离，电凝其供血血管，完整切下肿瘤。对较大或瘤蒂较宽的肿瘤，不要盲目追求完整切除，可以采用瘤内先充分减压、分块逐渐切除。

辨认肿瘤周边结构后，首先瘤内切除充分减压，掏空肿瘤内容，使瘤壁塌陷，再分离瘤壁，这样能清楚地显露瘤壁与周围脑组织及神经、血管的关系，减轻分离时对周围组织的损伤。尽量早期切断肿瘤基底部的血供可减少术中出血，利于辨认肿

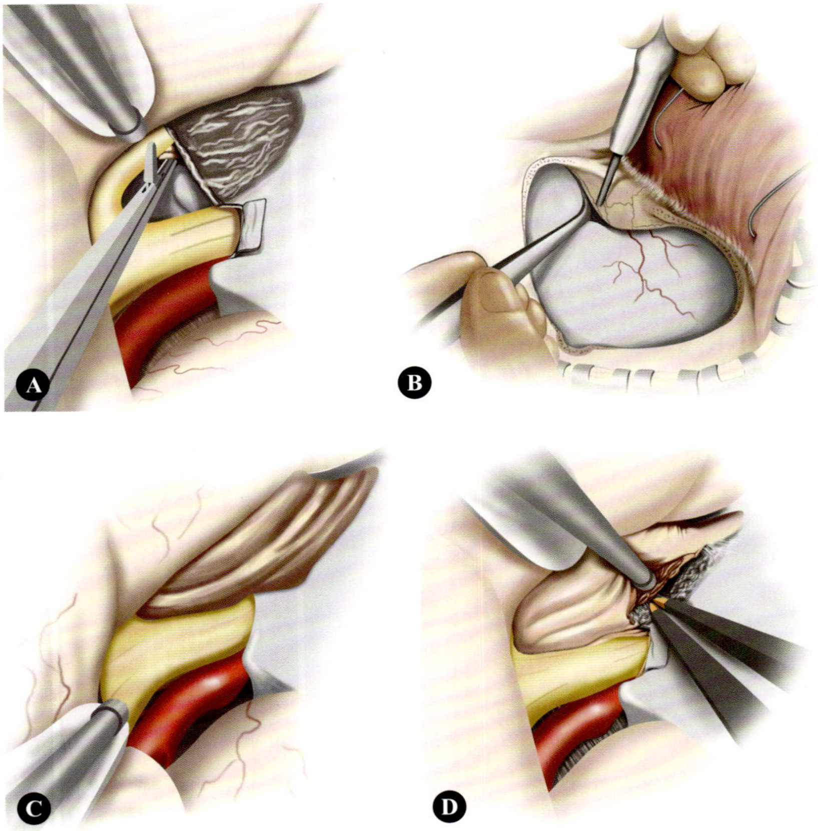

◀ **图 19-3　肿瘤切除技巧**

A. 视神经管的内侧部经对侧视角探查更容易，管内的肿瘤通常与周围没有粘连，可以使用小的垂体抓钳取出。视神经管内的肿瘤如果有残余会出现肿胀并导致迟发性视力下降；B. 使用咬骨钳咬除外侧蝶骨嵴，然后磨平眶顶。一并打低额部的骨窗下缘使其与眶顶齐平，这样便可通过额下通道无遮挡地到达鞍旁区域。随后实施硬膜外前床突切除术；C. 沿外侧裂前肢解剖侧裂。经右侧额下外侧通道显示肿瘤与右侧视神经、视交叉和颈内动脉的关系。早期识别这些神经血管有助于防止损伤它们。广泛松解该区域的蛛网膜后从视神经–颈内动脉池释放脑脊液可以促使脑组织松弛并避免使用坚硬的牵开器；D. 从肿瘤基底断除血供，肿瘤基底以鞍结节为中心并延伸至蝶骨平台。分离操作应该沿着旁中线，否则可能会误伤肿瘤后方处于视野盲区的对侧视神经。继续往后离断基底。请留意此例肿瘤已经侵犯同侧视神经管口的内侧部

瘤四周解剖关系。待肿瘤减压充分后，肿瘤周边松弛，注意辨认肿瘤与鞍区正常结构间的蛛网膜层，这是避免损伤视神经和视交叉、颈内动脉的关键。即使肿瘤巨大，肿瘤和正常结构间的蛛网膜层仍然可以确认。术中应该耐心地切除肿瘤，牵拉肿瘤组织应缓慢轻柔，杜绝牵拉正常结构。肿瘤外侧多推挤颈内动脉，此时操作应更加小心，轻柔地将血管锐性解剖推开，如有包绕时则应锐性切除四周肿瘤组织后，将血管游离推开，整个过程中降低电凝器功率，并减少电凝器使用。

避免将受压变薄的视神经和视交叉当作肿瘤牵拉甚至电凝。首先确认被肿瘤压迫最明显的视神经，不要从该神经下方切除肿瘤，因为神经已高度紧张，牵拉肿瘤时视神经易于被损伤。然后确认对侧视神经，从对侧视神经下方和对侧颈内动脉内侧，即从第一间隙和鞍结节前方优先分块切除肿瘤。肿瘤切除的方向是从前向后、沿对侧至同侧的方向进行，再切除同侧视神经下方和颈内动脉的肿瘤。最后从垂体柄和脚间池分离后极的肿瘤壁。

4. *肿瘤分离*　瘤内分块切除使瘤壁松动，待瘤内组织大部切除，瘤壁下塌后再剥离瘤壁。直视下分离瘤壁周围贴附着的脑动脉及其供应肿瘤的分支，仔细分离肿瘤与丘脑下部、视神经及视交叉、重要血管的粘连，并加以保护，只有在显露清晰的情况下才能安全有效地分离切除肿瘤。

①术中充分显露肿瘤后了解同侧视神经与颈内动脉与肿瘤的毗邻关系，并加以保护。

②沿蛛网膜间隙分离瘤壁。沿蛛网膜平面分离切除环绕在神经上的肿瘤。寻找肿瘤与外侧及下方重要结构（视神经、视交叉、颈内动脉及其分支、垂体柄）的蛛网膜界面，完整的蛛网膜层面使肿瘤与视神经之间仅仅是推挤的关系，大部分没有严重的粘连。一般来讲，病变严重侧粘连程度较对侧为重。术中应仔细分离此界面，同时能够使手术便于操作；尽量锐性分离蛛网膜层面，避免盲目电凝烧灼而影响此层面的寻找。

③分离瘤壁时要注意肿瘤壁与视神经、视交叉及脑血管之间的粘连。视神经可被肿瘤长期压迫，变得很薄，甚至有色泽上的改变，使术者不易辨认而损伤。严重受压的视神经常失去正常色泽，

与肿瘤组织不易区别，应在高倍显微镜下仔细辨认。但只要根据正常解剖及肿瘤的推挤方向，判断视神经的可能移位方向和部位。轻轻牵拉瘤壁及小心分离，便可显露两侧视神经，并沿蛛网膜间隙可解剖分离和功能保护。镜下可见瘤壁与颈内动脉、视神经有一蛛网膜相隔，与脚间池、基底动脉有Liliequist膜相隔。

④要特别注意减轻牵拉程度，使用蛇形固定牵开器时，在被牵拉的脑组织表面应覆盖用水浸透的整块吸收性明胶海绵，然后再盖棉片，上脑压板，避免棉片与正常蛛网膜的黏着；分离肿瘤与视神经粘连时要耐心、细致，尽量少用电凝，减少视神经供血血管的损伤。

⑤肿瘤包绕颈内动脉、大脑前动脉及前交通动脉时，在掏取绝大部分肿瘤后，轻轻牵拉后极的瘤壁，应在镜下仔细分离肿瘤表面与邻近组织的血管粘连、丘脑下部、脑动脉、视神经等，避免对下丘脑的牵拉及过多的电凝等，并应注意保护 Willis 环的穿支动脉等重要结构。如粘连紧密，可残留一小片肿瘤组织以免损伤该穿支动脉。

⑥肿瘤体积较大时应先瘤内分块切除，尽量减少对视神经的牵拉，肿瘤减压充分后，肿瘤周围松弛，可操作空间增大，对脑组织的牵拉张力也随之下降，蛛网膜层面更加便于分离。

⑦当瘤壁松动后切勿用力牵拉，只能轻轻牵拉，细心分离，以免拉伤周围贴附着的正常组织或拉断供应肿瘤的细小动脉。肿瘤较大并向后发展时，常影响到丘脑下部，切除侵入下丘脑的肿瘤时，应非常谨慎。

当肿瘤巨大时，也可由大脑前动脉及前交通支发出分支供血，应先在肿瘤内用双极电凝器电灼肿瘤，而后分块切除，掏取肿瘤内容，逐渐扩大瘤腔并使肿瘤壁变薄，以扩大手术视野，再将已变薄的肿瘤壁牵向瘤腔，以便看清并保护肿瘤周边的血管神经，将肿瘤从周围组织分离开来。

5. 肿瘤切除

(1) 肿瘤切除的原则：遵循如下顺序有助于切除肿瘤（切除脑膜瘤的 4D 原则）：①裸露肿瘤（Dedress）；②离断肿瘤基底的血供（Devascularize）；③肿瘤减压（Debulk）；④沿蛛网膜界面分离肿瘤（Dissect）。

(2) 切断肿瘤供血：鞍结节脑膜瘤的供血主要来自鞍结节及其周围的硬脑膜血管，即来自眼动脉及脑膜中动脉的分支。所以，应尽可能先离断肿瘤基底，电灼肿瘤与硬脑膜的连接处（图 19–3D）。如果肿瘤附着硬脑膜的范围很广，要小心分离出视神经及颈内动脉，先在直视下辨明其位置后再电灼。肿瘤的基底部还可能附着在鞍膈上，也要先分离开视交叉和双侧视神经后再电凝鞍膈上增生的血管。肿瘤较大时，颈内动脉系统可能会参与肿瘤的供血，但这不是鞍结节脑膜瘤的主要供血来源。所以，只要将肿瘤从硬脑膜上的附着点离断，分块切除肿瘤时出血很少。

(3) 肿瘤切除次序：首先应从肿瘤中心减压，然后沿蛛网膜平面分离，从对侧视神经开始，在视交叉的下方分离，然后沿同侧视神经进行。前部视觉通路的下表面（视神经和视交叉）接受 2～3 个小血管的血供（垂体上动脉），来自颈内动脉的内侧壁。

(4) 肿瘤切除方法

①小型肿瘤：从前方下部分离肿瘤与鞍结节的附着点，边电凝边分离，随时电凝止血完全切断肿瘤的血供，将肿瘤的附着处全部游离，再分离四周，肿瘤与后方视神经和视交叉的粘连需仔细分离，同时注意保护双侧颈内动脉。

②大型肿瘤：不能完全显露肿瘤附着处，可先行瘤内减压（图 19–4A），再分离部分肿瘤基底部，分离得越多越好（图 19–4B），然后分离肿瘤的前、上、外侧与脑组织的粘连，沿蛛网膜界面锐性分离（图 19–4C）。尽可能多地瘤内分块切除肿瘤，直至仅剩瘤壁，此时瘤壁与周围结构的粘连可松动，并逐渐显露出对侧视神经和对侧颈内动脉，利用蛛网膜间隙仔细地将肿瘤从周围结构上剥离下来，一般可做到肿瘤全切除。

肿瘤切除过程应该充分利用第一间隙和第二间隙，如果肿瘤向第三脑室生长较多，必要时可切开终板显露视野，此时应注意视交叉后缘与终板的界限。

(5) 肿瘤切除要点。阻断肿瘤基底血供、肿瘤内减压、肿瘤分块切除是肿瘤切除必须遵循的三大原则和要点。

①离断肿瘤基底：分离肿瘤基底部后，肿瘤即松动，便于观察肿瘤周围毗邻结构和切除。

②锐性分离肿瘤：锐性分离有助于避免因牵拉

而误伤重要结构（图 19-4D）。保护好由颈内动脉内侧壁和垂体上动脉起源并供应视神经和视交叉的小穿支。通常肿瘤与大脑前动脉和颈内动脉粘连不紧，容易分离。视交叉池和视神经－颈内动脉池为分离、移动肿瘤包膜提供了手术通道。在视神经－颈内动脉间隙操作时，应该使用手中的吸引器间断牵拉颈内动脉，而不是视器。分离肿瘤后方的垂体柄很容易，保护好垂体柄有助于预防术后垂体功能障碍。长入鞍内的肿瘤可以将其轻轻拖出随后切除。切记要保护好由颈内动脉内侧壁和垂体上动脉起源并供应视神经和视交叉的小穿支。

③沿蛛网膜界面分离：沿蛛网膜界面锐性分离并保留所有软脑膜，按照从前往后的顺序从肿瘤表面游离出同侧视神经和视交叉，随后便可以显露视交叉的对侧部分和对侧视神经的后部。过度骚扰视交叉势必导致不同程度的视觉损害。必须牢记是将肿瘤牵离视神经，而不是将视神经牵离肿瘤。

④肿瘤分块切除：尽管肿瘤基底已离断，仍

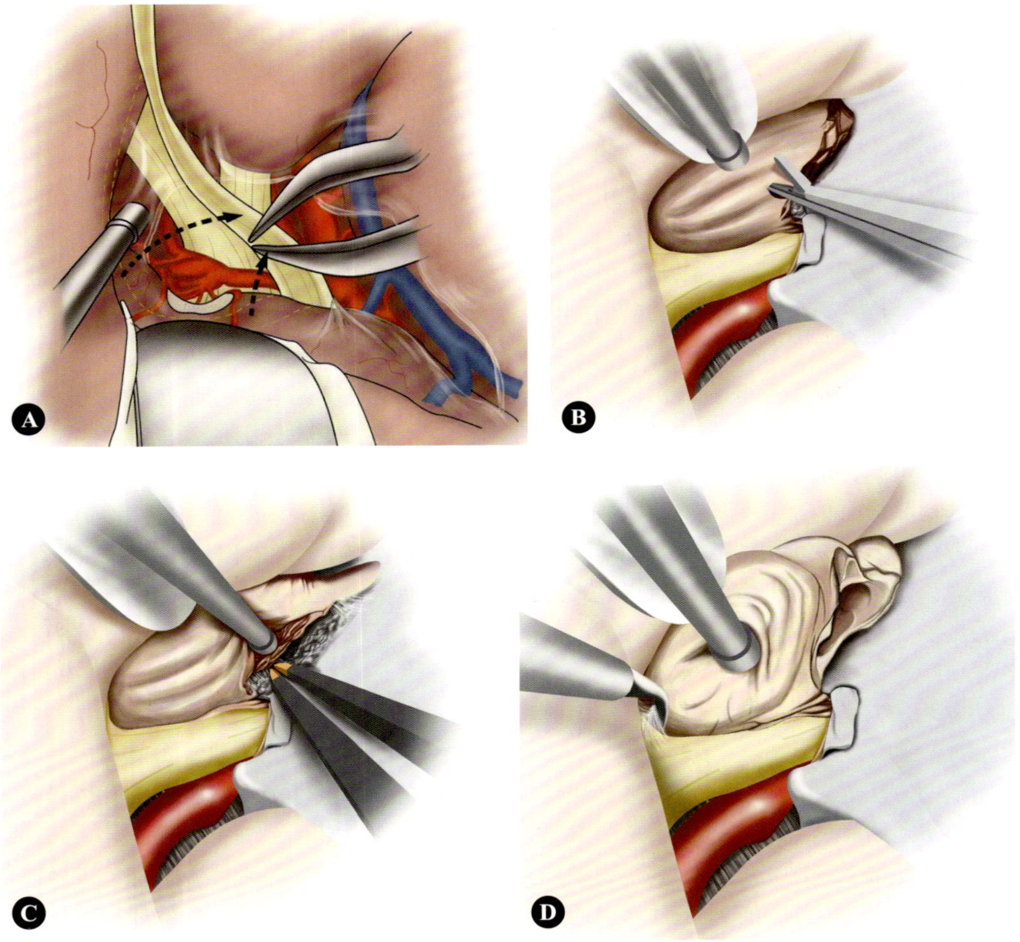

▲ 图 19-4　肿瘤切除方法

A. 使用超声刀或取瘤钳进行肿瘤内减压。这一步的所有操作都必须局限于肿瘤包膜内并沿着颅底旁中线进行，以防损伤包膜外那些至关重要的结构，包括颈内动脉或大脑前动脉（ACA）发出的穿支；B. 从肿瘤基底离断血供，肿瘤基底以鞍结节为中心并延伸至蝶骨平台。分离操作应该沿着旁中线，否则可能会误伤肿瘤后方处于视野盲区的对侧视神经；C. 沿蛛网膜界面锐性分离，并保留所有软脑膜，按照从前往后的顺序从肿瘤表面游离出同侧视神经和视交叉，随后便可以显露视交叉的对侧部分和对侧视神经的后部。过度骚扰视交叉势必导致不同程度的视觉损害。必须牢记是将肿瘤牵离视神经，而不是将视神经牵离肿瘤。此时已经可以从肿瘤上极松解大脑前动脉；D. 充分减压之后，沿着肿瘤与同侧视神经、视交叉之间的蛛网膜界面做锐性分离。肿瘤压扁并黏附于视神经时，辨认两者之间的间隙会很困难，术者应该轻轻牵开肿瘤耐心分离。如果实在无法找到安全界面，可以在神经表面残留一层薄片状肿瘤

应采用分块切除肿瘤的方法。因为手术操作空间有限，不适宜肿瘤完整取出，另外颈内动脉系统亦可参与供血，加之肿瘤本身可包绕、粘连周围的神经和血管结构。

⑤视交叉池和视神经－颈内动脉池为分离、移动肿瘤包膜提供了手术通道。在视神经－颈内动脉间隙操作时，应该使用手中的吸引器间断牵拉颈内动脉，而不是视器。分离肿瘤后方的垂体柄很容易，保护好垂体柄有助于预防术后垂体功能障碍。突入鞍内的肿瘤可以将其轻轻拖出随后切除。

⑥不要试图绕过肿瘤前缘去寻找对侧的视神经，因为肿瘤出血情况下，这种操作具有一定的盲目性，会危害神经。

6. 肿瘤基底处理

(1) 优先处理肿瘤基底：鞍结节脑膜瘤的基底部在鞍结节，肿瘤内血管的“异形性”是术中肿瘤大量出血的原因。因此抬起一侧额叶后，在行肿瘤切除前，首先直视下处理肿瘤基底，以及与颅底硬膜的粘连处，阻断肿瘤的血供。首先从肿瘤前侧方开始分离肿瘤与蝶骨平板及鞍结节的附着部，紧贴硬脑膜，边分离边电凝，阻断脑膜血管供血，以减少摘取肿瘤内容时的大量出血。

较小的肿瘤，可直接离断基底；较大的则需先行肿瘤前极部分切除或瘤内减压后，显露基底。在处理基底时，为防止出血，可以先在离基底一定的距离处电凝肿瘤，这样有利于止血，然后再处理基底部。作者的经验是分别从第一间隙、第二间隙，从基底前中部开始向视神经孔方向离断处理肿瘤基底，从供血动脉近肿瘤端 3mm 处离断，防止血管回缩，有利控制出血。

采用激光辅助方法处理基底部，然后再分块切除肿瘤，这有助于离断肿瘤基底时止血。单侧额下入路在显露视交叉前沟、视神经孔，尤其是视神经下方肿瘤时存在难以直视“死角”，此时可以通过磨除蝶骨平台、前床突或视柱等骨质改善显露，彻底切除肿瘤基底，但应注意严密封闭筛窦或气房，避免术后脑脊液漏发生。

(2) 受累硬膜的处理：肿瘤切除后处理肿瘤附着处的受肿瘤累及的硬膜，尽量全切除肿瘤基底的硬膜，不要残留表现为脑膜尾征的肿瘤组织，降低术后肿瘤复发率。影像学上表现为“脑膜尾征”实际上是受肿瘤刺激而增生的组织。鞍结节脑膜瘤的基底部在鞍结节，主要血供来自筛后动脉。但是随着肿瘤体积的增大，基底可以不断扩大，逐渐累及视神经孔、视交叉前沟、蝶骨平台、鞍隔等相邻近的颅底硬膜，这些部位的硬脑膜受肿瘤刺激而出现血管增生。

处理“苔藓”或“绒毛”样浸润性肿瘤时，宜从正常硬脑膜开始电灼，从前向后，从中间向两侧依次进行，边电灼边去除肿瘤，向两侧电灼时可至前床突，向后电灼可至蝶骨体与鞍膈转折处。由于肿瘤常将鞍膈向下压迫，故此转折处常有绒毛样肿瘤浸润。再刮除视神经孔内肿瘤并将视神经孔的上壁电灼，由于眼动脉总是在视神经下方、内下方或外下方，只要看清视神经并保持其蛛网膜袖套的完整性就可放心地电灼。

(3) 骨质的处理：若鞍结节骨质正常，可切除肿瘤附着硬膜，达到 Simpson Ⅰ级全切除；若肿瘤伴有骨质增生和侵蚀，尽量给予磨除，术毕必须行颅底重建，减少肿瘤术后复发的可能性。

7. 视神经管探查，避免肿瘤遗漏　MRI 的高分辨率抑脂序列能够显示肿瘤对双侧视神经管内侧部的侵犯程度。尽管这些特殊检查有一定的作用，术者在术中都应该仔细探查视神经管并彻底移除管内的肿瘤。在硬膜外磨除前床突，或者也可以使用金刚钻和弯的刮匙从硬膜内进行前床突切除 / 截骨，注意要保持足够的冲洗以防对视神经造成热损伤。切忌使用双极电凝过度烧灼视神经周围的肿瘤。然后，打开镰状韧带，能够轻易刮除视神经管内的肿瘤，以充分减压同侧视神经。

8. 影响肿瘤切除程度的因素　肿瘤切除的程度取决于肿瘤大小、质地、术前视力受累程度、术中重要血管神经保护等。肿瘤的硬度与视神经的粘连程度，肿瘤直接包裹主要血管，侵蚀海绵窦、眶上裂、视神经孔与蝶骨体等结构，以及肿瘤是否进入视神经管是影响肿瘤全切除或根治的主要因素，也是决定术后视力改善的关键，而与肿瘤大小关系不大。肿瘤质地偏软全切除率高；肿瘤与周围血管，下丘脑等重要结构有不同程度粘连，全切除率低。病程时间长、年龄偏大者手术全切除率低。以下几点是影响肿瘤全切除的主要原因。

①肿瘤呈扁平生长，质地极硬。

②与视路、下丘脑及颈内动脉关系密切。肿瘤包绕颈内动脉、大脑前动脉及前交通动脉时，应

仔细分离，如粘连紧密，可残留一小片肿瘤组织以免损伤动脉。肿瘤完全包绕颈内动脉，并且质地较硬，担心损伤颈内动脉或术后导致血管痉挛，是导致术中不能全切除肿瘤的主要原因。

③肿瘤向鞍旁生长侵入海绵窦。对于大型以及向鞍上、鞍膈、前床突和海绵窦发展的肿瘤，肿瘤周围失去蛛网膜界限，处理这类肿瘤与周围血管神经是神经外科的难点。在首先处理肿瘤基底，控制肿瘤出血后，行肿瘤囊内分块切除降低肿瘤的张力，然后牵引肿瘤包膜即可获得足够的空间来处理周围的血管或神经。

④肿瘤侵犯颅底骨质。被肿瘤侵犯增生的颅骨原则上应刮除，以减少复发的机会，有困难时要反复电灼肿瘤附着部。如果肿瘤发展到视神经及颈内动脉周围，则可能彻底破坏它们周围的蛛网膜，但仍可以做到近全切除。

（二）神经保护的技巧

尽管脑膜瘤组织学上来自蛛网膜，但解剖学上以硬膜为基底，肿瘤生长过程中使蛛网膜移位，在肿瘤和周围神经血管之间形成蛛网膜屏障。术中应尽量保护蛛网膜界面，这是保护神经血管结构的关键。术中保护此屏障也就安全地保护神经血管结构。鞍结节脑膜瘤周围的脑神经包括第Ⅰ、Ⅱ、Ⅲ、Ⅳ、Ⅴ、Ⅵ对脑神经。尤其是视神经和嗅神经最易受累，术中要分清肿瘤与神经的界限，采用锐性分离方法，轻柔、细致将神经分离出来。

较硬，韧的实质性肿瘤，常将神经血管推移向肿瘤的周边，其间有一层蛛网膜相隔，仔细分离多无困难；较软的、多血管纤维型肿瘤，常常包绕神经、血管。肿瘤体积较小时，包裹神经血管的分支；肿瘤较大时；可包绕一侧或双侧颈内动脉、大脑前动脉和视神经。在切除包裹神经血管的肿瘤时，应从尚未被包裹的神经血管部位，循着该神经或血管走行仔细分离切除。在神经或血管近处，尽可能减少用双极电凝器，以避免造成电损伤，特别要注意不要损伤丘脑下部、基底神经节和来自大脑前中动脉分支的血管。尽可能切除包绕神经和血管的肿瘤组织，逐渐将神经或血管从肿瘤实质中分离出来。

1. 嗅神经的分离与保护　嗅觉是影响情绪和社会生活的重要因素，若术后无法检测到气味会导致日常生活重要领域的干扰，如食物的享受或有害烟雾的检测，并可能导致个人孤立，生活质量明显下降，或增加抑郁的风险。TSM 与嗅沟脑膜瘤不同，TSM 发生在离嗅球较远的部位，导致嗅功能在 TSM 术中很少被关注。然而，临床上 TSM 切除术后有 11%～30% 的患者出现主观术后嗅觉障碍。因此，嗅觉应纳入 TSM 切除的疗效评估中。

(1) 术前检查与准备：术前应接受嗅觉阈值的检测，用嗅觉测试评估嗅觉功能的定量和定性分析。必要时行鼻咽喉检查和鼻内镜检查。术后一般选择 3～6 个月进行评估，避免因术后的炎症干扰。用 3 种不同物质［丁香酚、醛 C14 和苯乙醇（EA）］测量嗅觉的阈值。为了准确地将嗅觉缺陷分为嗅觉缺失、嗅觉低下或嗅觉障碍，获得清晰的嗅觉缺陷图像是非常重要的。最常见的临床测试是检测和识别气味的能力，刺激物的浓度增加或减少，直到刺激物几乎不被察觉为止。

(2) 术中嗅束的保护方法：为了切除突入到额底和纵裂的肿瘤，需要抬起额叶，嗅神经需从嗅沟游离出来，并向肿瘤的外侧分离和加以保护。

①打开嗅池：在嗅神经池蛛网膜的背侧沿嗅束向嗅球的方向剪开蛛网膜。肿瘤切除过程中，嗅池的蛛网膜层的微血管电凝可能影响嗅束的血液供应。

②避免强行牵拉额底离断嗅丝：尽早看到嗅球并保持嗅球与筛板紧密相贴不要分离，以免引起脆弱的嗅丝断裂。

③游离嗅束：沿着嗅神经两侧切开其表面的蛛网膜，使其与额叶底面分离，并使其贴附于颅前窝底（图 19-5），不致因牵抬额叶而使其断离，而且特别要注意不用棉片压迫或用吸引器吸引。尽量使用锐性器械游离嗅束，不要牵拉嗅束。显微解剖嗅神经时必须温和，并保留蛛网膜层。

④改进额底牵引方法：嗅束非常脆弱易断，术后同侧嗅觉难以保留；对侧嗅觉多能保留。脑压板放置在额底中线 1.5cm 以外，将额叶自外下向后、向上、向内侧方向抬起，此时对嗅束牵拉较轻。术中如解剖保留嗅束，由于手术牵拉造成的嗅觉减退，后期嗅觉有望恢复。嗅束的早期解剖分离，建议在前后方向上分离 30mm，允许在额叶最大抬高 15mm。

(3) 嗅觉功能保护率。文献报道嗅觉功能的保护率在 TSM 开颅手术中达 60%～80%。Hannequin

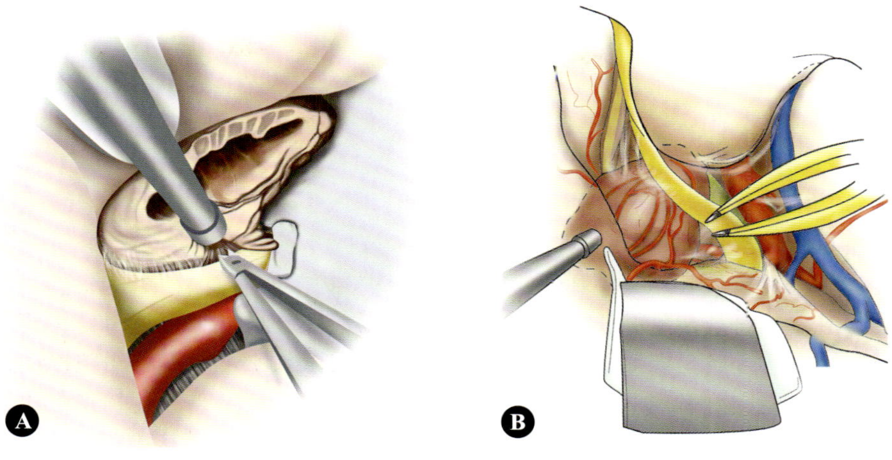

▲ 图 19-5 嗅神经分离与保护
A. 分离嗅神经；B. 从额底分离并保护好嗅神经

等（2015）采用半球间入路对 10 例症状性 TSM 切除术进行前瞻性的研究，术前和术后接受广泛的嗅觉测试。前瞻性纵向研究评估了 TSM 切除术后的嗅觉功能，对嗅功能的定量和定性分析。术后 6 例（60%）嗅觉功能得到定量和定性的保留。

(4) 入路与嗅觉损伤。手术入路可能决定嗅束损伤。经额底入路，由于嗅束长时间地显露在显微分离和切除的手术野中，尽管早期进行了仔细的解剖分离，仍然有很高的嗅觉障碍的风险（高达 30%）。当采用额下入路、前纵裂入路时，嗅神经成为必经之路，或多或少会阻挡颅底的显露，有时为了保证充分显露术野会持续牵拉嗅神经，往往造成术后同侧或双侧嗅觉的丧失；但额外侧入路解剖上避开了嗅神经，更适合于保护筛板的嗅丝、嗅束，多数患者术后能保留嗅觉功能。前纵裂半球间入路与额下入路相比，只需要单侧额叶从大脑镰到脑膜瘤上极的最小外侧间隙，嗅束逐渐出现在脑膜瘤切除术结束时的手术野周围，可以减少对嗅束的手术损伤。

2. 视神经的保护与视力恢复　鞍结节脑膜瘤发生于视交叉前缘下方与两侧视神经之间，肿瘤抬高视觉通路的前部，压迫、推挤视神经使其向外侧和上方移位，而视交叉受压向后移位。改善视力是鞍结节脑膜瘤手术治疗的重要目的。术前视乳头苍白萎缩、肿瘤侵及眶内及术中见视神经变性甚至瘤化是视力预后较差的明显标志，而眼底基本正常，仅累及视神经孔及术中见神经基本正常或轻度移位的视力预后较好。术后视力的恶化往往与颈内动脉、大脑前动脉和前交通动脉发出的供应视神经、视交叉的滋养动脉及穿支动脉损伤有关，应注意保护。保护视功能的关键是尽可能少地对视神经直接操作，以避免损伤其血供。

影响术后视力恢复的因素取决于视力障碍持续的时间、肿瘤的大小及位置等。术后出现视束水肿，也可能是影响术后视神经功能恢复的因素之一。尽量保留视神经表面血管化蛛网膜层，肿瘤与被包裹的血管之间能不能分开，包绕神经能不能分开，取决于蛛网膜界面是否存在，即“把肿瘤移离患者，把蛛网膜留给患者”。鞍结节脑膜瘤术后有 40%～60% 的患者视力有改善。若肿瘤的直径超过 4cm 才进行手术，则术后视力恢复可能性较小。

(1) 视神经的分离保护。鞍结节脑膜瘤通常将两侧的视神经向外、向后、向上推移。严重受压变扁的视神经常失去正常色泽，并紧贴瘤壁，应耐心、细致地仔细辨认。避免对视交叉、视神经的刺激和直接牵拉，以及维持视路的血液供应是保护视觉功能的关键。术中视路保护涉及早减压、操作轻柔、准确分离蛛网膜界面、保留穿支血管等诸多方面，视神经和视交叉的保护不但要尽量避免机械牵拉和防止电凝热传导的损伤，更要注意视神经和视束血运的保护。术中保护视路可遵循以下原则。

①辨清肿瘤与视神经之间的蛛网膜界面：视神经、视交叉和颈内动脉等重要结构表面覆盖有蛛网膜，既是肿瘤与神经血管的界限，也是保护神经

血管的屏障。在切除包裹神经、血管的肿瘤时，应从尚未被包裹的神经血管部位，寻找正常分离界面，循着该神经或血管走行逆行分离和切除。显微分离肿瘤蛛网膜界面时，留一层蛛网膜覆盖在视神经、视交叉，保留覆于视神经表面的血管化蛛网膜层，通过识别蛛网膜平面可与肿瘤分离，始终保持在蛛网膜下腔严格沿肿瘤和蛛网膜层之间的界面进行操作，这样既能避免对上述结构的直接损伤，又能保护蛛网膜内细小穿支血管，有利于术后视功能的恢复。

②无张力状态下分离肿瘤与视路界面：分离肿瘤与视神经粘连之前，要先充分释放脑脊液、肿瘤内分块切除，分块切除可保护大部分颈内动脉和交叉池蛛网膜，增加手术安全性。充分减压后、无张力状态下牵引瘤壁和分离神经。只有当肿瘤切除后有足够的空间时，肿瘤壁才能安全、有效地分离和切除肿瘤。确保首先在无视神经的区域行瘤内减压，在远离视神经和视交叉的部位进行肿瘤内减压，然后再游离两者之间的间隙，小心地从视神经上剥离肿瘤。如果视神经孔无法辨认，可以嗅神经和蝶骨小翼的交点来定位，此标志较为恒定，相当于视神经管的内口。

③保护视路的血供：不管选择什么样的手术入路，最重要的是避免损伤视通路的血液供应。视路前部血供主要来源双侧垂体上动脉的血液供应，垂体上动脉源自颈内动脉内侧壁，损伤后可能出现术后视力视野的改变，特别是对于术前视力较差者。减少电凝蛛网膜层的小血管，可为改善视力提供机会。耐心分离肿瘤与视神经的供血血管，保留视神经的供血动脉是改善视功能的前提。减少电凝的使用，避免误伤蛛网膜界隙参与供应视路的血管。术毕可应用罂粟碱冲洗防止血管痉挛的发生，特别是对于血管条件较差的高龄患者或术中血管受机械牵拉影响较大的患者。

④有序分离，避免视路的牵拉性损伤：术后视力与肿瘤大小、肿瘤粘连的程度、视路血液供应受损的程度、术中牵拉程度等因素有关。瘤内未充分减压、视神经张力较高时容易受物理牵拉损伤。因此，术中对视神经应注意避免机械性损伤。首先应从肿瘤中心进行去血管化和瘤内减压，从对侧视神经开始辨明蛛网膜界面，沿蛛网膜平面分离，循视交叉下方分离，再沿同侧视神经进行。因为切除同侧视器下方的肿瘤比切除视器上方的肿瘤要困难得多。在切除包裹神经血管的肿瘤时，应从尚未被包裹的神经血管部位，循着该神经或血管走行仔细分离切除。避免瘤内减压前牵拉视神经。

⑤切除视神经管内肿瘤，对视路的充分减压：视神经被镰状韧带和骨性视神经管颅口处压迫和变色，恰当的视神经管减压术似乎对维持视神经功能很重要。肿瘤向视神经管内生长时，磨开视神经管，沿视神经走行方向纵行剪开视神经鞘，降低视神经周围机械张力，有利于视神经充分减压及切除视神经管内肿瘤。侵入视神经管的肿瘤残留，将严重影响视觉功能恢复。作者报道 156 例 TSM 术前只有 73 例影像诊断出视神经管内有肿瘤累及，但术中探查视神经管时，另外发现 24 例肿瘤亦累及视神经管。因此，无论术前影像是否提示视神经管内有肿瘤，只要有视觉功能障碍，术中必须仔细探查视神经管。视神经管探查是 TSM 实现全切除、改善视力、降低术后复发率的保障。在打开视神经的硬膜前，不要尝试进行肿瘤切除，以防在视神经管内切除肿瘤时，硬膜边缘挤伤视神经。包绕视神经的肿瘤要沿蛛网膜平面切除环绕在神经上的肿瘤，刮除视神经管内肿瘤并将视神经孔的上壁电灼。

⑥电生理监测：视神经、视交叉与肿瘤的位置关系比较复杂，多数视神经被推向后外侧方向，少数肿瘤可完全覆盖视神经或自是神经 – 颈内动脉间隙包绕视神经；另外，视神经的位置改变不一定双侧对称，也可能是一侧视神经位于肿瘤外上方，而对侧视神经则位于肿瘤下外方，视交叉则处于倾斜位置。随着肿瘤的推挤和包裹，视神经往往变薄、缺乏血供或扭曲，很难辨认视神经，术中无法建立安全的分离界面。此时，需在神经电生理监测下寻找安全的分离界面。术中视觉诱发电位（VEP）的监测有助于识别视神经，及时发现手术操作引起的神经损伤，可以避免或使术后视力恶化最小化。Bosnjak 等（2008）报道术中采用硬膜外视觉诱发电位监测，引导术中视神经分离与减压，可提高视神经保护率。然而，VEP 易受麻醉药物的影响，以及监测设备精度不高，抗干扰能力差，VEP 术中监测的应用受到限制；术前严重的视力损伤亦使 VEP 不能稳定诱发出来。也鉴于作者单位的条件，本组病例只有在后期的 37 例才采用 VEP，采用术中监测的病例均有较好的视神经保护率。

⑦早期诊断和手术，提高视力恢复概率：直径＜3cm 的小型鞍结节肿瘤术前视觉功能较好，切除较容易，视力恢复满意。直径＞5cm 的大型肿瘤，视路受肿瘤压迫更重，肿瘤粘连视路也更紧密，术中分离更加困难。本组＜2cm 的 21 例，术后 100% 的视力改善，随着肿瘤的增大，术后视力改善率逐渐降低。因此，早期诊断和手术对于视力的保护，有重要意义。

(2) 视神经、视交叉和肿瘤的位置关系。视神经、视交叉和肿瘤的位置关系比较复杂。视神经多数被推向后外侧方向，但少数情况下肿瘤可完全覆盖视神经或自是神经 – 颈内动脉间隙包绕视神经。另外，视神经的位置改变不一定双侧对称，也可能是一侧视神经位于肿瘤外上方，而对侧视神经则位于肿瘤下外方，视交叉则处于倾斜位置。

随着肿瘤的推挤和包裹，视神经往往变薄、缺乏血供或扭曲，因此有时很难辨认视神经。术中一定确保首先在无视神经的区域行瘤内减压减容。如果视神经孔无法辨认，可采用嗅神经和蝶骨小翼的交点来定位，此标志较为恒定，相当于视神经管的内口。

(3) 视神经保护的技巧与要点。鞍结节脑膜瘤对视力、视野影响较大，术后视力视野改善是手术成功的一个重要标志。视神经往往被压成索条状且极其脆弱，故应仔细辨认并采用锐性分离，不可过分牵拉或钳夹损伤。

①保护蛛网膜界面：尽管脑膜瘤组织学上来自蛛网膜，但解剖学上以硬膜为基底，肿瘤生长过程中使蛛网膜移位，在肿瘤和周围神经血管之间存在蛛网膜屏障，术中保护此屏障也就安全地保护神经血管结构。术中应尽量保护蛛网膜界面，是保护神经血管结构的关键。

沿蛛网膜平面仔细分离视神经与肿瘤之间的界面。显微分离肿瘤蛛网膜界面时，注意保留覆于视神经结构前上表面的血管化蛛网膜层。中、小型肿瘤与视神经间的蛛网膜界面往往完整，操作应沿该界面进行。而大型肿瘤往往推移包裹视神经，蛛网膜界面多被破坏。可将蝶骨平台中线的骨性突起及鸡冠作为视神经定位的解剖标志，然后循着尚未被包裹的视神经走行分离切除，且在高倍镜下尽量沿尚存的蛛网膜界面分离，术中尽可能减少双极电凝的使用。

质地较硬韧的肿瘤，常将神经、血管推移向肿瘤的周边，其间有一层蛛网膜相隔，保护肿瘤与周围神经血管结构之间的蛛网膜屏障。而较多血管纤维的肿瘤，常常包绕神经和血管。在切除包裹神经血管的肿瘤时，应从尚未被包裹的神经血管部位，循着该神经或血管走行仔细分离切除。在肿瘤分离过程中，不能电凝蛛网膜层的小血管，通过保护这些血管，则为改善视力提供了机会。

②保护神经的滋养血管：保护好视神经、视交叉表面的滋养血管，尽量避免不必要的电凝止血，电凝止血过程中注意滴水降温，避免医源性的损伤。上组为大脑前动脉及前交通动脉分支，下组为垂体上动脉，该动脉一般分 1～5 支，多数情况下被肿瘤包绕，在充分瘤内减容后，仔细分离肿瘤表面的蛛网膜，垂体上动脉可被逐渐松解、保留。

术中保护视功能的关键是尽可能少地对视神经直接操作，以避免损伤其血供。首先应从肿瘤中心减压，然后沿蛛网膜平面分离，从对侧视神经开始，在视交叉的下方分离，然后沿同侧视神经进行。前部视觉通路的下表面（视神经和视交叉）接受 2～3 个小血管的血供（垂体上动脉），他们来自颈内动脉的内侧壁。在分离脑膜瘤的过程中，不能电凝蛛网膜层的小血管，若这些小血管被保留，就有很好的机会改善视觉功能。

③降低视神经周围机械张力后，才能分离与切除视神经周围的肿瘤。在打开视神经的硬膜前，不要尝试进行肿瘤切除，以防在视神经管内切除肿瘤时，硬膜边缘挤伤视神经。瘤内未充分减压，视神经张力较高容易受物理牵拉损伤。较大的肿瘤应在肿瘤去血管化后，先行瘤内切除肿瘤，尽可能避免瘤内减压前牵拉视神经。

鞍结节脑膜瘤可将视交叉向后下压或抬高，术中往往不能充分显露肿瘤。肿瘤可抬高视觉通路的前部，而嗅沟脑膜瘤一定是将视神经和视交叉向下压迫，前床突和蝶骨嵴内侧脑膜瘤则使视神经、视交叉和视束向内侧移位。明确视神经和视交叉移位的方向，可更加有效地分离和保护神经。

④打开视神经管，应注意避免机械性损伤和保护视神经的供应血管，有利于视神经充分减压及切除视神经管内肿瘤。对已侵入视神经管内的肿瘤，需充分打开神经管，切除视神经管内的肿瘤，并对视神经进行减压，能改善术后的视力。去除视神经

管的骨质时，注意持续用生理盐水冲洗，减轻磨钻磨除骨质的热损伤。视神经管的打开本身就是一种破坏性操作，需要术者对此部位解剖结构足够熟悉和高超的操作技术，才能够尽可能减少人为对视神经的损害。

⑤分离肿瘤与视神经粘连时要耐心、细致，尽量少用电凝，减少视神经供血血管的损伤。严重受压的视神经可能失去正常色泽，与肿瘤组织不易区别，应在显微镜下仔细辨认。正常情况下，颈内动脉床突上段在视神经的后外方，而肿瘤常将视神经推向外侧移位，致使颈内动脉床突上段走行在视神经的内后方，因此切除肿瘤时不要造成误伤。

⑥若肿瘤侵及视神经管可磨开视神经管，沿视神经走行方向纵向切开视神经鞘，轻柔刮除肿瘤。避免损伤视神经鞘蛛网膜下的微血管。

⑦视神经、视交叉应在显露清晰的情况下仔细分离粘连，避免损害影响视力、视野。最好先显露一侧的视神经，随着肿瘤逐渐切除，空间不断扩大，对侧的视神经和视交叉将逐渐显露出来，先将其周围的肿瘤尽量切除，达到视神经充分减压的目的。术中使用低功率电凝分离切除肿瘤，并滴注生理盐水降温。

⑧经翼点入路，因为视角的关系，应先从对侧瘤壁分离，然后分离视交叉、垂体柄与肿瘤的分界，术侧瘤壁往往被同侧视神经和颈内动脉遮挡，要在最后分离切除。双侧视神经和视交叉接受2～3支从颈内动脉内侧发出的穿支血管供血，在切除肿瘤时，应注意保护，这是术后视力改善及保存残存视力的关键。

⑨术中可辅以罂粟碱冲洗，术后尽早予以扩血管药物防治血管痉挛。

(4) 影响术后视力、视野恢复的因素。影响术后视力恢复的因素很多，视觉损害可能是由各种因素引起的，包括术前视力症状持续时间、术前视觉障碍严重程度、大脑前动脉包埋情况、肿瘤大小和侵袭方向、肿瘤质地、术前眼底改变状况、视神经管受累程度和视神经受到压迫的程度、术中所见肿瘤与视神经的粘连程度、肿瘤部位和侵及方向、瘤周水肿程度、蛛网膜界面是否清晰、肿瘤切除程度，以及术中热传导、振动和肿瘤与颈内动脉、大脑前动脉的粘连程度等，是影响视力恢复和最终临床预后的重要因素。

肿瘤的推挤可导致视神经紧贴颈内动脉，动脉的搏动压迫可导致视神经水肿，若能及时切除肿瘤，术后视野可得到恢复。大型肿瘤，视神经及视交叉受压变形，术中容易损伤甚至离断，导致术后视力障碍加重甚至失明；手术副损伤是影响术后视力改善的最关键因素。努力提高显微外科手术技巧是术后视力保留的关键。视野恢复的程度与视野缺失的时间呈负相关，肿瘤长时间压迫视神经与颈内动脉交叉处可导致视神经断裂、变形，术后视野恢复的可能性较小；呈侵袭性生长的脑膜瘤可突入视神经管内，引起视神经受压或视盘水肿坏死，此时行视神经管减压十分必要。

视觉损伤可能是由于多种因素的结果，包括对视神经的直接损伤、血肿、视神经和视交叉供应血管的损伤，或手术引起的压迫等。据报道，视功能损害的程度和持续时间、肿瘤大小和血管粘连是影响手术成功率的因素，视神经萎缩、肿瘤包裹神经和肿瘤粘连也是重要的影响因素。仔细辨认进入肿瘤的及供应视路的穿支血管，小心保护这些穿支血管就可以避免术后视力受损的并发症。

①蛛网膜界面：术中对视神经的保护仍然是最关键的一环。观察到蛛网膜界面的存在对术后视力的恢复具有特别重要的意义。视神经的损伤主要来自于机械性牵拉、血供的损伤以及热传导损伤。肿瘤与视路之间存在可分离的蛛网膜界面，有利于术中肿瘤的分离和对视路血供的保护，可以避免术中牵拉性损伤、电凝损伤。因此，手术操作过程应避免过度压迫和触碰视神经，通过保留蛛网膜避免损伤视神经的正常血管供应。

②术前视力障碍时间：术后视力的变化取决于术前视力缺损的持续时间和严重程度，尽管大部分患者即使症状出现时间较长（>12个月），也可以得到改善。但视觉症状持续时间小于6个月的患者与视觉症状持续时间大于或等于12个月的患者相比，视力的改善率有显著性差异。Pamir等（2005）认为术前视觉恶化持续时间是影响术后视觉功能的重要因素，视力障碍时间越短治疗效果越好，术前视力障碍越重术后视力越难以改善。视力症状持续时间小于6个月的患者术后视力改善的机会更好，而症状持续时间大于24个月的患者视力恶化的风险更高。与症状持续时间较长的患者相比，症

状持续时间不到 2 年的患者有显著的改善率。术前和术后视力随术前症状持续时间的延长和年龄的增长而恶化。术前症状持续时间、TSM 起源的偏侧性和视盘萎缩与长期视力不良相关。Nakamura 等（2006）报道 72 例鞍结节脑膜瘤，65% 的患者术后视力立即改善，视力改善与术前视力症状持续时间有关，与症状持续 12 个月或更长时间的患者相比，视觉症状持续不到 6 个月患者的改善率明显更高。作者的经验是：视力障碍时间＜6 个月比视力障碍＞12 个月的患者，术后视力恢复率明显提高。

③视力障碍的程度：Fahlbusch 等（2002）报道术前视力良好的患者术后视力恶化的风险为 8%，而术前视力不良的患者术后视力恶化率为 19%。Mortini 等（2012）报道 37 例经额颞 – 眶颧联合入路治疗的鞍结节脑膜瘤（TSM）和鞍膈脑膜瘤（DSM），97.2% 的患者（35/36）视力良好（视力改善或无变化），认为术前视力和视野受损程度是影响术后视力改善（$P<0.001$，$P=0.018$）和视野（$P<0.001$）缺损的唯一因素；该作者还认为，术前视力＜0.05，视乳头苍白、萎缩，都提示神经元受损严重，存活的神经元数量较少或者极少，视力恢复困难。若术中发现视神经变薄萎缩、神经包绕或肿瘤附着在其表面，预示着不良的视觉结局。作者的经验是：术前视力＜0.1，术后视力改善的概率只有 21.2%，而术后视力恶化的风险高达 25.8%。这类型患者术中发现视神经受压而菲薄，甚至有部分变性，难以准确辨认，术中难以很好地保护和减压，血供也难以保证，所以术后视力较术前恶化的风险较高。而视力＞0.1，术后视力恶化的概率只有 5.5%；术前视力＞1.0，术后视力均有明显的改善（＞95%）。但 Liu 等（2015）比较了术前视力高于 0.1 和低于 0.1 的两组之间的视力结果，统计分析发现术前视力与术后视力无相关性。

④视力恢复与入路的关系：手术入路对视力改善有明显影响。Nakamura 等（2006）报道额外侧入路的视觉改善率高达 77.8%，明显高于双侧额入路（46.2%）。Goel 等（2002）认为单额入路优于额颞入路，因为它提供对称和广泛的显露，以及直接进入双侧 ICA 之间。与双额入路相比，对侧嗅束损伤的风险也较小。经颅入路（TCA）可能导致进一步的视觉损害，但作者的研究中没有观察到。Kong 等（2018）回顾性分析 178 例 TSM，84 例接受经鼻蝶入路（EEA），94 例接受经颅入路（TCA），157 例术前视力障碍患者中，140 例术后视力改善或稳定，17 例（9.6%）术后出现视力下降。TCA 组术前视神经管受累者术后视力预后比 EEA 组差（77.6% 比 93.2%，$P=0.019$），在视力改善方面支持 EEA 优于 TCA。作者先前使用额外侧或眶 – 额入路的研究显示，64.9% 的 TSM 患者视力改善，无视力恶化，经颅入路同样会取得较好的术后视力；而采用单侧额下、额底外侧入路或额颞入路的术后视力改善率更高（83.9%）。

⑤肿瘤大小与术后视力的关系：肿瘤体积大，病程长，导致视神经长期受压可能是术后视力损害恶化的主要原因。目前，普遍认为肿瘤大小及术前视力障碍持续时间是影响视力预后的重要因素，肿瘤大小是影响术后视觉功能的重要因素。肿瘤直径＜3cm 的中、小型肿瘤，手术全切除较为容易，对视路保护亦好；肿瘤直径＞3cm，因与视路、垂体、下丘脑、海绵窦、颈内动脉及其分支、前交通动脉复合体关系密切，手术切除有相当难度。小于 3cm 的肿瘤比大于 3cm 的肿瘤有更好的视觉恢复效果。Galal 等（2010）认为术前视力状态、肿瘤大小及肿瘤和血管粘连情况与术后视力有明显相关性。作者的经验是：＜2cm 的肿瘤，术前有较好的视力水平，术后视力均得到保护或改善；而＞6cm 的肿瘤，术前视力水平也较差，手术难度也大，术后视力改善的可能性更小。

⑥肿瘤切除程度：鞍结节脑膜瘤术中全切肿瘤并对视路有效减压且保护其供血动脉，是术后视力、视改善的关键，也是手术成功的标志。文献报道，肿瘤切除程度和视力改善与肿瘤大小无直接相关性。术后视力结果不依赖于全切除或次全切除。作者的经验亦表明，肿瘤的切除程度与术后视力恢复无直接相关性。

总之，术前视力水平、视力减退时间、肿瘤大小可能是影响术后视力的最重要因素。不管采用何种入路，切除肿瘤的技术是相同的，重点是肿瘤是否全切和能否保护视觉功能。

3. 垂体柄和下丘脑的保护 垂体和下丘脑等重要组织结构应仔细小心保护，不宜过分牵拉，电凝止血需及时冲水降温，避免热损伤，造成术后的严重反应和功能紊乱障碍。

(1) 垂体柄的辨认

①垂体柄通常被肿瘤推向后方或侧方，在处理肿瘤过程中注意不要损伤垂体柄。垂体柄位于第一间隙，肿瘤可遮挡垂体柄，往往需要将肿瘤切除后才能观察到垂体柄等结构。可通过垂体柄的血管和色泽加以辨认，少数难以辨认，与肿瘤粘连紧密处即为垂体柄，可残留部分包膜，不可强行剥离。额外侧入路由于其视角比翼点入路更靠前，可以充分利用第一间隙观察肿瘤的起源，更容易发现垂体柄，从而可以更有效地保护垂体柄。

②垂体柄一般位于肿瘤下方，注意保护其完整性，尤其注意保护其血供。鞍区穿支血管的血供对于术后保持垂体柄、视交叉、下丘脑的正常功能是重要的。

③肿瘤与垂体柄粘连紧密时，不能勉强牵拉，尽量锐性分离。在处理鞍膈周围的肿瘤时，注意保护垂体柄和垂体上动脉。

(2) 下丘脑的保护。下丘脑与肿瘤之间往往有蛛网膜相隔，注意保护其完整性，一般沿蛛网膜间隙分离不会直接损伤，但牵拉动作应轻柔，防止直接损伤及损伤其穿支动脉。处理肿瘤下极时应注意保护好肿瘤下方的视交叉、垂体柄、下丘脑，尤其注意保护其血液供应，下丘脑及鞍区穿支血管的保护对于保持视交叉、垂体柄、下丘脑的术后正常功能具有重要意义。

（三）打开视神经管

鞍结节脑膜瘤通常累及视神经管，作者报道的视神经管内肿瘤侵袭率，占同期鞍结节脑膜瘤的62.2%（97/156）术后视力能否改善与术中是否打开视神经管，视神经管内的肿瘤是否全切除有密切关系。视神经管开放，一个是为了清除视神经管内肿瘤，第二为了减少视神经牵拉所造成损伤。视神经管探查是该TSM实现Simpson Ⅰ级切除、改善视力、降低术后复发率的保障。基底位于视神经下方的肿瘤，往往直接离断较难，可先将前床突和视神经管磨除，剪开镰状韧带，游离视神经获得更大的空间。术中常规探查视神经管，不是所有的视神经管被肿瘤侵犯均能在MRI上显示，若肿瘤侵犯视神经管时需打开视神经管，肿瘤可以得到充分显露。若肿瘤与视交叉下方粘连明显，可行锐性分离，较大的鞍区肿瘤可包绕前交通动脉复合体，此时应仔细辨别分离动脉，切勿将前交通动脉复合体的一些细小穿支误认为肿瘤血管。

1. 打开视神经管的意义

(1) 保障肿瘤全切除：TSM通常延伸到视神经管，受累视神经视力下降是最初和最常见的症状。视神经管内残留的肿瘤是术后复发和视力无改善的主要原因，术中打开视神经管，方可切除突入视神经管内的肿瘤。肿瘤侵入视神经管时，将视神经挤压在视神经管颅口锐利的硬膜反折缘上，增加了术中全切肿瘤的困难。对于已侵入视神经管内的肿瘤，术中打开视神经管，游离视神经，将肿瘤自视神经管内掏出、切除。TSM术中未打开受累的视神经管，无法达到Simpson Ⅰ级或Ⅱ级切除，可能导致术后较高的肿瘤复发率。

(2) 恢复视力：术后视力能否改善与视神经、视交叉受累程度、视神经和视交叉是否完全减压等有密切关系。切除视神经管内的肿瘤，并对视神经进行减压，能改善术后的视力。对术前影像学证实肿瘤侵入视神经管内的肿瘤和术中探查发现视神经管内有肿瘤者，术中均应磨开视神经管，并切开镰状韧带对视神经进行充分减压。Kitano等（2007）报道28例鞍结节脑膜瘤，12例接受经颅入路手术（TCS），其余16例接受内镜经鼻入路（ETSS）。TCS组所有病例视神经管均未切开，ETSS组开放双侧视神经管，术后ETSS组视力改善明显优于TCS组（P=0.010），这说明打开视神经管对于改善视力是很重要的。

(3) 便于寻找和保护视神经：大型TSM往往将视神经包裹，无法辨认，打开视神经管后可以看到正常的视神经，并根据视神经走行逆行寻找肿瘤的边界。另外，视神经管打开、减压后，视神经可有相对足够的空间移位，游离度明显增加，可以避免操作对视神经的损伤。

2. 打开视神经管与肿瘤切除的关系

(1) 提高肿瘤全切除率：起源于鞍结节的脑膜瘤通常延伸到视神经管，受累视神经视力下降是最初和最常见的症状。肿瘤侵入视神经管时，将视神经挤压在视神经管颅口锐利的硬膜反折缘上，增加了术中全切肿瘤的困难。TSM中视神经管受累而未打开视神经管，无法达到Simpson Ⅰ级或Ⅱ级切除。对于已侵入视神经管内的肿瘤，术中必须打开视神经管，切开视神经管膜部，游离视神经，方可将肿瘤自视神经管内掏出，全切除突入视神经管内

的肿瘤。

(2) 降低肿瘤复发率：视神经管内残留的肿瘤可能是术后肿瘤复发的部位，可能导致较高的肿瘤复发率，而肿瘤复发是对良好结果长期的严重威胁。术中应打开视神经管，切除视神经管内的小肿瘤，可以降低肿瘤的复发率。这是因为残留在视神经管内的肿瘤不利于术后的立体定向放射治疗。

(3) 有利于肿瘤的切除：肿瘤侵入视神经管时，将视神经挤压在视神经管的上部，一方面，阻挡视神经管肿的肿瘤切除，另一方面跨越视神经切除视神经管底部的肿瘤容易因牵拉视神经而受损。打开视神经管，增加了视神经的游离度，有助于分离视神经管底部的肿瘤。另外，磨除肿瘤起源部位的骨性部位，阻断了经骨性结构向肿瘤基底的供血，而没有过度的硬脑膜结构牵拉，术野更干净，可在清晰的视野下切除视神经管内的肿瘤。

3. 打开视神经管的指征

(1) 术前影像提示肿瘤突入视神经管：肿瘤侵犯视神经管与术后视力缺损相关。术前 CT 和（或）MRI 明确视神经管受累，有助于制订个体化的手术方案。虽然术前视力受损可能意味着肿瘤会延伸到视神经管，但术前彻底的放射检查，包括磁共振成像，对于制订手术方案是必须的。冠状位 MRI 有助于观察视神经管受累情况。

(2) 术中探查发现视神经管内有肿瘤侵袭：应考虑打开视神经管切除向管内生长的肿瘤，并对视神经进行减压，这有助于改善术后视力。术中怀疑有视神经管受累，则也应在术中进行视神经管探查和减压。

(3) 术前严重的视力障碍或有视野缺损：术前存在严重的视觉障碍者，甚至视力≤0.1，或有偏盲的一侧眼，意味着需要在术中行视神经管开放，因为不是所有的视神经管有肿瘤侵犯都能在术前 MRI 上显示。作者的经验表明视力＜0.1 者，均有肿瘤累及视神经管。Arai 等（2000）强调术前视觉障碍的存在意味着视神经管需要打开，以达到最佳的长期视觉改善的效果。

(4) 术中需处理视神经管内的肿瘤：术中若没有足够的空间来移除视神经管内的肿瘤，或需要对视神经处理时，即使视神经管的肿瘤扩展并不明显，也应磨开视神经管。尽管术前无视力障碍，术中仍应探查视神经管，因为文献报道术前无视力损害者，仍有 40% 的患者累及视神经管。Mortazavi 等（2016）对视神经管进行了广泛的硬膜外和硬膜内减压，即使在术前 MRI 中肿瘤没有侵犯视神经管。他认为在切除过程中，视神经通路松解了。但这种做法，作者不敢类同。在解剖学上，视神经管的孔道与鞍结节的冠状面不平行，有时即使是在视神经管受累的情况下，沿着视神经管的直视下刮除，通常也足以切除肿瘤。内镜辅助下也可以安全地将视神经管内的肿瘤清除，可避免盲目开放视神经管。

4. 视神经管打开的时机

(1) 早期硬膜外视神经管减压：早期硬膜外磨除前床突和视神经管，减轻视神经张力，可提高 TSM 术后视觉症状的改善。早期硬膜外视神经管减压术，可能通过降低肿瘤切除时视神经的张力而获得更好的视觉效果，能明显改善视野缺损和降低视力恶化率。Mortazavi 等（2016）认为视神经管减压的时机是决定视觉效果的关键因素，早期视神经管减压是实现肿瘤全切除、最大限度地改善视力、避免复发的重要手段。Mortini 等（2012）报道 37 例经额颞眶颧联合入路治疗的 TSM 和鞍膈脑膜瘤（DSM），术中硬膜外打开视神经管，早期硬膜内切开硬膜鞘，97.2% 的患者（35/36）视力良好（视力改善或无变化）。Liu 等（2018）报道 1 例术前单侧视觉丧失的 TSM 在内视镜辅助下经颅入路显微手术切除肿瘤，术后视力恢复正常，该作者认为早期视神经减压和镰状韧带的切开分离是优化视觉效果的关键。

(2) 晚期硬膜内打开：大多数外科医生在术中硬膜内、切除肿瘤的晚期打开视神经管。肿瘤巨大时，若采用硬膜外磨除前床突、视神经管壁，被肿瘤包裹或明显移位、无法辨认的视神经，在未进行肿瘤部分切除减压，使肿瘤壁远离神经前去强行打开视神经管，就有可能因术中的牵拉而使肿瘤加重视神经的损伤；相反，若先行硬膜内肿瘤绝大部分切除、瘤内减压充分后再行视神经管磨除，可防止在打开视神经管之前任何在神经周围的操作加重对视神经的影响。但作者并未发现视神经管打开的时机对改善术后视力有明显的差异性。而且，作者更倾向于在视力较低的一侧优先进行视神经管探查和减压。

5. 视神经管打开对术后视力恢复的影响 保留或改善视功能是治疗鞍结节脑膜瘤（TSM）和鞍膈脑膜瘤（DSM）的手术难点。影响术后视力恢复的因素很多，视觉损害可能是由各种因素引起的，包括术前视力症状持续时间、术前视觉障碍严重程度、大脑前动脉包埋情况、肿瘤大小和侵袭方向、肿瘤质地、术前眼底改变状况、视神经管受累程度和视神经受到压迫的程度、术中所见肿瘤与视神经的粘连程度、肿瘤部位和侵及方向、瘤周水肿程度、蛛网膜界面是否清晰、肿瘤切除程度，以及术中热传导、振动和肿瘤与颈内动脉、大脑前动脉的粘连程度等，是影响视力恢复和最终临床预后的重要因素。但术中对视神经的保护仍然是最关键的一环。

(1) 解除视神经压迫：肿瘤向视神经管内生长时，磨开视神经管，沿视神经走行方向纵行剪开视神经鞘，降低视神经周围机械张力，有利于视神经充分减压。TSM 中视神经管受累而未打开视神经管，视神经管内残留肿瘤可能是导致术后视力未改善或恶化的主要原因。对于已侵入视神经管内的肿瘤，术中必须打开视神经管，切除视神经管内的肿瘤，并对视神经进行减压，方能改善术后的视力。

(2) 恢复视力：切除视神经管内的肿瘤，并对视神经进行减压，能改善术后的视力。Kitano 等（2007）报道 28 例鞍结节脑膜瘤，前 12 例接受经颅入路手术（TCS），其余 16 例接受内镜经鼻入路（ETSS）。TCS 组所有病例视神经管均未切开，ETSS 组开放双侧视神经管。术后 ETSS 组视力改善明显优于 TCS 组（P=0.010），而视野缺损的改善、手术时间和肿瘤切除率在两组之间无显著差异。这不能说明那个手术入路优越，只能说明打开视神经管对于改善视力是有帮助的。

(3) 寻找视神经和增加视神经的游离度。大型 TSM 往往将视神经包裹，无法辨认，打开视神经管后可以看到正常的视神经，根据视神经走行逆行寻找和保护颅内段的视神经和视束。另外，视神经管打开、减压后，明显增加视神经的游离度，更有利于避免操作对视神经的损伤。

6. 打开视神经管注意事项

(1) 先开放神经管硬膜鞘：在打开视神经硬膜鞘前，不要尝试进行肿瘤切除，防止硬膜边缘挤伤视神经，沿蛛网膜间隙切除包绕在视神经上的肿瘤，当肿瘤与视神经粘连紧密时，切勿强行分离，可残留少许肿瘤，并减少电凝，尽量保留视神经的滋养血管，可避免术后视力受损。

(2) 磨除术中注意降温：磨除视神经管骨质时，可因热损伤导致视神经的变性，术后视力、视野恶化或消失，故在术中需持续采用生理盐水冲洗降温，同时磨钻使用平稳也极为重要；术中注意保护视神经滋养血管，对于术后视野的恢复十分有利。

（四）血管的保护

术前 DSA 检查确定供血动脉和双侧颈内动脉的位置关系，以便在术中保护和及时处理供血动脉。鞍结节脑膜瘤的供血动脉主要来自筛后动脉，是从蝶骨平台供应肿瘤，因该动脉来自于眼动脉的分支，故术前一般不行栓塞治疗。毗邻鞍结节脑膜瘤的动脉主要有双侧颈内动脉、大脑前动脉 A_1 段、前交通动脉、后交通动脉、脉络膜前动脉及其穿支动脉等。

1. 肿瘤与血管的关系 明确肿瘤与动脉的关系，在切除肿瘤时可做到心中有数，接近血管时要非常小心，尽可能地分块切除肿瘤。如果肿瘤与动脉粘连或因条件限制不能分离开血管时，则不可强求全切。手术骚扰过多会引起血管的痉挛，术中可用吸收性明胶海绵蘸少许罂粟碱贴敷于血管上面。

(1) 推挤周围的血管。应在显微镜下可以钝性分开肿瘤与血管间隙，而达到全切除肿瘤目的。

(2) 包裹血管。这一类型的手术难度很大，术中难以分出血管。可采用钝性和锐性交替分离的方法分离。

(3) 肿瘤与周围血管粘连。这一类型的肿瘤手术难度较大，可沿蛛网膜层面从血管间隙进入，分块切除肿瘤，并逐步分离动脉与肿瘤之间的粘连。先从血管间隙切除部分肿瘤，待有一定的空间后，再开始分离血管，这样边切除肿瘤边分离血管，直至肿瘤被全部切除。

(4) 参与肿瘤供血。肿瘤较大时，常有来自大脑前动脉－前交通动脉的分支供血动脉，先行包膜内分块切除肿瘤组织，使肿瘤体积缩小，再分离瘤壁，主动电凝切断颈内动脉系统供血，便于再切除肿瘤时以减少牵拉周围神经及血管。

2. 肿瘤毗邻血管的保护

(1) 颈内动脉。前床突段颈内动脉穿出远环进

入颅内处缺乏蛛网膜，若肿瘤侵犯此处的颈内动脉时要注意对颈内动脉的保护。注意颈内动脉与肿瘤的关系，避免损伤造成不可控制的大出血。如果肿瘤与颈内动脉及其分支为推挤关系，在显微镜下沿蛛网膜界面多可顺利进行分离；若肿瘤包绕颈内动脉及其分支或与其粘连紧密时，先予肿瘤囊内切除充分减压后于床突后方找到颈内动脉，然后向其远端逐步分离或循着尚未被包裹的血管走行仔细分离。

(2) 大脑前动脉及前交通动脉。如果颈内动脉在后、下、外侧，大脑前动脉在后、上方提示完全切除肿瘤相对容易；若肿瘤侵入大脑前动脉后方、累及第三脑室底，肿瘤全切除是困难的。

①术前通过放射影像判断 A_2 分支和肿瘤穿支血管，小心沿瘤周蛛网膜平面锐性分离，不能盲目地牵拉肿瘤。

②术中在处理前交通动脉复合体附近肿瘤时，要特别注意对蛛网膜界面下穿支动脉的保护。若肿瘤与周围重要血管神经呈包裹状态或粘连紧密时，不应片面追求全切除，宁可残留薄片状肿瘤于血管神经上，防止术后发生严重并发症。

③肿瘤与大脑前动脉复合体、下丘脑和后穿质等重要结构的粘连，主要通过显微镜下充分瘤内减容、保持 Liliequist 膜和鞍上池蛛网膜的完整及轻轻牵拉瘤壁予以分离保护。

3. 海绵窦　肿瘤如向外侧生长与海绵窦粘连时，分离要特别注意，一旦损伤海绵窦产生出血，不易电凝止住，用可吸收止血纱布等压迫止血。

七、术中注意事项与并发症的防治

（一）术中注意事项

1. 术前三维 CT 进行额窦定位，避免术中打开额窦。术后 48h 内复查 MRI，约 6 周后评估患者的视野和垂体激素水平。

2. 严格摆好体位以利术野的显露及有效调整。额骨要显露充分，钻关键孔时要小心，避免钻到眶内。骨瓣要铣成以眶底侧为基底从钻孔处向内的半月形。

3. 磨除眶底面的骨窗内缘可以有更好的视角，如果有必要可以在硬膜外适当磨除眶底的小骨性突起。

4. 术中充分释放脑脊液，有效松弛脑组织，可增加鞍区的显露视角和减轻额叶的牵拉。分离侧裂不是必要的步骤但是脑脊液要充分释放减压。

5. 离断肿瘤基底与肿瘤分块切除。

6. 保护供应视交叉的穿支动脉是手术成功的关键。切除视神经管内肿瘤（一般位于视神经内侧）可取得最佳手术效果。任何情况下都应该避免过度骚扰视器。妥善保护好前视路和前循环的穿支血管。在确定并保护视神经池时要和分离其与肿瘤包膜之间的边界时一样小心。术后迟发性视力下降可能是因为穿支血管痉挛或者视神经管内残余肿瘤肿胀。因此，如果术中有骚扰到穿支动脉，术毕时可以用罂粟碱溶液冲洗术腔。

7. 保护清晰的蛛网膜界面，在间隙之间锐性分离切除。有时视神经会被肿瘤挤压变形得非常菲薄使得外科医生认为无法建立安全的分离界面。安全分离视神经和肿瘤所需间隙的大小取决于术者的经验。最初的探查发现视神经和肿瘤粘连往往很紧密，但解剖蛛网膜后可逐步建立一个安全的分离界面，随后减压肿瘤，最终可锐性分离使肿瘤能够被牵离视神经。

8. 肿瘤包裹垂体柄时，应在鞍膈孔处仔细寻找，辨认进入此处的垂体柄，循此向第三脑室底方向分离、切除垂体柄周围的肿瘤。

9. 细心识别和保护鞍区的所有小动脉，努力保持垂体柄的完整性。在肿瘤包膜和蛛网膜之间分离，留一层蛛网膜覆盖在视神经、视交叉和垂体柄上，通过识别的蛛网膜平面和垂体柄可与肿瘤分离。

10. 保留供应视神经和视交叉的小穿通动脉，最好在肿瘤得到充分减压之前一直把它们留在肿瘤包膜上，可以像引流静脉一样作为分离视神经和视交叉的保护垫。

11. 双极电凝灼烧前颅底被浸润的硬脑膜。如果同时有骨质受累，应该使用金刚钻磨除。CT 引导的神经导航有助于确定骨质切除的范围。术中如果打开了筛窦，还应该将其黏膜去除并用大块脂肪组织填塞窦腔，随后表面用一片足够宽的颅骨膜覆盖。经颅入路重建鞍结节周围的前颅底具有相当大的挑战性，作者往往会避免打开鼻窦。

12. 在骨瓣复位时要尽量使之近中线及额底面不留下骨性空隙以获得好的效果。

（二）TSM 并发症的防治

1. 并发症的发生率　Ruggeri 等（2016）报道 1656 例 TSM 的脑脊液漏的发生率为 5.4%，癫痫发作率为 2.5%，死亡率为 2.3%。Karsy 等（2017）报道的病例中，所有的并发症，包括脑脊液漏（4.1%）和感染（4.1%）都是可以经保守治疗痊愈，没有出现永久性的后遗症。Turel 等（2019）系统性回顾文献发表的 983 例 TSM，脑脊液漏发生率为 3.4%。6.9% 的患者出现短暂或永久性垂体功能障碍。5.1% 的患者有血管损伤，大多数（4.3%）有症状。复发率为 3.8%，病死率为 1.1%。

2. 手术入路与并发症　在经额（单侧或双额）入路，嗅神经损伤更为常见。而翼点入路的优点是最大限度地减少对嗅神经的损伤。Nakamura 等（2006）报道双额开颅术后脑水肿和静脉性脑梗死的发生率明显高于其他手术。脑脊液漏或感染被认为是额下入路的一个缺点，作者建议采用额外侧入路或眶 – 额入路。

3. 常见的并发症

(1) 视神经损伤。巨大鞍结节脑膜瘤因病程较长和体积较大，视力、视野改善较困难。术中保护视功能的关键是尽可能少的对视神经直接操作或损伤，以及避免损伤其血供。前部视觉通路的下表面（视神经和视交叉）接受 2～3 个小血管的血供（垂体上动脉），他们来自颈内动脉的内侧壁。在分离脑膜瘤的过程中，不能电凝蛛网膜层的小血管，若这些小血管被保留，就有很好的机会改善视觉功能。视神经损伤的因素如下。

①肿瘤紧贴脑神经，且有相同的血供，剥离切除肿瘤时使脑神经发生缺血性改变。

②肿瘤显露及切除时的牵拉。故术中要尽量减轻牵拉的程度，使用固定牵开器时在被牵拉脑组织表面应覆盖用生理盐水浸透的整块吸收性明胶海绵，避免棉片与正常蛛网膜的粘连。

③手术骚扰过多及血性脑脊液的刺激引起血管的痉挛，术中可用吸收性明胶海绵蘸少许罂粟碱贴敷于血管上面。术后从静脉注射普鲁卡因、罂粟碱等抗血管痉挛药物，以防止重要动脉的痉挛。鞍结节脑膜瘤术后出现视束水肿也可能是影响术后视神经功能恢复的因素之一。因此，分离肿瘤与视通路粘连时要耐心、细致，尽量少用电凝，减少视神经供血血管的损伤。

(2) 尿崩。巨大鞍结节脑膜瘤向后生长，常常会影响到下丘脑及垂体的功能。术后出现尿崩往往与下丘脑 – 视上核 – 垂体柄 – 垂体后叶的损伤有关。术中直接损伤此径路或损伤其供血穿动脉，均可引起尿崩。术中遵循以下原则可减少尿崩的发生。

①术中仔细辨认并保护垂体柄。垂体柄走行方向为视交叉后方第三脑室底至鞍膈孔，往往被肿瘤推移向后或肿瘤的对侧后方。垂体柄在显微镜下呈淡红色，表面被条纹状微血管网包绕，可借此与肿瘤壁鉴别。通过垂体柄的血管和色泽基本可加以辨认。

②在分离肿瘤时沿肿瘤与垂体柄之间的蛛网膜间隙进行，有助于分离和保护垂体柄。肿瘤与垂体柄的关系如同与血管神经关系一样，亦有两种类型。多数情况下垂体柄周围蛛网膜完整而致密，粘连较少，分离并不困难。肿瘤包裹垂体柄时，应在鞍膈孔处仔细寻找辨认进入此处的垂体柄。而后循此向第三脑室底方向分离切除垂体柄周围的肿瘤。若粘连较重，确实难以分离时，应以保存垂体柄为原则。

③充分重视对下丘脑、垂体柄和垂体后叶穿动脉的保护，避免对下丘脑的牵拉及过多的电凝。

典型病例

病例 1

赵 ××，女，48 岁（图 19–6 至图 19–8）。主诉“进行性视力下降 2 年，头痛伴双侧视野缺损半年”入院。体格检查：右侧视力 0.2，左侧视力 0.5，双眼颞侧偏盲。术前 CT 和 MRI 检查提示符合典型的鞍结节脑膜瘤的特征。2014 年 6 月经右额外侧入路行肿瘤切除术，术中见肿瘤包绕双侧 A_1 段和右侧颈内动脉及其分支，镜下逆行和顺行相结合的方法解剖分离被肿瘤包绕的血管主干，分块全切除肿瘤；肿瘤同时突入右侧视神经管，打开右侧视神经管切除视神经管内肿瘤。术后复查视力和视野明显恢复，左侧视力恢复至 1.2，右眼视力恢复至 0.5。

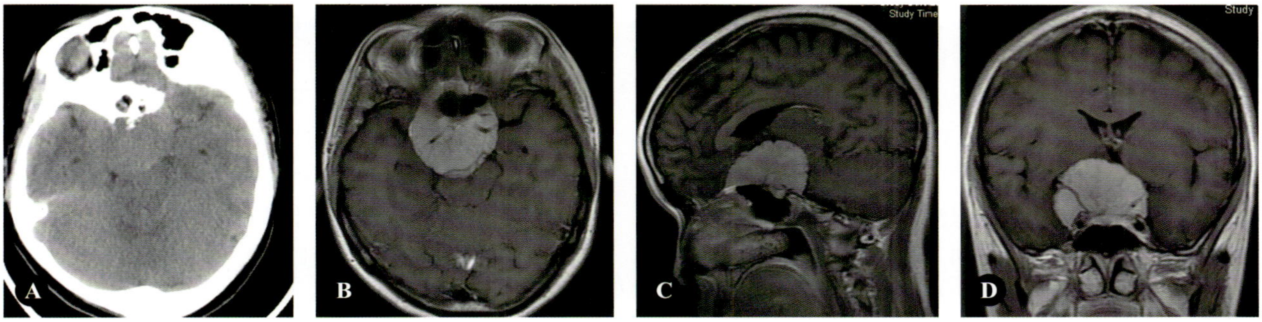

▲ 图 19-6　鞍结节脑膜瘤术前影像

A. CT 平扫示鞍区等密度肿瘤，伴鞍区骨质增生；B 至 D. 鞍结节脑膜瘤增强影像，提示肿瘤明显均一强化，周围边界清晰，肿瘤包绕双侧床突上段颈内动脉

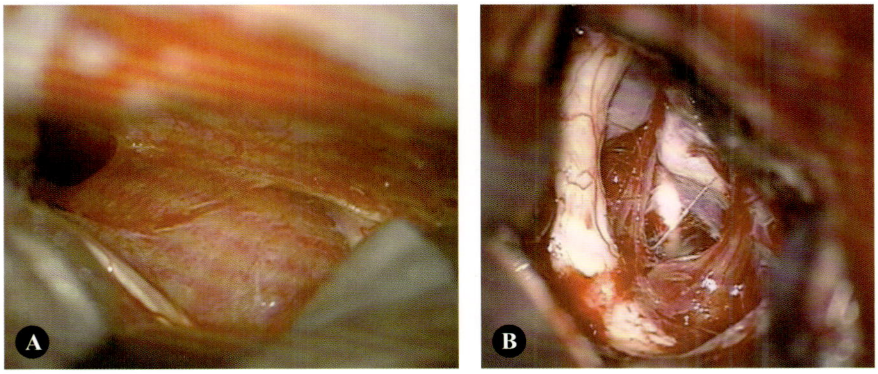

▲ 图 19-7　术中图示肿瘤切除过程

A. 分离视交叉下方的肿瘤；B. 肿瘤切除后保护的颈内动脉和视神经，可见后方的基底动脉和脑干

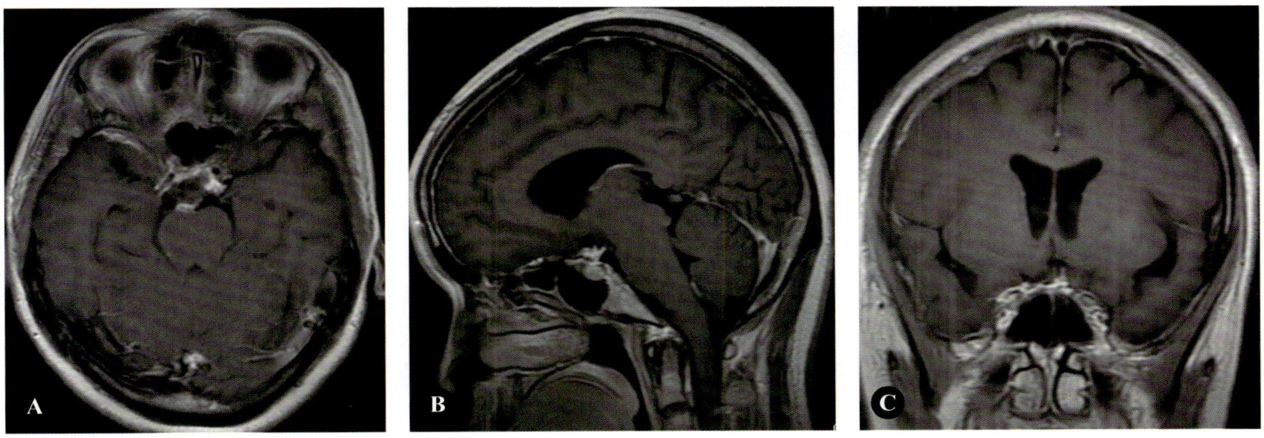

▲ 图 19-8　术后 MRI 增强影像，提示肿瘤全切除

A. 轴位像；B. 矢状位像；C. 冠状位像

病例 2

黄 ××，女，54 岁（图 19-9 至图 19-11）。主诉“视力下降 3 年余，头痛 1 年”入院。体格检查：右眼视力为 0.1，左眼为 0.2，双颞侧视野缺损，右侧嗅觉消失。术前 CT、MRI 和 DSA 提示前颅底巨大脑膜瘤，提示肿瘤供血来源于眼动脉和颈内动脉的增生血管。2007 年 1 月经眶额入路全切除肿瘤，术后双眼视力和视野明显恢复，右眼视力恢复至 0.4，左眼视力恢复至 0.8。

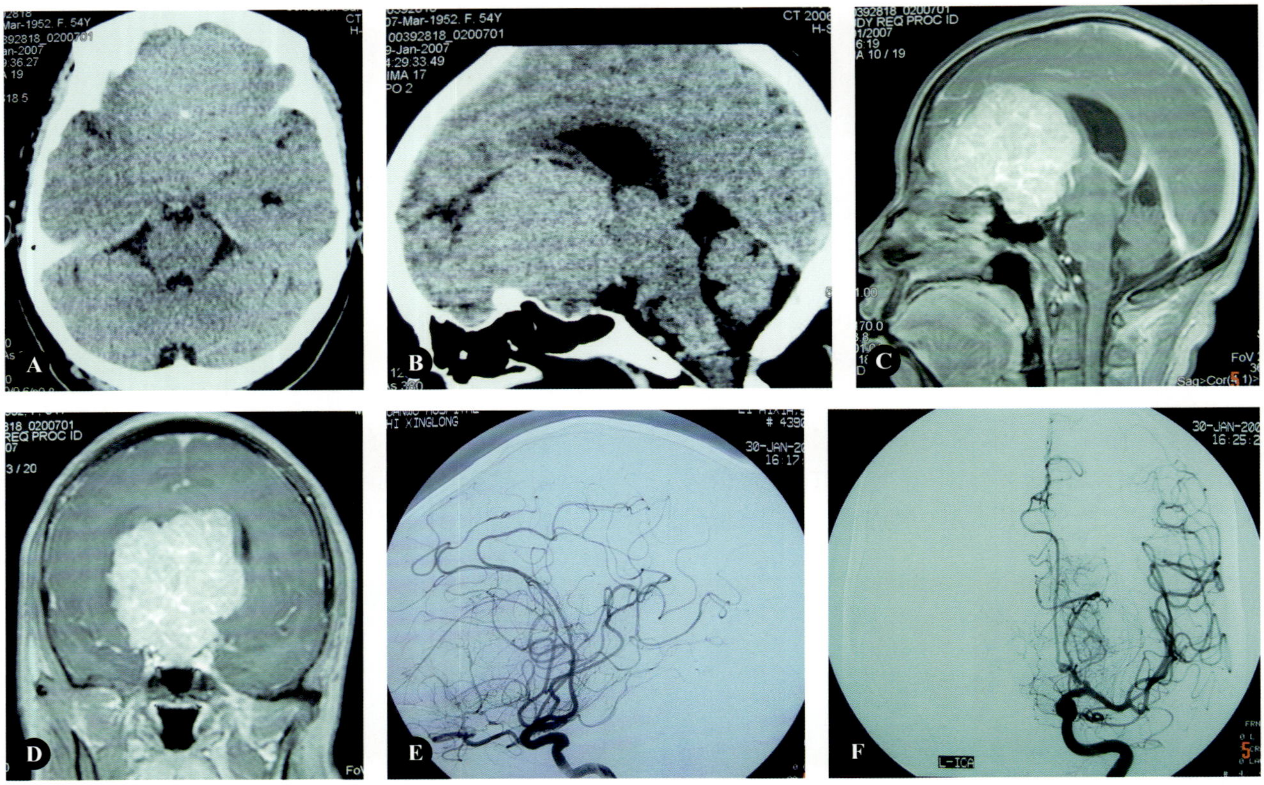

▲ **图 19-9　鞍结节脑膜瘤术前评估**

A 和 B. 术前 CT 平扫提示鞍上有一等高密度肿瘤，鞍结节有明显骨质增生；C 和 D. 增强 MRI 提示肿瘤均匀明显强化，边界清晰，双侧脑室前角受压消失。肿瘤大小约 6.7cm × 6.1cm × 5.2cm；E 和 F. DSA 检查显示眼动脉明显增粗，A_1 段受压向后移位，呈抱球状

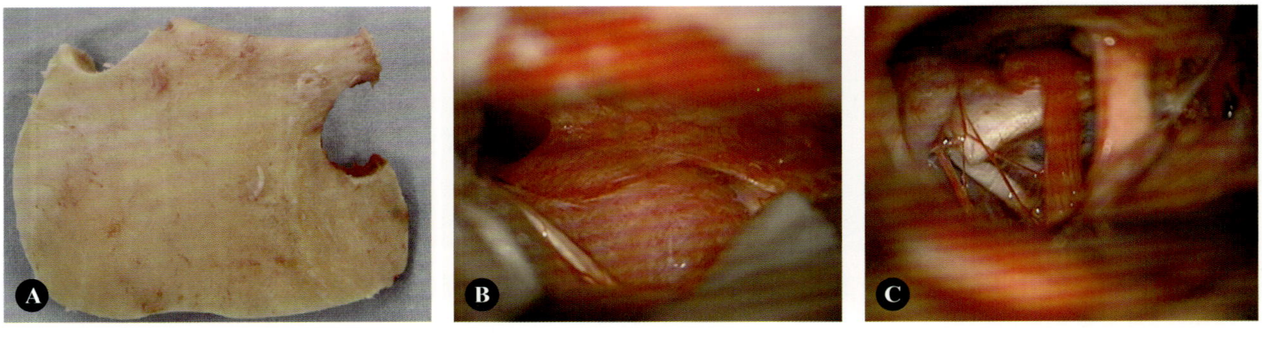

▲ **图 19-10　眶 – 额入路术中**

A. 眶 – 额骨瓣。B. 术中显露肿瘤。C. 肿瘤全切除后，清理瘤腔，可见同侧视神经和对侧动眼神经，以及保护好的垂体柄

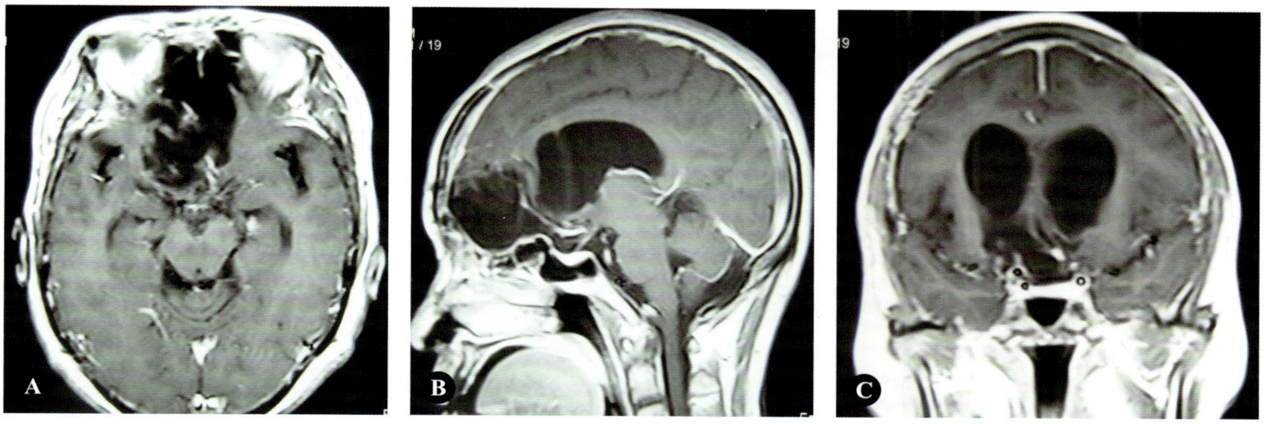

▲ 图 19-11　术后 MRI 增强复查，提示肿瘤全切除
A. 轴位；B. 矢状位；C. 冠状位

病例 3

蔡 ××，女性，36 岁（图 19-12 至图 19-14）。主诉"头痛 3 年，右眼视力进行性下降 2 年余"入院。体格检查：右眼视力指数，左眼视力 0.5，颞侧偏盲。术前 MRI 见鞍区有大小约 51cm × 33cm × 55mm 不规则等 T_2 等 T_1 异常信号，视交叉受压上抬、双侧大脑中动脉及大脑前动脉被包绕，周围脑组织受压。DWI 序列可见病灶呈稍高信号改变。双侧脑室前角旁可见多发小片状稍长 T_2 稍长 T_1 异常信号。双侧脑室前角轻度受压。注射 GD-DTPA 后，病灶呈明显异常强化，可见脑膜尾征。2014 年 6 月经右侧额外侧入路全切除肿瘤，术中见肿瘤完全包绕颈内动脉和大脑前动脉，均在镜下分离保护。术后左眼视力恢复至 0.8，生活自理。

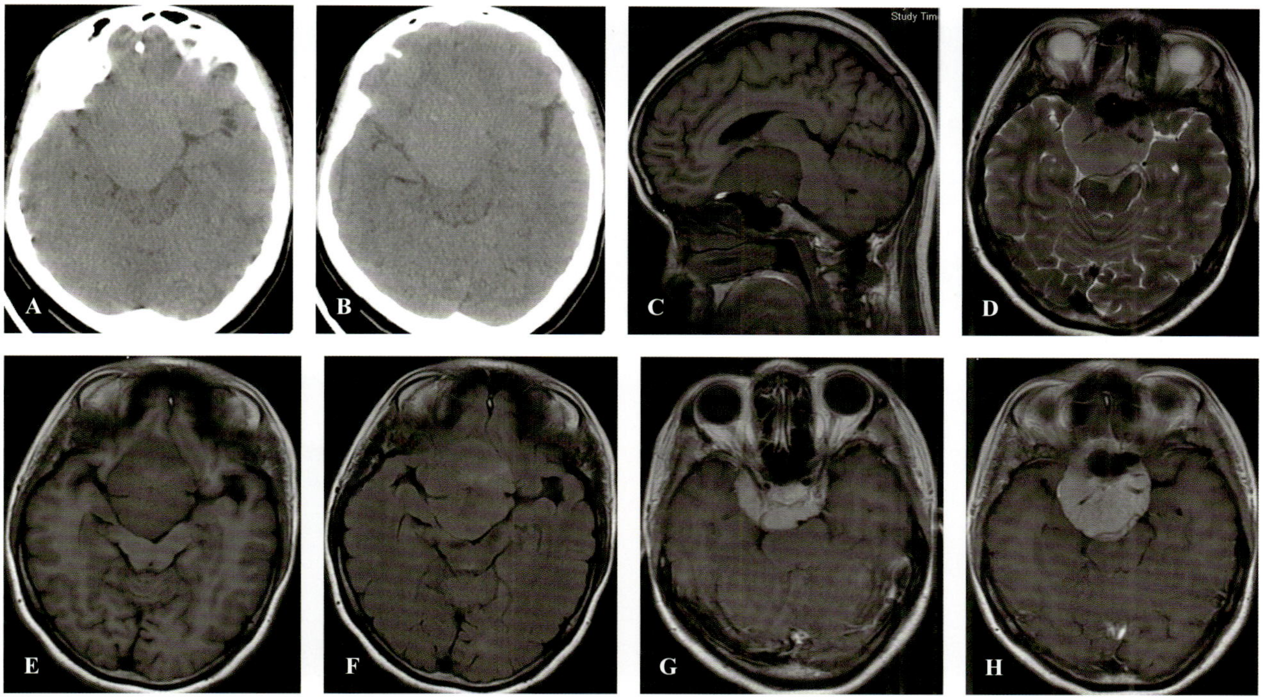

▲ 图 19-12　术前影像检查明确为鞍结节脑膜瘤
A 和 B. 平扫 CT 显示病灶为等密度；C. T_1WI 像呈等 T_1；D. T_2WI 像呈等 T_2；E. T_1-FLAIR 像为等信号灶；F. T_2-FLAIR 像为等信号灶；G 至 P. 增强 MRI 见鞍上池消失，以鞍结节为中心的肿瘤偏右侧生长，完全包绕双侧颈内动脉、A_1 段和 M_1 段，肿瘤强化明显，边界清楚。增强轴位像显示肿瘤向后生长压迫脑干，使大脑脚变形移位

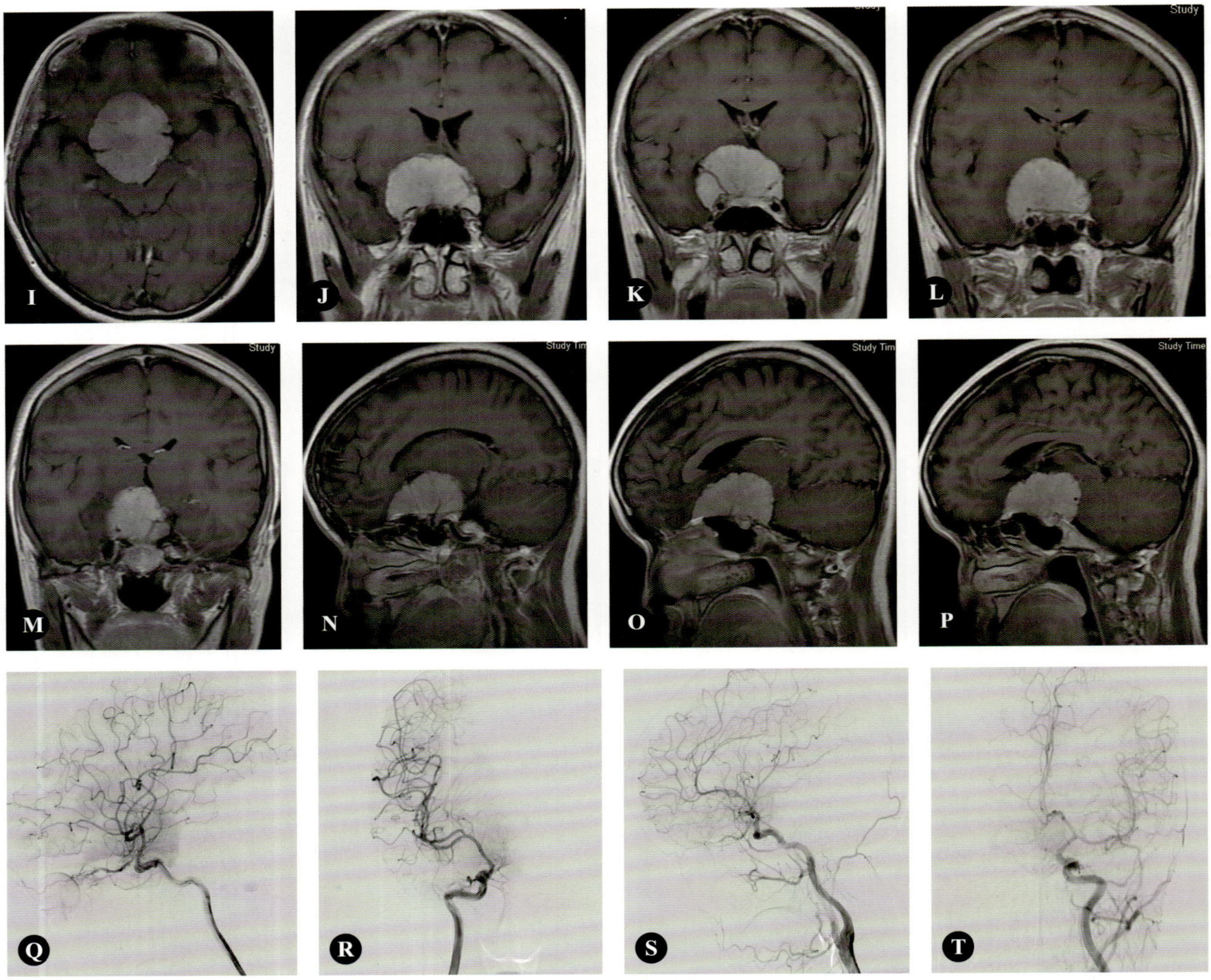

▲ 图 19-12（续） **术前影像检查明确为鞍结节脑膜瘤**

J 至 M. 增强冠状位像显示肿瘤向上生长压迫第三脑室，使之变形移位（G 至 I）。增强矢状位像显示肿瘤向后生长突下脚间窝，向下生长突入鞍内，颅中窝底硬膜有明显的脑膜尾征（N 至 P）；Q 和 R. R-ICA 造影显示右侧眼动脉增粗，颈内动脉有新生分支参与肿瘤供血，有轻度肿瘤染色，右侧 A_1 段受肿瘤压迫未显示；S 和 T. L-ICA 造影显示眼动脉增粗，床突上段 ICA 亦有新生血管参与肿瘤供血，同侧 A_1 受肿瘤压迫上抬，供应双侧 A_2

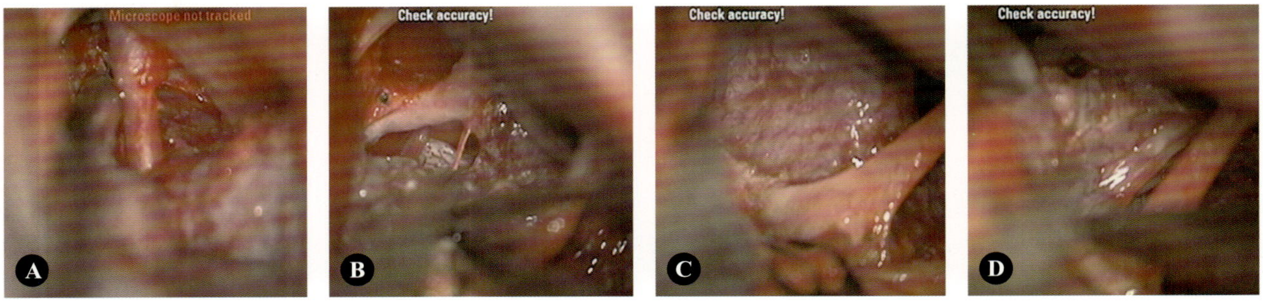

▲ 图 19-13　**术中主要步骤**

A. 沿颈内动脉分离第二、三间隙的肿瘤；B. 寻找与分离保护对侧视神经；C. 在第一间隙分离视交叉前下方的肿瘤；D. 寻找分离保护垂体柄

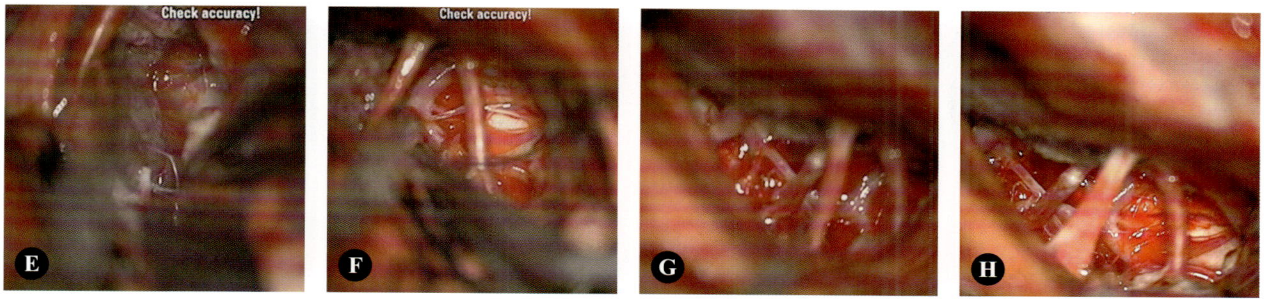

▲ 图 19-13（续） 术中主要步骤

E. 分离右侧第三间隙的肿瘤外侧壁，分离保护动眼神经；F. 经右侧第二间隙分离肿瘤后壁与基底动脉、大脑后动脉之间的粘连；G. 彻底止血，清理瘤腔；H. 显露保护好的鞍区诸结构，同侧的视神经、ICA、垂体柄、基底动脉及其分支等

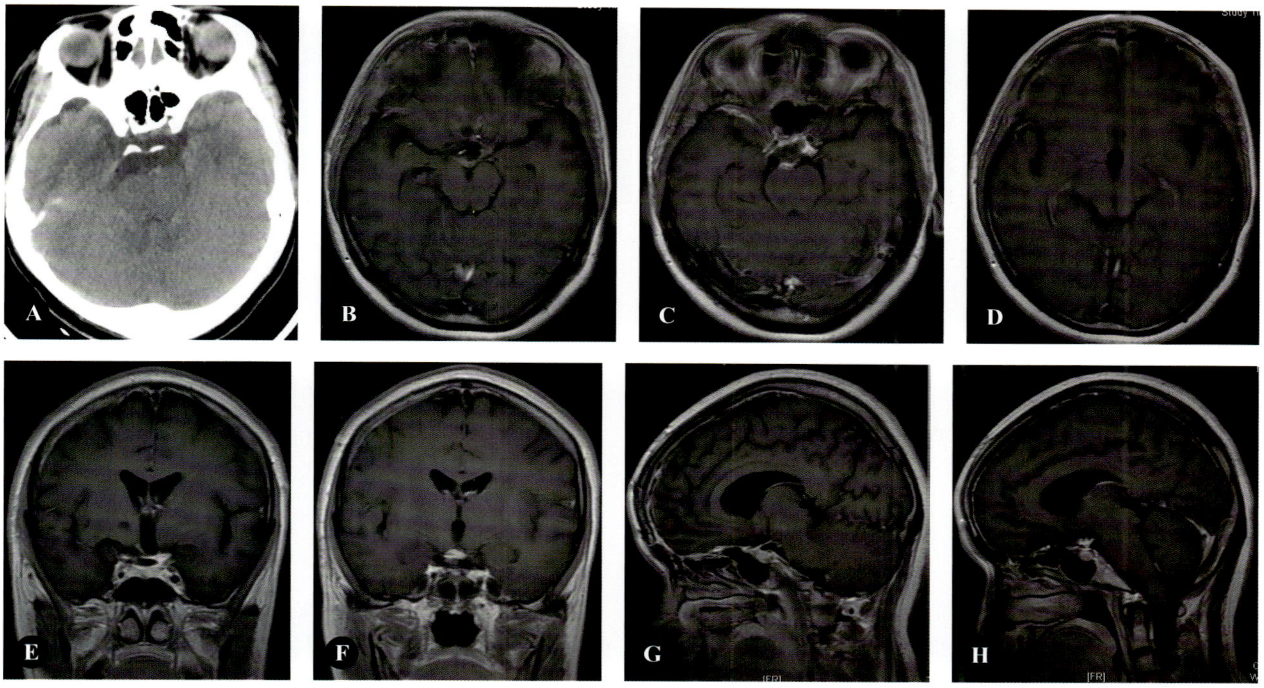

▲ 图 19-14 术后影像复查提示肿瘤切除满意

A. 术后 CT 显示鞍区肿瘤切除后，鞍上池恢复；B 至 H. 术后半年增强 MRI 复查提示肿瘤全切除，受压的脑干和第三脑室已复位。B 至 D. 增强冠状位像；E 和 F. 增强冠状位像；G 和 H. 增强矢状位像

（陈立华 陈文锦）

第 20 章　蝶骨嵴脑膜瘤的手术治疗

蝶骨嵴脑膜瘤（SWM）是指起源于蝶骨大、小翼骨缘处的脑膜瘤，占颅内脑膜瘤的 10%～18%，约占幕上脑膜瘤的 20%。广义的蝶骨嵴脑膜瘤，包括颅前窝和颅中窝的蝶骨大、小翼骨缘处生长的所有脑膜瘤。蝶骨嵴脑膜瘤为颅中窝最常见的肿瘤，仅次于凸面及矢状窦旁和镰旁脑膜瘤，居颅内脑膜瘤的第 3 位。肿瘤多单侧球形生长，向前生长可至颅前窝底，向后内发展可侵袭海绵窦。有时压迫或包绕视神经、颈内动脉、大脑前动脉、大脉中动脉和大脑后动脉，肿瘤常将这些重要结构推挤甚至包绕，造成手术困难。

一、背景

（一）正常解剖

1. 蝶骨嵴　位于颅前窝和颅中窝交界处，由蝶骨大翼和蝶骨小翼构成。水平面上，蝶骨嵴起自前床突，弧形向外侧延伸至颅腔侧方处张开，至翼点处的颞叶凸面，变成颅骨穹窿的翼部。蝶骨嵴可分为大致相等的内、中、外 3 份：内 1/3 为前床突，与中 1/3 共同形成蝶骨小翼的后缘，外 1/3 则是蝶骨大翼的翼部。蝶骨小翼占骨缘的 2/3，大翼占 1/3。

2. 视神经管　视神经管位于蝶骨小翼的 2 个基部之间。视神经管的近端开口由一薄层硬脑膜覆盖，近端开口呈椭圆形，水平宽度始终大于高度。当它接近眼眶时，管的远端是狭窄的，与近端相比，远端管的内侧壁非常致密。视神经管顶部的平均长度为 7.7mm（右）和 8.1mm（左）；视神经管下壁的平均长度为 4.4mm（右）和 4.3mm（左）；内侧壁的平均长度为 10.7mm（右）和 10.5mm（左）；外侧壁的平均长度为 9.9mm（右）和 10.1mm（左）。

3. 视交叉　视交叉的平均长度为 7.8mm（5.6～9.6mm），宽度为 12.8mm（9.0～16.4mm）。视神经的颅内部分很长，而视神经颅孔与鞍结节之间的距离很短，这种情况被称为后置视交叉。Renn 和 Rhoton 报道约有 15% 的病例中是这种视交叉。术中关键的一点是，使用高速钻头，尽可能多地切除蝶骨嵴的骨质，以提供光滑、平坦的蝶骨表面。这种广泛的骨质切除使脑牵拉最小化，并使手术显露最大化。

4. 翼点　翼点是位于颅骨外侧正中的蝶骨额部、顶骨、颞部鳞状和大翼的汇合区。以翼点中点为中心的半径 1cm 的圆与脑膜中动脉前支重叠者占 68%，后支血管占 32%。翼点中心位于颧弓中点以上 37.02mm，额颧缝后外侧缘后 28.20mm，视神经管外侧 42.73mm，蝶骨嵴 10.59mm。

5. 外侧裂　外侧裂与蝶骨嵴之间存在负相关的关系（图 20–1）。蝶骨嵴的深度平均为 7.28mm ± 0.3mm，而外侧裂的深度平均为 9.0mm ± 0.4mm。

（二）病理解剖学特征

蝶骨嵴脑膜瘤是一类解剖差异较大、手术风险和预后不甚相同的肿瘤。颅前窝、颅中窝的外侧硬膜由颈外系统供血，内侧由颈内系统供血，中部为双重血供。

1. 蝶骨嵴脑膜瘤的血供

(1) 供血类型。蝶骨嵴脑膜瘤的血供分 3 种类型：①单纯颈外动脉供血；②颈外、颈内动脉双重供血，肿瘤中心为颈外动脉通过硬脑膜向肿瘤基底供血，周边可由邻近的大脑中动脉、颈内动脉、大脑前动脉、前交通动脉、后交通动脉发出的肿瘤营养支供血；③单纯颈内动脉供血。

(2) 不同类型蝶骨嵴脑膜瘤的供血

①蝶骨嵴外侧型脑膜瘤：主要由颈外动脉的脑膜中动脉供血，外侧型易于早期离断肿瘤基底而阻断血供。

②蝶骨嵴内侧型脑膜瘤：以颈内动脉系统供血为主，其中多为眼动脉分支供血，以及眼动脉发出的筛前、筛后动脉和脑膜回返动脉。

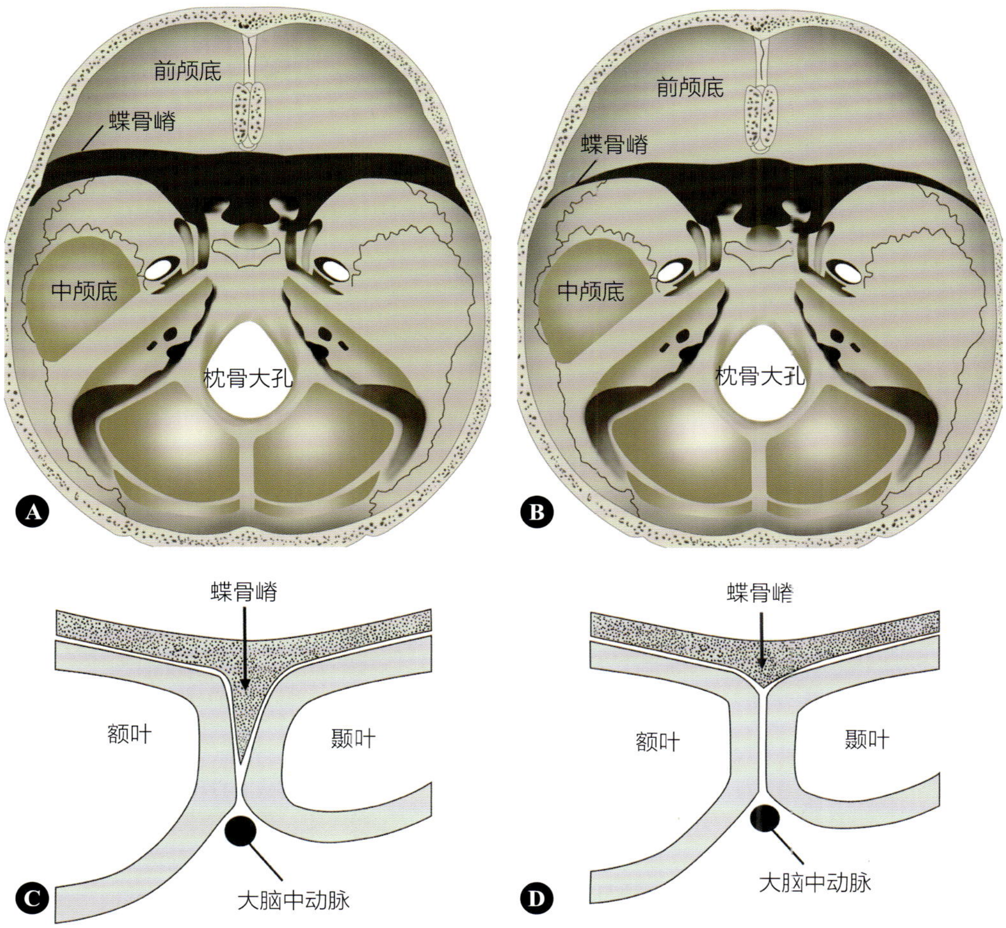

▲ 图 20-1 显示外侧裂池深度和蝶骨嵴深度之间的负相关关系

A. 轴位显示深蝶骨嵴；B. 轴位显示浅蝶骨嵴；C. 冠状位显示深蝶骨嵴；D. 冠状位显示浅蝶骨嵴

③蝶骨嵴中 1/3 脑膜瘤和巨大的蝶骨嵴脑膜瘤：双重供血。眼动脉的脑膜回返动脉、颌内动脉的脑膜支、脑膜中动脉、脑膜副动脉，圆孔动脉、颈内动脉 C_4 和 C_5 段发出的脑膜支均可参与大型和巨大型 SWM 的供血。

2. 海绵窦内扩展　巨大内侧型蝶骨脑膜瘤累及蝶骨大翼和小翼的硬脑膜、前床突、蝶骨眶骨和颅中窝。也可能涉及海绵窦、眶尖和眶周、鞍上区和翼腭颞下窝。Russell（2008）报道 60 例 SWM，有 11 例累及海绵窦，SWM 累及海绵窦的发生率为 31%。Mirone（2009）报道 71 例蝶骨嵴脑膜瘤，分别有 25 例和 38 例扩展到海绵窦（35.2%）和眶尖。

3. 骨质增生　蝶骨嵴脑膜瘤伴骨质增生是由骨侵袭引起的，包括肿瘤引起的骨骼血管紊乱，骨骼刺激而无实际侵袭；由肿瘤本身产生，并由肿瘤细胞分泌的因子刺激正常骨中的成骨细胞。最广泛接受的理论是肿瘤侵袭骨骼的理论。根据术前神经影像检查可确定骨质增生的部位和范围。25% 到 49% 的脑膜瘤可见骨质增生，其中凸面和蝶骨嵴受到的影响最大。Bikmz（2007）报道 67 例蝶骨嵴脑膜瘤，17 例累及骨质的 SWM，明显特征是骨质增生 – 广泛的骨浸润，骨质增生的发生率为 25.4%。

二、肿瘤分型

1938 年，Cushing 和 Eisenhardt 首次报道了 SWM 的外科手术经验，并将其分为 4 类，即内侧或床突型膜瘤、中部脑膜瘤、斑块型脑膜瘤及球形蝶骨嵴脑膜瘤。

（一）按解剖部位分类

蝶骨嵴是颅前窝与颅中窝的分界。1938 年，Cushing 和 Eisenhardt 按蝶骨嵴脑膜瘤的起源将蝶骨嵴脑膜瘤分为床突部、翼部、翼点部三大类，即蝶骨嵴内侧 1/3 脑膜瘤（称床突型）、中 1/3 脑膜瘤（又称蝶骨小翼型）和外 1/3 脑膜瘤（称蝶骨大翼型）。

球形蝶骨嵴脑膜瘤按其附着点分为内 1/3、中 1/3 和外 1/3 三型被广为采用，这一分类对于中、小型脑膜瘤确定其起源部位有重要的指导作用，但肿瘤巨大、基底较宽时，较难准确判断肿瘤的附着点，分型常混合存在，不能划入其中任何一型，故临床上将蝶骨嵴脑膜瘤仅分为内侧型和外侧型。内侧型蝶骨嵴脑膜瘤，亦称蝶骨小翼型脑膜瘤，起源于前床突和邻近的蝶骨小翼内侧，约占 2/3；外侧型蝶骨嵴脑膜瘤，亦称蝶骨大翼型脑膜瘤，约占 1/3。内侧型肿瘤起源于前床突与蝶骨小翼内侧；外侧型肿瘤生长于外侧裂，并嵌入额叶的外侧与底面及颞叶的前部与底部。

内侧型蝶骨嵴脑膜瘤为球形脑膜瘤，起源于蝶骨嵴的内侧，包绕着颈总动脉（部分或完全）或其分支。这型肿瘤随肿瘤的增大慢慢包裹颈动脉及其分支，或侵蚀这些血管（图 20–2）。海绵窦型 SWM 又根据肿瘤的具体起源部位分为起源于床突的床突 – 海绵窦型脑膜瘤和起源于蝶骨嵴内侧 1/3 的蝶骨海绵窦型脑膜瘤，以及蝶 – 床突 – 海绵窦型 SWM（图 20–3）。

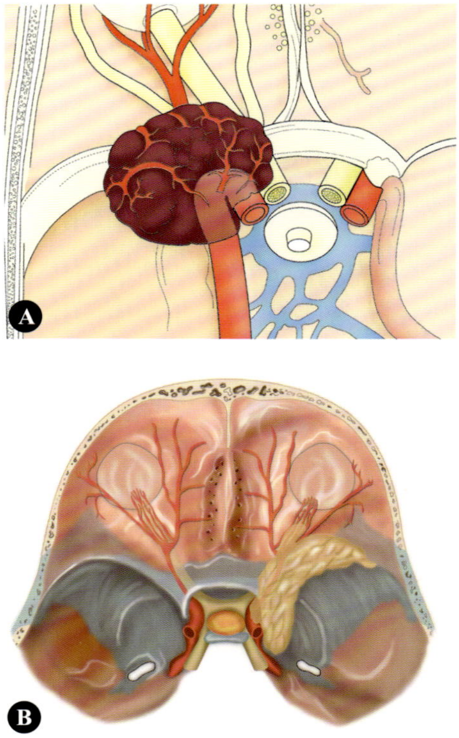

▲ 图 20–2　蝶骨嵴内 1/3 脑膜瘤

A. 内侧型 SWM 肿瘤常常包绕颈内动脉；B. 内侧型蝶骨嵴脑膜瘤包裹右侧视神经、颈内动脉，也可侵袭海绵窦，蝶骨以蓝色标记

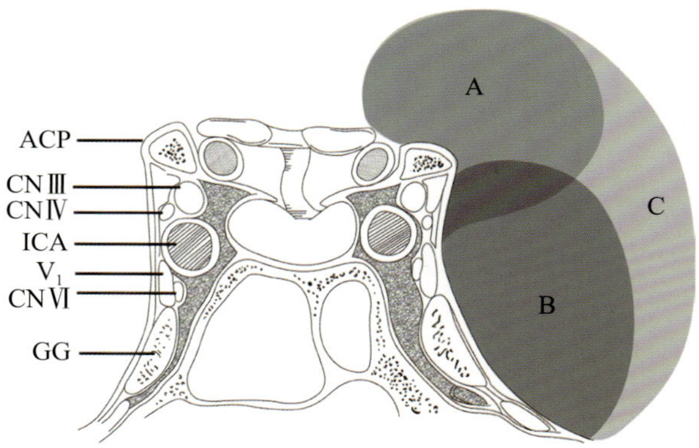

▲ 图 20–3　蝶骨嵴内侧脑膜瘤根据向海绵窦的延伸进行分类

A. 床突 – 海绵窦；B. 蝶 – 海绵窦；C. 蝶 – 床突 – 海绵窦脑膜瘤。海绵窦的累及可能局限于海绵状外侧腔，也可能延伸到海绵窦内侧腔。ACP. 前床突；GG. 三叉神经节

（二）按肿瘤的形态分类

按形态可分为球形和扁平形两类。球形脑膜瘤的硬膜附着点多较局限，藉此接受血液供应；而扁平形者基底广泛，呈地毯样生长。Russell（2008）根据对 60 例 SWM 手术治疗的经验，在对 SWM 进行多平面成像、显微外科观察和长期随访的基础上，将其分为 3 型（表 20–1）：① Ⅰ 型，球形内侧型（35 例）；② Ⅱ 型，球形外侧型（13 例）；③ Ⅲ 型，骨质增生“斑块”形脑膜瘤（12 例）。为了充分描述临床特征和手术细微差别，Ⅰ 型也分为 2 个亚型：没有硬膜外扩张的球形内侧（IA）和具有硬膜外扩张到海绵窦（IB）的球形内侧型。

（三）Bonnal 分类

1980 年，Bonnal 等对蝶骨嵴脑膜瘤进行了较全面、细致的研究后，将其分为 A～E 五类。此分类是在传统的 Cushing 分类基础上，增加了颅底侵袭性较强的扁平形（B）和广基球形（C）两类。蝶骨嵴中 1/3 和外 1/3 脑膜瘤（D、E 组）多能达到 Simpson Ⅰ、Ⅱ 级全切除，而内 1/3 和广基侵袭性

表 20-1　蝶骨嵴脑膜瘤的分类

分　型	临床表现	手术要点	术后可能的并发症
Ⅰ型，球形内侧型	视觉缺陷	血管分离	视觉缺陷，脑梗死
Ⅱ型，球形外侧型	癫痫	大脑皮层分离	皮层功能缺损，脑水肿
Ⅲ型，斑块型	眼球突出	切除受累的骨	眼球突出和硬脑膜缺损

Ⅰ型分为 2 个亚型：ⅠA. 不伴海绵窦延伸；ⅠB. 伴海绵窦延伸

脑膜瘤（A、B、C 组）的切除则有相当的难度。

1. A 组　深部、前床突或蝶骨海绵窦球形脑膜瘤，肿瘤附着于蝶骨翼内侧硬膜、前床突硬膜或海绵窦外侧壁硬膜，紧密接触颈内动脉及其分支，将其推移、拉长或包绕，压迫视神经和视束。除前床突外，余骨质不受累。肿瘤向上突入颅腔，也可向下侵入海绵窦，但不同于起源于海绵窦窦腔内肿瘤。

2. B 组　蝶骨翼侵袭性扁平形脑膜瘤，肿瘤广泛侵蚀蝶骨大翼，使之增厚，并常侵及蝶骨翼和海绵窦硬膜。颅内颈内动脉和分支不受累，视神经可因视神经管狭窄而受压。肿瘤易于通过颅底向颅外侵袭。蝶骨嵴增生，可早期出现单侧眼球突出、颞窝膨隆，继之出现单眼视力下降和视神经萎缩。

3. C 组　蝶骨翼侵袭性球形脑膜瘤，兼有 A、B 两组特点。

4. D 组　蝶骨嵴中部脑膜瘤，不同程度地向额叶和颞叶内生长。

5. E 组　翼点或侧裂球形脑膜瘤，肿瘤附着于蝶骨嵴外侧、颅底与穹窿交界处，压迫额叶和颞叶。穹窿部骨质受累明显。

（四）SWM 的临床分型

SWM 首先被 Cushing 和 Eisenhardt 详细分类为“球状”和“斑块状”肿瘤。斑块脑膜瘤以片状硬脑膜受累和骨质增生为特征。蝶眶脑膜瘤（SOM）被用来描述起源于蝶骨大翼扩展至眼眶的斑块脑膜瘤。SWM 包括前床突脑膜瘤、原发性 CS 脑膜瘤和蝶－斜－床突脑膜瘤，这些脑膜瘤因其独特的表现而被认为是独立的实体瘤。

（五）其他分型

根据肿瘤的部位和侵袭范围，将蝶骨嵴脑膜瘤分为 7 型（图 20-4）。Ⅰ型，内侧型蝶骨嵴脑膜瘤，没有海绵窦侵犯；Ⅱ型，内侧型蝶骨嵴脑膜瘤，伴有前床突侵犯；Ⅲ型，内侧型蝶骨嵴脑膜瘤；Ⅳ型，外侧型蝶骨嵴脑膜瘤；Ⅴ型，蝶骨嵴脑膜瘤占据 1/2 蝶骨嵴，但没有海绵窦受累；Ⅵ型，蝶骨嵴脑膜瘤占据 1/2 蝶骨嵴，伴有海绵窦受累；Ⅶ型，蝶骨嵴全程都有肿瘤侵犯。

三、术前评估

（一）临床表现与评估

蝶骨嵴脑膜瘤的临床表现取决于肿瘤的部位，内侧型 SWM 经常累及眶上裂、压迫，可出现第Ⅲ、Ⅳ、Ⅵ及 V_1 脑神经损害，表现类似海绵窦综合征。外侧型 SWM 可呈球形或扁平形，球形肿瘤体较大，症状出现较晚，一般无脑神经受累症状。

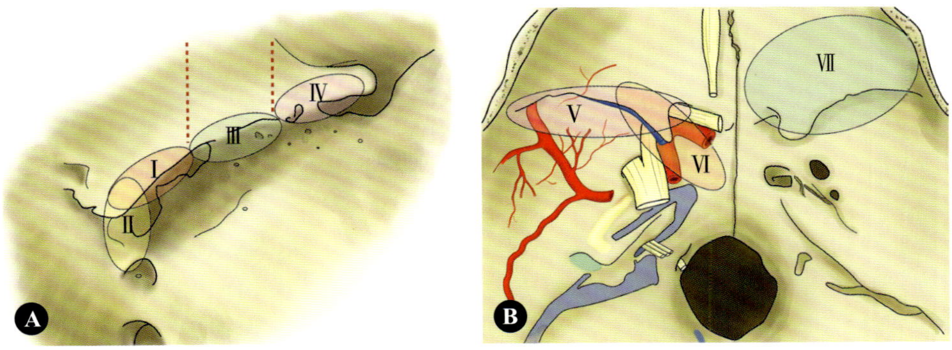

◀图 20-4　蝶骨嵴脑膜瘤的分型
A. 显示蝶骨嵴脑膜瘤Ⅰ～Ⅳ型；B. 显示蝶骨嵴脑膜瘤Ⅴ～Ⅶ型

1. 眼球突出　累及蝶骨翼的脑膜瘤可表现出广泛的侵袭性生长方式，涉及视神经管，侵袭眼眶，表现为单侧眼球突出。Mirone（2009）报道71例蝶骨嵴脑膜瘤，最典型症状是眼球突出，占85.9%（61/71）；其次是视力障碍（57.7%）和动眼麻痹（12.7%）。

2. 视觉障碍　最常见的脑神经缺损是视神经病变，内侧型SWM需查视力、视野。

（二）影像检查与评估

1. 影像学检查项目

(1) X线平片：可显示单侧蝶骨翼、眶板增厚，少数可见到肿瘤钙化影。

(2) 头部CT：CT扫描可做出定性诊断并能显示肿瘤在颅骨内、外的侵犯程度。CT骨窗位像判断肿瘤浸润骨质或增生的程度。冠状CT有助于判断瘤体巨大者的生长点。

(3) 头部MRI：MRI除能更清楚地显示肿瘤生长范围外，还可以显示肿瘤与蝶骨嵴和眼眶的关系，更重要的是可发现肿瘤与海绵窦和颈内动脉及其主要分支的关系，尤其是对内侧型的蝶骨嵴脑膜瘤，MRI提供肿瘤与颈内动脉的关系，肿瘤是否包裹颈内动脉或累及海绵窦。增强后的MRI图像会更清晰。同时，MRI对了解肿瘤的质地、侵袭方向帮助很大。T_2WI信号越高，提示肿瘤含水量越大，质地越软；T_2WI信号越低，肿瘤含水量越小，质地越硬。

(4) CTA、MRA：了解肿瘤与颈内动脉和大脑中动脉的关系及其包裹程度，正常血管结构被挤压和移位的具体情况，有助于避免引起灾难性的血管损伤。ICA、M_1和A_1是否被肿瘤呈360°包绕，以及包绕的类型，肿瘤严重包裹颅底血管则需要做好次全切的准备，因为在肿瘤切除过程中，极易损伤和撕断ICA小穿支。尤其是肿瘤完全包绕ICA床突上段、M_1和A_1的"致命组合"时，应考虑次全切除。

(5) 脑血管造影：如果肿瘤侵犯血管，要进行血管造影，这对于鉴别是否是血管外皮细胞瘤是有意义的，如果是血管外皮细胞瘤术前有必要进行栓塞治疗。全脑血管造影（DSA）的意义是观察肿瘤的供血来源及程度，这是CT与MRI无法代替的。

2. 评估内容

(1) 肿瘤大小、部位和质地：T_1增强加权像能提供肿瘤的基本信息，T_2加权像足以判断肿瘤的质地。蝶骨嵴脑膜瘤CT表现很清楚，以蝶骨嵴为中心的球形生长的肿瘤，边界清晰，经对比加强后肿瘤影像明显均匀增强，MRI可以显示肿瘤与蝶骨翼和眼眶的关系等。

(2) 骨质增生：术前神经影像检查常常低估了骨质增生和脑膜或眶周浸润的程度。因此，必须考虑骨质增生是肿瘤对骨的侵袭。Kim等（1987）将SWM的骨质增生分为4种类型，即均匀增生、骨膜层增生、三层和双壁增生。

(3) 脑水肿：肿瘤周围水肿可能与病变压迫主要的静脉回流通路有关，脑膜瘤的肿瘤大小、部位、组织学亚型、脑内动脉供血等多种因素可能与瘤周水肿有关。分泌型脑膜瘤占脑膜瘤的1.2%～9.3%。在分泌型脑膜瘤中，82%的患者存在脑水肿，其中45%表现为严重水肿。发现VEGF高表达的脑膜瘤瘤周水肿发生率明显增高。

(4) 肿瘤与前循环的关系：CTA、MRA和DSA检查，了解肿瘤供血及与颈内动脉的关系，这对术前评估蝶骨嵴脑膜瘤的手术难度及预测预后很有意义。内侧型肿瘤，MRI还以提供肿瘤与颈内动脉的关系，肿瘤是否将颈内动脉、大脑前动脉和大脑中动脉及其分支包裹在内，或肿瘤是附着在海绵窦上还是侵犯了海绵窦，这些情况对手术切除肿瘤均有重要的指导价值。

(5) 海绵窦受累的程度：海绵窦和SOF构成了手术的局限性，但是如果患者术前严重的CN缺损或肿瘤复发，积极的手术是合理的，必须以降低新复发的风险为目标。海绵窦的肿瘤仅进行次全切除，残余肿瘤可以保持稳定。低复发率与积极的手术策略有关，特别是涉及眶周切除范围宽的肿瘤的眶内部分。累及海绵窦内的肿瘤有极慢生长和可变的自然病史。

(6) 肿瘤血供：DSA提供肿瘤供血动脉类型及其来源，内侧型SWM的供血动脉来自颈内动脉系统（眼动脉和海绵窦段颈内动脉的脑膜支），以眼动脉分支为其主要供血来源。如肿瘤向颅前窝发展可见筛后动脉供血，还可见颈内动脉虹吸段张开，有时颈内动脉受肿瘤直接侵犯，表现为管壁不规则和变细。中、外侧型蝶骨嵴脑膜瘤的血液供应主要来自颈外动脉系统分支。

3. 蝶骨嵴脑膜瘤术前分级评估　根据术前有无

放疗、血管有无被肿瘤包绕、肿瘤有无侵犯多个颅凹、有无第Ⅲ对脑神经麻痹、有无第Ⅴ对脑神经麻痹、有无第Ⅵ对脑神经麻痹等，对肿瘤手术切除的难度进行评估。分值越低，肿瘤全切除率越高；分值越高，切除肿瘤越困难。评分系统可用于预测切除范围。这将有助于 SWM 的手术决策，还有助于计划有意 STR 和术后随访。

(1) Güdük 分级评分系统：Güdük（2019）对 SWM 提出了一个评分系统，可以为切除范围提供术前评估（表 20–2）。

(2) Behari 术前放射学评分系统：Behari（2008）考虑到肿瘤体积，提出了术前放射学评分系统。评分内容包括延伸到周围的手术走廊、海绵窦侵犯的程度（基于肿瘤与海绵状颈内动脉的关系）、相关的骨肥大和（或）钙化＞50%、相关的脑水肿程度。术前放射学评分≥7 分，表示完成全手术切除的难度大（表 20–3）。

根据计算的肿瘤体积、肿瘤块内相关的骨增生程度和（或）钙化程度超过 50%、肿瘤周围水肿的程度、肿瘤向周围区域的侵袭程度、海绵窦侵犯的程度进行评分。在总共 12 分中得分≥7 的患者中，如果尝试完全切除，则由于神经血管损伤的显著风险而不得不留下小的肿瘤残留。该放射学评分系统在预测巨大内侧蝶骨脑膜瘤手术切除的难度方面非常有用。术前放射学评分≤7 的患者在硬脑膜附着处电凝的情况下，容易做到肿瘤完全切除。对于得分在 8～12 的患者，肿瘤的残留物附着在海绵窦界限内的重要神经血管结构上，或者附着在蝶鞍，鞍上或脑干区域的穿支血管和神经结构上，从而阻止了全部切除。较大的肿瘤通常倾向于扩散到关键区域。因此，肿瘤的大小对其可切除性有重要影响。肿瘤的体积分析而不是肿瘤的最大尺寸，这对于巨内侧蝶骨脑膜瘤的球状和斑状型 SWM 的统一评估特别有用。此外，在广泛分布的脑膜瘤不规则地扩散到许多基底区域中，仅根据其最大尺寸很难对其进行分级，使用体积评估就显得更为合理。

表 20–2　蝶骨嵴脑膜瘤的评分系统

计分项目	参数解释	评　分
直径	≤4cm	0
	＞4cm	1
近端血管	没有受累	0
包裹 ICA 床突上段		1
海绵窦	受累	2
远端血管	无受累	0
ACA 或 MCA	受累	1
骨质	无侵袭	0
骨肥大或骨侵犯		1
累及眶上裂、眼眶、视神经管并颅外扩展		2

1～2 分，手术容易获得肿瘤全切除，全切除的可能性超过 95% 以上；3～4 分手术有一定的挑战性，只有部分可获得肿瘤全切除；5～6 分，手术难度极高，只能做到部分切除，计划和执行 STR，并使残留的肿瘤附着在重要的神经血管结构上

表 20–3　术前放射学评分系统

评分项目	评分标准	评　分
肿瘤体积［体积（cm^2）=（长 × 宽）/2］	＜400	1
	400～800	2
	＞800	3
钙化或骨质增生	无	0
	有	1
脑水肿	无	0
	水肿＞2cm	1
	脑叶 / 半球	2
海绵窦侵袭	毗邻接海绵窦侧壁	0
	触及海绵窦颈 ICA	1
	包裹海绵窦 ICA	2
	包裹海绵窦 ICA 并使其变窄	3
包裹海绵窦 ICA 并使其闭塞		4
扩展至其他区域	无	0
	1 个区域	1
	多个区域	2

四、SWM 治疗策略

（一）放射外科治疗

放射治疗主要适用于 SWM 术后残留或复发的病例，术后放射治疗的指征包括：①术后连续影像学检查发现肿瘤复发或残留硬膜外肿瘤生长；②非典型或恶性肿瘤病理；③ Simpson Ⅳ级肿瘤切除。伽马刀放射治疗海绵窦内脑膜瘤残留后的实际肿瘤生长控制率从 3 年的 86.4% 到 5 年的 92%～96.5%。放射治疗后肿瘤体积增加，从 6% 到 9.5%。

（二）手术策略

1. 蝶骨脑膜瘤的手术指征　蝶骨嵴脑膜瘤为良性肿瘤，手术切除为最有效的治疗。因此，一经确诊原则上均应手术治疗。

(1) 肿瘤压迫视神经引起单眼视力进行性下降，或有颅内压增高显著时应尽早手术治疗。包括中、外 1/3 的脑膜瘤和原发于前床突或蝶骨嵴内 1/3 的脑膜瘤。

(2) 肿瘤较小或蝶骨嵴中、外 1/3 脑膜瘤，手术难度小，彻底治愈率高，应首选手术治疗。内 1/3 脑膜瘤如包绕颈内动脉或大脑中动脉，以及肿瘤侵入海绵窦等情况，可考虑行肿瘤近全切除或大部切除。

(3) 肿瘤突入眶内，向颅前窝、颅中窝或鞍上生长，甚至向对侧生长，如肿瘤侵入眶内或颞下窝。为解除症状，挽救视力，应争取时间早期手术全切除肿瘤，术后复发者仍可再次手术。

(4) 扁平形脑膜瘤侵入眶内引起突眼，或突入颅外引起面形改变和疼痛，应尽早手术。

(5) 原发或术后复发的各类蝶骨嵴脑膜瘤，造成明显高颅压症状，需切除肿瘤减轻对生命的威胁。

以下情况不宜手术切除：①年老体弱或伴有其他重要脏器功能不全，难以耐受手术；②肿瘤晚期，广泛累及鞍区、丘脑下部，引起双目失明、明显的意识改变和代谢障碍；③术后复发或残留者，术前评估肿瘤包绕颈内动脉等重要结构，前次手术有不可愈越的手术困难者，应先选择放射治疗。

2. 手术目的　手术的目的是尽可能全切肿瘤，包括肿瘤侵袭的硬脑膜和骨质。在第一次手术时若全切肿瘤，则肿瘤的复发率较低，10 年的复发率为 9%～15%。但是若肿瘤侵犯眶壁未能全切除的病例，复发风险是 30%～50%。因此，首次手术是外科治愈的最佳时机。

3. 手术原则　手术全程均应贯彻微创手术理念，安全彻底地切除肿瘤是最合理的手术理念。肿瘤的全切除必须以保护神经功能的完整性为前提。对质地坚硬、肿瘤血供丰富、近端 ICA 被肿瘤包裹和粘连者，要权衡肿瘤全切除带来的严重后果和残留肿瘤需进一步采用其他治疗方法这两方面的利和弊。

4. 手术入路的选择

(1) 手术入路选择的原则：手术入路的正确选择可以减少术中对脑组织的过度牵拉，从而避免水肿的脑组织挫伤和损伤。术前研究影像学资料需明确肿瘤大小，与颈内动脉、海绵窦和周围结构的关系、脑受压及水肿程度、有无破坏颅底或眶上裂向颅外生长，以及肿瘤的发展方向。明确肿瘤的毗邻关系，对选择手术入路至关重要。

(2) 常用的手术入路：处理蝶骨嵴内侧脑膜瘤最常用的手术入路为翼点入路和改良翼点入路、眶颧入路，这类手术入路均具有术野宽阔、手术视角大、距肿瘤较近、对脑组织牵拉较小等特点。

①翼点入路：适用于外侧型 SWM。

②改良翼点入路：在切除蝶骨嵴内侧大型脑膜瘤时，翼点入路往往显露不佳，而改良翼点入路却可根据肿瘤的生长方向调整手术切口，根据肿瘤向颅前窝或颅中窝延伸的程度，将额颞皮瓣、骨瓣向中线或后下方偏移、扩大，使骨窗的前缘和外侧缘尽可能接近颅底，通过磨除蝶骨嵴，必要时还可磨除眶上裂顶部，甚至前床突，以达到扩大显露的目的。不但可以方便显微手术操作，而且还可阻断颅外血供的分支。因此，改良的低位翼点入路更适于显微手术切除蝶骨嵴内侧、大型脑膜瘤。

③眶颧入路：操作复杂，损伤较大。眶 – 翼点入路能够控制同侧视神经和颈内动脉，有效地显露肿瘤基底部，有利于术中首先切断肿瘤颈外供血，适合绝大多数患者。

(3) 手术入路与肿瘤复发：入路有额颞 – 眶颧入路、翼点入路、经颧弓入路。改良翼点入路，常规无须进行颧弓切除，因为在切除肥大增生的骨质后，可以轻松实现出色的可视化和提供足够的手术通路。这种入路可以始终允许充分进入眼眶和颅中

窝底部，以完成骨和软组织肿瘤的切除，以及 SOF 和视神经管减压。

五、常用的手术入路

（一）翼点入路

翼点入路能较好地显露鞍区前部分的解剖结构。

（二）眶－翼点入路

1987 年由 Ossama、Al-Mefty 首先提出，是在眶上入路和翼点入路的基础上产生的一个联合入路。

1. 手术方法　平卧，头偏向对侧约 45°。使得颧骨突出部分位于最高位。切口起于颧弓水平，耳屏前约 1cm，沿发际线向上延伸，止于中线，不需要显露完整的颧骨，钻孔后剥离额底硬膜及眶内脂肪，游离眶顶，游离骨瓣后磨除蝶骨嵴，做眶－翼点一体骨瓣（图 20–5）。相比于眶颧入路，眶－翼点入路具有相对创伤小，对面部外观损伤风险相对较小的优势。但眶顶的移除，可提供更大的操作空间以及向上的角度，对于肿瘤的上界的显露有帮助。

硬膜外骨质的磨除以及早期离断肿瘤血供可便于肿瘤切除。早期辨认并保护重要神经血管，解剖侧裂，离断肿瘤基底血供；辨认颈内动脉、大脑中动脉、大脑前动脉以及视神经，血管锐性解剖分离。瘤内减压同时保护重要结构；分块切除可为操作提供更多空间，避免双极烧灼海绵窦侧壁，防止术后三叉神经麻痹。辨认对侧视神经，双侧视神经管内刮除残余肿瘤，肿瘤全切除。

2. 入路的主要优点

(1) 缩短到达肿瘤的距离：当眶上缘和眶外侧壁被切除后，磨除蝶骨嵴外侧部更为方便，这样无论是从额底还是外侧裂入路，均无骨性组织的障碍，明显缩短了到达病变的距离。

(2) 多角度操作：可从不同方向处理累及不同范围的肿瘤，如通过额底处理蝶骨平台、鞍结节、向鞍上发展的肿瘤，从外侧裂可以处理蝶骨嵴、鞍内、鞍旁的肿瘤，该入路尚可以经颞下处理累及颞极和颞底的肿瘤。

(3) 硬膜外处理蝶骨嵴：更便利地磨除蝶骨嵴，有利于阻断硬膜外的肿瘤供血。采用这一入路处理蝶骨嵴内侧大型脑膜瘤时，首先将蝶骨嵴尽可能地磨除，根据硬脑膜外显露的程度，将蝶骨嵴磨除的范围尽可能地延伸至前床突。一般在磨除蝶骨嵴后往往已经在硬脑膜外显露了肿瘤的外侧基底部，此时在硬脑膜外即可对蜈骨嵴内侧脑膜瘤的基底部血供进行阻断。

(4) 颅眶一体化骨瓣：眶和额颞骨整体成形为一个骨瓣，避免颅、眶的骨质缺损，因而不需要进行颅骨重建，也不会产生外观上的缺陷。该入路常常毋须先解剖蛛网膜下腔，即可以进行肿瘤的切除。

（三）颧弓－翼点入路

可较多地显示颅中窝和鞍区后部的解剖结构，对海绵窦的显露具有优势。

（四）翼点锁孔入路

1. 手术计划　术前在头皮上识别主要的解剖标志：翼点、额颧点，位于眶缘上，距颧弓上缘与眶缘相接的水平面 2.5cm，位于眶缘外侧缘与上缘交界处的正下方。侧裂位于一条线上，该线从前颧点向后延伸穿过头部的侧面，一直延伸到 3 个 1/4 点。如果我们用力按压颞肌下方的颞区，很容易发现这种凹陷。如果我们尾随这个凹陷，直到它穿过皮肤

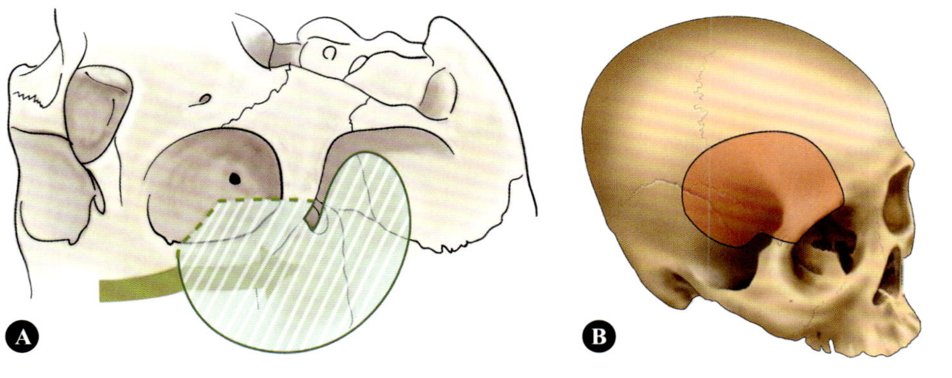

◀图 20–5　眶－翼点入路
A. 头位与骨瓣成形示意；B. 眶－翼点骨瓣

表面的发际线，实际上是沿着蝶骨嵴的方向一直走到翼点。因此，蝶骨嵴与外侧裂的小窝和大脑中动脉密切相关。

2. **手术方法**　仰卧位，头抬高 10°～15°，确保头部最终位置高于心脏水平。头部旋转 45°，头部旋转可根据肿瘤的位置而变化。以蝶骨嵴末端的估计位置为中心，规划一个 4～5cm 的切口。浅层颞肌解剖分离，骨瓣成形，距离骨缘约 2mm 的边缘，以半月形方式打开硬脑膜。

3. **翼点锁孔入路的优点**　标准翼点入路的主要缺点是功能性和美容性。锁孔入路的成功依赖于对脑池和脑裂的广泛解剖，以打开脑组织周围的自然空间。翼点锁孔入路需要更好的解剖规划（图 20-6）。

（五）眶上外侧入路及其改良入路

1. **改良的眶上外侧入路（MLSA）手术要点**　改良的眶上外侧入路（MLSA）比翼点入路（PA）和眶上外侧入路（LSA）更快，更简单且侵入性更小。与 LSA 相比，改良的眶上入路（MLSA）略有不同（图 20-7）。

2. **LSA 优点**　该入路具有以下优点：①操作

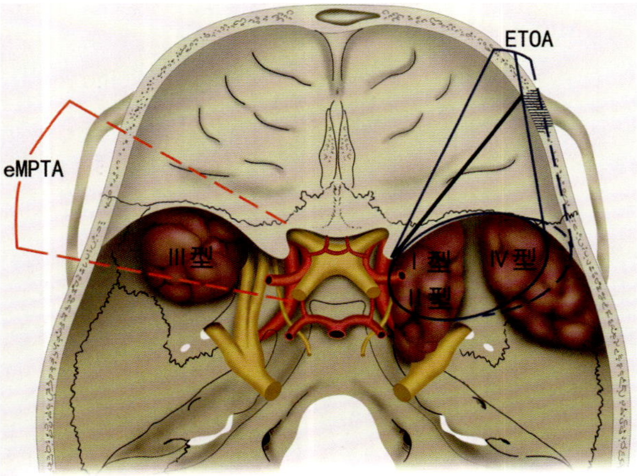

▲ 图 20-6　SWM 的 eMPTA（左红色虚线）和 ETOA（右蓝色直线）手术入路示意

eMPTA 开颅受切口的限制，朝向颅中窝，并根据肿瘤切除程度的要求进行调整。ETOA 的手术走廊采用沙漏形，入口比出口小（椭圆形的蓝色直线）。ETOA 的手术自由角度取决于 GSW 和眼眶侧壁（黑线）切除的程度。可以通过增加外侧眼眶切除（蓝色阴影）扩大 ETOA 外侧手术通道的范围（蓝色虚线）。eMPTA. 扩展的迷你翼点入路；ETOA. 内镜经眶入路

时间明显缩短。②皮肤切口和皮瓣较小。③颞肌损伤较小。有一个骨孔和一个小的颅骨切开术。术后风险小，开颅手术减少了脑脊液瘘、硬膜外血肿和感染。

3. **MLSA 相对于 LSA 和 PA 的优势**　手术时间短，没有磨除蝶骨嵴，颞肌损伤较小，MCA 动脉瘤的近端控制很快。仅干预颞肌的一小部分。MLSA 是一种比其他方法更靠前的方法。不切开蝶骨或颞骨，不磨除蝶骨翼可产生较小的浸袭状态，也有利于开和关颅。在 LSA 和 PA 中，磨除蝶骨大和小翼会造成骨骼缺损并延长手术时间。在 MLSA 中，没有磨除蝶骨翼的必要。与 LSA 和 PA 相比，这是最重要的区别。MLSA 是侵入性较小的方法。由于对颞肌的干预极少，因此与其他方法相比，无须磨除蝶骨翼而仅进行额底开颅手术可能是更好的美容效果。在 MLSA 中，我们执行从近端到远端的 Sylvian 解剖。可以将 MLSA 舒适地用于前循环动脉瘤、蝶骨嵴和鞍结节脑膜瘤、嗅沟脑膜瘤、岛叶区域肿瘤。

4. **MLSA 相对 LSA 和 PA 的缺点**　如果必须切除前床突，则 MLSA 不适合。因此，我们可以在某些后交通动脉瘤手术中将 MLSA 转换为 PA；MLSA 也不适合基底动脉瘤，因为它需要更多的侧面视角。

（六）眶 - 额入路

若瘤体巨大，跨越中线或侵入眶内较多，则要采用眶颧入路可比较满意地显露肿瘤，有效处理来自蝶骨基底部的肿瘤血液供应（图 20-8）。

1. **手术适应证**　眶 - 翼点入路、颧弓 - 翼点入路和眶 - 颧入路都是以翼点入路为基础的扩大入路，分别使骨窗更近前颅底或中颅底或前、中颅底（图 20-8）。眶 - 颧入路较翼点入路或颞下入路更接近鞍旁区和脚间池，约缩短 2cm 的手术路径，由于没有颞肌、颧弓和眼眶等阻断，术者视野向颅底扩大 1～2cm。但上述 3 种入路较改良翼点入路的手术创伤大，且费时，而且由于改良冀点入路能满足大多数手术的需要。因此，仅在下列手术才采用上述入路：侵及眼眶和颅底的扁平状脑膜瘤、巨大蝶骨嵴内侧脑膜瘤、突入面侧深部（如翼腭间隙、颞下间隙）的脑膜瘤、海绵窦内外肿瘤或血管病变、小脑幕裂孔区巨大肿瘤或动脉瘤，特别是高位基底动脉瘤（位于后床突上 10mm，或颈内动脉分叉点距前

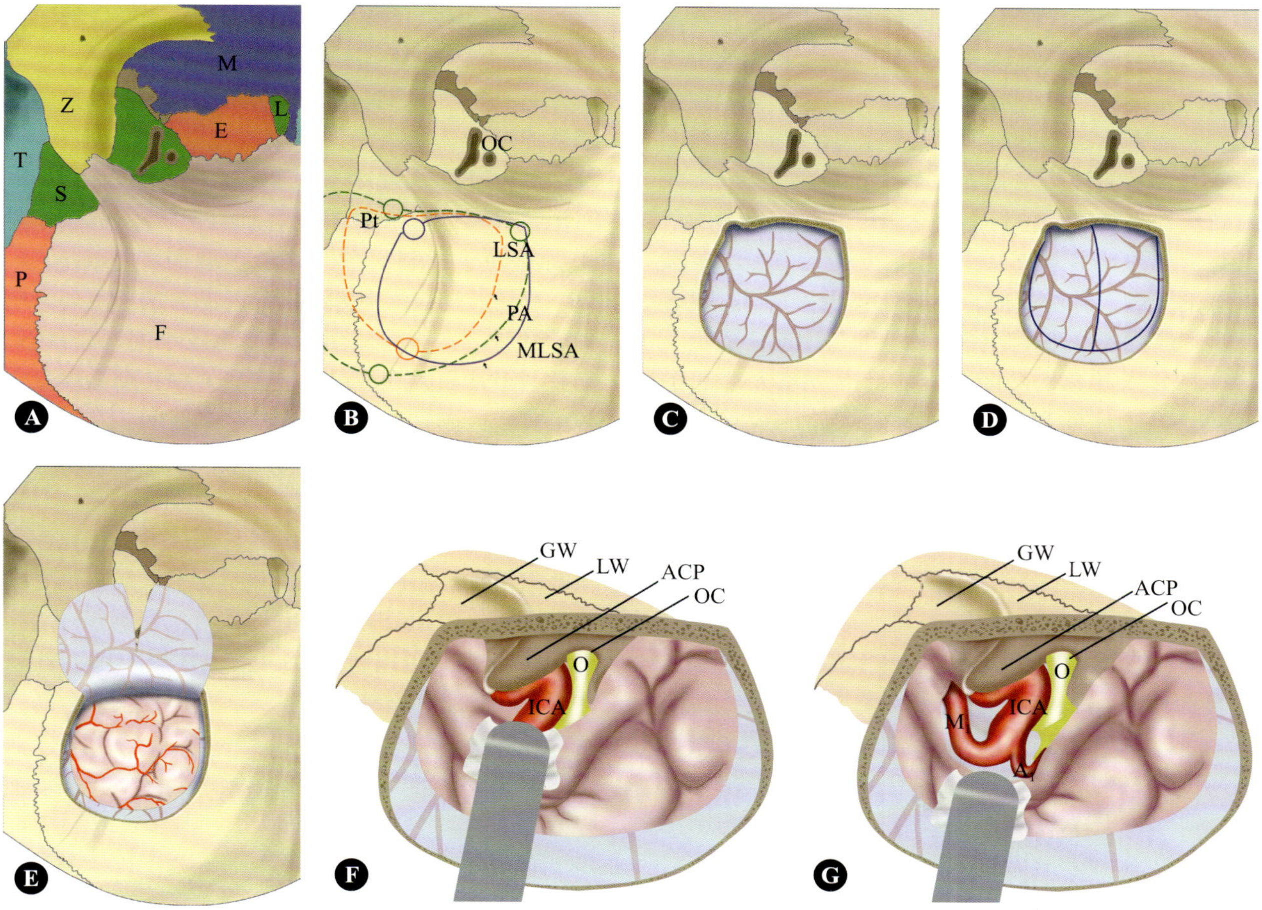

▲ 图 20-7 改良的眶上外侧入路（**MLSA**）的主要步骤

A. 眶上外侧入路颅骨的相关解剖标志；B. 3 个颅骨成形的示意；C. 骨瓣成形；D. 硬膜剪开示意；E. 硬膜悬吊；F. 打开外侧裂，显露前床突及其毗邻结构；G. 打开颈动脉池，显露 ICA 及其分支。A_1.A_1 或前交通动脉；ACP. 前床突；E. 筛骨；F. 额骨；GW. 蝶骨大翼；ICA. 颈内动脉；L. 泪骨；LW. 蝶骨小翼；M. 上颌骨；M_1. 大脑中动脉蝶骨段；O. 视神经；OC. 视神经管；P. 顶骨；Pt. 翼点；S. 蝶骨；T. 颞骨；Z. 颧骨；PA. 翼点入路；LSA. 眶上外侧入路

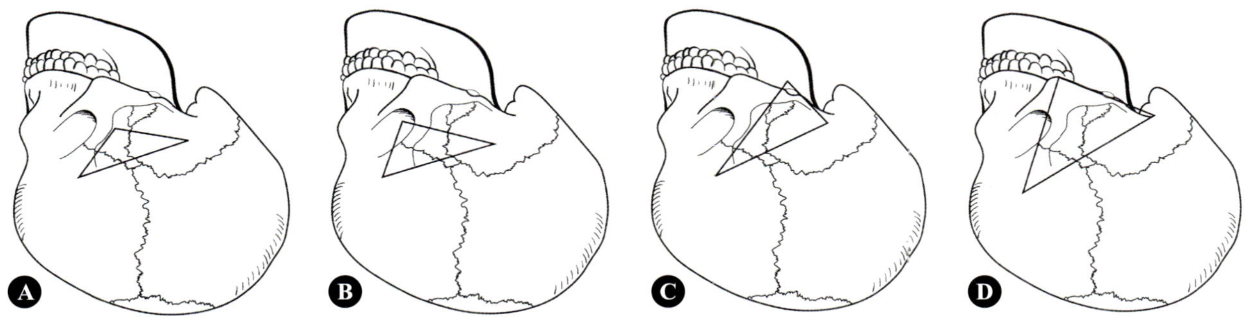

▲ 图 20-8 不同手术入路在翼点的视角

A. 改良翼点入路；B. 经眶 – 翼点入路；C. 经颧弓 – 翼点入路；D. 经非 – 颧入路

床突距离＜10mm）。

2. 主要手术步骤 体位和皮肤切口同颧弓 – 翼点入路。颅骨钻孔位置同眶 – 翼点入路。经孔 1 用电锯或骨凿打开眶外侧壁直达眶下裂，用线锯斜形锯断非下外侧角的颧弓和下颌关节前的颧弓。用线锯导板经孔 2 插入，经孔 1 由眶出。把硬脑膜从颅

底推开并保护起来，连同眶上缘外侧、眉弓一起锯开。切除蝶骨嵴达眶上裂、咬除颞骨鳞部使骨窗达颅底。骨瓣成形后，广泛显露中颅底和鞍区结构（图 20-10B）。术后骨瓣复位，颧弓可将其上下筋膜缝合防止颧弓移位。

3. 眶颧入路的优点 该入路具有以下优势：①允许使用最短距离切除蝶骨嵴内侧型肿瘤；②允许通过多个手术通道（即额下，前床突和颞下通道）进行手术；③由单个一体骨瓣组成，从而无须重建以及相关的功能和解剖结构，无外观缺陷；④低位颅底入路可缓解大脑牵拉；⑤可以尽早拦截蝶骨硬膜表面附近和通过蝶窦硬膜表面出现的肿瘤血液供应，从而最大限度地减少失血量。

六、蝶骨脑膜瘤的手术方法

（一）术前准备

术前缓解颅内压增高，控制癫痫。术前根据术前评估情况决定是否需要行动脉置管。术中可采用控制性降血压措施，给予甘露醇静脉滴注降低颅内压力。

（二）体位

取仰卧位，病变同侧肩下垫一沙袋，上半身抬高 15°～30°，使头部高于心脏水平，降低静脉压。头向对侧旋转 45°～60°，头顶部向地面下垂 15°～30°，使颧突位于术野最高点，并使颧弓与地面平行，这一体位可使颞叶充分从颅中窝下塌，减少脑组织牵拉（图 20-9）。

（三）头皮切口

做翼点为中心的额颞部皮瓣。皮瓣范围取决于肿瘤大小，头皮弧形切口起自耳屏前 5～10mm（外耳道口前方 1cm 处），颧弓上或下缘，向前止于额部中线发际内。

（四）分离皮瓣

倡用 Yasargil 筋膜间分离法，即在颞肌前 1/4 处切开颞浅筋膜的浅层，在其深面的脂肪层向前分离。亦有采用在颞部切口处切开颞浅筋膜，做皮肤颞浅筋膜瓣。保留 1cm 的筋膜在颞上线上，用于骨瓣复位时缝合肌肉，减少手术后颞部肌肉萎缩。

（五）额颞部骨瓣开颅

做额颞部皮肤切口和骨瓣开颅，颅骨开窗尽量接近颅底，以充分显露蝶骨嵴和额叶下部与颞叶前部。根据肿瘤的位置、大小和生长方向设计游离或带蒂骨瓣。骨瓣一般比翼点入路骨瓣更向颞部扩大。

（六）蝶骨嵴和前床突磨除

常规的翼点入路骨窗应包括颅前窝底、颅中窝底。根据肿瘤大小，骨窗可向额部、颞部扩大。翻开骨瓣后，可用高速磨钻将靠近眶上裂的蝶骨嵴尽量磨掉，直至肿瘤基底（图 20-10A）。内侧型蝶骨嵴脑膜瘤，有时需将前床突一并磨除（图 20-11）。

（七）切开硬脑膜

硬脑膜切口呈弧形，以蝶骨嵴为基底。切开硬膜后将其向下翻开，并悬吊。

（八）肿瘤显露

肿瘤的处理可分为两步进行，先做硬膜外分离，使肿瘤基底之硬脑膜自骨面脱开，电凝止血，阻断来自颅底的供血；再切开硬脑膜，于硬膜内分离并切除肿瘤，在硬膜外剥离过程中常见有几支小动脉由颅底骨孔进入肿瘤基底的硬脑膜，提前处理这些血管可使肿瘤血供明显减少，瓣形或十字形切开硬脑膜，周围以细线悬吊，铺垫棉片后牵开额

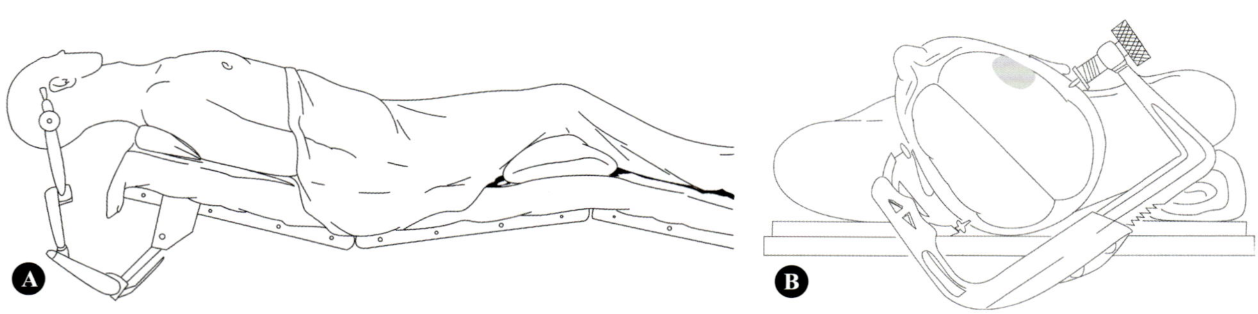

▲ **图 20-9 手术体位和头位**
A. 体位；B. 头位

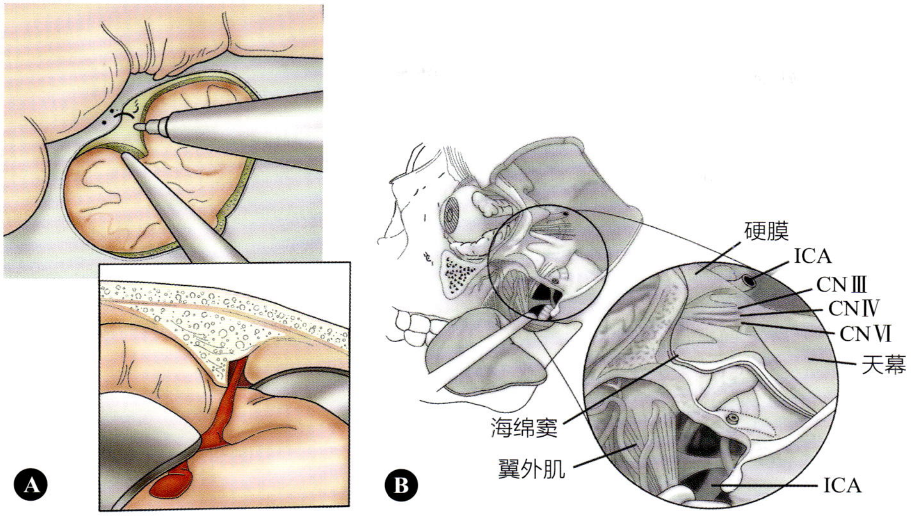

◀ **图 20-10　关键技术要点**

A. 蝶内嵴的磨除，直至眶脑膜动脉，这对于内侧型蝶骨嵴脑膜瘤最为重要；B. 眶颧入路去除颞骨鳞部至颞骨的颅中窝底卵圆孔和棘突水平，这样可以很好地显露颅内和颅外颈内动脉，三叉神经和海绵窦。可见脑膜中动脉在颈内动脉颅外段前交叉

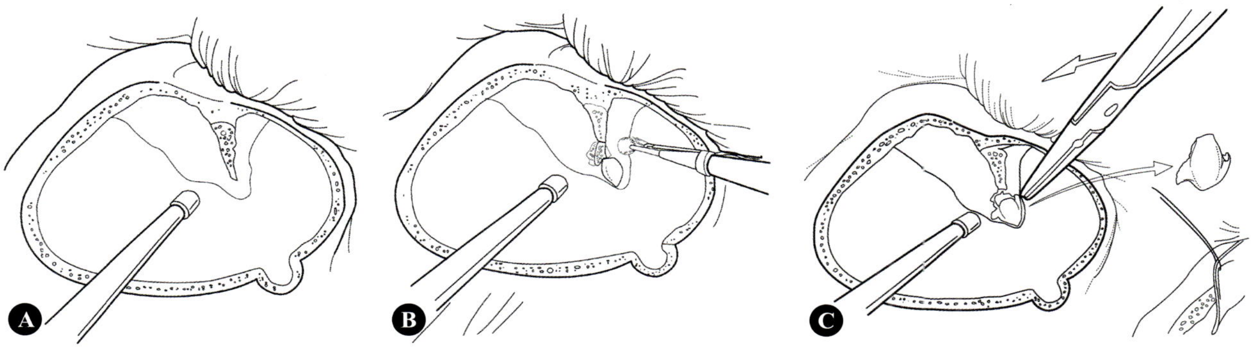

▲ **图 20-11　前床突磨除方法**

A. 在硬膜外于前床突的内外两侧分离硬膜；B. 磨除前床突骨质，游离的前床突尖；C. 用咬骨钳取出游离的前床突尖

叶、颞叶，切开蛛网膜，即显露肿瘤，仔细分离、切断肿瘤与脑组织之间的连接。

电凝血管之前，必须确认血管走行，供应肿瘤的血管可电凝后切断，与肿瘤无关的侧裂动脉分支应予保护。如肿瘤外面覆盖一薄层脑组织，可将这层脑组织自额下回分离牵开，便于显露出肿瘤；也可直接分离外侧裂显露肿瘤，这样不仅能减少对脑组织牵拉，还可以早期识别大脑中动脉，观察动脉与肿瘤的关系，并沿大脑中动脉找到其在肿瘤表面的分支。利用此法分离动脉，比从通过肿瘤下方辨别、分离大脑动脉要容易。

在分离内侧型肿瘤时，首先应看清位于内侧的视神经和颈内动脉，肿瘤与血管、神经之间有蛛网膜相隔，分离后，对血管神经加以保护。继而在肿瘤基底外侧分离，电凝后切开硬脑膜，将肿瘤向外牵引，最后切断前床突上的肿瘤附着点。如肿瘤体积很大，或已将视神经、颈内动脉包围，则可先分块大部分切除肿瘤主体，剩余的基底部分不要盲目处理，应该在显微镜下看清局部解剖关系，细致地予以切除，沿视神经与颈内动脉和前、后交通动脉的走行，由远端向近端追寻，分小块电凝切除，最后将动脉和神经游离，将残余肿瘤剥离，如果残留的基底部肿瘤质地坚韧并与血管粘连非常紧密，则不可强行分离和牵拉肿瘤，应以弱电凝处理，严防损伤颈内动脉或视神经。

（九）肿瘤切除

肿瘤的切除方法依肿瘤的部位、侵犯范围不同而有所不同。蝶骨嵴脑膜瘤特别是内 1/3 蝶骨嵴脑膜瘤，手术空间狭小，有效地显露肿瘤较困难。因此，术中应尽可能先打开侧裂池或鞍上其他

脑池，以排空脑脊液，达到有效减压目的。然后打开颈动脉池、视交叉池等排放脑脊液。待脑压降低后，既可有效显露肿瘤，同时又可将对脑组织的牵拉降到最低限度。切除肿瘤时应先从颅底硬膜开始离断肿瘤基底部，用超声刀、吸引器等逐步将肿瘤行囊内切除，使肿瘤体积不断缩小，最后处理肿瘤壁，将肿瘤后壁上粘连和包绕的神经血管分离出来（图 20-12）。

1. 肿瘤分离与切除　肿瘤由颞叶底面向外生长者，可从颅中窝底入路；向外、向上生长至侧裂区的巨大肿瘤，应采取外侧裂入路，将侧裂打开显露肿瘤；当肿瘤较小只位于床突旁不向外侧生长，可选择直接沿蝶骨小翼入路，早期可见到视神经和颈内动脉。外侧型蝶骨嵴脑膜瘤的显露较容易，多数情况手术较顺利。内侧型蝶骨嵴脑膜瘤经常长入颈内动脉和视神经之间间隙，显露较困难，肿瘤的大小是一个十分重要的问题，若肿瘤血运不丰富，可在肿瘤内分块切除。对于直径大于 2.0cm 的肿瘤，均不要企图完整切除肿瘤，以免损伤重要的血管和神经组织。应先从肿瘤四周分离，用双极电凝器电灼蝶骨嵴肿瘤基底的附着处。也可先用超声吸引器将肿瘤内掏空，然后再从肿瘤外分离。这样反复操作，使手术野的空间逐渐增大，为进一步全切除内侧型蝶骨嵴脑膜瘤提供必要的条件。在分离肿瘤与大脑中动脉的粘连时应特别小心，对于大脑前、大脑中动脉的主干和任何分支都应小心将其自肿瘤壁上分离下来。

2. 术中出血的控制　蝶骨嵴脑膜瘤大都由颈外系统和颈内动脉系统双重供血。对于肿瘤巨大，而血供特别丰富的肿瘤，可在术前先行血管内栓塞治疗，术前栓塞方可减少术中出血。在切除肿瘤前有效切断肿瘤的颈外系统供血，对顺利切除肿瘤非常重要。在开骨瓣时应尽量低，用磨钻尽量磨除部分突出的蝶骨嵴，从硬膜外沿颅底分离并提起硬膜，可显露棘孔，将脑膜中动脉主干电凝并切断，同时将颅底任何供应硬膜的血管也予电凝并切断，可有效减少肿瘤的供血。如局部颅骨异常肥厚，为从硬膜外减少肿瘤血供而切除颅骨，一边电凝分离的硬膜，一边磨除增生的骨质。

3. 各类肿瘤的切除方法

(1) A 组肿瘤的切除方法：在额叶侧切开侧裂蛛网膜，用自持牵开器将额叶底面外侧轻轻抬离眶顶为 1～1.5cm。打开嗅池，将嗅束从额叶底面游离一段，以减轻对其牵拉的张力。额叶牵开后即显露出肿瘤的前面、基底部。肿瘤表面常有一层蛛网膜，将其分开后，电凝所显露出的肿瘤被膜。若肿瘤体积不大，首先沿蝶骨小翼用双极电凝器在肿瘤基底与硬膜之间烧灼、分离，离断肿瘤基底部。在蝶骨小翼内侧、前床突处肿瘤与硬膜粘连紧密且血供丰富，需反复电凝，将肿瘤从基底部离断。有时可能会进入两层硬膜之间分离，将硬膜的内层附于瘤体上，分离至小翼的锐缘处，横行切断硬膜内层即可将肿瘤与蝶骨嵴分离。瘤体巨大者，分开侧裂蛛网膜即可见到肿瘤，此时无法直接触及基底部，应先行瘤内切除减压，待留出一定空间后，再沿蝶骨小翼边切除肿瘤边离断基底。

肿瘤基底离断后，再由肿瘤前外侧分块切除肿瘤。肿瘤质地较软者，可用 CUSA 吸除，但特别坚韧者，需用剪刀锐性分块切除。肿瘤表面与额、颞叶之间多有一蛛网膜界面，分离肿瘤被膜时，应沿

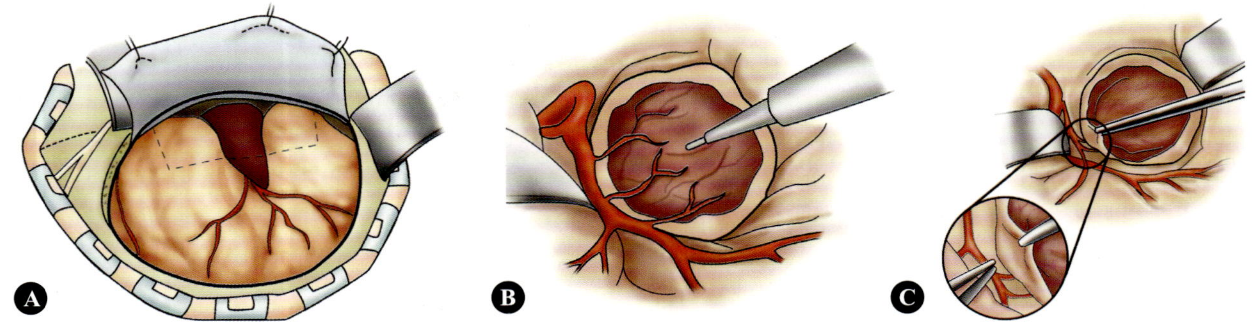

▲ **图 20-12　肿瘤分离和切除的主要步骤**

A. 剪开硬膜，显露部分肿瘤。虚线代表额叶和颞叶需要牵开的范围；B. 显示大脑中动脉与肿瘤的关系。如果肿瘤较大需用 CUSA 做瘤内减压；C. 瘤内减压后分离肿瘤壁，将大脑中动脉和毗邻的脑组织从瘤壁上分离下来

此界面进行。除少数向蝶骨平台、颅前窝方向生长者外，肿瘤与颈内动脉、大脑前动脉、大脑中动脉关系均很密切。肿瘤可将血管推移、部分包裹或完全包裹。动眼神经多被挤向后下方，但分离亦不难。当肿瘤向下生长附着于海绵窦外侧壁时，也应小心将其剥离下。肿瘤若已进入海绵窦内，可先切除前床突，经海绵窦上壁或外侧壁进入窦内切除之。由于 Liliequist 膜多保持完好，侵及脚间窝及颅后窝的肿瘤也较容易分离和切除。随着肿瘤体积逐渐缩小，最后处理颈内动脉及其分支、视神经周围的肿瘤。肿瘤的基底部硬膜可用 CO_2 激光烧灼炭化或切除，增生的前床突和蝶骨小翼也应尽可能磨除。

(2) B、C 组肿瘤的切除方法：广泛打开侧裂蛛网膜，找到侧裂内的大脑中动脉，沿此向近端追踪至颈内动脉，辨认清楚血管走行方向后，分块切除颅内部分肿瘤。这类肿瘤与颈内动脉及其分离之间多有蛛网膜相隔，可细心分离和保存细小的豆纹动脉、穿通支。肿瘤与脑组织间多有明确界面，分离时用取瘤钳夹住肿瘤表面的蛛网膜，将肿瘤从脑组织上剥下，电凝、切断供应肿瘤的血管。切除完颈内动脉周围的肿瘤后，即可见到被挤压移位的视神经。肿瘤若只侵犯海绵窦侧壁，仍应尽量分离吸除干净；但若已侵入海绵窦腔内，则不主张勉强切除，因为既达不到彻底切除，又易损伤颈内动脉和动眼神经，除非已有明显的海绵窦症状。受累的鞍膈只可电凝增生的血管，一般不宜过多牵拉和电凝鞍膈，否则易损伤垂体柄。蝶骨大翼均广泛受累（从翼部至蝶骨体），骨切除的范围向内可达圆孔、卵圆孔内侧的蝶窦外侧壁。眶壁常受肿瘤侵犯。用小钻磨去眶顶和眶外侧壁，注意保持眶骨膜完整，小心取出突入眶内的肿瘤，避免损伤眼外肌和神经。磨去前床突，开放视神经管，但不应破坏 Zinn 环，以免影响眼球运动。

(3) D 组肿瘤的切除方法：在外侧裂浅部切开蛛网膜，牵开额、颞叶即可见到肿瘤。先电凝肿瘤被膜，并沿蝶骨嵴电凝肿瘤基底，处理肿瘤基底部。肿瘤生长点完全离断后，肿瘤脱离颅底，类似凸面脑膜瘤。再沿蛛网膜界面剥离被膜，分块切除。体积不大者亦可完整取出。D 组肿瘤切除比较容易，需要注意的是在颞极处注入蝶顶窦的侧裂静脉与肿瘤相连紧密，电凝切断该静脉通常并无危险，但若术前血管造影显示该静脉为重要的回流通路，则应设法保留。

(4) E 组肿瘤的切除方法：脑膜瘤过度生长可累及硬脑膜和颅骨，向眶内生长和（或）视神经管及眶上裂变窄会引起眼球突出，视力下降，动眼神经麻痹。伴有明显的眶部骨质增生和突眼，应广泛咬（磨）除眶上壁和外侧壁，需彻底地切开骨质才能切除肿瘤，以清除硬脑膜外肿瘤。肿瘤沿蝶骨小翼朝前床突生长者，最后须打开视神经管顶部及眶上裂，以清除眶内及硬脑膜内肿瘤及受累的硬脑膜。若肿瘤侵入颞下窝、翼腭窝时，可采用眶颧入路。

（十）肿瘤基底的处理

1. 受累硬膜的处理 肿瘤切除后应常规尽可能地将肿瘤基底处的硬膜、肿瘤周围增生的硬膜及受累的颅底骨质一并清除。肿瘤实际累及区要比手术区大，这可解释许多术后脑膜瘤的复发，实际上是未切除肿瘤的再生长。对蝶骨嵴的广泛侵袭和产生的“骨肥厚”，使得肿瘤的完整切除存在许多困难。

2. 骨质增生的处理 伴有骨质侵袭的蝶骨嵴脑膜瘤（SWM）的手术切除需要广泛的手术显露。硬膜外入路的主要优点是显露，通过选择性切除蝶骨嵴，开放视神经管和切除前床突，以切除邻近颈内动脉的肿瘤。去除骨质提供的额外空间导致硬膜外控制硬脑膜的滋养动脉，并且由于去除了硬膜外肿瘤和异常硬脑膜，使得硬膜内的脑牵拉最小化。

（十一）硬膜修补和骨性重建

检查硬脑膜的破损程度，选用骨膜、筋膜或大腿内侧阔筋膜严密修补缝合，防止术后脑脊液漏。内侧型脑膜瘤的生长点 - 前床突磨除后，应取一块筋膜覆盖其上，以防脑脊液从扩大的筛窦小房漏出。其他浸润生长的脑膜瘤切除后有必要行颅底硬膜的修补重建。材料可取阔筋膜、术区帽状腱膜或颞筋膜瓣，尽量与颅底严密缝合，近海绵窦和颅底后部无法缝合时，可用生物胶粘合固定。最后，悬吊骨缘处的硬膜，严密缝合硬脑膜。

（十二）术后处理

1. 术后颅高压处理 术后颅内血肿、脑挫伤、脑水肿和脑梗死等并发症都可能出现颅内压增高。术中损伤侧裂静脉，患者可出现出血性脑梗死，CT

表现为点片状高密度和片状低密度混合区。术后12h后常规应用脱水药物、激素治疗3～7天。

2. 抗癫痫治疗　术前有癫痫史者，术后有可能呈持续癫痫发作，故术后继续抗癫痫药数月至1年；术前无癫痫病史者，术后仍可能发生癫痫，术后也应给予抗癫痫药治疗，出院后逐渐停药。

3. 深静脉血栓形成和肺栓塞　预防深静脉血栓形成和肺栓塞，术中给患者穿长筒袜，术后早期下地活动。

七、手术技巧与要点

肿瘤切除的关键在于将肿瘤从与颈内动脉分叉处血管的纠缠中解放出来，这提醒术者注意进入颈动脉领域的危险。

（一）皮瓣的设计

皮瓣取决于肿瘤的大小，一般应大于肿瘤范围。位于发迹内，低于颧弓或平颧弓，耳前5～10mm，避免损伤颞浅动脉及面神经的分支，向前至发迹内中线处。将皮瓣和肌肉用橡皮筋固定在手术单上，尽可能地向下牵开，以提供进入颅底的空间。

（二）骨瓣的设计

开骨瓣前从腰池引流处放液为20～100ml，和静脉滴注20%甘露醇200～250ml。骨瓣应覆盖整个翼点区域，包括肿瘤的基底，根据肿瘤大小延至顶骨和额骨。将骨瓣用高速颅钻和开颅器游离，显露颅前窝和颅中窝底。骨瓣游离后，用高速钻将蝶骨嵴靠近眶上裂的中下部扩大磨除，直至肿瘤基底部。为达颅底的更底部位，可以切除颧弓，可以更容易地接近肿瘤的基底部和血运区。在颧弓的下面，应切开颞下颌关节囊的后部，小心别撕裂，以减少术后关节痛和颞下颌关节的功能丧失。

如果需要切开眶部，应在骨膜下显露眶缘和整个额骨的颧突。在额骨颧突后钻一小孔。另一个孔应在眉间外侧，接近眶的内角。取下骨瓣，切开硬脑膜前，应清除窦内容物，消毒后填以肌肉，并用骨膜封闭。为了避免累及眶周，当切开眶缘时，用脑压板向下压以保护眶内容物。用线锯向前锯开骨瓣。骨瓣包括眶缘，眶顶的前部及眶外侧壁的上部。对于外侧型肿瘤，若肿瘤侵及硬膜或骨质本身，会影响骨瓣翻起。在掀骨瓣时，脑膜中动脉破裂应电凝切断后，再将骨瓣从硬脑膜或肿瘤上游离。对于累及骨质的肿瘤来说，掀骨瓣时是危险的，应在受累骨质的周围钻孔，连接骨孔，掀骨瓣时将受累的骨质留在肿瘤上。

（三）硬膜设计与术中颅压控制

对于外侧型肿瘤，术中应将受累的硬脑膜一并切除。内侧型肿瘤，硬脑膜的切开应以蝶骨嵴为中心做硬膜瓣，该硬膜瓣呈曲线形，并在颞下方留够硬脑膜，将硬脑膜吊于肌肉上。在切开头皮时可给予静脉甘露醇，15min输注0.5～1kg。剪开硬膜时，若张力高可以过度换气，减少呼吸末PCO_2，有助于控制颅内压。

（四）肿瘤的显露与切除技巧

1. 肿瘤的显露技术　对于中外1/3蝶骨嵴脑膜瘤，显露比较容易；对于内1/3蝶骨嵴脑膜瘤，肿瘤的大小是一个十分重要的问题，若血运不丰富，应分块切除。分开外侧裂，寻找肿瘤的基底以阻断血供，在显露肿瘤、阻断血供和分块切除时可采取以下3个不同的步骤：①在颅中窝底沿颞叶底部进行，对于颞叶底部向外生长的脑膜瘤，将影响操作的桥静脉电凝离断，以防止颞叶向后回缩时断裂。②对于向外侧和上边生长至颞叶和侧裂区的巨大肿瘤，应采取外侧裂入路，根据需要将侧裂打开以显露肿瘤，这样可以避免沿颅底走行。③对于床突型脑膜瘤不向外侧生长者，可选择直接沿蝶骨小翼入路，早期即可看到视神经及颈内动脉。

术前DSA可以判断是否有血管被肿瘤包绕。十分仔细地处理肿瘤的内侧面，因其靠近下丘脑及颅底血管和视神经，视神经因肿瘤压迫而变细。掏空肿瘤内部，瘤壁会塌陷。将包膜烧灼，使其很容易地从周围脑组织中分离出来。在分离过程中，棉条始终放在脑表面。

2. 把握优先离断肿瘤基底的原则　蝶骨嵴内侧型脑膜瘤有颅内、外双重供血；外侧型肿瘤，主要供血来源于颈外系统，以眼动脉的分支和脑膜中动脉的分支为主。在蝶骨嵴周围硬膜有许多增生的血管，参与肿瘤基底供血。也有从筛前、后动脉发出分支走入瘤体，或来源于眶脑膜动脉通过硬膜向瘤体供血。因此，无论采取何种入路，在切除肿瘤前，咬去蝶骨嵴骨质，由硬膜外分离硬膜与蝶骨嵴粘连，尽量由外向内接近前床突，以断掉肿瘤的颈外系统供血，这对于术中切除肿瘤、减少出血非常重要。切开硬膜后，分离肿瘤外侧与脑组织之粘

连，烧灼剪断进入瘤体的血管。

3. 牢记肿瘤分块切除原则　由于这一区域操作空间有限，肿瘤应分块切除，避免强行整块取出。分块切除应在瘤内，这样可以避免对周围组织的过度损伤。超声吸引器（CUSA）对瘤内分块切除是很有用的。纤维型脑膜瘤因太韧 CUSA 不能有效地吸除肿瘤，这一型肿瘤只能采用电凝和剪刀配合分块切除。若术前影像学显示肿瘤包绕颈内动脉或其分支，则在分块切除进行到深部时应十分小心。

4. 阻断肿瘤的血供

(1) 在切除蝶骨嵴和前床突时，在硬膜外电凝处理该处硬膜的颈外动脉来源的供血，从硬膜外初步减少肿瘤血供。

(2) 早期肿瘤显露过程中，从硬膜内离断肿瘤的基底时，就已经离断了大多数脑膜瘤的血供。如果蝶骨嵴的脑膜瘤硬脑膜边缘可以看到，需要手术早期应用双极电凝阻断其血供，使肿瘤收缩，从硬脑膜附着点分离肿瘤。

(3) 分离肿瘤壁时，对于脑内血管参与肿瘤供血者应仔细分离后电凝，靠近肿瘤侧剪断。

5. 肿瘤的分离与切除　外科手术的目的是全切肿瘤，附着的硬脑膜（边缘超过 1cm）和增生的骨质。

(1) 硬脑膜以蝶骨嵴为中心新月形剪开，硬膜瓣的宽度应当足够阻挡硬膜外渗血，并便于缝合。硬膜瓣翻向前，紧贴蝶骨嵴悬吊。从外侧裂前方显露肿瘤。切开硬脑膜处理内侧型肿瘤的过程中，肿瘤的切除需要经外侧裂的间隙进行切除。

(2) 尽可能开放颈动脉池、交叉池、终板池或脚间池以释放脑脊液，为手术提供必要的空间。侧裂池开放，分离蛛网膜直到显露肿瘤的外侧。大脑中动脉的分支需要仔细从肿瘤上解剖游离，从远端分支一直解剖到颈内动脉。当上述方法无效可切开终板，从第三脑室放出脑脊液。通过以上操作可使脑压明显降低，从而避免为显露肿瘤而过度牵拉脑组织。

(3) 在经外侧裂切除肿瘤前，尽可能在肿瘤的基底部沿蝶骨嵴分离至前床突，这样可首先阻断来自颅底硬脑膜的肿瘤血供，以便在进一步处理向上发展的肿瘤时减少出血，同时将进入颅中窝的肿瘤一并切除。在完成经外侧裂行肿瘤大部切除后，再改为经额下切除肿瘤的内侧部和肿瘤向上发展的部分。

(4) 瘤内减压：对于质地坚韧肿瘤，可使用超声吸引进行分块切除和瘤内减压，而较软的肿瘤可以使用双极电凝、吸引器和取瘤钳进行瘤内减压。然后轻轻地提拉肿瘤包膜，使周边肿瘤塌入瘤腔中心。必须极力保持在瘤囊内操作，破坏肿瘤包膜有引致内侧脑血管结构损伤的风险，超声吸引过于靠近血管，即使没有直接接触，也可能引致无法弥补的血管损伤，因此应避免在重要血管边上使用超声吸引器。

部分的瘤内减压增大了操作空间，接着可以分离外侧裂远端，显露并确认覆盖在肿瘤包膜上、后极上的大脑中动脉 M_2 段。可以将肿瘤包膜轻轻向后牵离蝶骨嵴，寻找或估摸颅底 ICA 的位置。由于肿瘤瘤壁内侧壁是手术盲点，这两种方法便于接近 MCA 的分支，包括 M_1 段。超声吸引（CUSA）可以用来减低瘤内中心部分的压力。当肿瘤的中间部分减压后，周围及囊壁塌陷，有利于剥离。

(5) 肿瘤分离：轻经翻动肿瘤内侧膜并且进行锐性分离，可显露视神经和近端 ICA，剪断镰状韧带游离视神经。可见从 ICA 后壁发出的后交通动脉，该动脉可以提示动眼神经大概的位置。如果肿瘤与神经或血管粘连非常紧密，应该避免暴力撕扯和钝性分离，可在神经或血管上留下一薄片肿瘤。无论如何轻柔地处理动眼神经和小脑幕上的肿瘤组织，大多数患者在术后都会出现短暂的第Ⅲ、Ⅳ对脑神经麻痹。应尽可能避免无效电凝这些神经周围的小脑幕。

分清瘤壁与血管的关系，仅以双极电凝电灼切断进入瘤内的血管，分块切除已经分离的瘤壁时避免用力牵拉，以防损伤邻近的主要动脉，如此方法，逐渐推进，以至显露前床突、视神经，找到颈内动脉，并沿其主干向远侧逐渐分离直至受累的动脉完全显露，即可安全地从动脉上分离、完全切除与其粘连的肿瘤组织。若肿瘤与动脉粘连甚紧且难以分离，应适可而止，宁可残留少许生长缓慢的肿瘤组织，以免引起严重的后果。

只要坚持利用精细的脑池解剖充分释放脑脊液降低颅内压，轻柔地牵拉抬起脑叶显露肿瘤，先离断肿瘤的基底，减少肿瘤血供，再沿肿瘤与周围结构的蛛网膜界面分离并分块切除肿瘤。

(6) 肿瘤壁切除：将肿瘤后部包膜牵离颞叶，

使肿瘤引起神经血管结构（特别是后交通动脉，脉络膜前动脉和动眼神经）移位。内侧型蝶骨嵴脑膜瘤的纤维包膜不易翻动，要沿着 ICA 的长轴将肿瘤切成 2 块，然后分块切除，这种分块切除法有助于翻动和切除肿瘤的前后部。

部分病例肿瘤位于蝶骨小翼内侧，向外上方生长，颈内动脉未受累或仅向内侧推移，肿瘤和颈内动脉之间有一层蛛网膜相隔。显微镜下，充分掏空肿瘤，使显露更加充分，再将瘤壁逐渐向外侧牵拉，可以找到颈内动脉，小心分离，多能成功。脑膜瘤为扩张性生长，即便是巨大型肿瘤，其周围的蛛网膜间隙仍然存在，而且在包膜上很少有血管与下丘脑沟通，因此只要熟悉局部解剖，细心和轻柔地分离，绝大多数肿瘤均能获得全切除。质地软的肿瘤易于切除，若肿瘤与脑神经粘连紧密者，可残余部分肿瘤，避免损伤脑神经。

(7) 采用分块切除肿瘤的方式，以避免损伤神经和血管。如果肿瘤生长到鞍区，要利用视神经－颈内动脉间隙和视神经间的间隙切除肿瘤的中间部分。

(8) 对于较小的肿瘤，无须解剖侧裂即可达到肿瘤的全切；对于较大肿瘤，需经外侧裂行手术切除，一般切开外侧裂即可见到肿瘤，外侧裂多明显受压，此时应尽量解剖侧裂，放出部分脑脊液，然后显露肿瘤行肿瘤囊内减压，切除肿瘤同时电灼肿瘤基底的硬膜，肿瘤分块切除。肿瘤与脑组织间多有明确界面，可用棉片垫开，确保界面完整。

(9) 视神经孔内的脑膜瘤一般不包裹血管，可是常紧贴在视路结构上，打开视神经管后，用剥离子将肿瘤分离。脑膜瘤侵袭眶壁，要避免眶内的神经和眼外肌损伤。为了避免术后出现复视，即使不能全切肿瘤，也要保持这些结构的完整和功能的良好。

(10) 科学使用电磁刀，有助于对质地坚韧的肿瘤进行切除。

6. 外侧型蝶骨嵴脑膜瘤手术策略及技巧

(1) 根据肿瘤的位置、大小和生长方向，将骨窗适当偏移或扩大，骨窗前、外侧缘应接近颅底。起源于蝶骨嵴中段和外侧段的脑膜瘤，往往在临床症状出现之前可以长得很大，颞叶有占位效应，如果继续向内侧生长，可引起视力障碍。因此，骨窗应靠近额底和颞底。颅骨瓣成形时，在肿瘤浸润的骨质边缘进行多个钻孔，再用咬骨钳将这些骨孔连接，完全去除病理性增生和受侵蚀的骨质。

(2) 没有累及前床突附近的神经血管结构的外侧型蝶骨嵴脑膜瘤，可以在切除蝶骨嵴后，按照凸面脑膜瘤的手术方式处理。

(3) 术中发现大部分肿瘤与周围结构存在天然界面－蛛网膜间隙。在显微镜下沿此间隙解剖不难将肿瘤游离，全切肿瘤。少数肿瘤与毗邻结构粘连紧密，其间缺乏蛛网膜间隙，亦可仔细分离，不难做到肿瘤全切除。

(4) 外侧蝶骨嵴脑膜瘤手术目标是完整切除肿瘤及广泛受累的骨质和硬脑膜。手术早期即可处理肿瘤血供（主要来自脑膜中动脉），咬除受累有蝶骨嵴和剪除受累及的硬膜，以减少未来肿瘤复发的风险。根据肿瘤浸润硬脑膜的程度，肿瘤的硬脑膜尾征应该积极尝试切除，任何残余的肿瘤结节或浸润的硬脑膜也应一并切除。如果硬脑膜被严重浸润，在开颅时应留取骨膜，手术结束时用来重建缺损的硬脑膜。

(5) 大型外侧型蝶骨嵴脑膜瘤侵犯眶上裂或海绵窦，须磨开眶上裂和打开海绵窦，沿着肿瘤通道将肿瘤完全切除。

7. 内侧型蝶骨嵴脑膜瘤手术策略及技巧　内侧型蝶骨嵴脑膜瘤是一组起源于蝶骨嵴前床突及蝶骨小翼内侧 1/3 的任何部位，肿瘤向内侧生长。肿瘤可包裹颈内动脉、大脑中动脉水平段，甚至向鞍旁侵袭海绵窦，鞍上压迫视神经，鞍上后部压迫下丘脑。

(1) 体位。仰卧位，手术入路的不同决定头位的位置。头部过伸，后仰，额外侧入路向病变对侧旋转 30°，可以使视野垂直方向对着蝶骨嵴。合适的手术体位可以避免牵拉脑组织。

(2) 切口设计。手术切口设计依据肿瘤发展方向，骨窗应最接近并易于切除肿瘤。无论是翼点入路还是额外侧入路，都采用标准的弧形切口，从耳屏前 0.5cm 至对侧瞳孔中线。用钝性剪刀代替手术刀扩大切口，从脂肪垫内剥离包裹的颞浅动脉，直到完全可见和游离。采用眶颧入路的病例，为了保留面神经的分支，把颞筋膜和脂肪垫一起翻开。为了术后颞肌复位，沿颞线下方 1cm 切开颞肌并在骨膜下解剖分离。

(3) 骨瓣成形。蝶骨嵴内侧肿瘤多侵犯颅前窝、眶上裂和眶壁，需要增加眶壁切除术或改良眶颧开颅。向侧方和后方扩展的肿瘤，传统额颞蝶骨嵴入路加完全的眶颧切除术或颧弓切除术可以获得更多的手术视野的显露，外科操作更自由。受肿瘤侵犯的颅骨需要从硬脑膜外磨除，蝶骨小翼可以磨除直到前床突。在断开眶上缘内侧时，应尽可能多磨平或磨除一些眶板，有利于将术野向颅底方向前移。

(4) 动态牵拉。通过脑脊液引流、外侧裂分离和灵活使用手持吸引器，可以避免使用固定牵开器。腰大池引流可以早期降低脑组织张力，允许在切除肿瘤之前进行硬膜外操作，磨除前床突和松解受影响的视神经。大型肿瘤存在明显水肿和占位效应者，由于肿瘤填充了视交叉池和颈动脉池，早期不能释放脑脊液以降低脑组织张力。置放腰大池引流管，打开硬脑膜后进行缓慢引流以减轻脑组织张力，使脑张力降到合适程度，避免引起天幕裂孔疝。

(5) 确定视神经管开口。先小心翻动肿瘤前方额底部分，寻找颅底的视神经和 ICA。沿着蝶骨嵴内侧的走行轮廓，术者可以大致确定视神经管和 ICA 的位置。

（五）精湛的显微外科技术

强调应用显微神经外科技术切除颅内肿瘤，待切除肿瘤组织为 1/2～2/3 时，再分离切除肿瘤壁。先分离外侧肿瘤壁，再分离内侧肿瘤壁，最后极轻柔分离后和下方的瘤壁。当分离至前床突尖水平时，应在显微镜下观察肿瘤与颈内动脉、视神经的关系。再分块切除包膜和肿瘤，直到完全显露出颈内动脉和视神经。然后由硬膜内沿蝶骨嵴方向将肿瘤与硬膜分离，边分离边切除肿瘤，直到前床突部、即视神经孔处，弄清肿瘤与视神经、视交叉及视束之间的关系，分离瘤体与视神经之粘连，将该部肿瘤切除。此时沿视神经向外后观察，可见颈内动脉床突上段，或沿颈内动脉 C_5 段向前，分离肿瘤与海绵窦以及颈内动脉床突上段的粘连，分块将该部肿瘤切除。待上述步骤完成后，切除残留于海绵窦外侧的肿瘤和颅底部分则无风险。肿瘤能否安全有效地切除，视神经、颈内动脉、大脑中动脉和大脑前动脉及其分支能否有效地保护好，取决于术者的显微技术。

（六）前床突磨除

前床突（ACP）位于颈内动脉和第Ⅱ、Ⅲ对脑神经之间，位置较深，周围结构复杂（图 20–13），前床突切除术，无论是硬膜外还是硬膜内，都是一种困难的手术技术，具有潜在并发症的挑战性任务。磨除蝶骨嵴，直达蝶骨小翼内侧与前床突。彻底磨除硬膜外蝶骨嵴和前床突，可在手术早期离断肿瘤血供并减压视神经。肥大的前床突使视神经孔 / 管的正常解剖结构发生变异，需借助术中 CT 导航来定位视神经孔 / 管。

1. 磨除方法

(1) 硬膜内技术。硬膜内技术是大多数神经外科医生的首选，因为它提供了广泛的 ACP 显露和颈内动脉（ICA）和视神经的直接观察。磨除前识别出第Ⅱ对脑神经、颈内动脉，肿瘤可能侵蚀的 ACP。前床突切除术和视神经和颈内动脉松解术也被用来扩大视 – 颈内动脉三角和颈动脉 – 动眼神经窗的大小，以接近脚间池病变。

(2) 硬膜外技术（图 20–14）。前床突切除术被描述为海绵窦病变硬脑膜外颅底入路的一部分，便于保护神经血管结构。对于在 ACP 上有硬脑膜基底的脑膜瘤患者，前床突切除术是指切除可能导致复发的骨质增生。提倡硬膜外技术是因为它可以在肿瘤切除前早期控制硬脑膜基底和供血血管。对于有大型蝶 – 海绵窦或前床突脑膜瘤患者，硬膜外技术

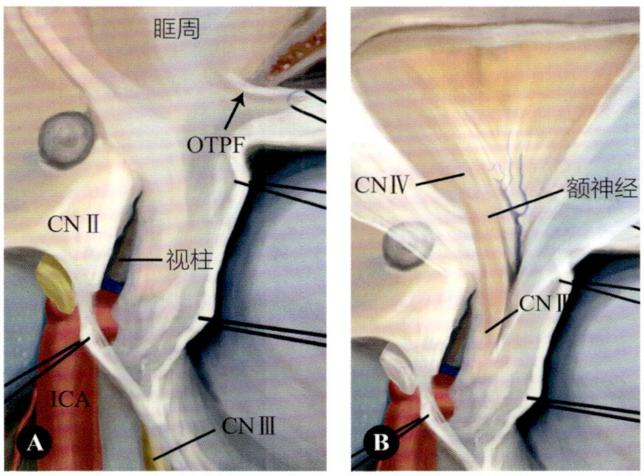

▲ 图 20–13　前床突的俯视图

A. 切开位于 ACP 上方的硬脑膜，ACP 和眶顶已被移除；B. 覆盖在 ACP 下方的透明骨膜层被切开，第Ⅲ对脑神经在前方被第Ⅳ对脑神经和第Ⅵ对脑神经的额支过度交叉。OTPF. 眶颞骨膜皱襞

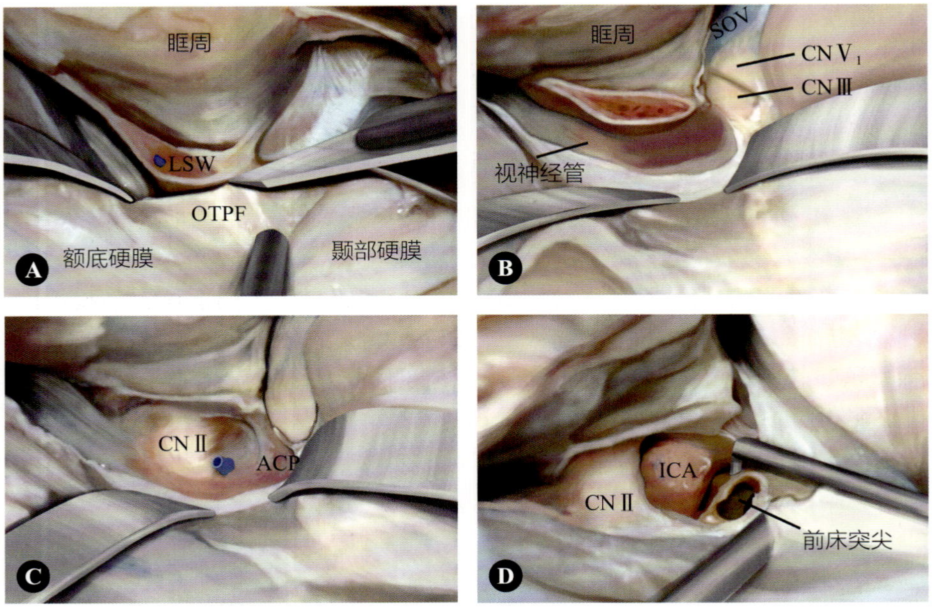

◀ **图 20-14　右侧额颞入路硬脑膜外前床突磨除技术及眶颞骨膜皱襞（OTPF）切开技巧**

A. OTPF 切口应在蝶骨嵴的水平进行，以避免损伤穿过 SOF 的 CN；B. 颞窝硬脑膜从 SOF 分离抬高；C. 视神经管被识别并打开；D. 将 ACP 从视柱中取出，并取下前床突尖。LSW. 蝶骨小翼；ACP. 前床突

还可以早期识别肿瘤附近的颈内动脉和视神经。打开视神经管和硬膜外磨除是更困难的任务，需要精确的三维解剖的 ACP 定位和周围的神经血管结构的知识。

硬膜外前床突切除开放视神经管上壁，以便硬膜下切开镰状韧带、分离视神经管中的肿瘤。视神经非常薄，在使用粗头磨钻时，必须用大量液体冲洗，小心保护好视神经。当前床突磨完时，就可以在硬膜外将蝶骨嵴和前床突上的肿瘤基底硬膜彻底地电凝，离断肿瘤血供。术毕用小块颞肌填塞前床突磨除后的硬膜外空腔，以防止术后脑脊液漏。当前床突明显骨化而难以磨除时，安全切除前床突具有挑战性。

2. 眶颞骨膜皱襞切开　硬脑膜外前床突切除术的一个缺点是额颞硬脑膜在 ACP 上的抬高程度有限。磨除前可能很难确定第Ⅱ对脑神经的轨迹和 ICA 的确切位置，而且这个过程的可用空间特别有限。ACP 的尖端牢牢地固定在床突间韧带和岩床韧带上，通常被盲目地解剖。颈内动脉 C_5 段周围静脉丛出血也会使前床突切除术的最后步骤变得困难。眶颞骨膜皱襞切开方法见图 20-15。Froelich（2007）描述了在切开眶颞骨膜皱襞是增加 ACP 显露的重要步骤，从而促进硬脑膜外前床突的磨除。SOF 上外侧边缘水平的蝶骨嵴是该褶皱切割的一个有用标志。随着眶颞骨膜皱褶的分离，硬脑膜可以从 ACP 的上、外侧面进一步分离抬高。第Ⅲ对脑神经（在

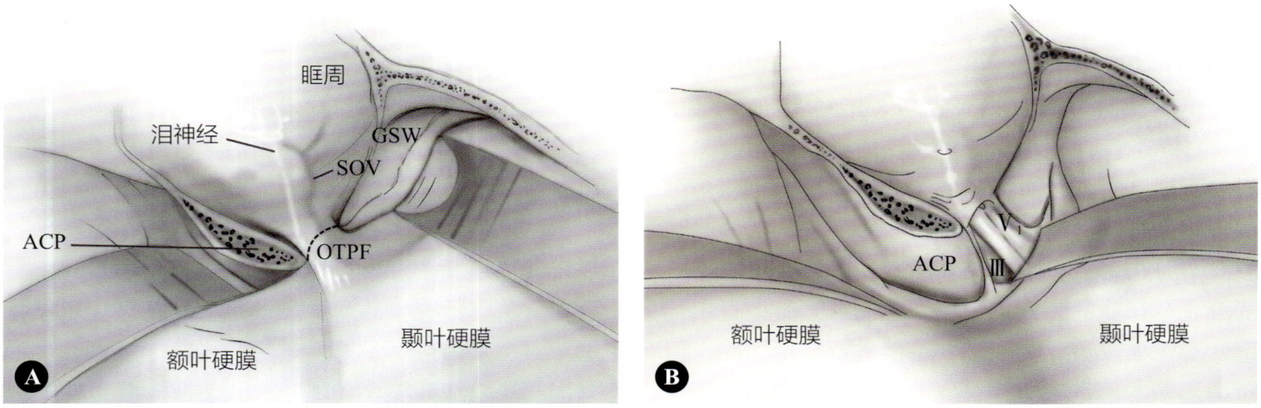

▲ **图 20-15　额颞入路显示 ACP 松解前（A）和后（B）外侧眶颞骨膜皱襞（OTPF）到泪神经的显露**

ACP 的下、外侧）和视神经管的颅内入口很容易识别，因此可以在开始磨除 ACP 之前增强对第Ⅱ对脑神经和第Ⅲ对脑神经轨迹的辨认。在直视下可以切除前床突尖端，而不是盲目地解剖和切除。Dolenc 和 Roger（2003）强调，眶颞骨膜皱襞应使用弯曲的剪刀进行切割，其尖端应指向后方，其切口不应超过 4mm，因为有损伤第Ⅵ对脑神经泪道分支的危险。

3. 前床突磨除的优点　磨除前床突可以使外科医生安全地进入海绵窦。优点是多方面的，包括海绵窦前内侧三角脱顶；视神经管顶切除后视神经松解，镰状韧带和视神经鞘开放；颈动脉的释放（完全释放远端硬脑膜环后，颈动脉可以安全地活动）减少撕裂或血栓形成的风险。切除前床突，改善同侧颈动脉内侧和视神经下方的视野，这通常是传统翼点经外侧裂入路的盲点。

4. 前床突切除术的并发症　第Ⅱ对脑神经和第Ⅲ对脑神经的损伤可由钻头的意外移动或热传导引起。Yonekawa 等（1997）报道打开视神经管的 40 例中有 3 例术后出现视力下降和（或）下视野缺损。在床突切除术中，第Ⅳ对脑神经和第Ⅴ对脑神经额支（位于 ACP 基底下）也可能有危险。使用超声波刮骨刀可降低发病率。该工具不旋转，因此具有更好的稳定性；此外，它还包括一个冷却灌溉系统。

（七）海绵窦内脑膜瘤的切除

涉及海绵窦的脑膜瘤患者的手术治疗一直在争论不休，仍然存在争议。

1. 根治性切除　根治性切除术，包括肿瘤的海绵窦部分，甚至与包埋的 ICA 一起，有或没有大隐静脉移植物的重建，因为经常会发生 ICA 的病理性肿瘤浸润。积极手术切除海绵窦脑膜瘤的策略是基于以下假设：切除的程度与复发率成反比。DeMonte 等（1994）报道了 41 例组织学良性脑膜瘤并累及海绵窦的患者，76% 的病例中实现了完全清除，但 10% 的患者术后 5 年复发。De Jesus 等（1996）评价了 119 例海绵窦性脑膜瘤的肿瘤复发和进展，对涉及海绵窦的脑膜瘤进行手术似乎可以很好地控制肿瘤，但在相对较短的平均随访时间 33.8 个月内，发现 10% 的完全切除的肿瘤和 15% 的不完全切除的肿瘤会复发。他们从经验中得出结论，对于大多数此类肿瘤，可以进行完全切除，但海绵窦手术最常见的并发症是眼外肌麻痹而三叉神经功能丧失很少见。海绵窦内脑膜瘤的可切除性取决于 ICA 的受累程度，海绵窦内脑膜瘤的全切除术是可能的。

2. 保守的切除策略　Abdel Aziz 等（2004）报道 38 例累及海绵窦的大型蝶骨嵴脑膜瘤，认为海绵窦受累程度决定了尝试全切除是否安全。具体而言，如果肿瘤侵犯了位于侧壁的脑神经内侧的海绵窦，则不应尝试完全切除。我们同意这一结论，不建议积极切除海绵窦内的肿瘤，对涉及海绵窦的脑膜瘤采取更积极的治疗方法将导致更多的手术并发症，而且尚未证明与较保守的治疗方法相比，该策略可降低长期复发率。肿瘤弥漫性侵犯时，由于海绵窦内颈内动脉和包埋在肿瘤中的脑神经损伤的高风险，不应尝试手术切除。

侵犯海绵窦的肿瘤的积极切除与新的和永久性的脑神经麻痹，海绵状 ICA 损伤和（或）牺牲，以及侵犯蝶骨或筛窦的脑脊液漏有关。这些风险超过了肿瘤全切除总收益。因此，认为没有必要对位于海绵窦内的脑膜瘤进行全切除。无论切除的程度如何，建议术后进行连续的 MRI 扫描，以尽早记录任何肿瘤的进展或复发。尽管有证据表明颅底脑膜瘤比凸性肿瘤复发的频率更高，但采用保守方法切除海绵窦肿瘤扩展并不会导致任何患者的预后不良。

3. 处理海绵窦内肿瘤要点

(1) 内侧型蝶骨嵴脑膜瘤向后下方呈侵袭性生长时，可累及海绵窦。肿瘤附着于海绵窦的外侧壁、上壁，甚至侵蚀窦壁硬膜长入窦腔内。早期肿瘤只是将海绵窦推挤压迫，此时应将肿瘤分块切除并保证了海绵窦的完整性。

(2) 如果肿瘤仅附着于海绵窦壁者，用剥离子将其剥下，而保持硬膜完整。如果海绵窦的侧壁被肿瘤侵袭，那么它的外层硬脑膜必须被切除。然而这个过程的成功经验有限，可能导致动眼神经、滑车神经、三叉神经和展神经的不可逆损伤，甚至不能完全切除。不完全的切除术后放疗和严密的随访也是这种肿瘤比较好的选择。

(3) 肿瘤侵入海绵窦腔内，如果肿瘤侵入窦腔并与其粘连紧密者，海绵窦尚且通畅，磨除前床突后，要从已不完整的海绵窦壁进入，姑息性切除肿瘤。海绵窦出血尽量不要电烧，可给予吸收性明胶海绵和止血纱布填塞压迫止血。侵及海绵窦的肿瘤残留是其复发的主要原因，但肿瘤生长缓慢。

(4) 当肿瘤侵及海绵窦时，因海绵窦内有重要的脑神经和颈内动脉，肿瘤与这些组织粘连紧密，给手术带来困难。强行切除肿瘤易导致脑神经功能的丧失和颈内动脉破裂的危险。如果肿瘤使海绵窦闭塞，应尽量切除肿瘤。通常情况，当肿瘤广泛地在骨质内增长或侵犯海绵窦时，全切肿瘤几乎不可能。外科手术的目的是瘤体减压，视神经减压，功能和外观的改善。

(5) 处理海绵窦内的肿瘤，可遵循 3 种分离海绵窦外侧壁的方法进行（图 20–16）。

（八）血管的保护技术

1. 血管的分离原则　应遵循从蛛网膜间隙分离

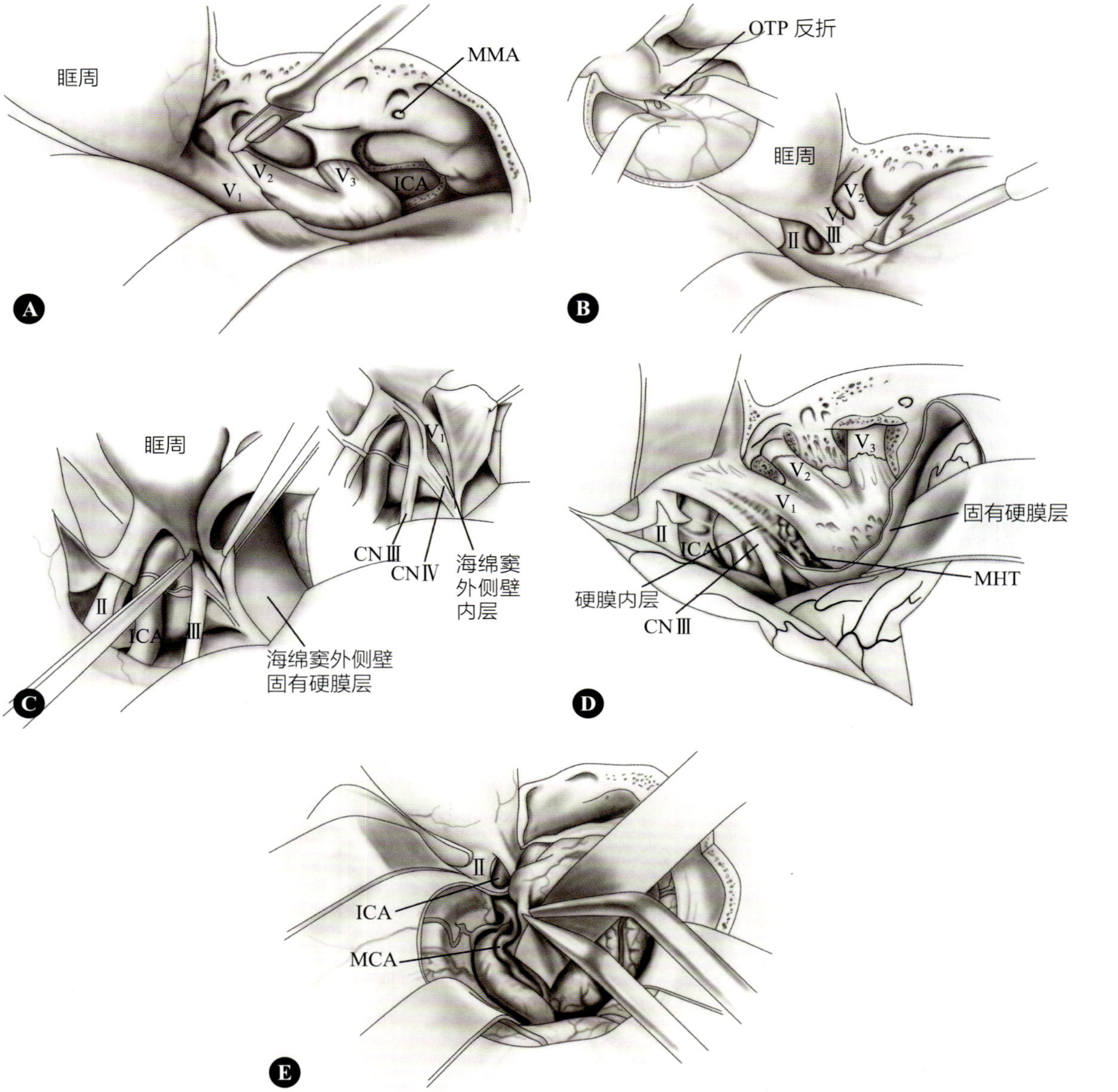

▲ 图 20–16　3 种方法分离海绵窦外侧壁的外层技术

A. Hakuba 技术，采用硬膜外方法，自前外侧向后内侧的方向锐性分离海绵窦外侧壁的外层，将其从眶上裂的附着处切开；B. Kawase 技术。外科医生采用硬膜外方法，牺牲脑膜中动脉（MMA）。海绵窦外侧壁的外层从圆孔和卵圆孔的附着处锐性切开。然后将硬脑膜从外侧向内侧分离，从而显露三叉神经半月节；C. Dolenc 技术。从硬膜内入路，沿动眼神经切开海绵窦外侧壁的外层（脑膜层），然后从内侧向外侧的方式分离其下方的内膜层；D. 避免切除帕金森三角区内包绕滑车神经、脑膜垂体干（MHT）和 ICA 的残留肿瘤，以防止神经血管损伤；E. 穿过围绕大脑中动脉（MCA）的肿瘤，将肿瘤分裂为内侧和外侧部分

原则，因动脉周围可以找到一层蛛网膜，使分离比较容易。一旦找到动脉，应沿其逆向分离找到动脉主干。将血管从肿瘤上分离下来的难易程度取决于粘连的程度。双极电灼在分离动脉时应十分仔细，并持续冲洗，以避免因直接接触或热传导导致立即或迟发的血栓形成。

2. 包裹颈内动脉的肿瘤处理方法

(1) 边离断肿瘤基底，边分块切除肿瘤。充分减压后行肿瘤与血管的分离（图 20–17）。

(2) 包绕颈内动脉的脑膜瘤能否安全分离取决于肿瘤质地及粘连情况，尤其是穿支血管受累情况，如肿瘤质地较硬，粘连较重，不可冒险分离。

(3) 颈内动脉分离大多主张从远心端向近心端分离，先切除颈内动脉上方肿瘤，再分别切除内侧、外侧及下方肿瘤。

(4) 术中穿支血管的保护是保证手术安全的前提。

（九）视神经管减压术

SWM 术前视觉功能被认为主要与骨质增生程度有关，对视神经管和 SOF 减压对纠正视力丧失和复视症状至关重要。额颞开颅或眶上锁孔开颅，将大脑额叶向后牵引，显露患侧前床突，于视神经管近端，除去其上壁骨质，进行减压。此法的优点是，可同时处理脑外肿瘤；缺点是术野限制了解压术的操作，且术后有发生颅内并发症的可能。

视神经减压需注意以下事项：①视神经管周围骨壁必须去掉其周径的 1/2，方能得到充分减压。②解压的纵径，必须达到视神经管的全长。③必须切开视神经鞘膜及其总腱环。显微镜下用微型磨钻磨去视神经管全长的内侧壁及下壁，使减压充分和彻底。

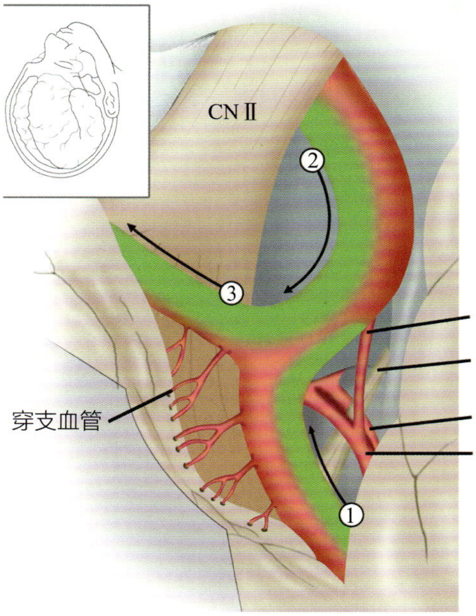

▲ 图 20–17 图中血管绿色部分为相对安全区域，红色为穿支发出部位。先分离出大脑中动脉（①），再分离颈内动脉主干（②），最后分离大脑前动脉（③）。**SCA.** 小脑上动脉；**PCA.** 大脑后动脉

八、蝶骨嵴脑膜瘤的术中注意事项

（一）肿瘤基底硬膜和颅底骨的处理

蝶骨嵴脑膜瘤可广泛侵袭颅底，肿瘤过度生长可累及硬脑膜和颅骨，表现骨质增厚，正常结构破坏。需彻底地切开骨质才能切除肿瘤，锯开眶顶部及外侧壁以清除硬脑膜外肿瘤。肿瘤沿蝶骨小翼朝前床突生长最后掀开视神经管顶部及眶上裂，可清除眶内及硬脑膜内肿瘤及受累的硬脑膜。

1. 分离粘连　用神经剥离子沿蝶骨嵴由外向内仔细剥离硬膜与颅底的粘连。用脑压板沿蝶骨嵴轻轻牵拉额叶，首先靠额叶侧尽可能多地打开侧裂池以利显露肿瘤基底。

2. 硬膜外阻断颈外动脉血供　术中首先应将蝶骨嵴磨除，磨除范围应尽可能地延伸到前床突。一般在磨除蝶骨嵴后即可在硬膜外显露肿瘤的外侧基底，此时在硬膜外即可对内侧型蝶骨嵴脑膜瘤的基底部血供进行阻断。先沿蝶骨小翼处理肿瘤基底部，用双极电凝在肿瘤与基底之间反复烧灼、分离，离断基底，然后逐步向内延伸。

3. 离断肿瘤基底　显露肿瘤后，应首先离断肿瘤基底，在肿瘤基底与硬膜之间逐步电凝分离肿瘤，便于在肿瘤切除过程中明显减少出血，肿瘤质地变软，容易将其从周围的重要结构中剥离，避免损伤重要血管和神经，均有利于全切肿瘤。将肿瘤牵离蝶骨嵴外侧硬脑膜，沿着前颅底继续离断肿瘤血供，心中惦记着视神经的大致位置，防止双极引起的视神经热灼伤。电凝更内侧的肿瘤硬膜附着点，彻底离断肿瘤血供，减少肿瘤切除过程中频繁止血的过程，加快后期肿瘤切除速度。早期离断肿瘤血供，可以减少艰巨手术过程中的渗血，并保持术野清洁。避免在内侧神经血管结构周围进行电凝处理。若瘤体巨大，分开侧裂的蛛网膜即可见到肿

瘤，而无法直接接触基底部，应先行包膜内肿瘤切除减压后，再沿蝶骨小翼边切除肿瘤边离断基底。注意电凝点尽量靠近肿瘤侧，以免血管断端缩入骨管内，造成止血困难。

4. 肿瘤基底的处理

(1) 肿瘤全切除后，电凝肿瘤浸润的内侧型蝶骨嵴硬脑膜。广泛切除受累的颅底骨质及硬脑膜，可以防止术后肿瘤复发。肿瘤实际累及的区域要比手术切除肿瘤的范围大，决定切除受累硬脑膜的范围较难。

(2) 对不易切除的受累硬膜，采用双极电凝或激光刀或电磁刀“地毯式”烧灼，以杀灭可能残留于硬膜内的瘤细胞。广泛切除受累的颅底骨质及硬脑膜后，需要颅底重建，并且为避免无效腔，严密缝合硬脑膜，以免手术后脑脊液漏。

（二）肿瘤切除的注意事项

1. 依次切除肿瘤　对无法直接显露基底者，应先切除肿瘤的前外侧部分，沿蝶骨小翼一边切除肿瘤一边切断基底，或者先行包膜内分块切除，体积缩小后再分离包膜。采用以上的方法，可明显减少术中出血，使术野清晰，为将肿瘤与周围的重要结构分离创造条件。

2. 肿瘤切除的处理方法

(1) 如果肿瘤巨大或是内侧型蝶骨嵴脑膜瘤，外侧裂的大部分也已经被肿瘤压迫，侧裂池蛛网膜下腔的解剖范围很小，要通过放出脑脊液来达到增加手术空间是较困难的。

(2) 保护好瘤壁四周的蛛网膜层。为预防梗死，要保护好每根穿支动脉，尽量减少骚扰。

(3) 对与视神经、视交叉和颈内动脉粘连紧密的瘤体切除时，切忌强行钝性分离。

(4) 如果颈内动脉及其分支已被肿瘤包裹，则在切除大部分肿瘤后，充分解剖脑池，探查血管，在肿瘤边缘先找到颈内动脉或者其分支的远端，在肿瘤的外缘沿动脉逐步分离，分块摘除肿瘤，直至清楚地显露颈内动脉及其分支，切除已分离的瘤壁时勿用力牵拉以防止动脉损伤。所有的血管都要极力保护，可以在上面留一小片紧密粘连的肿瘤。别忘了还有颅底 ICA 的穿支动脉。术后 MCA 分支痉挛将引致严重后果，对于术后迟发性神经功能障碍要高度怀疑血管痉挛，必要时可进行 CTA 检查。

(5) 纤维型脑膜瘤的手术分离极具挑战性，有必要采取其他技术手段将肿瘤与视神经和颈内动脉进行分离。

(6) 切除受肿瘤侵蚀的硬膜是防止术后肿瘤复发的重要措施。

(7) 肿瘤包绕 ICA 床突上段、M_1 段、A_1 段，若被完全包绕（360° 或 5 级）是发生致命性脑梗死的危险因素，分离此类肿瘤需特别小心，不必强行做到肿瘤全切除。肿瘤包膜内侧有重要的神经血管结构，而且是术者的盲点。肿瘤内部减压和小心翻转肿瘤包膜是避免并发症的关键手法。对肿瘤质地坚韧、与血管粘连紧密者，宁愿残留部分肿瘤。

（三）肿瘤全切除与残留的取舍

蝶骨嵴脑膜瘤常表现出广泛的侵袭性生长模式，累及脑神经、血管和脑干。大型蝶骨嵴脑膜瘤因其向邻近结构的延伸而具有外科挑战性。几乎所有的外侧型蝶骨翼脑膜瘤都可以完全切除。对于内侧型蝶骨嵴脑膜瘤和向蝶眶延长，不应以新的脑神经缺损或视力下降为代价尝试完全切除，因为如果不进行积极的切除，可以实现充分的肿瘤控制以及良好的功能和美容效果。85% 至 96% 的 SWM 可以完全切除。硬膜外扩张的脑膜瘤，尤其是海绵窦浸润很少进行全切除。

第一次手术的切除程度对复发率有显著影响：切除越彻底，复发的风险就越小。因此，完全显微切除（Simpson Ⅰ级或Ⅱ级），包括切除浸润的硬脑膜和骨结构以及颅内和眶内成分，是获得永久治愈的首选治疗方法，但不应以视力下降或脑神经缺损为代价尝试完全切除。当肿瘤的起源部位更内侧，肿瘤的范围更大时，完全切除就更困难了。硬脑膜切除术受眶尖前部（特别是 Zinn 环和视神经鞘）和海绵窦（包括脑神经和邻近动脉）的限制。在蝶眶脑膜瘤，骨切除的解剖学界限是视神经孔的下缘和眶上裂。硬脑膜切除受眼眶前部（尤其是 Zinn 环）和海绵窦，包括其脑神经和相邻动脉的后部限制。

全切蝶骨嵴脑膜瘤又不增加患者的神经功能损害并非易事，特别是内侧型肿瘤，因其可能侵犯海绵窦和颈内动脉，全切肿瘤手术难度是很大的。由于肿瘤切除程度决定了手术效果和预后，故原则上应争取在蛛网膜未遭破坏的第一次手术中尽量彻底地切除肿瘤，减少或延缓复发。肿瘤虽可包绕颈内动脉，但两者之间多有蛛网膜相隔，在熟练的显微颅底外科技术和高质量的显微外科条件下，训练有

素的医生经过耐心细致的操作，血管分离多可获得成功，不应在尚未尝试时即过早放弃。当然，肿瘤与血管粘连紧密且质地坚韧时，特别是广基浸润生长者，也不可勉强分离，宁可残留少许，以策安全。因为手术的“战利品”不是切下的肿瘤，而是术后患者的功能康复。但是，虽难以彻底全切除，也应竭尽全力次全或绝大部分切除，以做到肿瘤充分减压，并为后续放疗创造条件。在前床突的瘤壁，可采用激光或电灼处理残存瘤组织。

完全切除不仅受病变的大小限制，而且还受其侵袭到多个周围的区域和多个关键的神经血管结构的影响，尤其是广泛的鞍上和颅后窝延伸。切除的程度还取决于海绵窦的受累程度。蝶骨嵴肥大，基本上代表了肿瘤细胞对骨的侵袭。通常，不可能完全磨除肥大的骨头并完全切除硬脑膜附件。尽管进行了广泛的电凝，但肥大的骨及其硬脑膜覆盖物可能为肿瘤的再生提供了新的信息。代表了残留肿瘤的风险。广泛的脑水肿通过限制可能的脑回缩量而增加了实现完全切除的难度。

（四）处理海绵窦内肿瘤的注意事项

对于海绵窦受累但无症状的患者，多数学者主张对侵入海绵窦的肿瘤行保守治疗。当海绵窦被肿瘤侵及时，在中颅底内侧切除肿瘤时，应十分仔细以防止在未辨别海绵窦内结构前贸然进入海绵窦内。由于肿瘤的侵蚀，海绵窦外侧壁多不易区分，所以对于边界不清楚的肿瘤，若继续向海绵窦内过多切除会损伤第Ⅲ、Ⅳ脑神经。海绵窦内若充满肿瘤，则由于肿瘤的侵蚀，切除窦内的肿瘤时不易出血，如果出血，则可用 Surgicel 止血。如果准备全切海绵窦内肿瘤，术前应将颈动脉颈部或颅内岩部段显露，以获得术中对它的控制。如果需要切除受累颈动脉，术前应用充气气囊进行栓塞试验，如果患者不能耐受，则应在颈动脉岩部行大隐静脉搭桥术。在颈动脉内侧，将肿瘤与垂体柄，上部的漏斗及下丘脑分离开来。

尽管通过了解显微外科解剖学和标准手术技术的进步而改善了方向，但海绵窦脑膜瘤的手术切除仍是一项重大挑战。与侵犯海绵窦的脑膜瘤积极切除相关的手术发病率仍然很高。这种高发病率有几个原因。首先，在解剖海绵窦脑膜瘤的过程中可能会发生眼神经的精细血液供应中断。其次，由于蛛网膜平面和神经的肿瘤浸润，可能无法从神经分离脑膜瘤。最后，脑膜瘤可浸润 ICA C_4 段的外膜。Abdel Aziz（Neurosurger，2004）对 38 例蝶－海绵窦、床突－海绵窦和蝶－床突－海绵窦脑膜瘤进行了手术治疗，均超过 3cm，评估每个肿瘤与 ICA C_4 段的关系，限制手术切除的范围，从而改善了患者的功能结局，死亡率为 0%。手术的目标是彻底切除具有神经的解剖学保留的 HG 0 和 1 级肿瘤和次全切除 HG 2～4 肿瘤。通过这些保守的手术策略，实现了 16% 的并发症发生率，完全切除后 6% 的复发率和次全切除后 8% 的再生长率。

（五）内侧型蝶骨嵴脑膜瘤的注意事项

蝶骨嵴内侧型脑膜瘤在生长过程中逐步侵犯视神经、海绵窦和颈内动脉。早期肿瘤是将上述结构推挤和压迫，随着肿瘤生长，侵袭局部蛛网膜，并与神经血管发生粘连。当肿瘤直径超过 4cm 以上时，常侵袭局部硬脑膜，并可包绕颈内动脉、侵蚀海绵窦、压迫或包绕视神经使之缺血变性。在切除大型及巨大型蝶骨嵴内侧型脑膜瘤的过程中，常可遇到以下几种特殊情况，需要格外注意。

1. 颈内动脉破裂出血 内侧型肿瘤的深处是颈内动脉和视神经。因此，手术最后再处理前床突、颈内动脉和视神经周围的肿瘤。肿瘤与颈内动脉的关系有 2 种，大多数情况是肿瘤呈球形生长，将颈内动脉向内推移；少数情况是颈内动脉被肿瘤包裹，常见于复发的肿瘤。在首次手术的病例，肿瘤与颈内动脉和视神经之间有一层蛛网膜相隔，他们之间的关系多系推挤关系，颈内动脉及其分支没有被肿瘤完全包绕。因此，对于这一类型的肿瘤，应在手术显微镜下，充分瘤内取瘤，使术野空间够大，待瘤壁塌陷后再将瘤壁向一方牵引，可以找到颈内动脉和视神经，小心分离，可成功分离和保护。对于完全被肿瘤包裹的神经和血管，要想有效地分离和保护，的确有困难，但也不是没有可能，如果显微技术不能达到则不可勉强分离和全切除肿瘤，宁可残存小部分肿瘤壁于血管和神经上。

术中一旦发生颈内支脉破裂，如处理措施不当，常会酿成严重的灾难性后果。其发生原因多是术中未能窥视颈内动脉与肿瘤关系，强行牵拉或分离粘连及切除肿瘤时损伤颈内动脉。预防措施是要在术前弄清颈内动脉和肿瘤的关系，术中操作轻柔，一定是在直视高倍镜下锐性分离。在处理肿瘤接近颈内动脉的部分时，先由后方显露出 M_2 段或

由前上显露出颈内动脉床突上段，沿血管轻柔分离，边分离边剪除部分肿瘤壁，以免影响术中显露，逐一分块切除肿瘤。如发生颈内动脉破裂，应立即吸尽出血，找到破裂处，明确出血口的大小，用吸引器头带小棉片暂时压迫破裂处。对小的破裂口，一般情况下多为颈内动脉进入肿瘤的分支被撕裂出血，可用小片海绵、止血纱布覆盖，外压肌肉片多可奏效；对于大的破裂口（3～4mm），可先以肌片加生物胶粘贴压迫止血，同时可在患者颈部压迫颈内动脉，降低颈动脉压。这种较大破口的颈内动脉出血，破裂口多是横行或纵行破裂，很少发生完全离断。因此，采用上述方法多能够控制出血。如出血凶猛，难以找到破裂口时，可由助手暂时压迫同侧颈总动脉，此时出血减慢，迅速寻找动脉破裂口，必要时先用弱电流电凝破裂口，使之缩小后再用医用粘胶的肌片压迫止血。

2. 对受肿瘤侵蚀硬膜及附属物的处理　残留肿瘤组织或肿瘤侵入硬膜未行处理是术后脑膜瘤复发的重要因素。在处理大型及巨大型蝶骨嵴内侧脑膜瘤，行 Simpson Ⅰ级切除比较困难，其原因是肿瘤生长过程中侵蚀局部硬膜、蛛网膜、骨质、海绵窦或颈内动脉壁，试图按照半球脑膜瘤切除方法处理上述结构则非常困难。对于蝶骨嵴及颅中窝底受累的骨质和硬膜在可能的前提下尽可能做到切除。但对海绵窦处、颈内动脉内侧硬膜及颈内动脉壁，采用弱电流双极电凝多点烧灼，有助于清除残留的肿瘤细胞。

3. 对颅内外沟通肿瘤的处理　对颅内部分肿瘤的切除可按上述方法进行，并要对颅外部分进行切除和行颅底重建。

4. 术中脑保护　牵引脑组织前，应充分降低颅内压，只有当脑组织完全松弛的情况下才能牵开脑组织。术中牵拉抬起脑叶显露肿瘤时，动作要轻柔。特别是当肿瘤影响丘脑下部时，强调一定要在显微镜下仔细观察血管，给予保护。使用电凝时应用弱电流，并不断注水降温以防人为因素加重丘脑下部损伤。术后处理重点是防治脑水肿和促进神经功能恢复。

（六）神经的保护

1. 肿瘤与视路的关系　多为受压移位，粘连不甚紧密，只要仔细沿蛛网膜界面分离，均可顺利切除肿瘤，而不致损伤视路。高倍显微镜下，辨认肿瘤与神经和血管的关系，分块锐性切除，尽量减少对神经和血管的反复牵拉和拨动，以减少损伤。

2. 神经保护方法

(1) 沿蛛网膜平面分离：视神经多被挤向内侧、下方，变细变薄，失去正常解剖形态；动眼神经多在肿瘤下方，有时被严重压迫而呈一扁平状。神经与肿瘤之间因为有蛛网膜相隔，完全分离并不困难。

(2) 使用钩刀将瘤侧镰状韧带朝向术者方向切开，缓解对视神经的束缚。如果视神经上的肿瘤确实不易剥离，可以留一小片肿瘤在神经上；动眼神经易于损伤，靠近操作时要小心，避免出现永久性神经麻痹。无须进入海绵窦操作。

(3) 打开视神经管，锐性分离肿瘤的视神经管外部分，用小圆头剥离子探查视神经管，如果确定里头存在肿瘤，就切开镰状韧带，磨开神经管上壁，并用垂体活检钳拽出管内的肿瘤。对于视神经内侧的手术盲点，用斜角剥离子掏出视神经管内侧肿瘤，也可使用小反光镜进行观察。保护细小的视交叉穿支动脉，直角剥离子探查视神经管远端确保减压彻底。

(4) 在分离肿瘤和视神经、动眼神经时，可在显微镜下寻找视交叉与肿瘤交界处的蛛网膜间隙，要沿着蛛网膜界面逐步将神经上的肿瘤分块切除，保护好视神经和动眼神经的血供，以免术后发生视神经缺血性退行性变，使术后视力有恢复的可能。术后视力的恶化多与供血血管的损失有关，动眼神经多在肿瘤下方，且两者之间多有蛛网膜相隔，仔细分离可避免神经损伤。强行切除视神经上粘连的肿瘤，可能损伤视神经血供，使视力恶化。

3. 视神经受损和术后视力下降的预测因素

(1) 术后视力下降的主要因素是术前的视力损害、次全切除、复发后的二次手术。在第 1 次手术或放疗后，瘢痕、肿瘤纤维化和蛛网膜间隙的消失，使得二次手术安全切除难度很大。

(2) 其他导致肿瘤切除术后视力下降的因素是肿瘤复发，术后放疗，男性，吸烟史，海绵窦被侵犯、眼球突出。

(3) 为了最大限度地保留视力，肿瘤、硬脑膜及被侵袭的颅骨要广泛切除。因此，患者可以从早期的彻底手术中获益，避免二次手术、放疗及手术复发。

(4) 在打开视神经管时大量冲水是必要的，避免对视神经的热损伤，这个过程中避免蝶窦、筛窦的开放。

(5) 在蝶骨嵴内侧型脑膜瘤中，硬脑膜外切除前床突并且去除视神经管顶壁可能有利于防止额外损伤视神经。为了让视神经有更大的活动度，可以打开镰状韧带，开放视神经管骨性入口。用薄刀片切开硬脑膜，翻起后，显露眶顶，可以应用咬骨钳或金刚砂钻去除视神经管骨质，最后纵行切开包绕视神经的硬脑膜鞘和镰状韧带。切除视柱或打开眼眶可以获得更大程度的减压效果。

（七）血管的保护

1. 血管保护的原则 注意保护颈内动脉、大脑前动脉、大脑中动脉发出的细小的穿通支，这些血管多数附着在肿瘤表面，易被当成供瘤血管而被电凝切断。因此，当发现肿瘤表面有血管时，应先追踪游离一段，确认是肿瘤供血动脉者，才可考虑离断。

多数情况下穿过鞍旁的脑神经的术后功能取决于肿瘤对海绵窦及其壁的侵及程度及手术切除的范围。若想术后保留神经功能，手术不能伤及神经和神经表面的小血管，保护神经的供血血管跟保护神经同样重要。蝶骨嵴脑膜瘤常突入颈动脉和视神经的间隙处，如果肿瘤长入颈动脉的后面，应找出第Ⅲ对脑神经并保护好，即使只是轻微的损伤，也会造成术后长时间的瘫痪。即使动眼神经被肿瘤包绕，多数情况下也会被分离出来。分离肿瘤时应注意辨认和保护第Ⅲ、Ⅳ、Ⅵ对脑神经，对于海绵窦的出血可用海绵、止血纱布（Surgicel）、肌肉等材料压迫止血。动眼神经被完整地保留下来，术后瘫痪多是短暂的，多数患者至少可以获得部分恢复。滑车神经由于太细且走行路径太长，常易致术后功能障碍。展神经走行于海绵窦的后下面，小心不要伤及它。如果肿瘤向后生长，突入岩尖部，则会累及三叉神经及其硬脑膜腔内的半月神经节，但肿瘤与其有蛛网膜间隔，只要在蛛网膜层面分离，一般不会受损伤。

2. 血管保护的要点

(1) 蝶骨嵴内侧脑膜瘤易将颈内动脉、大脑中动脉及其深穿支推移和包裹。术前影像学检查显示肿瘤已将颈内动脉床突上段，大脑中动脉 M_1 段，大脑前动脉 A_1 段等重要结构包围，血管的处理需十分小心。可采用逆行法和顺行法分离肿瘤与血管，先在前床突的内侧找到颈内动脉，血管与肿瘤之间多有蛛网膜界面，可按此平面分离，采用顺行分离法顺着血管走行方向向远端顺行分块剥离。在肿瘤的后内侧找到大脑中动脉的主干或分支，分块切除肿瘤，然后逆行逐渐过渡到颈内动脉。一旦显露颈内动脉，要特别注意保护其分支，特别是脉络膜前动脉和后交通动脉，它们经常被肿瘤包裹，不容易被发现。

(2) 对于肿瘤紧密包裹颈内动脉，使颈内动脉及分支环形缩窄，甚至闭塞，切除颈内动脉及分支四周的肿瘤确有困难时，不必勉强，行次全切除或部分切除肿瘤可能更有利。对肿瘤将颈内动脉或大脑中动脉包裹且肿瘤质地较硬、血供丰富者，不要勉强分离切除，以免造成难以控制的破裂出血。

(3) 肿瘤包绕血管的手术难点在于重要的穿支血管的保护。有大脑前动脉和大脑中动脉发出的穿支血管常被拉长，并附于肿瘤的表面，需在高倍显微镜下仔细辨认、分离并保留。而后交通动脉、脉络膜前动脉因各有其独立的蛛网膜，与肿瘤粘连不紧密，多可完整分离。

(4) 外侧型肿瘤位于蝶骨小翼内侧，向外上方生长，颈内动脉未受累或仅向内侧推移，应用显微外科技术不难全切肿瘤。

(5) 术前仔细研究肿瘤推移或包裹的血管距额骨颧突的距离，在离断肿瘤基底和囊内分块切除时要有距离感，减少不必要的损伤颈内动脉及分支。

(6) 肿瘤体积减小后可采用追踪法来寻找血管，即从肿瘤的内侧找到大脑中动脉远端，再向血管近端追踪，直至显露颈内动脉；或者先在床突后方找到颈内动脉，然后逐渐向远端分离，使肿瘤与血管的关系显露得更加清楚。

(7) MCA 主干及所有的分支与肿瘤包膜的粘连均要进行锐性剥离，放置棉片后推开，尽可能避免钝性分离。最重要的是，在决定处理某根血管时，必须明确该血管是肿瘤供血动脉还是过路动脉。时不时用罂粟碱吸收性明胶海绵湿敷过路动脉以防止出现血管痉挛。在分离 M_2 段与肿瘤包膜的粘连时要使用高倍放大。

(8) 虽然在影像学上常见肿瘤包绕血管，但更常见的是肿瘤与 MCA 之间依然存在完整的蛛网膜

平面，足以将血管从肿瘤上完全游离。如果血管与肿瘤粘连过紧，可以在血管上留下小片肿瘤，以免产生血管痉挛。

(9) 避免颈内动脉分支的破裂：大的肿瘤会侵犯和包裹颈内动脉和前循环血管，血管隐藏在肿瘤中，直到大部分肿瘤被切除后才可见。残留的肿瘤必须小心地和血管分离，避免过度牵拉血管造成潜在的出血，颈内动脉损伤或术后假性动脉瘤。在肿瘤的切除过程中，要始终保持颈内动脉的近端在控制之内。

（八）扁平型蝶骨嵴脑膜瘤的手术切除

本型脑膜瘤多见于中年女性，由于肿瘤侵入蝶骨大翼、眶顶和眶外侧壁，发生骨质增生，常导致无痛性突眼。肿瘤位硬脑膜外呈扁平状沿颅中窝底前壁生长，厚度在 1～2cm，生长缓慢。早期诊断和早期手术可达到根治，后期多由于肿瘤广泛生长，难以全切除。

1. 硬脑膜外操作 先把硬脑膜从蝶骨嵴和眶壁上游离下来，既利于切除病变骨，又切断硬脑膜内肿瘤的血供。用快速磨钻或咬骨钳切除肿瘤和增生的颅骨。用剥离子游离眶上壁和外侧壁，切除眶外侧壁和其内侧眶上裂骨质。边冲洗边用快速磨钻切除前床突和视神经管。切除视神经管骨质不宜用咬骨钳，因有增加视神经损伤可能。应该用金刚钻小心把骨质打薄，再用刮匙把纸状骨片摘除。如果视神经管处骨质明显增厚，则应改在硬脑膜内切除骨质。切除颅中窝底病变骨质时，先游离位于卵圆孔和圆孔内的三叉神经 2、3 支连线以外的硬脑膜。

2. 硬脑膜内操作 沿肿瘤边缘剪开硬脑膜。肿瘤呈扁平状，部分呈结节状，可嵌压脑组织，但多无粘连，容易分离。应尽量把肿瘤和受侵犯的硬脑膜一起切除。但是下述情况，不能勉强切除硬脑膜，以免增加神经功能障碍：肿瘤侵入眶上裂或海绵窦脑膜，而患者无相应脑神经麻痹症状；视神经管腹侧硬脑膜。

（九）颅底重建

肿瘤全切除后，需要检查受累硬脑膜的程度及范围，并将其切除掉。这样会在颅底产生不同大小的硬脑膜缺损。所以，需行颅底重建。可利用骨膜，额部及颞部筋膜，或从大腿获得的阔筋膜张肌修补。纤维蛋白胶可以封住硬膜及筋膜的边缘。其他的非自体硬膜替代物应避免使用，以防止感染及免疫反应。

1. 眶壁重建 眶壁重建一直是一个有争议的问题。广泛切除受累骨和硬脑膜，可能会导致美容缺陷。许多作者建议对眼眶壁进行重建，以避免术后出现眼睑狭窄。Maroon 等（1994）报道了 200 例眼眶壁和眶顶切除未重建，没有 1 例术后出现脉动性突眼。DeMonte 等（2002）认为如果眶周保持完整，则部分或完全眶顶切除，孤立或合并外侧或内侧眶壁缺损不需要重建。

(1) 重建的目的。眶壁的重建目标基本上是美容，以避免暂时性情绪低落，而不是防止眼睑内陷。彻底清除受累骨和硬脑膜，可能会引起术后眼睑内陷。在大多数情况下去除了眶上缘和眶侧壁，因此术后可能会出现严重的美容缺陷。为防止这些并发症，应在切除肿瘤后进行颅眶重建。为了进行精确的重建，建议在去除肿瘤之前计算机重构颅骨的原始形状，以便以后重建眼眶。精确的重建对于预防术后眼外肌的限制至关重要。如果眼球运动不足，则应纠正重建。

(2) 重建的适应证。视眶壁和眶顶切除的程度而定，大多数作者对眶壁的牢固重建，以避免眼内陷，眼球搏动或眼肌纤维化，这可能会导致眼肌麻痹。最小化重建方法具有足够的功能和美学效果（图 20-18），Gaillard 等（1997）使用牢固的眼眶重建术，在 30% 的患者中记录到轻度残留的眼球塌陷或眼球突出。眶顶和外侧眼眶壁骨切除后，只要上部和外侧眼眶边缘保持完整，眼球就可以保留在原

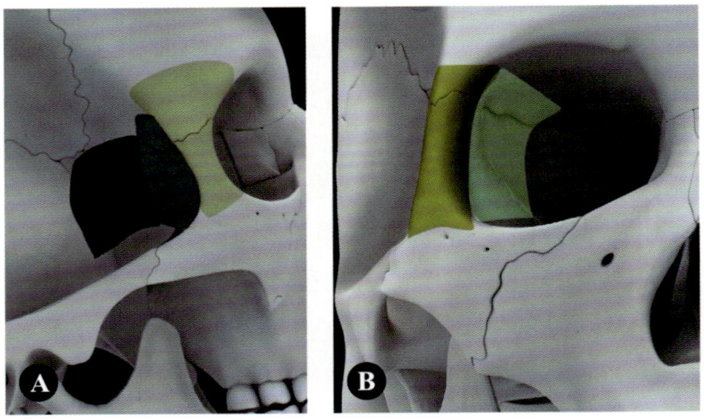

▲ 图 20-18 眼眶的正视图（A）和侧视图（B）
出于美观原因，眶缘（黄色区域）需要保留复位或重建。通常被肿瘤浸润的眼眶侧壁（蓝色区域）和较大蝶骨翼的颞部（绿色区域）不需要重建

位。但是，应始终保留眶上缘以保持良好的美容效果。软性眼眶重建方法可以避免耗时的骨骼工作，以及与植骨相关的合并症。

2. 预防脑脊液漏

(1) 预防目标：如果在肿瘤和颅骨切除过程中鼻旁窦显露，为了避免术后的脑脊液漏，需要应用游离瓣或带血管肌肉瓣和生物密封剂进行重建。

(2) 预防方法：①当硬脑膜被侵犯时，需要应用补片，包括帽状腱膜、颅骨骨膜、颞筋膜、阔筋膜和生物合成材料，如人工硬脑膜。②根据选择的手术入路常规关闭软组织和颅骨。如果额窦开放，需要去除窦内容物，应用骨水泥改善外观，肌肉复位防止肌肉下垂、萎缩。③颅底沟通瘤切除后，可采用"三明治"法重建颅底。

九、斑块脑膜瘤的处理

蝶眶脑膜瘤（spheno-orbital meningioma, SOM）或斑块脑膜瘤是一个独立的实体，不同于蝶骨嵴肿瘤伴有骨质增生。Jesu's（2001）报道 47 例有蝶骨嵴受累的 SWM，其中 6 例符合斑块脑膜瘤标准，均为女性患者。蝶眶脑膜瘤很少见，据报道占所有颅内脑膜瘤的发病率 0.2%～9%。斑块形脑膜瘤是脑膜瘤中的一个形态学亚群，地毯状或片状浸润硬脑膜有时侵犯骨质为特征。斑块脑膜瘤更容易引起邻近的骨质增生。正是这种骨质增生通过挤压邻近的结构而经常产生临床体征和症状。眼球突出症是最初的也是最常见的症状，其次是美容性畸形。早期没有神经功能缺损。最常见的脑神经功能缺损是视神经病变。由于只引起轻微的不适感，症状的持续时间通常较长。斑块脑膜瘤是脑膜瘤的复杂亚型，其特征是地毯样外观浸润硬脑膜和骨骼。肿瘤累及蝶骨嵴、眼眶，甚至海绵窦。蝶眶脑膜瘤是进展缓慢的隐匿性肿瘤。

手术要点是：①切除受累的硬膜；②切除肥大性骨质。由于眶上裂的侵犯，不可能完全切除。Simpson Ⅱ级切除可以确保长期稳定，眼球突出症在早期放射学随访中有所改善。这类肿瘤具有较高的复发率和术后并发症发生率，随着时间的流逝可能会再次恶化。切除这类肿瘤有两个具体挑战。首先，肿瘤扩散到颅底的孔、裂隙和间隙中，涉及颞窝、眼眶及其内容、外侧颞窝，海绵窦，以及很少见的翼腭窝。

十、颅 – 眶沟通性脑膜瘤

眼眶与颅中窝紧密相邻，经眶上裂和视神经管彼此相通，这一解剖特点使发生于颅腔或眼眶的肿瘤均可通过这些腔隙、孔道或破坏周围骨壁侵入另一部位，形成跨颅腔和眼眶的沟通性肿瘤。眶内脑膜瘤可向颅内生长（眶源性），颅内脑膜瘤也可经视神经孔向眶内生长（颅源性）。颅源性眶内脑膜瘤多来源于蝶骨嵴或鞍旁脑膜瘤。眶源性脑膜瘤可来自视神经鞘膜，它是一类似软脑膜的组织。

颅 – 眶沟通性脑膜瘤的手术适应证及手术时机的选择尚有争议。如已侵犯蝶骨嵴外侧的颅 – 眶沟通性脑膜瘤（一般为扁平型脑膜瘤），主张尽早手术；亦有学者认为手术只能缓解突眼症状，难以改善此类患者的病程，故不需手术。肿瘤若与颅内重要结构无密切关系，良性或低度恶性，比较局限的肿瘤应尽早切除，并力争全切。若与重要结构粘连较重，但无明显的视力障碍和其他功能障碍的，在保留重要功能的基础上次全切除。

根据肿瘤大小、占据眶内的部位以及是否有颅内侵犯，选择开颅骨瓣，选择不同的肌间隙作为手术入路。采用经眶 – 额入路、额外侧入路或经眶外侧壁入路的方法切除肿瘤。经眶外侧壁入路适用于单纯位于眶内肿瘤的小型肿瘤，或需同时做眶内容剜除者，这种入路较开颅手术安全。而颅 – 眶沟通性脑膜瘤常采用经眶 – 额入路。一般颅 – 眶沟通性脑膜瘤血供丰富，多呈扁平状匍匐生长。显微镜下应仔细分离，妥善保护视神经、垂体柄、海绵窦及视丘下部等重要部位。肿瘤宜分块切除，采用激光刀、超声雾化吸引器，将使切除、止血更为方便。为减轻脑牵拉反应，可用微型磨钻打开眶顶板，开放视神经管，充分磨除蝶骨嵴根部，甚至去除蝶骨翼和前床突，扩大显露区域。分离过程中对视神经和较大的血管要注意保护。肿瘤切除后可缝合眶顶筋膜。

十一、蝶骨嵴脑膜瘤的预后

不同部位蝶骨嵴脑膜瘤的手术效果明显不同。蝶骨嵴脑膜瘤两种类型的手术效果差别较大，外侧型蝶骨嵴脑膜瘤手术比较容易做到全切除，其全切率可达 100%，其术后复发和神经功能损害也很少见，手术死亡率低于 0.5%；内侧型脑膜瘤因其易

与中线部位的重要神经和血管粘连、包绕，使其全切有一定的困难，其肿瘤全切率在 90%～95%，其术后并发第Ⅲ、Ⅳ、Ⅵ对脑神经功能损害的机会也较大，术后死亡率在 0.5%～2%。肿瘤是否侵袭海绵窦、是否包裹动脉和肿瘤的侵袭性是影响全切除率的主要因素。脑膜瘤切除程度的分级见表 20–4。

内侧型蝶骨嵴脑膜瘤的视力障碍恢复较差，术后 7%～13% 的患者视力下降。肿瘤切除后的视力改善为 40%～73%。缺血是内侧型脑膜瘤视力丧失的原因，而不是单纯的视神经受压。

表 20–4　DeMonte 对肿瘤切除的分级

分　级	定　义
Ⅰ级	彻底清除肿瘤和硬脑膜附着的基底及异常的骨质
Ⅱ级	完全清除肿瘤，并电凝其硬脑膜基底
Ⅲ a 级	完全清除硬膜内和硬膜外肿瘤，硬脑膜未切除或电凝
Ⅲ b 级	完全切除硬膜内肿瘤，而未全切除硬膜外肿瘤或硬脑膜基底未切除或未电凝
Ⅳ a 级	肿瘤次全切除以保留脑神经，完全去除硬脑膜附着的基底
Ⅳ b 级	肿瘤次全切除，残留肿瘤体积小于 10%
Ⅴ级	肿瘤部分切除，残留肿瘤体积大于 10% 或只做到减压

典型病例

病例 1　蝶骨嵴内侧型脑膜瘤

孔 ××，男，57 岁（图 20–19 至图 20–21）。主诉“头痛 1 年，右眼视力下降半年，右眼眶部疼痛 1 个月”入院。体格检查：右眼视力 0.4，左眼 1.0。术前 MRI 显示右侧以蝶骨嵴为中心的颅前窝、颅中窝内可见约 51mm × 55mm × 42mm 大小不规则等 T_2 等 T_1 异常灶，周围可见片状稍长 T_2 稍长 T_1 异常信号，右侧颈内动脉海绵窦段被包绕，周围脑组织及右侧脑桥受压、移位。双侧放射冠区及侧脑室旁可见多发点片状稍长 T_2 稍长 T_1 异常信号。右侧脑室受压、移位。GD-DTPA 增强后，肿瘤明显不均匀异常强化信号，可见“脑膜尾征，符合蝶骨嵴内侧型脑膜瘤的特征。2012 年 9 月经右侧眶 – 翼点入路全切除肿瘤，术中见蝶骨嵴明显增生，骨质疏松。硬膜外电凝受侵袭的硬膜后，彻底磨除右侧蝶骨嵴直至前床突。首先将肿瘤从硬膜上离断下来，分块切除后减容。然后，沿大脑中动脉逆行分离出大脑中动脉，交替从前床突寻找颈内动脉主干，再沿颈内动脉顺行分离出颈内动脉的分支，依次保护好后交通动脉、脉络膜前动脉。肿瘤全切除后，将受侵袭明显的硬脑膜去除，用骨膜修补。术后恢复顺利，出院时右眼视力恢复至 0.8。术后病理：脑膜内皮细胞型脑膜瘤，WHO Ⅰ～Ⅱ级。免疫组化染色显示：EMA（+），Vimentin（+），PR（+），Ki-67（+<5%），CD34（血管 +），S-100（散在少量 +），AE1/AE3（–），Neu-N（–），Oligo-2（–），GFAP（–）。

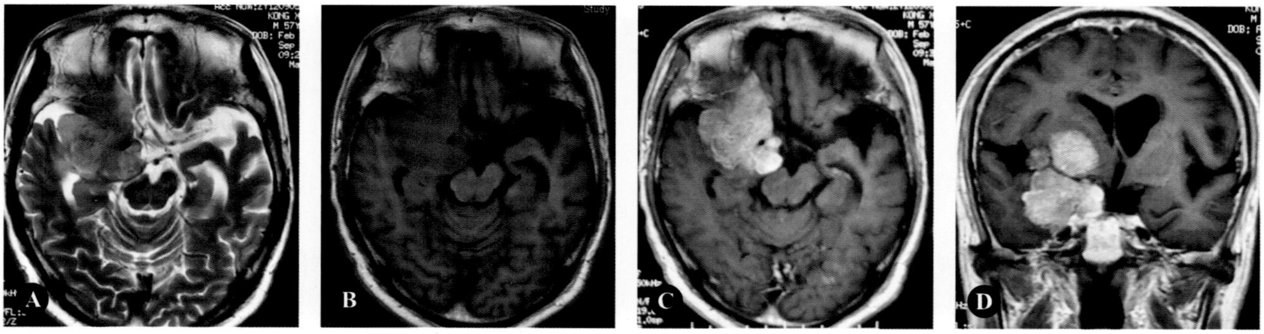

▲ 图 20–19　术前 MRI 提示右蝶骨嵴内侧型脑膜瘤，肿瘤包绕同侧颈内动脉及其分支

A. T_2WI 显示肿瘤为等 T_2，毗邻的颞叶有水肿；B. T_1-FLAIR 显示肿瘤跨蝶骨嵴生长至颅前窝、颅中窝底，向后生长挤压同侧大脑脚，使之受压变形；C. 轴位增强像；D. 冠状位增强像

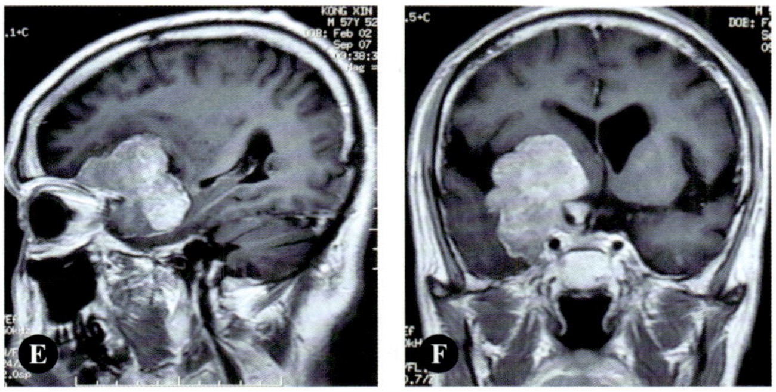

▲ **图 20-19（续） 术前 MRI 提示右蝶骨嵴内侧型脑膜瘤，肿瘤包绕同侧颈内动脉及其分支**

E. 冠状位增强像，显示大脑中动脉亦被肿瘤包绕，第三脑室和右侧脑室受压变形移位；F. 矢状位增强像。C 至 F. 增强 MRI 显示肿瘤明显有比较均一的强化，肿瘤呈菜花状，但边界清晰

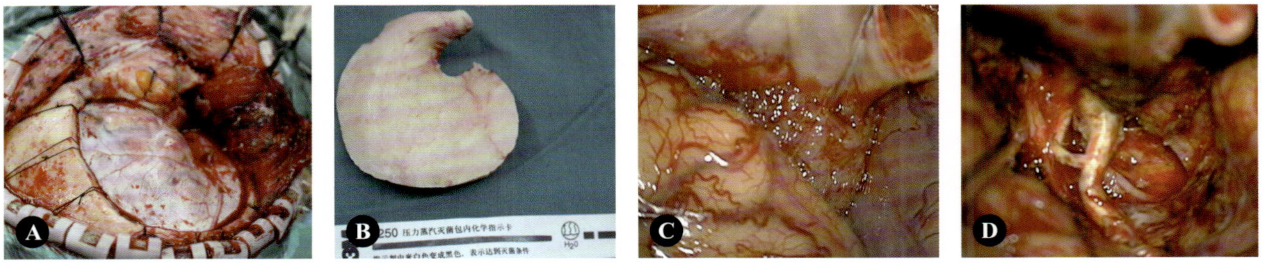

▲ **图 20-20 术中显示手术进程**

A. 眶 – 翼点开颅；B. 眶 – 翼点骨瓣，包括外侧眉弓和部分眶顶；C. 打开硬脑膜见肿瘤充盈侧裂；D. 肿瘤全切除后保护好颈内动脉及其分支，同侧视神经和视交叉受肿瘤压迫向对侧移位

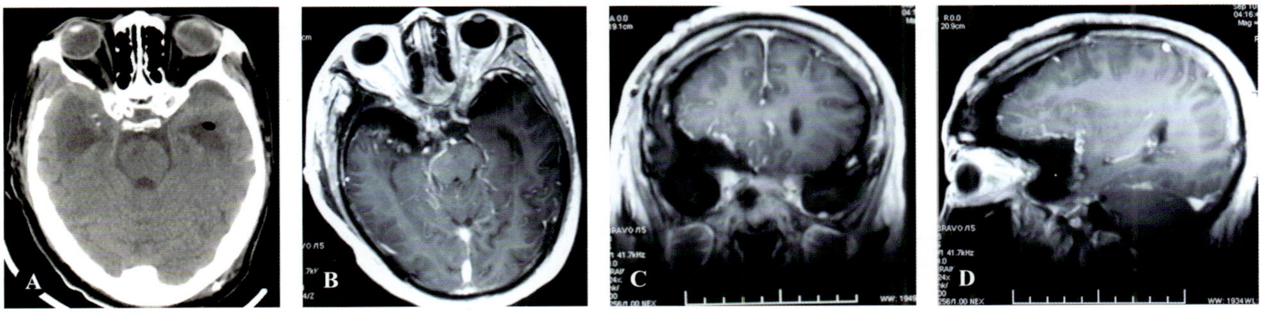

▲ **图 20-21 术后复查提示肿瘤全切除**

A. CT 复查显示骨瓣复位良好，术后水肿无明显加重，同侧受压的脑干复位；B. 增强轴位 MRI；C. 冠状位增强像；D. 矢状位增强像

病例 2　蝶骨嵴外侧型囊性脑膜瘤

闵 ××，男，62 岁（图 20-22 至图 20-24）。主诉“因头晕头痛 2 年，视力下降 1 年，语言不流畅半年，右下肢无力月余”入院。入院查体：左眼视力 0.4，右眼 0.5，右下肢肌力 3 级。术前 MRI 检查见左侧颞叶见大片状长 T_2 长 T_1 异常信号，大小约 7.4cm × 6.6cm × 8.0cm，左侧颞极前方蝶骨嵴外侧份见小片状稍短 T_2 稍长 T_1 异常信号，DWI 显示左侧颞极病灶呈高信号影，左侧脑室受压变窄。注射 GD-DTPA 显示左侧蝶骨嵴病灶呈明显异常强化，周围颞叶见环线状强化。2015 年 6 月经翼点入路全切除肿瘤，术中见肿瘤基底来源于蝶骨嵴外侧，术中保护侧裂血管。术后双眼视力恢复至 0.8，右下肢肌力恢复至 4 级 +。

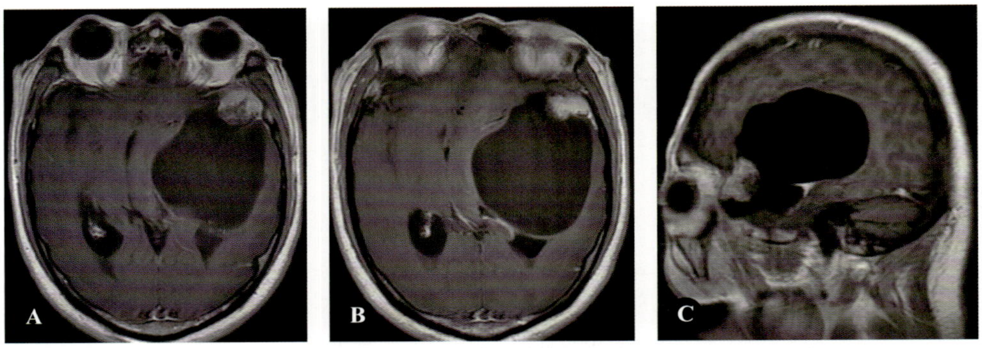

▲ 图 20-22　术前 MRI 提示左颞区有一囊实性肿瘤

A. 轴位增强像显示肿瘤为囊实性，实性部分位于蝶骨嵴外侧份；B. 轴位增强像显示肿瘤的占位效应，受肿瘤压迫第三脑室变形并向对侧移位，颞叶受压向后方移位；C. 矢状位增强像显示实性部分肿瘤的基底位于蝶骨嵴

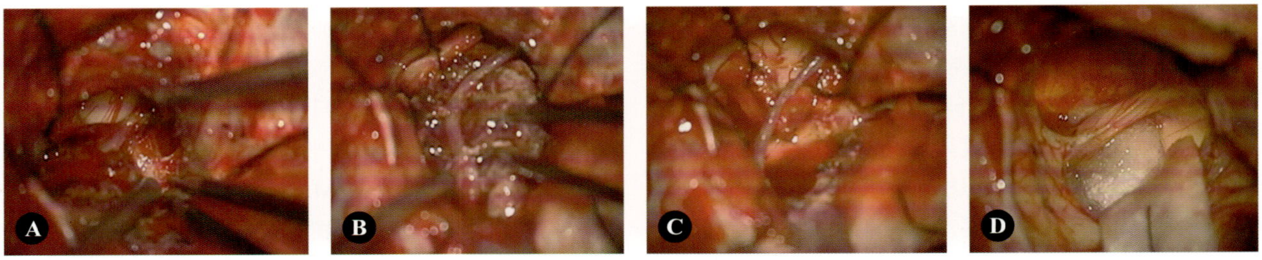

▲ 图 20-23　术中主要手术过程

A. 从蝶骨嵴上离断肿瘤基底；B. 分离保护被肿瘤包绕的侧裂血管；C. 侧裂血管保护完好；D. 肿瘤全切除后彻底止血

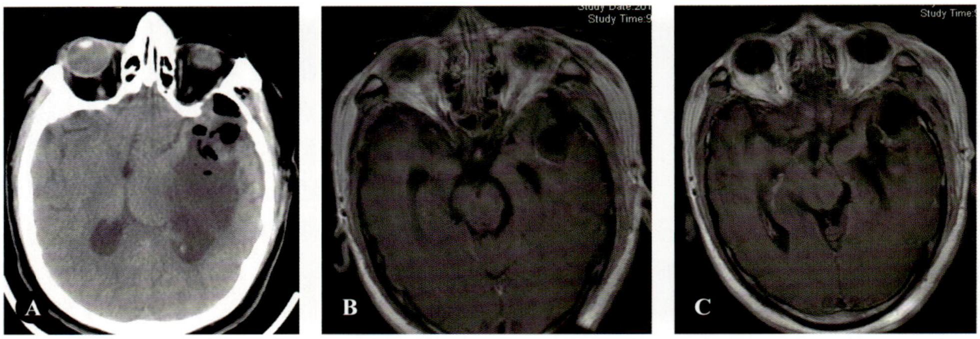

▲ 图 20-24　术后复查提示肿瘤实性部分全切除

A. 术后当天 CT 显示瘤腔未见出血，骨瓣复位良好；B. 轴位增强 MRI 像显示受压侧脑室颞角恢复；C. 轴位增强 MRI 像显示同侧颞叶也明显复位

（陈立华　周庆九　张绪新）

第 21 章 前床突脑膜瘤的手术治疗

前床突脑膜瘤（anterior clinoidal meningiomas，ACM）指起源于前床突（ACP）硬膜上的脑膜瘤，占幕上脑膜瘤＜10%。ACM 与重要神经血管结构关系密切，手术切除难度、死亡率、病残率、术后并发症的发生率显著高于鞍结节脑膜瘤和蝶骨嵴内 1/3 脑膜瘤，仅次于岩斜区脑膜瘤。无论是否侵犯海绵窦，完全切除 ACM 都是颅底外科极具挑战性的手术。磨除 ACP 和打开视神经管，可提高肿瘤切除率，获得更好的视觉效果和防止肿瘤复发。虽然治愈的最好机会来自于积极的肿瘤全切除，但为了避免损伤肿瘤包裹的颅底动脉，常常难以做到肿瘤全切除，这就导致术后有较高的残留率和复发率。随着显微技术的提高和对颅底入路的解剖研究，充分的术前规划，ACM 切除程度及其预后有了显著的改善。熟练掌握 ACM 临床和影像特点、病理解剖知识是显微手术治疗的关键。充分的术前评估，可显著改善 ACM 的切除率及预后。

一、背景

（一）前床突脑膜瘤的定义

前床突脑膜瘤是指起源于窄小的前床突及其边缘硬脑膜的蛛网膜交界处的脑膜上皮细胞，并倾向于随脑膜层生长，沿硬脑膜的脑膜层向多个方向生长。属于蝶骨嵴脑膜瘤的特殊类型，以 ACP 为中心倾向于向鞍上区和外侧裂的上方生长，肿瘤无论大小都沿着 ACP 硬脑膜延伸，累及眶上裂、视神经管等邻近的结构，压迫、移位前循环动脉及前视觉通路，甚至包裹、侵犯 ACP 周围的重要神经血管结构。通常伴有 ACP 骨质增生肥厚，并可能侵犯海绵窦（CS）。ACP 位于一个狭窄的关键位置，数毫米起源的 ACM 只有个体解剖学的微小差异，尽管 ACM 起源点的变化很小，但却导致临床行为的显著差异。根本原因是肿瘤与蛛网膜层的关系，存在蛛网膜层时，促进了血管的安全性；反之，肿瘤通常紧紧地附着在周围神经血管结构的外膜和神经束膜上。

前床突脑膜瘤的定义仍存在争议，有学者认为广义的前床突脑膜瘤包括起源于海绵窦硬脑膜、前床突、蝶骨嵴内侧 1/3 的脑膜瘤都可被认为是床突脑膜瘤；狭义的前床突脑膜瘤是指术中肿瘤基底所见肿瘤附着点位于前床突硬脑膜。作者的理解是指肿瘤基底起源于前床突上、外、下方硬脑膜，并影响邻近的蝶骨嵴、蝶骨平台、鞍膈、眶上裂和海绵窦的脑膜瘤。尽管 ACM 的定义还存在争议，但一致的意见是肿瘤起源于覆盖前床突（ACP）上、外、下方硬脑膜的脑膜瘤，基底的正中位于前床突上，肿瘤通常向上生长，形成一个小的基底，朝向鞍上区和外侧裂，并影响邻近的蝶骨嵴、蝶骨平台、鞍膈、眶上裂和海绵窦的脑膜瘤。中等大小型 ACM 可清楚地看到 ACP 起源，巨大肿瘤累及较大面积的前颅底，很难确定肿瘤是起源于 ACP 的哪个区域，甚至无法区别是起源 ACP 还是从邻近的结构延伸到 ACP，此类肿瘤需要结合术中情况才能判定。有些肿瘤虽然延伸至前床突，但是起源于鞍结节、蝶骨平台或蝶骨嵴中外侧，均不属于前床突脑膜瘤的范畴。

（二）前床突脑膜瘤的流行病学特征

1. *发病率*　前床突脑膜瘤约占颅内脑膜瘤的 5%，占幕上脑膜瘤＜10%，占蝶骨脑膜瘤的 34%～43.9%。发生率仅次于矢状窦旁脑膜瘤和大脑凸面脑膜瘤。蝶骨嵴脑膜瘤约占颅内脑膜瘤的 15%～18%，而其中将近一半为 ACM。

2. *首发症状和主要临床表现*　最常见和最早的症状为单眼进行性视力下降，且病程较长。有报道高达 86%～92% 的 ACM 以视力缺陷为首发症状。除了视觉功能障碍外，其他主要症状还有不典型头痛和头晕及记忆力减退等。头痛通常出现在眼眶或眶后区域，并可能先于其他症状。晚期可出现颅高

压性视盘水肿、眼球运动障碍和复视、癫痫、眼球突出等。因此，术前所有患者均应接受神经眼科彻底的视力和视野评估检查。

3. 视觉障碍　最突出的症状是视力恶化，视神经早期受压，视觉症状发生早。通常表现为单侧视力下降和单侧视野缺损。直接压迫是导致视觉问题的最重要因素，如果减压在缺血半暗带时间内完成，这些问题是可逆的。

（三）前床突脑膜瘤的相关解剖

1. 前床突的解剖分区　前床突（ACP）是蝶骨小翼向内、后方延伸的骨性突起，位于外侧眶上裂和内侧视神经管之间，呈不规则三棱形。Xu（2020）通过解剖研究 ACP 的脑膜结构，认为 ACP 的上表面、外侧表面、内侧表面和尖端被不同类型的脑膜覆盖，并将 ACP 周围脑膜的精细结构分为四个区域。

(1) Ⅰ区：即 ACP 的上表面，为完整的骨膜层 + 脑膜层结构，被蛛网膜和脑膜及骨膜的脑膜层覆盖，形成 ICA 的硬膜远环。

(2) Ⅱ区：前床突的外侧表面，为多层致密的脑膜层结构，无骨膜层。

(3) Ⅲ区：前床突尖部后方的三角形，亦为多层脑膜层结构，床突间韧带与岩 – 前床突韧带（脑膜层）均附着于此。

(4) Ⅳ区：前床突的内表面。硬膜远环上方，Ⅳ区的上部也被脑膜和骨膜脑膜层覆盖，而Ⅳ区的下表面仅被骨膜硬脑层覆盖。然而这一分区中Ⅲ区与其他有重叠。作者认为分为上区（上表面）、外侧区、内侧区和下面 4 个区更为合理，这一分区尚待临床验证。前床突下表面，为单一骨膜层，无脑膜层结构。脑膜瘤的延展方式是沿硬脑膜的内层，即脑膜层进行延伸。ACP 不同区域的硬脑膜解剖并不一致，不同区域的硬脑膜解剖决定了肿瘤不同的延展方向。因此，ACP 周围脑膜结构分区有助于理解 ACM 的发生和发展。

2. 床突旁区解剖　颈内动脉在前床突和视神经的外下方从海绵窦内穿出。眶上裂（SOF）为蝶骨小翼（LSW）和蝶骨大翼之间的裂隙。视柱（OS）为视神经管与眶上裂之间的骨桥。视神经管（OC）顶壁为蝶骨小翼前根向内侧延伸并汇入蝶骨平台内侧所构成。沿 SOF 末端至 OC 前内侧角画一条直线，为 A 线。随后，沿 OC 后外侧角画一条 B 线，平行于 A 线并与 LSW 相交。动眼神经从近环下方出海绵窦，进入眶上裂。与 B 线相交的 OS，从下方依附于 ACP。临床上以 OS 为标志，在 A、B 线之间的梯形区域进行硬膜外磨除，剩下的 ACP 部分则通过硬膜内切除（图 21–1A）。

（四）前床突脑膜瘤的生长特点

前床突脑膜瘤（ACM）以前床突为中心向鞍上和外侧裂方向生长，而蝶骨嵴内侧脑膜瘤是向颞叶内侧的前方生长。伴有动眼神经和三叉神经损害，往往提示肿瘤侵入海绵窦内。

伴有蝶骨嵴内侧份的骨质增生。蝶骨嵴骨质增生比例为 21%～42%。虽然到目前为止没有充足的证据表明磨除增生的骨质可以降低肿瘤的长期复发率，但对骨质增生的部分必须磨除，组织病理学检查发现其有肿瘤侵蚀。

（五）肿瘤的血供来源

1. 脑膜中动脉　经过棘孔穿进颅底，供应该区硬脑膜的血管与对侧的血管吻合连接。脑膜中动脉有两个重要的分支，前支和岩骨支。前支向前下绕过大脑凸面供应前部硬膜，与前上和后上的筛动脉和（或）泪腺动脉的脑膜返支吻合；岩支行程向后，时常平行于岩大神经的浅支，该动脉供应颞骨的不同部分。

2. 颈内动脉分支　脑膜垂体干及其分支、海绵窦下动脉（海绵窦内颈内动脉分支）供应硬膜血供的来源。在约 10% 的患者存在 McConnell 包膜动脉，供应垂体包膜的血供。

3. 眼动脉的回返支　提供颅前窝硬膜的血供。包括泪腺动脉和它的硬膜返支、筛前动脉和筛后动脉。筛前和筛后动脉在前后筛板平面穿过筛骨，这两支动脉均与脑膜中动脉有吻合。

前床突脑膜瘤可有从海绵窦内和眼动脉段发出增粗的颈内动脉分支参与肿瘤的血供。Yamaki 等于 1988 年对蝶骨嵴脑膜瘤采用血管造影的方法来明确供血动脉的来源，并将肿瘤的供血动脉分为前组、外侧组和后组。前组包括眼动脉、脑膜中动脉和上颌动脉的分支，该组血管供应蝶骨翼、鞍结节、前床突和蝶骨嵴内侧下表面的硬膜；外侧组包括眼动脉和脑膜中动脉的分支，这些血管供应内侧蝶骨嵴表面的硬膜；后组是颈内动脉、眼动脉和脑膜副动脉的分支，这些血管供应海绵窦的外侧壁。Day 在术中发现前床突脑膜瘤的血供主要来自于前组和外

侧组。

（六）前床突脑膜瘤的扩展方向

前床突脑膜瘤的生长首先压迫同侧视神经（图21-1B）。随着肿瘤的生长，可以向各个方向生长（图21-1C）。

二、前床突脑膜瘤的分型

恰当的分型有助于手术入路的选择、预测手术的风险和困难、判断预后。前床突脑膜瘤分型至今尚未形成较统一的意见。

（一）根据肿瘤起源部位分型

Al-Mefty根据肿瘤不同的前床突起源点（前床突的下方、上外方、内尖端），见图21-1D，以及与颈内动脉之间是否存在蛛网膜界面，将前床突脑膜瘤分为以下3种类型（图21-2）。每一亚型均有各自的显微外科技术难度，但是3个亚型均涉及颈内动脉（ICA）和视路结构，部分可能累及动眼神经。

1. Ⅰ型　肿瘤起源于前床突的下方，直接包裹颈内动脉和其分支，并直接附着于进入海绵窦之前裸露的、缺乏蛛网膜覆盖的颈内动脉外膜，与颈内动脉之间无蛛网膜相隔，但与视神经间有蛛网膜相隔。该型肿瘤典型的生长方式是包裹ICA，并向颈内动脉分叉部方向生长，包裹近端大脑中动脉。Ⅰ型肿瘤同样会包裹视神经和视交叉，但肿瘤与此处的视神经和视交叉存在蛛网膜平面，使得分离相对容易。Ⅰ型肿瘤常常侵入海绵窦，手术切除最为困难。

2. Ⅱ型　肿瘤起源于前床突上方和（或）侧方，肿瘤包绕颈内动脉和分支，包埋于颈动脉池的颈内动脉上段肿瘤与颈内动脉之间有蛛网膜分隔。肿瘤与视神经、视交叉间也有蛛网膜相隔。随着肿瘤的生长，颈动脉池的蛛网膜和远端的侧裂池的蛛网膜将肿瘤与动脉外膜分隔开来。尽管肿瘤包绕着血管，但肿瘤与颈内动脉之间有颈动脉池的蛛网膜层，该型肿瘤在视神经和视交叉处也具有蛛网膜解剖平面，这层蛛网膜依然是完整的，使得显微外科解剖具有可行性。因此，该型采取激进切除的安全性较Ⅰ型肿瘤好。Ⅱ型肿瘤也常见侵入海绵窦。

在Ⅰ型和Ⅱ型肿瘤中，视交叉和视神经是被挤进视交叉池的蛛网膜中，用显微外科技术将它们从肿瘤中解剖游离出来相对比较容易。复发性前床突脑膜瘤手术中，蛛网膜层已被破坏，因此复发的肿

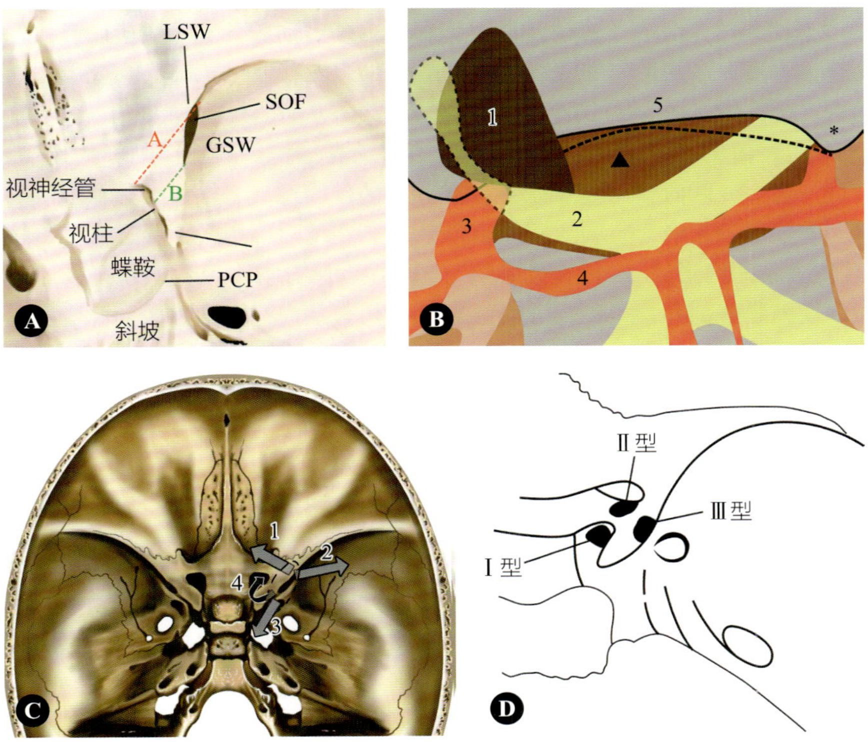

◀图21-1　前床突脑膜的相关解剖
A. 前床突的解剖。GSW. 蝶骨大翼；LSW. 蝶骨小翼；PCP. 后床突；SOF. 眶上裂。B. 肿瘤压迫视神经的示意（左侧）。1为病变；2为左视神经；3为颈内动脉；4为A_1段；5为蝶骨平台；虚线为镰状韧带；▲为鞍膈；*为右前床突。C. ACP脑膜瘤的主要扩展方向示意。1为向前生长至蝶骨平面和后眶顶，占26%。2为沿蝶骨嵴横向外侧扩展，占15%。3为向后方生长；完全累及海绵窦，占29%；累及海绵窦外侧壁，占13%；肿瘤沿岩斜韧带扩展，占27%；肿瘤扩展至眶上裂，占9%。4. 肿瘤向视神经管生长，占15%。D. 前床突脑膜瘤起源部位分类示意（Al-Mefty，1990）

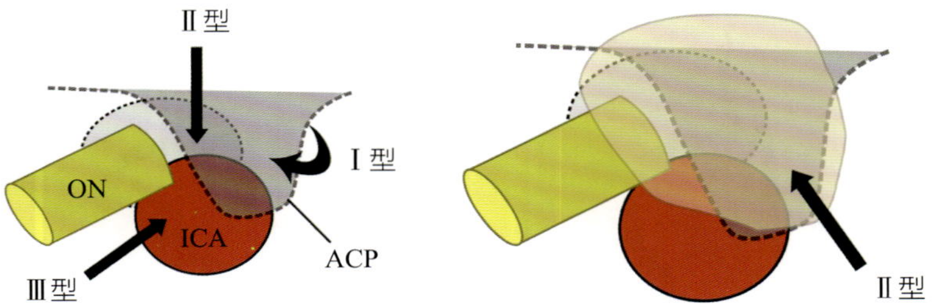

◀图 21-2　前床突脑膜瘤的亚型，图解说明三型 ACM 与周围重要解剖结构可能的关系

Ⅰ型位于 ACP 的内侧；Ⅱ型（橙色）最常见，起源于 ACP 的外上方；Ⅲ型起源于视神经管，并向视神经管内扩展。ACP. 前床突；ON. 视神经

瘤将直接与血管外膜接触，丧失了解剖平面，这样切除此类复发性肿瘤的手术难度要大得多了。

3. Ⅲ型　肿瘤起源于视神经孔，生长于视神经孔，伸入视神经管内，并可能延伸至前床突尖端，与颈内动脉之间也有蛛网膜相隔。由于其起源部位和生长方式的缘故，Ⅲ型肿瘤比Ⅰ型和Ⅱ型更早出现症状，导致该型肿瘤体积常较小。该型肿瘤在 ICA 的区域有蛛网膜层，但是由于其起源远离视交叉池，在肿瘤和视路结构之间一般没有蛛网膜层，肿瘤与视神经紧密接触，与视神经、视交叉间多无蛛网膜相隔。因此手术治愈率较低，且术后视力下降的风险更高。鉴于此，术中可根据肿瘤的生长点的位置，初步判断肿瘤与颈内动脉之间是否有蛛网膜界面，若肿瘤与颈内动脉存在蛛网膜界面者，均应试行将肿瘤从血管上分离出来。有学者认为该型实际上是视神经鞘或视神经孔脑膜瘤，不是真正意义上的前床突脑膜瘤。

（二）肿瘤位置与生长方向分型

根据前床突脑膜瘤的位置和生长方向分为3型。

1. *鞍前型（Ⅰ型）*　肿瘤向前方生长，主体位于前颅凹底。该型可选用翼点入路或额外侧入路。

2. *鞍旁 - 鞍上型（Ⅱ型）*　肿瘤向后方生长，主体位于鞍旁或鞍上，可向中线发展。该型宜选用翼点入路或眶 - 翼点入路。

3. *广泛型（Ⅲ型）*　肿瘤同时占据前、中颅凹底，并向小脑幕下、眶内甚至对侧发展。该型可选用翼点入路或眶颧入路。

各型肿瘤又根据是否侵袭或包裹海绵窦或颈内动脉分为 A（未累及颈内动脉或海绵窦结构）、B（侵袭或包裹颈内动脉或海绵窦结构）2 个亚型。

（三）肿瘤大小分类

按肿瘤最大直径分为小型（肿瘤直径＜2.5cm）、中型（2.5～4.0cm）、大型（4.1～6.0cm）和巨大型（＞6.0cm）。

（四）HG 分级

根据影像学表现，肿瘤是否包绕颈内动脉床突段及包绕程度，增加 0 级和 4 级形成改良的 Hirsch grade（HG）分级。

(1) HG 0：肿瘤抵达颈内动脉床突段，但未包裹颈内动脉。

(2) HG 1：肿瘤部分包裹颈内动脉床突段。

(3) HG 2：肿瘤完全包裹颈内动脉床突段，但颈内动脉未受压。

(4) HG 3：肿瘤完全包裹颈内动脉床突段，颈内动脉受压变窄。

(5) HG 4：肿瘤完全包裹颈内动脉床突段，颈内动脉受压闭塞或消失。

（五）前床突脑膜瘤侧裂静脉的类型

前床突脑膜瘤根据侧裂静脉引流的类型，分为以下 3 型（图 21-3），静脉引流类型不同，术中获得的手术空间不同（图 21-4）。Nagata 等（2013）对前床脑膜瘤的术前 DSA 检查进行回顾性分析，根据侧裂静脉引流方式对前床脑膜瘤进行分类，可分为 3 型。

(1) 皮质型：占 63.6%，侧裂静脉不向内侧引流，而是向皮质静脉引流。

(2) 蝶 - 基底型或蝶顶窦型：占 27.3%，侧裂静脉引流至翼丛。

(3) 海绵窦型：此型占 9.1%，侧裂静脉直接经蝶顶窦引流至海绵窦。

术中根据静脉引流的类型，来调整手术策略，以保护这些引流静脉。对于蝶 - 基底型或蝶顶窦型，手术策略似乎适合于保留静脉引流系统。

三、术前评估

（一）临床特征评估

视神经近端靠近前床突，前床突脑膜瘤大多出现单侧视力减退，这些症状大多会被患者忽视，直

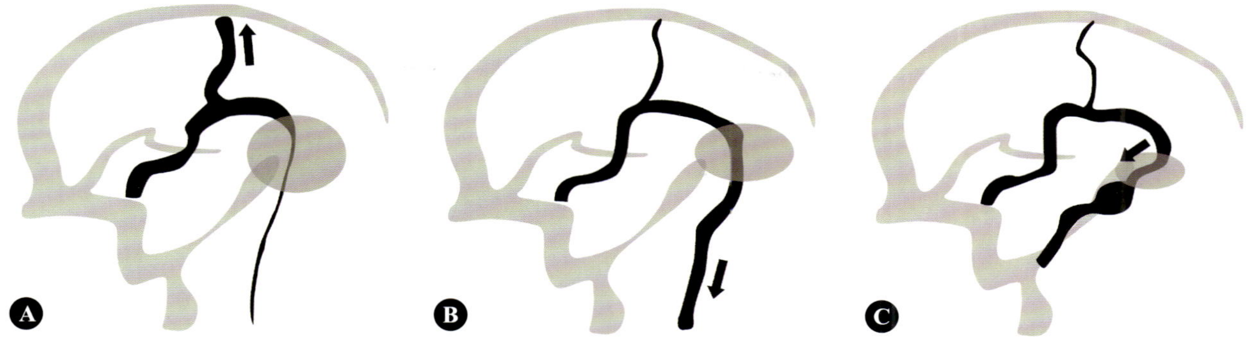

▲ 图 21-3 前床突脑膜瘤侧裂静脉的类型

A. 皮质型：侧裂静脉经皮质静脉引流至上矢状窦。这种引流方式在前床突脑膜瘤中最常见。B. 蝶 – 基底型：侧裂静脉向外引流至颅中窝的静脉丛，或经颅中窝回流进入横窦。C. 海绵窦型：侧裂静脉流入蝶顶窦，引流至海绵窦

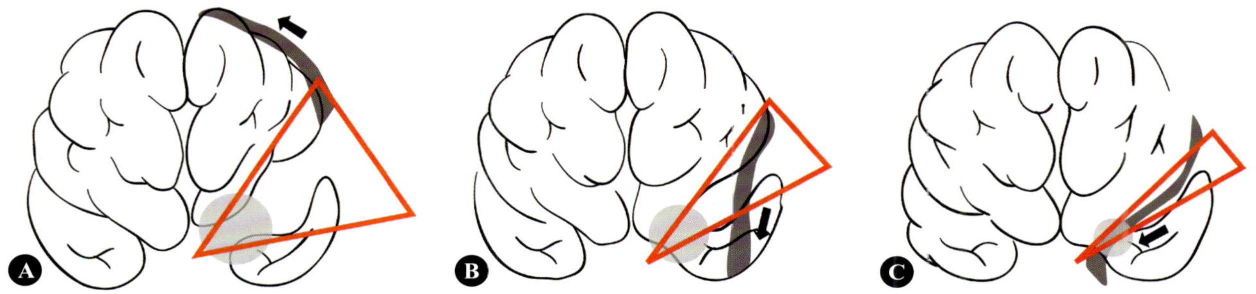

▲ 图 21-4 静脉引流类型与术中获得的手术空间的关系

A. 皮质型：颞叶不被静脉固定，相对容易获得广泛的手术野；B. 蝶 – 基底型：通过适当的静脉游离技术可获得相对较大的空间；C. 海绵窦型：颞叶被蝶顶窦固定，难以获得广阔的手术空间。三角形表示术中获得的手术空间；箭表示静脉引流的方向

至视力严重受损和肿瘤长到相当大时才被重视。肿瘤较大、术前视力<0.1 者，肿瘤切除后，视力恢复的可能性也不大。因此，当肿瘤压迫视神经，患者视力明显下降，虽然患者其他症状不明显，但肿瘤较大，亦应及早行手术治疗。

（二）影像学评估

1. 影像学评估方法　头部 CT 和 CTA、MRI 和 MRA、DSA 可从不同角度了解肿瘤特点及其与周围神经血管结构的关系，评估肿瘤基底起源的部位，详尽了解肿瘤确切的位置、大小、质地、血供强化特征、累及范围和侵袭方向，颈内动脉（ICA）及大脑中动脉（MCA）和大脑前动脉（ACA）是否被包绕，以及是否侵犯海绵窦、眼眶或视神经管，肿瘤与神经的关系分级等。颅底高分辨率 CT（HRCT），可明确显示 ACP 是否有反应性增生变厚。头颅 MRI 平扫 + 增强检查，显示肿瘤均有不同程度的增强，轴位或冠状位扫描显示肿瘤基部位于前床突不同区域。根据 T_2 加权和 FLAIR 信号强度评价脑膜瘤质地、瘤周水肿，根据水肿厚度将患者分为 2 组［无或轻度（水肿厚度<5mm）与中度至重度（水肿厚度≥5mm）］。头颅 CT 血管成像（CTA）、MRA 检查，以评估肿瘤主要动脉的通畅性或狭窄程度，显示肿瘤是否包绕、推挤床突上段 ICA 及 MCA。术前接受 DSA 检查可显示肿瘤的主要血管供应，以评估对侧血流和侧支循环，包括 ICA、MCA、大脑前动脉的位置变化及其通畅性。

2. 影像学特征

(1) ACM 特征性表现：ACM 的生长特点是以 ACP 为中心，倾向于向鞍上和外侧裂方向球形生长，有一个位于 ACP 较小的基底，同时引起前床突骨质增生。随着肿瘤体积的增大，ACM 往往侵犯周围的神经血管结构，包括颈动脉远端分支、海绵窦，导致手术效果不佳。冠状位 CT 上约近 40%

的 ACM 伴有 ACP 骨质增生。

(2) 侵入视神经管：肿瘤的起源、侵袭方向对于解剖理解比肿瘤大小更重要。但 ACM 无论大小都有向视神经管延伸的趋势，平均 21% 的 ACM 存在视神经管延伸。尽管视觉症状的发生率相对较高，视神经管受累在 ACM 中相对少见。文献报道，ACM 侵入视神经管的发生率为 7%～36%，并且 OCI 与术前视力有较好的相关性。大型和巨大 ACM（≥5cm），侵犯视神经管的发生率更高（＞50%）。术前视力障碍反映了肿瘤与视神经的密切关系，直接压迫是引起视觉问题的最重要因素。尽管在一些患者的术前磁共振成像（MRI）中可以观察到 OCI，但由于技术限制，如分辨率不理想或 MRI 的切片厚度缺少视神经管的适当平面，可能看不到 OCI。因此，视神经管去顶的标准不应仅基于术前影像学检查，而应在术中肿瘤完全切除后探查管入口可证实有无侵犯，术中评估更重要。

(3) 肿瘤与前视路的关系：根据肿瘤与前视路的关系，将肿瘤与重要神经的关系分为 4 级；0 级，肿瘤未累及神经；Ⅰ级，肿瘤压迫神经，使之发生移位，肿瘤与神经之间存在完整的蛛网膜界面；Ⅱ级，肿瘤包绕、包裹或粘连神经，无变细，与神经之间存在完整的蛛网膜界面；Ⅲ级，肿瘤包裹、侵犯神经外膜，肿瘤拉长神经结构，使之发生变性，肿瘤与神经之间缺乏蛛网膜界面。

(4) 肿瘤与前循环动脉的关系：ACM 与重要的神经血管结构及其分支、视神经和 CS 之间的关系，是决定能否分离的前提。ACM 常压迫、推移甚至包绕或包裹 ICA 分叉及其分支，使其成为最危险的切除区域，侵袭 ICA、视神经或 ICA 远端分支增加了肿瘤残留和致残的风险。文献报道肿瘤包裹 ICA 及其分支的发生率为 20%～55%。肿瘤与血管之间是否压迫或包绕不影响术中安全解剖出血管结构，肿瘤与血管之间是否存在蛛网膜间隙、是否侵袭血管外膜是决定血管能否安全分离出来的重要先决条件。因此，作者根据肿瘤与前循环 ICA、MCA、ACA 的关系，将 ACM 与前循环的关系分为 0～Ⅲ级；0 级，肿瘤未累及血管；Ⅰ级，肿瘤压迫动脉，使之发生移位，肿瘤与动脉之间存在完整的蛛网膜界面；Ⅱ级，肿瘤包绕、包裹动脉而无狭窄，与动脉之间存在完整的蛛网膜界面；Ⅲ级，肿瘤包裹、侵犯动脉外膜使之发生狭窄，肿瘤与动脉之间缺乏蛛网膜界面。0 级和Ⅰ级的肿瘤，与 ICA 和视神经之间有一层蛛网膜相隔，可以找到明确有分离界面做到肿瘤全切除，Ⅱ级 ACM 包裹 ICA 并使 ICA 及分支环形缩窄，能否全切除取决于肿瘤与海绵窦和视神经管的关系，大多数经过努力可获得肿瘤全切除，Ⅲ级 ACM 无法做全切除。这一分级有助于预测血管能否安全解剖分离。

(5) 累及海绵窦：ACM 倾向于向上生长，尽管往往不同程度地压迫海绵窦侧壁，但很少侵袭海绵窦，真正侵犯海绵窦是不多见的。文献报道 ACM 侵犯海绵窦的概率为 0%～47%。作者报道 63 例 ACM，仅有 9 例侵袭海绵窦（14.3%）。巨大 ACM（≥5cm），海绵窦受累率更高，可高达占 59.1%。随着肿瘤体积的增大，肿瘤向后方生长可以累及海绵窦上、外侧壁，甚至穿过窦壁进入窦腔，这是 ACM 切除的难点。完全切除 ACM 受到海绵窦（CS）侵犯，以及肿瘤与 ICA 和 MCA 密切关系的限制。

(6) 临床和影像学鉴别：起源于鞍结节、视神经管、眶顶或蝶骨嵴中外侧的脑膜瘤，继发性累及 ACP 均不属于 ACM。尽管起源点只有几毫米的差异，但表现出不同的临床表现。ACM 起源于 ACP 的脑膜层，以 ACP 为中心向上生长，有一个小的基底，朝向外侧裂，ACP 骨质增生是常见的，而海绵窦和视神经管很少受累。鞍结节脑膜瘤以早期双侧视觉症状为特征，超过 90% 的鞍结节脑膜瘤表现为视觉症状，多表现为双侧视觉功能障碍，而 ACM 只有 4%～6.3% 的患者出现双侧视功能障碍。内侧蝶骨嵴脑膜瘤位于床突外侧或海绵窦外侧，向内侧颞叶前部生长，床突骨质增生是少见的，而大翼（蝶骨）骨质增生、浸润或局部破坏是常见的。海绵窦脑膜瘤局限于 CS 或主体位于 CS，通常表现为眼运动和三叉神经功能障碍，而 ACM 很少出现眼运动神经麻痹，如果出现，通常表明 CS 受侵犯。

（三）视力恢复的预测

视力的恢复程度、术后的视力水平与术前视神经和视交叉受累的程度、术前的视力及肿瘤的质地和切除程度有关，而与患者的年龄、肿瘤的大小、病理级别、手术时间、失血量及术前视力的下降时间无直接的相关性。患者的视力恢复取决于视神经元的受损程度，术前视乳头的病变程度及术前的基础视力水平在一定程度上反映了视神经的受损程度。视乳头苍白、萎缩，视力低于 0.05，甚至是

光感或指数，都提示神经元受损极为严重，存活的神经元数量较少或者是极少，术后视力恢复的可能性不大。视乳头病变的程度越重，则术后视力越差。术前的视力损伤越重，损伤评分越高，则术后恢复的程度越小，视力越低。术前单眼视力低于0.05，不论视力下降时间的长短，术后视力都难以恢复。所以一旦发现有视力障碍，就应积极采取手术治疗。如果能得到及时而合适的治疗，术后患者视力、视野可望得到满意的恢复。

Nanda（2016）根据临床特征和肿瘤特征，设计分级量表，预测评估切除的程度分级系统（表 21-1 和图 21-5）。影响因素包括术前视力状况、肿瘤体积、与颈内动脉关系、肿瘤是否侵袭海绵窦及是否侵犯视神经管（肿瘤超过镰状韧带）。该分类的总分（10）设计评分系统，将患者分为 3 级 2 型：1 型，评分≤5 分；2 型，评分>5 分。该分级系统可用于临床脑膜瘤患者，有助于制订合适的治疗策略和确定预后（图 21-5）。对于肿瘤标准较好的患者（1 型），可以计划根治性切除，而对于肿瘤特征较差的患者（2 型），采用不太积极的手术入路，然后进行立体定向放射外科手术可能更适合。

（四）前床突脑膜瘤切除程度的预测

1. 肿瘤侵袭性的预测 前床突脑膜瘤常侵袭其起源处的颅骨，为了能达到肿瘤的根治性切除，需要切除受侵袭的颅骨。但前床突的切除，伴有潜在发生脑脊液漏、邻近神经血管损伤的风险。前床突脑膜瘤术前影像，仅能准确的预测 52%～75% 的患者是否存在颅骨的侵袭。虽然影像学未发现脑膜瘤侵袭颅骨，但术后的病理却提示颅骨已受肿瘤细胞的侵袭。因此有作者推荐，切除前床突脑膜瘤时，无论术前影像学是否存在颅骨侵袭的表现，均应做到前床突切除，以期达到肿瘤的根治性切除。

2. 肿瘤类型与切除程度的关系 根据肿瘤的分型可以预知肿瘤与血管的关系，不同解剖起源的脑膜瘤表现出不同的行为。术前认真评价肿瘤可能累及的范围，尤其是对 ICA 及分支、视神经、海绵窦是否受累要在术前做到初步估计。Ⅰ型起源于 ACP 下表面的脑膜瘤位于“床状间隙”，包含 ICA 的床状段（C_5），ICA 没有被蛛网膜层包围，因此Ⅰ型 ACM 在起源的早期就包裹 ICA 并直接附着在

表 21-1 预测因素的评分

预后因素	0	1	2	3	4
视力丧失	否	是			
肿瘤大小		<13.5cm³	13.5～30cm³	>30cm³	
颈内动脉	无移位	移位	包绕	变窄	双侧受累
海绵窦受累	否	是			
视神经管侵犯	否	是			

1 级，<2 分；2 级，2～5 分；3 级，>5 分

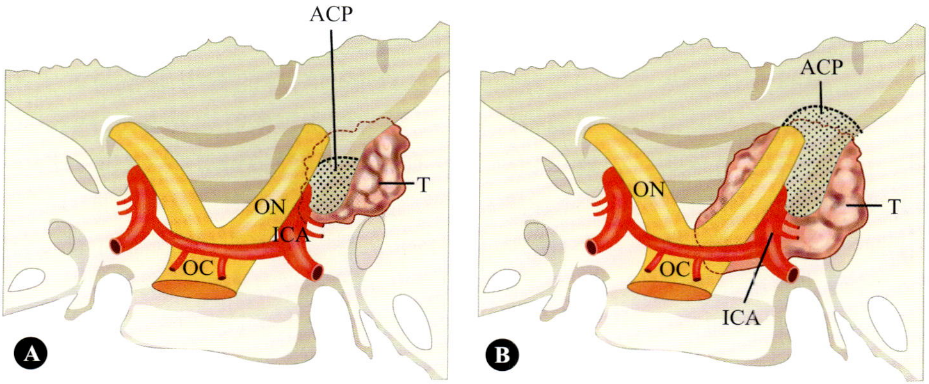

◀图 21-5 预测肿瘤切除的程度分级
A. 1 型（评分≤5 分），显示 ICA 移位及骨切除程度。B. 2 型（评分>5 分），显示 ICA 包埋、视神经管侵犯及骨切除程度。ACP. 前床突；ON. 视神经；OC. 视交叉；ICA. 颈内动脉；T. 肿瘤

ICA 的外膜上，其间无蛛网膜分隔，手术切除非常困难。Ⅱ型 ACM 发生在 ACP 的上表面，相对局限的肿瘤基底，在脑膜瘤增大的后期仅侵犯周围的神经血管结构，包绕 ICA 和分支，但多存在蛛网膜相隔，手术切除的难度远小于Ⅰ型 ACM，肿瘤基本上能做到全切除（>90%）。Ⅲ型 ACM 起源于视神经管入口附近，肿瘤深入视神经管内，延伸至前床突尖端，与 ICA 之间也有蛛网膜相隔，但肿瘤体积仍然较小时，就侵袭视神经管并侵犯视神经，在病程早期即出现症状，多数可获得全切除（80%）。肿瘤体积巨大，引起明显的占位效应，侵袭海绵窦和动脉，临床实际工作中很难判定肿瘤到底在哪个部位，Ⅰ型还是Ⅲ型？这一种情况作者归为Ⅳ型 ACM。Ⅳ型 ACM 与血管之间往往不存在蛛网膜界面，并对 MCA 和 ACA 往往造成包绕移位，能否全切除取决于肿瘤与血管的关系。Ⅰ型和Ⅳ型手术切除最为困难。无论哪一型肿瘤，术中要注意颈内动脉。

四、手术策略

（一）手术治疗目标

前床突脑膜瘤首选手术，手术切除理想目标是肿瘤全切除，肿瘤的切除程度主要取决于颈内动脉和海绵窦受累程度。在保留神经功能的前提下，最大限度地切除肿瘤组织，以及降低肿瘤复发率、手术致残率和死亡率，提高术后视力恢复的概率。对于Ⅱ型、Ⅲ型争取全切除；Ⅰ型肿瘤因其起源和神经血管的关系，争取次全切除，因为此型肿瘤往往累及颈内动脉和侵及海绵窦，常采取相对保守、谨慎的手术策略，即切除大部分侵及颈内动脉和海绵窦肿瘤，保留神经和血管的完整性。术后行立体定向放射治疗。

（二）治疗方案制订的依据

认真分析影像学提示的信息，充分估计手术难度，在充分保护神经功能的基础上，选择最佳的手术入路，确定合理的骨质磨除范围及肿瘤的切除程度，HG 0～1 级的前床突脑膜瘤，全切除并发症发生率很低，考虑手术全切除；HG 2～4 级的肿瘤，在充分保护神经功能的前提下，最大限度的切除肿瘤，避免追踪切除侵入海绵窦及血管外膜的肿瘤，但要打开海绵窦外侧壁，其目的不是要切除干净海绵窦内的肿瘤，而是要对海绵窦减压。

（三）目前的治疗理念

肿瘤的全切除是一个理想的目标，但许多突入海绵窦、侵犯重要神经血管的肿瘤，是无法做到真正意义上的全切除。当肿瘤侵犯海绵窦时，海绵窦不可能充分打开，且海绵窦内有重要的脑神经和颈内动脉，肿瘤常与这些结构粘连严重，如强行切除肿瘤则神经功能丧失严重，这样得不偿失。因此，随着微创神经外科技术的不断提高，倾向通过各种新的颅底外科入路和显微手术技术试图根治小型、症状轻微的前床突脑膜瘤，治疗理念转变的前提是肿瘤能做到安全的全切除。

（四）手术的基本思路

采用颅底入路（额颞、眶颧入路或眶－翼点入路）扩大显露，把颅底脑膜瘤转化为上、下颠倒（upside-down）的凸面脑膜瘤。掌握熟练解剖知识及手术技巧、选择恰当的手术入路、良好的肿瘤显露、成功的手术切除和及时处理术后并发症等，是前床突脑膜瘤显微手术治疗的关键。肿瘤的全切除必须以保护神经功能的完整性为前提。

（五）手术的基本原则

1. 个体化原则　制订个性化的治疗方案，保证患者的生存质量。因患者而异，因医生而异。

2. 早期离断肿瘤基底与瘤内减压原则　早期处理肿瘤供血动脉和彻底的肿瘤内减压是切除前床突脑膜瘤必须遵循的 2 个重要原则。首先处理肿瘤基底，用双极电凝阻断肿瘤供血动脉、电凝瘤壁、囊内分块切除肿瘤三者交替进行。切忌企图大块或整块地切除瘤体。应用超声吸引器对于快速缩减肿瘤体积和减少周围神经结构所受骚扰具有一定的价值。

3. 脑松弛原则　充分解剖脑池、释放脑脊液是改善显露、减少脑牵拉的关键。手术早期往往只能适度地解剖外侧裂池，其他脑池（如视交叉池、颈动脉池等）的解剖需待肿瘤内部分减压后。

4. 保留神经功能为前提的原则　若肿瘤与动脉粘连并侵及或直接附着于动脉外膜，则不得不残留小块附着于动脉壁的肿瘤。勉强切除这些与血管紧密附着的肿瘤，因常会导致血管损伤。术前仍保留有用视力的患者，术中若遇瘤壁紧密附着于视神经，宜残留部分瘤壁，避免加重视神经损害。

5. 争取肿瘤根治性切除　前床突脑膜瘤常侵袭其起源处的颅骨，为了能达到 Simpson Ⅰ级切除，

需要切除受侵袭的颅骨；但前床突的切除，伴有潜在发生脑脊液漏、邻近神经血管损伤的风险。

6. 权衡肿瘤全切除与肿瘤残留的利弊 肿瘤的切除应以神经功能最好保留为前提，对于侵袭或直接附着于海绵窦或颈内动脉壁的瘤组织不应以牺牲神经血管的功能为代价。对质地坚硬、血供丰富的肿瘤，要权衡肿瘤全切除带来的严重后果和残留肿瘤需进一步采用其他治疗方法这两方面的利和弊。对侵及海绵窦的前床突脑膜瘤行激进的手术治疗，动眼神经、滑车神经和三叉神经受损伤的风险较大。视神经、颈内动脉、大脑中动脉和大脑前动脉均可被肿瘤包绕，因而颈内动脉及其分支在分离切除肿瘤时都有被损伤的潜在危险。对于此类前床突脑膜瘤的切除应采取积极而谨慎的态度。

五、手术主要步骤和要点

全切除肿瘤和恢复或保持视力是 ACM 手术治疗的理想目标。采取积极的态度处理 ACM，争取将肿瘤彻底切除的同时，改善或保持视力，以提高手术疗效。根据术前影像评估结果选择手术入路和手术方式。前床突脑膜瘤切除的主要手术步骤概括如下：①额颞骨瓣成形；②磨除蝶骨嵴；③眶顶后部的局限性磨除；④眶后外侧壁切除，完全减压眶上裂；⑤硬膜内 / 外或联合切除前床突；⑥打开视神经管顶，并松解神经鞘；⑦打开硬膜，硬膜处切口延伸到镰状韧带和视神经鞘；⑧尽早开放基底池 / 侧裂池，从神经血管间隙分离切除肿瘤，肿瘤依次分步内减压和分块切除；⑨切除侵入视神经管内和眶内的肿瘤；⑩最后处理肿瘤基底，硬膜修复与重建。

（一）体位与切口

取仰卧位，一般向肿瘤对侧旋转 30°～45°，使视交叉位于手术野正中；头部向后仰 15°，有助于额叶脑组织自颅前窝底向后坠落，不必过分牵拉额叶底面，即可向鞍部探查。手术床头侧抬高 20°～30°。不同的手术入路选择不同的头位，但均必须保证静脉引流通畅，利用地心引力减少脑牵拉。根据肿瘤的位置、大小和生长方向，选择手术入路，根据选定的手术入路来选择相应的切口。一般选择额颞弧形切口，触诊颧骨颧弓后，在其上方，耳屏前 1cm 处向上延伸，弧形向前从颞上线至发迹内矢状线。

（二）骨瓣成形

外侧蝶骨嵴钻孔，额颞骨瓣成形。可用 6mm 钻在蝶骨处钻孔。用 4mm 直径的磨钻进行眶壁和颅底骨质磨除。根据手术需要磨除蝶骨嵴和蝶骨小翼、前床突和切除眶顶及眶侧壁，必要时可打开眶顶、视神经管上壁。从关键孔平行于眶上缘延伸致前额区 1.5～2cm 处，在硬膜外显露外侧眶顶和视神经管。

（三）硬膜外处理

前床突脑膜瘤均应先从硬膜外阻断颈外动脉供血，再从硬膜下充分打开侧裂池，行瘤内分块切除与处理附着点交替进行，可有效减少术中出血、保护硬膜下重要神经血管结构，同时也可减轻脑组织牵拉，防止术后脑水肿的发生。术中如遇脑组织肿胀影响肿瘤显露，可辅以静滴 20% 甘露醇降低颅压。术者用吸引器动态控制牵引力，而不用脑压板固定牵开。

（四）打开视神经管，视神经减压

覆盖视神经管的骨组织用金刚钻磨除视神经管顶部和外侧壁。覆盖视神经管的骨组织应先用磨钻打薄，再用显微解剖刀移除剩余的骨组织。视神经管内视神经完全显露后，硬膜可从前床突上分离。在磨开视神经管内侧时，注意避免进入筛窦及蝶窦，最后切除前床突。早期切开镰状韧带和打开视神经鞘，视神经已不再受镰状韧带压迫，可以很安全地轻轻牵拉视神经，扩大眼动脉和视神经的空间，便于摘除视神经管内和颅口的肿瘤，须防止损伤邻近的视神经、眼动脉等。

（五）前床突磨除

切除前床突脑膜瘤最常用的解剖间隙是视神经 - 颈内动脉间隙，在磨除前床突后，可以使此间隙扩大，增加全切除肿瘤的机会。从硬脑膜外磨除前床突，进而打开视神经鞘，这样就增加了视神经和颈内动脉的显露，同时也扩大了第二间隙的宽度。

ACP 磨除通常与视神经管开放相结合。如果 ACP 没有肥厚，可以小心移去 ACP 直到视柱处；如果前床突有肥厚增生的现象，应在前床突中央和肥厚的视柱处钻孔，随后用前床突（小的、直头）咬骨钳移去剩余的前床突。移除前床突操作过程中，防止损伤邻近的视神经、眼动脉及颈内动脉。如遇到来自移除前床突的三角空隙的静脉

出血可用流体明胶填塞止血。ACP 切除时，若遇 ACP 气化，术后应采用肌肉浆填塞，防止术后脑脊液漏。

（六）硬膜剪开

硬膜分两步剪开。首先，在外侧裂上方中央做额颞部弧形切口，然后向镰状韧带方向剪开硬膜瓣分为两瓣。从镰状韧带沿着视神经管内的视神经长轴剪开视神经鞘到 Zinn 环，使硬膜下视神经完全显露和减压。硬脑膜切开范围不必过小，可以起到阻挡硬脑膜外及骨质出血的作用。

（七）肿瘤显露

前床突脑膜瘤应内外联合显露。在移去骨瓣后，充分磨除蝶骨嵴，磨除额底和颅中窝底的骨性隆起。切除部分眶顶和眶后外侧壁，磨除眶上裂顶壁，充分开放眶上裂，切除视神经管顶壁，硬膜外前床突磨除，打开眶上裂上壁约 5mm 以显露眶周筋膜，同时磨除视神经管的上壁及支撑视神经鞘的骨质，用高速磨钻磨除前床突以显露颈内动脉的床突下段（图 21-6）。任何从海绵窦内颈内动脉处发出的供应肿瘤血液的动脉分支均可被电凝切断。切除围绕视神经的肿瘤，辨认位于视神经外侧的颈内动脉。切除肿瘤前极，辨认硬膜内视神经和颈内动脉的位置，分块切除肿瘤，并切除受累的硬膜和增生的颅骨。

在吸收性明胶海绵棉片的保护下轻牵额底面外侧，从额叶和颅中窝上抬硬膜，额部硬膜抬起以显露视神经鞘和前床突基部，颅中窝硬膜抬起以显露眶上裂、圆孔、卵圆孔和棘孔。打开棘孔以显露脑膜中动脉的主干，予以电凝后剪断。然后打开卵圆孔和圆孔以显露穿过它们的神经，在该区任何对硬膜的供血动脉均被电凝后剪断。显微镜下打开外侧裂蛛网膜，解剖侧裂池，释放脑脊液，松弛脑组织。必要时解剖视交叉池，向鞍区渐进深入，显露肿瘤前外极。仔细辨认视神经，同时注意视神经、视交叉的供养血管。

（八）肿瘤基底的处理

沿蝶骨嵴硬脑膜离断肿瘤底部，并自瘤内分块切除减压，交替推进，直至近前床突内缘和天幕切迹缘。待内减压充分后，向外后牵开瘤壁，向视神经管口处分离；待视神经显露后再向前牵引瘤壁，显微分离后内侧肿瘤。肿瘤全切除后，最后再次反复电凝肿瘤基底及其周围的新生血管。肿瘤基底硬脑膜明显受侵而未侵及视神经管内者可将硬脑膜彻底切除，但对眶上裂和海绵窦受侵区硬脑膜，以及对硬脑膜侵犯不明显、硬膜光滑者只行电凝烧灼，以防损伤第Ⅲ～Ⅵ对脑神经；对增生骨质，如非视神经管受压，不予磨除；对侵入眶内肿瘤，常存骨质破坏，清除破坏骨质后，沿肿瘤壁进入眶内切除。

（九）肿瘤分离与内减压

肿瘤体积相对小时可直接处理肿瘤与硬脑膜附着点，离断肿瘤基底后分块切除肿瘤。肿瘤体积较大时切开肿瘤壁。在瘤内以电磁刀或超声吸引部分切除后沿肿瘤包膜逐步分离粘连的神经、血管，如分离困难，可行肿瘤大部切除或次全切除。肿瘤表面与脑组织无明显蛛网膜间隙时，边烧灼边用脑棉分离。

瘤周分离遇困难时，应采取多方向试探分离，从易分离处着手。确实粘连紧密、分离困难，留薄层锐性分开，避免损伤血管、神经；同时也要特别注意识别和保护穿通支小血管。对累及海绵窦的肿瘤，多数只侵及海绵窦表层，易分离切除；少数侵

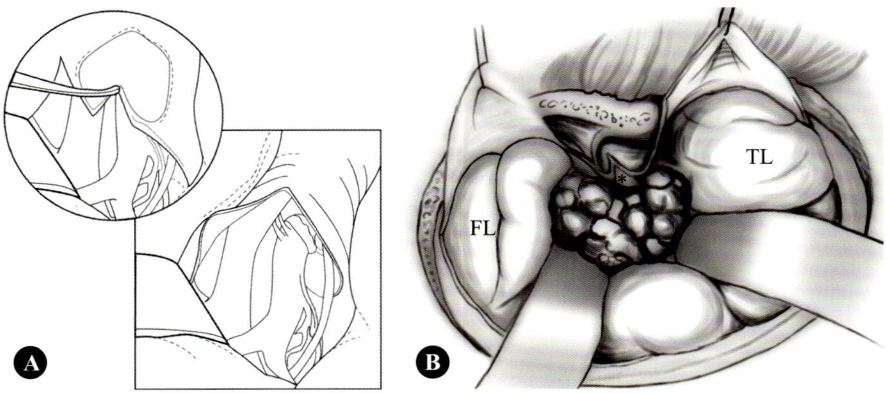

◀图 21-6　肿瘤显露
A. 前床突被磨除后，显露颈内动脉床突下段。切开镰状韧带（左上方插图），视神经可向内侧移动，进一步显露眼动脉和颈内动脉出海绵窦段。B. 右侧翼点入路。硬脑膜最初是以半圆形方式打开的，然后沿着外侧裂的轴做另一个垂直切口，并穿过镰状韧带到达视神经。*. 硬膜外视神经；FL. 额叶；TL. 颞叶

入窦内，可让其残留。

（十）肿瘤切除

遵循颅底脑膜瘤切除的原则，离断肿瘤基底与肿瘤内减压交替进行，依次、分步、分块切除肿瘤。

1. 经神经血管间隙分离切除肿瘤 通过视交叉前、视神经和颈内动脉、颈内动脉和动眼神经等间隙切除肿瘤。当从视神经或视交叉分离肿瘤时，应注意保护下方来源的血管。分离肿瘤直到蝶鞍上区，需确认并保护有可能向后内移位的垂体柄。

2. 视神经和颈内动脉的定位 推压肿瘤前侧，可对硬膜内视神经和颈内动脉进行初步的定位。视神经常被肿瘤向后下推移，大部分肿瘤与视神经之间有明显的蛛网膜平面，易于定位。在相当于前床突尖的下方寻找颈内动脉，内侧寻找视神经，肿瘤与颈内动脉之间有蛛网膜间隙，沿间隙分离至颈内动脉分叉。颈内动脉被肿瘤包裹时，术中应用多普勒微型探头（直径约 1mm）探明颈内动脉和大脑中动脉行径，一旦显露出颈内动脉出海绵窦的床突上段，便可沿动脉逐步向远端分离，直至清楚地显露颈内动脉及其分支。

3. 逆动脉方向切除肿瘤 即循大脑中动脉（MCA）远侧分支进入肿瘤，分块切除肿瘤，逐步显露大脑中动脉、颈内动脉（ICA）分叉和视神经，再处理肿瘤基底部。肿瘤较大时，MCA 常被肿瘤包裹至后内侧，且在未处理基底的情况下，肿瘤血供丰富，按上述方法切除较为困难。因此，先处理肿瘤基底，双极电凝肿瘤额、颞侧富含血供的硬膜后，在距离 ICA 床突上段和视神经的安全范围内，尽量先离断大部分肿瘤基底，减少血供和肿瘤体积，并释放出脑脊液后，再利用逆向分离法切除肿瘤。

术中能全切肿瘤是最理想的，但有时因肿瘤大、与视神经和颈内动脉粘连紧密、患者高龄等不利因素，全切侵及鞍旁的脑膜瘤常有困难。此时不应勉强全切，但应尽量瘤内切除肿瘤，达到视神经充分减压的目的。

（十一）海绵窦内肿瘤的处理

前床脑膜瘤随着动眼神经进入动眼神经孔或贯穿硬膜进入海绵窦。打开硬膜皱形成的动眼神经孔，使动眼神经减压。如果侵犯海绵窦范围小，并且肿瘤质地较软易于进一步切除者，可仔细对海绵窦进行探查；如海绵窦侵犯广泛，或肿瘤质地坚韧，或肿瘤是纤维化，则不必强行切除。对质地坚硬、血供丰富的肿瘤，要权衡肿瘤全切除带来的严重后果和残留肿瘤需进一步采用其他治疗方法这两方面的利和弊。

在探查海绵窦内的肿瘤过程中，出现下述情况应停止进一步探查手术，避免追踪切除侵入海绵窦累及神经和血管外膜的肿瘤：①硬膜内海绵窦外的肿瘤被完全切除，肿瘤侵犯的硬膜和骨组织也被完全切除；②视神经已减压；③动眼神经已减压。任何侵犯但无法切除的硬膜要用电凝灼烧。肿瘤侵犯颈内动脉远端硬膜环，应尽量切除直到基底部。任何肥大的骨组织可用 2mm 或 4mm 的金刚钻磨除，避免进入周围的蝶窦或筛窦。

（十二）垂体柄的解剖分离

垂体柄有比较鲜明的颜色和血管网，术中是比较容易被辨别出来的。又由于存在着蛛网膜间隙。因此，在显微镜下沿蛛网膜间隙仔细解剖，绝大多数可能解剖和功能保护垂体柄。

（十三）眶内和视神经管内的肿瘤处理

肿瘤长入眶内时，需磨除眶顶和眶外侧壁，切除眶内肿瘤。对视神经管内肿瘤，需要磨除前床突、打开视神经管，剪开视神经硬膜袖，将突入视神经管内的肿瘤剔除。

六、手术的主要技术要点

（一）制订个体化方案

术前详尽了解肿瘤大小、质地、血供、强化等特征，以及肿瘤与颈内动脉及其分支、海绵窦、眶上裂和眶尖间的解剖关系等。据此采取适宜的手术策略，制订具体的、详细的术前手术方案。包括前床突磨除的方式、视神经管开放和肿瘤的切除范围。根据术前神经影像学提供的信息，认真分析肿瘤的病理解剖关系，充分预估手术难度，选择最佳的手术路径，确定合理的骨质磨除范围和肿瘤切除程度。

（二）入路显露要充分

根据手术显露的需要，分别采用不同的颅底入路（额颞、经眶颧或颧弓 – 翼点）。根据肿瘤主体及生长方向，适当调整切口和骨窗的角度和范围，但骨窗下端应尽可能靠近颅底。镜下磨除蝶骨大翼和附近增生的骨质，并逐渐向内侧剥离硬脑膜。从

额叶和颅中窝抬起硬膜，额部硬膜抬起以显露视神经鞘和前床突基部，颅中窝硬膜抬起以显露眶上裂、圆孔、卵圆孔和棘孔。

打开眶上裂上壁约5mm以显露眶周筋膜，同时磨除视神经管的上壁及支撑视神经鞘的骨质，用高速磨钻磨除前床突以显露颈内动脉的床突下段。

（三）蝶骨嵴和前床突增生骨质的切除

蝶骨嵴和前床突处的骨性增生有肿瘤细胞浸润，因此，对增生的骨质应广泛地去磨除以避免肿瘤的复发。先用柔软的剥离子将硬膜从蝶骨嵴上分离下来，从硬膜外离断肿瘤基底血供，再用磨钻磨除受累的骨质和增生的蝶骨嵴和前床突。

脑膜瘤引起骨性增生的原因主要有：①肿瘤引起骨组织的血管紊乱；②肿瘤对骨性组织的刺激而没有骨质浸润；③肿瘤细胞分泌的因子刺激正常骨的成骨细胞；④肿瘤自身产生骨性组织，以及肿瘤浸润至骨质等。

骨浸润并不是脑膜瘤恶性变的征象，而且与肿瘤的大小没有关系。脑膜瘤的生长能够通过坚韧的纤维硬膜和骨髓腔进行渗透，却从来不能穿透蛛网膜的纤细纤维组织和软脑膜，因而也不侵犯脑组织。

（四）外侧裂的解剖分离

小型肿瘤可锐性切开外侧裂池的蛛网膜，广泛解剖侧裂，显露侧裂池内肿瘤后，电凝肿瘤基底额、颞两侧富含血管的硬膜和肿瘤包膜，可减少肿瘤的血供并使肿瘤缩小。维持肿瘤与蛛网膜之间的完整的解剖界面，开放侧裂池释放脑脊液降低颅内压，减少对脑组织的牵拉，使术野更宽阔，关键神经血管结构可视化增加。处理大型前床突脑膜瘤与鞍结节脑膜瘤不同，后者无论肿瘤多大，外侧裂都是完整的，解剖侧裂池至见到肿瘤为止可放出大量脑脊液，减低脑张力。而前床突脑膜瘤往往已将外侧裂池填塞，无法从外侧裂池释放脑脊液，须抬起额底，探查视交叉池，打开该池后才能释放脑脊液。如汇入蝶顶窦的颞极静脉妨碍操作，可在靠近颞极处电凝切断颞极静脉，避免在靠近蝶顶窦汇入点处切断静脉，以免引起硬脑膜间窦出血。

（五）前床突磨除技巧

硬膜外磨除前床突可早期定位视神经和颈内动脉，早期减压视神经，增加视神经的活动度。Attia等（2012）认为应在硬膜外打开视神经管，采用硬膜外切除前床突（Dolenc技术），早期对视神经进行减压，早期识别和控制关键神经血管结构。海绵窦受累是阻碍肿瘤全切除的主要因素。

1. 磨除前床突的必要性

(1) 改善或扩大显露：前床突磨除是一种增加鞍区和鞍旁区显露的多功能技术。前床突的切除使得ICA周围和它的远侧硬膜环得以显露，显著地增加了视神经和颈内动脉的显露及其活动度，使视神经和ICA在颈动脉–视间隙获得额外的手术通道，同时也扩大视神经颈内动脉三角（即第二间隙）的宽度。在远侧硬膜环附着于ICA的基部剪开硬膜环之后，ICA的完全移动成为可能。没有前床突的切除，这样显露的程度是不可能达到的。当硬膜内有肿块存在于视神经上或其周围时，镰状韧带处常常是最易受压的部位，该部位受压可导致视神经的损伤。Martínez-Pérez（2020）解剖比较经小翼点开颅（MPT）入路和硬膜外前床突切除术（eAC）（MPT+eAC）入路，对显露面积、手术自由度和可操作性进行评分。与MPT相比，MPT+eAC显露面积增加约2倍（93cm^2 vs. 184cm^2；$P<0.001$），进行eAC后手术自由度和可操作性明显增加，MPT+eAC对床旁区手术能提供更大的显露面积、更大的手术自由度和可操作性。

(2) 便于处理肿瘤基底：有利于肿瘤根治性切除。前床突脑膜瘤术前影像，仅能准确的预测约75%的患者是否存在颅骨的侵袭；另外近1/4的患者，虽然影像学未发现脑膜瘤侵袭颅骨，但术后的病理却提示颅骨已受肿瘤细胞的侵袭。脑膜瘤周围骨质无改变并不能排除肿瘤细胞侵袭骨质的可能性。因此，William教授推荐：切除前床突脑膜瘤时，无论术前影像学是否存在颅骨侵袭的表现，均应做到前床突切除，以期达到Simpson Ⅰ级切除。

(3) 早期鉴别和准确定位视神经和颈内动脉：切除前床突行视神经去顶，能够早期鉴别视神经管内的视神经，术者能够知道视神经的精确位置，避免在切除肿瘤时损伤这些结构的可能性。能够显露颈内动脉的床突下段，在鞍旁肿瘤手术中能够早期鉴别视神经管内的视神经。增加了切除鞍旁或包绕视神经和颈内动脉在内的蝶骨嵴脑膜瘤的安全性。早期硬膜外磨除前床突区骨性结构，使ICA、ON早期轮廓化，获得早期视神经减压术并减少手术操作，提供了更好的控制和允许保存这些结构，达到

最大的安全切除。

(4) 缩短手术路径：可明显缩短到达病变组织的距离。

(5) 早期离断肿瘤基底供血：从硬膜外入路磨除前床突时，有利于阻断来自于颈外动脉的血供，减少术中的出血。

(6) 提高肿瘤切除率：去除受累骨质，提高肿瘤切除程度，减少复发。ACM 常侵袭其起源处的颅骨，为了能达到 Simpson Ⅰ级切除，需要切除受侵袭的颅底骨质。虽然，到目前为止还没有明确的证据表明磨除增生的 ACP 可以降低肿瘤的长期复发率，但对骨质增生部分必须磨除，因为组织病理学检查发现其内有肿瘤侵蚀。

2. 适应证

(1) 根治性肿瘤切除：前床突骨质增生时，需行 ACP 切除术以避免晚期复发。常规的前床突切除术常被认为是切除这些肿瘤、减少复发和改善视力的关键步骤。文献报道有 21%～42% 的患者存在蝶骨嵴骨质增生，组织病理学检查也显示肿瘤浸润的发生率很高，建议切除受累的骨质。

(2) 扩大术野显露：术中需进一步改善显露的需要，ACM 磨除是一种增加鞍区和鞍旁区显露的多功能技术，特别适用于切除蝶骨和床突骨质增生导致视神经受压的 ACM。

(3) 骨质增生：术前高分辨率骨窗 CT 扫描显示前床突骨质增生，或伴有蝶骨嵴骨质增生，建议切除这些骨质部分，因为组织病理学检查显示肿瘤浸润骨质的发生率很高。没有视神经管侵入的肿瘤切除通常可以不进行前床突切除，只需简单的视管切开和镰状韧带的切开即可。因此，只有在有证据表明直接肿块效应导致了巨大的眼球增生性骨性疼痛时，才行前床突切除术，这是作者的实践经验，这种更具选择性的前床突切除术不会影响视力。

(4) 肿瘤血供丰富：需要在切除肿瘤前离断硬膜外来源的肿瘤供血，增加手术的安全性。

3. 前床突磨除的原则

(1) 根据肿瘤类型制订 ACP 磨除策略：每一型 ACM 的切除策略可能略有不同。Ⅰ型 ACM，标准的额颞部开颅术提供了足够的手术显露，完全的 ACP 切除术不是必须的，并且 ACP 切除可以在硬膜内定制。Ⅱ型除了额颞部开颅手术外，还需要颧骨、眶颧骨截骨术，以提供“足够低”的手术轨迹。完全的 ACP 切除术不是强制性的，骨切除的范围可以根据术中发现而定。Ⅲ型 ACM，需要充分的显露，需完全切除 ACP。额颞部开颅术通常需要扩大眶上截骨术以获得更大的手术角度。在鞍结节上磨除有时是切除鞍内肼瘤的必要条件。Ⅳ型 ACM，由于肿瘤往往巨大，一个眶颧骨开颅术与完全前床突切除术适用于广泛显露。

(2) ACP 磨除的时机：基于高视力恢复率和高肿瘤全切除率，无论硬膜内或硬膜外磨除前床突，都是有效的。

(3) 个体化磨除前床突：个体化选择 ACP 磨除，可降低操作过程中损伤视神经、ICA 及脑脊液漏的发生概率。ACP 切除的支持者指出，肿瘤控制和视觉保存效果更好，建议对所有 ACM 进行常规的 ACP 切除术和视神经管顶部切除术，以进一步改善显露情况，减少视神经的手术创伤和降低远期复发。ACM 术前影像、仅能准确的预测约 75% 的患者是否存在颅骨的侵袭；近 1/4 的患者，虽然影像学未发现脑膜瘤侵袭颅骨，但术后的病理却提示颅骨已受肿瘤细胞的侵袭。脑膜瘤周围骨质无改变并不能排除肿瘤细胞侵袭骨质的可能性。因此，切除 ACM 时，无论术前影像学是否存在颅骨侵袭的表现，均应做到 ACP 切除，以期达到 Simpson Ⅰ级切除。

常规的颅底入路切除 ACM，对大多数 ACM 已经足够了。ACM 的切除通常可以不切除 ACP，只需简单的视神经管开放和镰状韧带切开即可。Wong（2021）认为仅在骨质增生引起视神经压迫时才切除 ACP，29 例 ACM 中需要切除 ACP 者只有 3 例（10.3%），认为无须常规切除 ACP 的 ACM 切除术可最大限度地降低潜在风险，同时实现全切除而不影响复发率和视力改善率。作者也不提倡常规的 ACP 切除或开放视神经管，需要个体化地处理 ACP 和视神经管。选择性的 ACP 切除术不会影响视力。

4. 前床突磨除的方法　1952 年，Hauser 与 Gass 介绍硬膜内前床突磨除术；1985 年 Dolenc 提出硬膜外前床突磨除术。目前，上述 2 种方法均广泛认可，各有优点和不足之处，选择何种方式多凭手术者的偏好。Lawton 等介绍一种经硬膜外和硬膜内分两步磨除前床突的方法。无论采用何种手术

技术（EAC 或非 EAC），术中肿瘤切除率和血管损伤的发生率无明显差异，术后脑脊液漏的风险也未明显增高。但强调视神经管内肿瘤切除前的早期的 ACP 切除，并且磨除过程中要充分冲洗。

(1) 硬脑膜外磨除。膜外前床突切除术（EAC）是一项重要的显微外科技术，包括打开眶上裂、打开视神经管、视柱切除和前床突磨除。通过辨认进入眶上裂和视神经管的硬膜延续可以很容易地获得解剖定位。先确定视神经管前内侧角，沿与眶上裂外侧角相应的眶脑膜缘外侧定位 A 线；然后，确定视神经管后外侧角，定位 B 线。在硬膜外磨除 A 线与 B 线之间的梯形区域，完成硬膜内外联合磨除技术的第一步，使前床突与视神经管的顶壁及蝶骨嵴分离。

①硬膜外磨除的优点：硬膜可以保护硬膜内的神经血管结构；骨渣不会残留于硬膜下。另外，硬膜外切除前床突的操作较硬膜下的技术要快得多，因为硬膜内磨除前床突需要更仔细的操作以保证安全。如果对硬膜下结构的精确定位存有顾虑，且存在损伤这些结构的风险，可以打开硬膜，从硬膜下检查床突周围的解剖结构，然后再从硬膜外进行前床突的切除术。ICA、ON 和 SOF 被吞没、包裹或压缩，早期硬膜外磨除前床突区骨性结构，使 ICA、ON 早期轮廓化，提供了更好的控制和允许保存这些结构，获得早期视神经减压术并减少手术操作，达到最大的安全切除。前床突周围肿瘤包裹视神经和 ICA 时，硬膜外磨除前床突后，可以早期地显露视神经管内的视神经，这就使得外科医生能够知道视神经的精确位置。能够显露 ICA 的床突下段，在鞍旁肿瘤手术中能够早期鉴别视神经管内的视神经；增加了切除鞍旁或包绕视神经和 ICA 在内的蝶骨嵴脑膜瘤的安全性。

②硬膜外前床突切除术缺点：不能直视硬膜内的神经血管结构；在未分离外侧裂的情况下可能过度牵拉额叶、颞叶；颈内动脉海绵窦瘘或存在骨桥患者属禁忌证；视柱的显露不佳；需要剥离海绵窦外侧壁的硬脑膜。

(2) 硬膜内切除技术。切开硬脑膜，分离外侧裂，沿前床突尖端向 B 线纵向切开硬脑膜，再 Y 形扩大切口，以显露前床突体部。在对周围神经血管结构的直视下，磨除视柱和残余的前床突。最终，显露视神经和颈内动脉床突段。

①优点：硬膜内 ACP 磨除，术中可以直接观察到视神经、肿瘤，并控制正在磨除的骨区域和 ICA。可直视并保护硬膜下的神经血管结构，硬膜内磨除前床突的优点是易于定位。适用于前床突变异，如存在骨桥或颈内动脉海绵窦瘘的患者。

②缺点：采用硬膜内切除前床突时，骨质的切除范围及显露范围均受到限制；磨除骨质时可损伤硬膜下的邻近重要结构；骨渣可能进入蛛网膜下腔；硬膜内磨除时，辨认视柱困难。

(3) 硬膜内磨除或硬膜内外联合入路

①磨除方法：在硬膜外磨平蝶骨嵴，在硬膜外切开眶脑膜缘（内有眶脑膜动脉）显露眶上裂，便于经蝶骨大翼翻起颞部硬脑膜。沿眶顶翻起额部硬脑膜显露视神经孔；再翻起颞部硬脑膜，显露颅中窝蝶骨大翼的前床突前端至视神经管和眶上裂的连接处。经硬膜外与硬膜内分两步磨除前床突。实施前床突磨除是采用硬膜外或硬膜内方式尚无共识，也没有证据支持 ACP 常规磨除的科学证据。大型（>5cm）和巨大型 ACM 伴有 ICA 包裹，肿瘤往往进入视神经管和眶尖，硬膜外入路并不安全，因为它会损害已经受压的视神经和 ICA。在已经拉伸的视神经周围进行硬膜外磨除可能直接对神经或其血管构成危险，采用硬膜内入路，硬膜内广泛切开侧裂，脑脊液引流，逐渐松弛大脑，大部分切除肿瘤后，再磨除前床突，切除视神经管顶部后再显露神经是比较安全的，并沿着其近端向视神经管走行可能更安全。在获得脑脊液释放和肿瘤减压后，再继续进行硬脑膜外策略磨除，以识别硬脑膜外颈动脉和视神经，最后在手术结束时完成肿瘤切除和神经血管剥离。这种硬膜内磨除方法是可行的，但要声称这种方法是“足够的”，就需要再次进行比较。硬膜外和硬膜内 ACP 磨除潜在的不同风险，需要根据情况选择磨除方式。

②硬膜内外联合磨除前床突的优点：避免单一硬膜外或单一硬膜内磨除前床突的不足之处。便于辨认视柱；可适当保护硬膜下结构；减少硬脑膜下骨渣残留；缩短硬膜内磨除时间；对海绵窦外侧壁侵犯程度小。如果对硬膜下结构的精确定位存有顾虑，且存在损伤这些结构的风险，可以打开硬膜，从硬膜下检查床突周围的解剖结构，然后再从硬膜外进行前床突的切除术。

5. *磨除前床突的风险*　在大多数情况下，可以

安全地切除 ACP，但存在着一定的风险，特别是对缺乏经验的术者。尽管硬膜外 ACP 切除术和视神经管去顶术是相当安全的手术，只是稍微延长手术时间，但这一步骤增加了潜在的视神经损伤、血管损伤和 ACP 气化导致脑脊液（CSF）泄漏的风险。气化的 ACP 可能通过与蝶窦沟通而导致脑脊液漏。因此，应根据 ACP 具体情况个体化地衡量 ACP 磨除在 ACM 切除中常规使用的风险。前床突毗邻视神经、颈内动脉等重要解剖结构，而且常有相邻骨质的变异和局部硬脑膜的反折，因此，前床突磨除的操作对手术者的技术要求颇高。

（六）视神经管开放的技巧

ACM 都有向视神经管延伸和累及前视路的趋势，常通过眶上裂（SOF）累及眼眶，视神经被挤压到镰状韧带上，大多数患者的视功能受损是由于肿瘤向管内扩张和肿瘤体积过大引起的。视神经管受累的发生率为 7%～36%。视神经管受累的频率和范围因脑膜瘤的位置而异，但对视功能的预后总是有负面影响。视神经管开放减压主要通过肿瘤切除和视神经管去顶来实现，这是获得充分视神经减压的一个重要步骤。切除 ACM 由于术中牵拉的原因，尤其是视神经牵拉损伤，常有视力损害的危险。因此，如何处理肿瘤与视神经管的关系是脑膜瘤手术切除的关键。

1. 视神经管减压的适应证 肿瘤侵犯视神经管的情况下，为获得根治性切除，必须开放视神经管。但视神经管去顶的标准因肿瘤的位置和范围而异，对于 ACM 视力下降患者进行视神经管去顶术的标准尚不明确。下列情况下需要开放视神经管。

(1) 术前明确肿瘤侵入视神经管：视神经管受累的频率和范围因脑膜瘤的位置而异，肿瘤延伸到视神经管也可能是术后视力恶化或视力无改善的原因。因此，如何处理肿瘤与视神经管的关系是 ACM 手术切除的关键。

(2) 术前视力障碍：直接压迫是引起视觉问题的最重要因素，术前视力障碍，反映了肿瘤与视神经的密切关系。术前视力水平和丧失持续时间对视力结果有不利影响。尽管在一些患者的术前磁共振成像（MRI）中可以观察到 OCI，但由于技术限制，如分辨率不理想或 MRI 的切片厚度缺少视神经管的适当平面，可能看不到 OCI。因此，OCI 磨除的决定不应仅基于术前影像学检查，而应在术中评估。肿瘤完全切除后探查视神经管入口可证实有无侵犯，先切开镰状韧带。

(3) 术中观察：尽管在一些患者的术前磁共振成像（MRI）中可以观察到 OCI，但由于技术限制，如分辨率不理想或 MRI 的切片厚度缺少视神经管的适当平面，可能看不到 OCI。术中若发现 ACM 伸入视神经管，术中需要磨除视神经管，同时需要剪开镰状韧带，以防视神经进一步嵌压在镰状韧带上。因此，OCI 磨除的决定不应仅基于术前影像学检查，而应在术中评估。

2. 视神经管开放的必要性和优势 对于覆盖在 ON 和 ICA 的大型肿瘤，传统的手术方法是硬膜内首先识别 MCA 远端分支，然后沿着这些血管向 ICA 近端逆向分离切除肿瘤。然而，这种手术方式术中神经血管损伤的风险一直存在，而且进展非常缓慢。因为 ON 和 ICA 的确切位置一直不为术者所知，并且 ON 仍受到压迫，直到 ICA 和硬膜内 ON 完全显露。在此期间，任何轻微的手术牵拉、解剖或肿瘤操作都可能会进一步压迫 ON，尤其是来自镰状韧带的压迫。视神经管的位置、管内段的 ON 是相当恒定的；而 ON 的硬膜内池段在不同的位置上不同，取决于肿瘤在生长过程中如何引起神经移位。

(1) 改善视神经的显露：视神经管的平均长度为 9mm，近侧宽 7mm，远侧宽 4mm。在脑膜瘤生长到视神经管的情况下，打开视神经管是完全切除 ACM 的必要条件，可早期定位视神经、ICA，视神经的硬膜外段和硬膜内段都可以早期显示。

(2) 视神经早期减压：尽管 ACM 向视神经管的延伸不像在视神经鞘脑膜瘤中那样附着于视神经，但盲目地将肿瘤从视神经管内拔出或尝试用微钩将其切开仍然是不可取的。因为即使没有任何肿瘤延伸，视神经管也非常拥挤，在不减压的情况下，管内操作会增加视神经的创伤；盲目地操纵管内肿瘤，可能损害视神经。在引起视力缺陷的 ACM 中，视神经很容易受到与手术操作有关的任何进一步损伤。早期视神经减压，无论其大小，通过硬膜外磨除视神经管和切开视神经管鞘，这有助于更好的视觉改善，达到最佳的视觉效果。我们也主张早期切除视神经周围的肿瘤以减压视神经，并尽可能多地切除肿瘤。各种神经减压技术包括视神经管去顶

术、镰状韧带切断术，最重要的是硬膜内或硬膜外前床突切除术。视神经管扩张的肿瘤应行广泛的视神经管减压术。

(3) 视神经早期可视化：ACM 术后视神经的功能仍然不如其他颅底脑膜瘤，如鞍结节或蝶骨平板脑膜瘤令人满意，这种不太令人满意的结果的原因与肿瘤的特殊起源部位有关，肿瘤位于 ACP 下方，与视器的主要血管供应密切相关，显微外科解剖和血管保存是一个重大挑战。视神经压迫的不同模式，以及可能的手术操作也起着重要作用，无论是否侵犯视神经管，均不如鞍结节脑膜瘤。我们的术中发现，从视交叉处直接解剖是明智的，因为视神经的吞没在视神经孔处最突出。

(4) 增加视神经的游离度：开放视神经管，打开 ONS 作为硬膜切口的延伸，可增加肿瘤手术中的神经活动性，视神经可以早期减压和术中早期可视化，术中可以安全地移位视神经，从而降低术中对视神经损伤的风险。切除 ACP 后行视神经去顶及颈动脉松解术，可使视神经及 ICA 在颈动脉视神经间隙获得额外的通道；另外，它允许在肿瘤减压期间对 ICA 进行近端控制，并有助于确定 ICA-MCA 轴相对于周围肿瘤的平面。尽管 ACM 向视神经管的延伸不像在视神经鞘脑膜瘤中那样附着于视神经，但盲目地将肿瘤从管内拔出或尝试用微钩将其切开仍然是不可取的。即使没有任何肿瘤延伸，视神经管也非常拥挤，在不减压的情况下，管内操作会增加视神经的创伤；盲目地在视神经管内分离和切除肿瘤等操作，可能损害视神经。

(5) 改善视力：在引起视力缺陷的 ACM 中，视神经很容易受到与手术操作有关的任何进一步损伤。早期视神经减压，无论其大小，通过硬膜外磨除视神经管和切开视神经管鞘，这有助于更好的视觉改善，达到最佳的视觉效果。在选择性切除视神经管顶部的患者中（即管内肿瘤扩展的患者），25%～64% 的患者的视觉功能得到改善，尽管许多患者的视力没有改变，但恶化的发生率仅为 4%～13.4%。Mariniello 等（2013）认为常规使用 EAC 和视神经管去顶技术时，术后视力恶化的发生率显著降低。我们也主张早期切除视神经周围的肿瘤以减压视神经，并尽可能多地切除肿瘤。从打开视神经管（VOC）获益是肯定的。

(6) 规避减压的风险：视神经管的硬脑膜可能增厚，切除增厚的硬脑膜可能增加视神经损伤的风险。文献报道常规行 UOC，即在所有病例中，术后视功能恶化率（0%～6%）明显低于仅在肿瘤侵犯时才开放视神经管的患者（4%～32%）。术中联合 EAC、有限的后眶切开、UOC 和沿视神经管全长的线性硬脑膜切开可使视神经硬膜内外段早期定位和完全显露，可以最大限度地减少术中显露过程中的神经损伤，以及便于移除视神经管内的肿瘤碎片。

3. *视神经管开放的原则*

(1) 个体化早期开放：尽早磨除视神经管和开放视神经鞘，可以减少视神经的手术创伤。视神经管不需常规开放，倾向于根据个体化的原则选择从硬膜内或硬膜外开放视神经管，若进行视神经管开放，视神经的完全减压必须包括远端节段。但镰状韧带和视神经鞘的开放对视神经减压非常关键，因为这是大多数肿瘤的压迫部位。

(2) 打开镰状韧带和视神经鞘：镰状韧带是一个薄的硬脑膜皱襞，在上面形成视神经管的膜部。当硬膜内 ACM 存在于视神经上或其周围时，镰状韧带处常常是最易受压的部位，该部位受压可导致视神经的损伤。视神经鞘打开可以显著地增加了视神经的显露及其活动度，减轻或避免牵拉性损伤，同时扩大视神经 –ICA 三角（即第二间隙）的宽度。

4. *视神经管内肿瘤的处理*　在视神经孔处，如有肿瘤长入视神经管，可试用微小吸引管和剥离子去除；向视神经管内扩张的肿瘤，特别是肿瘤粘连紧密或突入视神经管内肿瘤嵌压视神经，应行广泛的视神经管减压术。磨除前床突、打开视神经管可有助于切除视神经管内肿瘤，但也有导致残余视力损害的风险，视神经管的硬脑膜可能增厚，切除硬脑膜也有增加视神经损伤的风险。常规行 UOC，即在所有病例中无论是否有视神经管内突入均行减压不是强制性的，术者要权衡利弊得失。同样，对侵入眶尖、眶上裂内肿瘤，瘤周界面清晰时，则尽量切除；如界面不清，全切除可能招致眼神经损伤加重，则以达到有效减压即可。视神经管内有肿瘤侵入，开放视神经管的术后视功能恶化率要明显低于未行视神经管内开放的病例，主要原因是术中神经损伤风险较小。术中联合 EAC、有限的后眶切开、

UOC 和沿视神经管全长的线性硬脑膜切口可使视神经硬膜内外段早期定位和完全显露。这种骨切除术可以最大限度地减少术中神经损伤以及显露和移除最终的管内肿瘤碎片。

（七）肿瘤的分离与切除技巧

在显微镜下分离和切除肿瘤，对保护颈内动脉和视神经不受损伤是十分有帮助的。采用额外侧或翼点入路切除前床突脑膜瘤时，对于较小的肿瘤，先分离肿瘤与蝶骨平面的附着点，使用双极电凝切断肿瘤的供应动脉，最后分块取出。肿瘤较大时，不可企图完整切除体积较大的肿瘤，应先在瘤内分块切除（或用超声吸引器），再四周分离肿瘤。对于较大肿瘤，可从大脑外侧裂开始分离，可减少对额叶的牵拉。打开外侧裂池后，显露充填于侧裂的前床突脑膜瘤（图 21-7A），再自蝶骨嵴从外至内离断肿瘤的基底。将肿瘤基底分离至前床突水平时，要注意颈内动脉及视神经。肿瘤位于重要神经血管（ICA、视神经和动眼神经）结构之上，常常将颈内动脉和视神经粘连或包绕，应沿蛛网膜层面细心地将肿瘤壁从颈内动脉和视神经分离出来（图 21-7B）。对附着在颈内动脉壁的残存肿瘤，不要使用超声吸引器以免撕破血管。在直视下分块切除肿瘤后，视神经即可完整地保护并完全减压。肿瘤较大时，其后方常影响到丘脑下部，分离时应注意。另外，肿瘤的后上方可能与前交通动脉相连，术中应注意分离后保护之。

1. 肿瘤和血管神经的蛛网膜界面　尽管血管和神经可被肿瘤包绕，但常常存在蛛网膜－脑脊液界面，这为相对安全的切除肿瘤提供了条件。血管和神经的解剖应力存在“蛛网膜外腔”，即蛛网膜的肿瘤侧操作。文献报道肿瘤包裹颈内动脉及其分支的发生率为 20%～55%，但大多数肿瘤和血管之间存在蛛网膜界面，利用显微外科技术大多可以安全的切除肿瘤。

需要注意以下几种情况：①大的肿瘤蛛网膜界面可消失；②刚从海绵窦穿出的颈内动脉最初的 1～2mm 缺乏蛛网膜包裹；③手术可破坏蛛网膜－脑脊液界面，二次手术者蛛网膜界面可消失，使分离血管神经变得困难。如肿瘤已侵袭颈内动脉外膜，切不可强行剥离，在血管上残留一小块电凝过的肿瘤并不显著增加复发的危险。

2. 肿瘤切除的顺序　较大肿瘤的切除应遵循尽早阻断肿瘤血供，先易后难的原则。可先磨除中外 2/3 蝶骨嵴、前床突，切断脑膜中动脉的血供，电凝肿瘤基底外的硬脑膜，阻断肿瘤外侧部分血供后，再改从硬脑膜内沿蝶骨嵴渐进切断肿瘤基底。在处理大型前床突脑膜瘤时，需结合瘤内减压，处理肿瘤基底与瘤内减容交替推进。在遇血供丰富时可先预留 2～3mm 厚肼瘤基蒂，以避免来自硬脑膜的出血。

(1) 肿瘤基底处理：处理肿瘤的基底、阻断肿瘤血供是手术切除成功的关键。肿瘤基底往往附着在蝶骨小翼内侧前床突附近，磨除骨质可以减少出血。颅底脑膜瘤血供主要来自颅底硬脑膜。可先去

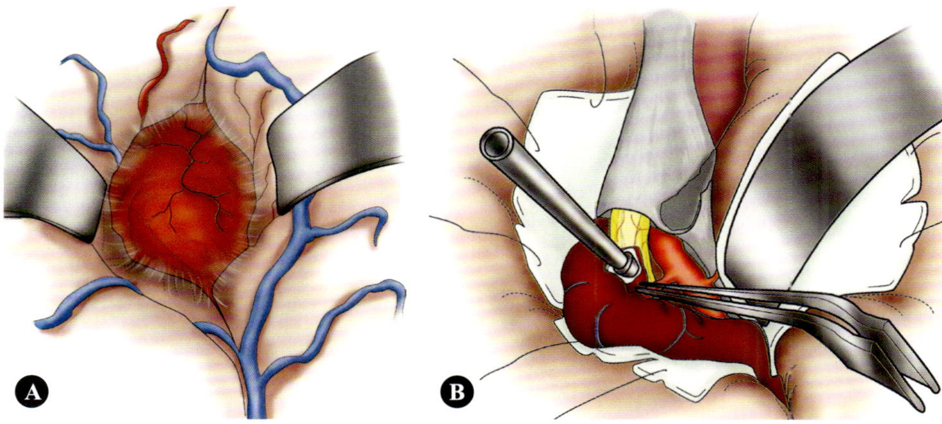

▲ 图 21-7　肿瘤切除

A. 分离显露肿瘤。打开侧裂，将额叶和颞叶分别牵开，显露充填于侧裂的肿瘤；B. 肿瘤常包绕颈内动脉，沿蛛网膜层面能从动脉上将最后将残余肿瘤从 ICA 分支上分离出来

除中外 2/3 蝶骨嵴，切断脑膜中动脉，电凝肿瘤基底外的硬脑膜，阻断肿瘤外侧部分血供后，改从硬脑膜内沿蝶骨嵴渐进切断肿瘤基底；在处理较大肿瘤，需结合瘤内减压，交替推进。在靠近前床突内侧时要及时停止，以防视神经热凝损伤。

首先沿蝶骨嵴、蝶骨小翼和前床突处理肿瘤基底部，在硬脑膜外电凝硬脑膜血管，减少肿瘤血供后分离切开硬脑膜并悬吊。切开侧裂蛛网膜，分离额、颞底即可以显露肿瘤。在首先处理肿瘤基底时应先在硬膜上瘤蒂的生长点以上数毫米处切断，有利于控制硬膜和颅骨的出血，待肿瘤大部切除，视野宽敞时再处理残蒂。如果肿瘤体积较大，分离侧裂即显露肿瘤，无法直接触及基底部，需要先选择肿瘤基底外侧的可见部分，分块切除肿瘤，减少肿瘤的体积。然后再沿蝶骨嵴、蝶骨小翼和前床突处理肿瘤基底部。

(2) 瘤内充分内减压：对于较大肿瘤（＞3cm），可从肿瘤前外极进入瘤内，分块从外侧基底到瘤中央、再到瘤周边实施肿瘤切除。要特别注意避免损伤肿瘤内侧和后内侧被完全包裹的血管，在包裹血管处，应留下较厚层肿瘤“保护”血管。较充分的瘤内减压可使瘤周紧张关系充分松弛，充分内减压后，蛛网膜界面会更清晰，促进显微分离；同时也增大了显露和手术操作空间，更利于肿瘤切除。

(3) 分块切除肿瘤：在初步识别侧裂内 MCA 的远侧分支后，在距离 ICA 床突上段和视神经一定的安全范围内，尽量先离断大部分肿瘤基底，减少肿瘤体积，并释放出脑脊液后，再循 MCA 分支逆向分块切除肿瘤。先切除位于大脑中动脉的外侧、后交通动脉、脉络膜前动脉和动眼神经背侧的肿瘤，包括肿瘤扩展到颅中窝的部分；然后切除动脉前方的肿瘤，辨认和保护 MCA、ICA 及其分支，血管周围可先残留 3～4mm 厚的肿瘤，随着囊内减压，肿瘤与血管间的蛛网膜－脑脊液界面变宽，再切除血管周围剩余的肿瘤。

(4) 最后处理视神经管内的肿瘤。视神经的游离应在大部分肿瘤切除，瘤体已失去血供后进行。对于完全内侧型肿瘤，多附着在前床突，术中可在硬膜外磨除前床突并打开视神经管，这样可减少术中的出血，同时可起到视神经减压的作用。

3. **肿瘤分离技巧**

(1) 肿瘤分离次序：在分离瘤壁与周围的粘连时应严格贴瘤壁进行。切忌强行牵拉脑组织创造分离空间或在大型肿瘤未行瘤内切除减压的情况下，即行瘤周大范围分离。当处理比较大的肿瘤时（＞5cm），采用以下步骤分段分块、分步分离肿瘤的方法，用这种方法术者可以分 5 段来处理肿瘤而不是整块切除。

①肿瘤前部的分离：从视交叉前、视神经的前端上方到颈内动脉近端（直至后交通动脉）。在管内视神经近端可最先看到肿瘤的前段。

②肿瘤外侧部分的分离：肿瘤外侧面到颈内动脉主干的外侧、背侧，直到颈内动脉分支（后交通动脉和脉络膜前动脉）和动眼神经，包括肿瘤侵入颅中窝底的部分。

③肿瘤内侧部分的分离：颈内动脉主干的内侧，包绕或推移视交叉、视神经后段和视交叉的部分。

④肿瘤后部的分离：肿瘤后部向后抵达颈内动脉分叉，有时会包绕大脑中动脉，大脑前动脉及其分支。

⑤肿瘤下部分的分离：在视交叉和颈内动脉干及其分支下方，有时会延伸到动眼神经腹侧。

(2) 沿肿瘤周围的蛛网膜界面分离：沿瘤周蛛网膜界面显微分离。分离要从易分离处着手，一般肿瘤与脑组织之间有完整的蛛网膜界面，顺着蛛网膜界面逐渐分离，分块切除。大多数瘤周蛛网膜界面完整，充分内减压后，界面会更清晰，显微分离中要特别注意保护蛛网膜界面，将瘤壁向后外或前外轻牵或轻推，促使肿瘤界面分离，保护界面外神经和血管结构，特别是蛛网膜下微小血管。首先可向外后牵开肿瘤前内侧壁，向视神经管口分离、显露视神经，予以保护。随后依次分离切除肿瘤外上部和外下部，最后分离切除肿瘤内后部。在遇分离困难处应先暂停，改从其他方向尝试分离，要从易分离处着手分离，迂回解决。在肿瘤对颈内动脉及分支形成包裹时，沿大脑中动脉逆行或从上内方向分离，在肿瘤血管界面以牵引肿瘤下锐性分离较好，操作一定要轻柔，尽量避免直接在血管上操作，对显露血管应及时用吸收性明胶海绵和棉片覆盖保护，以减少血管痉挛和损伤。

(3) 保持肿瘤和血管神经的完整蛛网膜界面：随着肿瘤的生长，ACM 可累及前循环血管和第Ⅱ～Ⅵ对脑神经。

(4) 粘连紧密处留薄层锐性分开：如肿瘤确实粘连紧密，尤其遇质地硬韧，且形成包裹时，在多方向尝试分离仍困难下，可留薄层锐性分开，不可勉强钝性分离、导致血管神经损伤。

4. 肿瘤切除方法

(1) 瘤内分块切除，充分瘤内减压：肿瘤巨大应尽可能采用瘤内切除和分块切除的方法交替进行，逐步缩小肿瘤体积，再将其与周围组织、神经、血管分离并加以保护。

(2) 肿瘤的切除要先易后难：对于较大肿瘤（>3cm），可从肿瘤前外极进入瘤内，分块从外侧基底到瘤中央、再到瘤周边实施切除。在此过程中要特别注意避免损伤肿瘤内侧和后内侧被完全包裹的血管，在包裹血管处，应留下较厚层肿瘤“保护”血管。较充分的瘤内减压可使瘤周紧张关系充分松弛，未破坏的瘤周蛛网膜界面会更清晰，促进显微分离；同时也增大了显露和手术操作空间，更利于肿瘤切除。

(3) 探查视神经管和神经间隙：肿瘤切除后，要结合术前影像学资料，常规探查相关的血管神经间隙是否残存有肿瘤，以避免遗漏肿瘤。

5. 肿瘤切除的注意事项

(1) 学会舍弃：肿瘤与重要神经血管粘连紧密，为了保护功能，留一个肿瘤壁于血管或神经上，放弃尝试根治性全切除是明智的选择，这可避免术后动脉损伤性缺血。

(2) 早期磨除前床突：协助定位 ICA 的近端。血管内流淌的是生命，所以颈内动脉的定位至关重要。

(3) 沿血管逆行分离肿瘤：从 MCA 末端至 ICA 分叉处分离并分开肿瘤，准确寻找与分离保护脉络膜前动脉。

(4) 团队协作：培养一个好助手能完成手术的大部分，并经常提醒术者，除加快手术进程外，还可避免手术并发症。

6. 影响肿瘤切除程度的因素　肿瘤全切除是前床突脑膜瘤手术治疗的理想目标，因此术中应争取达到 Simpson Ⅰ级全切。肿瘤大小、肿瘤血供、肿瘤与血管的关系（细小血管，豆纹动脉），肿瘤对周围结构的侵袭程度（海绵窦、视神经管）是影响肿瘤全切除的主要因素。肿瘤切除程度主要取决于颈内动脉和海绵窦侵及程度，对于质地坚硬、边界清晰的脑膜瘤，此时脑膜瘤的切除应采取积极而谨慎的态度。侵入海绵窦的肿瘤采取保守的外科策略。应采取肿瘤次全切除的策略，以保护术后视力改善而其他脑神经功能障碍无加重。前床突脑膜瘤对颈内动脉及其主要分支的推挤、粘连和包裹也是影响手术全切的主要原因之一。

7. 肿瘤切除程度与视力恢复的关系　脑膜瘤术后视力恢复与手术本身对视神经及其供血动脉的影响也有重要关系。一方面，肿瘤切除解除了对视神经的压迫，降低了颅内压，恢复了视神经的血供，有利于绝大部分患者的视力恢复。但这并不意味着肿瘤切除的越彻底，视力肯定恢复得越好。因视力恢复还与视神经的受累程度有关。肿瘤累及视神经，特别是累及视神经管以后，手术时难免会对视神经或其供血动脉造成一定损伤。有时肿瘤切除的很干净，但由于视神经的供血动脉被损伤，视力仍不能恢复。所以，如果术前单眼没有失明、视乳头没有萎缩，特别是视力在 0.05 以上时，手术原则应该是在保护视神经现有功能的前提下尽量切除肿瘤，并促进健侧眼球视力的恢复。另一方面，手术的创伤可能会导致一小部分患者视力降低，甚至骤降。其原因主要有以下几个方面。

(1) 手术直接损伤视神经或其供血动脉。

(2) 术后视通路的供血动脉痉挛、栓塞造成视神经的缺血或坏死。

(3) 肿瘤切除后颅内压突然降低，引起的视神经缺血，常导致不可逆性视力骤降。视神经、视交叉的血供主要由 Willis 环、眼动脉及脑膜垂体干发出穿支经过颅底的蛛网膜小梁来供应。所以术中分离这些蛛网膜时宜采用锐性分离，减少双极电凝的使用，尽量避免直接伤及视神经和烧灼蛛网膜，以免影响视通路的血液供应。

（八）主要动脉的解剖分离与保护

前床突脑膜瘤常包绕颈内动脉及其分支，常致命地包围颈内动脉分叉，使其成为最危险的切除区域。肿瘤包绕血管的处理原则：瘤内减压，显露血管远心端，沿蛛网膜界面分离，术中应用多普勒。

1. 血管分离保护的意义　术中对颈内动脉及其主要分支的保护是手术成败的关键，视神经和颈内动脉与术者之间始终有肿瘤相隔。存在着被损伤的危险，而且视神经也一直处于被压迫状态，手术

中任何小的牵拉、剥离或肿瘤切除均可能造成对视神经的进一步压迫。肿瘤较大，往往包绕颈内动脉及分支，术中将主要血管游离，可保证肿瘤的安全切除。

2. 血管的定位方法　肿瘤较大者，颈内动脉和大脑中动脉被肿瘤包裹、挤压、推移、粘连，使之经常变细、弯曲，寻找困难。沿蝶骨嵴分块切除颅前窝和颅中窝中外侧部分的肿瘤，直到找到ICA；外侧部肿瘤切除后，沿肿瘤的上表面与脑组织间的蛛网膜界面解剖，找到从肿瘤内穿出的MCA；解剖外侧裂，外侧部分肿瘤切除后，找到MCA。沿ICA分叉及ACA的前上壁向内侧部分离切 除视神经和ACA之间的肿瘤时要注意保护内侧纹状体动脉。

(1) 解剖定位：尽管大脑中动脉移位明显，但颈内动脉床突上段相对固定，沿蝶骨嵴处理肿瘤基底后接近前床突，可在前床突外侧寻找颈内动脉的床突上段。

(2) 超声定位：术中多普勒超声监测，探查颈内动脉和大脑中动脉的血流信号，引导定位血管的行走路径，指导分离、切除肿瘤，对于血管的分离保护可能有一定的帮助。

(3) 血管显影技术：术中采用血管绿荧光技术可协助定位血管及辨认血管的行走路径。荧光血管造影术允许对局部血流动力学进行评估，已证明在脑和脊髓血管病变管理中的有效性。理想的术中血管成像技术是提供准确可靠、快速有效、安全的血管信息，且不会延迟手术任务。目前还没有一种理想的方法实时可视化血管技术，来提供准确、高清晰度、彩色的外科解剖图像，并增强血流和通畅信息。

(4) 术中DSA：是评估动脉通畅性的金标准，可用来评估动静脉畸形（AVM）的完全切除和硬脑膜动静脉瘘（DAVF）的闭塞，以及动脉瘤、颅外－颅内（EC-IC）和颅内－颅内（IC-IC）搭桥的术中评估。

(5) 逆行追踪血管法：在侧裂内先找到大脑中动脉分支，再向血管近端追踪，直至显露颈内动脉。

3. 血管的分离方法

(1) 逆行追踪法：首先在肿瘤的后内侧或外侧裂的远端、侧裂深面，寻找、显露大脑中动脉远端分支，显露血管远心端，向近端逐步追踪分离，认清血管结构后再切除肿瘤。逐步切除肿瘤并向近端显露颈内动脉主干及视神经硬膜内段。

(2) 顺行追踪法：先在鞍上池区解剖出ICA近端，顺着近端分离到分叉处，再顺着大脑中动脉分离，当血管解剖清楚后，再切除肿瘤。其优点是：肿瘤较大时，大脑中动脉被推移至肿瘤的后内侧，不易寻找，而颈内动脉床突上段的位置相对固定，寻找方便；先解剖颈内动脉近端，可控制术中的大出血，万一损伤到血管，可用临时阻断夹阻断血流，控制出血。

4. 血管分离保护的技巧

(1) 颅底外科技术：前床突磨除后，从硬膜外断离基底血供，去除受累骨质；同时早期定位视神经、颈内动脉，并对视神经减压，增加活动度。确定颈内动脉及分支的行踪后，采用顺行法和逆行追踪法进行分离保护。

(2) 显微外科技术：完成肿瘤两端正常血管的显露后，从颈内动脉远端到大脑中动脉近端，沿着血管与肿瘤的蛛网膜界面分离肿瘤，依次解剖分离出颈内动脉、大脑中动脉、大脑前动脉、后交通动脉和脉络膜前动脉。Yoshimoto等（2013）介绍如何解剖被肿瘤包绕的穿支血管的外科技术（图21-8）：①将包埋的动脉和穿支的肿瘤分开；②找到穿支的入口和出口点，估计肿瘤内穿支的行进过程；③沿估计线切开和显露穿支。采用这些技术将有助于实现最大的肿瘤切除，同时保留包裹的穿支血管。

5. 动脉的显露分离注意事项

(1) 显露注意事项

①术前进行详细的手术评估：对于将颈内动脉包裹的前床突脑膜瘤，术前脑血管造影及MRI检查是必不可少的。术前认真评估肿瘤可能累及的范围，术前完善的、周详的计划，尤其是对颈内动脉及分支、视神经、海绵窦是否受累要在术前做到精确评估。血管造影、CT三维重建及灌注成像对肿瘤与重要结构的立体关系及肿瘤血供情况均可提供重要的信息，这对手术的设计、成功安全的切除肿瘤有很大的帮助。

②任何辅助技术都代替不了医生耐心细致的操作。判断血管是病理性的肿瘤供血血管，还是供应正常脑组织血供。有的时候，判断很困难，就要尽

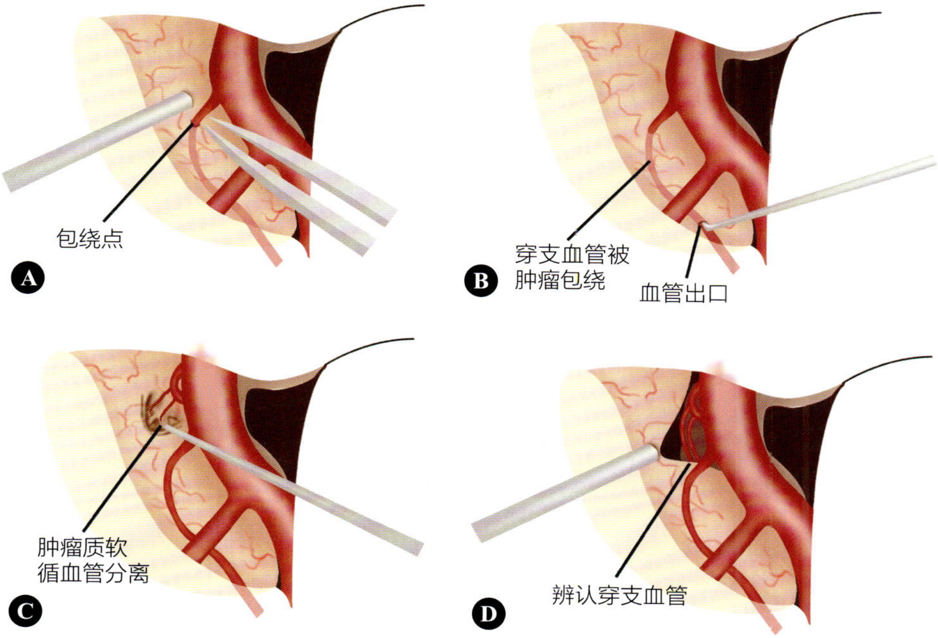

▲ 图 21-8　解剖分离动脉和穿支动脉的技巧

A 和 B. 解剖分离包裹的穿支动脉，如果可能的话，找到穿支动脉的入瘤点和出瘤点。估计穿支动脉在肿瘤内的走行路线，并沿估计的路线分离显露穿支动脉。C. 当穿支动脉完全埋入肿瘤内，且入瘤点不易辨认时，用常规抽吸器抽吸分离肿瘤较软部分的肿瘤组织，寻找发现穿支动脉。D. 切断游离肿瘤的纤维成分，显露穿支动脉

量将能保留的血管都保留下来，边切除肿瘤，边做判断。

③保持肿瘤与蛛网膜之间的解剖界面：肿瘤与 ICA 及其分支之间通常存在完整的蛛网膜界面，要沿着界面分离。

(2) 分离注意事项

①在瘤内切除的过程中，对于小的血管可电凝切断，但要尽量靠近肿瘤侧。如遇到较大的血管，要尽量游离，不可轻易烧灼。无论分离、电灼或磨除等操作都要特别小心，谨防误伤颈内动脉及分支。

②不是所有的血管都能从肿瘤中游离下来，对于不能与肿瘤分离开的血管，可以残留部分肿瘤。分离肿瘤与颈内动脉粘连时，注意防止损伤血管，造成出血和血管痉挛。

③如颈内动脉被肿瘤推压，术中切除困难不大，但如颈内动脉包裹着肿瘤，肿瘤使颈内动脉及分支环形缩窄，甚至闭塞，特别是质地坚韧的肿瘤，切除颈内动脉及分支四周的肿瘤确有困难时，不必勉强，可残留少许肿瘤组织。

④血管痉挛的预防和处理：分离血管和肿瘤时，动作要轻柔，特别是老年患者更应仔细，因其常有动脉硬化，极易发生血管痉挛。术中如发现 ICA 及其分支较细，术中用罂粟碱盐水冲洗。

6. 影响血管分离保护的因素

(1) 蛛网膜界面：包裹重要脑动脉的脑膜瘤能否做肿瘤全切除并且避免脑动脉损伤，主要取决于脑膜瘤与被其包裹的脑动脉之间是否存在蛛网膜界面。

(2) 肿瘤质地：对于肿瘤质地较软者，即便血供丰富，只要耐心和细心，仍可做到肿瘤全切除。前床突脑膜瘤起源于前床突，将后交通动脉和脉络膜动脉包裹时常常在这些血管的上下有一层潜在的间隙，这是我们能将质地较软的肿瘤从这些血管上分离的有利条件。

肿瘤质地较硬、纤维化而韧、钙化、纤维化伴钙化。不宜勉强进行全切除，因为这时无论是损伤颈内动脉或者是损伤大脑中动脉，后果均十分严重。在处理这种肿瘤时，首先以前床突为标记，显露视神经和颈内动脉出海绵窦的床突下段，因为在

这一段的上方没有任何重要的分支，可以沿颈内动脉的上壁分离动脉和肿瘤，然后逐步分离后交通动脉和脉络膜动脉。

(3) 肿瘤包绕血管：如何安全地找到被肿瘤包裹的脑动脉是手术成功与否的关键。CT 和 MRI 扫描及脑血管造影检查可以比较清楚地了解脑血管在肿瘤中的位置和脑血管是否存在狭窄等信息。同时可了解肿瘤血液供应的丰富程度，这对于术中有效、安全的寻找到重要血管有帮助。

(4) 脑膜瘤与血管的粘连程度。

（九）重要神经的减压与保护

1. 保护视神经的手术技巧 在前床突脑膜瘤中，视神经可以向几个不同的方向移位，多被推向前床突的下方和内侧，甚至成一薄片，但多可分开。也可被存在于颈内动脉和视神经之间的较大体积的肿瘤推向外侧。改善视力是 ACM 手术治疗的主要目标之一，遵循以下原则和手术技巧有助于保护视觉功能。

(1) 沿蛛网膜界面解剖分离视神经：在视神经与肿瘤之间存在着一层蛛网膜屏障，该屏障由视交叉池的壁构成。血管和神经的解剖应在蛛网膜的肿瘤侧操作。大多数肿瘤和血管之间存在蛛网膜界面，利用显微外科技术大多可以安全的切除肿瘤。大型 ACM 的蛛网膜界面可能消失，解剖分离时，要注意对视交叉和视神经的动脉血供的解剖分离保护。

(2) 从易分离处着手：视神经的游离应在大部分肿瘤中切除，瘤体已失去血供后进行。在遇分离困难处应先暂停，改从其他方向尝试分离，要从易分离处着手分离，迂回解决。从视交叉开始，沿视交叉池蛛网膜切除视神经内侧肿瘤。在肿瘤血管界面以牵引肿瘤下锐性分离较好，操作一定要轻柔，尽量避免直接在血管上操作。

(3) 把肿瘤牵离视神经：解剖视神经时，应该是轻柔地把肿瘤牵离视神经池和视交叉池的蛛网膜，而不是牵拉视结构。同时需注意，垂体上动脉和供应视结构穿支血管的损伤可致永久性失明或视野缺损。

(4) 从视交叉处开始分离：视神经可被肿瘤抬高并推向中线侧，有时可呈纸样薄，虽然视神经在视神经孔处固定，易于识别，但此处视神经往往受压较重，蛛网膜界面不清晰，所以视神经的分离常常是从视交叉处开始。视神经的完全减压必须包括远端节段。ACM 的视觉结果比鞍结节脑膜瘤显微手术治疗的患者差，Al-Mefty（1990）认为造成差别的原因很大程度上在于供应视结构血管的损伤。根据我们的术中发现，从视交叉处直接解剖是明智的，因为视神经的吞没在视孔处最突出。

(5) 镰状韧带切开和视神经鞘的开放：手术开始时镰状韧带和视神经鞘的开放对视神经减压非常关键，因为这是大多数时候的压迫部位。镰状韧带是一个薄的硬脑膜皱襞，在上面形成视神经管的近端。当硬膜内有肿块存在于视神经上或其周围时，镰状韧带处常常是最易受压的部位，该部位受压可导致视神经的损伤。视神经鞘打开主要显著地增加了视神经的显露及其活动度，同时也使视神经 –ICA 三角（即第二间隙）的宽度扩大了 3～4 倍。

(6) 粘连紧密处留薄层锐性分开：如肿瘤确实粘连紧密，尤其遇质地硬韧，且形成包裹时，在多方向尝试分离仍困难下，可留薄层锐性分开，不可勉强钝性分离、导致血管、神经损伤。手术可破坏蛛网膜—脑脊液界面，二次手术者蛛网膜界面可消失，使分离血管、神经变得困难。如肿瘤已侵破 ICA 外膜，切不可强行剥离，在血管上残留一小块电凝过的肿瘤并不显著增加复发的危险。

(7) 充分的视路减压和保护血供：肿瘤常常突向视神经管内，在视神经管内伸入一瘤芽，术中需要磨除前床突和视神经管上壁，用磨钻或 Kerrison 钳打开其上壁，再小心分离视神经并取出肿瘤，并将供应视神经和视交叉的动脉进行保留。特别需要注意保护好下组动脉，该组动脉是在视交叉中部供应交叉纤维的单一动脉。由于肿瘤与视神经的关系是推挤的关系，术前全盲的患者术后亦有视力恢复的可能性，因此在术中尽量不要为了得到较好的肿瘤显露而将视神经牺牲，而应尽最大努力做到解剖保护好视神经。

2. 动眼神经的分离保护 在动眼神经出颅处定位；肿瘤原位切除后，神经原位分离保护（牵拉肿瘤）。

3. 神经的分离技巧 术中对脑神经的保护也是非常重要的。肿瘤常累及第Ⅱ、Ⅲ、Ⅳ、Ⅴ、Ⅵ对脑神经，视神经多被肿瘤挤向内侧，呈扁平状，失

去正常解剖形态，但有蛛网膜相隔，易于分离保护。在显露肿瘤之前打开视神经管，术者明确其确切部位及走行方向从而避免损伤视神经。同时，早期打开造成视神经压迫的主要结构——镰状韧带。使视神经得到充分减压，随着硬膜内肿瘤被逐步切除，颈内动脉与视神经的关系也容易分辨。动眼神经鞘因肿瘤挤压也可与之粘连，分离牵拉可引起动眼神经麻痹，此类损伤多表现为不全麻痹，经术后治疗可有不同程度的恢复。

(1) 辨认解剖结构：分离肿瘤时应注意辨认和保护视神经、动眼神经、滑车神经、展神经和三叉神经的眼神经。眶上裂为穿行神经最多、最复杂的区域之一，术中分离时应仔细辨认。视神经管位于蝶骨小翼两根之间，镰状皱襞处的视神经管骨缘在内口处短于硬膜返折处，视神经仅有硬脑膜覆盖，在术中须特别小心。视神经可能被推压一侧呈薄片状，可以沿蛛网膜分离，保护好供血动脉。术后视力恢复不佳，除了长期病变压迫所致以外，供应视神经的血管损伤也是一个重要的因素。

(2) 寻找分离的突破口：ACM 中视力下降和视野缺损的发生率分别为 40%～92% 和 20%～53%。视神经可被肿瘤抬高并推向中线侧，有时可呈纸样薄，虽然视神经在视神经孔处固定，易于识别，但此处视神经往往受压较重，蛛网膜界面不清晰，所以视神经的分离常常是从视交叉处开始。

(3) 视、动眼神经减压充分：视神经管充分减压，脑神经出颅处定位，原位分离，肿瘤先瘤内切除减压再牵拉肿瘤。在前床突脑膜瘤中，视神经可以向几个不同的方向移位。视神经多被推向前床突的下方和内侧，甚至成一薄片，但多可分开。在视神经与肿瘤之间存在着一层蛛网膜屏障，该屏障由视交叉池的壁构成，当视神经被肿瘤包绕时，解剖视神经时，若从视交叉开始向视神经管方向解剖视神经，则相对较容易些。肿瘤常常突向视神经管内，在视神经管内伸入一瘤芽，术中需要磨除前床突和视神经管上壁，用磨钻打开其上壁，再小心分离视神经并取出肿瘤。

(4) 轻柔分离，避免牵拉：解剖视神经时，应该是轻柔地把肿瘤牵离视神经池和视交叉池的蛛网膜，而不是牵拉视结构。同时需注意，垂体上动脉和供应视结构穿血管的损伤可致永久性失明或视野缺损。

(5) 慎重对待侵入视神经管和眶尖内的肿瘤：在视神经孔处，如有肿瘤长入，可试用微小吸引管和剥离子去除，如不能，磨除前床突、打开视神经管可有助于切除，但易致残余视力损害，对此术者要权衡利弊得失。但当视神经严重受压变成膜状，神经功能保存和恢复几无可能，则可在神经管口处切断，争取肿瘤全切除。同样，对侵入眶尖、眶上裂内肿瘤，瘤周界面清晰时，则尽量切除；如界面不清，全切除可能招致眼神经损伤加重，则以达到有效减压即可。

（十）海绵窦内肿瘤的处理

对于累及海绵窦，附着于海绵窦壁者，用剥离子将其剥下而保留完整硬膜；侵入海绵窦者，可从不完整的海绵窦进入，切除肿瘤，若肿瘤与神经紧密粘连，可残留少许肿瘤，避免损伤神经。残余的肿瘤生长缓慢，肿瘤侵及海绵窦是其复发的主要原因，故手术后应进行立体定向放射治疗。

1. 切开海绵窦外侧壁的技术 联合应用 Hakuba、Kawase、Dolenc 三种技术可切开海绵窦外侧壁。

(1) Hakuba 技术：用高速磨钻磨除前床突以及视神经管上壁及支撑视神经鞘的骨质后，在硬膜外从颅中窝前壁切开颞叶前部硬膜，直到圆孔，完成向下显露。用高速磨钻磨除眶上裂侧壁，磨除时从圆孔区开始由下向上，一直磨到游离缘。锐性切开颞叶硬膜和眶筋膜结合部在眶上裂的附着缘，用适当的力量从前向后钝性分离海绵窦侧壁，当向上分到动眼神经附着处，向下分到圆孔、卵圆孔处时，会遇到阻力。上沿动眼神经，下在圆孔卵圆孔处切开外侧壁硬膜可松解这些附着点。

(2) Kawase 技术：经颞下，沿着三叉神经眼支和 Meckel 腔与侧壁结合处松解侧壁，可显露海绵窦外侧壁的后外侧部。从颅中窝底抬起颞叶硬膜，在棘孔处电凝并切断脑膜中动脉后，方可进一步分离。分离到 V_2～V_3 硬膜袖处时，切断硬膜就可以移动海绵窦侧壁。

(3) Dolenc 技术：骨质增生和肿瘤体积大时，经硬膜外按上述步骤磨除前床突松解海绵窦外侧壁很困难，应用 Dolenc 技术打开硬膜，先分块切除肿瘤，再返回上述的硬膜外步骤。设计一平行于眶上裂向内侧垂直延续到视神经管，在侧面做颞底的 T 形硬膜切口，以便到达前、颅中窝底。前床突的

磨除完成后，锐性切断远端硬膜环，显露颈内动脉前床突段。用蛛网膜刀伸入动眼神经孔，沿着动眼神经表面切开海绵窦侧壁。切开从天幕缘到颈内动脉眼动脉段前环与该神经交叉点为止。渐渐地从下后向前剥除海绵窦前壁。颞叶硬膜与眶上裂连接处的硬膜附着很紧密。硬膜切开超过三叉神经三分支（$V_{1\sim3}$），方可显露海绵窦外侧壁的内膜和动眼、滑车和眼神经。如需要，还可打开覆盖在 Meckel 腔表面的硬膜。

2. 切除海绵窦内肿瘤的注意事项

(1) 慎重对待侵入海绵窦的肿瘤：肿瘤向鞍旁生长，动眼神经进入海绵窦处的硬脑膜锥形陷窝内也是肿瘤侵入海绵窦的主要路径。切除该部位肿瘤可导致术后动眼神经麻痹，但如果动眼神经结构完好，多可在 3～6 个月内恢复。如肿瘤侵入海绵窦，而动眼神经功能正常，必须权衡切除肿瘤的利弊，海绵窦内的血管和神经与肿瘤之间缺乏蛛网膜 – 脑脊液界面，容易造成永久性伤害。

(2) 要点：①肿瘤仅附着于海绵窦壁者，并未侵袭至海绵窦内，用剥离子将其剥下而保留完整硬膜；②肿瘤侵入海绵窦者，可沿肿瘤追踪进入海绵窦，若肿瘤与窦内的神经血管粘连不紧密，则次全切除肿瘤，若肿瘤与神经紧密粘连，可残留少许肿瘤，避免损伤神经；③切除海绵窦内肿瘤时，海绵窦的出血可用海绵、止血纱布、肌肉等材料压迫止血。

七、手术治疗的相关问题

（一）手术入路分级

作者将手术入路分为Ⅰ级和Ⅱ级入路。

1. Ⅰ级入路　是指到达病变区域的路径，包括常用的翼点入路、额外侧入路（≤4cm）、改良翼点入路、眶颧入路。肿瘤直径≤4.0cm，采用翼点入路或额外侧入路切除肿瘤。直径＞4cm 肿瘤，累及海绵窦区，可采用改良翼点入路、眶颧入路。根据肿瘤分型，Ⅰ型可选用额外侧入路，Ⅱ型宜选用翼点入路，Ⅲ型可选用眶外侧入路，Ⅳ型选择眶颧入路。

2. Ⅱ级入路　是指选择肿瘤切除的方式，依据需要选择Ⅱ级入路，分为 3 类。

(1) A 组：硬膜内经外侧裂入路，传统意义上的蝶骨嵴磨除，包括局部眶板。单纯硬膜内入路，适用于部分病例。首先切开外侧裂，释放脑脊液，清除肿瘤，然后从神经血管结构上切除周围肿瘤。在硬膜内切除肿瘤前，须先定位以下结构：视交叉前部分的视神经，从其视神经管内段向后的视神经段；ICA 的床突上段，沿床状段向远端分离；ICA 外侧的动眼神经。

(2) B 组：采用改良 Dolenc 颅底入路，硬膜外入路常规磨除前床突和打开神经管，无论前床突是否增厚或视神经管内是否有肿瘤侵袭，均适用。但临床上只有在有视神经管内有肿瘤侵袭或前床突有骨质增生者才采用。

(3) C 组：应用硬膜外技术切除巨大的 ACM 是不寻常的，它会产生肿块效应和反应性脑水肿。对于大多数大型和巨大型 ACM，可采用硬膜内外联合入路。根据肿瘤需要先打开硬膜，肿瘤内减压后再根据需要行硬膜外前床突磨除，和（或）打开视神经管及开放视神经鞘。常做标准额颞部开颅术，关键孔平行于眶上缘延伸至前额区 1.5～2cm 处。以蝶骨嵴为中心铣开骨瓣，咬除蝶骨嵴，分离或电凝眶脑膜动脉。根据肿瘤主体及生长方向，适当调整切口和骨窗的角度和范围，但骨窗应尽可能靠近颅底，与眶上缘平行，以便随后眶顶和视神经管的硬膜外显露。在显微镜下磨除蝶骨大翼和附近增生的骨质，可用 6mm 磨钻磨除；进行眶壁和颅底磨除，可用 4mm 直径的磨钻。并逐渐向内侧剥离硬脑膜。在硬脑膜外电凝硬脑膜血管，硬膜外显露外眶顶。

（二）手术入路选择

手术入路有额外侧入路、眶颧 – 额颞、眶 – 额入路等，根据术前评估选择合理的手术路径，翼点入路和改良翼点入路适合大多数 ACM，额外侧入路适合中小型Ⅱ型肿瘤，眶颧入路适合Ⅳ型肿瘤。

若肿瘤向鞍旁发展，可选择扩大翼点入路。手术入路的选择在很大程度上取决于在鞍区水平肿瘤向上侵袭的程度和（或）肿瘤占据颅中窝的体积。肿瘤向鞍上、下丘脑生长，可选择额底纵裂入路，少见情况下肿瘤侵入筛窦、鼻腔内可选择双额颅前窝底扩展入路。通常采用右额外侧开颅，右额骨瓣经眶顶入路。首先见到右侧视神经、颈内动脉。如肿瘤较大，也可以取过中线的双额开颅，可直视显露鞍区，清晰的见到视神经和垂体柄。肿瘤偏侧生

长时，也可以采用患侧翼点入路，其优点是从大脑外侧裂到达鞍区距离最近。翼点入路的缺点是视神经、动眼神经和颈内动脉妨碍在鞍区的操作，容易损伤视交叉。无论哪种入路，骨窗前缘应尽量低，直抵颅前窝底，以保证术中充分有效的显露，而不必要过分牵拉额叶底面。

经翼点–侧裂入路是我们处理前床突脑膜瘤最常用的手术入路（图 21–6B）；肿瘤向三脑室底生长明显，亦可采用眶翼点入路。额–颞骨瓣开颅，切除部分蝶骨大翼及蝶骨嵴平颅中窝底，这是处理前床突脑膜瘤的首选。该入路可直接到达肿瘤在蝶骨嵴硬膜的附着处，早期离断肿瘤的血供；通过广泛的开放侧裂，可以获得良好的处理重要血管神经结构的视野和操作路径；通过释放脑基底池的脑脊液可以很好地降低脑组织张力。

对前床突脑膜瘤的手术采用颅底入路，与其他传统的手术入路相比，有如下优点：①术中切除肿瘤前，可以首先显露和阻断肿瘤的供血动脉；②几乎不需要对重要功能区的脑组织进行牵拉；③随着颅底外科技术的发展，术前行血管造影、栓塞仅限于那些肿瘤血供特别丰富、包绕重要主干动脉而须了解肿瘤与周围血管关系的前床突脑膜瘤，从而避免血管造影栓塞给患者带来的额外操作和潜在的并发症。

（三）肿瘤全切除率

前床突脑膜瘤的全切除率在 59%～85%，小型（＜3cm）且局限的前床突脑膜瘤，肿瘤的全切除率高达 96%。肿瘤切除程度主要取决于颈内动脉和海绵窦受累程度，Al-Mefty Ⅰ型肿瘤因其起源和神经血管的关系，手术切除和术后神经功能恢复并不令人满意。Bassiouni 等（2009）回顾性分析 106 例前床突脑膜瘤，59% 的病例实现了完全肿瘤切除（Simpson Ⅰ、Ⅱ）。Czernicki（2015）采用眶颧入路切除 30 例前床突脑膜瘤，其中肿瘤完全切除 19 例（Simpson Ⅰ、Ⅱ），不完全切除 11 例（Simpson Ⅳ），不能切除是因为肿瘤与脑动脉粘连严重 5 例，肿瘤延伸至海绵窦 6 例。

（四）影响术后视力恢复的因素

1. 术前视力水平　视力恢复程度、术后的视力水平与术前视神经和视交叉受累的程度、术前的视力水平有关。ACM 中视力下降和视野缺损的发生率分别为 39%～92% 和 19%～53%。术前视力＞0.1 的患者术后视力恢复的概率明显提高，术后视力的恢复率可达到 75%～87%。患者的视力恢复取决于视神经元的受损程度，术前视乳头的病变程度及术前的基础视力水平在一定程度上反映了视神经的受损程度。视乳头苍白、萎缩，视力低于 0.05，甚至是光感或指数，都提示神经元受损极为严重，存活的神经元数量较少或者是极少，术后视力恢复的可能性不大。Pamir 等（2008）报道了 43 例（平均 3.35cm）ACM，采用了硬膜内入路，术前视力下降的 26 例，好转率为 84.6%，稳定率 15.4%，无恶化。术前的视力损伤越重，损伤评分越高，则术后恢复的程度越小，视力越低。术前单眼视力低于 0.05，不论视力下降时间的长短，术后视力恢复都很困难。

2. 视神经管受累　减压主要通过肿瘤切除和视神经管去顶来实现，这是获得充分视神经减压的一个重要步骤。近年来整体视力恶化减少，可能是因为显微外科技术的进步和更广泛性视神经管开放有关。

3. 入路选择　早期视神经管开放和视神经减压对术后视力恢复可能有作用，在选择性开放视神经管的患者中（肿瘤向视神经管内扩展的患者），25%～64% 的患者的视觉功能得到改善，尽管许多患者的视力没有改变，但恶化的发生率明显降低。常规视神经管开放的患者，视力改善率更高（77%），没有出现视力恶化的患者。

4. 肿瘤与视神经的关系　视神经压迫的不同模式，以及可能的手术操作也起着重要作用。视神经被完全包裹，没有蛛网膜分离面，其视觉结果都很差。当视神经完全被脑膜瘤包围时，手术后视力变化的结果会更糟，原因是不仅肿瘤压迫视神经，而且可能发生神经缺血。术中操作可能导致视神经严重缺血，尽管神经减压，术后视力仍然没有改善。没有发现症状持续时间对术后视力改善的可能性影响。

（五）肿瘤切除程度与视力恢复的关系

脑膜瘤术后视力恢复与手术本身对视神经及其供血动脉的影响也有重要关系。一方面，肿瘤切除解除了对视神经的压迫，恢复了视神经的血供，有利于绝大部分患者的视力恢复。但这并不意味着肿瘤切除的越彻底，视力肯定恢复得越好。并不是肿瘤切除的越彻底，对视力恢复越有帮助。因视力恢

复还与视神经的受累程度有关。肿瘤累及视神经，特别是累及视神经管以后，手术时难免会对视神经或其供血动脉造成一定损伤。有时肿瘤切除的很干净，但由于视神经的供血动脉被损伤，视力仍不能恢复。所以，如果术前单眼没有失明、视乳头没有萎缩，特别是视力在 0.05 以上时，手术原则应该是在保护视神经现有功能的前提下尽量切除肿瘤，并促进健侧眼视力的恢复。

另一方面，手术创伤可能会导致一小部分患者视力降低，甚至骤降。其原因主要有以下几个方面：①手术直接损伤视神经或其供血动脉。②术后视通路的供血动脉痉挛、栓塞造成视神经的缺血或坏死。③肿瘤切除后颅内压突然降低，引起的视神经缺血，常导致不可逆性视力骤降。

（六）前床突脑膜瘤的预后

肿瘤是否累及海绵窦和包裹颈内动脉及其分支是手术疗效的重要影响因素。前床突脑膜瘤的切除难度、死亡率、病残率、术后复发率显著高于鞍结节脑膜瘤和蝶骨嵴中 1/3 或外 1/3 脑膜瘤。大型且包绕颈内动脉的前床突脑膜瘤，全切除率更低，术中意外及术后并发症发生率更高。目前，文献报道前床突脑膜瘤手术病死率为 0%～5%，5 年复发率降低至 9%～15%。由于与重要的神经血管结构密切相关，其手术切除仍具有很大的挑战性。Kim（2017）报道了肿瘤复发和术后并发症的预测因素，认为肿瘤≥40mm 是永久性并发症的独立预测因素。

肿瘤包裹血管和累及海绵窦是不良预后主要影响因素，影响预后的常见主要因素有：①肿瘤与 ICA 及其分支的关系：肿瘤是否侵袭或包裹海绵窦或颈内动脉，这是影响肿瘤切除程度和手术效果的关键因素。术中对可能发生痉挛的血管给予罂粟碱棉片湿敷，同时注意术中对血管的保护，有利于血管的保护。因此，术中如何避免与肿瘤关系密切血管的损伤是该手术最关键的问题。②肿瘤的大小和体积，也是影响手术效果的一个因素。③肿瘤与第Ⅱ～Ⅵ对脑神经的关系。④肿瘤与重要结构的蛛网膜界面是否完整。⑤肿瘤累及海绵窦。⑥肿瘤累及视神经管。

（七）并发症的预防与处理

1. 并发症的发生率　ACM 术后常见的并发症包括视力损害、动眼神经麻痹、ICA 及其分支的损伤、脑挫裂伤。多数并发症经对症处理后可以治愈或明显好转，出现永久性并发症的发生率低，平均为 3.2%～4.5%（0%～23.7%）。ACM 术后出现严重神经功能缺损的风险为 4.5%～20%，并因肿瘤位置而异；其次是偏瘫和颅内出血。Wong（2021）报道 29 例 ACM 的围术期并发症发生率为 10.3%。永久性并发症的发生率和死亡率分别为 6.9% 和 0%。

2. 发生并发症的原因

(1) 肿瘤侵袭海绵窦：海绵窦不可能打开很充分，且海绵窦内有重要的脑神经和 ICA，肿瘤常与这些结构粘连严重，电凝过程中容易破坏脑神经的血供或直接牵拉性损伤。循肿瘤通道打开海绵窦外侧壁，其目的不是要全切除海绵窦内的肿瘤，而是要减压海绵窦，而手术并发症的发生率直接与激进的外科策略有关。

(2) 肿瘤侵袭包绕视神经：使神经拉长、变性，或肿瘤侵袭视神经管，强行分离时造成不可逆性损伤。此外，脑神经和动脉各自穿过它们的孔道中，在磨除颅底骨质时，将有可能通过热和机械作用损伤这些结构。

(3) 肿瘤包绕血管：由于 ICA、MCA 和 ACA 均可被肿瘤包绕，肿瘤侵袭血管主干外膜，与动脉之间没有蛛网膜界面，或前循环的重要穿支血管被肿瘤包绕，在分离肿瘤过程中有被损伤的潜在风险。

3. 影响并发症的因素　肿瘤类型和大小、肿瘤包埋血管和神经，以及侵袭海绵窦与并发症的发生密切相关。肿瘤与 ICA 主要分支或视神经结构的关系，以及肿瘤向海绵窦的延伸是并发症和手术结果的预后因素。

4. 脑神经功能障碍　视神经、动眼神经、滑车神经和三叉神经受损伤的风险较大。脑神经功能障碍的主要原因是破坏了神经的血供，由于肿瘤的侵袭，肿瘤与脑神经之间没有蛛网膜界面，术中强行分离不可能分离的肿瘤。视神经、动眼神经、三叉神经等麻痹，多由于术中过度牵拉和肿瘤累及所致。轻度神经麻痹多在 2 周左右明显恢复；术中牵拉严重的动眼神经、滑车神经、展神经损伤，术后 3 个月至半年也可恢复。

5. 血管性并发症　在进行骨质磨除时，床突下颈内动脉和眼动脉段承受着遭受损伤的最高风险。由于颈内动脉、大脑中动脉和大脑前动脉均被

肿瘤包绕，因而颈内动脉的整个动脉树都有潜在的危险。在术中切除肿瘤时，这些血管很脆弱，极易受损伤。同时，也易受刺激而痉挛，导致缺血性损害。

总之，ACM 可延伸至视神经管，并使前床突骨质增生。肿瘤侵袭海绵窦和重要神经血管是诱发术后并发症的重要不良预后因素。术前充分评估肿瘤的临床和影像学特征，充分考虑肿瘤是否侵犯海绵窦、肿瘤与重要神经血管之间的关系，术前制订个体化的手术方式，术中制订合理的肿瘤切除方案，正确辨认肿瘤与重要结构的蛛网膜界面，有助于降低术后并发症的发生和提升患者的远期预后。因此，应根据具体情况个体化地选择 ACP 磨除和（或）视神经管开放术。前床突磨除和视神经管开放术，是一种安全的手术，早期视神经减压，早期识别和控制关键血管结构，可提高 ACM 的切除率，降低视神经损伤的风险，改善视觉效果。

典型病例

病例 1

王 ××，女，53 岁（图 21–9 至图 21–11）。主诉“头痛伴视力下降 1 年余”入院。体格检查：VOD 0.25，VOS 0.5；左眼视野正常，右眼中央视野缺损。术前 CT 提示前床突骨质增生，术前 MRI 显示以右侧前床突为中心的脑外扁圆形的病灶，T_1WI 呈等信号，T_2WI 呈低信号，边界清楚，边缘光滑，邻近脑组织受压移位，并伴水肿。增强后病灶呈明显均匀强化，有脑膜尾征。肿瘤大小为 4.9cm × 4.0cm × 3.3cm。DSA 检查提示肿瘤供血主要来源于眼动脉，病灶区域有肿瘤染色。2009 年 1 月经翼点入路全切除肿瘤，术中磨除前床突，打开视神经管将视神经管内的肿瘤一并切除。术中见肿瘤包绕床突段颈内动脉，将视神经向对侧挤压，动眼神经向外后方推移。采用锐性与钝性相结合的分离方法将肿瘤从颈内动脉和 A_1 段上分离出来，并予以很好地保留。

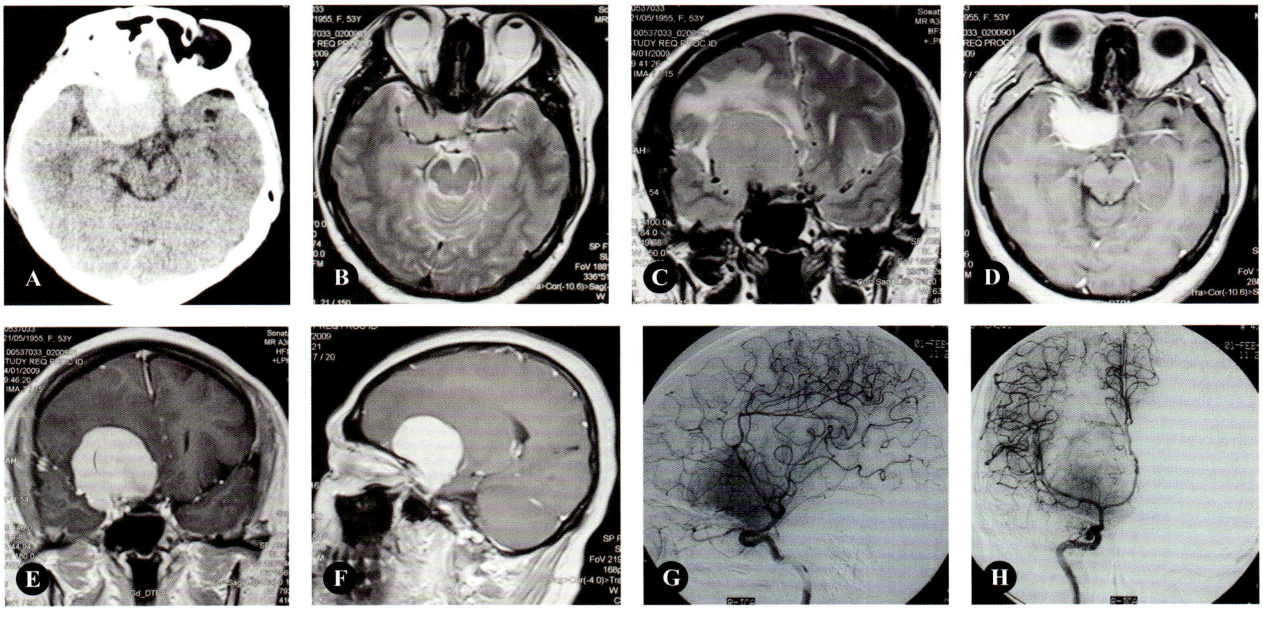

▲ **图 21–9　术前 CT 和 MRI 检查明确为前床突脑膜瘤，肿瘤突入至视神经管，并伴有前床突骨质增生**

A. CT 平扫见肿瘤以前床突为中心的高密度灶，前床突骨质明显增生。B. T_2WI 轴位像显示肿瘤突入视神经管内，肿瘤围绕前床突生长。C. T_2WI 冠状位像显示肿瘤；周围有密集的血管包绕，额叶有明显的指状脑水肿。D. 增强轴位像显示肿瘤以前床突为中心生长，肿瘤均匀强化。E. 增强冠状位像，显示肿瘤的基底在前床突尖。F. 增强矢状位像显示肿瘤周围有脑膜尾征。G. DSA 侧位像显示肿瘤有明显染色，眼动脉增粗参与肿瘤供血，床突上段颈内动脉受压向下移位，A_1 段被拉直变细。H. DSA 正位像显示 A_1 段向后向内侧移位，从颈内动脉床突上段发出血管分支参与肿瘤染色

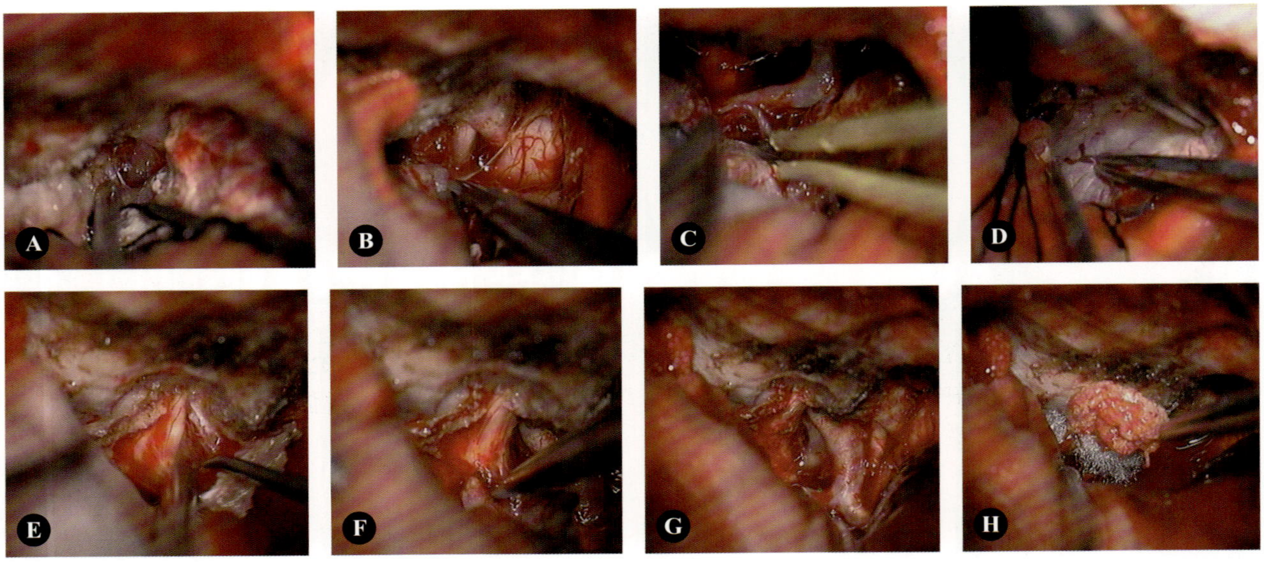

▲ 图 21-10　术中主要技术要点

首先从前床突上离断肿瘤基底，阻断肿瘤血供。A. 离断动眼神经内侧的肿瘤基底，避免误伤动眼神经。B. 将肿瘤从动眼神经上分离下来。C. 将肿瘤壁从 A_1 段上分离出来。D. 分离肿瘤壁，分块切除肿瘤。E. 磨除前床突，打开视神经管，分离视神经管内的肿瘤。F. 将视神经管内的肿瘤和床突段包绕颈内动脉的肿瘤一并分离切除。G. 肿瘤全切除，视神经和动脉神经，及颈内动脉床突段和床突上段的分支均完整保护好。H. 用筋膜瓣重建开放的颅底

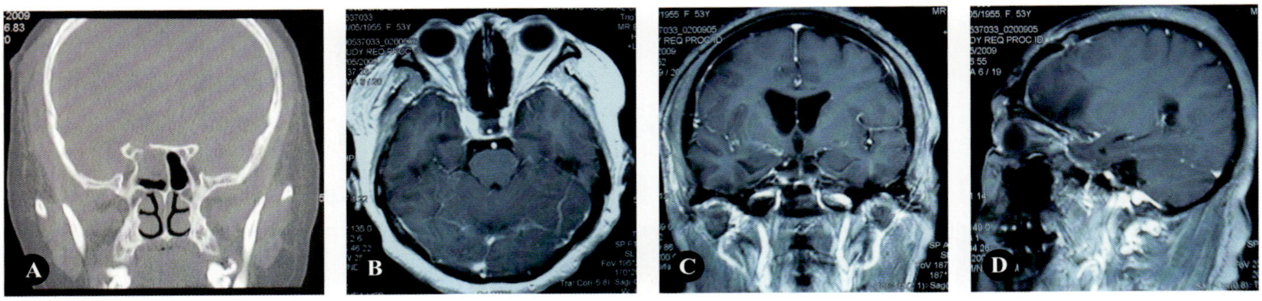

▲ 图 21-11　术后复查，肿瘤全切除

A. CT 冠状位像显示前床突磨除满意；B. 增强轴位像；C. 增强冠状位像；D. 增强矢状位像，提示肿瘤全切除

病例 2

张 ××，女，61 岁（图 21-12 至图 21-15）。左侧额颞眶颧入路，硬膜内外联合入路。分别于右额骨颧突后切迹、左颧弓根部钻孔 2 个左眶外侧及左颧弓一起同骨瓣成形，大小约 8cm × 10cm。骨瓣前方平前中颅底。术中见肿瘤基底起源于左前床突，累及左侧海绵窦外侧壁。镜下先于硬膜外磨除蝶骨嵴，尽可能多的磨除蝶骨嵴内侧。再于硬膜内边离断肿瘤基底边分块切除肿瘤。待肿瘤减压充分后，硬膜外磨除增生的前床突，开放视神经管；再从硬膜内依次、分步、分块全切除肿瘤。先将肿瘤从前颅底和左蝶内嵴分离，再打开第一间隙，从右侧第二间隙释放脑脊液，让脑组织张力降低。再将左中颅底的肿瘤基部离断，肿瘤向后已侵袭岩上窦并超过左侧岩骨嵴向左侧天幕生长。肿瘤向内侧前方包绕大脑中动脉和大脑前动脉，镜下予以分离，肿瘤后方已挤压到大脑脚，使同侧大脑脚受压向对侧移位。肿瘤完全侵袭海绵窦和中颅底，镜下分块将肿瘤切除，中颅底的硬膜电凝之，将左侧海绵窦外侧壁部分剪除，游离出海绵窦内的部分肿瘤。术中左侧动眼神经和三叉神经眼支、上颌支和下颌支予以保护。将海绵窦内的肿瘤亦分步分离，电凝取出，海绵窦内渗血用吸收性明胶海绵压迫止血。

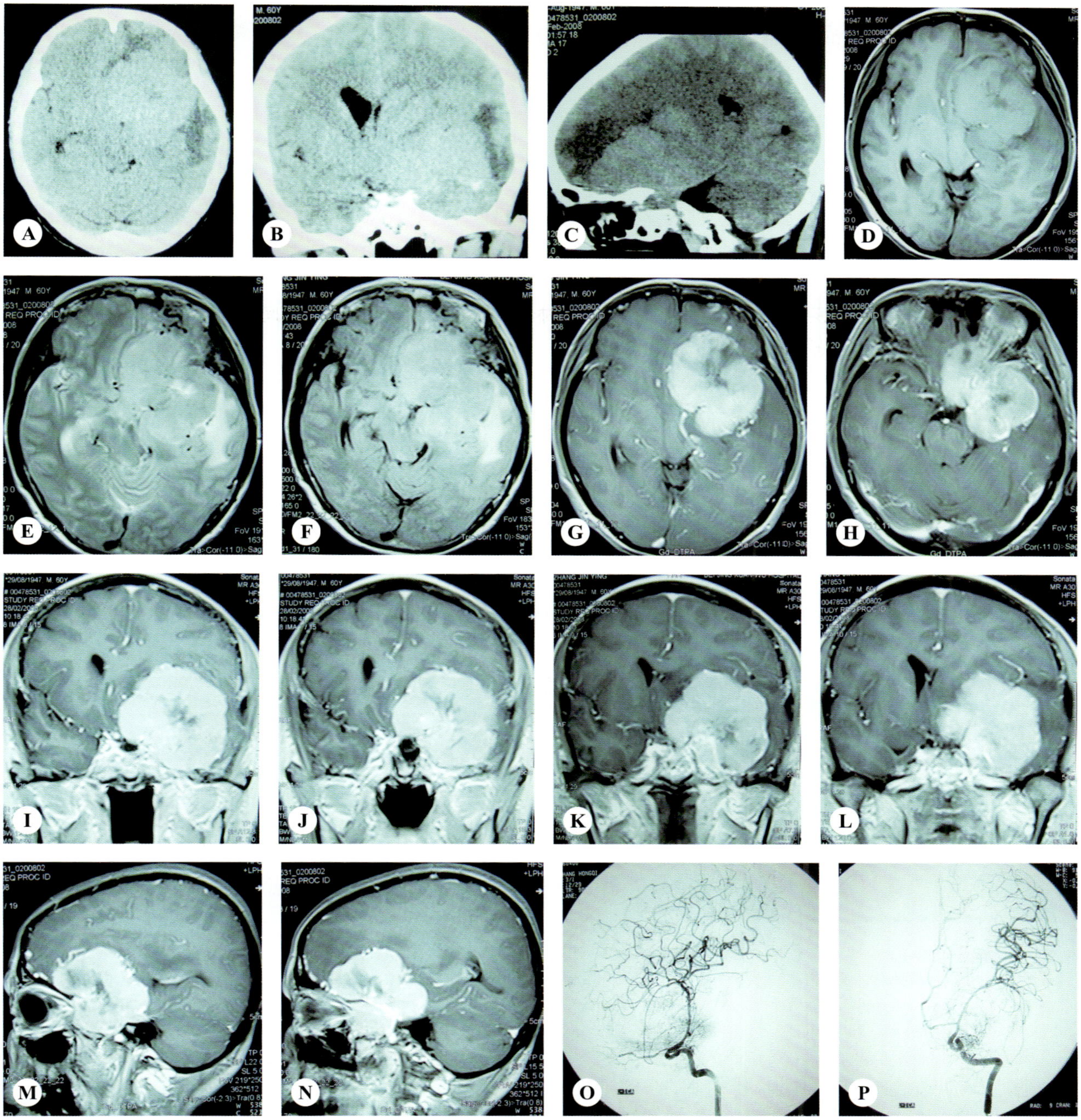

▲ 图 21-12　术前影像提示肿瘤基底来源于前床突的脑膜瘤

A 至 C. CT 平扫见病侧鞍旁有一等密度灶，伴有前床突骨质增生，病灶占位效应明显，伴左额和左颞脑水肿；D. T_1WI 像提示为等信号；E. T_2WI 像为高信号，其周围有明显的血管流空影；F. T_2-FLAIR 像提示肿瘤为高信号，周围有明显水肿；G 至 N. 增强 MRI 检查提示肿瘤强化明显，边界清晰，其内信号不均，内有钙化，肿瘤包绕颈内动脉及其分支，并推挤左大脑后动脉。增强轴位像，显示肿瘤以前床突为中心向前、中颅底生长（G 和 H）；增强冠状位像显示肿瘤向下挤压、侵袭海绵窦，向上推挤外侧裂，并包绕颈内动脉及其分支，同时侵袭视神经管（I 至 L）；增强矢状位像显示肿瘤包绕前床突向前、向后生长（M 和 N）；G 至 N. 增强 MRI 检查提示肿瘤强化明显，边界清晰，其内信号不均，内有钙化，肿瘤包绕颈内动脉及其分支，并推挤左大脑后动脉。增强轴位像，显示肿瘤以前床突为中心向前、中颅底生长（G 和 H）；增强冠状位像显示肿瘤向下挤压、侵袭海绵窦，向上推挤外侧裂，并包绕颈内动脉及其分支，同时侵袭视神经管（I 至 L）；增强矢状位像显示肿瘤包绕前床突向前、向后生长（M 和 N）；O. 术前颈内动脉造影侧 – 侧像显示颈内动脉虹吸段受压，床突前段和 M_1 段有许多新生的血管参与肿瘤供血，眼动脉明显增粗；P. 正位像显示 M_1 段拉长变细、向上移位

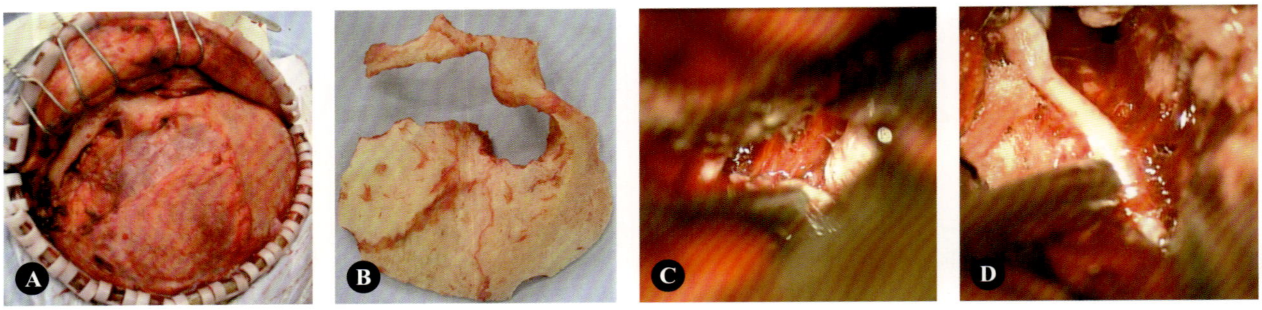

▲ 图 21-13　术中照像

A. 采用额颞眶颧入路；B. 眶颧一体化骨瓣；C. 硬膜内离断视神经外侧至床突上段颈内动脉之间的前床突肿瘤基底；D. 术中采用顺行和逆行相结合的技术，解剖分离保护大脑中动脉

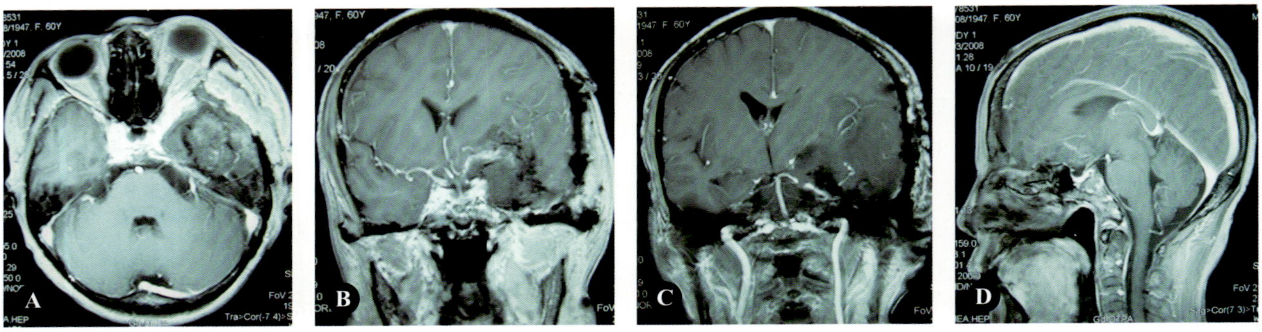

▲ 图 21-14　术后第 2 天复查增强 MRI，提示肿瘤 Simpson Ⅲ级全切除

A. 增强轴位像；B 和 C. 增强冠状位像显示侵入海绵窦内的肿瘤基本切除，大脑中和大脑后动脉保护完好；D. 增强矢状位像，显示颅前窝底、颅中窝底肿瘤切除较满意

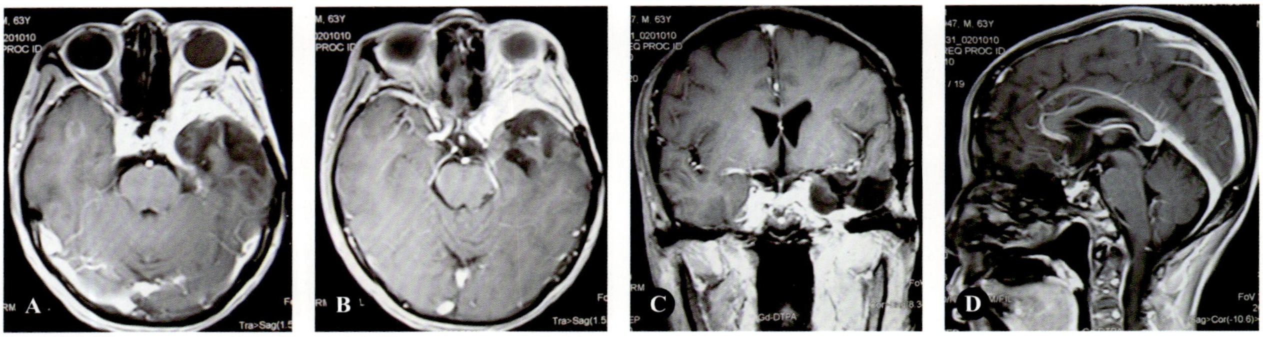

▲ 图 21-15　术后 3 年增强 MRI 复查，显示肿瘤未见复发

A 和 B. 增强轴位像显示颅中窝底肿瘤未见复发；C. 增强冠状位像显示海绵窦无肿瘤复发；D. 增强矢状位像显示颅中窝底未见肿瘤复发

（陈立华　徐　宏）

第 22 章　鞍膈脑膜瘤的手术治疗

原发于鞍结节、鞍膈、蝶骨平台及前床突的脑膜瘤统称为鞍上脑膜瘤，前 3 种类型位于鞍上近中线部位，临床表现、影像学特征及手术入路基本类似，统称为鞍上中线脑膜瘤。鞍上中线脑膜瘤由于起源部位、生长方式的差别，可能有截然不同的临床结局。鞍结节脑膜瘤（TSM）最常见，而鞍膈脑膜瘤（DSM）最少见。鞍膈脑膜瘤的发生率很低，命名也较混乱。在 Kinjo（1995）命名和分类之前，常将其称为鞍上或鞍内脑膜瘤。

1927 年，Holmes 及 Sargent 首次报道鞍膈脑膜瘤。Kinjo 报道 12 例鞍膈脑膜瘤，并复习文献的 27 例，共计 39 例，27 例手术治疗效果良好，术后死亡 7 例（17.9%），可见 DSM 手术风险很大。鞍膈脑膜瘤因与垂体柄、颈内动脉、视神经、视交叉等重要结构毗邻，术前常累及视通路，包绕前交通动脉复合体和影响垂体柄，肿瘤巨大时侵犯海绵窦，出现视力及内分泌功能的异常，如何保护视神经、颈内动脉、垂体柄及减少后期的并发症是治疗的重点。鞍膈脑膜瘤的根部多位于垂体柄之前的鞍膈中央，肿瘤血供主要来自基底部的硬脑膜。肿瘤多呈球状凸向鞍上或鞍内。随着瘤体的增大，向前可突至颅前窝底，向后可跨过鞍背突至脚间池中，向两侧可侵及颈内动脉和海绵窦。

一、背景

（一）鞍膈脑膜瘤的定义

鞍膈脑膜瘤（diaphragma sellae meningioma，DSM）是指起源于鞍膈及其附近硬脑膜蛛网膜颗粒的脑膜瘤，较为罕见。鞍结节脑膜瘤是将两侧视神经向外下方推挤，而鞍膈脑膜瘤则是将双侧视神经向外上方推挤。肿瘤向视神经后方生长，可压迫下丘脑引起垂体功能低下症状。由于鞍膈脑膜瘤位置深在，周围有许多重要结构毗邻，肿瘤从其附着点向四周生长，推挤、包绕这些重要解剖结构，使其诊断及治疗均有一定的困难，加之肿瘤血供较为丰富，手术难度和风险均较大。

（二）鞍膈脑膜瘤的显微应用解剖

鞍膈为蝶鞍的顶壁，是硬膜水平折叠而成，由二层脑膜组成。鞍膈覆盖于前方的鞍结节和后方的鞍背及后床突间、蝶鞍垂体窝之上，将垂体隔在下面。鞍膈外缘厚而中央薄，其中心有一孔，谓之鞍膈孔，内有漏斗及垂体柄由此通过，视交叉在鞍膈前上方。发生肿瘤时可向上、鞍内生长。鞍膈脑膜瘤解剖位置深在，其毗邻结构重要，解剖关系复杂。手术效果则有赖于术者对鞍区显微解剖结构的充分了解和显微手术技巧的熟练掌握。

下述结构是限制鞍膈脑膜瘤生长的屏障：①外侧是颈内动脉和后交通动脉以及颈动脉池的蛛网膜鞘；②前方是视神经及其蛛网膜囊；③后界是垂体柄、漏斗和 Liliequist 膜；④上方是视交叉及其蛛网膜、终板、大脑前动脉的 A_1 段、前交通动脉。因此，肿瘤扩展的唯一途径是向蝶骨平台上、视神经上以及围绕大脑前动脉复合体的视交叉上。

（三）鞍膈脑膜瘤的病理特点

1. 病理解剖特征　鞍膈脑膜瘤有以下特点：①肿瘤位于视神经、视交叉的后下方，视交叉间隙增宽扩大；②双侧颈内动脉向外推移、牵拉；③瘤蒂在鞍膈及其附近，血供丰富，供血主要来自瘤蒂，颈内动脉发出的分支亦参与供血。

2. 病理生理特点　鞍膈脑膜瘤具有以下特点：①肿瘤基底部往往位于垂体柄之前的鞍膈中央，肿瘤的下极常侵蚀或者直接起源于鞍膈的硬膜；②肿瘤血供主要来自基底部的硬脑膜，血供丰富；③肿瘤多呈球状凸向鞍上或鞍内，随着瘤体的增大，向前可突至颅前窝底，向后可跨过鞍背突至脚间池中，向两侧侵及颈内动脉和海绵窦。因肿瘤与血管、神经、丘脑下部、垂体柄等重要结构关系密切，故其手术难度大、危险性大、病死率高。尤其

是直径巨大肿瘤，采用传统手术方法尚难全切除。

二、鞍膈脑膜瘤的分型

Kinjo（1995）将鞍膈脑膜瘤分为3型（图22-1），这一分类有利于手术入路的选择。

1. A型（鞍膈上垂体柄前） 肿瘤起源于鞍膈上面，位于垂体柄前方，正常垂体位于肿瘤下方。肿瘤较小时可以发现垂体柄受压后移，当肿瘤较大时垂体柄远端常显示不清，但可以发现肿瘤后方线样强化带或垂体柄近端逗点状向下走行。A型，可采用额外侧入路手术，便于处理鞍结节后方和垂体柄前方的肿瘤。

2. B型（鞍膈上垂体柄后） 肿瘤起源于鞍膈上面，位于垂体柄后方，正常垂体位于肿瘤下方。肿瘤较小时可以显露前方的垂体柄，当肿瘤较大时垂体柄受压上抬常显示不清，但垂体柄近端常有逗点状上移征象。B型，宜选择向后扩大的翼点入路，以增加肿瘤后部的显露，有利于切除垂体柄后方并附于后床突的肿瘤。

3. C型（鞍膈下蝶鞍内） 肿瘤起源于鞍膈下面，位于蝶鞍内，垂体柄受压。脑膜瘤起于鞍膈的下面，当正常垂体受压明显时常难以与垂体腺瘤鉴别。C型，宜选择经额外侧－蝶窦入路，磨去鞍结节后切除垂体柄前方的鞍膈，便于全部切除鞍内肿瘤。肿瘤慎用经鼻－蝶窦入路，因为这种方法难以分离垂体柄和处理鞍膈下方的垂体，亦不能有效处理肿瘤的附着点。

Kilo的A型、B型和C型3种分类仅适用于小型肿瘤，大型、巨大混合性鞍膈脑膜瘤同时侵及鞍内、鞍外，包绕垂体柄，甚至视神经、颈内动脉的巨大肿瘤，无法明确肿瘤的具体起源，用此分类则无法命名，建议统称为D型。包括位于垂体柄前的鞍内鞍上型称为AC型，及位于垂体柄后的则称为BC型，这样更能明确的说明肿瘤与垂体柄的关系。D型应选择经眶－额、眶－颧和眶－翼点入路，打开颧弓有利于扩大颅中窝底部的手术显露，便于充分显露和分离血管、神经和垂体柄。但肿瘤质地的软硬及粘连程度对能否全部切除肿瘤有很大的影响。

三、术前评估

（一）临床评估

视力、视野障碍是常见的首发症状，双眼视力障碍进展及程度常不一致，且多为双颞侧不对称性视野缺损。视觉症状出现早，往往比鞍结节脑膜瘤易于发现；对垂体柄的影响较多，术前、术后多饮和尿崩的发生率比较高。

（二）影像学评估

CT、MRI可清楚显示颅内解剖结构，准确提供病变部位及侵及范围、毗邻关系等。MRI是鞍上脑膜瘤诊断和鉴别诊断的主要依据。T_1加权像上呈等或略低信号，T_2加权像上呈等或略高信号，增强后肿瘤均匀强化，边界清楚，多数在肿瘤边缘可见“硬膜尾征”。

（三）内分泌评估

鞍膈脑膜瘤因与垂体、垂体柄关系紧密，手术前后常伴有分泌功能的障碍，术前应行内分泌学评估。术中因垂体柄的机械性骚扰及局部血液循环的紊乱，使患者出现内分泌功能异常，尤其是术后尿崩症发生率较高，故术后应将动态监测激素水平及维持电解质的平衡视为重要的治疗部分，必要时予激素替代治疗。

四、手术策略

（一）手术目的

鞍膈脑膜瘤手术目的是竭尽全力做到肿瘤全切除，并保留患者的下丘脑－垂体轴、视交叉－视神经的功能。挽救视力，避免损伤周围重要组织，如丘

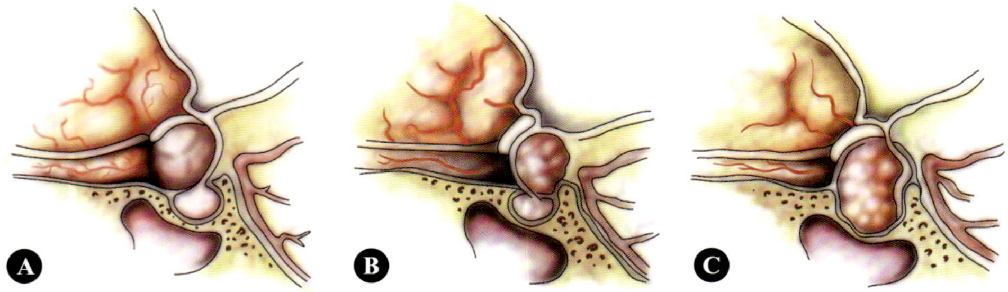

◀**图22-1 鞍膈脑膜瘤的类型**

A. A型肿瘤起源于垂体柄前鞍膈上；B. B型肿瘤起源于垂体柄后鞍膈上；C. C型肿瘤起源于鞍膈下

脑下部、大脑前动脉及前交通支、脑干及视神经。不能因为手术风险大而轻易地排除手术治疗，更不能在术中未经尝试，便放弃手术全切除的努力。如果“浅尝辄止”，则将留下遗憾。况且，术后的粘连更加严重，要想第2次达到肿瘤全切除，将更加困难。手术的“度”应掌握在“无或可接受的神经功能障碍及并发症”的基础之上的肿瘤最大程度的切除。

（二）手术入路选择原则

手术入路选择应遵守在充分显露的前提下对脑组织微创或无创的原则。手术入路的选择主要取决于肿瘤部位、大小和生长方向和方式，以求清晰地显露和较大的操作空间，以便更有利于肿瘤切除。鞍膈脑膜瘤属于鞍区中线的肿瘤，入路采用非优势侧，开颅时骨瓣接近额底，以增强视交叉前方和对侧视神经的显露。直径小于4cm者，无论位于中线抑或中线旁，均可用额外侧入路；>4cm者宜取眶－额入路、改良翼点入路，或眶－颧额颞下入路，以获得更广泛的显露，使得术者能在尽可能短的距离上分离和处理病变；同时手术可经过额下、侧裂和颞下多途径进行操作，获得广泛的显露。居中线一侧向鞍后发展的肿瘤，可用翼点入路或眶－额入路。肿瘤向鞍上生长，瘤体直径较大时，亦可经采用眶－额入路。对于主要向脚间池生长的鞍膈脑膜瘤可采用颞下或额外侧入路，肿瘤位于一侧向鞍外侧及鞍后发展的鞍膈脑膜瘤，亦可选择颧弓－翼点入路。

（三）手术入路的选择依据

1. 根据术前影像学的特点，包括肿瘤位置与毗邻关系，肿瘤的侵袭方向，选择不同的手术入路。

2. 根据肿瘤的分型，术者的思路和经验来选择手术入路。视交叉后置型肿瘤一个显著的特点是前交通动脉复合体累及常见，因此经前纵裂入路在该类型脑膜瘤的手术中有一定的优势。而扩大经蝶窦、经眉弓锁孔等“微创”手术入路在视交叉后置型肿瘤中应谨慎使用，因为这些路径均无法早期处理肿瘤包绕前交通动脉复合体的情况。

3. 手术入路的解剖特点，适应证范围。

4. 根据肿瘤的大小、质地硬度。

5. 依据术前MRI提示肿瘤与垂体柄的关系选择手术入路。术前评估垂体柄位于肿瘤后方，肿瘤在垂体柄前方生长者选择前纵裂入路、额下或翼点入路；垂体柄位于肿瘤前方，肿瘤在垂体柄后方生长者，或无法明确垂体柄走行的大型鞍膈脑膜瘤，应采用眶－额入路或眶－翼点入路，可获得较好的肿瘤切除及垂体柄保护；对于局限于鞍内的肿瘤，可采用经额下入路或经额－经蝶入路，慎用经鼻蝶入路，因其难以处理肿瘤与垂体柄及鞍膈下方的粘连。

6. 肿瘤的生长方式，是膨胀性生长还是侵袭性生长。认真分析研究精心设计方能确定手术入路及制订完美的手术方案。对于肿瘤术前诊断、分型明确者，手术入路选择相对容易，而对于术前肿瘤性质、肿瘤与垂体柄关系不明确者，手术入路选择较困难，常需要通过影像学间接征象选择手术入路。

（四）手术入路的选择方法

术前MRI检查是鞍膈脑膜瘤诊断及分型的最好手段。依据术前MRI提示肿瘤与垂体柄的关系，即肿瘤类型选择手术入路。Kinjo等有关鞍膈脑膜瘤的分型对手术入路的选择具有指导作用。A、B型的DSM的肿瘤，采用经额外侧入路；C型的DSM，采用经眶－额、翼点或颧弓－翼点入路；D型肿瘤可选择眶－额、眶－翼点或眶颧入路。术前评估垂体柄位于肿瘤后方者亦可选择前纵裂入路，垂体柄位于肿瘤前方者或无法明确垂体柄走行者选择翼点入路。

（五）手术治疗原则

1. 肿瘤处理原则

(1) 肿瘤显露：无论是采用额外侧入路还是翼点入路，硬脑膜切开后，先应显露外侧裂并打开外侧裂池，充分释放出脑脊液，应在无张力状态下从侧裂牵开额颞部脑组织，显露受侵害的视神经，然后固定脑牵开器，显露肿瘤。

(2) 离断肿瘤的鞍膈基底：显露肿瘤后，先穿刺肿瘤排除血管性病变、证实非血管性病变后，要先确认肿瘤的供血来源（多来自颈内动脉的眼支），再分离肿瘤的鞍膈附着部，分离得愈多愈好，注意勿损伤肿瘤两侧的视神经、视交叉和颈内动脉等重要结构。

(3) 分块切除：肿瘤附着部分离断后，作瘤内分块切除，并适当切除一部分瘤壁，直至肿瘤从基底部分离，全部切除为止。

(4) 保护垂体柄：在分离肿瘤基底、阻断血供时，除注意在显微镜下辨认和保护垂体柄，更应注意保护颈内动脉、视神经、视交叉、下丘脑、甚至基底动脉及其分支等重要结构。肿瘤全切除后，应

能清楚地看见橘红色条状的垂体柄。

(5) 缓解血管痉挛：对显露的颈内动脉和大脑前动脉有痉挛倾向时，需用浸泡过 3% 罂粟碱棉片覆盖数分钟，防止术后血管痉挛。

(6) 权衡肿瘤切除的“度”：鞍膈脑膜瘤一般质地偏软，结节状生长的肿瘤容易全切除，但对质地坚硬、血供丰富的肿瘤，特别是当肿瘤巨大，而颈内动脉水平段或后交通动脉、前交通动脉、大脑前动脉、穿动脉及垂体柄被肿瘤包绕时，要权衡肿瘤全切除带来的严重后果和残留肿瘤需进一步采用其他治疗方法这两方面的利和弊，根据自己的临床经验，对一些困难病例应果断地终止手术。

颅底显微外科技术的发挥应该是建立在保全神经功能的前提之下，手术的“度”应掌握在“无或可接受的神经功能障碍及并发症”的基础之上的肿瘤最大程度的切除。由于此部位的肿瘤手术难度大，风险高，对具体某个患者来说，决定手术切除的程度，应结合病变的特点（包括肿瘤的大小、部位和扩展的方向、累及的结构、肿瘤的生长速度等）、目前的症状和患者的状况（包括患者的年龄、职业、是否有高血压、糖尿病等内科情况和对手术的要求）、术者的经验和技术及医院已具备的手术条件等综合考虑，谨慎地处理。

2. 竭尽全力做到肿瘤全切除和保全神经功能　鞍膈脑膜瘤主张积极全切除的原因是：①肿瘤生长缓慢：鞍膈脑膜瘤生长缓慢，但一经诊断肿瘤体积多数已经很大，占位效应明显。②良性肿瘤特性：鞍膈脑膜瘤为良性脑外肿瘤，肿瘤与脑组织之间存在蛛网膜或软脑膜界面，这是手术成功全切除的解剖学基础。只要沿着此蛛网膜界面进行仔细分离，是能够达到肿瘤全切。③颅底技术的进步：现代颅底显微外科技术的提高，使得手术越来越精细，肿瘤的全切除率也越来越高，而神经功能的保全率也越来越高。④显微器械的改进和完善：全自动的手术显微镜、神经导航和内镜及配套的显微颅底外科器械等，已明显改善了手术的质量，提高了肿瘤的全切除率。

五、常用的手术入路

（一）额外侧入路

1. 入路的适应证　手术切除是鞍上脑膜瘤唯一有效的治疗方法，一旦确诊，即应及早施行。额外侧入路适用于绝大多数的鞍膈脑膜瘤。术前应充分考虑以下情况：①双侧视力严重损害者（视力低于 0.1）术后较难恢复，有时反可完全失明，对此应有充分的思想准备；②年迈体弱者手术需慎重。

2. 主要步骤

(1) 开颅方法：选择经右侧额外侧入路。仰卧位，头向左偏，使额骨颧突位于术野最高位，头架固定，设计右额颞弧形切口，起自右侧颧弓水平、止于中线处，常规消毒铺单；切开头皮全层并分离翻开至眶上缘，剥离颞线处颞肌，于额骨颧突后钻孔一枚，铣下 4cm × 3cm 大小骨瓣，磨除骨窗下缘平前颅底；切开硬膜后，抬起额叶外侧，逐渐向深部显露前颅底。

骨瓣前缘应接近眶上缘。剪开额部硬脑膜翻向前。自颅前窝缓缓抬起额叶底部进入鞍区，即可发现肿瘤。肿瘤居中线一侧向鞍后发展者，行眶 – 额开颅。

(2) 显露肿瘤：用自持牵开器轻轻牵开额叶和颞叶。切开外侧裂蛛网膜，逐步分开外侧裂，显露肿瘤和视神经、颈内动脉及其分支。首先见肿瘤基底部位于鞍结节后方的鞍膈上，肿瘤呈灰红色，多数肿瘤由于血供丰富，质地较软。初步探查肿瘤范围和毗邻关系后，用双极电凝电灼肿瘤包膜，使瘤体略为缩小。

(3) 肿瘤切除：自肿瘤基底部开始，从前向后电凝切断由颅底硬脑膜进入肿瘤的血管。因为肿瘤的供血主要来自基底部硬脑膜，只有在处理这些血管后，才能使随后的手术中出血大为减少，并增加肿瘤的活动度，有利于分离切除。肿瘤较小者，处理基底部血管并不困难；巨大者，可先切除其前极，或先作肿瘤包膜内切除，待瘤体缩小后再尽早处理离断其基底。处理基底时，以在硬脑膜内肿瘤生长点上数毫米处离断（肿瘤内离断）为宜，这样处理较之在肿瘤与生长点硬膜间离断（硬膜内离断），或连同生长点硬膜一并切除（硬膜外离断）容易控制出血。残留的肿瘤、受累鞍膈和颅底骨可留待最后处理。

切开肿瘤包膜，用 CUSA、剥离子、吸引器、双极电疑尽可能切除其中的瘤组织，切除部分肿瘤待瘤体缩小、包膜塌陷后，再游离肿瘤周围，可见视神经受肿瘤的挤压而严重变形，特别注意肿瘤与视路、颈内动脉、大脑前动脉及其分支、动眼神

经、垂体柄及下丘脑的关系。先分块切除第一间隙肿瘤，至显露出左侧视神经及颈内动脉，然后剥离与右侧视神经紧密粘连的肿瘤；再次分块切除第一间隙、第三间隙和第四间隙内肿瘤，切除包绕右侧颈内动脉和挤压右侧动眼神经的肿瘤。最后切除鞍内肿瘤。最终，肿瘤得以 Simpson Ⅱ级切除。

由于肿瘤起源、生长方向和大小不同，它与上述结构的关系亦不尽一致：视神经既可被肿瘤挤向外上，也可被推向外侧或外下，或一侧视神经在瘤体外上，另一侧在其外下；颈内动脉、大脑前动脉和前交通动脉与肿瘤多呈毗邻关系，但亦可陷入肿瘤或被肿瘤完全包绕；垂体柄一般位于肿瘤后方，也可被挤至后外侧。肿瘤与上述重要结构游离后，分块切除。肿瘤全切后，重要结构保留完好。

(4) 基底处理：磨除肿瘤基底部受累骨质时，应尽量避免开放蝶窦和（或）筛窦。一旦开放，应注意保留其黏膜完整，并取适当大小的筋膜肌块覆盖固定。

3. 额外侧入路的优点 额外侧入路处理鞍膈脑膜瘤具有以下优势：①手术创伤相对小，只需单侧额部或额颞开颅，不切断前矢状窦；②手术视野扩大，对鞍背和第三脑室下部均有良好显露；③可显露双侧大脑前动脉、前交通及穿动脉有利于血管保护；④垂体柄在视野中央容易分离和保护；⑤手术操作可同时在第一间隙、第二间隙内进行，操作空间较大，容易切除肿瘤。

（二）额部（前）纵裂入路

1. 入路的适应证 向纵裂内生长的所有鞍膈脑膜瘤均可采用此入路。一侧额部纵裂入路，适用于向鞍上、向前方生长以及鞍内甚至向蝶窦生长的鞍膈脑膜瘤，对脑膜瘤的切除可获得满意的显露和手术切除效果。但偏离中线生长而瘤体较大的肿瘤不宜采用此入路。

2. 主要手术步骤

(1) 皮瓣和骨瓣：作过中线的右额骨瓣，翻向右外侧。或在肿瘤偏向的一侧开颅，中线骨缘应跨矢状窦并显露前矢状窦，额部骨窗尽量低。若额窦打开，应用骨蜡封闭并用肌膜生物胶粘贴，以防骨蜡脱落出现脑脊液漏，有时颅底骨窗内板挡住视野，可用高速微钻磨除。为减少出血，应最后锯开上矢状窦两侧前后骨孔间的骨桥，翻开骨瓣后立即用吸收性明胶海绵覆盖上矢状窦表面。打开硬膜后，先开放侧裂池，尽量放脑脊液。

(2) 纵裂内分离：瓣状切开硬脑膜，翻向中线。为利于牵开，可以切断冠状缝前方的 1～2 支桥静脉，额后静脉不需要切断，尽量保留粗大静脉。向外侧牵开上矢状窦和大脑镰，用脑压板轻轻向外牵开右侧额叶，进入纵裂。额叶内侧面与大脑镰之间没有粘连，但大脑镰以下的双侧额叶前部内侧面间有许多纤细血管，小血管的出血用双极电凝控制。沿半球间分离至胼胝体膝部前上方，勿损伤胼胝体和前联合，切开大脑镰前部，并切除前部部分大脑镰至鸡冠，增加手术视野和对侧显露，对于直径小于 3cm 肿瘤可以不切开。在纵裂内分离到一定深度后，即可显露突入纵裂的肿瘤上表面。

(3) 分离和切除肿瘤：仔细审视大脑前动脉–前交通动脉与肿瘤的关系。肿瘤常将大脑前动脉的水平段（A_1）和前交通动脉推向上方，将 A_2、A_3 段推向后上方。如果前交通动脉较长，而且双侧 A_1 段发育良好，可以切断前交通动脉，以利于进一步牵开双侧额叶，改善显露。电凝肿瘤包膜后切开之，先用 CUSA、剥离子、吸引器等切除肿瘤的中间部分，再分离切除周边部分。分离过程中特别注意保护双侧大脑前动脉及其主要穿支。肿瘤与视路的关系不恒定，分离时应注意辨认。手术主要在第一间隙操作。对于巨大鞍膈脑膜瘤，切除部分肿瘤后，必须及时在直视下显露并保护垂体柄、双侧视神经、视交叉、前交通动脉、双侧大脑前动脉 A_1、A_2 段、颈内动脉水平段和后交通动脉等，再分离和切除肿瘤。鞍膈脑膜瘤一般质地偏软、结节状生长，手术容易全切除，但肿瘤巨大时，颈内动脉水平段、后交通动脉、前交通动脉、大脑前动脉、穿动脉及垂体柄常常被肿瘤包绕，应仔细分离。一般情况，这些结构即使被肿瘤包绕，也容易得到分离和保护。处理大脑前动脉和前交通动脉附近肿瘤时，要特别注意前穿动脉的保护。垂体柄呈红色，多被肿瘤包绕，肿瘤切除至鞍结节后时，必须仔细分离垂体柄，与垂体柄外膜有粘连时，应锐性分离，不要勉强牵拉，以免术后出现严重尿崩。肿瘤长入鞍膈下时，鞍膈多有破坏，沿破坏鞍膈处进入鞍内切除肿瘤，但难以全切除；如鞍膈未完全破坏，切开除鞍膈时，要保证垂体柄进入鞍内的鞍膈

孔完整，以免损伤垂体柄。

3. 前纵裂入路的技术要点

(1) 开颅：中线骨缘应跨矢状窦，并显露前矢状窦，额部骨窗要尽量低；打开的额窦，应用骨蜡、肌筋膜封闭，并用生物胶粘贴，以防骨蜡脱落出现脑脊液漏。挡住视野的额底骨窗内板，可用高速微钻磨除。打开硬膜后，若肿瘤较大时需先开放侧裂池，释放脑脊液。

(2) 额部经前纵裂入路：额极的汇流静脉可离断，额叶后部静脉不需要切断，特别粗大静脉要保留，以免术后脑水肿；解剖学研究发现，额后静脉 70% 在冠状缝后，只有 30% 在冠状缝前。在显微镜下，沿半球间分离至胼胝体膝部前上方，注意不能损伤胼胝体和前联合，切开大脑镰前部，并切除大部分大脑镰至鸡冠，增加手术视野和对侧显露，对于直径小于 4cm 以内的肿瘤可以不切开。

4. 前纵裂入路的注意事项　前纵裂入路需注意以下几点：①术中骨瓣下缘尽量接近颅底，保证矢状窦的完整。②充分释放脑脊液后沿纵裂显露颅前窝底及肿瘤。③低功率电凝肿瘤基底后分块切除肿瘤及鞍膈硬膜。④术中尽量保护蛛网膜界面的完整。在出现可牵拉空间的前提下锐性分离肿瘤与垂体柄及视神经。⑤对肿瘤侵及视神经管者，术中可磨除部分视神经管上壁及内侧壁；对肿瘤基底侵及海绵窦外侧壁者，采用低功率电凝基底。

5. 前纵裂入路的优缺点

(1) 前纵裂入路的优势

①前纵裂入路通过自然间隙显露切除肿瘤，手术创伤相对比较小，单侧额部开颅，不切断前矢状窦。术中可以减少经额下入路时对额叶及嗅神经的牵拉，避免经翼点入路对侧裂血管的骚扰。

②显露充分，直接显露以视交叉为中心的区域，两侧可以充分显露到视神经、视交叉及颈内动脉的外侧，尤其适用于肿瘤体积较大、术前 MRI 提示视交叉后移、双侧视神经管有肿瘤侵入及肿瘤发展至颈内动脉外侧者，而对于合并脑积水者可联合终板造瘘缓解脑积水。

③双侧大脑前动脉、前交通动脉及穿支动脉术野显露清晰，有利血管保护。

④手术操作在第一间隙、第四间隙内进行，操作空间大，给全切肿瘤提供了有利条件，特别是鞍上、鞍前和鞍后的操作空间大。

⑤可清晰显露颈内动脉和视神经，避免对大脑的过度牵拉，有利于鞍区和鞍旁肿瘤的切除。

⑥垂体柄在视野中央容易分离和保护。

⑦切开并切除大脑镰前部，手术视野扩大，对鞍背和第三脑室下部均有良好显露。

⑧可切除前交通动脉连前部，扩大手术野更有利显露鞍背和第三脑室下部。

(2) 前纵裂入路的缺点

①术中对垂体柄、视交叉及视神经下肿瘤显露没有翼点入路充分。

②对于鞍背脑膜瘤和主要向脚间池生长的鞍膈脑膜瘤，不宜采用此入路。

（三）翼点入路

术前诊断 B 型者或垂体柄近端上抬或无法明确垂体柄走行者选择翼点入路。主要步骤如下。

(1) 显露肿瘤：取术侧额部皮瓣和骨瓣，磨除或咬去蝶骨嵴外部。切开硬脑膜，翻向蝶骨嵴。用自持牵开器轻轻牵开额叶和颞叶。切开外侧裂蛛网膜，逐步分开外侧裂，显露肿瘤和视神经、颈内动脉及其分支。

(2) 肿瘤切除：初步探查肿瘤范围和毗邻关系后，用双极电凝电灼肿瘤包膜，使瘤体略为缩小。自肿瘤基底部开始，从前向后电凝切断由颅底硬脑膜进入肿瘤的血管。因为肿瘤的供血主要来自基底部硬脑膜，只有在处理这些血管后，才能使随后的手术中出血大为减少，并增加肿瘤的活动度，有利于分离切除。肿瘤较小者，处理基底部血管并不困难；巨大者，可先切除其前极，或先作肿瘤包膜内切除，待瘤体缩小后再尽早处理离断其基底。

切开肿瘤包膜，用 CUSA、剥离子、吸引器、双极电疑尽可能切除其中的瘤组织，待瘤体缩小、包膜塌陷后，再游离肿瘤周围，特别注意肿瘤与视路、颈内动脉、大脑前动脉及其分支、动眼神经、垂体柄及下丘脑的关系。由于肿瘤起源、生长方向和大小不同，它与上述结构的关系亦不尽一致：视神经既可被肿瘤挤向外上，也可被推向外侧或外下，或一侧视神经在瘤体外上，另一侧在其外下；颈内动脉、大脑前动脉和前交通动脉与肿瘤多呈毗邻关系，但亦可陷入肿瘤或被肿瘤完全包绕；垂体柄一般位于肿瘤后方，也可被挤至后外侧。肿瘤与上述重要结构游离后，分块切除。肿瘤全切后，重

要结构保留完好。

(3) 基底处理：在硬脑膜内肿瘤生长点上数毫米处离断（肿瘤内离断）为宜，这样处理较之在肿瘤与生长点硬膜间离断（硬膜内离断），或连同生长点硬膜一并切除（硬膜外离断）容易控制出血。

六、手术技巧与要点

（一）开颅技巧

1. 骨瓣靠近颅底　术中为了充分显露颅前窝底和鞍区肿瘤，经额入路骨窗前缘应尽可能低，直抵前颅底，保证术中不必过度的牵拉额叶底部。而经翼点入路时，蝶骨嵴要尽可能磨除。

2. 鞍结节磨除　肿瘤向鞍内生长造成蝶鞍扩大或破坏鞍底凸入蝶窦内，为有效显露肿瘤下部，消灭显微镜视野下部的死角，应将鞍结节磨除。磨除范围应达两侧视神经孔。当肿瘤自视交叉后向鞍上发展时此入路切除肿瘤较困难。

（二）显露肿瘤

1. 控制颅内压　显微切除肿瘤前，应优先降低颅压。控制颅压的方法和措施：抬高头位、腰穿置管放脑脊液、快速静脉滴注 20% 甘露醇脱水降压，麻醉辅助过度换气、控制性低血压，术中开放外侧裂池、嗅池和蛛网膜下腔或颈动脉池，缓慢放出脑脊液等措施，均有利于脑压的降低。使额叶自然下塌，不可操之过急反复牵拉额叶致其挫伤水肿。良好的脑回缩及采用显微手术是手术成功的关键。脑压降低有利于一侧额叶充分抬起，扩大手术视野，增加手术操作空间，以清晰显露肿瘤，达到良好的手术显露。

2. 开放脑池　肿瘤显露除与骨窗有关外，另一重要点是先经外侧裂打开脑脊液池，放出脑脊液降低颅内压。打开外侧裂池引流脑脊液降低颅内压是一个关键步骤，可以减少对脑的牵拉和增加显露，特别是经翼点入路需尽量打开外侧裂。逐渐用自动牵开器抬起额叶底部。需扩大视野尽量解剖嗅池分离出嗅神经，以便术后保留嗅觉功能。为防止术中过度牵拉额叶损伤脑组织，必须充分放出脑脊液，待脑组织完全塌陷后再小心进入鞍区。手术时使用固定牵开器，注意尽量减轻脑牵拉的程度和时间，在被牵拉脑组织表面应覆盖用水浸透的整块吸收性明胶海绵或橡皮片，然后再盖棉片，上脑压板，避免棉片与正常蛛网膜的黏着。

3. 肿瘤显露　从侧裂牵开额颞部，显露受侵的视神经，打开颈动脉池，即可显露鞍内鞍上的肿瘤。肿瘤显露后先穿刺肿瘤证实非血管性病变后，再确认肿瘤的供血来源（多来自颈内动脉的眼支），宜最先电凝止血；再分离肿瘤的鞍膈附着部，分离得愈多愈好。显露的动脉最好用湿棉片覆盖保护，防止痉挛。

（三）肿瘤解剖分离

显露肿瘤后，首先根据肿瘤的大小、部位确定术中所见肿瘤与视神经、视交叉、颈内动脉的关系及粘连情况，先阻断肿瘤的供血。肿瘤主要供血来自鞍膈硬脑膜，肿瘤显露后，首先电凝肿瘤基底以减少肿瘤供血。手术的难点是肿瘤与前交通动脉复合体及其穿动脉、下丘脑、视神经及视交叉的分离。

1. 确定双侧视神经的位置　对于大型鞍膈脑膜瘤来说要准确确定视神经位置可能比较困难，因其可能嵌入其中或被推向后方。肿瘤与周围血管和神经的关系，包括推挤和包裹，对于前者应较多采用锐性分离，减少双极电凝的使用。检查视神经管和鞍结节区的残余肿瘤或骨质浸润是非常重要的，可以分离镰状韧带和磨除视神经管。

2. 沿蛛网膜界面解剖分离蛛网膜层　使其与神经和肿瘤平面或肿瘤结节分离开，避免来自颈内动脉的垂体上动脉分支（供应视交叉和垂体柄）损伤。对于包绕重要结构的肿瘤，须先行瘤内肿瘤切除减压，再沿正常结构逆向解剖分离肿瘤与各重要神经和血管等。

3. 辨认重要解剖结构　分离肿瘤基底前，应在显微镜下辨认垂体柄，充分显露肿瘤周围的视神经、视交叉和颈内动脉，仔细分离肿瘤与重要组织、神经、血管的粘连，并加以保护，只有在显露清晰的情况下才能安全有效的分离切除肿瘤。垂体柄通常被肿瘤推向后方或侧方，在处理肿瘤过程中注意不要损伤垂体柄，一般在手术显微镜下可通过垂体柄的血管和色泽加以辨认，少数难以辨认，与肿瘤粘连紧密处即为垂体柄，可残留部分包膜，不可强行剥离。

4. 分离重要结构　在分离肿瘤与下丘脑的粘连中，以小棉片轻轻推离与肿瘤粘连的神经组织，前交通动脉复合体区的穿通动脉注意保护。阻断肿瘤

血供时，特别要注意保护肿瘤两侧的视神经、视交叉和垂体柄，注意保护和避免损伤颈内动脉、下丘脑，甚至基底动脉及其分支等重要结构。为了尽量减少术中出血，如果认为安全可行则可以在肿瘤切除之前将供血动脉定位和烧灼。

（四）肿瘤切除

1. 中、小型肿瘤（直径<3cm） 一般与周围结构有明确的蛛网膜界限，而且瘤蒂较窄，镜下清晰可辨，易于分离，可从第一间隙将附着处全部游离，电凝其供血血管，完整分块切除肿瘤（图 22-2）。

2. 大型（≥3cm）或瘤蒂较宽的肿瘤 镜下可见瘤壁与颈内动脉、视神经常常有一蛛网膜相隔，与脚间池、基底动脉有 Liliequist 膜相隔，手术宜严格在间隙内操作。需先分离肿瘤附着部，电凝离断肿瘤基底，以控制肿瘤出血。肿瘤血供主要来自筛后动脉，并经肿瘤基底硬膜供应肿瘤。再行肿瘤内分块切除以降低肿瘤的张力，采用 CUSA 行瘤内分块切除，可减少对周围组织的热效应，和保护重要血管。逐渐扩大瘤腔并使肿瘤壁变薄，待瘤内组织大部切除，瘤壁下塌后将已变薄的肿瘤壁牵向瘤腔，以获得足够的空间，用小棉片将周围神经血管逐步推开，分离瘤壁，边分离边切除肿瘤包膜，直至肿瘤从基底部分离，全部切除为止，不要盲目追求完整切除。对粘连不易分离的肿瘤包膜不要勉强。对瘤蒂的处理应先在蒂与生长点以上数毫米处断离为宜，这样对控制出血有利，等肿瘤大部切除后有较为充足的手术视野下再处理残蒂。

3. 巨大型肿瘤（≥5cm） 巨大型肿瘤向鞍上、鞍内鞍后、前床突和海绵窦等发展的肿瘤，常将大脑前动脉或颈内动脉包裹，用传统的方法很难将肿瘤与血管分开，强行分离会造成恶性后果。这类肿瘤周围往往失去了蛛网膜界面，正确处理这类肿瘤与周围血管、神经是手术成功的前提。先尽可能多地处理肿瘤基底，阻断肿瘤的供血，再用 CUSA、接触性激光或电磁刀掏取肿瘤的大部分内容，使瘤壁松动。在良好照明下，分离瘤壁周围贴附着的脑动脉及其供应肿瘤的分支、丘脑下部、视神经及视交叉。部分外侧瘤壁需经第二、三间隙，甚至第四间隙分离切除。牵拉瘤壁要轻柔以免损伤垂体柄、下视丘等重要结构，否则将导致严重后果。当瘤壁松动后切勿用力牵拉，以免拉伤周围贴附着的正常组织或拉断供应肿瘤的细小动脉。并留意动眼神经及颈内动脉的穿动脉，除非确系供应肿瘤的血管，否则不可轻易电凝离断。肿瘤后极与下丘脑、大脑前动脉及其分支相邻，后壁的分离应在视交叉下方严格沿视交叉池、基底池的蛛网膜间隙有耐心地仔细分离，并留意大脑前动脉和前交通动脉的穿支，避免损伤。以免损伤造成出血不易控制或对周围重要结构的严重损伤。若肿瘤与重要结构无明显界限，则不能强切肿瘤。肿瘤直接包裹脑底动脉，侵蚀海绵窦、眶上裂、视神经孔与蝶骨体等结构是影响肿瘤全切除或根治的主要因素。

4. 切除鞍前壁的肿瘤 对于鞍膈角小于 90° 者，采用额外侧入路，在鞍前壁区形成了手术的盲区。当鞍膈角小于 90° 时，受鞍结节的阻挡难以显露鞍前壁的肿瘤及其基底，此时需要磨开蝶骨平台进入蝶窦，打开鞍前壁才能切除鞍前壁处的肿瘤及其肿瘤基底（图 22-3）。术中需打开蝶窦，联合经蝶入路可有效、便捷地切除鞍前壁的肿瘤，肿瘤切除后再修补颅前窝底的硬膜缺损。

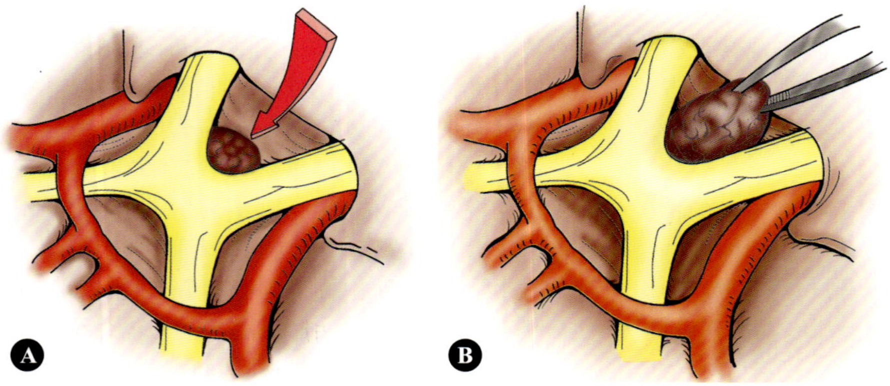

◀图 22-2　从第一间隙切除肿瘤
A. 进入第一间隙的径路；B. 将肿瘤向前上方牵引分离

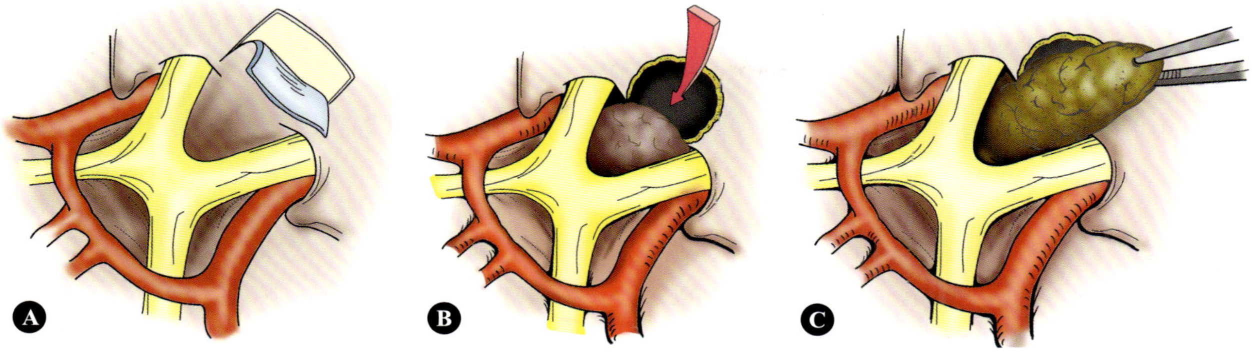

▲ 图 22-3 打开蝶窦，切除鞍前壁的肿瘤及其基底

A. U 形切开鞍结节的硬膜；B. 磨除鞍结节的骨质，创造进入蝶窦的手术通道；C. 肿瘤切除后，用条状筋膜和脂肪组织填塞，并用脑膜补片和生物蛋白稳定修补之

（五）毗邻神经的保护

1. 嗅神经保护 显微解剖学研究发现，两嗅球之间的距离不到 5mm，与硬脑膜几乎无间隙，轻轻提拉嗅球，嗅丝即断裂；而嗅束后段之间的距离较宽，约 20mm。因此，抬起额叶时应先尽可能解剖嗅池和解剖游离嗅束，前端不要过度牵拉，额叶牵开时将额底外侧向内、后、上方抬起，以保留嗅觉功能。显露嗅神经后，在嗅窝处切开包绕嗅神经的蛛网膜，沿着嗅神经两侧切开其表面的蛛网膜，将其自额底锐性分离松解，使其与额叶底面分离，并使其贴附于颅前窝底，不致因牵抬额叶而使其离断，而且特别要注意不用棉片压迫或用吸引器吸引。

2. 视神经和视交叉的保护 肿瘤与视神经、视交叉的关系多变，有的视神经、视交叉被挤成薄束，紧贴于肿瘤包膜，以至在显微镜下都不易辨认，因而在分离切除大型肿瘤时，特别要注意避免损伤。多数自视交叉前间隙凸向鞍上，造成视神经，视交叉压迫变形，有时与神经发生粘连，但在神经与肿瘤之间有两层蛛网膜，分离肿瘤应在肿瘤包膜与蛛网膜的间隙进行，以有效防止视神经损伤；少数鞍膈脑膜瘤包绕视神经、视交叉，或者肿瘤与前视路发生粘连，应在高倍显微镜下仔细分离，具体方法如下。

(1) 术前根据肿瘤起源，大概判断视神经的位置。鞍膈脑膜瘤多将视神经上抬（类似垂体瘤）。这有别于前床突脑膜瘤常首先挤压或包绕同侧视神经，而鞍结节脑膜瘤则多将双侧视神经挤向外侧，甚至达到颈内动脉外上方，把视交叉推向后方。

(2) 术中采用显微外科技术，避免选择神经张力较高的地方切除和牵拉肿瘤壁。首先确认被肿瘤压迫最明显的视神经，避免从该神经下方切除肿瘤，因为神经高度紧张，易于损伤。然后确认对侧视神经，从视神经下方和对侧颈内动脉内侧切除肿瘤，并沿对侧至同侧的方向进行，切除同侧视神经下方和颈内动脉内侧的肿瘤；最后从垂体柄和脚间池分离肿瘤。

(3) 肿瘤较大，视神经被肿瘤覆盖，有时埋藏在巨大肿瘤的后上方，可能紧紧贴附在肿瘤表面，视神经和视交叉难以在肿瘤减压前显露和分离，须先设法缩小肿瘤体积（如包膜内肿瘤切除），以利于及早确认、分离和保护视神经和视交叉。首先应在蝶骨平台和鞍结节的中线打开肿瘤表面蛛网膜，从肿瘤中心取瘤减压，瘤内减压后沿蛛网膜平面，在肿瘤包膜与蛛网膜之间锐性分离，从视交叉池的下方切除肿瘤。对受压的视神经和视交叉，尽量不可牵拉之，而应自肿瘤侧小心切除肿瘤。

(4) 视神经、视交叉应在显露清晰的情况下仔细分离粘连。虽然肿瘤与视路关系多变，但在视神经管开口处，视神经的位置却较恒定，如能及早确认该处结构，并循此追踪，则多不至“迷路”。

(5) 视神经往往被压成索条状且极其脆弱，严重受压的视神经可能失去正常色泽，与肿瘤组织不易区别，有的要在镜下仔细搜索才能找到，故应仔细辨认并采用锐性分离，不可过分牵拉或钳夹损伤。从视神经的正常处开始分离肿瘤，术中保护视功能的关键是尽可能减少对视神经直接操作或损伤

以及避免损伤其血液供应。分离肿瘤与视神经粘连时要耐心、细致，尽量少用电凝，减少视神经供血血管的损伤，保护视神经的供血动脉。

(6) 术者应尽可能地在蛛网膜间隙间腔操作，尽可能少地直接刺激或损伤视神经。前部视觉通路的下表面（视神经和视交叉）接受 2～3 个小血管的血供（垂体上动脉），他们来自颈内动脉的内侧壁，术中要妥善保护视通路的血液供应。在分离肿瘤的过程中，切忌电凝蛛网膜层的小血管，若这些小血管被保留，术后就有机会改善视力。

(7) 术中采用视觉诱发电位监护。如患者视力尚可，或虽已失明但时间尚短，可残留薄层肿瘤组织；失明已久无恢复可能者，则可离断视神经或视交叉，以利全切肿瘤。

3. 动眼神经的保护　大型或主要向一侧生长的鞍膈脑膜瘤可能突入颈内动脉 – 动眼神经间隙，分离切除该部分肿瘤时，应避免损伤动眼神经，必要时可用术中眼肌电图监护。

（六）视丘下部 – 垂体轴的保护

1. 视丘下部　丘脑下部居肿瘤后上方，因肿瘤有完整包膜，两者之间又有蛛网膜间隔，只要待包膜内瘤组织充分切除或肿瘤的前下部分切除后再分离。巨大肿瘤向鞍上发展突入丘脑下部，甚至到达第三脑室，手术时应将肿瘤自前向后分块切除，逐渐扩大手术野。当前下部肿瘤切除后，上部肿瘤可自然下陷，从而减轻了对丘脑下部的压迫，扩大了手术空间，有效减少了分离性损伤，自 Willis 环前部发出数支血管到达丘脑、丘脑下部，这些小动脉可与肿瘤粘连或紧贴在肿瘤的表面，也应仔细分离加以保护，以防手术后发生丘脑下部缺血性坏死。

2. 垂体柄　垂体柄一般位于肿瘤后方或侧后方，当肿瘤前部切除后，可自鞍膈表面提起前下方的肿瘤包膜，向后上方翻转，首先显露鞍膈和垂体柄的下部，直视下分离可完好地保留垂体柄。垂体柄呈红色，多被肿瘤包绕，肿瘤切除至鞍结节后时，必须仔细分离垂体柄，与垂体柄外膜有粘连时，应锐性分离，不要勉强牵拉，以免术后出现严重尿崩。如鞍膈未完全破坏，切开除鞍膈时，要保证垂体柄进入鞍内的鞍膈孔完整，以免损伤垂体柄。

3. 垂体　肿瘤突入鞍膈下时，鞍膈多有破坏，打开鞍膈，沿破坏鞍膈处进入鞍内切除肿瘤，可全切除肿瘤。垂体和垂体柄与肿瘤的后部包膜相粘连，当肿瘤切除达后部包膜时，要时刻注意上部结构的所在位置，同时要注意保护垂体上动脉和垂体柄表面的血管网，以防垂体柄损伤或血循环障碍引起术后永久性尿崩和水电解质平衡紊乱。

（七）毗邻血管的保护

鞍膈脑膜瘤与颈内动脉关系密切，手术的最大危险是颈内动脉及其分支的损伤。肿瘤在生长过程中首先占据颈内动脉内侧间隙，将双侧颈内动脉向外侧推挤，或突入视神经 – 颈内动脉间隙，还可将大脑前动脉、前交通动脉推向后上方。因肿瘤有完整的包膜，所以凸入前、后和外侧间隙的机会较少。切除外侧部肿瘤时应在颈内动脉内间隙内进行仔细处理来自颈内动脉的肿瘤营养血管，将其逐一电凝切断。切勿过度牵拉以防引起血管断裂而发生难以控制的出血。

只要在显微镜下沿蛛网膜间隙操作，这些动脉均能分开而不至于损伤。有时动脉虽然陷入肿瘤或完全被肿瘤包绕，但其外膜一般并未真正被肿瘤侵犯，如能严格在外膜外分离，仍有可能分开。除动脉主干外，重要的穿动脉同样应该避免损伤。事实上，颈内动脉、大脑前动脉等粗大的主干一般不至于受损，而细小的穿支却非常容易损伤。为防止穿支损伤，一定要采用熟练的显微颅底外科技术，尽可能分离保护肿瘤周围的小动脉，除非确系供应肿瘤者，否则不可轻易电凝离断。肿瘤如向外侧生长与海绵窦粘连时，分离要特别注意，一旦损伤海绵窦产生出血，不易电凝止住，用可吸收止血纱等压迫止血。大型鞍膈脑膜瘤常将基底动脉推向后方，但很少真正突破 Liliequist 膜而进入脚间池。因此可将肿瘤与该层蛛网膜分开而全切肿瘤。肿瘤全切后，可清晰窥见脑桥上端、中脑、动眼神经、基底动脉及其分支。

（八）肿瘤基底的处理

最后处理肿瘤附着处的硬脑膜，对受累的硬脑膜应尽量电灼后以尖刀片切开受累的硬膜，再用神经剥离子及显微剪刀将浸润的硬膜剥离后切除。部分患者因手术视野遮挡无法切除者，此时可用显微磨钻磨除部分鞍结节，以利切除已浸润的硬膜；对少部分不能切除者，要反复电灼肿瘤附着部。术毕应以 3% 罂粟碱棉片覆于瘤床周围血管表面数分钟，

以减轻手术操作引起的血管痉挛。

（九）颅底重建

颅底重建技术要点需注意以下几点。

1. 额窦必须与颅内空间隔离，以防止感染和黏液囊肿形成。

2. 骨膜瓣向后翻转，可以放置在颅前窝和眼眶截骨下方，以覆盖并隔离额窦。骨膜瓣可以横向缝合。

3. 可以使用颅骨膜贴片、肌肉和（或）硬脑膜替代物封闭硬脑膜缺损处。闭合硬脑膜可用纤维蛋白胶加固。

4. 踢出额窦内容物对于防止黏液囊肿形成和降低感染风险至关重要。为了做到这一点，用单极电凝去除额窦黏膜，接下来磨除额窦内壁，然后，使用一小块脂肪、颅骨膜或移植肌肉物和生物密封胶消除额窦腔，带血供的颅骨瓣可以敷在窦口上并缝合到额部硬脑膜。

5. 颅骨重建是防止骨缺损和面部畸形的关键。眼眶截骨和额底骨瓣用小型钛板进行贴近修补，骨间隙可以用骨水泥填充。

6. 如果在颞肌翻起时需要进行电凝止血，可以将钛网放置在颞窝处以防止翼点处缺损。

七、术中注意事项

（一）开颅的注意事项

1. 进行眼部区域准备和适当铺单以减少头皮翻折的困难，特别是在计划切除眶上缘时。从眶内壁翻起眶周组织时，需注意由筛骨眶板出眶的筛动脉，可予以电凝以减少病灶血供。整形重建额部骨瓣（美容需要）是患者满意的必要条件。

2. 开颅骨窗边缘应达到脑组织被牵开部分的边缘，以减少对脑组织的牵拉。

3. 牵开脑组织要使用自动拉钩，避免手持脑压板长时间牵引时各种方向的反复损伤和切割脑组织。牵拉额叶时，要注意减少邻近额叶桥静脉、侧裂回流静脉的损伤。

4. 肿瘤下极常长入鞍内时，位于其后方的垂体受压向后方移位。锐性切除这部分肿瘤时，一定不能损伤被肿瘤推向后下的垂体上动脉。

5. 肿瘤生长到蝶窦时，需要磨开鞍底方能切除蝶窦内肿瘤组织，术后行颅底重建。

6. 老年患者硬膜与颅骨粘连紧密，在掀起骨瓣之前，将上矢状窦与颅骨分离，可以降低矢状窦损伤和减少出血的风险。

（二）保护垂体柄

鞍膈脑膜瘤主要在第二、四间隙进行操作，手术时必须及时注意并保护垂体柄和穿动脉。鞍膈脑膜瘤一般质地偏软、结节状生长，手术容易全切除，但肿瘤巨大时，颈内动脉水平段、后交通动脉、前交通动脉、大脑前动脉、穿动脉及垂体柄常常被肿瘤包绕，应仔细分离。垂体柄呈红色，多被肿瘤包绕，肿瘤切除至鞍结节后时，必须仔细分离垂体柄。垂体柄外膜有粘连时，应锐性分离，不要勉强牵拉，以免术后出现严重尿崩。

视交叉后置型肿瘤多数存在肿瘤与垂体柄的蛛网膜界面，为垂体柄的保护提供了解剖界面。沿肿瘤和垂体柄之间沿蛛网膜界限分离是保护垂体柄结构的解剖屏障。

（三）穿支动脉的保护

颈内动脉水平段、后交通动脉、前交通动脉、大脑前动脉即使被肿瘤包绕，术中也容易得到分离和保护，但是向基底节、下丘脑的穿动脉，容易损伤，甚至被处理。前穿动脉来自前交通动脉、大脑前动脉 A_1 和颈内动脉分叉部，术中分离大脑前动脉和前交通动脉附近肿瘤时，要特别注意前穿动脉的保护，术中看到血管有痉挛时，应及时用罂粟碱生理盐水冲洗。

（四）肿瘤切除

1. 肿瘤分块切除 对于中小型鞍膈脑膜瘤，术中切除容易。分离部分肿瘤边界，分块切除，先切开肿瘤包膜并双极处理局部，囊内切除肿瘤组织，待肿瘤体积减小，空间增大后，离断肿瘤的鞍膈基底，全切除肿瘤。

大部切除肿瘤组织仅剩包膜时肿瘤塌陷，这时肿瘤包膜与周围血管、神经及脑组织容易分离。如有肿瘤包膜与周围血管、神经及脑组织粘连紧密，确实难以分离，可将包膜内的肿瘤组织切除干净，残留部分肿瘤包膜不予切除。

2. 鞍膈的处理 若鞍膈硬膜正常，只切除肿瘤并电凝附着硬膜，达到 Simpson Ⅰ级切除；若鞍膈硬膜受侵袭或破坏，肿瘤已通过鞍膈孔突入蝶内时，能切除的鞍膈尽量切除，以不损伤垂体柄为原则，否则鞍膈只做电凝处理，作 Simpson Ⅱ级切除。肿瘤长入鞍膈下时，鞍膈多有破坏，沿破坏鞍膈处进入鞍内切除肿瘤。

3. 鞍结节的处理　鞍结节骨质破坏，肿瘤长入蝶窦时，须磨开鞍结节，同时切除蝶窦内肿瘤。

八、术后主要并发症的防治

视神经、视交叉损伤是鞍上脑膜瘤切除术最常见的并发症。除直接损伤外，供应视路的血管损伤也是术后视力减退甚至丧失的原因。术中注意保护血管，在处理肿瘤时，不能过分牵拉，以免拉伤视神经、视交叉的穿动脉，同样对于来自大脑前动脉的穿动脉不能将其电凝，而应沿蛛网膜界面进行分离，当肿瘤与穿动脉无法分离时，为保留视神经的功能可残留薄片肿瘤。

术中因垂体柄的机械性骚扰及局部血液循环的紊乱，使患者出现内分泌功能异常，故术后应将动态监测激素水平及维持电解质的平衡。下丘脑损伤主要是术中牵拉不当，影响了供应下丘脑的滋养血管，或直接牵拉后水肿。预防并发症方法如下：①使用适当的敷料和眼用软膏保护眼睛。②在眼眶剥离眶上神经时要仔细，避免神经损伤及术后额部皮肤感觉异常。③在横向分离额颧部之前，要单独翻起颞部脂肪垫，以防止损伤面神经的额支。④鞍内肿瘤的电凝、切除等也是垂体功能受损的潜在因素。因此，术中在尽可能减少对鞍内的电凝次数，若有活动性出血应直视下寻找到出血点，采用弱电流电凝。⑤去眶的目的是使术野更接近颅前窝底，手术路径的后界低而平坦，并提供一个无障碍的骨窗，以便看清鞍结节邻近结构的关系。然而，应该避免过多的去除眶骨，因为患者有搏动性眼球突出的风险。

九、手术疗效评价

（一）肿瘤切除程度

根据术中镜下判断和术后3日内CT/MRI检查结果评定肿瘤切除程度：①全切除：显微镜下和影像学检查未见肿瘤；②次全切除：显微镜下未见肿瘤，但影像学检查显示少量肿瘤残留，体积＜原体积的10%。影像学检查未见明显残瘤，但术中确留有小片肿瘤或包膜的亦属此类；③（大）部分切除：残瘤＞原体积的10%。

（二）Karnofsky评分

以自然出院时为准。这是评定术后神经功能的关键指标。

（三）影响鞍膈脑膜瘤的预后因素

肿瘤大小与预后密切相关。直径小于3cm的小型肿瘤切除较易，效果亦好；肿瘤直径大于3cm的患者，其手术后致残率、死亡率将明显提高，视力障碍恢复的可能性将会减少。直径超过5cm的巨大型肿瘤，因与视路、垂体、下丘脑、海绵窦、颈内动脉及其分支关系密切，手术切除有相当难度。术前视力状况与预后也密切相关。在视神经未发生不可逆改变之前施行手术对手术疗效起决定性作用。术后视力的恢复与肿瘤大小及侵犯的范围密切相关，肿瘤愈大及视交叉及视神经受压愈久，视神经原发性萎缩及视力减退愈严重，术后恢复的可能性愈小，而且还有可能恶化。通常肿瘤与视神经仅为压迫关系，但长期压迫，可使它们之间形成粘连及新生小血管，增加分离肿瘤的困难。当肿瘤向视神经方向极度增大时，视神经在肿瘤表面被极度牵拉而变薄，使术中难以分辨。即使在镜下很小心地将肿瘤从视神经上分离出来，虽然也有的视力稍有改善，但常常难以好转。

典型病例

病例1　鞍膈侵袭性脑膜瘤

刘××，女，51岁（图22-4至图22-6）。主诉“右眼视力下降2年余，左眼视力下降半年”入院。体格检查：右眼视力只有光感，左眼视力0.4，左眼视野检查显示左颞侧偏盲。右眼直接对光反射消失，间接对光反射存在；左眼直接光反射存在，间接对光反射消失。CT见鞍区不规则形等密度影，边缘不清，约2.5cm×2.7cm×3.6cm，CT值为48HU，周围见低密度水肿影，鞍上池及右侧脑室受压。MRI显示鞍区有片状等T_2等T_1异常信号灶，中线结构移位。肿瘤呈宽基底，边缘光整，大小约3.9cm×2.6cm×3.1cm，双侧颈内动脉部分被包绕，垂体受压在位。GD-DTPA增强后鞍区病灶见明显均匀异常强化，边缘见明显脑膜尾征。2016年10月经右额外侧入路切除肿瘤，术中见肿瘤粘连最紧密的部位在鞍膈，鞍膈已完全受侵袭，术中先切除鞍上部分的肿瘤，然后切除大部分鞍膈后，充分显露鞍内的肿瘤，再将鞍内的肿瘤分块切除；最后切除右侧动眼神经与后床突间隙的肿瘤。肿瘤质硬，且韧与视神经和右侧A_1段粘连紧密。术后左眼视力恢复至1.0。

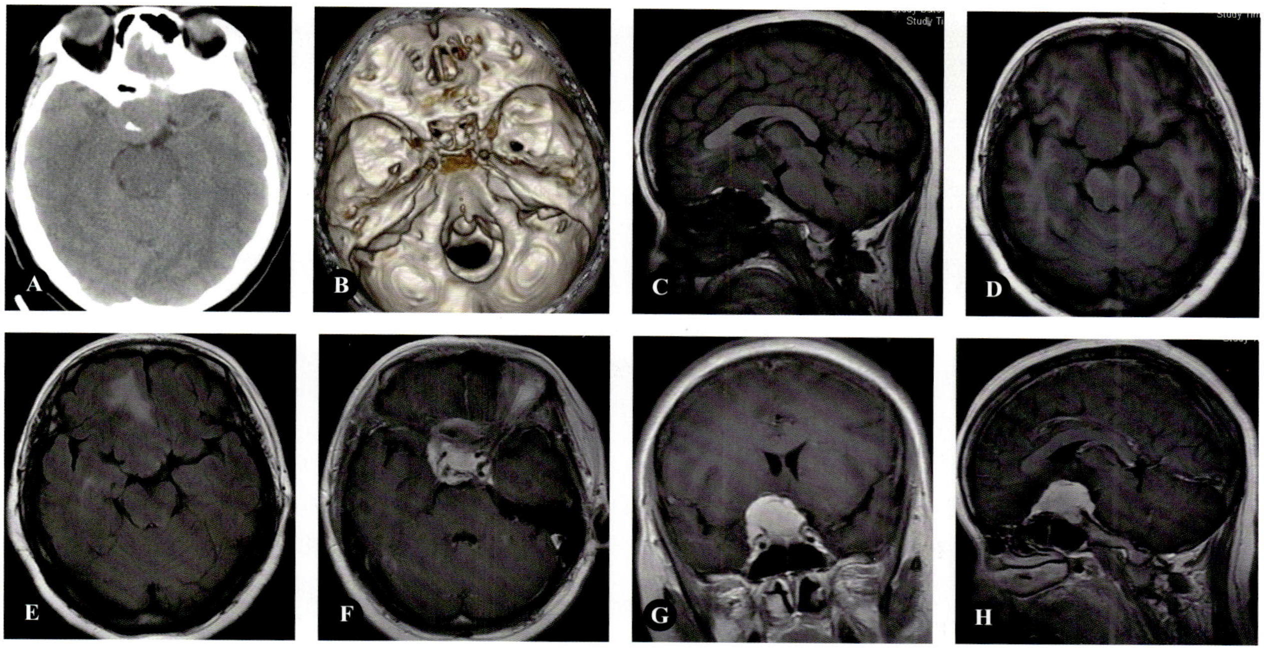

▲ 图 22-4　术前影像检查，提示为鞍区脑膜瘤

A. CT 显示鞍区偏右侧有一高密度灶；B. 3D-CT 显示前床突和视神经管完好，无增生和破坏，这有别于前床突脑膜瘤；C. T_1WI 平扫矢状位片显示肿瘤为等信号，向前至蝶骨平台，向后至蝶背后方；D. T_1-FLAIR 轴位像显示肿瘤为等信号，周围边界清晰；E. T_2-FLAIR 轴位像显示额叶有脑水肿；F. 增强轴位像显示肿瘤包绕双侧颈内动脉；G. 增强冠状位像显示肿瘤包绕双侧颈内动脉及右侧 A_1 段和右侧颈内动脉分叉；H. 增强矢状位像显示肿瘤向下挤压垂体，蝶骨平台和斜坡均有明显的脑膜尾征

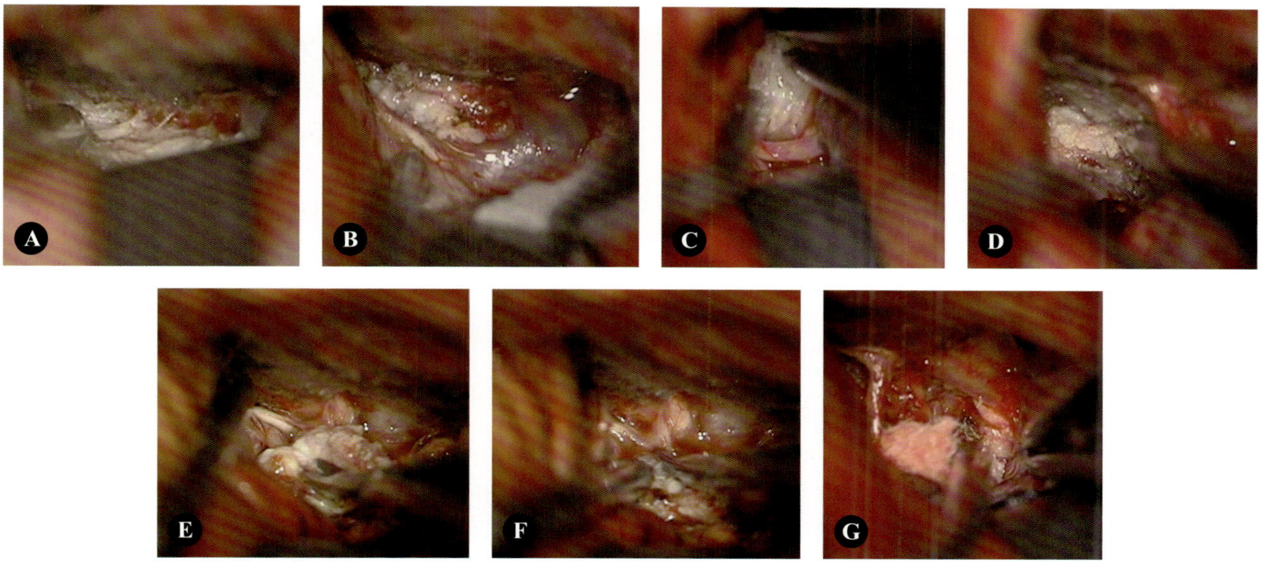

▲ 图 22-5　术中手术过程

A. 离断肿瘤基底，阻断肿瘤供血；B. 分离肿瘤与右侧嗅神经之间的粘连；C. 将被肿瘤包绕的右侧 A_1 段分离后保护；D. 剪开受侵袭的鞍膈，扩大对鞍内肿瘤的显露；E. 分离肿瘤与视神经之间的粘连；F. 分离肿瘤与视交叉之间的粘连；G. 清除右侧动眼神经与后床突之间的肿瘤

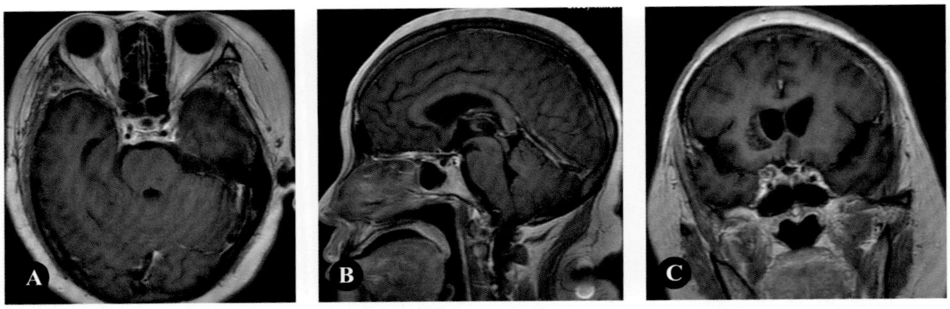

▲ 图 22-6　术后增强 MRI 复查，显示肿瘤切除满意

A. 增强轴位像；B. 增强矢状位像；C. 冠状位增强像

病例 2

鲍 ××，女性，51 岁（图 22-7 至图 22-9）。主诉"间断性头痛 8 年，右眼视力下降 1 年"入院。体格检查：左侧视力 0.8，右眼视力 0.2，颞侧偏盲。术前 MRI 显示鞍内有片状类圆形等 T_2 等 T_1 异常信号，边缘光整，内部信号均匀，大小约 3.3cm × 2.8cm × 3.1cm。注射 GD-DTPA 后显示病灶呈明显异常强化，边缘见明显脑膜尾征。2014 年 8 月经额外侧入路全切除肿瘤，术中见肿瘤基底来源于鞍膈，肿瘤突入右侧视神经管内，先从鞍膈离断肿瘤基底再剥离出来，然后将突入视神经管内的肿瘤刮出全切除。术后左侧视力恢复至 1.0，右侧视力恢复至 0.6。

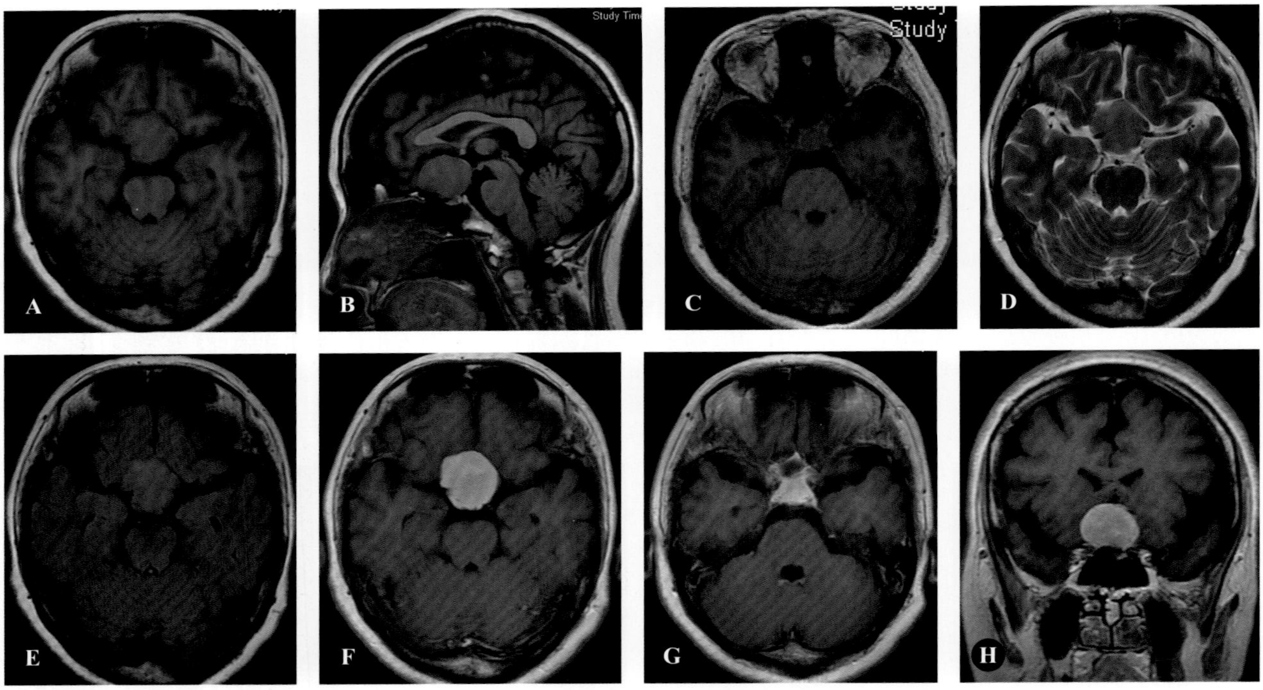

▲ 图 22-7　术前 MRI 提示鞍区脑膜瘤

A 和 B. T_1WI 像为等 T_1。C. T_1-3D-BRAVO- 肿瘤突入视神经管。D. T_2WI 像为等 T_2，完全占据鞍上池。E. T_2-FLAIR 像为等 信号，边界清晰。F 至 L. 增强像显示肿瘤明显均匀强化，边界清楚、规则，有明显脑膜尾征。增强轴位像显示肿瘤位于鞍上池内，并突入视神经管内（F 和 G）。增强冠状位像显示肿瘤跨鞍膈生长至鞍膈下方，向上挤压第三脑室，毗邻近鞍膈可见脑膜尾征（H 至 J）。增强矢状位像显示蝶骨平台硬脑膜增厚明显（K 和 L）

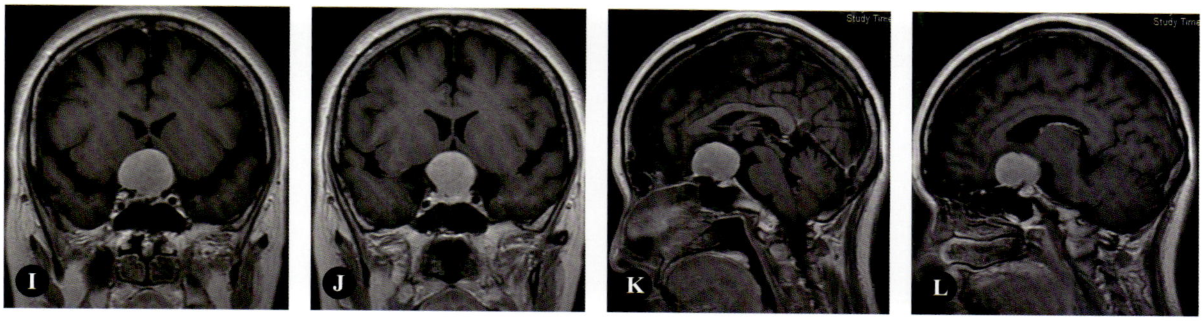

▲ 图 22-7（续） 术前 MRI 提示鞍区脑膜瘤

F 至 L. 增强像显示肿瘤明显均匀强化，边界清楚、规则，有明显脑膜尾征。增强轴位像显示肿瘤位于鞍上池内，并突入视神经管内（F 和 G）。增强冠状位像显示肿瘤跨鞍膈生长至鞍膈下方，向上挤压第三脑室，毗邻近鞍膈可见脑膜尾征（H 至 J）。增强矢状位像显示蝶骨平台硬脑膜增厚明显（K 和 L）

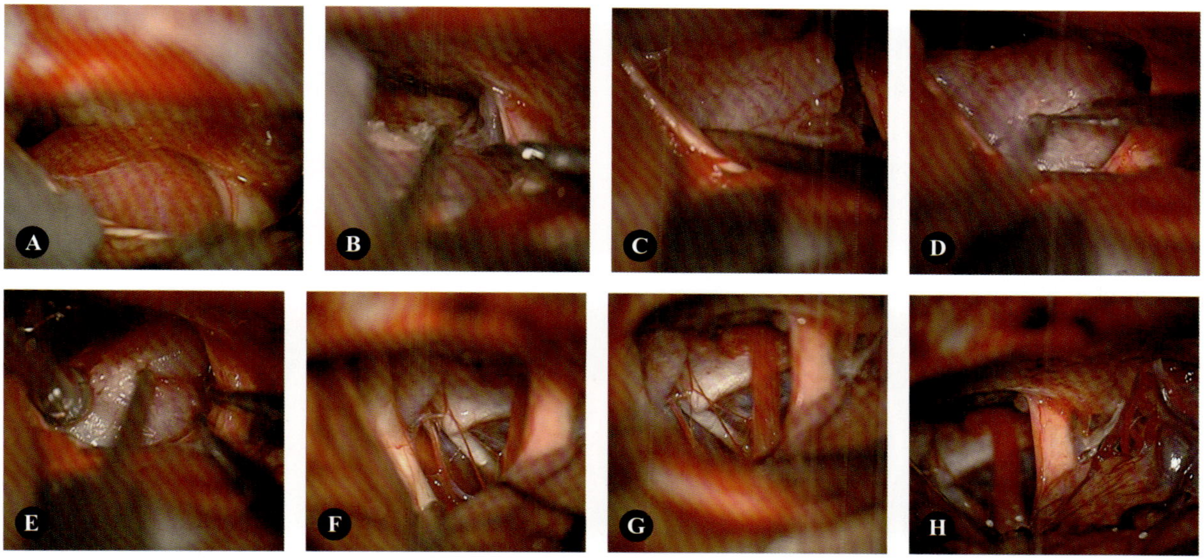

▲ 图 22-8 术中主要步骤

A. 打开侧裂池和颈动脉池，释放 CSF 后显露肿瘤；B. 离断肿瘤基底，分离肿瘤右侧界面；C. 分离肿瘤与视交叉的粘连；D. 肿瘤内减压；E. 分离肿瘤与右侧视神经的粘连，并进行分块切除；F. 肿瘤切除后显示左侧后床突及颈内动脉；G. 显露保护好的垂体柄，肿瘤基底位于垂体柄前方偏右侧的鞍膈，垂体柄受压向后移位；H. 冲洗瘤腔，清除毗邻近脑池内的血块

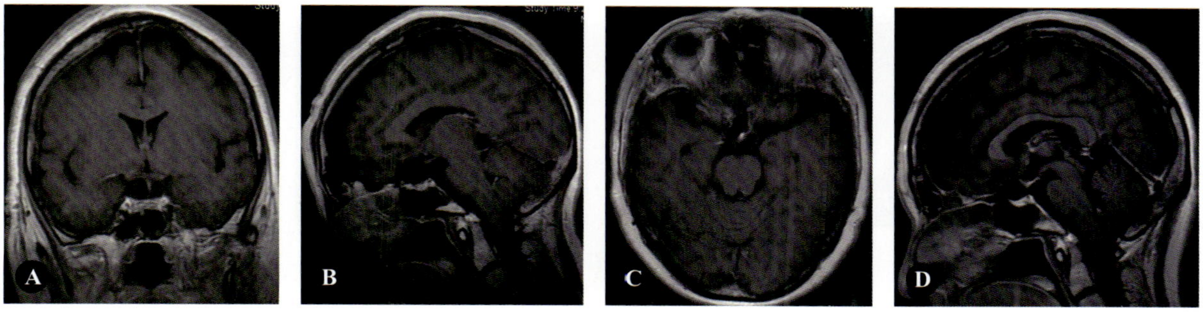

▲ 图 22-9 术后复查提示肿瘤全切除，随访未见肿瘤复发

A 和 B. 增强 MRI 复查提示肿瘤全切除，术前的脑膜尾征也已消失；C 和 D 术后 20 个月复查未见肿瘤复发

（陈立华　黄宏志）

第 23 章　海绵窦脑膜瘤的微创手术治疗

海绵窦脑膜瘤指原发于海绵窦内或继发于前床突、蝶骨嵴内侧等部位并侵犯海绵窦的脑膜瘤，常侵犯海绵窦内及鞍旁诸多结构，手术难度大，手术切除一直是神经外科医生的巨大挑战，术后肿瘤全切率低、复发率高。因为对海绵窦内的肿瘤分离常常会损伤多根脑神经、颈内动脉海绵窦段及其分支。

海绵窦的特殊位置和结构的复杂性，神经血管结构常被肿瘤侵袭或包裹，对海绵窦内手术及其可行性缺乏一定程度的认识，加之害怕无法控制的出血、脑神经损伤或血管损伤，海绵窦脑膜瘤是否需要尝试外科手术干预也一直存在争议。随着颅底外科技术的发展及各种手术入路的开展，海绵窦脑膜瘤的显微手术治疗日趋成熟，手术策略有了改进。尽管如此，即使是最好的手术医生，在这个困难的区域手术仍然不是没有明显的并发症，包括出血、脑神经缺损和颈内动脉损伤。

一、背景

（一）解剖特点

海绵窦位于蝶鞍两侧，是颅内比较特殊且复杂的解剖区域，呈五面体结构，其上、外和后壁于颅内可见。海绵窦是一个拥挤的解剖区域，内含有重要的动脉和脑神经（图 23–1）。海绵窦位于蝶鞍和垂体两侧，蝶窦外侧壁的外方，邻近垂体 – 下丘脑轴（图 23–2）。海绵窦的顶部和外侧壁由硬膜封闭，其顶部之外侧为沿小脑幕内侧缘形成的硬膜皱襞和动眼神经；内侧是垂体和垂体柄，前方是前床突和镰状硬膜皱襞；后方是后床突和鞍背。

（二）海绵窦脑膜瘤的定义

海绵窦肿瘤是指原发于海绵窦内，或者继发于邻近部位侵入海绵窦的肿瘤。原发性海绵窦肿瘤，

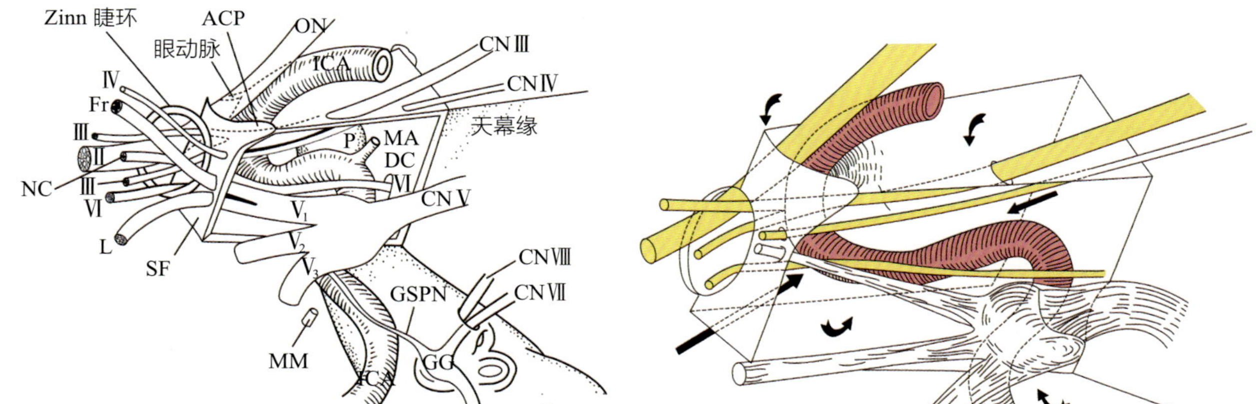

▲ 图 23–1　左侧海绵窦及其相关结构

A. 海绵窦内结构模式图；B. 海绵窦三角。翼点入路的 Parkinson 三角，V_1 和Ⅳ之间；经颞下入路的 Mullan 三角，V_1 和 V_2 之间；经翼点入路沿海绵窦底动眼神经（Dolenc 和 Hakuba）显露经的颈动脉环（Perneczky）。ICA. 颈内动脉；DC. Dorello 管；GG. 膝状神经节；GSPN. 岩浅大神经；MM. 脑膜中动脉；MA. 脑膜垂体动脉；P. 垂体；SF. 眶上裂；NC. 鼻睫支；L. 泪支；Fr. 额支；ACP. 前床突；ON. 视神经

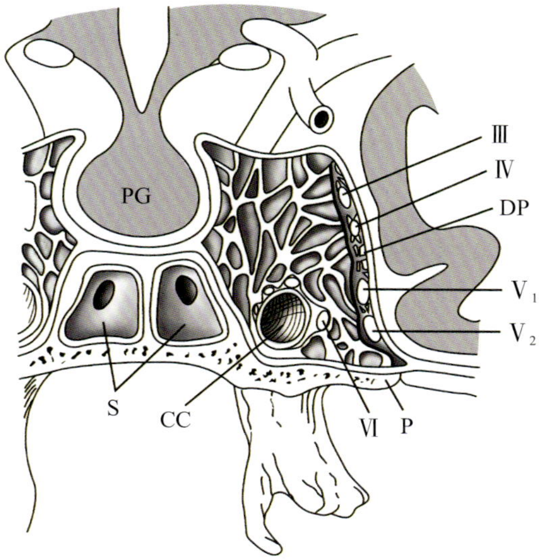

▲ 图 23-2　海绵窦（CS）的冠状解剖

A. 硬脑膜骨膜层（外层）沿着颅中窝底进入 CS 底。硬脑膜脑膜层（内层）在 CS 外侧缘与硬脑膜骨膜层分离，延续为为 CS 的外侧壁的最外层，越过天幕切迹（黑色椭圆形），形成海绵窦的顶。海绵窦外侧壁的中间层（疏松区）位于神经和硬脑膜脑膜层之间，前上方厚和后下方薄形成锥形，其内的纤维是斜向的。硬膜外入路的解剖平面在中间层和神经之间。CS 外侧壁上的这些神经外膜是由它们各自从颅后窝延续来的鞘膜形成的。眼神经外膜是由位于岩部边缘正前方的 MC 的延续形成的。B. 硬脑膜分为内层和外层，内层即骨膜层（P），外层即固有硬脑膜层（DP）。后者形成海绵窦侧壁和顶。海绵窦段颈动脉（CC）和展神经（Ⅵ）在海绵窦腔内（注意其位置），动眼神经（Ⅲ）、滑车神经（Ⅳ）和三叉神经（Ⅴ）的前 2 个分支（V_1 和 V_2）正好位于各自神经鞘内的硬脑膜内。S. 蝶窦；PG. 垂体

占颅内肿瘤的 0.1%～0.2%，常为神经鞘瘤和脑膜瘤；继发性海绵窦肿瘤较多见，包括脑膜瘤、神经鞘瘤、垂体瘤、软骨瘤、脊索瘤和转移瘤等。原发海绵窦区肿瘤可穿透海绵窦壁或沿着神经血管向眶、鞍区、颅后窝、颞下窝等邻近区域侵犯；反之，邻近部位的肿瘤亦可侵犯海绵窦。术前、术中常难以明确肿瘤起源，其分型亦较为困难。

海绵窦脑膜瘤（cavernous sinus meningioma，CSM）的发病率极低，定义至今仍存在诸多争议。狭义的 CSM 指起源于海绵窦外侧壁间并向海绵窦内、外侵犯的脑膜瘤。原发性海绵窦脑膜瘤直接起源于海绵窦外侧壁脑神经鞘膜层以及 Meckel 腔的蛛网膜颗粒。Kehrli 等（1995）研究证实海绵窦外侧壁间存在蛛网膜颗粒，海绵窦脑膜瘤可能起源于此。广义的海绵窦脑膜瘤包括原发于海绵窦内或由海绵窦外侵犯而来的脑膜瘤。继发性海绵窦脑膜瘤，则是海绵窦毗邻部位的脑膜瘤侵及海绵窦。原发性 CSM 很少见，占颅内肿瘤的<0.1%，占所有海绵窦脑膜瘤的 41%，占颅内脑膜瘤的 1.8%；继发性海绵窦脑膜瘤更为常见。

二、肿瘤分类与分级

（一）根据肿瘤的起源部位分类

根据肿瘤起源和生长方式，将海绵窦肿瘤分为 3 种类型（图 23-3）：①Ⅰ型：肿瘤起源于海绵窦内，未侵犯海绵窦外的脑膜瘤。肿瘤与 CN 之间，尤其是展神经与肿瘤之间没有清晰的解剖平面。②Ⅱ型：肿瘤起源于 CS 外侧壁，倾向于局限于外侧壁的外层和内层之间。文献报道，这一类型的脑膜瘤有 20%～76% 的可能性做到完全切除。硬膜外和硬膜间颅中窝入路被用来实现肿瘤的完全切除。③Ⅲ型：外源性和占位性 CS 脑膜瘤。肿瘤起源于海绵窦外侵犯海绵窦外侧壁的脑膜瘤，这一类型的肿瘤往往生长至很大时才被发现，常见于岩斜脑膜瘤（PCM）。PCM 通过海绵窦后壁延伸至海绵窦内，

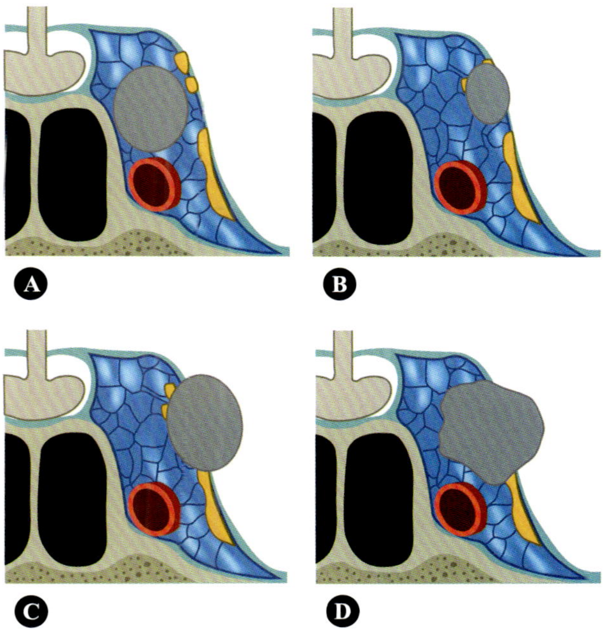

▲ 图 23-3　海绵窦脑膜瘤起源部位分类

A. Ⅰ型：肿瘤起源于海绵窦内；B. Ⅱ型：肿瘤起源于海绵窦外侧壁；C 和 D. Ⅲ型：肿瘤起源于海绵窦外，肿瘤仅压迫海绵窦的外侧壁（C），肿瘤侵袭海绵窦外壁（D）

手术切除变得更加困难；但 PCM 通常倾向于压缩后壁和侧壁，而不是侵犯 CS。Meckel 腔周围脑膜瘤有侵及 CS 外侧壁的倾向，这种侵袭性脑膜瘤的完全切除具有挑战性，因为并发症与 ICA 和 CN 损伤的风险相关。手术的目标是实现次全切除，以实现肿瘤控制和症状缓解。

（二）Hirsch 分级

Hirsch（1993）根据 CT 和 MRI 上肿瘤与海绵窦段颈动脉的关系，颈内动脉海绵窦段受肿瘤侵袭程度不同，对海绵窦区脑膜瘤进行 Hirsch 分级。分级标准如下：① Hirsch 1 级：肿瘤不完全包围海绵窦段颈内动脉，仅粘连或部分包绕颈内动脉海绵窦段。② Hirsch 2 级：肿瘤可能完全包绕颈内动脉，但影像学上颈内动脉管腔无狭窄。③ Hirsch 3 级：肿瘤完全包绕颈内动脉导致狭窄。

Hirsch 分级可作为肿瘤可切除性的一个重要指标，与积极手术相关的动脉损伤风险相关。由于肿瘤切除的越多，伴随的颈内动脉损伤的风险越高，正基于此，Hirsch 分级 1 级患者预后最好，91% 的患者肿瘤切除后没有损伤、牺牲颈内动脉或需要移植；2 级肿瘤，只有 61% 的切除成功率；3 级肿瘤，积极手术会导致更高的并发症发生率，患者预后最差。手术风险在于肿瘤可直接侵犯海绵窦颈内动脉外膜，因两者之间并无蛛网膜界面；病理研究显示脑膜瘤与脑神经尤其动眼神经的神经束膜粘连，正因如此，在试图更为激进的切除肿瘤时，脑神经损伤的风险也很高。

肿瘤与颈动脉的关系也预示着术后眼球运动功能恢复的可能性。1 级肿瘤，术后眼球运动有 84% 恢复的可能性；2、3 级肿瘤只有 36% 恢复的可能性。因此，利用影像学研究来评估肿瘤可以有助于术前的规划，并可能有助于预测肿瘤完全切除的可行性，以及动脉牺牲或移植的潜在需求。

（三）根据肿瘤累及范围分类

根据肿瘤累及范围及肿瘤基底部将其分为：蝶骨嵴 – 海绵窦型、前床突 – 海绵窦型、蝶骨嵴前床突 – 海绵窦型。根据肿瘤的发生部位和生长方式不同，将海绵窦脑膜瘤分为海绵窦外脑膜瘤和海绵窦内脑膜瘤。原发性海绵窦内脑膜瘤起源于海绵窦内，肿瘤可包绕窦内的神经和血管，并可从窦内扩张至窦外生长；海绵窦外脑膜瘤起源于窦外邻近部位侵犯至海绵窦，对海绵窦内的结构产生推挤移位。

（四）Sekhar 分级

Sekhar 依据肿瘤与颈内动脉的关系（不受累、受压移位、包裹或狭窄），海绵窦累及范围、ICA 被包裹程度和 ICA 狭窄程度，将海绵窦脑膜瘤分为 Ⅰ～Ⅴ级：①Ⅰ级，肿瘤仅局限于海绵窦某一区域，颈内动脉未受累；②Ⅱ级，肿瘤突破海绵窦的单一区域影响至颈内动脉，颈内动脉移位或者部分包绕，未完全包裹颈内动脉；③Ⅲ级，肿瘤累及多个区域，或一侧海绵窦完全受累，ICA 至少一段被肿瘤完全包裹；④Ⅳ级，单侧海绵窦受累，一侧海绵窦不仅完全被包裹，而且 ICA 管腔狭窄、闭塞或假性动脉瘤形成；⑤Ⅴ级，双侧海绵窦受累，ICA 被肿瘤包裹。

三、术前评估与计划

推荐任何治疗之前，对患者的目标、愿望和身体状况进行深入评估是医患关系的重要组成部分。进行术前评估与计划的能力，有助于外科医生预测获得肿瘤全切除可能性和术后神经功能恢复的概率，以及术后出现严重并发症的风险。

（一）临床评估

对所有患者进行详细的病史询问和查体，特别尤其集中在第Ⅱ～Ⅵ对脑神经的功能及关于垂体功能的症状和体征。评估视觉功能，包括视野、视力或视觉通路影像学检查。以及眼运动神经功能。并进行激素水平测定，还应了解是否存在放射治疗或手术史。

（二）影像学评估

术前通过影像学检查，确定海绵窦肿瘤的病理性质，仔细观察肿瘤与周围结构的关系，评估肿瘤生长范围，具有骨质破坏特性的肿瘤还需完善颅底高分辨率 CT 了解颅底骨质破坏的程度。从三维影像了解肿瘤的位置及其扩展范围，明确肿瘤是否包绕、侵犯颈内动脉，有利于制订手术方案。MRI 可帮助判断垂体被推挤、压迫的程度，并协助 CTA 判断颈内动脉（ICA）的位置；CTA 和 DSA 是判断 ICA 被压迫后的大致走行部位、粗细及对侧 ICA 和后循环的代偿情况，做到心中有数。

（三）术前计划

1. 腰大池置管引流 对于较大的肿瘤，术前行腰大池置管引流，可有效地降低颅内压，使硬膜囊

松弛从而有利于从硬膜外切除肿瘤。

2. 术中脑神经功能监测　术中监测动眼神经、滑车神经和展神经功能，有助于引导手术进程。

3. 肿瘤切除程度的预测　根据术前影像学检查，评估海绵窦脑膜瘤是窦内起源还是窦外海绵窦壁起源、肿瘤的质地，以及术中判定肿瘤与颈内动脉和脑神经之间的关系，来综合判定和选择肿瘤的切除程度。

4. 肿瘤侵袭血管　不建议使用血管重建技术来切除被肿瘤侵犯的动脉，以达到全切肿瘤的目的。

四、治疗策略

（一）治疗理念的演变

海绵窦手术在20世纪60年代前几乎认为不可能，到20世纪90年代，特别鼓励根治性切除海绵窦肿瘤，到最近10年以来，手术策略已经从根治性切除转移到安全的最大切除，以实现肿瘤的局部控制。海绵窦脑膜瘤是一种复杂的肿瘤，其治疗理念仍在不断发展，根治性手术不再受欢迎。根治性切除，包括牺牲海绵窦段颈内动脉，这是解决问题的极端方法；也有作者放弃海绵窦内手术，转而采用放射治疗，这也是走极端。考虑到切除海绵窦内肿瘤的高手术风险，建议对局限于海绵窦内的无症状肿瘤进行观察或单独SRS治疗。

以肿瘤治愈为目标的侵袭性海绵窦肿瘤切除术是年轻健康患者、难治性肿瘤（单眼失明和眼瘫）的一种选择。对于有症状性病变和海绵窦外扩张的肿瘤，最佳的治疗策略仍然没有定论。这场争论的驱动力是SRS的安全性和肿瘤良性自然史与手术并发症的发生率之间的对比。良好的肿瘤切除率往往是以较高的术后神经功能障碍为代价成本实现的，而且肿瘤复发的报道也屡见不鲜，组织学证据显示海绵窦段颈动脉和脑神经都有肿瘤浸润。Couldwell等报道了11例采用更保守的手术治疗策略，其中海绵窦和视神经减压为主要任务，肿瘤切除后脑神经损伤的风险降低，显示了最大限度地控制肿瘤，同时为神经恢复提供了最佳环境。最大限度地切除肿瘤体积，进行有限的手术次全切除肿瘤来减轻症状，而保护神经和血管的功能。全切除肿瘤的海绵窦外部分，大部分切除海绵窦内的肿瘤，海绵窦内残留的肿瘤可以观察，或者辅助放射外科治疗，似乎是更为合理的。

（二）治疗方式的选择

由于该病的自然史尚不清楚，治疗方法的选择仍然很复杂。脑膜瘤治疗方法包括观察，手术切除，立体定向放射治疗。CSM通常通过手术、放疗或两者兼而有之来治疗。现有的文献表明这两种治疗是有效的。然而，每种治疗方法的作用程度很难衡量。任何治疗CSM的主要目的都是防止肿瘤的生长和防止眼肌麻痹的发生。

那么，患者需要知道为什么推荐治疗和为什么推荐什么样的治疗，医生需要知道患者为什么接受或拒绝治疗。有时，可能由于年龄大或其他原因而不合理地犹豫接受手术，将遭受失明的严重后果。如果计划的手术没有患者认为的那么危险，这样的患者需要鼓励接受治疗。目前，对于海绵窦脑膜瘤的最佳治疗方案虽无共识，但作者提倡更为积极的手术策略。即根据肿瘤是原发性或继发性脑膜瘤选择肿瘤切除的类型，对残余肿瘤辅助放射治疗，影像学随访发现肿瘤再生长，则根据情况个体化选择再次手术治疗或可进行立体定向放射外科治疗。

尽管对患者详细介绍了潜在的结果，但很少有患者能在实际手术前真正了解由眼肌麻痹引起的身体残疾和面部缺陷的影响。如果建议进行根治性手术，尽管术后可能出现眼肌麻痹，但患者通常接受这一选择，认为为了避免死亡，他们必须进行手术。然而，即使未经治疗，死亡也很少发生。或者，患者可以接受手术，希望眼肌麻痹恢复。因此，推荐一种治疗方法具有令人敬畏的伦理责任。

（三）手术指征

CSM的显微手术治疗应该把握恰当时机，遵循相应的手术指征。根据Larson、Heth和Al-Mefty（2010）等的建议，提出CSM的如下手术指征：①脑神经麻痹进行性加重；肿瘤侵犯海绵窦外，明显压迫脑神经。②肿瘤进行性生长。③肿瘤最大径>3cm，压迫视神经、视交叉、视路。海绵窦脑膜瘤压迫视神经复合体导致不同程度的视力受损则应首选手术切除。④预期可获得肿瘤全切除。⑤术前已有明显的眼肌麻痹，肿瘤恶性，干脆尝试全切除肿瘤，但是颈内动脉切除后需重建。因此，海绵窦全切除手术须慎重，必须足够把握，至少保证重建成功。

因此，对于海绵窦脑膜瘤，应该综合考虑患者症状、肿瘤部位和性质、年龄以及术者经验等，其

实任何一类颅底脑膜瘤都是需要考虑这 3 方面的。

（四）手术策略和目标

1. 手术策略　海绵窦内脑膜瘤的治疗存在争议。神经外科医生必须根据患者的个体和肿瘤的特点权衡各种治疗方式的优缺点，以便为患者提供尽可能好的治疗。由于肿瘤控制所需的辐射剂量与视神经的“安全剂量”之间的差异，再加上海绵窦手术的并发症发生率。现在主张对海绵窦脑膜瘤进行有计划、分期的部分切除，然后对残留肿瘤进行放射治疗。作者的态度是：全切除海绵窦外部分的肿瘤，海绵窦内的肿瘤个体化次全切除或大部分切除。

2. 治疗目标　20 世纪 90 年代，随着颅底技术、神经影像学、显微手术器械的发展，术中广泛开放海绵窦并积极全切 CSM 成为手术目标。海绵窦脑膜瘤的治疗目标包括提供最大的肿瘤控制，同时最小化的并发症的发生率，并提供神经恢复的最佳可能的环境。

(1) 首要的目标是保证患者的安全，避免严重并发症。

(2) 争取第 1 次手术就近全切除肿瘤。海绵窦内脑膜瘤再次手术具有很高的神经和血管损伤风险。对于继发性海绵窦脑膜瘤，这一目标容易达到。

(3) 对于原发性海绵窦内脑膜瘤，选择性海绵窦内外肿瘤切除减压。完全切除位于海绵窦外的肿瘤；打开鞍膈、海绵窦硬膜，保守性切除位于海绵窦最外侧面内的肿瘤，适度切除肿瘤减压。减少肿瘤体积、术后放射治疗。理想手术方法是一个选择性减压海绵窦结构、视觉通路和垂体，姑息性切除肿瘤同时最小化损伤脑神经的操作方法。

（五）手术原则

海绵窦内脑膜瘤将颈内动脉推移或包绕，手术的难度在于如何尽可能多的安全切除肿瘤，对于完全起源于海绵窦内并局限于海绵窦的脑膜瘤，可以通过硬膜外路径分块切除。

(1) 术中应通过增加骨质的磨除达到术野的最大化，获得良好的手术显露，减少脑组织牵拉的微创手术理念。但额外骨质移除会增加手术相关并发症的发生及手术操作的复杂性。因此，要根据病变的位置、范围和侵袭方向来正确选择骨质去除的范围。

(2) 使用多普勒超声识别海绵窦、海绵窦段颈动脉，切除海绵窦外侧面的骨质，显露海绵窦外侧壁的硬脑膜。对颈动脉海绵窦段进行精确定位，避免术中误伤。

(3) 局限于海绵窦外侧壁的脑膜瘤，多数仅需翻开海绵窦外侧壁即可充分显露，若病变位于海绵窦后份，还需打开海绵窦顶壁方便显露后海绵窦；向眶内生长的海绵窦脑膜瘤，需打开眶顶壁和眶外侧壁，否则侵入眶内的肿瘤无法切除。

(4) 海绵窦脑膜瘤向颅外生长形成沟通性海绵窦脑膜瘤，同时伴有中颅底骨质破坏，可沿破坏的骨质所形成的“肿瘤通道”即可切除侵入颅外的肿瘤。

(5) 横跨岩尖前后的骑跨型海绵窦脑膜瘤，在切除海绵窦内肿瘤后，磨除岩尖和鞍背后床突，显露侵入颅后窝的脑膜瘤；向鞍内和（或）鞍上生长的海绵窦脑膜瘤，切除海绵窦内肿瘤后，剪开硬脑膜进入硬脑膜下，于视交叉前间隙、颈内动脉－视神经间隙切除鞍区肿瘤。

(6) 分离被肿瘤包绕的动脉与肿瘤粘连的脑神经是全切除肿瘤的关键。应用钝性和锐性相结合的分离方法，由正常区至异常区沿着血管和神经的轴向分离。亦可将与脑神经或血管粘连的一片包膜留下，待肿瘤主体切除后再分离切除该部分包膜。

（六）手术入路的选择

海绵窦脑膜瘤的手术难点主要有：术野狭小，操作困难；肿瘤与脑神经粘连，分离困难；术中如何减少出血、避免脑神经和 ICA 损伤。肿瘤常以不同方式侵犯海绵窦内及鞍旁的脑神经、颈内动脉、骨质等结构，术者需根据患者术前影像学特征采用个体化的手术入路、手术策略切除 CSM。因此，选择合适的手术入路、合理形成骨窗，是有效显露肿瘤和取得成功手术的重要保障。

目前常用的显露海绵窦的手术入路包括翼点入路及其改良入路、眶颧入路或颅中窝底入路。这些手术入路主要基于“通过增加骨质的移除，获得良好的手术显露，减少脑组织牵拉”的颅底手术理念。然而，额外骨质移除会增加手术相关并发症的发生及手术操作的复杂性，并非所有病变所必需。若肿瘤同时累及海绵窦及其邻近区域，手术难度增加，单纯硬脑膜外或硬脑膜下入路并不能获得较好的手术结果。对海绵窦后方的脑膜瘤，经眶颧入路或颞下入路对海绵窦后方和岩尖提供良好的显露，但是

对颈内动脉远端的控制不佳。向颞下窝生长的海绵窦沟通性脑膜肿瘤，可离断颧弓联合颞下窝入路切除颅外肿瘤，离断颧弓后可以显著扩大对颞下窝的显露，但对手术操作视角扩大不明显。术者需根据肿瘤特征，采用个体化手术策略，个体化选择手术入路，方能最大程度切除肿瘤。

（七）手术入路的分类

海绵窦周围的三角形空间是海绵窦内病变的自然通道。海绵窦手术入路包括两部分，即Ⅰ、Ⅱ级入路。Ⅰ级入路是显露海绵窦的入路，可分为硬膜外入路和硬膜下入路；Ⅱ级入路即进入海绵窦内的入路，又分为上入路、外侧入路等。

五、海绵窦的手术入路

（一）海绵窦的Ⅰ级手术入路

1. 硬脑膜下入路 Parkinson（1965）通过解剖学证实，滑车神经和三叉神经 V_1 分支之间的间隙（Parkinson 三角）空间较大，是进入海绵窦内的相对安全的途径，提出硬膜下入路。硬膜下入路能更好地显露海绵窦内部，直接切除海绵窦内肿瘤，保护颈内动脉及其分支。硬膜下入路适用于邻近颈内动脉前环的肿瘤以及海绵窦颈内动脉上和（或）内侧的肿瘤。更适用于侵犯海绵窦后部、内侧的 CSM 及侵犯海绵窦的岩斜坡区脑膜瘤。

传统的硬脑膜下入路采用翼点或颞下开颅，主要靠牵拉脑组织显露病变，常需牺牲颞极引流静脉。海绵窦神经血管解剖不易辨认，切开海绵窦时易造成损伤。经硬脑膜下经外侧裂入路，通过磨除前床突和视神经管上壁，打开视神经鞘，可直接进入海绵窦。显露 ICA 出海绵窦的顶壁。硬膜下入路常采用海绵窦上壁途径、海绵窦外侧壁途径进入海绵窦，无论采取何种入路，都是通过海绵窦的一个或几个壁进入其内（图 23-4）。其中经过外侧壁、上壁和沿岩骨段颈内动脉进入海绵窦的入路最为常见。

2. 硬脑膜外入路 Dolenc 等（1994）首先采用硬膜外入路处理治疗三叉神经鞘瘤，从海绵窦壁的内层剥离外层，使 CN 行程显露在外侧 CS 壁半透明的内层。由于手术基本上是在海绵窦外侧壁的内、外二层硬脑膜间隙进行的，这种方法也被称为硬脑膜间入路。这种策略首先显露肿瘤，这样可以在识别和显露神经的同时直接控制肿瘤。该入路自硬膜外将海绵窦外侧壁两层硬膜分离，术者能从各种角度直视 CSM 基底，并显露海绵窦外侧壁内层的脑神经，对于海绵窦段颈内动脉下方、外侧的海

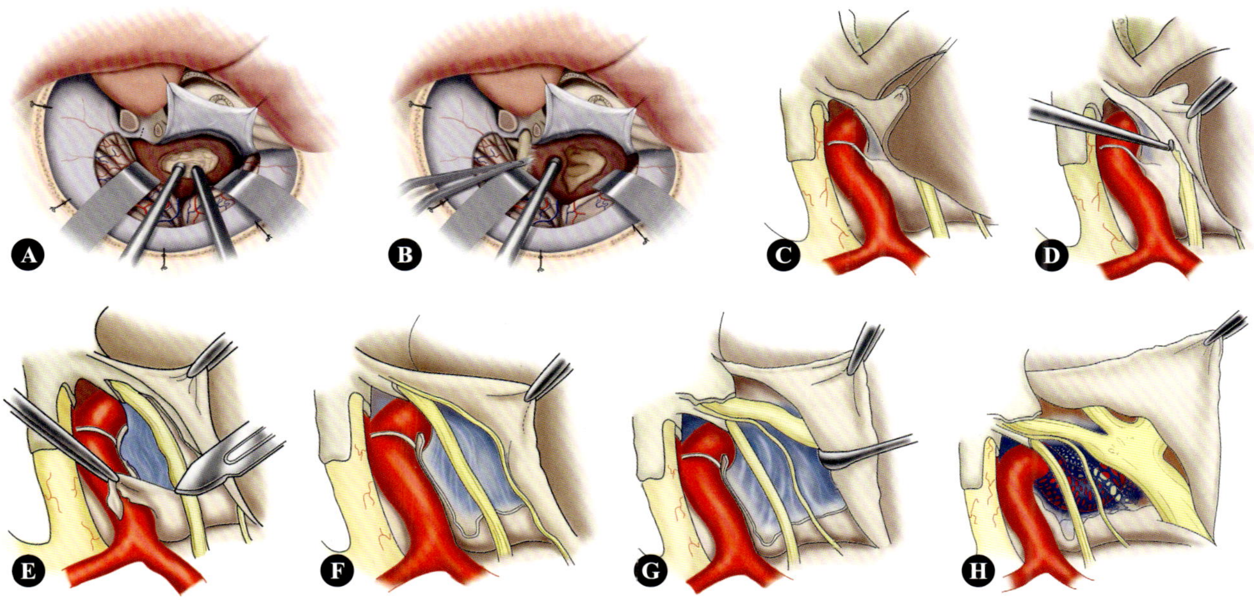

▲ 图 23-4　硬膜下入路

A. 显露颅中窝海绵窦外部分的肿瘤，优先对海绵窦外的肿瘤部分切除减压；B. 视神经管打开后，剪开视神经鞘瘤，对视神经进行减压；C. 去除颈内动脉环；D. 寻找动脉神经三角并分离；E. 分离动眼神经；F. 游离滑车神经；G. 游离三叉神经眼支；H. 分离出三叉神经节

绵窦间隙显露更加充分，使术者能更好地在保护脑神经、颈内动脉的同时尽可能切除 CSM；亦可早期从硬膜外阻断肿瘤血供，减少术中出血及术后肿瘤复发。

硬膜外入路适用于原发于海绵窦外侧壁的 CSM 及自外而内侵犯海绵窦外侧壁的鞍旁脑膜瘤，对于海绵窦后方及内侧的显露不够充分。经硬膜外 / 硬膜间入路安全切除的理想肿瘤是中小型Ⅱ型和Ⅲ型肿瘤，要么局限于外侧、内侧、后壁和下壁两层，要么压迫外侧壁，无明显变形。手术操作的主要步骤和要点如下（图 23-5）：①从硬膜外去除了颅前窝、颅中窝底的部分骨质，这些骨质遮盖了部分海绵窦、眶上裂、岩骨段颈内动脉，去除这些骨质，有利于下一步探查海绵窦内的神经血管结构；②广泛地剥离海绵窦上壁和外侧壁的硬膜，使其深面的神经纤维膜层完全裸露（这两层之间解剖上有潜在的间隙）。由于此部位病变复杂多变。外层的分离和外层切口位置的选择必须根据肿瘤的大小和生长方向，对于中到大的肿瘤，可以用激光刀沿肿瘤生长方向安全地切开隆起的区域。Ⅱ、Ⅲ型的大肿瘤可能会损伤薄的内层，所以打开外层后，在硬膜间隙分离时，内层会提供进入海绵突内的通道，直接进入 CS。

（二）海绵突的Ⅱ级手术入路

进入海绵窦内的Ⅱ级手术入路包括外侧入路、上方入路、内侧和下方入路（图 23-6）。

1. 上方入路　上方入路指磨除前床突后经过海绵窦上壁 Parkinson 三角、Hakuba 三角等区域进入海绵窦内的入路。1986 年由 Matsuoka 等处理海绵窦段动脉瘤时提出，Dolenc（1997）在切除侵袭海绵窦内垂体腺瘤时亦使用了类似方法，随后不断改良，形成了现较为成熟的硬膜下经海绵窦上壁入路。适用于位于海绵窦内颈内动脉前方、上方和（或）内侧附近的肿瘤。

先沿整个视神经管切开覆盖在视神经上的硬脑膜以松解视神经，再切开颈内动脉硬膜远环。然后朝着动眼神经方向切开硬脑膜，即可从此处进入海绵窦。沿着颈动脉及在其周围做更多的切口可帮助扩大显露范围。切除后床突和鞍背可增加显露范围，也能显露颅后窝。蝶骨平台也可能需要磨除。

2. 侧方入路　外侧壁硬膜内入路进入 CS 的方法是通过 Parkinson 三角或三叉神经上颌在外侧壁上的出颅点。适用于颈内动脉外侧和（或）下方的病变，以及位于海绵窦内后方的病变适合此入路。

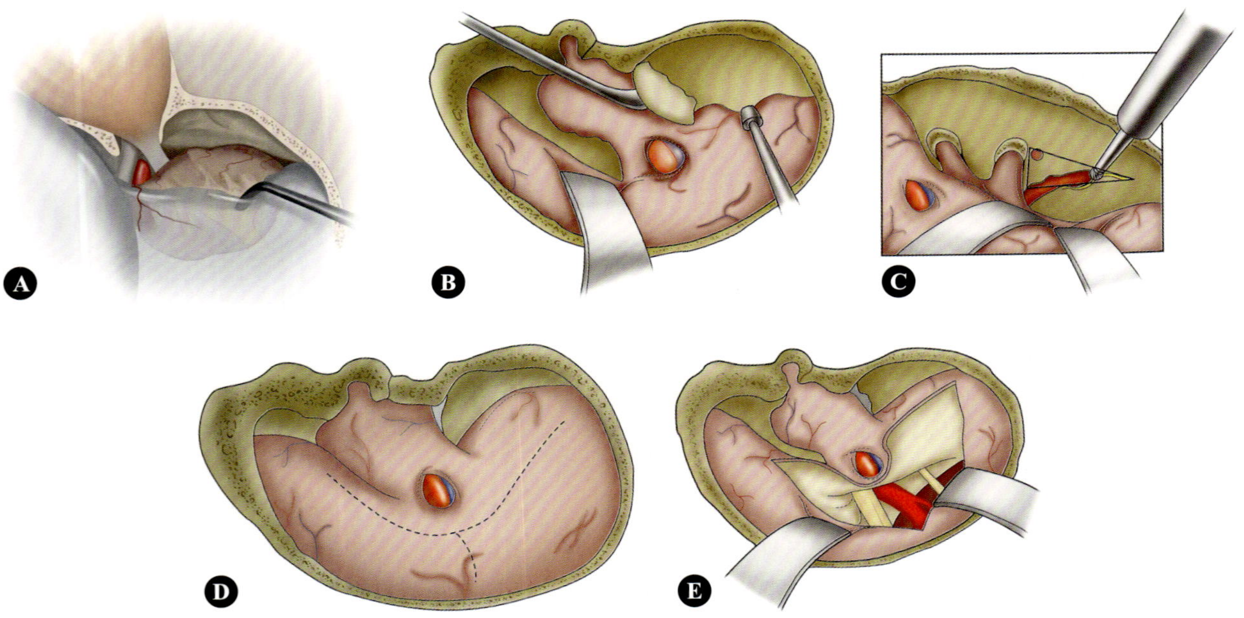

▲ 图 23-5　海绵窦硬膜外入路

A. 硬膜外入路示意，分离海绵窦外侧壁的外层硬膜，显露硬膜间的肿瘤；B. 自中颅底抬起硬脑膜；C. 磨除圆孔、卵圆孔的前外侧缘骨质，进一步扩大硬膜外显露；D. 硬膜切口；E. 硬膜内显露

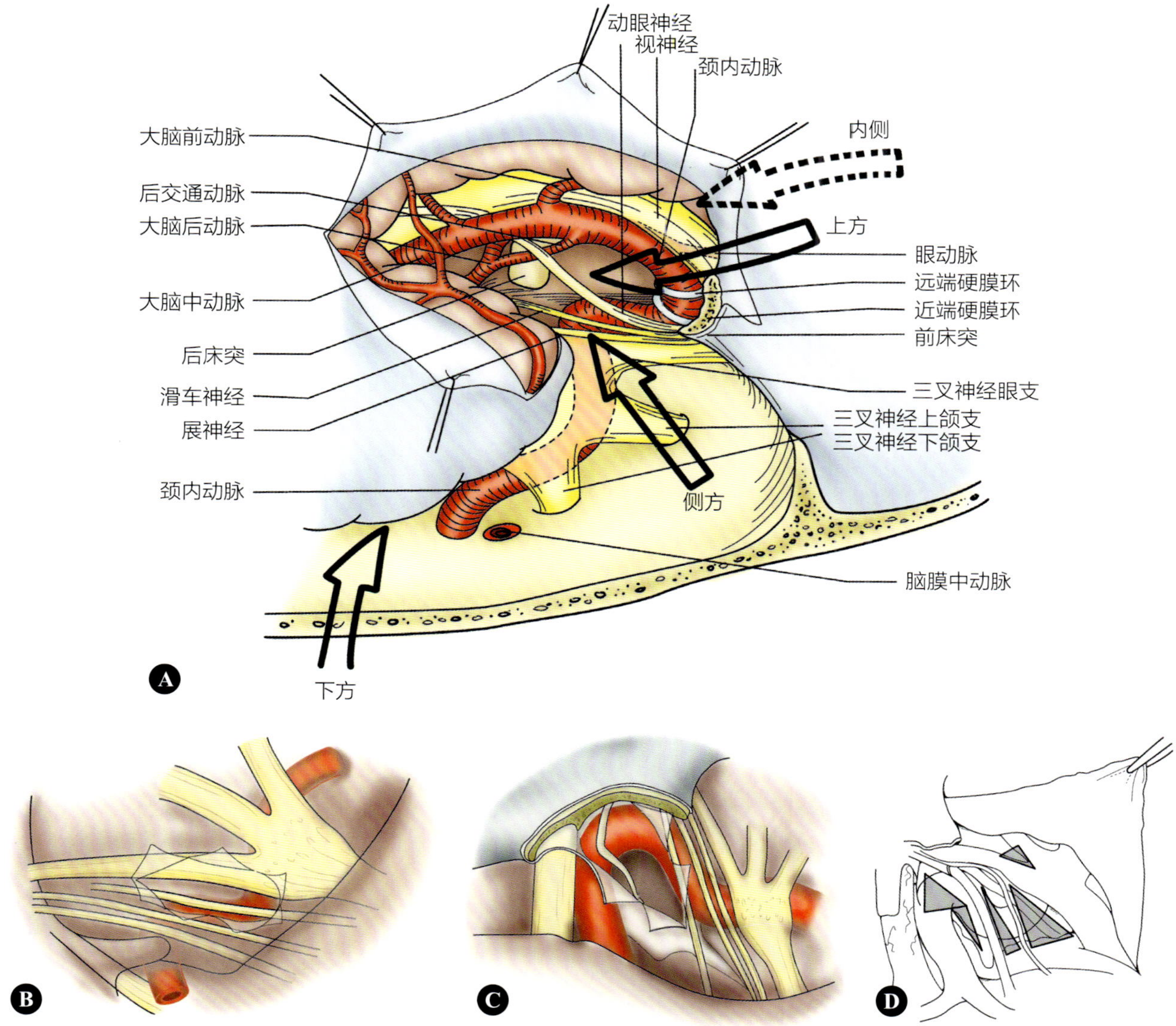

▲ 图 23-6 海绵窦Ⅱ级入路

A. 入路示意。B. 去除海绵窦外侧壁，显示外侧壁的脑神经与海绵窦段颈内动脉的关系。C. 海绵窦上壁入路。海绵窦上壁切开，显露 ICA C_3 段。D. 显示进入海绵窦的 5 个三角手术通道

采用硬膜外入路，先切开包绕下颌神经（V_3）的硬膜固有层。剥离硬脑膜固有层，直到看到神经节。去除圆孔、卵圆孔周围骨质以显露颞下窝。于外侧三角（Parkinson 三角）切开滑车神经的下缘与三叉神经眼支的上缘，向后到鞍背斜坡的硬膜区，可以显露并切除大多数海绵窦肿瘤。于前外侧三角切开眼支和上颌支之间的硬膜，可以显露位于海绵窦前下部的肿瘤，术中可以经过一个或几个三角间隙处理肿瘤。术中仔细细致地解剖海绵窦壁，以防止对颈动脉的损伤和穿过脑神经。脑膜瘤有时可以更加坚韧和附着周围的结构，使次全切除成为唯一安全的手术结果。在这种情况下，我们应该记住立体定向放射外科手术肯定是一种可行和安全的辅助手段。

3. 下方入路 下方入路主要是自颞下窝由外而内显露海绵窦，可用于 CSM 广泛侵犯颅中窝底、下颌神经、颞下窝的肿瘤。该入路可自岩尖部显露颈内动脉并沿颈内动脉走行切除海绵窦内 CSM，展神经亦可由该入路显露。但该入路不能广泛显露海绵窦内病变，应用较为局限。

（三）常用的手术入路

目前已有多种手术入路治疗 CSM，包括额颞眶颧入路、眶－翼点入路、颧弓－翼点入路、扩大颅中窝入路等，但最佳手术入路仍有待商榷。

1. 经额外侧入路　适合于海绵窦前部，侵及视神经、前床突、前颅底的肿瘤手术。经眶－额入路时，去除眶缘缩短到达视交叉、视神经与颈内动脉的距离，增加手术操作空间。

2. 翼点入路和改良翼点入路　翼点入路是海绵窦肿瘤的传统手术，在翼点入路基础上加硬膜外床突磨除，可用于切除大多数中、小型海绵窦脑膜瘤，采用翼点、改良扩大翼点入路时，需先开放侧裂池，释放 CSF，降低颅内压。Couldwell 等（2006）采用翼点开颅，使用 Dolenc 方法对视神经、眶上裂、圆孔和卵圆孔进行硬膜外分离和减压，然后抬起和移除窦硬膜外层将肿瘤从海绵窦相对“安全”的区域逐步分块切除。随着技术的改进和提高，手术入路也发生了改变，原先采用四孔的开颅技术，而现只用一个骨孔或在蝶骨嵴两侧钻孔，就可以形成一个完美的、标准化骨瓣。根据病情的需要，开颅技术可以向个体化。避免出现大切口、小骨窗，切口的设计、大小应该是以骨窗为中心的，方法是额骨颧突与切口的两端点所形成的夹角大于 120°。

采用翼点入路时，可联合采用硬膜下和硬膜外入路。硬膜下切开海绵窦外侧壁，部分切除肿瘤后，可见三叉神经。海绵窦体积缩小后，可见与之粘连的大脑中动脉分支。肿瘤近全切除后，动眼神经清晰可辨。翼点入路主要步骤见图 23-7。

3. Dolenc 入路　适用于切除海绵窦内和同时累及海绵窦及其邻近区域的肿瘤，根据肿瘤生长范围及手术需要，个体化显露眶、中颅底、颞下窝等区域。最大的优点是显露充分、安全，其可视角度较翼点入路增加了 10.2° ± 0.7°，面积增加了 61.4～66mm^2，缩短了操作距离，使肿瘤显露充分。

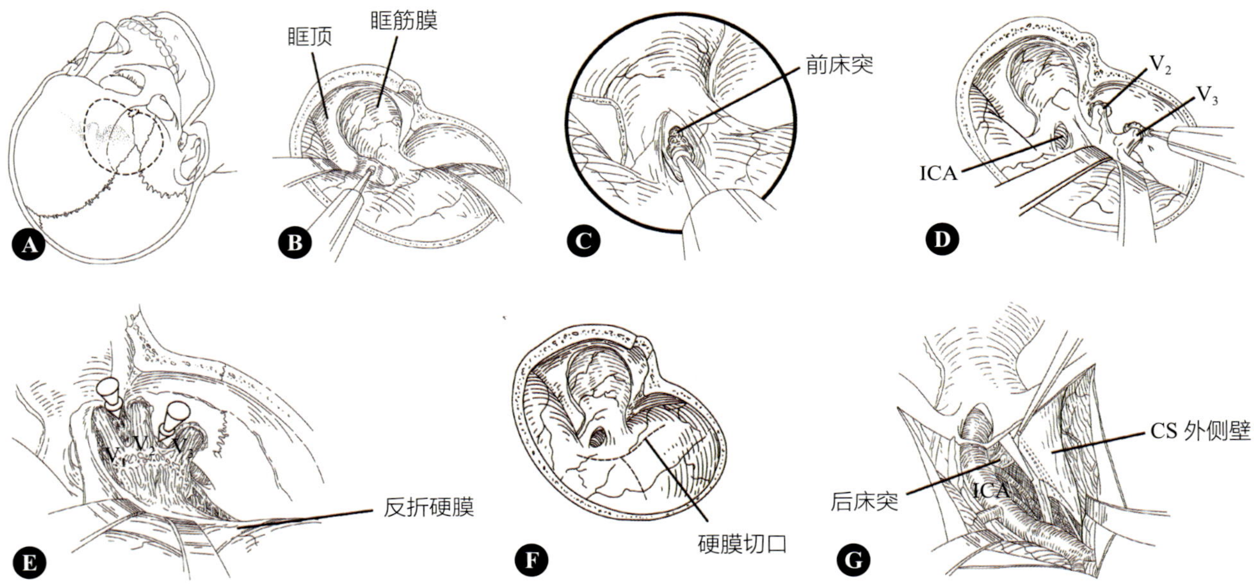

▲ 图 23-7　海绵窦脑膜瘤切除示意

A. 额颞部开颅。B. 硬膜外分离眶上和眶外侧，显露眶上裂。C. 磨除前床突和视神经管顶，对视神经进行减压。D. 切除海绵窦前内侧三角内的肿瘤。扩大圆孔和卵圆孔，松解三叉神经第 2 和第 3 支。E. 解剖分离海绵窦的外侧硬膜壁，使其从三叉神经节及其分支游离。这样就对海绵窦的外侧进行了减压。切除位于第 1 和第 2 支（前外侧三角）和第 2 和第 3 支（外侧三角）之间的海绵窦下方的肿瘤，以进一步减压。最后切除颈动脉内侧的肿瘤（内侧至 Glasscock 三角）和 Kawase 三角区的肿瘤。必须注意避免损伤位于卵圆孔后方的颈内动脉岩段。F. 硬膜外肿瘤切除后，硬脑膜以 T 形方式打开。G. 沿动眼神经行走方向，向前方打开动眼神经孔直至眼眶，来实现神经减压。注意避免滑车神经受损，在眶上裂滑车神经跨过动眼神经。肿瘤解剖分离完成后，切除动眼神经与视神经之间的肿瘤部分，以减少毗邻视神经的肿瘤体积。海绵窦已从下方、外侧和上方减压。ICA. 颈内动脉；CS. 海绵窦；V_2. 三叉神经上颌支（上颌神经）；V_3. 三叉神经下颌支（下颌神经）

根据 Dolenc 技术，动眼神经孔沿神经轴上方开放直到刚好接近 SOF，以避免损伤在此交叉的滑车神经。动眼神经三角打开，再加上已经完成的前床突磨除，就完成了对海绵窦顶的减压。然后，切除视神经周围的肿瘤，进行视神经减压，最后可以容易地移除视神经管内的肿瘤。

4. 眶颧入路 额颞眶颧入路是在翼点入路的基础上，去除了颧弓及眶外侧壁，可充分显露海绵窦、颈内动脉，更靠近颅中窝底层面，可减少术中脑组织牵拉，对于处理广泛侵犯颅中窝底、上斜坡、脚间窝内的 CSM 更具有优势。额颞眶颧入路允许一个独特的前外侧路径进入到海绵窦，具有更大的操作角度和空间，因此需要较少的脑回缩。眶颧入路虽可同时显露海绵窦及其邻近部位，但并非所有病变必须去眶、断颧，额外的骨质移除会增加并发症，且不能避免硬脑膜下打开海绵窦的劣势。

5. 颞下入路 根据手术需要，选择保留颧弓的颞下入路或经颧弓－颞下入路。

6. 扩大颅中窝底入路 扩大颅中窝底入路能更好地处理海绵窦后部、岩尖、斜坡的肿瘤，但难以完成颈内动脉远端的控制，与额颞眶颧入路相比，该入路对海绵窦后内侧部显露较差。操作要点见图 23-8。

7. 改良微创经岩骨入路 改良经岩骨入路，在减少岩骨磨除的同时获得广泛的显露，特别是对后海绵窦及其毗邻区域（图 23-9）；其手术视角有别于翼点入路（图 23-10）。在肿瘤切除前，大部分神经在脑桥池中被识别，颈内动脉 C_4～C_5 部分和展神经被识别在 Meckel 腔的下内侧壁后面。

六、技术要点

（一）外侧裂的分离

1. 硬膜下入路 骨瓣成形、硬膜剪开后就进入了翼点入路的核心步骤——分离外侧裂。分离外侧裂并没有一定的程序。肿瘤神经外科则主张先从根部分离，需要多少分离多少；而血管神经外科则主张先从远端分离，避免尚未分离外侧裂时因牵拉额叶诱发动脉瘤破裂。由于外侧裂本身变异很大，再加上不同病变的影响，因此外侧裂的分离要因人而异，选择一个侧裂静脉与额叶之间最宽阔的蛛网膜间隙进行分离，只要打开一个缺口后进一步的分离也就变得简单易行。

2. 硬膜外入路 采用硬膜外入路时，若术中颞叶牵拉较困难，可先在侧裂剪开长约 1cm 的硬脑膜，经侧裂池释放脑脊液减轻脑组织牵拉，也可在术前行腰大池置管方便术中释放脑脊液。

（二）海绵窦内肿瘤的显露

切除海绵窦内的肿瘤实质上是手术入路向颞

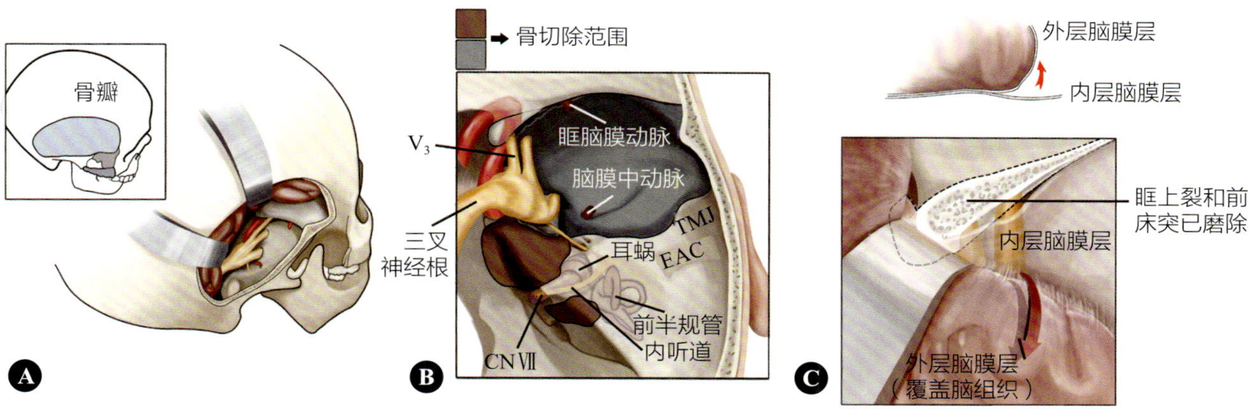

▲ 图 23-8 经扩大的颅中窝底入路开颅示意

A. 骨瓣前方至眶外侧壁水平，后方达岩嵴水平。广泛上抬颅中窝硬脑膜，显露颅中窝底和大蝶骨翼，包括眶上裂、前床突、圆孔和卵圆孔、岩骨嵴。确定弓状隆起、岩浅大神经、内耳道和岩嵴前部的位置。这就提供了颅中窝底的广泛显露，包括蝶骨和颞骨的大翼。B. 结扎和离断眶脑膜和脑膜中动脉，硬脑膜在内侧进一步升高，直到眶上裂和海绵窦被确定，V_2、V_3 和它们各自的孔也被确定。硬脑膜外磨除蝶骨大翼（包括 V_1、V_2 和 V_3 之间）的骨质，包括内耳道和 Kawase 三角区（红色）；切除外侧蝶骨，磨除前床突和眶上裂、圆孔和卵圆孔（兰色）。C. 根据肿瘤的范围，前岩质切除术通常通过磨除 Kawase 三角区来完成。在眶上裂的内侧和外侧硬脑膜之间的平面，进入 Meckel 腔和外侧海绵窦。内侧硬脑膜层可以切开，以便切除外侧海绵窦和眶上裂内的肿瘤。EAC. 外耳道；TMJ. 颞下颌关节

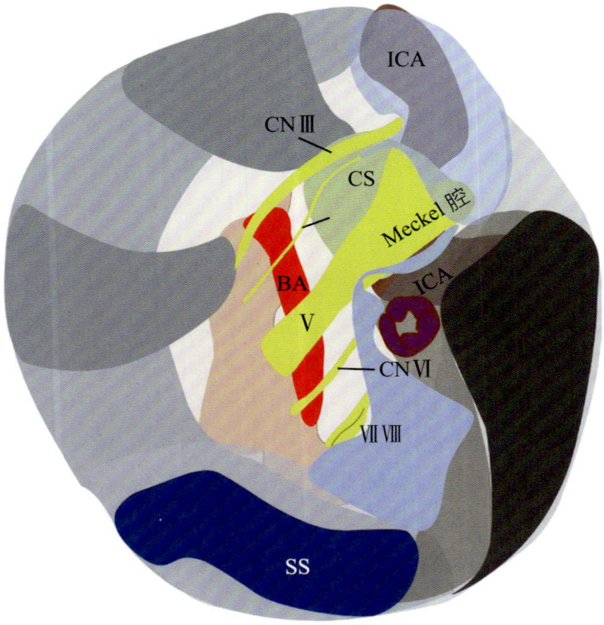

▲ **图 23-9**　改良微创联合经岩骨入路显示了该入路获得的 CS 区域的广泛显露和上下和前后轨迹。**BA.** 基底动脉；**SS.** 乙状窦；**Ⅲ.** 动眼神经；**Ⅳ.** 滑车神经；**Ⅴ.** 三叉神经；**Ⅵ.** 展神经；**Ⅶ.** 面神经；**Ⅷ.** 听神经；**ICA.** 颈内动脉；**CS.** 海绵窦

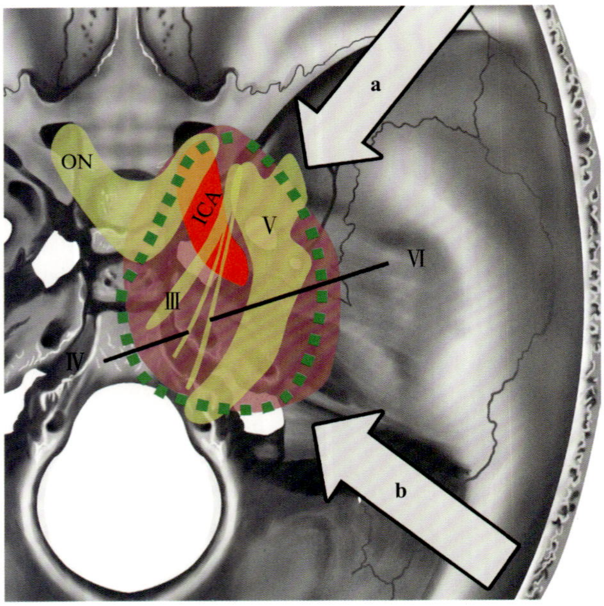

▲ **图 23-10**　通过额颞入路（A）和改良经岩骨入路（B）到达 CS 病变的手术通道

通过使用额颞入路，金字塔的顶点通过前外侧投影显露在有限的安全入口点。金字塔底部通过改良经岩骨入路显露出更宽的安全入口点。ICA. 颈内动脉；ON. 视神经

部的扩展，颞底骨质切除就尽可能靠近显露中颅底（颧弓为标志），颞骨鳞部的骨瓣亦应显露充分。大型海绵窦内肿瘤，往往将颞极组织压迫成一薄层，可预先将该薄层颞极组织切除，以免造成不必要的颞叶牵拉损伤。

（三）蝶顶窦引流静脉的处理

蝶顶窦引流静脉是侧裂浅静脉的主要回流静脉，一般分为多支汇入蝶顶窦，少数汇入蝶岩窦或蝶基底窦。侧裂浅静脉主要与引流入上矢状窦的 Trolard 静脉、引流入横窦的 Labbé 静脉相吻合，所以大脑侧面的静脉回流若以 Trolard 静脉或 Labbé 静脉为主，表现为这两支静脉粗大，而蝶顶窦引流静脉细小，这种情况下该引流静脉是可以离断的。多数情况下该引流静脉由于海绵窦内肿瘤的推挤不会阻碍对肿瘤的显露，但若海绵窦内肿瘤偏小且位于海绵窦内的前部则有可能阻碍对肿瘤的显露，此时需要细心分出侧裂静脉。

（四）肿瘤切除

1. 肿瘤切除的要点

(1) 硬膜外显露技巧：充分显露海绵窦及出、入其内的脑神经及血管，使病变显露更加充分，有利于在直视下切除肿瘤，并避免伤及窦内、外的重要结构。额颞开颅，磨除蝶骨嵴外侧，实现眶外侧和眶上裂（SOF）的完全骨性减压。圆孔和卵圆孔完全打开，确保 3 支三叉神经分支的减压。从外侧向内侧的方向上抬起颅前窝、颅中窝硬脑膜，即改良的 Kawase 入路，进入神经分支及其孔。此时，根据肿瘤的大小和视神经的压迫程度，眶顶的骨质增生可以切除，并进行硬膜外的前床突磨除。

(2) 海绵窦硬膜间分离：采用 Hakuba 方式从硬膜外抬起颞底硬膜，从海绵窦的外侧硬膜壁分离。在硬膜间将海绵内和海绵外的肿瘤分离出来，将穿过海绵窦外侧壁的脑神经减压，显露累及的颞叶硬膜内的肿瘤，以便随后切除。

(3) 硬膜内显露分离：根据需要将外侧裂分开，以完成对整个累及硬脑膜的显露。肿瘤的硬膜内部分从“安全”区域最大限度地肿瘤切除，最不可能产生神经血管损伤，切除受累的硬脑膜，进行充分的海绵窦内或附近的任何其他神经的减压。如果由于视神经管狭窄，也建议首先进行硬膜开放和肿瘤部分切除、减压。肿瘤内减压后，使视神经和鞍上

池游离。肿瘤的颅中窝部分同样进行减压，直到在肿瘤的后缘发现正常的硬脑膜为止。

(4) 分离颈内动脉：肿瘤对颈内动脉的影响程度需在术中依具体情况进行判断，如肿瘤包绕不甚紧密，可小心地分离和全切除瘤组织；对于脑神经和颈内动脉已被肿瘤包裹，分离肿瘤过程中仔细辨认脑神经和颈内动脉，正确识别其走行，避免损伤，也可以用神经电生理检测仪检测，确定其具体位置，正确识别走行。肿瘤与颈内动脉粘连过于紧密，则不宜强行全切除肿瘤。作者也不尝试激进的切除海绵窦内质地较硬的脑膜瘤，尤其是在海绵窦段 ICA 被肿瘤浸润和术前无脑神经功能障碍的情况下。

(5) 瘤内减压，分块切除海绵窦内肿瘤

①在肿瘤切除过程中，常需联合运用精细的显微解剖器械，以及长的薄棉片，切开肿瘤包膜，在瘤内从中央到周边逐一地吸除实质性瘤组织，最后将肿瘤包膜从海绵窦壁上游离、切除（图 23-11A）。利用吸收性明胶海绵或止血纱布填塞止血。

②如脑膜瘤包膜完整，与周围结构粘连不紧密，通过一个三角显露出肿瘤之后，阻断供瘤血管，先用 CUSA、环形刮匙和活检钳逐步在瘤内切除肿瘤，最后将肿瘤包膜游离切除。如果肿瘤硬膜内部分很大，并向鞍上扩展，按常规方法弧形切开额颞叶表面硬膜，将脑膜瘤的海绵窦外部分与脑组织解剖分离。

(6) 切除 Meckel 腔的肿瘤：从肿瘤后面的正常硬脑膜到动眼神经打开硬脑膜的第 2 个切口，显露颅中窝的海绵窦外的肿瘤，允许对肿瘤的这一部分进行整体切除。有选择地切除封闭于海绵窦和 Meckel 腔的肿瘤。这些部位的肿瘤切除时应特别注意从侧面进入海绵窦，以保护颈动脉、避免刺激第Ⅲ对脑神经和第Ⅵ对脑神经。如果没有获得神经监测信息，肿瘤切除可以结合的刮匙、超声吸引器和进行操作。

2. 特殊情况的海绵窦肿瘤切除

(1) 继发性海绵窦脑膜瘤切除：切除继发性海绵窦脑膜瘤需优先切除海绵窦外的肿瘤，再找到进入海绵窦的肿瘤通道，打开海绵窦壁，扩大肿瘤通道，显露海绵窦内的肿瘤，沿神经和血管方向保守性切除海绵窦内部肿瘤是治疗继发性海绵窦脑膜瘤的合理策略。继发性海绵窦脑膜瘤通常在贴近海绵窦外侧壁处存在解剖平面，因此可以更大胆地将肿瘤从神经结构处分离。

如海绵窦型岩斜脑膜瘤与海绵窦外侧壁脑神经粘连紧密，脑神经根被拉长并推向外侧。均应先离断脑膜瘤的基底，注意避免损伤被肿瘤拉长的脑神经根，硬膜下行肿瘤内减压后，沿神经根切开海绵窦腔，切除腔内肿瘤，这有利于尽可能切除肿瘤的同时，减少对脑神经的损伤。

(2) 沟通性海绵窦脑膜瘤的处理：海绵窦脑膜瘤，可通过眶上孔、颅底的孔道向海绵窦外生长，形成颅内外沟通性海绵窦脑膜瘤，肿瘤通道的存在给我们提供了最可行的、实用和安全的手术通道。如果肿瘤浸润 Meckel 腔，切开三叉神经节上方的硬脑膜，向后方找到肿瘤并切除。

3. 肿瘤切除程度的选择

(1) 原则：海绵窦脑膜瘤的切除程度一直有争议，应该在保护好颈内动脉和脑神经的前提下，最大限度切除肿瘤。对于 Sekhar Ⅰ级、Ⅱ级尽力全切，也比较容易做到全切除；Ⅱ级、Ⅲ级肿瘤颈内动脉被包绕，在界面欠清楚的情况下要避免超出视野外的锐性分离，尽可能多的剥离肿瘤，减少残余肿瘤体积，必要时术中多普勒超声定位颈内动脉位

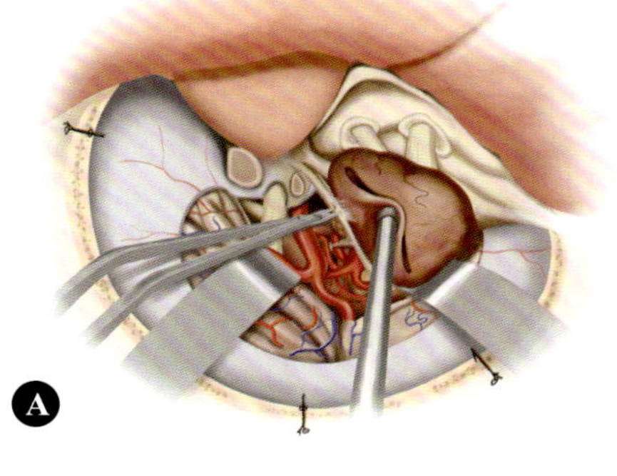

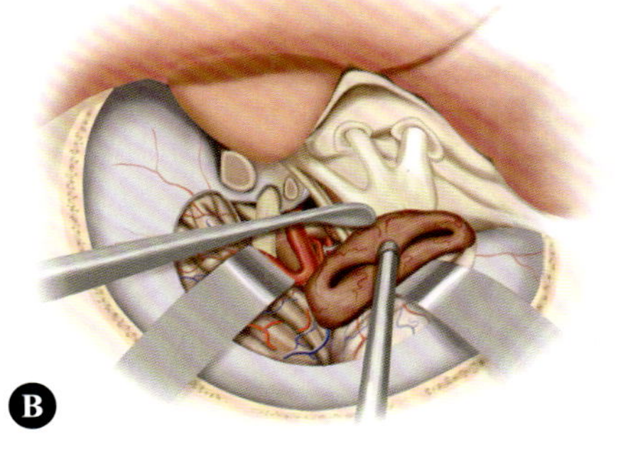

◀图 23-11　海绵窦内肿瘤切除

A. 分离海绵窦内侧壁与其内的肿瘤；B. 海绵窦内肿瘤与神经分离方法

置；Ⅳ级、Ⅴ级海绵窦区脑膜瘤，与周围组织粘连严重，不考虑勉强切除。

(2) 选择性肿瘤切除：Gozal 等（2019）认为无论是否采用 SRS 辅助治疗，次全切除加保守减压手术治疗海绵窦脑膜瘤是有效的治疗策略，可以较好地控制肿瘤，并降低神经损伤的风险。

①目的：非侵袭性肿瘤切除，主要是对垂体、视神经、CS 神经、Meckel 腔和脑干进行减压。另一个目标是在残留的肿瘤和视神经通路之间建立一个＞2mm 的间隔，以便为立体定向放射外科手术提供一个安全的边界。然而，肿瘤的坚固性和微血管与视神经的粘连通常阻止了这种侵袭性的切除。在许多情况下，特别是沟通性、复发性海绵窦脑膜瘤，或者肿瘤质地坚硬、肿瘤纤维结构丰富，常常会阻碍肿瘤的实质性切除。

②理由：海绵窦脑膜瘤由于其对颈内动脉外膜和窦内脑神经鞘膜的浸润，术中损伤颈内动脉和海绵窦内脑神经风险会很高，为了防止损伤颈内动脉，术中须根据肿瘤的分级来决策选择肿瘤的切除类型。

③适应证：从海绵窦外计划性“安全”的次全切除肿瘤和伴随神经减压的手术策略适用于 Hirsch 2 级。

④操作技巧：可采用额颞走廊，结合 Dolenc、Hakuba 和 Kawase 技术，进入海绵窦的顶部和侧壁。文献报道，减压手术的效果很好，术后半数以上的患者眼压改善，55% 的患者术后视力改善，术后出现新的脑神经功能障碍明显降低，而且主要是暂时性的脑神经功能障碍。同样，肿瘤控制率仍然很好，复发率也没有明显增加。Pichierri 等（2009）对 123 例海绵窦脑膜瘤通过各种手术途径对海绵窦外部分进行了次全切除，平均无进展生存期为 4.7 年。证实了更保守的显微手术治疗海绵窦脑膜瘤的安全性和有效性，以及海绵窦和视神经减压对功能恢复的重要性。

(3) 个体化切除肿瘤

①保持清晰的解剖界面：分离海绵窦外侧壁时，需维持在正确的解剖层面避免进入硬脑膜下，保留神经鞘膜的完整。保留神经鞘膜可减少术中对神经的机械性损伤。

②海绵窦肿瘤常包裹、移位神经血管结构，在充分辨认神经结构后，沿神经间隙切除肿瘤，不过分强调沿某具体三角进行切除，先行瘤内减压，再逐渐松解、移位脑神经，再做进一步探查。

③原发性海绵窦脑膜瘤和侵袭性继发性海绵窦脑膜瘤的治疗通常需要多途径治疗，试图全切除或近全切除涉及海绵窦常常不成功，并且易产生新的脑神经病变和其他手术并发症。

④对局限于海绵窦外侧壁内的肿瘤常可达到满意的镜下全切，但切除海绵窦外侧壁起源的肿瘤时，要注意肿瘤的内壁即海绵窦外侧壁的内层，此层内膜较硬膜层薄，其内有第Ⅲ、Ⅳ、V_1 对脑神经经过。

⑤硬膜内外入路的联合应用：海绵窦脑膜瘤往往同时累及海绵窦及其邻近区域，单纯硬脑膜外或硬脑膜下入路并不能获得较好的手术效果，需要在术中根据实际情况，合理地联合采用硬脑膜外或硬脑膜下入路，以达到最佳的显露。

⑥严重纤维化的肿瘤、有明显钙化的肿瘤，实际操作中无法安全的从神经血管结构中分离和全切除肿瘤，此种情况下避免无效地尝试肿瘤全切除。

⑦在海绵窦前部，走行在海绵窦的诸脑神经紧密包裹在一起穿过眶上裂，因此累及眶上裂的肿瘤往往难以全切。

(4) 影响肿瘤全切除的因素

①肿瘤的质地及侵袭性：动脉、神经与肿瘤的包绕或粘连程度是影响全切除肿瘤的关键，但病变质地软硬以及术者显微操作技巧同样在病变切除程度上起到重要作用。

②海绵窦内出血：海绵窦内出血有时非常汹涌，无法保证清晰视野，导致肿瘤残留。术中如果遇有海绵窦出血汹涌，则沿肿瘤包膜的海绵窦内填塞吸收性明胶海绵卷，必要时更换粗头吸引器，较快速切除肿瘤。

③肿瘤累及的范围：在海绵窦前部，走行在海绵窦的诸脑神经紧密包裹在一起穿过眶上裂，因此累及眶上裂的肿瘤往往难以全切。

④手术和放疗史：二次手术和放疗也是影响肿瘤全切的重要因素。

（五）控制颈内动脉

术中为了达到肿瘤的满意切除，应确保能全程控制颈内动脉（颈内动脉岩骨段，海绵窦段，床突上段），直至接近颈内动脉被肿瘤包绕的部位，避

免术中误伤血管，最大程度降低术中大出血的风险。为此，翻起颅中窝硬膜后，在Glasscock三角内显露颈内动脉岩骨段。仅在打算对肿瘤行激进性的切除时建议这么做。翻起颅中窝硬膜时，脑膜中动脉也要被电凝切断。

需避免牵拉岩浅大神经以避免损伤膝状神经节，损伤后会导致面瘫。显露颈内动脉需要先识别岩浅大神经（GSPN），Glasscock三角的3个顶点分别是面神经裂孔、卵圆孔的前面和岩浅大神经与下颌神经外侧部的交汇点。这个三角形骨质覆盖颈内动脉，在此三角区域内，持续的冲水并以金刚钻磨除颈内动脉周围的骨质便可显露颈内动脉。这个区域的骨质通常是裂隙状的。在颈内动脉岩骨段置一个临时阻断性球囊或阻夹，近端控制颈内动脉（图23-12）。或者，更常用的方法是，向颈动脉管内插入Fogarty导管。当需要近端控制时，可向颈动脉管内的球囊充气来阻断颈内动脉。远端控制可以通过显露颈内动脉的床突下段来完成。打开眶上裂可完成这一显露。

（六）海绵窦切开与止血

1. 海绵窦外侧壁的切开部位及方法 病理状态下海绵窦外侧壁的切开很难按照正常的海绵窦三角（床突三角、动眼神经三角、滑车上三角、Parkinson三角）切开，往往寻找海绵窦外侧壁被肿瘤顶起的最薄弱、最突出的部位切开，而且是仔细逐层切开，中间遇到细的三叉神经根丝，能分离保留的尽量予以保留，实在不能保留的可予以离断，切到后内侧硬膜（接近动眼神经三角）时更应小心，以免损伤动眼神经，甚至应尽量避免在该处切开海绵窦外侧壁。

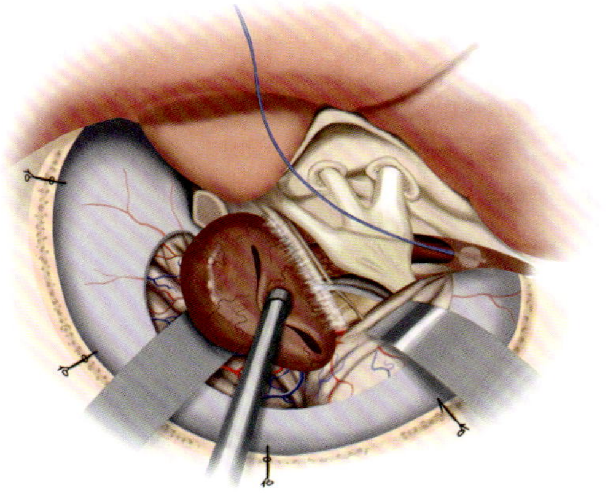

▲ 图23-12　岩段颈内动脉近端临时阻断示意

2. 术中止血 术中抬高床头20°位，可有效降低窦内静脉压。

(1) 填塞止血：在海绵窦开口周围使用薄层吸收性明胶海绵和双极凝血逐渐控制出血。肿瘤切除后海绵窦腔存在巨大空间，用吸收性明胶海绵或脂肪块移植填塞，也可有效地控制出血。填塞物以保证空间不挤压海绵窦即可。

(2) 止血纱布或凝血酶海绵止血：采用微纤维胶原止血剂或纤维蛋白胶轻轻按压开放的CS，可达到安全有效的止血效果。静脉性渗血不明显时，术中采用一小块止血纱布或凝血酶浸泡过的吸收性明胶海绵轻柔压迫填塞，并用棉片轻轻覆盖，即可很容易地控制静脉性出血，切忌用大块吸收性明胶海绵盲目填塞，不仅容易损伤海绵窦内的重要结构，而且不利于肿瘤的游离和清除。在V_1和V_2之间注射纤维蛋白胶可消除CS外侧腔，而在后壁与ICA的海绵窦后段之间注射则可消除CS内侧腔，从而有助于在手术过程中观察并减少失血量。流体明胶的使用使海绵窦止血更便利。

(3) 术中应避免伤及颈内动脉：如有损伤，可行修补或重建。术前对颅内侧支循环的评估（DSA压颈或球囊闭塞实验），了解肿瘤对颈内动脉的影响，观察是否存在有压迫、包裹和缩窄，做到心中有数，可预防术中动脉的意外损伤。

(4) 肿瘤切除后的海绵窦止血：肿瘤切除后海绵窦内适当填塞吸收性明胶海绵进行压迫止血，并对显露出的颈内动脉起到支撑作用，切开的海绵窦外侧壁必要时可用可吸收缝线予以间断缝合1～2针，强化吸收性明胶海绵的支撑和压迫止血作用。

（七）海绵窦内血管和神经的保护

1. 神经保护 海绵窦内神经主要包括走行于海绵窦外侧壁的动眼神经、滑车神经、眼神经及走行于海绵窦内的展神经、颈内动脉交感丛。由于肿瘤的挤压和包裹作用，海绵窦外侧壁上的脑神经发生移位和扭曲；同时，海绵窦三角间隙充填闭塞、神经血管结构变形、移位，使得手术者对海绵窦三角间隙及神经血管结构的辨认增加困难，CSM术后脑神经麻痹发生率高。肿瘤压迫动眼神经、滑车神经和展神经引起的术前神经麻痹，在肿瘤有效减压后可明显改善。肿瘤切除的程度与脑神经功能障碍恢复的机会不一定成正相关。因此，对于术前受压导

致脑神经功能障碍者，保守性次全切除肿瘤和脑神经充分减压是明智的选择。

术中使用显微剥离子及锐性分离（图23-11B），避免对神经的牵拉损伤，这一点很重要。

2. 血管的保护 海绵窦内的动脉主要包括颈内动脉及其两大分支：脑膜垂体干、下外侧干，常被CSM所压迫、包裹，术中需仔细分离。激进的侵袭性海绵窦肿瘤手术主张全切除CSM，可连同海绵窦段颈内动脉及其分支一并切除，术毕行颈外动脉—颈内动脉旁路。但该方法术后颈内动脉痉挛、破裂等致死性并发症发生率较高。CSM与颈内动脉及其分支间常存在蛛网膜界面，术者可据此界面从动脉表面仔细分离肿瘤。当肿瘤侵犯动脉外膜时，术者不应过度追求肿瘤全切，可在动脉表面保留薄层肿瘤，以免损伤颈内动脉及其分支（图23-13）。

七、海绵窦脑膜瘤手术的注意事项

（一）前床突磨除和打开视神经管

存在以下情况时，需要硬脑膜外磨除前床突、打开视神经管：①颈内动脉被肿瘤包绕难以辨认，磨除前床突，显露床突段颈内动脉便于寻找、辨认颈内动脉行走轨迹。②眶-海绵窦型脑膜瘤，肿瘤有眶内和视神经管侵袭者，磨除前床突和打开视神经管，对视神经进行减压。③为增加颅后窝显露，需移位颈内动脉者，磨除前床突。

（二）保持正确的分离界面

分离海绵窦外侧壁时，需维持在正确的解剖层面，避免进入硬脑膜下，保留神经鞘膜的完整，以便保护神经功能。保留神经鞘膜可减少术中对神经的机械性损伤。海绵窦肿瘤常包裹、移位神经血管结构，海绵窦诸三角发生变化，在充分辨认神经结构后，沿神经间隙切除肿瘤，不过分强调沿某具体三角进行切除，先行瘤内减压，再逐渐松解、移位脑神经，再做进一步探查。硬脑膜外入路之所以比硬脑膜下入路更有利于保护神经血管，就是因为在翻开海绵窦外侧壁后能够早期辨认神经血管结构。

（三）不要放弃尝试全切除

1. 理由和意义 肿瘤的切除程度与术后是否复发密切相关。Sindou等（2007）报道100例单纯手术治疗的海绵窦脑膜瘤的长期预后，发现全切除没有复发，未经全切除的患者，肿瘤控制率为86.7%。De Jesus等（1996）报道119例海绵窦脑膜瘤，完全切除的肿瘤复发率为10%，而未完全切除的肿瘤进展率为15%。

为了最大限度减少海绵窦脑膜瘤术后复发，术者在术中应该努力尽可能做到全切除，至少做到次全切除。就算没有达到全切除，也可以术后辅助高剂量的放射治疗，而不必担心放射线相关的视神经病变。全切除术后肿瘤的良好结果是可以预测的，在过去的30年里，大量的研究已经相当一致地证明，积极手术全切除，可以获得良好的肿瘤控制率。

作者的理念是：①不放弃肿瘤全切除，但也不激进地进行侵袭性肿瘤切除；②不要把CSM的预后全部寄希望于术后的立体定向放射治疗；③术中对于被肿瘤浸润的硬脑膜也应尝试去切除和肿瘤减容，或者最起码是烧灼。

2. 根据肿瘤与颈内动脉的关系选择切除程度 Sekhar认为Ⅰ和Ⅱ型肿瘤，可以做到肿瘤全切除。即使是Ⅲ型，肿瘤完全包绕颈内动脉，也有约50%的肿瘤并没有浸润颈内动脉，肿瘤和颈动脉是可以分开的。海绵窦手术引起的眼肌麻痹，90%以上可以恢复的。如果肿瘤和颈内动脉无法分

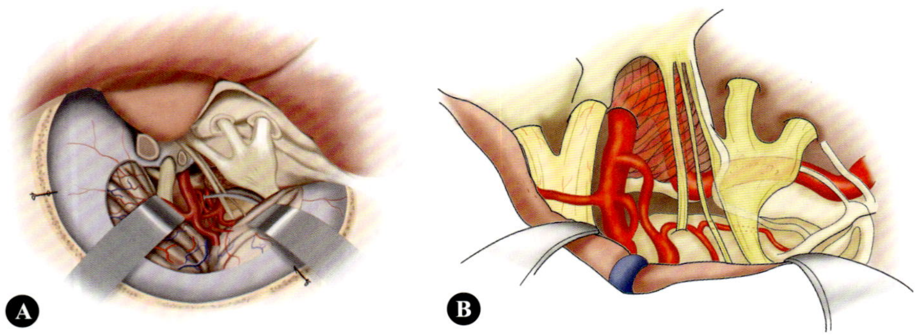

◀**图23-13 保护海绵窦内神经血管结构**
A. 海绵窦脑膜瘤全切除，神经和血管均得到有效的保护；B. 海绵窦内肿瘤切除后显示海绵窦内结构

开，也有作者主张一并切除受累的颈内动脉，术后做颈内动脉搭桥或静脉移植置换。文献报道通畅率可达 98%。当然，术前须做 BOT 试验，判断颈内动脉阻断后果。但这种激进的手术策略，作者并不认同。

3. 不能全切的原因　海绵窦脑膜瘤许多与手术治疗相关的并发症可能是由这些肿瘤倾向浸润海绵窦内动脉和神经的原因。Kotapka 等（1994）组织学证实海绵窦脑膜瘤确实侵犯颈动脉，发现 42% 的海绵窦脑膜瘤有肿瘤浸润颈内动脉的迹象。同样，Larson 等（1995）也发现肿瘤侵犯脑神经的组织学证据，Sen 等（1997）尸检发现三叉神经、颈内动脉和垂体受侵犯的组织学证据。因此，完全切除肿瘤可能是不可行的。

（四）并发症的防治

1. 并发症的发生率　Knosp 等（1996）手术治疗的 57 例海绵窦脑膜瘤，发现展神经恶化（2%）、14% 的动眼神经、21% 的三叉神经和 58% 的滑车神经恶化。他们认为“应尽早进行手术，以保持或改善动眼神经功能”。Sindou 等（2007）报道 100 例单纯手术治疗的海绵窦脑膜瘤的死亡率为 5%，2% 有“严重的偏瘫或失语症后遗症”，脑神经功能障碍的发生或恶化率分别为 19% 的视力、29% 的眼球运动和 24% 的三叉神经功能障碍，而在海绵窦内进行更积极切除的患者中，这些发生率更高。

2. 避免损伤颈内动脉　血管损伤最常见的原因是未能确定的颈动脉或相关动脉环分支，为防止手术对颈内动脉的损伤，术前应认真分析，了解肿瘤与颈内动脉的关系，做到心中有数。术中采用实时多普勒定位颈内动脉的位置和行径，避免颈内动脉发生意外性损伤。

3. 避免脑神经损伤

(1) 注意脑神经形态位置的变化。海绵窦内的脑神经常被肿瘤挤压而变薄、移位甚至被肿瘤包裹，即使在显微镜下有时也很难辨认，因此术中应注意。由于肿瘤的挤压和侵蚀作用，海绵窦诸三角发生变化，在实际手术中已不可能区分出海绵窦解剖学上间隙或三角，应顺着进入海绵窦的神经根走行，小心分离并分块切除肿瘤，尽可能保留神经完整。

(2) 术中电生理监测引导脑神经的分离。对于脑神经已被肿瘤包裹，在小心地分块切除肿瘤过程中需仔细辨认脑神经的位置及其走行，必要时需用神经电生理监测仪监测，以确定具体位置，正确识别其走行，避免损伤脑神经。诱发电位监测第Ⅲ对脑神经和第Ⅵ对脑神经，有助于避免在神经附近电凝时的热损伤。

(3) 保护神经的血供。另外，海绵窦下动脉是海绵窦内脑神经的主要供血动脉，因此应注意保护颈内动脉海绵窦段发出的该分支动脉。

典型病例

病例 1　左侧海绵窦脑膜瘤，累及前床突

张 ××，女性，60 岁（图 23-14 至图 23-16）。主诉“进行性头痛、双眼视力进行性下降 1 年余”入院。3 个月前在外院行左眼白内障复明术，术后视力无改善，且右眼视力下降。体格检查：左眼视力 0.1，右眼 0.3。CT 平扫见左侧鞍旁、海绵窦旁巨大占位。DSA 提示左大脑中动脉 M_1、M_2 抬高，M_2、M_3 弧形向内侧移位，左颈内动脉的颌内动脉，脑膜中动脉分支为肿瘤供血。注射颗粒栓塞部分供血动脉，以线段闭塞左侧脑膜中动脉入颅段。2008 年 3 月经左眶颧 - 额颞入路行肿瘤切除术。切开皮肤、皮下至颞浅筋膜层，切开并分离右颞肌附着点，显露眉弓及额骨颧突。分别于额骨颧突后切迹、左颞上线、左颧弓根部钻孔，用铣锯开一大小约 8cm × 10cm 的额颞骨瓣，左眶外侧及左颧弓一起同骨瓣成形。骨瓣前方平前颅底。静滴 20% 甘露醇 250ml，镜下牵开侧裂，见侧裂区内亦有肿瘤。镜下先离断肿瘤基底，肿瘤基底起源于左侧海绵窦顶壁和外侧侧壁，并累及前床突。先将肿瘤从前颅底和左蝶内嵴分离出来，再打开第一间隙，从右侧第二间隙释放脑脊液，让脑组织张力降低。再将左中颅底、海绵窦顶壁和外侧壁的肿瘤基部离断，肿瘤向后已侵袭岩上窦并超过左侧岩骨嵴向左侧天幕生长，肿瘤完全侵袭海绵窦壁和中颅底，不易从海绵窦壁上分离下来，而在其他部位则容易将肿瘤基底剥离并电凝烧灼。肿瘤向内侧前方包绕大脑中动脉和大脑前动脉，镜下采用沿血管逆行和顺行相结合的方法予以分离，肿瘤后方已到大脑脚，使同侧大脑脚受压向对侧移位。镜下分块将肿瘤切除，中颅底的硬膜电凝之，将左侧海绵窦外侧壁部分剪除，游离出海绵窦内的部分肿瘤。术中对左侧动眼神经

和三叉神经眼支、上颌支和下颌支予以保护。将海绵窦内的肿瘤亦分步分离、分块切除，电凝取出，海绵窦内渗血用吸收性明胶海绵压迫止血。术后左眼视力恢复到 0.3，右眼恢复至 0.8；有一过性动眼神经麻痹，术后左眼能微睁开，出院时用力能完全睁开，眼球活动自如。

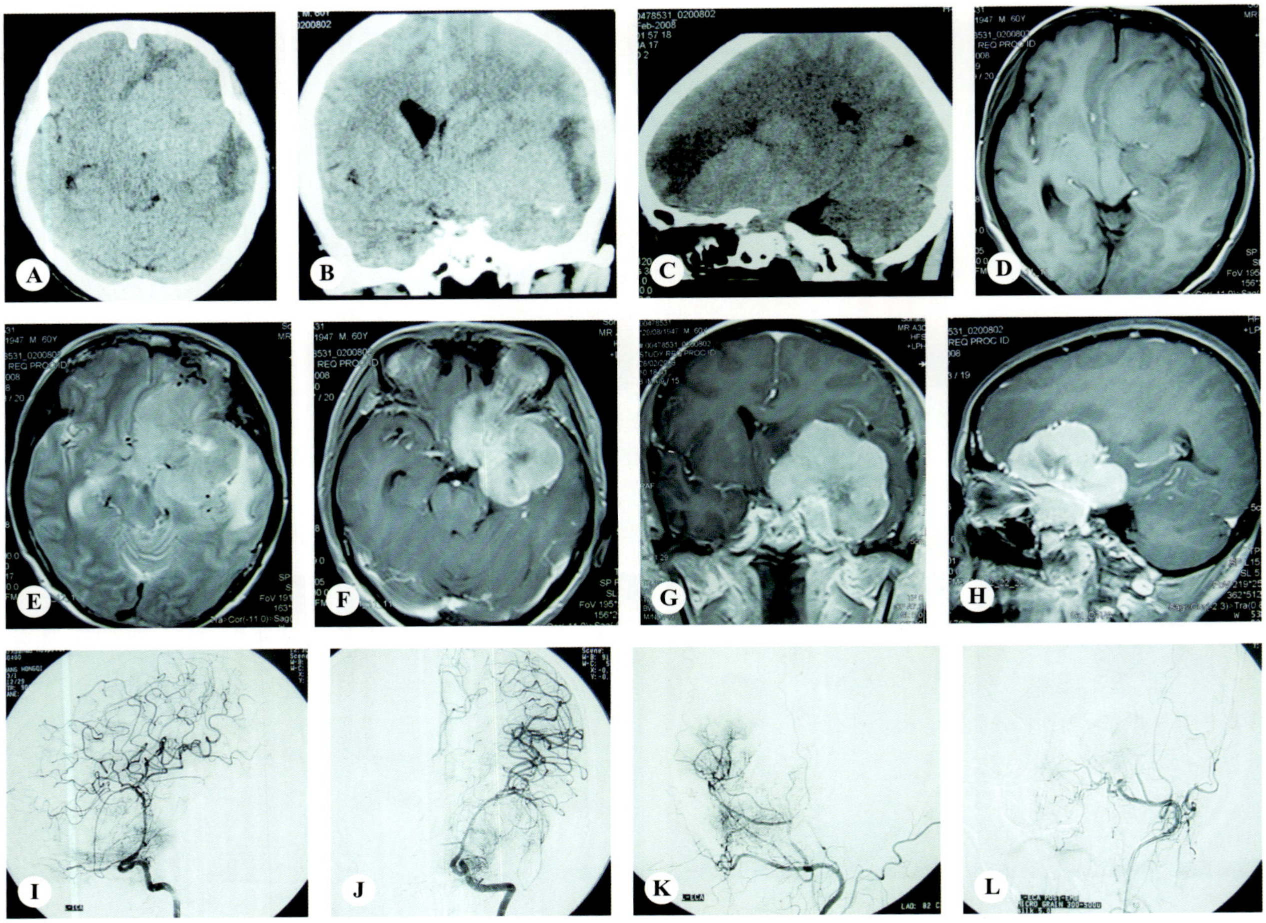

▲ 图 23-14　术前影像学检查，明确为鞍旁脑膜瘤

A 至 C. 头部 CT 平扫，见左侧鞍旁稍高密度占位，肿瘤周围有低密度脑水肿区。CT 轴位（A）；CT 平扫冠状位像显示左侧海绵窦旁有一稍高密度占位，瘤内钙化，同侧侧脑室前角受压变形移位（B）；CT 矢状位像显示肿瘤同时向前累及前床突和蝶骨平台(C)。D. T_1WI 平扫像显示左侧鞍旁巨大等 T_1 肿瘤，边界清晰。E. T_2WI 像显示左侧鞍旁稍高信号肿瘤；肿瘤内信号不均一，包绕大脑中动脉，并推挤同侧 A_1 向对侧移位；F. 增强轴位像，肿瘤向后内侧生长挤压大脑脚，使同侧大脑脚变形移位；G. 增强冠状位像，可清晰显示肿瘤跨海绵窦顶壁和外侧壁侵入海绵窦内，海绵窦内肿瘤亦强化；H. 增强矢状位像，肿瘤完全包绕海绵窦段颈内动脉。F 至 H 中肿瘤明显强化，边界清楚，但强化不均一，其内有钙化。I. 左颈内动脉造像显示颈内动脉主干受压向下移位，并和 M_1 段发出许多细小分支参与肿瘤染色，M_1 段受压拉直向后移位。J. 左颈内动脉造像显示 M_1 受压向上向内侧移位，A_1 受压未显影。K. 左颈外动脉造影显示脑膜中动脉参与肿瘤供血。L. 显示脑膜中动脉栓塞满意。I 至 L 中 DSA 显示肿瘤同时有脑外和脑内供血，颈内动脉主干和 M_1 段新生许多小分子参与肿瘤供血

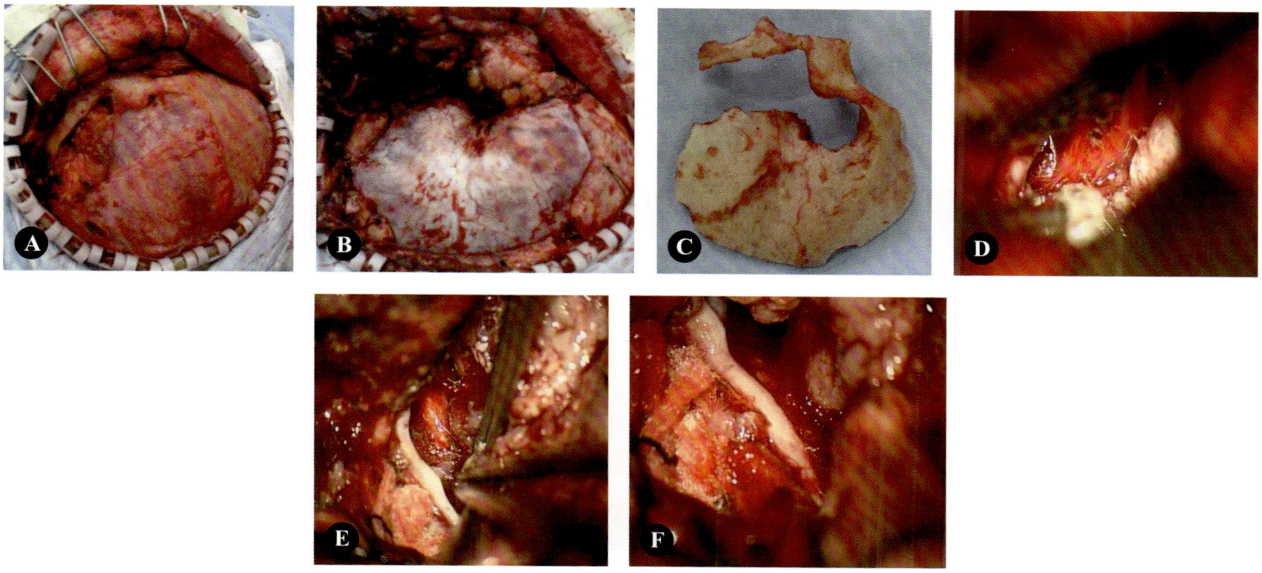

▲ 图 23-15 手术过程，术中发现肿瘤起源于海绵窦壁

A. 筋膜间分离，显露同侧颧弓、眶外侧和眉弓外侧份；B. 眶颧额颞入路；C. 单骨瓣成形；D. 电凝分离视神经与床突上段颈内动脉和前床突之间的粘连带；E. 分离被肿瘤包绕的颈内动脉分叉及同侧 A_1 段；F. 全程分离出被肿瘤包绕的 M_1 和 M_2 段

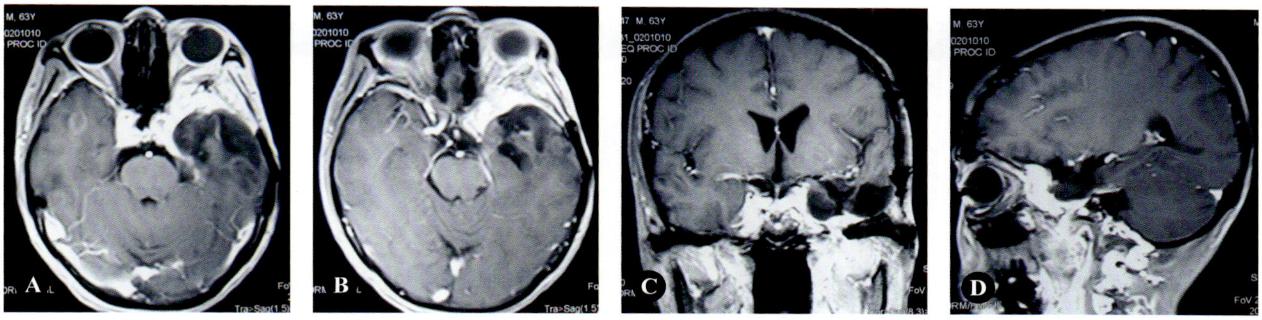

▲ 图 23-16 术后随访与复查，肿瘤全切除，未见肿瘤复发

A 和 B. 术后 3 年增强复查提示肿瘤全切除，未见肿瘤复发；C. 增强冠状位像，海绵窦内无肿瘤复发；D. 增强矢状位像

病例 2

杨 ××，女性，55 岁（图 23-17 至图 23-19）。主诉“右眼疼痛半年，右侧面部疼痛 1 个月”，刷牙洗脸易诱发，无复视。CT 提示右侧鞍旁不规则形稍高密度影，右侧蝶骨受压，局部骨质增生。MRI 见右侧鞍旁片状稍长 T_2 稍长 T_1 异常信号影，右侧海绵窦段血管被包绕，大小约 3.5cm × 2.8cm × 4.1cm，边界清楚。蝶鞍不大鞍内垂体信号未见异常。GD-DTPA 增强后见右侧鞍旁病灶呈明显均匀异常强化，肿瘤边缘可见明显的脑膜尾征。2018 年 12 月经右颞下锁孔入路切除肿瘤。术中见肿瘤基底起源于海绵窦外侧壁，有瘤结节突入 Meckel 腔，同时累及中颅底和海绵窦顶壁，将肿瘤从中颅顶和海绵窦壁上剥离下来，肿瘤附着的海绵窦外侧壁仅做电凝处理。术后疼痛症状消失，眼球活动自如，无复视。

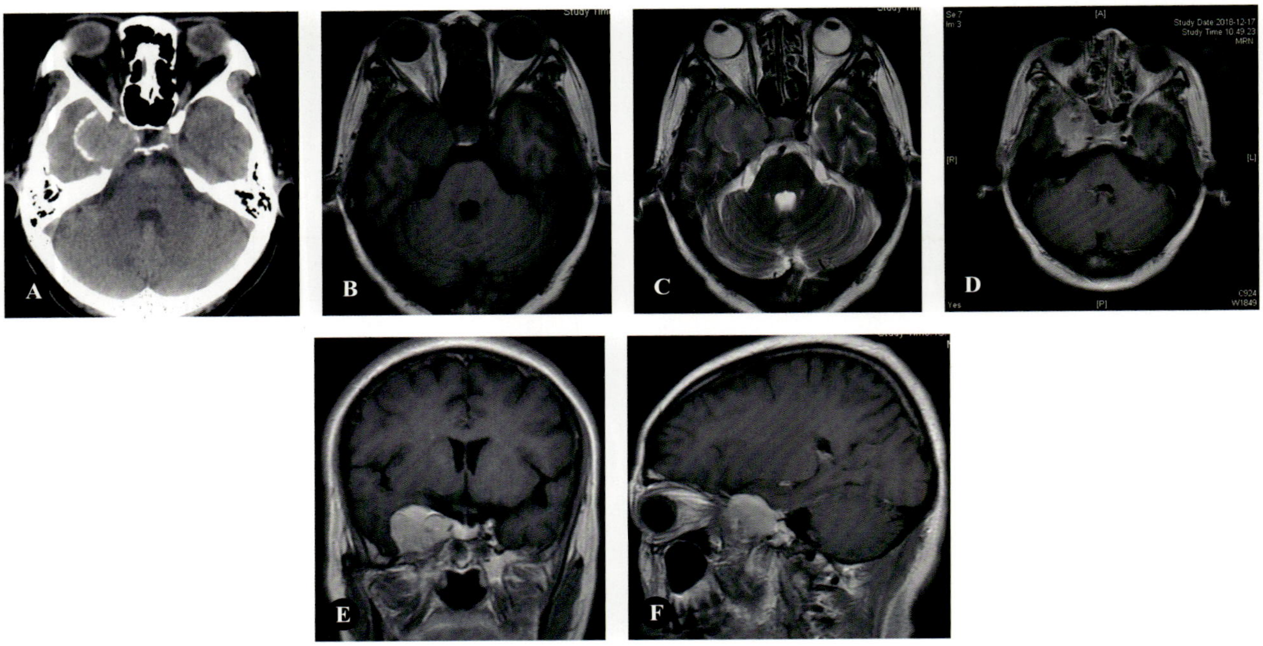

▲ 图 23-17　术前影像学检查提示，海绵窦旁脑膜瘤

A. 头部 CT 提示鞍旁稍高密度占位；B. T_1WI 平扫轴位像显示鞍旁肿瘤为稍长 T_1，肿瘤边界清晰；C. T_2WI 平扫轴位像显示鞍旁肿瘤为稍长 T_2，肿瘤与颞叶有一脑脊液带；D 至 F. 肿瘤增强明显，边界清楚，包绕海绵窦段颈内动脉，在颅中窝底查见明显的脑膜尾征；D. 增强轴位像；E. 增强冠状位像，受肿瘤压迫垂体柄向对侧移位，视交叉向上移位；F. 增强矢状位像

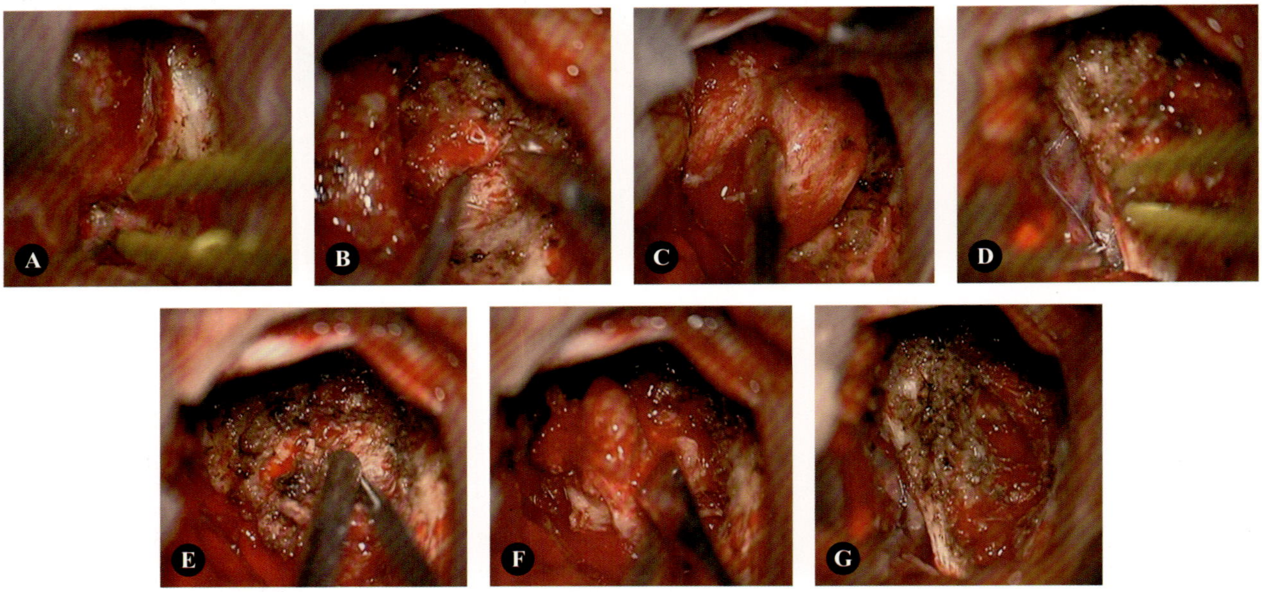

▲ 图 23-18　术中过程

A. 电凝肿瘤在中颅底上的基底和脑膜尾征；B. 离断中颅底的肿瘤基底，阻断肿瘤部分血供；C. 肿瘤分块切除，肿瘤减容；D. 电凝海绵窦顶壁上的脑膜新生血管；E. 打开海绵窦外侧壁，切除海绵窦内的肿瘤；F. 打开 Meckel 腔，将突入 Meckel 腔内的肿瘤剥离出来；G. 肿瘤切除后电凝处理海绵窦顶壁，减少术后复发的概率

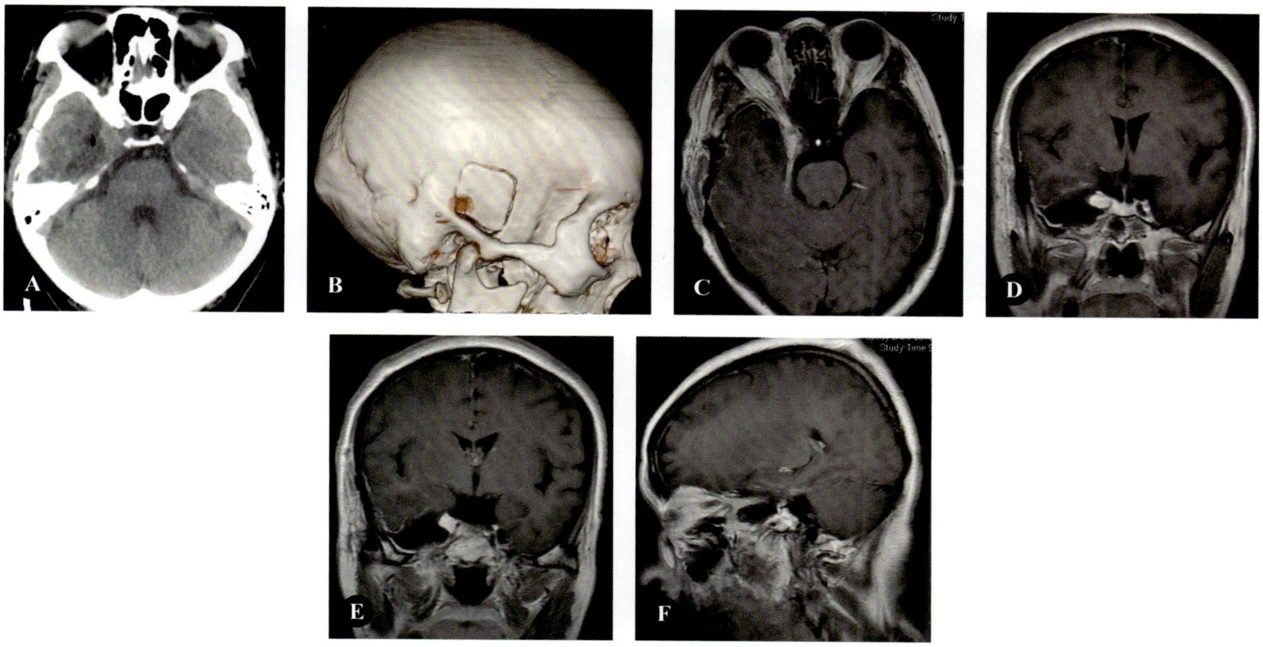

▲ 图 23-19 术后复查，提示锁孔骨瓣复位良好，肿瘤切除满意

A. 术后 CT 显示鞍旁肿瘤切除满意；B. 3D-CT 显示骨瓣复位满意；C. 术后增强 MRI 轴位像显示海绵窦前壁有强化影，可能存在肿瘤浸润；D. 增强冠状位像，累及海绵窦外侧壁的肿瘤已切除，垂体柄复位；E. 增强冠状位像显示海绵窦顶壁上的肿瘤有残留；F. 增强矢状位显示海绵窦后壁有强化，提示肿瘤可能有浸润未处理，术后需要密切随访观察

（陈立华　魏　帆）

第 24 章　颅中窝脑膜瘤的手术治疗

一、背景

（一）定义

颅中窝脑膜瘤是指肿瘤起源于颅中窝底硬脑膜，超过 75% 的肿瘤基底位于颅中窝的中央底板。岩嵴、蝶骨嵴、海绵窦和颞骨外侧面形成 MRI 所确定的颅中窝凹陷的 4 个解剖边界。影像学上，肿瘤在颅中窝底部的放射学附着面积和体积大于 75%，而超出在蝶骨嵴、海绵窦、岩嵴或颞叶外侧凸硬脑膜上附着的肿瘤小于 25%。轴向和冠状位术前 T_1 加权后对比磁共振成像（MRI）图像，可以确定肿瘤是否符合颅中窝脑膜瘤（图 24-1）。

颅中窝脑膜瘤的概念，是一个与蝶窦、海绵窦、蝶骨嵴、颞叶外侧凸起或岩嵴引起的脑膜瘤不同的临床实体。这种区别不仅仅是语义上的区别，因为认识到脑膜瘤可能主要发生在颅中窝具有重要的临床和外科意义。以往由于缺乏一个明确的定义，很多颅中窝脑膜瘤的病例被归属于其他类型的脑膜瘤中，如蝶骨嵴脑膜瘤。

海绵窦外侧壁由硬膜外层和内膜层组成，起源于 CS 外侧壁的脑膜瘤，也可归于颅中窝脑膜瘤。证据是，肿瘤起源于硬脑膜外层，开始于硬膜外侧壁之外生长，很容易从内膜层和神经中分离出来。而真正的海绵窦脑膜瘤起源于海绵窦外侧壁，在内膜层和外膜层之间生长，并侵袭进入海绵窦内，而外层硬膜完整。临床上，只有很少的脑膜瘤位于 CS 侧壁的内层和外层之间。

（二）颅中窝底的解剖特点

颅中窝底是一个复杂的区域，这个区域可以简

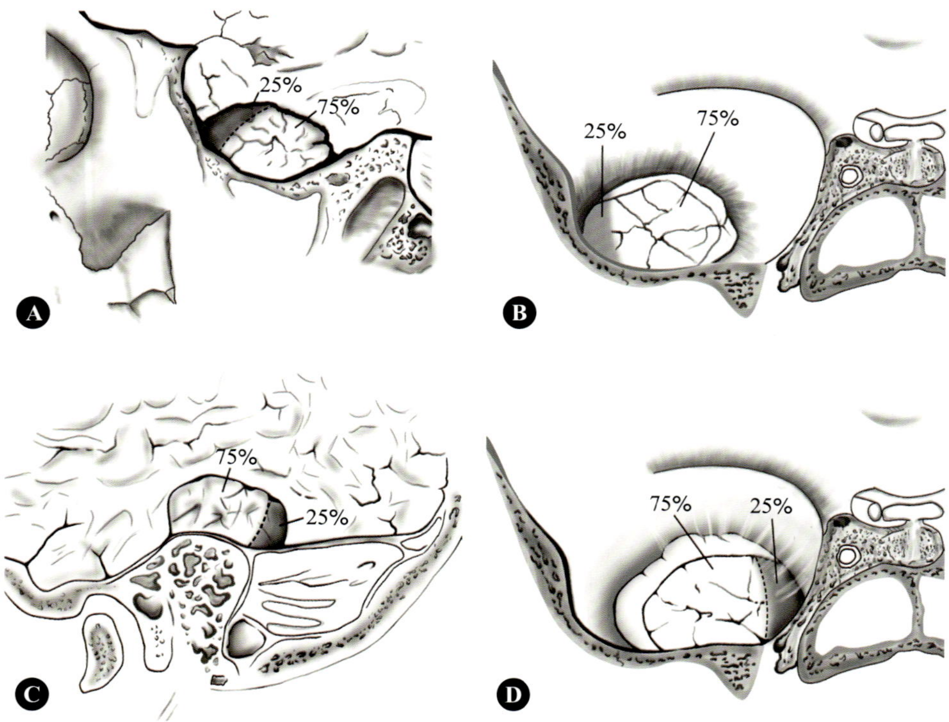

◀图 24-1　颅中窝脑膜瘤的定义

肿瘤的 75% 以上位于颅中窝底，而位于蝶骨嵴、海绵窦、岩嵴和颞叶外侧面的肿瘤部分＜ 25%。A. 蝶骨嵴脑膜瘤矢状位；B. 颅中窝脑膜瘤冠状位；C. 天幕脑膜瘤矢状位；D. 海绵窦脑膜瘤冠状位

单地表示为开放的、矩形的“碗”，有 2 个嵴，即岩骨嵴、蝶骨嵴；2 个壁，即颞叶外侧凸起和海绵窦的外侧壁。颅中窝底局部凹凸不平，与颅内重要神经（第Ⅱ、Ⅲ、Ⅳ、V_1 对脑神经）、血管（颈内动脉、大脑中动脉、海绵窦）相毗邻。涉及鞍区、海绵窦、岩斜坡区、蝶骨嵴等，位置深、解剖关系复杂，视角较小，操作空间狭小。

颅中窝底有“孔”和“道”，如眶上裂等，三叉神经节和三叉神经的三个孔道像“扇”一样平铺在颅中窝底（图 24–2），这是与毗邻颅窝联系的渠道。眼眶与颅中窝交界的眶尖外侧区位于颅中窝底前侧，毗邻筛窦、上颌窦、海绵窦及脑神经出颅孔口。因此，中颅底脑膜瘤容易形成沟通性脑膜瘤。

（三）发病率

起源于颅中窝底的脑膜瘤是一种少见的肿瘤，仅占脑膜瘤总数的 1.1%。Sharma 等（2019）回顾文献报道的 1191 例颅中窝脑膜瘤，其中颅中窝底脑膜瘤（MFM）占 32.24%，该作者报道的颅中窝底脑膜瘤是指广义的中颅底脑膜瘤。Sughrue 等（2010）报道收治的 1228 例脑膜瘤，只有 17 例（1.1%）符合“颅中窝底”脑膜瘤的诊断标准，该作者报道的颅中窝底脑膜瘤是指真正的“颅中窝底”脑膜瘤。颅中窝底脑膜瘤报道如此之少的主要原因是，未区分颅中窝底脑膜瘤和其他部位的脑膜瘤，如蝶骨翼脑膜瘤。

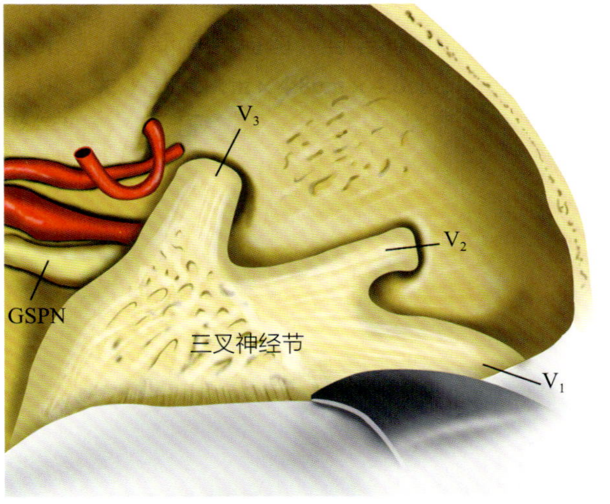

▲ 图 24–2　颅中窝底部的三叉神经节和 3 个分支，即眼支（V_1）、上颌支（V_2）、下颌支（V_3），和岩嵴像“扇”一样排列分布。GSPN. 岩浅大神经

（四）肿瘤发生与起源

颅中窝脑膜瘤是一种发生于颅中窝底脑膜及脑膜间隙细胞的良性肿瘤，多起源于颅中窝底、海绵窦外侧壁、Meckel 腔的蛛网膜颗粒，蝶骨嵴及眶上裂等邻近部位起源的脑膜瘤亦可向颅中窝底侵犯而形成主体在颅中窝底的继发性颅中窝脑膜瘤。在术前认识到肿瘤在颅中窝底附着，并在术前计划中包括处理这种附着的计划。确定这种肿瘤的起源是有帮助的，因为它可能改变手术方式，改变切除范围和 Simpson 分级。颅中窝脑膜瘤具有独特的解剖特征，可能阻止外科医生进行完全切除。

（五）肿瘤的病理解剖特征

1. 形成颅底沟通性脑膜瘤　起源于颅中窝底的脑膜瘤，常沿解剖腔（孔）隙发展成颅中窝底沟通性脑膜瘤。肿瘤生长过程中侵蚀颅底骨质或由颅底生理裂孔向颅外生长，造成沟通。眼眶与颅中窝通过眶上裂彼此相通，形成眼眶 – 颅中窝沟通性脑膜瘤。颅内、外沟通性脑膜瘤是骑跨性脑膜瘤的一种特殊类型，其中以颅 – 眶沟通性脑膜瘤最常见。肿瘤也可以破入蝶窦、颞下窝、翼腭窝，形成中颅底颅内、外沟通性脑膜瘤。Jung 等（2006）报道 2 例哑铃状颅中窝脑膜瘤，在海绵窦外侧壁的硬脑膜间扩张。颅中窝底的内外沟通性脑膜瘤需要与鼻咽癌、淋巴瘤、副神经节肿瘤、三叉神经瘤、转移瘤等疾病鉴别。目前显微手术 + 术后适形放疗是颅眶沟通性脑膜瘤治疗的主要方式。

2. 中颅底脑膜瘤的供血特点　颅中窝底外侧型脑膜瘤主要由颈外系统 – 脑膜中动脉供血为主，而内侧型脑膜瘤主要由颈外、颈内系统双重供血，尤其是眼动脉分支如筛前、筛后动脉及海绵窦段颈内动脉的脑膜支以及大脑中动脉分支供血。术前行选择性血管栓塞不能改变手术进程，也无法降低并发症和决定手术切除程度。

3. 肿瘤多部位起源　内侧型中颅底脑膜瘤可能起源于海绵窦外侧壁、蝶骨小翼，向颅中窝底内侧生长；起源于蝶骨大翼、颅中窝底外侧的脑膜瘤，向颅中窝底外侧生长，成为外侧型脑膜瘤。内侧型颅中窝脑膜瘤毗邻重要的血管、神经以及海绵窦，血供丰富；肿瘤的进一步生长，蛛网膜间隙逐渐消失，肿瘤推挤、包裹、侵蚀视神经、动眼神经。内侧型脑膜瘤将颈内动脉或大脑中动脉 M_1 段向内上推挤，少数将动脉包裹。

4. 跨多个区域生长　大型脑膜瘤可跨越多个生理解剖区域，如同时累及前颅底、眼眶和蝶窦，鞍区和上斜坡、颞下窝等。因此，在制订手术方案时要认真研究分析肿瘤走向和特点，确定最佳的手术入路、切除方式、受累神经和血管的保护，以及受侵蚀硬膜和骨质的处理等。

二、术前评估与准备

颅中窝脑膜瘤手术入路纵然关键，而术前对肿瘤与周围血管、颅骨关系、肿瘤侵袭范围、海绵窦的受累程度做到详细掌握，有助于对肿瘤相邻结构的保护，对减少术中出血，提高肿瘤全切率、改善预后也具有重要的临床意义。

（一）临床评估

颅中窝脑膜瘤早期往往没有症状，超过60%的患者表现为复合的症状或体征，有多种临床症状，这很可能是由于这些肿瘤位于颅中窝中的中心位置。术前三叉神经功能障碍不到1/3。在诊断前似乎生长得相当大，并且经常出现非特异性症状。

（二）术前影像学评估与准备

尚无很好方法来预测脑膜瘤与被其包裹的脑动脉之间是否存在蛛网膜界面，然而如何安全地找到被肿瘤包裹的脑动脉是手术成功与否的关键。实施头颅CT、CTA、MRI三维增强等检查，可以明确肿瘤的位置、肿瘤大小、肿瘤形态、肿瘤的类型、肿瘤周围组织等情况，判断肿瘤基底的位置及肿瘤与海绵窦和颈内动脉及其分支的关系，包括肿瘤是否包绕颈内动脉系统，肿瘤是否累及颅底骨质和向颅外侵袭。对手术入路的设计、肿瘤切除程度及手术效果的评估都有重要的指导意义。如果骨质破坏严重，要考虑行颅底重建；若骨质增生明显，需用磨钻磨除增生骨质。

（三）手术入路的选择

1. 手术入路选择原则　颅中窝脑膜瘤的肿瘤基底主体位于颅中窝底部，位置低，手术入路的正确选择和肿瘤基底良好的显露是颅中窝脑膜瘤手术成功的关键，总的原则是选择最易接近病变、便于显露、利于切除肿瘤及对重要神经和血管进行保护，随着显微神经外科技术和颅底外科技术的成熟，手术入路的选择逐渐向微创化、个体化趋势方向发展。

2. 手术入路选择方法　根据肿瘤的位置、大小和周围组织结构关系来决定。内侧型颅中窝脑膜瘤，手术入路包括翼点入路、眶－颧入路、颧弓－翼点入路。骑跨型肿瘤穿过眶上裂向眶内生长或累及海绵窦、甚至体积过于巨大时，选择翼点就存在许多的不足之处，可选择额颞眶颧入路。

（四）颅内压控制

良好的颅内压控制对神经外科手术成功是至关重要的，否则术野无法显露，强行牵拉脑组织势必造成脑缺血和脑水肿，可发生术后颅内压增高和神经功能障碍，严重者出现术后昏迷。为此，术中可采取如下措施避免或控制颅内压。

1. 体位：体位不应影响静脉回流，尤其是颈部弯曲弧度不能使颈静脉回流受到影响。同时，应适当抬高头侧的手术台面高于心脏水平，并避免增加胸压和腹压等因素。

2. 保持气道通畅：防止气道因气管插管扭曲、折叠或分泌物过多导致气道梗阻。

3. 术中过度换气：$PaCO_2$应保持在25～30mmHg。

4. 利用重力使脑组织下垂：头适当后仰，使脑底因重力而离开颅底。

5. 脱水降压：静脉快速滴注甘露醇措施降低颅内压。

6. 释放脑脊液：早期显露脑池，适当释放脑脊液，以降低脑张力，如打开侧裂池、鞍上池等。肿瘤较大时外侧裂不易解剖，可抬起额底打开视交叉池。

7. 加深麻醉和控制性低血压：对术中急性脑膨出或正常灌注压突破引起的颅内高压有效。

8. 肿瘤内减压：瘤内切除部分肿瘤组织，甚至受肿瘤压迫变得菲薄的非功能区脑组织，这远比因过度牵拉造成整个脑组织的挫伤出血要安全。

三、常用的手术入路

中颅底脑膜瘤手术治疗多采用眶－翼点、颧弓－翼点入路、眶－颧入路、颧弓－经颞下入路等。Sughrue等（2010）报道的17例颅中窝脑膜瘤，15例经翼点或眶－颧入路手术切除。

（一）翼点入路

对于大部分内侧型颅中窝底脑膜瘤均可采用经典翼点入路（图24-3）。改良的翼点入路，增加颧弓截骨术或眶颧骨截骨术，以利于显露颅中窝底。一般来说，颧弓－翼点入路用于更大的中颅底后位

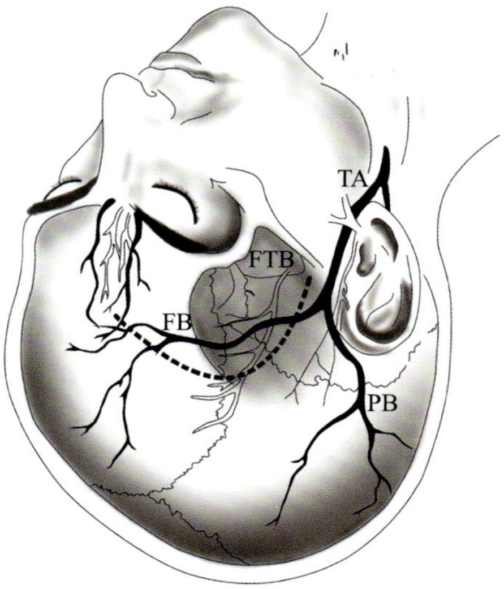

▲ 图 24-3 翼点入路皮肤切口和相关的神经血管解剖

FB. 颞浅动脉额支；FTB. 面神经额颞支；PB. 颞浅动脉顶叶支；TA. 颞浅动脉

脑膜瘤；而眶－翼点入路用于前位和中位的颅中窝脑膜瘤。

颧弓－翼点入路是在翼点入路的基础上切除颧弓，将颞肌拉到颧弓下方，彻底显露颅中窝底。去颧弓的作用主要是实现沿颅中窝底的平坦轨迹进行肿瘤基底的离断。经眶上裂沟通型眼眶－颅中窝底脑膜瘤，需采用眶－翼点入路，该入路是在翼点入路的基础上一并将眶上缘切除，利用颅底骨的切除和正常组织间隙，可以扩大手术直视范围，利于全切肿瘤，减少或无牵拉周围正常组织。该术式利用颅底骨的切除和正常组织间隙，可以扩大手术直视范围，利于全切肿瘤，减少或无牵拉周围正常组织，从而减少副损伤，并且最大限度地切除病变侵袭的颅骨，减少肿瘤复发的机会。

（二）眶颧入路

在翼点入路的基础上切除眶上外侧壁和颧弓，从硬膜外切除外侧部分眶顶及眶上裂。眶颧入路是在翼点入路的基础上联合去眶、去颧（图 24-4）。该入路可提供良好的显露空间，使得易于窥视肿瘤与重要血管和神经的关系，对切除肿瘤提供了条件。主要用于处理巨大型累及鞍上、前床突和蝶骨嵴内侧以及累及后床突区的脑膜瘤。

（三）经颞下入路

在耳前颧弓中点或中后 1/3 处做长约 8cm 的直切口。切口下缘达颧弓下缘 0.5cm，切开头皮至颞肌筋膜和颧弓表面，向后方剥离颧弓骨膜。切开颞肌至颅骨表面，牵开器向两侧牵开颞肌，显露颧弓根部至外耳道上嵴。颧弓根部靠近颅中窝底部钻孔，铣下颧弓上方骨瓣约 2cm × 3cm。将骨窗下方的部分颞骨磨除，颧弓中点和外耳道上嵴之间达颅中窝底水平，必要时可磨除颧弓上缘 1/3 增加显露。

在颞下入路的基础上，去除颧弓有助于扩大此入路手术视角，减轻对颞叶的牵拉，便于切除颅底病变骨质和阻断供瘤动脉，使术中出血明显减少，同时有利于脑神经的显露和保护。简单的经颧弓入路为进入海绵窦、岩尖和颞下区提供了广阔的手术通道。

四、肿瘤切除方法

处理颅中窝底区脑膜瘤面临的困难是手术空间小，肿瘤部位深、瘤体多累及重要血管和神经、并侵及颅底硬膜或骨质。针对这些特点，除选择恰当

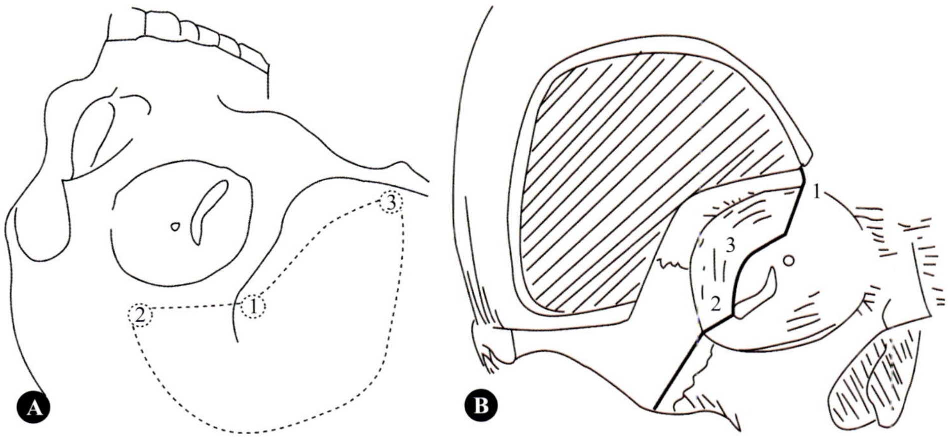

◀ 图 24-4 额颞眶颧入路，双骨瓣成形示意

手术入路外，在术中采用正确的肿瘤切除方法同样也是决定手术效果的重要措施。根据所涉及的肿瘤类型，计划手术切除以达到肿瘤安全边缘。

（一）肿瘤显露

抬起颞部硬脑膜，应用精细剥离子循脑膜中动脉分离至棘孔，将其电凝切断。再于硬膜下显露肿瘤，用薄层棉片将肿瘤与周围重要结构隔离，以防止损伤脑的重要结构和血液流入蛛网膜下腔。脑牵开器不仅使脑受压部位的血流减少，因压力传递，还可使对侧脑组织血流减少。因此充分切除颅底病变骨质或妨碍显露的骨质后，在颅底自然形成足够的空间，可在不牵拉脑组织或牵拉甚微的情况下，将肿瘤剔除。

切除中颅底脑膜瘤应强调，切口应低至颧弓，骨瓣也应尽可能的低，当肿瘤向颅后窝及斜坡扩展时，切口和骨瓣要相应的向后扩大，并切开小脑幕以利显露。只有这样才能最大限度地扩大中颅底和肿瘤的显露。

（二）肿瘤分离与瘤内切除

寻找到肿瘤表面的蛛网膜层，稍做肿瘤周边分离，棉片保护正常额颞叶皮质及外侧裂。大型颅中窝脑膜瘤，往往很难从蝶骨嵴侧看清肿瘤基底和供血动脉，故应瘤内分块切除一部分肿瘤后再离断部分肿瘤基底，肿瘤切除与离断基底交替进行。待有一定的操作空间再进一步分离肿瘤周边，从颅底侧切除肿瘤主要供血动脉。

（三）优先离断肿瘤基底

肿瘤切除时，需特别注意阻断肿瘤供血，这是手术成败的关键。确定肿瘤基底部位后，先从颞底硬脑膜外阻断肿瘤的血供，保护肿瘤引流静脉，分块瘤内切除肿瘤。首先切除外侧部分的肿瘤以达到缩减颅腔内容物，减少了对脑组织的牵拉损伤的目的，同时可较早地电凝切断海绵窦段来源的肿瘤主要供血动脉，对于巨大型肿瘤应将断离肿瘤基底和瘤内切除交错进行，离断肿瘤基底须严格贴肿瘤壁进行。

（四）肿瘤切除顺序

肿瘤切除应从颅中窝底与肿瘤的外侧交界处开始，电灼该处的硬脑膜及肿瘤，逐渐向内侧推进，继续向前、后、内侧逐渐切除肿瘤内容物及瘤壁，此时术野可见小脑幕切迹、脑干、动眼神经等。当肿瘤仅剩附着于蝶骨嵴内侧、前床突或鞍旁海绵窦上壁部分的肿瘤时，沿瘤壁分离其与周围的粘连，以双极电凝边分离边电灼肿瘤基底。

（五）外侧型肿瘤切除

外侧型肿瘤体积多较大，应将手术入路的视角尽量靠近颅中窝底，使外侧型颅中窝底肿瘤变成近似于凸面脑膜瘤。先从肿瘤的外侧面入手行瘤内切除，待肿瘤体积缩小后，再仔细分离瘤周，分块切除瘤壁，直至完全彻底将肿瘤剔除。肿瘤基底部被侵犯的硬膜及骨组织亦应一并切除，以防复发。

（六）内侧型肿瘤切除

内侧型脑膜瘤全切除的难度较大，主要是肿瘤内侧主要与颈内动脉、海绵窦、脑神经粘连，有的甚至包裹动脉，关键是如何处理肿瘤累及的颈内动脉。可采用放大倍数，仔细分离，耐心分小块切除肿瘤，对与大动脉或重要动脉粘连紧密的肿瘤组织。选择入路合理，显露清晰，无须牵拉脑组织，显微镜下能清晰辨认肿瘤与深部结构的细微关系，可避免误伤肿瘤内侧份的颈内动脉系统和视神经及动眼神经。若肿瘤包绕视神经、动眼神经，主张争取解剖保留脑神经并尽量减少刺激。

对于内侧型脑膜瘤，术者需要磨除蝶骨嵴达前床突，向上磨除眶上裂顶部，向下磨除骨质至颅中窝底水平，先于硬脑膜外将蝶骨嵴、蝶骨大翼、小翼、床突处肿瘤基底部的颈外动脉供血离断，然后剪开硬脑膜，分块切除部分颅底的肿瘤减压，顺行或逆行解剖外侧裂池。小心将肿瘤周围蛛网膜间隙打开并保护大脑中动脉、颈内动脉及视神经、动眼神经，若颈内动脉、大脑中动脉被肿瘤包裹，海绵窦被肿瘤侵犯，勿强行切除肿瘤，可借助术中超声了解血管位置。内侧型肿瘤往往向内扩展到鞍旁，多数粘连多不紧密，只要仔细分离，多不难切除。对在颈内动脉周围分离、切除操作较多者，为防止术后动脉痉挛，术后需用罂粟碱棉片湿敷 5min。

（七）颅底硬膜与骨质的处理

对硬脑膜受侵者，可延长受侵硬脑膜周围 0.5～1.0cm 切除，包括肿瘤基底周围的脑膜尾征均应电凝处理干净。对于颅底骨质受侵犯者，若颅底骨内外板全部被肿瘤侵犯，应全部切除受累骨质，直至正常的骨质为止；若颅底骨只是受侵者，需作磨钻全部磨除受侵的颅底骨质。

五、切除肿瘤的技巧与要点

颅中窝底是不同部分之间的连接，颈部和面部位于颅骨外侧，大脑位于颅骨内侧，血管和神经穿过骨孔或骨管。这 3 个层次的组织 – 大脑、颅中窝底、面部和颈部，与不同的组织学相互作用，呈现不同的临床和放射学特征，需要采取不同的手术方法和技巧，以满足肿瘤切除的需要。

（一）术中有效控制出血

1. 预防术中大出血措施

(1) 术前栓塞或术中结扎颞浅动脉。肿瘤往往有颅内外动脉双重供血，故疑为富含血管的脑膜瘤时，在开颅时可先行结扎颞浅动脉或临时控制颈外动脉，对于血管造影显示主要由颈外动脉供血，可进行超选择性栓塞治疗以减少肿瘤的血供。

(2) 术中电凝脑膜中动脉。骨瓣成形后，在磨除颅中窝底骨质时，寻找刺孔并电凝处理脑膜中动脉。

(3) 早期离断肿瘤基底。先离断肿瘤基底，肿瘤巨大，无法显露肿瘤基底时，采用切除外侧部分肿瘤与离断肿瘤交替进行。

(4) 设计合理入路。视野尽可能靠近颅中窝底，扩大显露空间，减少对脑组织的牵拉，能较近距离、多角度处理肿瘤基底，达到早期切断肿瘤的血供。

2. 肿瘤切除过程中的止血

(1) 瘤周渗血。电凝使肿瘤皱缩时，一定要适度，以防肿瘤破溃出血。有明确的静脉出血，用吸引器吸住出血静脉电凝之；寻找不到出血点的静脉性渗血可用止血纱布和海绵准确地紧贴在渗血处，上面覆盖一块棉片，用吸引器加压吸干，海绵与渗血处之间不可有血块隔开，否则不易止血。

(2) 瘤腔内出血。有明确血管的出血，需用电凝止血；如果瘤内充满血窦样组织，术中出血多，可考虑瘤内用吸收性明胶海绵窦填塞止血。

(3) 大动脉损伤大出血。此时应尽快显露该动脉的近端，阻止其出血，采用临时阻断的办法夹闭血管，然后处理破口。当破口较小时，可用双极电凝的两个镊尖放在破口两侧，用低强度电流反复电灼，直至破口被封闭为止。电凝时应不断注入 0.9% 氯化钠溶液冲洗，防止粘连。

（二）肿瘤切除程度的选择

手术入路的选择取决于肿瘤在颅中窝底的位置与头型，手术的规划和实施过程中，应注意肿瘤的多颅窝侵袭等诸方面的问题。颅中窝底和邻近部位肿瘤生长的空间狭窄，受骨、主要血管和神经的限制。在这种情况下，手术必须获得足够的空间才能安全地完成肿瘤切除。

根据肿瘤的生物学特性选择肿瘤切除的方法和程度。如果肿瘤质地较韧，很难分离，则应优先寻找和确认重要神经血管的位置与行走方向，并保护好，才能分块分离、分割切除肿瘤，以最大限度地缩小肿瘤体积；如果肿瘤质地较软，沿蛛网膜间隙锐性分离，保持蛛网膜间隙的清晰有助于避免术中误伤重要结构。

（三）寻找肿瘤包裹血管的方法

分块切除颅中窝中、外侧部分的肿瘤，沿肿瘤的上表面与脑组织间的蛛网膜界面解剖，找到从肿瘤内穿出的血管。解剖外侧裂，外侧部分肿瘤切除后，找到大脑中动脉。如果脑膜瘤与被其包裹的脑动脉之间存在蛛网膜界面，则应当争取做肿瘤全切除术；如果脑膜瘤与被其包裹的脑动脉之间无蛛网膜界面，则要看肿瘤的质地和是否侵袭血管壁，若没有侵袭血管壁，肿瘤质地较软，可用分离器依次采用顺行或逆行分离法，仔细分离出被包裹的动脉。

ICA 分叉上抬不严重的病例，沿分叉及 A_1 的前上壁向内侧部分离，切除视神经和 ICA 之间的肿瘤时要注意保护内侧纹状体动脉，注意寻找被肿瘤包裹的视神经、视交叉。对包绕 ICA 和 A_1 的脑膜瘤，可沿血管钝性分离血管和肿瘤，分块切除肿瘤，注意不要损伤 A_1 段发出的脑穿通支。如果肿瘤长入视神经管内，应磨除鞍结节及前床突后，打开视神经管，找到视神经，沿视神经切除包裹视神经及视交叉的肿瘤。

在处理累及鞍区的肿瘤时，要注意保护从 Willis 环发出，并在此肿瘤外表面走行的脑穿通支及被肿瘤包裹或挤压变形移位的垂体柄，对此部位的血管出血，不能轻易地给予电凝处理。鞍区的肿瘤宜先分块、部分切除，局部形成充分的空间后，再沿肿瘤顶部分离切除肿瘤。

（四）妥善处理肿瘤与周围重要血管神经的粘连

颈内动脉及其分支与肿瘤的关系密切，术前应尽可能做详细的影像学检查，并仔细分析了解颈内

动脉及其分支的形态、走行和分布，以判断其与肿瘤的关系，做到心中有数，在分离瘤壁与周围的粘连时，应严格紧贴瘤壁进行。分清瘤壁与血管的关系，仅以双极电凝电灼切断进入瘤内的血管，分块切除已经分离的瘤壁时避免用力牵拉，以防损伤邻近的主要动脉，如此方法，逐渐推进，以至显露前床突，视神经，找到颈内动脉，并沿其主干向远侧逐渐分离直至受累的动脉完全显露，然后在显微镜下应用双极电凝安全地从动脉上分离、完全切除与其粘连的肿瘤组织。若肿瘤与动脉粘连甚紧且难以分离，应适可而止，宁可残留少许生长缓慢的肿瘤组织，以免引起严重的后果。

（五）海绵窦内肿瘤切除

当肿瘤侵及海绵窦，包裹基底动脉及其分支，脑干软膜受侵时，无论采取何种术式，全切除相当困难，并且“过度”的切除会增加手术并发症，影响患者的生活质量。若肿瘤仅附着于海绵窦壁，可用剥离子将其剥下而保持硬膜完整，然后采用双极电凝烧灼处理；若肿瘤侵入海绵窦腔并与其粘连紧密，可抬高头位，控制血压，平行于动眼神经切开海绵窦外壁外层，选择三叉神经 V_1 和 V_2 支之间或者滑车神经和眼神经之间（Parkinson 三角）切开海绵窦外侧壁内外两层（硬膜层和神经鞘膜层），到达海绵窦内部，自后向前、自下向上顺序切除分离和切除侵入海绵窦内的肿瘤，尽量分离和切除肿瘤，但要严格注意避免损伤海绵窦内颈内动脉和脑神经。

（六）肿瘤基底硬脑膜和受累骨质的处理

处理肿瘤基底附着处是减少肿瘤切除过程中大量出血的关键，术中对于肿瘤基底部实行边电凝、边分离，逐步控制基底部血供；同时在显微镜下仔细辨认肿瘤与脑组织间的“蛛网膜界面”，并沿此界面进行分离，逐步控制周边的肿瘤供应血管。肿瘤在影像学上表现的尾征，可以是肿瘤周边硬膜血管增生、硬膜增厚所致，但更常见为肿瘤沿硬膜向周围的苔藓样蔓延。因此切除肿瘤时，不仅要彻底电凝肿瘤基底部硬膜，还要处理好肿瘤周边蔓延的肿瘤及其硬膜，必要时考虑将附着的硬膜切除。至于增生的骨质，只要充分电凝破坏，不必强求切除。Al-Mefty 通过病理学研究发现，80% 的增生骨质均有肿瘤细胞浸润，因此主张尽可能切除受累的骨质。

将肿瘤及其侵蚀的组织彻底切除是防止肿瘤复发的根本措施，术中应仔细处理受累的颅底硬膜和骨质，扩大切除肿瘤起源处颅底硬脑膜，硬膜切除程度至少要达正常 1cm，并在切除颅底病变硬脑膜的基础上，进一步扩大切除病理性增生骨。

（七）脑神经的保护

在处理海绵窦附近病变时，要注意保护动眼神经、三叉神经、滑车神经和展神经，显微镜下仔细辨认。肿瘤与视路的关系多为受压移位，粘连不甚紧密，只要仔细沿蛛网膜界面分离，均可顺利切除肿瘤，而不致损伤视路。术后动眼神经麻痹可能与在小脑幕下分离切除包裹动眼神经的肿瘤时损伤动眼神经有关。

（八）保护颈内动脉及其分支

包裹重要脑动脉的颅中窝底脑膜瘤能否做到肿瘤全切除并且避免脑动脉损伤，主要取决于脑膜瘤与被其包裹的脑动脉之间是否存在蛛网膜界面；如何安全地找到被肿瘤包裹的脑动脉。肿瘤较小时，神经血管不易被肿瘤包裹，不难辨认这些神经，然而肿瘤巨大，这些神经严重变形、“膜化”或被肿瘤包裹时，几乎不可能被辨认。此时应首先在肿瘤外侧确认无重要神经处切开肿瘤行瘤内减容，维持肿瘤与重要神经血管结构，尤其是脑干之间的蛛网膜界面。

1. 沿蛛网膜间隙分离　肿瘤大多与颈内动脉之间有蛛网膜分隔，即使肿瘤包绕颈内动脉。肿瘤对脑底大动脉的影响主要为推移或对动脉及其分支进行包绕，如两者之间有潜在间隙，动脉的保护相对容易；但是肿瘤有时直接侵袭动脉外膜，之间缺乏明确的蛛网膜界面，不可强行切除以免损伤重要动脉。

2. 锐性或钝性相结合的分离技术　瘤内充分减容后，肿瘤壁与周围神经血管结构间的粘连可自然松解，再行锐性或钝性分离。在充分游离肿瘤与神经血管之间的粘连前，应避免盲目牵拉肿瘤致脑神经损伤或动脉及其分支破裂出血。

3. 过路动脉须仔细分离　肿瘤表面的小动脉要仔细分离，准确判断是肿瘤表面的过路动脉还是肿瘤供血动脉；过路动脉要仔细分离后予以保留，供血动脉则应紧贴肿瘤或远离主干动脉一定距离处电凝切断。

4. 避免热损伤与机械牵拉损伤　在切除血管

周围的肿瘤时，尽量避免血管热灼伤或机械牵拉损伤，特别是应避免损伤脉络膜前动脉和豆纹动脉，否则术后导致脑血管痉挛、术后基底节区脑梗死。

5. 寻找被包裹血管的远、近端　从大脑中动脉的近端和远端观察其走行，确定动脉与肿瘤的关系。肿瘤包绕动脉，可以劈开肿瘤将大动脉从肿瘤中分出，然后切除肿瘤或残留部分肿瘤以保护大动脉。包绕大脑中动脉的肿瘤应特别小心地将其从肿瘤壁上分离下来，对于分离特别困难的，在保证尽量不伤及大脑中动脉及分支的前提下将与动脉粘连的小部分瘤壁保留。包绕颈内动脉的肿瘤，由于颈内动脉此时可能呈环状缩窄，不可勉强进行切除，只能进行周围肿瘤的部分切除；而有时颈内动脉未被肿瘤完全包绕，而是向内推移，此时只需牵拉肿瘤壁即可找到颈内动脉，进行包膜内切除肿瘤，并且时刻注意肿瘤与颈内动脉的位置情况，不可勉强进行切除而伤及颈内动脉和视神经。

6. 根据肿瘤的质地和肿瘤是否浸润颈内动脉来确定手术策略　未包绕颈内动脉的肿瘤与颈内动脉之间常有一层蛛网膜隔离，因此易于分离；如果肿瘤已将颈内动脉包绕，应根据肿瘤的质地和肿瘤是否浸润颈内动脉来确定手术策略。肿瘤质地较软，可将其全切除；肿瘤质地较硬韧，MRI 显示肿瘤与颈内动脉之间存在蛛网膜间隙，则可小心分块切除，或使用超声吸引器切除肿瘤，操作时应特别小心，且功率不能太大；如果仍无法切除肿瘤或 MRI 显示肿瘤与颈内动脉之间不存在蛛网膜间隙，则无须强调全切除，残留小片于颈内动脉壁上，从而避免颈内动脉的损伤。

7. 保护眼动脉　切除视神经孔内肿瘤时，注意不要损伤眼动脉。

六、术中注意事项

（一）辨明肿瘤与邻近血管和神经的关系

颅中窝脑膜瘤生长过程中，常会推挤或者包绕邻近血管和神经，这给手术全切肿瘤带来困难。术前 CTA 检查和术中观察发现周围正常血管可向瘤内长出血管，颅底硬膜，甚至骨质可在局部“血管化”为肿瘤供血。

1. 术前准确评估肿瘤供血　术前根据有关影像学资料分析肿瘤供血情况，做到心中有数。

2. 术中明确肿瘤与神经和血管的关系　术中辨明肿瘤与神经和血管的关系、确定肿瘤供血血管的来源、明确肿瘤是对邻近血管和神经造成压迫还是包绕。

3. 优先处理肿瘤供血　先对可见肿瘤血管进行处理。显露肿瘤后，对可见肿瘤血管用双极电凝烧灼，给予离断，减少肿瘤供血。

4. 先离断肿瘤基底　尽可能从颅底硬膜分离断开肿瘤。无论是颅底中线区任何部位脑膜瘤，肿瘤切除前如有可能从颅底硬脑膜分离，则有可能断绝肿瘤部分供血，给切除肿瘤带来便利。方法是窥视肿瘤后可在接近处烧灼肿瘤与颅底硬膜之粘连，逐一分离。

5. 保护瘤周蛛网膜　判断肿瘤与神经关系时，如确定神经受肿瘤推挤，要保护好神经外的蛛网膜。若确定肿瘤将神经包绕时，则在切除肿瘤时仔细保护神经。

（二）坚持分块切除的原则

颅中窝底区的脑膜瘤大多生长期较长，往往与神经、重要血管和颅底硬膜粘连，并能包绕血管和神经。因此，应采取分块切除肿瘤的原则。方法是由肿瘤包膜内，或在肿瘤显露的外侧份分块切除病变。对质地较软的肿瘤，可用瘤镊、瘤钳和吸引器，较易切除肿瘤；对质地较韧的肿瘤采用锐性切除，电磁刀能够发挥作用。按此方式尽可能多的切除肿瘤，以明显缩小肿瘤体积，为切除包膜和残余肿瘤提供便利。待切除肿瘤约 2/3 时，分离包膜和残余肿瘤与神经和血管的粘连，锐性将其切除。

（三）认真处理受累硬膜和骨质

颅中窝底脑膜瘤生长过程中可侵蚀局部的硬膜和颅中窝底骨质，其残存瘤细胞是术后复发的主要因素。Simpson Ⅰ级切除要求切除脑膜瘤的瘤体外，还要将受累硬膜和骨质切除。如骨质未受累可用单极电凝或双极电凝仔细烧灼受累硬膜，使之坏死；如骨质受累，视情况将其磨除，如无法磨除时，可用单电凝烧灼，有助杀灭残留肿瘤细胞。

（四）颅底修复与重建

颅底结构性重建是关系到许多术后并发症，诸如脑脊液外漏、创面渗出积液、皮下甚至颅内感染、脑膜脑膨出等情况出现与否的关键性因素之一。颅－眶沟通性脑膜瘤沿颅底匍匐性生长、对周围骨组织的广泛破坏，提示瘤组织生长活跃的生物

学特性。脑膜瘤沿颅底解剖间隙浸润、蔓延所形成的颅－眶或颅－鼻沟通瘤，多具有恶性倾向。处理颅底沟通性肿瘤或颅底硬膜受侵袭的颅中窝底肿瘤时，术中常形成较大的颅底硬脑膜及骨缺损。如果担心过大切除影响术后恢复或对周围组织解剖不熟悉而不愿全切受累硬膜及颅底骨质，仅对受累硬膜或颅骨做简单电灼，往往导致较高的复发率。因此，成功地治疗颅底病变不仅要充分显露、切除病灶，而且要严密修复并缝合硬脑膜，保持颅腔的封闭环境，同时消除无效腔，必要时修复颅底骨缺损。

1. *颅底重建的意义*　颅眶沟通性脑膜瘤沿颅底匍匐性生长、对周围骨组织的广泛破坏，提示瘤组织生长活跃的生物学特性。脑膜瘤沿颅底解剖间隙浸润、蔓延所形成的颅眶或颅鼻沟通瘤，多具有恶性倾向。将肿瘤及其侵蚀的组织彻底切除是防止肿瘤复发的根本措施，术中应仔细处理受累的颅底硬膜和骨质，扩大切除肿瘤起源处颅底硬脑膜，硬膜切除程度至少要达正常 1cm，并在切除颅底病变硬脑膜的基础上，进一步扩大切除病理性增生骨，因此术中常形成较大的颅底硬脑膜及骨缺损。

由于眼眶与颅中窝交界的眶尖外侧区位于颅中窝底前侧，毗邻筛窦、上颌窦、海绵窦及脑神经出颅口，局部凹凸不平，位置较深，结构复杂，视角较小，操作空间狭小，肿瘤切除后骨质缺损直径常大于 3.0cm，且缺乏可依托固定的组织，颅底软组织重建困难，易残留无效腔，可造成术后脑脊液漏、颅内感染、脑膜脑膨出，也可致搏动性突眼和结膜严重水肿，影响面容美观。

颅底结构性重建是关系到许多术后并发症诸如脑脊液外漏（鼻、耳和切口漏）、创面渗出积液、皮下甚至颅内感染骨髓炎、切口愈合不良或不愈合和脑膜脑膨出等情况出现与否的关键性因素之一。颅眶沟通性肿瘤全切后的颅底重建，是预防脑脊液漏与继发颅内感染的关键措施，也是手术成功与否的关键步骤。为达到理想的手术目的，不仅需要良好的手术入路设计及术中操作技巧，而且良好的颅底修复的观念应贯穿手术前后。

2. *颅底重建的材料*　全切肿瘤后，为减少眶内容物颅腔疝造成的术区视野减小及血液渗出所致的术区污染，首先行颅底骨重建以重塑眼眶骨性结构及眶容积。待骨重建完成后，选取大小合适的生物型硬脑膜补片（脑膜健）于硬脑膜缺损近端区紧密缝合，向远端平铺后，与颅底硬脑膜无张力缝合数针后，将补片远端通过钛网下端转折入眶内。与眶筋膜和钛网缝合固定，同时于眶内容物表面，再以生物胶固定，进而形成生理性密闭型的结构。硬膜及补片缝合交界区以吸收性明胶海绵、生物胶加强固定。

3. *颅底重建的方法*

(1) 骨性重建。肿瘤切除后骨质缺损直径大于 3.0cm 时，颅底缺乏可依托固定的组织。因此，肿瘤全切后应进行颅底骨质和软组织，避免残留无效腔。包括硬脑膜缝合和颅底骨重建，以重塑眼眶骨性结构及眶容积。以三维钛网固定眶缘并按蝶骨大翼骨缺损形状塑形，以钛钉固定于周边骨质，模拟成扩大的眶上裂孔隙，眶腔容积接近正常。

(2) 膜性重建。骨性重建完成后，选取大小合适的骨膜、颞筋膜，或生物型硬脑膜补片置于硬脑膜缺损区，与颅底硬脑膜无张力缝合。与眶筋膜和钛网缝合固定，再以生物胶固定，形成生理性密闭型的结构。

4. *颅底重建的要求*　颅中窝底沟通性脑膜瘤全切后的颅底重建，是预防脑脊液漏与继发颅内感染的关键措施，也是手术成功与否的关键步骤。为达到理想的手术目的，不仅需要良好的手术入路设计及术中操作技巧，而且良好的颅底修复的观念应贯穿手术前后。

(1) 多层重建、恢复原有解剖层次结构：这是颅底重建的技术要求，而通过颅底骨重建恢复正常生理性结构，并控制眶腔容积的大小，对于术后患者眼球的复位和心理的改善，以及面容的美观也具有重要意义。

(2) 尽量采用一层自身膜性组织：硬脑膜是保护脑组织的重要屏障，它的完整性、重要性已被广泛证实。颅底硬脑膜相对较薄，与颅底骨结合紧密，颅底的脑膜瘤连同硬膜切除后，是术后发生脑脊液漏和感染的根源。取自体筋膜时，则设计切口时需要考虑取材的范围。术中切取筋膜的范围要明显大于缺损范围，对于较大的缺损，来源受限，且因与脑存在一定程度的粘连。硬膜修补材料优点是补片来源有保障，不加重副损伤，表面光滑，弹性及韧性较好，不受缺损面积限制，不易发生针眼漏，修补后脑膜完整性良好。对于重建硬脑膜完整

性、保护脑组织，防止脑脊液漏、颅内感染、脑膨出、癫痫等并发症具有重要作用，但应尽量减少使用。

(3) 带血管蒂的筋膜瓣：带血管蒂的筋膜瓣或颞肌瓣修补颅底硬膜缺损时，血管蒂部在通过回纳骨瓣与颅骨接缝时注意防止扭曲、受压，以免影响血供和成活。另外，要考虑到瓣膜的长度和血管有效供应血流的范围及颞肌收缩带来的漏口问题，加大了手术入路设计及操作难度。

七、并发症的预防和处理

（一）脑脊液漏

颅中窝底脑膜瘤最常见的并发症是脑脊液漏和脑膜炎。因此，成功地治疗颅底病变不仅要充分显露、切除病灶，而且要严密修复并缝合硬脑膜，保持颅腔的封闭环境，同时消除无效腔，必要时修复颅底骨缺损，预防颅内并发症。

（二）术中脑膨出

1. 可能的原因

(1) 肿瘤位置深，显露困难，术中过度牵拉脑组织，导致脑组织挫伤，出血、水肿。

(2) 肿瘤切除后，颅内压骤降，引起脑血管扩张，导致脑血流量和血容量迅速增加，产生急性脑肿胀。

(3) 肿瘤血供丰富，术中大量出血，致低血压、脑组织缺血缺氧。

(4) 影响重要的回流静脉：肿瘤切除过程中，误伤正常的回流静脉；或过早切断回流静脉，造成血液回流障碍和瘤周血管的急性扩张。

(5) 其他因素，包括麻醉过浅、输液速度过快、输液量过多、晶体液与胶体液失衡、头颅位置不当，以及侧裂静脉回流受阻等，都可引起颅内压的增高。

2. 处理方法 发生急性脑膨出后，应立即加深麻醉，快速静脉滴注 20% 甘露醇及地塞米松，过度换气，加大吸入氧的氧浓度，短时间控制住血压。探查术野有无脑牵拉引起的脑损伤和脑内血肿，骨窗周围有无硬膜外及硬膜下血肿。术毕立刻复查头颅 CT，以除外远隔部位的颅内血肿。

3. 预防措施 防止颅内压骤然改变，使颅内压梯度差相对稳定，避免引起颅内静脉压增高的原因，是预防术中急性脑膨出的关键。具体措施如下。

(1) 根据病灶的部位选择最恰当的手术入路，骨窗形成后应悬吊硬脑膜。

(2) 术中操作要轻柔，释放脑脊液要缓慢进行，同时应避免过度牵拉压迫脑组织。

(3) 术中要尽可能减少出血量，保持血压平稳，注意呼吸道通畅，防止过快过量输注液体。

(4) 术中有效的止血是必须的，防止短时间内快速大出血，引起急性低容量。

（三）脑神经障碍

1. 发生的可能原因

(1) 脑神经的过度牵拉，造成功能性麻痹。由于脑神经被肿瘤挤压、推移，甚至被肿瘤包绕，使得神经变薄，位置变化，容易受牵拉造成损伤。

(2) 动眼神经和滑车神经损伤的主要原因可能是分离肿瘤过程中，神经的营养血管受损，供血被阻断所造成。

(3) 术中大功率和频繁使用电凝，热传导损伤，均可导致脑神经的功能障碍。

(4) 对于脑神经的损伤，若术中能保持神经解剖上的完整，术后的功能障碍多为暂时性的。但神经被离断可造成永久性的功能障碍，因此，在术后一旦发现脑神经离断，应尽可能行两断端的吻合重建，神经功能多可恢复良好。

2. 预防措施

(1) 神经电生理监测：肌电图和神经传导已用于监测动眼神经、滑车神经、三叉神经、展神经和面神经在颅中窝底手术期间的变化。脑神经监测是否能降低术后眼肌麻痹的风险还需要大宗病例研究。

(2) 视神经常被肿瘤挤向内下方，两者之间多有蛛网膜间隔，分离时应注意保留视神经及视交叉表面的微小血管。

(3) 动眼神经常被肿瘤推挤至下方，很少有直接侵袭，术中分离时应避免过分牵拉及热传导损伤。

(4) 如果脑神经海绵窦外部分与肿瘤有粘连，但未被肿瘤包裹，宜采用锐性分离，以减少牵拉；如果肿瘤侵犯的神经与肿瘤之间无明显的界限，不必勉强分离，可以适当残留少量肿瘤组织以保护神经功能；如肿瘤侵犯并突入海绵窦内，可从不完整的海绵窦上壁进入，或切开海绵窦。

(5) 对于与周围血管、神经关系十分密切的肿瘤，在处理瘤壁时，应辨别清楚血管、神经的走行，一旦肿瘤与周围结构分离困难时，应权衡利弊，不必勉强全部切除肿瘤，把保护血管、神经的结构放在首位。

(6) 电灼神经周围组织时，应降低电灼强度，防止因热传导所致的损伤。

（四）脑血管痉挛、脑梗死

1. 发生的原因

(1) 术中在大血管周围过多地操作刺激，如颈内动脉和大脑中动脉过多的操作，导致血管壁的损伤或血管痉挛，严重者可致血管阻塞。

(2) 术中未有效的用吸收性明胶海绵堵塞蛛网膜下腔，造成大量血液进入蛛网膜下腔，导致术后严重的血管痉挛。

(3) 术中游离大脑中动脉时，导致豆纹动脉损伤。

(4) 术中误伤脉络膜前动脉，造成基底节梗死。

(5) 粥样斑块的脱落诱发脑梗死，特别是有动脉硬化的患者，手术操作时引起粥样斑块的脱落。

(6) 脑压板使用不当，较长期过度牵拉以及术中大出血后持续低血压状态，血液黏滞度改变等因素。

2. 预防措施

(1) 术中保持麻醉平稳，维持正常血压，适当补充液体，维持体液平衡和酸碱平衡，纠正贫血，当术中出血多时，及时补充血容量。

(2) 正确使用脑压板。术者要随时注意脑压板的位置和牵拉力，尽量减少脑压板对脑组织的压迫，同时应避免过度牵拉脑组织。

(3) 在血管周围间隙操作有可能导致血管痉挛者，术中应使用罂粟碱溶液贴附或尼莫地平溶液灌洗创面，必要时术后持续使用钙离子拮抗药，以预防脑血管痉挛。

(4) 尽量保持蛛网膜的完整性。术中分离肿瘤时应操作轻柔，尽可能在肿瘤与血管间的蛛网膜间隙进行操作，分离过程应紧贴瘤壁进行，仅电凝进入肿瘤的血管。

(5) 术中使用彩色多普勒血流成像监测可以及时发现被肿瘤压迫移位的颈内动脉及其分支，便于进行保护；肿瘤切除前后对血流速度进行比较，可发现切除肿瘤后是否出现血管狭窄；通过血流声音的改变判断血管内涡流的形成，以发现血管的异常成角，避免术后出现脑供血不足。

(6) 术中应避免过度牵拉、电灼血管，以免引起动脉痉挛或栓塞。术中颈内动脉被过度扰动者，术后持续静脉滴注尼莫地平溶液 3～4 天，可有效避免和减轻术后并发症的发生。

典型病例

病例 1　眶 - 颅中、后窝底沟通性脑膜瘤，鞍旁脑膜瘤术后复发

张 ××，男，35 岁（图 24–5 至图 24–7）。2003 年 4 月因左眼视力下降在外院行左侧中颅底脑膜瘤切除，术后视力好转但性功能下降。2004 年和 2005 年 MRI 复查提示肿瘤部分残留。2006 年 6 月再次复查提示肿瘤增大，并出现左眼突出伴视力进一步下降伴耳鸣。2007 年 2 月在外院耳鼻喉科住院经鼻蝶入路行肿瘤部分切除，术后复查肿瘤未见缩小，且症状无任何改善。再次入我院要求行肿瘤切除术，入院查体：左侧瞳孔 4mm，视力为 0.2；右侧瞳孔 2mm，视力为 1.0；左侧眼球固定，眼睑缩小；左额颞皮肤有切口瘢痕。影像学检查提示左眶 – 中后颅底复发性沟通性脑膜瘤。于 2007 年 5 月经左眶颧 – 额颞 – 经天幕入路和肿瘤切除术。做左原额颞切口，上至中线，下至颧弓下 1.5cm 水平。于原左额骨瓣内侧 1cm 处近眉弓中点处钻孔，用铣锯于原骨瓣开一大小约 10.5cm × 7cm 大小的骨瓣，包括眉弓及眶外侧壁和颧骨的一部分，以及部分眶顶。颧弓单独离断，颞肌向下牵开。用磨钻将蝶骨嵴及蝶骨大翼磨除，包括前床突，并磨平前颅底。切开眶外侧壁筋膜，见眶内有一肿瘤。镜下将其分离并从总键环处离断，该部分肿瘤从视神经管外侧和眶上裂与颅中窝底肿瘤相通。再于前床突处后 3.5cm 处弧形剪开硬脑膜，见硬膜与周围脑组织广泛粘连，其下的脑组织有明显软化。侧裂亦封闭，无法放出脑脊液。镜下先将颅中窝底硬膜电凝，其内为广泛粘连的肿瘤。肿瘤通过圆孔、卵圆孔向颞下窝和翼窝生长，先清除部分中颅底外侧部分的肿瘤。再抬起颞叶，向内则分离中颅底内侧部分的肿瘤，肿瘤向内侧包绕床突上段颈内动脉和动眼神经，左侧视神经受压向上、向对侧移位。肿瘤基底占据整个颅中窝底，并将左侧海绵窦完全侵袭；肿

瘤向后经天幕切迹和 Meckel 腔向 CPA 生长，并挤压肿瘤后内侧的中脑，后外侧包绕三叉神经根。镜下磨除岩尖和后床突，依次分步、分块切除突入颅后窝的肿瘤。肿瘤与脑干及颞叶和额叶之间有清楚的界限，但粘连较重。肿瘤质韧且坚硬，血供较丰富，肿瘤边缘不规则。有序分步、分块进行瘤内减压，再沿神经和血管顺行和逆行相结分的方法，将累及神经和血管的肿瘤逐渐分离出来。肿瘤全切除后，清理瘤腔，渗血处用 Surgicel 止血，彻底止血，神经上的渗血用 Surgicel 止血。重建颅底，还纳骨瓣，固定颧弓。术后恢复满意，左眼视力恢复到 0.5，生活自理，但左眼球活动受限加重，有复视，半年后有好转。

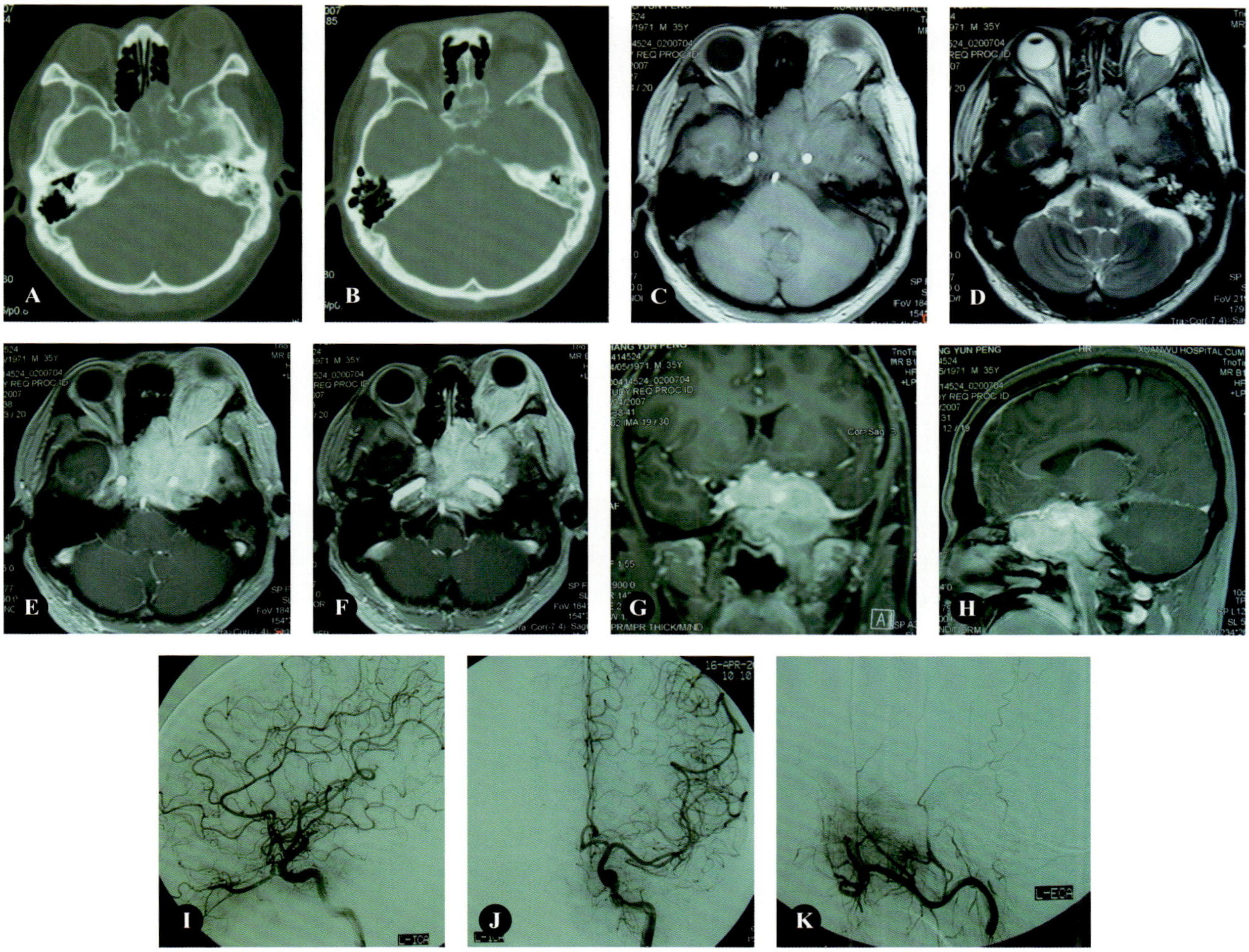

▲ 图 24-5 术前检查提示左侧眶 - 颅中、后窝颅底沟通性复发性脑膜瘤

A. CT 轴位骨窗像显示颅中窝底骨质有明显增生；B. 显示同侧视神经管有扩大；C. T_1WI 显示肿瘤为等 T_1，与周围结构不清；D. T_2WI 显示肿瘤为稍短 T_2 像，提示肿瘤质地较硬；E. 增强轴位像显示肿瘤占据左侧中颅底，并完全包绕同侧海绵窦，向后突入 CPA；F. 增强轴位像显示肿瘤侵袭筛窦和视神经管，完全包绕岩段颈内动脉；G. 增强冠状位像显示肿瘤向内侧侵袭对侧海绵窦，向下突入翼腭窝，中颅底外侧脑膜增粗，有肿瘤浸润；H. 增强矢状位显示肿瘤突入筛窦和蝶窦，前颅底和斜坡硬脑膜有明显的脑膜尾征；I. L-ICA 造影显示眼动脉增粗，眼动脉回返动脉参与肿瘤供血，脑膜垂体干增粗参与肿瘤供血；J. L-ICA 造影显示颈内动脉主干有分支参与肿瘤供血；K. L-ECA 造影显示脑膜中动脉参与供血，有明显的肿瘤染色

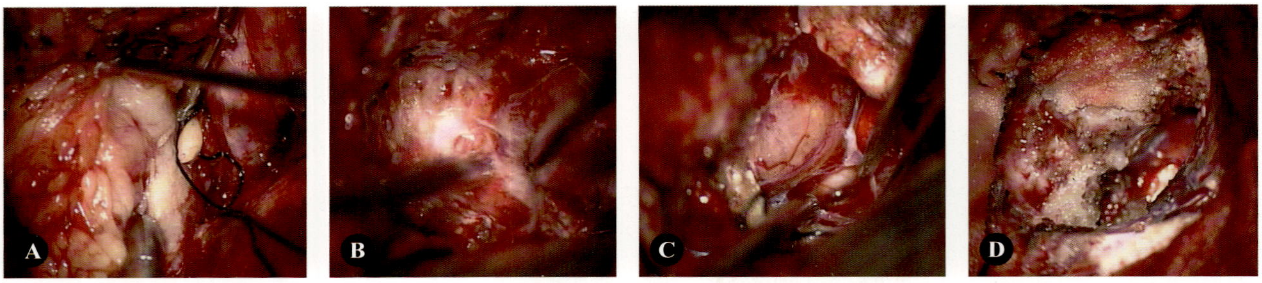

▲ 图 24-6　术中过程

A. 打开眶顶板，剪开眶筋膜，剥离出眶内的肿瘤；B. 将受浸润的中颅底硬脑膜连同肿瘤一并剔除；C. 切开天幕分离突入 CPA 区的肿瘤；D. 沿肿瘤通道刮除侵入翼腭窝的肿瘤，肿瘤切除后的残腔用吸收性明胶海绵填塞

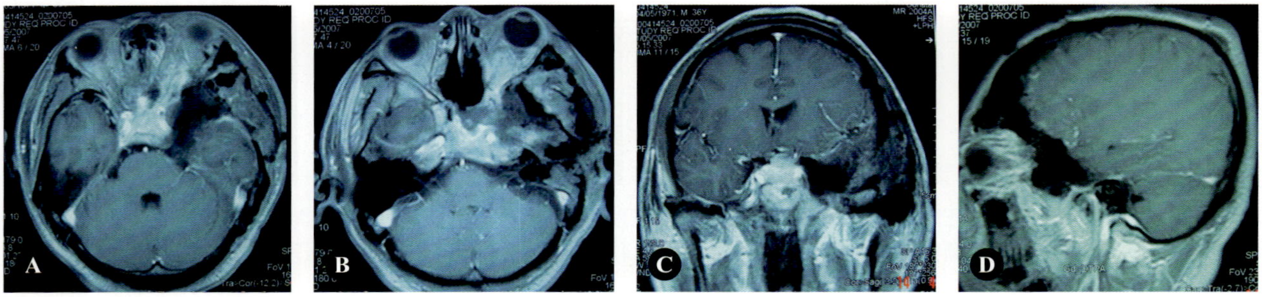

▲ 图 24-7　术后影像复查提示眶内、颅中窝底和突入颅后窝及翼腭的肿瘤全切除，包绕侵袭海绵窦的肿瘤大部分切除

A. 增强轴位像显示突入颅后窝的肿瘤和侵袭眶内的肿瘤获得全切除；B. 增强轴位像显示突入蝶窦和筛窦的肿瘤亦获全切除；C. 增强轴位像显示中颅底的肿瘤全切除；D. 增强矢状位像显示眶后的肿瘤全切除

病例 2　复发性颅中窝脑膜瘤

胡 × ×，男性，64 岁（图 24-8 至图 24-12）。2008 年 5 月 20 日因“右侧蝶骨嵴脑膜瘤术后 3 年出现头痛”入院，第一次手术在外院进行，手术前后无影像资料，复查 MRI 提示右侧颞极可见不规则 T_2 高、T_1 低信号影，信号不均，局部边缘较清晰，形态不规则；其内可见不规则分叶状肿块影，以宽基底紧贴右侧颞极凸面呈 T_2、T_1 中等信号改变，约 53cm × 59cm × 61mm 大小；病变周围伴大片指状 T_2 稍高信号水肿，右侧颞叶肿胀，脑沟变浅；脑干及右侧脑室明显受压变形移位，中线结构左移。GD-DTPA 增强后，病变呈明显不均匀强化，界限清楚。考虑脑膜瘤术后部肿瘤复发。于 2008 年 5 月 29 日行右侧翼点原切口入路，肿瘤切除术。术后 MRI 复查提示肿瘤全切除，术后病理：非典型性脑膜瘤。术后一年复查未见肿瘤复发，此后未再按医嘱进行复查。

2018 年 9 月再次因“头痛半年，伴癫痫发作 1 次”入院。复查 MRI 提示右侧颞叶见大片状等 T_2 等 T_1 及稍长 T_2 稍长 T_1 异常信号影，右侧颞部颅板受侵，右侧脑室受压变窄，中线结构轻度左偏，右侧额颞叶见多发片状长 T_2 长 T_1 异常信号影，DWI 序列右侧颞部病灶呈轻度稍高信号影。GD-DTPA 增强后显示右侧颞部病灶呈中度均匀一致异常强化，大小约 6.5cm × 5.4cm × 5.7cm。再次考虑为右侧颞部脑膜瘤术后复发。于 2018 年 9 月 13 日沿原切口行中颅底脑膜瘤切除术。术后并发皮下积液，经腰大池置管引流后皮下积液消失，顺利出院，头痛症状消失。术后复查 MRI 提示肿瘤切除，术后病理仍为不典型脑膜瘤。

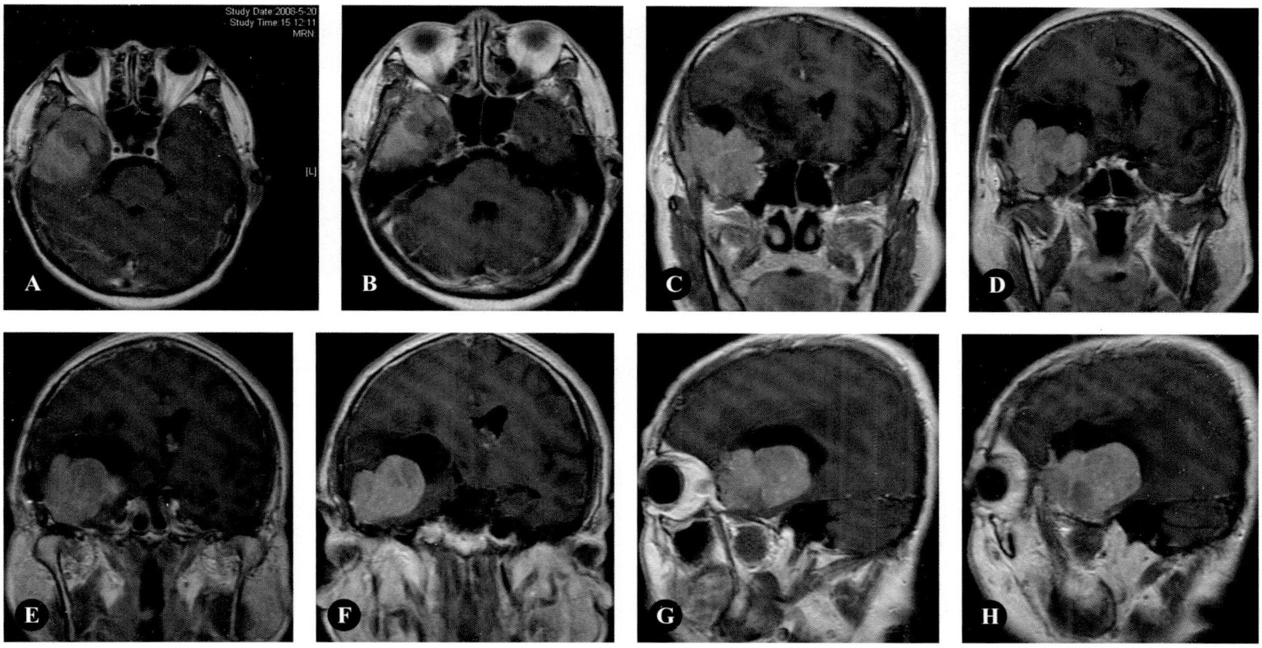

▲ 图 24-8　**2008** 年 **5** 月 **20** 日 **MRI** 复查提示脑膜瘤术后复发，肿瘤明显均匀强化，边界清楚，但很不规则，有一宽基底位于颅中窝底和颞鳞部，颞部硬膜有明显的脑膜尾征。**A** 和 **B.** 增强轴位像；**C** 至 **F.** 增强冠状位像；**G** 和 **H.** 增强矢状位像

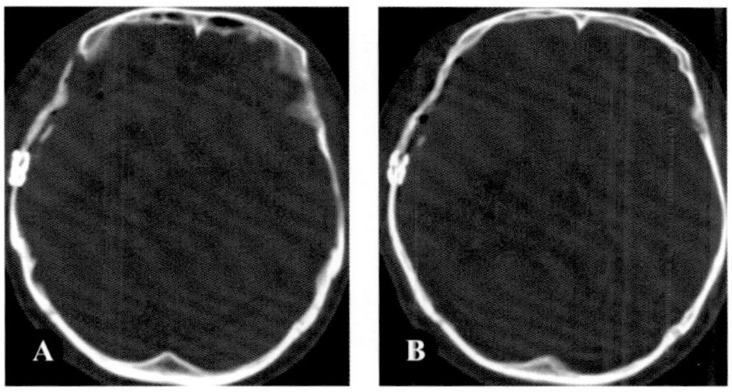

▲ 图 24-9　**2008** 年 **5** 月 **30** 日术后 **CT** 复查肿瘤全切除，骨窗位像提示骨瓣复位良好

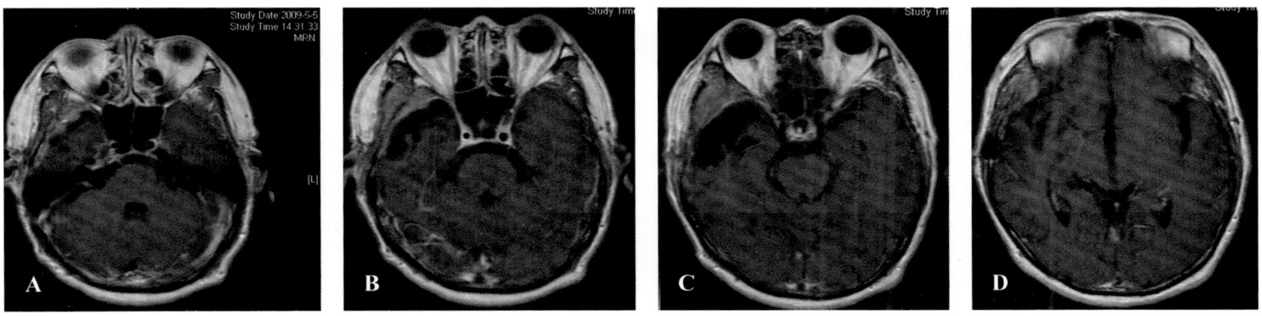

▲ 图 24-10　**2009** 年 **5** 月 **5** 日增强 **MRI** 复查（术后 **1** 年）提示肿瘤未见复发。**A** 至 **D.** 增强轴位像

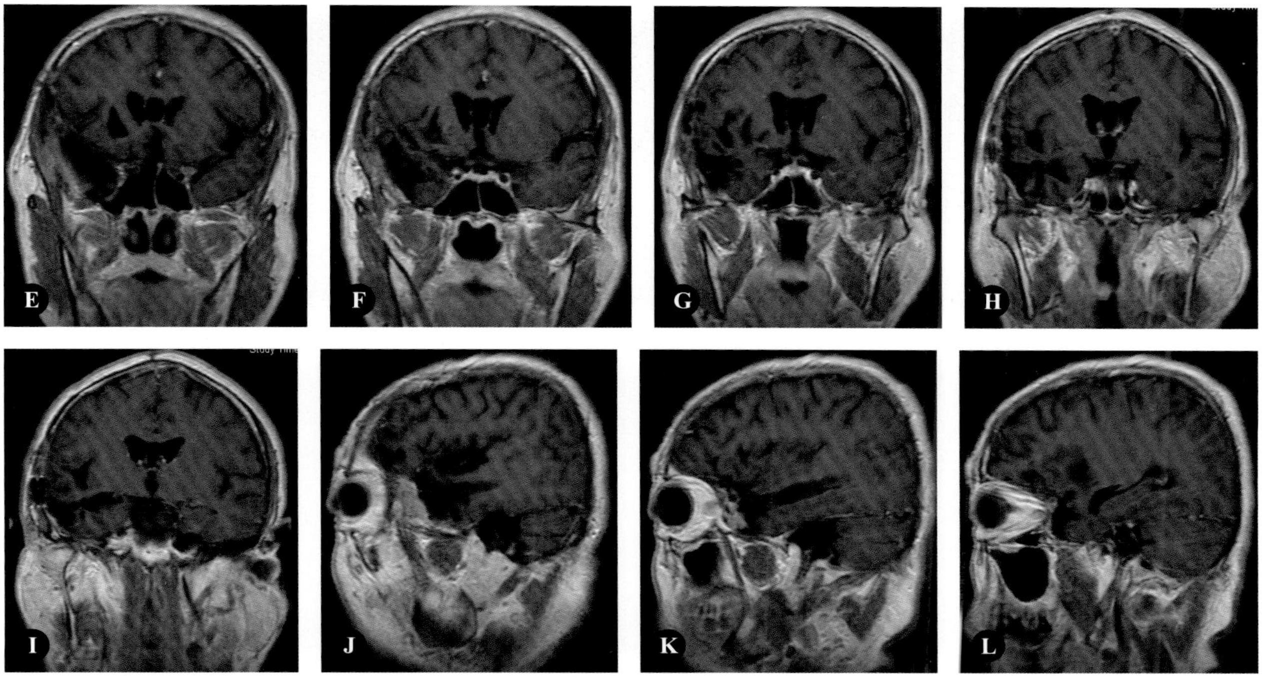

▲ 图 24-10（续）　E 至 I. 增强冠状位像；J 至 L. 增强矢状位像

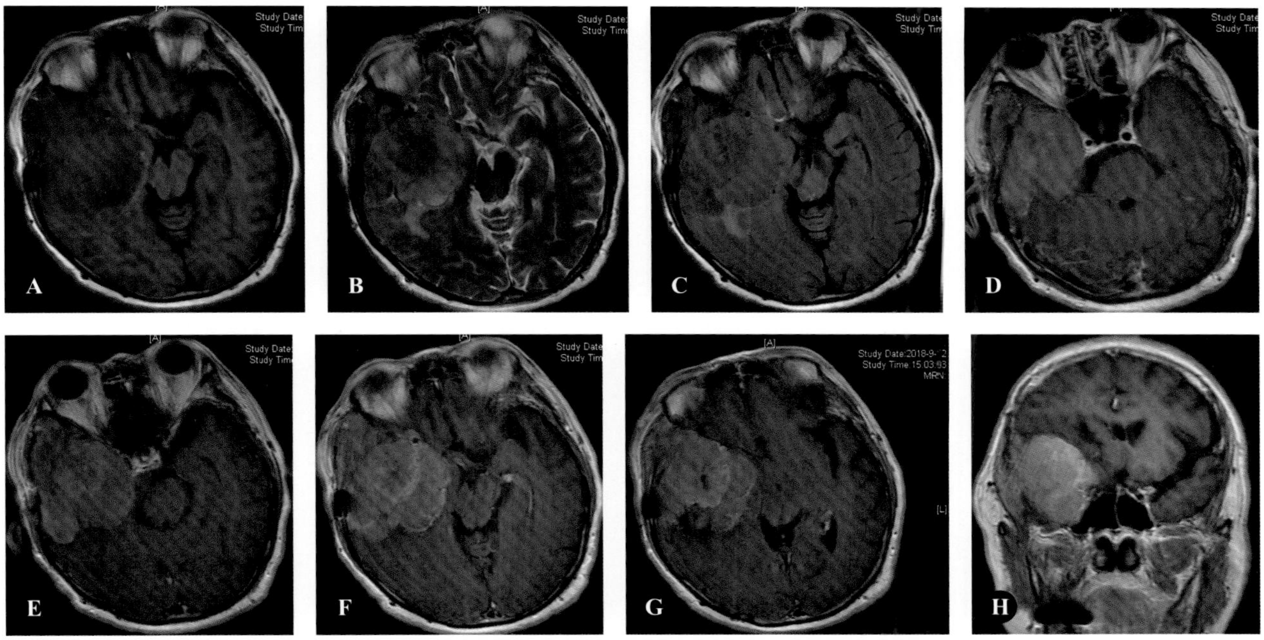

▲ 图 24-11　2018 年 9 月 12 日 MRI 复查提示颅中窝底脑膜瘤再次复发（第 3 次手术前）

A. T_1WI 像提示颅中窝底等 T_1 病灶，其内有稍长 T 信号；B. T_2WI 像提示等 T_2 信号灶，其内有稍长 T_2 信号；C. T_2-FLAIR 呈不均匀混杂等信号灶，周围颞叶有轻度水肿；D 至 P. 增强像显示肿瘤有中度均匀一致强化；D 至 G. 增强轴位像显示肿瘤完全占据颅中窝，并挤压，造成同侧大脑脚变形移位；H 至 L. 增强冠状位像显示肿瘤基底来源于颅中窝底，并包绕同侧颈内动脉床突上段，同侧第三脑室和侧脑室受压变形移位

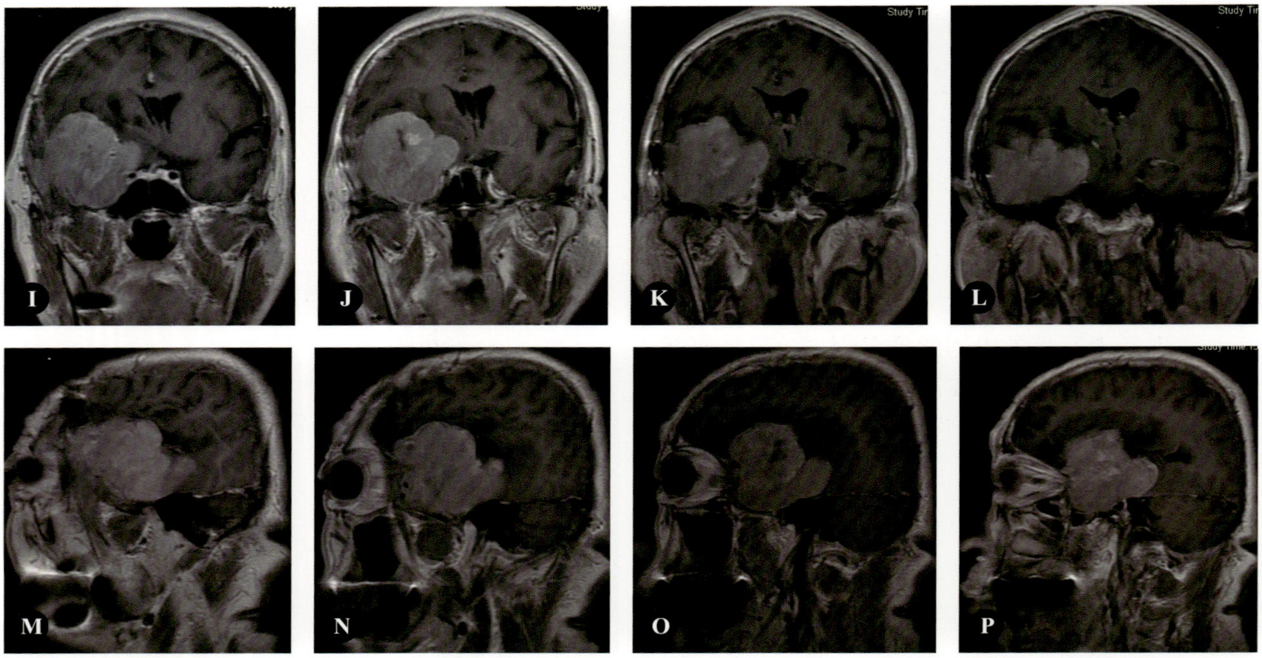

▲ 图 24-11（续） **2018 年 9 月 12 日 MRI 复查提示颅中窝底脑膜瘤再次复发（第 3 次手术前）**

M 至 P. 增强矢状位像显示肿瘤呈分叶状，向后生长至天幕

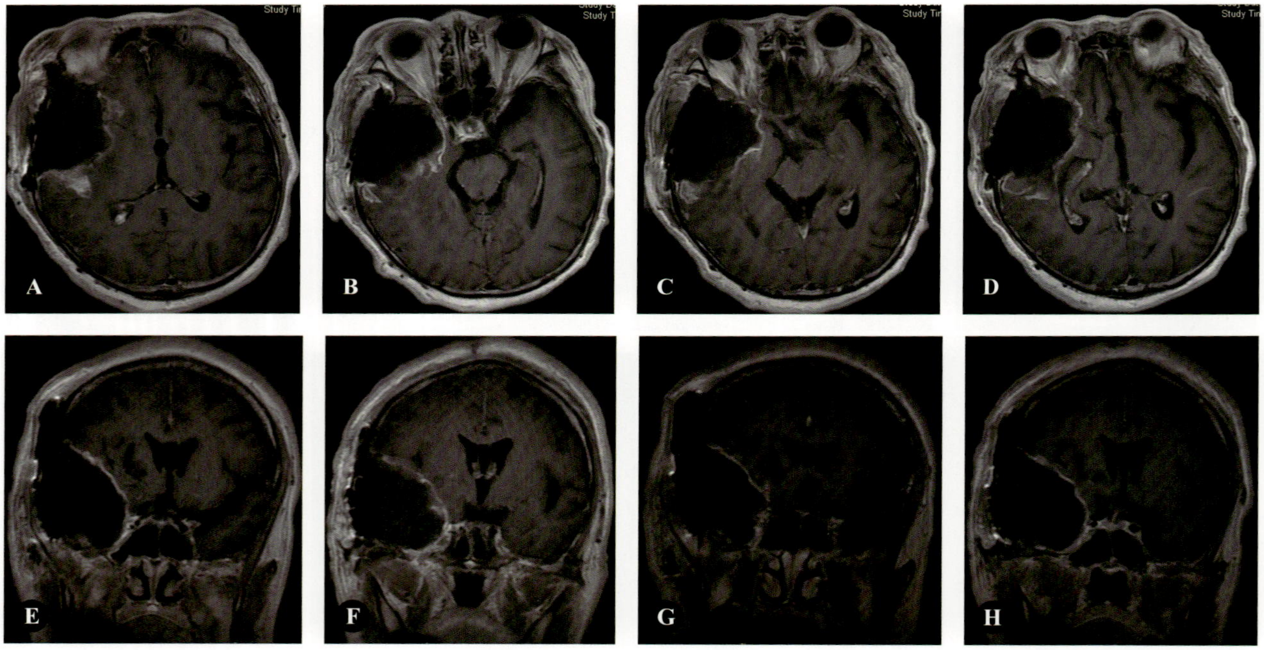

▲ 图 24-12 **2018 年 9 月 26 日，增强 MRI 复查提示肿瘤全切除**

A 至 D. 增强轴位像，颞叶有轻度挫伤；E 至 H. 增强冠状位像，第三脑室和侧脑室明显复位

（陈立华）

第 25 章　岩尖脑膜瘤的手术治疗

岩尖是指颞骨最内侧的锥形部分，其基底毗邻岩骨段颈内动脉，上表面是海绵窦颈内动脉及 Meckel 腔，后表面正对脑桥小脑三角。岩尖脑膜瘤是指起源于岩骨尖、肿瘤主体位于颞骨岩部的肿瘤，毗邻海绵窦后壁，后方为脑干。随着肿瘤的生长，侵犯后海绵窦、Meckel 腔、第Ⅴ对脑神经及颞叶，但并不侵犯内耳道。岩尖脑膜瘤的概念有时易和岩斜区脑膜瘤及桥小脑角区脑膜瘤混淆。典型的岩斜区脑膜瘤将第Ⅴ对脑神经向外侧推移，而岩尖脑膜瘤则将其向内侧、下方推移，属于岩斜区脑膜瘤的一个特殊类型。岩尖部脑膜瘤因其位置深在，周围神经和血管解剖结构复杂，手术处理涉及脑干、岩骨段颈内动脉、海绵窦和第Ⅱ、Ⅲ、Ⅳ、Ⅴ、Ⅵ对脑神经，是颅底外科中富有挑战性的手术。

一、术前准备与评估

完整详细的术前神经功能评估，尤其是可能受侵犯的相关脑神经的功能，对于明确患者的术前状态是非常必要的。充分了解海绵窦的解剖结构，这些评估的结果，准备好处理海绵窦内动脉损伤，仔细的术前评估指导最佳手术入路的选择。在脑神经监测下做到肿瘤的全切除或次全切除，达到最小的并发症的发生率，被认为是取得良好预后的重要因素。

（一）熟悉岩尖区解剖

岩尖区是指从内耳道到岩骨尖的这一狭小区域，毗邻海绵窦后壁、颈动脉管、Dorello 管、内耳道、蛛网膜下腔和 Meckel 腔，有岩上、下窦与之交通，后方为脑干，邻近有第Ⅲ～Ⅷ对脑神经走行，此区域脑膜瘤与上述结构关系密切，手术技术非常关键，需要熟悉岩尖区的解剖关系，包括海绵窦的解剖（图 25–1），以及岩上静脉的解剖关系（图 25–2）。

（二）肿瘤与脑干关系的分级

Kawase 将肿瘤与脑干的关系分为 3 级，强调了

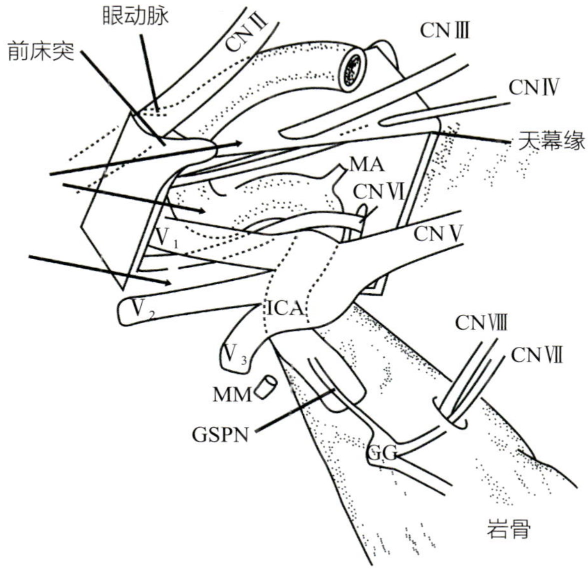

▲ 图 25–1　海绵窦的解剖学和重要的血管神经关系。肿瘤切除术中采用的各种手术入路，如箭所示

ICA. 颈内动脉；MM. 脑膜中动脉；MA. 脑膜垂体动脉；GSPN. 岩浅大神经；GG. 膝状神经节

肿瘤与脑干之间蛛网膜下腔存在的重要性。Sekhar（1994）根据肿瘤与脑干之间蛛网膜界面、脑干水肿、肿瘤大小、脑干受压程度、血管包绕、基底动脉供血等，提出了脑干蛛网膜和软脑膜肿瘤的 3 个阶段关系。

• 1 级：肿瘤与脑干之间存在正常的蛛网膜间隙，肿瘤与脑干的关系是推挤。

• 2 级：肿瘤与脑干之间正常的蛛网膜间隙消失，肿瘤可能嵌入脑干内部，并有可能伴有脑干正常的血管参与肿瘤的供血。

• 3 级：肿瘤与脑干界面不清，伴有脑干实质的水肿，提示肿瘤已侵犯软脑膜。T_2 加权 MRI 显示肿瘤与脑干的界面，如脑实质内高强度信号，提示血脑屏障破坏，脑干肿瘤切除困难。这一级因术中缺乏完整的软脑膜分离界面，勉强全切除肿瘤可

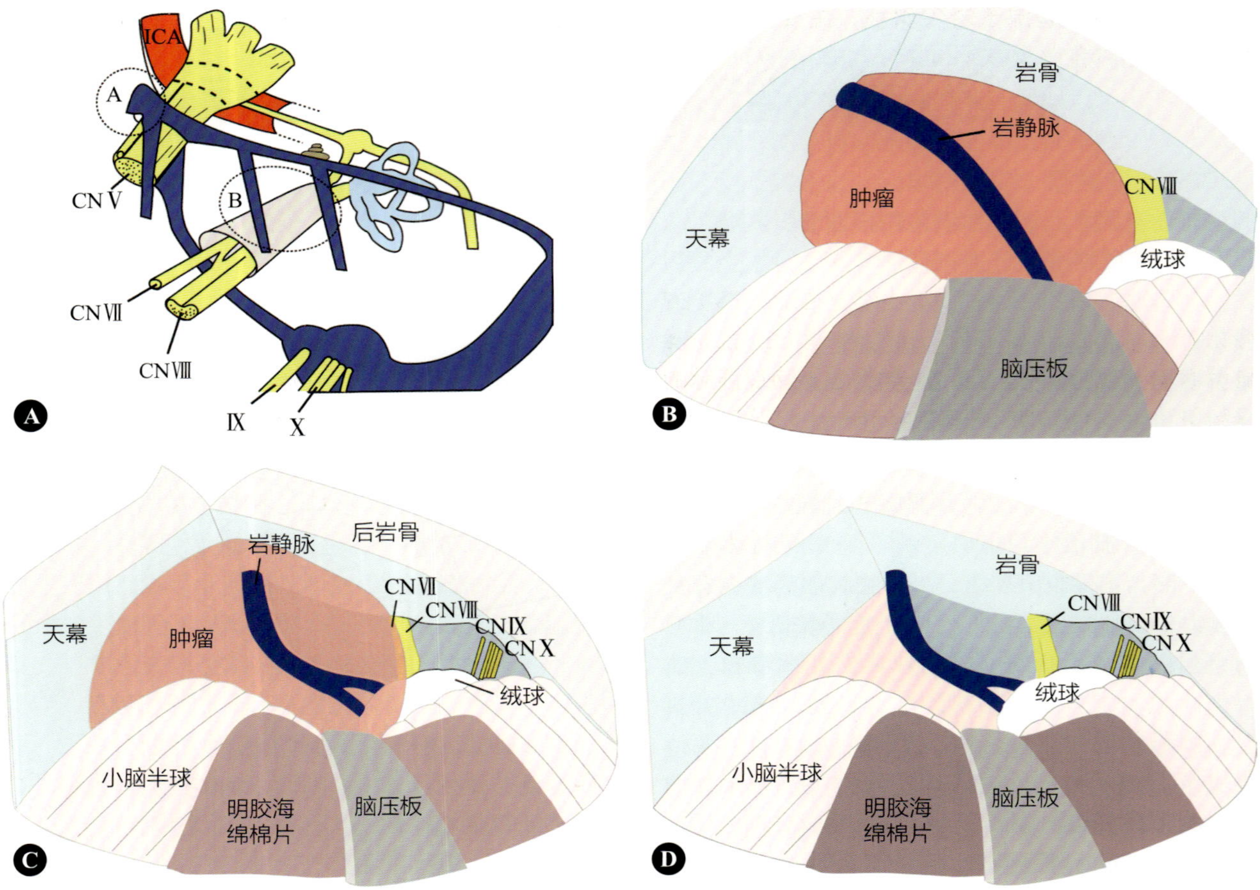

▲ 图 25-2 岩上静脉与岩尖脑膜瘤的解剖关系

A. 图示岩尖脑膜瘤与岩上静脉干的解剖关系。字母 A 表示岩尖脑膜瘤，字母 B 表示早期后骨内侧脑膜瘤。在 Meckel 腔和听道之间岩静脉有 3 种类型的共干汇入岩上窦。B. 图示桥脑小脑裂静脉位于脑膜瘤的后表面。C. 图示位于桥小脑角的内侧上方的脑膜瘤，肿瘤后表面看不到岩静脉。D. 图示肿瘤切除后，可见桥小脑裂静脉，行走在肿瘤的前方。ICA. 颈内动脉

能导致术后出现新的神经功能障碍的风险。

（三）临床评估

肿瘤侵犯脑神经是一个规律，早期的临床表现为第Ⅲ～Ⅵ对脑神经受累的症状和体征，以三叉神经痛和面部感觉障碍为首发症状者较为多见，其次是听力下降、耳鸣等。三叉神经和面神经麻痹的发生率分别为 75% 和 50%。随着肿瘤的生长方向不同和体积的增大，其受累部位和结构亦有所不同，从而出现不同的症状和体征。此类肿瘤常因累及鞍旁、海绵窦、上斜坡、脑桥小脑三角以及所在这些部位的重要结构，给手术造成很大困难。

（四）影像学评估

CT 扫描和 MRI 结合是岩尖肿瘤的最佳诊断方法。术前与每位患者讨论手术目标，术前 CT 扫描评价颞骨的影像学改变。薄层 CT 和 MRI 这两种方法根据组织的不同物理特性生成图像，因此它们通常可以在定位和术前诊断和术后病变处理方面发挥互补作用。标准的 MR 影像可显示肿瘤的大小及部位，并可评估肿瘤与脑干、脑神经、颞骨、海绵窦及周围血管的关系及侵犯情况。

1. 肿瘤的部位和大小 CT 和 MRI 增强可明确肿瘤的三维大小和生长的部位。肿瘤基底位于岩尖部，可沿颅底向颅中窝、颅后窝和小脑幕内侧发展，将岩锥和小脑幕内侧包绕在肿瘤内，形成骑跨于颅中窝、颅后窝的肿瘤，此类肿瘤累及鞍旁、海绵窦、上斜坡和脑桥小脑三角。

2. 肿瘤分型 根据术中肿瘤是否侵及海绵窦，分为 2 型：① 1 型，肿瘤侵入海绵窦内；② 2 型，肿瘤未侵及海绵窦。根据肿瘤的生长方式和范围，MRI 可分为 3 种类型。

Ⅰ型，肿瘤起源于岩尖斜坡，主要向前方生长，肿瘤主体在颅中窝（包括海绵窦），前方亦可侵及鞍旁。

Ⅱ型，肿瘤起源于岩尖斜坡，主要向后方生长，肿瘤主体在颅后窝。

Ⅲ型，肿瘤起源于岩尖斜坡，骑跨岩尖分别向颅中窝、颅后窝生长。

3. 3D-CT 评估　术前检查 SPV（包括 SPS）的静脉引流途径是非常重要的。3D-CT 可以在术前精确显示术中发现的静脉，清楚了解脑桥小脑裂静脉的解剖关系。在岩尖脑膜瘤，由于肿瘤起源于 SPV 引流点的前面，静脉常常被肿瘤后移；在后岩骨脑膜瘤的病例中，该静脉通常是向前移位的。在前岩骨脑膜瘤的病例中，它倾向于向后下移位。掌握静脉移位规律，有助于避免静脉损伤引起的静脉并发症。

二、手术策略

（一）手术目标

岩尖部脑膜瘤手术切除仍是最佳的治疗策略，手术被认为是一种安全而且有效的治疗方式。岩尖脑膜瘤的主要手术目标是在维持或改善神经功能的同时，实现最大化的肿瘤切除。术中保护岩静脉是避免术后并发症的手术重点。并不是每一个岩尖脑膜瘤都可以完全切除，但外科医生的目标应该是在保留患者神经功能的同时尝试完全切除。

（二）手术指征

1. 肿瘤大小　大型（>3cm）的岩尖脑膜瘤，无论是否已有症状，均建议手术切除。

2. 岩尖脑膜瘤引起压迫症状　小的有症状脑膜瘤的治疗方法是什么？有些学者会推荐放射外科作为主要的治疗方法或治疗的选择。当有经验的神经外科医生切除病变时，通常会降低脑神经的风险。年轻的脑膜瘤患者和复发的脑膜瘤患者必须考虑在接受或不接受放射治疗的情况下进行根治性肿瘤切除。海绵窦受累是根治性肿瘤切除的局限性，并损害最终的手术切除。

3. 小型岩尖脑瘤表现为三叉神经痛　Regis 等（1996）认为具有典型三叉神经特征的面部疼痛通常与侵犯第Ⅴ对脑神经的颅后窝良性肿瘤有关，而颅中窝肿瘤可能同时引起典型三叉神经疼痛或所谓的非典型面部疼痛（AFP）。手术不仅对面部疼痛有非常有益的效果，而且可以更彻底切除肿瘤，如果让肿瘤单独生长到更大的尺寸，将来肯定会带来更大的治疗困难。Barker 和 Jannetta（1996）证明了手术切除在即刻和长期缓解疼痛方面的优越性，82%（19/23）的患者在切除颅后窝肿瘤后长期无疼痛。因此，对于良性的、显微外科可触及的颅底病变，不太适合接受放射治疗作为首选治疗。在全麻或外科手术没有禁忌证的情况下，显微外科探查应被认为是这些肿瘤患者的首选治疗方法。

（三）一期或分期手术的选择

除对于Ⅲ型巨大型肿瘤，无法达到一次手术全切除者，或不能耐受手术和麻醉者，均采用一期手术切除肿瘤。分期手术时，一期切除主体位于颅后窝的岩斜区脑膜瘤，对脑干进行减压；二期手术经额颞入路切除主体位于颅中窝肿瘤的幕上部分，达到视神经、动眼神经和颈内动脉减压的目的，但需要二次开颅。

（四）手术入路选择原则

手术入路的选择取决于许多变量，包括肿瘤的密度和体积、血管供应的类型、肿瘤扩展的性质、与邻近神经和血管结构的关系、基底动脉和其他重要的后循环血管是否被包绕、术前 Karnofsky 表现状态和脑神经的受累的情况、个人偏好和外科专业知识。手术入路需要多样化，手术入路的选择应符合神经功能保存好、手术显露好、手术并发症少的原则。

（五）手术入路选择方法

选择合适的手术入路切除岩尖脑膜瘤，以减少术后并发症的发生。

1. 根据肿瘤亚型选择入路

(1) Ⅰ型肿瘤：如肿瘤较小局限在岩尖和海绵窦后部，可采用额颞开颅外侧裂入路；如肿瘤较大特别是累及蝶骨、海绵窦但未累及脑桥小脑三角者，应选择颧弓－颞下入路。颞下入路是Ⅰ型肿瘤的最佳选择，也是岩尖型脑膜瘤最经典、也是最常用的手术入路。良好的肿瘤显露，重要神经血管的锐性分离保护，瘤内减容和离断基底交替进行，是手术核心要点。

(2) Ⅱ型肿瘤：如肿瘤较小局限在岩尖、上斜坡和脑桥小脑三角内侧，可采用颞枕开颅，颞下－小脑幕入路或岩尖－小脑幕入路；如肿瘤巨大，累及脑桥小脑三角外侧和中下斜坡，则采用乙状窦后入路。颞下－小脑幕入路的特点是对岩尖、上斜坡显露充分，对蝶海绵窦和桥小脑角内侧显露也满意；但由于岩骨嵴的阻挡，中斜坡显露受限，而且不能完全切除累及硬膜外和岩尖的肿瘤；岩尖-小脑幕入路特点是在颞下小脑幕入路的基础上，磨去岩骨尖，扩大对中斜坡区和脑桥小脑三角的显露，可以同时切除累及海绵窦、岩尖、中上斜坡和颅后窝的肿瘤。

(3) Ⅲ型肿瘤：骑跨岩尖型脑膜瘤通常累及海绵窦、岩尖、上斜坡及桥小脑角，幕上下联合入路、乙状窦前入路均是较好的手术入路。其优点是充分利用骨性空间，大大减少对脑组织的牵拉；缩短到达岩尖的距离；对 Labbé 静脉影响较小；磨去部分岩骨，可完整保留面神经和听神经功能；前方可足够显露海绵窦，后方能充分显露桥小脑角、中上斜坡，甚至可显露中下斜坡。

2. 手术入路分类与选择　岩斜脑膜瘤手术入路的选择仍具争议，入路选择亦尚未规范。依据手术入路特点，将处理岩尖区手术入路分为：①前方入路：包括额颞入路及额颞眶颧入路，适合于Ⅰ型肿瘤。②侧方入路：包括颧弓-颞下入路、颞下-经小脑幕入路、Kawase 入路、颞枕开颅经小脑幕入路、幕上下经岩骨乙状窦前入路及扩大的中颅底入路，适合于Ⅰ和Ⅱ型肿瘤。③后方入路：如枕下乙状窦后入路，适合于Ⅱ型肿瘤。④联合入路：包括颞下-乙状窦后联合入路，适合于Ⅲ型骑跨型岩尖脑膜瘤。

三、常用的手术入路

（一）颞下入路

颞下入路是骑跨岩尖型脑膜瘤最经典、也是最常用的手术入路。该入路比乙状窦后经小脑上入路的适应证更广，因为后者的适应证仅限于Ⅱ型岩尖脑膜瘤。通过磨除岩骨嵴，改良的颞下经岩尖入路能提供更好的视野，获得更宽的显露范围。该入路操作简单，手术时间短，安全性好，侵入性小，多功能性强，不受乙状窦或颈静脉球解剖变异的影响。

颞下-经小脑幕入路适用于主体位于上岩斜区及颅中窝的肿瘤。主要优点包括：①无须岩骨磨除：显露岩斜区较直接，无须磨除岩骨，可有效减少医源性创伤，避免严重的术后并发症。②直视斜坡和脑干腹侧：手术路径由岩骨背侧进入，可直视斜坡及脑干腹侧及外侧病变。③保留内耳：可保留内耳结构及神经，避免损伤听力。但是受岩骨嵴的遮挡，使得中斜坡、桥小脑角区的显露明显受限，且此入路往往因牵拉颞叶和离断颞底桥静脉而引起术后失语和癫痫发作。

颞下经岩骨嵴入路是在颞下经小脑幕入路基础上的改进。通过对岩骨嵴的磨除，增加对中斜坡、岩骨背侧桥小脑角区的显露，以利于大型岩尖脑膜瘤的切除，适用范围广：①骑跨岩尖的哑铃型肿瘤。②以颅中窝为主，累及或未累及海绵窦的肿瘤。③以颅后窝为主，肿瘤的下极不超出双侧内耳道连线水平。

（二）Kawase 入路

Kawase 入路分硬膜外和硬膜下两种，经典的 Kawase 入路是硬膜外经岩骨前方入路，这部分的手术区域位于颈内动脉内侧，卵圆孔后方，内听孔前方。本质上是个扩大的颅中窝入路联合岩椎前部切除术，适合病变位于岩斜区上方，即鞍背部和内耳道上方之间的肿瘤。也适合 Meckel 腔周围的病变，并延伸到颅中窝。

经典 Kawase 入路可能导致术后脑脊液漏。同时，岩尖脑膜瘤的肿瘤基底大多位于三叉神经下方，因此必须切除部分岩骨，以显露肿瘤基底，从而有可能损伤颈动脉管。采用硬膜内 Kawase 入路（改良 Kawase 入路），根据肿瘤基底部的位置，可以比硬膜外入路切除更少的岩骨。

（三）翼点入路

经翼点开颅，沿外侧裂及颞叶底部到达岩尖区。其优点是可保留颞浅动静脉、面神经额支；颞肌可完整剥离，损伤小；有利于术中修补硬膜缺损、填塞硬膜外无效腔时颞肌和筋膜的取材；必要时方便扩大骨窗，切除蝶骨嵴和蝶骨大翼后缘，向前有利于三叉神经上颌支以前部分肿瘤的显露，向后有利于岩骨后脑干侧方至面神经、听神经之间部分肿瘤的显露。

（四）枕下乙状窦后入路

枕下乙状窦后入路仍然是一种非常经典和流行的手术入路，被认为是安全获得广泛手术野的基本途径，主要是因为它被认为是相对简单和方便的。相对较低的并发症发生率可能部分归因于手术方法的适宜性。Samii 曾经利用单纯的乙状窦后入路切除岩尖部肿瘤，获得了很高的全切除率。通过面听神经与三叉神经之间狭小（2～4mm）、深在（操作距离长 9～10cm）的间隙，有序地松解岩静脉（图 25-3），安全有效地切除肿瘤。术中都必须有序地进行肿瘤的显露分离和保护重要的结构（图 25-4）。

（五）联合入路

对于大型或巨大型岩尖脑膜瘤，可采用幕上下联合入路（图 25-5）。

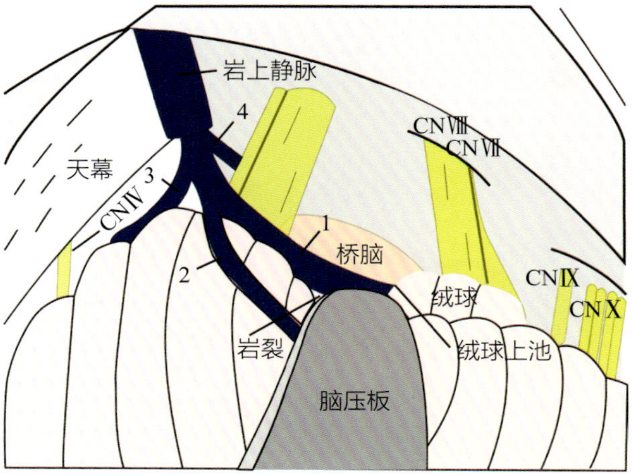

▲ **图 25-3**　显示右侧枕下乙状窦后入路术中岩上静脉及其支流的解剖和显露顺序。从 1 到 4 的顺序标在支流上。**1.** 应确认并显露小脑裂静脉。**2.** 前外侧边缘静脉，属于天幕组。**3.** 中脑后群的共同干，包括中脑外侧静脉和（或）小脑上脚静脉。**4.** 脑桥横静脉，它延伸到前桥脑组

四、手术技巧与要点

（一）岩骨嵴磨除

岩尖骨质磨除的程度可以根据肿瘤侵及的范围来确定，骨窗的大小除与个体差异有关外，还与耳蜗、颈内动脉下的骨质切除的多少有关。磨除岩尖最内侧骨质时，注意持续冲水，防止钻头向内侧打滑伤及展神经。

1. 骨质磨除最大范围　向外以岩浅大神经、耳蜗、膝状神经节、前半规管内侧骨皮质和面听神经为界；向内可以一直磨至岩骨尖端，必要时可以磨除部分后床突以增加鞍后区的显露；向下以颈内动脉下方骨质和岩下窦为界；上界为岩上窦。通过磨除岩骨嵴、打开颞底和小脑幕硬膜，以及调整显微镜方向来扩大术野的显露。

2. 经岩骨嵴入路显露范围　可显露不低于鞍底水平 18mm（内耳道下缘）以上、后床突后上和中脑水平以下、外至第Ⅶ、Ⅷ对脑神经、向内超过中线的脑干腹侧和外侧区域的上斜坡区。在满足手术显露需要的情况下，尽量减少不必要的骨质磨除，以防增加意外损伤。

（二）肿瘤切除技巧

分离肿瘤和阻断肿瘤血供后，需进行肿瘤减

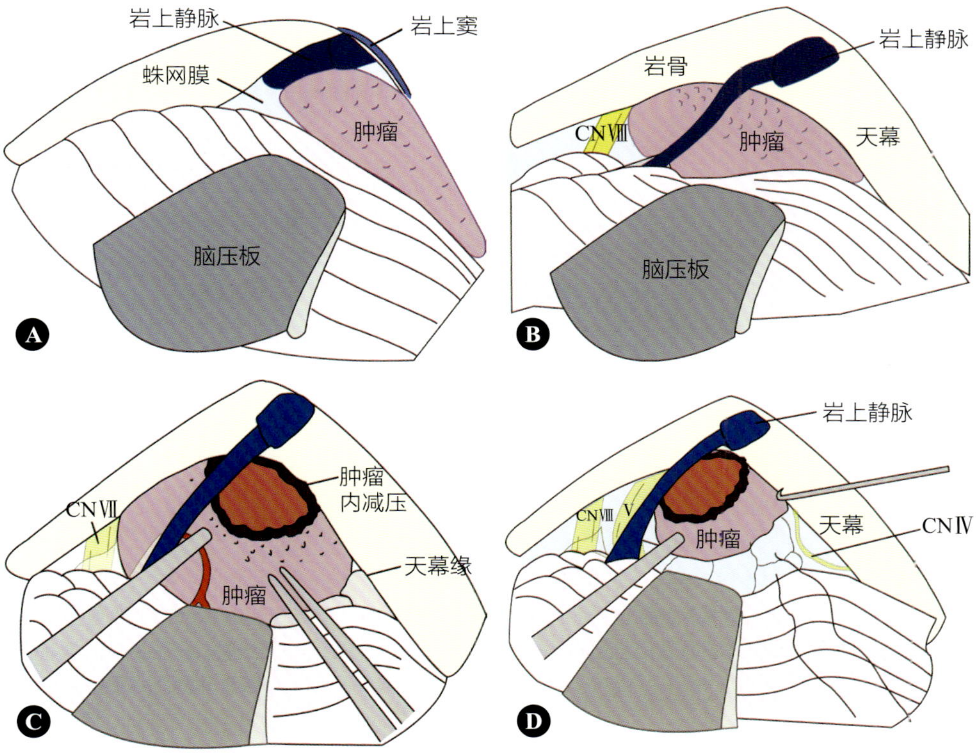

◀ **图 25-4**　左侧岩尖脑膜瘤术中图示

A. 采用幕下小脑上入路，显露左侧岩上静脉，静脉内侧可见脑膜瘤。B. 解剖松解桥小脑裂静脉周围的蛛网膜。脑膜瘤的大致轮廓可见，小脑岩面可见 CNⅧ。C. 对脑膜瘤进行内减压。D. 位于颅后窝的肿瘤大部分切除后，切开天幕边缘

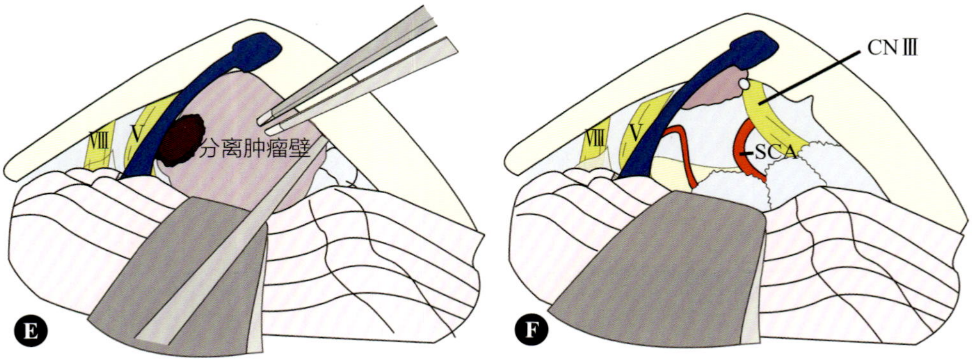

◀图 25-4（续） 左侧岩尖脑膜瘤术中图示
E. 显露肿瘤的幕上部分，将肿瘤的幕上部分向术野牵出。F. 肿瘤次全切除。位于 Meckel 腔内侧的肿瘤基底电凝处理。在术野深部可见动眼神经，三叉神经受肿瘤压迫而向下移位至内耳道。SCA. 小脑上动脉

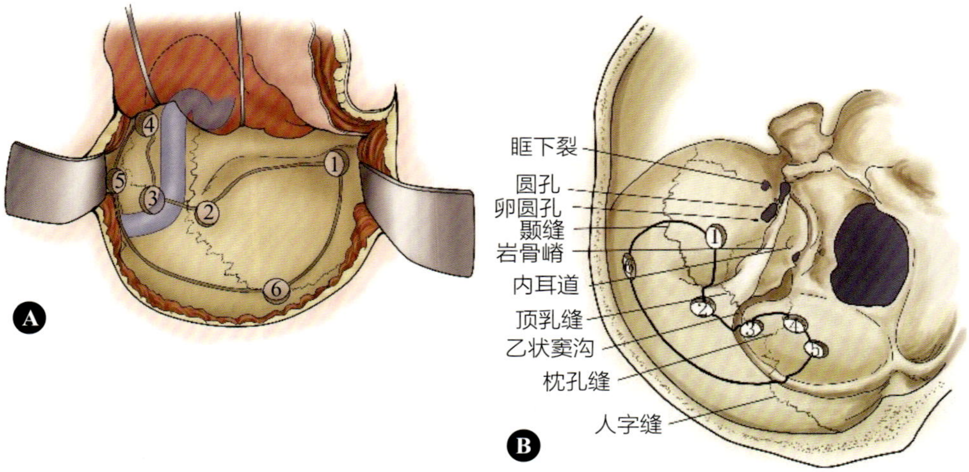

◀图 25-5 幕上下联合入路骨瓣成形
A. 外侧面观；B. 内侧面观

压，这是岩尖肿瘤切除的关键技术 3“D”技术。

1. 肿瘤显露

(1) 术中有效控制颅内压。术前放置腰穿引流，术中持续引流。颅骨钻孔时给予脱水剂是降低颅压的常用办法，可明显降低脑组织压力，增加手术空间，减少脑组织牵拉，减少牵拉造成的副损伤。术中在颞底内侧硬膜切一小口，可显著降低硬膜张力。部分患者颅内压高且脑脊液释放困难时，避免强行牵拉脑组织，可采用过度换气后抬起颞底脑组织以直达幕缘，随着脑脊液释放和肿瘤切除，颅内压会逐渐下降，这时要格外注意保护颞底静脉丛和 Labbé 静脉。

(2) 骨瓣靠近颅中窝底。骨窗下缘要平颅底，高速磨钻很必要。释放环池脑脊液时，牵拉颞底要尽量先靠近颅中窝颞极方向牵拉，该部位颞底静脉很少。显著阻挡操作空间、非主要引流的颞底静脉，直视下电凝后锐性剪开，再向深部探查。

(3) 天幕切开。切开小脑幕是显露颅后窝处脑膜瘤的重要步骤。平行岩骨嵴方向切开小脑幕，切开近小脑幕缘时采用小棉片推开并保护滑车神经。切开海绵窦处硬脑膜时要尽可能平颅中窝底方向，以避免损伤沿其外侧壁走行的神经。

2. 肿瘤切除方法

(1) 边分离、边显露、边切除肿瘤：首先显露肿瘤一部分外侧面，然后将肿瘤的基底与黏着的硬脑膜一并电凝分离。分离一部分肿瘤基底后，将肿瘤的游离部分用双极电凝处理后切除，或用 CUSA 吸除。肿瘤分离与切除反复进行，直至肿瘤基底全部游离。在分离附着于包膜上的血管时，要确认该血管仅对肿瘤供血，才可以电凝切断。

(2) 阻断肿瘤供血：沿着岩尖和小脑幕阻断肿瘤血供是手术的关键步骤，有助于减少术野出血，保持术野相对清洁，进而可以更好更快的分块切除肿瘤、更安全的将肿瘤从周围重要的神经血管上分离下来。由于肿瘤的供血主要来自基底部的脑膜动脉，基底部游离后，血供已基本离断，瘤体出血很少。肿瘤基底血供的充分阻断有助于超声吸引器进行肿瘤切除，可实现快速、有效的瘤内减压。但一

次性离断基底困难，先行瘤内部分减压，再离断基底及分离包膜，再行内减压，如此反复，将肿瘤分块、分次切除。

(3) 天幕切开：电凝小脑幕的表面，然后切开一个宽大的硬脑膜窗，显露幕上或幕下的肿瘤部分。用尖刀片平行于岩骨嵴，向横窦方向切开小脑幕，内侧沿着直窦边缘切开小脑幕，小脑幕游离缘的出血可通过电凝止血。

(4) 肿瘤壁的分离：将肿瘤壁从第Ⅴ、Ⅶ、Ⅷ对脑神经和脑干上分离开。用显微镊子分离包绕神经的蛛网膜鞘从而将神经自肿瘤壁上游离，这样做可以避免直接骚扰神经引起的医源性神经损伤。需保留蛛网膜及软脑膜界面。沿着小脑幕切迹可以发现牢牢粘在肿瘤前壁上的第Ⅳ对脑神经。通过小心翼翼且费时的操作，游离出的第Ⅳ对脑神经和分离开肿瘤壁与脑干的粘连，神经的蛛网膜鞘是游离该神经，并保留住该细小的神经是可能的，但是很多体积较大的肿瘤已经使得该神经失去功能，即使保持该神经对术后恢复也不会引起明显的效果。

(5) 保持蛛网膜界面的清晰：从正常结构中切除肿瘤时，应在蛛网膜下腔进行手术。肿瘤蛛网膜平面上的小血管需要小心处理，以维持神经和脑干的血液供应。

(6) 锐性分离：术中要认真辨认被侵犯的神经、血管、脑干，锐性解剖分离，应适度凝血，避免热损伤。有的与肿瘤之间尚存在一层蛛网膜，有的则缺乏。在肿瘤与脑干或脑神经紧密粘连的情况下，应考虑 GTR 对肿瘤的负面影响，不必勉强完全切除肿瘤。显微手术全切除肿瘤并不是解决这一问题的唯一方法，立体定向放射外科也可用于岩尖脑膜瘤的辅助治疗，但其使用应个体化，并取决于残留肿瘤的体积和位置、患者的年龄和病理特征。

(7) 避免损伤神经血管：颈内动脉在其前外侧破裂孔入颅后，仅由硬脑膜覆盖，分离累及此处的肿瘤基底时应予以小心，切不可损伤。脑神经常与肿瘤有黏着，其中第Ⅴ、Ⅵ对脑神经因长期挤压而萎缩呈薄膜状，术中需仔细寻找、分离及保护。

(8) 磨除岩尖，扩大显露：幕上下部分的肿瘤切除后可以看见最终的瘤腔解剖。如有必要，翻开岩骨嵴上的硬脑膜，切除第Ⅴ对脑神经上方向岩尖方向的骨质，将手术通道扩大越过岩骨嵴从而达到颅中窝的外侧部分。小脑幕无须重建，若磨除部分岩尖，需要用骨蜡封闭显露的岩骨气房。接着进行常规的关颅。

3. 侵入海绵窦内肿瘤切除　岩尖脑膜瘤往往从后方侵袭长入海绵窦内、切除这部分肿瘤常需切开海绵窦上壁或外侧壁，此时的窦壁已不完整，并常为窦外肿瘤的延续，切开窦壁首先保护好位于外侧的第Ⅲ、Ⅳ、Ⅴ对脑神经进入窦内，用双极、超吸、剥离子或取瘤钳分离、切除肿瘤；Ⅱ型肿瘤多数为肿瘤从后方长入或压迫海绵窦，肿瘤已侵及海绵窦的后壁时，术前无眼球活动障碍，术中如勉强切除，会导致术后眼球运动障碍，肿瘤术后并发症的发生率明显比Ⅰ型肿瘤要高。对老年患者术中不要强求切除侵入海绵窦的肿瘤组织，以免术后出现新的并发症。

若侵袭海绵窦内的肿瘤质地较韧，切除时容易导致海绵窦或颈内动脉及分支的损伤，从而发生迅猛出血，以至手术切除困难。这类岩尖脑膜瘤要在保证神经血管功能完整的前提下尽量做到近全切除海绵窦内的肿瘤，而不强求全切除。一般情况下切除过程中海绵窦由于肿瘤的填塞并无大的出血，即使有出血用浸泡过凝血酶的吸收性明胶海绵填塞可有效控制。目前对侵及海绵窦岩斜脑膜瘤的切除问题仍存在争议，作者的观点是根据肿瘤侵入海绵窦内的肿瘤质地、是否累及脑神经和海绵窦段颈内动脉等诸多因素综合处理。

4. 肿瘤基底的处理　离断肿瘤基底、分离肿瘤壁与分块切除肿瘤反复进行，直至肿瘤基底全部游离。对脑膜瘤基底的处理，可有效避免肿瘤持续出血造成的蛛网膜界面消失。显露肿瘤后，先分离肿瘤基底，离断其血供，但一次性离断基底困难，先行瘤内部分减压，再离断基底及分离包膜，再行内减压，如此反复，将肿瘤分块、分次切除。

5. 监测引导技术的应用　术中采用 MRI 和 CT（需要岩尖、内耳道上结节骨质时）进行神经导航是有益的。体感诱发电位（SSEP）和脑干听觉诱发电位（BAER）监测，有助于减少相关术后并发症。术中使用内镜辅助显微外科技术来提高肿瘤全切除率。为了保持神经功能的完整性，对神经的解剖保存是不够的。显微神经外科技术在保留神经功能的最大肿瘤切除术中发挥着重要作用。电生理监测可为神经功能的保护提供有意义的支持。外科医生的技能和经验被认为是关键因素。

术中电生理监测，包括听觉脑干反应（ABR）监测，可使这些在功能保存方面的优异结果得以实现。使用连续的面神经监测，在口轮匝肌和眼轮匝肌内放置细针电极。如果 ABR 在手术中恶化，或者术前波幅太小，扩大监测范围，并在肿瘤切除后使用球形电极测量耳蜗神经动作电位（CNAP）。如果术中由于术前 ABR 不良而无法监测听力，或者在肿瘤切除过程中诱发波的形态发生相应的减少，则可以使用球形电极记录直接耳蜗神经动作电位（CNAP）。这可以提供关于听力保护成功的其他重要信息。

6. 肿瘤切除的注意事项

(1) 神经血管的保护

①第Ⅲ～Ⅷ对脑神经常与肿瘤有黏着，第Ⅲ、Ⅵ对脑神经均位于肿瘤内侧，多系推挤故较易分离，显微镜下能够清晰的辨认和分离，一般不会损伤。但第Ⅴ、Ⅵ对脑神经因长期挤压而萎缩呈薄膜状，术中仔细分离及保留。尽早辨识出肿瘤周围的第Ⅴ、Ⅶ～Ⅷ对脑神经有利于更好地保护它们。

②颈内动脉在其前外侧破裂孔入颅后，仅由硬脑膜覆盖，分离累及此处的肿瘤基底时应予以小心。

③在分离附着于包膜上的血管时，要确认该血管仅对肿瘤供血，才可以电凝切断。肿瘤与中脑、脑桥以及大脑后、小脑上动脉都有不同程度黏着，有时这 2 条动脉有分支进入瘤体参与肿瘤的供血，因此处理肿瘤内、上表面时尽可能避免对这些结构的过多操作。

④肿瘤的生长将神经、血管拉伸或包绕，尤其是复发的肿瘤，会破坏蛛网膜界面。因此，术中要认真辨认被侵犯的神经、血管。

⑤术中对小脑上动脉、小脑下前动脉和基底动脉穿支的保护非常重要。术后出现不明原因的偏瘫和核性损害的表现，多是由于这些穿支受到了损伤。

(2) 保护脑干

①肿瘤侵犯脑干软脑膜，需保护供应脑干的穿支血管。

②注意任何时候不能过分向外牵拉肿瘤，以防术后脑干内损伤出血。

③与脑干粘连紧密的瘤体，可等待几分钟，以期待其通过脑干的自动膨胀和脑脊液的搏动而松动。

(3) 避免开放耳咽管，封闭开放的乳突气房：尽量不损伤与岩浅大神经外侧平行的耳咽管，否则用生物胶封闭。常规封闭开放的乳突气房，严密闭合硬膜，硬膜外无效腔行自体软组织填塞，术后保留腰穿外引流 3～4 天，有助于预防术后脑脊液漏的发生。

(4) 全切除肿瘤：脑膜瘤是岩尖区最常见的肿瘤，复发率与切除量密切相关。彻底的肿瘤切除是手术的主要目标，有时需采用更广泛的颅底入路进行侵袭性肿瘤切除。进行肿瘤全切除为目标的手术之前，必须评估放射外科在主要或不完全切除肿瘤后治疗肿瘤的潜在作用。即使在手术中，放射外科手术的可能性也应该重新考虑，特别是在处理容易出现并发症的情况下，如肿瘤与血管、神经和脑干的牢固结合或肿瘤侵入海绵窦。

7. 影响岩尖斜坡区脑膜瘤全切除的因素

(1) 肿瘤侵袭海绵窦：岩尖脑膜瘤是否侵及海绵窦是决定手术能否全切及手术预后的一个重要因素。肿瘤往往从海绵窦后壁长入，质地多数较韧，切除时容易导致海绵窦或颈内动脉及分支的损伤，从而发生迅猛出血，以至手术残留。说明海绵窦内残留是手术不能全切除的一个重要因素。

(2) 肿瘤包绕血管：肿瘤包绕颈内动脉、后交通动脉、基底动脉及大脑后动脉和小脑上动脉。肿瘤巨大者，更易侵及海绵窦，压迫脑干，包绕神经，加之显露困难，手术切除难度明显加大。

(3) 脑干软膜受侵犯：肿瘤嵌入脑干并与脑干粘连紧密。Sekhar 等（1994）根据肿瘤生长的不同时期，提出肿瘤侵及脑干的 3 个不同阶段。如果肿瘤与脑干之间的蛛网膜界面消失或软膜受到侵犯（Ⅲ级），即不能强行切除与脑干粘连紧密的肿瘤。

(4) 肿瘤侵犯硬膜和颅底骨质。

(5) 肿瘤质地坚韧。

(6) 高龄：老年体弱者，无法耐受长时间麻醉和手术。有报道称术中使用内镜辅助显微外科技术，可提高肿瘤全切除率。

（三）神经血管功能保护

岩尖区位置深在，毗邻等脑神经。岩尖脑膜瘤要在保证神经血管功能完整的前提下尽量全切除海绵窦内的肿瘤，而不强求全切，这是手术的第一原则。

岩尖脑膜瘤通常将动眼神经、后交通动脉朝顶端推挤，将三叉神经朝外侧推挤移位。而展神经通常位于肿瘤底面深部，脑干与基底动脉受压朝对侧移位。刚显露肿瘤时通常很难看到瘤周神经血管全貌，术者熟悉瘤周病理解剖与定位，尽可能锐性解剖游离神经，瘤内减容、离断肿瘤基底和减少出血交替进行。肿瘤体积巨大、质地硬韧时，术中超声刀显得很有必要。肿瘤基底常位于岩尖及上斜坡，在接近 Dorello 管入口处电凝肿瘤基底硬膜时，要格外注意保护展神经。切除岩尖近海绵窦后壁处肿瘤时，要格外小心保护颈内动脉后垂直段。颅中窝、海绵窦处肿瘤与颈内动脉海绵窦关系密切时，建议必要时使用术中 B 超，以减少损伤颈内动脉。

（四）脑干保护

Kawase 将肿瘤与脑干的关系分为 3 级，强调了肿瘤与脑干之间蛛网膜下腔存在的重要性。肿瘤与脑干之间蛛网膜界面清楚时，沿此界面分离通常较容易。与脑干粘连紧密的瘤体，可等待几分钟，以期待其通过脑干的自动膨胀和脑脊液的搏动而松动。当脑干表面软膜层消失且肿瘤包绕重要穿支血管时，不要过分强调肿瘤全切，适当残余薄层肿瘤可极大降低术后重大并发症。大多数侵入海绵窦内脑膜瘤或黏附于脑干的脑膜瘤可以完全切除而无术后并发症。

术中对小脑上动脉、小脑下前动脉和基底动脉穿支的保护非常重要。脑干表面小的穿支血管尽可能采用显微剪刀进行锐性分离以获得保护。手术后出现不明原因的偏瘫和核性损害的表现，多是由于这些穿支受到了损伤。在脑干表面操作时，尽量减少双极电凝热灼，尽量减少脑干横向牵拉。术前脑干受压移位较重者，术后要尽早给予激素冲击、解痉、甘露醇等治疗。

（五）岩静脉的保护

1. 岩静脉保护的重要性　岩尖脑膜瘤与岩上静脉有着密切的关系，应尽可能保存 SPV，以减少静脉并发症的风险，如小脑和脑干水肿和出血性梗死。尽管岩尖脑膜瘤手术中岩静脉闭塞的后果，文献中存在争议。但在三叉神经痛的微血管减压术（MVD）中牺牲静脉后出现的一些并发症已有报道。一些患者死于意外的主要并发症，如广泛的小脑肿胀和出血性梗死。与显微血管减压术的解剖相比，岩部脑膜瘤术中的脑桥小脑延髓静脉的血管构筑更为复杂。牺牲岩静脉的风险被许多神经外科医生低估了。Koerbel（2009）对 59 例岩尖脑膜瘤患者术中保留或牺牲岩静脉及术后静脉闭塞并发症进行分析，发现 30 例中有 9 例（30%）因牺牲了 SPV 而出现静脉相关并发症。因此，该作者认为应尽可能保留岩静脉复合体，特别是大口径静脉，以提高手术的安全性。

有文献报道岩尖脑膜瘤切除术中岩静脉暂时阻塞后，观察到听性脑干反应的短暂恶化，术后听觉功能障碍与岩静脉阻塞有关；相反，Gharabaghi 等认为岩上静脉的切片似乎与术后听觉功能障碍的发生率无关。此外，静脉的大小和肿瘤术前静脉压迫的程度可能是侧支存在的重要指标。因此，保留岩静脉可能是最佳的手术策略。

2. 岩静脉保护方法　在选择最安全的手术策略时，应考虑到岩尖肿瘤与岩静脉复合体之间的关系。枕下乙状窦后外侧入路切除岩尖脑膜瘤时，岩上静脉常常是术中的障碍。一些术中操作可提高岩尖脑膜瘤岩静脉保存率。

(1) 岩静脉寻找方法：脑桥小脑裂是寻找脑桥小脑裂静脉的最佳区域。绒球上池是寻找、鉴别脑桥小脑裂静脉的标志。静脉移位的方向取决于肿瘤起源部位、肿瘤生长的方向、肿瘤肿块本身的局部占位效应。

(2) 岩静脉的术中处理：取决于肿瘤的大小、位置、对岩静脉的黏附性和手术技术。岩静脉牺牲与术后并发症之间的关系尚不清楚。了解静脉移位模式对避免静脉并发症有很大帮助。建议肿瘤的初始显露应通过小脑外侧幕下 – 小脑上入路。Cui（2016）回顾性分析 17 例岩尖脑膜瘤经扩大乙状窦后入路，术中保留岩静脉 15 例（88.2%）。可见，只要耐心仔细分离，岩静脉是可以保护好的。

(3) 牵开器的放置：术中如何处理牵开器是最重要的问题。当脑压板放置于小脑表面时，牵拉的方向至关重要。小脑牵拉可能导致静脉破裂，主要是当牵引力作用于小脑上外侧表面至下或内侧时。在小脑下外侧面向上内侧方向牵引，可避免岩上静脉紧张。此时，允许手术显露岩尖，而不拉伸岩上静脉复合体。然而，在大多数情况下，最安全的策略是避免在小脑牵拉时拉伸岩上静脉。

3. 岩静脉牺牲的前提　牺牲岩静脉的目的是为了增加术野的显露，提高肿瘤全切除率减少并发症。岩上静脉是小脑前静脉和脑干静脉系统的引流途径，有脑桥前组、中脑后组、天幕组和岩骨组 4

个分支。如果没有足够的手术空间，应该在评估静脉大小后牺牲小支静脉。

(1) 小脑内侧裂静脉和 SPV 的共同主干应保留，而小脑幕表面引流的分支在某些情况下可以被牺牲。

(2) Zhong 等（2008）声称，直径小于 2mm 的静脉可以凝固和切割，而没有风险。小脑裂静脉直径 2.6cm，是岩部组最大的 SPV 主干，常沿岩尖脑膜瘤后表面走行，不宜切除。

(3) 岩上静脉被脑膜瘤移位或压迫，形成侧支静脉，因此岩上静脉可以在这种情况下安全地被电凝结扎。

静脉并发症可能是非常危险和不可预测的。小脑静脉引流系统具有相当大的变异性，多数情况下牺牲岩上静脉、蚓静脉、幕静脉等主要引流静脉可以不受“惩罚”。牺牲正常结构以改善显露是增加安全性的一种方法，但除非我们准备接受严重静脉并发症的随机风险，否则了解此类操作的风险是必不可少的。微创手术理念应深深扎根于对正常解剖的认识，经验丰富的外科医生应竭尽全力保护岩静脉，避免损伤后引起的并发症。

（六）颞叶和 Labbé 静脉的保护

当 Labbé 静脉流出部位于岩上窦、横窦和乙状窦交界处的前方时，该静脉常由多个分支组成，其前部的分离总是很小，而且是引流颞底的回流血液。应采取一些措施来保护 Labbé 静脉，如从大脑皮质分离出一段 Labbé 静脉，并移除附近的非功能性脑组织；尽量用 oxycel 棉球保护，避免使用电凝，即使损伤小分支，也可减少并发症的发生。如果完全结扎 Labbé 静脉的话，损伤后并发颞叶梗死出血的风险很高。颞叶过度牵拉可能会导致脑组织挫伤后颅内血肿，这些并发症也可归因于术中岩静脉阻塞。经岩尖入路颞叶和 Labbé 静脉损伤率较高。然而，在长期随访中可能没有显著性差异。

总之，岩尖型脑膜瘤手术复杂，良好的手术理念，清晰的解剖层次，娴熟的显微操作技巧是手术成功的基石；良好的手术室条件及完善的辅助团队，能够极大提高手术疗效。对脑膜瘤的全切除消除了令人不快的肿块效应，并基本上减轻了症状，并提供了以最小的术后并发症完成和有效切除的最佳机会。术后放疗有可能延长复发时间，防止肿瘤再生。

五、岩尖脑膜瘤的预后

（一）肿瘤全切除率

文献报道岩尖脑膜瘤的全切除率在 54.4%～75%。Cui（2016）回顾性分析 17 例岩尖脑膜瘤经枕下扩大乙状窦后入路，其中 12 例（70.6%）证实为肿瘤全切除，其余 5 例为部分切除。Han 等（2019）报道 16 例岩尖脑膜瘤，采用硬膜内经岩入路，10 例（62.5%）行 Simpson Ⅰ、Ⅱ级切除，其余 6 例（37.5%）行Ⅲ级切除，无死亡。术前平均 Karnofsky 评分为 85.6 分，术后平均评分为 91.9 分。

（二）神经功能保护率

岩尖脑膜瘤的脑神经功能保护和稳定率可达 52.5%～82.4%，新增脑神经功能障碍率为 0%～31.6%。大多数病例术后神经功能均以出院时记录。这可能低估了短暂性脑神经缺损的数量，而这种情况在术后可能有所改善。Zhou 等（2007）描述了超过 20% 的患者术后 6 个月脑神经病变的改善情况。Wachter（2011）对 57 例岩尖肿瘤进行显微外科治疗，18 例（31.6%）出现新的永久性神经功能缺损，以脑神经麻痹为主，5 例（9.6%）出现短暂性神经功能缺损。

（三）并发症的预防

选择合适的手术入路可全切除岩尖脑膜瘤，提高生存率和术后生活质量。文献报道，岩尖肿瘤切除的死亡率在 0%～7%。Taniguchi 和 Perneczky（1997）对 43 例患者采用颞下锁孔入路（部分结合岩尖切除术）处理岩斜肿瘤，手术相关并发症发生率为 7.1%。

典型病例

病例 1　不典型三叉神经痛的岩尖脑膜瘤

蔺 ××，女性，67 岁（图 25-6 至图 25-8）。主诉“左侧面部不典型疼痛 5 年余，加重 2 年”入院。2 年前曾在外院诊断为听神经瘤而行伽马刀治疗，但术后疼痛未解除。体格检查：左侧面部痛觉减退。MRI 左侧岩尖区可见大小约 18cm × 12cm × 15mm 等 T_2 等 T_1 异常信号，病灶呈宽基底，与周围脑膜关系密切。注射 GD-DTPA 增强后，病灶呈不均匀异常强化信号。2013 年 12 月经枕下乙状窦后锁孔入路全切除肿瘤。术后疼痛症状明显缓解。

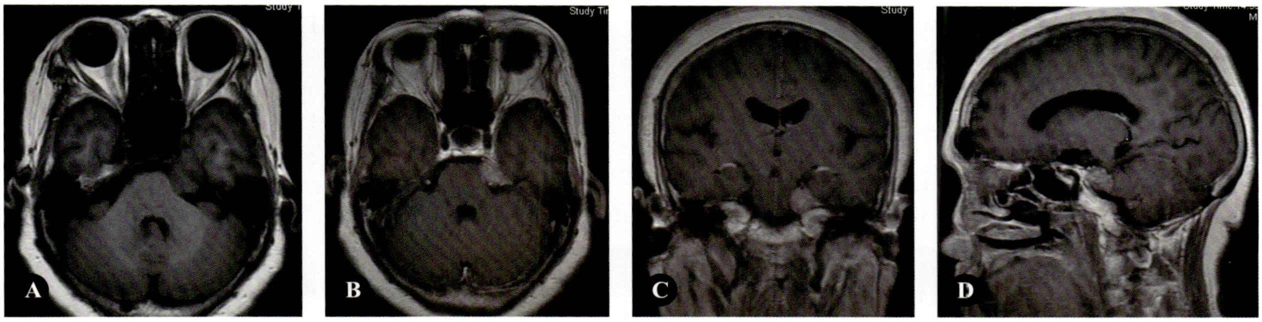

▲ 图 25-6　术前 MRI 检查提示左侧岩尖脑膜瘤

A. T_1WI 轴位像显示病灶为等 T_1；B. 增强轴位像显示肿瘤为宽基底，边缘呈毛刺状；C. 增强冠状位像显示肿瘤边界清晰，肿瘤基底位于岩尖与天幕缘之间的夹角；D. 矢状位增强像显示肿瘤强化不均一

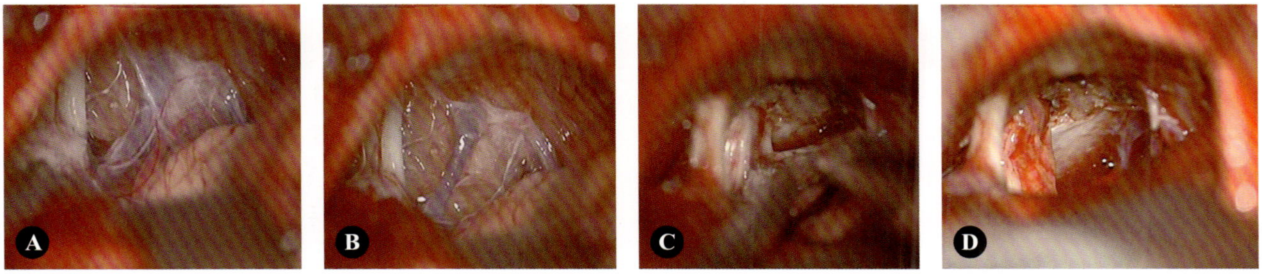

▲ 图 25-7　术中步骤

A. 显露 CPA 池，打开蛛网膜显露肿瘤；B. 显示肿瘤完全侵袭包绕岩上静脉的汇入点；C. 离断肿瘤基底，保护岩上静脉，分离保护三叉神经；D. 肿瘤切除后，彻底电凝烧灼肿瘤基底，减少复发机会

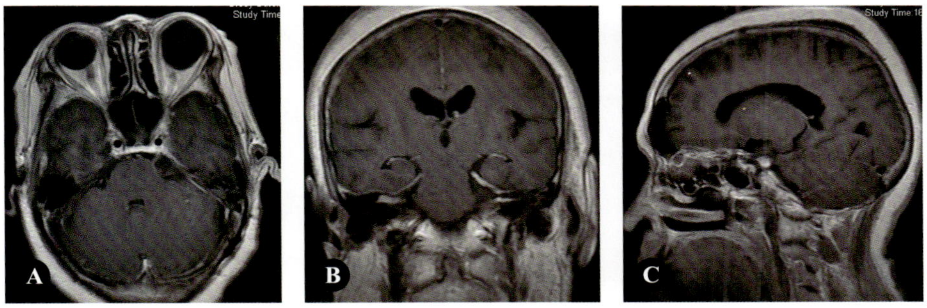

▲ 图 25-8　术后复查，肿瘤全切除

A. 增强轴位像；B. 增强冠状位像；C. 增强矢状位像

病例 2

王 ××，女性，58 岁（图 25-9 至图 25-11）。主诉“左眼睑下垂 20 天，间断性左面部麻木 1 周”入院。查体：左眼除外展外其余各方活动均受限，无视力视野障碍，无头痛头晕，四肢肌力肌张力正常。病理征阴性。辅助检查：头颅 MRI 见左侧岩尖有一明显均匀强化肿瘤，肿瘤边界清楚，位于岩尖下方、三叉神经根的内侧。术前考虑为左侧岩尖脑膜瘤。2006 年 11 月经枕下乙状窦后 – 内耳道上入路全切除肿瘤。做左侧耳后弧形切口，上至上项线上 1.0cm，下至乳突尖下约 0.5cm 水平。枕骨钻孔开颅，约 2.5cm × 2cm 大小，前至乙状窦，上至横窦。镜下弧形剪开硬膜并悬吊，打开左侧脑桥小脑角池，放出 CSF，脑组织张力下降后，向后内侧牵开小脑半球，见左侧岩骨内侧 1/3 有一边界清楚的肿瘤。肿瘤表面呈菜花样，其基底与岩骨尖及内 1/3 岩上窦粘连紧密，肿瘤实质部分呈沙粒样，灰红色，质韧，血供较丰富，其毗邻的硬膜

有许多新生血管增生，肿瘤边缘相对光滑，其后内侧面与脑桥有一层蛛网膜相隔。先在岩上静脉后外侧将肿瘤与天幕切迹离断，再在镜下于岩上静脉与三叉神经之间将肿瘤与岩上窦及其岩骨上的基底离断。肿瘤将三叉神经向外下方压迫移位，而滑车神经则向内向上方移位。沿蛛网膜界面将肿瘤的脑池面分离出来，完整将肿瘤从天幕后内侧移出。肿瘤切除后见动眼神经受压向上向内侧移位，并有凹陷的压迹。镜下全切除肿瘤。术后恢复正常。

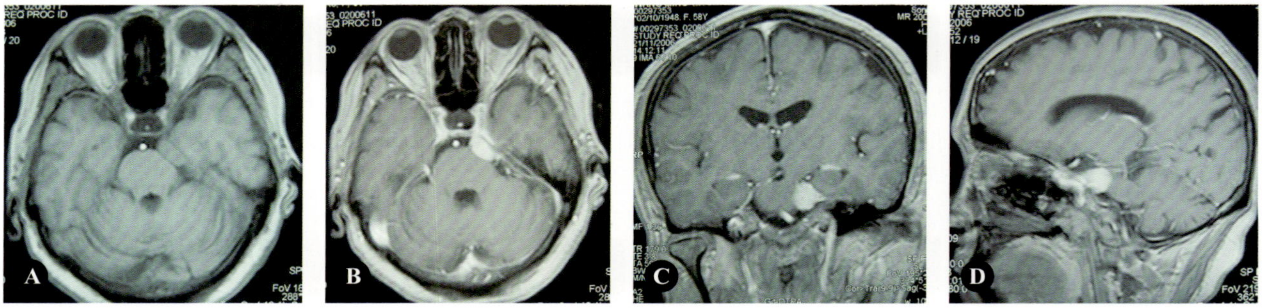

▲ 图 25-9　术前影像检查，明确为岩尖脑膜瘤

A. T_1WI 平扫轴位像显示病灶为等 T_1；B. 增强轴位像显示肿瘤岩尖有一明显强化病灶，轻度嵌压脑桥腹侧；C. 增强冠状位像显示肿瘤将天幕切亦向上推挤；D. 增强矢状位像，肿瘤边界清楚，边缘光滑

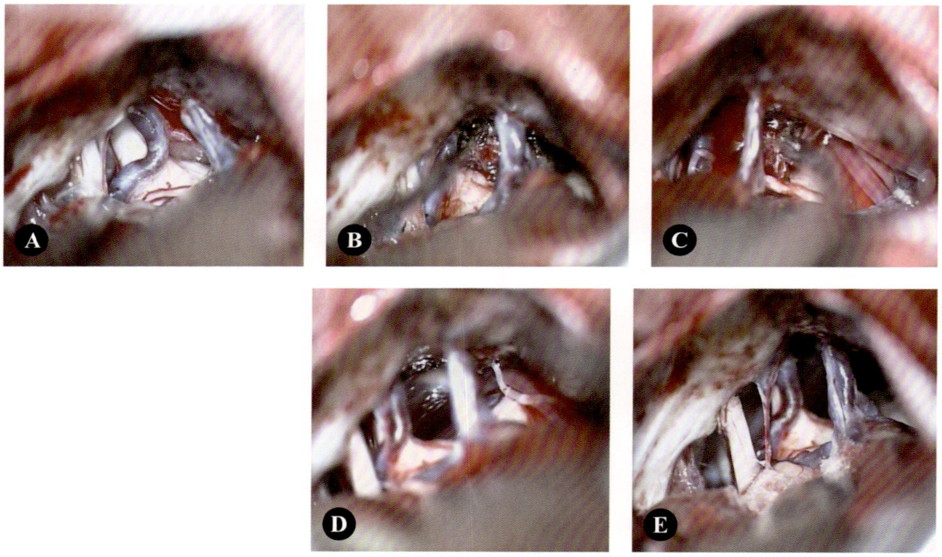

◀ 图 25-10　手术步骤

A. 剪开 CPA 池的蛛网膜，显露肿瘤位于双干岩上静脉之间的内侧；B. 先于两根岩上静脉之间电凝肿瘤基底；C. 电凝肿瘤在天幕缘的基底；D. 切除黏附在天幕上的肿瘤，保护滑车神经；E. 完全切除肿瘤，妥善保护好两支岩上静脉主干和三叉神经

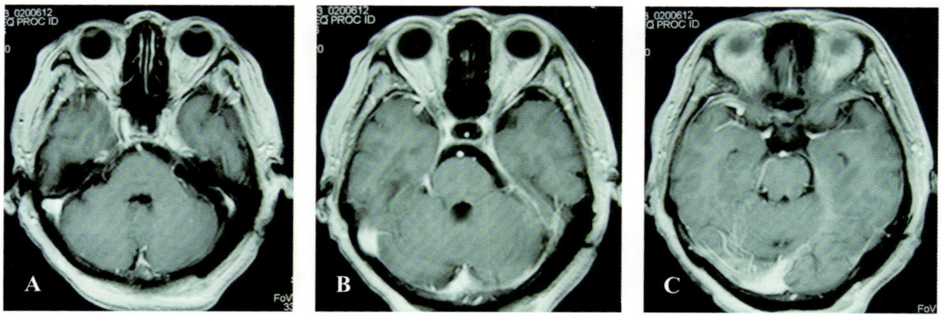

◀ 图 25-11　术后增强 MRI 复查，提示肿瘤全切除，三叉神经清晰可见，受压的脑干复位。图为连续增强轴位像

（陈立华）

第 26 章　岩 – 幕脑膜瘤的显微手术治疗

岩 – 幕脑膜瘤是指起源于以岩上窦、天幕、横窦交汇处蛛网膜颗粒的脑膜瘤，可以起源于岩骨嵴向小脑幕扩展，也可以是起源于小脑幕向岩斜区生长，或同时向幕上幕下两侧生长。岩 – 幕脑膜瘤是小脑幕脑膜瘤的特殊类型，肿瘤可同时向颅中窝底、上斜坡、后海绵窦及 CPA 发展，侵袭动眼神经、滑车神经、三叉神经、海绵窦等重要结构，也可累及脑干、基底动脉、大脑后动脉、小脑上动脉和横窦等，呈现较复杂多样的特性，加之天幕内含静脉窦，给手术安全切除带来很大挑战。岩 – 幕表面脑膜瘤在手术考虑、手术风险、预后和肿瘤组织学方面构成了一组异质性肿瘤。包括起源于岩骨、岩枕沟外侧和后部的脑膜瘤，并排除了周围部位的脑膜瘤，如岩斜区或颈静脉孔脑膜瘤。这样做的理由是澄清并准确地使用“岩 – 幕脑膜瘤”一词来具体指代肿瘤起源的部位；承认和岩骨其他部分脑膜瘤之间的手术挑战和细微差别的变化。

目前，缺乏岩 – 幕脑膜瘤的标准术语，有时可能会导致混淆。现有的研究结论主要是来自于对整个天幕脑膜瘤的分析，而对天幕特定部位脑膜瘤的手术效果尚不清楚。幕下型的岩 – 幕脑膜瘤，有作者使用“脑桥小脑三角（CPA）脑膜瘤”或“后岩骨脑膜瘤”；而幕上型岩 – 幕脑膜瘤，往往被定义为单纯的“岩骨前脑膜瘤”或“颅中窝脑膜瘤”一词。岩 – 幕脑膜瘤早期因缺乏特征性表现而诊断较难，晚期出现颅内压增高症状、小脑症状和受累及的脑神经症状和体征。大型骑跨型岩 – 幕脑膜瘤一直是神经外科的难点。岩 – 幕特殊的解剖位置，与横窦和神经结构的关系，特别是大型岩 – 幕脑膜瘤（＞3cm），仍然具有一定的挑战性。术中采用显微手术技巧，并妥善处理和保护静脉窦、神经、脑干等，是提高手术疗效和患者术后生存质量的关键。

一、相关的显微解剖

天幕是分隔大脑和小脑、由增厚的双层硬膜构成的锥状结构，其前内上缘呈“V”形游离，开口容脑干通过；后缘与硬脑膜结合形成横窦贴附于颅后壁。后上中线与大脑镰结合并形成直窦。侧前与颅底硬膜结合于岩骨嵴形成岩上窦，并向前汇聚、止于同侧前、后床突。天幕与毗邻结构之间的距离，见表 26–1。天幕外侧间隙内有复杂的神经血管结构，见表 26–2。岩 – 幕脑膜瘤主要位于天幕外侧间隙，主要延伸至 CPA、颅中窝底、岩尖和后海绵窦等。滑车神经与小脑幕外侧游离缘关系密切，起源于天幕后间隙的下丘下方（图 26–1），平行天幕缘向前进入海绵窦，熟知这一显微解剖特点是取得手术成功的前提。

二、岩 – 幕脑膜瘤的分型

对于肿瘤的位置及延伸方向全面了解，做出正确的分型有利于选择手术入路，更有利于切除肿

表 26–1　天幕与毗邻结构之间的距离

距离测量	范围（mm）	平均（mm）
天幕切迹的最大距离	26.0～35.0	29.6
鞍背至天幕顶尖的距离	46.0～67.0	52.0
鞍结节至天幕顶尖的距离	55.0～75.0	61.8
枕内隆突 – 天幕顶尖	42.0～68.0	53.5
天幕最大宽度	93.0～120.0	110.8
天幕游离缘 – 后床突	3.0～10.2	6.5
天幕游离缘 – 滑车神经	1.0～3.6	2.0
天幕缘至大脑脚外侧缘	0.1～6.6	0.7
天幕尖至上下丘之间的距离	13.0～27.0	19.8

表 26-2　天幕间隙切迹重要标志

间　隙	神经结构	血管结构
外侧间隙	中脑外侧面	脉络膜前动脉
脑桥上部	大脑后动脉	
颞叶内侧面	小脑上动脉	
滑车、三叉神经	基底静脉	
后间隙	松果体区	大脑内静脉
四叠体	后基底静脉	
滑车神经	Galen 静脉	
	直窦	

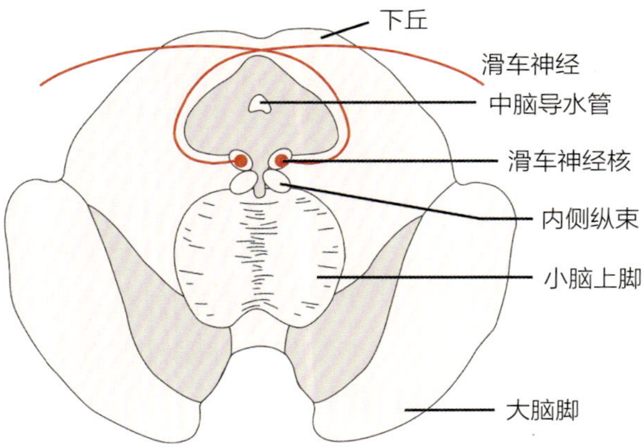

▲ 图 26-1　滑车神经从下丘平面发出

瘤、提高手术疗效和预测预后，过于简单和过于复杂的分型均难以满足临床实际需要，分型应突出手术重点和难点的原则。根据肿瘤起源部位、主体所在的位置和肿瘤侵袭方向进行分型，有助于手术入路的选择。

（一）肿瘤部位分类

为便于手术指导，按肿瘤与天幕的解剖位置关系和扩展方向，可分为以下 3 型：①Ⅰ型：幕上颅中窝底型，主要侵犯颅中窝，可以通过经颞下－经天幕入路成功地切除。②Ⅱ型：幕下颅后窝，主体在幕下生长，可选择枕下外侧－乙状窦后入路，可以早期识别脑神经。③Ⅲ型：幕上下骑跨型。包括小脑幕切迹型。切迹型岩－幕脑膜瘤，是指肿瘤发生于小脑幕切迹的前 1/3 段、中 1/3 段，向前到达海绵窦后缘水平，向后到达天幕后 1/3 段前缘。

（二）肿瘤起源分型

根据天幕裂隙的特点和肿瘤的起源部位，将岩－幕脑膜瘤相应地分为 2 型：外侧型和内侧型。幕下型岩－幕脑膜瘤以内耳道为标志，位于内耳道以内的为内侧型岩－幕脑膜瘤。

1. 内侧型　起源于天幕切迹附近，肿瘤在天幕外侧间隙的内侧扩展。内侧型幕下生长者，采用枕下外侧－乙状窦后小脑上入路，手术切除肿瘤主要工作区是利用以下 3 种不同的途径：通过三叉神经上方、三叉神经和面神经、听神经之间的间隙、面神经、听神经和后组脑神经之间的间隙，这增加了对这些结构，特别是耳蜗神经的手术损伤风险，耳蜗神经对轻微牵引非常敏感。如脑神经受肿瘤包裹，则应通过它们穿出骨孔处进行辨别。内侧型幕上生长者，采用颞下入路。

2. 外侧型　肿瘤起源于窦－膜角附近的区域，肿瘤容易累及横窦、乙状窦。肿瘤在天幕外侧间隙的外侧扩展。外侧型向幕下生长者，肿瘤常位于三叉神经和面神经、听神经的背侧，并将神经推向前方，采用枕下外侧－乙状窦后入路是首选；外侧型幕上生长的肿瘤，可选择颞枕入路。

乙状窦、横窦－岩上窦交界区天幕附着的脑膜瘤是岩－幕脑膜瘤的一个亚型。横窦乙状窦交界处脑膜瘤的临床症状可能很少是由于窦阻塞的后果，在不超过 65% 的个体中，两个横窦的静脉引流是相当对称的；少见的是，一个横窦在很大程度上占优势。蛛网膜帽细胞沿横窦、乙状窦交界处和周旁区域相对丰富。

（三）根据肿瘤与静脉窦的关系分型

术前通过 DSA 或 CTV、MRV 的血管成像来了解静脉窦受破坏的程度，根据肿瘤对静脉窦的侵犯程度又分为窦旁型、窦内型和窦外型，对手术选择肿瘤的切除程度有较好的指导意义。分型本身并不重要，重要的是对每个患者进行个体化评估。

三、术前影像学评估

术前应仔细分析其 CT、MRI 等影像学资料，明确肿瘤的部位、肿瘤血供、肿瘤基底、生长方向，与乙状窦、横窦、脑干等相互关系。血管造影可以了解肿瘤的血供情况和静脉窦受累程度，横窦是否闭塞、挤压移位及通畅情况。岩－幕脑膜瘤的供血动脉主要来源于脑膜垂体干的小脑幕动脉，约占50%；其次是起自颈内动脉海绵窦段下外侧干的幕缘动脉、脑膜中动脉的后支，以及小脑上动脉天幕分支和大脑后动脉的小脑幕支。术前要充分了解肿瘤与这些血管的关系，特别是与横窦的关系，这对选择手术入路及防止术中误伤这些血管是十分有用的。

从CT和MRI检查中应获得以下信息：①肿瘤的附着点和生长方向；②肿瘤与脑干的关系；③肿瘤类型：根据术前头颅增强MRI检查确定肿瘤基底在天幕上的位置与小脑幕的关系进行分型，岩－幕脑膜瘤常沿天幕缘或穿通天幕向天幕上下两侧生长，呈哑铃形生长，但以向幕下延伸为多，占全部岩－幕脑膜瘤的40%～50%，幕上型脑膜瘤占15%～35%，幕上下骑跨型占10%～30%。

四、手术策略

（一）手术适应证

岩－幕脑膜瘤早期无症状，发现时肿瘤体积往往较大，肿瘤增大后常常累及横窦、乙状窦和岩骨，这类脑膜瘤与横窦、乙状窦和岩上窦的密切关系是正确治疗的主要问题。出现症状的肿瘤或随访发现肿瘤体积明显增大时，需要手术治疗。

（二）手术目标

岩－幕脑膜瘤为良性肿瘤，若能全切除肿瘤，可获得治愈。彻底的清除肿瘤，包括切除硬脑膜基底和病变骨（如果发生骨侵犯），防止肿瘤复发。最佳时机是首次手术，但是手术的总体目标是最大程度的肿瘤切除，同时应尽可能维持、保留和重建术前主要的神经功能和改善由肿瘤的占位效应引起的损伤。要达成手术的主要目标，须严格遵循以下手术的四大要点：遵循由外向内的方向进行切除、仔细以棉片保护好脑神经、持续冲水以保持术野清晰、通过助手冲水，使术者能够双手操作，严格按蛛网膜界面进行分离。

（三）手术原则

岩－幕脑膜瘤突出了3个基本的神经外科原则：①把握第一次全切除肿瘤的绝佳机会：第一次手术时完全切除肿瘤，为患者提供最好的治愈机会。②遵循蛛网膜界面分离的原则：了解蛛网膜界面，并遵循该界面进行手术，对降低并发症的发生率和死亡率至关重要。岩－幕脑膜瘤与岩－斜脑膜瘤和蝶－岩－斜脑膜瘤有很大不同，岩－幕脑膜瘤的蛛网膜平面清楚。③按肿瘤侵袭静脉窦的程度处理：不建议切除浸润但未闭的静脉窦。在肿瘤与静脉结构粘连无法分离的情况下，留下肿瘤碎片的决定可能与长期肿瘤无复发生存和无永久性缺陷。个人的经验证实，岩－幕脑膜瘤的次全切除不一定与不良的长期预后或肿瘤复发有关。横窦或乙状窦侵犯但未闭的切除可根据几个因素来决定，包括磁共振血管造影上颅后窝静脉循环的模式，术前球囊闭塞试验或颈静脉压迫试验及术中测量窦夹闭后的窦腔内压力试验，乙状窦静脉压增加小于7mmHg适合于窦结扎术。对于有优势侧横窦和夹闭试验后静脉压升高较大的患者，窦腔必须保持完整。

（四）手术入路选择

手术入路取决于肿瘤的主体位置，作者根据肿瘤类型选择手术入路（表26-3）。手术入路必须根据每个肿瘤的位置和发展情况进行调整。根据肿瘤的位置和范围仔细的术前计划手术入路，对于实现根治性显微肿瘤切除术非常重要，避免对神经血管结构的额外损伤。

在决定手术入路时，要考虑2个最主要的因素：肿瘤的位置，内侧还是外侧；肿瘤的类型，位于幕上、幕下或跨幕。理想的手术入路应当有利于缩短手术路径，最大限度地显露肿瘤，减少对脑组织的牵拉，方便肿瘤与周围神经及血管的分离。

（五）手术入路选择依据

手术入路的正确选择，应该量体裁衣，依据患者的具体情况和肿瘤基底位置和肿瘤主体所处的部位（肿瘤位于幕上、幕下、内侧、外侧）、血供情况、肿瘤的大小，肿瘤与周围脑组织的关系、肿瘤是否侵犯静脉窦及程度，以及手术对脑组织、脑神经的损伤风险来选择不同的手术入路。

1. 根据肿瘤分型选择　根据解剖分型这种“量体裁衣式”的方法选择手术入路。任何类型的岩－幕脑膜瘤的最佳手术入路都取决于肿瘤的位置、尺

表26-3　肿瘤的类型与手术入路选择

肿瘤类型	体　位	手术入路
Ⅰ型	仰卧位	颞下－经天幕入路
Ⅱ型	侧俯卧位	枕下外侧－乙状窦后小脑上入路
Ⅲ型	侧俯卧位	颞下－经岩骨嵴入路

寸、质地、血管包裹的程度，术前根据影像学资料进行分型，才能做出最优的手术入路的选择。根据肿瘤的分型来选择手术入路，具有明确的可操作性。幕下型脑膜瘤多采用乙状窦后入路，幕上型脑膜瘤多采用颞下入路，幕上下型脑膜瘤多采用颞下经岩骨嵴入路。对跨幕上、下肿瘤，原则以肿瘤大的一侧选择入路，较小瘤侧可通过天幕切开实现切除。如幕上、幕下均较大，预计经天幕一侧难以全切除，可采用幕上、下联合入路。

2. 根据肿瘤主体位置选择　位于岩－幕区内侧型肿瘤选择颞下经颞枕入路、乙状窦后小脑上入路、乙状窦后内耳道上结节入路等，外侧型的肿瘤选择颞枕经天幕入路、乙状窦后小脑外侧入路、乙状窦后入路小脑上经天幕入路等。累及横窦和乙状窦的脑膜瘤可选择幕上下联合经岩骨入路。

3. 个体化选择手术入路　针对每例患者个体化设计合适的手术入路，能充分显露肿瘤，处理好静脉窦，为肿瘤全切除打下一个良好的基础。理想的手术入路应当有利于缩短手术路径，最大限度地显露肿瘤，减少对脑组织的牵拉，方便肿瘤与周围神经及血管的分离。

（六）术前准备

术前充分的准备，包括抗脑水肿和预防性抗癫痫治疗。如果条件允许尽量做 DSA、MRV 以明确肿瘤的血供来源，及相关静脉窦的受累情况。大型岩－幕脑膜瘤，术前已有明显的颞叶水肿或肿瘤的占位效应引起明显的脑积水或脑干移位，术前可放置腰大池置管，术中引流有利于脑组织塌陷，明显增加术中显露空间。

五、常用手术入路

（一）颞下入路

颞叶和枕叶之间的外侧边界被认为是枕前切迹，位于 Labbé 静脉末端稍后，因此根据骨瓣和位置和手术路径分为“前颞下”和“后颞下”入路。前颞下入路操作简便，术野开阔。通常采用直切口或弧形切口、反问号形切口或采用马蹄形切口（图 26–2A）。颧弓根部是定位颅中窝底水平的必不可少的标志。这一标志可用来计划和确定第 1 个颅骨骨孔的位置和接下来的开颅术（图 26–2B）。开颅骨窗下缘通常不能很好地平齐中颅底，遗留有一悬着的骨缘，应将骨窗下缘悬着的骨质先用咬骨钳去除（图 26–2C），再用磨钻磨平。剪开硬脑膜翻向中颅底（图 26–2D）。沿天幕循岩骨嵴找到环池，打开环池释放脑脊液。遵循先离断肿瘤基底、再进行瘤减压，然后分离肿瘤壁，最后切除受累的岩骨和天幕。颞下入路可通过硬膜外显露肿瘤基底和受累的岩骨，必要时去除受肿瘤累及的岩骨骨质和硬膜。

（二）乙状窦后入路

适合于Ⅱ型和部分Ⅲ型岩－幕脑膜瘤。小脑幕切迹型幕下和肿瘤主体在幕下的幕上下的肿瘤，以及外侧型肿瘤、靠近横窦和乙状窦者，可采用经乙状窦后入路。乙状窦后入路可直面切迹型幕下部分的肿瘤，能轻松切除幕下和大部分突入幕上部分的瘤体。乙状窦后－小脑上入路特别适合于幕下型岩－幕脑膜瘤，将获得在天幕和三叉神经之间足够的空间切除肿瘤，而无须额外拉伸脑神经（图 26–3）。乙状窦后－内耳道上入路（图 26–4A），包括标准乙状窦后枕下入路，磨除内耳道上方和前方的岩骨骨质，骨切除的程度与岩骨前切除术（Kawase 入路）相似，充分显露三叉神经 Meckel 腔段。利用扩大的内耳道上径路接近后海绵窦，用于切除颅后窝突入 Meckel 腔和海绵窦的岩－幕脑膜瘤。

（三）幕上下联合入路

大多数跨幕肿瘤采用单侧幕上或幕下入路即可，因为多数病例肿瘤起源于一侧小脑幕（幕上或幕下），虽然在影像学上表现为跨幕肿瘤，但术中常见肿瘤推挤小脑幕而局限于小脑幕一侧。对于巨大型的幕上下肿瘤，可选择幕上下联合入路。采用一个跨幕上、下的联合骨瓣，避免术后颅骨缺损、皮下积液、脑脊液漏或颅内感染的发生。关键是横窦上、下都显露，显露横窦时需倍加小心，谨防横窦损伤。联合经颞下－经岩入路是为大型Ⅲ型岩－幕脑膜瘤设计的。CPA 的肿瘤切除遵循枕下－乙状窦后入路的相同原则，该入路与乙状窦后入路的区别见表 26–4。

（四）枕下幕上经天幕入路（Poppen 入路）

枕下幕上经天幕入路分为正中型、旁正中型和外侧型 3 个亚型（图 26–4B），岩－幕脑膜瘤一般选择旁正中型或外侧入路。术前磁共振成像应准确评估以下形态学参数：天幕的角度、天幕长度、从横窦到肿瘤的最短距离。因为存在陡峭的天幕角会增加枕叶牵拉性损伤的风险。

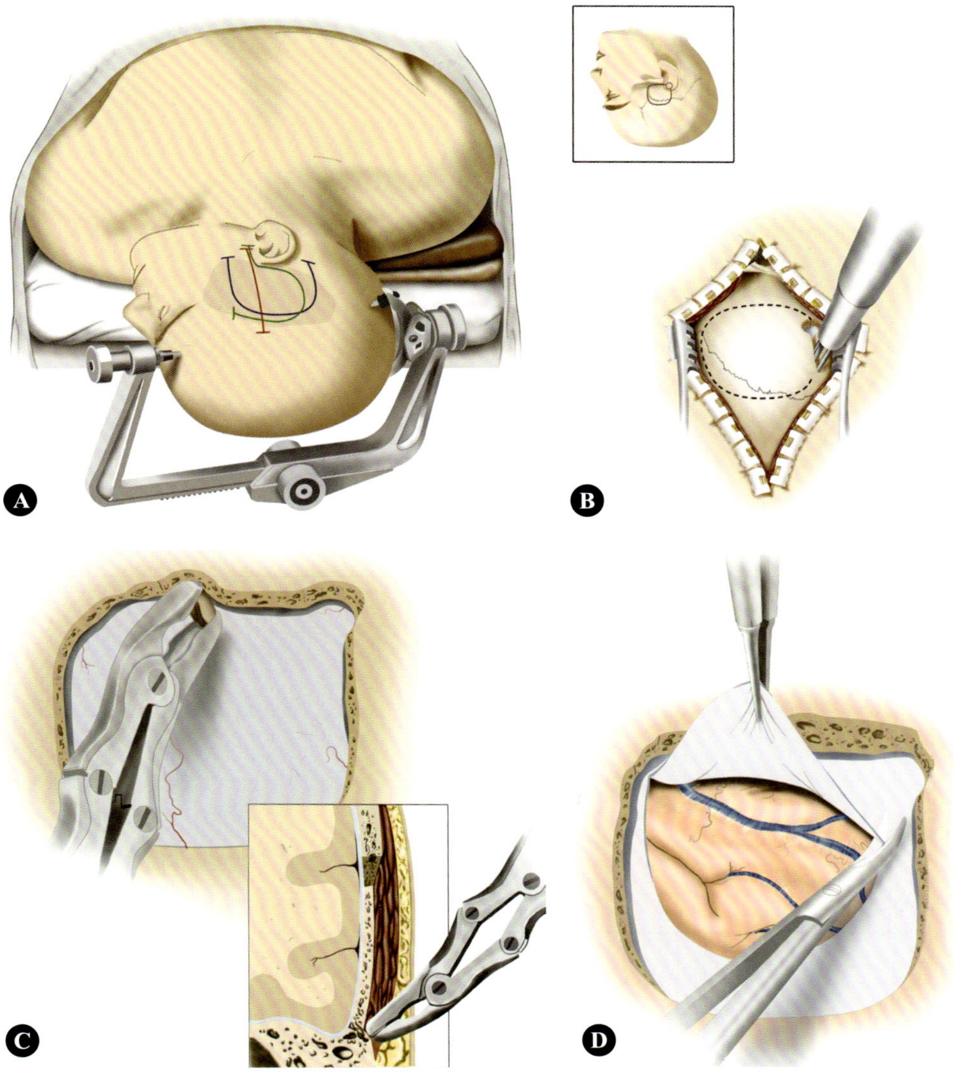

◀ **图 26-2　手术显露**

A. 颞下入路的头位和切口。B. 直切口（上图）和马蹄形切口（下图）开颅示意。骨瓣应尽可能靠近颅中窝底，确认是否达到颅中窝底有一个重要的解剖标志：颧弓根部的上缘与颅中窝底水平平齐。C. 用 Leksell 咬骨钳咬除开颅骨窗下缘的骨质，使骨窗下缘达到颅中窝底水平，这样就最大限度的减轻了对颞叶的牵拉。D. 剪开硬膜，显露颞底

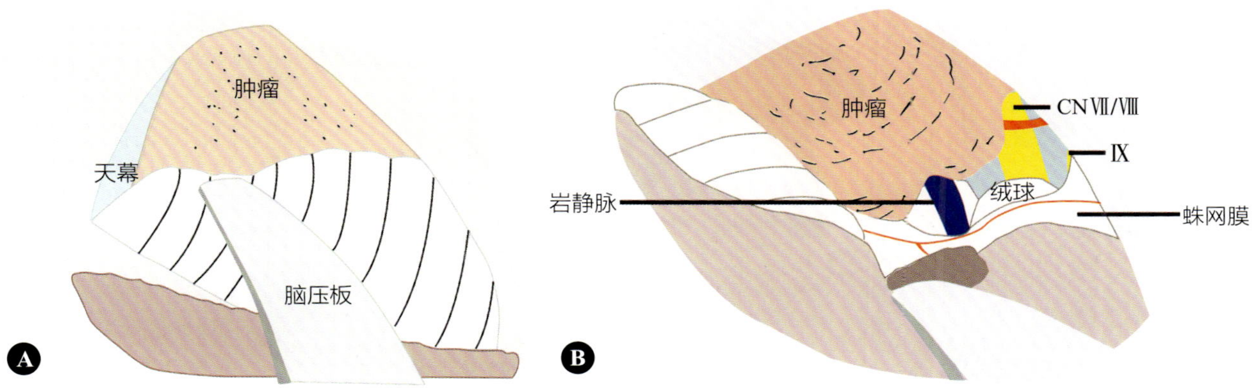

▲ **图 26-3　乙状窦后 - 小脑上入路术中示意**

A. 小脑上入路术中显示的右侧脑桥小脑三角区后获得的视野，脑膜瘤可见于小脑上角的小脑幕和岩骨之间。未见岩静脉。B. 脑膜瘤部分切除，桥小脑裂静脉的起始部分位于绒球上池。第Ⅷ对脑神经受脑膜瘤压迫

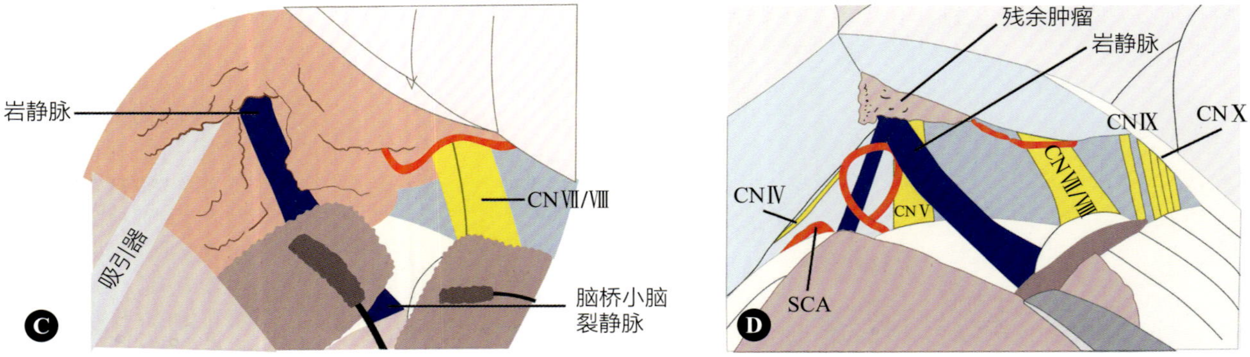

▲ 图 26-3（续） 乙状窦后 – 小脑上入路术中示意

C. 肿瘤是从桥小脑裂的静脉中分离并切除，然后逐渐显露静脉。D. 肿瘤近全切除，除了粘连在岩静脉的小部分肿瘤壁。SCA. 小脑上动脉

表 26-4 天幕状切迹脑膜瘤的手术入路的适应证和优缺点

手术入路	手术指征	入路优点	入路缺点
枕下外侧 – 乙状窦后	肿瘤幕下扩展	简单快速	仅局限桥前区
	老年患者	没有打开迷路的风险，无颞叶牵拉	进入斜坡受限
联合颞下 – 经岩	骑跨型肿瘤	更好地控制基底动脉	耗时
	中、颅后窝	穿动脉	有医源性听力损失的危险
	侵入桥前池	多角度入路	对 Labbé 静脉损伤的危险性
	上斜坡		脑脊液漏的风险

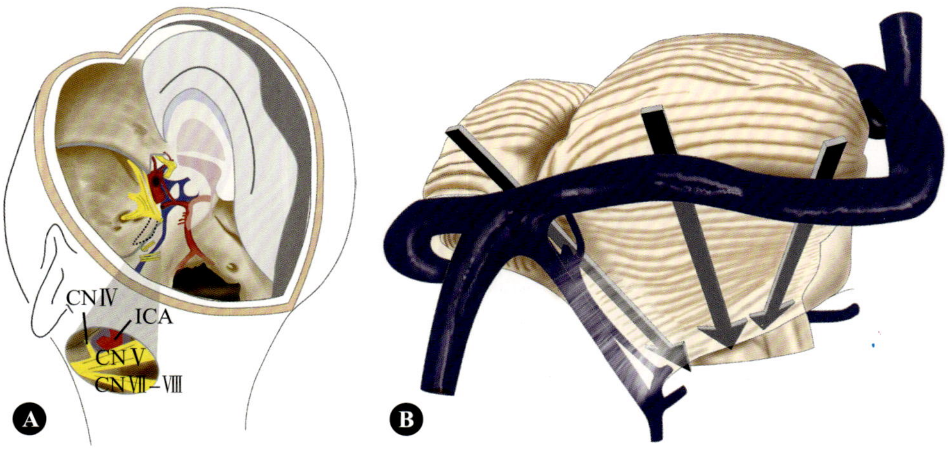

◀ 图 26-4 手术入路示意

A. 乙状窦后内耳道上结节入路手术路径示意，图示到达后海绵窦区遇到的神经血管结构的关系。虚线区：磨除内耳道上结节和岩尖的骨质。B. 枕下幕上经天幕入路 3 个亚型的手术路径示意。CN Ⅳ. 滑车神经；CN Ⅴ. 三叉神经；CN Ⅶ. 面神经；CN Ⅷ. 听神经。ICA. 海绵窦段颈内动脉

六、手术技巧与要点

岩 – 幕脑膜瘤容易累及脑干、大脑后动脉、海绵窦和横窦等重要结构，除了正确选择手术入路外，还应根据肿瘤个体化特征来采取相适宜的手术策略和技巧，争取更佳疗效。肿瘤切除策略和技巧有如下几点。

（一）术前的详细计划和熟悉解剖结构

熟悉局部的显微神经解剖和运用娴熟的显微

外科技术是肿瘤全切的关键。首先要拟定好肿瘤切除的总体思路，选择合适的体位、切口设计及切除策略。然后按肿瘤切除的原则按部就班地显露、减压、分离、电凝和切除。不同部位的肿瘤和窦性侵犯需要特殊的手术技巧。

术前详尽了解肿瘤大小、质地、血供强化等特征，以及肿瘤与脑干、大脑后动脉及其分支、海绵窦、横窦、乙状窦和大脑大静脉及其属支间关系等，据此选用适宜的手术入路，制订具体的手术方案。采用颞下入路，术中应注意保护 Labbé 静脉，乙状窦后入路要注意保护面听神经及后组脑神经功能。术前明确肿瘤累及静脉窦者术中注意静脉窦有无损伤，避免空气栓塞。

滑车神经起于下丘下外方，是唯一连于脑干背面的脑神经，在颅内的行径最长。在小脑幕裂孔侧方区域，滑车神经行走在小脑幕缘下方及小脑幕内，称之为小脑幕段滑车神经。在该区域手术时，小脑幕段滑车神经造成了对幕下区域进行显露和操作的障碍，同时也极易受到手术损伤。滑车神经在小脑幕段走行的长度为 5.1～8.3mm，平均 6.4mm ± 0.7mm。滑车神经进入海绵窦入口距离后床突 9.9～18.3mm，平均 11.2mm ± 2.3mm；距离动眼神经海绵窦入口 9.1～16.4mm，平均 12.9mm ± 1.6mm；距离三叉神经 Meckel 腔入口 5.9～13.2mm，平均 9.0mm ± 1.7mm；距离小脑幕游离缘 0.9～4.1mm，平均 2.1mm ± 0.7mm。

（二）肿瘤显露

术野显露与否，直接关系到切除肿瘤的范围和程度，其中牵拉颞叶、切开小脑幕、磨除岩嵴至关重要，是获得肿瘤全切率、减少手术副损伤的重要前提。术中通过锐性松解颞叶底部蛛网膜，以达到抬起颞叶的目的，但颞叶的牵拉和抬起不宜过大，只有这样才可以保证最小限度的牵拉 Labbé 静脉，因为其损伤可造成脑出血、脑水肿、癫痫等严重后果。另外切开小脑幕，使环池全部显露出来，操作间隙相当充足，甚至可以看到对侧结构。

1. 脑松弛技巧　切除肿瘤前充分脑松弛是初始肿瘤显露的重要前提。脑松弛技术包括头部体位性下垂，经脑池、脑室或腰穿等脑脊液释放，脱水药的合理使用和适度过度换气等，可较好松弛脑组织，结合适度脑牵开可较好显露肿瘤外侧或后面近基底处。

(1) 体位：正确的体位的摆放既要有利于手术入路的进行和肿瘤切除时关键部位的显露，又要满足患者和术者的舒适。

(2) 骨瓣成形：无论采用何种入路骨瓣缘必须显露横窦的边缘，以减少对颞枕、枕叶或小脑的牵拉幅度。骨窗大小必须满足肿瘤的显露，骨窗边缘达静脉窦边缘，以免致使“门槛”效应，不仅小脑幕缘区域显露不佳，对于术后一旦发生脑水肿也不利于减压。

术中应注意正确显露术野，骨窗大小应尽量满足肿瘤的充分显露，减少对正常脑组织的牵拉，在巨大天幕脑膜瘤的手术中通过调整显微镜的角度达到“微创”切除肿瘤的目的。采用颞下入路时，常规的磨除岩骨嵴；采用乙状窦后入路时，尽量安全的向骨窗外上磨除至横窦和乙状窦边缘；采用 Poppen 和颞枕入路时，要显露横窦，不仅增加了手术视野，而且能减少对脑组织的牵拉需求。对于向天幕上、下均匀生长的巨大型肿瘤，采用天幕上下联合入路，可以很好地显露肿瘤。

(3) 松解蛛网膜粘连：充分打开肿瘤与脑干、脑神经周围的蛛网膜间隔，显微镜下仔细分离，消除肿瘤与周围结构之间的粘连和牵绊，可以获得更充分的术野显露。

(4) 充分利用神经间隙：显露肿瘤的过程中需要最大限度地利用神经血管的间隙，术中通过释放脑脊液、分块切除肿瘤等办法来创造手术操作空间。

2. 牵拉技巧　天幕脑膜瘤手术视野通常狭窄，在没有牵开器的帮助下很难达到深部病变。术中为了得到更好的手术空间，增加术中显露，需要使用脑自动牵开器，脑自动牵开器常被称为术者的“第三只手”，有效地扩大手术视野并且把重要的结构和手术目标显露在视野中。但持续的脑组织牵拉能使局部脑血管变形、闭塞，破坏颅内静脉的循环，对周围脑组织造成一定的创伤，增加了牵拉损伤的风险。对于中小型岩－幕脑膜瘤可采用动态牵拉的方法，不使用脑自动牵开器或间断使用脑自动牵开器。

(1) 原则：该用牵开器的时候果断用上，不必要用的时候坚决不用。显露需要操作的地方，不刻意去牵拉或显露不操作的地方，要逐渐养成习惯于在狭小空间进行显微手术操作。术中要充分降低颅内压后向上抬起颞叶、枕叶，或向下牵开小脑半球，见到异常小脑幕，红色，血供丰富，肿瘤周围的天幕有许多新生的血管。

(2)“无牵拉”显露：松弛脑组织达到增加显露的效果，“无牵拉”显露技巧，往往能减少牵开器的使用，使对脑组织的任何“牵动”最小化。比如安全充分的磨除颅骨、邻近蛛网膜和脑池的广泛分离，利用脑组织自身重力辅助牵拉，麻醉监护中短暂的过度换气，缓慢或分次释放脑脊液、CUSA 瘤内切肿瘤，甚至是手术节奏的掌握，适当等待肿瘤随着脑搏动逐渐娩出，即所谓以时间换取空间。同时，还可以通过旋转手术床与改变显微镜位置的良好配合来进一步增加显露。

Raheja 和 Couldwell（2016）提出通过采用最大限度磨除颅骨来增加术区视野的改良手术入路能最大程度的减少对脑组织的操控，并且患者能得到可接受的术后外观形象和神经功能恢复结果。

(3) 动态牵拉技术：术中用了长时间固定牵开器的术后局部脑组织的复张较差，而用动态牵拉的术后局部脑组织的复张能取得满意的效果，避免或减少脑自动牵开器的使用，降低术后神经损伤和并发症的风险。动态牵拉手术，首先由 Spetzler 和 Sanai（2012）提出，仅仅只有 7% 的患者术中需要牵开器持续的牵拉脑组织，其余患者都可以采用动态牵拉技术完成，并提出将手持设备，如吸引器、双极电凝、显微剪刀等手术显微器械作为动态牵开器，从而减少了脑自动牵开器的使用。

采用动态牵拉技术，术中充分利用显微器械、棉片、海绵的保护与自然牵引作用，术中无须脑自动牵开器或脑压板的额外牵拉，降低由于长时间使用脑自动牵开器可能导致的脑损伤发生概率。动态牵拉技术并不是一味盲目的追求不用脑自动牵开器，而是术中定时松开牵开器，目的是为了暂时缓解对脑组织的牵拉。在相同的显露范围下减少脑牵拉的时间，最大限度地减少创伤。

(4) 棉片的牵引：术中通常放置 2～3 张海绵绵条于脑组织表面，通过调节患者术中体位，利用海绵绵条的重量、摩擦力以及脑组织自身的重量使脑组织脱离颞底（采用颞下入路时），或使小脑外侧表面脱离颅后窝外侧面硬膜（采用枕下乙状窦后入路时）。

(5) 海绵的支撑牵拉：吸收性明胶海绵具有收缩膨胀的变形能力，在一些狭窄的空间可以作为一种“微牵开器”，与脑自动牵开器相比，其优点在于对脑组织表面不会产生牵拉损伤。

（三）肿瘤切除技巧

1. 肿瘤基底的处理 不论采用哪种手术入路，都应尽可能早地切开天幕，阻断来自天幕的肿瘤血供。显微镜下先沿肿瘤周边烧灼小脑幕，从先肿瘤基底部外缘硬膜电凝阻断肿瘤血供，在充分电凝肿瘤周围的基底和天幕尾征后，沿肿瘤周围 5mm 以外环形切开天幕，渐进切断肿瘤底部，沿肿瘤周边环形电凝、切开小脑幕，烧灼剪断供瘤血管，阻断肿瘤主要血供。直至天幕切迹或静脉窦壁，以便在分块切除肿瘤时减少出血。岩 – 幕脑膜瘤血供主要来自天幕硬膜，小脑幕和小脑幕切迹上方的供血来源主要是脑膜垂体干的分支，大脑后动脉的枕支及脑膜中动脉的后支；小脑幕下供血来源主要是脑膜后动脉和小脑上、后下动脉。在较大肿瘤，需结合瘤内减压，交替推进，直至肿瘤对侧缘或天幕切迹缘。

2. 肿瘤内减压术 由于术野狭小，需要分块切除肿瘤减压，否则因过度牵拉脑组织容易造成损伤。大部分离断肿瘤周围的天幕后，可通过吸引器和双极电凝来对质软肿瘤行内减压，显微镜下分块切除幕上或幕下的肿瘤。离断肿瘤基底与肿瘤内分块切除交替进行，对纤维性质地坚硬的肿瘤则可采用超声吸引器切除肿瘤更为理想。囊内切除的过程应避免在手术盲点内的瘤囊操作。但在内减压肿瘤过程中不应在视线不及的瘤壁外侧操作。在深在而窄小的区域切除血管型的天幕脑膜瘤时术者的经验和专业素养显得尤其重要。对于较大肿瘤（$>$ 3cm），瘤周分离前应进行较充分瘤内切除减压。先从肿瘤外或后极进入瘤内，分块从瘤底部到瘤中央、再到瘤周边实施切除，层层推进。

在此过程中要特别注意避免损伤肿瘤内侧被完全包裹的大脑后动脉。在包裹血管处，先应留下较厚层肿瘤“保护”血管。较充分的瘤内减压可使瘤周紧张关系充分松弛、未破坏的瘤周蛛网膜界面会更清晰。促进显微分离；同时也增大了显露和手术操作空间，更利于肿瘤切除。

3. 控制肿瘤出血 术野骨窗要足够大，因为术中一旦相关血窦出血，便于术中处理；部分切除肿瘤及电凝灼烧肿瘤的天幕基底相互结合，尽量减少出血。尽量保证静脉窦及颞叶、枕叶的桥静脉的完整性，因为静脉窦及桥静脉对于整个颅脑的血供回流极其重要，故对于肿瘤仅仅部分侵蚀，可以适当的电灼处理，而对于肿瘤完全侵蚀静脉窦并闭塞的可以切除静脉窦。

4. 肿瘤分离与瘤壁切除

(1) 原则：肿瘤壁的分离要从易分离面着手。保持肿瘤蛛网膜界面清晰，特别注意保护界面外微小血管和神经；对与神经、血管粘连紧密处留薄层锐性分开；最后处理肿瘤基蒂硬膜。原则上沿基蒂边缘将其全切除；对受累横、直窦，如已经完全阻塞，则在窦阻塞段两端扎断，连同肿瘤基蒂硬膜一并切除，否则，只切除窦壁外侧肿瘤，特别注意保护窦壁完整、不影响窦腔引流。若肿瘤前缘抵达海绵窦后部，切除肿瘤时，海绵窦破裂出时，可用海绵压迫填塞止血。

(2) 牵引瘤壁：对肿瘤进行充分的内减压后，牵引瘤壁显微镜下沿肿瘤与正常组织间隙分离切除肿瘤包膜。岩–幕脑膜瘤与周围脑组织之间存有间隙，有时肿瘤周围尚有胶质增生带存在，沿肿瘤周围的这一间隙轻柔分离，可较好地游离肿瘤，而避免损伤正常脑组织。使用小棉块移动肿瘤使其远离软脑膜被侵犯的区域。将显微操作器械如吸引器、双极电凝，显微剪刀等作为动态牵开器使用，从而避免或减少了脑自动牵开器的使用，术毕见脑组织保护完好。

(3) 沿瘤周蛛网膜界面分离：在大多数肿瘤周围，蛛网膜界面完整，充分内减压后，界面会更清晰，显微分离中要特别注意保护蛛网膜界面，将瘤壁向基底轻牵或轻推，促使肿瘤界面分离，保护界面外神经和血管结构，特别是蛛网膜下微小血管。在切迹缘肿瘤对大脑后动脉及分支形成包裹时，一般宜从前显露该动脉，然后沿动脉向后分离，在肿瘤血管界面以牵引肿瘤下锐性分离较好，操作一定要轻柔，尽量避免直接在血管上操作。血管、神经与肿瘤之间也存在自然的间隙，如小脑上动脉、三叉神经和滑车神经受肿瘤推移上述结构发生相应的移位，但蛛网膜仍是完整的，术中要尽量去寻找这种界面，在肿瘤内尽可能地切除后，只留下薄层囊壁时，用较尖的镊子分离较好，对脑组织和神经、血管损伤的机会较少。

(4) 粘连紧密处分离：锐性分开，宁可少许残留，不伤神经、血管。如肿瘤确实粘连紧密，尤其在脑干、大脑后动脉和大脑大静脉及其属支处。在多方向尝试分离仍困难下，应留薄层锐性分开，不可勉强钝性分离、导致致命性损伤。

5. 小脑幕的处理　充分电凝小脑幕，环形切开天幕，孤立肿瘤。小脑幕是肿瘤血供的重要来源，因此切开小脑幕孤立肿瘤是减少手术出血的重要手段。小脑幕切开将进一步使肿瘤去血管化，并提供相对无血的区域以行缩减并从周围皮质显微手术移除肿瘤。小脑幕切开前先用双极充分电凝，再用显微剪刀剪开，应循序渐进，不能操之过急。对于跨天幕型肿瘤，在切除幕上或天幕下的主体部分后，环型切开肿瘤基底部硬膜，即可直视下分离切除幕下或幕上部分肿瘤。对于出血破口较大，电凝止血无效时，可用小块吸收性明胶海绵填塞后再电凝止血。小脑幕缺损范围＜3cm，则无须修补处理。

切开天幕时，天幕有可能存在天幕静脉湖，可采用凝血酶浸泡的吸收性明胶海绵填塞来控制出血。而双极烧灼可收缩皱缩天幕或撕裂小脑幕边缘，扩大裂口，从而加剧出血。如术中发现汇入天幕的枕叶引流静脉阻挡视野，可将其牺牲。

6. 静脉窦内肿瘤的处理　如何处理静脉窦的受累？首先要明确静脉窦受累的程度。一些学者建议保守治疗横窦侵犯，而另一些学者则建议积极手术切除和重建横窦。积极的治疗可显著降低复发率，然而，术中发生静脉梗死的风险可能更高，主要发生在占优势侧的横窦。从经验看来，如果静脉窦已经渗透，但仍然是通畅的，那么这种结构应该得到尊重。横窦受侵而未完全闭塞者，循肿瘤进入窦内，切开横窦将窦内肿瘤清除，行窦内肿瘤大部切除，破裂的横窦壁给予硬膜瓣翻转覆盖静脉窦缺损处或者用筋膜修补缺口。横窦完全闭塞者，术中先临时夹闭阻断横窦，观察有无脑组织肿胀，如没有脑肿胀，遂结扎横窦，将受侵横窦与肿瘤一并切除。如果术中夹闭静脉窦后出现脑肿胀，建议用硬脑膜或隐静脉移植重建静脉窦。

人们普遍认为完全闭塞的非优侧静脉窦可以安全切除。术前发现静脉窦部分闭塞，术中发现肿瘤浸润窦壁，采取较为保守的态度；要么将残留的肿瘤凝固在窦壁上，要么只切除浸润的窦外硬膜层。建议保留浸润静脉窦。为了彻底切除肿瘤，一些作者主张在年轻患者术前血管造影显示对侧横窦广泛开放或有静脉侧支形成的证据时，切除累及的静脉窦。然而，术前血管造影容易低估肿瘤对静脉窦的浸润。窦受压闭锁或血流缓慢可能导致对静脉窦优势的误解。据报道，复杂的静脉重建方法在某些人的手上效果很好，而在其他人的手上效果不太好，而且技术要求很高。当然，随着辅助放射治疗或立体定向放射外科治疗的结果报道，一个更保守的方法是必要的，而且在大多数情况下可能是为了患者的最大利益。

目前的策略是保留一个浸润但未闭的静脉窦，最佳治疗策略是保持窦壁通畅，并沿窦壁留下一块肿瘤。虽然没有切除窦腔内脑膜瘤，但切除肿瘤可能会减轻窦壁的压迫，从而改善静脉血流。当静脉窦被保留时，手术风险相对较低。肿瘤残余物可以通过放射外科治疗，也可以通过磁共振成像和磁共振血管造影定期检查，直到窦完全闭塞。此时可考虑再次手术切除肿瘤累及的窦段。已经证明，脑膜瘤的次全切除可伴随较长的无进展期和较高的生活质量。

7. 肿瘤切除的程度及影响因素　根治性切除可以取得更好的效果。然而，对于脑神经或静脉窦侵犯的病例，次全切除是可以接受的。影响肿瘤全切除的因素主要是肿瘤侵犯静脉窦的程度和肿瘤是否与脑神经、重要血管或脑干紧密粘连，以及与重要结构之间的粘连程度。岩－幕脑膜瘤不同于蝶骨、岩骨、斜坡脑膜瘤，有蛛网膜包裹，与脑干、脑神经、血管有明显界面，为手术剥离和切除提供了便利。

(1) 肿瘤大小：次全切除与肿瘤侵犯静脉窦及肿瘤大小有统计学关系，而肿瘤的部位不会影响切除程度。

(2) 静脉窦受累程度：颅内静脉窦受累的程度将直接影响肿瘤的全切除。根据静脉窦的受累情况决定手术方式。

① Sindou Ⅰ型因未侵及静脉窦，肿瘤多可全切。

② Sindou Ⅵ型静脉窦完全闭塞，全切肿瘤难度大，但不全切肿瘤必然再生长，要争取最大程度切除肿瘤，并以自体硬膜修补重建静脉窦，恢复其通畅性。

③ Sindou Ⅱ～Ⅴ型肿瘤累及一侧或两侧窦壁，需结合静脉窦受累程度，采用不同的手术方案。

④ Sindou Ⅱ型肿瘤已侵犯侧隐窝者，经静脉窦隐窝切除窦内部分，然后缝合窦壁，恢复窦腔通畅。

⑤ Sindou Ⅲ～Ⅴ型肿瘤侵入静脉窦腔但未完全闭塞者，行肿瘤次全切而残余窦腔内肿瘤，保留静脉窦。

阻断大的静脉或切除侵及静脉窦内的肿瘤，手术风险较大，易引起难以控制的大出血及静脉回流障碍。

熟练的显微外科技术、正确选择手术入路和受累静脉窦的正确处理是影响岩－幕脑膜瘤的主要预后因素。因此，肿瘤能否全切除与手术入路的选择，颅内静脉窦受累程度，静脉的回流是否代偿，以及肿瘤与脑干、血管和脑神经粘连的程度及显微手术的技术运用有关。

七、注意事项

（一）围术期注意事项

1. 术前准备　应仔细分析影像资料，根据肿瘤生长方向，位于幕上、幕下、幕上下，肿瘤基底部，肿瘤与乙状窦、横窦等关系，确定手术入路。如果考虑经颞下入路，Labbé 静脉的定位应予着重考虑。如果肿瘤对幕上区脑组织产生了占位效应，或有证据提示有软脑膜侵犯或水肿，推荐抗癫痫治疗。

2. 腰椎穿刺引流　用于引流脑脊液和术中松弛脑组织，降低颅内张力。这一步骤至关重要，此操作可扩大手术通道，尤其是对于年轻的患者。

3. 选择合适的体位　无论采用侧卧或俯卧，都应头下垂，使脑组织因自己重力作用下陷，显露更彻底，显微操作时尽量减少脑压板的使用，能减少脑挫裂伤或枕叶血肿的发生。显微手术操作时术者应保持好身体的稳定性，可将小指或小鱼际肌放置在术野可支撑物体上，减轻长时间操作引起疲劳。

4. 选择个体化的入路　入路的设计要个体化，根据肿瘤的来源、大小和位置等设计入路。不管采用哪种手术入路，都应尽可能早地切开小脑幕，阻断来自小脑幕的肿瘤血供，在向小脑幕缘方向切开小脑幕时不要损伤在其下缘走行的滑车神经。

（二）桥静脉的保护

术区引流静脉的显微解剖不仅可以提供一个更开阔的手术视野，还对利用重力牵拉脑组织起到重要作用。颞下入路术前要了解颞叶静脉回流方式，如 Labbé 静脉，颞叶底面静脉。虽然 Labbé 静脉损伤的风险不应低估，但也不应过分强调。因为从蛛网膜下腔和硬脑膜汇入处小心游离血管似乎为颞叶的安全牵拉和进一步的手术操作提供了足够的活动性。术中轻轻将颞叶从颞窝抬起时，往往会有几条或数条由颞叶底面向颅底引流的静脉，这些静脉对于深部操作时阻碍了术者的视野。若为了建立足够的术中操作空间或视野，可牺牲这些静脉中较小的分支。若全部牺牲或牺牲粗大的回流静脉，可能会造成静脉回流障碍，引起脑水肿、脑淤血性出血等并发症。因此，无论何时尝试保护这些粗大的静脉是明智且可取的。

这些桥静脉往往被一层蛛网膜包裹，术中对其两端进行游离，蛛网膜的解剖分离会使静脉更容易牵拉延伸。将汇入硬膜端游离3～5mm，脑组织端游离2～3mm，不仅开阔了手术视野，而且还增加术中术者安全牵拉颞底的程度和避免因牵拉损伤汇入颅底的静脉。术中放置2～3张海绵绵条于脑组织表面，通过调节患者术中体位，利用海绵绵条的重量、摩擦力以及脑组织自身的重量使脑组织脱离颞底。然后再逐步烧灼分离肿瘤在小脑幕上的基底，逐步分块切除肿瘤。

（三）静脉湖的处理

天幕拥有数目多变的静脉湖和走行各异的静脉窦，这些静脉窦和静脉湖可变得异常发达。在切开天幕处理肿瘤的过程中，可能会发生汹涌的静脉出血，此时的静脉出血可以通过吸收性明胶海绵压迫来控制。如果采用双极电凝反而会导致裂口增大，无法达到止血效果。

（四）静脉窦的保护与处理

对于累及静脉窦的岩-幕脑膜瘤，静脉窦的处理非常重要。仔细保护静脉窦是很重要的，因为静脉窦闭塞的风险不可预测，即使放射检查显示肿瘤明显阻断静脉窦。岩-幕脑膜瘤侵及静脉窦较为常见，文献报道静脉窦受累率为25%～80%，以横窦受累较为常见。侵及方式主要有肿瘤仅与静脉窦硬脑膜外壁粘连、肿瘤穿破硬脑膜侵入静脉窦、肿瘤栓塞静脉窦。

1. *术前评估*　术前CTV、MRV、DSA对了解岩-脑膜瘤血管结构类型、与静脉窦的关系，窦的开放和代偿引流情况很有帮助；了解岩上窦，小脑幕与乙状窦的关系以及颈静脉球的位置对于手术计划同样重要。如果术前影像学检查及术中发现横窦仍有血流，则切除受累静脉窦风险较大，虽切除受累静脉窦后可再行补片修补术，但目前认为切除受累静脉窦并不能降低肿瘤复发率，同时还可能增加手术风险，引起静脉回流障碍等并发症，建议保留受累的静脉窦。

2. *处理原则*　对静脉窦的处理也根据肿瘤侵及情况而不同，原则上应保留通畅的静脉窦。对于肿瘤仅与静脉窦硬脑膜外壁粘连者，可以完整分离开后切除肿瘤；若肿瘤填塞静脉窦，使静脉窦完全闭塞，并有明确的侧支引流静脉时，可缝扎静脉窦，可将肿瘤及闭塞的静脉窦一并切除；若肿瘤穿破硬脑膜侵入静脉窦，直接在静脉窦内切除肿瘤风险较大，有时术中大出血不好控制，而且容易在静脉窦内肿瘤残余。可将病变侧静脉窦夹闭，观察几分钟，若对侧静脉窦引流良好，可切除病变侧静脉窦；若夹闭后脑组织肿胀明显，则不能勉强切除，窦内部分予以保留。

3. *静脉窦受侵程度界定标准与处理*　分型采用Sindou标准（2005），根据肿瘤侵蚀静脉窦的程度，将受累静脉窦分为6类：①Ⅰ型：肿瘤附着于窦壁外层，仅侵蚀窦壁外膜，窦壁内膜正常，此型可完整分离窦壁外膜，并全切除肿瘤。②Ⅱ型：静脉窦一侧窦壁侧隐窝受肿瘤侵犯，窦壁轻度受压，切除隐窝及突入窦腔的肿瘤，并缝合窦壁。③Ⅲ型：肿瘤部分侵入窦腔，一侧静脉窦壁完全被侵蚀。此型肿瘤可切除受侵蚀窦壁并用颞筋膜修补。④Ⅳ型：两侧窦壁受侵蚀，一侧窦壁和窦顶受侵犯，可见窦腔显影充盈缺损但仍通畅，窦腔部分闭塞。此型肿瘤直接在静脉窦内切除肿瘤时风险较大，有时术中大出血无法控制，还容易在静脉窦内残留肿瘤；可尽量切除受侵蚀的两侧窦壁，并修补。⑤Ⅴ型：窦腔被肿瘤闭塞，静脉窦仅一侧窦壁无肿瘤；切除受侵蚀窦壁后修补或者静脉窦重建。⑥Ⅵ型：窦腔完全闭塞，整个静脉窦各个窦壁均受侵犯，静脉窦完全被瘤体侵蚀占据，窦腔内形成不规则充盈缺损，远侧静脉窦不显影为窦腔完全闭塞。Ⅵ型肿瘤可以结扎静脉窦，切除栓塞的静脉窦，并进行静脉窦重建，防止肿瘤复发，全切应建立在对侧横窦通畅的基础上。

4. *根据静脉窦通畅程度处理*　静脉窦是颅内血液回流的关键通道，应谨慎处理，如处理不当不但不能缓解颅内压增高症状，反而会加重颅内压增高症状。根据静脉窦的闭塞程度处理。

(1) 完全闭塞：术中发现静脉窦已闭塞，侧支循环良好时可以结扎切断静脉窦，完整全切除肿瘤。对侵及横窦的肿瘤，如引起横窦完全阻塞，可将横窦结扎后连同肿瘤一起切除，也可重建横窦。必须注意保护代偿引流静脉，一旦重要的代偿引流静脉受损将是致命的。

(2) 部分闭塞：静脉窦受侵犯但未闭塞，静脉窦通畅，突入窦腔内肿瘤较小时切开静脉窦，切除肿瘤后重建窦壁，窦壁残存肿瘤双极电凝烧灼。若窦内肿瘤较大，静脉窦口较大，受侵袭的静脉窦壁在肿瘤切除后电凝，受侵的静脉窦壁不必强行全切除，以免造成静脉窦更大的缺损。

静脉窦是否通畅，术前血管成像有助于帮助判断，但同时还需明确侧支循环是否建立和其代偿引流是否完整和通畅。如 DSA 显示病变对侧横窦引流，则闭塞一侧的横窦可予切除；若肿瘤位于主横窦一侧，同时侧支循环显示不清楚，应先将病侧的横窦临时夹闭，观察脑组织是否有肿胀，若无反应可将横窦与肿瘤一并切除。对于临时夹闭后出现脑肿胀时，则不能将肿瘤与静脉窦一起切除。

静脉窦重建术操作复杂，要求较高的技术水平。考虑到手术操作可能发生的并发症与术后 KPS 评分降低有关，应尽可能多切除肿瘤，保留显著受侵犯的静脉窦或引流静脉，术后结合伽马刀放射外科治疗残余的脑膜瘤，可能是合理的选择。

(3) 静脉窦未受累：如肿瘤未突破横窦壁，则应将肿瘤沿静脉窦壁剥离下来，肿瘤黏着的窦壁电凝，静脉窦壁上的小破口出血可先用吸收性明胶海绵压迫止血。

5. 根据肿瘤与静脉窦的类型处理

(1) 窦旁型：可将肿瘤自静脉窦壁上分离，切除后灼烧窦壁。

(2) 全窦型：将受肿瘤累及完全闭塞的静脉窦一并切除，但需注意的是首先应尽可能靠近肿瘤切断静脉窦；其次是保护好深部和肿瘤深部增粗的引流静脉，这些静脉都具有代偿性能力。在术前的 DSA 脑血管造影、CT 或 MRV 的血管成像中能被发现。

(3) 窦内型：需要考虑静脉窦的修补或重建，通过肿瘤通道扩大窦壁开口，切除窦内肿瘤和完全受累的静脉窦壁，修补重建静脉窦破口。但也有学者认为横窦和乙状窦等损伤时，即使进行修补术，术后仍可出现静脉窦的血栓形成，如果代偿不良，则造成严重的并发症。因此，窦内型的肿瘤可以考虑次全切除，随后行伽马刀治疗。

（五）脑干和脑神经的保护

1. 脑干的保护 内侧型岩 – 幕切迹脑膜瘤容易出现肿瘤与脑干或大血管粘连。若术前 MRI 检查表现为肿瘤边缘与脑干界面呈“毛刺样”改变，说明肿瘤已侵蚀或破坏蛛网膜层，与脑组织粘连紧密，肿瘤的分离比较困难，不应勉强或强行分割。分离脑干附近的肿瘤时切忌牵拉过度，切除应适度，粘连较紧时不宜勉强切除，可残留少许薄层肿瘤，强求全切除是危险的。在分离肿瘤与脑干的粘连时，还应尽可能少地使用双极或只使用小电流双极，以减少对脑干的干扰。与岩斜脑膜瘤不同，切迹型岩 – 幕脑膜瘤周围脑池众多，且多呈膨胀性生长，对脑干及脑组织为缓慢挤压而非侵蚀性破坏，通常被多层蛛网膜包裹，蛛网膜层为肿瘤与邻近结构（脑干、脑神经和血管结构）提供了分离界面。因而与脑干、周围神经往往界限清楚。若肿瘤与脑干的蛛网膜间隙存在，轻柔牵拉壁减少脑干激惹反应，大胆分离全切除肿瘤。

2. 三叉神经 内侧型岩 – 幕脑膜瘤容易与脑神经和脑干粘连，甚至将脑神经压迫变薄和包埋，从而影响肿瘤的全切除。多位于肿瘤下方，肿瘤较大时可将其包裹并使之潜行于肿瘤包膜浅层下，需特别注意保护。

3. 滑车神经 滑车神经在小脑幕下潜行长度为 7.1mm ± 1.8mm（4.3～10.1mm），而在小脑幕内走行长度为 6.4mm ± 0.7mm（5.1～8.3mm），相对变异范围较小，这在临床手术安全切开小脑幕过程中可作为参考。在向天幕缘方向切开天幕时不要损伤在其下缘走行的滑车神经，有些患者滑车神经因被包裹或侵犯很难保留。

术中避免滑车神经受损的方法有：①首先明确滑车神经进入小脑幕入口点是安全切开小脑幕的关键。②术中应注意避免吸引、刮擦滑车神经，尽量减少牵拉。③小脑幕下潜行段滑车神经往往有蛛网膜袖套包裹，是进行该部位手术时保护滑车神经的重要界限。④在滑车神经附近区域行肿瘤切除手术时，局部解剖关系往往不易找到，这就需要根据肿瘤的起源和生长方式判断神经、重要血管的位移情况，利用相对固定的解剖学标志点来辨认滑车神经的走行。应根据该区域的膜性结构特性以及肿瘤的生物学特性，利用膜性结构形成的天然屏障顺行切除肿瘤，保护相应的神经和血管。

八、预后

（一）肿瘤全切除率

目前，岩–幕脑膜手术的全切除率较高，为70%～95%。Maiuri（Br J Neurosurg，2011）报道13例乙状窦、横突–岩上窦交界区天幕附着的脑膜瘤，11例切除窦硬膜外层，电凝肿瘤附着的基底，达到Simpson Ⅱ切除，另外2例局灶性侵犯窦，窦内的肿瘤有残留（Simpson Ⅲ）。术前症状均得到缓解。Talacchi等（2018）报道64%的病例可获得全切除（Simpson Ⅰ～Ⅱ）。Nanda等（2018）认为76%的病例可获得完全切除（Simpson Ⅰ～Ⅱ）。

（二）残留与复发率

岩–幕脑膜瘤总体预后良好。切除程度和肿瘤分级是影响复发的2个最主要因素。残留主要与窦和大静脉受累及有关，这是肿瘤复发重要因素。Talacchi等（2018）报道复发率为9%。切除程度能达Simpson Ⅰ级，即肿瘤连同附着的硬膜被一起切除的患者；以及Ⅱ级，即肿瘤被全切除基底作电凝的患者，大多预后良好，复发率不高。Nanda等（2018）报道平均随访65个月，复发率31.7%；并且认为不同部位肿瘤的复发率和无进展生存率（PFS）无显著性差异。Colli等（2008）认为Ⅰ级肿瘤患者的生存率较好，复发/再生率为12.5%。对于Ⅰ级或根治性切除的患者，无复发生存（RFS）曲线更好。复发肿瘤均在原位，显然与受侵硬膜或窦壁未能完全切除有关。

（三）症状缓解

颅高压相关症状在出院时大多缓解；神经功能障碍如复视、偏盲、失语、辨距不良，多数在出院一段时间后有改善。Nanda等（2018）认为术后头痛、复视症状明显改善。

（四）并发症的防治

术后出现特定的神经功能障碍，这种特定的神经功能障碍与肿瘤部位和脑组织损伤程度有关。Talacchi等（2018）报道并发症发生率为14%。岩–幕脑膜瘤手术常见并发症包括脑神经损伤（5%～15%）、偏瘫（2%～15%）、偏盲（2%～10%）、颅内/切口感染（2%～5%）、小脑损伤（2%～10%）、脑脊液漏（1%～5%）。大多数的术后并发症经过积极治疗，能够完全或者部分恢复。但应强调的是，这种缺损通常是暂时性的。

总之，岩–幕脑膜瘤适宜积极手术治疗，手术入路的选择必须根据肿瘤的解剖分型进行个体化设计。仔细的术前分析明确肿瘤位置和范围，特别注意可能累及关键的神经血管结构，是根治性肿瘤切除的先决条件。如果肿瘤与深静脉、脑干或脑神经密切相关或浸润，则认为在这些结构上留下肿瘤残余比冒神经功能缺损的风险更安全。不建议切除浸润但未闭的静脉窦。

典型病例

病例1

肖××，女性，34岁（图26-5和图26-6）。主诉"头痛2年，听力下降半年"入院。体格检查：左耳听力明显下降，电测听为60dB。头部MRI提示左侧岩骨–天幕–脑桥小脑三角区侵袭性肿瘤。术前诊断为左侧脑桥小脑三角–岩骨–天幕区肿瘤。2006年10月经左颞枕–幕上下联合入路，肿瘤切除术。做左颞枕拐杖形切口，颞、枕骨分别各钻一孔，用铣锯开大小约5.0cm×7.0cm的幕上下联合骨瓣，骨瓣骑跨横窦。幕上U形剪开硬膜并向下悬吊，幕下C形剪开硬膜。先于幕下打开小脑延髓侧池，放出CSF。待脑组织松弛后镜下将左侧颞枕向上抬起，用吸收性明胶海绵保护好Labbé静脉。见左侧横窦内有肿瘤侵袭，左侧天幕均被肿瘤累及，肿瘤在天幕二层内生长，镜下分块切除肿瘤。肿瘤血供比较丰富，边界相对清楚，质脆，但较硬，不能被吸除。只能用剪刀分块剪除。肿瘤向前方侵及岩上窦、颅中窝底硬脑膜。中颅底硬脑膜有明显的新生血管参与肿瘤供血。肿瘤向内侧累及Meckel腔。镜下打开Meckel腔，切除累及中颅底的硬脑膜。从幕上将中、颅底天幕区的肿瘤切除后，再转向幕下，将向脑桥小脑三角区生长的肿瘤亦分块切除。肿瘤粘连最紧密的部位是岩骨–颅中窝底–天幕交汇处的硬脑膜。肿瘤基本切除后，清洗瘤腔，硬膜减张修补。术后病理为侵袭性不典型脑膜瘤。术后恢复满意，能从事轻松工作。

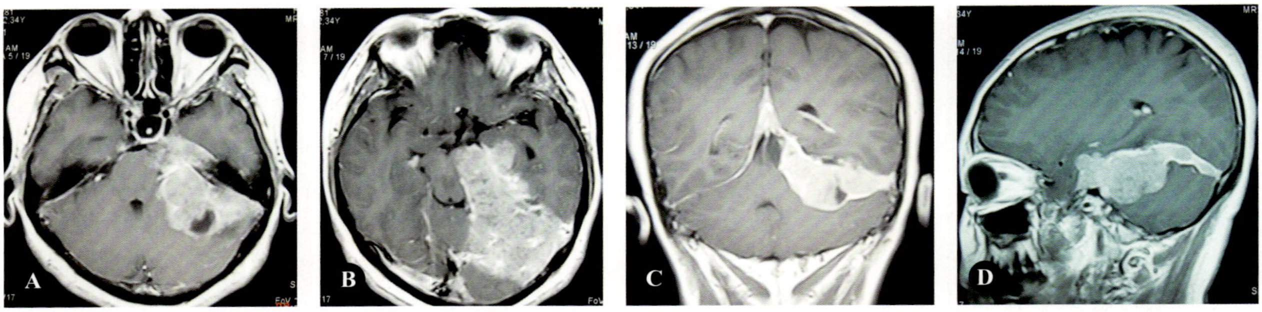

▲ 图 26-5 术前 MRI 检查提示岩骨嵴 - 天幕区有一巨大型不典型脑膜瘤，内有囊变坏死

A. 增强轴位像显示肿瘤基底附着在岩骨嵴上，整个岩骨嵴均有受累，包括 Meckel 腔；B. 增强轴位像，肿瘤向前推挤颞叶；C. 增强冠状位像显示肿瘤累及整个同侧天幕；D. 增强矢状位像显示肿瘤向前累及岩尖

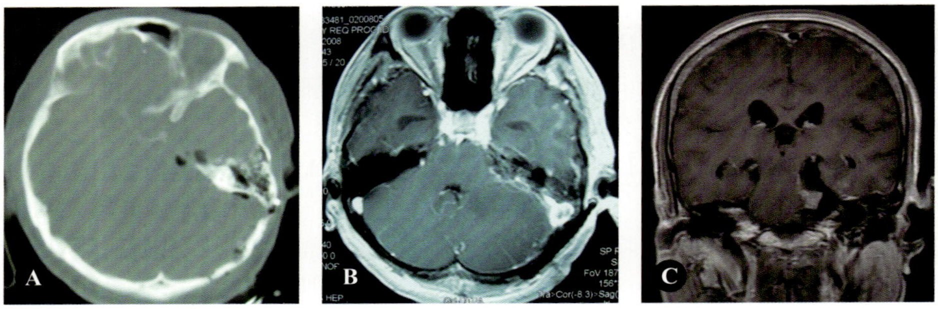

▲ 图 26-6 术后影像复查显示肿瘤切除满意

A. CT 骨窗位像显示颞枕联合骨瓣复位满意；B. 增强轴位像显示肿瘤基本切除；C. 增强冠状位像显示肿瘤基本切除，脑干复位良好

病例 2

吴 ××，女性，33 岁（图 26-7 至图 26-9）。主诉“头晕头痛 1 年，右耳鸣、听力下降 1 个月”入院。体格检查：右耳听力下降。术前 MRI 检查发现右侧小脑外侧缘见片状等 T_2 等 T_1 异常信号，边缘光整，内部信号均匀，与岩骨 - 天幕脑膜关系密切，大小约 5.8cm × 4.8cm × 4.6cm，小脑、脑桥及第四脑室受压移位，小脑扁桃体下疝入椎管内。GD-DTPA 增强后见右侧小脑外侧缘病灶呈明显均匀强化，边缘清楚。2012 年 7 月经枕下乙状窦后入路全切除肿瘤，术中见肿瘤基底附着在岩骨 - 天幕之间，以窦膜角为中心。镜下先离断肿瘤大部分基底，再分块切除减容，然后离断肿瘤全部基底，全切除肿瘤，最后在肿瘤的基底处电凝处理。术后完全恢复正常工作，术后每年复查，未见复发。

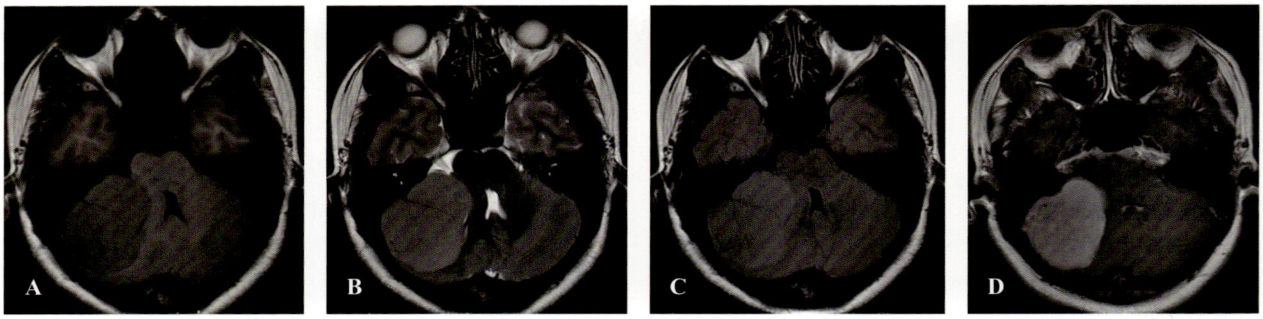

▲ 图 26-7 术前影像检查，提示右侧岩骨 - 天幕脑膜瘤，第四脑室和脑干受压变形移位

A. T_1-FLAIR 显示病灶为等低信号；B. T_2WI 像显示病灶为等 T_2，无明显脑水肿；C. T_2-FLAIR 像显示为等信号；D. 增强轴位像显示肿瘤挤压乙状窦，并向 Meckel 腔突入

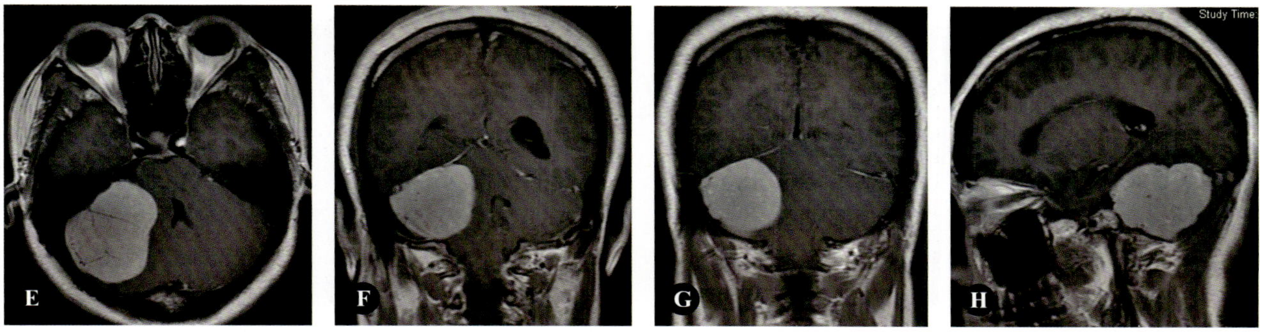

▲ 图 26-7（续）　术前影像检查，提示右侧岩骨 - 天幕脑膜瘤，第四脑室和脑干受压变形移位

E. 增强轴位像显示肿瘤与小脑半球之间边界清晰，强化均一；F. 增强冠状位像显示肿瘤突入天幕；G. 增强冠状位像显示肿瘤挤压乙状窦，但未窦入至乙状窦内；H. 矢状位增强像

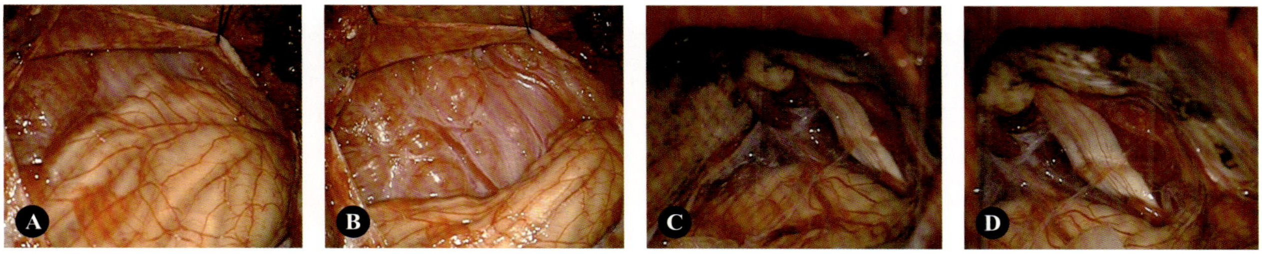

▲ 图 26-8　术中过程

A. 剪开硬膜显露肿瘤；B. 将小脑外侧份从肿瘤边界分离出来予以保护；C. 全切除肿瘤后电凝处理肿瘤基底，肿瘤基底位于窦膜角；D. 肿瘤将三叉神经向内侧和上方推挤移位，岩上静脉被肿瘤挤压向前方移位，均予以保护

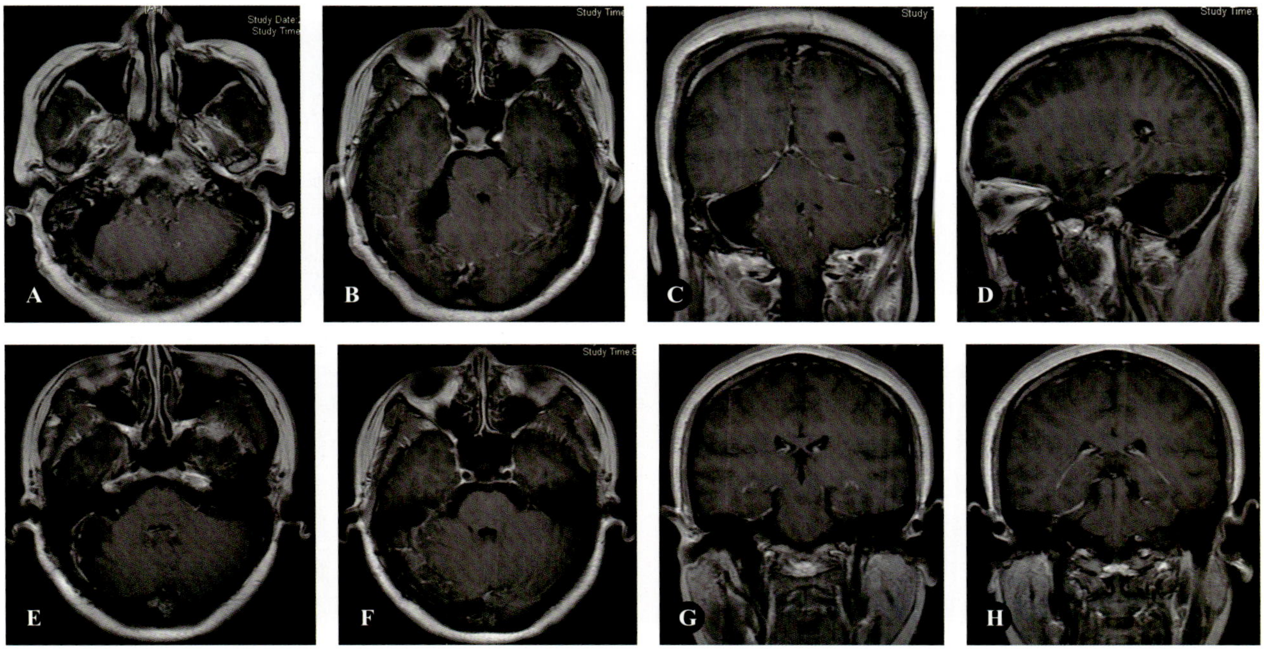

▲ 图 26-9　术后复查提示肿瘤全切除，随访未见肿瘤复发

A 至 D. 术后复查，轴位增强像显示乙状窦壁上未见肿瘤（A）；增强轴位像显示岩骨嵴和天幕上肿瘤全切除（B）；增强冠状位像，乙状窦壁上肿瘤全切除（C）；增强矢状位像显示突入 CPA 区的肿瘤全切除（D）；E 至 H. 术后 4 年余随访，未见肿瘤复发

（陈立华）

第 27 章　岩斜区脑膜瘤的手术治疗

岩斜区位于颅底中央，位置深在，毗邻脑干，周边走行的血管神经丰富。岩－斜区脑膜瘤（PCM），简称为岩斜脑膜瘤。基底位于颅后窝上 2/3 斜坡和内耳道以内岩骨嵴，起源自蛛网膜细胞或帽细胞。PCM 往往占据多个颅腔，常有显著的占位效应和脑干压迫，以及紧密的脑干粘连和基底动脉、其穿支和脑神经的包裹，增加了手术切除肿瘤的难度。PCM 最佳的治疗目标是实现肿瘤全切除，这也是唯一有效的治愈手段。最佳的手术入路要求在获得最佳的肿瘤显露，及其周围重要结构的充分显露的同时，力求减轻对脑组织的牵拉和避免对神经、血管的损伤。

复杂的解剖结构和显露肿瘤的困难，曾被认为是“不可手术的”，由于其与高发病率和死亡率相关。显微外科技术的进步，新的手术显微镜，超声吸引器，术中神经监测，以及重症监护和显微外科解剖的进步，PCM 的外科治疗取得了巨大的进展，导致了比自然病史更好的结果。岩斜区脑膜瘤完全切除是唯一可治愈方式，但临床一味追求肿瘤全切常易造成不良预后及较高死残率。结合临床脑膜瘤非静止性缓慢生长特点，没有必要以牺牲患者生存质量来换取肿瘤解剖意义上的全切除。

PCM 因其复杂的解剖结构和有限的显露空间，以其低全切除率、高致残率的挑战性，一直吸引着众多神经外科医生对其进行不懈的探索与研究。如何将该部位肿瘤做到根治，以及如何降低手术并发症是神经外科面临的最难处理、最具挑战性的手术。目前 PCM 的手术治疗策略仍存在一些争议，临床诊疗中应严格把握手术适应证，综合评估手术风险及预后疗效，争取以最安全、最简捷的手术方式尽可能彻底地切除肿瘤。

一、背景

（一）岩－斜区脑膜瘤定义

岩斜区位于颞骨岩部背面与枕骨斜坡部的岩斜裂汇合处，从岩骨尖至颈静脉孔水平（图 27–1A）。内侧至斜坡中线，外侧至第Ⅴ、Ⅶ和Ⅷ对脑神经，上缘为鞍背，下缘为颈静脉孔水平；下方为枕骨大孔区。岩斜脑膜瘤（PCM）是指起源于中、上 2/3 斜坡、第Ⅴ～Ⅷ对脑神经出颅处内侧，以岩斜裂为中心生长的脑膜瘤，也包括起源于岩尖、Meckel 腔和后床突来源的脑膜瘤（图 27–1B）。根据定义，岩斜脑膜瘤起源于第Ⅴ、Ⅶ、Ⅷ、Ⅸ、Ⅹ和Ⅺ对脑神经内侧，通常延伸到颅中窝、海绵窦、幕上间隙和枕骨大孔，可能侵犯软脑膜并导致脑干受压。

Sekhar 将 PCM 定义为：肿瘤发生于鞍背至枕大孔前缘之间，包括颈动脉管前缘、Meckel 腔，还可累及海绵窦等部位，这些部位的脑膜瘤统称为 PCM。严格说是指生长于第Ⅱ、Ⅲ、Ⅴ、Ⅶ、Ⅷ对脑神经及后组脑神经出颅部位内侧的中上斜坡脑膜瘤（图 27–1C）。该区域的脑膜瘤常同时累及岩骨和斜坡，故统称为 PCM。发生在面听神经外侧者称脑桥小脑三角脑膜瘤，而位于下 1/3 斜坡至寰枕交界区或舌下神经孔内侧的脑膜瘤归于枕大孔区脑膜瘤。岩骨、天幕、海绵窦和中斜坡脑膜瘤和起源于枕大孔前缘的脑膜瘤不被认为是 PCM。

Aziz 等对岩斜坡区脑膜瘤的定义与 Sekhar 相同，但更为具体：PCM 是指起源于自鞍背至颈静脉结节头侧、三叉神经内侧、内耳道前内侧区域的脑膜瘤；并将岩斜坡区划分为三个区。Ⅰ区，自鞍背至内耳道上缘连线；Ⅱ区，自内耳道连线至颈静脉结节上缘连线；Ⅲ区；自颈静脉结节上缘至斜坡下缘，也归类为枕大孔区。起源于Ⅰ和Ⅱ区的脑膜瘤归为 PCM。

目前一致认为，PCM 是指起源于岩上、下窦之间的岩骨斜坡裂的脑膜瘤，即凡是脑膜瘤起源于斜坡上 2/3 和起源于岩－斜坡联结处的三叉神经内侧者皆归属于 PCM，其基底附着于岩斜沟及其内

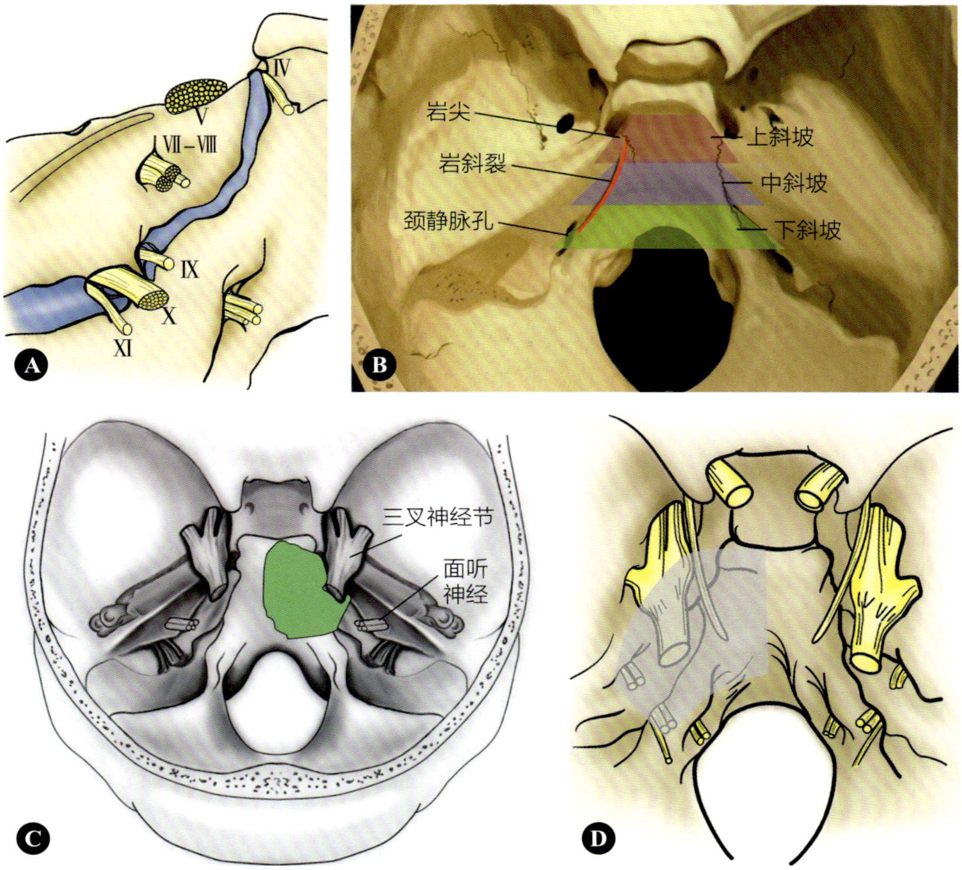

◀**图 27-1** **A.** 岩斜区的解剖示意。**B.** 岩斜区位于颞骨岩部的后表面与枕骨的斜坡部分沿岩斜裂相接的地方。这两块骨头之间的连接处是一条从颈静脉孔到岩尖的线－岩斜线（红色曲线）。从手术角度看，岩斜区硬膜内沿此线分别将岩斜区分为 **3** 个：上部（红色阴影区）、中部（紫色阴影区）和下部（绿色阴影区）。**PCM** 起源于岩斜线的上 **2/3**，位于岩斜上、中间隙的硬脑膜水平。**C.** 岩斜区脑膜瘤的硬脑膜起源部位示意图。内侧至斜坡中线，外侧到三叉至舌咽神经出颅孔的内侧（阴影）。**D.** 绿色阴影区域代表典型 **PCM** 的起源和定位。**PCM.** 岩－斜区脑膜瘤

侧。随肿瘤逐渐增大，向上可侵及岩尖、小脑幕切迹、Meckel 腔、鞍旁及海绵窦，向下外可累及内耳道甚至颈静脉孔；向中线可累及脑干及椎－基底动脉，肿瘤体积巨大时可累及一侧的第Ⅲ～Ⅺ对脑神经。PCM 具有以下特点。

(1) 基底位于第Ⅴ、Ⅶ、Ⅷ对脑神经的内侧，肿瘤可包裹基底动脉及其分支，以及颈内动脉和 Willis 环。

(2) 主体在颅后窝的 PCM，除可经 Meckel 腔累及中颅底外，尚可侵犯海绵窦，并通过天幕裂孔延伸至幕上。

(3) 肿瘤可经硬膜侵犯颅骨，于脑神经出入处浸润神经根。

(4) 肿瘤位置深在、毗邻脑干、椎基底动脉、脑神经等重要的解剖结构，肿瘤全切困难，术后并发症多，病死率高。同时，PCM 为良性肿瘤，若获得全切，患者可以终身治愈。

(5) 肿瘤进展缓慢，临床症状多轻微。确诊时往往肿瘤体积较大或广泛生长。症状多为头痛、脑神经功能障碍，病史可长达几年甚至十几年，常被误诊为其他非器质性病变。有报道其每年之生长速度为 2～3mm，这就使得在手术过程中不得不考虑手术所带来的危险和肿瘤本身的危害程度。

（二）流行病学特征

PCM 是一组少见的肿瘤，发病率占颅内肿瘤的不到 0.15%，占颅内脑膜瘤的 0.3%～1.0%，约占颅底脑膜瘤 12%，占颅后窝脑膜瘤 10%～23%，占岩斜区肿瘤 43%。PCM 虽然是典型的良性和生长缓慢的肿瘤，但在临床症状明显之前可以变得很大。小于 2.5cm 的 PCM 只占所有 PCMS 的约 20%。

文献报道 PCM 平均发病年龄为 50—60 岁，5 个月至 75 岁均可发病。女性多于男性（女：男 = 2：1），起源于右侧者多于左侧者。起病隐匿，病程较长。Bricolo 等（1992）报道从出现症状到明确诊断的平均时间长达 2.5～4.5 年。Li（2016）报道的 199 例 PCM（>2cm），其中女性 137 例，占 68.8%。脑神经功能障碍是最常见的并发症，发生率为 66.8%（133/199）。

（三）岩 – 斜区脑膜瘤的自然史

PCM 的自然史是评价其风险 / 效益平衡和手术适应证最重要的问题。Van Havenbergh 等（2003）报道 21 例未经治疗的 PCM 的平均增长率为每年 0.81cm（直径）和 $0.81cm^3$（体积）。在平均 82 个月的随访期内，76% 的肿瘤显示生长，更令人担忧的是，63% 的肿瘤生长患者的功能明显下降，50% 的脑神经（CN）功能最初正常的患者发展为功能障碍。Jung 等（2000）报道 38 例 PCM 次全切除术后的平均生长速度为每年 0.37cm（直径）和 $4.94cm^3$（体积）。PCM 的形态高度多变，肿瘤的体积更能代表实际肿瘤大小，因此应优先用于评估肿瘤体积生长。了解 PCM 的自然病史，对选择理想的治疗方式具有重要意义。

PCM 很少获得椭球形状生长，如果使用最大径测量来估计体积，会导致一些不准确。图像处理技术的进步促进了肿瘤体积的量化。Hunter（2017）利用容积分析来量化先前未经治疗的岩斜脑膜瘤的生长率，报道 34 例未经治疗的岩斜脑膜瘤，平均随访 44.5 个月（3.7～125.1 个月），88.2% 的肿瘤生长（体积增加 15%），年平均体积增长率为每年 $2.38cm^3$。肿瘤基底血供增加，血管生成与脑膜瘤生长之间有密切的关系，并与血管内皮生长因子 A 和瘤周脑水肿有显著相关性。生长较快的肿瘤与更大的脑干和小脑水肿有关。因此，生长较快的肿瘤可能具有内在的生物学特性。

（四）岩 – 斜区脑膜瘤的手术挑战

PCM 常同时侵犯枕骨大孔、颈静脉孔、桥小脑角区、岩尖、破裂孔、斜坡、小脑幕孔、海绵窦、颅中窝或颅后窝，且多有硬膜内外的联合侵犯，故该部位肿瘤手术是神经外科手术治疗上的难点。大型 PCM 的手术更具有挑战性。

1. 肿瘤位置深，毗邻脑干等重要的神经和血管。

2. 肿瘤有吞噬神经和血管、侵入海绵窦（CS），并有延伸至多个颅窝和孔道的倾向。

3. 肿瘤具有非自限性和低增长率的特性，肿瘤的自然病史各不相同，以往研究中的随访时间不足以确定该肿瘤的终生结果。

4. 肿瘤可发生于岩斜区任何部位，而且常常不局限于颅底某一结构区域。肿瘤常同时侵犯颅内深部区域，且多有硬膜内外的联合侵犯。

5. PCM 常累及颅腔多个区域，并使多组脑神经和前后循环受累，使该区域手术并发症多，致残率高。Sekhar 等认为当肿瘤包绕基底动脉及其穿通支，或肿瘤已侵及脑干之软膜，术中如勉强剥离这部分肿瘤组织会导致基底动脉及其穿通支或脑干损伤，术后死亡或严重致残，这些患者不要勉强全切除。

6. 每一种治疗方案，都有显著的、潜在的风险，必须与这些肿瘤的自然史相权衡。患者咨询以及术前和术中决策都很困难。事实上，患者通常在诊断时表现出轻微的症状，即使是大肿瘤。此外，已发表的手术结果（死亡率、发病率、永久性脑神经缺损、肿瘤切除和复发）的巨大差异使得预测手术发病率具有挑战性。

二、岩斜区的应用解剖

解剖上将岩上窦、岩下窦之间的岩斜裂区域称为岩斜区。岩斜区内侧至斜坡中线，外侧至内耳孔和颈静脉孔，上方至鞍背，下界为枕骨大孔上缘，前界为岩斜区硬膜，后界为脑干。认识岩斜区的解剖，有助于提高术中对有关结构的辨认空间立体感，正确进行空间定位，强化对脑桥小脑三角区及岩斜区常用手术过程的步骤感、层次感。

（一）岩静脉

正常的岩静脉可以通过多个交通支进行回流（图 27–2A），病理状况下，由于肿瘤生长的方向不同压迫不同的脑干部位引起不同区域的回流受限（图 27–2B 至 F）。

1. 岩静脉分型　Watanabe 等［*Acta Neurochir*（*Wien*），2013］根据岩静脉汇入 SPS 的引流点位置不同，将其分为 3 种类型：①Ⅰ型，在面神经上方和外侧的岩上窦内引流；②Ⅱ型，在三叉神经外侧界和面神经内侧界之间引流；③Ⅲ型，则在三叉神经上方和内侧汇入 SPS。

2. 岩静脉的术前评估　PCM 时，岩静脉汇入岩上窦的位置不同（图 27–3），术中保留的概率不同。Tanriover 等（2007）认为对于位于 Meckel 腔内侧的岩静脉，很难通过颞下经幕入路在不牺牲岩静脉的情况下解剖小脑幕内侧。事实上，在Ⅰ型病例中，不能保留岩静脉。在Ⅱ型岩静脉病例中，有可能在岩静脉汇入处的正前方切断 SPS，77.3% 的Ⅱ型患者可保留岩静脉。在Ⅲ型中，如果 SPS 在肿

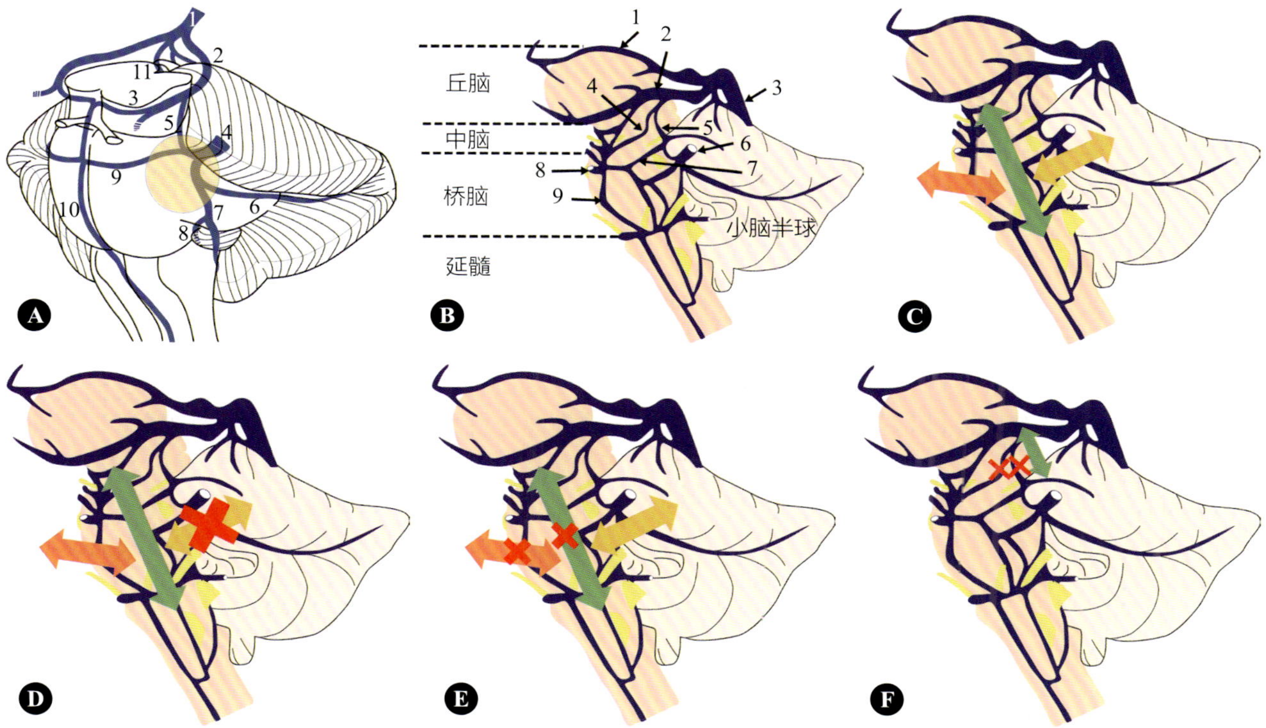

▲ 图 27-2　脑干周围静脉与静脉引流路径

A. 脑干静脉交通示意图。分支的名称和位置根据文献标注。黄色圆圈表示岩斜脑膜瘤的典型位置。1. Galen 静脉；2. Rosenthal 基底静脉；3. 脚静脉；4. 岩静脉主干；5. 脑桥－三叉静脉；6. 水平裂大静脉；7. 脑桥小脑裂静脉；8. 第四脑室外侧隐窝静脉；9. 桥横静脉；10. 脑桥前静脉；11. 小脑前中央静脉。B. 脑干周围的静脉解剖。1. 大脑内静脉，2. 基底静脉，3. 直窦，4. 脑桥中脑沟静脉，5. 中脑外侧静脉，6. 岩静脉，7. 桥横静脉，8. 桥静脉，9. 脑桥正中前静脉。C. 脑干表面静脉引流有 3 种途径。脑干表面静脉通过脑干表面的桥静脉引流至后海绵窦（CS）和岩下窦（IPS），再引流至岩静脉和基底静脉。D. 脑干经岩静脉的外侧引流路径容易受岩斜脑膜瘤（PCM）的干扰。E. PCM 向中线过度扩展影响脑干的静脉引流路径，不仅在横向静脉引流受到干扰，而且在纵向静脉和桥接静脉也受到干扰，这些静脉通过桥接静脉引流到后 CS、IPS 和基底丛。F. PCM 向上伸展可干扰中脑外侧静脉和脑桥中脑沟静脉，该组静脉沿中脑外侧走行

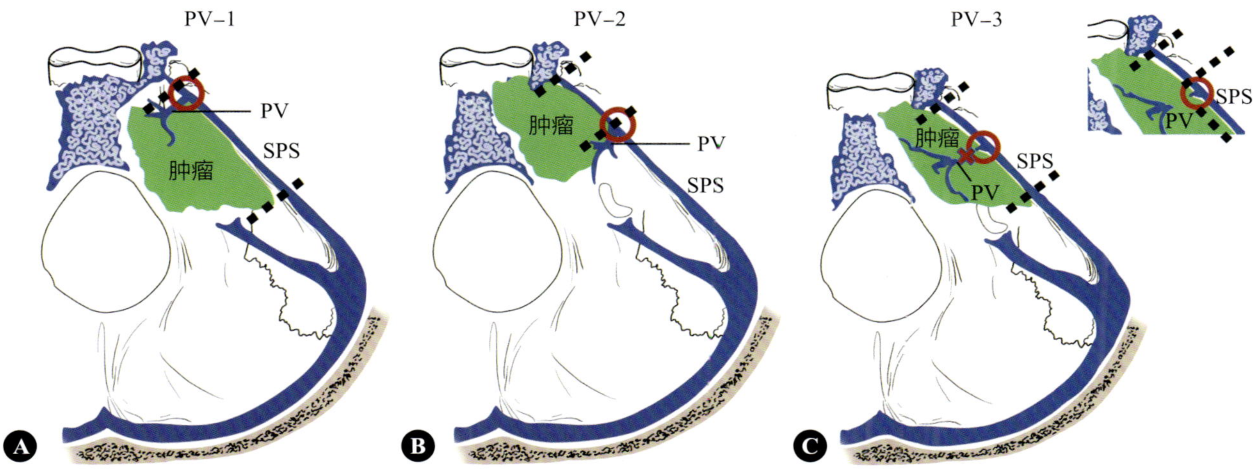

▲ 图 27-3　岩静脉（PV）与岩上窦（SPS）的汇入的位置示意。连接分为 3 种类型：Ⅰ型，岩斜脑膜瘤前；Ⅱ型，岩斜脑膜瘤后方汇入；Ⅲ型，岩静脉穿经肿瘤，在肿瘤的上方或下方汇入 SPS；Ⅲ a 型，在肿瘤后方汇入 SPS；Ⅲ b 型，在肿瘤前方汇入 SPS。断线显示经岩前入路 SPS 和幕的典型切口位置。PV 汇入 SPS 的交叉点由红色圆圈突出显示

瘤后结扎，岩静脉就不能保留（Ⅲa 型）。当 SPS 在接合处前方结扎时，有机会保留岩静脉（Ⅲb 型），但很难实现完全的手术切除。

（二）岩上窦

正常的岩上窦有如下 4 种类型，即内侧型、外侧型、完全型、缺失型（图 27-4）。在 PCM 中，SPS 有时被肿瘤侵袭或压迫并被阻塞（图 27-5）。SPS、岩静脉可作为肿瘤的替代引流途径，肿瘤逆行血流可以进入皮质静脉。

（三）岩 – 斜区脑膜瘤的病理解剖特点

1. 岩 – 斜区脑膜瘤（PCM）的特殊性 PCM 具有以下特点。

(1) 基底位于第Ⅴ、Ⅶ、Ⅷ对脑神经的内侧，肿瘤可包裹基底动脉及其分支，以及颈内动脉和 Willis 环。但肿瘤广泛侵袭时，很难判定其起源，而肿瘤的不同起源会影响脑神经偏移的方向，导致手术难度的差异并影响预后。

(2) 主体在颅后窝的 PCM，除可经 Meckel 腔累及颅中窝底外，肿瘤向上可侵及岩尖，并通过天幕裂孔延伸至幕上；向前可侵袭鞍上、鞍旁和海绵窦；向外可侵袭 – 脑桥小脑三角、Meckel 腔、内耳道；向外下可累及颈静脉孔；向下可累及枕骨大孔等区域；向中线可累及脑干及基底动脉。

(3) 肿瘤可经硬膜侵犯颅骨，于脑神经出入处浸润神经根，并包绕颅底重要的神经和血管，同时肿瘤常累及多个区域，如经天幕裂孔、内耳道和 Meckel 腔向颅中窝底、桥前池或脑桥小脑三角区域等生长，加之肿瘤部位深在、血供丰富及周围重要

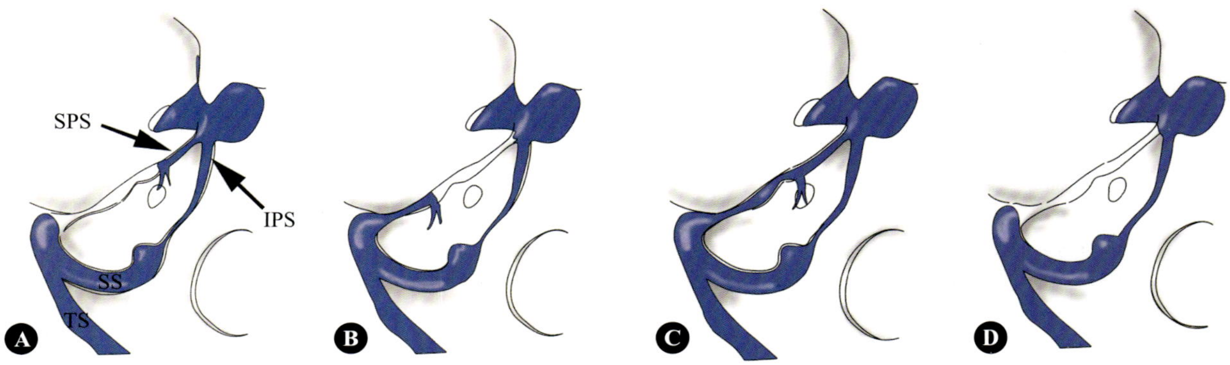

▲ 图 27-4 岩上窦（SPS）引流类型示意

A. 内侧型；B. 外侧型；C. 完全型；D. 缺失型。IPS. 岩下窦；TS. 横窦；SPS. 岩上窦；SS. 乙状窦

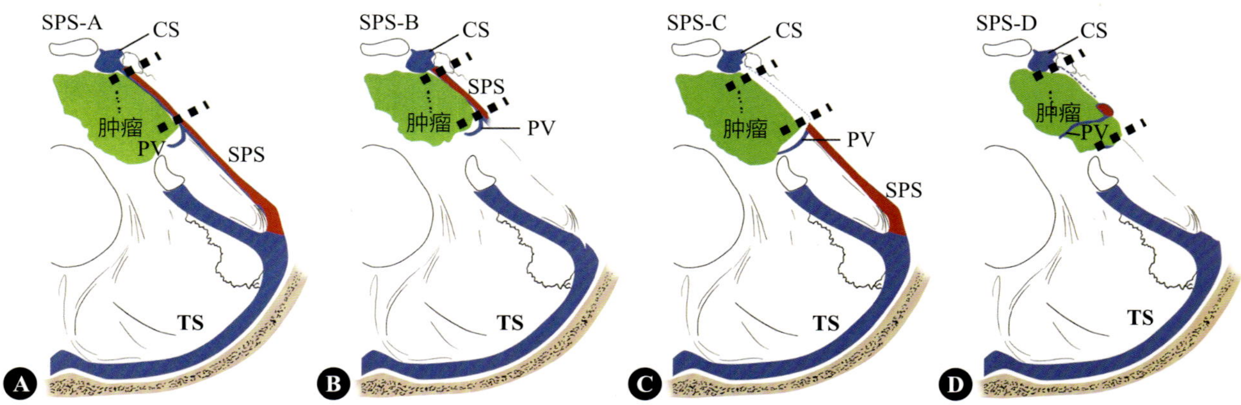

▲ 图 27-5 岩斜脑膜瘤患者岩上窦（SPS）开放度的变化

SPS 通常分为 4 种类型：A. 完全通畅；B. 部分通畅于海绵窦前；C. 部分通畅于横窦后（TS）；D. 完全闭塞。SPS 以红色突出显示。在经岩骨前入路中，SPS 和天幕通常在 SPS 断裂的两个位置被切断。CS. 海绵窦；PV. 岩静脉

神经血管的包围。

(4) 临床症状多轻微。

2. 肿瘤生长特点

(1) 多颅腔生长的特点：大型 PCM 通常同时累及中、颅后窝，进入 Meckel 腔、Dorello 管、海绵窦、内耳道、颈静脉孔、鞍上区、颞底部等。平均 70.3% 的肿瘤侵袭 Meckel 腔，天幕型最易侵袭颅中窝底（59.5%）。经颅中窝底入路适合于天幕型（TE）和上斜坡型（UC），因为这二型易侵入 Meckel 腔。海绵窦型（CS）很难做到全切除。岩尖型（PA）可采用经乙状窦后入路，因为肿瘤很少侵袭 Meckel 腔和颅中窝，而易侵入内耳道内。

(2) 累及重要的脑神经和血管：常突破蛛网膜及软膜与脑干紧密粘连，同时包绕神经血管。与多条脑神经和后循环（包括穿支）密切接触。倾向于使第Ⅴ、Ⅶ、Ⅷ对脑神经和后组脑神经向后移位使脑干和基底动脉向后和对侧移位。然而，展神经呈现出更为多变的移位方式，它通常是向内侧和前方移位。

(3) 肿瘤缓慢生长，没有自限：肿瘤具有持续性、缓慢生长的特点。Van Havenbergh 等（2003）发现 76% 未经治疗的岩斜脑膜瘤在平均 82 个月的时间内表现影像学上生长。这些生长的肿瘤患者中，63% 的患者功能明显下降。

(4) 肿瘤基底宽：大型 PCM 通常侵袭广泛的颅底区域，血供极其丰富，质地坚韧。

(5) 表现出多种生长方式：PCM 通常向 3 个区域延伸：颅后窝、海绵窦后部和颅中窝，包括岩尖和 Meckel 腔硬膜外受累（图 27–6）。

三、岩 – 斜区脑膜瘤的分类

因岩斜区的解剖结构非常复杂，以及 PCM 基底位置的差异性，岩 – 斜区脑膜瘤的准确分类，对于确定其解剖位置、设计手术入路、估计手术切除的可能性、困难性，以及在不同研究机构做出结果评估有着极为重要的意义。遗憾的是，至今仍无包括所有因素在内的分类标准。

（一）根据肿瘤生长方式分类

根据肿瘤发生部位和生长方向的不同，将其分为 3 个亚型：①Ⅰ型（颅中窝底型）：肿瘤主体在颅中窝，在颅中窝生长为主，包括位于鞍背、蝶窦、后海绵窦和岩尖的肿瘤。②Ⅱ型（颅后窝底型）：肿瘤以颅后窝生长为主，少部分向中颅底生长，包括岩 – 斜区至颈静脉孔水平以上的肿瘤。③Ⅲ型（骑跨型）：肿瘤骑跨岩尖，通过 Meckel 腔分别向颅中窝、颅后窝生长。

Sassun 等（2016）根据来源于同一解剖区域的不同生长模式，提出将 PCM 分为 4 类，即岩后型（PCp）、岩斜区（PC）、颅中窝底 – 岩斜型（PCm）和蝶岩斜型（PCþ）。分类标准如下：①第 1 类，岩后型（PCp）：采用乙状窦后入路（RS）；②第 2 类，岩斜区（PC）：采用颞前经岩经天幕入路（CSIPR）。PC 型脑膜瘤是最常见的一组；③第 3 类，颅中窝底 – 岩斜型（PCm）：采用眶颧入路；④第 4 类，蝶岩斜型（PCþ）：采用眶颧入路或 CSIPR。这一分类中的每一类都可以通过不同的手术方法被移除，

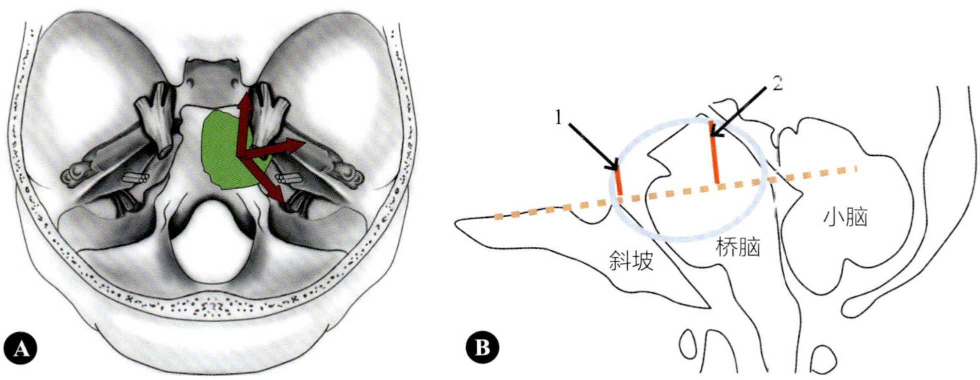

▲ 图 27–6　岩斜脑膜瘤的生长模式

A. 肿瘤从起源的解剖区域（绿色阴影区）向不同的区域扩展。箭显示岩斜脑膜瘤是如何从同一起源向 3 个不同区域扩展的：海绵窦（上指箭）、颅中窝（右指箭）和颅后窝（下指箭）。B. 肿瘤向上扩展的脑干周围矢状位示意。1. 肿瘤上缘与后床突正上方之间的直角距离。2. 肿瘤上缘和颅前窝底延伸线之间的直角距离。虚线表示颅前窝底延长线。圆形表示肿瘤图像

这类手术入路配对与根治性手术切除有显著相关性，认为这一分类对应的入路被认为是切除该类脑膜瘤的最佳入路。肿瘤也可以通过该手术入路得到最佳的切除。

Li 等（2013）根据肿瘤的扩散程度将其分为四类：①肿瘤局限于内耳道内侧的岩前区；②肿瘤主要向前扩展至颅中窝的蝶骨嵴，常累及海绵窦外侧壁，甚至累及硬膜间和硬膜内海绵窦，以及鞍上区，颅后窝延伸主要限制在内耳道的内上区；③肿瘤主要跨越中线至脑干前方，也延伸到颅中窝，但颅后窝仍保持在内耳道的内侧和上方；④肿瘤主要局限于颅后窝，从岩尖延伸至桥小脑和小脑延髓池。

（二）按肿瘤的发生部位分类

根据肿瘤的发生部位、生长方向、临床表现和手术入路的不同，可将该区肿瘤分成 3 型：①斜坡型：由岩骨斜坡裂硬膜内集居的蛛网膜细胞群长出，向中线发展至对侧。瘤体主要位于中上斜坡，将中脑、脑桥向后压迫。以第Ⅲ～Ⅷ对脑神经损害表现为主。②岩斜型：肿瘤由岩骨斜坡裂长出向一侧扩延。起源于岩骨内或岩骨斜坡交界部位，偏向一侧生长，以同侧第Ⅴ对脑神经损害为主。瘤体主要位于中斜坡及脑桥小脑三角。③蝶－岩－斜坡型：肿瘤由蝶骨斜坡裂长出，向外侧延伸至蝶鞍旁、中颅凹、岩骨尖，经小脑幕裂孔向鞍背发展。肿瘤位于鞍区及中上斜坡，破坏蝶窦和斜坡骨质。

Kawase 等根据肿瘤的起源将 PCM 分为上斜坡型、蝶斜坡型、岩斜型、中斜坡型和岩底中央型 5 类，并认为上斜坡型和蝶斜坡型适于采用经岩骨前入路，岩斜型适用于乙状窦前或枕下乙状窦后入路。Ichimura 等（2008）将其分为以下 4 种类型，即岩尖型（PA）、天幕型（TE）、上斜坡型（UC）和海绵窦型（CS），并认为上斜坡型和小脑幕型肿瘤适用于经岩骨前入路，而岩骨尖型则宜采用枕下乙状窦后入路。

（三）根据肿瘤的大小分类

Sekhar 等将 PCM 按肿瘤的直径大小而分为：小肿瘤（＜1cm）、中型肿瘤（直径 1～2.4cm）、大型（直径 2.5～4.4cm）及巨大型（直径＞4.5cm）。肿瘤大小直接从 MRI 或高分辨的 CT 片上测量而得。根据这一标准，多数患者在就诊时肿瘤已较大，属于巨大型。

四、术前风险评估与术前准备

术前充分评估患者身体情况、临床特征，行详细的影像学检查，包括高分辨率薄层 CT 骨窗、MRI 平扫和增强像、核磁共振血管成像（MRA）和磁共振静脉造影（MRV），必要时行 DSA 检查。结合影像学资料、辅助检查结果对肿瘤性质、解剖环境及功能情况行初步评估，以制订翔实的手术计划。严格掌握手术适应证，选择合适的手术入路。手术入路选择是影响预后的重要因素之一，临床上应根据肿瘤属性，从显露和创伤两方面进行评估，选择合适的手术路径。

（一）术前风险评估的意义

PCM 深居脑干腹侧面，毗邻基底动脉、大脑后动脉、小脑上动脉以及第Ⅲ～Ⅻ对脑神经等重要结构。要提高岩斜区肿瘤的手术全切率和术后的生存质量，很大程度上取决于认真的术前检查和正确评估、正确选择手术入路和良好的显微外科技术。可见术前对患者的评估是相当重要的。术前对岩斜区肿瘤进行风险评估，有利于有的放矢地进行治疗。术前对 PCM 进行风险评估有利于治疗方案的选择。

（二）术前评估内容

1. 肿瘤特征的评估 包括肿瘤的大小、形态、基底部位、质地、海绵窦是否受侵袭、脑神经是否受累或与脑干是否存在蛛网膜间隙、瘤周水肿等肿瘤的直接征象。这是制订手术方案、选择手术入路、评估肿瘤切除难易程度、能否全切和判断预后的依据。

2. 血流动力学的评估 了解肿瘤自身的血供、肿瘤累及的大动脉的通畅程度及侧支循环、肿瘤周边静脉引流情况，肿瘤的血供和与脑组织及动脉的关系。岩斜区肿瘤切除常常需要牵拉颞叶和显露乙状窦，为尽量减少静脉损伤的并发症，应仔细评估静脉引流情况。在经颞下和其他颅底外侧入路中，Labbé 静脉常常被认为是最重要的静脉而加以保护。颞底桥静脉亦具有重要的引流功能，尤其在同侧 Labbé 静脉不发达的情况下，过多的损伤颞底桥静脉同样会造成严重的并发症。由于 Labbé 静脉和颞底桥静脉的解剖变异较多，应该清楚了解颞叶回流静脉的行走路径及汇入静脉窦的位置，尤其是在优势半球侧。术前 DSA 检查的同时还可以进行栓塞治疗，减少肿瘤血供，降低手术难度，并准确判断 Labbé 静脉的引流情况。

3. *术前其他评估内容*　对于累及桥小脑角池的肿瘤，应对患者进行术前听力评估；向下方生长的肿瘤或已存在吞咽困难的患者，应进行喉镜检查声带，并测试吞咽功能。

（三）临床评估

临床症状可分为 4 组表现，即由于占位效应或梗阻性脑积水造成的颅内压升高、占位效应造成的小脑症状、脑干压迫症状、脑神经受累症状。肿瘤生物学特性决定了当临床出现症状、得出诊断时，肿瘤往往体积较大，与周围重要结构粘连包裹。脑膜瘤达一定体积后症状明显而且进展较快，这除了与脑干严重受压还可能与脑膜瘤侵犯脑干软膜后，肿瘤组织从脑干盗血引起脑干缺血有关。视觉障碍、小脑症状和感觉运动障碍通常发生在病程的晚期。

（四）影像学评估

1. *肿瘤质地*　脑膜瘤在 T_1 加权像的表现与其组织学类型和质地没有相关性，但 T_2WI 的肿瘤信号有助于预先判断肿瘤的质地。T_2 加权像低信号通常预示肿瘤较硬，并且与瘤内钙化和富含纤维组织有关。肿瘤质地并不影响术中出血量，但切除较硬的肿瘤所需时间较长。对于侵犯海绵窦的岩斜区脑膜瘤，应该视肿瘤质地及其与颈内动脉关系确定手术方案，如肿瘤质地软，未包绕颈内动脉，则可通过 Parkinson 三角剥离海绵窦内肿瘤；反之，如肿瘤质地坚韧，或包绕颈内动脉，则只需行海绵窦减压。

2. *肿瘤边界*　T_2WI 的肿瘤周边是否存在有高信号，高信号提示瘤周脑干水肿。术前 T_2 加权像上显示脑干水肿或肿瘤边缘呈不规则毛刺状、与脑干间无明显蛛网膜界面，术中也证实蛛网膜界面消失，软膜破坏，侵袭脑干，提示肿瘤全切除困难，只能选择次全切除肿瘤。

3. *肿瘤的侵袭性*　增强 MRI 扫描可以清楚地显示肿瘤的生长部位以及与周围结构的大致关系。放疗对于 PCM 治疗的安全性、可靠性高，然而一旦肿瘤增大，周边蛛网膜结构的破坏以及与重要结构的粘连往往难以全切。

4. *肿瘤血供*　CTA 能够发现是否存在明显的椎基底动脉对肿瘤的供血，从而更有利于动脉的保护。PCM 常由脑膜中动脉后支、脑膜垂体干和咽升动脉，以及脑膜后动脉供血。

5. *肿瘤基底及脑膜尾征*　其基底附着部在手术中需要切除或电灼。因此，影像学上确定此附着部，对于选择可以显露该部的手术入路非常重要。同时，在 53%～71% 的脑膜瘤增强 MRI 上，可见在肿瘤基底的周边有数毫米至数厘米的硬膜增强区（硬膜尾征）。Tokumaru 等（1990）和 Nagele 等（1994）认为此区富含疏松结缔组织和扩张的血管，而没有肿瘤细胞，属于对肿瘤的硬膜反应。而 Sato 等（1998）和 Hutzelmann 等（1998）则指出，存在硬膜尾征的患者中，有一部分可在此区内发现肿瘤细胞团，离肿瘤边界最远的可达 1.4cm。即使没有硬膜尾征的患者，也有一部分可在肿瘤附近硬膜内发现瘤细胞团。因此，MRI 无法判断肿瘤对硬膜的浸润范围。

6. *肿瘤与毗邻血管的关系*　PCM 对脑底动脉的包裹在 MRI 上较为常见，可以高达 69%。压迫脑干的肿瘤部分可包裹椎基底动脉及其分支，而向幕上发展的肿瘤可包裹 Willis 动脉环，甚至海绵窦内的颈内动脉。主要血管结构的包绕和狭窄情况均通过 MRI 和 DSA 进行评估。DSA 检查明确肿瘤供血来源和椎基底动脉移位的方向，引流颞叶静脉的形态、相对大小及吻合关系。对于侵犯静脉窦的脑膜瘤，仔细评估其通畅性和侧支引流的存在与否。主要动脉（椎动脉、基底动脉、小脑上动脉和大脑后动脉等）的关系，分为无包绕、包埋但不侵袭血管壁和重度包埋（累及动脉壁）。

7. *肿瘤与脑干关系的评估*　Kawase 根据 MRI 上脑膜瘤与脑干之间蛛网膜下腔存在与否及有无脑干水肿将脑膜瘤与脑干的关系分为Ⅰ～Ⅲ级，并以此作为能否将肿瘤全切的依据。

- Ⅰ级：肿瘤与脑干之间存在完整的蛛网膜间隙，MRI 表现为肿瘤边缘清楚，边界规则。
- Ⅱ级：肿瘤与蛛网膜之间无间隙，MRI 显示蛛网膜层面消失，特别是在压迫最严重的部位，表现为边界不甚规则；也无脑干水肿。
- Ⅲ级：显示肿瘤与脑干之间无间隙，脑干软膜已被侵犯，表现为边界完全不规则，同时有瘤周水肿。

肿瘤与脑干的这 3 种关系反映其生长发展的 3 个不同阶段，从存在良好的蛛网膜平面到蛛网膜平血消失，最后至软膜侵蚀，血脑屏障破坏，脑干水肿。由以上 3 个发展阶段可知，除了肿瘤的大小外，脑干瘤周水肿和蛛网膜层存在与否是评价肿瘤对脑干的浸润性两个重要的指标。尽管肿瘤越大出现脑干浸润的可能性越大，但还与肿瘤的生物学行为、肿瘤分泌的血管生成因子、前期的治疗等因素有关。由于肿瘤和脑脊液的部分容积效应，常规的 MR 难以辨别蛛网膜层，特别是在中脑和肿瘤边缘，因此需对颅后窝进行层厚 3～5mm 的扫描。蛛网膜层表现为 T_1、T_2 加权像均为低密度的区域，而无脑干本身的任何改变。在至少连续两个层面消失时可认为此层面消失。

8. 肿瘤与海绵窦的关系 Hirsch 等将海绵窦受累程度分为 3 型：① Ⅰ 型，肿瘤不完全包裹海绵窦段颈内动脉；② Ⅱ 型，肿瘤完全包裹海绵窦段颈内动脉但未引起管腔的狭窄；③ Ⅲ 型，肿瘤完全包裹并引起海绵窦段颈内动脉的管腔狭窄。

9. 静脉窦的发育情况 巨大蝶 PCM，仅存在术侧发达的乙状窦，为减少静脉损伤，采取颞下－乙状窦后联合入路而放弃了显露更佳的乙状窦前入路。

10. 岩斜脑膜瘤的鉴别 PCM 中心起源部位是岩斜裂，岩－幕脑膜瘤起源于岩骨与天幕交汇处，内侧型后岩骨脑膜瘤起源于三叉神经孔周围。由于肿瘤的起源点不同，其供血和三叉神经移位的方向不一（图 27-7）。根据肿瘤与三叉神经的关系有助于鉴别。

（五）术前风险评估

术前风险评估依据术前的影像学检查，做出仔细的评估。Sekhar-Monaci 建立的 PCM 术前风险评估标准（表 27-1）。当手术为低风险，患者症状较轻，肿瘤＜3cm 时，适于手术全切；当肿瘤≥3cm，高度风险，年龄 65 岁以下，症状体征进展加重，仍需考虑手术治疗，但不必追求全切。

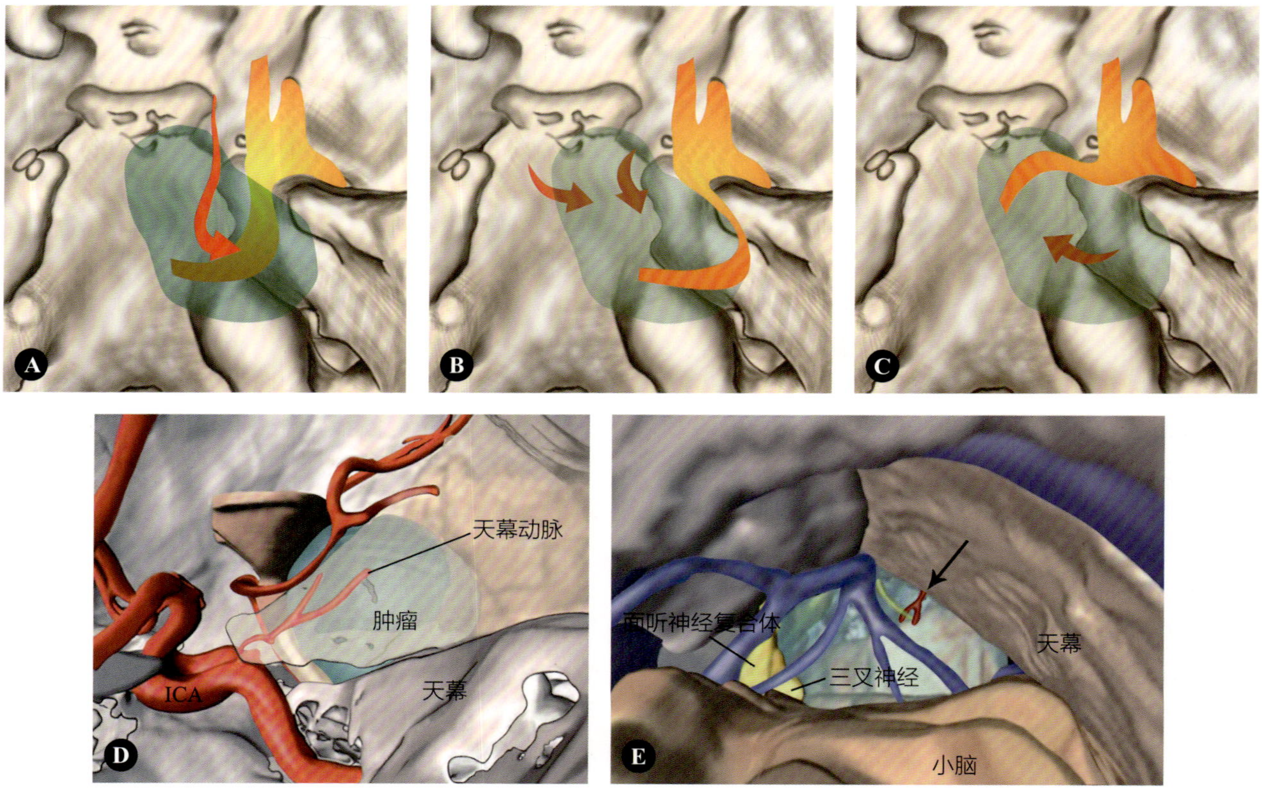

▲ 图 27-7 岩斜区脑膜瘤的附着点及三叉神经移位方向鉴别示意

A. 岩－幕脑膜瘤，三叉神经被来自于天幕上的肿瘤推向肿瘤的下端移位；B. 岩斜区脑膜瘤，三叉神经被岩斜硬脑膜推向外侧移位；C. 内侧型后岩骨脑膜瘤，三叉神经被肿瘤推向内侧，向内上方移位；D. 岩－斜区脑膜瘤的供血，精确显示脑膜垂体干的天幕缘动脉进入肿瘤点（箭）；E. 显示到达岩斜脑膜瘤的适当手术路径的虚拟操作间隙（箭）。红色箭表示每种类型的血供来源

表 27-1　岩－斜区脑膜瘤 Sekhar-Monaci 分级评分

分级因素		评分（最高 6 分）
大小（肿瘤平均直径）	＜3cm	0
	≥3cm	2
既往治疗［放疗和（或）手术］	有	2
	无	0
肿瘤与血管包绕	有	1
	无	0
脑干软膜是否被侵蚀	是	1
	无	0

0 分表示低度风险；1～4 分表示中度风险；5～6 分表示高度风险

（六）肿瘤切除程度的评估

术前分析 PCM 是否能全切，除了解患者的基本情况外，还需了解肿瘤与斜坡区域及邻近重要组织结构的关系，脑干受压的程度和范围，血液供应的来源和肿瘤分型等。提供上述情况的重要依据和最有价值的检查，能明确肿瘤大小，肿瘤基底部侵犯的范围，周围神经血管受累状态，MRI 像能显示脑干软膜有无受累，脑干有无水肿等。如肿瘤形态呈圆形或椭圆形者较分叶形者质地硬韧，但对脑干的压迫轻，与血管粘连及包绕机会少；肿瘤前极累及海绵窦后部，或基底部范围广泛者，全切除肿瘤相当困难。检查可以了解血供来源，以判断术中的出血情况。综上所述，肿瘤术前的风险评估分值越高、肿瘤侵袭脑干和海绵窦分级越大，手术难度就越大，全切除的可能性就越小。

（七）术前栓塞的可行性和必要性

PCM 基底深在，有时术中难以早期处理供血动脉。对于肿瘤巨大、血供特别丰富的部分 PCM，术前栓塞意义较大。最主要的好处在于：术前栓塞可闭塞术前预测术中难以到达或只有在手术后期才能到达的供血动脉，减少术中出血，降低手术风险，使手术较为容易。另外术前栓塞可使肿瘤变软变小，不仅易于切除，而且可能使术中容易找到肿瘤－脑干的分离层面，简化手术，同时还可减少脑干小脑牵拉等的操作性损伤，最大限度地减少术中失血。如果肿瘤血供丰富或根据 T_2 加权像预测肿瘤较硬，可以考虑术前栓塞。如果颈外动脉来源的血供低于 40%，术前单独栓塞颈外动脉供血动脉，则难以获得理想的效果，因为颈内动脉来源的供血会很快代偿。Bendszus 等则指出，如果栓塞不能减少肿瘤血供超过 90%，则术中失血量与不栓塞没有区别。而且术前栓塞本身具有一定的危险性，特别是颈内动脉系统的分支，故不应作为 PCM 的常规操作。

五、治疗策略

PCM 生物学行为极为多变，诊断时通常会达到相当大的尺寸，倾向于累及脑干和基底动脉，这使得根治有风险，即使使用最新的手术技术和方法。鉴于 PCM 的罕见性和异质性，考虑到局部肿瘤控制和术后生活质量，首选的多模式治疗策略，包括计划性不完全切除和辅助性 RS，也是治疗岩斜区大型脑膜瘤的可行选择。

选择 PCM 治疗策略时的另一个考虑因素是，是否应采用辅助治疗方式，如果是，应选择哪种类型，在什么时候进行。接受不完全切除术后放疗或化疗的患者的肿瘤进展率，远低于未接受辅助治疗的患者。因此，如果患者的临床和神经状况稳定，通常建议对确定的残留病灶进行早期辅助治疗，而不是等待病情进展。

（一）岩斜区脑膜瘤手术治疗原则

手术方案应考虑到术前的危险因素，优先考虑神经功能和生存质量，并尝试 GTR。PCM 最重要的手术原则包括以下几点。

1. 尽早离断肿瘤基底部。最主要的两个原则是在将肿瘤与脑干分离之前进行瘤内减压，缩小肿瘤体积和早期切断肿瘤血供。

2. 充分的囊内切除。

3. 分块切除瘤壁。在分离被包裹的血管和脑神经时，采用沿被包裹结构的长轴从正常部位向被包裹部位分离，采用钝性和锐性分离相结合。如果找不到合适的分离起始部，可先在安全的部位切开肿瘤瘤内减压，瘤体的缩小可能使被挤压的血管神经未被包裹的正常端显露出来。一旦分离，神经血管结构和蛛网膜层面应以棉片保护。

4. 轻柔牵拉瘤壁，精细分离。在脑神经未与肿瘤分离前，特别是后组脑神经，应避免牵拉肿瘤以免损伤脑神经。

（二）手术目的

岩斜区脑膜瘤手术治疗的目标是缓解脑干和脑神经受压症状，在维持或改善功能的前提下，最大限度地、安全地实现这类良性肿瘤的全切除，这也是唯一有效的治愈手段。然而，片面追求肿瘤全切除也会导致术后高病死率及高致残率。因此，手术切除的首要任务是缓解脑干受压及尽可能保留重要血管和神经功能应作为 PCM 手术的首要目标，并尽可能离断肿瘤基底，而肿瘤全切除应处于其次。

（三）手术指征

PCM 为良性肿瘤，常持续性缓慢生长，最终压迫及包裹周围重要结构。尽管对 PCM 的治疗方式、入路的选择等一直存在各种争议，但手术仍然是根治 PCM 的唯一及首选治疗方式。下列情况应积极手术切除：①症状性肿瘤，这是手术的绝对指征；②中型轻微症状肿瘤：症状轻微、中等大小肿瘤的非老年患者；③无症状的小型肿瘤：小型、无症状的肿瘤的手术切除一直是有争议的。小肿瘤可能具有最大的治愈潜力，并发症的发生率可能最低。因此，小型肿瘤不必等到肿瘤体积大时再手术，尤其是年轻患者。

小型岩斜区脑膜瘤制订治疗方案前，需要明确以下几点。

1. 肿瘤是否产生了症状。

2. 肿瘤治疗后症状能否改善。岩斜区脑膜瘤的大小是术后早期功能障碍的最重要因素，故应鼓励有症状的中、小型肿瘤患者接受手术，即便症状轻微也应及早手术，而巨大型肿瘤出现术后功能障碍的可能性较大。

3. 如果患者无症状是否需要治疗？如果需要，什么时候开始治疗。

4. 等待和观察的策略，对于症状不明显或是无症状的肿瘤是否合适。约有 20% 的大型肿瘤的纤维性瘤壁无法与粘连的神经、血管结构完全分离。

5. 如果病变表现为静止性影像学增大（仍旧无症状），是否应该切除。

6. 遵循等待和观察策略，肿瘤侵袭海绵窦或者包绕脑神经、血管，可以手术的肿瘤是否丧失最佳的手术时机？

7. 为了获得根治性切除而没有神经、血管损伤，何时是治疗的最佳时间。

8. 哪种治疗对于良性肿瘤是最佳选择而不会导致额外的损伤。随访观察发现，小的岩斜区脑膜瘤尤其年轻患者表现高的生长指数（其直径每年＞1mm）。采用等待和观察策略，可能会错过在最佳时间实现肿瘤的理想治疗。

（四）选择手术入路的原则

手术入路是为切除肿瘤设计的，选择手术入路时一定要紧紧围绕如何显露与切除肿瘤这一中心问题。

岩斜区包括鞍旁、海绵窦、斜坡、脑桥小脑三角等多个部位，不同手术入路对岩斜区空间显露范围存在差异，当肿瘤侵犯多个分区时，需评估所选入路能否充分显露肿瘤。各入路在显露空间、开关颅难度及对患者的创伤方面均存在不同。没有一种手术入路可以处理岩斜区脑膜瘤的所有类型，因此应根据肿瘤基底部位及生长方式的不同，针对性采取不同手术入路进行个体化手术治疗。岩斜区肿瘤种类的多样性、生长方式的复杂性及其周围结构的重要性，使得在处理岩斜区病变时手术入路的选择十分重要和复杂。因此，手术入路应该满足提供足够的显露，且侵袭性最小，并根据 MRI 特征和术者的经验进行选择。

1. 有效的显露 手术入路是为切除肿瘤设计的，选择手术入路时一定要紧紧围绕如何显露与切除肿瘤这一中心问题。最适合的入路才是最好的入路，不能为了尝试某一新的、难度大的入路而扩大适应范围，手术技巧的施展和发挥应该建立在给患者带来最大利益的基础之上。一旦满足了显露与切除肿瘤需要，再多一丝一毫对正常组织的损伤都是不应该的；若为单纯机械模仿某一手术入路而进行与显露、切除肿瘤无关的操作，增大创伤，则是绝对禁忌的。

2. 入路微创化原则 PCM 的入路很多。乙状窦后 – 内耳道上入路、颞下 – 经天幕（岩骨嵴）入路是符合上述要求的理想手术入路，肿瘤全切除率也并不低于乙状窦前等经岩入路，这两种手术入路可以满足大多数岩斜区肿瘤。一些术者偏好乙状窦后入路，认为入路简单。亦有一些术者更喜欢经岩入路。与乙状窦后入路相比，经岩骨入路切除 PCM 伴有术后较高的脑神经损伤（CN Ⅶ、Ⅷ）和脑脊液漏，实际上近 10 年来这一入路几乎被抛弃。

3. 选择熟悉的入路　每一种入路都有其优势和缺陷，选择最熟悉的入路才可能完成完全切除和减少外科并发症率，通过增加临床经验和不断改进外科技术，达到最低限度的损伤。

岩斜脑膜瘤手术入路种类繁多，其主要原因是肿瘤部位、性质，与斜坡和硬膜的解剖关系的多样性所决定的。这些手术入路究竟在手术疗效上有无差别，至今没有真正科学的对比研究。其原因是：①临床研究中每一例患者的肿瘤（位置、基底、大小、正常组织移位程度）都不相同，不可能在同一个患者观察不同入路的显露范围和手术疗效有无差别。②术中的观察与解剖学研究存在一个显著性差别。由于存在肿瘤时，正常脑干小脑的移位将产生额外的手术空间和观察角度，因此单凭解剖学研究并不能说明所有问题。③不同单位采用不同入路的手术疗效之间没有可比性，很大程度上受术者因素的影响。

对于岩斜脑膜瘤的最佳手术入路仍存在争议，各种手术入路，是为切除肿瘤设计的，一定要紧紧围绕如何显露与切除肿瘤这一中心问题。当显露与切除肿瘤需要时，在确保正常组织结构的前提下，切除在功能上相对不重要的骨质是允许的，并且可视具体情况扩大切除或磨除范围。一旦满足了显露与切除肿瘤需要，再多一丝一毫对正常组织的损伤都是不应该的。若为单纯机械模仿某一手术入路而进行与显露、切除肿瘤无关的操作，增大创伤，则是绝对禁忌的。

（五）岩斜区脑膜瘤手术入路选择方法

1. 手术入路选择的标准　目前也尚无统一的选择标准，合理的手术入路的标准如下。

(1) 首先要充分的显露肿瘤基底，这是彻底切除肿瘤的前提。选择容易处理肿瘤基底的血供、脑组织特别是脑干牵拉程度最小、脑神经干扰最轻、显微手术操作和颅底解剖熟练，同时便于分离被包绕的神经和血管的手术入路。这对于提高肿瘤切除程度有更好的帮助。可在获得有效、充分的肿瘤及毗邻重要结构显露的同时，有效地减轻对周围脑组织、神经、血管的牵拉，避免术中损伤，获得满意的手术疗效。

(2) 尽量选择微创的手术入路。手术入路的选择要依据肿瘤的具体情况设计个体化的手术路径，既要有利于术中显露，又要符合微创的原则和要求。随着微创技术和理念的深入，岩斜区肿瘤的手术入路正向着简单化、小型化、微创和单一方向发展。创伤小、操作简单的手术入路，如蝶岩斜型 PCM，如肿瘤下级及外侧缘未超过内耳道水平，倾向选择颞下、岩前入路而非乙状窦前入路。

(3) 选择对病变提供良好显露，为术者提供最佳的直视病变的路径，有相对良好的操作空间。乙状窦后入路切除岩斜区肿瘤时，由于颅后窝空间狭小并有肿瘤的挤压，牵拉小脑半球释放脑脊液相对困难，容易引起小脑挫伤，且肿瘤的切除主要在三叉神经、面神经、听神经之间进行，对神经尤其是面听神经骚扰严重。

(4) 选择能充分利用已经存在的或潜在的自然腔隙、颅骨、硬脑膜和硬脑膜下腔、病变形成自然通道的手术入路。兼顾肿瘤生长特点选择手术入路，如肿瘤上极较高，累及脚间窝及下丘脑等结构，盲目牵拉可能造成灾难性后果，尽管颞下等路可充分显露基底，倾向扩大中颅底入路，利用侧裂、颞前空间处理肿瘤上极、前极，颞下空间离断基底，必要时切开天幕或磨除 Kawase 三角。

(5) 选择路径最短的手术入路。

(6) 根据手术的目的是根治还是次全切除肿瘤来选择适合的入路。

2. 手术入路选择需考虑的因素　对各种入路的熟悉和理解掌握，同一入路可以切除不同部位的肿瘤，而同一部位的肿瘤又可以通过不同的入路手术，取得相似的效果。因此，选择手术入路不仅取决于肿瘤的部位，更主要取决于术者对该入路熟悉和掌握的程度。手术入路的选择基于多种因素，包括以下几点。

(1) 肿瘤大小和性质。

(2) 肿瘤扩展的范围和方向，如斜坡和邻近区域受累的范围（是否累及中下斜坡、海绵窦、颅中窝等）。

(3) 脑干受压的范围和程度，是否伴有脑干水肿。

(4) 基底动脉及其分支是否被肿瘤包绕。

(5) 肿瘤的血管化，血供来源和静脉回流。

(6) 术前脑神经受累的范围和神经功能缺失的程度。

(7) 手术的目的是根治还是次全切，或部分切除。

(8) 术前患者的身体状况，包括年龄、先前治疗、神经状况、听力水平，是否能耐受大型手术创伤。

(9) 术者的经验和特长。所以要因人而异，根据肿瘤的大小和性质，综合考虑来决定手术入路需要显露的范围和大小，过分显露和显露不足都是不可取的。

3. 根据肿瘤的部位选择手术入路　临床上主要依据 MRI 提供的肿瘤与斜坡、脑干的位置关系及肿瘤受累的区域以及有无颅内外沟通而定。肿瘤主体位于颅中窝底，侵袭鞍背、蝶窦后壁及岩尖至内耳道水平的肿瘤，适合应用经眶－颧或者扩大颅中窝底入路；肿瘤主体在颅中窝，骑跨中后颅底，适合采用幕上下经岩骨乙状窦前入路或颞枕－经天幕入路；肿瘤主体在后颅底，轻度向中颅底侵袭，最适应于乙状窦后－内耳道上入路。处理同时累及颅中窝、上斜坡脑膜瘤时，可供选择的入路有：翼点经外侧裂入路、颞下－经小脑幕入路等。处理中、上斜坡的脑膜瘤可供选择的入路有：枕下外侧乙状窦后入路、颞下－枕下外侧联合入路和乙状窦前经岩骨入路的各个亚型。中上斜坡肿瘤，Al-Mefty 多采用经岩、乙状窦前入路切除岩－斜区脑膜瘤。

4. 根据肿瘤的大小和扩展方向选择手术入路　中小型位于中上斜坡的肿瘤可经枕下乙状窦后入路切除，已跨颅中窝的肿瘤可采用枕下乙状窦后－内耳道上入路切除；大型和巨大型肿瘤，多采用联合入路切除肿瘤，常采用幕上下经岩骨乙状窦前入路。对于侵犯海绵窦并向前方生长的岩斜区脑膜瘤可采用扩大颅中窝入路，切口向颞前扩大，尽量咬除颅中窝底骨质，扩大鞍旁的显露。肿瘤较小、向小脑幕上发展的肿瘤，可采用颞下经小脑幕入路，但是此入路显露范围局限。对于肿瘤向颅后窝方向生长的肿瘤可考虑采用乙状窦后－内耳道上入路，此入路对于神经外科医生较为熟悉，创伤也小，也可在幕下切开小脑幕，达到肿瘤全切除的目的。但此手术入路显露还是很局限，且手术是在颅后窝的诸多神经间隙操作，神经牵拉损伤机会较多，中线向对侧发展的肿瘤显露不够理想。对于肿瘤生长广泛，侵及海绵窦及下斜坡的岩斜区肿瘤，可采用乙状窦前后联合入路，此入路显露充分，但是手术创伤大，手术费时。

5. 根据手术入路的特点选择　每种手术入路均有其优缺点和适应证，与术者对该入路的认识和习惯也有密切的关系。Goel 认为理想的外科入路应该做到：①在最短的距离内，最直接显露病变；②手术视野要足够大；③要避免对脑组织过度或长时间的牵拉；④手术入路操作不能过多破坏正常解剖结构或影响脑神经、主要引流静脉的功能。

6. 根据微创原则选择手术入路　各种颅底手术入路，是为切除肿瘤设计的，一定要紧紧围绕如何显露与切除肿瘤这一中心问题。21 世纪初，枕下乙状窦后入路因其手术入路相关并发症低，重新占据了主导地位。认识上的螺旋式上升过程使得手术入路多样化和具体化。解剖发现通过枕下乙状窦后入路可以较好地显露脑桥小脑三角至岩尖部位，潜在的瘤腔提供给术者更为便捷的操作空间，这正是术前需要充分考虑的因素之一。同时手术当中适时应用不同的间隙进行肿瘤的切除，待肿瘤松解后，再逐步分离包膜，而后细致分离肿瘤与脑干间间隙。

7. 手术入路的评价　良好的术中显露和熟练的显微手术技巧是手术成功的关键。经岩骨乙状窦前入路能缩短到斜坡和肿瘤的距离，较好地显露手术野，消除部分斜坡与岩骨的夹角，有利于处理肿瘤基底部；但手术创伤大，费时，术后并发症多，多用于岩斜区大型脑膜瘤手术。对于主体位于颅后窝的岩斜区肿瘤，宜选择枕下乙状窦后－内耳道上入路，此入路创伤小，脑神经损伤发生率低，是最简单的到岩斜坡部的入路；缺点是有限的空间影响了手术操作，较小的术野和较差的视角造成手术更加困难。颞枕－经小脑幕入路操作简单，但术后并发 Labbé 静脉栓塞的机会大。

8. 理想的岩斜区脑膜瘤手术入路　岩斜区脑膜瘤手术治疗方案的选择需要权衡肿瘤切除率、术后生存质量等综合因素。理想的岩斜区脑膜瘤手术入路应具备以下特点：①以最短的手术路径获得足够的显露和操作空间；②对脑的牵拉程度小；③不需要通过重要的静脉；④可以离断肿瘤的滋养血管（小脑幕动脉、脑膜中动脉）；⑤不需要通过重要的脑神经及听器；⑥手术操作简单。但是目前尚没有一种手术入路可以同时满足以上条件。

因此，根据肿瘤位置选择合适入路仍然是处

理岩斜区肿瘤的原则。通常选择手术路径最短，视野广阔，术中容易处理肿瘤出血，对周围脑神经影响最轻，对周围脑实质牵拉程度最小的手术入路。

（六）手术的基本策略

岩斜区脑膜瘤的治疗应当根据肿瘤的生长方式、肿瘤的大小和类型、肿瘤侵犯的区域或邻近区域的重要结构、脑干受压的范围和程度、手术目的是根治还是次全切除，根据患者的生理年龄、一般身体情况、神经症状以及患者的期望，以及术者的经验，需要制订的手术策略，采取个体化的治疗方案。入路的选择、肿瘤切除的步骤、对可能出现风险因素的防范和应对措施、是否全切除以及是否及时终止手术等是对术者综合决策能力的考验。

如何在保证良好的生存质量下最大程度切除肿瘤，一直是神经外科医生的严峻挑战。随着侵犯颅底区域数目的增加，手术全切率和满意率均随之下降，手术策略过于积极可能导致更高的致残率和致死率。术中依据熟悉的解剖、娴熟的操作技巧，获得良好的手术显露，以达到最大限度切除肿瘤的同时也能保护神经血管在结构和功能上的完整性，是对手术者技巧的考验；遇到分离困难时需要细心和耐心，遇到出血时需要冷静和果断。

1. 理念转变　随着微创治疗方法和有效的多模式治疗的引入，治疗的重点已经从保命、彻底切除肿瘤，发展到功能保存和生存质量。不足为奇的是，这种向保守主义的范式转变导致外科医生追求较少的侵袭性切除，以尽量减少术后并发症。肿瘤切除的范围和长期复发的风险仍然存在争议。可以说，预先完全切除肿瘤提供了最终治愈的最佳机会，并且从长期来看，如果需要额外的挽救治疗，与次全切除相比，可能提供更好的功能结果。与部分切除术相比，肿瘤切除术在心理上可能也有好处，它可以将患者从疾病中分离出来。

2. 首次手术努力做到全切除　只要可能，初次尝试完全切除是岩斜脑膜瘤治疗的主要策略，因为岩斜脑膜瘤本质上是良性的。然而，由于神经和椎基底动脉循环被包裹，强烈的依从性，完全切除有时是不可能的，或侵犯脑干或海绵窦，延伸至多个颅窝，以及显露该区域的困难。此外，侵袭性摘除通常与手术引起的相当大的发病率密切相关，但很少与死亡率相关。侵略性根治性切除的尝试本身不可避免地伴随着高发病率和生活质量的恶化，这在当今时代是不容易接受的。

留下的肿瘤越多，生长越快。第一次手术尝试全切除是最好的，可能是唯一的治愈机会。因此，每一次尝试都应该在初始手术中达到最大切除率，同时避免最大的并发症。可以说，低侵袭性切除术（SR/PR）应该几乎没有并发症，并且总体上可以产生更好的初始生存质量，这仅在3～4年内是正确的，直到肿瘤体积恢复到初始大小。不幸的是，在有症状的肿瘤复发时，治疗的“新”选择非常有限。

3. 切除程度取舍　采用各种颅底手术技术的侵袭性切除可以保证更有利的功能预后和更高的局部肿瘤控制率。然而，GTR在所有没有明显死亡率和发病率的患者中都很难实施，如果进行GTR，发生主要并发症的风险要高得多。尽管有积极的尝试和相关的更大的神经或血管损伤风险，GTR在文献中仅在60%～80%的病例中实现。但岩斜脑膜瘤的全切除术是唯一治愈的机会。虽然短暂的神经功能恶化，但认为完全切除的患者最终在肿瘤控制和功能状态方面都比不完全切除的患者更有利术后早期。与切除率大于70%的肿瘤相比，切除率小于70%的肿瘤生长速度明显加快。

尝试GTR的困难：包括海绵窦侵犯，脑干软脑膜侵犯，神经血管结构的黏附或包裹，和坚硬的肿瘤质地。肿瘤位置与内耳道的关系、1个或2个颅窝受累、术前听力功能状态等因素是确定治疗具有挑战性病变的最佳策略的关键考虑因素。

4. 计划性次全切除术　岩斜脑膜瘤切除的趋势已经从根治性转移到近全切除和亚全切除，特别是大肿瘤（>3cm）和巨大肿瘤（>4cm），以降低术后发病率和维持患者的生活质量。Bricolo等（1992）报道33例PCM，26例（79%）完全切除，但几乎所有病例术后临床和神经状况都比术前差。最常导致STR而不是GTR的变量是CS肿瘤扩展的存在。因此，彻底切除广泛的岩斜脑膜瘤的诱惑应该被抵制。就术后功能转归（包括KPS评分和CN神经病变）而言，非GTR组往往有较高的有利转归，尽管差异不显著。手术相关的主要发病率和死亡率分别为9.8%和2.2%。Meta分析显示，大多数患者的全切率较低，手术相关的发病率也相当高。

积极的手术切除在缓解广泛岩斜脑膜瘤引起的症状方面具有重要作用，提倡计划性次全切除术（STR），残余肿瘤辅以辅助治疗，如 RS 或 RT，达到与完全切除相同的肿瘤控制率，也可以减轻肿瘤效应和保留神经功能。接受不完全切除术后再行 RT 或 RS 的患者无进展生存率与接受完全切除术的患者相似。对于未完全切除或复发的肿瘤的 SRS 已经得到越来越多的接受。因此，认为软脑膜侵犯的病灶应该用 STR 来治疗，STR 在脑干上留下一个很薄的肿瘤边缘，以避免永久性的神经损伤。

5. 分期手术 一些作者建议采用安全和简单的方法进行分期手术。最初通过乙状窦后入路切除的幕下肿瘤，随后通过额颞入路切除剩余的幕上肿瘤，似乎是一个不错的选择。进一步了解和扩大辅助治疗方式的可行性，如 SRS 或其他先进的放射治疗，对这些趋势有着重要的影响。这些概念性变化实际上反映在治疗策略和临床结果中。

6. 个体化治疗目标的确立 岩斜区脑膜瘤的生长类型和自然发展过程仍是不可预知的和易变的。影响肿瘤生长和术后复发的因素仍然不清楚。因此，应个体化处理岩斜区的肿瘤。尽管手术治疗是目前公认的处理岩斜坡区脑膜瘤最主要的手段，但具体到每一例患者，其治疗方法选择是非常复杂的问题。通过影像学评估，患者岩斜坡区脑膜瘤是否能全切除以及手术预后，对于确立手术目标至关重要。Sekhar 等报道，手术不能全切除与丧失蛛网膜层面、脑干软膜浸润、基底动脉供血、大或巨大肿瘤、血管包裹有关。

（七）岩斜区肿瘤手术相关的几个问题

1. 手术方法选择原则 手术治疗关键是手术方式的选择、术前对病情的正确评估及采用显微外科技术。手术方式的选择主要根据肿瘤的大小和性质、受累或邻近区域的重要结构、脑干受压的范围和程度、手术目的是根治还是次全切除以及术者的经验。选择既能最大限度的切除肿瘤，又能最有效地保护好周围重要组织和最小副损伤的手术入路，以利于提高疗效和术后生存质量。Couldwell 指出决定手术目标时应考虑患者的年龄、肿瘤部位和伴随症状。当海绵窦受侵犯时，若患者无复视，面部感觉无明显损害则不予探查，窦内残存肿瘤予以观察，当有证据表明肿瘤复发时给予放疗。对于年轻患者，可考虑“积极”手术，根治窦内肿瘤。Larson 则发现良性脑膜瘤有时会浸润海绵窦内的脑神经，在此情况下“全切肿瘤的期望是无效的，其长期效果并不优于低创伤的治疗选择”。亦认为肿瘤的生物学特性决定其切除彻底与否。若肿瘤仅压迫或推挤血管神经结构，可彻底切除。

2. 肿瘤切除程度的制订原则 无论是哪种类型的肿瘤，术前均应做好力争手术全切除的准备。但术中应根据肿瘤侵袭的具体情况，对肿瘤切除程度进行修正。术中对改变术者决定切除程度影响最大的，是海绵窦内的肿瘤和脑干及椎基底动脉与肿瘤之间的关系。Fukushima 等对累及海绵窦的肿瘤是否追求全切除采用的标准为：如果患者双眼视觉功能良好（没有复视）并且面部感觉没有明显障碍，则手术不应太积极，可分期进行手术，海绵窦内的肿瘤可以观察或采用放疗等方法，直到此部分肿瘤生长引起海绵窦相关神经病变再考虑彻底手术切除。Samii 等采用的原则是：只有在引起动眼神经麻痹并且肿瘤并未侵袭海绵窦内结构的肿瘤，才予以积极手术切除。Sekhar 和 Fukusima 等均认为，在大部分情况下，肿瘤和毗邻血管之间仍有蛛网膜层面，精细的分离仍可将肿瘤切除。

在肿瘤的切除上，由于认识到肿瘤侵犯脑干的程度、肿瘤的侵袭方向、肿瘤对重要脑神经血管的包裹、浸润程度、肿瘤的质地等因素对疾病预后的决定性作用，趋向于采取以保持患者生存质量为核心目的的综合性、个体化治疗方案，逐渐摒弃以单纯切除肿瘤为目的的侵袭性手术方案。现代颅底手术入路的改进、显微器械的改良和微创显露外科技术的提高，以及各种先进设备的应用，岩斜脑膜瘤的治疗策略需要重新评估，避免本可以做到全切除的肿瘤，而由于认识和经验不足使能够做到肿瘤全切除却错失做到肿瘤全切除的机会；或由于技术的不成熟，在过于追求全切除思想的指导下，导致不良结果。Little 报道了 137 例岩斜坡区脑膜瘤的外科治疗，强调基于降低术后残废率和复发率来确定手术的目标和综合性治疗方案，认为全切除和近全切除对肿瘤的术后复发率无影响，但近全切除者术后辅助立体定向放射外科治疗有利于保持患者的神经功能，降低手术致残率。

3. 手术时机选择　PCM 的自然病程不可预测，而且影响其生长的因素亦不清楚，通常是以进行性生长和神经功能恶化为特点。Van Havenbergh 等（2003）报道 21 例岩斜区脑膜瘤，平均观察 82 个月（48～120 个月），随访期发现 76% 的肿瘤有影像学增长，有影像学增长的病例中，63% 的患者表现出功能恶化。因此，尝试手术切除是合理的选择。Terasaka 等（2010）报道 29 例岩斜区脑膜瘤，15 例选择随访观察，平均随访 40 个月，发现 60% 的肿瘤表现为影像学增长，47% 的病例功能恶化；14 例手术后 3 个月 KPS 评分较术前下降，但在以后的随访中大部分恢复，观察组和手术组在随访期，其 KPS 评分没有显著性差别。因此，该作者认为对于无症状岩斜区脑膜瘤选择随访观察，一旦出现临床症状应积极手术治疗。作者主张在诊断后早期手术，竭尽全力做到肿瘤Ⅰ或Ⅱ级切除。这对体积较小的岩斜脑膜瘤，也是首选和最优的方案。

对小型、无症状岩斜区脑膜瘤可以考虑手术根治性切除，这是最优的方案；若选择随访观察，一旦出现临床症状，应积极采用手术治疗。目前，对于无症状、体积较小的岩斜区脑膜瘤处理策略尚无统一的标准。体积较小（＜3cm 或≤2.8cm）的肿瘤全切率高（＞74.3% 或＞90%），并发症发生率低，可获得良好的预后。因此，作者主张早期手术全切除肿瘤，这是小型岩斜脑膜瘤获得治愈的机会，也是首选和最优的治疗方案。体积差异较大的肿瘤其手术切除的风险可有明显不同，随肿瘤体积增大，全切术后的并发症也随之增加。

4. 肿瘤彻底切除的可能性　大多数岩斜脑膜瘤的手术治疗，都显示出令人满意的结果，而大多数的并发症都是暂时性的和可接受的，这证实了第一次手术时应尝试根治性切除的可行性。对 PCM 进行长期随访检查时，其良好的生存质量要求进行积极但明智的肿瘤切除。颅底外科技术的进步改善了岩斜区结构的显露，极大地提高了肿瘤的可切除性，但盲目尝试积极的根治性切除往往会增加术后并发症的发生率。何时彻底切除肿瘤，何时何地将肿瘤留下，都是基于术者的经验和专业知识，以及患者的愿望和目标进行调整。肿瘤与脑干之间的界面不清，甚至瘤周脑干水肿，表明软脑膜受肿瘤侵袭，肿瘤与脑干的软脑膜之间已失去界面，甚至肿瘤已浸润脑干，此时无法做到肿瘤的彻底性切除，若勉强分离，势必造成脑干的挫伤。

5. 肿瘤彻底切除的必要性　肿瘤切除程度是预测肿瘤复发最重要的重要指标。肿瘤做到全切除，是达到彻底治愈的唯一方法。肿瘤的切除程度是预测肿瘤复发最重要的因素。竭尽全力全切除肿瘤，是获得彻底治愈的唯一方法。因此，第一次手术时，应尽一切努力做到肿瘤全切除，但需要注意的是不能以产生严重的并发症为代价。这种理念在小型岩斜区脑膜瘤（大小＜3cm）病例中特别重要。肿瘤不全切除，就面临术后存在着复发的问题。如果为了全切除而带来术后严重并发症，给患者增加新的痛苦，就应该考虑调整治疗策略。

6. 肿瘤切除程度的把握　岩斜脑膜瘤的治疗策略应将提高生存质量和生存时间两者应有机结合起来，实现肿瘤全切可达到治愈肿瘤的目的，但不能一味追求全切，如果为了全切除而带来术后严重并发症，就应该考虑调整一下治疗的策略。但也要避免本可以做到全切除的肿瘤，而由于认识和经验不足使能够做到肿瘤全切除却错失做到肿瘤全切除的机会；或由于技术的不成熟，在过于追求全切除思想的指导下，导致不良结果。因此，要正确把握肿瘤切除的度。避免手术做“过”（无法做到肿瘤全切除，但有些医生由于缺乏认识，过于追求全切除，导致不良结果）和“不及”（能够做到肿瘤全切除却被轻易地放弃，转给了放射外科治疗）。

手术技巧的施展和发挥应该建立在给患者带来最大利益的基础之上，当遇到只有磨除岩骨才能获得满意显露的病例时，也不能避繁就简。但实际工作中正确把握肿瘤切除的这个“度”。对于侵袭性肿瘤及与脑干粘连紧密的良性肿瘤，脑干减压就成为手术的主要目的。然而，肿瘤不全切除就面临着复发的问题。但即使达到肿瘤全切除，仍然有高达 4%～26% 的肿瘤复发率。过分强调肿瘤全切除（GTR）以降低肿瘤复发率，可能是不合理的。

7. 肿瘤彻底切除的限制　详细的术前影像学评估对于判定肿瘤能否做到根除性切除十分重要。根据肿瘤与脑干之间的关系，有下列 2 种情况不能进行肿瘤的彻底切除。

(1) 脑干水肿：约有33%的岩斜区脑膜瘤可见瘤周水肿的征象。这通常表明软脑膜受肿瘤侵袭。T_2上可见的瘤周水肿并不总是与肿瘤浸润或侵袭性肿瘤生长相关，这个问题只有在术中才能确认。如果肿瘤与脑干的软脑膜之间已失去界面，甚至肿瘤已浸润至其内，那么勉强分离势必造成脑干的挫伤。这时，为了保护微小血管系统和（或）避免脑干或脑神经的直接损伤，可以残留一小部分肿瘤或者肿瘤壁。

(2) 椎基底动脉分支参与肿瘤供血：岩斜区脑膜瘤的供血动脉来自颈内动脉海绵窦段发出的分支脑膜垂体干，椎基底动脉及其分支只是被推移或包裹。当有椎－基底动脉参与供血时说明脑干软脑膜已受累，强行分离肿瘤也会造成脑干缺血；若脑干水肿位于中脑或延髓。应禁止分离黏附其上的肿瘤，但若是脑桥水肿，且范围较小，仍可以施行谨慎的分离，竭尽全力做到肿瘤根治性切除。

8. *肿瘤不能全切除的原因*

(1) 肿瘤因素

①肿瘤的部位和质地：肿瘤的质地虽然经多因素分析表明不是影响预后的独立因素，但术前MRI呈现T_2WI低信号或稍低信号的肿瘤，质地相对硬韧，甚至存在纤维化，瘤内减压后体积回缩性差，瘤周结构显露不佳，不但全切除肿瘤困难，分离肿瘤时也易损伤瘤周结构，从而影响患者预后。

②肿瘤对瘤周结构的侵袭：肿瘤与脑干粘连，两者之间的界面不清，肿瘤与正常组织之间缺乏解剖分离界面；肿瘤包裹神经血管结构及侵袭海绵窦或者浸润大血管（特别是穿通动脉），如包裹小脑下前动脉和小脑下后动脉，手术难度增加，术中损伤神经血管及窦内重要结构的风险明显升高，肿瘤过度切除可能导致术后严重的神经功能障碍，影响术后生存质量。岩斜坡区脑膜瘤可以粘连包裹周围神经血管结构，挤压甚至浸润脑干，可通过Meckel腔侵犯海绵窦，海绵窦受侵袭和肿瘤粘连是影响岩斜区脑膜瘤切除的重要因素。侵犯海绵窦及包绕颈内动脉或基底动脉的肿瘤，全切除往往相当困难。

③术前脑干水肿：瘤周水肿会显著影响肿瘤的切除程度和远期预后，而单纯脑干压迫与远期疗效无关。若脑干存在水肿，提示肿瘤与中脑间的软膜界面消失，不能强行分离肿瘤与脑干的粘连。因此，术前脑干明显水肿或影像学上肿瘤－脑干界面不清，尤其是术中发现肿瘤包绕脑干穿支血管时，可考虑适当残留肿瘤包膜，避免因勉强全切除导致术后脑干梗死、加重脑干损伤，以保证患者的生活质量。

④基底动脉系统是否存在肿瘤的供血：CTA是否显示大脑后动脉向肿瘤供血，若存在大脑后动脉向肿瘤供血，需根据预先的判断，准确找到并电凝切断该供血动脉方能切除肿瘤。

⑤其他因素的影响：肿瘤呈扁平状生长、侵袭多组脑神经；肿瘤质地坚硬、血供丰富；患者全身状况也是影响手术疗效的因素。重视患者全身状况的调理，有利于提高术后生存质量，降低病死率。

(2) 术者因素。包括是否选择最佳的手术入路和术者的颅底显微外科技术，主要是看术中能否很好地处理被肿瘤包绕的血管和神经。

六、常用岩斜区手术入路

（一）乙状窦前入路

幕上下联合经岩骨乙状窦前入路，简称乙状窦前入路。乙状窦前入路的核心是围绕外耳道以岩骨为中心的切除岩斜区肿瘤的一种入路，通过磨除岩骨，切断岩上窦并向内延伸至小脑幕切迹，显露脑干前外侧面及幕上岩斜区。切口始于颧弓围绕耳郭经耳上至乳突下1cm，切口后方距颧弓根直线6cm（图27-8）。充分显露出颞底、枕下颅骨及全部乳突。用铣刀连接各孔，乙状窦外侧的骨质用咬骨钳咬开，形成骨瓣（图27-9）。磨除岩骨后部，倒“Y”字形切开硬膜，两切口交汇于岩上窦。平行于横窦及颞下窝切开颞部硬脑膜，并在乙状窦前Trautmann三角区切开硬脑膜（图27-10）。将横窦、乙状窦及切开的小脑水幕牵向后，显露出斜坡及斜坡区域及位于岩斜区的肿瘤（图27-10D）。

由于减少了天幕及岩锥外侧的遮挡，形成海绵窦后外侧壁至颈静脉孔、乙状窦至斜坡中线的显露空间。该入路减少了颞叶牵拉和Labbé静脉的损伤，可直接显露脑干的腹外侧、第Ⅲ～Ⅴ对脑神经，明显缩短了到斜坡的手术距离，较标准的颞下入路可缩短 2～3cm，比枕下乙状窦后入路也缩短了 1.0～1.5cm。但是，其需最大限度磨除岩骨后外部和岩骨嵴，轮廓化乙状窦、内耳、面神经等重要结构，入路困难、费时，而过分磨除骨性半规管及迷路耳蜗不但可使面神经、听神经损伤，还会增加术后脑脊液漏的机会。根据岩骨切除程度，乙状窦前入路可分为扩大迷路后、经迷路和经迷路耳蜗 3 种类型。后两种入路术中不保留听力，并且增加了术后脑脊液耳漏发生概率。

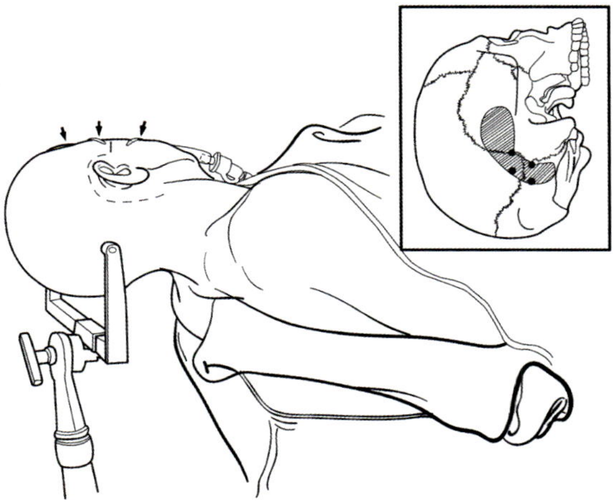

▲ **图 27-8**　右侧乙状窦前入路的头位、切口及骨瓣。术中行 **EMG** 临测，其电针（箭）插在相应的神经支配的肌肉上。右上角的插图显示颅骨钻孔位置及骨瓣的外形

（二）乙状窦后入路及其改良入路

1. 乙状窦后入路的适应证　乙状窦后入路经脑桥小脑三角池，能充分显露桥小脑角和同侧中下斜坡外侧硬膜内的结构，对中、上岩斜区外侧的视野显露相当满意。岩斜区脑膜瘤主体在颅后窝，向中、下斜坡生长，尽管向幕上、Meckel 腔生长，但没有过多的累及颅中窝底的肿瘤，可采用乙状窦后入路。常规乙状窦后入路适用于肿瘤主体位于颅后窝，特别是向中、下斜坡生长，以及沿岩骨后向内耳道外侧生长的肿瘤，甚至有少部分侵入 Meckel 腔或海绵窦后部的肿瘤。但该入路对岩尖、上斜坡区及颅中窝显露较差。若通过磨除岩尖、内耳道上结节及周围骨质，能明显增加显露范围。

2. 乙状窦后 – 经天幕入路　对于瘤体突入幕上，超过后床突 2cm 以上，甚至侵犯后海绵窦的肿瘤，常规乙状窦后入路全切除肿瘤非常困难，这时需切开天幕（乙状窦后 – 经天幕入路），经幕上、幕下联合切除肿瘤。小脑幕在第Ⅴ对脑神经内侧、岩尖上方尽可能广泛地开放。天幕由外向内切开，起始于岩嵴后 0.5cm，以保护第Ⅳ对脑神经和第Ⅴ对脑神经的后根，避免损伤岩上窦。采用乙状窦后 – 经天幕入路，能够切除大多数的颅后窝型岩斜区脑膜

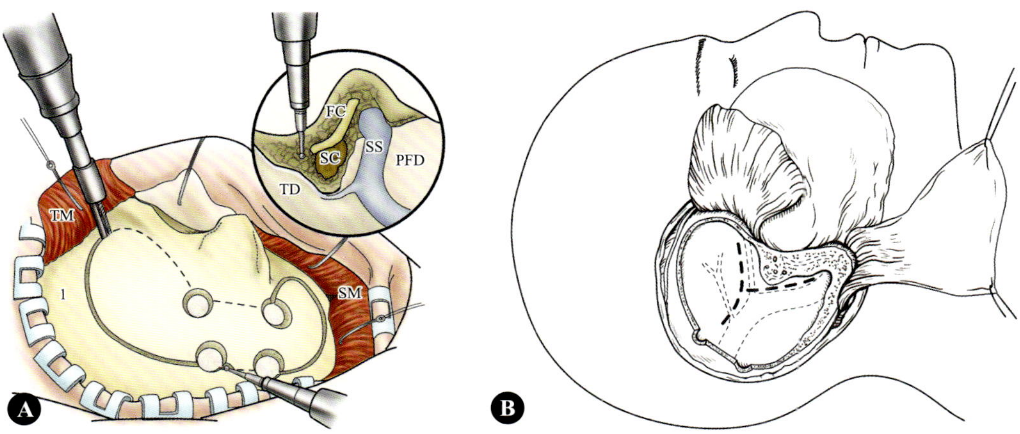

▲ **图 27-9**　岩骨的磨除

A. 牵开颞肌（TM）、胸锁乳肌（SM）和骨膜。在横窦上下钻孔，铣锯（1）洗开颅中窝和颅后窝的颅骨，用磨钻切开横跨横窦的颅骨。右上角插图，显示骨瓣切除，颞窝（TD）和颅后窝的硬膜（PFD）、右侧乙状窦（SS）和岩骨骨质广泛磨除，以及颞骨的解剖标志点 – 面神经管（FC）和半规管（SC）。B. 磨除岩骨，显露乙状窦及其前方硬膜，保留迷路及面神经管。硬膜切口如虚线所示。颞部切口可显露 Labbé 静脉，范围可根据其位置和显露需要而定。如需显露 Labbé 静脉，必须仔细分离静脉与脑皮质之间的蛛网膜，避免牵拉、损伤，切开乙状窦后硬膜，可从窦上、下获得更广泛的显露

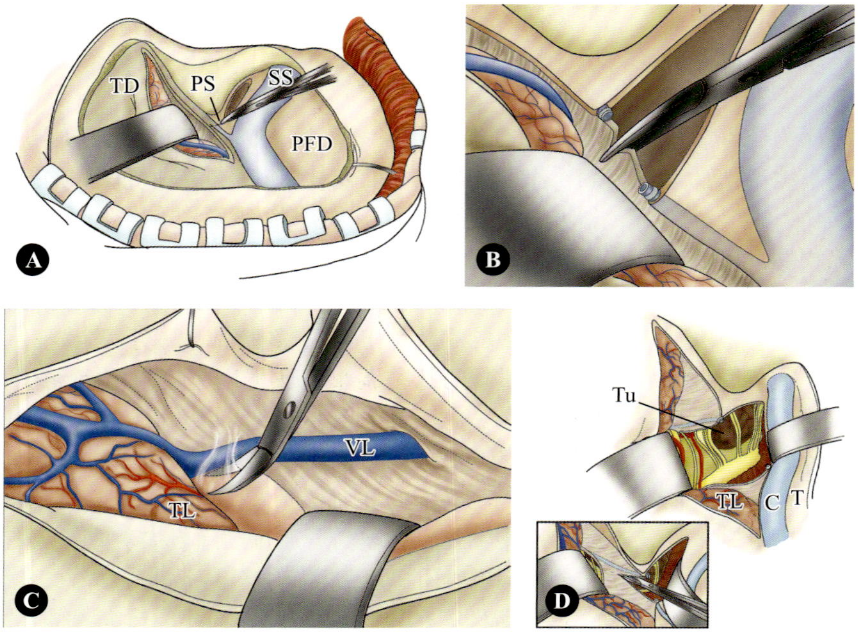

◀图 27-10　乙状窦前入路的显露
A. 沿颞底剪开颞底硬膜（TD），在乙状窦（SS）前剪开颅后窝（PF）硬膜（PFD），直至岩上窦（PS）；B. 分离、夹闭岩上窦，剪开天幕（T）至切迹；C. 分离 Labbé 静脉，以便更好地牵开颞叶（TL）和保护 Labbé 静脉（VL）；D，分别向内侧和上方牵开乙状窦（SS）和小脑（C）、颞叶（TL），沿岩锥方向剪开天幕（T）至天幕切迹，显露脑干、脑神经（Ⅲ～Ⅺ）以及肿瘤（Tu）。左下插图显示天幕切开部分。M. 颅中窝底

瘤，尤其适用于肿瘤主体位于颅后窝，少部分向颅中窝及海绵窦侵袭的病例。

3. 乙状窦后 – 经内耳道上入路

(1) 入路的设计构想：在乙状窦后入路的基础上磨除内耳道上区的骨质，配合恰当的天幕切除，同样可以达到一期手术切除骑跨型岩斜区脑膜瘤。这一入路遵循微创理念，手术操作简单、解剖结构熟悉、手术副损伤小，肿瘤全切除率高。该入路的主要优点是增加了三叉神经的显露，继而改善内耳道内侧至岩尖、Meckel 腔和后海绵窦的神经血管结构的显露。岩斜区脑膜瘤常造成脑干挤压变形移位，肿瘤的生长从横向上扩大了脑干腹侧间隙，纵向上扩大了脑干和小脑幕间的间隙。充分利用“肿瘤自身的占位空间”来切除肿瘤是应用乙状窦后入路的理论依据。然而，乙状窦后入路对岩尖、上岩斜区和小脑幕切迹以上的区域显露欠佳或难以显露，特别是向颅中窝生长的岩斜区肿瘤，则难以全切除向颅中窝生长的病变，这是采用乙状窦后 – 内耳道上入路的理论基础。

(2) 手术方法

①术中监测和导航引导：术中行体感和听觉诱发电位、面肌肌电图监测。神经导航引导内耳道上结节和岩尖骨质的磨除及切口选择。

②显露肿瘤：患者取侧卧位，耳后 2cm 直切口。打开小脑延髓侧池，缓慢释放脑脊液，让脑组织自塌陷，便于牵开保护小脑。显露内耳道上结节区及位于其内侧的肿瘤。

③岩上静脉处理：术中应仔细辨别岩上静脉主干及其属支，松解束缚在其表面的蛛网膜，增加静脉的游离度，并予以保护。岩静脉常有 2～3 根属支，若术中影响手术操作，可电凝其中较小的分支，而保留其中较粗大的属支和主干。

④脑桥小脑三角肿瘤切除：肿瘤切除由外向内侧进行，首先分离松解岩上静脉 – 三叉神经、三叉神经 – 面听神经、后组脑神经和面听神经间隙的蛛网膜，再从神经间隙中间电凝肿瘤基底，边离断肿瘤基底边瘤内分块切除肿瘤，进行瘤内充分减压。经小脑幕裂孔向幕上生长的肿瘤，可从幕下循岩骨嵴后 5mm 处电凝剪开小脑幕，有肿瘤侵袭的小脑幕亦应清除。

⑤切开小脑幕，显露幕上肿瘤：切开小脑幕的目的是沟通幕上、下间隙，切除骑跨在幕上的肿瘤，并可通过此切口扩大向中颅底的显露。尽量贴近岩骨嵴切开小脑幕，避免残留部分过大，影响幕上和颅中窝底肿瘤的显露。一般从岩骨嵴后方 0.5～1.0cm 处由外向内切开小脑幕，有利于保护滑车神经、三叉神经后根。

⑥内耳道上结节磨除：根据需要磨除内耳道上结节和岩尖等骨性结构，使 Meckel 腔以及内耳道呈开放状态，使三叉神经的移动度和显露范围进

一步增加和扩展，进一步扩大了颅中窝后部的显露范围，便于直视下切除颅中窝部分的肿瘤。骨质磨除范围应严格限制在三叉神经后根外缘与内耳道外缘之间的内耳道上方的骨质，包括岩尖部分的骨质，骨质磨除方向是前内上方。内耳道上区骨质磨除后，可扩大对颅中窝底和岩斜裂区肿瘤的有效显露。

⑦颅中窝底肿瘤切除：打开 Meckel 腔，牵开三叉神经根，沿神经间隙分离岩尖部以及向颅中窝底扩展的肿瘤，分离神经与肿瘤的粘连，分块切除肿瘤。肿瘤切除后，可见肿瘤内上方受压移位的动眼神经和保护好的神经血管。

(3) 入路的特点：乙状窦后 – 内耳道上入路可提供到达岩斜区肿瘤便捷的、清晰的肿瘤显露，能提供早期的肿瘤 – 脑神经 – 脑干间面的显露。保留了乙状窦后入路解剖关系清晰、创伤小、早期可显露和保护脑神经等特点；通过肿瘤压迫导致的病理性扩大的脑神经间隙来切除肿瘤。磨除内耳道上结节和岩尖骨质，辅助切开小脑幕，可更好地显露脑干腹侧上间隙、Meckel 腔等单纯乙状窦后入路难以显露的幕上及颅中窝结构。幕上肿瘤可经“扩大的”小脑幕裂孔或调整显微镜投照角度来改善幕上结构的显露；切开小脑幕，进一步改善小脑幕上方肿瘤的显露。因此，对同时累及颅中窝和颅后窝，而肿瘤的主体位于颅后窝的岩斜区脑膜瘤来说，乙状窦后 – 内耳道上入路不失为一种很好的手术入路。但经乙状窦后 – 内耳道上入路仍然不能完全显露肿瘤位于颅中窝底的肿瘤基底，这是该入路的局限性。

(4) 手术技巧

①骨窗成形时，应将横窦、乙状窦及横窦 – 乙状窦交界部“轮廓化”。充分向上、外侧牵开横窦和乙状窦缘硬膜，使手术入路外侧与岩骨背面、上外侧方和小脑幕 – 岩嵴交接基本平行。这样既可避免对小脑的牵拉，又便于直接电凝处理肿瘤基底部。

②优先处理肿瘤基底：切除肿瘤的关键在于首先寻找并处理肿瘤基底，离断来自脑膜垂体干和岩斜区硬脑膜的血供，有利于早期切断肿瘤供血和减少肿瘤体积，再行瘤内减压，降低瘤周神经血管结构张力及脑干受压程度，减小了其损伤风险。

③充分进行瘤内减压：瘤内减压应严格控制在瘤内操作，并均匀切除瘤内组织，以免伤及瘤周正常组织结构。若肿瘤体积较大，可采取离断基底和瘤内减压交替进行方法，边处理基底边切除肿瘤，逐步缩小肿瘤体积。随着肿瘤体积的缩减，手术操作空间的增大，可以减少对重要结构的牵拉。

④早期锐性分离肿瘤与包裹脑神经的蛛网膜，在蛛网膜界面内完成肿瘤的切除并高度注意保护好蛛网膜界面及脑神经的滋养血管。同时配合显微镜投照方向的及时调整，从不同角度显露和切除肿瘤。

⑤根据肿瘤生长情况，分别经多个神经血管之间的间隙，由外向内依次逐步分块切除肿瘤。

⑥术者应尽可能利用肿瘤自身“占位”空间，尽量避免显微器械对神经结构的“干扰”和牵拉。

⑦当肿瘤体积较大张力明显时往往分离困难，肿瘤内减压充分后，待肿瘤张力明显下降后，瘤壁与脑干、周围正常的血管神经的结构的界面松弛，瘤壁周边间隙相对容易辨别，也容易分离它们之间的粘连。

⑧对于侵犯海绵窦的肿瘤，视肿瘤质地处理肿瘤，如肿瘤质地偏软，自肿瘤通道充分剥离海绵内肿瘤；如肿瘤质地坚韧，则进行简单部分切除减压或直接残留。

(5) 术中注意事项

①沿正确的蛛网膜平面进行分离与肿瘤切除。减少电凝的使用，可保护肿瘤与脑神经、脑干和血管间的蛛网膜界面，采用不断冲洗来保持术野的清晰。

②与脑干粘连紧密的肿瘤，特别是伴有脑干水肿或肿瘤 – 脑干间的软膜消失者，可残留少许肿瘤或肿瘤的包膜，避免脑干损伤。

③磨除内耳道上区的岩骨需要娴熟的技术，任何失误均可能导致灾难性后果。

④岩上静脉汇入点与 Meckel 腔中点相距约 1cm。加之由于肿瘤的推挤使岩上静脉与小脑幕和三叉神经间有足够的空间操作。因此术中保护好岩上静脉是可行的，应尽可能予以保护。

⑤处理肿瘤时，在对周边神经、血管及脑干结构无明显牵拉、挤压条件下，沿肿瘤表面蛛网膜最大范围游离，以薄片湿吸收性明胶海绵保护周围重要结构，反复离断肿瘤基底，反复肿瘤内减压，逐

渐缩小肿瘤，扩大操作空间，操作始终保持在肿瘤体积范围内原位切除肿瘤。

⑥术中需注意保护大脑后动脉及小脑上动脉。

⑦展神经穿斜坡处位置恒定，往往与肿瘤基底关系密切。因此，斜坡基底处理过程中需仔细辨认，且忌盲目电凝。

⑧肿瘤切除后，再次反复电凝肿瘤的基底及移行处，以最大程度降低肿瘤复发的可能。

4. 乙状窦后入路的优缺点

(1) 优点

①入路操作简便、创伤小、耗时短，这是一种简单实用而有效的入路。与经岩骨入路相比，乙状窦后入路的优势在于创伤较小。幕下骨瓣开颅肿瘤切除后，皮下积液及脑脊液漏的发生率大大降低。各种经岩骨入路对于岩斜区的显露并不增加操作空间和视角，而且创伤大。

②该入路可充分利用小脑上、天幕下通道和脑桥小脑三角通道切除肿瘤。可避免牵拉颞叶及 Labbé 静脉损伤。

③术野显露充分，直视下保护第Ⅲ～Ⅺ对脑神经。肿瘤的发生部位以岩斜裂为中心，因此面神经、听神经、后组脑神经均位于肿瘤的外侧，经乙状窦后入路将首先发现这些神经，术中可应用的操作间隙主要是面神经、听神经上方及下方的间隙，切除部分肿瘤后往往可见被肿瘤挤向上方的三叉神经及滑车神经，动眼神经常被肿瘤挤向上内侧，将幕下肿瘤全切后，若肿瘤经小脑幕裂孔突入幕上，可经幕下切开小脑幕切除幕上肿瘤，同时保护动眼神经。

④不需要磨除岩骨及显露岩骨内结构，即可显露肿瘤 - 脑干界面，并有效处理肿瘤基底。结合经天幕入路，肿瘤全切率并不低于乙状窦前等经岩入路。

⑤不需要过度牵拉小脑和干扰静脉窦，即可良好显露岩上窦、岩尖、斜坡。

⑥通过磨除枕髁内侧部和颈静脉结节，可联合髁上入路来显露下斜坡区、枕骨大孔腹侧区等颅后窝结构，能同时显露第Ⅴ～Ⅻ对同侧脑神经和后循环主要分支血管。

(2) 入路的局限性

①不能早期离断肿瘤基底。毋庸置疑，显露肿瘤以及控制肿瘤的血供是切除肿瘤的关键因素。在实际操作中，绝大多数脑膜瘤虽然血供丰富，但在肿瘤切除过程中并非一定要首先离断肿瘤基底，只要耐心细致的切除，同时辅助 CUSA 的应用，可以做到边离断肿瘤基底，边分块切除肿瘤，获得一定的操作空间后，再彻底处理肿瘤基底，不会发生难以控制的术中出血，这使得乙状窦后入路切除岩斜坡区脑膜瘤的应用成为可能。而且，岩斜坡区脑膜瘤的基底主要在幕下，术中经乙状窦后入路可以离断绝大多数的肿瘤基底，包括中线对侧的斜坡区域。

②按照对传统乙状窦后入路的理解，在切除小脑幕裂孔区的脑膜瘤时由于肿瘤的显露欠佳，因此不易将此部分肿瘤切除。通过切开天幕，可以弥补对幕上显露的不足。对于侵至海绵窦及与中脑粘连紧密的肿瘤，仍然不适用。

③脑神经损伤的风险：该入路操作空间相对狭小，主要通过诸多神经血管间隙完成肿瘤的切除（图 27-11），肿瘤切除过程中难以避免不干扰面神经、听神经、三叉神经，技艺不精湛者增加了神经血管结构医源性损伤的风险。在岩尖磨除及小脑幕切开过程中易损伤三叉神经、滑车神经、岩静脉、岩上窦。

④术中对小脑的牵拉，且术中多需切断岩静脉，故增加术后小脑肿胀的风险，同时处理岩上窦和海绵窦的出血也比较困难。

⑤该入路不能优先显露岩斜区脑膜瘤的基底和位于颅中窝的肿瘤，入路视野较深，特别是对于颈

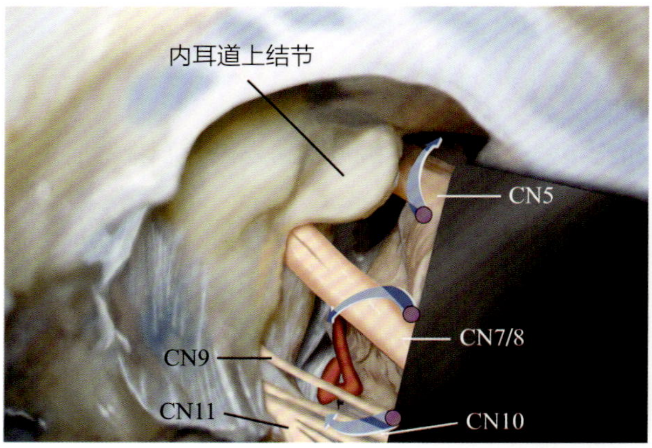

▲ 图 27-11　左侧乙状窦后开颅，手术的路径是通过神经间隙进行操作。紫色圆点表示固定的解剖标志点（Ⅴ、Ⅶ和Ⅷ以及Ⅸ、Ⅹ和Ⅺ的脑干起源）

部短粗患者操作困难。

⑥对于蝶－岩－斜型肿瘤，肿瘤主体位于颅中窝或侵袭海绵窦生长，尤其是侵袭窦内结构的肿瘤部分难以实现全切除。

5. 乙状窦后入路与其他入路的比较　乙状窦后入路与联合经岩骨入路相比，可为岩斜病变提供同等的工作面积和操作角度（表 27–2）；乙状窦后入路比 Kawase 入路提供了更大的斜坡和脑干工作区（图 27–12）。虽然使用小脑牵拉是术中水肿和小脑梗死的潜在危险因素，但很少遇到过这样的问题。做法是在术前放置腰椎引流管，并在打开硬脑膜前引流 30ml 脑脊液，这样可以显著缩短小脑收缩所需的时间和强度。

（三）颞下入路

颞下经岩骨前部入路（简称颞下入路）又分为颞下经硬膜外入路和硬膜内入路。颞下硬膜外入路的方法是 20 世纪 90 年代初由日本学者 Kawase 等提出，又称为颞下－经岩骨前入路（即 Kawase 入路）。该入路的技术要点是充分显露颅中窝底后磨除 Kawase 三角（避开颈内动脉岩骨段），包括切除岩骨的前部至内耳道的内侧，下方至颈内动脉岩骨水平段，外侧到达 Meckel 腔内的三叉神经，达到显露颅后窝病变的目的。颞前经 Meckel 腔经幕入路，打开 Meckel 腔和天幕对于切除大型 PCM 至关重要（图 27–13），在中颅后窝之间建立了一个拓宽的通道，联合颞前经海绵窦和经岩前入路。

表 27–2　岩斜脑膜瘤不同手术入路的比较评价

入　路	优　势	缺　点
联合经岩入路	视野更宽，距离岩斜区较短，可保留听力	创伤大，并发症多
乙状窦前入路	视野开阔，侧方入路短，脑神经及后循环主干显露广，Labbé 静脉保存率高	耗时，手术创伤大，并发症多
乙状窦后入路	创伤小，并发症少，熟悉，手术时间短，视野好，可与内耳道上入路和经天幕入路相结合，扩大显露	难以有效显露颅中窝底，需通过神经间隙操作，神经血管结构医源性，损伤的风险相对较高

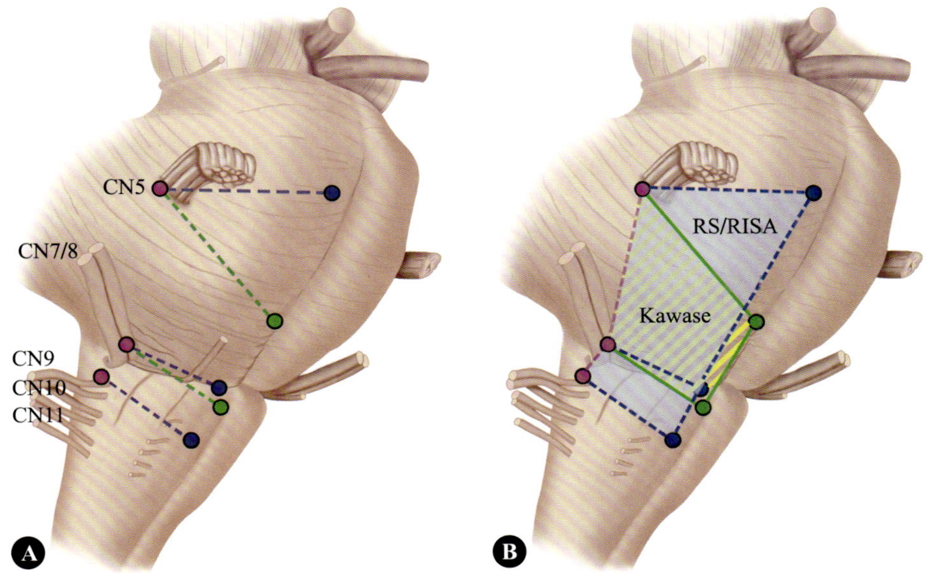

▲ 图 27–12　不同入路对脑干腹侧面显露范围示意

脑干腹外侧面的脑神经是固定的解剖标志点，包括脑神经（CN）Ⅴ、Ⅶ、Ⅷ、Ⅸ、Ⅹ和Ⅺ（紫色）的入脑干点。A.Kawase（绿色）和乙状窦后（RS）/ 乙状窦后硬膜内中道上入路（RISA）（蓝色）最大的脑干内上方显露点和最下方内侧的显露点，通过入路能最大的可视化的显露区域（虚线）。B.RS/RISA（蓝色）和 Kawase 入路（绿色）显露的脑干外侧面的示意颞下入路主要的技术要点是天幕切开和岩骨嵴的磨除，以及打开覆盖 Meckel 腔的硬膜，从中颅底分离与切除后颅底肿瘤。可同时处理中、颅后窝病变，脑神经显露良好有利于保护，能较好地保护 Labbé 静脉（图 27-14）。

（四）改良翼点入路

颧弓 - 翼点入路视角从前外侧向后内侧，类似于“一半一半入路”。可充分利用经额 - 颞入路和经颞底入路的手术操作空间，适用于主体位于颅中窝或岩斜区向幕上生长的岩斜区脑膜瘤，或肿瘤侵犯海绵窦甚至跨中线到对侧者。眶上外侧入路（图 27-15）适用于主体位于颅中窝的肿瘤，经 Meckel 腔进入颅后窝的岩斜区脑膜瘤。

（五）联合入路

联合入路根据颅底解剖特点可大致分为横向联合和纵向联合。横向联合又包括前方横向联合和后方横向联合，前者如各岩骨侧旁入路联合额 - 眶 - 颧入路，可使术野前移，增加显露范围；后者如岩骨侧方入路联合乙状窦后入路和（或）枕下远外侧入路，使术野下移至下斜坡及枕骨大孔区域。纵向联合即为小脑幕上下联合，可实现岩斜区良好显露，通过进一步改良，可显露鞍上、海绵窦及颅中窝，并可将术野扩展至岩斜区以外区域。

乙状窦后 - 内耳道上入路、颞下 - 经天幕（岩骨嵴）入路是符合微创要求的岩斜区常用手术入路，能满足大多数岩斜区肿瘤的手术需要。小脑幕上下联合入路，采用“S 形切口”，如图 27-16A。骨瓣骑跨横窦上下，其前下方显露乙状窦（图 27-16B）。其优点是牵拉小脑和颞叶轻；到斜坡的手术距离缩短 3cm；侧方显露可使术者的视轴直接针对病变和脑干的前面、侧面；术中可及早阻断肿瘤供血；又不影响耳蜗、前庭和面神经管，也不切断横窦或乙状窦。经岩骨前入路是对于巨大型蝶岩斜区肿瘤有一定的优势，需要磨除 Trautmann 三角显露乙状窦前的颅后窝硬脑膜（图 27-17），这种联合经岩入路显露广泛（图 27-18），但创伤巨大，现已基本不用。

七、肿瘤切除的手术技巧和注意事项

手术成功的关键是术者娴熟的手术技巧、正确的手术入路和对患者预后的正确判断。注意以下几点，可提高肿瘤全切除率。

（一）详细的术前评估，制订周密的手术计划

术前根据肿瘤与毗邻脑干、脑神经和血管的解剖关系，决定肿瘤的切除程度。术前 MRI 显示有脑干水肿，表明肿瘤已侵犯脑干，术中可考虑次全切除。影像学提示海绵窦受累是限制肿瘤全切的一个重要因素，如有明显的复视或面部感觉受损，是肿瘤侵及海绵窦内的指征。术后第Ⅲ对脑神经的损伤会给患者带来很大的精神痛苦，不顾脑神经的损伤，过分追求全切除肿瘤是不值得提倡的；岩尖部肿瘤向鞍旁生长侵犯海绵窦时，此时的窦壁已不

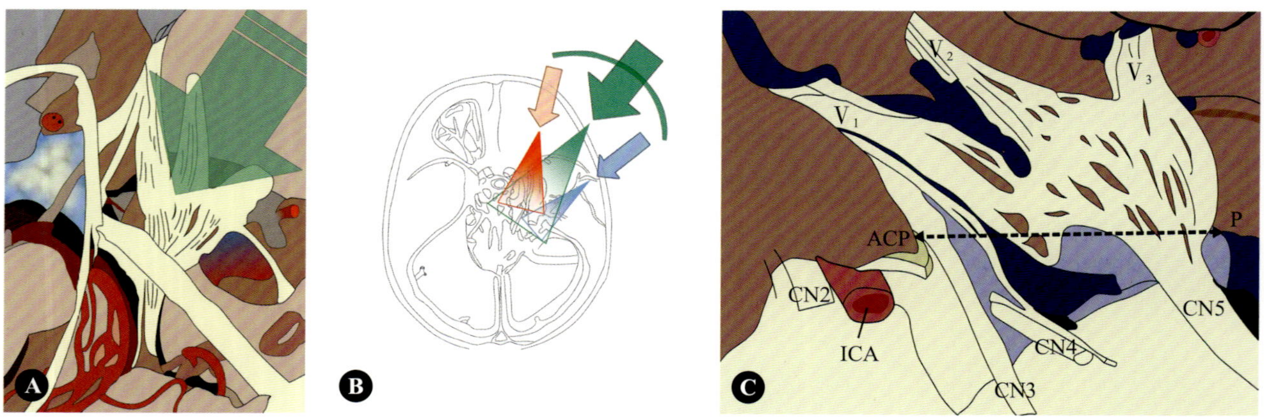

▲ 图 27-13 颞前经 Meckel 腔 - 经天幕入路

A. 打开 Meckel 腔和天幕扩大了从颅中窝到颅后窝的手术通道。箭表示该入路的手术路径。B. 红色箭表示颞前经海绵窦入路，蓝色箭表示经岩前入路，绿色箭表示经 Meckel 腔经天幕入路。为打开 Meckel 腔提供多个手术通道，颞前经海绵窦和经岩骨前入路是最后一步的前提条件。C. 经 Meckel 腔经天幕入路手术视角，CS 的外侧壁已剥离至天幕切迹（TI）。硬脑膜切口从前床突（ACP）尖端到岩尖（P）（虚线）。然后，打开 Meckel 腔和天幕，结扎岩上窦，提供更加开阔的手术视野

完整，肿瘤多长入海绵窦后部，同样也不要强求全切除肿瘤，同时分离这部分肿瘤时应注意保护位于窦外侧壁的第Ⅲ、Ⅳ、Ⅴ对脑神经，也不可损伤窦内的颈内动脉以免引起大出血。如果肿瘤较大，且累及海绵窦时，术前建议行DSA检查，了解颈内动脉海绵窦段是否受肿瘤侵蚀，以指导术中正确处理。

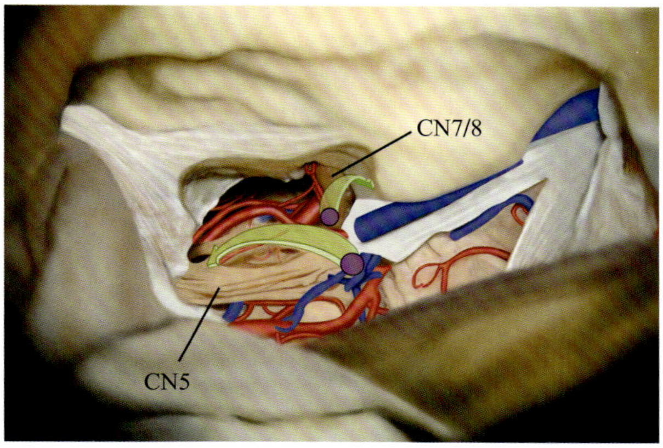

▲图27-14　右侧Kawase入路（箭）所能达到的最大内上方和最大内下方的显露区域。紫色为固定的解剖标志点（第Ⅴ、Ⅶ和Ⅷ对脑神经的脑干起源）

（二）麻醉与监测

麻醉医生的责任主要是维持血流动力学的稳定，防止颅内压增高，增进手术显露及保证适当的神经生理监测。术前24～48h给予适量的激素以及术前穿弹力裤，可有效防止术后血栓栓塞。麻醉诱导用硫喷妥钠及短作用时间的肌肉松弛药。在手术过程中避免用肌肉松弛药以便监测脑神经功能。

岩斜区脑膜瘤毗邻重要的神经和血管，术中脑干和脑神经的监测是重要的关键技术之一。术前需要获得脑干诱发电位反应（BSER）、体感诱发电位（SSEP）、肌电图（EMG）和脑电图（EEG），以便与术中比较。面神经的监测用放在眼轮匝肌、口轮匝肌及额肌的电极作EMG监测，第Ⅲ及Ⅵ对脑神经的肌电图电极可适当放在眼眶肌肉的皮下进行，舌下神经功能的记录可将电极置于舌部等。术中电生理监护，可以指导手术进行，防止术中过重的机械性牵拉性损伤，减少术中对脑干和脑神经的干扰，对降低手术并发症非常重要。

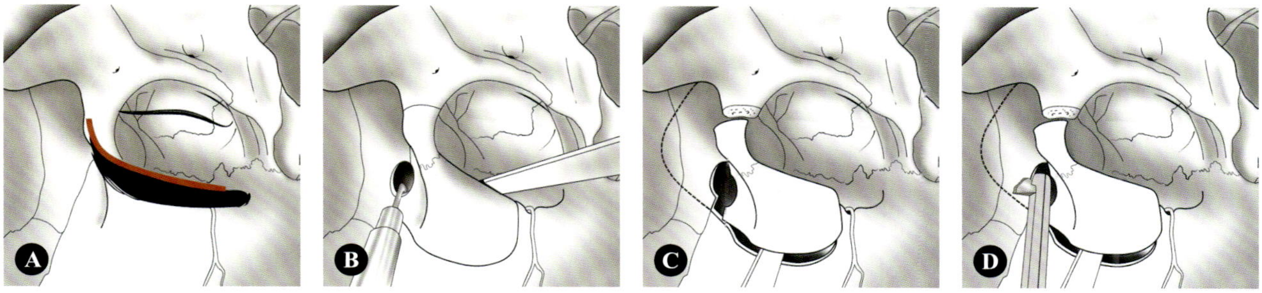

▲图27-15　眶上外侧入路
A. 经眉皮肤切口；B. 颅骨成形线；C. 使用铣锯游离骨瓣成形，包括眶上骨、额颧突和额骨；D. 用咬骨钳和磨钻咬除部分颞骨

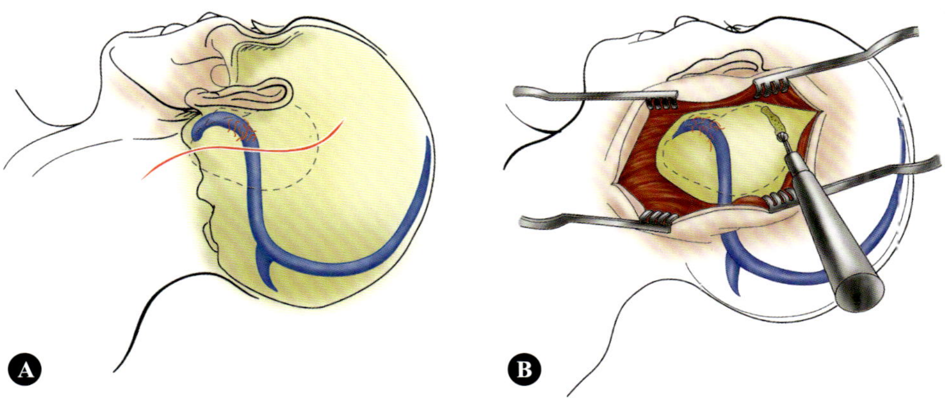

◀图27-16　手术开颅
A. 头皮切口，虚线为骨瓣的大小范围；B. 骨瓣成形。用铣锯或高速磨钻做幕上下联合骨瓣，采用磨钻时使其与颅骨面成30°角

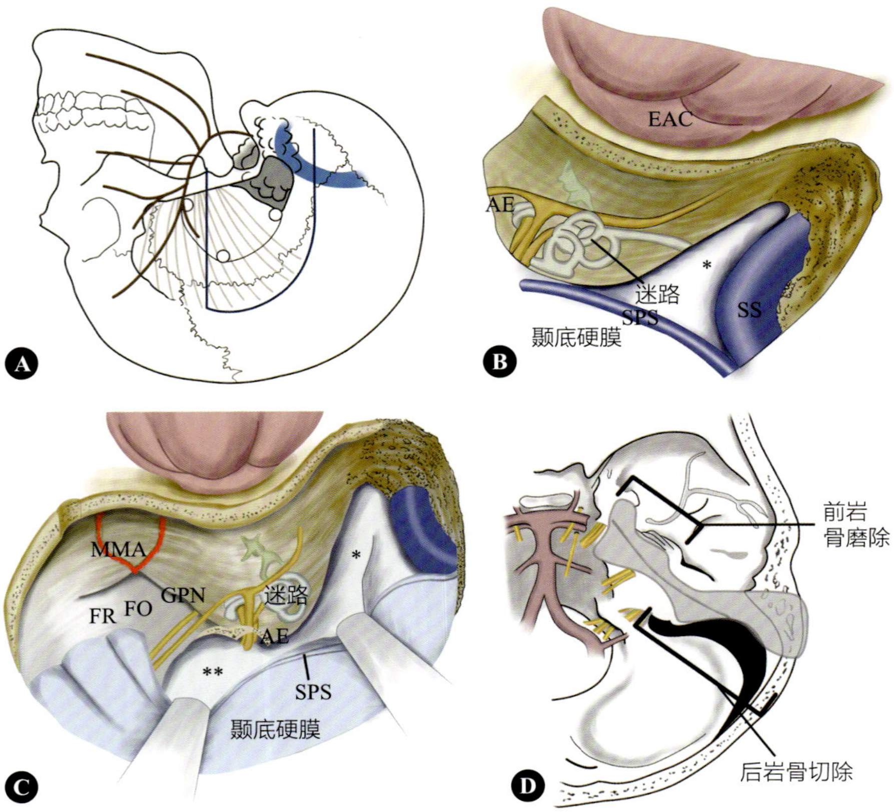

◀图 27-17　经岩骨前入路联合岩骨后部切除术的手术示意
A. 皮肤切口及开颅部位。也可做一个倒U形皮肤切口，切口线后支延伸至耳后（蓝线）。骨瓣位置要低，乳突上部的骨质部分磨除，以打开 Trautmann 三角形（灰色区域）。B. 后岩骨部分切除。星号表示 Trautmann 三角。骨室和迷路没有显露，岩上窦周围骨质的磨除是安全的。C. 岩前切除。单星号表示 Trautmann 三角，双星号表示 Kawase 三角形。D. 经岩骨前入路联合岩骨后部切除的范围。AE. 弓状隆起；EAC. 外耳道；FO. 卵圆孔；FR. 圆孔；GPN. 岩大神经；MMA. 脑膜中动脉；SPS. 岩上窦；SS. 乙状窦

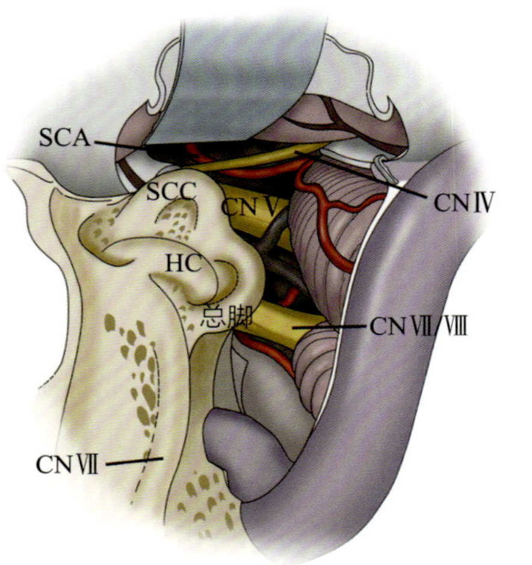

▲图 27-18　联合经岩骨入路手术示意
CN. 脑神经；HC. 水平半规管；SCC. 前半规管；SCA. 小脑上动脉

（三）正确选择手术入路

根据术前评估、术者自身的经验和技术水平，选择最佳的手术入路。岩斜区脑膜瘤的手术入路较多，不同的入路有各自的适应证及其优缺点，没有一个绝对正确适合每一位术者的入路。不同的学者采用不同的手术入路处理岩斜区脑膜瘤，同样可以取得较好的疗效。这取决于术者对入路的掌握程度。如乙状窦后－内耳道上结节入路对于处理主体在颅后窝的岩斜区肿瘤，较为实用，但对于发源于颅中窝的骑跨型或主体在中颅底的岩斜区肿瘤，则不适用。乙状窦前入路的优点是视野宽广、小脑和颞叶牵拉轻微、至肿瘤的距离可缩短3cm、手术早期离断肿瘤血供、特别是来自脑膜垂体干的供血动脉，处理天幕游离缘外侧部肿瘤也较为容易。但手术创伤大，术后并发症多。当肿瘤巨大、侵及鞍旁前部接近颈内动脉和累及鞍上时，宜联合颞下入路；若肿瘤侵犯面、听神经水平以下区域时，可联合枕下乙状窦后入路，以改善相应部位肿瘤的显露。

（四）脑松弛技术

通过腰池置管或脑室引流，或术中充分打开脑池释放脑脊液，使脑组织完全松弛，待脑组织压力降低后，再行脑组织把持牵拉。术中不用或少用脑压板强行脑牵拉，仅用脑压板扶持脑组织即可取

得良好的术野显露。脑组织牵拉要轻柔，如果脑组织压力很高，不要盲目牵拉，可采用脑室穿刺或快速静滴甘露醇，降低脑组织压力后，再牵引脑组织。因手术时间长，脑表面要覆盖生理盐水明胶海绵及棉条防止脑组织挫伤。对于术前判断肿瘤巨大者，可考虑术前腰穿置管持续脑脊液引流降低颅内压，减轻硬膜外岩骨切除操作时对颞枕叶脑组织的损伤。术后可持续引流出血性脑脊液，对预防及治疗颅内感染起到积极作用，同时对防治脑脊液耳漏有一定作用。

（五）天幕切开与岩骨磨除

循岩骨嵴后方 5mm 处电凝切开部分天幕。受累的天幕和颅底硬膜均采用激光刀处理。显微镜下或在神经导航引导下，根据术中需要采用高速磨钻，分别磨除内耳道上结节、Kawase 三角和部分岩尖。骨质磨除前，需先切开覆盖在骨质上的硬脑膜。骨质磨除的方向是从中线侧向外侧、由浅入深逐渐将骨性结构分层磨开。上述骨性结构磨除后，可扩大因上述骨性结构阻挡的肿瘤基底显露，并可分别自幕下向幕上、自幕上向幕下方向的显露和切除肿瘤。

在磨除骨质中常遇到来自肿瘤附着部的骨质出血，即使用骨蜡填塞也可被出血冲走，可采用 Sugita 的“夹心饼干法”，在骨蜡填塞牢固后，先将棉片压一会，再移走棉片，加压填入 Surgicel，加压片刻后，即可止血。

（六）优先处理肿瘤基底，阻断肿瘤血供

先离断岩斜区硬脑膜血管的血供，提倡渐进式离断肿瘤基底部，这是手术的关键。离断来自岩斜区的血供时，宜在肿瘤基底部与内层硬膜之间用双极电凝烧灼，避免进入二层硬脑膜间分离，以减少出血。于肿瘤基底处边电凝，边离断肿瘤基底，边切除肿瘤的方法，可减少肿瘤切除过程中的出血和减轻对脑组织、脑神经和血管的牵拉，增加手术的安全性。开始在肿瘤的上极电凝分离和剪断，以控制来自于脑膜垂体动脉的血供，进一步控制肿瘤的出血是离断肿瘤的斜坡硬脑膜附着点。对于巨大肿瘤，边处理基底边切除肿瘤并吸除脑脊液，脑组织可自然回缩。手术野的空间会显露更加充分。如此反复进行，重复交替“锲形”离断基底和囊内切除肿瘤，直到基底完全离断，肿瘤充分缩小，产生可分离间隙，最后处理残留的肿瘤基底。

（七）先行瘤内减压，再分离肿瘤壁

在将肿瘤从脑干上分离下来之前，作肿瘤中心部位的减压。肿瘤切除最适宜用双极电凝与吸引冲洗，CUSA 适合于质地较软的脑膜瘤。CO_2 激光在挖空血管性或坚实性肿瘤时较好，有时对狭小间隙的肿瘤亦有较好的作用。需注意的是防止直接的或反射性的 CO_2 激光束损伤脑神经、动脉和脑干。其次要注意肿瘤从脑干、包绕的动脉与神经上的解剖，此一步骤最好是用锐性解剖。

1. 肿瘤分离前，应先行放出脑池内脑脊液降低颅压，再行脑组织牵拉。

2. 分离肿瘤时需显露肿瘤与正常组织间蛛网膜界面，并沿此界面小心操作，术中常见肿瘤与重要血管神经粘连紧密，蛛网膜界面模糊的情况，此时需确认软脑膜界面，如此界面存在，可继续小心分离，若肿瘤已侵犯重要结构，软脑膜界面已消失，则不宜强行切除。

3. 肿瘤切除时，应先作包膜内处理，缩小肿瘤体积，在获得充足空间后再行肿瘤基底部处理，切断供血动脉，最后行肿瘤包膜处理。

（八）沿蛛网膜界面分离技术

肿瘤的分离与切除一定要在蛛网膜界面进行，沿肿瘤 – 脑组织之间的蛛网膜界面分离肿瘤，才能保留主要的血管和神经。岩斜区脑膜瘤属脑外肿瘤，随着肿瘤的生长，蛛网膜向内移位，肿瘤与脑干、血管和神经之间存在蛛网膜屏障。所以，在离断肿瘤血供后，分离肿瘤壁时应沿正确的蛛网膜平面进行分离，将蛛网膜层保留在血管和神经上，这样既可安全地切除肿瘤，又可有效地保护神经和血管。若界面不清仍强行分离肿瘤，会引起严重的并发症。只要界面正确，肿瘤包膜内切除充分，便能将肿瘤自周围的正常结构上顺利分离下来切除之。若遇困难，表明分离部位存在供血动脉，应细心游离供应肿瘤的 Y 形分支，予以电凝离断后再分离肿瘤。如肿瘤较小或中等大小，第Ⅶ、Ⅷ对脑神经常被向后挤压，较易辨认；如肿瘤较大，则可能包裹这两对脑神经，也可能包绕小脑下前、下后动脉及供应脑干的穿支，术中须仔细辨认。若处理不当，其后果严重。Sekhar 等认为有无动脉包裹和瘤周水肿是否能全切除肿瘤重要参考依据。

保持脑干软脑膜的完整是保证脑干功能的重要条件。要沿正确的蛛网膜平面进行分离与肿瘤切

除。对于与神经、血管和脑干粘连紧密、肿瘤－脑组织界面消失、脑干水肿的肿瘤－可不必勉强全切肿瘤。所以，在离断肿瘤血供后，分离肿瘤壁时应沿正确的蛛网膜平面进行分离，将蛛网膜层保留在血管和神经上，这样既可安全地切除肿瘤，又可有效地保护神经和血管。

采取轴向、锐性与钝性相结合的方式分离肿瘤与脑干、血管和神经的界面，并细心保留细小脑干滋养血管，尤其是单纯的蛛网膜粘连均采用锐性分离，以最大限度地减轻术后神经功能的障碍。滑车神经由于结构纤细，走行距离较长，入海绵窦处容易和肿瘤包膜紧密融合，大型 PCM 术中解剖保留相对困难。展神经由于走行特殊，往往在 Dorello 管处与肿瘤基底关系密切，如肿瘤质地坚韧，血供丰富，处理肿瘤基底时反复电凝，即使解剖保留良好，术后也容易出现复视及斜视。术中须仔细辨认。若处理不当，其后果严重。

（九）妥善保护好脑神经

岩斜区脑膜瘤手术的难点是包膜内切除后分离肿瘤包膜与脑干、脑神经和主要血管及其分支之间的粘连。脑神经常被肿瘤挤压而变薄、移位，即使在显微镜下同肿瘤包膜也很难辨认。该部位肿瘤常将其周围血管与脑神经包绕或粘连紧密，要将肿瘤从包绕的血管和粘连的神经上分离下来，需具极端的耐心。因此，分离与肿瘤粘连的脑神经是切除肿瘤的关键。分离肿瘤与脑干、神经根的粘连时，需遵循以下原则。

1. 从正常区向异常区分离。

2. 沿神经根纵轴方向分离。

3. 沿肿瘤与神经之间的蛛网膜间隙分离，分离肿瘤包膜与周围结构时应在蛛网膜层进行，这对保全脑神经和血管尤为重要。

4. 钝性分离与锐性分离技术相结合，切忌牵、拉、拽。肿瘤表面分离神经时采用锐性分离，保护脑神经周围蛛网膜界面及滋养血管，尽量减少手术机械操作对神经的骚扰。

5. 分离下来的神经上的渗血不得电凝，可用止血纱被覆止血。

6. 粘连较紧的肿瘤，不宜强行切除，肿瘤已侵袭血管和神经者，不要强行将肿瘤分离下来。待肿瘤主体切除后再分离切除该部分包膜，或用弱电流电灼之。如肿瘤和神经结构粘连较紧，肿瘤内逐渐减压，瘤囊张力下降后再行分离，始终保持轻度向肿瘤侧牵拉包膜以显露间隙。

7. 分离神经时，要在无牵拉的情况下进行，以减少医源性牵拉性损伤。肿瘤较大时有可能包裹第Ⅶ、Ⅷ对脑神经，切除肿瘤时应仔细辨认。忌盲目牵拉肿瘤，当肿瘤基底离断，而周围结构尚未完全游离时，盲目的牵拉可能造成肿瘤深部脑神经的损伤，甚至严重的血管损伤。

8. 处理肿瘤基底时，不可盲目电凝，当肿瘤基底累及内耳道、Dorello 管时，注意保护面听神经及展神经，尤其在 Dorello 管附近尽量减少电凝，防止硬膜环皱缩卡压神经。

9. 神经电生理检测也对术中脑神经的保护有重要意义，术中多个脑神经肌电图的检测，不仅可以帮助术者判断疑似神经结构，同时术中根据 EMG 电位的高低，判断操作对脑神经刺激的强弱。

肿瘤早期生长在硬膜下，随着肿瘤的逐渐增大，蛛网膜下腔被侵及，蛛网膜和软膜被破坏，导致肿瘤表面的血管与脑干血管相连通，而参与肿瘤供血，引起脑干水肿，脑干水肿与肿瘤血管相连的程度有关。分离脑干侧的粘连时，应尽可能少使用双极或只使用小电流双极，以减少对脑干的影响。对于肿瘤与脑干粘连紧密的肿瘤，特别是有脑干水肿及软膜消失的肿瘤，不要勉强全切除，可以残留少许肿瘤或肿瘤的包膜。术者应根据术中的具体情况，在保障患者术后生存质量的同时，正确把握肿瘤切除的度，不应过分强调全切除率。

在明确与毗邻神经血管之间的关系后，再分离和切除肿瘤，不要在肿瘤的病理解剖关系尚未清楚时，就急于切除肿瘤。也就是说分离肿瘤表面的脑神经和动脉时，应在这些神经、血管的正常解剖区域辨认清楚后再向瘤区显露，并应在神经、血管间隙中细心行肿瘤囊内切除，待神经、血管明显减压后，再沿正确的蛛网膜平面分离，便可顺利地将他们游离、加以保护；当脑神经被肿瘤包裹、难以分离时，应综合考虑受累脑神经功能的重要性与全肿瘤切除的可能性，酌情选择牺牲脑神经作全肿瘤切除，或残留少些肿瘤以保留脑神经。分离肿瘤前应先辨别清楚神经的位置和走向，以便在术中给予保护，尽可能地减少对小脑和脑神经根及脑干的牵拉性损伤。在肿瘤下极分离后组脑神经时，动作应轻柔，避免牵拉脑干、刺激迷走神经而引起血压下降和心率减慢。

（十）钝性与锐性相结合的方法分离肿瘤壁

岩斜区肿瘤手术的难点是包膜内切除后分离肿瘤包膜与脑干、脑神经和主要血管及其分支之间的粘连。脑神经常被肿瘤挤压而变薄、移位，即使在显微镜下同肿瘤包膜也很难辨认。因此，分离被肿瘤包绕的动脉和与肿瘤粘连的脑神经是切除肿瘤的关键。应采用钝性和锐性相结合的分离方法，由正常区到异常区沿着血管和神经的轴向分离。分离时，亦可将与脑神经或血管粘连的一片包膜留下，待肿瘤主体切除后再分离切除该部分包膜。并且，分离肿瘤包膜与周围结构时，应在蛛网膜层进行，这对保全脑神经和血管尤为重要。在处理肿瘤与脑干和基底动脉时，应循蛛网膜层分离。

（十一）术中小脑幕切开

切开小脑幕有助于扩大术野，帮助显露和探查肿瘤。切开的范围视肿瘤对脑干的压迫范围及侵袭至对侧斜坡肿瘤基底的远近而定，也就是说小脑幕的切开是以颞下入路的视角而定的，达到目的即可。只要耐心细致的操作，选择合适的操作间隙，沿蛛网膜界面进行分离，同时准确判断肿瘤与脑干的粘连程度，对能否全切肿瘤做出正确的评估，并及时准确处理颅内重要动脉对肿瘤的供血血管，可改善患者的预后。

（十二）熟练的颅底外科技术

岩斜区脑膜瘤手术最为困难的是分离和保护基底动脉分支，这要求有很成熟的手术技巧，需要有多年的显微颅底外科操作的经验。需小心解剖，保护基底动脉的穿通支。脑神经包绕性肿瘤的处理也是一大难题，原则上是从正常至异常的解剖区进行分离，在神经生理学监测下小心从肿瘤上剥离，分离出的神经用橡皮片覆盖以预防手术中的意外损伤。对神经与肿瘤粘连紧密的病例，采用锐性解剖的方法将肿瘤从脑干和脑神经上分离出来，在精细的吸引器及 Malis 冲洗双极电凝下进行。

（十三）熟悉肿瘤的病理解剖特征

脑膜瘤手术的关键首先要处理肿瘤的基底，对于巨大肿瘤，边处理基底边切除肿瘤并吸除脑脊液，脑组织可自然回缩。手术野的空间会显露更加充分。因为岩斜区脑膜瘤常将神经推向肿瘤表面，部分可出现变性，故手术中应该熟悉岩斜区的解剖关系，避免损伤重要的血管神经。肿瘤早期生长在硬膜下，随着肿瘤的逐渐增大，蛛网膜下腔被侵及，蛛网膜和软膜被破坏，导致肿瘤表面的血管与脑干血管相连通，而参与肿瘤供血，引起脑干水肿，脑干水肿与肿瘤血管相连的程度有关。对于与脑干的关系为Ⅲ级的肿瘤，肿瘤壁与脑干粘连紧密的肿瘤，特别是有脑干水肿及软膜消失的肿瘤，不要勉强全切除；但在Ⅱ级的肿瘤，肿瘤与脑干看似没有间隙，但仔细分离肿瘤还是可以达到全切除的，这在术中应准确正确判断，在保证患者术后的生活质量的前提下，又做到最大程度的肿瘤切除。

Sekar 回顾性分析了自 1986—1993 年切除的 75 例颅底脑膜瘤（其中岩斜脑膜瘤 48 例，枕大孔区脑膜瘤 13 例，全斜坡脑膜瘤 14 例）后得出以下结论：①肿瘤大小是术后早期功能障碍的最重要因素，故应鼓励有症状的中、小型肿瘤患者接受手术，即便症状轻微也应及早手术，而巨大肿瘤出现术后功能障碍的可能性较大。②肿瘤－脑干间的关系是决定预后的主要因素。若肿瘤侵犯脑干（磁共振 T_2WI 显示脑干水肿，血管造影显示肿瘤有椎基系统供血），则术后出现永久性功能障碍的可能性较大。这种情况下应行肿瘤次全切除，在脑干上残留一小薄片肿瘤组织。③即使重要血管被肿瘤包裹，若具有良好的术中判断和手术技巧，预后不一定差。熟悉肿瘤的病理解剖特征，有望进一步提高岩斜区肿瘤的手术效果。

（十四）正确掌握肿瘤切除的“度”，制订个体化原则

对于肿瘤与脑干粘连紧密的肿瘤或与重要神经、血管紧密粘连者，在肿瘤与脑干、神经血管间难以形成理想界面者，不必勉强全切除，宁可残留少些肿瘤组织，而不宜片面追求全肿瘤切除，残留薄层是有价值的，以利于脑干功能的保护。以防因反复操作而引起血管痉挛，甚至损伤这些重要结构，从而导致术后严重并发症。肿瘤质硬时，可用圈状电刀行肿瘤包膜内切除，便能较快地切除肿瘤的中心部分。但当肿瘤切除接近脑干等重要结构时，应减小电流强度，以免造成副损伤。肿瘤钙化时，可紧贴钙化边缘分离、切除之或待游离、并用持针钳夹碎后再去除之。侵蚀颅底骨质的肿瘤全切除困难，切除时避免造成脑神经或颈内动脉的损伤。对于老年患者特别是一般状况较差者，也适宜作次全肿瘤切除，因残余肿瘤的再生长是缓慢的。

有资料表明，对未全切除的肿瘤多年随访，并未发现肿瘤明显增大。

八、岩斜脑膜瘤的预后

（一）术后评估方法

1. **临床评估** 采用格拉斯哥预后评分（Glasgow outcome scale，GOS）评估术后神经功能恢复情况，Ⅳ～Ⅴ级为恢复良好，Ⅱ～Ⅲ级为恢复差。

2. **愈后判定标准** Samii 提出了一种愈后判定标准，如表 27–3。

3. **影像学评估** 术后行头颅 CT 和（或）强化 MRI 检查，判断肿瘤切除程度。术中镜下检查未见肿瘤组织残留，术后 MRI 检查也未发现肿瘤残留为全切除；若肿瘤与脑干、神经或血管粘连而残留少许瘤组织为次全切除；若术中于海绵窦残留部分瘤组织，或残留瘤组织≤10% 为大部切除；残留组织＞10% 为部分切除对肿瘤未能全切除者，应在术后 3 个月定期行 MRI 随访检查，如果残留的肿瘤被证实有局限性生长的趋势，推荐行放射 / 分割放射治疗。

4. **肿瘤切除程度分级** 制订公认的肿瘤切除程度评定标准，可有效地进行对比分析和制订统一规范化治疗。目前，临床上多采用 Simpson 分级评定标准（表 27–4）和 1992 年 Kabayashi 改良的 Simpson 分级评定标准（表 27–5）。

5. **损伤评估** Morisako 等（2015）为了评估治疗岩斜脑膜瘤的结果，采用岩斜脑膜瘤损伤量表（PCMIS）来评估影响患者生活质量的严重程度，包括吞咽和说话的损伤、运动功能的损伤，以及意识和沟通等 8 类神经功能进行定量评估，对每一类进行评分（表 27–6）。用于定量评估患者状态。

在岩斜脑膜瘤患者中，根据术后新的神经功能缺损的数量来评估治疗可能会产生误导。例如，一些神经症状严重影响患者的表现状态，如偏瘫或共济失调，可在手术后显著改善，但其他症状，如复视、面神经麻痹和听力能力，有时会恶化。因此，需要一种综合的方法来衡量患者的病情。Karnofsky 评分（KPS）一直是综合评估患者病情的金标准。然而，由于每个评分的分类粗略，使用 KPS 进行残疾评估可能无法精确量化，并不精确适用于岩斜脑膜瘤患者。KPS 评分的评估往往低估了岩斜脑膜瘤患者的术后并发症。此外，KPS 还不够全面，不足以显示疾病过程中细微的神经变化。岩斜脑膜瘤损伤量表（PCMIS），每个评分的权重是根据严重影响日常活动的神经功能缺陷问卷确定的，对严重影响患者生存质量的神经症状（如吞咽和说话障碍、运动功能或意识和交流）的评分更精细，但具体操作更繁杂。

表 27–3 岩 – 斜区脑膜瘤愈后判定标准

分　级	临床状况
好	恢复到术前水平
一般	生活可自理，但较术前差
差	生活不能自理

表 27–4 Simpson 分级

级　别	手术方法
Ⅰ	全肉眼切除肿瘤与硬脑膜附着及任何异常骨质
Ⅱ	全肉眼切除肿瘤电凝硬脑膜附着
Ⅲ	全肉眼切除硬脑膜内的肿瘤未切除或电凝硬脑膜的附着或任何其他硬脑膜外扩散
Ⅳ	部分切除残留硬脑膜内部位肿瘤
Ⅴ	单纯减压 ± 活检

表 27–5 Kabayashi（1992）的改良 Simpson 分级

级　别	手术方法
Ⅰ	显微手术全切除肿瘤与硬脑膜附着及任何异常骨质
Ⅱ	显微手术全切除肿瘤，电凝硬脑膜附着
Ⅲ	显微手术全切除硬脑膜内的肿瘤，未切除或电凝硬脑膜的附着或任何其他硬脑膜外扩散
Ⅳ A	有意次全切除，保护脑神经和（或）血管，并全切除附着部分
Ⅳ B	部分切除，残留＜10%
Ⅴ	部分切除，残留＞10% 的肿瘤或 ± 活检并减压

（二）术后评估内容

1. **肿瘤的全切除率** 目前，岩斜区脑膜瘤的

表 27-6　岩斜脑膜瘤损害量表（PCMIS）*

项目类别	具体描述	计分标准
A. 复视	可见眼错位	3
	持续性复视	2
	单方向看时复视	1
	无损害	0
B. 面部感觉	剧痛，药物难治	3
	止痛药物能控制	2
	麻木	1
	无损害	0
C. 面瘫	H-B 4～6 级	3
	H-B 3 级	2
	H-B 2 级	1
	H-B 1 级	0
D. 听力	Gardner-Robertson 3～5 级	1
	Gardner-Robertson 1～2 级	0
E. 吞咽及语言	完全吞咽障碍需插管	5
	吞咽困难、声音嘶哑	2
	吞咽困难或声音嘶哑	1
	无损害	0
F. 运动障碍	床上运动需要完全协助	10
	仅限轮椅，需辅助设施	7
	步态障碍需要支撑设备	5
	步态障碍，不需支撑装置	2
	无损害	0
G. 感觉障碍	严重疼痛，药物治疗无效	3
	止痛药物控制	2
	麻木	1
	无损害	0
H. 意识与交流	完全丧失沟通能力	10
	协助下基础交流	7
	沟通基本独立，社会沟通依赖	5
	沟通独立，无法胜任工作	3
	适合以前的工作水平	0
总计		38

* 最大评分为 38，表明所有措施中最严重的损害

全切除率在 35%～85%。Diluna（2010）总结 1000 例岩斜脑膜瘤手术结果的 Meta 分析揭示了这一肿瘤独特的特点，术后总切除率（GTR）为 49%。Li 等（2013）报道了 259 例岩斜脑膜瘤，获得了 52.5% 的全切除率。Qiao（2019）报道 176 例经手术切除的 PCM，全切除 34.7%（61/176），次全切除 58.0%（102/176），部分切除 7.4%（13/176）。作者建议，当情况阻止完全切除时，可以通过警惕地等待进展来处理残留肿瘤，此时可以计划新的干预措施。

2. *肿瘤残余和复发*　文献报道岩斜坡区脑膜瘤手术切除后（包括全切除和次全切除），其平均随访 6 年的复发率在 13%～20%。术后复查发现残余肿瘤后的处理原则取决于肿瘤的大小和患者的年龄，老年患者的小残余肿瘤可观察或采用伽马刀照射，而大的残余肿瘤最好在形成瘢痕之前再次手术。处理复发肿瘤取决于肿瘤复发的程度，在原手术切除部位周边小的复发，可能是前次手术中遗漏的少许肿瘤组织。

3. *生存率和死亡率*　PCM 术后死亡率大多数发生在手术后 30 天内，文献报道的岩斜区脑膜瘤的死亡率在 0%～2.6%。术前 KPS<70、术前 PCM 治疗史、严重合并症、患者年龄>65 岁是围术期死亡的显著预测因素（$P<0.05$）。在这种高危人群中，应避免手术切除。Diluna（2010）总结 1000 例岩斜脑膜瘤手术结果的 Meta 分析，术后 1 年内死亡率为 1.5%。Kim（2019）报道岩斜脑膜瘤 92 例，术后无进展生存率 5 年为 85.8%，10 年为 81.2%。全切除（GTR）、非 GTR+RS/RT、非 GTR 非辅助治疗各亚组的进展或复发率分别为 7.7%、12.5% 和 30.4%。Qiao（2019）报道 176 例经手术切除的 PCM，3 年、5 年、7 年和 9 年无复发 / 进展（R/P）生存率分别为 88.9%、86.9%、71.1% 和 71.1%。与乙状窦后入路相比，前岩骨和联合岩骨入路与更高的术后第Ⅴ对脑神经和第Ⅵ对脑神经缺损相关。乙状窦后入路发生第Ⅶ、Ⅷ对脑神经和 LCN 损伤的风险明显较高。颞叶功能障碍（癫痫和失语症）与前路岩骨入路有显著相关性。

4. *影响预后的主要因素*　术后患者生存质量与术前神经功能状态、病程、术前治疗、肿瘤大小、是否包绕神经血管、脑干水肿程度等因素密切相关。肿瘤切除程度、术前脑干是否水肿、是否包裹

神经血管及是否侵犯海绵窦等因素是影响患者预后生存质量的独立因素。

（三）并发症的防治

1. 并发症的发生率 肿瘤切除后术后早期的神经症状通常会恶化，这与切除时的肿瘤大小显著相关。然而，随着时间的推移，这些患者的神经功能转归显示出显著的改善，只有16%的患者有残存的神经功能缺损。CN缺陷的发生率在19%～66%变化。尽管术后早期并发症的发生率很高，但在后期随访中，82%的患者术后没有明显的神经功能缺损。Sekhar等（1999）认为男性、KPS降低、肿瘤大于2.5cm、脑干水肿、血管包绕、基底动脉供血均为阴性预后指标。

2. 术后并发症发生的原因 岩斜区肿瘤的切除程度和并发症的发生率与肿瘤类型、肿瘤质地、肿瘤侵袭范围以及肿瘤与脑干等重要的神经血管结构的关系密切相关。术后发生并发症的关键因素是肿瘤周围不存在蛛网膜界面、肿瘤质地及与周围神经血管的粘连程度，也与手术切除的策略有关。片面追求肿瘤全切除也是导致术后高病死率及高致残率的原因。Fukushima认为大多数手术并发症与术者的手术技巧或从脑干、脑神经和重要穿通支上分离瘤壁有关。

总之，岩斜区脑膜瘤的手术治疗将向以下几个方面发展。

(1) 个体化原则：手术入路设计、肿瘤切除程度，甚至是否决定手术，都将根据患者的年龄、身体状况、特殊要求、手术者的技术水平和设备条件等综合考虑。Couldwell亦指出决定手术目标时应考虑患者的年龄、肿瘤部位和伴随症状。当海绵窦受侵犯时，若患者无复视、面部感觉无明显损害者，窦内肿瘤则不予探查，残存肿瘤予以观察。当有证据表明肿瘤复发导致进行性神经功能损害时，则给予放疗。对于年轻患者，可考虑“积极”手术，根治窦内肿瘤，若颈内动脉受累则一并处理。肿瘤包裹基底动脉或其他重要血管时，大多数情况下可沿二者之间的蛛网膜界面仔细分离；脑干软膜受侵（磁共振 T_1WI、T_2WI 显示肿瘤与脑干之间的低密度带消失，T_2WI 见脑干局部高信号）则选择次全切除。

(2) 微创化原则：包括手术入路的改良，如锁孔手术等。强调术中脑干及脑神经功能监测，减少上述结构的医源性损伤。

(3) 新技术的广泛应用：应用神经导航，对肿瘤和骨质的磨除术中进行精确定位；术中磁共振的应用，以便发现并指导切除残留肿瘤；神经内镜的应用，亦可辅助辨别肿瘤与毗邻结构的关系，指导肿瘤的有效切除。随着高、精、尖技术（激光刀、电磁刀、伽马刀、内镜、神经导航、术中神经功能检测）的应用，岩斜脑膜瘤的手术已逐渐进入微侵袭阶段。

(4) 综合治疗：对术后残存肿瘤，如海绵窦内、脑干表面、包裹重要血管、神经而难以切除者，予以伽马刀、质子刀等治疗。另外，寻找一种提高肿瘤对放疗的敏感性并能减少正常组织放疗损伤的技术。

典型病例

病例1

郑××，女性，29岁（图27-19至图27-21）。主诉“走路不稳伴吞咽呛咳3个月，加重伴头痛半个月”入院。体格检查：理解力、记忆力差，反应迟钝，右侧面部感觉减退、角膜反射减退，吞咽、饮水呛咳，双侧指鼻试验阳性，闭目难立征阳性。术前MRI见岩斜区大片状等 T_2 等 T_1 异常信号，边缘光整，内部信号均匀，大小约6.1cm×4.6cm×4.9cm，周围组织受压移位，与颅底脑膜关系密切，基底动脉及右侧颈内动脉被包绕。第四脑室及中脑导水管受压变窄，第三脑室及双侧脑室扩张，周围见稍长 T_2 稍长 T_1 异常信号。GD-DTPA增强后见岩斜区病灶呈明显异常强化，边缘见脑膜尾征。DSA显示右侧颅底（相当于颅中窝和颅后窝处）见一圆形肿瘤染色影，主要由右侧大脑后动脉及小脑上动脉供血，右侧小脑下前动脉及右侧脑膜垂体干支参与部分供血，基底动脉及右侧大脑后动脉受压移位。肿瘤引流静脉主要通过大脑内静脉回流，右侧横窦狭窄，乙状窦闭塞；左侧横窦及乙状窦发育不全。术前明确诊断为右侧岩斜区巨大型脑膜瘤，2014年5月采用枕下乙状窦后－经天幕－内耳道上结节入路全切除肿瘤。术后恢复满意。

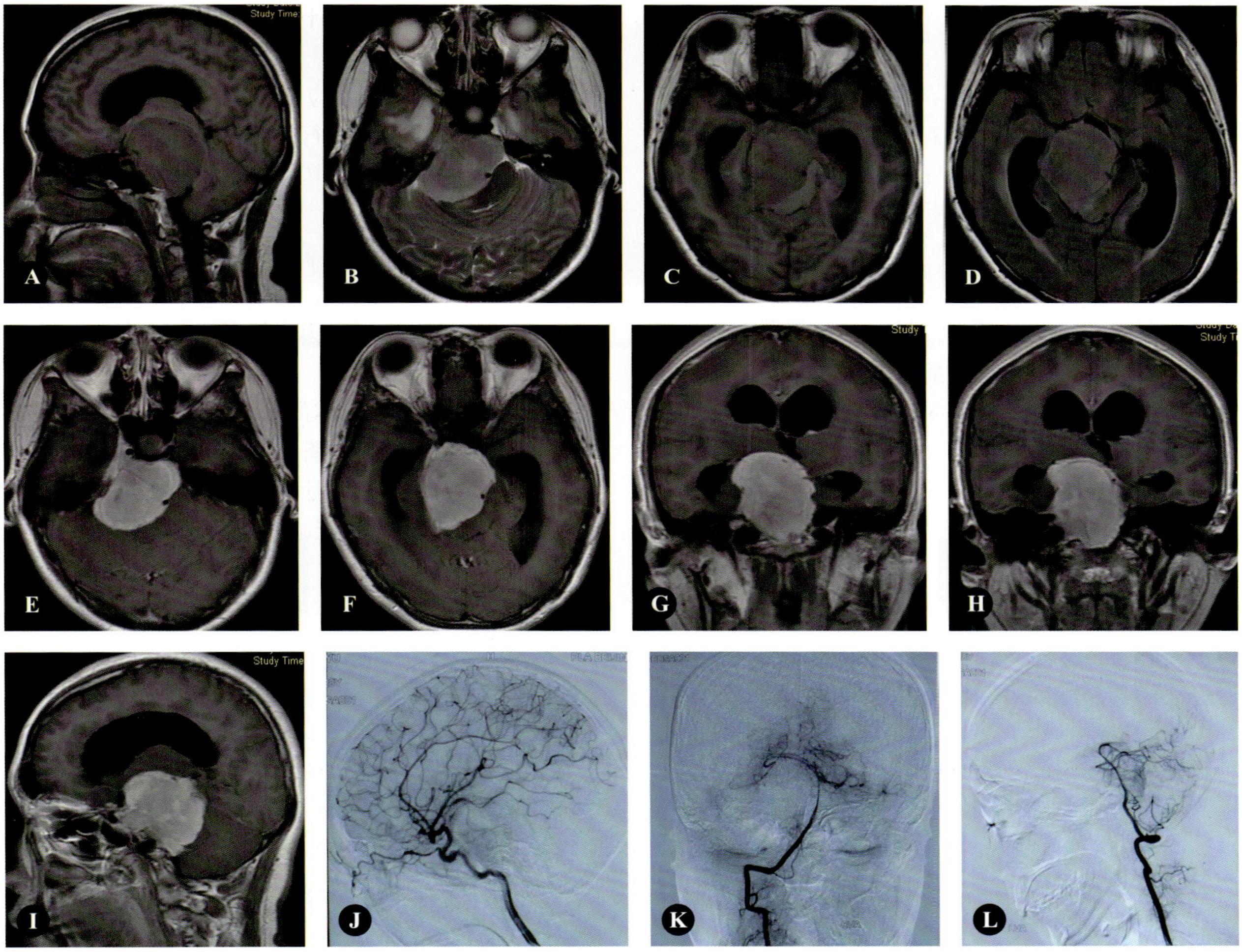

▲ 图 27-19　术前影像诊断为岩斜区脑膜瘤

A. T_1WI 矢状位像显示肿瘤为等 T_1；B. T_2WI 像可见同侧脑干和颞叶存在脑水肿；C. T_1-FLAIR 像提示肿瘤为等信号，边界清楚，包绕基底动脉，脑干受压变得菲薄，并向对侧移位；D. T_2-FLAIR 显示肿瘤为等高信号灶，鞍上池受压也变形；E. 增强轴位像显示肿瘤基底位于右侧岩斜区，同侧海绵窦未受累，肿瘤强化明显，边界清楚；F. 增强轴位像显示肿瘤挤压脑干变得菲薄，并向后、向对侧移位；G. 增强冠状位像显示肿瘤向上生长挤压移位第三脑室；H. 肿瘤包绕同侧 PCA 的 P 段，同侧天幕可见脑膜尾征；I. 增强矢状位显示肿瘤向前突入鞍内；J. R-ICA 造影显示脑膜垂体干有参与肿瘤供血；K. R-VA 造影显示基底动脉受肿瘤压迫拉长变细移位，同侧 PCA-P_1 段亦受压向上移位变细；L. 椎动脉造影正位像显示基底动脉向后移位

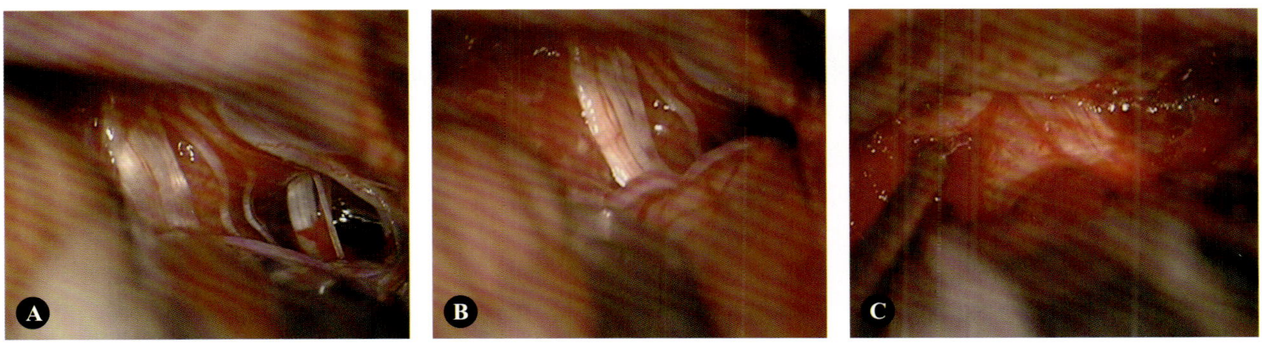

▲ 图 27-20　术中主要过程

A. 打开小脑延髓外侧池，充分释放脑脊液，让小脑半球自然松弛；B. 肿瘤基底位于面听神经复合位内侧，向外挤压面听神经复合体；C. 显露内耳道上结节，电凝结节的硬膜并去除

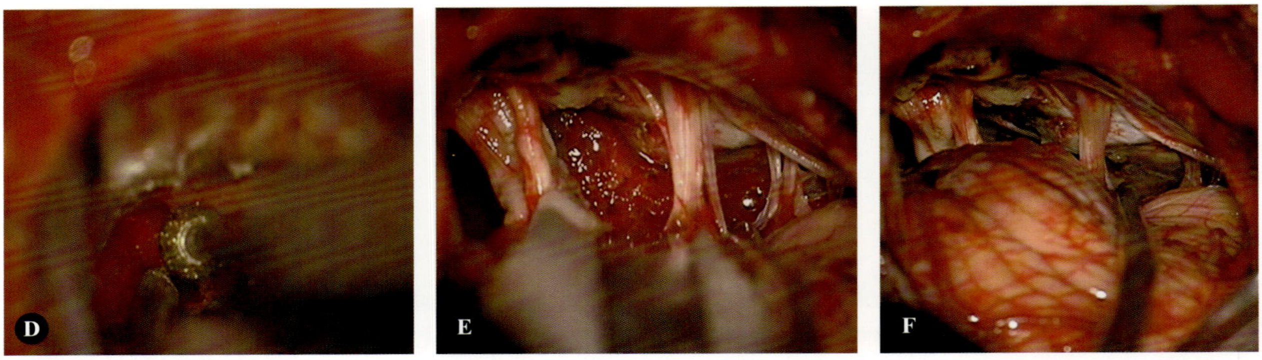

▲ 图 27-20（续） 术中主要过程

D. 磨除内耳道上结节，显露结节内侧的肿瘤基底；E. 内耳道上结节已磨除，扩大显露其内侧的肿瘤基底；F. 从神经间隙全切除肿瘤后，完整保护好三叉神经、面神经、听神经和后组脑神经

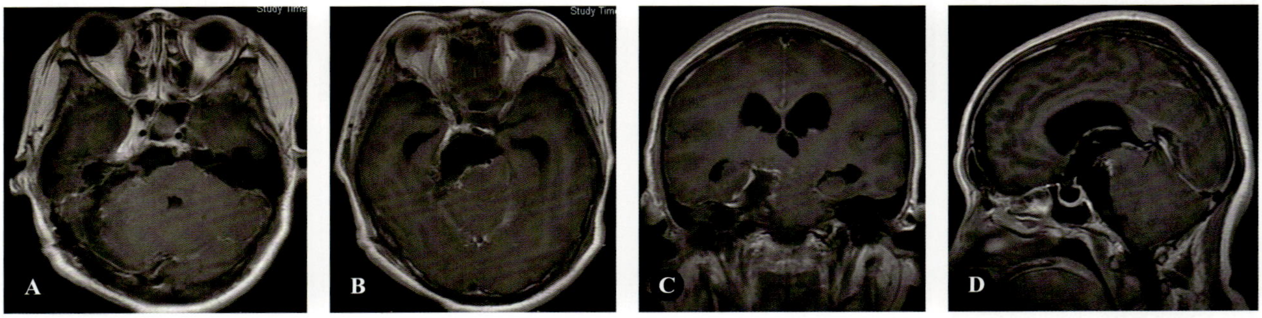

▲ 图 27-21 术后复查提示肿瘤全切除

A. 增强轴位像显示肿瘤同侧面神经保护良好，肿瘤在斜坡和后岩骨的基底处理干净；B. 增强轴位像显示岩尖和后海绵窦区肿瘤切除彻底；C. 增强冠状位像显示肿瘤切除后脑干基干复位；D. 增强矢状位像显示从斜坡突入鞍内的肿瘤切除彻底

病例 2

邱 ××，女性，36 岁（图 27-22 至图 27-24）。主诉“左侧面部麻木 6 年，头晕 1 年，右侧肢力无力 3 个月”入院，入院前一直服中药调理 1 年余。体查：左侧面部痛觉减退。头部 CT 见鞍上池变形，左侧岩斜区有一等密度灶。MRI 见左侧中颅底、左侧岩斜区、左桥小脑角区、左侧鞍旁及桥前池可见大小约 53cm × 50cm × 45mm 不规则等 T_2 等 T_1 异常信号，病灶与周围脑膜关系密切，相邻脑组织受压、移位，左侧桥臂及左颞叶可见片状稍长 T_2 稍长 T_1 异常信号，左侧大脑中动脉及基底动脉被包绕，导水管受压移位伴脑积水（梗阻性）。注射 GD-DTPA 增强后，见左侧中颅底凹、左侧岩斜区、左桥小脑角区、左侧鞍旁及桥前池病灶呈明显异常强化，可见脑膜尾征，余脑实质未见明显异常强化信号。DSA 见左侧桥小脑角区可见造影剂浓集染色，由左侧脑膜中动脉和左侧脑膜垂体干动脉供血，左侧大脑后动脉和基底动脉受压移位。术前诊断岩斜区巨大脑膜瘤。2014 年 5 月经颞下枕下联合锁孔入路全切除左侧岩斜区脑膜瘤。术后病理诊断为脑膜瘤（WHO Ⅰ级），术后恢复正常。

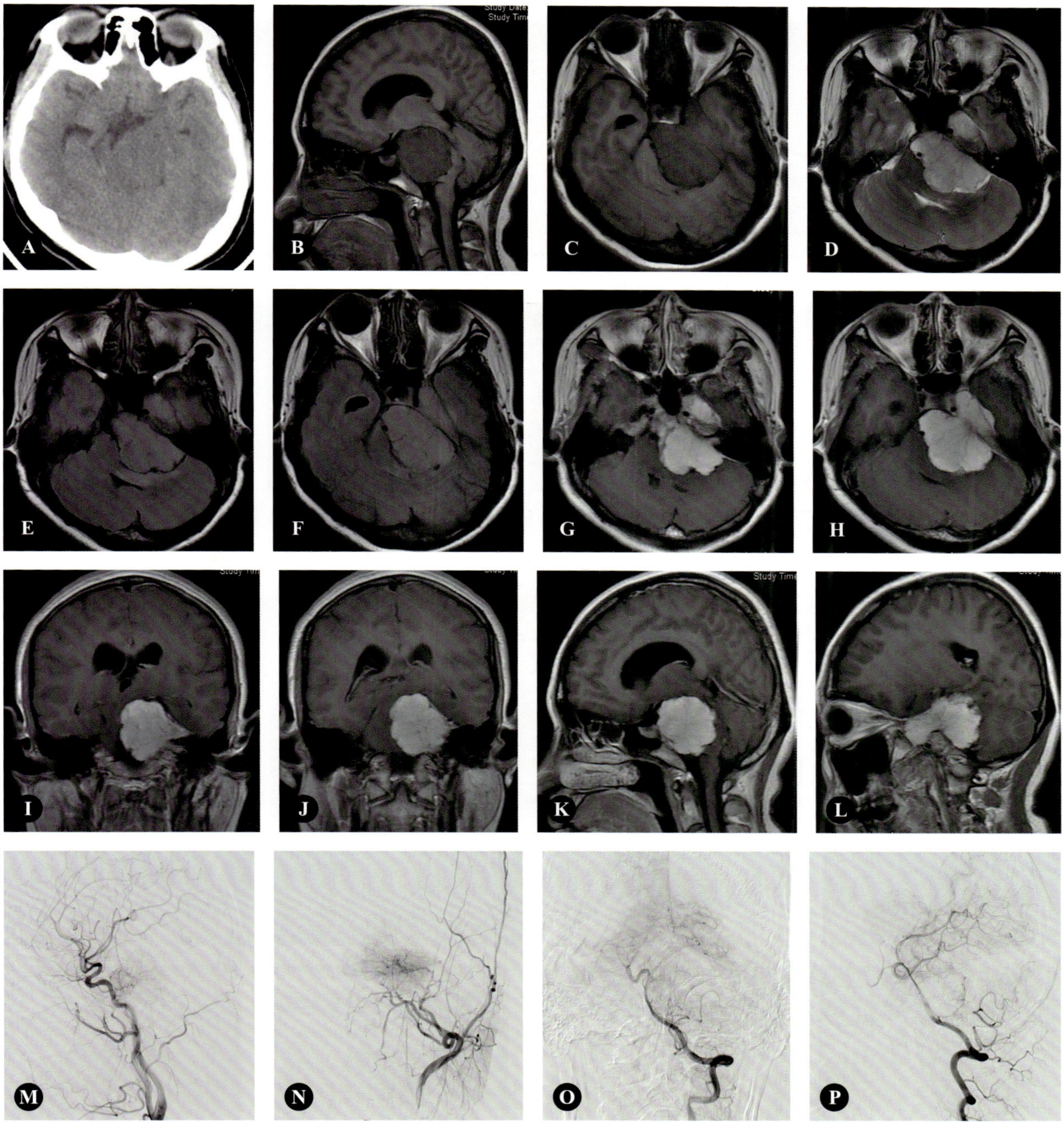

▲ 图 27-22　术前影像检查明确为岩斜区脑膜瘤

A. CT 平扫显示鞍上池变形，左侧岩斜区有一等密度灶；B. T_1WI 矢状位平扫显示肿瘤为等 T_1，肿瘤边界清晰，下至下斜坡，向上突至第三脑室底，向后挤压脑干，使之变形移位；C. T_1-FLAIR 像显示左侧岩斜区有一等信号灶，与脑干及小脑半球之间有一脑脊液带，脑干受压向对侧移位，向前生长至前床突后方；D.T_2WI 像显示病灶为稍高信号灶，内侧推挤并包绕基底动脉，向跨过岩骨嵴生长至海绵窦，并包绕海绵窦段颈内动脉；E. T_2-FLAIR 像显示肿瘤与脑脊与小脑脚之间有明确的脑脊液带，小脑脚轻度水肿；F. T_2-FLAIR 像显示肿瘤向前外侧方生长推挤颞叶，使之轻度水肿，肿瘤内有血管影；G. 增强轴位像显示肿瘤包绕颈内动脉海绵窦段和基底动脉，并向内耳道内生长；H. 增强轴位像显示肿瘤骑跨中后颅底生长，明显均匀强化，边界清楚；I. 增强冠状位像显示肿瘤向上生长抬起天幕，向内侧上方生长推挤第三脑室使之变形移位；J. 增强冠状位像显示肿瘤向中线生长推挤脑干，使之变形移位；K. 增强矢状位像；L. 增强矢状位像显示肿瘤骑跨中后颅底生长；M. L-ICA 造影显示脑膜垂体干参与肿瘤供血；N. L-ECA 显示脑膜中动脉参与肿瘤供血；O. 椎动脉造影正位像显示受肿瘤压迫，基底动脉拉长变细，并向对侧移位；P. 椎动脉造影侧位像显示受肿瘤压迫，大脑后动脉向上移位

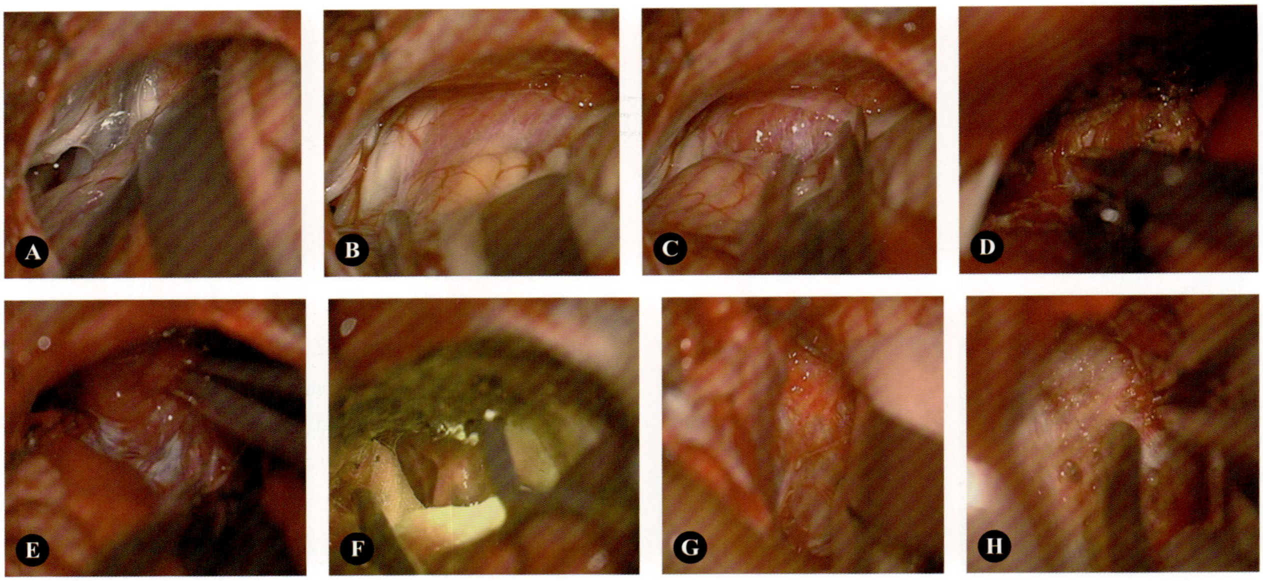

▲ 图 27–23 术中主要步骤

A. 打开小脑延髓池，释放脑脊液，充分让小脑半球自然松弛；B. 受肿瘤的压迫，面听神经复合体向下移位，并挤压后组脑神经；C. 剪开肿瘤背侧的蛛网膜，松解小脑半球；D. 解剖分离保护被肿瘤包绕的三叉神经；E. 肿瘤内减压后，分离肿瘤与小脑之间的界面；F. 颅后窝肿瘤切除后，用激光刀处理肿瘤基底，减少复发的风险；G. 抬起颞叶显露颅中窝底肿瘤；H. 侵袭海绵窦的肿瘤从海绵窦壁上分离下来，并电凝受累海绵窦外侧壁

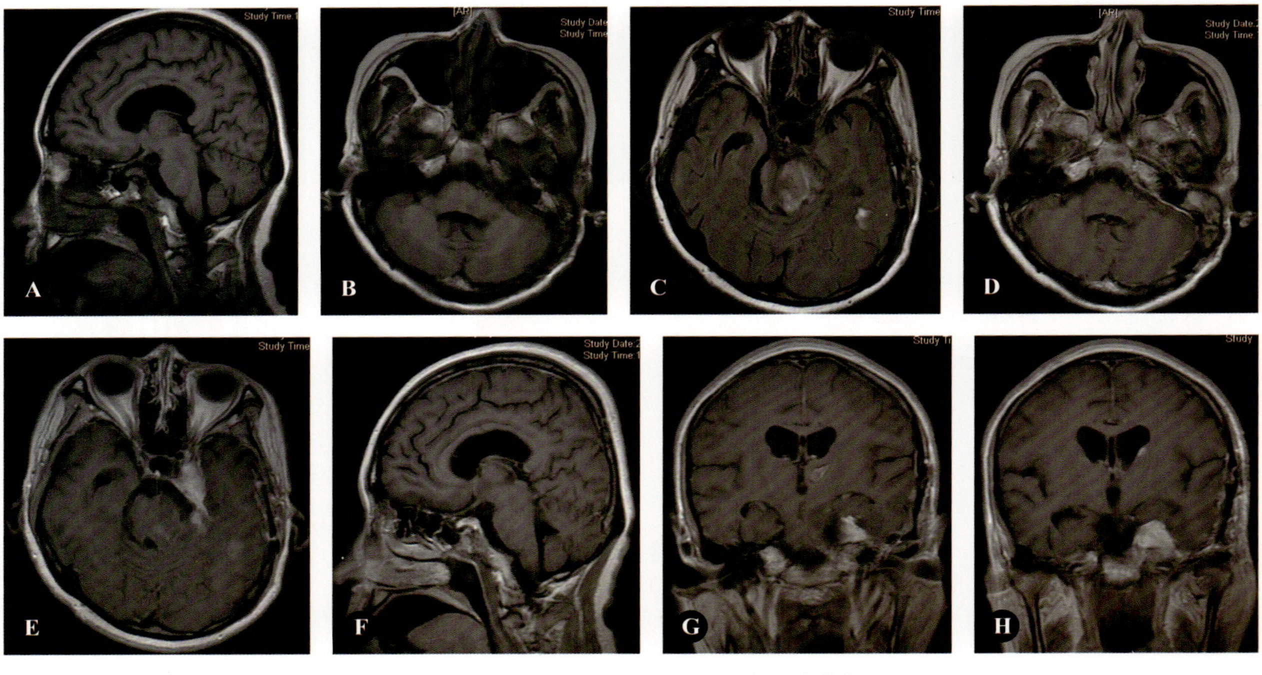

▲ 图 27–24 术后复查，提示肿瘤切除满意

A. T_1WI 平扫显示肿瘤切除后脑干基本复位；B. T_1-FLAIR 显示脑干腹侧的肿瘤切除满意；C. T_2-FLAIR 显示左侧中脑术后水肿明显；D. 增强轴位像显示中下斜坡和后岩骨肿瘤全切除；E. 增强轴位像显示后海绵窦肿瘤未获得全切除；F. 增强矢状位像显示脑干和视交叉形态位置正常复位，斜坡肿瘤已切除；G 和 H. 增强冠状位像显示第三脑室形态位置恢复正常，后海绵窦肿瘤未获得全切除，颅中窝底肿瘤已全切除

（陈立华）

第 28 章　脑桥小脑三角脑膜瘤的手术治疗

一、脑桥小脑三角脑膜瘤背景

脑桥小脑三角是一个解剖概念，位于颅后窝的前外侧，由前内侧的脑桥外缘、前外侧的岩骨内缘及后下方的小脑半球前外侧缘构成一个锥角正对岩骨尖的窄小立体锥形空间。脑桥小脑三角脑膜瘤为脑桥小脑三角第二常见的肿瘤（占脑桥小脑三角肿瘤的 8%～10%），多起源于岩骨后面和内耳道内侧的脑膜上，常与岩上下窦或乙状窦相连，多数呈球形结节状，少数为扁平状。CPA 脑膜瘤的主要起源有：①起源于岩锥尖部至乙状窦前缘的岩骨后表面的脑膜；②起源于 Meckel 腔、斜坡或天幕切迹区和脑桥小脑三角之间的硬膜，朝天幕裂孔方向蔓延的脑膜瘤；③内耳门后的脑膜瘤多起源于岩骨和颈静脉孔之间的硬膜。脑桥小脑三角脑膜瘤不包括累及脑桥小脑三角，但起源于其他部位的脑膜瘤，如小脑幕脑膜瘤、岩斜区脑膜瘤、颈静脉孔区脑膜瘤等。

Nakamura 等（*Neurosurgery*，2005）按起源不同，以内耳道为解剖标志把中小型脑桥小脑三角脑膜瘤分为 5 种类型：内耳道前型（岩斜型）、内耳道型、内耳道上型、内耳道下型、内耳道后型。黄冠又等（2012）把大中型脑桥小脑三角脑膜瘤分为 3 型，即内耳道前型、内耳道后型、内耳道前后型。分型的主要目的是为了更好明确肿瘤与周围结构的关系，有助于选择手术入路更好地进行手术治疗。

脑桥小脑三角脑膜瘤的治疗原则是在最大限度保留神经功能的前提下尽可能做到彻底的手术切除，以求获得根治。无症状的小型脑桥小脑三角脑膜瘤患者可先进行密切随访观察。Romani 等（Acta Neurochirurgica，2018）在对 136 例未手术脑膜瘤（包括脑桥小脑三角脑膜瘤）患者的长期随访中发现，肿瘤的部位、初始大小与随访期间肿瘤进展没有明显关联，在 43 个月的中位随访期结束时 80% 的脑膜瘤患者仍保持临床稳定；而瘤周水肿与肿瘤进展相关。Ding 等（*Neurosurgery*，2014）认为伽马刀治疗可以较好地控制小到中等大小的脑桥小脑三角脑膜瘤；较大的脑膜瘤则建议显微手术治疗，必要时放射治疗可以作为肿瘤切除后的补充治疗手段。对于影像学提示生长或有临床症状的脑桥小脑三角脑膜瘤，特别是有明显占位效应甚至伴有脑积水的，手术切除肯定是首选。

二、手术入路相关解剖

脑桥小脑三角前壁为覆盖于岩骨斜坡后面的颅后窝硬膜，后上部为脑桥和小脑中脚的前面，后下部由小脑二腹叶和绒球构成。听神经和面神经在脑桥小脑三角多行于小脑绒球的腹侧（约占 59%），其次位于绒球的背侧（约 40%），向外侧行至内耳门。第四脑室的外侧孔位于脑桥小脑三角前上方，自外侧孔突出的脉络丛常包绕第Ⅶ、Ⅷ对脑神经。小脑绒球和此处的第四脑室脉络丛可作为寻找第Ⅶ、Ⅷ对脑神经根的标志。自小脑绒球最外点向内侧 9～12mm 就可达到听神经根的外侧缘。

脑桥小脑三角的解剖要点可概括为：①三个孔，即 Meckel 腔、内耳孔、颈静脉孔。②三组脑神经，即三叉神经；面神经、蜗神经、前庭神经；舌咽神经、迷走神经、副神经。③三支动脉，即小脑上动脉、小脑下前动脉、小脑下后动脉。Rhoton（*Neurosurgery*，2000）将脑桥小脑三角的神经血管分为上神经血管复合体（主要包括 SCA、中脑、小脑上脚、动眼神经、滑车神经和三叉神经）、中神经血管复合体（主要包括 AICA、脑桥、小脑中脚、展神经、面神经和听神经）、下神经血管符合体（主要包括 PICA、延髓、小脑下脚、舌咽神经、迷走神经、副神经和舌下神经）。这些神经血管复合体的显微解剖学研究对于开展脑桥小脑三角的显微外科手术具有重要的临床意义。

三、手术入路的适应证

脑桥小脑三角脑膜瘤手术个体化方案的选择采用的依据有：术前的肿瘤分型、术前神经功能评估、患方的治疗意愿等。脑桥小脑三角脑膜瘤手术入路的选择原则有：肿瘤附着部位、生长方向、血供、肿瘤大小、避开重要神经血管等。手术入路一般来说，有乙状窦后入路、扩大乙状窦后入路、乙状窦前迷路后入路、基础远外侧入路和扩大颅中窝入路等。绝大多数脑桥小脑三角脑膜瘤经枕下乙状窦后入路即可满足手术的需要，必要时可考虑显露乙状窦经扩大枕下乙状窦后入路手术。

大多数学者均采用经枕下乙状窦后入路（图28–1A）切除脑桥小脑三角脑膜瘤，能获得较高的肿瘤切除率和神经功能保留率。乙状窦后入路的优势有：解剖入路较近；肿瘤与内耳道的关系显露清楚，有利于面神经、听神经功能保留；能直视小脑下前动脉和后组脑神经，便于辨认受压变形的神经、血管等。枕下乙状窦后入路提供了一个到达CPA及外侧斜坡的最直接路径。其基本手术通道有上外侧通道、下外侧通道。枕下乙状窦后入路可以根据需要向上或向下延伸、扩展以显露幕上或颅颈交界区域包括：道上入路（枕下乙状窦后 – 内耳道上入路、（外侧）幕下小脑上联合枕下乙状窦后入路、乙状窦后 – 经天幕（切开小脑幕）入路；经内耳道入路：内耳道后壁的安全磨除；道下入路（骨窗可以顺着乙状窦的方向向下、磨除内耳道 – 颈静脉之间骨质、扩大到颈静脉孔区）：内耳道下入路、基础远外侧入路。术者可以根据需要采用联合入路（颞下联合枕下乙状窦后入路；经迷路 – 乙状窦后联合入路（迷路下入路）。

对于体积巨大的脑桥小脑三角脑膜瘤宜采用扩大枕下乙状窦后入路（图28–1B），以利术者循着从外向内的手术轴向来处理肿瘤与脑干的粘连。

内耳道型脑膜瘤与面神经、听神经的位置关系变化较多，术中可能需要磨除部分内耳道后壁骨质或者借助神经内镜进行手术。枕下乙状窦后入路术中不可避免的需要牵拉小脑组织，可能导致小脑半球挫裂伤、血肿、水肿等，甚至可能危及生命。刘玉光等（2005）采用神经内镜辅助显微手术，在不必磨开内耳道后壁的情况下处理内耳道型脑桥小脑三角肿瘤，并利用多角度内镜，观察显微镜视野的死角和隐蔽部位。汪照炎等（2017）报道了显微镜和不同角度内镜配合在脑桥小脑三角的应用，并将显微镜和内镜图像进行融合，结合利用两者的优势。Poshataev等（Zh Vopr Neirokhir Im N N Burdenko，2014）术中将内耳道后壁部分磨开后引入神经内镜，确保内耳道内的肿瘤全切除，报道脑桥小脑三角脑膜瘤的完全切除率为72%，指出肿瘤的全切率与肿瘤的生长特点、肿瘤向颅底延伸以及与神经血管的紧密关系有关；同时指出神经内镜较难对大型或巨大型的脑膜瘤实施有效、快速的止血，外科医生仍需掌握熟练的显微神经外科手术技术，主张双镜联合手术发挥各自的优势。

神经内镜给脑桥小脑三角脑膜瘤的手术治疗带来的优势有以下几点。

1. 扩大了手术视角，有助于早期识别脑桥小脑三角内的神经、血管（包括穿支血管）、脑干及其与肿瘤的关系。

2. 减少了对脑组织的牵拉需求。

3. 能够观察到手术显微镜直视下不能观察到的盲点和隐蔽部位，有助于减少肿瘤残留。

4. 观察并处理残留肿瘤及其基底。

5. 观察肿瘤切除后神经、血管解剖保留的完

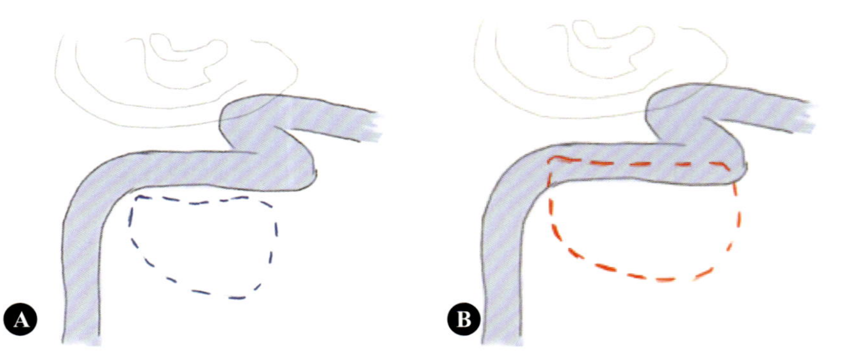

◀ **图28–1　枕下乙状窦后入路骨窗范围**

A. 标准乙状窦后入路；B. 扩大枕下乙状窦后入路骨窗范围

整性。

6. 内镜手术既可减少对骨质的磨除需求，又易于发现开放的岩骨气房并及时用骨蜡进行封堵，减少术后脑脊液漏的发生率。

神经内镜也有其局限性，神经内镜下无法看到镜身周围及其后方区域的结构，术中移动神经内镜时，可能对术区神经、静脉产生损伤；目前神经内镜所见多为二维图像，医生需要适应在二维视野中获取方位感等信息。手术显微镜又存在深部照明不足，深部手术视野受限的局限性。目前临床实际工作中应用神经内镜、手术显微镜“双镜联合”的手术模式是切除脑桥小脑三角脑膜瘤的趋势之一，“双镜联合”手术模式能够充分发挥手术显微镜和神经内镜各自的优势，并互补各自的不足，有助于在保护神经功能的前提下根治性切除脑桥小脑三角脑膜瘤。

对于内耳道前型（岩斜型），特别当脑桥小脑三角脑膜瘤骑跨中颅后窝时，经岩骨乙状窦前迷路后入路是可供选择的入路。与乙状窦后入路相比，能明显缩短手术的操作距离，明显减少对小脑半球的牵拉需求和因为牵拉可能导致的小脑挫裂伤、小脑血肿的发生率；能在显露肿瘤后较早地对脑膜瘤基底部进行处理，减少术中出血和止血操作引起的并发症。术中颈静脉球与乙状窦的交界处应磨开，在乙状窦后缘的枕骨应打开1～2cm，这样可增加乙状窦向后牵开的范围并减轻术中乙状窦因受压变形。

四、围术期中特别注意事项

显微神经外科手术是一门艺术，围术期的处理非常重要。

（一）做好术前准备，做到有备无患

认真分析影像学资料，充分了解肿瘤的边界及其与周围神经、血管、脑干的解剖关系，T_2像上可以了解肿瘤的质地。肿瘤较大时还要做增强MRA、MRV或CTA、CTV进一步了解肿瘤血供及其与周围血管的关系。

术前仔细阅读MRV或CTV了解有无横窦、乙状窦、颈静脉球的位置变异，有无静脉窦可能限制骨窗显露范围的情况和预警可能发生的静脉窦损伤。排除潜在性健侧横窦、乙状窦甚至颈内静脉阻塞；术前仔细阅读岩骨薄层CT骨窗相，了解乙状窦与乳突骨皮质表面的距离有利于乙状窦的安全轮廓化；了解乳突气房的气化程度，术中打开气化良好的乳突气房（图28-2A）要特别警惕脑脊液漏的可能，术中应仔细用片状骨蜡做到确切封闭。术前可利用CT岩骨薄层扫描骨窗位影像导航确定横窦、乙状窦的走行及其转角处（图28-2B）。

（二）术前评估

术前评估的目的是提供分析判断的依据，供临床医生和患方讨论患者的治疗与预后。精准的术前评估可以将个体化的治疗方案落到实处，如老年患者的手术体位要避免颈部过度扭曲以减少围术期脑血管意外的发生率等。术前评估包括影像学评估：术前可从MRI的T_2像上判断肿瘤蛛网膜界面的完整性、枕大池容积（有无小脑扁桃体下疝、枕骨大孔需否打开等）；功能评估：听力测定（包括纯音电测听及言语识别率）、面神经功能HB分级等。

（三）平稳麻醉复苏

手术医生、麻醉医生、护士都应高度关注患者

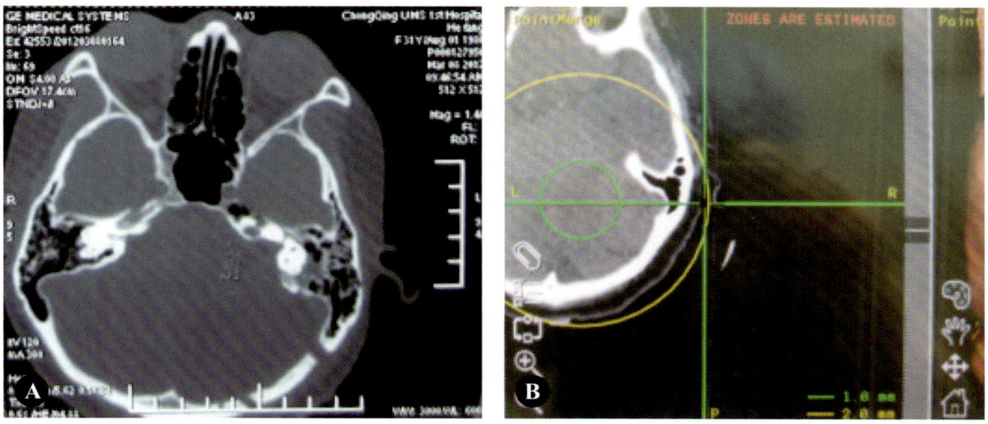

◀图28-2　术前定位
A. 岩骨过度气化；B. 术前导航确定横窦-乙状窦的转角处

麻醉复苏过程的平稳性。建议让患者术后带着经鼻气管插管进复苏室、监护室；术后适时复查 CT 后可根据需要给予患者适当的镇静以维持平稳血压。根据术中、术后具体情况可于术后稍晚几小时拔出气管插管。

（四）术后颅内感染的预防

术后保持开颅前已留置的腰大池外引流，继续引流 5 天左右。术后应高度警惕可能发生的颅内感染，后路窝手术感染发生率较高的原因：手术时间较长、乳突气房的开放、枕颈部肌肉电凝烧灼止血等。对术后发热超过 3 天的患者，在排除呼吸道感染等原因后，应高度警惕颅内感染的可能，应及时作相关检查（如作腰穿取腰池 CSF 化验）明确并及时调整预防和抗感染的治疗方案，并可考虑再次行腰大池外引流术。

（五）术后评估及处理

术后评估及处理也是围术期处理的重要组成部分。术后第 1 天试饮水，经试验无呛咳后方可进流质饮食或半流质饮食。若有呛咳，可暂给予管饲流质。术后面神经功能的动态评估。术后发生面瘫，若闭眼时露出角膜（特别是合并三叉神经损伤时）可请眼科会诊商讨暂时缝合眼睑的必要性。

（六）残余肿瘤的处理

残余肿瘤术后是否补充伽马刀治疗的问题。因为术中对残余肿瘤都做了一定程度的相关处理，比如双极电凝烧灼残余肿瘤及其基底等，所以，一般不需要术后早期行伽马刀治疗。以术后密切随访观察残余肿瘤的变化情况为主，若随访中残余肿瘤有增大趋势时可考虑补充伽马刀治疗。

五、手术入路的要点与注意事项

（一）体位

最常用的体位是健侧侧俯卧位、健侧侧卧位、仰卧（垫患侧肩、头偏向健侧），摆体位的要点之一在于充分利用术区小脑半球自身重力作用减少术中对脑组织的牵拉需求。摆好体位后，应作“倾斜试验”以确认患者体位的稳固性。

手术视角更向外，俯卧角度需视具体需求情况而定。健侧侧俯卧、头高位适用于远外侧幕下小脑上入路及主要利用枕下乙状窦后入路的上外侧手术通道时（内耳道上型脑桥小脑三角脑膜瘤）。

健侧侧俯卧位（图 28-3A）、健侧侧卧位（图 28-3B）时，身体向床头移动使肩膀刚好超过床头边缘（健侧上臂托于低于床平面的位置）。头面部向地面悬转 10°～15°，保持乳突位于术野的最高点。

患者后背靠近主刀侧床沿；下颌内收，同侧肩膀前倾，并向足端拉拽固定以拉伸颈部操作范围，避免患侧肩膀影响主刀操作。摆体位要注意气道阻力，下颌应与胸骨留有 2 横指距离以防止气道受压，

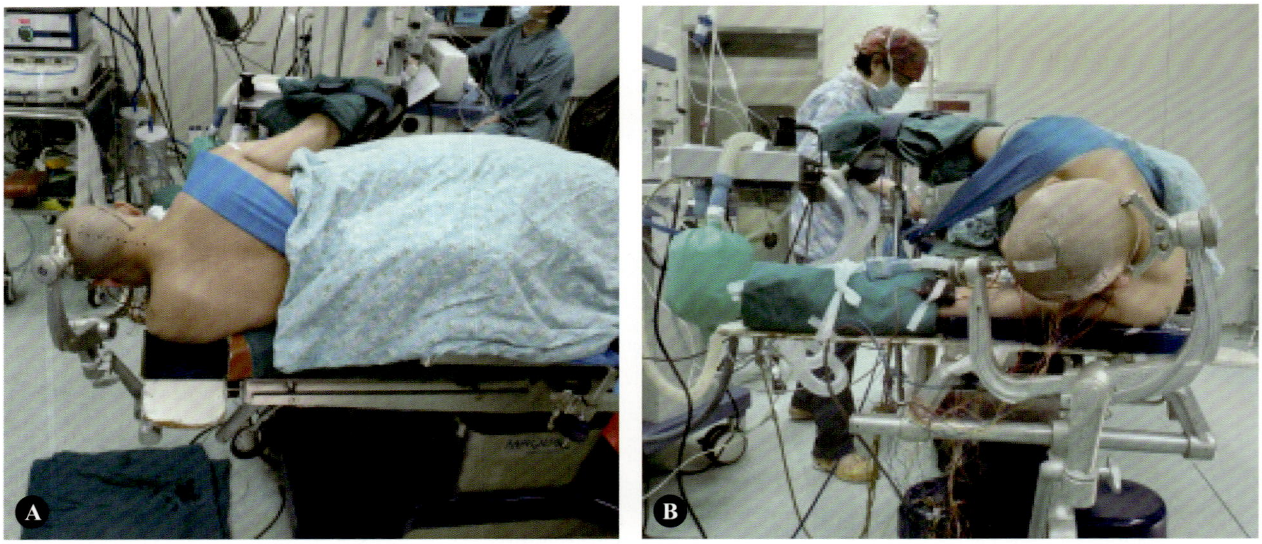

▲ 图 28-3　体位
A. 健侧侧俯卧、头高位；B. 健侧侧卧位

可咨询麻醉医生气道压。

（二）切口设计

皮瓣的设计、骨窗的位置、硬脑膜弧形切口的选择都需要综合考虑，既要考虑术野的必要充分显露，又得考虑创伤大小和安全性。

1. 倒钩形切口　倒钩形切口（正中外拐、拐杖形、曲棍球形）：适用于大病灶，特别是伴有小脑扁桃体下疝者（便于术中打开枕骨大孔、打开枕大池），头皮切口起自乳突或其上方，向上跨过上项线，向内侧转向中线并向下延伸可至第 3 颈椎棘突水平。

2. S 形切口　S 形切口（Lazy S 形切口）：首先标记颧弓后根上缘与枕外隆凸的连线作为横窦的假想走行线，过乳突做一垂直于横窦的连线作为乙状窦的假想走行线。然后在乙状窦与后正中线之间的中外 1/3 做 S 形切口，切口前缘距离二腹肌沟 1cm 左右，上缘高于横窦 2cm，下缘可达乳突下方 3cm，后缘距离中线 2cm。必要时，切口内下缘可接近枕骨大孔。

3. 直切口　直切口：横形直切口肌肉薄、缝的层次少，但上下显露不便调整；纵形直切口下端肌肉厚，缝的层次多，但是是顺着肌纤维方向切开分离的，且上下显露便于术中扩大、调整。

4. 其他切口　如 C 形切口、小弧形切口等都可以依据具体情况来选择和采用。

（三）开颅技术

成形骨瓣的铣下（干明胶海绵用于分离硬膜与颅骨的粘连）需要掌握铣刀、磨钻的正确应用。

颅底外科开颅过程中磨钻的正确使用：带冲水装置的磨钻比较科学、实用；握笔式 手持方式安全、稳定；划线样、沿磨钻侧方切线方向运动；要用磨钻侧面而不是磨头的顶端来接触要磨除的骨质。先用切削钻快速磨除颅骨外板，再用金刚砂钻头逐层磨除颅骨板障及内板；内板也可以在磨除外板及板障后用薄唇枪状咬骨钳来咬除（图 28–4A）。

关键孔的确定方法：于二腹肌沟最后点上方 1cm 内侧 1cm 处钻关键孔，神经剥离子配合干明胶小块分离硬膜与颅骨的粘连；以眶下缘和外耳道上缘连线为基线，于二腹肌沟最后点作此基线的垂直线，在垂直线上 1.2cm 钻关键孔；关键孔与乳突尖的距离，左侧为 3.4cm ± 0.4cm；右侧为 3.3cm ± 0.4cm；关键孔在乳突导静脉孔的前上方。

铣骨瓣的顺序：向后、向下、向前止于乙状窦后界，然后从上往下沿乙状窦后缘铣开（也即铣刀铣开骨窗上、内、下部，最后铣开骨窗外部，整块铣下骨瓣）。有时，为安全起见，也可以，先后以 5mm 切削钻、5mm 金刚砂、3mm 金刚砂磨头磨除骨窗外侧枕骨骨质至内板蛋壳化，最后，用神经剥离子伸入骨瓣下剥离将骨瓣取下。

开颅过程中遇到乳突导静脉出血时，可用骨蜡配合双极电凝止血；也可以，在乳突导静脉处用金刚砂磨钻配合骨蜡对导静脉孔进行轮廓化处理，最后将导静脉电凝离断（图 28–4B）。

根据乙状窦、横窦的位置，铣出合适的骨窗，磨薄窦表面及边缘的骨质后，用薄唇咬骨钳或神经剥离子将骨窗外围静脉窦表面的骨质去除，将骨窗安全扩大至最佳大小（可用术中血管多普勒血流检测仪的 Doppler 超声探头帮助判断窦的边缘，多普勒可透过薄骨片、硬膜等组织进行血管、血流的探测）。

（四）扩大骨窗

一般需要向外上扩大骨窗显露横窦、横窦 – 乙状窦转折处及乙状窦后缘；甚至需要轮廓化部分乙状窦（蛋壳法）（需轮廓化乙状窦的经扩大枕下乙状窦后入路可通过向外侧牵拉硬膜及柔软的乙状窦壁而获取更多向外侧的操作空间以及由外向内的操作视角及手术轴向）。建议以磨钻配合薄唇枪状椎板咬骨钳向外上继续去除骨窗外缘及上缘的骨质。

（五）硬脑膜开放

显微镜下于近枕骨大孔处用尖刀轻轻挑开硬膜，然后缓慢释放小脑延髓侧池脑脊液。

先缝一针硬膜，再提起来将骨窗下方硬膜切一小口（尖刀、小圆刀）（塞湿明胶海绵隔离、保护），直奔下方枕大池放液（也可作一锥状橡皮条隔离器械和脑组织）。然后沿乙状窦边缘硬膜向外上弧形剪开硬膜（图 28–5），注意与乙状窦及横窦保持 3～5mm 距离（兼顾术中显露和术毕缝合）。悬吊硬膜并向外牵拉乙状窦，增加脑桥小脑三角的显露并减少术中对小脑的牵拉需求。

硬脑膜的妥善牵拉在手术中的作用常被低估。妥善牵拉硬膜能获得的额外几毫米空间所获得的手术视野大有不同。理想的硬脑膜牵拉方法是用 4–0 的针带线沿着最接近骨窗的硬脑膜反折处缝吊，而不只是缝吊硬脑膜的边缘（缝吊硬脑膜边缘虽可防硬膜皱缩，但不一定是有利于显露的最理想方法）。

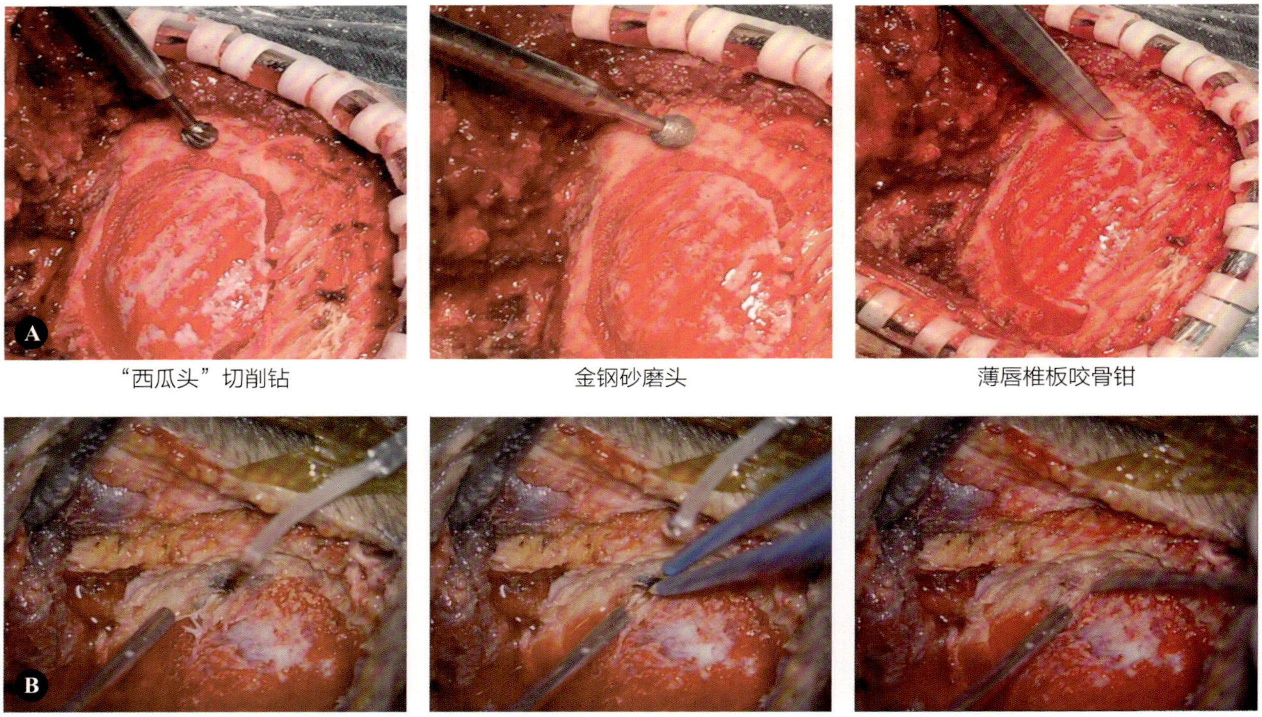

▲ 图 28-4　骨瓣开颅

A. 枕下乙状窦后入路开颅时尽量显露乙状窦后缘（左侧）；B. 在乳突导静脉处用金刚砂磨钻对导静脉孔进行轮廓化处理，最后将导静脉电凝

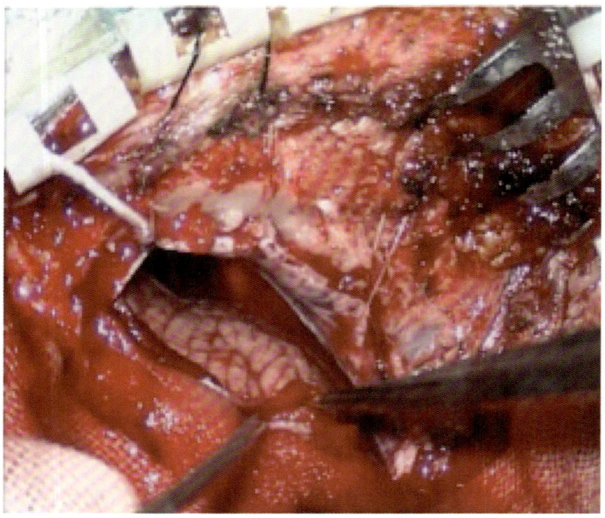

▲ 图 28-5　弧形切开硬膜并向外上悬吊（右侧、术毕见小脑半球保护良好）

硬脑膜牵拉在术中的作用有时会被低估。妥善的牵拉硬膜可额外获得 2～3mm 的显露，所获得的手术视野可能大有不同。硬脑膜妥善牵拉的一个先决条件就是要沿着颅底磨除足够的颅骨（多磨内板、骨窗外小内大、磨除面呈梯形）。

六、手术的主要步骤和方法

（一）开颅与肿瘤显露

完成开颅并切开硬膜后，打开枕大池侧角和脑桥小脑三角脑池，缓慢、分次释放脑脊液，增加术区脑组织的松弛度。必要时麻醉后术前行腰大池引流，铣开骨瓣后就可以缓慢、分次开放腰池引流共释放脑脊液 30～50ml 来增加脑组织的松弛度、减少术中对脑组织的牵拉需求，然后安全切开硬膜，动态牵拉小脑半球抵达 CPA。同时术后引流血性及炎性脑脊液 3～5 天，可降低术后颅内感染及脑脊液漏的风险。

（二）离断肿瘤基底与内减压

边离断肿瘤基底，边"掏心"作肿瘤的内减压，交替进行，最后分离肿瘤与术区神经、血管等的粘连，分块切除肿瘤。

离断肿瘤基底和游离切除肿瘤边界交替进行。自后向前电凝分离肿瘤与小脑幕岩骨后的附着处，逐渐分次阻断肿瘤的供血。脑桥小脑三角脑膜瘤往往较大，不可能在游离和切除肿瘤前，一次就切断其全部血供，只能边离断其血供，边游离和切除肿瘤。注意保持肿瘤与蛛网膜的界面，游离肿瘤时，应严格在肿瘤壁周围的蛛网膜外进行，使蛛网膜保留在小脑、脑干和脑神经、血管一侧。一般先游离并切除肿瘤下极的瘤壁，然后分离并切除肿瘤上极的瘤壁，最后游离并切除肿瘤内侧面（脑干侧）的瘤壁。

先烧灼、离断肿瘤后部的基底，然后切开肿瘤壁，在肿瘤外侧部作瘤内切除，继续显露肿瘤的脑膜附着部后，再烧灼、分离切断肿瘤基底，以减少术中出血，然后再行瘤内切除，如此循环往复。将肿瘤壁在蛛网膜外与四周组织分离，分块切除肿瘤壁。分离肿瘤内侧时应注意解剖操作层面要在脑干表面与肿瘤表面的蛛网膜之间进行，切忌操作穿破脑干表面的蛛网膜，若肿瘤与脑干粘连紧密，宁可残留薄层肿瘤，也不可强切。

（三）精湛的操作技巧

显微微创神经外科手术操作成功的关键在于术野的显露，术中由一助用精细神经剥离子或小型持瘤钳牵拉肿瘤进行配合很重要。长期磨合、配合默契、技术良好的一助是手术安全、高效进行的保障。

（四）处理肿瘤基底部

肿瘤切除后，尽可能地切除肿瘤附着的硬膜和小脑幕，且尽可能磨除肿瘤基底处受累的颅骨；如肿瘤基底切除困难者应充分电灼肿瘤附着硬脑膜。在安全的前提下尽可能达 Simpson Ⅰ～Ⅱ级切除，以减少肿瘤复发的机会。对残留肿瘤组织也应尽可能在安全前提下进行电灼。

七、实战技巧

（一）熟练掌握显微镜和神经内镜

手术显微镜和神经内镜作为显微神经外科手术的两大利器，可以通过“双镜联合”形成优势互补，更好地提高手术疗效。要善于应用神经内镜的辅助作用，术中可用 30° 神经内镜观察肿瘤切除程度，并可在神经内镜辅助下清除手术显微镜死角的残余肿瘤。对于内耳道上型脑桥小脑三角脑膜瘤的长入幕上部分肿瘤的切除，一般在 0° 神经内镜下切开小脑幕即可完美完成，切除幕上肿瘤后可清晰见到大脑后动脉、动眼神经及小脑上动脉（图 28-6）。

对于内耳道型脑桥小脑三角脑膜瘤的长入内耳道口内肿瘤的刮除，在神经内镜下也可完美完成。一般 0° 神经内镜即可完成，少数时候需用 30° 神经

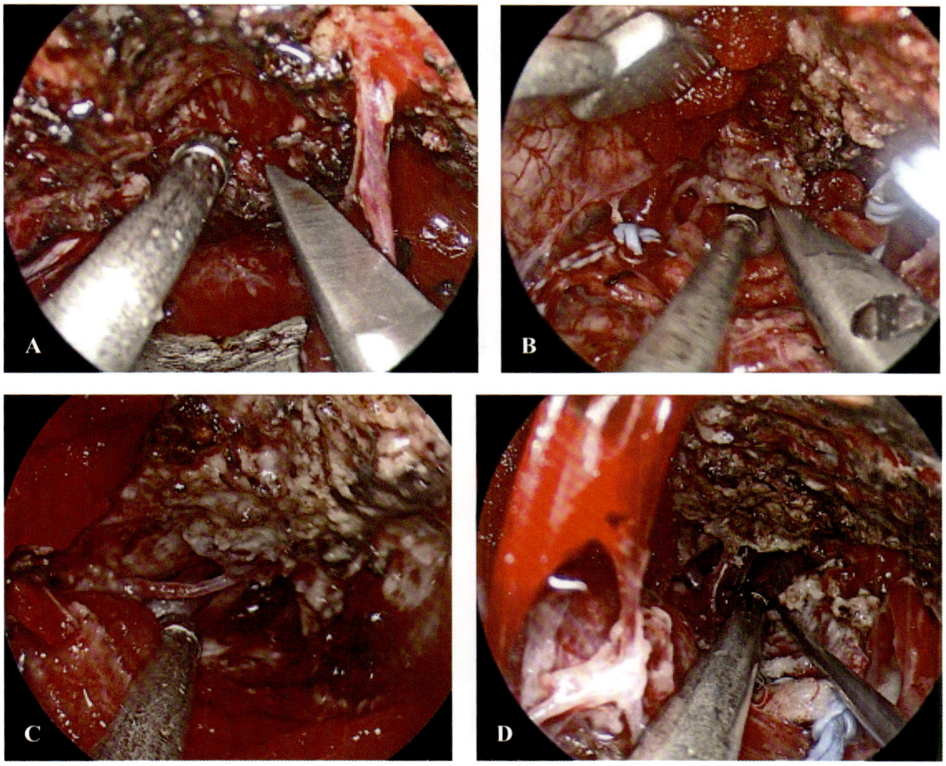

◀图 28-6　内镜辅助切除
A. 内镜下切除部分天幕、处理幕上肿瘤；B. 微型自动牵开器保护颞叶底面；C. 切除幕上肿瘤见大脑后动脉及第Ⅲ对脑神经；D. 切除幕上肿瘤见第Ⅲ对脑神经及小脑上动脉

内镜协助完成（图 28–7），必要时可考虑磨除内耳道后壁。

经脑神经内镜手术与经鼻蝶内镜手术有所不同，经脑神经内镜手术的手术通道上往往有重要神经、血管穿插其间（比如枕下乙状窦后入路术中神经内镜可能需要放置到岩静脉、面听神经等结构的深面进行手术），对神经内镜在术中的稳定性要求高，所以经脑神经内镜手术都需要有神经内镜的专用持镜臂。一般分为机械臂和气动臂，气动持镜臂更稳定、更灵活、更安全。前端带一定、不同角度的各种配套经脑神经内镜手术专用的转弯手术操作器械也是必须的，否则，术中可能会出现神经内镜下能看到但不能进行手术操作或操作后术区有出血又不能方便止血的尴尬。

（二）“动态牵拉技术”

“无脑压板牵拉技术”的前提是“脑松弛技术”的充分应用。

脑深部病变的切除，显露是前提、是关键，枕下乙状窦后入路本质上都是锁孔手术，脑松弛技术是必备基本技术，可最大限度减少术中对小脑半球的牵拉需求。术中临时降颅内压、获得良好显露的措施包括：抬高头位充分体会体位对颅内压的影响，术前摆体位时就在一定程度上抬高头位；实时调整显微镜和手术床的最佳配合位置和角度；颅骨钻孔前 0.5～1h 就用 20% 甘露醇 250ml（必要时还可加静脉推注呋塞米 20mg）；注意气道阻力、短暂过渡换气；打开骨瓣后、切开硬膜前缓慢分次、间断开放腰大池引流释放脑脊液；瘤内分块切除肿瘤；手术节奏的掌握（如可适当利用肿瘤随着脑搏动逐渐娩出、时间换空间）。

提倡利用两手正在使用的显微器械协调配合充当牵开器来显露并保护术区结构，如吸引器和 CUSA、双极电凝、显微剪刀等的交替配合。我们也不是一味盲目追求动态牵拉手术，我们提倡正确使用脑自动牵开器（使用前进行脑压板的预塑形、用海绵棉条隔离脑组织与脑压板与脑压板、定时松开牵开器并不是为了重新更重的牵拉脑组织、而是为了暂时缓解对脑组织的牵拉），但在术中尽量减少脑自动牵开器的使用时间。该用脑自动牵开器的时候果断正确使用脑自动牵开器来显露并保护术区结构，可以不用或可用可不用的时候尽量不用。

（三）合理应用超声吸引器

超声吸引器（CUSA）的合理应用（使用前要调节、协调好 CUSA 的能量、冲水、吸引和组织选择性），CUSA 用于瘤内减瘤很好，安全、高效。

（四）钝性与锐性分离相结合

保持脑膜瘤蛛网膜界面的完整性，分离、解剖时将蛛网膜留在正常组织一侧。即使是性能良好的双极也尽量少用［使用时注意双极的能量要低（术中双极的能量大小需要实时调整）、尖端要小、主刀要自己控制双极脚踏等］。

（五）硬膜严密缝合

修补、缝合硬膜前的“三板斧”：术区操作完成、止血结束后通过缓慢回升血压、降低头位、膨肺增加胸内压来检查术区止血（可检验术区有无微小动脉、静脉渗血）的确切性。

八、术中注意事项

（一）辨认脑神经

切开硬膜显露术区后，先用电极刺激器［单极

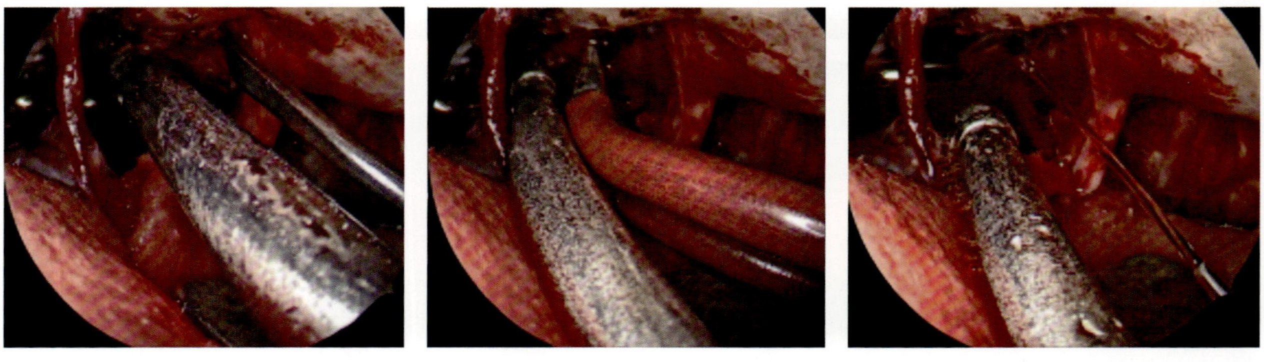

▲ 图 28–7 在 30° 神经内镜下，用精细剥离子剥除内耳道内、面神经及听神经前方的肿瘤；用前端成角转弯的双极烧灼肿瘤基底；最后冲洗内耳道

和（或）双极刺激器均可］刺激后组脑神经（如副神经）来确定刺激器监测的有效性，为全程有效的神经电生理监测的顺利实施提供基本条件。如果刺激副神经没有反应，则需检查监护系统的工作状态直至能进行有效监测为止，才真是开始术区的手术操作，这是一个非常实用的基本安全措施。

（二）保留神经的血供

术中不但要解剖保留面听神经，关键是要保护好面神经和听神经的血供。脑桥小脑三角脑膜瘤多不与周围神经（面神经和听神经、三叉神经、后组脑神经）紧密粘连，术者可以锐性分离肿瘤与面听神经的粘连并加以保护，同时将肿瘤自神经缝隙间切除。原则是首先寻找并保持蛛网膜界面，力求始终在蛛网膜间隙进行精细的分离解剖，这时需要调大放大倍数，术者应该耐心坐下来使用托手架稳定地进行操作。

（三）脑干侧肿瘤的处理

脑干侧肿瘤应该留在最后处理。如果剥离肿瘤与脑干的粘连时，发现脑干诱发电位的Ⅲ和Ⅴ波的潜伏期和（或）峰间潜伏期明显延长和（或）波幅明显降低，甚至麻醉医生监测到有生命体征的波动改变，则应该暂停该部位的手术操作；等待一段时间后若Ⅲ和Ⅴ波的潜伏期和（或）峰间潜伏期延长和（或）波幅降低没有好转迹象则要考虑残留少许肿瘤及其包膜于脑干上，留待术后综合治疗，以确保患者的手术安全和术后良好的神经功能。

（四）术区静脉的保护

大家现在都十分重视对术区静脉血管的妥善保护。岩静脉是脑桥小脑三角最大、最常见的引流桥静脉，要特别小心对岩静脉的分离与保护。若不慎发生岩静脉的损伤，建议一定耐心的采用压迫止血的方法处理，且注意不要把静脉压闭了。仔细的手术操作下不可能一下子出现大的静脉破口，较小的静脉破口完全可以用止血纱布包裹压迫、并适时更换外围辅助压迫的小棉片、最终等待破口处止血纱布上形成小的凝血块即可完成止血过程。不要盲目烧灼止血以免静脉破口进一步扩大；不要轻率决定牺牲该损伤的静脉。单支型粗大岩静脉的离断性损伤或进行了电凝灼闭可能带来术中脑组织张力增加影响术区显露和手术的进一步完成；还可能带来灾难性的术后小脑半球淤血性出血，这种情况下术中应及时扩大骨窗、术毕减张扩大缝合硬膜、术中术后严密观察术区情况并积极做好行颅后窝减压的准备。

九、避免并发症的技巧与补救措施

（一）团队密切配合

主刀及其团队密切无间配合，根据术中电生理监测结果及术中具体发现（术中重要结构的辨识）及时调整手术节奏和步骤，是避免并发症的最重要措施之一。手术医生、神经电生理医生、麻醉医生及手术室相关人员组成的监护团队密切协作，保障切实有效的神经电生理监护：脑神经功能可用肌电图监测；脑干功能可用 BAEP 监测；术中越小的刺激即可诱发肌电证明刺激器距离监测的神经越近；术毕越小的刺激即可诱发肌电证明该神经功能保留得越好。全程有效的神经电生理监测对保护术区神经功能尤为重要（自发及诱发肌电、脑干诱发电位等）。术中需要分辨清楚面神经与肿瘤的走行和毗邻关系，应自觉使用面神经电生理监测，尽可能准确分辨出面神经以及确定术中停止分离操作暂停、甚至结束手术的时机。尽可能保护好术区神经血管，特别是面神经、术区小脑下前动脉、小脑下后动脉、岩静脉等，更不能损伤脑干。

监测设备有既能监测肌电图又能监测诱发电位（体感诱发电位、脑干听觉诱发电位）的多功能监护仪，也有主要用于检测神经自发及诱发肌电的面神经监护仪。术中监测者掌握低刺激量和及时准确地提供电生理信号的有临床意义的变化是达到术中监测目的关键。术中健侧 BAEP 的Ⅰ～Ⅴ、Ⅲ～Ⅴ峰间潜伏期是脑干功能的重要监测指标。术中出现爆发自由肌电报警可以提示脑神经的位置，电刺激器的诱发肌电可探测神经走行，为手术时避免损伤神经提供科学依据。术中神经电生理监护增加了手术的科学性、安全性。因为患者术后的生存质量重于肿瘤全切，术中神经电生理监护可能会导致手术医生倾向于残留相对较多的肿瘤。如何平衡好这些矛盾，使患者的利益最大化有待不断摸索。外科医生最难掌握的是手术的“度”，这是外科医生一辈子的事。

（二）神经端－端吻合

对于脑桥小脑三角脑膜瘤的显微神经外科手术来讲，一般不可能离断性损伤面神经。若万一术中发现面神经不幸被离断了，只要断端没有张力，则术中立即行面神经断端无张力吻合术。若发现断端有张力，无法直接吻合，则手术结束时即行面神经－舌下神经或面神经－咬肌神经吻合术。对于面神经的非离断性损伤，术后进行面神经及有关肌肉电生理检查动态测定面神经的功能：①面神经兴奋性测验；②面神经肌电图；③面神经传导速度试验。根据具体情况决定是否进行面神经修复手术和手术时机。术后面神经修复手术包括面神经－舌下神经或面神经－咬肌神经吻合术或移植术，亦有学者报道用跨面神经移植合并游离肌肉移植，以及带血管神经肌瓣移植等。术后配合面部按摩及理疗可促进功能恢复，防止面肌萎缩和纤维化。

（三）预防静脉和静脉窦损伤

术中预防深部静脉及术区静脉窦的损伤比损伤后的处理措施更重要。静脉窦若有损伤，可尝试调小双极电凝能量后，用双极稍加电凝（注意此操作有破口扩大的风险）；可用吸收性明胶海绵（或止血纱）加棉片盖压止血；可将一小薄片肌肉组织缝合于破口周围的硬膜上压迫止血。

（四）预防脑脊液漏和皮下积液

脑脊液漏、枕下积液重在预防：术前应充分评估岩骨、乳突气房气化程度，术中打开的岩骨、乳突气房要用骨蜡严密封堵；手术结束时确切严密不透水的“水密缝合”硬脑膜、还纳并固定骨瓣；逐层、部分垂直重叠缝合肌肉，切口适当加压包扎；拔除术区引流管后伤口可继续适当加压包扎数日。

综上所述，随着现代显微微创神经外科手术理念及技术的不断进步，神经影像术前诊断及术中影像融合导航技术的不断提高，术中多模态神经电生理监护的不断深入，脑桥小脑三角脑膜瘤是能够在最大限度保留神经功能的前提下尽可能做到较为彻底的手术切除以求获得根治的疾病。术后对患者进行系统化神经功能康复治疗及训练的有力支撑，同时，根据随访术中不得已残余的少许肿瘤的变化情况适时考虑补充立体定向放射外科治疗，脑桥小脑三角脑膜瘤以外科手术治疗为主的综合治疗将有更为优良的治疗前景。

典型病例

赵某某，女，54 岁（图 28–8 至图 28–10）。主诉“唇周麻木 3 个月，右侧面部针刺样疼痛 1 周”入院。体格检查：右侧面部痛觉稍减退，双侧听力基本对称，余无特殊。术中手术过程：①经鼻气管内插管全麻成功后，置腰大池引流，取左侧侧俯卧位，右侧耳后 S 形切口，成形骨瓣入颅。沿乙状窦弧形切开硬膜前开放腰大池引流，缓慢引流脑脊液约 30ml 后夹闭。②经采取多种联合降颅压措施，达较满意脑松弛后，逐渐进入术区；烧灼肿瘤背外侧基底并作瘤内减压，切除部分背侧肿瘤后，见肿瘤长入内耳道口（面听神经在肿瘤的下前方）；显微镜下刮出内耳道内肿瘤并烧灼肿瘤内耳道内的基底硬膜。③继续用 CUSA 行瘤内减压后，烧灼天幕裂缘见肿瘤突入幕上；显微镜下分块切除肿瘤上极后见三叉神经，幕上蛛网膜保留完整；最后分离肿瘤与脑干粘连全切肿瘤后见滑车神经、脑干、小脑上动脉、三叉神经保护良好。④显微镜下分块全切肿瘤（Simpson Ⅰ级）。术毕三叉神经、术区小血管、面神经和听神经、小脑半球均保护良好。出院时情况：患者术后 2 周出院。出院时患者微笑、闭眼、睁眼、伸舌均好，双侧听力同术前。唇周麻木及右侧面部针刺样疼痛基本消失。

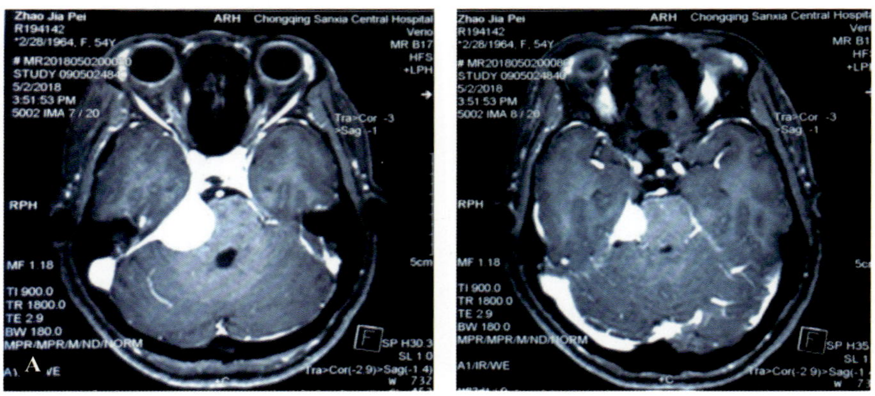

◀ **图 28–8 术前影像检查**
A. 术前患者头颅 MRI 增强（轴位）见右侧 CPA 脑膜瘤

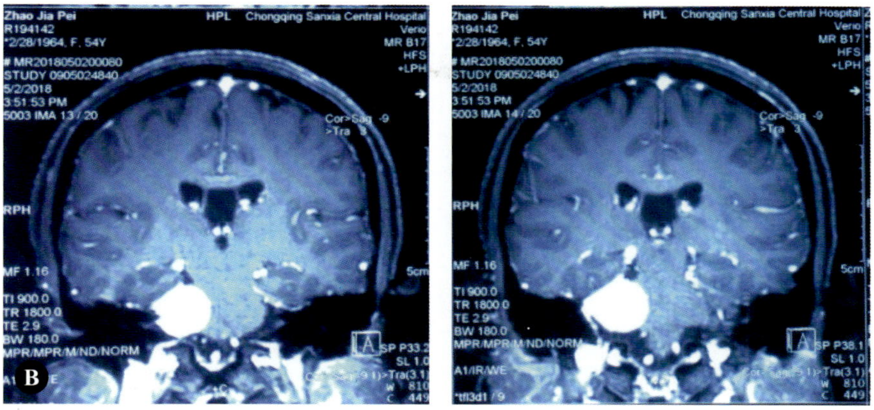

◀ **图 28-8（续）　术前影像检查**

B. 术前患者头颅 MRI 增强（冠状位）见右侧 CPA 脑膜瘤

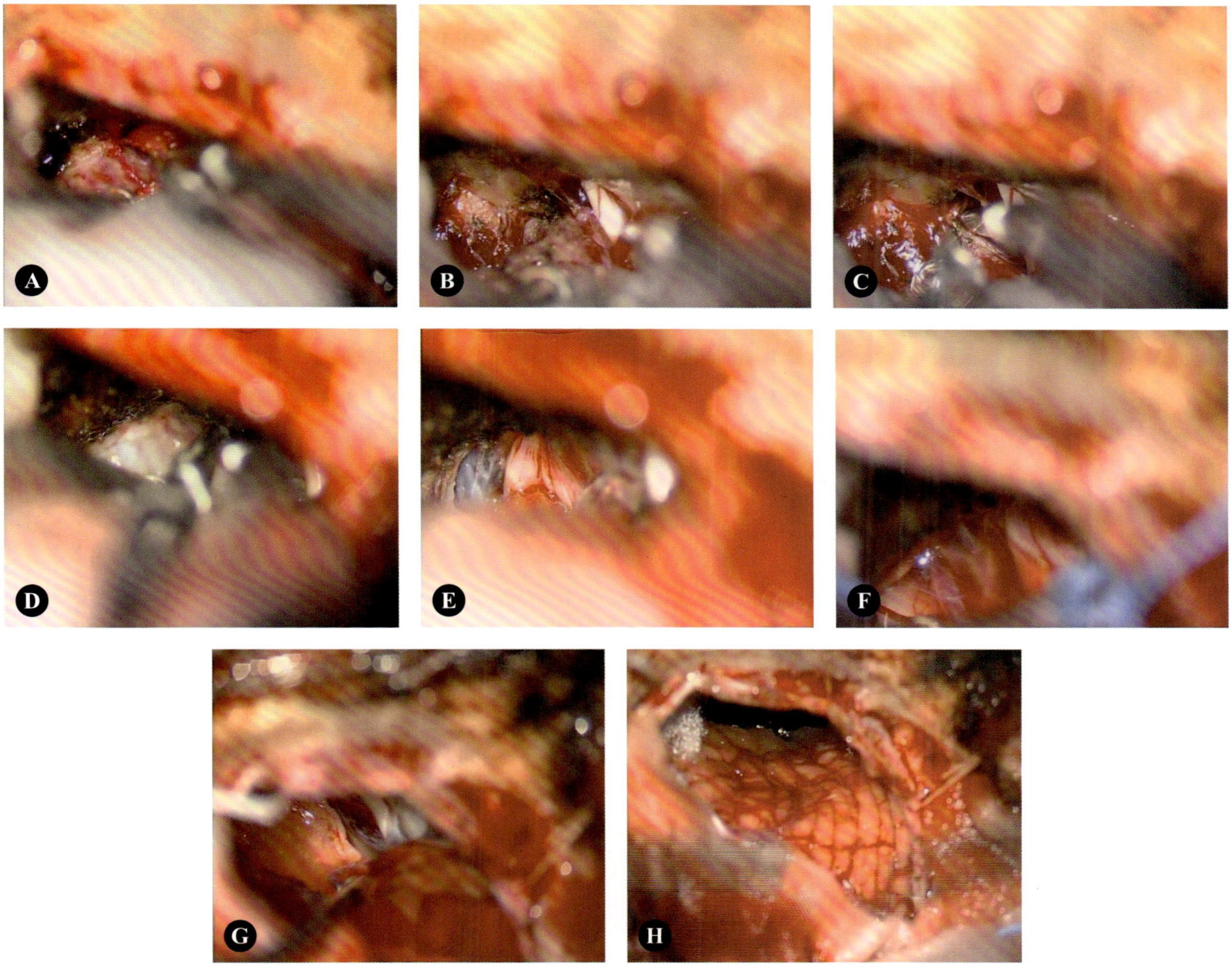

▲ **图 28-9　术中关键步骤**

A. 烧灼肿瘤背外侧基底并作瘤内减压，切除部分背侧肿瘤后；见肿瘤长入内耳道口（面听神经在肿瘤的下前方）；显微镜下刮出内耳道内肿瘤并烧灼肿瘤内耳道内的基底硬膜。B. 显微镜下分块切除突入幕上的肿瘤上极后；见三叉神经，幕上蛛网膜保留完整；最后分离肿瘤与脑干粘连全切肿瘤后由上向下依次可见滑车神经、脑干、小脑上动脉、三叉神经。C. 术毕见三叉神经、术区小血管、面听神经均保留完好；小脑半球保护完好。D 至 F. 显微镜下分块切除突入幕上的肿瘤上极后，见三叉神经，幕上蛛网膜保留完整，最后分离肿瘤与脑干粘连全切肿瘤后由上向下依次可见滑车神经、脑干、三叉神经。G 和 H. 术毕见三叉神经、术区小血管、面听神经均保留完好，小脑半球保护完好

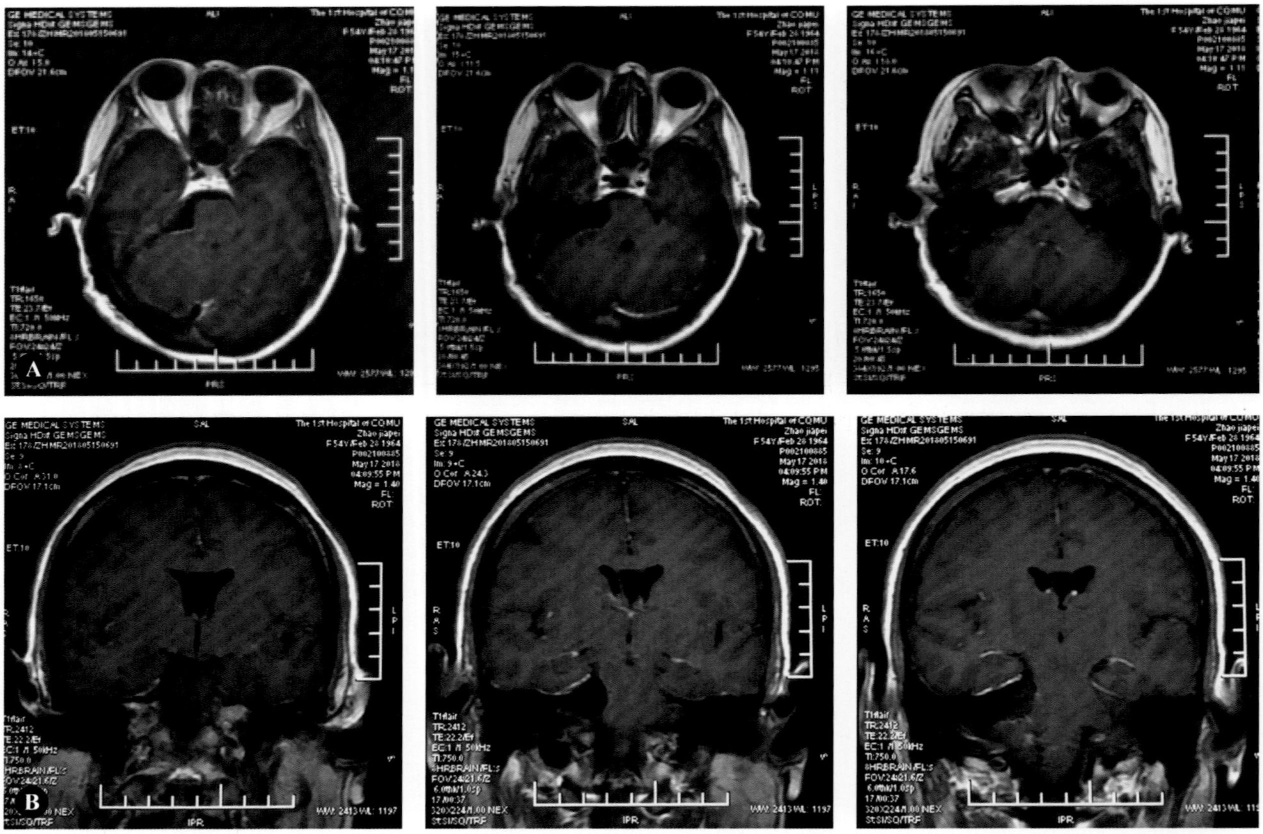

▲ 图 28-10 A. 增强轴位，术后 1 天患者的头颅 MRI 增强（轴位）见肿瘤全切，术区无明显脑水肿表现；B. MRI 增强（冠状位）见肿瘤全切（Simpson Ⅰ级）

（钟　东）

第 29 章　Meckel 腔脑膜瘤的手术要点

Meckel 腔（MC）为颅中窝中、后部的硬脑膜陷窝，包含三叉神经节及蛛网膜下腔的三叉神经池。起源于 MC 内的原发性肿瘤少见，约占颅内肿瘤的 0.5%，以脑膜瘤和神经鞘瘤最常见。其中约 1/2 是三叉神经鞘瘤，其次为脑膜瘤、表皮样囊肿等。

Meckel 腔脑膜瘤多数起源于 Meckel 腔颅口周围硬膜缘，亦可起源于 Meckel 腔内的硬膜。起源于 MC 的原发性脑膜瘤约占颅内脑膜瘤的 1%。肿瘤可同时向 Meckel 腔和脑桥小脑三角池生长，不侵袭海绵窦。三叉神经、面神经和听神经功能障碍是早期和最常见的症状和体征，易于早期发现，其次是动眼神经麻痹。同时累及 MCF 和 PCF 的 MC 脑膜瘤是一个特殊的挑战，术者要正确平衡手术切除的程度与手术相关并发症之间的关系。

一、Meckel 腔及其相关解剖

（一）Meckel 腔的显微解剖

Meckel 腔（MC）是位于颞骨岩尖部、海绵窦后部的外下方，岩尖的两层硬脑膜之间的一个空间，是颅后窝向颅中窝后内侧部分突入的硬脑膜陷窝，包括半月形的三叉神经节、三叉神经池和节后三叉神经根。

1. Meckel 腔的命名　1748 年，Meckel 腔首次由德国解剖学家 Meckel JF（1781—1833）描述，并于 1832 年在其解剖著作中详细描述了三叉神经的行走过程，该神经走行的特殊硬膜管道从颅后窝伸向颅中窝的后内侧，其中包裹着三叉神经节，称之为 Meckel 腔。硬脑膜由此孔向前下延伸形成 Meckel 腔的硬膜壁，向后与颅后窝硬脑膜相延续。三叉神经干呈扁平状向前进入 MC，与三叉神经孔形态基本一致。Meckel 腔内蛛网膜为薄纤维膜，位于硬脑膜内侧，向前与三叉神经节前半部结合较紧密，并逐渐变薄弱，向后与颅后窝蛛网膜相延续。

2. 三叉神经池　Meckel 腔越过岩上缘后扩大呈囊状，形成一个硬脑膜和蛛网膜套，包绕三叉神经根和三叉神经节；伴随的蛛网膜在 Meckel 腔后部膨大形成三叉神经池，呈卵圆形。三叉神经在进入 Meckel 腔时，蛛网膜随之进入腔内，包绕神经根，直达三叉神经节处。在三叉神经节的上面，蛛网膜腔隙一般延伸到神经节的中部并与包绕神经节的结缔组织融合，从而阻断蛛网膜下腔的进一步延伸；在神经节的下面，蛛网膜一般延伸至神经节的中部稍前方与神经节融合，蛛网膜下隙可沿下颌神经延伸至三叉神经节的近侧 2/3 部。三叉神经在进入 MC 前，与岩尖交叉呈 60° 角。神经纤维在腔内（丛状部分）疏松。

3. Meckel 腔的解剖位置　Meckel 腔位于颞骨岩骨尖部，内耳道上方 7mm，Dorello 管外 6mm。其前端接近中线，后端则贴近岩骨嵴，长轴走行的方向略偏离岩骨嵴长轴的方向。Meckel 腔位于后海绵窦的下、外侧（图 29-1）、小脑幕附着缘和岩上窦内下方。岩上窦在接近 Meckel 腔口时，走行于其外侧壁的两层硬膜内，继而汇入海绵窦后部。

4. Meckel 腔颅口　Meckel 腔的颅口刚好在岩上窦的下方，显微镜下颅口大致呈狭长的卵圆形，在岩部上缘处其平均宽度为 4.9mm ± 2.0mm。Meckel 腔颅口上端到 Dorello 管口的距离为 6.99mm ± 1.30mm，下端至内耳道、岩静脉、岩上窦 - 乙状窦交点的最近距离分别为 9.80mm ± 1.61mm、9.40mm ± 1.65mm、38.41mm ± 2.49mm。Meckel 腔颅口下端至内耳道、岩静脉、岩上窦 - 乙状窦交点的最近距离分别为 9.80mm ± 1.61mm、9.40mm ± 1.65mm、38.41mm ± 2.49mm。岩上静脉汇入岩上窦的位置变化多样（图 29-2）。

5. Meckel 腔的大小　Meckel（MC）腔是一条长约 9.5mm 的隧道形硬膜下腔或裂孔，包含三叉神经根部和三叉神经节（GG），最长径为

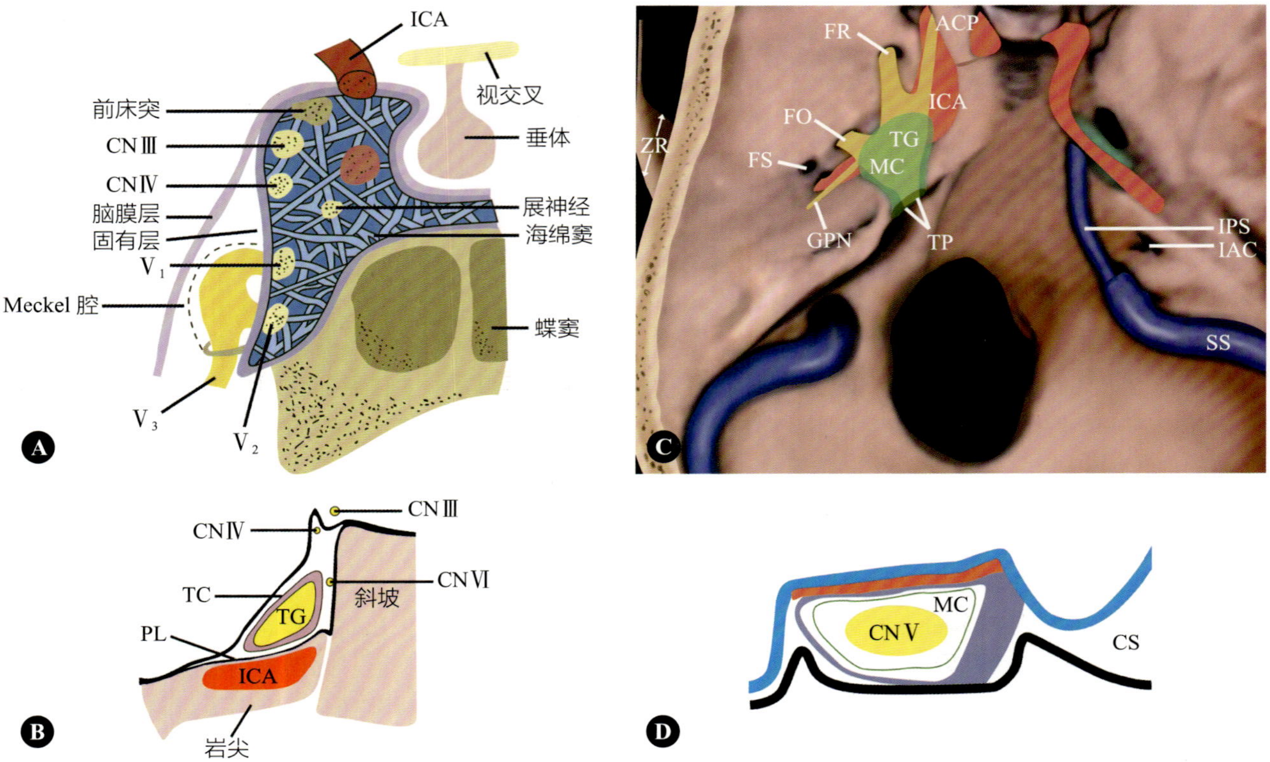

▲ 图 29–1　**Meckel 腔的解剖**

A. Meckel 前部冠状位，顶部与海绵窦外侧壁的外层相连；B. MC 后部与脑神经的关系；C. 轴位显示 MC 相关的解剖标志；D. MC 的壁，硬脑膜骨膜层（黑色）沿着岩尖，覆盖三叉神经压迹，继续向内侧延续构成后 CS 的底。颅中窝硬脑膜脑膜层（蓝色）覆盖岩骨，形成 MC 顶壁的最外层。在脑膜层下面，有一层特征性的不透明纤维组织（红色）覆盖在 MC 腔，该纤维层起源于三叉神经孔处的小脑幕，并与三叉神经轴平行向前，并终止于 GG 的后缘，跨越 MC 顶的整个长度和宽度

MC. Meckel 腔；ICA. 颈内动脉；PL. MC 骨膜层；TC. 三叉神经池；ML. MC 脑膜层；CN. 脑神经；TG. 三叉神经节；TP. 三叉孔；GPN. 岩大神经；hf. 面神经裂孔；FS. 棘孔；FO. 卵圆孔；FR. 圆孔；ACP. 前床突；SS. 乙状窦；ZR. 颧弓后根；IPS. 岩下窦；IAC. 内耳道；*. 岩骨脊外侧缘

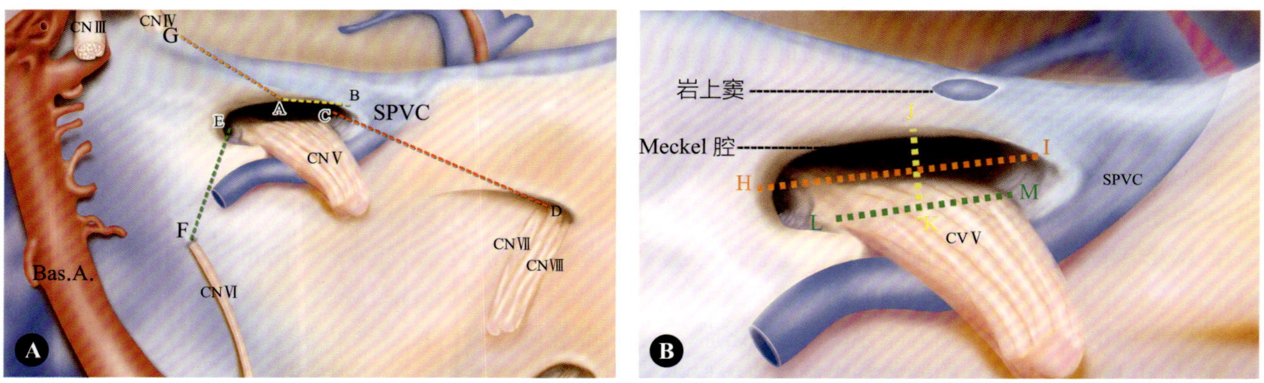

▲ 图 29–2　**岩上静脉汇入点（SPVC）的位置变化**

A. SPVC 在 Meckel 腔的外侧汇入岩上窦。从 Meckel 腔顶部中点（A）到 SPVC 汇入岩上窦的入口（B）点之间的距离。从 C 点（三叉神经 Meckel 腔颅口外侧缘）点到 D（面神经在 IAM 的内侧界）点和 E 点（三叉神经 Meckel 腔颅口内侧界）到 F（展神经穿过斜坡硬脑膜）点的测量值，分别是 13mm。滑车神经进入天幕（G 点），距 Meckel 腔顶部中点（A 点）平均 7mm；B. Meckel 腔底的放大图。Meckel 腔的宽度（H 至 I）约为 8mm，其中点（J 至 K）的高度平均为 3mm。三叉神经在入 Meckel 颅口处（L-M 线）的宽度为 5mm。A. 动脉；Bas. 基底动脉；CN. 脑神经

9.53mm ± 1.66mm，最宽径为 2.99mm ± 0.43mm。Janjua（2008）解剖发现MC内侧壁平均长16.7mm，外侧壁长13.5mm。从MC颅口到三叉神经节的后缘的平均长度为11.8mm。三叉神经眼支的远端至三叉神经节的前缘的平均长度为19.4mm，三叉神经上颌支为12.3mm，三叉神经下颌支为7.4mm。

6. Meckel腔的壁　Meckel腔像三指的手套，套着三叉神经根、节、分支伸入颅中窝硬膜间腔内，直至它们各自的出颅孔。颅中窝底硬膜在三叉神经压迹处分为两层，形成Meckel腔，经三叉神经根孔与颅后窝相通（图29-1D）。

Meckel腔壁由颅中窝、颅后窝硬膜延续而形成，提供了一个颅中窝和颅后窝之间的自然通道，可分为上、下、内、外、前、后六壁，其内包含三叉神经半月神经节及蛛网膜下腔的三叉神经池。外侧壁由两层硬膜构成，外层为颅中窝硬膜，内层为小脑幕的延续，两者之间有岩上窦走行，后者汇入海绵窦。内侧壁的上半部分，由海绵窦（CS）的内层形成；下半部分由岩舌韧带和岩尖上的三叉神经压迹构成，内侧壁分隔三叉神经与颈内动脉海绵窦始段。内侧壁前部与颈内动脉海绵窦段后升部相邻，并夹第Ⅳ对脑神经，也有少量结缔组织相连；内侧壁后部与颞骨岩尖部的骨膜相贴。内、外侧壁之间的硬膜汇合在一起形成了前、后壁。前壁和上壁与海绵窦后部静脉间隙相邻，MC顶的硬脑膜比中颅底的硬脑膜厚，覆盖着从小脑幕到神经节的纤维组织。在MC的硬脑膜套和CS的静脉间隙之间，在天幕和CS的底之间45%的人有一个分隔的纤维壁。MC底壁的硬脑膜沿颅中窝的神经孔走行，与颅外骨膜连续。

Meckel腔上、下壁附着神经节的部位有所不同，中颅凹硬膜外手术入路可清晰显露Meckel腔及其邻近的三叉神经第2、3支、岩骨ICA水平段和岩大浅神经等结构；三叉神经鞘瘤、起源于Meckel腔的肿瘤，如脑膜瘤、胆脂瘤等，海绵窦肿瘤，或从后颅凹侵入Meckel腔的肿瘤，通过中颅凹硬膜外手术入路能扩大术野，显露肿瘤。涉及海绵窦后部手术时，在Meckel腔后上方可阻断岩上窦与海绵窦的交通，抬起Meckel腔底的硬膜，充分显露肿瘤；并能在Meckel腔后外侧，平行岩浅大神经，磨除部分颞底骨质扩大显露颈内动脉水平段，对海绵窦内手术行颈内动脉的远端控制；若肿瘤累及岩斜区，适当扩大圆孔、卵圆孔，抬起Meckel腔底的硬膜，磨去岩骨尖，可由中颅凹进入岩斜区切除肿瘤。

7. Meckel腔内部解剖　Meckel腔是包绕三叉神经根和三叉神经节后半的硬脑膜和蛛网膜之间的袖套，经三叉神经孔与桥前池相延续。其内容纳半月形的三叉神经节和三叉神经池。打开硬膜间隙，可清晰显露Meckel腔及三叉神经节分支。Meckel腔位于包被在三叉神经节后半、感觉根上下面的硬脑膜和蛛网膜之间，是颅后窝的硬脑膜和蛛网膜在靠近颞骨岩部尖端、小脑幕附着缘和岩下窦下方，向颅中窝凸出形成的隐窝。Meckel腔可分为上、下两部分，即位于三叉神经根、节上面的上腔和位于根、节下面的下腔；上腔的上壁由硬脑膜和蛛网膜在岩上窦的下方反折，经三叉神经根、三叉神经节的浅面向前延伸，蛛网膜延伸至三叉神经节的中部，和包绕神经节的结缔组织相互融合，硬脑膜层至前2/3，两处硬脑膜融合，共同构成上腔的上壁；下腔的下壁由硬脑膜和蛛网膜在岩上嵴的上方反折，经三叉神经根和三叉神经节的深面向前延伸。

上、下腔蛛网膜层的附着线是不规则的，在显微镜下观察呈锯齿状。上壁蛛网膜呈锯齿状附于神经节的中线，硬脑膜层附于神经节的前2/3；下壁蛛网膜附于神经节的后2/3，并于神经膜融合，阻止蛛网膜下腔持续延伸。在三叉神经节前半的四周，伴随神经节的蛛网膜变得很薄弱，硬脑膜则将3个分支相对紧密地包绕着，最后与神经外膜相延续。其中硬膜与三叉神经的眼神经支包绕最紧密，不易将其解剖分离。

8. 三叉神经节　位于Meckel腔内，呈半月形或三角形，其表面覆盖有蛛网膜，此蛛网膜包绕三叉神经形成蛛网膜下腔的三叉神经池。Meckel腔前部是三叉神经节的前半和三叉神经的三大分支，在眼支和上颌支的夹角处，眼上静脉注入海绵窦。Meckel腔后部是三叉神经后半和三叉神经根，通过三叉神经池与蛛网膜下腔相通，故三叉神经根和三叉神经节的后半浸泡在脑脊液中。三叉神经节前部松散，由多根神经纤维组成；后部紧密，汇集形成三叉神经感觉根，并与颅后窝的三叉神经桥池段相延续。三叉神经运动根与感觉根一同进入Meckel腔，运动根位于三叉神经节的深面，并随三叉神经下颌支（V_3）经卵圆孔入颞下窝。

9. Meckel 腔临床意义 发生 Meckel 腔的肿瘤，通过此腔向前可向三叉神经分支生长，向后可向颅后窝生长，向内可侵袭海绵窦。颅后窝肿瘤通过三叉神经池向 Meckel 腔生长时，将三叉神经移位后切开 Meckel 腔内侧壁，可扩大自后方进入海绵窦的视野。

（二）岩上静脉

岩上静脉的支流构成了幕下最大的静脉引流通道（图 29–2），岩上静脉复合体（SPVC）是颅后窝的主要引流系统，损伤后的严重并发症的发生率为 0.01%～7%。

1. 根据 SPV 汇入岩上窦的位置分型 岩上静脉复合体（SPVC）在 Meckel 腔中点 1cm 的范围内汇入岩上窦（SPS）。根据 SPV 汇入岩上窦的位置将 SPVC 引流方式分为 3 型（图 29–3）：①Ⅰ型：SPVC 在内耳门的上方和外侧汇入到 SPS，是较常见的类型（19%）；②Ⅱ型：在 Meckel 腔的三叉神经的外侧和内耳门面神经的内侧之间汇入 SPS，这一区域的距离约为 13mm 的距离，是最常见的类型（72%）；③Ⅲ型：在 Meckel 上方或内侧汇入 SPS，是最少见的类型（9%）。

颞下经幕入路（有或无硬膜外岩前入路）理想的 SPVC 是Ⅰ型。在 SPVC Ⅲ型和位于 Meckel 腔附近的 SPVC Ⅱ型病例中，颞下经天幕入路的工作空间明显有限。相反，乙状窦后 – 内耳道上入路的理想 SPVC 类型为Ⅲ型，然而术中必须在大多数 SPVC 为Ⅰ型和Ⅱ型进行操作，以便沿着 Meckel 腔和颅中窝硬脑膜进行满意的手术显露。这一分类对手术显露的影响可能有助于规划沿岩尖的入路，并可能降低静脉并发症的发生率。

2. 根据 SPV 属支分类 SPVC 变异性较大，1 个 SPV 最常见，有一个非常短的 SPV 主干。SPVC 有 2 个 SPV 也较常见，很少有 3 个 SPV，缺少 SPV 是非常罕见的（图 29–4）。多个 SPV 总是在不同的点汇入到 SPS 中。超过 3/4 的个例中，有 2 个

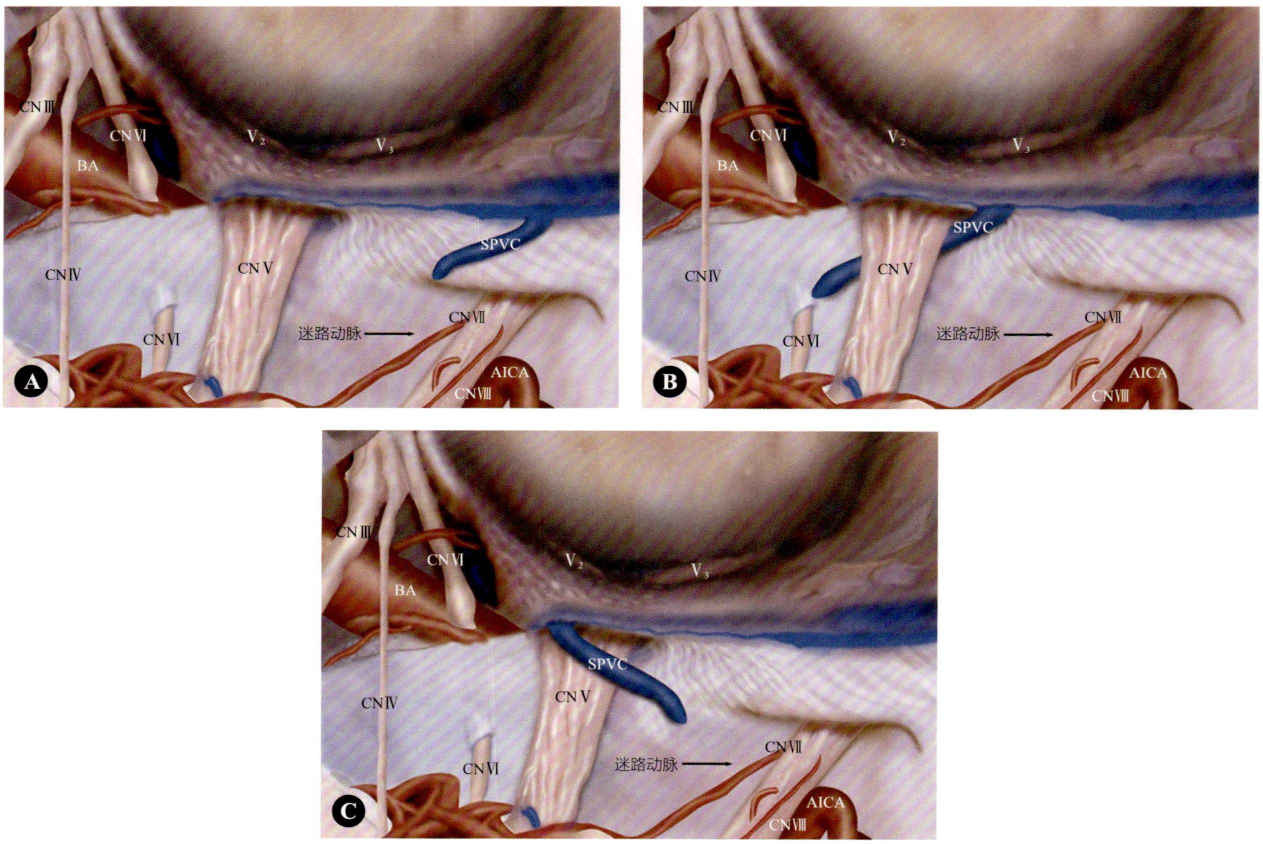

▲ **图 29–3 岩上静脉复合体（SPVC）的分类**

A. Ⅰ型；B. Ⅱ型；C. Ⅲ型

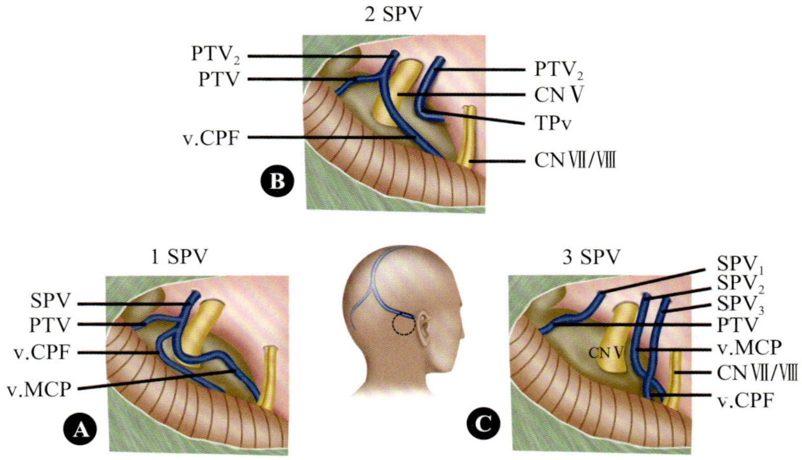

◀图 29-4　岩上静脉复合体（SPVC）的三种主要模式

A. 1SPV：一个主干 SPV，主要接收 3 个汇流分支，这是 SPV 中最常见的 SPVC 配置；B. 2SPV: 有两个 SPV，共接收三个主要分支，其中一个 SPV 直接汇入 SPS，另一个 SPV 接收二个分支，也是比较常见的情况；C. 3SPV: 有三个 SPV 分别汇入 SPS。ALMv. 前外侧缘静脉；PTv. 桥静脉；SPS. 岩上窦；SPV. 岩上静脉；SPVC. 岩上静脉复合体，SPV1. 一支 SPV 主干；SPV_2. 二支岩上静脉；SPV_3. 三支岩上静脉；TPv. 桥横静脉；v.CPF. 桥脑小脑裂静脉；v.MCP. 桥静脉小脑中脚；V. 三叉神经；Ⅶ/Ⅷ. 面神经 / 听神经

SPV 有 3 个直接属支，或者一个 SPV 有 2 个、3 个或 4 个直接属支。因此，如果手术显露改善是必要的，牺牲其中一个属支可能是安全的。有时多达 5 个可能的主要支流：小脑延髓裂静脉（v.CPF）、小脑中脚静脉（v.MCP）、桥脑三叉静脉（PTV）、桥横静脉（TPv）和前外侧缘静脉（ALMv）。

3. SPV 对手术野的干扰　SPV 干扰手术野的频率与 SPV 属支数目的增加成正比，SPV 的数量与干扰手术野的直接支流的数量成反比（图 29-5），这可能是因为 SPV 越少，越直接流向同一点汇合，即 SPV。在 90% 的病例中，至少有 1 条直接支流干扰了手术入路；其中一半有 2 条支流。但 TPv 除外，因为行走在前内侧，这使得它通常位于远离手术野。虽然 SPVC 的支流通常会阻碍手术显露，但在许多情况下，通过充分的脑组织松解和小心地在其中间通道操作，利用有限的手术通道保留 SPVC 属支是可能的。如果需要的话，解剖蛛网膜上的静脉也可以使静脉轻微收缩，以拓宽操作通道。

4. 手术入路与 SPVC 的关系

(1) 颞下经幕入路与 SPVC 的关系。采用 MacDonald（1998）等描述的改良天幕切口，包括沿岩上窦的 2 个单独切口（图 29-6）。第一个切口开始于滑车神经进入天幕边缘的后方，并在外侧和斜后方继续切开，平行于岩上窦。第二个切口垂直于第一个切口，从 Meckel 腔的水平开始，向前和横向指向三叉神经外侧缘 V_3。第二个切口在 Meckel 腔附近横穿岩上窦。然后小心地将带有滑车神经附着的天幕瓣翻向前方固定，以确定和保留 SPVC 的可能位置。

在Ⅲ型 SPVC 的病例中，SPVC 在三叉神经进入 Meckel 腔的外侧缘的内侧或上方界的上方汇入 SPS，在不牺牲静脉复合体的情况下，不可能继续在内侧解剖并显露桥前池。Ⅱ型 SPVC，在 Meckel 腔三叉神经外侧和内耳门面神经内侧之间 SPVC 注入 SPS，Meckel 腔到 SPVC 进入 SPS 入口点的距离是决定静脉最终结局的最重要的因素。随着此距离的减小，保存 SPVC 的机会成比例地减少。Ⅲ型

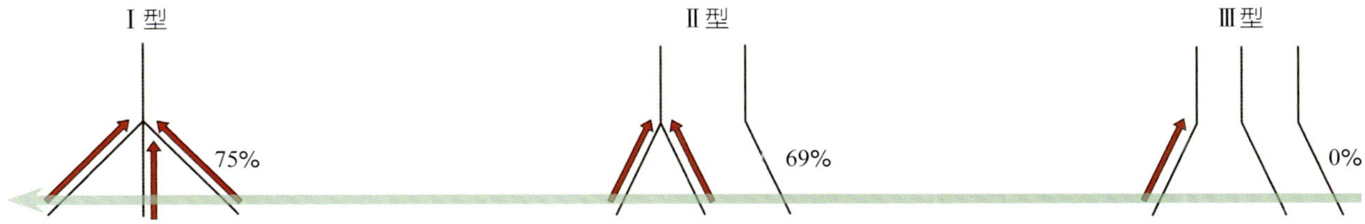

▲图 29-5　表示从左到右分别有 1、2 和 3 个主干 SPV，共有 3 条支流。超过 1 条支流的手术野干扰发生率（以百分比表示）与 SPV 的数量成反比（如绿色箭所示）。红色箭头显示汇入 SPV 的支流数量

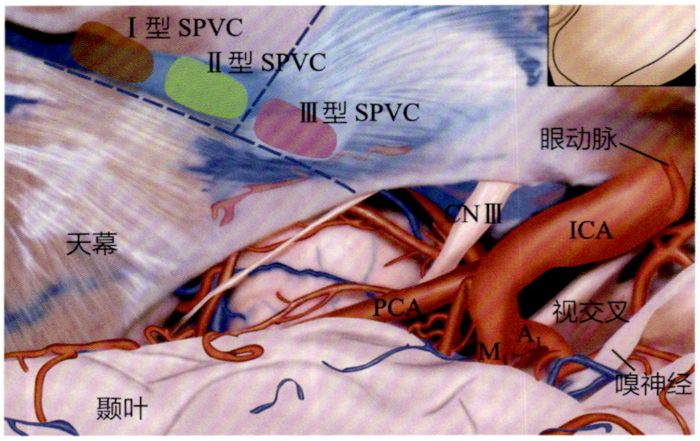

▲图 29-6 岩上静脉复合体（SPVC）引流方式对操作空间的影响

SPVC 和在 Meckel 腔三叉神经外侧限 1cm 内 SPVC 进入 SPS 的Ⅱ型的病例中，颞下经天幕入路至脚间池和桥前池的操作空间明显受限。颞下经天幕入路的理想 SPVC 为Ⅰ型，SPVC 在内耳门面神经内侧界的外侧的上方或外侧汇入 SPS。

(2) 乙状窦后－内耳道上入路。乙状窦后入路在岩骨嵴边缘的浅槽和形成三叉神经孔上缘的硬脑膜中显露出内耳道上结节上方的 SPS。SPS 从横窦和乙状窦交界处向内侧延伸，并与三叉神经孔内侧的海绵窦相连。SPS 沿岩骨嵴边缘的沟道在内耳道上结节上方。沿内耳门内侧磨除内耳道上区骨质，直到满意显露 Meckel 腔和颅中窝后部的硬脑膜窝。在磨除内耳道上区的骨质过程中，尽一切努力不干扰 SPVC 汇入 SPS 的汇入处。从小脑或小脑幕上分离、解剖游离 SPVC 是有限的，因为技术难度更多地取决于静脉复合体的终止位置，而不是其沿小脑的走行。

Ⅰ型 SPVC，SPVC 在内耳门上方或外侧汇入 SPS，不可能在不牺牲静脉复合体的情况下完成内耳道上区的骨质磨除，而获得 Meckel 腔和颅中窝后部的硬脑膜满意的显露；Ⅱ型 SPVC，SPVC 在 Meckel 腔的外侧和内耳门的内侧之间汇入 SPS，在磨除内耳道上结节时不可能保留 SPVC，以达到满意的颅中窝硬脑膜显露。对于乙状窦后入路而言，理想的 SPVC 类型是Ⅲ型，即 SPVC 进入 Meckel 腔上方或内侧的 SPS。

保留岩静脉是减少因 SPVC 阻塞而导致静脉并发症的最佳方法，在颞下经天幕和乙状窦后经内耳道上入路时，评估静脉复合体的引流方式并相应调整手术策略是非常必要的。切开小脑幕是获得广泛显露的最关键步骤之一。此步骤的技术难度取决于 SPVC 的静脉引流方式。在Ⅰ型 SPVC 的情况下，通过前颞下经小脑幕入路可以很容易地进入脚间池和桥前池。在 SPVC Ⅰ型中，SPVC 在内耳门的水平上方及外侧汇入 SPS，颞下入路天幕切口的第二个切口切开后，这一型在 Meckel 腔外侧提供至少 1cm 的额外操作空间，以进入脑池。在Ⅲ型和Ⅱ型病例中，在 Meckel 腔三叉神经外侧限 1cm 范围内 SPVC 进入 SPS，颞下经幕入路显露脚间池和桥前池的操作空间明显受限。颞下经小脑幕入路，需要在所有的Ⅲ型和某些Ⅱ型病例中分离 SPVC，以获得沿小脑幕足够的操作空间，才能进入脚间池和桥前池。岩上静脉在位于内耳道上方进入 SPS，在进行内耳道上结节磨除和显露 Meckel 腔及颅中窝后部时，通常要牺牲岩上静脉。在大多数岩斜脑膜瘤的情况下，岩静脉可以被安全地切断，乙状窦后入路的上段延伸用于肿瘤切除，因为静脉被肿瘤明显移位和（或）压迫，侧支静脉已经发育。对于 SPVC 类型为Ⅲ的病例，在 Meckel 腔上方磨除内耳道上区的骨质和获得宽广的操作区域的最佳手术显露是可以实现的，但这是最不常见的引流类型，SPVC 的静脉干在 Meckel 腔水平向前进入 SPS。这种类型的引流模式允许在内耳门上方进行安全地磨除，而不必分离静脉复合体。另外，SPVC Ⅰ型和绝大多数Ⅱ型患者在磨除内耳道上结节时，几乎不可能保留静脉复合物。在乙状窦后－内耳道入路中，SPVC 需要在约 90% 的病例中解剖分离，以达到 Meckel 腔和颅中窝硬脑膜的满意显露。详细的术前 MR 静脉造影或静脉期 CT 血管造影显示 SPVC 进入 SPS 的部位可能有助于在经幕下和乙状窦后入路前评估引流方式。应注意确定正确的 SPVC 类型，不仅要选择合适的入路，还要规划好 SPS 和天幕切开部位。

（三）岩上窦（SPS）

SPS 是位于岩骨嵴的一条狭窄的小静脉通道，是颅底手术入路的重要标志。起源于 CS，位于岩上沟，引流至横窦－乙状窦交界处。从岩嵴的后外侧基部开始，向前内侧方向至岩尖，通常在后外侧较大，在岩尖点附近变小。该窦附着在小脑幕的边缘行走，接受小脑的静脉回流。

SPS 与神经关系：Tubbs（2013）解剖观察了

SPS 与 Meckel 腔开口的关系，发现 68%、18% 和 16% 的 SPS 分别在 Meckel 洞穴的开口上、下和周围行走（图 29-7）。

（四）滑车神经

滑车神经是所有脑神经（CN）中颅内走行最长的，也是唯一一个起源于脑干背侧的一个纤维交叉的 CN。滑车神经很细（0.75～1mm），沿天幕切迹行走，被天幕所隐藏。幕上入路需切开天幕缘，才能将手术野延伸至幕下间隙（或反之亦然），滑车神经就处于这一操作的危险之中。因此，准确了解第Ⅳ对脑神经的行走路径是非常必要的。沿天幕切迹生长的肿瘤使神经偏离了其自然行程，寻找的参考点是从脑干的出口和进入天幕 / 后海绵窦的入口（图 29-8）。滑车神经脑池段的长度差异性明显，滑车神经的池段长度为 25～45mm（平均 35.6mm），四叠体和环池段的长度（从中脑背侧到天幕游离缘）变化很大，1～14mm（平均 7.5mm）。肿瘤可使其进一步扭曲，而进入小脑幕的入口是一个稳定的标志。

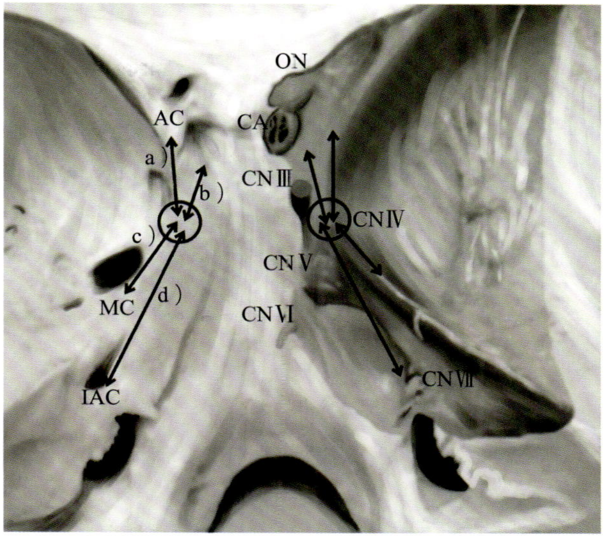

▲ 图 29-8　寻找滑车神经的固定参考点。右侧有硬脑膜和脑神经（CN）覆盖的颅底图像，显示了与第Ⅳ对脑神经进入天幕 / 后海绵窦相关的参考点

ACP. 前床突；CA. 颈动脉；CN. 脑神经；IAC. 内耳道；MC. 麦可穴；ON. 视神经

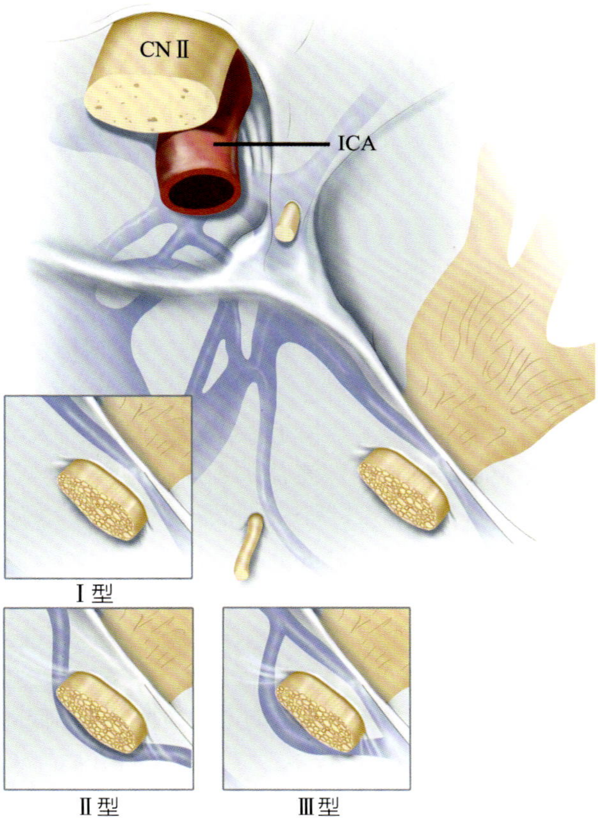

▲ 图 29-7　岩上窦（SPS）与三叉神经孔的关系（类型Ⅰ～Ⅲ）示意

（五）三叉神经

三叉神经在脑桥腹侧近外、上缘由脑干发出，三叉神经大的感觉和内侧方小的运动根合并后，向前延伸穿过桥前池，通过位于内耳道和鞍背正中间的三叉神经孔，伴随蛛网膜和硬膜一并进入 Meckel 腔。Meckel 腔入口位于小脑幕游离缘、岩上窦和后床岩韧带下方（图 29-9）。

（六）内耳道上结节

内耳道上结节（SMT）是内耳道内上方最突出的骨性隆起，其下方是内耳道，上方是岩骨嵴，外缘至内耳道后缘的垂直线，内缘至三叉神经压迹的外缘。Pescatori（2018）报道平均内耳道上结节大小为 10.4mm（6.9～13.2mm），距岩上嵴后缘的高度，平均值 3.8mm（2.3～5.7mm）。Pescatori（2018）报道经乙状窦后入路磨除内耳道上结节区平均去骨范围为 10.2mm。显露的 MCF 范围为 13mm。这种有限的和无风险的内耳道上结节区允许我们获得额外的三叉神经根的显露约 13mm，达到 MCF 内的 MC 区域。更广泛的骨切除并没有增加 MCF 的程度，应该被认为是无用和危险的。唯一的例外是 SMT 特别突出，需要有限切除结节最内侧部分的病例。

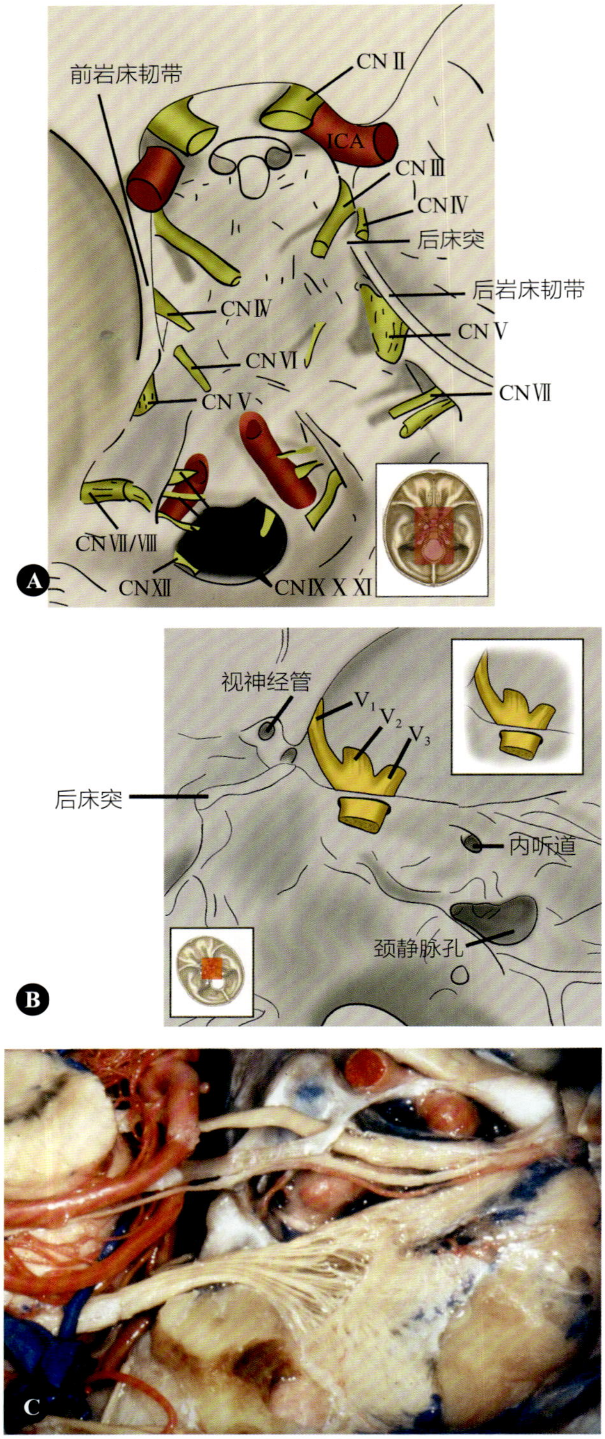

▲ 图 29-9　三叉神经

A. 三叉神经在后岩床韧带下方进入 Meckel 腔；B. 三叉神经进入后岩床韧带下方的 Meckel 腔颅口。右上角插图描绘了三叉神经在完全骨化的岩斜后韧带下穿过；C. 三叉神经根和三叉神经节的纤维交叉、疏松。CN. 脑神经；ICA. 颈内动脉；Vert.A. 椎动脉；V_1. 三叉神经眼支（眼神经）；V_2. 三叉神经上颌支（上颌神经）；V_3. 三叉神经下颌支（下颌神经）

二、Meckel 腔脑膜瘤的分型与术前评估

（一）Meckel 腔脑膜瘤的临床分型

Meckel 腔肿瘤分为内源性（原发性）和外源性（继发性）两类，原发于 Meckel 腔的疾病并不常见，以三叉神经鞘瘤最多见，其次是脑膜瘤。胆脂瘤只有少数报道。原发于 MC 的脑膜瘤很少见，Samii 报道占同期颅内脑膜瘤的 3.3%。多起源于三叉神经鞘膜、Meckel 腔颅口的蛛网膜帽状细胞。

1. Nijensohn 分型　1975 年，Nijensohn 等（1975）报道 12 例 Meckel 腔脑膜瘤，并首次提出了 MC 脑膜瘤的分类，将其分为三组：①典型的三叉神经痛，肿瘤呈球状累及三叉神经半月节，预后很好；②非典型三叉神经痛，肿瘤呈扁平状侵及三叉神经半月节，没有神经功能缺失；③表现感觉迟钝，客观的三叉感觉缺失和其他脑神经症状，组织学上表现为有丝分裂活性，预后不良。这种分类方法，对选择手术入路没有指导意义。

2. Samii 分型　Samii 等（1997）报道 21 例 Meckel 腔脑膜瘤，提出了基于肿瘤延伸的 MC 脑膜瘤分类，将其分为四类：①Ⅰ型，肿瘤主要局限于 MC；②Ⅱ型，MC 脑膜瘤可延伸至 MCF；③Ⅲ型，MC 脑膜瘤可延伸至 PCF；④Ⅳ型，MC 脑膜瘤可同时延伸至 MCF 和 PCF。切除这些病变的可能性取决于多种因素，包括生长模式（en 斑块）、颈内动脉压迫、脑神经受累和岩尖侵蚀 / 侵犯。Ⅰ型和Ⅱ型脑膜瘤应首选额颞经外侧裂入路，Ⅲ型脑膜瘤应首选枕下外侧入路，Ⅳ型脑膜瘤应根据具体情况选择不同类型的联合入路。

作者认为四型肿瘤由于肿瘤同时累及颅中窝底和颅后窝底，肿瘤生长较大，已无法明确其具体起源，应该将其归属于岩斜区脑膜瘤。

3. Delfini 分型　Delfini 等将原发性 Meckel 腔脑膜瘤分为两类：①Ⅰ型：小型肿瘤，肿瘤局限于 Meckel 腔；②Ⅱ型：大型肿瘤，肿瘤起源于 Meckel 腔，肿瘤生长超出 Meckel 腔，包括向颅中窝和颅后窝生长。并提出根据肿瘤的不同类型采用不同的手术入路。

4. 根据肿瘤的生长特点分型　由于 Meckel 腔内解剖结构的特点，肿瘤的生长可分为以下类型：①Ⅰ型：肿瘤主要限制在腔内。经颞下入路，切开

腔的硬膜及肿瘤包膜，通过 Meckel 腔，可切除突向颅后窝的肿瘤。②Ⅱ型：主要向颅中窝生长，可侵入海绵窦。③Ⅲ型：主要向 CPA 生长。④Ⅳ型：肿瘤同时向中、颅后窝生长。乙状窦后－经内耳道上结节入路，结合岩尖、内耳道上区骨质的安全磨除，可明显扩大自颅后窝向颅中窝的显露范围，切除 Meckel 腔的Ⅳ型肿瘤。

5. *作者的分型*　由于 Delfini 的Ⅱ型肿瘤存在多样性，有必要根据肿瘤的位置和生长方向进行详细分类。作者根据术前影像学 Meckel 腔脑膜瘤的部位和侵袭方向和术中观察、肿瘤的具体位置和扩展方向，将 Meckel 脑膜瘤分为如下 3 型：①Ⅰ型：肿瘤位于 Meckel 腔内。Ⅰ型肿瘤主要表现为面部麻木和头痛。②Ⅱ型：肿瘤起源于 Meckel 腔颅口周围硬膜缘，向 Meckel 腔生长，没有侵袭海绵窦。Ⅱ型表现为三叉神经痛、感觉迟钝。③Ⅲ型：肿瘤起源于 Meckel 腔颅口周围硬膜，肿瘤生长突向脑桥小脑三角池（cerebellopontine angle，CPA）。Ⅲ型主要表现为耳鸣、面肌痉挛等。

根据这一分类可指导手术入路选择，经临床实践证明，这一分类方法对于指导自动选择手术入路有帮助。术前根据 CT 和 MRI 明确肿瘤起源于 Meckel 腔或 Meckel 腔开口边缘的硬膜。起源于 Meckel 腔周围的硬膜，肿瘤增大而累及 Meckel 腔的继发性病例不包括在本组中，归属于岩斜区脑膜瘤或 CPA 脑膜瘤范畴。根据影像学检查。

（二）术前评估

1. *Meckel 脑膜瘤的临床评估*　最常见的症状是疼痛和三叉神经功能障碍（感觉异常、感觉缺失、三叉神经运动功能障碍），三叉神经功能障碍是早期和最常见的症状和体征。Meckel 腔脑膜瘤有其特殊性，一方面由于 Meckel 腔空间狭小，结构复杂；另外，又与许多重要的神经结构相毗邻。因此，其临床表现多样，治疗方法有其特殊性。

限制 Meckel 腔脑膜瘤根治性切除的主要因素不是手术入路，而是肿瘤的生物学特性。早期诊断时，肿瘤较小，与周围结构有明显的分界，在正常组织与肿瘤之间有一层蛛网膜，这是阻止其侵袭的天然屏障，此时可做到肿瘤的根治性切除。

2. *术前影像学评估*　Meckel 腔脑膜瘤与颅内其他部位的脑膜瘤 MRI 表现相似，但其病变体积相对较小，发现时肿瘤直径多数在 3cm 以内。平扫 T_1WI 和 T_2WI 上多表现为等信号，T_2WI 显示肿瘤周边与脑干之间有高信号，提示肿瘤与脑干之间明显有蛛网膜间隙。DWI 上多为高信号表现，增强扫描可见明显均匀强化。

由于 Meckel 腔硬膜壁为结构致密的纤维膜。因此，MC 脑膜瘤不易破坏其完整性，肿瘤边界清楚。Ⅰ型 MC 脑膜瘤表现为病变位于颅中窝的 Meckel 腔内，引起 MC 硬膜壁膨隆，并推压 MC 毗邻结构。Ⅱ和Ⅲ型 MC 脑膜瘤在 T_2WI 表现为患侧桥前池变窄、闭塞，若向 Meckel 腔方向扩展，其前下部见新月形液性信号区，增强扫描无强化，为 Meckel 腔残留的三叉神经池，其内充盈脑脊液，未被肿瘤充填，称之为“三叉神经池残存征”，为 Meckel 腔脑膜瘤的特异性表现。

三、手术入路选择

Meckel 腔肿瘤手术入路的选择尚没有统一的意见，岩前入路和枕下外侧入路是常用的手术入路（图 29-10）。Nijensohn 等采用颞下硬膜外入路处理 Meckel 脑膜瘤，并且提出在肿瘤切除后部分或全切断三叉神经节。相反，Butti 等则提倡颞下经硬膜下入路能较好地显露肿瘤，三叉神经节后神经根切断也是不必要的。

作者采用颞下硬膜内入路处理Ⅰ型、Ⅱ型 Meckel 腔肿瘤，术中打开 Meckel 腔直视下切除肿瘤。由于 Meckel 腔脑膜瘤脑神经症状出现较

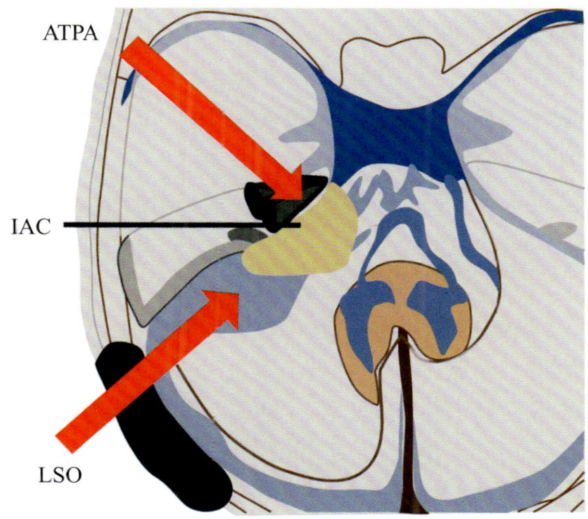

▲ 图 29-10　Meckel 腔脑膜瘤手术入路选择
ATPA. 经岩骨前入路；IAC. 内耳道；LSO. 枕下外侧入路

早，发现时肿瘤多数在 3cm 以内，与 Meckel 腔壁硬膜没有明显粘连，易于分离和全切除。对于Ⅲ型 Meckel 腔肿瘤，可采用乙状窦后－内耳道上结节入路或颞下－经岩骨嵴入路切除肿瘤。MC 脑膜瘤和血管外皮细胞瘤术后感觉异常和展神经麻痹的发生率较高，这是因为它们侵入了 Gasserian 神经节、海绵窦或 Dorello 管。

（一）颞下入路

从前外侧可以到达岩斜区，对颅中窝、Meckel 腔、桥前池、脚间池下部、环池前部显露充分。该入路骨窗以颧弓根部为中心的颞部骨瓣，前后各 1.5cm，高 3cm。术中须将骨窗底部磨除与颅底齐平，即颧弓根上缘磨除至颅底水平。这有利于接近 MC 肿瘤，并缩短手术路径。由于岩骨嵴的遮挡，岩骨背侧的显露明显受限，对于自 Meckel 腔突入脑桥小脑三角区域的Ⅲ型 Meckel 肿瘤切除困难。在颞下硬膜内入路清除 MC 肿瘤后，再去除岩骨嵴形似“屋檐”的遮挡，将突入脑桥小脑三角区域方的肿瘤显露出来。颞下－经岩骨嵴入路，既保留了颞下入路的诸多优势，又通过对岩骨嵴的磨除，从岩骨侧上方同时显露颅中后窝的结构，有效显露突入 CPA 区域的肿瘤，为肿瘤全切提供可能。因此，该入路适合处理Ⅲ型 Meckel 肿瘤。

（二）乙状窦后经天幕入路

Kawamata 和 Katayama 于 2006 年描述了外侧小脑上经天幕入路治疗岩斜脑膜瘤。小脑上方的牵开器放置在面向岩骨的表面上半部分。辨认岩上静脉、Ⅶ～Ⅷ脑神经复合体，并从脑桥中识别出第Ⅴ对脑神经并进入 Meckel 腔，切开天幕扩大显露幕上部分的肿瘤。经天幕入路提供了更大的显露脑干腹外侧和岩斜面，可以单独使用，也可以在术中与内耳道上结节入路联合使用（图 29-11）。经天幕入路应该在磨除内耳道上结节之前先使用，这减少了骨切除的范围。

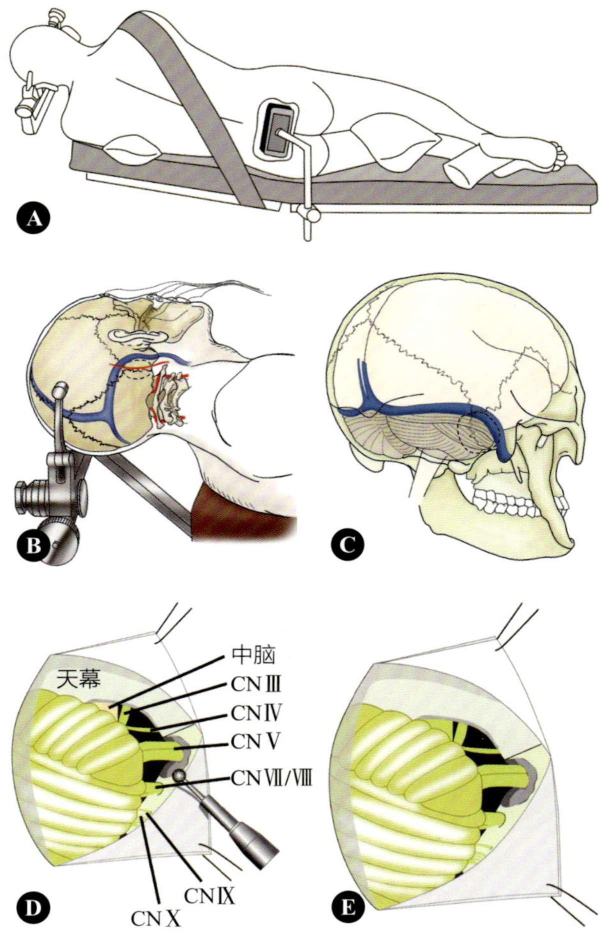

▲ **图 29-11　右侧小脑上经天幕经内耳道上入路**

A. 体位；B. 皮肤切口；C. 骨瓣成形；D. 内耳道上区的骨质磨除取决于肿瘤侵入 Meckel 腔的的程度。E. 切开三叉神经内侧的天幕，这有助于显露于幕上岩斜区的结构。当在 Meckel 腔中的肿瘤部分仍然难以切除时，需要进行额外的岩尖区广泛的骨切除，以实现位于该区域内的肿瘤完全切除

（三）乙状窦后－经内耳道上结节入路

1983 年，Samii 等（2000）首次引入乙状窦后硬膜上入路，作为经典乙状窦后入路的改进，该入路旨在打开 Meckel 腔，显露三叉神经并进入颅中窝。此入路磨除的骨面积与 Kawase 入路磨除的骨面积相似。Kawase 入路磨除的方向是从前方和上方，而乙状窦后内耳道上路磨除的方向是从后方和下方。Seoane 和 Rhoton 对 Meckel 腔的显露进行了量化，发现磨除内耳道上结节后平均允许进入 Meckel 腔后部增加 10.3mm。Chanda 和 Nanda（2006）也证实磨除内耳道上结节，平均增加三叉神经显露 10.7mm。磨除内耳道上结节以获得位于岩尖和 Meckel 腔的肿瘤显露。Ambekar 等（2013）比较乙状窦后经天幕（RTT）和硬膜内乙状窦后内耳道上（RISA）入路对脑干和岩斜区的显露范围，发现 RTT 入路是治疗脑干腹外侧区和岩斜区的理想入路。它提供比 RISA 更大的腹外侧脑干腹上显露，并提供类似的岩斜显露。

1. 入路的显露范围与适应证　在常规的乙状窦后入路的基础上磨除内耳道上结节和岩尖骨质，扩

大对三叉神经周围区域的显露范围，提供较乙状窦后入路更宽广的术野，也能提供早期的肿瘤－脑神经－脑干间面的显露。将乙状窦后入路的手术野扩大显露到颅中窝的中线部、上斜坡侧方，并可显露 Meckel 腔内三叉神经。该入路还可通过切开小脑幕，对侵入 Meckel 腔的肿瘤更具有优势。适用于起源于颅后窝并突向 Meckel 腔和颅中窝底的肿瘤（Ⅲ型 Meckel 腔脑膜瘤），亦适合于主体位于颅后窝而有部分向中颅底前外侧方向扩展的岩斜区脑膜瘤，但主体在中颅底和 Meckel 腔并不适合，因为视野上存在盲区。RISA 的设计目的是通过 Meckel 腔进入到颅中窝的肿瘤，以便能够用一种方法切除整个肿瘤。

2. 乙状窦后－内耳道上入路的设计构想　乙状窦后入路具有操作简单、省时、微创等特点，但对岩尖、上岩斜区和天幕切迹以上的区域显露欠佳或难以显露，对 Meckel 口的显露存在盲区，难以全切除 Meckel 腔脑膜瘤的基底部，这是采用乙状窦后－内耳道上入路的理论基础。乙状窦后－经内耳道上入路是在枕下乙状窦后入路的基础上进行改良，保留了乙状窦后入路解剖关系清晰、创伤小、早期可显露和保护脑神经等特点，通过切开小脑幕、磨除内耳道上结节和岩尖骨质，可显露脑干腹侧上间隙、Meckel 腔等单纯乙状窦后入路难以显露的幕上及颅中窝结构。

1995 年，Cheung 等首次对传统乙状窦后入路进行改进，通过磨除内耳道上方与前方的骨质切除哑铃形三叉神经鞘瘤获得成功。1999 年，Seoane 等对本入路的显微外科解剖进行了初步研究，结果表明乙状窦后经内耳道上入路可以扩大显露颅中窝和位于 Meckel 腔内的三叉神经的显露范围，使三叉神经增加显露范围为 10.3mm 左右。2000 年 Samii 等报道了以类似入路切除 12 例岩斜区脑膜瘤，全切除率达 75%。这一入路可以将乙状窦后入路的手术野扩大显露到颅中窝的中线部、上斜坡侧方，并可显露 Meckel 腔内三叉神经。

3. 乙状窦后－内耳道上结节入路的主要步骤

(1) 显露肿瘤：均采用侧卧位。术中行三叉神经肌电、听觉诱发电位、面肌肌电图监测。镜下打开小脑延髓池的蛛网膜，充分释放脑脊液，向后外侧牵开小脑半球，显露内耳道上结节及位于其内侧的肿瘤。

(2) 岩上静脉处理：岩上静脉位于内耳道上结节内上方，贴近幕缘，多短粗且壁薄。术中应仔细辨别分离该静脉周围的蛛网膜粘连，增加肿瘤分离与切除过程中的游离度。岩静脉常有 2～3 支，若术中影响手术操作，可电凝其中较小的属支，而保留其中较粗大的一支。

(3) 内耳道上结节磨除：经乙状窦后－内耳道上结节入路，切开天幕、磨除内耳道上结节和岩尖的骨质部分，有利于切除侵犯颅中窝和 Meckel 腔内的肿瘤（图 29–12）。由于内耳道上结节的阻挡，使 Meckel 腔口的肿瘤基底成为术野的盲区。磨除内耳道上结节，可扩大对 Meckel 腔口肿瘤基底的显露，彻底切除肿瘤的基底。骨质磨除范围应严格限制在三叉神经后根外缘与内耳道外缘之间的内耳道上方的骨质，即磨除三叉神经与面听神经之间的骨质，包括岩尖部分的骨质。骨质磨除方向是前内、上方，以显露颅中窝的 Meckel 腔后外下方。在临床情况下，≤60° 的磨除角度是安全的。大肿瘤可能会侵袭不同的神经血管复合体，呈现不同程度的颞骨侵犯 / 破坏，扩大了工作空间，并以某种方式显示其自身移除的最佳途径。

(4) 肿瘤切除：Meckel 腔脑膜瘤位于第Ⅴ、Ⅶ～Ⅷ对脑神经的腹内侧并将其向后外侧推移。肿瘤切除一般由外向内侧进行，也就是从岩骨开始向脑干方向切除，这样容易根据脑神经出口的解剖位置在手术早期寻找脑神经，并予以保护。首先分离后组脑神经和面听神经周围的蛛网膜，再电凝肿瘤基底和受侵袭的硬膜上增生的血管。当肿瘤较大使毗邻的脑神经产生张力时，应优先在三叉神经和面神经、听神经复合体之间进行肿瘤内减压，肿瘤壁松动后再分离瘤壁周围的神经。采用边离断肿瘤蒂部，边分离和切除肿瘤的办法。

次序为分离、囊内切除Ⅶ、Ⅷ神经后下方肿瘤；依次分离切除Ⅶ、Ⅷ前下方肿瘤，分离、切除Ⅴ与Ⅶ、Ⅷ复合体间的肿瘤；再分离与切除脑神经Ⅴ内侧份的肿瘤；然后切除岩上静脉与三叉神经之间和天幕与小脑上表面及三叉神经之间的肿瘤。通过脑神经间隙完成肿瘤内减压后，再沿蛛网膜间隙分离肿瘤与脑神经及脑干的粘连并分块切除肿瘤壁，解除脑干压迫。

(5) Meckel 腔肿瘤切除：若肿瘤向 Meckel 腔生长，需打开 Meckel 腔的硬膜，牵开三叉神经根，

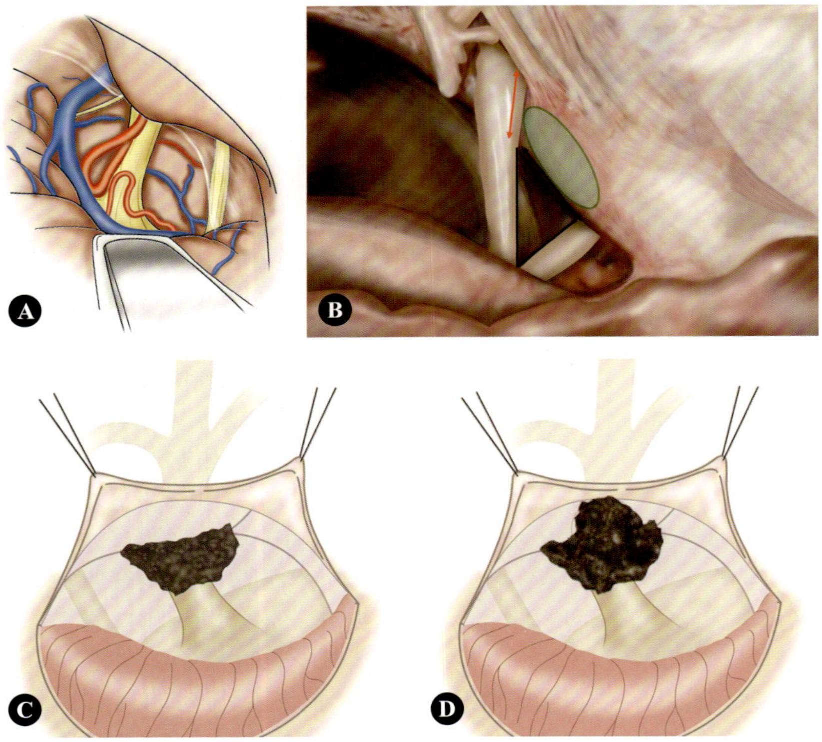

◀图 29-12　内耳道上结节磨除

A. 内耳道上结节；B. 内耳道上结节区磨除的标志。磨除的骨性区域可以假设为虚拟的三角形的底，该虚拟三角形区域由从上方轴向观察的 2 条线限定。第一条线是面神经和听神经复合体至岩骨的内侧缘表示。第二线是三叉神经至三叉神经孔的外侧缘。这个位于岩嵴的三角形区域的底部，就在岩上窦的正下方，代表了内耳道上结节区需要磨除的范围（双箭线）。半透明的绿色圆圈显示了骨质去除的程度。红色双箭头线表示骨质磨除后显露的进入 Meckel 的三叉神经根的长度；C. 硬膜内显示 Meckel 腔颅口的肿瘤；D. 内耳道上结节磨除后进入 Meckel 腔显示腔内的肿瘤示意

直视下将突入 Meckel 腔内的肿瘤完整地分离和切除。由于此类肿瘤发现时较小，肿瘤边界清楚，没有侵袭海绵窦，可做到完整切除肿瘤。

(6) 电凝切除肿瘤累及的小脑幕：Meckel 腔脑膜瘤常侵袭小脑幕并向幕上生长或由于肿瘤的生长而使肿瘤周围的小脑幕缘血管增生。因此，肿瘤切除后，需考虑如何切除受累的小脑幕，显露并切除幕上部分肿瘤。先在小脑幕外侧切开一小口，再用小棉条将幕上的结构推开，避免剪开天幕时损伤幕上的结构；同时，尽量在岩骨嵴后 5mm 处平行岩骨嵴切开小脑幕，避免损伤滑车神经、岩上窦及三叉神经后根，亦可避免残留的天幕部分过大，影响幕上和颅中窝底肿瘤的显露。

滑车神经汇入小脑幕缘点距岩骨嵴的距离平均为 4.8mm ± 0.9mm。因此，从岩骨嵴后方 0.5～1.0cm 处由外向内切开小脑幕，既可保留滑车神经、三叉神经后根，避免损伤岩上窦，又可显露动眼神经等幕上结构。若肿瘤经天幕裂孔向幕上生长的肿瘤，可从沿已切开的天幕逐步由后下方向前内侧分离和切除幕上肿瘤。分离肿瘤壁过程中，若遇阻力，则表明分离部位存在供血动脉，应细心游离供应肿瘤壁的动脉分支，予以电凝离断后再继续分离肿瘤。

4. 入路的优缺点　主要的优点是增加了三叉神经的显露，继而改善内耳道内侧至岩尖、Meckel 腔和后海绵窦的神经血管结构的显露。因此，对于Ⅱ和Ⅲ型 Meckel 腔脑膜瘤，枕下乙状窦后 – 内耳道上入路是最佳的手术入路，采用经内耳道上入路，对于绝大多数病例可做到根治性切除。

内耳道上结节骨质磨除是具有挑战性的，因为它是在狭窄的手术空间中执行的，即三叉神经、面听神经复合体和下脑神经之间，并且与重要的血管结构非常接近。尽管如此，乙状窦后入路与复杂的外侧经颞下入路或乙状窦前入路相比，可以更早地显示脑神经，从而降低损伤的风险。

四、手术技巧与要点

（一）入路的选择

虽然 Meckel 腔脑膜有许多手术入路，但每种方法都有其缺点。发生在这一区域的脑膜瘤有些可延伸至颅窝多个腔隙，增加了完成全切除的难度。肿瘤未能完成全切除通常与手术入路的局限性有关。选择手术入路时考虑到避免并发症，并在保持生活质量的前提下实现尽可能好的肿瘤切除。颅

底手术的一个关键原则是尽可能彻底切除病变，同时尽量减少对正常组织的破坏。通常，这是通过去除或移位骨结构来实现的，这样可以减少对神经组织的操作。去除颅底骨质还可以提供更大的显露范围，从而允许更完整的肿瘤切除。

（二）岩骨嵴磨除

切开小脑幕，完成幕下肿瘤的显露和部分切除后，在三叉神经与面听神经之间的内耳道上嵴及其外侧的岩骨嵴形似“屋檐”一样遮挡了岩骨背侧区域的显露，即阻挡了自 Meckel 腔突向 CPA 的肿瘤的显露，无论如何变换患者头位并调整显微镜角度、甚至牵拉小脑，对该部位的显露都十分有限；同时，该部位恰是 Meckel 腔入口。通过磨除岩骨嵴可充分显露其深方的脑干腹侧区域的肿瘤，这样单纯从颞下－经岩骨嵴入路有望通过不增加颞叶牵拉的前提下对自 Meckel 腔突入脑桥小脑三角的肿瘤加以全切。因此，岩骨嵴的磨除成为该手术的关键。

方法是在切除 Meckel 腔肿瘤后，在岩骨嵴前方 1cm 内电凝并锐性切开硬膜，游离结扎岩上窦，显露内耳道上嵴及其外上方的岩骨嵴。岩骨嵴磨除范围内侧限定至三叉神经根外侧，包括内耳道上嵴，外侧至弓状隆起，前方至岩骨嵴前约 0.5cm。既避免损伤面神经水平段、外半规管等结构，又可充分显露岩骨背侧面的肿瘤。对岩骨嵴的磨除要灵活，是否磨除岩骨嵴、选择哪一部位加以磨除，以及磨除范围，一定要视肿瘤具体位置判定。

（三）切开小脑幕

Meckel 腔脑膜瘤常侵袭小脑幕，并向幕上、下生长，或由于肿瘤的生长而使肿瘤周围的小脑幕缘血管增生。因此，Meckel 腔内肿瘤切除后，需考虑如何切除受累的小脑幕，并需进一步切开小脑幕，显露突入幕上、下的肿瘤，直视下保护幕上、下的结构。经 Meckel 腔颅口向幕下生长的肿瘤，可从幕上循岩骨嵴电凝剪开天幕。方法是先在小脑幕外侧 5mm 处切开一小口，再用小棉条将幕下的结构推开，避免剪开天幕时损伤滑车神经、岩上窦及三叉神经后根，紧贴岩骨嵴由外向内切开小脑幕，接近幕缘时弧形向后在该位置点的后方切开幕切迹。

切开小脑幕要避免残留部分过大，影响幕下肿瘤的显露。滑车神经汇入小脑幕缘点距岩骨嵴的距离平均为 4.8mm ± 0.9mm。因此，从岩骨嵴后方 5mm 处由外向内切开小脑幕，既可保留滑车神经、三叉神经后根，避免损伤岩上窦，又可显露动眼神经等幕下结构。

（四）处理肿瘤基底

打开硬脑膜后，先将肿瘤基底部电凝切断，阻断肿瘤血供，进而分块切除肿瘤，以减少切除肿瘤的过程中出血。大型肿瘤，伴有脑压较高时，可以先将显露的肿瘤切凝后切开，对肿瘤进行瘤内减压和分块切除，部分切除肿瘤后，脑压下降，就会产生一定的操作空间，然后再对肿瘤基底进行电凝离断，这样一来就大幅度地避免了脑组织的牵拉性损伤。当中心部肿瘤的切除完成后，显微镜下将肿瘤与正常组织分离，对肿瘤包膜实施清理切除。沿着肿瘤与正常组织间的间隙轻柔分离，避免了损伤血管、神经的现象发生。

（五）肿瘤切除

Meckel 腔脑膜瘤均属良性，发现时常常较小，肿瘤边界清楚，没有明显侵袭海绵窦，多数能做到根治性切除。Ⅰ型和Ⅱ型脑膜瘤采用颞下入路，镜下自前下向后上方轻轻抬起、牵开颞底约 1cm，打开环池和中颅底蛛网膜下腔，充分释放脑脊液，待颞叶松弛后再调整牵开器的方向，显露 MC 及位于其内的肿瘤。脑膜瘤往往将三叉神经节和神经根向内侧挤压，当肿瘤内减压后，周围解剖关系尤为清晰，可做到完整切除肿瘤。偶或打开了海绵窦，用吸收性明胶海绵填塞即可制止出血。

Ⅲ型 Meckel 腔脑膜瘤，须打开 Meckel 腔的硬膜，辨认清楚三叉神经的入口，牵开三叉神经根，直视下将突入脑桥小脑三角区域的肿瘤切除彻底。对于突入幕下的肿瘤，应优先在三叉和面听神经复合体之间进行肿瘤内减压，肿瘤壁松动后再分离瘤壁周围的神经。Meckel 腔脑膜瘤，首先分离肿瘤周围的蛛网膜，再电凝受肿瘤侵袭的硬膜上增生的血管，采用边离断肿瘤蒂部，边分离和切除肿瘤的办法。分离肿瘤壁的过程中，若遇阻力，则表明分离部位存在供血动脉，应细心游离供应肿瘤壁的动脉分支，予以电凝离断后再继续分离肿瘤。

术前 MRI 提示肿瘤和脑干有着紧密联系，如果脑干与肿瘤之间存在着蛛网膜间隙，可以小心细致地进行锐性分离性后全切除，若肿瘤侵及脑干软脑膜，蛛网膜间隙消失或者产生脑干水肿，根治性全切除是不可能实现的。但可以做到残留的薄层肿瘤壁最小化，并实施电凝处理，将为追求全切而造成严重危险程度降到最低。

起源于 MC 内的肿瘤多数仅压迫周围组织，在大多数情况下可以完全切除而不会导致神经功能缺损。如果肿瘤不侵犯鞍旁间隙和（或）静脉窦，从中引流到岩上窦，则无须中断岩上窦，除非肿瘤特别是脑膜瘤体积很大，并向脑干方向隆起到颅后窝。每当有必要切断从海绵窦引流到岩上窦的硬膜内静脉窦时，必须非常小心，不要妨碍岩上静脉流入岩上窦。

典型病例

病例 1

方 ××，女，53 岁（图 29–13 至图 29–15）。主诉“左侧面部麻木、疼痛伴左侧上牙痛半年，加重 2 个月”入院。体格检查：左侧上颌、下颌区域触觉减退。术前诊断为 Meckel 腔颅口脑膜瘤。2011 年 9 月经内耳道上结节入路全切除肿瘤，术中磨除内耳道上结节，扩大对内耳道上结节内侧的肿瘤基底的显露。术中见肿瘤来源 Meckel 腔颅内的上方，将三叉神经推向外下方。术后恢复正常工作，术后 1 年半复查未见复发征象。

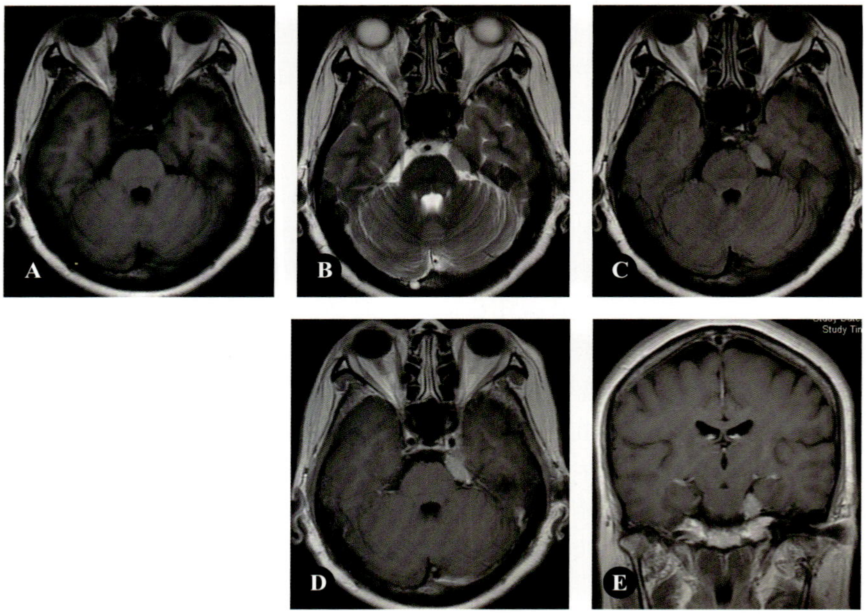

◀ **图 29–13　术前 MRI 检查明确为左侧 Meckel 腔颅口内侧脑膜瘤**

A. T_1-FLAIR 像显示为等 T_1 信号灶，脑干未受压；B. T_2WI 像显示为等 T_2，肿瘤与脑干之间还有一薄层脑脊液带；C. T_2-FLAIR 像显示为等信号灶；D. 增强轴位像显示肿瘤为宽基底，明显均匀强化，边界清晰；E. 增强冠状位像显示肿瘤向上生长跨天幕

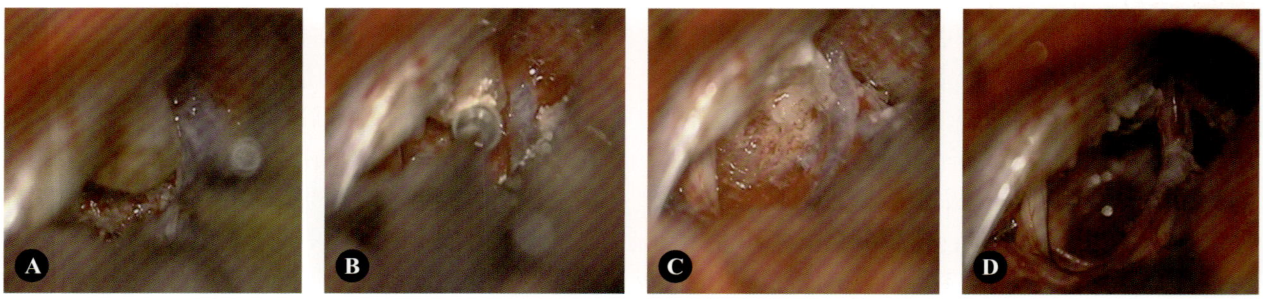

▲ **图 29–14　术中过程**

A. 显露内耳道上结节；B. 磨除内耳道上结节；C. 内耳道上结节磨除后，可清晰显露内耳道内侧的肿瘤基底；D. 肿瘤全切除后，保护好三叉神经和岩上静脉

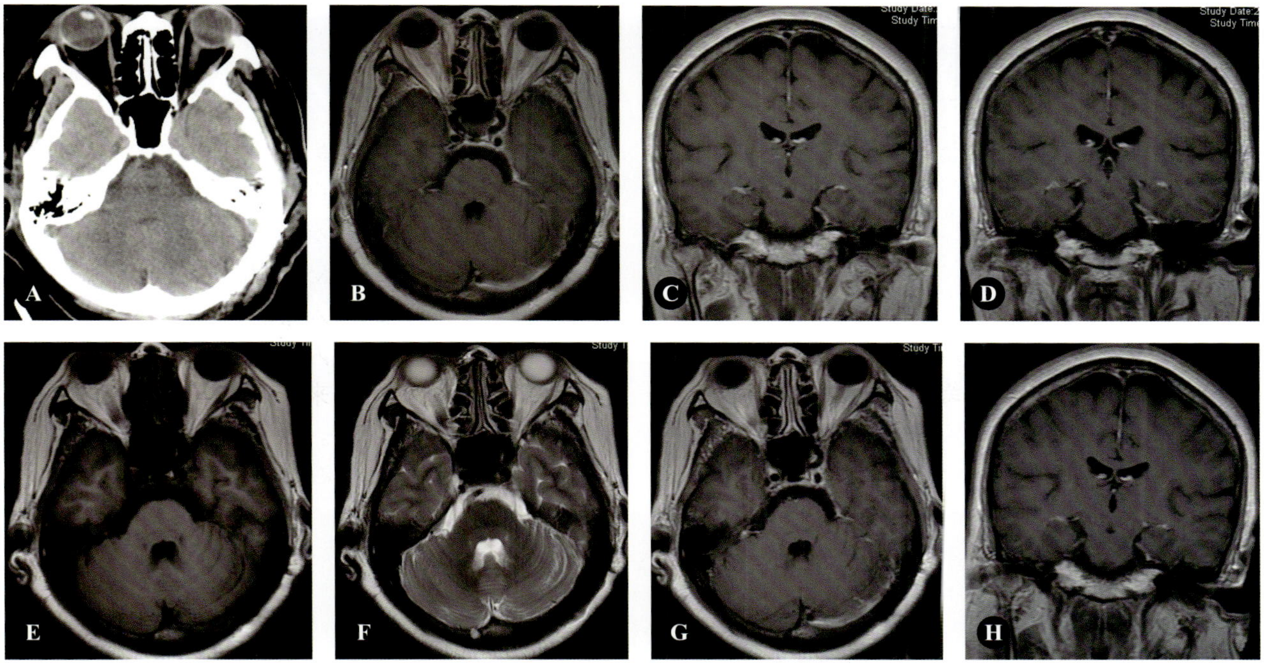

▲ 图 29-15　术后影像复查，提示肿瘤全切除

A. 术后 CT 复查提示内耳道上结节磨除满意。B 至 D. 术后 3 个月增强像显示肿瘤全切除。增强轴位像（B）；增强冠状位像（C 和 D）。E 至 H. 术后 2 年复查未见肿瘤复发。T_1-FLAIR 像（E）；T_2WI 像（F）；增强轴位像（G）；增强冠状位像（H）

病例 2

赵 × ×，女性，67 岁（图 29-16 至图 29-18）。主诉“左侧颜面部麻木半年”入院，体格检查：无明显阳性体征。术前影像检查发现左侧 Meckel 腔颅口内侧脑膜瘤。于 2013 年 3 月经内耳道上结节入路全切除肿瘤。术后恢复正常生活。

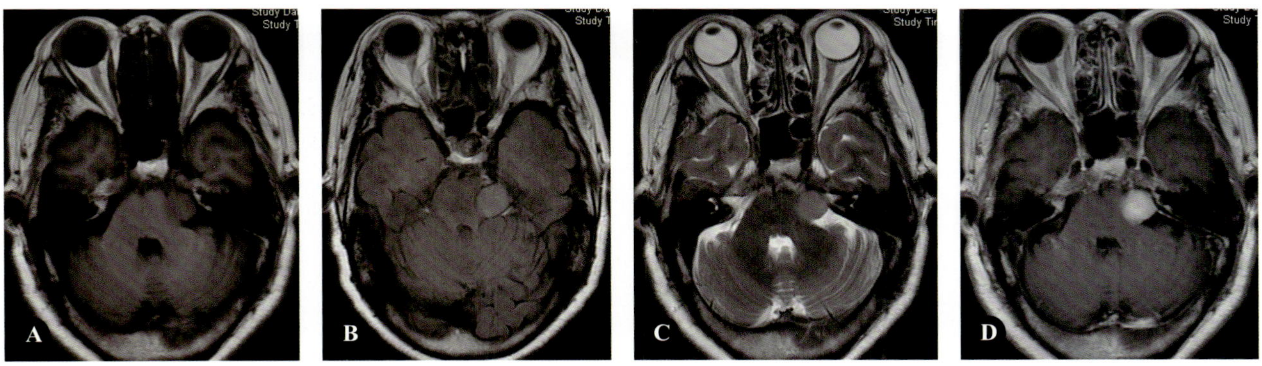

▲ 图 29-16　术前 MRI 提示 Meckel 腔脑膜瘤

A. T_1-FLAIR 像显示左侧 Meckel 腔口中有一等信号灶；B. T_2-FLAIR 像显示为稍长 T_2 信号号，肿瘤向内侧嵌入脑干，但与脑干有一脑脊液带；C. T_2-propeller 像显示为等 T_2 信号灶。D 至 H 为增强像，显示肿瘤为均匀明显强化，肿瘤边界清晰。增强轴位像，显示肿瘤基底在 Meckel 颅口，有脑膜尾征（D 和 E）。增强冠状位像显示肿瘤向内侧嵌入脑干，并跨天幕生长（F 和 G）

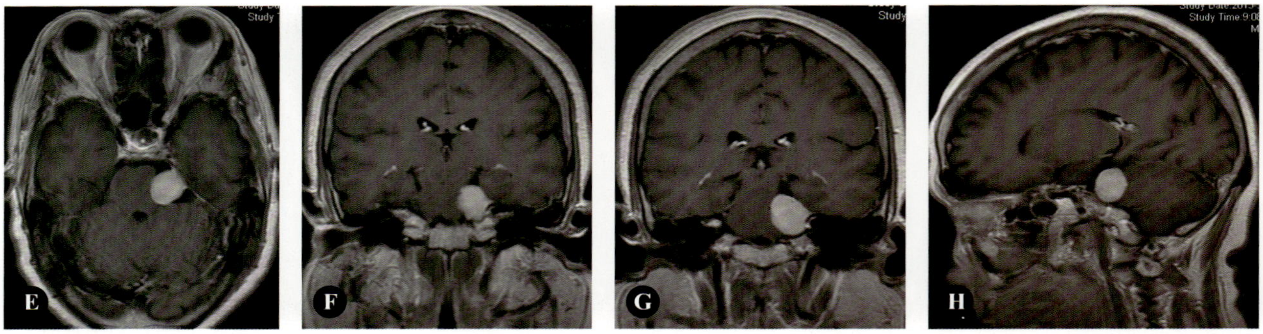

▲ 图 29-16（续） 术前 MRI 提示 Meckel 腔脑膜瘤

D 至 H 为增强像，显示肿瘤为均匀明显强化，肿瘤边界清晰。增强轴位像，显示肿瘤基底在 Meckel 颅口，有脑膜尾征（D 和 E）。增强冠状位像显示肿瘤向内侧嵌入脑干，并跨天幕生长（F 和 G）

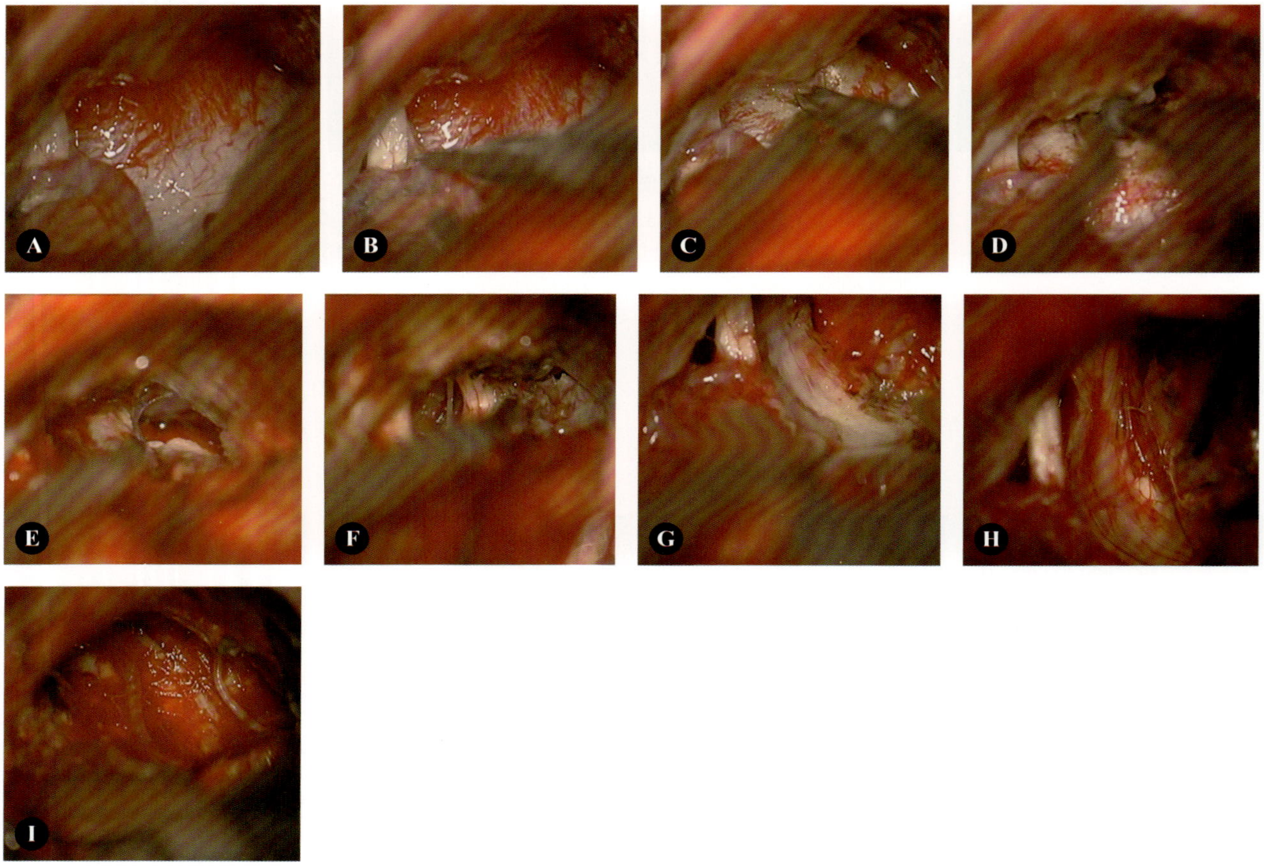

▲ 图 29-17 术中主要步骤

A. 显露肿瘤；B. 松解面听神经复合体的蛛网膜粘连；C. 电凝肿瘤基底，阻断肿瘤供血；D. 磨除内耳道上结节，扩大其内侧的肿瘤基底的显露；E. 离断岩尖处的肿瘤基底，注意保护 P_1 段和滑车神经；F. 离断三叉神经颅口内侧的肿瘤基底；G. 分离肿瘤与小脑界面的粘连；H. 分离肿瘤与三叉神经的界面，肿瘤将三叉神经向前下方推挤；I. 全切除肿瘤后，清理瘤腔

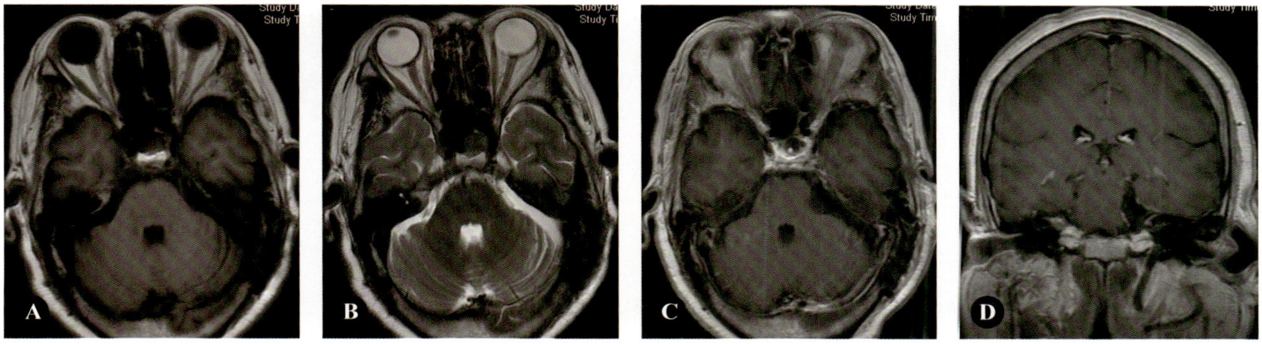

▲ 图 29-18　术后复查，显示肿瘤全切除

A. T_1-FLAIR 像显示；B. T_2WI 像。A 和 B 显示术后三叉神经保护完好。C 和 D. 增强 MRI 显示肿瘤全切除，脑干受压解除。C 为轴位像；D 为矢状位像

（陈立华）

第 30 章　内耳道脑膜瘤的手术要点

内耳道脑膜瘤（IAC-M）是脑桥小脑三角脑膜瘤的一种罕见的、特殊的肿瘤类型，肿瘤起源于内耳道内的硬膜，主体在内耳道（IAC）内。原发性 IAC 脑膜瘤极为罕见。大部分为个案报道。Virchow 于 1863 年首次报道了单纯内耳道内脑膜瘤。Cushing 首次报道了经组织学证实的内耳道脑膜瘤病例。单纯的 IAC-M 在分类中没有被提出来作为独立的一类，因为它们的罕见性，处理该类肿瘤的手术经验也相对有限。临床表现及影像学特征与内耳道内前庭神经鞘瘤（IAC-VS）非常相似，绝大多数只能在术中才能得到正确的诊断。

脑膜瘤是脑桥小脑三角（CPA）第二常见的肿瘤，5%～10% 的颅内脑膜瘤位于脑桥小脑三角（CPA），少数进入内耳道（IAC）。平均只有 10%～22% 的脑桥小脑三角脑膜瘤延伸至内耳道（IAC）或起源于其内的硬脑膜。Nakamura 等报道 421 例 CPA-M，有 76 例肿瘤累及 IAC（18%）。Gao 等（2015）回顾 193 例以 IAC 为中心的 CPA 脑膜瘤，有 71 例肿瘤侵犯了 IAC（36.8%）。Thomas 和 King 将以内耳道为中心或靠近内耳道的肿瘤，做如下分类：①内耳道内的肿瘤；②岩中段肿瘤，位于 IAC 上方，毗邻岩上窦；③内耳道外侧肿瘤，位于 IAC 后方至乙状窦前；④内耳道下方肿瘤，肿瘤位于颈静脉孔和 IAC 之间狭窄的区域；⑤岩斜区肿瘤；⑥ Meckel 腔肿瘤，肿瘤的外侧通常在肿瘤生长的后期发生 IAC 受累。

尽管发生在内耳道（IAC）的脑膜瘤非常罕见，但在内耳道内肿瘤的鉴别诊断中应考虑到 IAC-M。术前区分 IAC-M 和内耳道内神经鞘瘤（IAC-VS）很重要，因为手术入路的选择和手术策略的制订可能因肿瘤类型的不同而不同。随着神经影像技术的发展和医生认识的提高，越来越多小型内耳道内肿瘤被发现。

一、背景

（一）流行病学特征

IAC-M 非常罕见，目前还没有关于 IAC-M 的统计数据。文献报道的 IAC-M 多数已经扩展到内耳道口，并没有完全位于内耳道腔内。

1. 发病率　原发于内耳道的脑膜瘤或主体局限于 IAC 的脑膜瘤是罕见的。Roser（2005）回顾性分析 421 例 CPA-M，其中 5 例肿瘤起源于 IAC 硬脑膜，占 CPA-M 的 1.19%。Nakamura 等（2004）报道手术治疗 421 例 CPA-M，其中 7 例（1.66%）脑膜瘤起源并局限于 IAC。Watanabe 等（2017）回顾分析经手术治疗的 289 例 IAC 肿瘤患者的临床资料，其中 15 例（5.2%）为罕见的非前庭神经鞘瘤，包括 3 例脑膜瘤，这些罕见的肿瘤在手术前都无法鉴别，其中 IAC-M 占内耳道内肿瘤的 1.04%。作者自 1998—2018 年共完成 291 例 CPA 脑膜瘤，其中内耳道脑膜瘤（IAC-M）4 例（1.37%）。

2. 发病年龄　通常初次出现症状的年龄为 14—75 岁，高峰年龄为 45—55 岁。Nakamura 等（2004）报道 8 例 IAC-M 患者，平均年龄为 49.3 岁（27—59 岁）。Bacciu 等（2007）报道 13 例 IAC-M 的平均手术年龄 44.8 岁（26—75 岁）。

3. 病程　文献报道 IAC-M 的临床病程为 1 个月至 7 年，多数病程在 1～3 年。Bacciu 等（2007）报道的 13 例 IAC-M 患者，发病至确诊的平均时间为 31 个月（7～96 个月）。

4. 性别分布　IAC-M 的性别分布基本遵循颅内脑膜瘤的性别分布特征。Nakamura 等（2004）报道 8 例 IAC-M，其中女性 5 例，男性 3 例，男：女 =1：1.67。Bacciu 等（2007）报道的 13 例 IAC-M 患者中，其中女性 9 例，男性 4 例，男女比例为 1：2.25。

（二）内耳道内脑膜瘤的起源

原发性内耳道脑膜瘤可能起源于内耳道里的蛛网膜帽细胞簇。Nager 和 Masica 等（1970）发现蛛网膜绒毛不仅沿硬膜窦和 Meckel 腔分布，蛛网膜绒毛髁粒也存在于脑神经出口孔，沿脑神经孔分布。此类蛛网膜细胞簇不仅存在于硬膜窦和 Meckel 腔，同样也可能存在于 IAC、颈静脉孔、岩大神经和面神经膝状神经节附近，并已发现在内耳道内，使 IAC-M 的发生成为可能，这可解释在 CPA 和 IAC 内均可发生脑膜瘤。

1. 肿瘤起源于内耳道口硬膜　原发性 IAC-M 可能起源于内耳道内壁的蛛网膜帽细胞簇，即起源于位于脑神经出孔的蛛网膜绒毛颗粒。在文献中，IAC-M 是起源于 IAC 内还是 CPA 肿瘤的扩展而继发性侵袭到内耳道，存在争议。组织学上已观察到蛛网膜颗粒也发现在内耳道内，并已在 IAC 中得到组织学证实。因此，理论上脑膜瘤也可以来源于内耳道，是该部位脑膜瘤的起源部位。Amato 等（2003）报道 1 例 IAC-M，术中发现肿瘤起源于内耳道口的硬膜。

2. 肿瘤起源于内耳道内的蛛网膜　IAC 内脑膜瘤可能是由位于神经孔硬脑膜内衬的蛛网膜颗粒引起的。Rodgers 等（2014）报道 1 例起源于于中间神经的脑膜瘤。术中解剖显示中间神经肿瘤，最后组织学检查显示为脑膜瘤而非神经鞘瘤。Haught 等（1998）报道 1 例 IAC-M，MR 检查显示肿瘤完全位于内耳道内，等 T_1、稍低 T_2 信号肿瘤，肿瘤充盈在内耳道外侧，术前诊断为 IAC-VS。当打开 IAC 时，发现完全内耳道内的褐色肿瘤，肿瘤没有附着在内耳道壁上。肿瘤与面神经粘连，但与面神经之间有解剖平面，病理诊断为脑膜瘤。据 Nager 和 Masica 报道，IAC 脑膜瘤是起源于 IAC 内的蛛网膜细胞。

3. 起源于颞骨　IAC-M 是可发生于内耳道硬膜内，亦可发生于颞骨内的脑膜瘤。Nager 等证实（1970）在颞骨沿面神经鞘、膝状神经节、岩浅大神经和浅岩小神经存在蛛网膜颗粒。可以沿着脑神经到达神经的末端，并广泛地分布于迷路骨质和气房中。从这个区域起源的脑膜瘤可以合理地称为“颞骨内脑膜瘤”。有报道 IAC-M，也发现在内耳和（或）中耳。虽然这些肿瘤似乎有可能从内耳道内原发部位向外侧扩散，但不能排除来自颞骨其他部位异位组织的理论来源，特别是在随机检查的颞骨中耳发现有蛛网膜颗粒。

（三）内耳道的解剖

1. 内耳道底　硬脑膜贴于内耳道骨壁，向外逐渐变薄且平整（图 30-1）。内耳道内的神经被蛛网膜包裹，面神经外的蛛网膜一直延伸至膝状神经节。在内耳道内，面神经位于前上部，耳蜗神经位于前下方，前庭神经进入内耳道口处分为上下 2

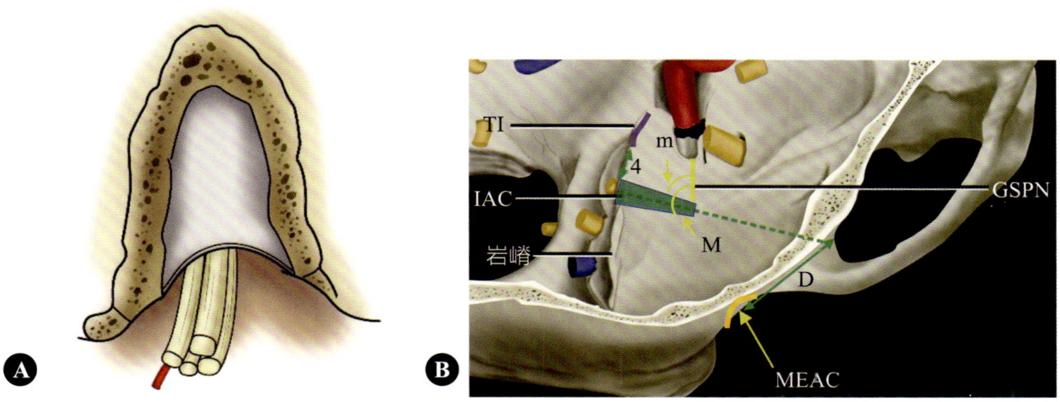

▲ 图 30-1　内耳道的解剖

A. 正常内耳道被覆一薄层硬膜，其内至少有一支迷路动脉；B. IAC 与 GSPN 和颧根的关系。岩浅大神经（GSPN）沟的后部在 MEAC 的前方平均 6mm，内侧平均 25mm，几乎与岩嵴平行。内耳道（IAC）孔沿岩嵴向三叉神经压痕外侧 5.5mm，深 4.5mm（平均测量值）行走，投射到颧骨根部中间。绿色梯形区域表示 IAC 及其外侧和内侧边界，与 GSPN 有不同的位置关系，用黄线表示（m 表示与 GSPN 的最小角度 -IAC 的内侧边界；M 表示与 GSPN 的最大角度 -IAC 外侧边）。绿色虚线是 IAC 主轴的投影，在这种情况下，它向颧根的前部投影；在其他情况下，它向颧根的中部或后部投影。D 表示 EAC 上到鳞状缝上表面的距离 23.5mm。GSPN. 岩浅大神经沟；MEAC. 外耳道支，占据内耳道的后半部分（图 30–2）。受到手术角度的限制，内耳道最大磨除范围平均为 7.09mm，平均最大磨开内耳道后壁的长度接近内耳道总长的 2/3。

(1) 内耳道后壁与岩骨长轴夹角。内耳道位于颞骨岩锥内，岩锥后面近中央处为内耳门，内耳门的后缘锐利而前缘平坦，内耳道倾斜度变异较大，在宽阔的颞骨内近乎是横位，但内耳道多半是向前外方倾斜（图 30–1B）。乙状窦后 – 经内耳道入路时，内耳道后壁与岩骨长轴夹角对术中内耳道后壁磨除至关重要。CT 对内耳道的断层扫描显示，这个夹角为 35°～65°，平均为 47.8°，术中可根据这个夹角，结合肿瘤大小调整体位，以调整磨钻角度。

(2) Roland 在行乙状窦后入路切除听神经瘤时发现，最大骨窗直径不大于乙状窦与枕外隆凸水平连线中点，即小脑最大可牵拉程度不超过此点。根据 Roland 标准，采用 CT 内耳道断层扫描，选乙状窦后缘与枕外隆凸水平连线中点，从中点向内耳道后唇引一条直线，测定这条直线与岩骨长轴的夹角为 39°～61°，平均 48.5°，即乙状窦后入路小脑最大可牵开程度为 61°。

(3) 内耳道蛛网膜是脑桥小脑三角池蛛网膜的延续，并达到内耳道底部。内耳道内的神经被蛛网膜包裹，面神经外的蛛网膜一直延伸至膝状神经节，因此内耳道内的神经是被脑脊液所包围。

(4) 正常内耳道内及内耳道底的结构见图 30–2A。

2. 内耳道内神经

(1) 面神经。面神经为混合神经，包括运动、感觉及副交感纤维，其中运动纤维占大部分，感觉与副交感纤维组成中间神经。面神经从小脑中脚下缘，起于脑桥延髓交界的桥延沟，与听神经同行并包在共同的硬脑膜鞘内，向外侧通过脑桥小脑三角进入内耳门。与中间神经，经内耳道进入面神经管，两根合成一干。面神经从脑干到内耳门的长度约 15.5mm。前庭神经和蜗神经依次在其后外方进入和离开脑干。在内耳道入口处面神经运动根贴在位听神经前上方的凹槽内，中间神经夹于位听神经及面神经运动根之间；在内耳道中，内耳道内有面神经、中间神经（面神经的感觉部）、耳蜗神经及上、下前庭神经，内耳道的外侧部被一横嵴分为上、下两部，上部外端被一垂直的骨桥分为前后两

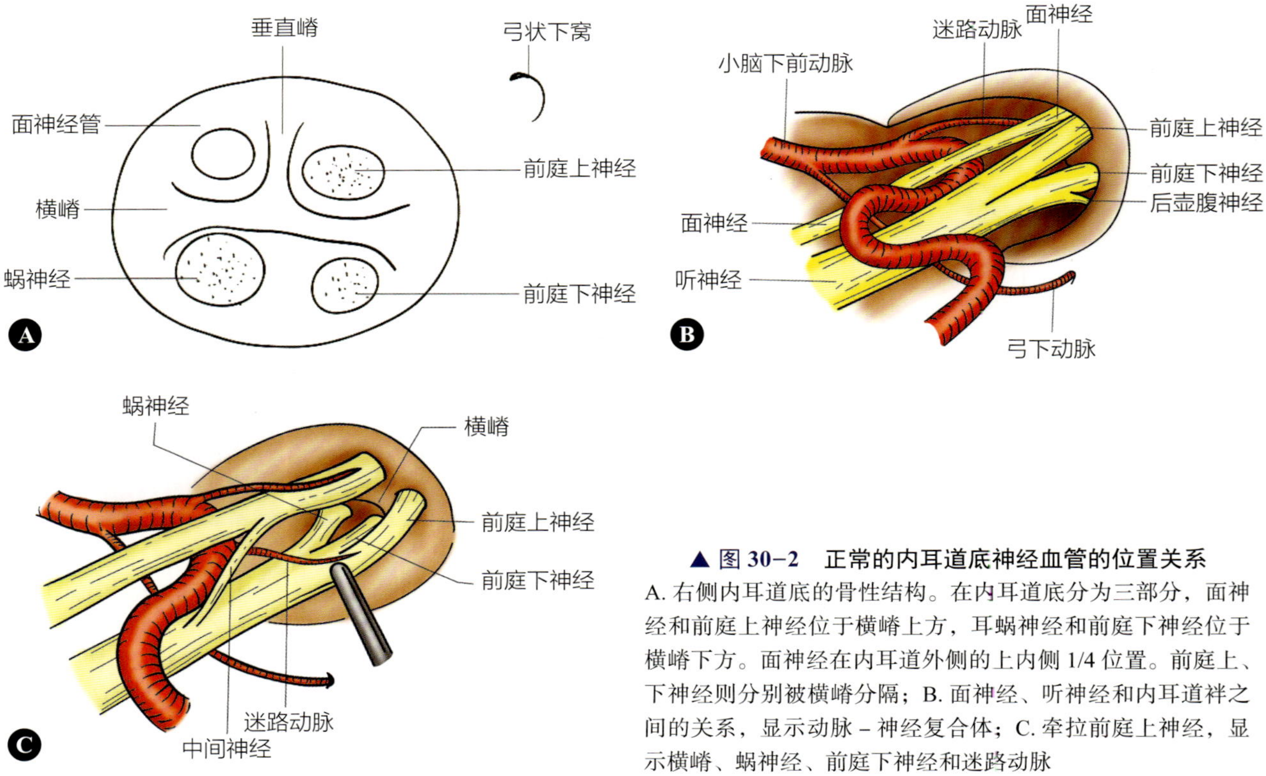

▲ **图 30–2　正常的内耳道底神经血管的位置关系**

A. 右侧内耳道底的骨性结构。在内耳道底分为三部分，面神经和前庭上神经位于横嵴上方，耳蜗神经和前庭下神经位于横嵴下方。面神经在内耳道外侧的上内侧 1/4 位置。前庭上、下神经则分别被横嵴分隔；B. 面神经、听神经和内耳道袢之间的关系，显示动脉 – 神经复合体；C. 牵拉前庭上神经，显示横嵴、蜗神经、前庭下神经和迷路动脉

半。面神经居前上，耳蜗神经居前下，前庭上神经居后下，前庭下神经居后下（图30–3）。

内耳道内面神经与肿瘤的关系取决于肿瘤的起源部位和生长方式。如果肿瘤起源于内耳道硬膜的下方，则肿瘤向上扩展，面神经被肿瘤推挤在肿瘤的背侧；如果肿瘤起源于内耳道的内侧壁，则肿瘤向内耳道外侧扩展，面神经多位于肿瘤的后下方。

(2) 听神经。蜗神经与前庭神经在桥小脑角池紧密相贴，形成一单干；蜗神经位于下内侧，前庭神经位于上外侧。听神经进入内耳道后即分为前庭上神经、前庭下神经和耳蜗神经三部分。前下方的蜗区相当于蜗轴底，该处为一有螺旋状筛孔状的骨板，螺旋神经节细胞的中枢突经蜗轴纵管，呈分散的神经纤维穿过该螺旋状筛孔状骨板。鉴于这种显微结构，术中分离第Ⅷ对脑神经时，由外而内的牵拉动作会将蜗神经纤维撕脱，因而达不到听力保留的目的；对于术前有听力的患者，若要想保留听力应自脑干端向内耳道端分离耳蜗神经。

3. 迷路的解剖　内耳道内手术最易损伤迷路结构，迷路位于鼓室与内耳道底之间的颞骨岩部的骨质内，分为骨迷路和膜迷路两部分。骨迷路由致密的骨质构成，由前向后可分为耳蜗、前庭、骨半规管三部分。膜迷路为膜性结构，位于骨迷路内，两者形状大致相仿。骨迷路与膜迷路之间的腔隙中含有外淋巴，膜迷路内含有内淋巴。内外淋巴互不相通。磨除内耳道后唇时，有可能会打开骨迷路，引起内耳淋巴循环紊乱，导致术后听力下降。

二、术前评估

（一）临床特征与评估

IAC-M临床表现与VS相似，绝大多数情况下只能在术中才能得到正确的诊断。IAC-M早期即有症状，可能有两个因素：一是有限的空间限制着肿瘤的生长；其次，脑膜瘤有侵犯错综复杂骨迷路的倾向和（或）内耳功能障碍。IAC-M有时偶然发现。但大多数病例早期都表现出听力障碍，这有别于其他脑桥小脑三角脑膜瘤。IAC-M的常见症状有耳鸣和听力丧失，其次是平衡障碍、眩晕等。与IAC-VS相比，IAC-M容易产生面神经症状，面神经受累症状重，如面瘫或面肌痉挛。当肿瘤体积较小时，IAC-M的面神经症状比IAC-VS更容易发生，而小型VS很少引起面瘫。IAC-M快速进行性听力丧失则非常少见，但若出现快速进展性听力丧失，应考虑到IAC-M的可能。

（二）影像学特征与评估

颞骨和CPA区域高分辨率CT和MRI的应用为内耳道内病变提供了更好的诊断，可以诊断IAC内小至2mm大小的肿瘤。有一些特征性的表现为正确诊断IAC-M提供依据。在T_2WI图像上，前庭神经鞘瘤往往比脑膜瘤表现出更高的信号强度。肿瘤内可见钙化、周围骨质改变的类型、肿瘤的形态以及是否存在“脑膜尾征”等也可作为进一步的有帮助的诊断线索，尽管这些特征没有特异性。

1. 颞骨高分辨率CT　CT可以显示邻近骨质增生和肿瘤内钙化，明确骨质是否受浸润。CT骨

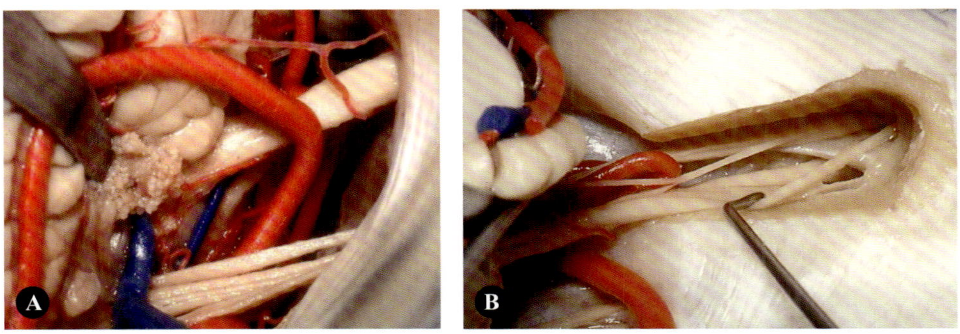

▲ 图30–3　内耳道内神经位置关系

A. 面神经、听神经和前庭神经在脑桥小脑三角池形成神经复合体。约有近一半的患者，小脑下前动脉襻进入内耳道口；B. 牵开前庭上神经显露内下方的蜗神经和横嵴。在内耳门处AICA形成襻状结构，一般有1～2个襻，襻的远端可突入内耳门中3～5mm。面神经位于内耳道的前上方，而耳蜗神经则位于其前下方，前庭上、下神经则分别位于面神经、耳蜗神经的后方。中间神经较小，紧邻面神经

窗位片检查可提示内耳道是否扩大、侵蚀和骨质增生以及瘤内钙化等，这与听神经瘤表现为内耳道扩大、骨质侵蚀的CT表现不同，有助于鉴别IAC-VS。IAC-VS在CT上多表现为内耳道扩大，而IAC-M的CT征象多为肿瘤钙化及内耳道壁骨质的增生很少引起内耳道扩大，但常引起颞骨岩部或内耳道骨质增生或骨质破坏。

手术入路与面神经可视化受乙状窦、颈静脉球、IAC和小脑幕的影响。水平方向的IAC和较小的内耳道的角度（IAA）可能会对经迷路面神经池段的可视化产生重大影响（图30-4）。IAA是影响面神经可视化的一个重要指标。从外科医生的角度来看，从一个角度而不是沿着神经的路线平行地观察面神经是有利的。这样可以更精确地解剖面神经池段。乙状窦后入路受IAA变异的影响较小，外科医生更能看到神经走行的情况，从这个角度来看具有固有的优势。

术前鉴别肿瘤在内耳道的生长情况和肿瘤大小对确定手术方案很重要，肿瘤在内耳道生长的深度决定了内耳门需要磨除的范围。术前应常规行内耳道薄层CT骨窗位检查，以了解内耳道的宽度和深度，指导术中内耳道上、下和后壁磨除的宽度和深度。迷路与乙状窦后缘至内耳道底线（S-F线）的关系分可为3型：外侧型，前庭和总脚均在S-F线的外侧，这一型内耳道后壁可安全磨除；线型，前庭和总脚有一个在S-F线上；内侧型，前庭和总脚均在S-F线的内侧（图30-5）。

2. 多模态MRI检查　高空间分辨率磁共振成

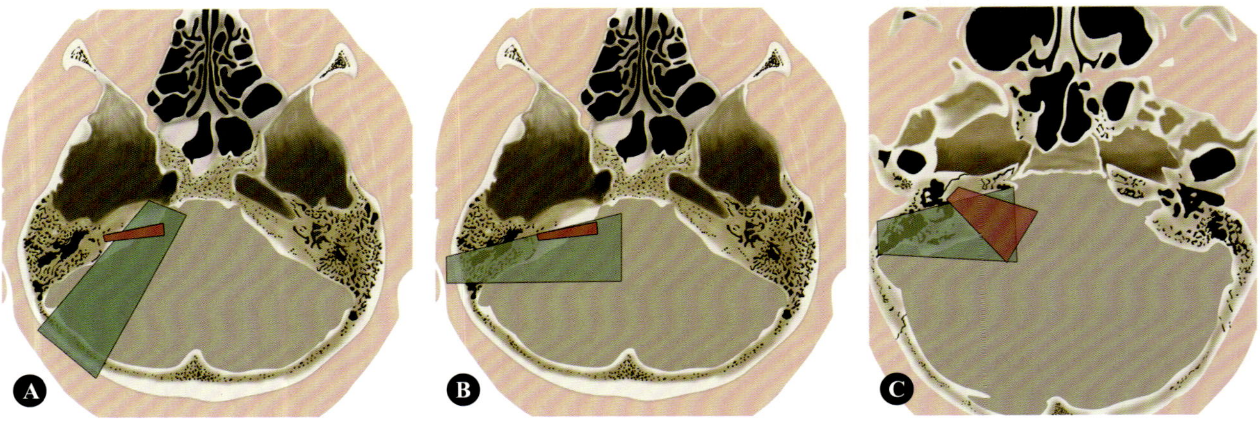

▲ **图30-4　内耳道（IAC）的角度与入路的关系**

A. 乙状窦入路的手术轨迹（梯形绿色阴影）与面神经呈斜角，与IAC的位置和方位无关。使用乙状窦后入路仍能很好地观察到极端水平的IAC方位（梯形红色阴影）。在乙状窦后入路中，IAC底的外侧难以观察到；B. 经迷路入路的手术轨迹（梯形绿色阴影）与IAC方向平行（红色小梯形阴影）平行，可能导致面神经显示不理想；C. 轴位CT扫描显示IAC在近45°后扩张和向后倾斜，IAC方向（红色阴影）与经迷路手术轨迹（绿色阴影）倾斜，可以很好地观察到IAC的这个方向

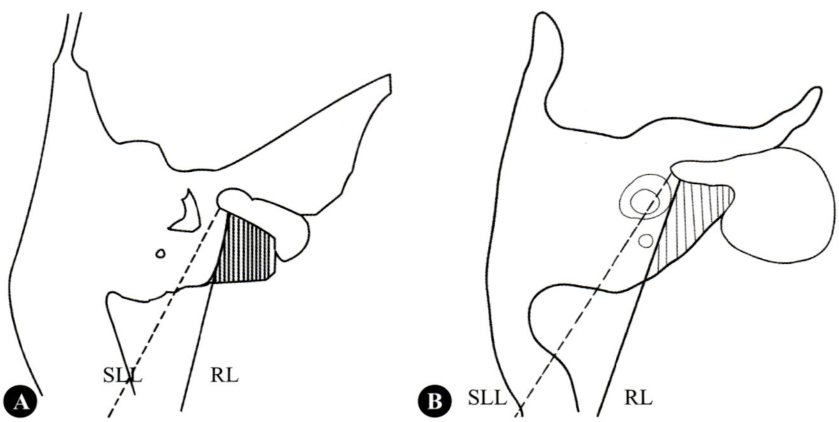

◀ **图30-5　术前岩骨CT评估内耳道后壁磨除范围。RL是内耳道后壁的磨除线，S-F也称之为外侧安全磨除线（SLL）**

A. 外侧型，后壁磨除相对安全；B. 内侧型，这一型术后并发脑脊液漏的可能性较大，故术中应注意已磨除的内耳道后壁的填塞

像技术的发展促进了对内耳道小病变的检测，是诊断 IAC 小肿瘤（<2mm）的首选方式。使用 CISS MRI，允许三维重建内耳道的神经血管结构，可以检测出内耳道中的一个小病变是来自于内耳道壁还是来自于神经结构（面神经或听神经瘤），是诊断内耳道小型肿瘤的标准检查。MRI 检查具有特征性表现，IAC-M 表现为内耳道内等 T_1 等 T_2 的脑膜瘤的特征性表现。这不同于 CPA-M 脑膜瘤的表现，以广泛基底部呈半月形附于岩骨背面。但内 IAC-M 长大后亦可生长至脑桥小脑角内，表现为脑桥小脑三角混合型脑膜瘤的特征。

（三）其他术前检查评估

包括听力测定、脑干－听觉诱发电位等。

（四）术前诊断和监别诊断

内耳道内起源的脑膜瘤应与该部位其他更常见的肿瘤区分开来，如前庭神经鞘瘤（占 80%～90%）或 CPA 侵犯 IAC 的脑膜瘤（占 10%～15%），以及内耳道内其他类型的肿瘤。

1. 诊断挑战　内耳道脑膜瘤与前庭神经鞘瘤等累及 IAC 的病变所引起的临床症状和影像学特征非常相似。两者在 T_1 加权 MR 像上均可表现为等低信号，T_2 加权 MR 像上表现为可变信号，增强后明显增强。术前 MRI 对内耳道脑膜瘤和前庭神经鞘瘤缺乏足够的鉴别能力，因为 IAC 内空间小。脑膜瘤通常有硬脑膜尾征和骨质增生，但当肿瘤生长在拥挤的空间时，硬脑膜尾征可能会被遮盖。因此，根据临床症状和影像学检查，不能可靠地区分 IAC-M 和 IAC-VS，无法预测初次手术时的病理学诊断。大多数报道的 IAC 内脑膜瘤病例，最初基本上是怀疑前庭神经鞘瘤。

2. 准确诊断的意义

(1) 有助于制订正确的手术策略：尽管前庭神经鞘瘤在内耳道内病变中占大多数，但 IAC-VS 和 IAC-M 的鉴别是有价值的，内耳道内肿瘤必须意识到脑膜瘤可能性。术前怀疑为内耳道内脑膜瘤将有助于术者改变手术计划，以便更好地显露和更广泛地切除这些困难的病变。IAC-M 肿瘤切除术后听力和面神经功能的保留较好，术后听力可能偶尔改善，甚至恢复正常。正确的术前诊断潜在优势是，它将制订脑膜瘤根治性切除的方案。受累的 IAC 硬膜需要用金刚石钻打开，但这一过程不影响脑神经的结果。脑膜瘤侵犯周围骨质，存在复发的可能性，应切除周围的硬脑膜和受累的骨质。另外，准确的术前鉴别这两种类型的肿瘤有助于选择最佳的手术入路。Amato（2003）认为围术期的怀疑和确认对于处理硬脑膜和骨浸润以减少肿瘤复发非常重要。

(2) 有助于预测面神经和听神经保留率：在继发性累及 IAC 的患者中，94% 的患者可获得面神经和耳蜗神经的解剖保存，而起源于内耳道内的原发性内耳道硬膜瘤或内耳道内的肿瘤，这一数值分别为 80% 和 75%。肿瘤向内耳道内扩展时，面神经和听神经的功能保留率分别为 86% 和 77%；而在内耳道内的肿瘤，面和听神经的功能保留仅为 60%，甚至更差。Roser（2005）回顾性分析 5 例起源于内耳道硬脑膜的原发性内耳道内脑膜瘤，其中有 4 例由于肿瘤的浸润性，不得不牺牲面神经或听神经才能达到肿瘤全切除。

(3) 预测肿瘤复发：脑膜瘤即使在大体完全切除后也有复发的趋势，残余病灶是复发的最重要因素。广泛累及内耳道的原发性脑膜瘤有侵袭内耳和颞骨的倾向，肿瘤难以做到根治性切除，复发是必然的。因此，术前对于内耳道内肿瘤，无论肿瘤的影像学特征是否符合脑膜瘤，将其作为内耳道内肿瘤的鉴别诊断都是必要的。

3. 鉴别诊断

(1) 脑桥小脑三角脑膜瘤鉴别：脑桥小脑三角脑膜瘤（CPA-M）与前庭神经鞘瘤（VS）容易鉴别，CPA-M 呈半月形附于岩骨背面，沿着岩骨后表面有广泛的基底，有脑膜尾征，信号均一，强化较 VS 更加明显。但内耳道内脑膜瘤长大后亦可生长至脑桥小脑三角内，表现为脑桥小脑三角混合型脑膜瘤的特征，这就需要与原发性内耳道内脑膜瘤相鉴别。Roser（2005）回顾性分析 421 例脑桥小脑三角脑膜瘤，有 72 例因累及内耳道硬膜（占 17.1%），其中 34 例患者需要打开内耳道才能做到肿瘤全切除，继发性内耳道内脑膜瘤，约 47.2% 的患者需要打开内耳道，而原发性内耳道内脑膜瘤，均需要打开内耳道才能处理肿瘤的基底。CPA-M 突入内耳道与原发性 IAC-M 突入 CPA 池的主要鉴别要点有：①原发性 IAC-M，只有在内耳道口周围的硬膜有血管增生，血管增生围绕内耳道口；而 CPA-M，其后岩骨均可见血管增生。② CPA-M 突入内耳道内时，内耳道底可见脑脊液池，肿瘤在内耳道内的形态是楔形；而原发性内耳道内脑膜瘤，往往在内耳道口周围有肿瘤的束腰征，内耳道底无脑脊液池。

(2) 与 IAC-VS 的鉴别：内耳道内脑膜瘤，最大的问题是在术前很难将其与前庭神经鞘瘤区分开来。作者回顾性地分析总结内耳道内脑膜瘤的一些特征，以下几点是内耳道内脑膜瘤和前庭神经鞘瘤的鉴别要点。

①肿瘤位置：前庭神经鞘瘤，肿瘤在内耳道的中心位置；内耳道内脑膜瘤，肿瘤位置不定，取决于肿瘤的起源部位。

②内耳道的形态：前庭神经鞘瘤，内耳道扩大；内耳道内脑膜瘤，内耳道受肿瘤侵蚀，或内耳道壁增生。IAC-M 向脑桥小脑三角延伸时，有一个宽的基底，而 IAC-VS，常检测到球形（冰淇淋外观）。

③周围骨质：前庭神经鞘瘤一般不累及周围骨质；内耳道内脑膜瘤，往往累及周围的结构，如内耳、前庭、迷路。内耳道扩大在前庭神经鞘瘤很常见，而 IAC 周围的骨侵犯提示脑膜瘤，脑膜瘤可能侵入迷路和耳蜗，并渗透到周围的岩骨腔内和乳突气房。

IAC-M 在两个重要方面的表现与 IAC-VS 不同：IAC-M 通常侵犯范围广，可以侵入迷路和耳蜗；沿着神经纤维侵袭到远处的部位，并可能在迷路和乳突气房中扩展，侵犯迷路和耳蜗，也可以广泛浸润周围的岩骨骨髓腔和气房。CT 或 MRI 显示岩骨侵犯应提示诊断。相反，前庭神经鞘瘤由于骨侵蚀导致的 IAC 扩张是一种更常见的放射学表现，广泛的骨侵犯是不常见的。因此，IAC 周围骨侵犯提示脑膜瘤的诊断。Ishikawa（1999）报道一例 IAC 脑膜瘤，延伸至前庭。

④信号特点：前庭神经鞘瘤，肿瘤垂直于岩骨；内耳道内脑膜瘤，肿瘤与岩骨平行。磁共振 T_2 加权像上 IAC-VS 的强度往往高于 IAC-M，增强的程度不如 IAC-M，但这种差异太小，不具有临床价值。3D-CISS MRI 允许对 IAM 的神经血管结构进行三维重建，可以检测 IAM 中的小病灶是来源于管壁（脑膜瘤）还是来源于神经元结构（面神经瘤或听神经瘤），在涉及 IAM 的脑膜术前研究中很有价值。Venkatasamy（2017）回顾性分析 203 例符合典型前庭神经鞘瘤 T_1 加权增强序列的患者（190 例神经鞘瘤和 13 例脑膜瘤），证实 T_2 加权梯度回波序列上的外淋巴信号变化对鉴别前庭神经鞘瘤和内耳道脑膜瘤的有用性。

⑤肿瘤与岩骨壁之间的夹角：前庭神经鞘瘤呈锐角；内耳道内脑膜瘤，呈钝角。IAC-M 与 IAC-VS 的区别在于，通常有更广泛的基底，有时出现内部钙化，并可在内耳道周围产生骨质增生。

⑥脑膜尾征：前庭神经鞘瘤，无脑膜尾征；内耳道内脑膜瘤，有脑膜尾征。“硬脑膜尾”的存在提示脑膜瘤，但不是病理诊断。

⑦肿瘤的扩展模式：内耳道内肿瘤可分为单纯的内耳道内肿瘤、内耳道内肿瘤伴 CPA 延伸、内耳道内肿瘤伴周围骨质侵犯、内耳道内肿瘤同时伴有 CPA 延伸和侵犯周围骨质。虽然很难将单纯内耳道内脑膜瘤与前庭神经鞘瘤区分开来，但肿瘤的扩展模式可能为正确诊断提供信息。内耳道内小型脑膜瘤向 CPA 扩展，通常有一个较宽的基底部；而前庭神经鞘瘤，经常表现为球形（冰激凌外观）。Bacciu（2007）报道的 13 例内耳道脑膜瘤，其中有 4 例可观察到肿瘤向 CPA 扩展，肿瘤有宽广的基底。

Asaoka（2002）将扩张分为四种类型：完全性管内扩张；有脑桥小脑三角扩张的 IAC 内扩张；既有脑桥小脑三角扩张又侵犯周围骨的 IAC 内扩张；IAC 内扩张伴骨侵犯，无脑桥小脑三角延长。虽然很难区分脑膜瘤和前庭神经鞘瘤，如果遇到完全的管内型，肿瘤的扩张模式可能提供一些信息。广泛的岩骨延伸和凹凸不平的内侧肿瘤表面是诊断脑膜瘤的有价值的线索，而前庭神经鞘瘤通常具有更球形和更光滑的表面。

⑧肿瘤边界：与前庭神经鞘瘤相比，脑膜瘤的肿瘤边界更为粗糙、不规则，前庭神经鞘瘤的肿瘤表面更为光滑，这可能是一个有价值的诊断线索。

⑨肿瘤钙化：肿瘤钙化尽管也是非特异性的，但若出现应高度怀疑是 IAC-M。CT 显示硬脑膜尾征，钙化 25%～36%，岩骨增生的发生率为 15%～25%。

⑩临床症状提示：IAC-M 和 IAC-VS，引起的临床症状基本相同，在 MR 图像上的信号强度对准确诊断 IAC-M 也没有帮助，术前很难区分。微妙的区别是，面神经症状更容易发生在 IAC-M，但大小相似的 IAC-VS 很少引起面神经麻痹。如术前面神经麻痹，提示除前庭神经鞘瘤外的诊断。而听力损失在 IAC-M 的发生率比 IAC-VS 低。

三、显微手术治疗策略

（一）选择治疗方式

大多数大的（＞2.5cm）有症状的 IAC 肿瘤是通过手术治疗的；然而，对于中小型肿瘤的争议更大，主要基于患者和临床医生的偏好。治疗方案选择包括放射外科、分割放射治疗或显微手术。放射外科和分割放射治疗往往与较低的死亡率和较少的脑神经缺损有关；然而，复发率较高，需要反复治疗或者最终进行显微手术。IAC 脑膜瘤手术入路的选择和听力保护手术的尝试有很大的不同。观望政策可能是有害的，疾病自然史预测是相当迅速地完全丧失听力，而手术治疗导致耳聋的风险很低。当需要手术治疗时，从先前的放射治疗到这些复杂肿瘤的潜在损害，可能会妨碍外科医生接近切除这一本已具有技术挑战性的肿瘤的能力。

（二）手术理念

相比前庭神经鞘瘤而言，脑膜瘤与面神经、听神经的关系更加难以预测，面听神经的移位方向取决于肿瘤的起源部位。另外，脑膜瘤与面听神经紧密粘连或浸润脑神经的可能性更大。即使是体积较小的脑膜瘤，肿瘤与面神经之间的粘连，与听神经鞘瘤相比，更加难以分离。IAC-M 手术的成功在很大程度上取决于肿瘤的生物学特性、起源部位以及与周围结构的关系。脑膜瘤被认为是经常复发的，所以应该在完全切除的同时特别注意可能侵犯硬脑膜和骨的区域。因此，提倡早期手术，以获得肿瘤完全切除和最佳的功能结果。

（三）手术适应证

当出现下列一种或多种情况时，应考虑手术治疗。

1. 疾病的自然史预测是剩余听力的相对快速丧失。干预的指征主要取决于这样一种假设，即在相对不远的将来，仅凭观察就会导致耳聋。

2. 手术干预可改善听力或降低听力损失的风险、保持或改善面神经功能。要尝试保护听力、面神经功能，手术是唯一合理的选择。显微手术治疗 IAC-M 具有良好的面听神经保留率，作者推荐有症状的、影像学检查提示进行性生长的 IAC-M 首先选择显微手术治疗，在保留面听神经功能的前提下，实现肿瘤安全和彻底的切除（Simpson Ⅰ/Ⅱ级）。

3. 肿瘤突入 CPA，引起脑干实质性压迫，手术干预具有相对较低的听力损失风险。然而，更多的时候，患者和医生并不清楚“正确”的策略。

4. 需要明确病变的性质：单纯的临床检查和影像学检查不足以正确识别这些肿瘤。明确的病理诊断应被强烈考虑以帮助定制治疗。

（四）手术的目的

内耳道内脑膜瘤的手术策略和技术与那些继发性累及内耳道内的脑膜瘤没有区别。主要目标应是在保持面神经功能和尽可能保持有效听力的情况下，实现肿瘤安全和完全的切除（Simpson Ⅰ或Ⅱ级），广泛全切除肿瘤及受肿瘤侵袭的硬脑膜和内耳道骨质。除了试图保留面神经功能，听力保留也是每例内耳道内脑膜瘤的目标。

需要强调的是。广泛切除的概念，包括累及的硬脑膜和骨。广泛开放的 IAC 接近这些病变，而选择乙状窦后入路还是颅中窝入路，这是一个完全基于个人偏好的选择。不过这两种入路都可以切除 IAC 邻近的骨和累及的硬脑膜。IAC-M 倾向于侵犯骨和硬脑膜，手术切除应该是广泛切除硬脑膜和周围岩骨（如果发现有累及），以防止复发。

四、常用的手术入路

手术入路的选择和手术切除的策略与内耳道内前庭神经鞘瘤病例类似。手术入路的选择取决于多种因素，主要是取决于术前听力、肿瘤在 IAC 内的位置和术者的偏好。包括肿瘤大小、生长方向、与邻近神经血管结构的关系、患者的听力和功能状态等也影响入路的选择。主要有三个手术入路可供选择：乙状窦后入路、颞下颅中窝入路和迷路后入路。颞下颅中窝（MF）入路用于位于内耳道底的肿瘤，因为它为肿瘤切除提供了最佳的手术显露和角度。经颅中窝入路适用于术前有听力的小型 IAC-M。乙状窦后入路（RS）可切除内耳道近端肿瘤，以减少显露和保护听力为目的。术前听力良好、大型的 IAC-M，乙状窦后入路仍然是首选，因为该入路具有保留听力的可能性及良好的肿瘤和内耳道硬脑膜显露，以及良好的神经与血管结构控制等优点。

（一）经迷路入路

经迷路（TL）入路创伤小，可改善 IAC 外侧肿瘤的显露，如果肿瘤已侵入颞骨的外侧部位，应该选择该入路。经迷路入路最有可能允许广泛切除肿瘤起源的骨质，但该入路不能保护听力。只有肿瘤已经穿透迷路，术前听力完全丧失，并伴有中耳结构肿瘤侵犯的患者才应考虑迷路入路。手术的目标是尽可能减少对小脑的牵拉和更快的手术。

IAC 脑膜瘤切除后，听力和面神经功能会得到更好的保护，术后听力可能会偶尔改善，甚至恢复正常。因此，内耳道内的脑膜瘤切除的破坏性入路应谨慎使用。

（二）经颅中窝入路

适用于术前保存有效听力的小型内耳道内脑膜瘤。对于术前听力良好的病例，乙状窦后入路和颅中窝入路是首选的入路，这两种入路具有保留听力的可能性。经颅中窝入路和经乙状窦后入路提供类似的听力保护。有作者偏好采用扩大的颅中窝入路，该入路提供了硬膜外显露整个内耳道内肿瘤的路径，这样便于安全地切除外侧的肿瘤。但经颅中窝入路的缺点是 FN 可能位于肿瘤和术者之间，从而增加对 FN 的操作。Bacciu 等（2007）报道经手术病理证实的 13 例内耳道脑膜瘤，4 例术前存在有效听力的患者均，均采用扩大颅中窝入路，术后有 2 例听力保持在术前水平。

（三）乙状窦后 - 经内耳道入路

1. 手术适应证 适用于尚有听力的各型内耳道脑膜瘤。对于术前耳聋而无肿瘤侵犯中耳结构的患者，有理由支持乙状窦后入路。在累及内耳道的大型脑桥小脑三角脑膜瘤，术前失聪的患者术后听力仍有可能恢复。因此，即使是听力较差的患者，也应尽力保护耳蜗神经。如果术前保持有效听力，即使肿瘤较大，乙状窦后入路也是理想的，尽管保留听力的好处可能需要抵消理论上增加的肿瘤复发风险。

2. 手术主要过程 侧位，在面神经监测、听觉脑干反应（ABR）监测下进行手术操作。首先电凝内耳道口周围硬膜的新生血管，再磨除内耳道上、后壁和下壁，扩大开放内耳道直至能探查内耳道底。剪开内耳道处硬脑膜，打开肿瘤表面的蛛网膜，切开肿瘤壁，行瘤内减压。减压后从周围结构上分离肿瘤壁，在蛛网膜界面间分离保护面听神经和动脉（AICA、迷路动脉、PICA 及其穿支）。

沿内耳道口逐步将脑膜瘤与内耳道壁分离，将肿瘤的内耳道底端轻轻地从内耳道底端抬起。逐步将脑膜瘤从周围结构上分离出来。最后切除内耳道口粘连较紧密的肿瘤，以及肿瘤基底部的硬脑膜。全切除受肿瘤侵蚀的骨质，力争在解剖保留面神经及耳蜗神经的前提下，做到肿瘤根治性切除。在显微镜对肿瘤进行大部切除后，通过神经内镜观察，术者还可对肿瘤的起源部位和切除程度进行即时且更准确的判断，同时可观察内耳道内有无活动性出血。

3. 肿瘤切除的技巧 内耳道内脑膜瘤的手术策略和技术与那些继发性累及内耳道内的脑膜瘤没有区别，与内耳道内前庭神经鞘瘤类似。手术目的在于全切除肿瘤，并保护所有脑神经的功能。主要的步骤和技巧如下。

(1) 经乙状窦后入路显露脑桥小脑三角区（图 30-6）。

(2) 磨除内耳道上、后壁，扩大开放内耳道直至内耳道底，保护内耳结构。

(3) 在内耳道口可见肿瘤的凸起部分，肿瘤表现似脑膜瘤，剪开内耳道处硬脑膜，打开肿瘤表面的蛛网膜，切开肿瘤壁，行瘤内减压。减压后从周围结构上分离囊壁，在蛛网膜界面间分离是保护面神经、听神经和动脉的关键。然而这些结构有时被包裹，分离时需耐心。

(4) 辨认面神经和听神经，沿内耳道口逐步将脑膜瘤与内耳道壁分离，将肿瘤的内耳道底端轻轻地从内耳道底端抬起，在内耳道内肿瘤与面听神经一般粘连较轻，易于用剥离子分离。

(5) 最后切除内耳道口粘连较紧密的肿瘤。

(6) 术前严重受损的面听神经，脑干听觉诱发电位在肿瘤切除后稍有改善：往往可见到Ⅲ波及Ⅴ波，但其潜伏期仍延长、波幅较低。当肿瘤较大时可长入 Meckel 腔、海绵窦和颅中窝，需磨除岩尖。

(7) 全切除肿瘤及其起源的硬脑膜，面神经及蜗神经解剖保留。

(8) 神经内镜辅助技术：采用神经内镜技术可以即时评估手术效果，提高内耳道内脑膜瘤全切率。内耳道内脑膜瘤手术中，因显微镜对内耳道底深部肿瘤较难观察，难以达到全切，而神经内镜的多角度观察弥补了显微镜的不足。在显微镜对肿瘤进行大部切除后，通过神经内镜观察，术者可对肿 瘤切除程度进行即时且更准确的判断，同时可观察内耳道内有无活动性出血。对于部分残留

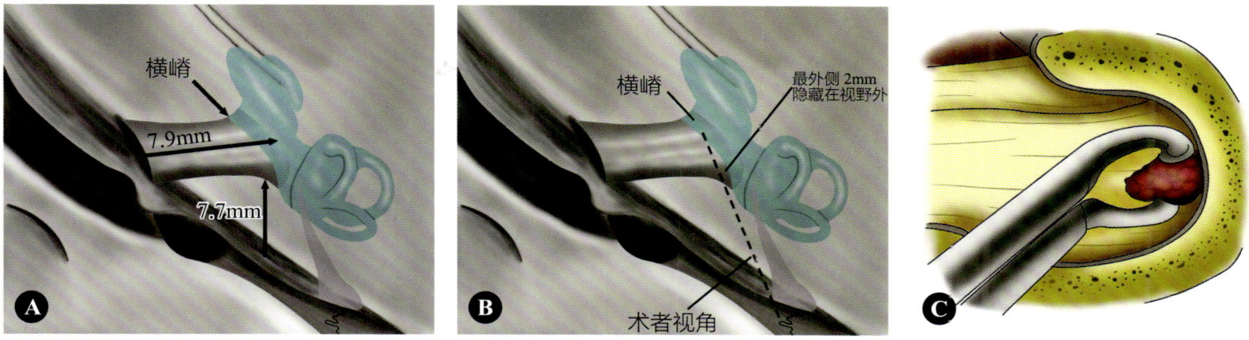

▲ 图 30-6　乙状窦后入路

A. 内耳道（IAC）到最外侧内耳道底的平均距离为 7.9mm（6.0～10.0mm）。这个长度在患有侵蚀了 IAC 的肿瘤中更为多变。距岩骨后表面的平均距离为 7.7mm（6.0～9.5mm）；B. 乙状窦后（RS）手术入路视角。磨除内耳道后骨质后，可以看到横嵴，但 IAC 最外侧的 2mm 隐藏在视野之外。内淋巴管（紫色）；C. 图示内耳道底的残余肿瘤需要成角的刮匙刮除

于内耳道内的肿瘤，在神经内镜下有选择地进行切除，而与面听神经、迷路动脉等重要结构粘连紧密的部分则可采取充分电灼烧，并不盲目追求全切。

4. 入路的优点　乙状窦后入路的主要优点是舒适的肿瘤和相邻硬脑膜显露的，和良好的 CPA 神经与血管结构控制的。如果患者术前听力学良好（即使是相对较大的肿瘤），颅后窝入路是理想的，尽管听力保护的好处可能需要抵消理论上肿瘤复发风险的增加。Nakamura 等（2004）报道 8 例内耳道脑膜瘤采用乙状窦后入路，术后有 5 例保留了听力（71.4%），所有病例均达到完全切除。Ramina 等（2019）报道 1 例内耳道内脑膜瘤，MRI 显示肿瘤破坏 IAC，术中明确为脑膜瘤。经内耳道入路改良为广泛开放内耳道，包括内耳道前壁，肿瘤达到全切除，术后面神经为 House-Brackmann Ⅲ级。

5. 入路的缺点　Bacciu 等（2007）不喜欢采用乙状窦后入路，因为它不完全显露硬脑膜和 IAC 的外侧壁，遗漏硬脑膜附着的肿瘤，这会增加复发的风险。Cueva（2018）认为经乙状窦后入路没有迷路损伤而要完全显露 IAC 眼底是不可能的。

五、肿瘤切除的方法与技巧

（一）广泛开放内耳道

1. 磨除内耳道后壁要点　内耳道内肿瘤的切除取决于内耳道后壁的充分磨除。中小型 IAC-M 先磨开内耳道，找到面神经和听神经后再分离和切除肿瘤。早期磨开内耳道，可以早期发现并保护神经。首先辨认内耳道开口的后缘，离内耳道后唇边缘数毫米，电凝把内耳门背外侧的硬膜并半圆形切开，剥离并翻向内耳道，显露位于内耳道后唇的骨组织，也可再沿耳道的方向向外侧切开，形成两个三角形硬膜瓣，剥离内耳门边缘留下的硬膜翻向耳道内，显露位于内耳道上方的骨组织。亦有作者采用“工”形硬膜切口。先采用小的切割钻，当接近内耳道壁时改用小的金刚钻磨头，直到内耳道内肿瘤的最外侧处。内耳道后壁磨开的宽度和深度都应到达能充分显露内耳道内肿瘤为止。Bill 嵴是内耳道底的骨性标志，但一般不用磨到内耳道底，看到内耳道内肿瘤外侧极即可。内耳道因受肿瘤压迫，多有扩大，在磨除后壁下方时应注意勿打开颈静脉球窝顶，否则易造成颈静脉球出血。作者习惯于先用 3mm 钻头粗略磨除骨质，再用 1mm 钻头进一步磨除。磨除骨质时，先磨一个长 10～12mm 的浅沟，而不是一个很深很窄的沟。一般磨除 6～7.5mm。磨除左侧内耳道后壁时，钻头应顺时针方向使用（切除右侧肿瘤则相反方向使用）。肿瘤时内耳道平均长为 12mm，宽 5～15mm，其大小取决于肿瘤在内耳道的扩展程度。背侧的骨质通常十分坚实（3～5mm 厚）。为完全切除内耳道内肿瘤应尽可能多地磨除内耳道后壁骨质。可分次磨除内耳道后壁，以便既有效地磨除后壁骨质又不损伤面神经和蜗神经。必须记住，使用高速磨钻时周围不能有任何棉片，很小的棉片被卷入都可造成不可挽回的严重损伤；磨除内耳道后壁时应尽量多冲水，以帮助

冲洗和清理术野，及避免热传导损伤面神经。术后可用生物胶、脂肪和肌肉等封闭内耳道，但填塞物过多，易在内耳道内形成瘢痕组织。

2. *磨除程度*　磨除内耳道后壁的深度要适当，磨除不足，显露内耳道内的肿瘤不充分；过分磨除，可能损害外侧半规管甚至颈静脉球，并增加脑脊液鼻漏的危险。为完全切除内耳道内肿瘤应尽可能多地磨除内耳道后壁骨质。分期磨除，以便既有效地磨除后壁骨质又不损伤面神经和蜗神经。颈静脉孔方向不要磨除过多的骨质，偶尔向外侧扩大的颈静脉球可延伸到这个区域，并有可能造成损伤。向外侧磨除过多岩骨可危及面神经管内的神经，虽然肿瘤与面神经、位听神经无明显粘连，但也无被膜相隔，分离时应小心。倘若患者仍存在有效听力，耳蜗神经仍可以保留，很重要的一点是内耳门外侧骨质磨除不要过多，以保护耳蜗神经、后半规管和内淋巴囊。总脚是最易受损的部位。有些病例乳突气房可突入内耳道后壁，颈静脉球也可达到内耳道水平，有可能受损，所以术前行高分辨率 CT 扫描对于精确、安全切除后壁骨质很重要。

3. *充分磨除*　打开 IAC 是提高累及内耳道内肿瘤 GTR 的关键一步，而且打开 IAC 并不会增加面瘫或听力损失的风险。磨除内耳道上、下、后壁，扩大开放内耳道直至内耳道底，同时保护内耳结构，除非肿瘤已经侵袭内耳等颞骨外侧结构。相对于内耳道内前庭神经鞘瘤，内耳道内脑膜瘤需要更广泛地磨除内耳道上、后壁，扩大开放内耳道壁约 270°（图 30-7），包括内耳道上结节区骨质，直至内耳道底，以获得更广泛和更安全地根治性肿瘤切除。Ishikawa 等（Neurol Med Chir，2011）报道 1 例 IAC-M 术中广泛磨除内耳道壁，包括后壁肥厚增生的骨质部分、肿瘤附着部分的骨质，最后获得了肿瘤完全切除，而术后亦无面瘫。IAC-M 与 IAC-VS 主要的区别是 IAC 中面神经的累及更为常见。因此，对 IAC-M 而言，广泛打开内耳道壁对神经束的显露和保护尤为重要。

（二）肿瘤显露技巧

在面神经监测的前提下，有效、准确的面神经识别，仔细、轻轻地解剖分离肿瘤与内耳道内的神经血管，有利于成功的肿瘤切除与神经功能保留。在内耳道口可见肿瘤突向脑桥小脑三角池的肿瘤部分，内听口周围的硬脑膜血管明显增生，电凝内耳道口周围的硬脑膜，剪开内耳道处硬脑膜，打开肿瘤表面的蛛网膜，切开肿瘤壁，行瘤内减压。减压后从周围结构上分离瘤壁，在蛛网膜界面间分离是保护面听神经和动脉（AICA、迷路动脉、PICA 及其穿支）的关键。然而这些结构有时被脑膜瘤包裹，甚至侵袭内耳道内的神经和血管，分离时需仔细、耐心地辨认。IAC-M 常使面神经、听神经发生无规律的移位，在切除肿瘤过程中要注意面神经、听神经的移位方向、变形及被肿瘤的包埋等情况。

（三）肿瘤切除的技巧

内耳道脑膜瘤的手术经验相对有限。内耳道内脑膜瘤的手术策略和技术与那些继发性累及内耳道内的脑膜瘤没有区别，与内耳道内前庭神经鞘瘤类似。但仔细深入研究发现两种肿瘤之间，在手术技巧和策略方面还是存以一定的差异性（表 30-1）。

1. *先开放内耳道*　打开内耳道是提高累及内耳

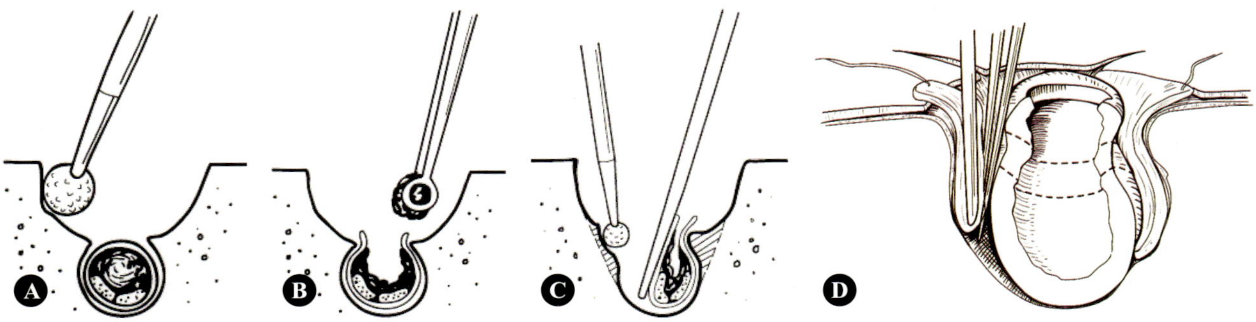

▲ 图 30-7　内耳道磨除的要点

A. 磨除大部分内耳道后壁；B. 内耳道内肿瘤较大时，进行内耳道内肿瘤减压；C. 继续扩大磨除内耳道后壁、上壁和下壁；D. 磨除内耳道壁的过程中要注意保护内耳道内的神经

表 30–1　内耳道内前庭神经鞘瘤与内耳道脑膜瘤的切除要点对比

肿瘤类型	内耳道磨除	神经的分离	硬膜处理	颞骨处理
IAC-VS	180°，外侧壁和上壁	沿蛛网膜间隙分离。肿瘤不侵袭蛛网膜，与神经不粘连	肿瘤不侵袭硬膜，无粘连，不处理	正常，不需处理
IAC-M	270°，外侧壁和上、下壁	肿瘤侵袭蛛网膜，粘连、甚至侵袭神经	硬脑膜是肿瘤基底，需彻底切除	常受侵袭，需切除

道内肿瘤全切除的关键一步，打开内耳道并不会增加面瘫或听力损失的风险。磨除内耳道上、后壁，扩大开放内耳道直至内耳道底，保护内耳结构。相对于内耳道内前庭神经鞘瘤，内耳道内脑膜瘤需更广泛地打开内耳道上壁和内耳道上结节区骨质，以获得更广泛和更安全地到达肿瘤的路径。在打开内耳道时，82% 的患者获得了肿瘤全切除，而在不打开内耳道时，61% 的患者获得了全切除。Ishikawa 等（2011）报道 1 例内耳道脑膜瘤术中磨除内耳道后壁，包括肥厚增生的部分、肿瘤附着，完全切除肿瘤，术后 MR 检查未见肿瘤残留。术后无面瘫，但耳蜗功能未恢复。内耳道脑膜瘤与前庭神经鞘瘤主要的区别是 IAC-M 内耳道内面神经的累及更为常见。因此，对 IAC 脑膜瘤而言，广泛打开 IAC 对神经束的显露和保护更为重要。

2. 肿瘤分离　仔细分离肿瘤与内耳道内的神经血管。仔细的解剖分离和使用面神经监测有助于正确的识别面神经，有利于成功的肿瘤切除与神经功能保留。在内耳道口可见肿瘤的凸起部分，肿瘤表现似脑膜瘤，剪开内耳道处硬脑膜，打开肿瘤表面的蛛网膜，切开肿瘤壁，行瘤内减压。减压后从周围结构上分离囊壁，在蛛网膜界面间分离是保护面神经、听神经和动脉的关键。然而这些结构有时被包裹，分离时需耐心。内耳道内脑膜瘤常使面神经和听神经发生移位，在切除肿瘤过程中要注意面听神经的移位、变形及被肿瘤包埋。只要严格循蛛网膜界面（瘤 – 面神经和听神经界面、瘤 – 脑界面）进行分离，一般可保留受累的脑神经。

3. 遵循颅底脑膜瘤的四 D 原则　脑膜瘤在宏观上表现为坚硬或橡胶状，包膜很薄；在组织学上，肿瘤硬脑膜和骨侵犯的倾向，而软组织则在生长过程中得以保留。

4. 保护内耳道内的面神经　面神经功能的保护是内耳道脑膜瘤手术中最重要的问题之一。值得注意的是，脑膜瘤与面神经的解剖关系不同于前庭神经鞘瘤。前庭神经鞘瘤时，面神经被 IAC 内的肿瘤压迫并经典地向腹侧和下方移位。然而，在脑膜瘤，肿瘤不仅压迫面神经，而且与之密切相关。内耳道内脑膜瘤可能牢牢地附着在面神经和（或）听神经上，这可能需要仔细解剖。辨认面听神经，沿内耳道口逐步将脑膜瘤与内耳道壁分离。脑膜瘤和面神经之间的粘连也比前庭神经鞘瘤更难分离，即使是较小的肿瘤。细致而锐性的解剖对于避免面神经损伤是非常重要的，即使是小型内耳道内脑膜瘤的病例也是如此；另外，少数肿瘤面神经受肿瘤侵蚀，分离保护就更加困难。持续的冲洗确保分离界面的清晰，及时止血及保持视野清晰，有助于保护面听神经。Asaoka 等（2002）报道的 3 例内耳道脑膜瘤有 2 例面神经完全被肿瘤吞噬。但术前严重受损的面神经和听神经，脑干听觉诱发电位在肿瘤切除后稍有改善：往往可见到Ⅲ波及Ⅴ波，但其潜伏期仍延长、波幅较低。当肿瘤较大时可长入 Meckel 腔、海绵窦和颅中窝，需磨除岩尖。

5. 内耳道内肿瘤的分离与切除　沿骨膜在内耳道口的反折处切开内耳道内硬膜，切开方向与内耳道纵轴平行，即沿面神经行走的方向切开，完全显露内耳道内的肿瘤。细心分离内耳道内的肿瘤，寻找最内端的肿瘤边缘，将其从面神经和听神经上分离出来，此时便可沿面神经与肿瘤包膜的界面分离残留的肿瘤组织。将肿瘤向后内方抬起，即可见肿瘤与面神经、听神经之间的蛛网膜界面，锐性将肿瘤从听神经界面上予以切除，同时可以完整保留面神经。术中应尽力保留内听动脉，在处理内耳道内肿瘤时不要轻易使用双极电凝，因为内听动脉的保留与耳蜗神经的保留一样重要，是听力保留的先决条件。

6. 神经内镜辅助技术　内耳道内脑膜瘤手术中，因显微镜对内耳道底深部肿瘤较难观察，难以

达到全切，而神经内镜的多角度观察弥补了显微镜的不足，可以即时评估手术效果。因此，术者必须先熟练显微镜操作再熟悉神经内镜。在显微镜对肿瘤进行切除后，通过神经内镜观察，术者可对肿瘤切除程度进行即时且更准确的判断，同时可观察内耳道内有无活动性出血。对于部分残留于内耳道内的肿瘤，在神经内镜下有选择地进行切除。

（四）内耳道内面神经的保护

辨认面听神经，沿内耳道口逐步将肿瘤与内耳道壁分离，将肿瘤的内耳道底端轻轻地从内耳道底端抬起，在内耳道内肿瘤与面听神经一般粘连较轻，易于用剥离子分离。术中持续的冲水确保分离界面的清晰，及时止血及保持视野清晰，逐步将脑膜瘤从周围结构上分离出来。IAC-M 和面神经之间的粘连也比 IAC-VS 更难分离，即使是较小的肿瘤。细致而锐性的解剖对于避免面神经损伤是非常重要的，即使是小型内耳道内脑膜瘤的病例中也是如此。另外，少数肿瘤面神经受肿瘤侵蚀，分离保护就更加困难。Asaoka 等（2002）报道的 3 例 IAC-M 有 2 例面神经完全被肿瘤吞噬，术前面神经和听神经严重受损，但在肿瘤切除后脑干听觉诱发电位提示稍有改善。

面神经功能的保护是 IAC 内病变手术中最重要的问题之一。值得注意的是，IAC 内脑膜瘤与前庭神经鞘瘤的解剖关系不同。IAC 内脑膜瘤的经验中，肿瘤不仅压迫面神经，而且可能侵袭面神经，甚至面神经完全被肿瘤侵润。即使是在小的 IAC 内脑膜瘤病例中。IAC-M 可能牢牢地附着在面和（或）前庭耳蜗神经上，这可能需要仔细解剖。

（五）保留有效听力

原发性 IAC-M 起源于内耳道内部，如果术前尚存有效听力时，应努力尝试保留听力。但若试图保持听力，肿瘤复发的风险可能增加的话，就需要权衡全切除与听力保留的利弊。尽管保留听力的好处可能需要抵消理论上增加的肿瘤复发风险。既要做到肿瘤全切除，又要避免耳囊和内耳损伤。在累及内耳道的大型桥脑小脑角脑膜瘤，术前失聪的患者术后听力仍可能恢复。因此，即使是听力较差的患者，也应尽力保护耳蜗神经。如果肿瘤到达内耳道底，经乙状窦后入路切除前庭和半规管，复发风险极低。Nakamura（2004）报道 8 例采用乙状窦后入路，术后有 5 例保留了听力（71.4%）。

六、注意事项

脑膜瘤不仅对神经放射科医生提出了诊断上的挑战，而且对神经科医生来说也是一个棘手的问题。即使是相对较大的 IAC-M，听力也可以得到保护，因为脑膜瘤与神经鞘瘤一样不涉及听神经及其血液供应。注意以下几点有助于在保护好面神经和听神经的同时，最大限度地提高肿瘤全切除率。

（一）彻底清除受累骨质与硬膜

广泛切除受累的硬膜和骨质，做到肿瘤根治性切除。岩椎后表面的硬脑膜，若伴有血管增生或受肿瘤侵犯，亦应切除，切除受累的硬脑膜并磨除骨质，以达到 Simpson Ⅰ、Ⅱ级切除，减少肿瘤复发的概率。脑膜瘤侵犯周围的骨质可能引起术后复发，即使在小肿瘤颞骨受侵犯时，也需要更广泛的切除，未能在脑膜瘤的原发部位切除 5～10mm 的受累硬脑膜，甚至受侵蚀的岩骨会增加肿瘤复发的风险。

（二）术中快速病理检查

由于 MRI 缺乏内在的独特征象，不足以区分 IAC-M 和 IAC-VS，术前准确诊断 IAC-M 是不太可能的，即使是最精细的现代诊断技术。因此，内耳道内肿瘤术中组织学诊断是必不可少的。如果发现脑膜瘤，则进行更彻底的切除，以防止复发。尽管各种手术路径能提供有效的显露，术中对内耳道肿瘤怀疑非典型前庭神经鞘瘤时，或术中若发现怀疑脑膜瘤的异常特征，包括骨侵犯、软而易碎的肿块、高度的血管化、FN 向后移位，以及与面和前庭耳蜗神经黏附紧密，均应在术中做快速病检，以确保选择适当的治疗方式。

围术期的怀疑和证实对于处理硬脑膜和骨浸润，以减少肿瘤复发是非常重要的。如果发现是脑膜瘤，肿瘤周围的硬脑膜应切除足够的边缘，进行更彻底的切除，以获得 Simpson Ⅰ级脑膜瘤切除，防止或减少复发的机会。在骨侵犯的情况下，被肿瘤浸润的这些区域需要磨除，直到观察到正常的骨质。术中对其组织病理学的确认使得有机会通过完成广泛的硬膜（5～10mm）和受侵骨质的切除来降低肿瘤的复发率。在 Bacciu（2007）报道的 13 例病例中，有 7 例（53.8%）术中因怀疑内耳道内脑膜瘤的诊断，后来经组织学证实。虽然内耳道脑膜瘤是良性肿瘤，但肿瘤往往侵犯硬脑膜和骨骼，复发率很高。文献报道脑膜瘤全切除后的复发率为 7%～20%，而前庭神经鞘瘤的复发率为 0.8%～1%。这些数据也证实了术中活检的重要性。

（三）注意血管神经的位置变化

神经血管受肿瘤的挤压会发生变形、移位，基底动脉及其穿支、小脑下前动脉（AICA）、小脑下后动脉（PICA）和迷路动脉也可移位或被肿瘤包埋。AICA 在内耳道区域成襻，发出迷路动脉后折返供应脑干。脑神经的移位方向取决于肿瘤的起源部位。前庭神经鞘瘤 FN 的位置通常是可预测的，神经通常向前移和内侧移。相比前庭神经鞘瘤而言，脑膜瘤与面神经、听神经的关系更加难以预测。

IAC-M 起源部位的变异性可能改变面听神经的位置，面神经和听神经的位置可能会向后移位。另外，脑膜瘤与脑神经紧密粘连或浸润脑神经的可能性更大。即使是体积较小的脑膜瘤，肿瘤与面神经之间的粘连，与听神经鞘瘤相比，更加难以分离。在目前的研究中，有 15.3% 的 FN 向后移位。在 Bacciu（2007）报道的 13 例病例中，有 6 例发现肿瘤与面部前庭耳蜗神经复合物有紧密粘连（46.1%），3 例（23%）观察到 FN 功能术后恶化。大多数研究中没有关于听力结果的详细数据。此外，由于每个报道中使用了不同的听力分类系统，因此很难对不同系列的听力结果进行比较。然而，约 14% 的手术患者保留了有用听力（PTA≤40dB，SDS≥60%）。因此，必须牢记与肿瘤相关的耳蜗面神经束解剖结构的变化，在任何情况下都应以保存这些结构为目标。

（四）早期诊断早期治疗

只有 16.7% 的 VS 患者能从快速进行性听力损伤中恢复。IAC 脑膜瘤快速进行性听力损失，术后可能更难以恢复，与 VS 类似。因此，早期诊断、早期治疗可能是恢复 IAC-M 听力的关键。

（五）肿瘤切除注意事项

1. 神经的位置变化　内耳道内脑膜瘤常使面神经和听神经发生移位，在切除肿瘤过程中要注意面听神经的移位、变形及被肿瘤包埋。只要严格循蛛网膜界面（瘤 – 面神经和听神经界面、瘤 – 脑界面）进行分离，一般可保留受累的脑神经。

脑神经的移位方向取决于肿瘤的起源部位。另外，脑膜瘤与脑神经紧密粘连或浸润脑神经的可能性更大。Asaoka 等指出即使是体积较小的脑膜瘤，肿瘤与面神经之间的粘连，与听神经鞘瘤相比，更加难以分离。

2. 血管的变形移位　基底动脉及其穿支、小脑下前动脉（AICA）、小脑下后动脉（PICA）和迷路动脉也可移位或被肿瘤包埋，AICA 在内耳道区域成襻，发出迷路动脉后折返供应脑干。

3. 术中监护对保护神经很重要

4. 切除受累的硬脑膜　岩锥后表面的硬脑膜，若伴血管增生或受侵犯，亦应磨除，切除受累的硬脑膜，并磨除骨质以达到 Simpson Ⅰ、Ⅱ级切除，减少肿瘤复发。

5. 技术精湛　术者必须先熟练显微镜操作再熟悉神经内镜，否则就会出现在切除肿瘤时不该残留肿瘤，却严重残留。

6. 保持清晰界面　持续的冲洗确保分离界面的清晰，及时止血及保持视野清晰，有助于保护面神经和听神经。

7. 肿瘤根治性切除　完全切除这些肿瘤很重要，因为脑膜瘤比前庭神经鞘瘤更容易复发。原因之一被认为是来自对邻近结构的入侵。因此，IAC 内脑膜瘤的手术范围应该更广，切除肿瘤块以及附着的硬脑膜和侵犯的岩骨。Langman 等（1990）认为 IAC 脑膜瘤的复发率比 VS 高，应切除周围硬脑膜和数毫米的邻近骨质。对于累及 IAC 外侧部分的肿瘤，应考虑对耳蜗和半规管的切除。Zeitouni 等（1997）认为由于脑膜瘤侵犯内耳的倾向，发现经迷路入路（TL）特别有利。也有学者认为，烧灼邻近硬脑膜，而不是与肿瘤一起将硬脑膜切除，这可能导致更高的复发率。

（六）骨质磨除的注意要点

打开 IAC 增加了 GTR 的百分比，而不增加手术风险。肿瘤侧向延伸至眼底并不能阻止保留功能的完全切除，而且选择性的骨切除术超出可见的肿瘤边缘，似乎对肿瘤复发率没有实质性的影响。在骨侵犯的情况下，这些区域需要磨除，直到观察到正常的骨。Breuer（2000）认为选择性的骨质切除超过可见的肿瘤边缘，并没有实质性地影响肿瘤复发率。在术前有听力的患者中，不进入迷路和造成耳聋就不可能从内耳道的两侧和基底切除 5～10mm

的骨质。因此，外科医生必须在复发风险与保留听力的机会和益处之间取得平衡。如果试图保留听力，肿瘤复发的风险可能还会增加。

IAC-M 术前诊断很困难，而完全切除这类脑膜瘤是降低复发的关键。因此，精湛的手术技术对全切除肿瘤，降低复发率很重要。IAC-M 的手术范围应该更广泛，全切除肿瘤，连同其起源的硬脑膜和受侵的岩骨也一并切除，并解剖保护面神经及蜗神经及其血运，以降低肿瘤复发率。如果发现或怀疑脑膜瘤切除不完全，必须毫不犹豫地扩大打开内耳道，哪怕有牺牲听力功能的风险，也应做到根治性全切除。这要求具备相当熟练的手术技巧。成熟的手术条件和精湛的手术技巧，既能做肿瘤全切除，又能保护面神经和听神经免受手术操作的损伤。

（七）面神经功能保护

1. IAC-M 面神经保护的现状 随着显微神经外科技术的提高、术中面神经生理监测的引进和技术的不断改进，大大地方便术者在切除肿瘤时对面神经功能的了解。House 和 Brackmann 提出了 House 和 Brackmann 面神经功能分级（表 30–2），被各家所接受。Bacciu（2007）报道 13 例 IAC-M，术后面神经功能 House-Brackmann Ⅰ和Ⅱ级 10 例（77%），Ⅲ级 1 例。Von Eckardstein（2010）对 19 例起源于或延伸至内耳道的脑膜瘤进行回顾性分析，74% 的患者面神经功能稳定，74% 患者术后耳蜗神经功能无变化，21% 患者术后耳蜗神经功能恶化。

2. 面神经功能保护的解剖学基础 面神经从内耳道口至内耳道底的长度为 13mm，此段由迷路动脉供应血液；在内耳道底，面神经通过水平嵴上、垂直嵴之前的面神经孔进入面神经管。其下为蜗神经，后方为前庭神经上支及前庭神经下支。在内耳道底，面神经移位不大，容易定位。在内耳道口及面神经入脑干区域，面神经最易受损。因此，术中需要在肿瘤的内外二端对面神经进行准确定位。

在脑干侧，以下 5 个方面可以帮助面神经和听神经的定位：①桥延沟：位听神经起于桥延沟的外侧端，其前内侧 2～3mm 处为面神经。②下橄榄：下橄榄为延髓背侧的一个隆起，它的前端恰在面神经出脑干前下方 3～4mm 处。③Ⅸ～Ⅺ对后组脑神经：以后组脑神经入脑干根部作一直线，在这条延长线上，舌咽神经根部前上方 2～3mm 为面神经入脑干处。④ Luschka 孔：Ⅳ脑室脉络丛、小脑绒球。Luschka 孔位于桥延沟的外侧端，正好位于面神经和听神经脑干侧的后下方。⑤小脑脑干裂：此裂由小脑折叠部分和邻近脑桥形成，可分为小脑脑桥裂和小脑延髓裂两部分。小脑脑桥裂呈“V”字形，由小脑岩面邻近脑桥部分和小脑中脚形成，此裂可分为上肢和下肢两部分。上肢由脑桥上端侧面和小

表 30–2 面神经功能分级（House&Brackmann）

级 别	临床表现（判定依据）	
Ⅰ	正常	面神经各部位功能正常，整个面部区域功能全部正常
Ⅱ	轻度异常	大体表现：轻度无力，仔细检查可见轻瘫，可有轻微联带运动静止；双侧对称
		运动：前额轻 – 中度运动，眼用力可完全闭合，嘴轻微不对称
Ⅲ	中度异常	大体：明显不对称，但无变形，可见但不严重的联带运动，但两侧对比无扭曲变形
		运动：前额轻 – 中度运动，用力可完全闭合眼，用力嘴角轻微力弱
Ⅳ	中 – 重度异常	大体：明显力弱和（或）变形性不对称
		运动：眼不完全闭合，尽力嘴角仍不对称
Ⅴ	重度异常	大体：感觉不到运动；静止：不对称
		运动：眼不完全闭合，前额无运动，仅存轻微尚可察觉的运动
Ⅵ	完全瘫痪	无张力，无运动

脑岩部相应部分组成，下肢由脑桥尾端和小脑岩部相应部分组成，上下肢在外侧方结合形成“V”字的尖端。

面神经位于IAC-M的背侧并不少见，此种情况下实际上很难保留面神经，甚至面神经进入肿瘤内，这种情况给保存面神经功能带来了极大的困难，这有别于IAC-VS。对于此类情况，可以整块切除被肿瘤浸润的面神经段，然后术中或术后行神经吻合或术后早期面神经重建。面神经在脑桥小脑池的血供主要来自小脑下前动脉在脑桥小脑三角形成的动脉襻，小脑下前动脉的侧支亦常发出营养动脉供应面神经。这些微细血供大多行走于蛛网膜下腔，因此许多学者建议在肿瘤包膜与蛛网膜下腔之间的平面分离肿瘤，在面神经附近应谨慎使用双极电凝和激光刀。面神经在内耳道的血供主要来自迷路动脉，应注意保护迷路动脉。

3. 面神经的辨认　辨明面神经与肿瘤的病理解剖关系，是面神经获得理想的功能保留的基础。面神经的有效辨认需根据正常解剖结构辨认面神经根（脑干端）和内耳道段。IAC-M面神经的空间位置随肿瘤的起源部位和肿瘤生长方式的变化而发生空间位置变化。不管肿瘤大小，面神经可以横过肿瘤包膜任何方向和任何平面。术前尚无法准确预知具体面神经的各种变异和移位，术中只能利用电生理监测，观察肿瘤的基底部位加以辨认。避免在切除部分肿瘤时损伤面神经的最佳方案，是选择肿瘤的基底电凝、减压，再分离寻找面神经。术中发现有可疑神经组织可利用面神经刺激器辅助辨认。

面神经起始部的辨认要点有：①面神经位于桥延沟的外侧，在听神经前方1～2mm；②桥延沟外侧端，正对第四脑室外侧孔内侧；③第四脑室脉络丛常从第四脑室外侧孔伸出至舌咽和迷走神经表面，脉络丛及舌咽和迷走神经上方即为面神经；④小脑绒球自第四脑室外侧孔突向脑桥小脑三角，正位于面听神经起始后方；⑤面神经位于舌咽神经上方3mm，前方2mm。然后利用面神经监护仪的自发肌电图画出面神经的走行方向。在切除肿瘤与分离面神经过程中要分别从脑干侧与内耳道侧向肿瘤中央汇合。

4. 面神经的解剖和功能保留　彻底切除肿瘤，完整保留面神经甚至听神经的功能是IAC-M手术治疗的最理想结果。面神经解剖保留是获得理想功能保留的基础。术中及时、准确地判断面神经与肿瘤的病理解剖关系至关重要。由于面神经位置的不确定性，在切开肿瘤之前首先用神经电生理监测仪探测面神经的走行，确认无面神经后再切开肿瘤背侧的蛛网膜，并向上、下两极推开，尽量保持蛛网膜的完整。当蛛网膜与肿瘤粘连紧密，要完整保留蛛网膜已相当困难。此时，尽可能先囊内切除，然后再分别切除肿瘤的上极、下极、内侧面及内耳道的肿瘤。当肿瘤与面神经粘连较紧密时，需采用钝性和锐性分离相结合的方法，这对保证其血供是有益的。

要避免面神经损伤，必须做到以下几点：①分离面神经与肿瘤时，应牵拉肿瘤而不是面神经。②坚持锐性分离。③不要过分牵拉小脑以避免间接牵拉面神经。④尽可能保留面神经的血供。⑤避免电凝的热损伤。⑥术中采用电生理监测。术中面神经电刺激可勾画出面神经的走行，便于指导手术操作。当分离肿瘤壁牵拉面神经时，持续监测可诱发出肌电图，表现为单发或连续收缩的波形，结合电刺激可准确对面神经的走行进行定位。肌电图持续时间的长短与神经的损伤程度成正比。牵拉神经－肿瘤束的时间不应太长，应间歇性放松，以利于保护面神经功能。⑦面神经和听神经移位：在IAC-M中，面神经或耳蜗神经与肿瘤的关系比IAC-VS更难预测。Nakamura（2004）报道8例IAC脑膜瘤3例的面神经和耳蜗神经在IAC内发生背侧和背侧下方移位。

5. 面神经的保留与恢复

(1) 面神经功能恢复的判断：目前，无论肿瘤大小均可以设法保留面神经，即便在术中离断，多数亦可进行吻合。一般而言，术后早期面神经功能状态决定最终的功能结果。术中无面神经损伤，但有功能缺失的恢复时程差别较大，可根据下述情况进行判断。

①术后面神经功能基本正常，虽有轻度的面肌无力，但一般数天即可恢复。

②术后面神经功能正常，但逐渐在24～72h出现明显面瘫者。如为部分性瘫，一般数周至数月内可恢复，如果为完全性面瘫则需3～6个月的恢复时间。

③术后面神经功能正常，而在术后几天内突然完全面瘫，患者可确切地说出发生的时间，多为

血管因素引起，面神经功能恢复很慢，一般需要6～12个月或更长。

④麻醉清醒后即有部分面瘫，但并不继续加重，大多于数周至数月恢复。

⑤清醒后面瘫由部分性逐步发展成完全性面瘫，大多在3～6个月恢复。

⑥清醒后即为完全面瘫，面神经功能恢复结果很难预料，与术中所见解剖不完全一致。术中看上去面神经完好者可能要1年，而术中神经明显变细者却可在数月内恢复。完全面瘫一般需观察至少1年，等待期间应经常刺激面肌以保持面肌的张力。

⑦未能解剖保留神经者，其手术目标是彻底切除肿瘤。如果早期即为完全性面瘫（Ⅵ级），则患者最终不可能恢复至Ⅲ级以上；而早期为Ⅱ级者通常可完全恢复，Ⅲ级者也有较高的恢复率。

(2) 面神经缺损的修复技术：根据面神经缺损的不同程度，采用以下不同的手术技术。

①如果在脑桥小脑三角或内耳道内，可以辨认面神经的中枢和外周侧残端，并且有足够的长度，可以采用最基本的端－端吻合技术（Malis，1977）。如果不能在无张力下缝合，可使用中间移植物（通常采用腓肠神经）。

②面神经的中枢侧残端存在，而在内耳道内无可用的外周侧残端，可在同期进行颅内－颞外吻合术，或颅内－颞内吻合术。

③如果没有可用的中枢段，应在肿瘤切除术后尽早进行二期手术，可采用舌下神经－面神经吻合术。术中神经切断并作无张力端－端吻合者，面神经功能的恢复至少需等待1年。如果1年后仍无临床上和肌电图上神经恢复的迹象，则有理由做神经移植。面神经移植前应采用面肌刺激以保持健康的面肌张力。神经移植可选用舌下神经或副神经的胸锁乳突肌支。

6. 肿瘤切除与面神经保留 乙状窦后－经内耳道入路的优点是可以切除向不同方向扩展的肿瘤，并可有效地保留面神经和耳蜗神经的功能。肿瘤切除的技术难度，不仅与肿瘤的大小有关，也取决于肿瘤的质地及肿瘤与周围结构的解剖关系。因肿瘤扩展及向内延伸，小脑脑桥池的蛛网膜常重叠成二层。在小脑延髓外侧池、脑桥前池、四叠体池的边缘可形成三层蛛网膜。在脑池内切除肿瘤，有蛛网膜作为屏障，一般不会损伤神经、血管和脑干。分离面神经时应采用钝性和锐性相结合的分离方法，由正常区到异常区沿着神经的轴向分离。首先寻找面神经脑干端，于第四脑室侧孔有突出至蛛网膜下腔的脉络丛，面神经根部位于脉络丛的下外侧，可用面神经监护仪刺激加以证实。面神经起始端位置恒定且不与肿瘤包膜粘连，但在近内耳道口处常被肿瘤压扁、拉长和移位，与肿瘤包膜常难以辨认。而面神经内耳道段与肿瘤粘连相对较轻，根据其在内耳道内恒定的位置关系容易识别。由于肿瘤在内耳道口与硬脑膜紧密粘连，通常最后切除内耳道内肿瘤，以避免肿瘤的重力作用牵拉面神经造成损伤。分离肿瘤内侧时须保留一层蛛网膜于脑干侧作为屏障，以防损伤脑干。保留面神经的关键是先行包膜内切除肿瘤主体，分离肿瘤包膜时首先寻找到不与肿瘤粘连的面神经脑干端，证实后沿着其走行方向逐步锐性分离，再于内耳道内识别不与肿瘤粘连的面神经内耳道段，逐渐翻转肿瘤包膜并分块切除之，是获得解剖保留面神经的有效方法。

7. 术中电生理监测与面神经保护 神经电生理监测的主要目的是早期、快速发现潜在的神经损伤性刺激，使术者在发生不可逆的损害之前，及时调整手术方案。神经肌电图可以早期辨别神经的机械或缺血性刺激。肌电图的短暂暴发性活动，通常由可逆的机械性创伤所引起，而持续恒定不变的引起“俯冲轰炸机”效应的强直电位，是一种恶兆，可能预示不可逆性神经损害。术中诱发动作电位所需的阈电流的变化，反映神经所受损伤的程度。同样，肿瘤切除之后，在脑干面神经根区刺激面神经所需的阈电流大小，也反映神经的功能状况。

8. 影响面神经保留和预后的因素

(1) 肿瘤的大小：肿瘤大小是预测术后面神经功能的最重要因素之一。肿瘤越大，其术后短暂性的面瘫发生率越高，这种差异在术后一段时间内非常明显，但经过6～12个月后，肿瘤大小对面神经功能的影响就不很突出。因此，即使在巨大型肿瘤，如果术中能尽量减少危及面神经功能的因素，保持面神经的解剖完整，术后亦可以取得比较好的面神经功能。多数学者将术后面神经功能保留标准定义为：Ⅰ～Ⅱ级（House-Brackmann），功能良好；Ⅲ～Ⅳ级，可接受；Ⅴ～Ⅵ级，差。

(2) 肿瘤本身的生物学特性：肿瘤的形态学表现也影响面神经的保留率。质硬、纤维型、血供丰富的肿瘤，即使瘤体较小，其发生面瘫的危险亦大大高于体积大的肿瘤。巨大、质硬、包膜菲薄和血供丰富的肿瘤，术中容易导致面神经损伤，其中尤以血供的影响最大。血供丰富的肿瘤术中出血较多，血液布满术野，神经的行径不易辨认，操作时易被误伤。

(3) 术前面神经麻痹程度：神经被肿瘤牵伸的长度也是影响面神经解剖和功能保留的重要因素，面神经未被显著拉长、长度＜3cm者，容易保留。术前面瘫说明面神经已被肿瘤推压成薄片，外观犹如一条纤维带。术中游离神经，容易导致整根神经离断或将神经轴突损伤，即使术中努力保持了面神经的解剖完整，术后面神经功能恢复也不理想。

(4) 手术入路和术后面神经保留：手术入路选择主要取决于术者的手术经验和习惯，应着重考虑肿瘤的位置和大小、术前的听力状况。颅中窝入路和经迷路入路都采用硬膜外进入，对脑组织牵拉轻。颅中窝入路对内耳道和颅后窝的显露有一定局限性，不适于大型肿瘤的切除。与经迷路入路相比，在切除同等大小的肿瘤时，颅中窝入路组的迟发性面瘫发生率高，可能与内耳道内剥离操作造成水肿有关。经迷路入路对CPA显露直接清晰，易于辨别面神经，适于术前已耳聋或无希望保留听力的肿瘤。乙状窦后入路简单快捷，视野清晰，适于对各种大小肿瘤的切除。

(5) 面神经与肿瘤粘连程度：面神经与肿瘤粘连最紧密的部位在内耳门前唇的内侧，在此处操作时，应朝着肿瘤与面神经最严重的粘连部位，从各个方向上分离切除肿瘤组织。如果IAC-M已经浸润面神经，或肿瘤直接侵袭面神经，就无法保留面神经的连续性。

(6) 迟发面神经麻痹：迟发性面神经麻痹是指术后短时间内面神经功能尚正常或者接近正常的患者，面神经功能自发地逐渐恶化，发展为某种程度的面神经麻痹。推测发生机制与操作刺激、内听动脉痉挛、神经水肿和无菌性蛛网膜炎等因素有关。这种迟发麻痹多发生于术后的最初几天，且大部分患者的面神经功能最终都能够恢复到手术刚结束时的状态，可能的机制是面神经在内耳道处水肿卡压，导致神经束膜内水肿、血管痉挛和神经缺血或坏死。

（八）保留有效听力

原发性内耳道脑膜瘤起源于内耳道内部，如果术前尚存有效听力时，应努力尝试保留听力。只要怀疑该部位有脑膜瘤，就应选择听力保护方法，除非有耳蜗或迷路结构的直接侵犯。因为耳蜗神经症状的产生是由肿瘤压迫引起的，一旦缓解，即使不能完全逆转，至少术前症状有很大改善的机会。IAC内脑膜瘤起源部位的变异性可能改变神经的位置，也可能牢固地附着在面神经和（或）听神经上，这可能需要仔细的锐性解剖。如果试图保持听力，肿瘤复发的风险可能增加。Carney报道6例内耳道内脑膜瘤，3例骨质质切除相当有限，至报道时尚未发现肿瘤复发，6例中唯一复发的是次全切除的病例。因此，该作者认为内耳道磨除并不是唯一因素。

1. 听力保留患者的手术方法选择　肿瘤的大小对显微切除术的入路选择尤其重要。对拟保存有用听力的肿瘤，根据肿瘤的大小选择经恰当的入路切除肿瘤。如果肿瘤局限于内耳道，可应用经颅中窝入路。但即便是管内肿瘤，作者也倾向于经乙状窦后－内耳道入路。因此，对拟保存有用听力［语言接受阈值（SRT）＜50dB，语言分辨得分（SDS）≥50%］、年龄在70岁以下的患者，可选择乙状窦后－内耳道入路。具备这些条件的患者，术后听力保存的可能性要大得多。

2. Ⅷ脑神经监测与保护　术中听力监测的方法有：听觉脑干诱发电位（ABR）、耳蜗电图（ECOG）和听神经复合动作电位（CNAP）。听觉脑干诱发电位（ABR）是远场记录，由于对声音刺激的反应波幅较小，有必要进行信号的叠加，这不可避免地推迟反应平均2～3min。耳蜗电图（ECOG）利用两个电极，一个经鼓膜放置于中耳隆起，一个针电极放置于同侧耳垂，这是一种近场记录。直接从耳蜗神经上记录复合神经动作电位（CNAP）也可用来获得实时信息，但因电极的放置影响手术而使它的应用受到限制。按目前手术技术，应用神经电生理监测技术，可以实现完整切除肿瘤和保留蜗神经结构，使听力保存率33%以上。

3. 影响术后听神经功能保留的因素

(1) 听力保留的基本条件：肿瘤包膜能与蜗神经无创性分开；保存蜗神经及耳蜗血供；在显露肿瘤过程中没有开放内耳。一般认为可能保存听力的对象是：肿瘤直径＜2cm、术前有实用听力（即纯音听力好于50dB、言语分辨率＞50%，也有认为应是纯音听力好于30dB、言语分辨率＞70%）、肿瘤未侵犯迷路。

(2) 有效听力保存的标准：目前，对于听力、有用听力还没有被广泛接受的标准。有用听力的定义为不需要助听装置或用传统助听方法便能改善听力（表 30–3）。一些作者选择病例时，要求最低语音接受域（SRT）＜30dB，语音分辨率（SDS）＞70%；有的作者标准比较宽松，SRT＜50dB，SDS＞50% 就认为术后有可能保存听力。由于对“有用听力”有不同的定义以及肿瘤有不同的特征，听力保存率报道从 21%～59%，差别很大，这取决于肿瘤的特征以及听力保护手术适应证的录入标准。手术当中判定的蜗神经解剖保存率，要比术后的功能保存率高得多。

(3) 听力保留与肿瘤大小：肿瘤的大小是预测听力保存的重要因素，肿瘤越大听力保存率越低，反之则越高。肿瘤大小一般按 MRI/CT 肿瘤最大直径来划分，乙状窦后对肿瘤直径＞2cm、颅中窝入路肿瘤直径＞1.5cm 者，听力保留的概率明显低。

(4) 听力保留与术前听力水平：术前听力好比术前听力差的保留术后有效听力的机会更大。为获得有效的听力保存率，术前听力应限制在平均听阈（PTA）＜30dB，言语识别率（SDS）＞70%。病例选择遵循如下原则：① PTA≤30dB，SDS≥70%；②患者年龄≤65 岁。

术前听力减退的时间越短，术后听力保存的机会越大；术前听力情况越好，术后保存率越高。如果患者的听力丧失已有一段时间（几个月），并且术中发现前庭耳蜗神经已明显变薄和变色，此时试图分离神经并达到保留该神经的功能是不现实的；如术前听力急骤下降，持续时间很短，并且术中发现该神经无明显的病理改变，术者应千方百计解剖保留此神经，部分患者的听力较术前有所提高。

表 30–3　听力分级

级　别	描　述	纯音测定（dB）	语言分辨率
Ⅰ	好～优	0～30	70%～100%
Ⅱ	有用	31～50	50%～59%
Ⅲ	无用	51～90	5%～49%
Ⅳ	差	91～最大	1%～4%
Ⅴ	无	测不到	0%

Gardener-Robertson 听力保留分类中，“50/50（Ⅱ级）”是有用听力的标准（纯音听力测定≤50dB，语言分辨率≥50%）。Ⅰ级能正常使用电话，Ⅱ级可对声音定位

4. *术后听力保存的几个问题*　保留听神经不能与保留面神经相比，涉及很多需要仔细考虑的解剖因素和不同致病因素，只要肿瘤没有浸润听神经主干，沿神经至脑干的行径寻找终能成功。

(1) 听力保存效果的评价标准

①残余听力与实用听力。

②术耳残余听力与健耳听力相差＜30dB。

③言语辨别率与健耳相差＜30%。

尚无一个广泛接受的有用听力的标准，各家的听力保留标准不同。最简单、最有实用意义的参考指标是：患者术前术后 SRT、SDS 的比较。尽管有效听力的标准不一，但其听力必须维持在助听器能纠正的水平，即纯音平均阈值（PTA）至少 70dB，语言辨别评分（SDS）70%。听力检查至少每 3 个月检查 1 次，直至 1 年后听力变化稳定。

(2) 听力保存的措施与注意事项：为保留听力，应注意以下几点。

①保护迷路动脉：要保留肿瘤的术后听神经功能，必须完整保留耳蜗神经、迷路动脉和内耳迷路。所以，术中应钝性分离肿瘤囊壁和蛛网膜层，迷路动脉走行于肿瘤尾端，在内耳道口处向肿瘤发出一小分支，电凝后锐性切断。

②术中蜗神经直接监测：可预测和防止蜗神经的损伤。

③内耳道磨除：因岩骨变异较大，骨性半规管、前庭与内耳道后壁关系密切，术前应常规行岩骨薄层 CT 扫描，根据影像学情况决定磨除内耳道范围。磨除内耳道后壁的程度要适当，磨除不足，显露内耳道内的肿瘤不充分；过分磨除，可能损伤外测半规管。一般磨除 5～7cm。Peraio（2018）报道开放 IAC 与增加面瘫或听力损失的风险无关。

④选择适当手术入路，即全切肿瘤，又保留听力。

⑤精湛的手术操作技巧，预防听力迟发性损害。

⑥预防恶性耳鸣。肿瘤全切，术后听力长期保存，而不发生迟发性损害，也不发生恶性耳鸣，是 IAC-M 手术的难点，也是现代颅底外科追求的目标。

⑦ ABR 的间歇性恶化可能导致术后耳聋，这

取决于手术中 ABR 的间歇性恶化的持续时间。只有当 ABR 在整个手术过程中振幅和潜伏期稳定时，听力才能得到改善。Nakamura（2005）认为 CPA 脑膜瘤手术中 ABR 的存在与否可靠地预测了术后听觉功能的存在与否。对于小肿瘤和听力保留患者，尝试听力保留手术是合理的，因为肿瘤显露和切除的安全性与听力破坏手术相当。当 IAC 周围的肿瘤切除开始使听力处于更高的风险时，就应决定留下残留的肿瘤。与 VS 引起的听力损失不同，CPA 中脑膜瘤引起的听力损失可能是可逆的，并且通常由于逐渐的神经压迫而缓慢进展。

(3) 迟发性听力损害：是指肿瘤术后有听力保留，但术后不久听力恶化，甚至听力丧失，可能的原因包括以下几点。

①为保留蜗神经，神经上残留有瘤组织，导致肿瘤复发，听力丧失。

②磨开听道上、下、后壁，为防止脑脊液漏，用肌肉片等封闭内耳道残端，在内耳道内形成瘢痕组织，机械性压迫神经和血管，听力发生迟发性损害。现在多采用脂肪组织封塞岩骨残端，因脂肪组织兼容性好。

③内淋巴囊和内淋巴导管损伤，内淋巴囊一般认为是调节内耳神经电活动的动力学器官，它受损伤后可发生术后迟发性内淋巴积水。

④术中迷路损伤，血液或骨屑进入末梢淋巴液，内耳的电解质平衡失调或内耳的炎性反应，导致不可逆行的听力损害。当骨性半规管损伤未封闭、封闭不严，术后发生内淋巴液外漏，内耳的内环境稳定性发生改变，也可导致迟发性听力损害发生。

⑤术中对听神经过度分离，使听神经与周围组织失去解剖联系，耳蜗神经发生营养障碍，或术后水肿，导致术后听力发生起伏变化，甚至出现迟发性听力损害。

⑥术后小脑下前动脉、迷路动脉发生迟发性血管痉挛，也是促成迟发性听力损害的一个重要原因。

(4) 术后恶性耳鸣：即使完整保留听神经，有时术后听力不仅没有改善，反而会出现恶性耳鸣，干扰了患者的正常生活。术后发生恶性耳鸣可能与内耳受到炎性、机械性刺激或化学反应引起的神经过敏等因素有关。

七、IAC-M 预后

（一）全切除率

IAC-M 临床罕见，各项研究关于肿瘤全切除率的报道不一致。文献报道显示 90% 以上的病例可以完全切除。打开 IAC 可以更彻底地切除肿瘤，Peraio（2018）报道 82% 的继发性 IAC-M 中达到了 GTR，而在 IAC 完整的情况下只达到 61%。Bacciu（2007）报道 13 例 IAC-M 均达到肿瘤全切除（Simpson Ⅰ级和Ⅱ级），并且术后 1 年神经影像学检查未发现复发或残留肿瘤。Nakamura 等（2004）报道 8 例 IAC-M，均打开内耳道壁，所有病例均获得肿瘤全部切除。Rinaldi 报道的 9 例内耳道脑膜瘤，其中 7 例肿瘤获得完全切除。

（二）肿瘤复发

决定复发率的最重要因素是不完全切除，肿瘤切除时残留、基底硬脑膜仅做烧灼可能导致更高的复发率。未能在脑膜瘤起源处切除 5～10mm 的岩骨会增加肿瘤复发的风险。Carney（1999）报道 6 例 IAC-M，尽管 3 例内耳道骨质切除相当有限，但全切除的 5 例未发现肿瘤复发，6 例中唯一复发的是次全切除的病例。骨质侵犯在 IAC-M 中是一个不常见的发现，但可能提示脑膜瘤比听神经鞘瘤有更高的复发倾向，为 0%～30%。

（三）面神经功能

大多数文献报道内耳道内脑膜瘤术后，面神经功能可得到有效的保护，术后面神经麻痹的发生率为 22%～23%。Breuer（2000）报道 12 例内耳道（IAC）脑膜瘤，所有患者术后面神经功能均保持正常或接近正常。Bacciu 等（2007）报道 13 例内耳道脑膜瘤，术后面神经功能正常（H-B Ⅰ级或Ⅱ级）10 例（77%），有 3 例（23%）术后面神经功能恶化。Rinaldi 等（2000）报道的 9 例内耳道脑膜瘤，术后均出现不同程度的脑神经麻痹。

（四）术后耳蜗神经功能

IAC-M 术中发生实质性的耳蜗损伤并不常见，这也许可以解释手术切除内耳道脑膜瘤后听力的改善，这与脑膜瘤的症状是由邻近结构压迫引起的，而不是由侵犯引起的理论是一致的。Nakamura 等（2004）报道 8 例 IAC-M，7 例中有 5 例听力得到了保留，另 1 例术前是听力丧失。必须牢记与肿瘤相关的耳蜗神经、面神经束解剖结构的变化，在任何情况下都应以保存这些结构为目标。Bacciu（2007）报道 13 例 IAC-M，在 46.1% 的病例中，肿瘤与面听神经复合体之间有顽强的粘连，术前有听力的 4 例，术后有 2 例听力保持在术前水平，另外 2 例听力丧失。由于每份报道都采用了不同的听力分类系统，因此，很难对不同系列的听力结果进行比较。

典型病例

病例 1

于 ××，女，36 岁（图 30-8 至图 30-10）。主诉“听力下降 5 年，加重伴左侧面部麻木、吞咽障碍半年”入院。体格检查：左面部痛觉减退，左耳听力下降（80dB）。术前 MRI 显示左侧 CPA 区有混杂不均匀信号、FLAIR 像以等信号为主、大小约为 4.3cm × 3.9cm × 3.5cm 的占位性病灶，呈长 T_1 长 T_2。左侧内耳道不规则破坏扩大，约 1.2cm 大小，内有异常强化影。2007 年 4 月经枕下乙状窦后 - 内耳道入路全切除肿瘤。术前安放脑干诱发电位和 SEP 监测电极。做左耳后枕下乙状窦后弧形切口，上至上项线上 1.5cm，下至乳突尖下约 1.5cm 水平。枕下开颅，铣锯开一约 3.5cm × 3cm 大小的骨瓣，前至乙状窦，上至横窦。镜下弧形剪开硬膜并悬吊，打开左侧小脑延髓侧池，放出 CSF，小脑半球张力下降后，向后内侧牵开小脑半球，见左侧 CPA 区有一边界清楚的肿瘤。术中见内耳道口周围硬脑膜有许多新生的血管，围绕内耳道生长。肿瘤与岩骨后壁中份硬脑膜有广泛的粘连，但容易分离，肿瘤的基底来源于内耳道内硬脑膜。肿瘤血运极丰富，肿瘤实质部分呈灰红色，质韧，不易吸除，肿瘤边缘光滑，其外有蛛网膜包绕。诱发电位监测显示肿瘤后表面没有面听神经包绕。由于肿瘤大，故先行瘤内减压，但出血多，又改为离断肿瘤基底，肿瘤基底在内耳道内。故镜下将内耳道后壁磨除，显露内耳道内肿瘤，内耳道磨除约 5mm × 7mm，内耳道内硬脑膜出血较多，电凝剪开内耳道内硬膜，内耳道内肿瘤与内耳道内硬脑膜无法分离界面，分块清除内耳道内肿瘤后，再切除 CPA 池的肿瘤。在诱发电位监测下将 CPA 区的肿瘤先瘤内分块用 CUSA 部分吸除，镜下沿蛛网膜界面将肿瘤的上极分离出来，于肿瘤的上极可见三叉神经变得极薄，镜下妥善分离并保护好，同时保护好岩上静脉。肿瘤的前份有面听神经，但已变得极薄，同时已被肿瘤侵袭，用诱发电位证实之。术中切断受累的面听神经，将其二断修整后端 - 端吻合。再分离肿瘤的小脑面，分块将肿瘤清除。最后清除内耳道内的肿瘤，连同内耳道内硬膜一并切除。肿瘤出血较多，肿瘤全切除后，彻底止血，神经上的渗血用 Surgicel 止血。冲洗内耳道及瘤腔，见无渗血后，严密连续缝合硬膜。术中未输血，共出血约 800ml，回收自体血 410ml。术后恢复满意，随访复查面神经功能恢复至 3 级。

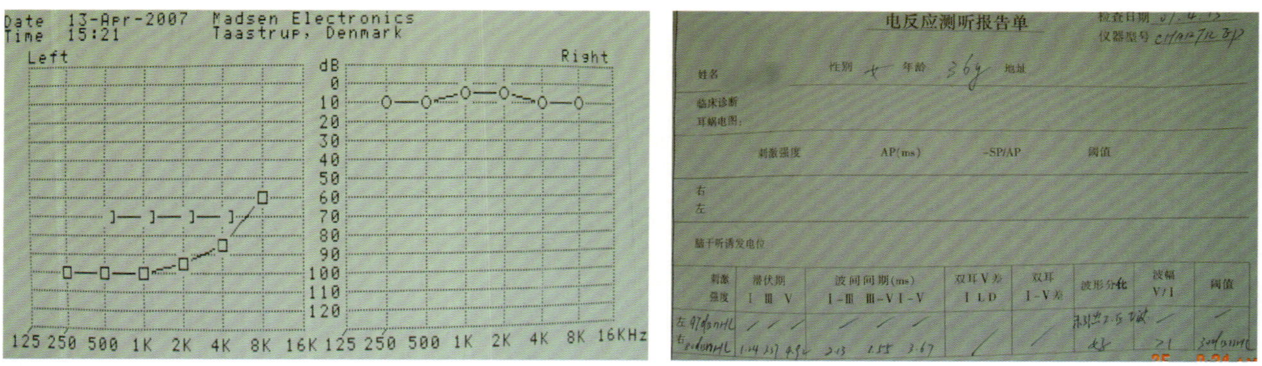

A

B

▲ 图 30-8 术前影像学检查提示内耳道内脑膜瘤，听力和面神经肌电检查提示面听神经受损

A. 电测听提示左侧听力基本丧失；B. 听觉诱发电位提示左侧未诱发出Ⅰ、Ⅲ、Ⅴ波

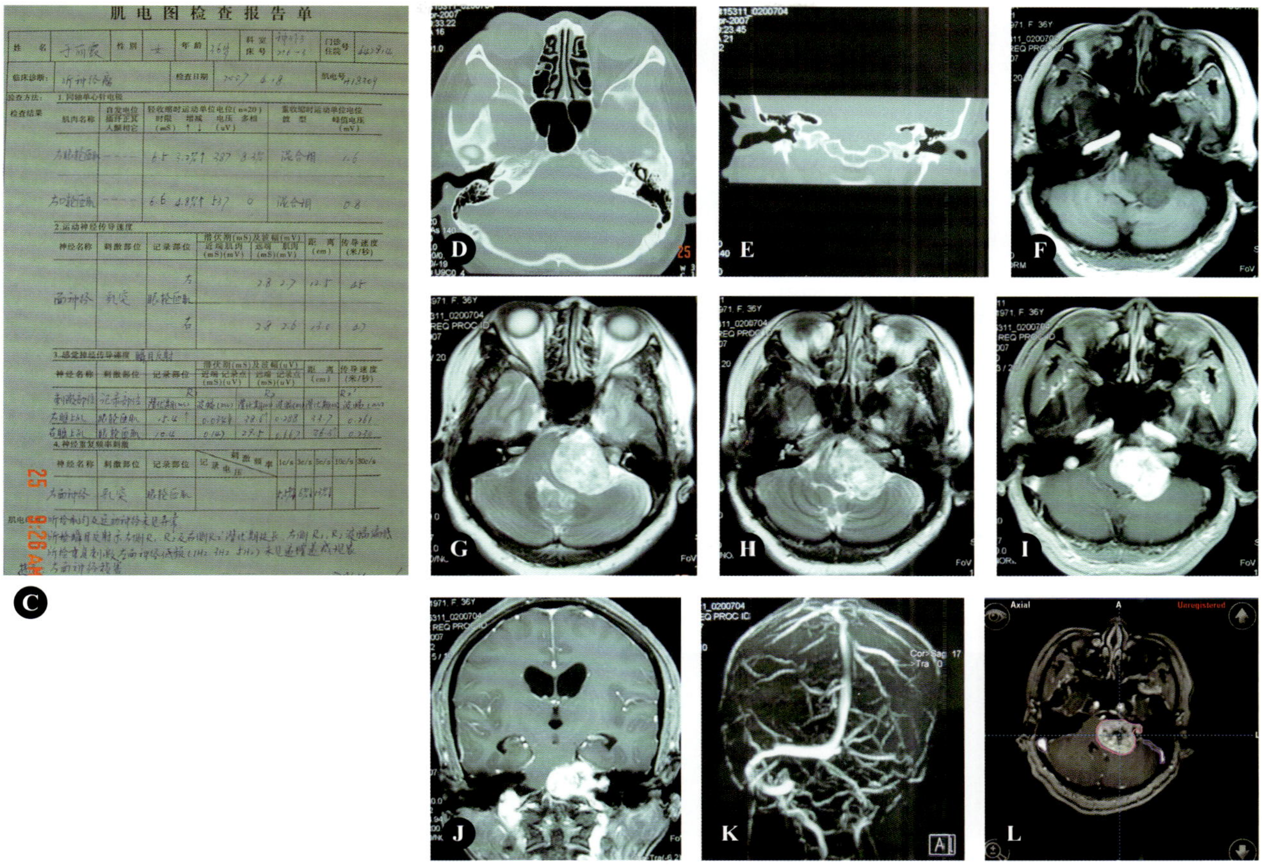

▲ **图 30-8（续）　术前影像学检查提示内耳道内脑膜瘤，听力和面神经肌电检查提示面听神经受损**

C. 面神经肌电图检查提示面神经损害；D 和 E. CT 骨窗位像提示左侧内耳道不规则破坏，伴扩大，约 1.2cm；D. CT 骨窗轴位像；E. CT 骨窗冠状位像；F. T_1WI 像提示病灶为等长 T_1，肿瘤与后岩骨之间的夹角＜ 90 度；G 和 H. T_2WI 像显示病灶为混杂长 T_2 信号，其内信号混杂不均匀，内耳道底无脑脊液信号；I 和 J. 增强像提示肿瘤明显均匀强化，边界清楚；受肿瘤压迫脑干变形移位；轴位像提示内耳道内肿瘤呈毛刺状、管状强化（I）；冠状位像显示肿瘤在内耳道内呈哑铃状，在内耳道口肿瘤有“束腰征”（J）。K. MRV 显示左侧乙状窦有明显狭窄；L. 术前导航计划内耳道后壁磨除

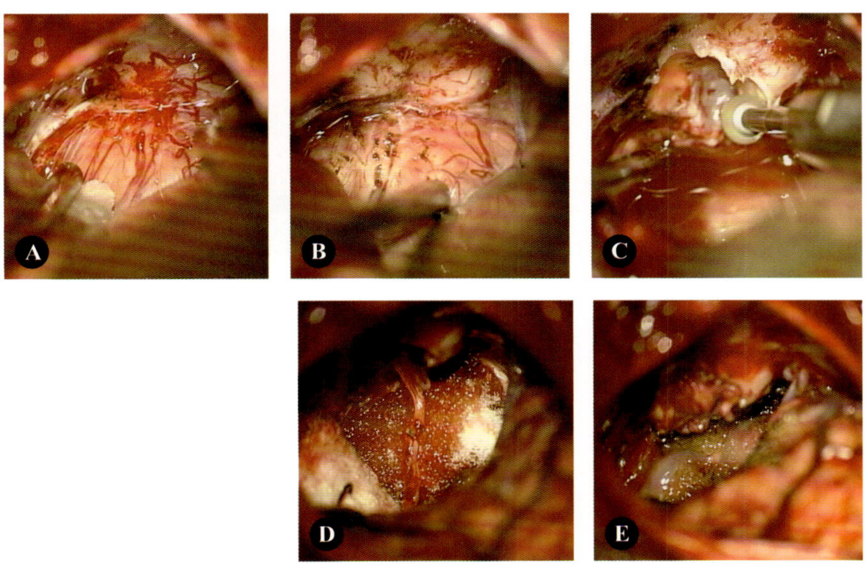

◀ **图 30-9　术中主要过程**

A. 肿瘤以内耳道口为中心呈放射状，有新生的供血血管；B. 电凝内耳道后壁和肿瘤壁，减少内减压时的出血；C. 打开内耳道后壁，便于清除内耳道内肿瘤和内耳道内硬膜；D. 术中面神经未获得保护，肿瘤切除后行端 – 端吻合；E. 瘤腔彻底止血后，用脂肪和肌肉重建内耳道后壁，脂肪层放在内耳道内层，其内放有一层可吸收的止血纱布

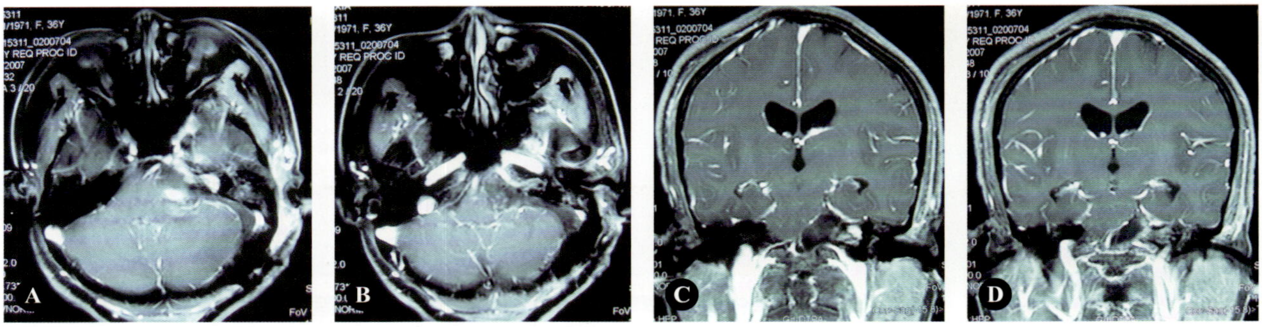

▲ **图 30-10** 术后复查增强 **MRI** 提示肿瘤全切除，包括内耳道内的肿瘤切除满意，术后脑干复位，无脑干水肿。**A** 和 **B.** 增强轴位像；**C** 和 **D.** 增强冠状位像

病例 2

张 ××，女，43 岁（图 30-11 至图 30-13）。主诉“右耳耳鸣听力下降，伴头痛 3 个月”入院。体格检查：右耳听力下降（60dB）。于 2013 年 10 月经内耳道入路全切除肿瘤。术后听力恢复正常。

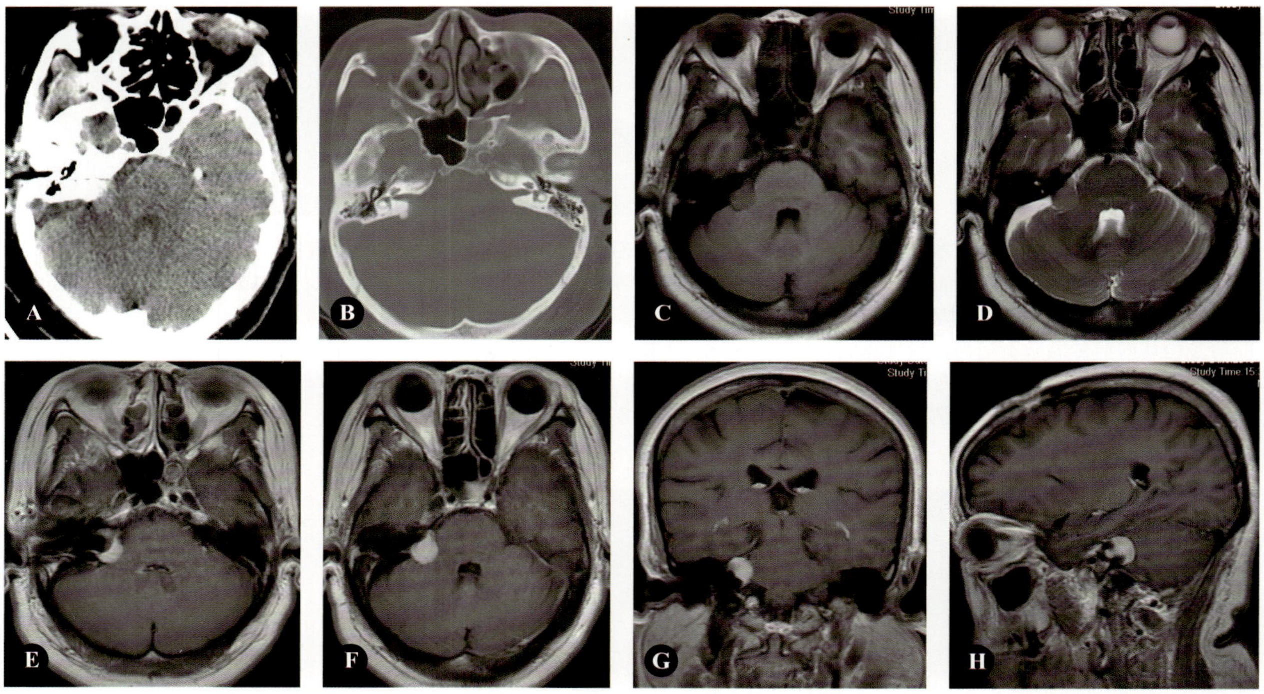

▲ **图 30-11** 术前影像检查提示右侧内耳道口脑膜瘤

A. CT 平扫显示右侧内耳道口有一高密度灶；B. CT 骨窗位像显示内耳道后壁骨质增生；C. T_1WI 像显示病灶为等 T_1；D. T_2WI 像为等 T_2；E 至 H. MRI 增强像显示右侧内耳道口有一明显均匀强化的肿瘤，后岩骨壁有脑膜尾征；E 和 F. 轴位像；G. 增强冠状位像；H. 增强矢状位像，显示后岩骨壁上的肿瘤经狭窄的内耳道口与内耳道内的肿瘤相连，在内耳道口有“束腰征”

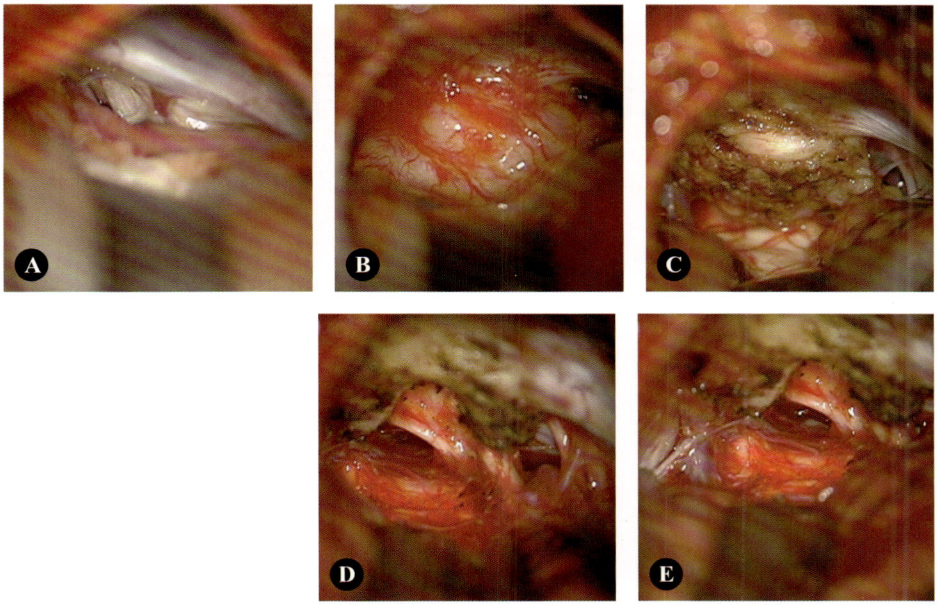

◀ **图 30-12　术中主要步骤**

A. 打开小脑延髓外侧池，释放脑脊液；B. 向外后方牵开小脑半球，显露内耳道口有一肿瘤，内耳道口有增生的新生血管参与肿瘤供血；C. 切除突入到脑桥小脑三角池和内耳道口的肿瘤后，显露增生的内耳道后壁；D. 磨除内耳道后壁，显露和切除内耳道内的肿瘤，保护面听神经；E. 肿瘤切除后清理瘤腔，显示保护好的岩上静脉及三叉神经

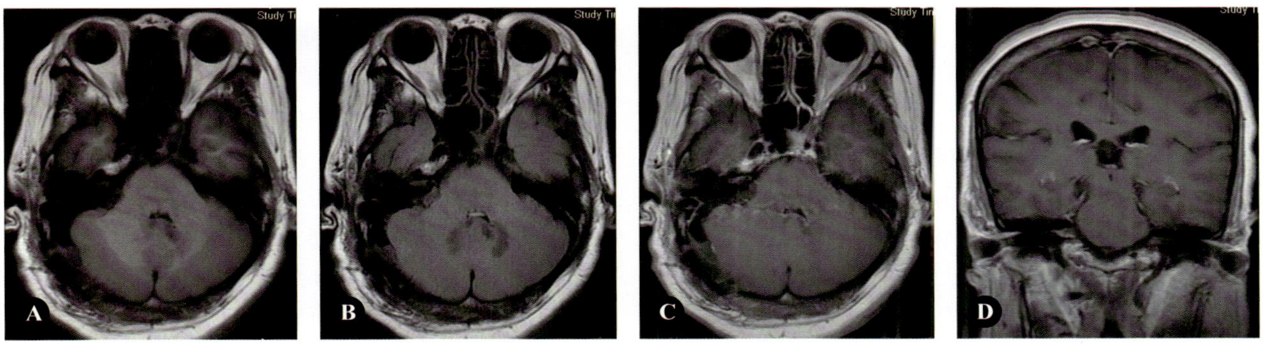

▲ **图 30-13　术后复查提示肿瘤全切除**

A. T_1WI 平扫；B. T_2-FLAIR 像；C. 增强轴位像；D. 增强冠状位像

（陈立华）

第 31 章　颈静脉孔区脑膜瘤的手术要点

颈静脉孔区脑膜瘤（JFM）涉及后组脑神经、颈静脉球和乙状窦等，易向周围扩展生长，以及其潜在的高血管性和侵袭性，要完全切除 JFM 且无手术副损伤，无疑对神经外科医生来说是严峻挑战。术后导致脑神经麻痹和静脉功能不全的风险很高，更不用说磨除枕髁骨质可能带来的对颅颈交界处产生不稳定的影响。熟悉该区骨性和膜性解剖结构，选择合适的手术入路，精细的颅底显微外科技术，是计划和执行这一领域任何手术的关键要素。

一、背景

（一）定义

JFM 发生于颈静脉孔区域的硬膜，可以是原发或继发邻近区域累及到颈静脉孔，是 CPA 脑膜瘤的一个亚型。原发性 JFM 指肿瘤位于颈静脉孔或者自颈静脉孔向周围蔓延生长，这是脑膜瘤中最罕见的亚型之一；继发性 JFM 是指脑膜瘤从周围扩散进入颈静脉孔。原发性 JFM 的确切起源是混淆的，据推测可能起源于颈静脉孔内、颈静脉球周围的蛛网膜绒毛细胞，肿瘤的确切起源是在颈静脉窝还是在颈静脉孔内尚不清楚。Arnatovic 和 Al-Mefty（2002）将这些脑膜瘤命名为“颈静脉窝脑膜瘤”，特别提出了“颈静脉窝”（iugular fossa）这一解剖学概念，将其与累及颈静脉孔、不起源于颈静脉窝的继发性脑膜瘤分开，是为了澄清和强调颈静脉孔和颈静脉窝是两个不同的解剖实体。但是从临床表现和手术治疗策略等方面，并未与其他学者的“颈静脉孔”有本质的区别。

原发性 JFM 多引起颈静脉孔的闭塞，并可以通过颈静脉孔形成颅内外的沟通；而继发性 JFM 则源自颈静脉孔区以外，逐渐累及颈静脉孔，因此对颈静脉压迫程度可能较轻，对后组脑神经也是推挤关系。随着肿瘤的生长，“原发”和“继发”可能无法完全区别。

JFM 复杂的解剖位置和潜在的术后并发症，其外科处理尤其具有挑战性。主要问题包括：① JFM 可能扩散到 3 个不同的腔室（硬膜内、岩骨内和颅外）；②后组脑神经的潜在损伤，经常被肿瘤侵润；③累及面神经，面神经的垂直部分（FN）位于颈静脉球的中心并与之密切相关。大多数患者术前听力正常，术中必须寻求听力保护。

（二）流行病学特征

JFM 非常罕见，却是颈静脉区常见肿瘤，发生率仅次于颈静脉球瘤、神经鞘瘤，位居第三。JFM 是良性、局部侵袭性肿瘤，发病率较低，约占颅后窝脑膜瘤的 4%（0.7%～9.0%），占所有颈静脉孔区肿瘤的 5.3%～9.8%。Fayad（2010）报道 83 例 JF 肿瘤，JFM 只有 7 例，占 8.4%。Ramina（2004）报道 102 例颈静脉孔肿瘤，JFM 只有 10 例（9.8%）。Samii 和 Ammirati（1994）报道 420 例颅底脑膜瘤中，发生在颈静脉孔的只有 3 例（0.7%）。

（三）病理解剖特征

1. 生长模式　原发性 JFM 以广泛的、全方位的颅底浸润为特征，这种扩散模式可以称为“离心型”（图 31–1）。向颅外扩散发生在舌咽颈动脉间隙，向下方是沿颅底硬膜内扩散。这种沿硬脑膜的扩散被称为“扁平状斑块”，是原发性 JFM 的特征，而球状外观不太常见。

(1) 向阻力低的方向生长：颈静脉孔脑膜瘤常常包绕附近的神经，倾向于向阻力小的方向生长，肿瘤从颈静脉孔区可向 CPA 方向生长；也可向前方生长至脑桥，侵袭或不侵袭斜坡；或向颅后窝、枕骨大孔下方生长，扩张到枕骨大孔下方或内侧，引起脑干受压。颈静脉孔区肿瘤与小脑延髓池的关系可分为 5 类。

- 肿瘤只局限于脑池内生长。
- 肿瘤在小脑延髓池内生长，但压迫邻近脑池。
- 肿瘤的生长，侵入小脑延髓池及其他多个

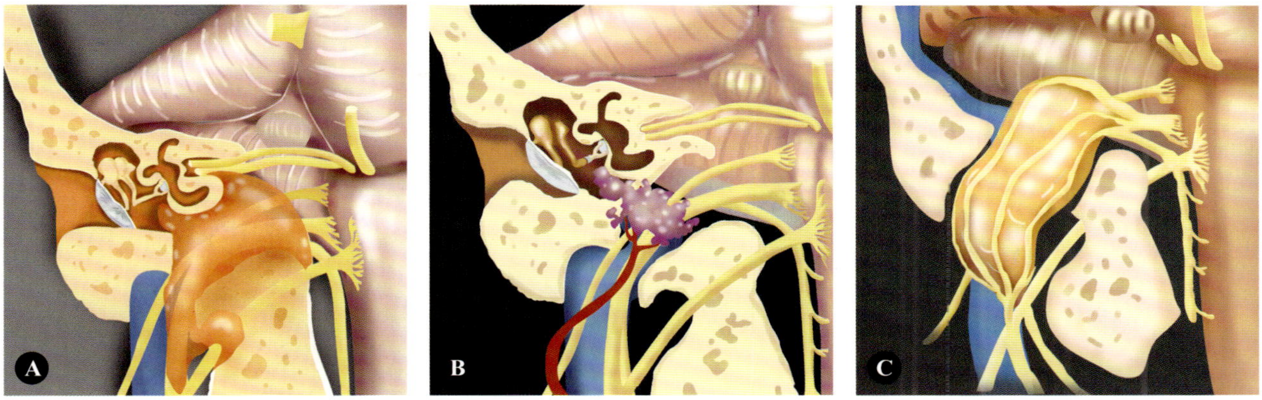

▲ 图 31-1　原发性颈静脉孔脑膜瘤、副神经节瘤和神经鞘瘤的典型生长模式

A. 图示原发性颈静脉孔脑膜瘤，在颅底周围有离心浸润，包括外侧扩散至下淋巴结，内侧扩散至颈静脉结节和舌下管，颈动脉间隙下段受累，颅后窝硬膜受累；B. 图示颈静脉孔副神经节瘤为血管团浸润颅底，上外侧生长至中耳腔下淋巴管；C. 图为颈静脉孔神经鞘瘤及沿第Ⅸ～Ⅺ对脑神经，向延髓外侧生长的梭形肿块。颈静脉孔扩大，皮质骨缘良好

脑池。

• 起源于小脑延髓池周围结构，肿瘤的生长侵入脑池。

• 起源于小脑延髓池周围结构，生长压迫脑池，但未侵入脑池。

• 颈静脉孔区脑膜瘤通常起源于脑池外，生长可压迫该池，但不侵入脑池内和在该池内生长。因此，根据肿瘤性质、部位及起源，可判断肿瘤与小脑延髓池及池内神经和血管的关系，术中维持尚存的蛛网膜界面，有利于病变的切除和重要神经结构功能的保护。

(2) 哑铃形缓慢生长：肿瘤可呈哑铃形方式、缓慢隐匿性生长，同时有颅内和颅外二部分肿瘤。该部位脑膜瘤生长缓慢，肿瘤通常很大，常累及颈静脉孔、颈静脉窝和上颈区。

(3) 局部侵袭性生长：JFM 有时局部呈侵袭性生长，表现为局部侵袭性，包绕附近的神经。向上延伸至 CPA，向下延伸至咽旁间隙。肿瘤也可向颞骨、中耳、颈椎及颅后窝延伸或向颅外生长至颈部、咽旁间隙，可延伸到 3 个不同的方向：颈静脉球的前方或后方，或者肿瘤完全阻塞颈静脉球。颅外扩张通常局限于颈内动脉间隙，包绕颈内动脉和（或）导致颈内静脉闭塞。

2. 病理特点

(1) 恶性比例高：原发性 JFM 非常罕见，侵袭性（恶性）肿瘤的发病率很高。恶性比例高是 JFM 区别于其他脑膜瘤的特点。汤劼（2012）报道原发性 JFM22 例，病理检查 4 例为 WHO 11 级，恶性（WHO Ⅲ级）1 例。Ramina（2006）报道 10 例 JFM 中，6 例是恶性或侵袭性 JFM。尽管术后常规外照射，但平均生存期只有 35 个月。

恶性（间变性）脑膜瘤占所有脑膜瘤的 7%。乳头状脑膜瘤（WHO 分类中的Ⅲ级）预后较差，有复发和远处转移。这些肿瘤侵犯静脉硬脑膜窦和邻近骨骼的倾向性较高，10 年内复发率为 40%～80%。免疫组化显示恶性肿瘤和侵袭性肿瘤之间没有显著差异。文献中没有报道颈静脉孔脑膜瘤与其组织侵犯程度的关系。

(2) 局部侵袭性强，复发风险高：原发性 JFM 位于颈静脉球，虽然在病理上是良性的，但可能是局部侵袭性的，而且局部侵袭性强，以颈静脉孔为中心，浸润颞骨和中耳，倾向于呈局限性球状或沿骨结构扩散的斑块状，并扩散到 3 个区域（硬膜内，岩内和颅外）。在颅内延伸至脑桥小脑三角（CPA），并在颅外延伸至上颈部。除非完全切除，否则复发的风险很高。

(3) 神经移位：典型的原发性 JFM 的原发灶位于外侧，容易使颈静脉孔的后组脑神经移位。神经的移位模式为：CN Ⅴ和Ⅵ向上移位；CN Ⅶ/Ⅷ向后、上移位；CN Ⅸ、Ⅹ、Ⅺ向后移位；CN Ⅻ向下移位；脑干被挤向内侧，向对侧移位。临床上，JFM 并不是典型地起源于颈静脉孔内的硬脑膜，多数是从邻近部位（如颈静脉结节）延伸到颈静脉孔。因此，肿瘤与下后组脑神经的关系是高度个体化的。

(4) 颅底骨质浸润：原发性颈静脉孔脑膜瘤通常以类似于蝶骨脑膜瘤的模式扩散浸润周围颅底，其特征是原发性骨内扩散，即所谓的“骨质增生性脑膜瘤斑块”。这种浸润行为似乎不同于典型的脑膜瘤的生长模式。包括颈静脉嵴、颈静脉结节，产生骨质增生和骨增厚，引起邻近骨硬化，但一般不发生骨侵蚀。或经咽鼓管进入鼻咽，经鼓室进入颅中窝或颈动脉岩管，经颈静脉孔进入颅内，或经颈静脉孔的颅外开口进入颈部。肿瘤大多附着在硬脑膜上，仅对颈静脉孔造成有限的骨质破坏。在颅底板障间隙被原发性 JFM 广泛浸润的病例中，骨结构和密度趋于保留。明显的骨增生并不是一个典型的特征，这已经被证明是肿瘤直接浸润和肿瘤基质钙化的结果。颈静脉孔边缘通常不规则，失去正常皮质。既不是渗透性的也不是硬化性的，但同时具有两者的特征，导致 CT 表现为渗透性硬化。多数原发性 JFM 都有这种特征性的表现，与副神经节瘤和神经鞘瘤的表现有很大的不同。副神经节瘤可能表现为一种渗透性破坏模式，颈静脉孔边缘和浸润性骨被侵蚀；神经鞘瘤通过压力侵蚀逐渐扩大颈静脉孔，并向颈静脉孔提供一个扩张的扇形皮质边缘。

（四）肿瘤分型

Fisch（1984）根据肿瘤的大小和侵犯的范围将颈静脉孔区肿瘤分为 4 型，并得到广泛认同。根据颈静脉孔脑膜瘤的扩张程度，将肿瘤进行如下分类，这一分类法清楚地表明不同类型颈静脉孔脑膜瘤的差异性：①Ⅰ型：肿瘤主要位于颈静脉孔，颈静脉孔轻度扩大。②Ⅱ型：肿瘤主要位于颈静脉孔，并向 CPA 生长。Ⅱa 型：肿瘤生长至 CPA/ 颅内，以及中耳。乙状窦后颈静脉上入路适用于延伸至颈静脉孔上部的肿瘤，颈上入路提供了一个有效和直接的显露，同时降低颈静脉球损伤的风险。③Ⅲ型：肿瘤主要向颈部生长，并向颈静脉孔生长；Ⅲa 型 – 肿瘤扩展到颈部和中耳。④Ⅳ型：肿瘤呈哑铃形颅内外生长，肿瘤主体位于颈静脉内外，呈哑铃形；Ⅳa 型 – 肿瘤生长至 CPA/ 颅内、颈部和中耳。

临床上，参照 Samii 对神经鞘瘤的分型标准将颈静脉脑膜瘤也可做如下分型，即 A 型（主要位于颅内）、B 型（原发于颈静脉孔向颅内生长）、C 型（原发于颅外累及颈静脉孔或少部分累及颅内）、D 型（颅内外沟通肿瘤）。

二、颈静脉孔区的显微解剖

颈静脉孔由颞骨岩部和枕骨颈突围成，长轴由后外斜向前内，是从颅内侧前下方至颅外的一个通道。在颈静脉孔手术入路中，枕髁（OC）和颈静脉结节（JT）是掩盖枕骨大孔前外侧病变的主要骨结构，OC 和 JT 是阻碍脑干前外侧表面的主要骨突。

（一）颈静脉结节

1. 颈静脉结节的位置形态 颈静脉结节位于枕骨的尾侧、斜坡的下外侧缘，是一个位于枕骨基底部和髁部交界处的圆形或卵圆形骨性突起。位于斜坡的下外侧缘，舌下管形成下缘，颈静脉孔形成外侧缘。颈静脉结节的外侧边缘位于颈静脉球内侧边缘的内侧和下方。Suslu（2014）根据其形状、大小的形态学差异，分为 7 种不同类型，即扁平型（Ⅰ型）、尖锐型（Ⅱ型）、圆形（Ⅲ型）、针尖（Ⅳ型）、大型（Ⅴ型）、双型（Ⅵ型）和未分类型（Ⅶ型）。

2. 颈静脉结节的大小 颈静脉结节（JT）的大小和形态变化很大，因患者而异，即使在同一个样本中也是如此。JT 的平均长度、宽度和厚度分别为 16.5mm、11.5mm 和 0.61mm，这些测量值代表了外科医生在切除 JT 时必须达到的深度。在远外侧入路中，颈静脉结节的突起阻碍了达到小脑延髓前池和进入舌咽、迷走神经和副神经前方的区域。了解 JT 的形态和大小变化有助于优化术前手术计划，以安全、适当地切除 JT。

3. 颈静脉结节的毗邻关系 颈静脉结节（JT）限制了远外侧入路对椎动脉（VA）– 小脑下后动脉（PICA）段和椎基底动脉连接（VBJ）可视性，磨除 JT 为远外侧入路提供了显著增加的手术空间。JT 与椎动脉和 PICA 的关系见图 31–2。文献报道，42% 的患者的 VBJ 位于结节水平以上，40% 的患者位于 JT 水平，18% 的患者位于 JT 水平以下。

（二）枕髁

1. 枕髁（OC）的形状 位于枕骨大孔（FM）两侧，最常见的形态是椭圆形、肾形或菱形，大多数头骨关节面是凸的，但也有 10% 是平的，1% 是凹的。Verma（2016）发现 OC 最常见的形状是椭圆形（53% 的头骨），15% 的头骨是高风险类型（三角形、肾形和不规则形）。在枕髁切除术中，卵圆形 OC 发病率较高，发生寰枕不稳的风险较小，更容易接近腹侧病变。

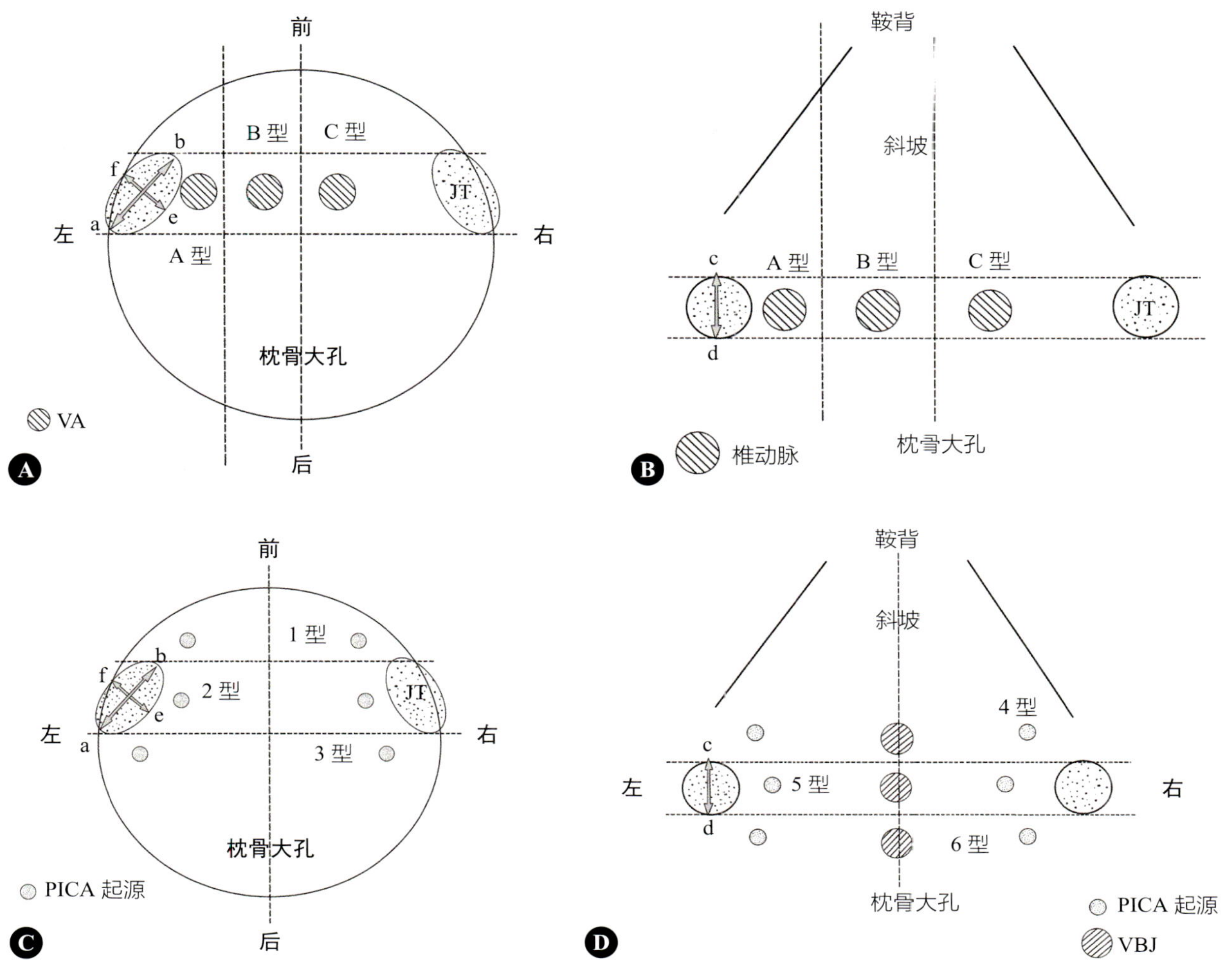

▲ **图 31-2　颈静脉结节与椎动脉的关系**

A 和 B. 椎动脉（VA）在轴位（A）和冠状位（B）相对于颈静脉结节（JT）的分类示意。解剖变异包括轴向和冠状面上距 JT 顶点不到 0.5cm 的血管（A 型），距 JT 0.5cm 到 1cm 的血管（B 型），距 JT 1cm 以上的血管移位（C 型）。a—b 为 JT 深度；c—d 为 JT 高度；e—f 为 JT 宽度。C 和 D. 小脑下后动脉（PICA）起源于椎基底动脉连接（VBJ）位置，在轴位（C）和冠状位（D）相对于 JT 的分类示意。将 PICA 的起源分为 JT 前（1 型），评估 PICA 起源到 JT 前边缘（B 点）的距离；在 JT 水平（2 型），即在与结节深度相对应的解剖区域（A-B），测量 PICA 起点到结节尖端的距离；JT 后（3 型），测量 PICA 起点到 JT 后边缘的距离（A 点）（图 C）。在冠状面上，将 PICA 的起源分为优于 JT（4 型），评估 PICA 起源到 JT 上缘（C 点）的距离；在 JT 水平（5 型），即在与结节高度相对应的解剖区（C-D），测量 PICA 起源到 JT 尖端的距离结节；低于 JT（6 型），测量从 PICA 起点到 JT 下缘的距离（点 D）（图 D）。a—b 为 JT 深度；c—d 为 JT 高度；e—f 为 JT 宽度

2. 枕髁的长度　枕髁的长轴向前内侧会聚，使其前端更接近中线。枕髁长 22.3mm ± 2.48mm，呈 45°。舌下神经管（HC）与 OC 后端的内外距离，右侧分别为 13.83mm 和 10.66mm，左侧分别为 15.02mm 和 11.89mm。Verma（2016）解剖研究发现 JF 与 OC 后端的距离发现右侧为 15.73mm，左侧为 16.77mm；13% 的颅骨中发现短 OC，25% 的颅骨中发现长 OC。

（三）舌下神经管

舌下神经管（HC）从后内侧到前外侧，下方被 OC 包围。舌下神经管内孔直径 3.5～5.2mm ± 1.16mm，外孔直径 6mm ± 1.21mm。HC 外口与 OC 后端的平均距离为：右侧 13.8mm，左侧 15.0mm。Verma（2016）报道 HC 内孔距 OC 后端的平均距离为：右侧 10.7mm，左侧 11.9mm。这些距离是很重要的，因为它给出了在不破坏 HC 结构的情况下可

以切除的 OC 的距离。55% 的 HC 有一个骨性分隔，15%～20% 的 HC 是由一个骨隔在孔内或孔外分隔，35% 的 HC 有两个口，15%～34%HC 有隔膜。术前确定 HC 的位置和是否存在隔是避免舌下神经损伤的关键。

颈静脉结节后缘至 HC 上缘的平均距离为 4.5mm ± 0.96mm。在枕髁突磨除过程中，应始终牢记 HC 和颈静脉孔的接近性。术前要区分两部位肿瘤的具体起源比较困难，但舌下神经孔区的脑膜瘤多有舌下神经损害症状，表现为舌肌萎缩。

（四）颈静脉突

位于颈静脉孔后表面的后下缘（图 31–3A），

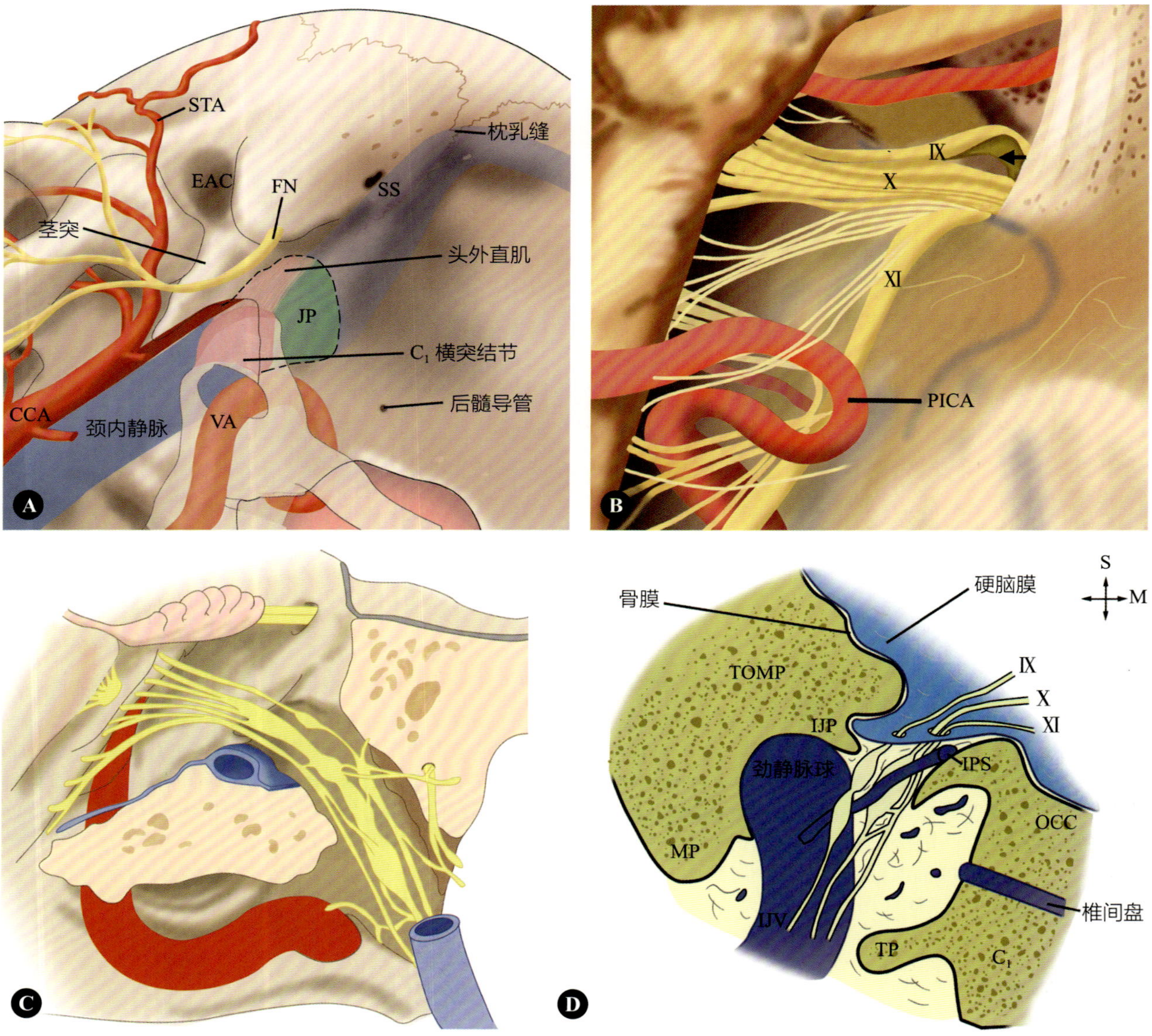

▲ 图 31–3　颈静脉孔的解剖

A. 颈静脉突。由黑色间断线包围的绿色区域表示颈静脉突，它形成颈静脉孔的后下缘，并在颈内静脉的后侧面附着有头后外直肌；B. 右 JF 和后组脑神经的颅内观。覆盖 JF 的硬脑膜有一个分隔（黑箭），它将 JF 分成两个不同的孔。前上方的神经包括舌咽神经（IX）的两束，后下方的神经包括迷走神经（X）、副神经的颅根（XIm）和脊髓根（XIs）；C 和 D. 右颈静脉孔冠状位示意，从前方观察其空间关系。CN IX（舌咽神经）穿过舌咽道进入 JF，在岩下窦的前方向下方行走，与颈内静脉（IJV）吻合。X（迷走神经）和 XI（副神经）进入迷走神经通道，走行于 IX 和岩下窦的后方。交叉箭表示方向（S，上；M，内）。C_1. 颈椎 1；EDNAC. 硬膜外神经腔；IJP. 颈内静脉突；IJV. 颈内静脉；IPS. 岩下窦；MP. 乳突；OCC. 枕骨；TP. 横突形成颈静脉孔后下缘。是颈静脉孔手术入路的重要结构。颈静脉突切除术是从颈静脉后外侧打开颈静脉孔的关键步骤。

（五）颈静脉孔的解剖

颈静脉孔和颈静脉窝（JB）经常被称为“颈静脉孔”。颈静脉孔（JF）亦被称为“颈静脉管”，因为它具有颅内和颅外开口。这种不规则的孔是由枕骨基底突内侧和颞骨岩部外侧插入形成的。JF 在个体内部和个体之间都表现出广泛的形态变化。因为脑膜瘤可以起源于颈静脉窝任何一点的蛛网膜细胞，所以它们的恰当命名是 JFM。JB 的通畅性和优势决定了手术方法。手术可以通过打开 JB 本身或通过维持通过 JB 的静脉流的完整性。

1. 骨性颈静脉孔　颈静脉孔内有骨突起，颞骨和枕骨向孔内的突起分别被称为颞突和枕突，两者以纤维或骨桥连接，构成孔内神经和血管的分隔。颈静脉嵴和纤维隔将颈静脉孔分为两个部分：神经部和静脉部。神经部位于前内侧，包含岩下窦、咽升动脉的脑膜分支、蜗小管静脉和舌咽神经；而静脉部分，位于后外侧，包含颈静脉球、迷走神经和副神经。

2. 颈静脉孔的骨性限制　JF 从内部看（图 31–4），上外侧极限是岩骨后部的下侧面。JF 的上缘显示了一个前部的小窝，叫作锥体窝，它的顶端是耳蜗管的开口。锥体窝是一个重要的标志，因为它也包含舌咽神经的上神经节。向后，颞骨内有一个骨嵴叫颈静脉内突。这个骨嵴构成了 JF 岩部和乙状窦部之间划分的上限。在这个骨嵴的背后，岩骨扩大，形成颈静脉窝（表 31–1）。颈静脉球（HJB）的高度是可变的。在这个窝的后部，有一个垂直的骨嵴指

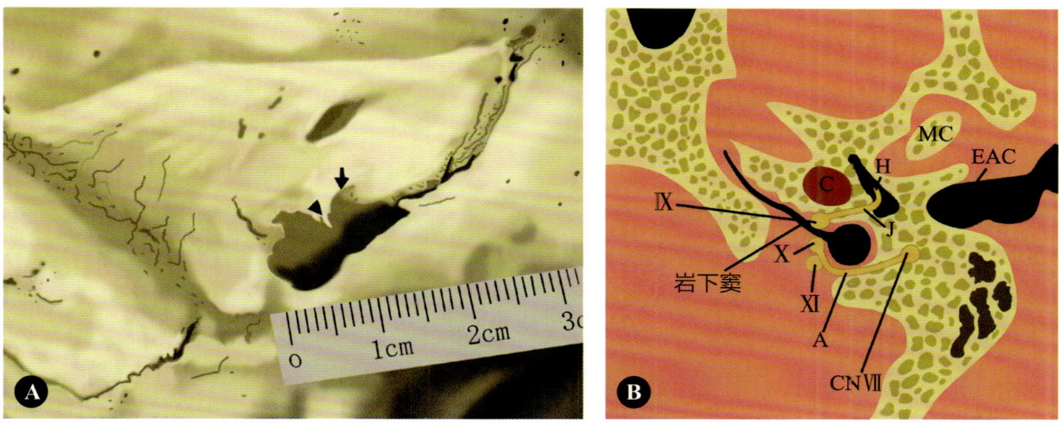

▲ 图 31–4　颈静脉孔

A. 左 JF 颅内面观。JF 有尖锐的骨性边界；B. 颈静脉孔解剖示意。神经部包括舌咽神经（Ⅸ）和岩下窦。迷走神经（Ⅹ）和脊髓副神经（Ⅺ）和颈内静脉（IJV）穿过血管部。Jacobson 神经（J）通过颈动脉颈静脉嵴到达下淋巴管（H），Arnold（A）通过乳突到达面神经管下端。黑箭显示的是锥体窝和卵圆管的开口。黑箭头表示颞骨颈静脉嵴；IPS. 岩下窦沟；JT. 枕骨颈静脉结节；SS. 乙状窦沟。C. 颈内动脉；EAC. 外耳道；MC. 下颌髁突

表 31–1　颈静脉窝与颈静脉孔的界限

边　界	颅内骨性标志	颅外骨性标志	神经血管结构	肌肉
上	耳囊	鼓室腔、EAC	耳蜗、SCC	鼓膜张肌
前	颈动脉管（垂直段）	颈动脉脊、茎突	颈内动脉	茎突肌、鼓膜张肌
后	乙状窦后沟	枕骨颈静脉突	椎动脉、C_1 神经根	头后外侧直肌
内	枕髁、舌下神经管	枕髁、舌下神经管、颈静脉结节	舌下神经	头前直肌
外	乳突气房	乳突、二腹肌沟、茎突、下颌支	面神经、枕动脉	二腹肌、SCM、茎突肌

EAC. 外耳道；SCC. 前半规管；SCM. 胸锁乳突肌

向内侧，称为颈静脉内嵴。颈静脉内嵴在乙状窦的水平部分和颈静脉球之间形成一个尖锐的分割。JF 的下内侧骨边界由枕骨髁部形成，并以一个称为颈内静脉突的骨突起为标志。颈内静脉突构成了 JF 岩部和乙状窦部分之间划分的下限。骨性解剖结构完全被隐藏在颈静脉部分的硬脑膜所覆盖。在 JF 的上部，硬脑膜变厚，形成硬脑膜皱褶，形成舌咽道的顶部。

3. 颈静脉孔内的神经 覆盖颈静脉孔颅口的硬脑膜包绕乙状窦的后外侧腔、岩下窦的前内侧和第Ⅸ、Ⅹ、Ⅺ对脑神经的神经部。神经部形成 2 个穿孔，舌咽神经和迷走神经道，不断被变宽的硬脑膜隔开。舌咽神经通过漏斗状的舌咽道，第Ⅹ、Ⅺ对脑神经通过变型较大的迷走神经道，从脑干到上颈的行走过程中，从内、水平向外、垂直方向行走（图 31–3B 至 D）。

4. 颈静脉孔内的血管结构 JF 内的血管结构，包括乙状窦远端（SS）、颈静脉球、颈内静脉（IJV）、岩下窦（IPS）和枕咽升动脉的脑膜支（图 31–5A）。IPS 是孔内最前的，在 CN Ⅸ和 CN Ⅹ和Ⅺ之间，位于中间，然后汇入 IJV。

5. 颈静脉球 颈静脉球壁很薄、很脆，因为没有外膜。在其外口，JF 由骨膜环加强，在成为颈内静脉的同时获得正常的静脉结构。颈静脉球的位置是可变的（图 31–5B），高位颈静脉球（HRJB）是指颈静脉球上升至内耳道（IAC）2mm 范围内或高于耳蜗底水平的颈静脉球。

6. 颈静脉孔的分部 对于颈静脉孔（JF）的分区尚未达成共识，JF 是否应分为 2 个或 3 个腔室以及每个隔室中究竟应该有哪些结构存在争议。有坚持经典的 2– 腔室分型，也有提出 3– 腔室分型（图 31–6）。由于分型混乱，关于每个分区中包含哪些结构也发生了变化。这可能会使该区域的手术规划复杂化，并阻碍对 JF 肿瘤生长模式的了解。JF 内有 3 个成分是 JF 区化的基础：纤维骨桥、神经血管和硬膜外神经腔（EDNAC）。颈静脉孔区实际由 3 个室构成，由硬膜分隔。第 3 个室位于颈静脉突分隔的 2 个静脉部之间。这种静脉之间的室腔包含 CNⅨ～CNⅪ，分别通过 2 个硬膜道，即舌咽道（CNⅨ）和迷走道（CNⅩ，CNⅪ）。

7. 颈静脉孔的定位标志 乳突尖、茎突和寰椎横突是颈静脉孔 3 种主要的骨性定位结构，可触诊以指导颈静脉孔的手术入路。根据这些结构上的肌肉附着点定义相关的手术三角（图 31–7）。

(1) 茎突三角：在二腹肌沟、茎突和二腹肌和茎突肌的交叉点之间。

(2) 颈静脉三角：头外直肌、TP-C_1 和茎突基部之间，代表颈静脉孔的外侧极限。

(3) 枕髁三角：在翻开上斜肌并帮助预测枕髁的精确位置后，在髁导静脉、枕骨颈静脉突（头外

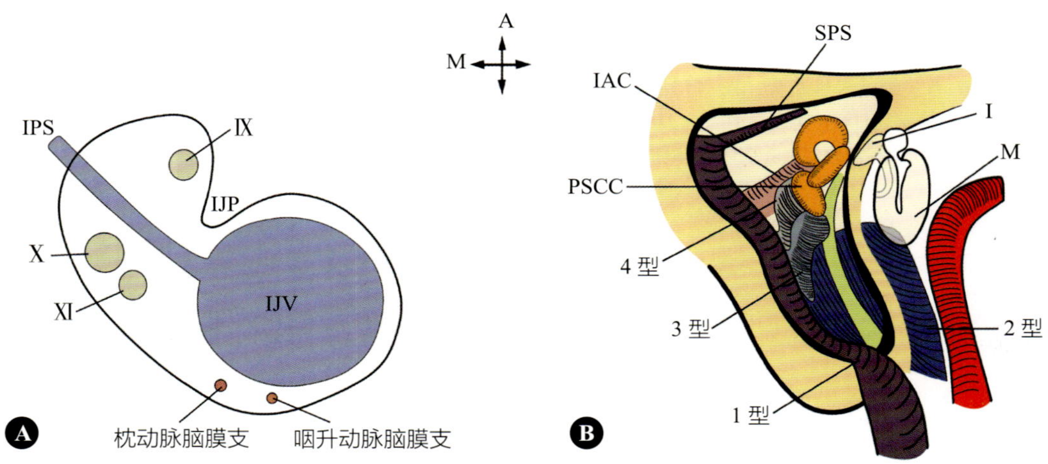

▲ **图 31–5　颈静脉球分类**

A. 颈静脉孔的示意，显示横穿的神经血管结构。舌咽神经位于岩下窦的前外侧，迷走神经和副神经位于岩下窦的后内侧。两条脑膜动脉（枕动脉脑膜支和咽升动脉脑膜支）位于颈内静脉的后方。交叉箭指示方向（A 表示前；M 表示内侧）；B. Manjila（Neurosurg Focus，2018）根据解剖标志，对不同颈静脉球类型 / 位置的分类示意图，包括内耳道、岩上窦（SPS）、后 SCC（PSCC）、砧骨（I）、锤状（M）和颈内动脉（ICA）

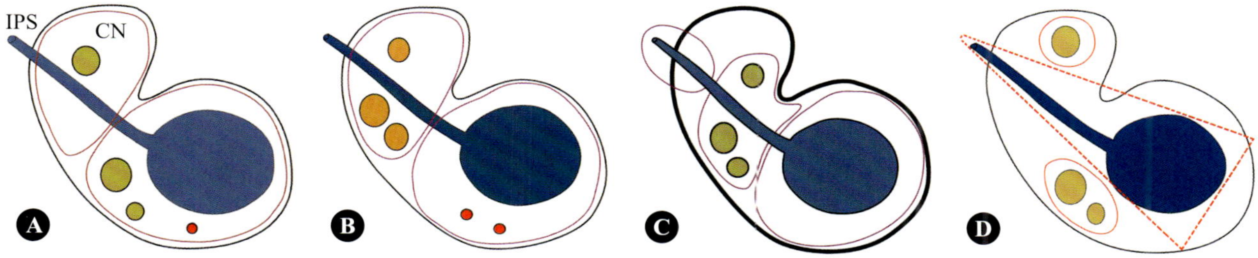

▲ 图 31-6　颈静脉孔分型

A. Hovelacque（1934）分型；B.Shapiro（1972）分型；C.Katsuta（1997）分型；D. Bernard（2017）分型。CN. 脑神经；IPS. 岩下窦

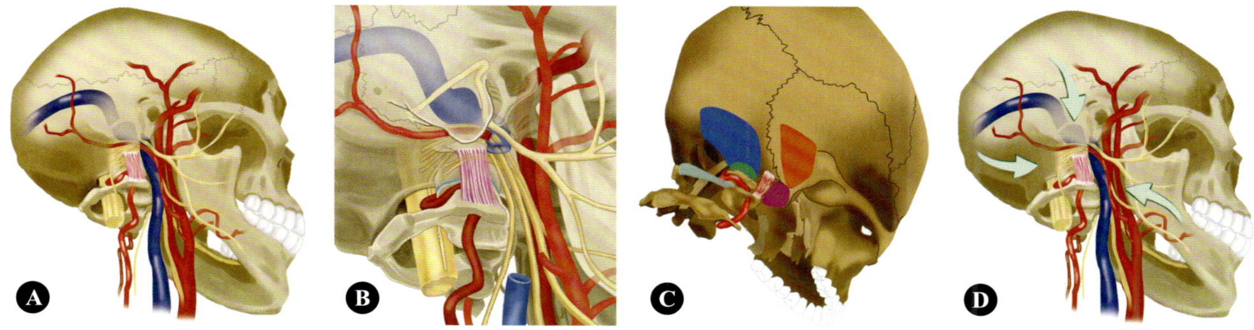

▲ 图 31-7　RCL 及其毗邻关系的解剖

A. RCL 的示意。RCL 起源于 C_1 横突结节，与枕骨颈静脉突相连。图中显示了 RCL、颈内静脉、枕动脉和 CN-Ⅶ之间的关系，以及 CN-Ⅸ-Ⅺ穿过邻近 RCL 的颈静脉孔。横窦和乙状窦在下降时形成颈静脉球，略高于 RCL；B. 详细描述颈静脉孔和舌下管的 RCL、CN-Ⅶ和后组 CN 与切除 IJV 和枕动脉的空间关系。颈静脉主干位于距颈静脉突前缘数毫米的茎突孔处。从后到前，Ⅺ、Ⅹ和Ⅸ在离开颈静脉孔后下降，与 RCL 相邻；C. 到达颈静脉孔和 RCL 的手术入路。RCL 将远外侧入路（蓝色）和经髁－颈静结节入路（绿色）从颈静脉孔（紫色）分隔。经乳突入路用橙色表示；D. 与 RCL 相关的不同手术入路的路径。远外侧入路、经乳突入路（上箭）和经颈入路（右箭）

侧直肌插入位置）和 TP-C_1 之间。枕髁三角是一个新的有用的标志，用于识别舌下神经管的末端以及椎动脉从横突 C_1 孔出口的 V_3，而无须进行远侧显露。

(4) 舌下神经上三角：舌下神经硬脑膜下方、枕骨大孔硬脑膜内侧和颈静脉球外侧之间。向下磨除舌下神经管显露舌下神经下三角。

(5) 舌下神经下三角：舌下神经硬脑膜、寰枕关节和颈静脉孔之间。

(6) 头后外直肌（RCL）：是起源于 C_1 横突结节与枕骨颈静脉突的颈后深部小肌肉，位于颈内静脉的正后方，仅与颈动脉鞘和部分脑神经（CN）Ⅺ分离。头外侧直肌（RCL）有助于枕骨－颈椎的前弯和侧弯，对寰枕稳定性起着次要作用，是颈静脉孔一个重要的手术标志，可以在接近颈静脉孔时早期识别关键的神经血管结构，特别是在肿瘤引起解剖移位的情况下。

三、术前评估

（一）临床评估

1. 临床症状特点　颈静脉孔区范围狭小，穿行神经血管紧凑，是神经结构敏感的区域，代偿空间较小，肿瘤稍有生长就可能被周围骨性解剖所限制，而肿瘤持续生长势必会压迫周围神经血管组织，能够较早地出现相应临床症状。

• A 型脑膜瘤肿瘤体积一般都较大，临床表现多以耳鸣、听力减退为首发症状。

• B 型肿瘤源于颈静脉孔，均有不同程度的颈静脉孔综合征表现。

• C 型脑膜瘤，因起源于颅外段，向颈静脉孔

生长，术前仅有轻微呛咳表现，无其他特殊症状。

• D 型肿瘤为颅内外生长型，症状多表现为小脑体征或颈静脉孔综合征。

2. 常见的临床症状　最常见的主诉为颈部肿块和疼痛、耳蜗神经功能障碍（听力损失或耳鸣），以及后组脑神经功能障碍（吞咽困难、声音嘶哑）。Arnatovic 和 Al-Mefty（2002）报道的 8 例 JFM 中，最常见的症状是听力改变 5 例（62%），吞咽困难 4 例（50%）。3 个典型的颈静脉孔综合征有：颈静脉孔综合征（单侧 CNⅨ～CNⅪ受累）、枕髁后外侧综合征（单侧 CNⅨ～CNⅫ受累）、咽后下综合征（CNⅨ～CNⅫ受累 +Horner 综合征）。

3. 最常见的首发症状　通常与后组脑神经（LCN）、听神经缺损有关，后组脑神经症状包括吞咽困难、发声困难、肩部无力和声音嘶哑。文献报道后组脑神经症状（35%～50%），包括 X（53.8%），其次是Ⅸ（23%）和Ⅺ（23%）。临床上多数以前庭耳蜗神经功能障碍为首发症状，如搏动性耳鸣、传导性聋和眩晕。原因之一是 LCN 的运动神经纤维比耳蜗神经的感觉神经纤维更能耐受肿瘤压迫。Tang（2016）报道 22 例原发性 JFM，最常见的首发症状是听力障碍，其次是后组脑神经功能障碍。Fayad（2010）报道最常见的首发症状包括搏动性耳鸣（84.3%）、传导性耳聋（75.9%）和声嘶（34.9%）。

（二）神经影像学评估

颈静脉孔内的脑膜瘤具有浸润性的生长模式，倾向于扩大颈静脉孔的骨缘。JFM 的影像学表现为颅底周围有离心性肿瘤浸润，骨缘硬化，硬脑膜尾征突出。术前的综合评估，包括薄层 CT 骨窗，MRI 和 MRA，以及 MRV。骨窗的 HRCT 和 MRI-Gd 是准确定位术前肿瘤范围和优化治疗的重要补充。术前评估病变同侧颈静脉（JV）的通畅性及对侧代偿性引流对手术方案的制订具有重要意义，避免与关闭大脑主要静脉引流相关的并发症（即良性颅内高压和静脉性脑梗死）。如果 JB 完全闭塞，术中结扎 JB 和静脉是可行和安全的。

1. CT 评估　CT 骨窗位片可观察骨质损害的情况，尤其是枕髁和颈静脉孔。三维螺旋 CT 则可清晰显示病变、椎动脉以及颅骨之间的关系。薄层（1mm）CT 骨窗扫描用来评估肿瘤的钙化和是否伴有骨性结构增生或者是否受侵蚀。针对特定的肿瘤扩张的程度，采用薄层 CT 骨窗位来评估骨质安全磨除范围。JFM 的特征是颅底广泛浸润，离心性扩散，JF 骨缘的渗透性硬化，宽基底。颈静脉孔边缘可有骨质破坏，但往往周围骨质结构基本保留，表现为硬化。虽然也造成颈静脉孔扩大，但其边缘往往有骨质增生或硬化的表现，这有别于颈静脉孔神经鞘瘤常引起颈静脉孔扩张性的骨质吸收。

2. MRI 评估

(1) 平扫和增强：平扫和增强 MRI 不仅能显示肿瘤的特征，也可显示其扩张情况及与周边结构的精确关系。多数肿瘤呈“匍匐状”生长，常紧贴颅骨、硬脑膜，基底较宽，邻近的硬脑膜侵犯，表现为脑膜尾征。JFM 颅内部分的信号强度在 T_1、T_2 和对比后的 T_1 加权图像上均明显高于颅外部分。JFM 颅内外成分显示不同的信号强度和增强模式。这些差异可能与组织学成分，特别是胶原含量有关。

(2) MRA 和 MRV：MRA 评价肿瘤血管化，肿瘤内无流空信号；MRV 评估静脉循环情况，以及乙状窦和颈静脉是否通畅或闭塞的程度。乙状窦和颈静脉的静脉血流是否通畅可根据 MRV 来评估。大多数颈静脉孔脑膜瘤显示最小的血管化，不具有典型的幕上脑膜瘤的血管性染色特征。脑膜瘤，以及颈静脉球瘤，往往会侵袭颈内静脉。相比之下，神经鞘瘤，通常只是压迫颈内静脉。颈静脉孔区脑膜瘤亦没有颈静脉球瘤那样的血管流空影。

3. 全脑血管造影（DSA）　可以精确掌握肿瘤的供血动脉，肿瘤与颈动脉、椎动脉的关系，以及颈内静脉、横窦、乙状窦侵犯和（或）阻塞以及侧支静脉引流的通畅情况，有无肿瘤染色从而与颈静脉球瘤相鉴别，对于制订手术方案很重要。如果颈内动脉被肿瘤侵袭或包裹，需要做球囊闭塞试验。

4. 鉴别诊断　原发和继发性颈静脉孔脑膜瘤在影像学上表现为不同的生长模式。原发性颈静脉孔脑膜瘤更容易呈侵袭性生长，累及周围颅底和（或）突入到颅底的孔道，多出现颈静脉孔的闭塞，并可以通过颈静脉孔形成颅内外的沟通；而继发性肿瘤则源自颈静脉孔区以外的硬膜，逐渐累及颈静脉孔，因此对颈静脉闭塞程度可能较轻，对后组脑神经的影响与原发性有差别。鉴别诊断包括颈静脉副神经节瘤和颈下神经鞘瘤（表 31–2）。

表 31-2　常见颈静脉孔肿瘤的典型影像学表现

肿瘤类型	CT	CT 骨窗	MRI	血管造影
神经鞘瘤	等或稍高密度	颈静脉孔扩张性骨质吸收，骨缘光滑，无骨质侵袭	T_1：低信号；T_2：高信号。强化明显，有囊变。哑铃形生长	轻至中度血管化；静脉球受压
颈静脉球瘤	等或稍高密度	颈静脉孔区“虫食征”，骨缘不规则，受侵骨质丧失密度	T_1：椒盐征；T_2：高信号。强化明显，肿瘤内有流空影	血管化明显；血管染色、显影延时；动脉静分流
脑膜瘤	稍高密度，肿瘤可有钙化	颈静脉孔区骨质增生或硬化，保护骨性结构基本完整	T_1：等低信号；T_2：等高信号。均匀一致强化；无流空影，有脑膜尾征	轻至中度血管化；无动静脉分流；颈静脉球可闭塞

四、治疗策略

（一）治疗方式

颈静脉孔脑膜瘤的治疗方式包括保守观察、放射疗法和手术治疗。JFM 多模式的综合治疗可实现长期的肿瘤控制，且功能恢复良好。手术治疗是治愈这类病例整个治疗过程的一部分，对于一部分患者手术可以治愈，而在另一部分患者，手术治疗只是多种治疗计划的一部分。大型颈静脉孔区脑膜瘤的主要治疗方法仍是手术切除，全切除率较低，仅36.0%～84.6%。理想的治疗方式是完整的肿瘤切除，患者痊愈而保留所有的神经功能。

（二）手术策略

1. 手术目的　颈静脉孔脑膜瘤手术的目标是实现肿瘤的安全、彻底切除（Ⅰ、Ⅱ级切除）和保存神经功能；或缩小肿瘤，减轻压迫症状，为其他治疗提供机会。侵袭的骨性结构，以及受累的硬脑膜，应尽可能安全地切除。也应极力避免新增脑神经功能缺损和患者的生存质量下降。其他目标包括保留内耳、中耳和面神经功能。

2. 手术原则　根据具体情况以切除全部肿瘤组织、保存主要神经和血管的功能为原则。术中保持肿瘤周围正常组织界面，完成颈静脉孔肿瘤的切除。通常应先做瘤内切除，瘤体缩小后，再依肿瘤与周围结构间蛛网膜间隙分离，术中应尽量保持后组脑神经功能完整。手术的关键在于从颅外尽可能地开放颈静脉孔区，使颈静脉球部完全显露，同时严格按肿瘤界面分离、细心解剖，可减少神经损伤的可能性。

3. 肿瘤切除程度　颈静脉孔脑膜瘤术前，经常面临两种选择：一是全切肿瘤，那极有可能损伤部分后组脑神经，术后可能发生严重神经功能障碍；二是部分切除肿瘤，可以保护后组脑神经，不完全切除则有很高的复发风险。术后可能因肿瘤复发而需要再次手术或无法手术直接死亡。在手术计划中，应注意脑膜瘤表现出明显的侵犯硬脑膜、神经和周围骨的倾向。肿瘤周围的硬脑膜应切除足够的边缘，以获得Ⅰ级切除，并减少复发的机会，因为该硬脑膜通常被肿瘤浸润。在骨侵犯的情况下，这些区域需要磨除，直到看到正常的骨头。

4. 分期手术　大型哑铃形 JFM，神经血管结构的受累、颅内和颞下 / 咽旁间隙手术入路的困难以及术后感染的风险都是潜在的手术风险。只有那些罕见的大量延伸至颈部硬膜外的肿瘤才选择分期手术。乙状窦后开颅治疗颅内肿瘤，然后是第 2 次计划手术治疗颅外肿瘤。这种分期策略有助于避免术后脑脊液漏的高风险。

（三）手术入路的选择

1. 手术入路的选择原则　理想的手术入路应该是通过最少的脑牵拉获得最大限度地肿瘤显露和周围重要结构的广泛显露，同时尽可能减少对周围神经、血管及脑组织的损伤。努力尝试一期手术全切除肿瘤。颈静脉孔脑膜瘤手术入路选择的主要原则是基于以下几个因素：肿瘤的部位、类型、生长范围；肿瘤大小、侵袭类型、受累结构；是否侵袭或破坏骨结构及其程度；患者就诊时的临床症状、神经功能状态和期望；手术的目标和术者个人的经验。手术入路应提供充分空间，使外科医生能够进行肿瘤安全切除，同时，手术入路要能满足手术切除肿瘤的目标，优化手术切除，同时尽量减少并发症的发生率。作者推荐远外侧髁上入路为最佳手术入路，该入路可以充分显露颈静脉孔脑膜瘤。

2. 手术入路分类 针对 JFM，Amautovie 和 Al-Mefty（2002）将入路分为 3 种，即颈静脉孔上、颈静脉孔后和经颈静脉入路。也可理解为乙状窦－颈静脉球前方和后方入路。在这两个入路的基础上，如果颈静脉孔闭塞，则可以结扎乙状窦和颈内静脉；若肿瘤较大，可以利用乙状窦前后的空间进行操作。如果肿瘤向前延伸，颈静脉球未闭，则采用颈静脉上入路，即乙状窦前迷路下入路；如果颈静脉球未闭，且肿瘤主要延伸至颈静脉后，则选择颈静脉后入路，即乙状窦后经髁－经结节入路；肿瘤腔内扩张导致颈静脉球完全闭塞，采用经颈静脉入路，可以结扎乙状窦和颈内静脉。根据颈静脉孔的手术方向、解剖标志，为了简化各种概念，提出了基于颈静脉孔主要轨迹的前外侧和后外侧入路的基本区别。前外侧入路主要依赖于乙状窦和颈静脉孔前方和外侧结构的解剖，进入颈静脉孔区的所有入路（图 31-8A）。后外侧入路通过位于颈静脉孔后方和外侧的结构进入颈静脉孔（表 31-3）。

3. 手术入路选择方法 入路的选择是获得术中良好显露及提高手术效果的基础，颈静脉孔区肿瘤手术入路的选择和手术方案的确定主要取决于肿瘤部位、大小及患者的听力和后组脑神经的功能情况。根据肿瘤的生长方式和累及范围的不同，其手术入路和策略亦有差别。最佳手术入路的选择有赖于对肿瘤的特性和累及范围的深刻理解。肿瘤范围过大时可能需要同时使用 2 种或者 3 种手术入路。

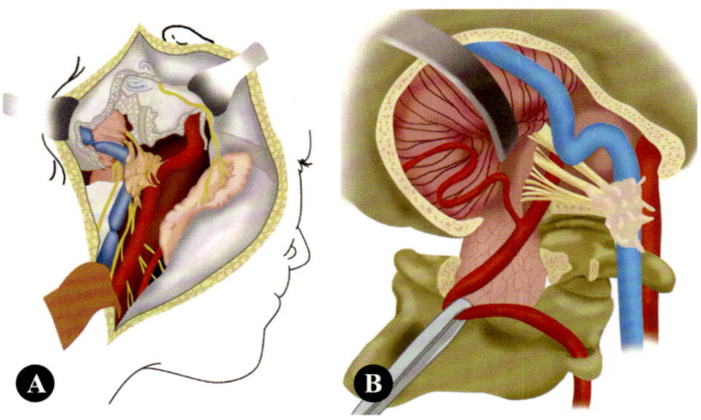

▲ **图 31-8 入路显露对比**

A. 前外侧入路。耳后曲线皮肤切口是从耳廓下方的水平上方进入颈浅至胸锁乳突肌。显露乳突，反折胸锁乳突肌，解剖颈动脉和颈外动脉，颈内静脉和下脑神经。乳突切除术主要涉及迷路内区域，以显露乙状窦、颈静脉球和面神经乳突部分。面神经向前移位。切除或移动颞下颌关节和下颌骨髁突，同时行额颞开颅术，可进入颞下窝；B. 远外侧入路。横窦下方和乙状窦后方的枕骨骨瓣成形，磨除 C_1 后半弓，椎动脉在 C_1 横突孔后段开放后分离并向下牵开。颈静脉孔通过髁上和髁旁入路打开。部分经髁显露是为了保护寰枕关节。颈静脉结节是颈静脉孔与舌下管分离的后边界

表 31-3 颈静脉孔前外侧和后外侧入路

前外侧入路	后外侧入路
• 耳后经颞下窝入路 • 耳前颞下－颞下窝入路 －经髁入路 －髁上入路 －髁旁入路	• 乙状窦后入路 • 远外侧入路

(1) 向脑桥小脑三角方向生长：肿瘤向脑桥小脑三角或岩尖处扩展，可采用枕下乙状窦后入路，通过显露横窦与乙状窦之间夹角以内的部分，以显示脑桥小脑三角结构，其范围上可显露岩静脉、三叉神经、面神经、听神经，下可显露后组脑神经，对于脑桥小脑三角区及岩斜区病变是较容易且并发症少的一种手术入路。

(2) 肿瘤向枕骨大孔方向生长：肿瘤向颈区扩展，位置偏下，宜采用远外侧入路，因远外侧入路的适用范围就是枕大孔外侧及腹外侧病变。远外侧入路可以较好地显露颅内部分及部分颅外肿瘤，肿瘤显露充分，解剖关系清晰，最小限度牵拉神经血管结构，肿瘤全切除率高。无须切除颞骨岩部，避免听力丧失及面神经损伤。此入路另一个最大的优势是在于在没必要显露和转移面神经的前提下可直接显露颈静脉孔区。根据需要选择远外侧髁上经颈静脉结节入路和远外侧经髁入路。

(3) 术前的听力状况：肿瘤的部位与术前患者的听力水平决定了手术的选择，如肿瘤属于颅内型，术前听力严重损害，而肿瘤延及颈部者，可选择枕下入路联合迷路入路；若术前听力尚存在，则应选择枕下入路联合迷路后入路；肿瘤居颅外且延及颈部者可选用颞下窝入路。

(4) 根据肿瘤的类型综合选择手术手术入路（表 31-4）：对主体位于颅内的 A、B 型颈静脉孔脑膜瘤，可采用乙状窦后入路或远外侧经髁上入路，术中辅以硬脑膜下磨除骨质打开颈静脉孔显露病变。C、D 型肿瘤根据肿瘤侵袭范围可选择远外侧经髁入路或经颈入路。远外侧入路肿瘤显露充分，适用于中下

表 31-4　根据肿瘤类型选择手术入路

类　型	说　明	入　路
Ⅰ型	主要位于颈静脉孔内	乙状窦后－颈静脉上入路
Ⅱ型	颅内主要延伸至 CPA	远外侧髁上入路
Ⅲ型	颅外主要延伸至颈部	经颈入路
Ⅳ型	颅内外扩张至 CPA 和颈部（哑铃形）	远外侧经髁入路

斜坡、延髓腹外侧、枕大孔、颈静脉孔区偏于一侧包绕椎动脉及后组脑神经的肿瘤；相比乙状窦后入路，该入路可较小程度牵拉脑神经和血管，有助于一期切除颈静脉孔区颅内外沟通性肿瘤，能有效控制椎动脉、脊髓前动脉。该入路的关键是如何处理枕髁、颈静脉结节、颈 1 侧块等骨性结构。

五、常用的手术入路

（一）乙状窦后经颈静脉孔上入路

颈静脉孔脑膜瘤常经颈静脉孔向孔内、外延伸，颈静脉孔内的肿瘤手术难度大，颅内和孔内外肿瘤的彻底切除在技术上具有挑战性，需要复杂的手术方式进行根治性切除。乙状窦后入路提供了包括 JF 在内的下 CPA 到枕骨大孔的最佳显露，适用于肿瘤主要位于硬膜内的 JFM，但对于具有显著颞骨侵犯的肿瘤的外侧显露不足，需要额外的扩展入路来切除。

1. 主要手术步骤　乙状窦后开颅术是为了显露横窦和乙状窦的边缘及其交界处。乙状窦的后半部分显露在外，以获得足够的手术野和照明。对于向颅内生长的肿瘤显露清楚，确定主要解剖标志和神经结构，首先切除 CPA 部分的肿瘤，肿瘤内充分减压后，将肿瘤包膜从脑神经上分离出来。完全切除脑池部分的肿瘤后，颈静脉孔上区的硬脑膜从内耳道的下部向下切开和分离，磨除颈静脉孔上区的骨质，扩大显露颈静脉孔内的肿瘤（图 31-9）。

2. 乙状窦后颈静脉上入路的优缺点

(1) 优点：通过乙状窦后入路磨除颈静脉孔顶部骨质的颈静脉上入路提供了经颈静脉孔进入颅内肿瘤的途径。

①颈静脉上方骨质磨除可提供颈静脉孔内第Ⅸ对脑神经额外 6.7mm（平均 5.0mm）的显露范围。乙状窦后入路的颈静脉上扩展可以切除一些主要位于脑桥小脑三角的肿瘤，并延伸至颈静脉孔上部的肿瘤。

②损伤听力和面部功能的风险最小。听力障碍或丧失是颈静脉孔肿瘤（如神经瘤和脑膜瘤）患者最常见的初始症状之一。Matsushima（World Neurosurg，2019）报道 19 例颈静脉孔区肿瘤（5 例为脑膜瘤）采用乙状窦后颈静脉上入路，脑膜瘤均全切除，认为乙状窦后颈上入路切除颈静脉孔内肿瘤安全有效。即使术前听力为无效听力，也不建议对这些良性肿瘤采用牺牲或危及听力功能的手术方法。术中持续监测迷走神经有助于避免术后并发症的发生。

③入路相关的术后并发症的发生率低。Samii 等（J Neurosurg，2016）报道在内镜辅助下经乙状窦后－颈静脉上入路切除 7 例颈静脉孔肿瘤，称之为乙状窦后迷路下入路，并充分地显露无新的永久性神经功能缺损的孔内肿瘤。

(2) 缺点：颈静脉上入路骨质磨除的区域在内耳道下方、颈静脉孔顶部和内淋巴管凹陷的前内侧部分。第Ⅸ～Ⅺ对脑神经的周围有硬脑膜褶皱，有助于在磨除过程中保护它们。颈静脉球损伤在磨除时是一种危险，特别是当颈静脉球较高时。如果肿瘤向下移位颈静脉球，则肿瘤将位于磨除区域下方，从而降低颈静脉球的危险。详细的术前评估肿瘤对周围结构的影响、颈静脉球的位置和高度有助于安全磨除和显露颈静脉球上方的区域。

（二）枕下极外侧入路

枕下极外侧入路包括乙状窦后开颅和 C_1 半椎板切除。可扩大外侧骨窗的显露范围，较乙状窦后入路能提供更充分的手术显露，并增加术者的手术安全感。

1. 开颅要点　开颅要点包括以下几点。

(1) 选择肿瘤优势侧实施手术。

(2) 耳后、乳突内侧稍弧形切口，向下方延伸。

(3) 枕下肌肉和筋膜与皮肤切口一致切开，显露术侧 C_1 后弓。

(4) 辨认椎动脉及其入颅口的位置，但不移位椎动脉。

(5) 用咬骨钳和高速磨钻行乙状窦后开颅，去除乙状窦后骨质，显露乙状窦边缘 1～2mm，不需

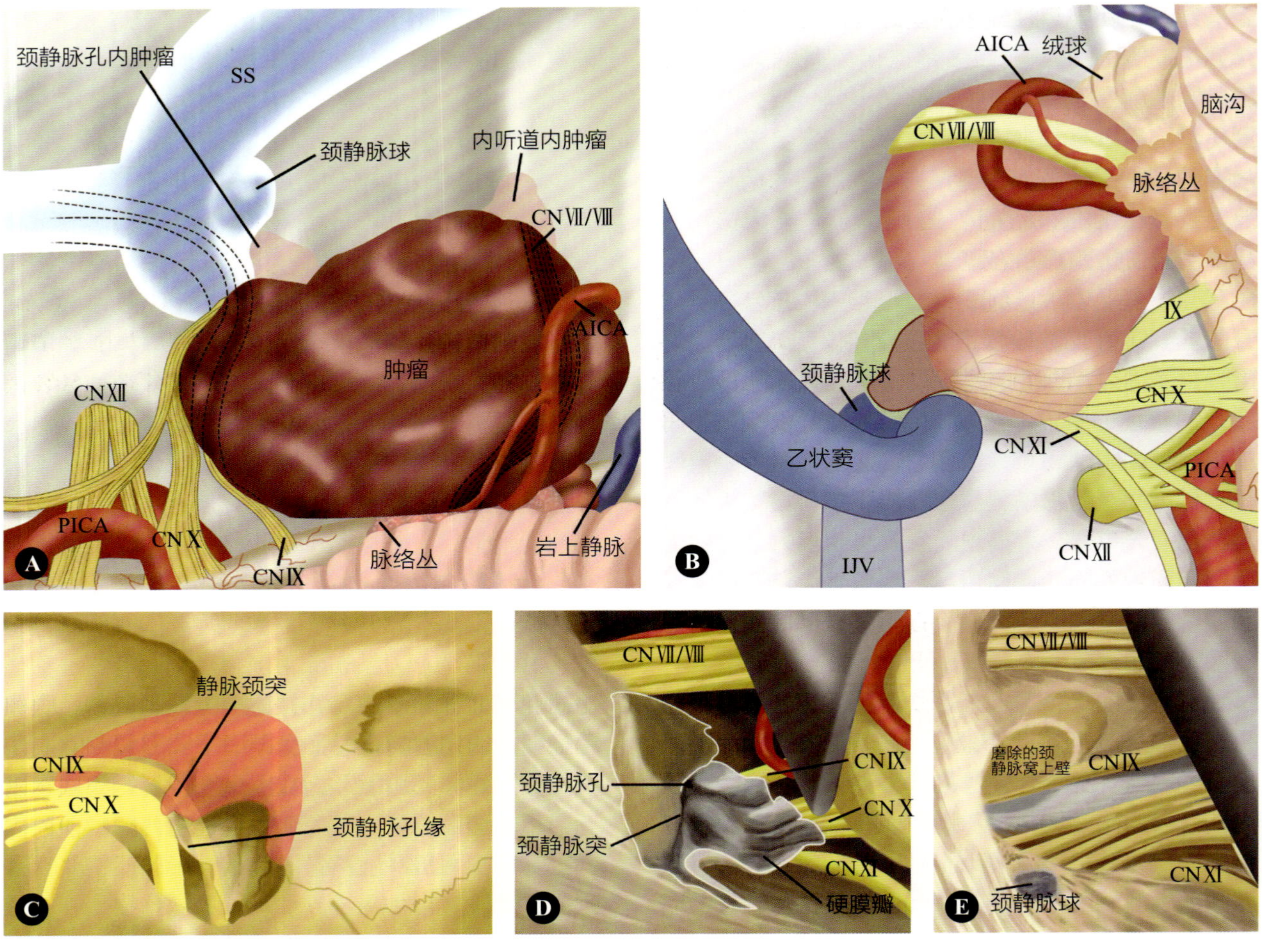

▲ 图 31-9　乙状窦后颈静脉脉上入路示意

A. 肿瘤侵犯颈静脉孔上部和内耳道。颈静脉孔上骨质磨除提供进入孔内肿瘤的途径，而孔内肿瘤常常使颈静脉球向下移位。进入颈静脉孔后，后组脑神经向下移位至颈静脉腹侧。如果需要的话，可以增加经内耳道骨质磨除，以切除突入内耳道内的肿瘤。直接刺激肿瘤背侧表面后，对肿瘤进行内减压。从肿瘤的上部仔细解剖面神经和听神经，从肿瘤的下极细心分离后组脑神经；B. 显露向 CPA 生长的颈静脉孔肿瘤。图示桥小脑肿瘤伸入左颈静脉孔并向下移位颈静脉球。颈静脉上磨除骨质（绿色区域显示），显露颈静脉孔内肿瘤；C. 显示颈静脉上入路磨除的骨质（以红色突出显示）；D. 打开颈静脉上区的硬脑膜，一个硬脑膜瓣向下折叠，在骨质磨除过程中起到保护Ⅸ～Ⅺ神经的作用；E. 磨除颈静脉突内侧部分骨质，显露在锥体窝下的Ⅸ～Ⅺ神经。完成颈静脉上区骨质磨除后，能增加舌咽神经硬膜远端 5mm 的显露长度

显露横窦。广泛打开枕骨大孔。

(6) 根据肿瘤生长方向和累及的范围，决定是否需要向侧方显露 C_1，甚至 C_2 椎板。为了显露侧方更多的空间而解剖甚至牵开椎动脉通常是不必要的，因为通常在椎动脉内侧切开硬膜。

(7) 在乙状窦内侧 1.5～2mm 弧形切开硬膜，沿中线延长切口至 C_1 或 C_2 水平。在脊髓平面两侧的硬膜分别用缝线固定在肌肉上，以便牵开硬脑膜。

2. 肿瘤切除技巧　术中早期辨认神经、血管结构的关系，有助于减少医源性损伤，但这仅在小型肿瘤的病例中能做得到。切除时总是先小心地切开肿瘤壁，进行肿瘤内减压，以缩小肿瘤体积，然后才能在蛛网膜界面分离肿瘤壁的边界，肿瘤内减压和分离肿瘤壁交替进行。可通过离断齿状韧带，甚至切开 C_1 神经根远端至副神经相连的部位，来增加枕骨大孔前方的显露。位于舌咽神经、迷走神经、副神经内侧的脑膜瘤，可经神经束之间的间隙切除肿瘤。这些间隙通常因肿瘤自身生长而被撑开扩大。上方腹侧的肿瘤部分，可通过听神经 / 面神

经下缘和舌咽神经神经上根丝之间的间隙切除。大型脑膜瘤通常将脑干和上颈段脊髓向后方和对侧推挤移位，为肿瘤的安全切除提供了足够的手术通道。对侧椎动脉常在手术后期才能辨认清楚，因此在分离和切除肿瘤过程中，应特别小心，以避免损伤椎动脉。

（三）经远外侧入路

远外侧入路的核心是椎动脉的解剖和早期颅外显露、枕下外侧开颅术和切除 OC 和 JT（图 31-8B）。OC 和 JT 的切除程度取决于枕骨大孔区骨性突起的病理、确切位置和显微解剖特征及变化。每磨除 1mm 枕髁可获得 2.4° 的额外视角。Spektor 等（2000）报道 OC 切除术使岩斜区的视角增加了 21% 到 28%。

（四）经颈静脉孔入路

经颈静脉孔入路本质为改良扩大的乙状窦后入路联合颈部入路，包括枕下开颅、保留迷路的岩骨后段切除游离乙状窦、颈部切口显露颈内静脉，控制颈静脉球部，颈部切口还可以显露第Ⅸ、Ⅹ和Ⅺ对脑神经位于肿瘤远端的部分（图 31-10）。尤其适合哑铃形生长的颅内、外沟通性颈静脉孔脑膜瘤的手术切除。

（五）Fisch 颞下窝入路

Fisch 于 1978 年对 Gallard 和 Rebattu 经颈－乳突入路的改进。该入路可以直视颈静脉孔并能广泛显露肿瘤。这一入路通常被一些医生选择作为切除富血供肿瘤的最佳方法，如颈静脉球体瘤，Leonetti 和 Brackmann 改进了颞下窝手术入路中移位面神经，在茎乳孔保留其血管的技术。Gilbert（2004）报道 6 例大型颈静脉孔脑膜瘤，5 例采用颞下窝 Fisch A 型，肿瘤全切除率为 83%；1 年时，50% 的患者面部功能正常或接近正常（House Brackmann Ⅰ或Ⅱ）。

颞下窝入路可广泛进入颈静脉孔、迷路下区、垂直颈内动脉（C_1 段和 C_2 段）和茎突后上间隙。向前扩大至岩尖和中下斜坡，或向后扩大至脑桥小脑三角。采用颞下窝入路切除颈静脉孔区肿瘤的术中，显露颈内动脉比颈静脉和颈静脉球更重要，因为肿瘤主要是通过颈动脉管向颅内外扩展的。切除颈静脉孔区侵入颞下窝较大肿瘤时，可以从耳前进入颞下窝，切除颞下颌关节窝上的骨质，充分显露从颅外段到海绵窦段的颈内动脉。Fisch 颞下窝 A

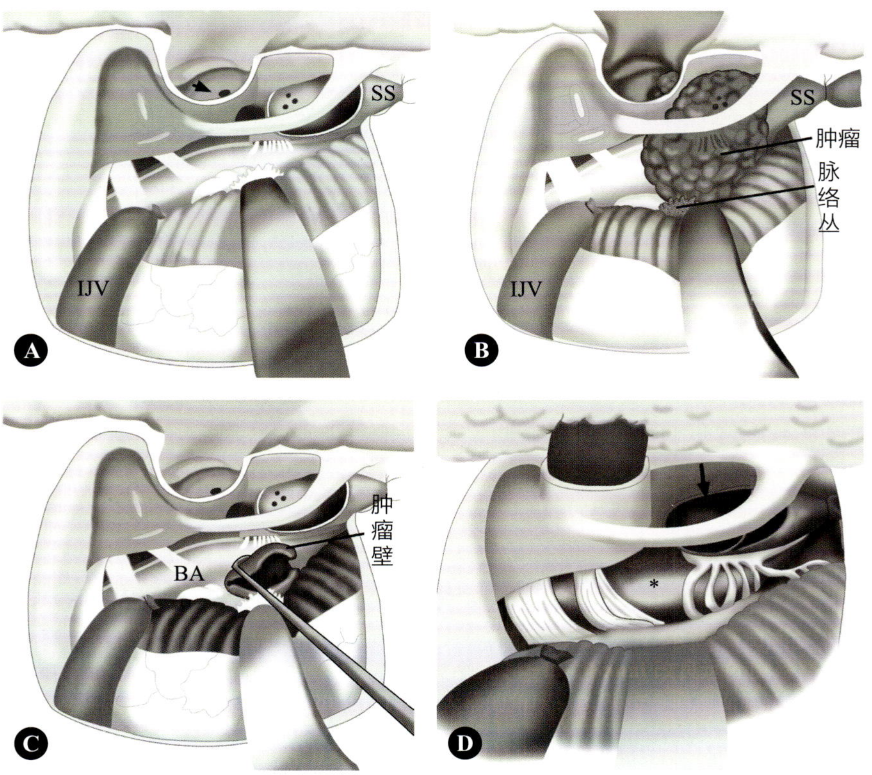

◀图 31-10 经颈静脉入路

A. 分离颈部神经血管后，进行乳突切除术。将面神经留在其骨性面神经管内（面神经管移位技术），骨性外耳道保持完整。可以看到圆窗（箭）。这种入路可以维持正常的面神经功能和正常的中耳声音传导。沿乙状窦打开硬脑膜，在乙状窦－横窦交界处远端结扎乙状窦，在颈部结扎颈静脉。颅内颈静脉孔获得广泛的显露；B. 显露颅内部分的肿瘤；C. 肿瘤的颅外部分切除后，再将颅内部分从脑干显微切除。即使面神经处于正常解剖位置，也能很好地观察到脑桥小脑三角和颈静脉孔的神经间隔；D. 位于第Ⅴ、Ⅶ、Ⅷ、Ⅸ、Ⅹ和Ⅺ对脑神经根入口区前方的颈静脉孔脑膜瘤（星号）的典型图。注意，肿瘤的一部分延伸到颈静脉孔的神经腔，可见扩展到颈静脉球（箭）。当肿瘤浸润颈静脉孔周围的组织时，解剖分离颈静脉孔神经腔内的后组脑神经是相当困难的型入路适合于切除迷路下方及颞下窝后部以颅外为主的病变，但入路复杂且并发症多。

六、手术技巧和要点

（一）入路的设计

充分地显露肿瘤是颅底外科的基本原则。侧方入路被认为是处理颈静脉孔区肿瘤的经典入路。围绕着颈静脉孔区肿瘤的手术入路总体归纳为3种，即前方入路、侧方入路和后方入路。熟悉颈静脉孔区的显微外科解剖，明确病变性质和侵犯范围，选择合适的手术入路以及术中正确的处理是该区肿瘤手术成功的关键。

1. 体位　远外侧入路常用体位有侧卧位、侧俯卧位（park-bench 位）和坐位。坐位用于全身情况较好者、头略旋转，使病变侧乳突偏向中线、并用帆布带把同侧肩膀向下牵拉。坐位最主要的风险是增加空气栓塞的可能性，尤其在显露髁导血管、舌下神经静脉丛、乙状窦、颈静脉球及颈内静脉等过程中。目前多数学者采用侧卧位和侧俯卧位，同侧肩也向下牵开。

2. 头皮切口皮瓣的设计　采用枕部后外侧直切口、S形或C形切口为最合适，在不影响术野显露的同时，层次清晰易于确定解剖学标志，伤口创伤小，能严密缝合，术后出现脑脊液漏的概率小。

在需枕颈融合的病例中可采用耳后拐杖形、倒U形切口，因此切口显露范围广，可充分显露上段颈椎。但倒U形切口肌肉离断多、关闭缝合困难，易发生脑脊液漏和形成假性硬膜积液。术中应该根据显露的需要选择切口，各种切口均应熟悉。S形切口从耳上至乳突后弧形向颈部中线，与C形和倒U形切口相比，肌肉损伤少，缝合容易，不容易引起脑脊液漏及假性脑膜膨出。

3. 硬膜外段椎动脉的显露　远外侧入路需对硬膜外段椎动脉作较广泛的分离，这是本入路的手术难点之一。因椎动脉常被椎静脉丛包绕，处理棘手。若遇静脉丛出血汹涌，可用双极电凝、吸收性明胶海绵等止血。若只采用经髁上入路或枕髁后入路时，可省去此步，仅显露椎动脉入硬膜前1cm长即可。当病变位于脑干腹外侧时，则不需过多的向中线牵拉椎动脉。椎动脉进入枕骨大孔前有多个分支，如脑膜后动脉、脊髓后动脉及颈深肌支，甚者有小脑下后动脉从硬膜外椎动脉穿入的硬膜环处发出进入枕骨大孔。椎动脉的肌支和脑膜后动脉需切断，但脊髓后动脉和小脑下后动脉需小心保护。这两种分支均可起源于硬膜外，在电凝椎静脉丛时，需特别注意。

显露椎动脉的肌性标志是由头上、下斜肌及头后大直肌构成的枕下三角，其内有水平走行的椎动脉、C_1 神经根和 C_1 侧块。在经枕骨髁入路中辨认解剖标志非常重要，有助于防止重要的神经血管结构损伤。Wen 认为，椎动脉在寰枢椎横突孔上升过程中穿过肩胛提肌上端附着处的内侧，因此肩胛提肌亦是一个重要的肌性标志。Babu 认为可根据以下结构确定椎动脉：C_1 横突、椎动脉外侧的 C_2 神经根、包绕椎动脉的静脉丛。切除附着在横突上的肌肉，从骨膜下分离 C_1 后弓，从横突孔沿 C_1 后弓的椎动脉沟向内分离，即可显露从 C_1 横突到硬膜入口的椎动脉。在显露、游离、移动椎动脉 V_3 段时最主要的危险与椎动脉迂曲有关。在椎动脉通过寰椎上方时，如果此动脉迂曲，可向上成襻至枕骨髁后方或枕骨，还可向外侧成襻突出于枕下三角，这样在分离枕下三角的肌肉或覆盖枕下三角的致密纤维脂肪组织时就可能损伤椎动脉。另外，在开放硬膜和移动椎动脉时也可能损伤脊髓后动脉，因为此动脉可被包裹在椎动脉周围的硬膜鞘中，故打开硬膜时环绕椎动脉留一圈袖口硬膜不仅有利于术后不透水缝合硬膜，还可防止损伤硬膜外起源的脊髓后动脉和小脑下后动脉。

（二）枕髁的处理

1. 原则　以尽量不磨除枕髁和少磨除枕髁为原则。颈静脉孔区脑膜瘤与脑干存在一定自然间隙，可以不磨除枕髁能切除肿瘤决不磨除；若能应用神经内镜技术，也可达到避免或减少对枕髁的磨除，以达到对颈静脉孔区结构进行良好地显露。经髁上入路是磨除枕髁靠近硬膜部分，髁旁入路是经髁外侧部分进入颈静脉孔区，术中需磨除部分乳突及枕骨髁上或髁旁骨质，直至将颈静脉孔或舌下神经孔打开，术中应注意不要磨除乳突过多，以免损伤面神经。

2. 磨除程度的依据　远外侧入路中枕骨髁是否需要磨除及磨除的程度和范围也存在争议，要根据肿瘤基底的位置、大小和类型来决定，还要考虑寰枕关节面之间的比例关系。在我的职业生涯的早期，教条的信念是磨除更多的骨头意味着更好的结

果。术前行 MRI、CT、椎动脉造影，充分了解病变的位置、大小、生长的方向、血供情况、椎动脉与肿瘤的关系，对于决定枕骨髁切除程度、病变的切除程度及预后极其重要。

3. 磨除范围　病变愈偏向脑干腹侧，枕髁的磨除范围就愈大，肿瘤向脑干后外侧生长，则不需要磨除枕髁或只磨除枕髁内侧约 10% 左右。一般颈静脉孔脑膜瘤只需磨除同侧颈静脉结节，切除 C_1 后弓及侧块，就可达到脑干和颈髓腹侧的良好显露。

若病变位于延髓腹外侧，则无须磨除枕骨髁即可显露病变。肿瘤位于腹侧，但较大，延髓向后移位，磨除枕骨髁后内侧 1/3（4～5mm），已足够充分显露肿瘤。磨除枕骨髁后内侧 1/3 时可扩大视角 14°～16°。枕骨髁磨除＜1/2 时不会导致颅颈不稳定，无须进行融合术。但枕骨髁的完整性毕竟是颅颈稳定性最重要的因素。肿瘤经枕大孔长入上段颈椎管者，可联合经 $C_{1\sim2}$ 椎板入路，切除突入椎管内的肿瘤。

4. 磨除方法　覆盖在颈静脉孔后上部分的硬脑膜电凝后，分离和切除，直视下用高速钻头磨除骨质，以 0.1mm 为单位有效控制骨质的逐渐磨除。开始在颈静脉孔的上缘磨除，并继续向后方磨除。先用大号磨头（直径 4～5mm），在颈静脉孔的深部逐渐改用小号金刚磨头。最后的一薄层骨质或骨片，用显微剥离子分离去除之，这样做的目的是避免损伤其下方的神经结构。

5. 磨除枕髁注意事项　枕髁磨除前需要了解舌下神经和枕髁的关系，避免损伤舌下神经。先由边缘磨除枕髁，逐步显露紧贴枕髁的椎动脉，沿着椎动脉向内找到舌下神经根出颅口，该点是定位舌下神经管的最佳标志，磨除枕髁在该点的冠状面以上则不会损伤舌下神经管。另外，磨除枕髁时最好进行舌下神经监测，这是防止神经受损的可靠方法。

（三）颈静脉结节磨除

颈静脉结节是位于颈静脉孔的内下方、舌下神经管内口的前上方的骨性突起，是远外侧入路阻挡斜坡区显露的一个障碍。其冠状面大致为三角形，称之为颈静脉结节三角。为了显露椎动脉及椎-基底动脉，宜磨除颈静脉结节，同时避免后组脑神经及颈静脉球的损伤。尽管颈静脉结节占据空间小，但对术野的阻碍远大于枕髁，使通往颅颈交界的腹侧区的手术视线受阻，从而存在明显的观察死角，不利于手术显露。在远外侧经部分枕髁入路的基础上，磨除颈静脉结节能明显改善枕骨大孔腹侧的显露，增加枕骨大孔前缘的手术操作空间，对下斜坡区中央凹陷的显露明显增加。1991 年，Bertalanffy 等提出切除 C_1 后弓及侧块，磨除 1/3 或全部寰枕关节，并磨除颈静脉结节，可改善枕骨大孔腹侧的显露。

1. 颈静脉结节磨除的适应证　颅脊型肿瘤，肿瘤位置偏高，位于斜坡中、下 1/3 交界，由于颈静脉结节的阻挡，妨碍对下斜坡、椎基动脉结合部的显露，则需要向上、内磨除部分颈静脉结节以扩大显露。颈静脉结节是位于颈静脉孔的内下方、舌下神经管内口的前上方的骨性突起，是远外侧入路阻挡斜坡区显露的一个障碍。尽管颈静脉结节占据空间小，但对术野的阻碍远大于枕髁，使通往颅颈交界的腹侧区的手术视线受阻，从而存在明显的观察死角，不利于手术显露。在远外侧经部分枕髁入路的基础上，磨除颈静脉结节能明显增加枕骨大孔前缘的操作空间，对下斜坡区中央凹陷的显露明显增加，适用于颅脊型枕骨大孔脑膜瘤。

2. 颈静脉结节磨除方法　颈静脉结节需要从硬膜内、舌咽神经的上内侧或副神经下外侧进行磨除，根据需要选择磨除的范围和深度。硬膜下磨除颈静脉结节，可以减少后组脑神经的损伤机会。因为舌咽、迷走和副神经紧贴颈静脉结节处的硬膜走行在颈静脉孔内，硬膜内磨除可以在直视下保护这些神经，并且根据需要决定磨除范围。正确的颈静脉结节磨除方法类似于挖隧道，采用“挖隧道”的方法，用高速磨钻由颈静脉结节的基底部向尖端分层、分次、分批地磨除至剩余部分薄层骨皮质，用剥离子将其与前内方的硬膜仔细分离，最后再将靠近硬膜的这一薄层骨皮质剥除。完全磨除颈静脉结节需要在硬膜内完成，当它接近颈静脉孔时，将结节从上、中向上磨除至舌咽神经或从下向上钻至舌咽神经。

传统的颈静脉结节磨除在硬膜外进行，于颈静脉球下表面与舌下神经管上方之间磨除。但由于颈静脉结节与其内侧的硬膜紧贴在一起，颈静脉结节通常不能通过硬膜外彻底磨除，往往不能在直视下进行。而且硬膜外摘除颈静脉结节更应小心进行，因为舌咽神经、迷走神经和副神经走行紧贴颈静脉结节，更需注意防止损伤脑神经。肿瘤较大时这些脑神经常受牵张，对损伤高度易感，不论是硬膜撕裂后直接损伤，还是磨除骨质时产生的热损伤。Salas 等（1999）认为颈静脉结节不能通过硬膜外彻底磨除，其最深的部分需要从硬膜内（舌咽神经的上内侧或者副神经的下外侧）进行磨除。Day（2004）介绍的颈静脉结节的磨除技术，也是采用硬膜下磨除，他认为这样可以减少后组脑神经的损伤机会。作者也采用硬膜下颈静脉结节磨除，因为舌咽神经、迷走神经和副神经紧贴颈静脉结节处的硬膜走行在颈静脉孔内，硬膜内磨除可以在直视下保护这些神经，并且根据需要决定磨除范围。

3. 磨除范围　颈静脉结节的形状、大小差异较大，有 7 种不同类型。JT 和 JT 与相邻骨的关系和神经结构的变化，对于远外侧入路的改良是很重要的。因此，颈静脉结节的磨除多少需根据术中需要而定，不必强行一次性全磨除。

4. 磨除颈静脉结节的目的

(1) 扩大显露：颈静脉结节处在观察椎动脉或椎 – 基底动脉结合部的视线上，磨除颈静脉结节可显著增加桥 – 延交界腹侧区的显露，下斜坡中央凹陷区的显露明显改善，也增加了经面听神经与后组脑神经之间显露斜坡中央凹陷区的视角，显著改善手术操作空间。

Spekter 等（2000）对远外侧 – 经静脉结节入路进行定量描述，认为颈静脉结节对术野的阻碍远大于枕髁。切除颈静脉结节后，为枕骨大孔外侧提供很好的视角和足够的操作空间。Spektor 等（2000）在远侧入路的手术步骤中，量化岩斜区的显露程度和手术自由度，注意到即使是相对较小的颈静脉结节也会严重阻碍能见度，切除颈静脉结节也能显著增加岩斜区的显露（28%～71%）。

(2) 扩大视角和操作空间：Spektor 对远外侧经髁 – 经结节入路进行定量测定，采用显露岩斜区的范围和手术操作空间的大小来评价，认为如果把全髁切除定义为 100%，那么磨除颈静脉结节即能达到目 70% 的岩斜区显露及 50% 以上的手术操作空间，尤其是能增加对侧的术野及枕大孔前缘的术野，对椎动脉、椎基底动脉也有良好的显露，全髁切除只限于累及枕髁的硬膜外病变。切除颈静脉结节后，为枕骨大孔外侧提供很好的视角和足够的操作空间。

(3) 扩大入路的适应证：麻除枕髁不但增加了术野空间，其手术适应证也有所扩大。在舌下神经管上方，磨除颈静脉结节，以显露脑干腹侧区域至后组脑神经。如果磨除颈静脉结节，牵拉小脑半球中部，可能达到舌下神经管、颈静脉孔、内耳道。如果显微镜朝向岩骨，那么可能会显露小脑下前动脉远端，第Ⅶ、Ⅷ对脑神经，Luschka 孔及三叉神经，循着这个角度在第Ⅷ和Ⅺ对脑神经之间形成手术通道要优于借助舌下神经上三角及第Ⅶ、Ⅷ对脑神经之间的间隙。如果显微镜朝向脑干方向，同样的手术通道可在小脑脑桥池探及脑桥、桥延沟的侧面，在延髓前及小脑延髓池探及延髓。为了获得对下斜坡、枕骨大孔、颅颈交界区更好的视野，推荐磨除颈静脉结节。

当颈静脉结节被切除（即髁上入路）时，允许显露颈静脉窝的下视角。髁上入路传统上是在舌下神经上方，经颈静脉结节内侧入路，以增加显露下斜坡和基底池的机会。在颈静脉下入路的基础上，颈静脉孔旁入路依赖于颈静脉结节的切除，乳突切除术更为有限。

(4) 离断肿瘤供血：显露和磨除颈静脉结节，使得早期离断肿瘤供血、安全的瘤外解剖和周围神经血管结构的保存成为可能。此外，切除增生的颈静脉结节，连同受侵的硬脑膜切除，提供了 Simpson Ⅰ级肿瘤切除。颈静脉结节被肿瘤浸润，其完整切除是实现肿瘤全切除的关键。

5. 颈静脉结节磨除的注意事项

(1) 术前评估：颈静脉结节与 VA、PICA 和 VBJ 的关系是预先计划每一个手术步骤的基础。对 JT 的形态变化及其与 VA、PICA 和 VBJ 的三维 CT 解剖关系的研究结果表明，该技术对于选择手术空间明显增大的精确入路是准确、快速、安全的。

(2) 空间狭小，技术难度大：磨除颈静脉结节是一个需要特别小心和特别注意的过程。手术操作空间又深又窄，如果没有清晰而深刻的颅底解剖知识，经常有损伤周围血管结构和后组脑神经的危险。舌咽、迷走、副神经环绕在一起穿过颈静脉结节，操作空间狭窄，磨除颈静脉结节在操作技术上难度大，在某种程度上可能损伤其前外侧的颈静脉球和硬膜内侧的后组脑神经，术中行脑干及后组脑神经监测有助于对脑神经的保护。硬膜外摘除颈静脉结节应小心进行，因为舌咽神经、迷走神经和副神经走行紧贴颈静脉结节，存在肿瘤时这些脑神经常受牵张，此时对各种损伤高度易感，不论是直接损伤，还是磨除骨质时产生的热损伤。

(3) 硬膜内外联合磨除：颈静脉结节通常不能通过硬膜外彻底磨除，其最深部的部分有时需要从硬膜内、舌咽神经的内上方或副神经下外侧进行磨除。肿瘤累及舌下神经时，可借助磨开的舌下神经管辨别舌下神经远侧端，然后向近侧端分离肿瘤与神经的粘连。

(4) 保护后组脑神经：磨除颈静脉结节很容易撕裂硬膜，且某种程度上可能损伤硬膜内侧的后组脑神经（特别是副神经）和其前外侧的颈静脉球。先咬除 C_1 横突及后弓显露并分离椎动脉，向内下牵拉，增加手术显露。

(5) 导航和内镜辅助技术：导航和内镜辅助经髁经颈静脉结节入路，引导颈静脉结节磨除更安全、有效、微创。

6. 颈静脉突磨除　颈静脉突构成颈静脉孔的后缘，磨除颈静脉突可以从后方显露和处理颈静脉孔区病变。有学者称之为髁旁入路，亦有称之为经枕髁 – 颈突入路，此入路的关键是磨除颈静脉突，磨除范围为内侧到髁导静脉管外侧壁，外到二腹肌沟，前到颈静脉孔的后壁。通过切除部分乳突，尤其是乙状窦外侧骨质充分显露乙状窦，不仅可从侧面更直接地观察脑干腹侧，且可适当向外牵移乙状窦，对安全磨除颈静脉结节有辅助作用，避免离断乙状窦。

（四）颈静脉孔显露与开放

1. 颈静脉孔显露　从颅外开放颈静脉孔，尽可能地使颈静脉球部完全显露，同时严格按肿瘤界面分离，可减少神经损伤的可能性。颈静脉孔开放的原则与方法类同于内耳道开放（图 31–11）。术中颈静脉孔显露要充分，使颅内外肿瘤部分便于彻底切除。对突出于颈部肿瘤，经扩大的颈静脉孔用超声刀行囊内切除，使用内镜辅助下操作，能达到保护重

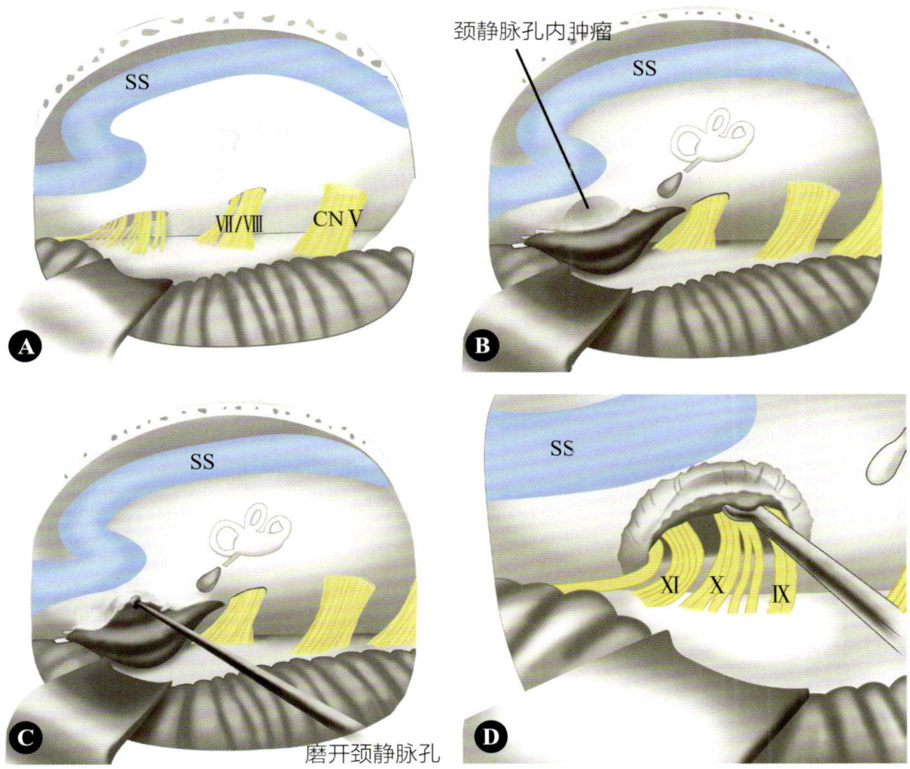

▲ 图 31–11　打开颈静脉孔，显露颈静脉孔神经部的外科技术

A. 颈静脉孔的正常视图。还显示了第Ⅴ、Ⅶ、Ⅷ对脑神经；B. 后颅底脑膜瘤伴颈静脉孔受累。肿瘤位于神经根的腹侧；C. 颈静脉孔骨质的磨除方式与乙状窦后入路切除听神经瘤时显露内道的方式相似；D. 颈静脉孔内的肿瘤可以被显微切除

要的神经血管的作用。残留肿瘤若与神经、血管粘连紧密，应在手术显微镜下仔细分离，粘连紧者，宁可残留少许，不能强行分离，避免损伤神经或血管。

2. 颈静脉球的开放 乳突部分切除术是为了更多地显露颈静脉孔。切除 C_1 横突，VA 移位从后外侧向颈动脉鞘和颈静脉周围获得更多的手术野。如果颈静脉球仍然通畅，颈静脉球、乙状窦的出血将由 Surgicel 控制。如果颈静脉球闭塞，乙状窦和颈内静脉将被结扎。肿瘤切除是从肿瘤颅外部分断流开始，肿瘤的血供主要来自颅外颈动脉及其分支。显露颈部肿瘤颅外段远端，识别后组脑神经（LCN）和颈内动脉（ICA），然后从 LCN 和 ICA 向近端剥离肿瘤。如果肿瘤黏附在神经血管结构上过紧，留下一小部分肿瘤。切除或烧灼受影响的硬脑膜和骨，以达到最大程度的肿瘤切除和最小限度的脑神经损伤。

（五）肿瘤切除的技巧与要点

1. 遵循肿瘤切除的原则和顺序 肿瘤切除时，先分离远、近端颈内动脉，至能术中有效地控制血流。循颈内动脉自颈部至颅底，向后分离肿瘤，将其自颈内动脉、脑神经和颈静脉球上分离下来并切除。通常，自远端判断肿瘤起源部位之神经，并将其与肿瘤一并切除，而保持其余脑神经完好。对于侵犯岩尖和斜坡的 B 型肿瘤，需分离面神经至膝状神经节，并使其向前移，切除外听道和中耳的传导结构，以显露肿瘤上缘，再分离切除肿瘤。

彻底切除肿瘤是该部位肿瘤治疗的首选方案。针对该区域不同肿瘤类型采取恰当的手术入路进行个体化治疗。在追求肿瘤根治性切除，即全切肿瘤的同时，应更好地保护听力、面神经、后组脑神经功能，对于后组脑神经麻痹严重影响生活的患者可以采取补救性手术以最大限度改善患者生存质量。

2. 操作轻而精细 颈静脉孔脑膜瘤位于脑干与面听神经和后组脑神经之间，术中需在显微镜下精细操作，术中发现肿瘤与脑干粘连紧密，尤其是牵拉肿瘤时患者出现心率、血压等生命体征大幅度变化时，应终止操作不要勉强切除。对于肿瘤较大的先行瘤内大部分切除，待肿瘤体积缩小后再分块切除和剥离与神经血管相连的肿瘤组织。

要采用“二只手”技术进行肿瘤壁的分离：一手提肿瘤壁，另一只手进行分离。然后再切除颈静脉孔内部分的肿瘤。如果肿瘤较小，可以轻轻地将肿瘤拉出颈静脉孔到 CPA 再切除之。切开肿瘤背侧，采用前庭神经鞘瘤打开 IAC 类似的方法，扩大颈静脉孔进入孔内的肿瘤切除。

3. 选择正确的操作间隙 处理颈静脉孔区病变，不可避免要在脑神经之间操作，易造成脑神经损伤，尤其第Ⅸ、Ⅹ脑神经损伤。为了避免术中牵拉损伤脑神经，应尽可能利用脑神经间的自然间隙进行操作。解剖发现有三个间隙可以利用，上间隙位于第Ⅶ、Ⅷ脑神经与第Ⅸ、Ⅹ脑神经脑干侧神经根丝间，透过此间隙可直视桥前池脑桥小脑三角池内的结构，可用于处理波及脑桥小脑三角区的病变；中间隙位于第Ⅸ、Ⅹ脑神经与第Ⅺ脑神经根丝之间，此间隙可显露延髓前池、小脑延髓外侧池内的结构，对于处理颈静脉孔区肿瘤是比较理想的手术间隙；第三个间隙是副神经与枕大孔之间的间隙，这一间隙可通过磨除部分枕髁和切除枕大孔外侧缘来扩大显露。骨质磨除后，可观察到 C_1 与 C_2 神经前根间操作间隙，透过此间隙可显露上位颈髓腹侧的结构。另外发现切断 C_1、C_2 齿状韧带，甚至可切断 C_1 和 C_2 神经后根，提供更大的显露空间。上述三间隙是正常人体解剖的结果，病理情况下可能被病变推挤压迫变形，故在临床手术过程中可依据实际情况加以利用。

对于 A 型颈静脉孔脑膜瘤，术中应尽可能保护蛛网膜界面，在界面内进行肿瘤切除。显微镜下首先断离肿瘤基底，阻断血供，再分块切除肿瘤，应特别注意肿瘤基底个性化明显，需熟悉内耳道、颈静脉孔及舌下神经孔的解剖关系，有骨质增生者应磨除突出的骨质。

4. 沿蛛网膜间隙操作 术中应尽可能保护蛛网膜界面，在界面内进行肿瘤切除。

颈静脉孔脑膜瘤和其他颅底脑膜瘤一样，要么是侵袭性生长，要么是规则的、保留有蛛网膜平面的良性生长。对于被包裹的血管可利用显微外科技术分离血管周围的蛛网膜界面，争取全切除肿瘤。应尽可能一次切除，因为一期手术时局部解剖关系的破坏可致二期手术难度加大。Sekhar 报道脑膜瘤有侵犯脑干局部软脑膜并接受椎基底动脉系统供血的倾向，因此要全切这类脑膜瘤并非易事；对于被包裹的血管，可利用显微外科技术分离血管周围的蛛网膜界面，争取全切除肿瘤。

5. 颈静脉孔内的肿瘤切除　先吸除部分肿瘤减压，然后将肿瘤壁从脑神经和（或）血管上分离出来。成角的硬性内镜用来切除静脉孔内的肿瘤，甚至大型向颈静脉孔内侵袭的肿瘤。继肿瘤切除后，在颈静脉孔已打开的病例，同样应该用多个小脂肪块填塞静脉孔，并用纤维蛋白胶密封。

（六）神经与血管的保护

1. 术中电生理监测　神经电生理监测主要是用于预防神经结构在术中的损伤，包括体感诱发电位、后组脑神经监测、脑干听觉诱发电位监测和面神经电生理监测。环甲肌留置针（监测第Ⅹ对脑神经）、斜方肌和胸锁乳突肌留置针（监测第Ⅺ对脑神经）、舌肌留置针（监测第Ⅻ对脑神经）对后组脑神经所支配的肌肉进行肌电图扫描监测。术中神经监护是预防神经损伤的有效手段，可协助定位、寻找和保护神经。记录电极分别放置于眼轮匝肌、口轮匝肌、软腭及胸锁乳突肌内，监护与记录面神经、舌咽神经及副神经的活动，避免术中对其功能造成损害。

在肿瘤切除初期在肿瘤远端确定迷走神经后，在迷走神经近端放置球形单极刺激电极。术前软腭放置单极针记录迷走神经诱发肌电图，过程中以1Hz的频率连续监测。以最低的电刺激开始连续监测，以激发稳定的复合肌肉动作电位。以1Hz的频率直接刺激迷走神经，在不中断显微手术的情况下，可以实时评估肿瘤切除过程中迷走神经的运动功能。Matsushima（World Neurosurg，2019）报道19例（14例为神经瘤，5例为脑膜瘤）中14例均采用迷走神经连续监测，除1例因术前完全性声带麻痹无法监测外，其余均未出现声嘶或语言障碍。该监测有助于肿瘤切除术中手术策略的制订，以避免术后神经功能缺损。

2. 面神经的处理　术中面神经监测是必要的，如果肿瘤没有侵犯面神经，可以不必行面神经改道；如果肿瘤侵犯面神经（FN），可以行FN改道或移植，虽然行FN改道或移植后FN损伤大部分可以完全恢复，但术后的面瘫是不可避免的。术中不可恢复的FN损伤和根据需要切除FN后，一般采用腓肠神经进行神经移植。采用面神经管桥技术使术后FN功能得到明显改善，该技术肿瘤显露良好而不用移位面神经。应优先选择面神经骨桥技术，如果术前评估及术中发现颞下窝路径不能满足切除肿瘤的要求，特别是肿瘤位于鼓室前方的病例，则应改为FN向前移位的方法。此类病例术后面神经功能恢复的时间较长。吴皓等采用改良的颞下窝入路，即不移位面神经，而是将FN骨管轮廓化，结果表明并未增加肿瘤残存的危险，但术后面神经功能明显优于移位者。

3. 后组脑神经保护　处理JFM时，肿瘤可牵张甚至包裹脑神经，且术者必须通过第Ⅶ～Ⅻ对脑神经之间的间隙进行操作，因此存在脑神经损伤的危险性，特别易受损伤的是双侧的舌下神经和同侧的舌咽神经、迷走神经、副神经。几乎1/3～2/3的患者在手术后会出现新的和恶化的脑神经功能障碍。脑神经损伤可发生在肿瘤的显露和切除过程中。JF周围肌肉过度剥离或收缩也可能损伤FN和后组脑神经（LCN）。切除被JFM侵犯的颞骨会增加FN损伤的风险。术中电生理监护对脑神经的解剖和功能保存具有重要作用。当肿瘤是纤维状的、坚固的，很难从FN和LCN上剥离时，建议留下肿瘤的薄壁而不是根治性的侵袭性切除。如果肿瘤侵入颈部肌肉而没有神经受累，切除受累的肌肉。脑膜瘤比神经鞘瘤更难从神经上剥离。锐利的解剖更能有效避免LCN的损伤。

JFM、鼓室盖型和内耳道型脑膜瘤同归为颞骨脑膜瘤，三者均与中耳的关系十分密切，包裹听骨链，导致传导性耳聋，这是JFM患者听力障碍的原因。而后组脑神经障碍却常晚于听力障碍出现，这一特点和颈静脉孔神经鞘瘤有类似之处。听力和后组脑神经功能障碍，提示影像学和神经电生理监测的必要性。面神经的损伤是JFM常见的并发症之一。首先在显露肿瘤时，不要过度分离和牵拉乳突根部前内侧肌肉，避免损伤自茎乳孔出颅的面神经主干及分支。其次，在对岩骨的解剖和分离肿瘤时也要谨慎小心。由于肿瘤的粘连和包裹需要仔细耐心地剥离保护，术中后组脑神经功能监测对于及时发现和减轻神经损伤具有指导意义。术前将神经监护电极插入患侧软腭和舌缘，分别监护舌咽神经和舌下神经，使用带电极的气管插管监护迷走神经，有助于提高迷走神经的保护率。

4. 椎动脉的游离和保护

(1) 逐层解剖，确保解剖层次清晰：枕、颈交界区有深厚的肌肉层，分为浅层、中层、深层。深层肌肉与椎动脉有着密切的关系，为了辨认和保护椎动脉有必要辨别清楚深层的每一块肌肉，而了解深层肌肉与浅中层肌肉的关系是正确辨认深层肌肉的保证。

(2) 重视解剖标志的辨认：有助于精确定位，以便于有效地保护椎动脉。

• 寰椎横突：寰椎横突比枢椎横突明显外突，是术中较容易辨认的结构，其上有头后外侧直肌、头上斜肌、头下斜肌、肩胛提肌等数块深层肌肉附着，横突孔内有椎动脉穿行。

• 上枕下三角：V_3 及其周围静脉结构及 C_1 神经等结构由上枕下三角的外下角走向前内，穿硬膜环入颅，识别上枕下三角，有助于安全显露椎动脉和 C_1 神经。

• 下枕下三角：其内走行着 V_3 及其周围静脉丛及 C_2 神经，尤其肩胛提肌构成三角的外侧界，与垂直走行的 V_3 关系密切，V_3 紧贴肩胛提肌的内侧上行，术中以肩胛提肌为标志，可避免显露 V_3 及 C_2 神经的盲目性，减少损伤机会。

(3) 注意解剖学变异：了解椎动脉变异，谨慎和避免误伤椎动脉。

• 椎动脉分支的变异：主要是指小脑下后动脉和脊髓后动脉的起点变异，因为这两分支动脉主要供应延髓和高位颈髓，损伤后易造成严重神经功能障碍，甚至危及生命。这种变异警示术者对于椎动脉水平段的分支不可随意电凝处理。

• V_3 的直径及走行变异：V_3 左右两侧直径有显著性差异，左侧直径大于右侧为主，且有的椎动脉主干纤细，容易误认为是椎动脉的分支而损伤。

(4) 选择正确的游离方法：采用正确的游离方法，保障椎动脉充分游离的同时避免损伤，方法如下。

• 首先显露穿行与寰椎横突孔内的椎动脉，因该段椎动脉有骨质保护，小心磨除骨质避免损伤椎动脉。

• 观察椎动脉沟的类型，如为沟环必须打开，方可移位椎动脉，否则容易撕裂此段椎动脉。

• 沿寰椎后弓下缘骨膜下剥离，将椎动脉、C_1 神经和包绕两者的静脉腔隙视为一个整体一同游离移位，切不可试图将椎动脉和静脉结构分离开。

（七）新技术的应用

1. 神经导航辅助技术 神经导航辅助磨除部分枕髁和颈静脉结节，使术者在术中可按术前计划精确磨除拟磨除部分，从而避免磨除过多枕髁造成枕颈不稳定。导航除精确引导磨除部分枕髁和颈静脉结节外，还可辅助定位，可减少仅依靠体表标志定位造成的误差。

2. 神经内镜辅助手术 在神经内镜辅助下可扩大对颈静脉孔脑膜瘤的显露。成角的内镜可协助探查和切除肿瘤，不论是镜下辅助或单纯内镜切除肿瘤本身，扩大了手术视野，消除了手术的盲区。颅内部分的肿瘤可以在内镜辅助或纯内镜技术切除，即所谓的“从外到内技术”。这样，对于大多数颈静脉脑膜瘤选择远外侧经静脉结节入路或乙状窦后入路就可达到满意的显露，避免不必要的磨除枕髁，特别是向静脉孔内生长的肿瘤，可采用内镜辅助或单纯内镜切除，即所谓的“从内向外技术”。

七、手术注意事项

（一）了解颈静脉孔脑膜瘤的病理生理

熟悉颈静脉孔区的骨性和膜性解剖，以及颈静脉孔脑膜瘤的病理生理特点，做到心中有数。颈静脉孔区范围狭小，却走行了重要而复杂的神经血管结构，在手术操作中容易产生手术副损伤。熟练掌握此骨性结构与膜性结构，克服此区解剖变异，可以减少副损伤发生。

（二）骨窗形成

骨质切除与骨窗形成是远外侧入路达颈静脉孔区手术中最核心的部分之一，直接影响到最终的手术视角及视野。在远外侧经髁入路中，常需切除部分或大全部分枕髁。枕髁的切除可增加手术野的显露，但由此带来颅颈交界的失稳定，亦增加了损伤椎动脉和脑神经的概率。颈静脉结节的切除可以很好地显露颈静脉孔内口，提供到达位于舌下神经管前方、下斜坡外侧部和颈静脉孔区的硬膜外病变的路径。但是，鉴于颈静脉结节与后组脑神经、椎动脉及其分支小脑下后动脉的重要结构密切毗邻，因此，颈静脉结节的切除应在硬膜外以“挖隧道”的方式进行，并尽可能保留薄层骨皮质。横突切除后，获得在髁旁间隙内由后下向颈静脉孔内壁的视角。切除寰椎后弓和侧块亦可明显增加显露和手术野的范围。但应注意保护椎动脉及其周围的椎静脉丛，寰椎下关节面也应尽可能予以保留。为达到保护椎动脉及椎静脉丛的目的，可在充分显露椎动脉的前提下，对其进行适当的移位。

（三）静脉窦的处理

Sekhar 认为多数情况下可安全阻断的静脉窦有海绵窦、岩上窦、非优势侧的横窦和乙状窦，但在术前应行 DSA 或 MRV 进行充分评估，术中须行静脉窦阻断实验；对于不能耐受又不得不阻断的静脉窦，应行大隐静脉或桡动脉移植进行重建。术中应全力保护颈内动脉，以避免术后发生供血不足。Al-Mefty 认为可利用显微技术分离肿瘤与颈内动脉外膜间的层面，尽可能保留颈内动脉，阻断颈内动脉后行血管重建的做法是不可靠的。

（四）椎动脉移动时的注意事项

椎动脉从寰椎横突孔穿出后进入枕下三角内，行走在寰椎侧块的椎动脉沟内，被寰椎后弓的骨膜紧密包绕，覆盖丰富的椎静脉丛。为显露脑干腹侧中、下斜坡需较大程度地移动椎动脉，椎动脉的移动是该入路的一大难点，磨除枕髁时应保护椎动脉及其分支，可环形绕动脉剪开硬脑膜，留硬脑膜鞘包绕椎动脉。但采用该入路时不能机械地执行椎动脉游离的步骤，游离椎动脉并不是该入路的常规操作，因为游离椎动脉会增加出血和创伤的风险，不应作为常规处理。

1. 游离椎动脉的风险　游离椎动脉会增加损伤椎静脉丛和椎动脉的机会。因为椎动脉和 C_1 神经背侧根伴行在枕下三角内，穿过椎动脉沟，覆盖丰富的椎静脉丛，寰枕后膜将椎动脉沟变成一个骨纤维管，将椎动脉部分或全部包绕，要游离椎动脉则必须将这层骨纤维管打开，这样容易损伤管内和管周的椎静脉丛及其椎动脉、C_1 神经，增加创伤和出血的机会；而且椎动脉沟紧贴寰枕关节的内侧面。大多数情况下磨髁不会波及该部位，仅仅为了磨髁时不损伤椎动脉而游离椎动脉是毫无必要的，事实上辨认围绕椎动脉周围的静脉丛即可起到磨髁时保护椎动脉的作用，椎动脉沟周围丰富的椎静脉丛就像椎动脉的警报器。

2. 剪开硬脑膜环的风险　术中要剪开硬脑膜环有一定的难度，原因如下。

(1) 寰枕后膜很厚。

(2) 入口处紧贴着齿状韧带、C_1 神经、副神经脊髓根、脊髓后动脉，而且是包绕着椎动脉，且它们之间有着一层结缔组织粘在一起。

(3) 紧粘在一起的神经根和椎动脉外膜又同硬脑膜及其寰枕后膜粘成一团，分离难度很大，难免不受损。

(4) 如果术中损伤该处的椎动脉，则止血困难，止血过程中易损伤神经根。

(5) 部分椎动脉入硬脑膜后即被舌下神经包绕，牵拉椎动脉时不排除舌下神经根受损的可能性。

(6) 小脑下后动脉从椎动脉发出后呈一圆环反扣在后组脑神经中，部分小脑下后动脉是从神经之间穿出后反折绕小脑半球下缘进入小脑延髓裂，牵拉椎动脉有可能带动小脑下后动脉，拉扯后组脑神经。因此，该步骤风险很大，不可轻易采用。事实上，大多数时候不需移动椎动脉。如遇到病变侵蚀到硬脑膜外和椎动脉等，进行椎动脉的游离是必要的，但主张应先磨除枕髁的后 1/3，从而获得椎动脉水平段前部的手术空间，便于围绕椎动脉剪开硬脑膜。

（五）颈静脉孔区血管及脑神经的保护

颈静脉孔内有后组脑神经、岩下窦、颈静脉球等结构。舌咽神经和迷走神经之间存在硬膜或骨性分隔，且多数情况下岩下窦经舌咽神经和迷走神经之间注入颈静脉球和（或）颈内静脉。舌咽神经和迷走神经在起始处常难以分辨，但在入颈静脉孔处，两者之间存在约 2.0mm 的间隔，使得在术中辨认上述两神经成为可能。

1. 颈静脉球的保护

(1) 警惕高位颈静脉球：颈静脉球是乙状窦的延续，因其壁薄而容易损伤造成出血，尤其是高位颈静脉球的存在。欲保存颈静脉球的完整和有效控制出血，要求术者不仅熟悉该处的解剖结构，而且术中应逐层削磨骨质，保留一薄片骨质于静脉壁上，用刮匙小心把其除去；颈静脉球出血时，试图直接缝合是不现实的，应以小块肌片或吸收性明胶海绵贴敷止血，并采取措施预防休克及空气栓塞。颈静脉球未闭塞时实施硬脑膜下开放颈静脉孔应慎重，骨质磨除应局限在颈静脉孔上方颞骨，且需警惕深部的高位颈静脉球。

(2) 颈静脉球结扎：在同侧乙状窦 / 颈静脉球，甚至在优势引流侧，脑膜瘤切除应极其小心。对乙状窦的结扎、切断亦须持慎重态度，以免引起严重的不良后果。但当颈静脉球被肿瘤压迫、闭塞不通时，可以考虑结扎、离断乙状窦的下端，从而打开颈静脉孔区的硬脑膜，便于手术切除颅内、外沟通的肿瘤。Sekhar 等认为多数情况下可以阻断非优势侧的乙状窦。但术前须经 DSA 或 MRV 确认、结合术中判断乙状窦闭塞的情况下才切开和结扎颈静脉球。当术前 DSA 或 MRV 提示颈静脉球未完全闭塞、术中发现颈静脉球通畅时，因解剖原因颈静脉球多覆在肿瘤的外侧表面。换言之，肿瘤被颈静脉球所覆盖。切除该部分肿瘤具有一定的难度，此段也是肿瘤残留、复发的常见部位。可采用从颈静脉孔上、下两端分别处理的方法，分离肿瘤与颈静脉孔处硬膜和颈静脉（球）的边界，操作仔细、动作轻柔、界面清楚可以防止颈静脉（球）和神经损伤，保持肿瘤包膜的完整则是防止局部肿瘤残留的关键。将孔内段肿瘤分离后，可以通过推压或牵拉的方式，使之到达颅内或颅外，再实施切除。乙状窦出血只需用做成锥型的明胶海绵填充、压迫即可。

2. 脑神经的保护

(1) 面神经的保护：切除颈静脉孔区肿瘤术中，面神经损伤可见下列几种情况。

• 分离切除颅内部分的肿瘤时，损伤面神经的颅内段。

• 切除乳突时伤及面神经的颞骨内段。

• 切除颅外部分肿瘤时，损伤面神经的颅外段。

• 在某些手术入路中（如颞下窝入路），需做面神经移置，移置过程中，该神经受到不同程度的损伤。术中采用显微外科技术和面神经功能监测，可降低面神经损伤的发生率。一旦面神经损伤，应按具体情况，争取施行重建。

术中注意去除颈静脉结节时勿损伤脑神经，通过乙状窦后入路或前入路进行枕骨下颅骨切除可以到达病变的颅内面，后入路对于颅内部分显露较好，便于切除延伸到颅后窝的肿瘤，但对颞下窝肿瘤显露却有限，后入路还增加了舌下神经、椎动脉损伤和出现寰枕关节不稳定的风险。

(2) 舌下神经的保护：在肿瘤累及舌下神经时，借助磨开的舌下神经管辨别舌下神经远侧端，然后向近侧端分离肿瘤与神经的粘连。病变位置偏低位于高位颈髓腹侧，则应切除寰椎侧块内侧。可先将寰推横突孔后缘磨除，将椎动脉游离向内侧牵移，再磨除寰椎侧块，防止损伤椎动脉。当切除颈静脉孔后方枕骨的颈静脉突，磨去面神经乳突段和茎乳孔后方的乳突气房后，可以看到颈静脉孔的后方和后外侧区域。当磨去硬膜外的颈静脉结节后，斜坡也可以获得良好的显露。

在磨除枕骨髁时应注意避免舌下神经和枕骨髁周围静脉丛的损伤。磨除后内侧 1/3 枕骨髁一般不会打开舌下神经管，继续磨除枕骨髁将打开舌下神经管，舌下神经管管壁为骨密质，由骨松质到出现骨密质即表示到达管壁，应小心磨除，以保护管内的舌下神经及伴随的血管。

(3) 神经功能监测和保护：听力和后组脑神经功能障碍，提示神经电生理监测的必要性。电生理监测引导手术安全切除肿瘤。包括 CNⅨ、CNⅪ和 CNⅫ的电生理监测，常规 SSEP 监测、面神经 EMG 和 BAEP。电极分别放置在柔软的腭、斜方肌和舌头。很少利用气管导管电极监视迷走神经功能。面神经的损伤是颈静脉孔脑膜瘤常见的并发症之一。首先在显露肿瘤时，不要过度分离和牵拉乳突根部前内侧肌肉，避免损伤自茎乳孔出颅的面神经主干及分支。其次，在对岩骨的解剖和分离肿瘤时也要谨慎小心。对于后组脑神经，由于肿瘤的粘连和包裹需要仔细耐心地剥离保护。术中监测对于及时发现和减轻神经损伤具有指导意义。

3. 注意小脑下前动脉的变异　小脑下前动脉一般起自基底动脉，主要从下 1/3 发出，多数为一支，外径平均 1.42mm（0.52～2.40mm）。发出后向外侧斜行，在小脑中脚处形成桥臂襻，形成一个凸向外的内耳道襻，发出细长的迷路动脉，最后分出内侧支和外侧支，分布于小脑下面的前外侧面。小脑下前动脉与面神经及前庭神经的关系密切，动脉位于神经根背侧者占 40%，位于神经根腹侧占 40%，穿两神经之间或面神经与中间神经者占 10%，呈襻状围绕此两神经者占 10%。小脑下前动脉的主要分支有桥延支和内听动脉，不仅分布至小脑和内耳，而且是脑桥下部和延髓上部的供血来源，术中应注意保护。因迷路动脉有相当一段位于脑池中，小脑下前动脉的襻顶也位于脑池内，易被脑桥小脑三角区、颈静脉孔区的各类肿瘤浸润包裹，术中不易分辨，极易造成血管损伤，影响面神经、听神经、脑干的血供，造成术后同侧听力丧失、面瘫、脑干损伤甚至死亡。

（六）颅底重建

由于大部分脑膜瘤的骨质破坏不严重，甚至部分出现骨质增生，因此，术后脑脊液渗漏的风险很低。但经颈静脉孔贯通于颅内外的肿瘤切除后，有6.1%的JFM患者术后出现脑脊液漏。为了防止脑脊液漏，需要硬膜修补、岩骨气房的封闭等。

八、手术疗效和围术期管理

（一）全切除率

颈静脉孔区脑膜瘤的全切除率较低，为40.0%～84.6%。通过仔细、广泛的术前评估和适当的手术入路，JFM可以被彻底切除。Oghalai等（2004）报道了10例JFM，4例肿瘤全切除，6例次全切除。Ramina等（2006）采用多学科颅颈入路切除10例JFM，在50%的病例中实现了全切除。Tang（2016）报道22例原发性JFM，全切除15例，次全切除7例。Sanna等（2007）报道13例经手术病理证实的JFMs，全切除（Simpson Ⅰ～Ⅱ级）11例（84.6%）。Arnatovic和Al-Mefty 11例报道8例JFM，进行了9次手术，提出了颈上入路治疗颈静脉球部前伸肿瘤和颈静脉球部未闭肿瘤；颈后入路治疗颈静脉球部后伸肿瘤和颈静脉球部未闭患者，所有患者中实现了肿瘤的根治性切除，但1例在20个月的随访中复发。

（二）手术疗效

良性JFM根治性切除是可能的，具有良好的长期整体存活率，肿瘤全切除后可获得长期生存。颈静脉孔脑膜瘤的新增脑神经缺损可高达60%，明显高于颈静脉球瘤（约30%）或神经鞘瘤（约15%）。Sanna（2007）报道13例JFM，术后1年面神经功能HB Ⅰ、Ⅱ级可达46.1%，其余患者术后1年面神经功能HB Ⅲ级；61.5%的患者有一条或多条后组脑神经的新缺损。Tang（2016）报道22例原发性JFM，14例（63.6%）术后即刻出现新的或更严重的神经功能缺损，其中11例（78.6%）得到缓解。

（三）术后肿瘤复发

颈静脉孔区脑膜瘤虽属良性，但有较高复发率，脑膜瘤切除后复发的可能性较颈静脉孔其他良性肿瘤要高得多。不管肿瘤切除的程度如何，肿瘤往往还会复发，甚至肿瘤完全切除的病例，这很可能是由于病变渗透到骨性颅底所致。文献报道颈静脉孔区脑膜瘤的复发率为12.5%～27.3%，未全切除的肿瘤复发率更高。据报道，肿瘤根治性切除后的复发率为7.5%～12.5%。Molony等（1992）指出，在5年内，JFM的复发率为25%。Roberti等（2001）、Amautovic等（2002）分别报道颈静脉孔区脑膜瘤的复发率为14.2%、12.5%。因此，一个明智的肿瘤切除方案和常规MRI随访是绝对必须的。

（四）术后并发症

JFM术后并发症与肿瘤的大小、血液供应、入路的选择与显露，手术技巧、患者的年龄和健康状况等多因素有关。最常见的并发症是短暂的后组脑神经缺损，多数患者在3个月内都会得到了缓解或补偿。其他并发症有面瘫、脑脊液漏和脑膜炎等。在Arnatovic和Al-Mefty（2002）报道的8例JFM中，术后有3例出现第Ⅸ和第Ⅹ脑神经缺损。大手术径路加广泛的颅底骨切除增加了术后脑脊液渗漏的可能性，术后颅底肌筋膜瓣重建是必须的。

（五）围术期的管理

1. 术后气道管理 术后保持气道通畅，对JFM进行经鼻插管而不是经口插管，经鼻插管比经口插管更能耐受，可保留7～14天。吞咽困难或弱咳嗽反射引起的吸入性肺炎和气道阻塞是最严重、甚至致命的术后并发症。保留插管是预防吸入性肺炎和气道阻塞的有效方法。根据患者的吞咽功能恢复情况酌情拔管，或选择气管切开。与气管内插管相比，气管切开术的优点是防止气道阻塞，有利于机械通气，可以更快地恢复语言和口腔摄入，缩短ICU的住院时间，对患者更为耐受。

2. 术后密切观察 多学科评估包括听力测试，吞咽和言语测试。大多数患者需要临时帮助吞咽、气道保护和声带中间化发声。每一个有术后CN Ⅹ（喉返神经）麻痹的患者都需要这样的干预。此外，鼻饲饮食、吞咽评价和训练对于避免呼吸道梗阻也十分重要。

3. 并发症的预防与处理 术后并发症必须及时有效处理，关键在于预防。术中遵循肿瘤膜性界面，分离保护后组脑神经及重要血管分支，是预防术后并发症出现的根本措施。发生后组脑神经损伤

患者，需要给予鼻饲饮食及气管切开以防误吸。出现面部麻木和面瘫症状的患者，考虑术中牵拉面神经或术中损伤了鼓室段或者乳突段的血供所致，表现为面肌瘫痪、不能闭目等，但在随访期内逐渐缓解。

典型病例

病例 1

侯 ××，女性，24 岁（图 31-12 至图 31-14）。主诉“头痛、左耳听力下降 1 年”入院。体格检查：左耳听力丧失。术前 CT 骨窗像提示颈静脉孔区骨质有破坏。MRI 检查提示颈静脉孔区有一强化明显的占位，术前诊断为脑膜瘤。2007 年 3 月经枕下乙状窦后 – 颈静脉结节入路行肿瘤切除术。全麻插管成功后，置半坐位，头架固定。做左耳后枕下乙状窦后弧形切口，上至上项线上 1.0cm，下至乳突尖下约 1.5cm 水平。常规消毒铺巾，分层切开皮肤及皮下各层。导航引导下，骨瓣成形固定。于星点前下方、横窦与乙状窦交汇处、乳突后切迹枕骨钻孔，用铣锯开 3.5cm×3cm 大小的骨瓣，前至乙状窦，上至横窦，镜下弧形剪开硬膜并悬吊，打开左侧小脑延髓侧池，放出 CSF，脑组织张力下降后，向后内侧牵开小脑半球，见左侧岩骨后内侧有一边界清楚的肿瘤。肿瘤表面呈菜花样，其基底与岩骨后表面粘连紧密，肿瘤实质部分呈沙粒样，灰红色，质韧，血运较丰富，其毗邻的硬膜有许多新生血管增生，肿瘤边缘相对光滑，其后内侧面与脑桥有一层蛛网膜相隔。先在岩上静脉后外侧将肿瘤与天幕切迹分离开，再在镜下于岩上静脉与三叉神经之间将肿瘤与岩上窦及其岩骨上粘连的基底离断。肿瘤将三叉神经向前外上方压迫移位，而滑车神经则向内侧移位。沿蛛网膜界面将肿瘤的脑池面分离出来，完整将肿瘤的从天幕后内侧移出。肿瘤向下已生长至 C_1 平面下方。肿瘤将后组脑神经向后下方移位。肿瘤切除后见颈静脉孔区骨质有破坏，并有凹陷的压迹，肿瘤基底来源于颈静脉孔颅口硬膜，并经颈静脉孔颅口突入颈静脉孔内。镜下将突入颈静脉孔内的肿瘤用剥离子刮出。肿瘤切除后，冲洗瘤腔，见无渗血后，严密连续缝合硬膜。术后病理：内皮型脑膜瘤。术后恢复满意，听力未恢复，后组脑神经有一过性功能障碍，3 个月后恢复。

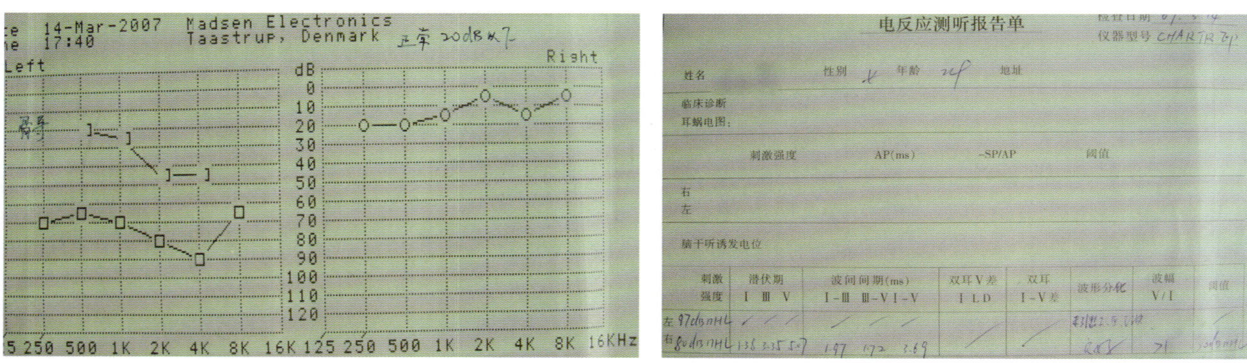

A　B

▲ 图 31-12　术前检查提示左侧脑桥小脑三角区，颈静脉孔来源的脑膜瘤

A. 电测听显示左侧耳听力似乎残存有听力。B. 脑干听觉诱发电位显示左侧耳听力丧失

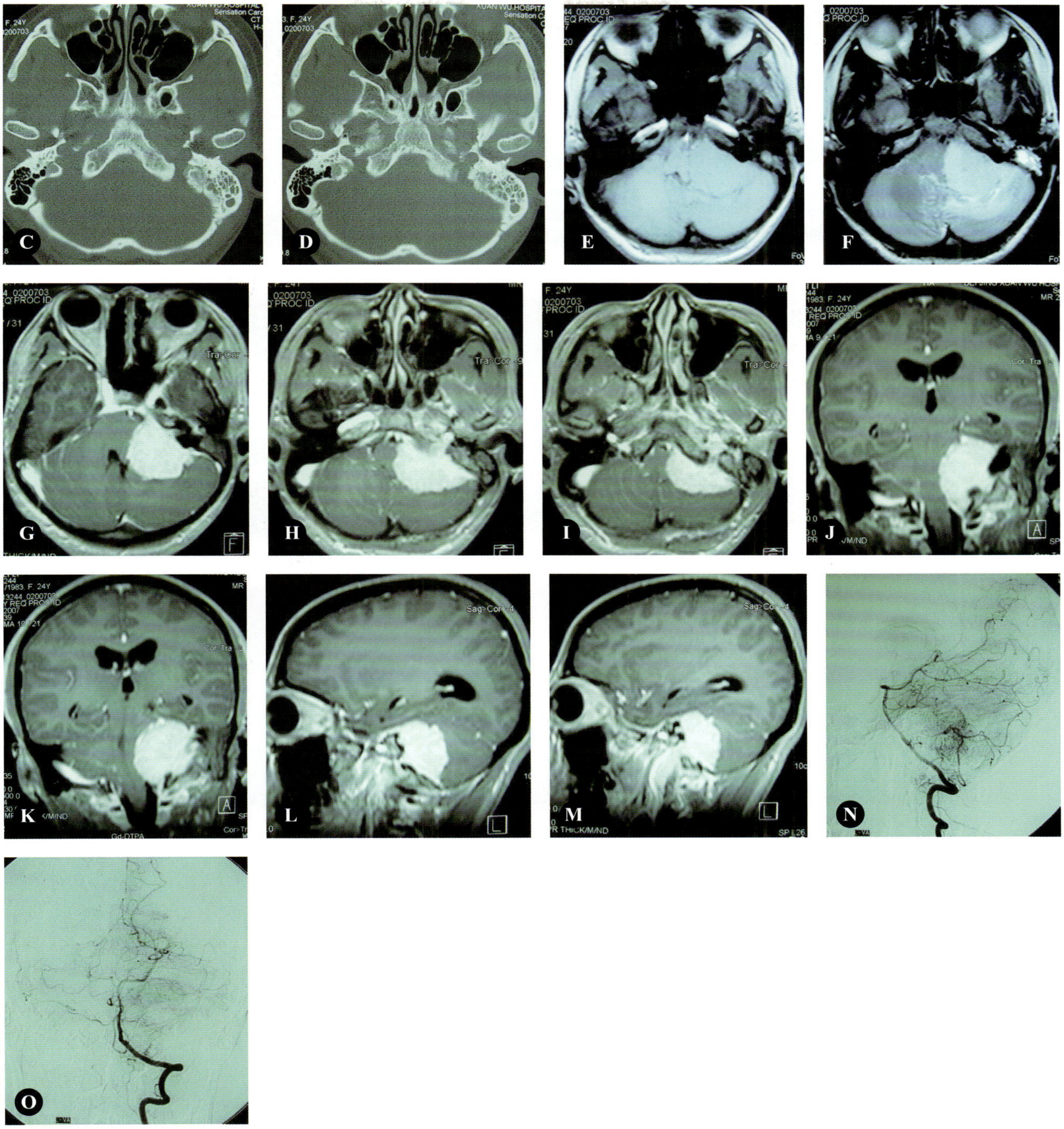

▲ 图 31-12（续） 术前检查提示左侧脑桥小脑三角区，颈静脉孔来源的脑膜瘤

C 和 D. CT 骨窗位像显示颈静脉孔区骨质有破坏。E. T_1WI 像显示病灶为等 T_1。F. T_1WI 像显示病灶为长 T_2，毗邻小脑半球有水肿。G 至 M. 增强 MRI 显示肿瘤明显均匀强化，边界清楚，推挤脑干和第四脑室，使之变形移位；在后岩骨外侧有脑膜尾征。G 至 I. 轴位像显示肿瘤并未突入内耳道内，基底附着在后岩骨，但突入颈静脉孔。J 和 K. 增强冠状位显示肿瘤向内侧推移脑干和四脑室，向外下方突入颈静脉孔生长，向上至天幕。L 和 M. 增强矢状位显示肿瘤向后推挤小脑半球，在后颅底硬脑膜上可见脑膜尾征。N 和 O. L-VA 造影显示椎动脉有分支和咽升动脉参与肿瘤供血，肿瘤有染色

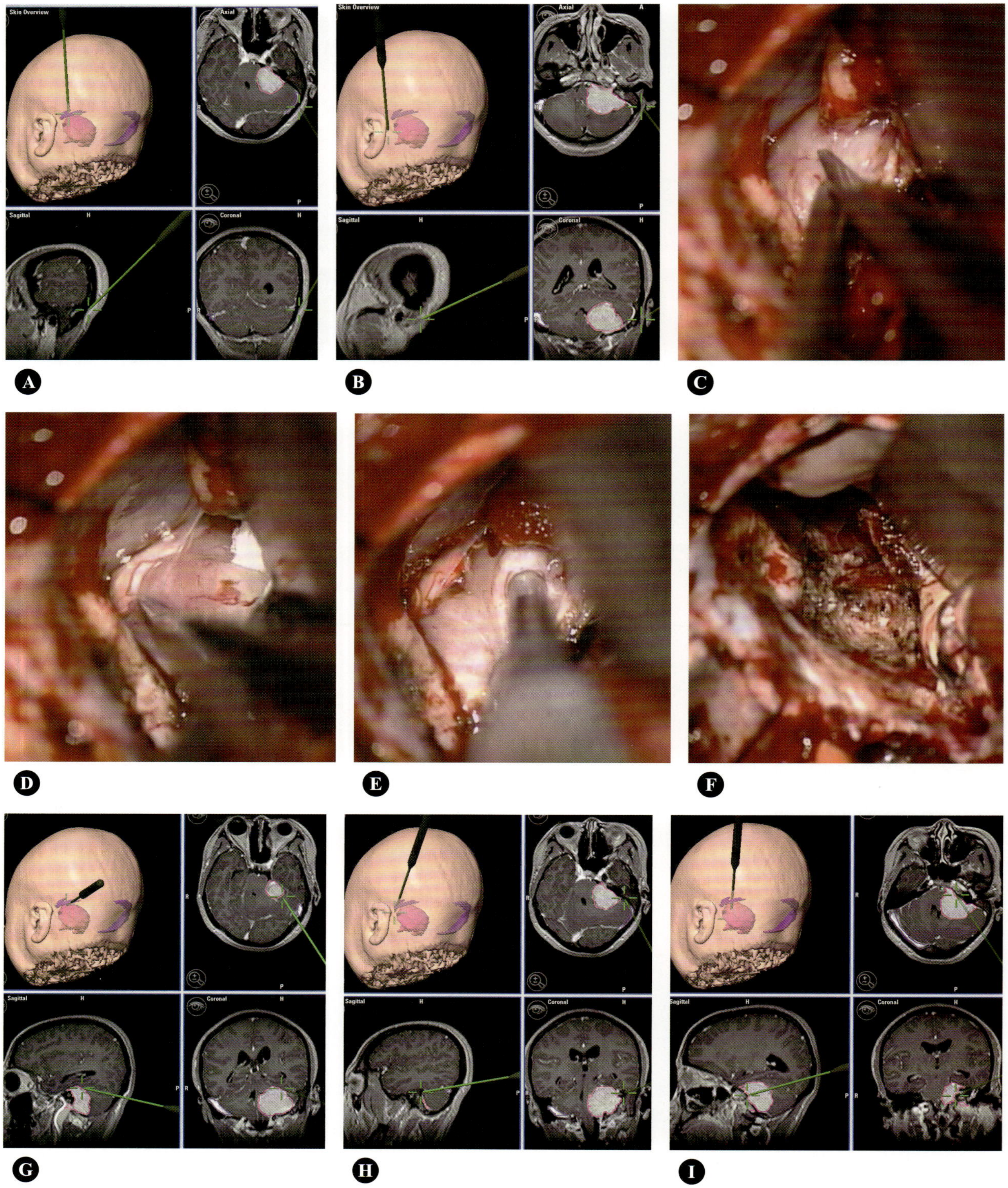

▲ 图 31-13　术中主要步骤

A. 导航引导定位横窦；B. 导航引导定位乙状窦；C. 分离肿瘤后上极与小脑半球的边界；D. 分离三叉神经与肿瘤上极的粘连；E.CUSA 快速瘤内减压；F. 突入颈静脉孔内的肿瘤用剥离子刮出，电凝颈静脉孔周围的肿瘤基底；G. 导航检查肿瘤切除的上极是否到位；H. 导航检查肿瘤前壁是否切除到后岩骨；I. 检查肿瘤前下界

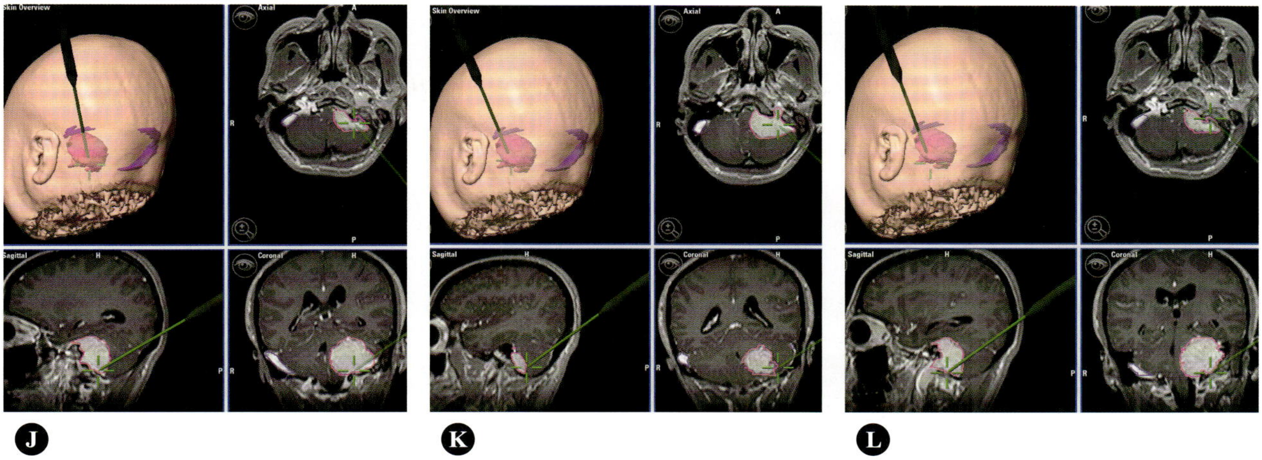

▲ 图 31-13（续）　术中主要步骤

J. 检查颈静脉孔前下壁；K. 检查颈静脉孔内的肿瘤是否切除；L. 检查颈静脉孔下壁肿瘤切除是否到位

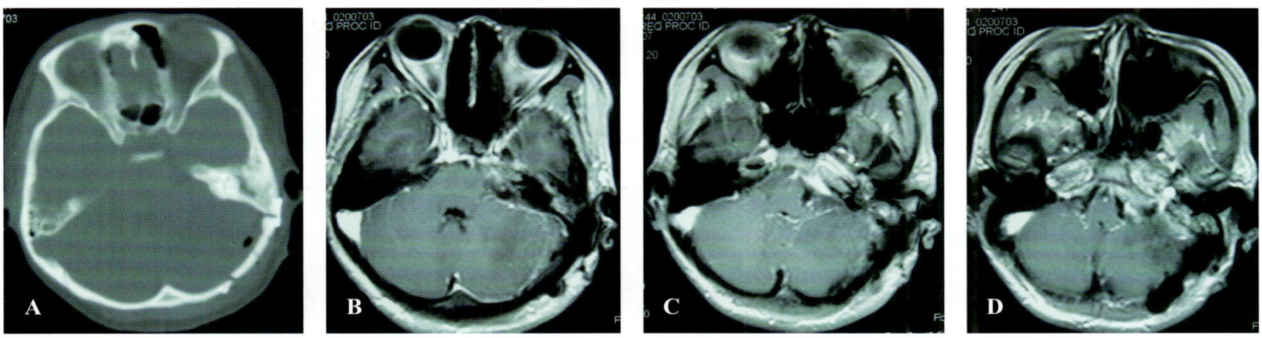

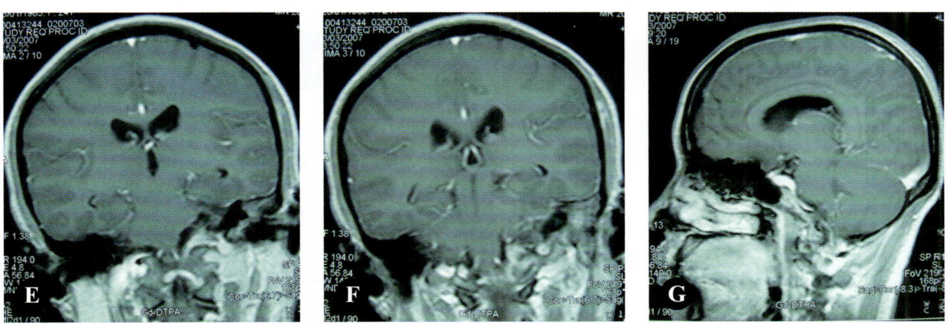

▲ 图 31-14　术后影像检查提示肿瘤切除满意

A. CT 骨窗位像提示骨瓣复位良好；B 至 D. 增强轴位像显示 CPA 区和颈静脉孔内的肿瘤已切除；E 和 F. 增强冠状位显示肿瘤切除后脑干基本复位；G. 增强矢状位

病例 2

陈 ××，女性，34 岁（图 31-15 至图 31-17）。主诉“后枕部胀痛 4 年，左侧耳听力下降，伴声音嘶哑半年，加重伴步态不稳 1 周”入院。体格检查：左耳听力下降，声嘶，左侧咽反射迟钝。术前 MRI 见左侧 CPA、颈静脉孔区有类椭圆形等信号灶，边界清晰。增强后呈半圆形强化灶，大小约 41mm × 32mm × 30mm，邻近的颅后窝硬脑膜增厚，呈线样强化，左侧颈静脉孔受累；脑干和第四脑室受压变形移位，枕大池扩大。术前诊断：颈静脉孔脑膜瘤，肿瘤钙化。2019 年 4 月经远外侧髁上入路全切除肿瘤，术中磨除颈静脉结节，打开颈静脉孔，将颈静脉孔内的肿瘤刮出。术后病理：混合型脑膜瘤（WHO Ⅰ级）。术后恢复满意，除有一过性吞咽障碍外无其他并发症，术后左耳听力明显恢复，术前步态不稳症状消失。

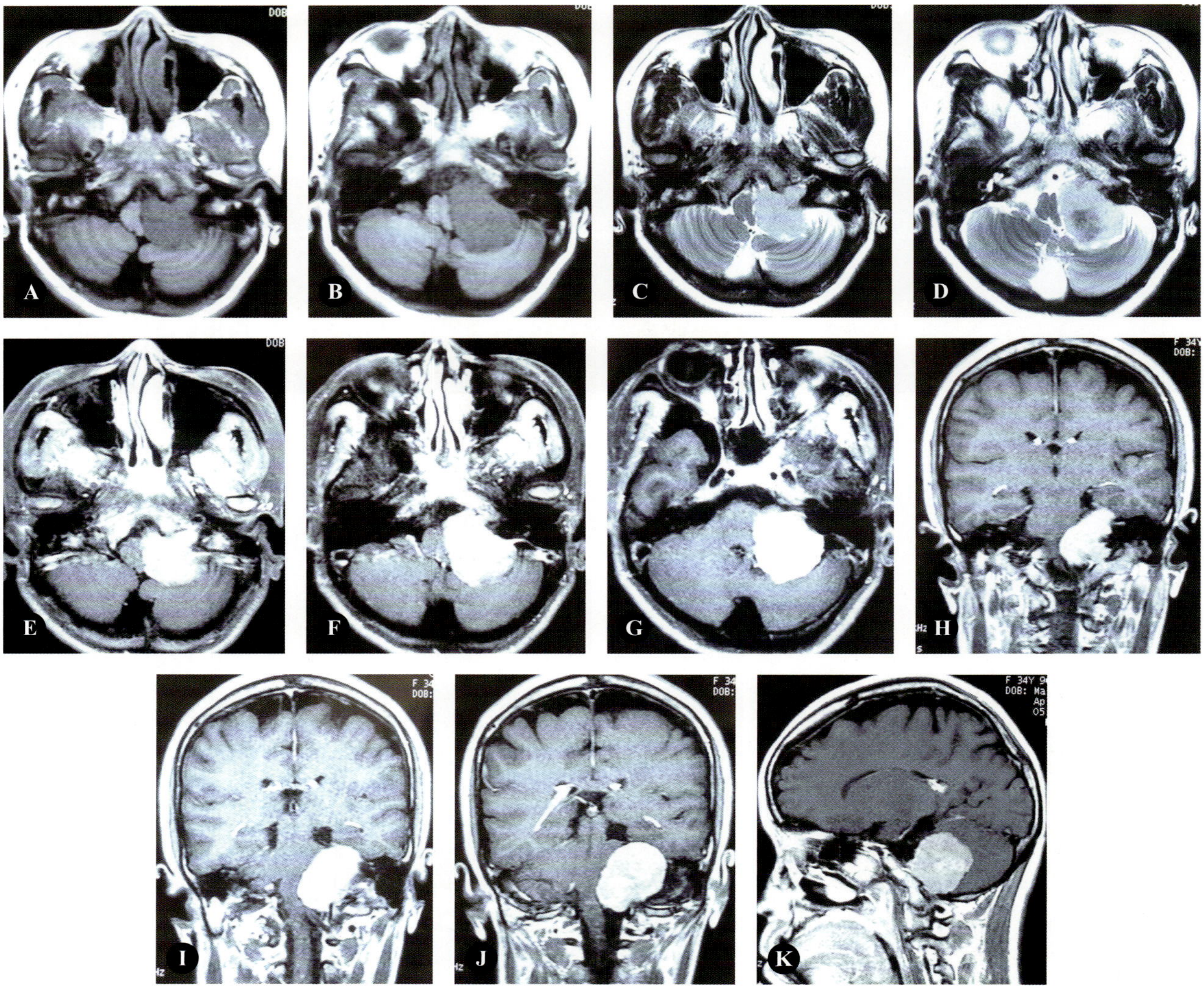

▲ 图 31-15　术前 MRI 检查，明确为颈静脉孔脑膜瘤

A 和 B. T_1WI 平扫轴位像显示肿瘤为稍短 T_1，肿瘤突入颈静脉孔内；C 和 D. T_2WI 显示肿瘤为长 T_2 信号，内有明显的钙化灶；E 至 G. 增强轴位像显示肿瘤明显均匀强化，边界清楚，周围毗邻的颅后窝硬脑膜明显增生强化；H 至 J. 增强冠状位像显示肿瘤推挤脑干，使之发生变形移位，向上生长至天幕，向下生长至枕骨大孔；K. 增强矢状位像

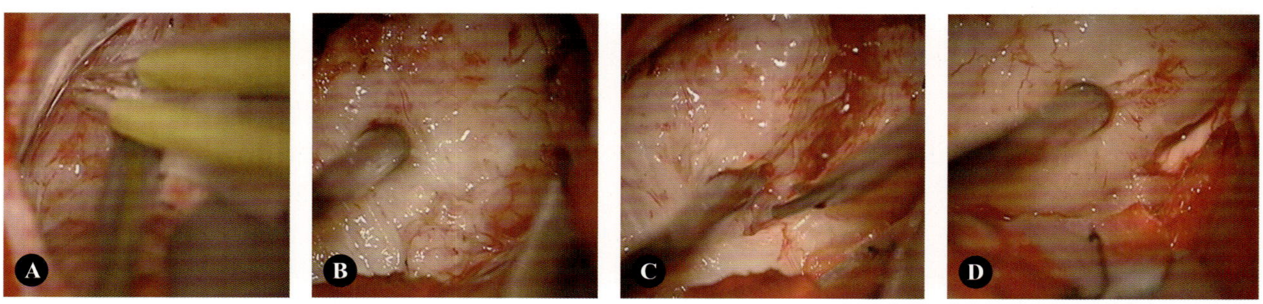

▲ 图 31-16　术中主要步骤

A. 肿瘤充盈小脑延髓池，向后内侧轻轻牵开肿瘤，释放 CSF；B. 分离肿瘤小脑界面；C. 边分离肿瘤壁，边分块切除；D. 分离肿瘤与脑干之间的粘连

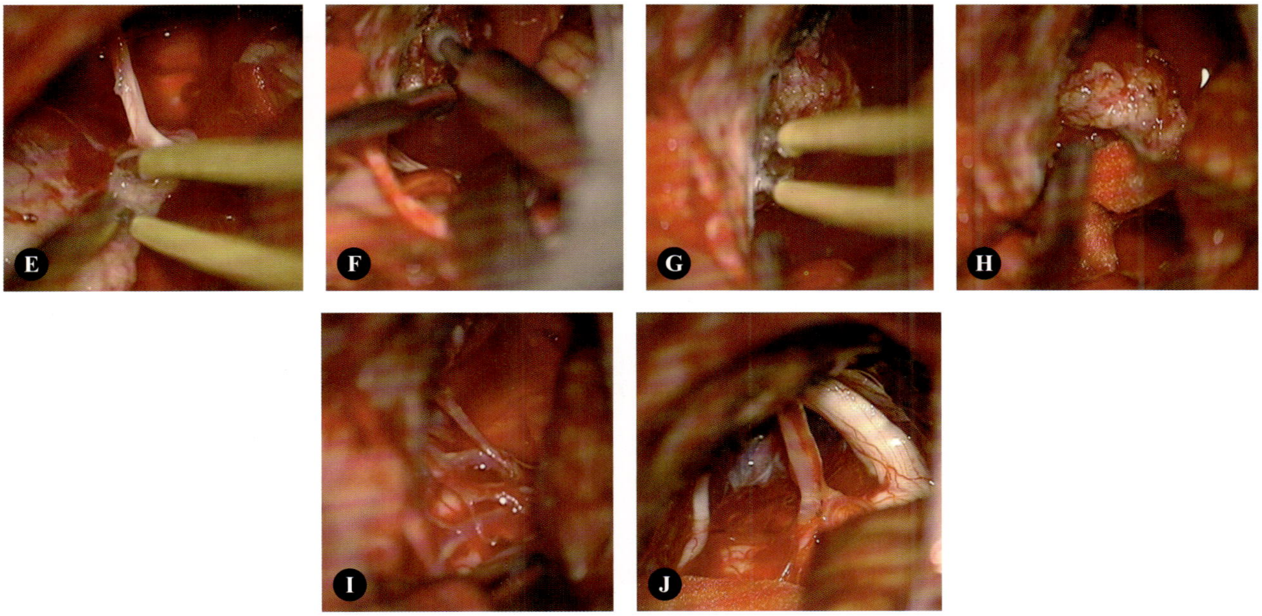

▲ 图 31-16（续） 术中主要步骤

E. 分离肿瘤与面神经的粘连；F. 磨除颈静脉结节；G. 电凝分离颈静脉孔颅口的肿瘤基底；H. 用动脉瘤探针将颈静孔内的肿瘤刮出；I. 肿瘤切除后清理瘤腔，显露保护好的舌咽神经和 PICA；J. 冲洗瘤腔，显示保护好的三叉神经、面神经、听神经和展神经

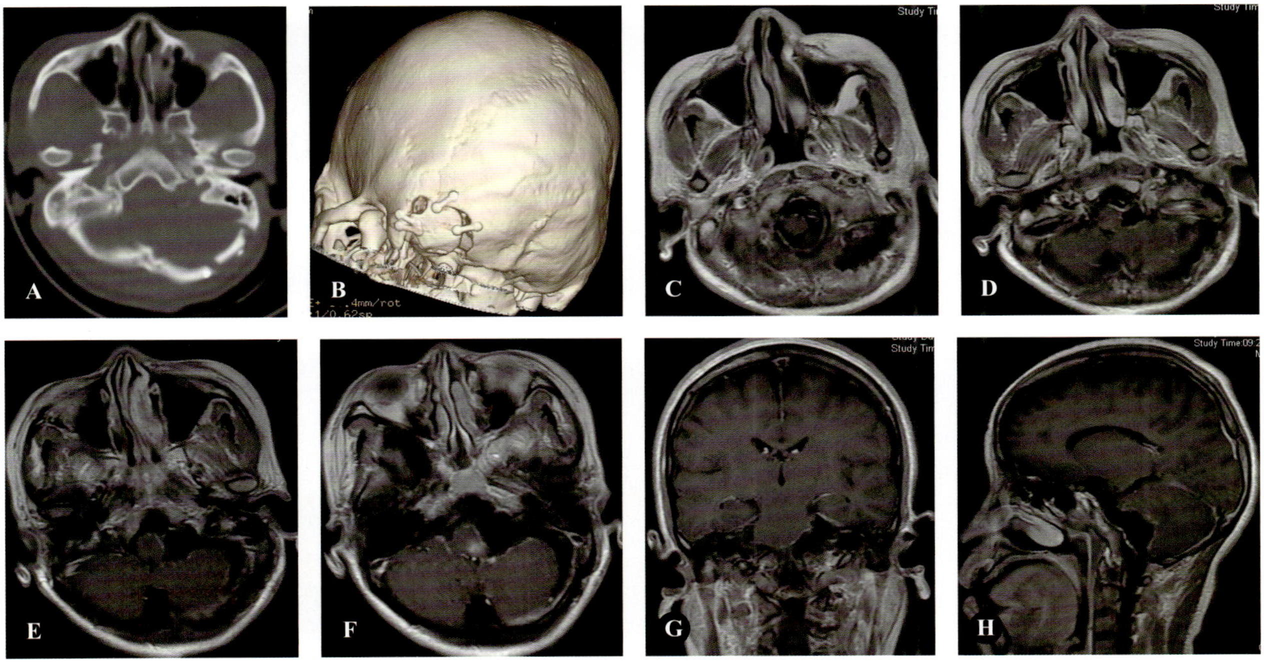

▲ 图 31-17 术后复查显示肿瘤全切除

A 和 B.CT 显示骨瓣复位良好。CT 骨窗位像（A）；3D-CT（B）；C 至 F. 增强轴位像显示肿瘤全切除，脑干复位；G. 增强冠状位像；H. 增强矢状位像

（陈立华）

第 32 章　斜坡脑膜瘤

斜坡脑膜瘤是指肿瘤基底在岩骨斜坡结合处的岩斜裂内侧的脑膜瘤，占后颅脑膜瘤的 5%～8%。斜坡脑膜瘤由于肿瘤位置深在，与重要的神经、血管结构毗邻或粘连，紧靠脑神经、基底动脉及穿通支和脑干，手术涉及硬膜窦、静脉窦、脑干、重要血管和多组脑神经，尽管术前 MR 可提供更多的有关肿瘤与脑干和重要血管关系的信息，但全切除更加困难和危险。随着显微颅底外科技术的进步，通过符合解剖生理的手术入路，充分显露手术野，岩骨斜坡脑膜瘤的手术成功率愈来愈高。

一、背景

（一）解剖的特殊性

斜坡区具有独特的解剖学特点，位于颅后窝底的中央，前接鞍背后至枕骨大孔前缘，两旁为岩骨后表面。在鞍背上缘向外至两端，向下至破裂孔内缘，再向下通过岩枕裂到颈静脉孔后缘，向内达枕骨大孔划一连线，形成一不规则梯形区，即为斜坡的范围。

1. 斜坡的分区　展神经和舌咽神经硬脑膜开口水平的横线将斜坡分为上、中、下 3 个部分，这是基于颅后窝 3 个神经血管复合体的概念。到达上、中、下斜坡的 3 条径路，提供了到达 3 个神经血管复合体的前内侧区。Aziz 等（Neurosurgery，2000）以经岩骨入路所能达到的手术显露范围将岩斜区分为三个区：一区定义为从鞍背到内耳道之间的区域；二区为内耳道至颈静脉结节上界之间的范围；三区为颈静脉结节上界与枕大孔之间的部分。

2. 脑干的位置　斜坡脑膜瘤的生长导致脑干受压、移位，术中应在显微镜下沿正确的蛛网膜平面进行分离，以保证分离界面的正确。如果脑干受压、移位的同时，还并发脑干水肿，这就意味着肿瘤已侵袭脑干的软脑膜。此时，肿瘤的一些新生血管来源于脑干实质内的血管，此时术中如果强行分离，必将造成脑干的挫伤。如果水肿发生在中脑，术中应禁止剥离与脑干粘连的肿瘤；但水肿如果发生在脑桥，且范围较小，术中在显微镜下可谨慎分离，以免损伤Ⅴ、Ⅵ、Ⅶ、Ⅷ等神经核团。

3. 供血动脉　斜坡区脑膜瘤的供血动脉主要来自颈内动脉海绵窦段发出的脑膜垂体干，椎基底动脉及其分支只是被推移或包裹，如果术中见椎基底动脉参与供血，说明脑干软脑膜已受累。术中最常遇到的是小脑下前动脉和小脑上动脉的分支，当肿瘤质地坚硬时，被包裹的动脉外膜与肿瘤可融合在一起，分离非常困难，如果发现动脉被肿瘤包裹的范围较长，则应及早放弃分离血管的努力。

4. 展神经

(1) Grüber 韧带：Grüber 韧带的长度为 12～13mm，在 PCP 和岩尖处的宽度为 4～6mm。展神经岩斜段在硬膜间附着于 Grüber 韧带下方。这个韧带 78% 呈蝶形，有时钙化。Grüber 韧带完整存在于 52% 的成年人中，有 38% 的成年人表现为发育不全和断裂。Tomio（2015）报道硬膜孔至展神经与韧带交叉口的平均长度为 5.2mm ± 1.0mm。后床突至 Grüber 韧带交叉点的长度为 6.4mm ± 2.6mm，展神经在 Grüber 韧带的平均宽度为 1.6mm ± 0.5mm。展神经一般都伸向 Grüber 韧带的下侧，展神经通过硬膜套紧紧地附着在 Grüber 韧带上，硬膜套由硬脑膜和蛛网膜组成，位于硬膜间隙，其活动性受到 Grüber 韧带的限制。

(2) Dorello 管的解剖：展神经和 Grüber 韧带的交叉点位于硬膜间隙，称为 Dorello 管、岩斜静脉汇或蝶斜静脉湖。Dorello 管是位于岩尖与上斜坡外侧缘之间 Grüber 韧带以下的一个不规则形骨纤维性管道（底由斜坡的外侧缘形成，顶由 Grüber 韧带形成）。Dorello 管的顶 86.67% 是蝶岩韧带，13.34% 由蝶岩韧带和岩尖骨突共同组成，长 9.78mm ± 1.98mm，顶与底间最大距离 2.34mm ± 0.96mm。Dorello 管位于岩斜坡区的两层硬膜之间，即在岩床韧带和斜坡内侧部之间，覆盖该管的硬膜为形成海绵窦内侧壁的硬膜。展神经通过 Dorello 管走向岩骨尖，随后穿过海绵窦（图 32-1）。

(3) 展神经的行程：展神经自起点至进入眼眶的长度平均为 59～60mm，全程可由经岩尖、后床突、前床突和眶上裂 4 条水平线将展神经的行程分依次分为Ⅰ、Ⅱ、Ⅲ、Ⅳ、Ⅴ五段（图 32-2A）。Ⅰ、Ⅱ、Ⅲ三段在颅内，分别为池段、岩段和海绵窦段；Ⅳ和Ⅴ段在眶内，分别是破裂孔段和管内段。海绵窦段展神经有交感神经丛与颈内动脉连接（图 32-3）。

5. 蝶岩韧带　是连接岩骨尖和上斜坡的一种薄的小梁，展神经通常位于韧带的下方（图 32-2B）。

（二）病理解剖特点

1. 斜坡脑膜瘤的界定　目前，对于岩斜区和斜坡区脑膜瘤仍无统一概念，争议较多。对斜坡区脑膜瘤定义的不明确性和存在不同的描述，继而在手术方式选择上的差异，给各种手术入路的比较带来不便。作者理解为斜坡脑膜瘤实际上是岩斜区脑膜瘤的特殊类型，是指肿瘤基底位于双侧岩斜裂之间的区域（图 32-4A）。中、上斜坡脑膜瘤的基底通常穿过岩－枕和蝶－岩结合处，这些脑膜瘤的基底与三叉神经压迹、内耳道和颈静脉孔有关，可使其与岩斜脑膜瘤、脑桥小脑三角脑膜瘤区分开来。

2. 斜坡脑膜瘤的分类及其生长方向　斜坡脑膜瘤通常由岩骨斜坡裂附近硬膜长出，向内侧发展，跨过中线长至对侧，向外侧延伸至鞍旁、颅中窝内侧及脑桥小脑三角，肿瘤可经小脑幕裂孔区向鞍背发展，中脑及脑桥向背侧移位。Gastellano（1953）

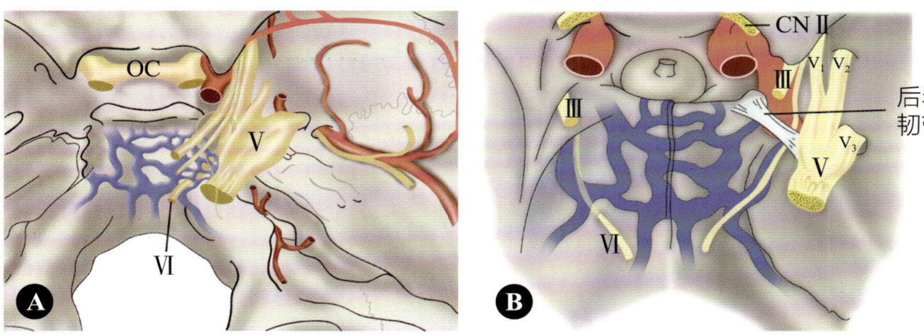

◀图 32-1　展神经通过 Dorello 管时的示意

A. 在斜坡，展神经（Ⅵ）不是进入 Dorello 管，而是先进入基底静脉窦，蓝色是基底静脉丛；B. 右侧展神经（Ⅵ）在 Grüber 韧带下方进入 Dorello 管，左侧展神经先经硬脑膜外的基底静脉丛。黑箭为动眼神经

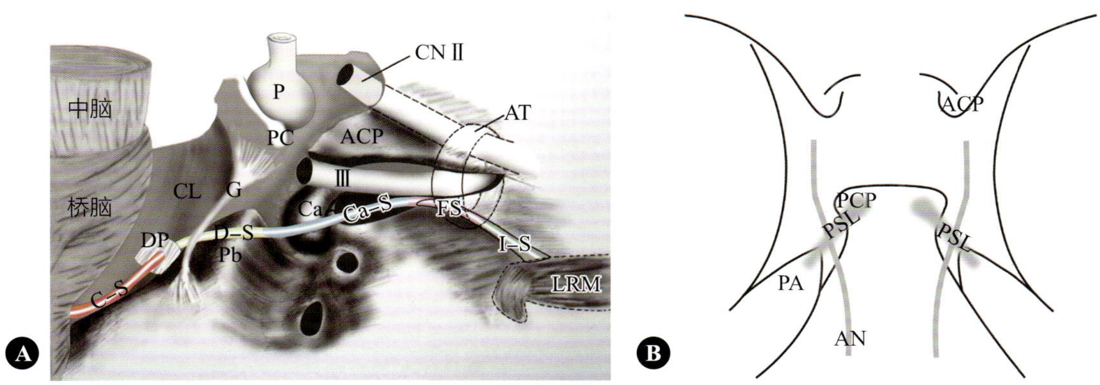

▲图 32-2　展神经解剖示意

A. 右侧展神经行程示意。C-S（池段），从桥延沟水平的发出延伸至硬脑膜孔。P-S（岩斜段），从进入硬脑膜孔至离开岩尖的一段；B. PSL 的示意。Ca-S（ICA 段），该段从 CS 后下方的神经入口点延伸至眶上壁出海绵窦。F-S（眶上裂段），该段从入眶点穿过眶上裂一直延伸到环状肌腱的外侧。I-S（眶内段），从环状肌腱向外延伸至供应外直肌

AN. 展神经；PA. 岩尖；PCP. 后床突；PSL. 蝶岩韧带；Ⅱ. 视神经；Ⅲ. 动眼神经；ACP. 前床突；AT. 总腱环；Ca. 颈内动脉；CL. 斜坡；DP. 硬脑膜孔；G. 蝶岩韧带；LRM. 外直肌；P. 垂体；Pb. 岩骨尖；PC. 后床突

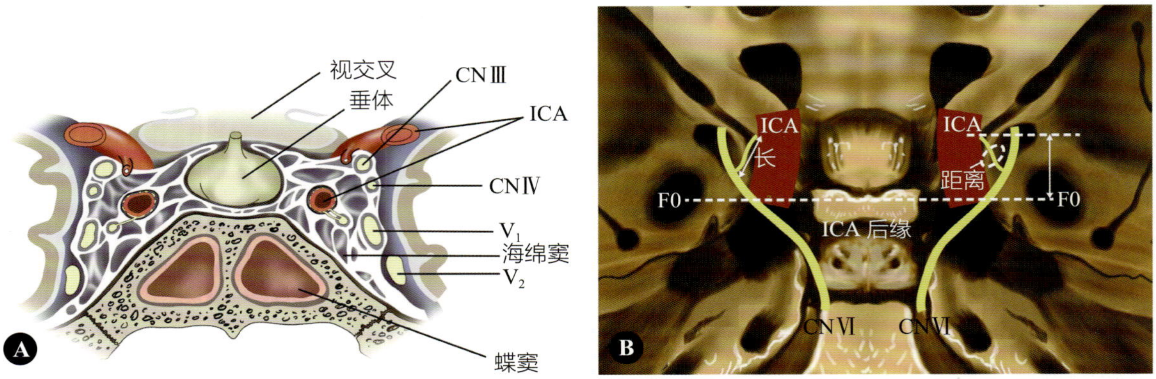

▲ 图 32-3　交感神经丛

A. 海绵窦冠状位示意，注意展神经和颈内动脉交感神经丛之间的交感神经连接（黄箭）；B. 颈内动脉交感神经丛分支为 1 支、2 支少见，多数为 3 支（72.2%）。颈内动脉后缘距至颈内动脉交感神经丛进入颈内动脉壁的平均长度 7.0mm ± 4.1mm，颈内动脉交感神经丛分支长度和直径分别为 2.9mm ± 1.3mm 和 0.4mm ± 0.1mm。FO. 卵圆孔；ICA. 颈内动脉

认为斜坡脑膜瘤由斜坡硬膜长出。Yasargil（1980）报道 20 例斜坡脑膜瘤显微手术经验，并将斜坡脑膜瘤分成 3 型，即单纯斜坡型、岩骨尖斜坡型、蝶骨岩骨尖斜坡型。多数作者根据斜坡脑膜瘤主体的位置分为上、中、下斜坡脑膜瘤。

3. 斜坡脑膜瘤神经血管移位特点　斜坡脑膜瘤的原发基底和肿瘤体积主体位于中线。在生长过程中，它们倾向于横向和后向移位脑神经。肿瘤往往向外侧、上方移位 CN Ⅴ；向后方移位 CN Ⅵ；向后外侧移位Ⅶ～CN Ⅺ；向后、下移位 CN Ⅻ。脑干向后方移位。神经和血管具体移位的方向要取决于肿瘤是起源于斜坡的那一段和生长模式，是否偏侧生长（图 32-4B）。岩斜脑膜瘤硬脑膜附着于岩斜交界处，这与斜坡中线附近的斜坡脑膜瘤不同。岩斜区脑膜瘤向后外侧移位脑干。

4. 斜坡脑膜瘤供血特点　斜坡脑膜瘤位于颅底、脑干、小脑、小脑幕和颞叶之间。脑膜垂体干动脉和咽升动脉是斜坡脑膜瘤的 2 个主要供血来源（图 32-5）。

二、术前评估

（一）临床评估

斜坡脑膜瘤呈进行性、缓慢生长，病程较长，最终导致脑干压迫。斜坡脑膜瘤的临床表现是脑干、小脑和 CN 受累。Cherington（1966）报道 32 例斜坡脑膜瘤，从首发症状到入院，平均 2.8 年。早期常出现复视、一侧 CN Ⅵ、Ⅴ、Ⅳ、Ⅲ 功能障碍，椎体束征比脑神经障碍出现较晚。吞咽困难和锥体束受累的症状有助于区分听神经瘤；颅骨的骨侵蚀和颅内压升高的征象有助于

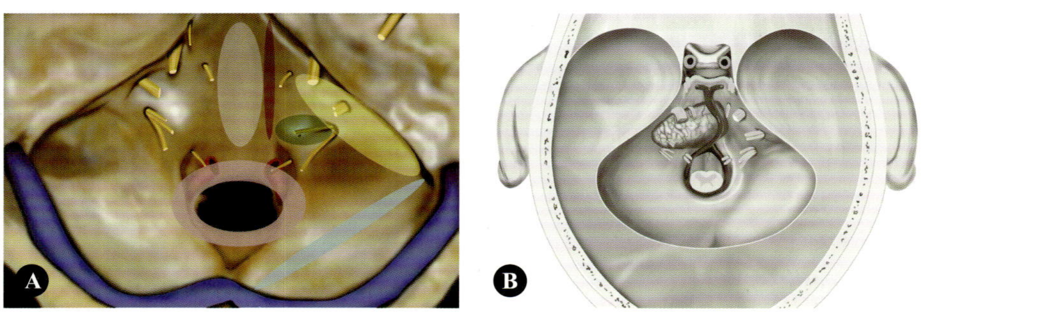

▲ 图 32-4　斜坡脑膜瘤生长模式

A. 确定脑膜瘤的起源可以预测脑神经移位的类型。斜坡脑膜瘤（灰色）；岩斜区脑膜瘤（红色）；颈静脉结节 / 孔脑膜瘤（绿色）；枕骨大孔脑膜瘤（粉红色）；桥小脑角脑膜瘤（黄色）；小脑凸面脑膜瘤（蓝色）；B. 偏侧生长的中下斜坡脑膜瘤，向后和对侧移位基底动脉，面神经和听神经向上方移位

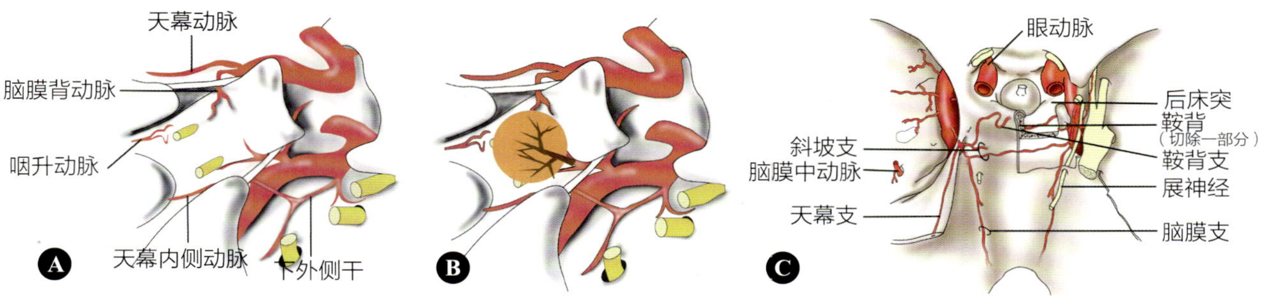

▲ 图 32-5　斜破脑膜瘤的供血动脉示意

A. 斜坡区可能的供血动脉，每个供血动脉可能参与斜坡不同区域脑膜瘤的血供，术中处理脑膜瘤时需优先处理来自硬膜的血供；B. 这些供血动脉可深入脑膜瘤，与肿瘤有广泛的联系。因此，供血动脉可于手术入路处理肿瘤时离断；C. 来源于脑膜垂体干的斜坡血供，图中显示了斜坡和脑膜（脑膜背侧）的分支

斜坡脑膜瘤与颅内脊索瘤和脑干胶质瘤的鉴别诊断。

（二）影像学评估

1. 脑干受压程度分类　根据脑干受压程度分为3类：①轻度，肿瘤紧贴脑干造成脑干轻微受压，无明显移位；②中度，肿瘤挤压脑干，受压明显移位；③重度，肿瘤明显推挤脑干并压迫第四脑室，脑干重度移位。

2. 斜坡脑膜瘤的分期　Sekhar 等（1994）根据 MRI 脑干与肿瘤之间的界面提出斜坡脑膜瘤的生长分期：①早期，脑干蛛网膜被保留，肿瘤位于硬膜下腔，蛛网膜层将肿瘤与软膜分开，存在一个良好的蛛网膜界面，脑干与肿瘤易于分离；②第二期，蛛网膜被肿瘤压迫或部分侵犯，蛛网膜下腔消失，蛛网膜界面丧失，尤其在脑干最大受压处；③第三期，脑干的软膜被肿瘤侵犯，肿瘤－脑干蛛网膜界面的屏障破坏，导致脑干上有改变，如水肿、脱髓鞘或胶质增生。脑干水肿与基底动脉供血有关，提示软膜破坏，椎－基底动脉的分支供应肿瘤。Kawase 等（1994）认为第二期为脑膜瘤向蛛网膜下腔的渗透，其分支供应脑干的血管被包裹。第三期是肿瘤破坏血脑屏障的同义词，从而允许肿瘤产生的有毒物质渗入脑干，导致脑干水肿，在这些病例的 T_2 加权 MRI 序列中清晰可见。普遍的共识是，这种放射现象的存在证明了放弃对某一肿瘤进行根治性切除的决定是正确的。

3. 肿瘤大小分类　小肿瘤被定义为＜$10cm^3$，大肿瘤为 10～$25cm^3$，巨大肿瘤为超过 $40cm^3$。Sekhar 等（1990）认为＜$0.5cm^3$ 的肿瘤为小型肿瘤，0.5～$7.9cm^3$ 为中型肿瘤，8.0～$46.0cm^3$ 为大型肿瘤，＞$47cm^3$ 为巨大型肿瘤。

4. 全切除的可能性

(1) 全切除的困难：1977 年，Hakuba 等报道 6 例“斜坡脑膜瘤”，实现了肿瘤的全切除。仔细的术前评估、正确选择手术入路、精湛的颅底外科技术、术者的经验是取得全切除和良好结果的重要因素。肿瘤全切除技术上的困难包括肿瘤血管化、肿瘤质地太硬、肿瘤与脑干间缺乏蛛网膜平面、血管和脑神经被包绕和移位等。残留肿瘤通常发生在海绵窦、岩骨尖和脑干、基底动脉附近。

(2) 不能全切除：脑干与肿瘤的界面是决定手术结果的重要因素。以下两种情况下不能彻底切除肿瘤：①脑干水肿：术前 MRI 显示脑干水肿提示肿瘤侵犯脑干，有很高的永久性神经功能缺失的危险，可考虑次全切除。②有椎－基底动脉供血：斜坡区脑膜瘤的供血动脉来自颈内动脉海绵窦段发出的分支脑膜垂体干，椎－基底动脉及其分支只是被推移或包裹，当有椎－基底动脉参与供血时说明脑干软脑膜已受累。术前 MRI 可提示血管是否被肿瘤包绕，但其比术中真正发现的要多。在侵袭性肿瘤或纤维性肿瘤中，可能不存在这个界面，尤其是分离小动脉和穿支动脉时更为困难，推荐次全切除。既然不拟全切，手术入路可以采用简单微创的入路，如颞下－小脑幕或枕下乙状窦后入路，只要将肿瘤基底断掉减少供血，瘤体大部切除即可，或考虑分期手术切除。有时再次手术时会感觉肿瘤较易切除，原因是肿瘤的血供减少，或者手术路径上的颞叶或小脑半球有脑软化空间，显露较好。

三、治疗策略

缓解脑干受压及保留重要血管和神经功能，是斜坡脑膜瘤手术的首要目标。优先离断肿瘤基底，尽可能最大限度地切除肿瘤是手术的主要策略，而肿瘤全切除应处于其次。手术干预与几个限制因素有关，即手术路径深、窄，解剖环境复杂，包括主要血管和脑神经，肿瘤对脑干结构的影响。

（一）个体化治疗方案

外科切除仍然是第一个也是最好的治疗方法，目的是永久性地根除肿瘤。根治性切除，被证明与增加手术后并发症的风险有关。因此，主张手术方式应个性化。对于大的斜坡脑膜瘤，尤其是高龄、合并症明显或侵袭性肿瘤累及脑干或包绕重要神经血管结构的患者，不宜行根治性切除；对于与脑干和周围神经血管结构有清晰界面的肿瘤，有很好的机会能完成肿瘤全切除。

（二）治疗方案的选择依据

斜坡脑膜瘤的生长类型和自然过程，仍是不可预知的和易变的。影响生长和术后复发的因素仍然不清楚，个体化处理这些肿瘤是最佳的方式。在决定治疗策略方面，要根据以下几个方面。

1. 肿瘤因素 包括肿瘤大小、斜坡受累的区域、肿瘤质地和血管化、动脉的包绕和狭窄、脑干受压和畸变的程度。术前 MR 显示脑干水肿或粘连紧密，有基底动脉供血，提示肿瘤侵犯脑干，有很高的永久性神经功能缺失的危险，可考虑次全切除。若肿瘤明显侵犯海绵窦，可以接受次全切除或大部分切除。不完全切除不一定是失败，在次全切除后解除脑干受压，残余肿瘤可以随访或用放射治疗。

2. 患者因素 包括神经功能体征、全身状况、症状进展速度、以前是否手术和放疗等。全切除肿瘤是最佳的选择，但应把治疗结果和生存质量放在第一位。

（三）谨慎地选择治疗方案

手术预后不良的因素包括年龄、肿瘤大小、海绵窦受累、血管包绕、脑干软膜侵犯。手术切除肿瘤的程度最后决定常常根据术者判断手术切除的危险性在手术中做出。当肿瘤侵犯多个分区时，需评估所选入路能否充分显露肿瘤。手术策略过于积极可能导致更高的致残率和致死率。作者提倡这样一种观点，即针对每个具体的患者选择个体化的治疗方案，建议采用侵袭性较小的方法，这种方法被证明是一种可行和安全的方法。

（四）手术治疗原则

手术治疗斜坡脑膜瘤的目的应该是在避免永久性神经功能缺失的基础上，最大限度地切除肿瘤，尽可能全切除肿瘤总是最佳的选择，是否全切除需要个体化具体分析。不要片面强调全切率，而应该把术后患者的生存质量放在第一位。残余肿瘤的生长速率很慢，对无法全切除的病例，尤其是老年患者，要最大限度地提高其生存质量。非根治性切除导致肿瘤复发，需要再次手术。尽管如此，仍有病例报道描述了非根治性切除术后患者的长期无进展生存率和良好的神经预后，这对老年人尤其重要。Coulwell 等（1996）提示斜坡脑膜瘤及其周围结构的海绵内部分只有在导致眼球运动障碍时才应进行解剖。无症状病例应接受辅助放疗，然后定期进行影像学检查。不幸的是，肿瘤剩下的海绵状内残留的部分，无论是选择性的残留还是非根治性切除，常常会导致复发。

（五）手术入路的选择

手术入路选择仍然是一个有争议的问题，虽然临床上有多种手术入路见诸报道，但不同报道之间缺乏统一的分类标准和可比性。由于这些肿瘤的罕见性和颅底入路的不同治疗理念，目前还没有基于随机对照试验的高质量、高水平的决定来确定一种手术入路优于另一种手术入路。不同手术入路对斜坡区空间显露范围存在差异（图 32-6），个人经验、偏好和显微神经外科技术也会影响手术入路的选择。选择合理的手术入路是治疗的难点及重点，也是手术成功的前提。

对于哪种手术方式能产生更好的结果，我们不能固执己见。尽管每种入路都有潜在的优点和局限性，肿瘤的具体特征和患者的个体功能状态应该反映手术的目标和建议的手术途径。也有伦理义务告知患者关于不同方法的存在和各自的优点和缺点。因此，关于适当手术入路的结论不仅受到外科医生个人经验的限制，而且还受到病例特殊方面的限制。

1. 合理入路具备的特征

(1) 首先要充分地显露肿瘤基底，这是彻底切除斜坡脑膜瘤的前提。不同类型的斜坡脑膜瘤可累

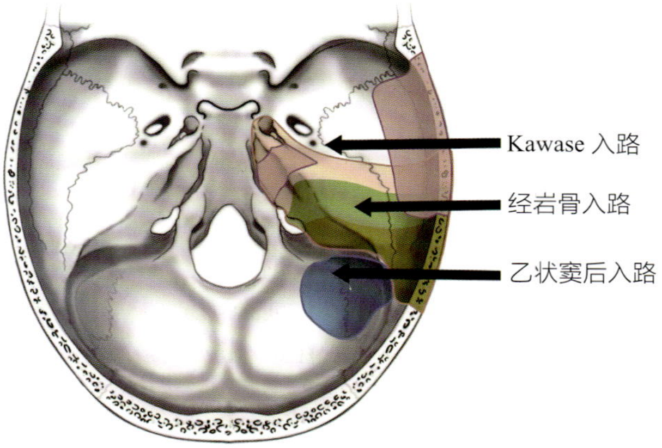

▲ 图 32-6　显示不同手术入路显露的区域，Kawase 入路（粉色）、经岩入路（橙色）和乙状窦后入路（蓝色）为斜坡和脑干腹侧提供了不同的通道

及不同颅底区域，一种手术入路也只能显露特定颅底区域，没有任何一种术式适用于所有的斜坡脑膜瘤。合适的手术入路应能保证最佳显露和最大程度的肿瘤切除，并尽量减少手术并发症。

(2) 尽量选择创伤小操作简单的手术入路，如蝶岩斜型 PCM，如肿瘤下级及外侧缘未超过内耳道水平，倾向选择颞下、岩前入路而非乙状窦前入路。

(3) 有相对良好的操作空间。窦后切除岩斜区肿瘤时，由于颅后窝空间狭小并有肿瘤的挤压，牵拉小脑半球释放脑脊液相对困难，容易引起小脑挫伤，且肿瘤的切除主要在三叉神经、面神经和听神经之间进行，对神经尤其是面神经和听神经干扰严重。即使采用颞下联合乙状窦后入路，我们也倾向于先切除幕上部分肿瘤。

(4) 兼顾肿瘤生长特点选择手术入路，如肿瘤上极较高，累及脚间窝及下丘脑等结构，盲目牵拉可能造成灾难性后果，尽管颞下等入路可充分显露基底，我们倾向于扩大颅中窝入路，利用侧裂、颞前空间处理肿瘤上极、前级，颞下空间离断基底，必要时切开天幕或磨除 Kawase 三角。

(5) 合理的手术入路应为微侵袭、简便且全切率高。

2. 选择合理入路的依据　斜坡区脑膜瘤手术治疗有多种入路可供选择，临床上应本着简单、安全、有效原则进行入路设计。手术入路的选择应根据肿瘤的主体部位、肿瘤的类型、大小、生长方式、肿瘤的侵袭方向、毗邻的关键神经和血管结构、与周围组织关系（包括岩骨、斜坡、天幕和海绵窦），以及患者的期望和外科医生的本身技术、经验和偏好，个体化地选择微创的手术入路。手术入路的选择应结合以下几方面进行正确充分的评估和判断。

(1) 肿瘤的生长部位。

(2) 肿瘤的大小。

(3) 斜坡受累的区域（上、中、下斜坡、斜坡中心或外侧受累），以及肿瘤累及的邻近区域（如海绵窦、颅中窝、脑干、枕骨大孔等）。

(4) 脑干受压的范围和程度。

(5) 椎 – 基底动脉及其分支是被推移还是被肿瘤包绕，以及被肿瘤包绕的程度。

(6) 肿瘤的血管化，血供来源，静脉解剖位置和引流的路径；术前 CTA 对评估肿瘤的血供来源、静脉引流以及血管包绕程度有帮助。

(7) 手术目的是根治还是次全切除。

(8) 术前神经功能缺失程度。

(9) 术者解剖熟悉程度及术者的经验和特长等进行充分评估和判断。

特别注意肿瘤的形态、体积。中小型肿瘤，即 $<25cm^3$，位于连接 2 个内耳道的线上，即上斜坡脑膜瘤，选择岩前入路的是正确的，经典入路是颞下 – 经天幕入路。在同一体积范围内，基底在内耳道连线以下的肿瘤，即中斜坡脑膜瘤，选择岩后入路是正确的。这种观点对于中等大小的肿瘤来说是可以接受的，但是对于小肿瘤来说却很难达成一致。中等大小的肿瘤切除后，为外科医生创造了方便手术操作的空间，而体积 $<10cm^3$ 的小肿瘤则没有肿瘤提供的手术通道。因此，为了通过一种经典的入路进入一个小肿瘤，必须牵拉颞叶、小脑或脑干，从而增加损伤的风险。

3. 根据斜坡肿瘤位置选择手术入路　1977 年，Hakuba 等报道了 6 例“斜坡脑膜瘤”，认为决定肿瘤入路的主要考虑是硬脑膜附着部位，以便在手术早期控制供血血管。由于病灶位置、大小及神经血管结构之间的关系不一样，术中需要显露的范围不一样，应根据肿瘤所在部位合理选择（表 32–1）。上斜坡脑膜瘤有两种基本的手术入路：颞下 – 经天幕入路、颞下经岩尖入路。中斜坡脑膜瘤有 3 种手术入路：岩骨经天幕入路、乙状窦后入路和耳前颞

表 32-1　根据肿瘤基底位置选择手术入路

肿瘤位置	入　路
上斜坡	颞下入路
中斜坡	乙状窦后入路、经鼻蝶－经斜坡入路
下斜坡	远外侧经髁上入路
全斜坡	联合入路

下窝入路。下斜坡脑膜瘤主要手术入路有枕下后正中入路、经口腔咽后壁入路及远外侧入路。

4. 选择入路需要考虑的问题

(1) 肿瘤在斜坡区的纵向位置

①中上斜坡型：多选用颞下－经岩尖幕入路，由于磨除了岩骨嵴的遮挡，容易达到满意的切除。选择 Kawase 入路时，强调更大范围地切除小脑幕和彻底处理岩上窦，优点是便于切除鞍旁部分，距离肿瘤基底最近（有时虽然有一定死角），对脑干几乎没有牵拉，便于分离血管。若肿瘤低于内耳道口，则不适合采用该入路。

②中下斜坡型：主要选用枕下远外侧入路，需要强调的是，如果肿瘤不很大，脑干向后移位不多，骨性切除一定要达到“真正的”远外侧，即磨除枕骨髁的后半部分。

③全斜坡型：主要选用颞下－乙状窦前或颞下－迷路入路（后岩骨入路），此入路实际上是颅中窝、颅后窝联合入路的改良，虽然磨除岩骨较为费事，一旦完成，距离肿瘤的路径很近，对脑干和脑神经干扰较轻。因此，对于纵向范围较广的肿瘤，可推崇该入路。采用经迷路入路的前提是已有听力丧失。

(2) 肿瘤在斜坡区的横向位置：即脑干受压、移位的方向。当肿瘤主体向前内侧生长，将脑干向后方推移时，为了减少手术对脑干的牵拉，宜采用靠前外侧的入路，如 Kawase 入路、颞下－乙状窦前、枕下远外侧入路等。如肿瘤明显将脑干推移到对侧，从小脑的上、外侧可以无遮挡地接触到肿瘤，因此可采用较为简单的传统的枕下乙状窦后－小脑上入路，同样可以将肿瘤根除。与枕下乙状窦后－小脑外侧入路略有不同的是，小脑的上表面要充分显露。对于肿瘤主体位于脑桥小脑三角、部分向颅中窝（特别是 Meckel 腔）生长者，经乙状窦后－内耳道上入路，术中磨除内耳道上方的骨性结构（道上结节），这样可避免同时行幕上开颅。

5. 手术入路选择方法　选择何种手术入路关键是对各种手术入路的熟悉和理解，充分发挥其优点，避免其不足。同一手术入路可以切除不同部位的肿瘤，而同一部位的肿瘤又可以通过不同的入路手术，取得相似的手术效果。因此，选择手术入路不仅取决于肿瘤的部位，更主要取决于医生对该入路熟悉和掌握的程度。

四、常用的手术入路

（一）颞下入路及其改良入路

颞下入路是切除中、上斜坡脑膜瘤的最佳选择。受颅底解剖结构限制，即使磨除岩尖，颞下入路对内耳道以下的肿瘤依然显露不充分。因此，肿瘤下极低于内耳道者不宜选择颞下入路。肿瘤明显累及颅中窝或海绵窦，可采用经眶－颞下入路以扩大显露。颞下经幕入路，手术显露仍有一定的局限性。改进颞下入路，发展了颞下入路的改良型入路。与复杂的经岩入路（如 Kawase 入路）相比，改良颞下入路显露范围更广，并发症的发生率低。

（二）经岩骨入路

1. 岩前入路（Kawase 入路）　Kawase 等（1991）描述了岩尖、三叉神经根外侧和内耳道内侧的一个三角形（Kawase 三角形），可以在颅中窝入路时磨除，为位于中斜坡区域的病变提供了一个关键的窗口。此入路的侧限由耳蜗的位置决定，而前下方由颈内动脉岩部限定。因此，手术窗不足以切除相对较难切除的肿瘤。相关解剖主要为位于后内侧三角内的四边形间隙（即 Kawase 三角）：前界为 V_3，外侧界为岩骨段颈内动脉，后界为内耳道，内侧界为岩尖 / 小脑幕缘。

2. 经岩骨－天幕入路　适合于中斜坡为主的脑膜瘤，通过与颞下入路结合可显露中上斜坡区，通过与乙状窦后入路结合或切断乙状窦可显露下斜坡和枕大孔。因此，该入路显露范围广，适合大多数斜坡脑膜瘤。岩骨入路提供的手术通道与颞叶和小脑的回缩程度有关，因为骨结构切除的范围是恒定的，并包含在给定入路的概念中。Morisako（2011）报道采用膝状神经节后外侧移位，只移位面神经的一小部分，即迷路和鼓室段，包括膝状神经节（图 32-7），以获得进入斜坡区的技术。手术技术包括颞部开颅，面神经从鼓室段显露到迷路段，保持内耳道底完整。膝神经节向后外侧移动，磨除耳蜗，显露 Dorello 管。该术式是对 Goel 术式的改进（面神经鼓室段至池段完全转位），与 Goel 术式相比，Morisako 术式对面神经功能的风险较小，并提供足够广泛的斜坡病变显露（图 32-8），是 Kawase 入路的扩展。

3. 乙状窦前入路　颞枕、枕下联合切口，实际上是颅中窝和颅后窝切口的联合，该手术入路显露术野有很大伸缩性。下极可到枕大孔，上到海绵窦、中颅凹底，均可显露（图 32-9）。磨掉岩骨避免死角影响术野，利用多切除乳突及岩骨的空间来代替牵拉脑组织的间隙，避免了 Labbé 静脉的损伤及对小脑的过度牵拉。其次，下斜坡肿瘤在后组脑神经及面听神经前操作，避免了因神经遮盖对手术操作的影响。再次，入路可直接到达肿瘤基底，可使肿瘤全切率大为提高。经耳蜗入路形成一个到达斜坡的巨大三角形区域（图 32-10），无须使用大脑牵开器，即可进入中线硬膜内病变、硬膜内岩斜肿瘤和 IAC 前方的 CPA 肿瘤。完全切除肿瘤，包括其基底是可能的。

（三）乙状窦后入路

这是到达斜坡脑膜瘤最简单的入路，也是斜坡脑膜瘤的首选入路和使用最多的入路，能够显露和切除中上斜区脑膜瘤，主要用于局限于中、上斜坡向后下外侧生长的肿瘤。乙状窦后入路可以切除大部分斜坡脑膜瘤，甚至对跨颅中窝和颅后窝但基底在斜坡的肿瘤。当肿瘤向幕上或枕大孔侵犯时，可选择切开天幕或磨除颈静脉结节，扩大手术视野。乙状窦后入路最大优点是可以有效显露颅后窝神经、血管和脑干。与经岩骨入路相比，乙状窦后入路的对颅后窝的显露范围更低（图 32-11）。

（四）内镜鼻内 - 经斜坡入路

内镜鼻内 - 经斜坡入路利用自然的孔和走廊，直接看到颅底正中结构，在矢状面中可识别出 3 个走廊，在冠状面中可识别出 3 个区域（图 32-12A）。蝶骨下通道延伸至齿状突顶点，不开放蝶窦可直接经斜坡进入颅内（图 32-12B）。肿瘤延伸到斜坡的上 2/3，在基底硬膜做一个倒 U 形切口，露出斜坡的前部；下 2/3 斜坡做“I”形的上下水平

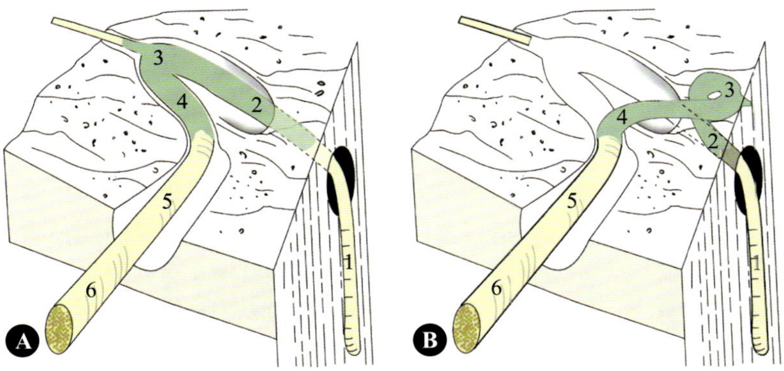

◀图 32-7　Morisako 面神经移位模式图
A. 图示面神经转位的过程。1 为乳突段；2 为鼓室段；3 为膝状神经节；4 为迷路段；5 为内耳道段；6 为面神经池段；B. 显示面神经移位的方式。岩浅大神经（GSPN）切断后，面神经在鼓室段、膝状神经节段和迷路段向外侧转位

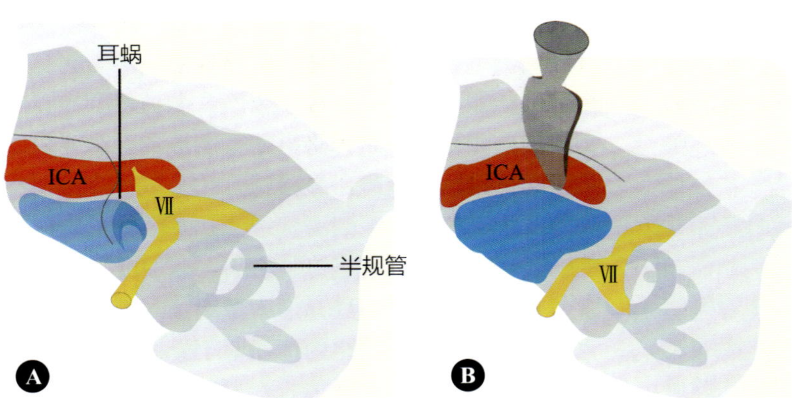

◀图 32-8　图示膝状神经节移位前后的视野
A. 从鼓室段到迷路段进行颞部开颅和面神经显露（Ⅶ），保持内耳道（IAC）基底部完整。蓝色区域显示通过前经岩骨入路的手术工作空间；B. 膝状神经节的后外侧移动和耳蜗钻孔扩大了岩尖的手术通道。颈动脉（ICA）岩部的显露和移位可以通过这个空间完成。蓝色区域显示了膝状神经节移位后的手术操作空间

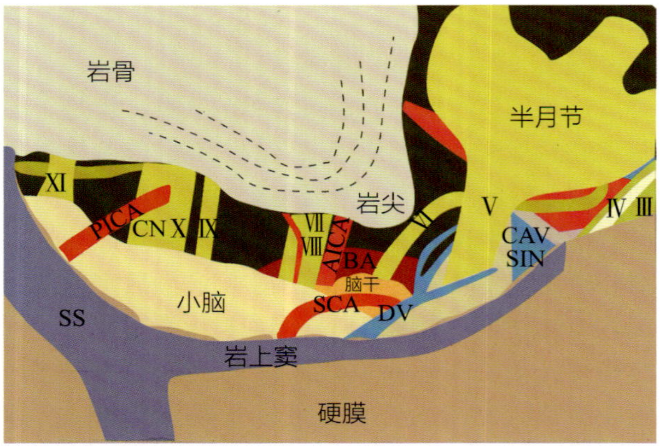

▲ **图 32-9　经乙状窦前入路显露解剖示意**

CAV SIN. 海绵窦；DV. 岩静脉；SPS. 岩上窦

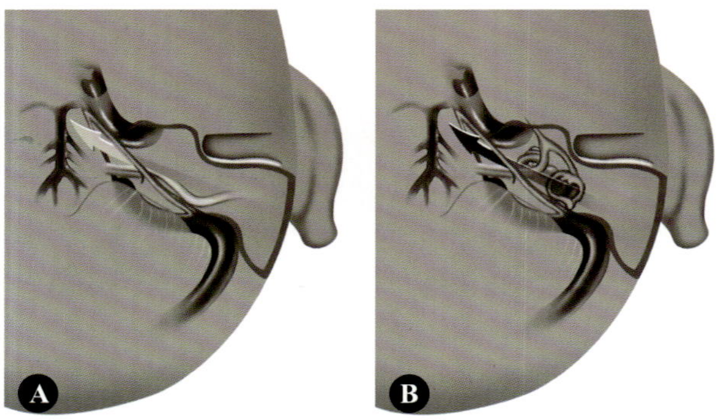

▲ **图 32-10　乙状窦前入路**

A. 经耳蜗入路：在标准的经迷入路基础上加入半规管和耳蜗的切除和面神经的重新走行，允许直接显露中线结构；B. 经迷路入路。图由 House Ear Institute 提供

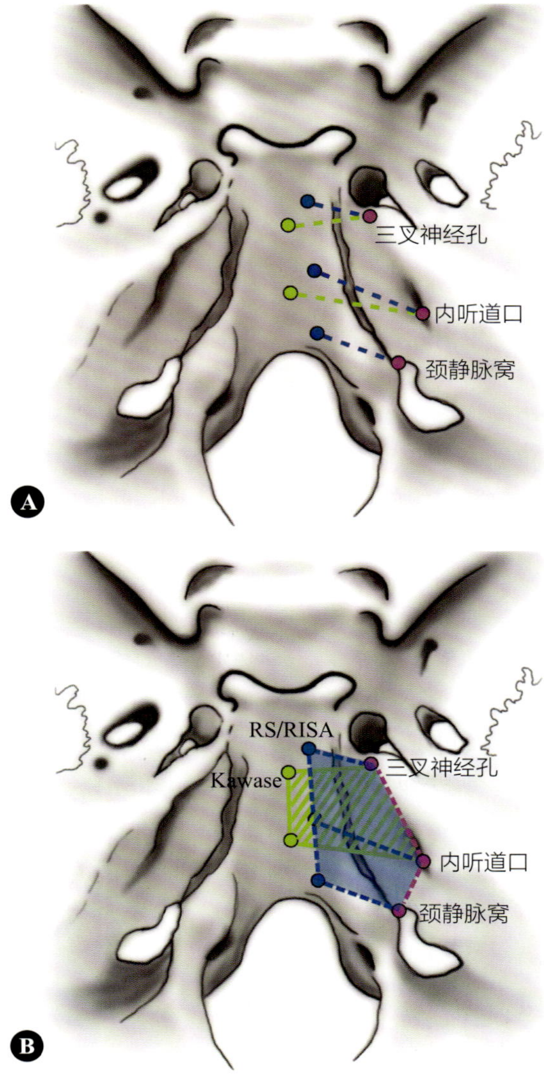

▲ **图 32-11　乙状窦后入路与 Kawase 入路对比**

A. 岩斜区的分区示意，依据固定的解剖标志点：三叉神经孔、后内耳道、颈静脉窝（紫色），将岩斜坡分为上、中、下斜坡，以及代表 Kawase（绿色）和乙状窦后入路（RS）/乙状窦后 - 内耳道上入路（RISA）（蓝色）的最大显露点；B. 与 Kawase（绿色）和 RS/RISA（蓝色）相比，岩斜的显露范围示意

切口（图 32-13）。通过移动镜头和光源使其更接近肿瘤，改善视觉效果，以及用有角度的内镜检查斜坡的侧面，并且能够在不操纵关键的神经血管结构的情况下接近斜坡。术后如果斜坡区硬脑膜缺损较小，可以用硬膜补片嵌入缺损区，并用自体脂肪或肌肉支撑修补的硬膜片（图 32-14A）；如果缺损很大，先用阔筋膜或人造硬脑膜替代物缝合修复，再用腹部脂肪填塞封住（图 32-14）。但处理斜坡脑膜瘤的作用仍然受到限制，因为手术适应证有限。

五、手术方法和要点

恰当的手术入路可以改善手术显露，改变手术入路的角度，有益于肿瘤切除。但能否全切除肿瘤，同时避免周围重要神经血管的损伤，主要取决于显微外科手术技巧和经验。

（一）天幕切开

在结扎岩上窦和切开天幕时，认识颅后窝和幕上间隙的静脉引流模式是非常重要的。不可否认的是，在采用这种入路之前，通常不会做正式的血管造影，甚至磁共振静脉造影。颅后窝常有丰富的侧

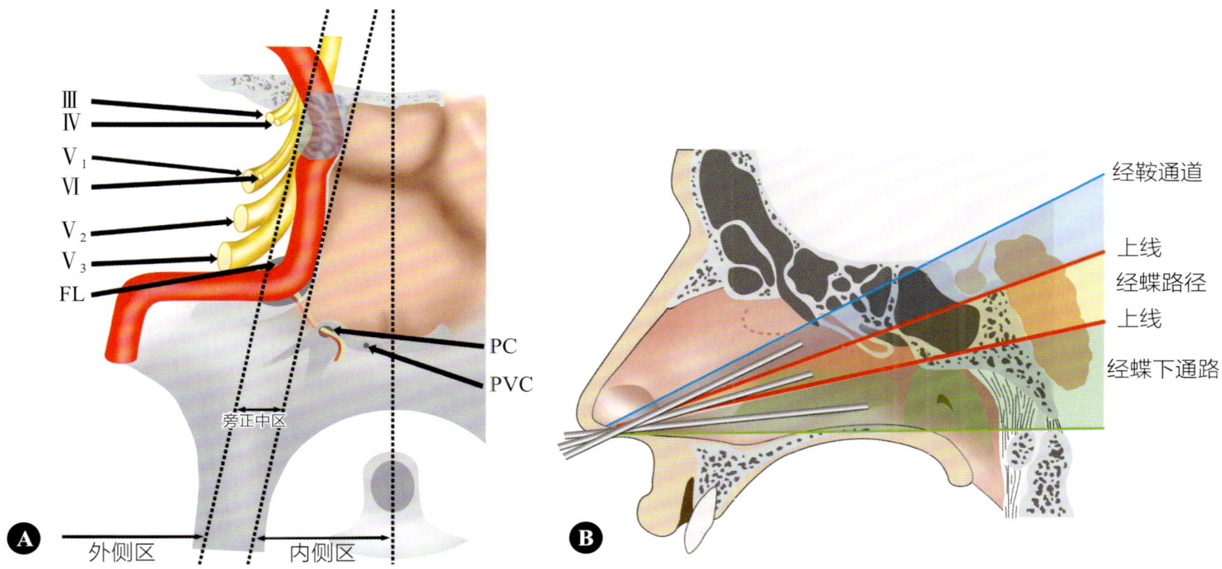

▲ 图 32-12　斜坡前入路

A. 冠状面斜坡分区示意。内侧线从海绵窦内侧壁一直延伸到破裂孔内侧缘。外侧线从海绵窦外侧壁延伸至破裂孔外侧缘。正中区位于斜坡中线和内侧线之间。旁正中带位于内侧线和外侧线之间，在这一区域内，识别 Vidian 神经是确定颈内动脉膝部位置的关键。外侧区可通过经翼 - 经腋上合窦进入；B. 进入腹侧斜坡矢状走廊的示意图。FL. 破裂孔；PVC. 腭管；PC. 翼管

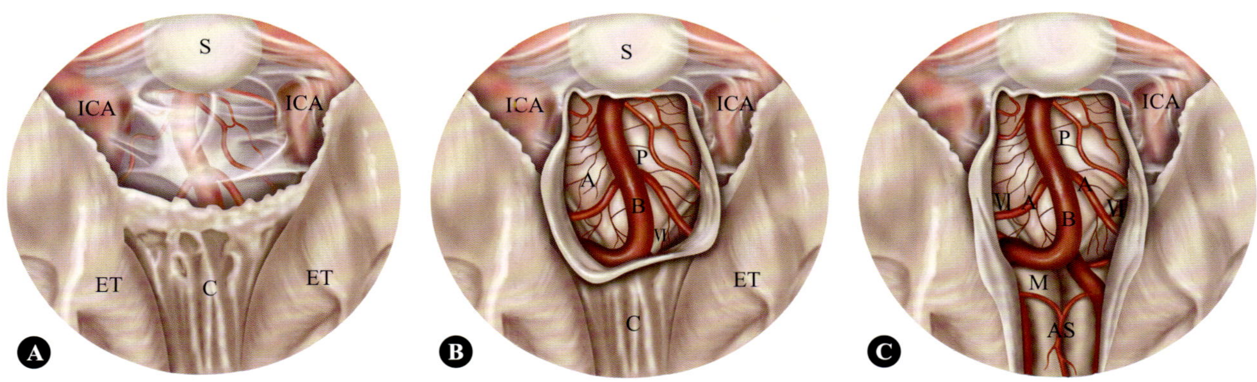

▲ 图 32-13　经鼻蝶入路分步显露上斜坡和脑干

A. 显露斜坡和脑干的上 1/3；B 和 C. 显露斜坡和脑干的下 2/3，展示渐进式博览会的插图。S. 鞍；ICA. 颈内动脉；ET. 咽鼓管；C. 斜坡；P. 桥；B. 基底动脉；A. 小脑下前动脉；Ⅵ. 展神经；M. 延髓；AS. 脊髓前动脉

支静脉引流，岩上窦静脉引流方式的多样性，只要脑干的其他主要静脉没有中断，就不会发生静脉并发症，这无疑是对避免术后静脉并发症的发生是有利的。如果窦被结扎在岩静脉入口点的后面，那么 SPS 前面的内侧段可能有替代性引流。在 SPS 没有向海绵窦内侧汇流的情况下，在岩静脉内侧段切开 SPS 是安全的。

（二）岩骨磨除的安全区

在经岩入路中，首先处理上斜坡的肿瘤，然后在打开天幕处理中斜坡的肿瘤部分。硬脑膜内岩骨嵴切除术后，显露岩骨嵴阻塞的肿瘤部分进行切除。然而，许多重要的岩骨周围结构限制了硬膜内岩骨切除术的应用。因此，磨除岩骨前，确定硬膜内岩骨磨除的安全区域对减少并发症的发生具有重要意义。

只有在岩骨嵴的正确位置上磨除，才能减少损伤周围重要结构的风险。根据 IAC 的位置，将岩骨嵴分成 3 个不同的部分，以简单的方式定义“安全

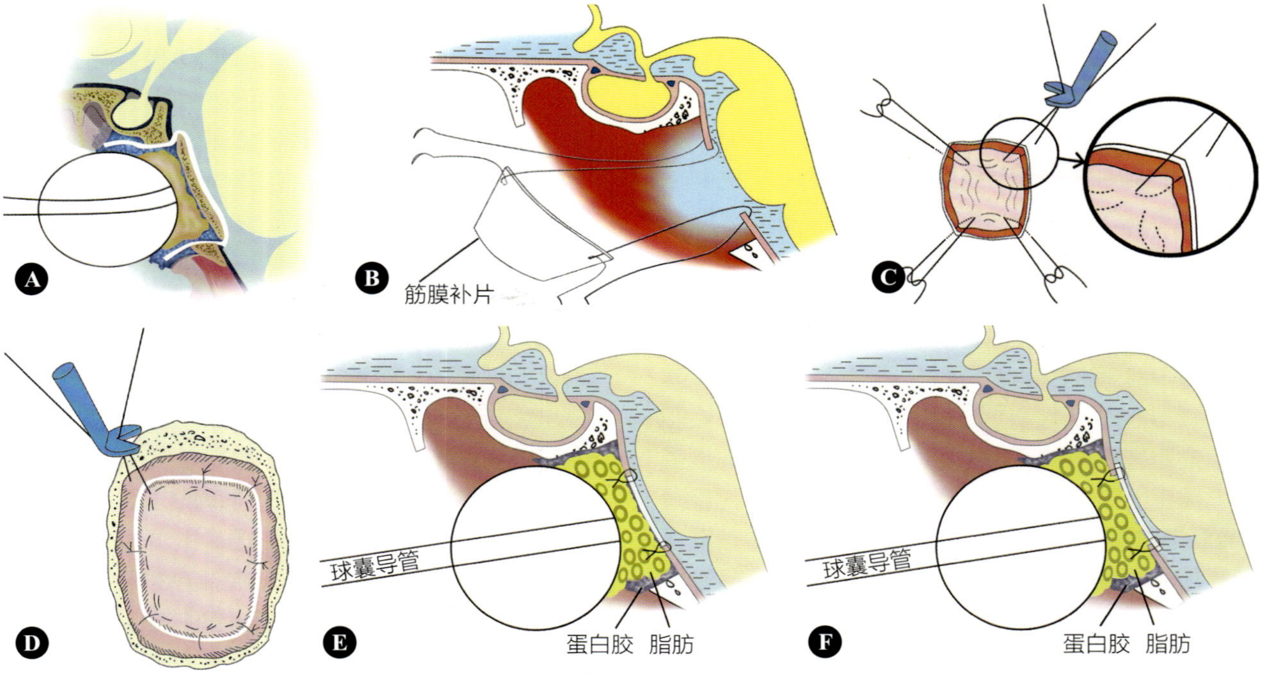

▲ 图 32-14　应用阔筋膜沿缺损边缘固定于颅底硬脑膜的重建技术

A. 垫片密封颅底缺损修复技术；B. 重建初期先行硬膜预先缝合；C. 固定游离自体瓣于硬脑膜缺损的四个角；D. 沿自体瓣周围加固缝合；E. 硬膜重建后外观；F. 应用阔筋膜与硬脑膜重叠固定的颅底重建技术。自体筋膜瓣固定在距边缘 2～3mm 处，游离瓣固定在角部并伸入硬脑膜缺损下方

区”。内耳道以内的岩骨嵴为Ⅰ区，在Ⅰ区磨除岩骨嵴时，ICA 的岩段应注意保护。磨除Ⅰ区的岩骨嵴，可获得额外的 3.0～4.0mm 水平显露。Ⅱ区为内耳道对应的岩骨嵴，磨除Ⅱ区的岩骨嵴时，注意避免 CN Ⅶ、Ⅷ和 IAC 前庭蜗器官的损伤。Ⅲ区为内耳道以外的岩骨嵴，Ⅲ区的标志有弓状隆起，其内有前庭蜗器官和半规管。此外，为了减少在岩骨切除术中损伤这些重要周围结构的风险，神经导航引导下进行岩骨嵴磨除，有助于岩骨的安全、有效磨除。

（三）离断肿瘤血供技术

大型肿瘤的血供都比较丰富，早期达到肿瘤基底，尽早优先阻断肿瘤血供，减少术中出血，增加手术安全性。先离断来自脑膜垂体干和岩斜区硬脑膜血管的血供，行肿瘤包膜内切除，再分离切除肿瘤的周边部分。由于位置深在，显露有限，离断肿瘤基底的方法与浅表脑膜瘤不同。在距基底 1～2mm 处用双极电凝肿瘤几毫米后切断，然后再电凝离断部分肿瘤。离断部分基底后，采用超声吸引（CUSA）和等离子刀等再做肿瘤囊内切除，可以明显减少出血。重复电凝离断和囊内切除操作，直至基底全部离断，肿瘤充分缩小，在肿瘤与周围脑组织之间产生可分离间隙。最后切除残留的肿瘤基底比较简单。离断来自岩斜区的血供时，宜在肿瘤与内层硬膜之间进行，避免进入二层硬脑膜间分离，以减少出血。

由于供血动脉在残留的肿瘤内有 1～2mm 长度，电凝易于止血，称其为“割稻法”。

（四）处理肿瘤基底与瘤内分块切除有机结合

切除肿瘤关键在于首先寻找并处理肿瘤基底，有利于早期切断肿瘤供血和减小肿瘤体积，再行瘤内减压，降低瘤周神经血管的张力及与脑干的挤压程度，减小了神经血管和脑干损伤的风险。瘤内减压应严格控制在瘤内操作，并均匀切除瘤内组织。若肿瘤体积较大，可采取离断基底和瘤内减压交替进行，逐步缩小肿瘤体积。最后再次反复电凝肿瘤的基底及移行处，以最大程度降低肿瘤复发的可能。术中根据肿瘤对天幕的侵袭情况，必要时切开天幕。沿岩骨嵴部分或完全切开天幕至游离缘，切开天幕应贴近岩骨嵴，尽量避免幕上结构的显露存在死角。

（五）脑松弛技术

通过开放手术路径中所有的脑池，充分释放脑脊液，使脑实质完全松弛，术中不用、少用脑压板进行脑牵拉。如果不能避免，仅用脑压板扶持脑组织，即可取得良好显露。肿瘤巨大者，术前可腰椎置管术中释放脑脊液，术中自枕大池释放脑脊液，减少对神经组织的牵拉。

（六）蛛网膜界面分离技术

随着肿瘤生长，蛛网膜移位，在肿瘤和周围神经血管结构之间存在蛛网膜屏障。在离断肿瘤血供后，沿正确的蛛网膜平面进行分离。手术分离应在蛛网膜和肿瘤包膜之间进行，留一层蛛网膜覆盖在重要的神经和血管上，大多数肿瘤可以安全地完全切除，又能安全地保护神经血管结构。只要界面正确，肿瘤包膜内切除充分，便能将肿瘤自周围的正常结构上顺利分离下来切除之。若遇困难，表明分离部位存在供血动脉，应细心游离供应肿瘤的分支，予以电凝离断后再分离肿瘤。

（七）分离动脉和脑神经技术

分离被肿瘤包绕的动脉和与肿瘤粘连的脑神经是肿瘤全切除的关键，要极其小心，须遵循3个原则：①从正常区到异常区分离；②沿着血管、神经的轴向分离；③钝性和锐性相结合的分离方法。

一旦血管、神经分离出来，即用止血纱布或薄的橡皮片保护。最后将残留肿瘤从脑干上分离出来，操作时尽可能在最轻微或无脑牵拉的情况下进行。在手术期间应用脑神经的电生理监测、脑干和躯体诱发电位监测是必要的。

（八）充分利用神经血管间隙

斜坡脑膜瘤无论采用何种入路，都是从神经间隙进行肿瘤的分块切除。神经间隙分别位于动眼神经、滑车神经、三叉神经、面听神经、后组脑神经之间，利用神经间隙操作切除肿瘤，要注意有效地避免神经的损伤。从乙状窦后入路可以有效利用滑车神经、三叉神经、面听神经、后组神经之间的间隙切除肿瘤。但是要利用动眼神经、滑车神经之间的间隙比较困难。因为斜坡脑膜瘤大部分位于中、上斜坡，动眼神经、滑车神经通常被挤向天幕裂孔的上方或者内侧，显露滑车神经、动眼神经的间隙困难且不现实。乙状窦后入路切除斜坡脑膜瘤，除了需要熟练的显微外科技术外，还要学习充分利用上述神经之间的3个主要间隙，分块切除肿瘤，过分显露和显露不足都是不可取的。大多数展神经都包以蛛网膜鞘，展神经的所有纤维均位于同一鞘膜内，且与周围结构有固定关系。因此，大部分斜坡脑膜瘤对展神经构成包裹，只有少数肿瘤造成展神经移位。

对于肿瘤与重要神经、血管紧密粘连者，和在肿瘤与脑干间难以形成理想界面者，宁可残留少些肿瘤组织，而不宜片面追求全肿瘤切除，以防因反复操作而引起血管痉挛，甚至损伤这些重要结构。

（九）质地硬、韧肿瘤的切除

遇硬质肿瘤时，可用圈状电刀行肿瘤包膜内切除，能较快地切除肿瘤的中心部分。但当肿瘤切除接近脑干等重要结构时，应减小电流强度，以免造成副损伤。遇钙化时，可紧贴钙化边缘分离、切除之或待游离、并用持针钳夹碎后再去除之。

（十）颅底修复技术

术毕必须严密缝合硬膜。如有硬膜缺损，应采用自体筋膜或人工脑膜修补，这是避免术后脑脊液漏和感染的重要步骤，必须重视。颅底入路本身所造成的骨缺损，一般不需要特殊处理。

六、手术注意事项

（一）神经间隙操作注意事项

手术要严格于各脑神经之间间隙进行，注意保护后组脑神经、椎动脉、基底动脉及延髓外侧结构。另外，此区术野较小，肿瘤常和椎动脉、基底动脉发生紧密联系，术中有时不能判断其走行，此时要小心将肿瘤部分或瘤内切除后才能分辨。

（二）脑神经辨认与分离

斜坡脑膜瘤使脑干被挤压和移位，相应的后组脑神经被牵拉、变色和变细，应仔细辨认齿状韧带和后组脑神经。副神经相对较粗易于辨认，舌咽和迷走神经常常贴附于肿瘤表面，须仔细辨认，分离肿瘤时应注意保护。除齿状韧带松解分离外，每条神经都应严格保护，不能轻易切断。分离肿瘤表面的脑神经和动脉时，应在这些神经、血管的正常解剖区域辨认清楚后再向瘤区显露，并应在神经、血管间隙中细心行肿瘤囊内切除，待神经、血管明显减压后，再沿正确的蛛网膜平面分离，便可顺利地将他们游离、加以保护。

直视脑神经，在保护神经的前提下，在神经走廊之间操作切除肿瘤。术中有时不能判断脑神经走行，此时要小心将肿瘤部分或囊内切除后再仔细分辨。当脑神经被肿瘤包裹、难以分离时，应综合考虑受累脑神经功能的重要性与全肿瘤切除的可能性，酌情选择牺牲脑神经做全肿瘤切除，或残留少许肿瘤以保留脑神经。术者对斜坡脑干周围重要结构解剖知识，以及应用熟练的显微操作技术和术中高度重视神经功能保护等是取得手术成功至关重要的保证。

（三）重要血管的分离保护

在分离被包裹的基底动脉时，还应仔细分离、保存其所有的脑干穿通支，以免术后发生脑干卒中。斜坡区脑膜瘤可以粘连包裹周围神经血管结构，挤压甚至浸润脑干，通过 Meckel 腔侵犯海绵窦。肿瘤包裹神经血管结构及侵袭海绵窦，手术难度增加，术中损伤神经血管及窦内重要结构的风险明显升高，肿瘤过度切除可能导致术后严重的神经功能障碍，影响术后生存质量。

（四）分离神经血管操作的注意事项

斜坡脑膜瘤术中发生脑神经损伤是最常见的并发症，文献报道高达 22%～60%。提示斜坡脑膜瘤手术要保护脑神经重要又很难。因此，所有涉及神经的操作都要小心、轻柔，忌用非显微器械分离肿瘤，不能强调大块切除肿瘤，必须在显微镜下小心分块切除，尽量减轻对脑干的压迫和牵拉，避免脑干及周围重要结构的损伤，以利提高术后疗效和生存质量。

（五）脑干的分离保护

肿瘤与脑干之间的蛛网膜界面常受到侵袭，引起脑干水肿，术中无法确定肿瘤与脑干的蛛网膜间隙，是导致术后并发症和影响患者预后的重要因素。瘤周水肿会显著影响肿瘤的切除程度和远期预后，而单纯脑干压迫与远期疗效无关。因此，术前脑干明显水肿或影像学上肿瘤 - 脑干界面不清，尤其是术中发现肿瘤包绕脑干穿支血管时，可考虑适当残留肿瘤包膜，避免因勉强全切除导致术后脑干梗死、加重脑干损伤，以保证患者的生存质量。除了累及海绵窦及与脑干粘连明显的肿瘤之外，经乙状窦后入路能够切除累及上、中、下斜坡的脑膜瘤，只要耐心细致的操作，选择合适的操作间隙，沿蛛网膜界面进行分离，同时准确判断肿瘤与脑干的粘连程度，对能否全切肿瘤做出正确的评估，并及时准确处理颅内重要动脉对肿瘤的供血血管，可以降低岩斜坡脑膜瘤的手术致残率，改善患者的预后。

（六）肿瘤切除的注意事项

1. 肿瘤全切除的障碍　肿瘤全切除技术上的困难包括肿瘤血管化、肿瘤质地太硬、肿瘤与脑干间缺乏蛛网膜界面、血管和脑神经被包绕和移位等。残留肿瘤通常发生在海绵窦、岩骨尖和脑干、基底动脉附近。对于肿瘤的切除程度，选择激进的肿瘤全切除还是保守的治疗尚存在争议。虽然不是所有斜坡区脑膜瘤都能实现全切除，但根治性切除肿瘤始终是首选且唯一的治疗方式。

2. 影响全切除的因素　肿瘤能否全切不取决于选择何种入路，而取决于肿瘤与海绵窦的关系、肿瘤与脑干之间的软膜界面是否存在，肿瘤与椎基底动脉、脑干的界面关系是决定肿瘤能否全切的主要因素。因此，术者应提高手术技术水平，通过熟悉的手术入路，在不增加术后并发症和神经功能障碍的前提下，争取实现肿瘤的全切除。影响肿瘤全切除的主要有以下几个方面。

(1) 肿瘤因素

①肿瘤侵及海绵窦，影像学提示海绵窦受累是限制肿瘤全切除的一个重要因素，如有明显的复视或面部感觉受损，是肿瘤侵及海绵窦内的指征。术后动眼神经的损伤会给患者带来很大的精神痛苦，不顾脑神经的损伤，过分追求全切除肿瘤是不值得提倡的。

②肿瘤与脑干粘连紧密，甚至脑干存在水肿。若脑干存在水肿，提示肿瘤与脑干间的软膜界面消失。不能强行分离肿瘤与脑干的粘连。对有血管及脑干软脑膜的侵及，且与脑干粘连紧密者，故不必勉强切除，残留薄层是有价值的，以利于脑干功能的保护。术后患者生存质量与术前神经功能状态、病程、肿瘤大小、是否包绕神经血管、术前脑干是否水肿及水肿程度、是否侵犯海绵窦等因素密切相关。术中肿瘤全切除、术前脑干无水肿、肿瘤未包裹神经血管及未侵犯海绵窦的病例，其预后 KPS 较好。

③肿瘤包绕颈内动脉、基底动脉：头部 CTA 是否显示大脑后动脉向肿瘤供血，若存在大脑后动脉向肿瘤供血，需根据预先的判断，准确找到并电

凝切断该供血动脉方能切除肿瘤。

④肿瘤侵犯硬膜和颅底骨质。侵蚀颅底骨质的肿瘤全切除困难，切除时避免造成脑神经及颈内动脉的损伤。

⑤肿瘤质地。术前 MRI 呈现 T_2WI 低信号或稍低信号的肿瘤，质地相对硬韧，甚至存在纤维化，瘤内减压后体积回缩性差，瘤周结构显露不佳，不但全切除肿瘤困难，分离肿瘤时也易损伤瘤周结构，从而影响患者预后。斜坡脑膜瘤生长缓慢，对肿瘤与血管、神经和脑干粘连严重切除困难的病例，为减少并发症和致残率，保证患者的生存质量，不必强求全切除，特别对老年患者勉强做全切除容易造成脑干不可逆的损伤。

(2) 患者因素：年老体弱者，特别是一般状况较差者，包绕血管及与脑干粘连紧密的肿瘤，不必勉强全切除，次全或大部切除即可。

(3) 技术和条件限制：术中使用内镜辅助显微外科技术来提高肿瘤全切除率。手术显微镜下虽视野清晰，立体感强，但只能直线观察，但其光线只能直线观察，且术区显露不亮，这就使许多部位成为观察死角，而对斜坡区重要的神经血管而言，即便是术中阻断一根非常细小的脑干穿通支血管，都可能造成脑干卒中，导致术后严重并发症。并且，斜坡区的显微解剖空间狭小，显露不足，这些都凸显了斜坡脑膜瘤病理解剖结构的意义对其治疗的重要性。

应用神经内镜辅助手术，特别是成角内镜的应用可弥补显微镜存在视野死角的不足，依仗其具有局部放大作用、近距离照射作用以及侧方视角的优势，使得视野广阔、不留死角，帮助明确肿瘤和周围重要结构的关系。对观察和切除显微镜下不能直视部位的残瘤，增加了手术的安全性，减少肿瘤的遗留及复发，为彻底切除颅底肿瘤提供了有利的帮助。

但神经内镜也有其缺点，其所见影像严重变形，术者必须将所观察到的二维图像再重新组合成三维结构。故要求术者必须了解并掌握神经内镜所显示的解剖结构。斜坡脑膜瘤的手术区域操作狭小，神经内镜本身占据了一定空间，有时会影响显微镜器械的操作。神经内镜本身也会造成损伤，使用内镜时，需在直视下置入内镜，内镜在血管神经间隙中移动，应尽可能沿垂直的方向或旋转移动，避免横向移动，以免损伤神经血管。使用内镜时，特别是成角内镜，眼手的协调尤为重要，需经过专门训练。所以，神经内镜进入和退出时应该沿神经内镜的长轴进行，不要横向移动。

（七）术后注意保持呼吸道通畅

术后常有一过性后组脑神经和延髓功能障碍，出现误吸、呛咳甚至呼吸困难，出现此种情况后我们常规术后行气管切开，保障术后呼吸道的通畅，防止痰液阻塞，辅助呼吸，改善缺氧。

（八）颅底重建

术中封闭与中耳交通的任何孔隙、严密缝合或修补缝合硬脑膜，并用纤维蛋白胶粘封，以及术后行腰穿引流脑脊液，以防治脑脊液漏。

七、预后

（一）肿瘤全切除率

斜坡脑膜瘤全切除率为 50%～75%。Ladziński（2013）采用岩骨入路切除 26 例中、上斜坡脑膜瘤，全切除或次全切除为 73.1%。斜坡脑膜瘤术后残余肿瘤均集中在二区斜坡中央窝和浸润的血管神经组织周围。

（二）手术疗效

Ladziński（2013）采用岩骨入路切除 26 例中、上斜坡脑膜瘤，术后改善 34.5%，无变化 46.2%，恶化 11.5%。Samii（1992）将患者分为 3 组，即能够恢复术前活动（56%）、独立但不能恢复术前活动（28%）和需要持续护理（16%）。应该强调一些事实，大多数斜坡脑膜瘤术后早期恢复期出现临床恶化，有以下 3 种可能的原因：①术中神经和脑干的直接或间接挫伤，正处在损伤的水肿期，神经功能缺损会加重；②神经和血管结构的干扰，而产生的新的神经功能缺损的发生，尽管在肿瘤切除之前，这些神经和血管结构并没有显示出任何功能障碍；③手术入路的解剖条件引起的缺陷。但随着恢复期的康复训练，神经功能缺损会明显恢复。

（三）并发症

术后早期有相当比例的神经缺损在术后逐渐消退，滑车神经、展神经和面神经最常受到影响，脑神经缺损发生率介于 30%～70%。Shkarubo（2018）报道经鼻内镜手术的术后脑脊液漏的发生率为 6.62%，脑膜炎为 9.56%，手术死亡率为 1.47%。目前，死亡率为 0%～7.5%，与术后脑干损伤有关的偏瘫发生率低于 14%。Ladziński（2013）采用岩骨入路切除 26 例中、上斜坡脑膜瘤，17% 的患者出现短暂性意识障碍和通气障碍，术后死亡 2 例（7.8%）；脑干或颞叶损伤及水肿引起的偏瘫占 38%，脑神经缺损的发生率为 12%～68%。然而，出院后 6 个月进行的随访检查显示有显著改善。

典型病例

病例 1

宋 ××，女性，40 岁（图 32-15 至图 32-17）。主诉"头痛、头晕半年"入院。术前影像诊断为中下斜坡区脑膜瘤。2007 年 4 月经远外侧髁上 - 颈静脉结节入路肿瘤切除术。全麻插管成功后，取左侧卧位，头前屈，头架固定。根据上项线和二腹肌沟定位乙状窦和横窦位置。做左耳后枕下乙状窦后直形切口，上至上项线上 1.5cm，下至平下合角水平。常规消毒铺巾，分层切开皮肤及皮下各层。枕骨钻孔，用铣锯开一大小约 3.5cm×4cm 的口，前至乙状窦，上至横窦，下至枕大孔外侧缘。开颅前先静滴 20% 的甘露醇 200ml，弧形剪开硬脑膜，打开小脑延髓池，充分释放出 CSF，脑组织张力下降后，向后内侧上方牵开小脑半球，见中下斜坡区有一边界清楚的肿瘤，灰红色，质韧，血运极丰富，肿瘤边缘光滑。肿瘤的背侧有后组脑神经及右侧 C_1 后根。肿瘤的基底位于中下斜坡及右侧颈静脉孔。右侧内耳道区及 C_2 以上的硬脑膜均有肿瘤侵袭。镜下先磨除右侧颈静脉结节，在面神经与后组脑神经、舌咽迷走神经与右侧副神经和副神经与 C_1 后根之间分步离断肿瘤基底，并分步切除肿瘤内肿瘤，瘤内减压后，再分块切除肿瘤壁的肿瘤。肿瘤的前方有左侧椎动脉，肿瘤的右侧有右侧椎动脉与肿瘤粘连。肿瘤将基底动脉向左侧移位，但易于分离。肿瘤切除后，清理瘤腔，严密连续缝合硬膜。术后恢复满意，无神经功能障碍。

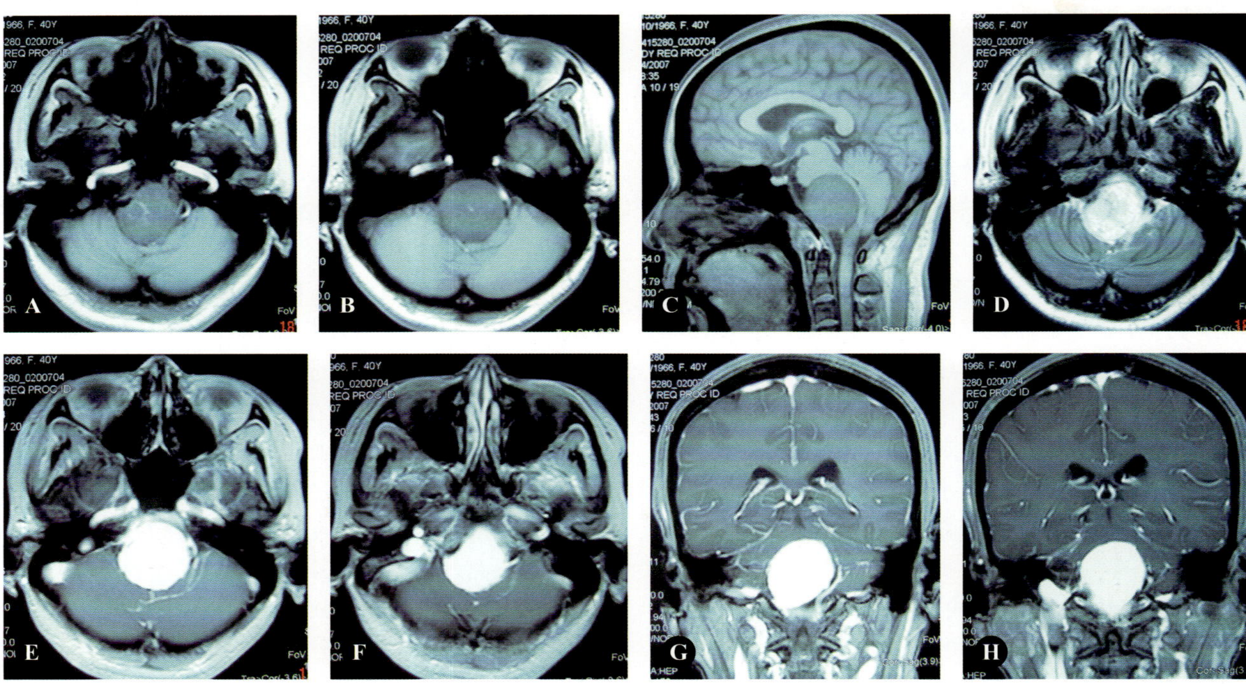

▲ 图 32-15　术前影像检查，明确为斜坡中下段脑膜瘤

A 至 C. T_1WI 平扫显示肿瘤为稍低 T_1 像，受肿瘤压迫，脑干变形，并向左侧、后方移位，肿瘤与脑干之间有一层脑脊液带；D. T_2WI 显示病灶为高信号，其内信号不均匀；E 至 J. 增强 MRI 显示肿瘤明显均匀强化，边界清晰，毗邻斜坡硬脑膜有增生，可见脑膜尾征

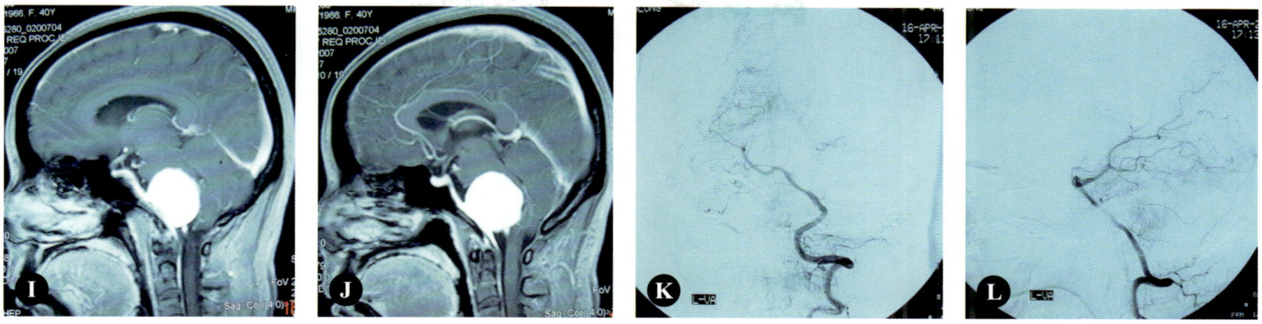

▲ 图 32-15（续）　术前影像检查，明确为斜坡中下段脑膜瘤

E 至 J. 增强 MRI 显示肿瘤明显均匀强化，边界清晰，毗邻斜坡硬脑膜有增生，可见脑膜尾征；K 和 L. L-VA 造影显示肿瘤有轻度染色，左侧椎动脉明显向左侧移位

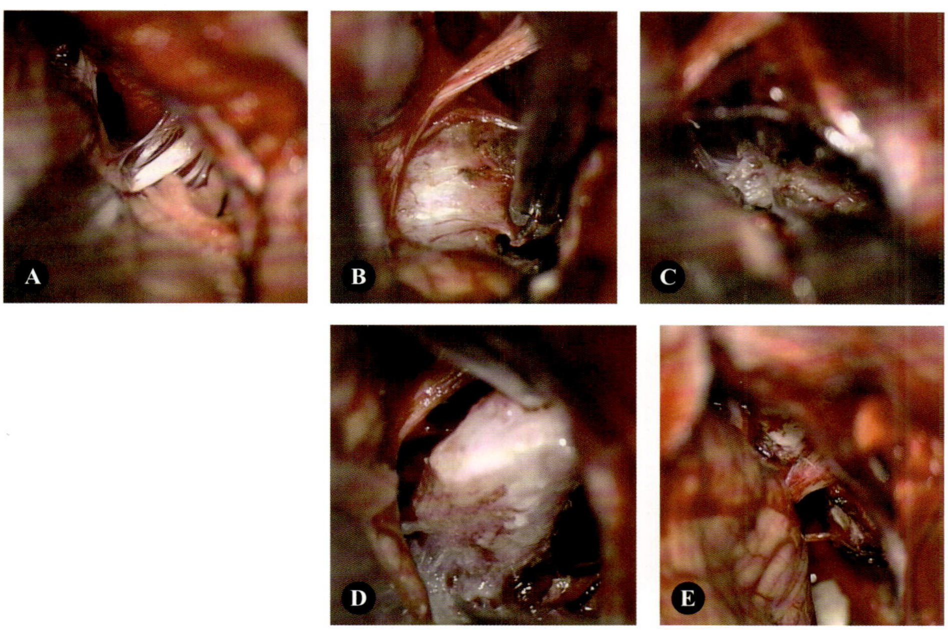

◀ 图 32-16　术中主要步骤

A. 松解后组脑神经和面神经、听神经周围的蛛网膜，充分释放脑脊液；B. 离断部分肿瘤基底后，将肿瘤牵向前外侧，进行瘤内减压；C. 边电凝肿瘤基底边离断，阻断肿瘤供血；D. 肿瘤基底基本离断后，在神经间隙分块切除肿瘤；E. 肿瘤全切除后，保护面听神经和后组脑神经，以及舌咽神经，冲洗术腔

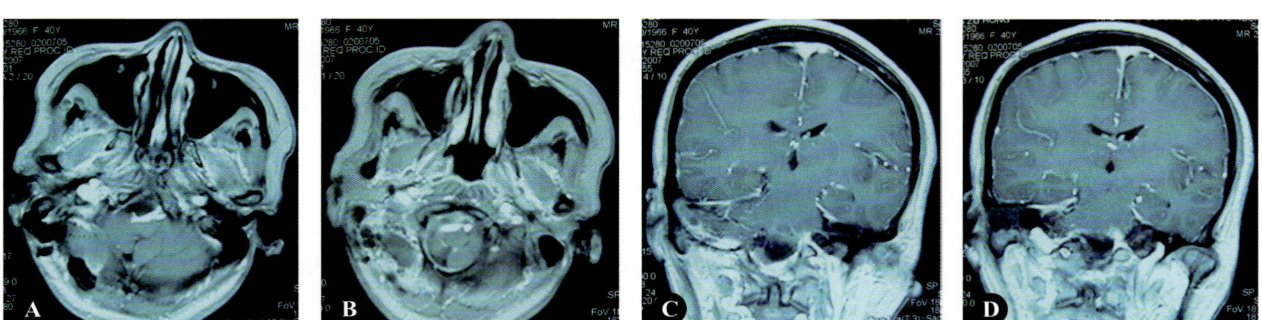

▲ 图 32-17　术后增强 MRI 复查，提示肿瘤全切除，脑干复位

A 和 B. 增强轴位像；C 至 E. 冠状位像

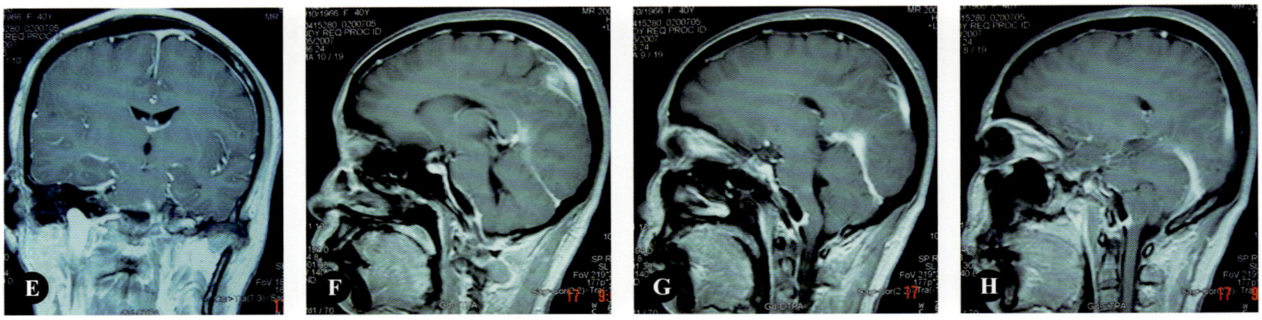

▲ **图 32-17（续） 术后增强 MRI 复查，提示肿瘤全切除，脑干复位**

C 至 E. 冠状位像；F 至 H. 矢状位像

病例 2

王 ××，女性，66 岁（图 32-18 至图 32-20）。主诉"头晕头痛 5 年，加重伴步态不稳 3 个月"入院。体格检查：颈有抵抗感，强迫头位。术前 MRI 显示中下斜坡可见等 T_1 等 T_2 信号灶，边界清楚，大小约 33cm × 31cm × 23cm，脑干受压变形移位，第四脑室受压变窄，肿瘤与基底动脉分界不清，双侧椎动脉右移，增强后强化明显，邻近硬膜增厚强化，可见脑膜尾征。术前诊断：中下斜坡脑膜瘤。2012 年 8 月经右侧远外侧髁上－颈静脉结节入路全切除肿瘤。术后病理：混合型脑膜瘤。术后平稳恢复，头痛症状消失。

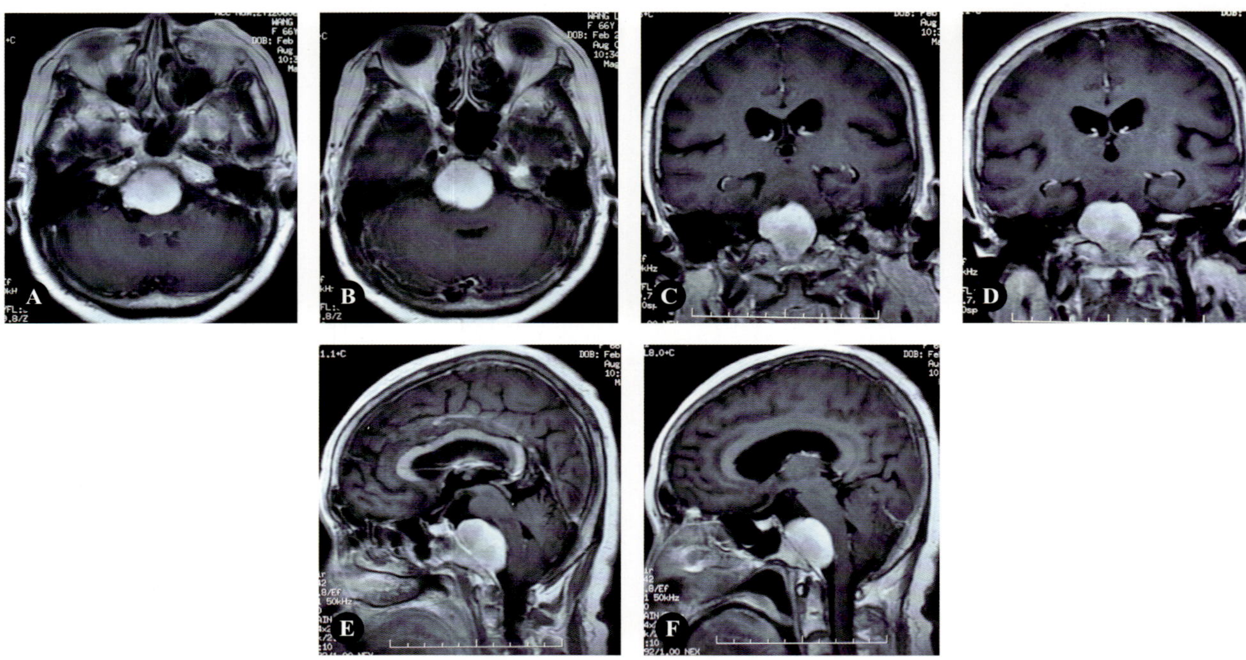

▲ **图 32-18 术前 MRI 增强检查提示中下斜坡脑膜瘤，肿瘤呈明显均匀强化**

A 和 B. 增强轴位像显示肿瘤基底在斜坡，肿瘤边界清晰，强化明显；C 和 D. 增强冠状位像；E 和 F. 增强矢状位像，脑干受压拉长变形，并向后移位，斜坡硬膜增厚，有明显的脑膜尾征

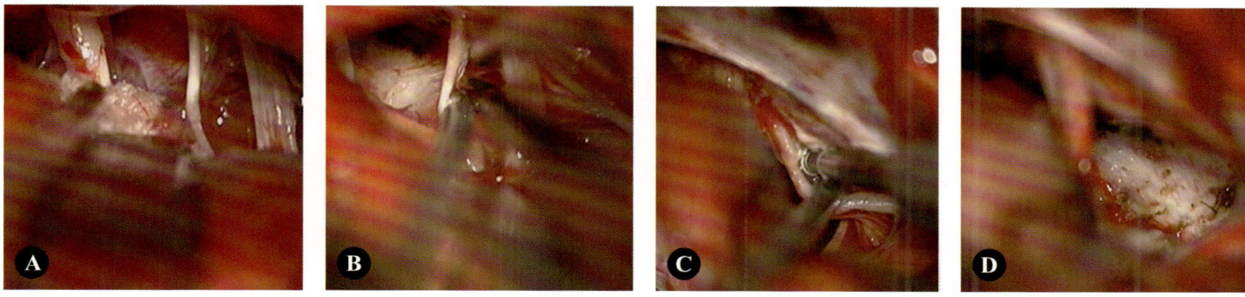

▲ 图 32-19　术中主要步骤

A. 松解面听神经复合体、后组脑神经和 C1 神经根周围的蛛网膜，显露肿瘤；B. 在舌咽神经与迷走神经之间分步电凝、离断肿瘤基底；C. 磨除颈静脉结节，扩大显露其内侧的肿瘤基底；D. 肿瘤切除后，反复电凝烧灼肿瘤基底，减少复发的风险

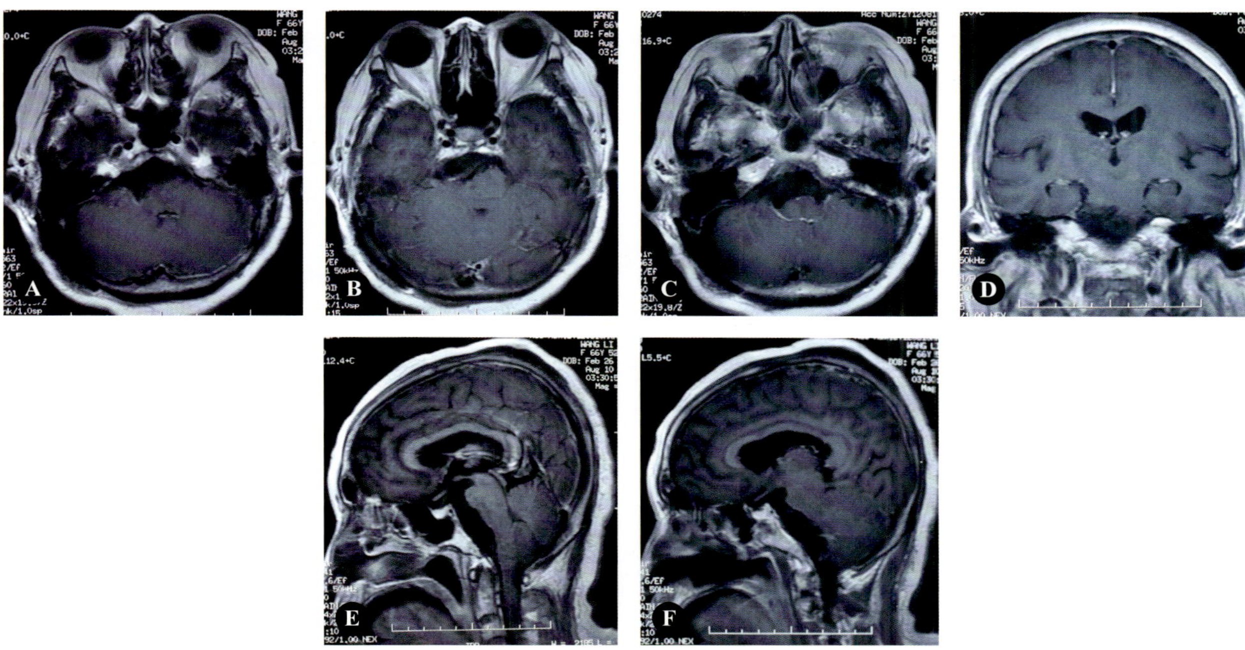

▲ 图 32-20　术后增强 MRI 复查，提示肿瘤全切除

A 至 C. 增强轴位像显示肿瘤全切除；D. 增强冠状位像；E 和 F. 增强矢状位像显示脑干基本复位，斜坡硬脑膜尾征消失

（陈立华）

第 33 章　枕骨大孔区脑膜瘤的手术策略与技巧

枕骨大孔区肿瘤，是指位于枕骨大孔边缘，并向上、下扩展的肿瘤，肿瘤在枕骨大孔上方的枕大池和上颈髓的蛛网膜下腔相连接，其上、下扩展有差异。枕骨大孔区前方及前外侧肿瘤的病理解剖恒定、复杂、功能重要，位于脑干、高位颈髓、第Ⅸ～Ⅻ对脑神经、椎基底动脉腹侧，手术切除难度高，尤其是位于腹侧及腹外侧肿瘤则更加困难，一直被视为高风险的手术区域。1872 年，Hallopeau 在巴黎拉里博伊耶医院的尸检报道中首次报道枕骨大孔区脑膜瘤（foramen magnum meningiomas，FMM），1922 年 Frazier 和 Spiller（1922）首次报道手术切除 FMM。

枕骨大孔脑膜瘤（FMM）是枕骨大孔区最常见的良性肿瘤，肿瘤起源于枕骨大孔四周、颅颈交界处，基底附着于斜坡下 1/3（桥延沟以下）、C_2 以上，基底部位于环枕交界的环窦四周。FMM 根据肿瘤与脑干及上颈髓的关系，可分为腹侧型（枕骨大孔前方）、腹外侧型（前外侧）及背侧型，起源于枕骨大孔的前缘和前外侧方的脑膜瘤，在齿状韧带前面。腹侧、外侧、背侧的枕大孔区脑膜瘤基底分别位于脑干前方中线两侧、中线和齿状韧带之间、齿状韧带后方。腹侧型最常见，其次是腹外侧型，而背外侧部、背侧型少见。脑膜瘤可同时向上、下延伸，可向颅内生长，亦可向颈椎管内生长，造成延髓的压迫，推移、扭曲延髓及上颈髓。肿瘤好发于侧方的枕骨髁部和枕大孔前缘，占 FMM 的 68%～98%；枕骨大孔后部相对较少。

FMM 起病隐匿，早期无特异性临床表现。腹侧型 FMM 常累及甚至包绕椎动脉，并且被延髓、高位颈髓和后组脑神经等重要结构包绕，引起脑干和脊髓受压移位。由于该区域所涵盖的重要结构繁多，手术区域狭小，手术难度和风险极高，极具挑战性。远外侧入路是切除腹侧型 FMM 最佳手术入路，利用一侧的枕骨髁及枕骨大孔外侧骨缘咬除后的骨性空间切除肿瘤，使神经及血管不受牵拉及影响。随着神经影像技术的提高，术前能够准确地评估 FMM 与周围重要结构的关系，为术前制订详细的手术计划提供了充足的依据。

一、背景

（一）枕大孔区范围

枕骨大孔是枕－颈交汇的区域，由韧带、关节和肌肉连接寰椎、枢椎和枕骨构成的复杂的、枕颈联合的生物力学结构体。枕骨大孔区是一个上宽下窄的管状区域，其确切界限尚有争论，一般是指围绕枕骨大孔上下，前上起自斜坡下 1/3 到 C_2 椎体上缘，侧方从颈静脉结节到 C_2 椎板上缘，后方从枕骨鳞部至 C_2 棘突。该区域是脑与脊髓沟通连接的部位，包含了众多重要结构，有部分小脑、脑干的延髓、颈髓上段、第Ⅶ～Ⅻ对脑神经、椎基底动脉及其分支。具有警醒、呼吸和循环、听觉、吞咽及面部运动、肩颈臂运动及全身信息沟通等重要功能。枕骨大孔后方是较宽大的枕大池和上颈髓的蛛网膜下腔，前方是基底池，两侧借蛛网膜下腔相连。根据解剖特点，该部位脑膜瘤有横跨颅腔和椎管两个部位生长的趋势。枕骨大孔腹侧是指后组脑神经和第 1 齿状韧带之前的区域。1980 年，Yasargil 根据手术所见和肿瘤生长部位对颅后窝脑膜瘤进行分类，提出了枕骨大孔区脑膜瘤的概念。腹侧和腹外侧 FMM 局限于脑干、后组脑神经和颈神经以及椎动脉周围的空间，对这些结构的最小牵拉是肿瘤切除所必须的。

（二）枕骨大孔脑膜瘤的定义

FMM 包括以下解剖边界内的所有脑膜瘤：从斜坡下 1/3（桥延沟以下）到 C_2 椎体上缘的腹侧，从枕骨鳞状骨前缘到 C_2 棘突的背侧，外侧从颈静脉结节下缘到 C_2 椎板的侧面，肿瘤基底部位在寰枕交界的环窦四周。腹侧、外侧、背侧 FMM 基底分别位于脑干前方中线两侧、中线和齿状韧带之间、齿状韧带后方。FMM位于一个非常狭窄的区域，具有非常缓慢的生长模式、枕骨大孔区蛛网膜间隙逐渐增宽，发现时通常很大。下斜坡脑膜瘤与枕骨大孔脑膜瘤由于2种肿瘤在解剖上的连续性，在临床上无法区分。因此，通常将下斜坡脑膜瘤纳入FMM。同样FMM与颅颈交界区脑膜瘤也难以区别，作者将背侧和背外侧FMM归于颅颈交界区脑膜瘤。

（三）流行病学特点

枕骨大孔区肿瘤仅占所有脑和脊髓肿瘤的1.1%～3.8%。位于枕大孔前缘、延髓腹侧的肿瘤约占所有颅内肿瘤的1%，其中70%（61%～76%）为脑膜瘤。FMM占所有枕骨大孔区肿瘤的61%～87%。FMM临床发病率相对较低，但是枕骨大孔区域最为多见的肿瘤。文献报道占颅内脑膜瘤的2%（1.5%～3.2%），占颅后窝脑膜瘤的7.2%（4.2%～20%），占脊膜瘤的8.6%。

FMM好发于延－颈髓交界的枕骨髁部和枕大孔前缘，腹侧和腹外侧占FMM的68%～98%，枕骨大孔后部相对较少。文献报道枕骨大孔脑膜瘤最常位于枕骨大孔的前外侧，占52%～54%，4%～32%位于枕骨大孔的前方，10%～20%位于枕骨大孔的后外侧，5%～7%位于枕骨大孔的后方。约有10%向硬膜外扩张，大多数是硬膜内和硬膜外的。Bruneau（2010）报道107例FMM，硬膜内脑膜瘤101例（94.4%），3例为硬膜内外型脑膜瘤，3例为单纯硬膜外脑膜瘤。

二、枕骨大孔区的显微解剖

（一）相关脑神经的解剖特征

枕骨大孔周围的神经解剖结构，包括第Ⅶ～Ⅻ对脑神经、延髓尾端、颈髓上段、四脑室、小脑扁桃体和小脑下蚓部。齿状韧带将硬膜内分为前后两部分。

1. 面神经和听神经　面神经自桥延沟中线旁开12mm（9～14.5mm）处发出，听神经的内侧缘在中线旁开15mm（13～17.5mm）。AICA自基底动脉发出后，向后下走向内耳道，有时形成内耳道襻，发出内听动脉供应面神经和听神经（图33-1A）。

2. 后组脑神经　第Ⅸ～Ⅺ对脑神经从橄榄沟后形成一系列小根，副神经有较长的脑池段并接受来自上颈髓及延髓的神经纤维汇入（图33-1B）。大多数FMM起源于齿状韧带的前面，在颈静脉孔的下方，单纯起源于枕骨大孔前缘中线部位的FMM，常将舌下神经推向外侧，将椎动脉推向外侧远离延髓；起源于枕骨大孔腹外侧的肿瘤，若位于舌下神经管的外侧，则舌下神经常被推向肿瘤的前内侧，延髓被推向后外侧，第Ⅸ～Ⅺ对脑神经被挤到上背侧方，与齿状韧带的分支相遇。

副神经及迷走神经构成迷走－副神经三角。这是进入颅后窝腹内侧部分最主要的手术通道。该三角的上侧面由迷走神经、副神经的延髓根构成；内侧为延髓。迷走－副神经三角被舌下神经进一步分为位于其上、下方的2个小窗。随着副神经向颅内移行，其与齿状韧带及椎动脉关系密切。

（二）血管结构的显微解剖

此区域最重要的血管结构包括椎动脉（VA）、小脑下后动脉（PICA）、脊髓前和脊髓后动脉、脑膜支、枕颈联合的静脉和硬膜窦。在枕髁内侧下方附近由椎动脉第三段（寰椎后弓上）移行为硬脑膜内段（V_4）。于此，齿状韧带将其固定于颅颈交界处、延髓或枕骨大孔区外侧。椎动脉进入硬脑膜内

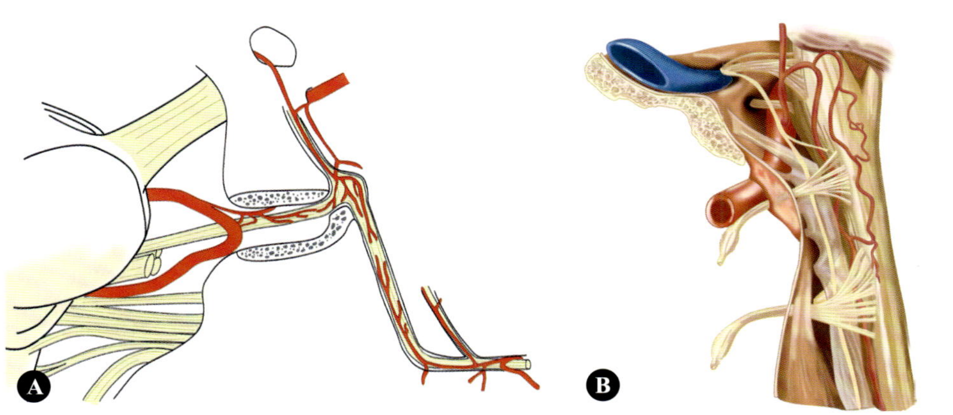

◀图33-1　枕骨大孔解剖
A. AICA形成动脉襻，发出内听动脉供应面听神经的血供示意图；B. 副神经的脊髓根

后，向前向内朝向斜坡走行并与对侧椎动脉汇合形成椎－基底动脉结合部。尽管这些结构对脑膜瘤的占位效应很敏感，但由于脑膜瘤生长速度很缓慢，临床表现很轻微，不利于早期诊断。

在寰椎和枢椎之间，椎动脉向侧方形成一襻，而后通过 C_1 横突孔，走行在 C_1 椎板上缘的椎动脉切迹内，然后转向中线，在中线走行一段距离后，从寰枕筋膜的腹外侧缘进入硬膜囊，随后向内上方走行。在脑桥延髓沟平面与对侧椎动脉汇合成基底动脉。颅外段椎动脉在 C_2 以上有丰富的静脉丛包绕，术中一般出血较多，应尽可能避免损伤。FMM的手术与椎动脉手术是不可分割的。实际上，手术入路与椎动脉 V_3 节段密切相关，而病灶本身的切除与椎动脉 V_4 节段相关。

（三）枕骨大孔脑膜瘤的病理解剖特征

1. 血液供应　枕骨大孔区硬膜的供血来自于椎动脉发出的脑膜前和脑膜后动脉，还有咽升动脉和枕动脉发出的脑膜支。脑膜支很少出现于 PICA、脊后动脉和椎动脉 V_4 段。脑膜前支是最重要的分支，起源于 C_2～C_3 水平的 VA。脑膜后动脉在寰椎后弓上方、穿过硬脑膜之前或在 V_4 节段开始时，绕寰椎侧块旋转时，起源于椎动脉的后上侧面。咽升动脉是颈外动脉的一个分支，提供进入舌下管和颈静脉孔的脑膜分支；枕动脉的脑膜支是不稳定的，通过乳突导血管孔。

FMM 类型不同，其供血来源存有差异，腹侧型主要来自椎动脉的分支的脑膜前动脉，与咽升动脉吻合；枕骨大孔后部以脑膜后动脉（来源于枕动脉和椎动脉分支）为主；枕大孔侧方多为乳突动脉（来源于枕动脉分支）。

2. 神经位置与移位　肿瘤常推移、扭曲延髓及上颈髓，引起脑干、神经受压和显著移位。腹外侧型 FMM 使脑干向背侧及病变对侧挤压移位，腹侧神经被挤向背侧并移位，神经常被拉直、变色，限制了手术显露。随着肿瘤体积的增大，舌咽神经、迷走神经、副神经朝背侧移位的幅度逐渐增加、张力增大。舌下神经通常位于肿瘤下极背侧。在舌下神经进舌下神经管内口处，神经纤维的张力最大、也最易受损伤，该解剖位置的预判断、锐性解剖、纵向操作有助于降低损伤。

3. 血管位置与移位　肿瘤常向背侧推挤、包绕椎动脉、基底动脉下端、小脑下后动脉，甚至累及椎动脉及其分支。随肿瘤生长逐渐累及后组脑神经、椎基底动脉及分支和脑干，肿瘤往往挤压或包裹延颈髓及后组脑神经、脊髓上动脉等重要结构。但发病初期在肿瘤和神经、血管之间有蛛网膜分隔，到晚期肿瘤会侵及神经和血管外膜。腹侧型肿瘤均位于脑干、神经、血管的腹侧。

4. 蛛网膜间隙　FMM 呈扩张性生长。肿瘤的直径≤3.5cm 时，肿瘤与血管、脑干之间的蛛网膜层界面通常较为明确，沿蛛网膜层面锐性分离较为容易；肿瘤＞3.5cm 时，蛛网膜及软膜界面可能会消失，术前仔细阅读 MRI 轴位像尤为重要。当蛛网膜界面消失时，术中如肿瘤与脑干较难分离，适当残留薄片肿瘤壁可避免术后灾难性后果，否则术后并发脑干梗塞的概率会增加。

三、肿瘤分型

（一）根据肿瘤主体的位置及发展方向分型

FMM 有横跨颅腔和椎管 2 个部位生长的趋势，根据矢状位 MRI 显示的肿瘤基底、主体位置、生长方向将枕大孔肿瘤分为颅脊型和脊颅型。Samii 等（1996）根据 38 例 FMM 的临床经验分为 4 型，即脊颅型、颅脊型（包括颅脊斜坡型、颅脊侧方 2 个亚型）和颅脊后方型。

1. 颅脊型　肿瘤起源于下斜坡向枕骨大孔延伸（图 33–2A），位于延髓旁，在斜坡上有脑膜尾征，向下经过枕骨大孔突入椎管内。原发性基底部位于枕骨大孔后缘的肿瘤很容易通过枕下后手术入路。如果起源于枕骨大孔外侧缘，颈静脉孔和舌下孔之间，则可在内侧找到第Ⅻ对脑神经，在外侧找到第Ⅸ、Ⅹ和Ⅺ对脑神经。这些肿瘤也可以通过后外侧或外侧的手术途径进行。其起源于舌下孔和颈静脉孔的内侧，因此，所有脑神经的移位模式都是后外侧的。对于向下延伸至 C_1 和 C_2 水平的枕骨大孔脑膜瘤，经髁后入路通常是一期手术的选择。

2. 脊颅型　指肿瘤起源于枕骨大孔下方的椎管，位于高颈段脊髓旁，并向上经过枕骨大孔突入颅腔者（图 33–2B）。

（二）肿瘤与脑干和脊髓的位置关系分型

根据肿瘤与脑干及上颈髓的关系，术前 MRI 轴位象上肿瘤基底附着部位及脑干移位方向，将枕骨大孔区脑膜瘤分为背侧型、腹侧型、背外侧型和腹外侧型，这种分类有利于手术入路选择。大部分

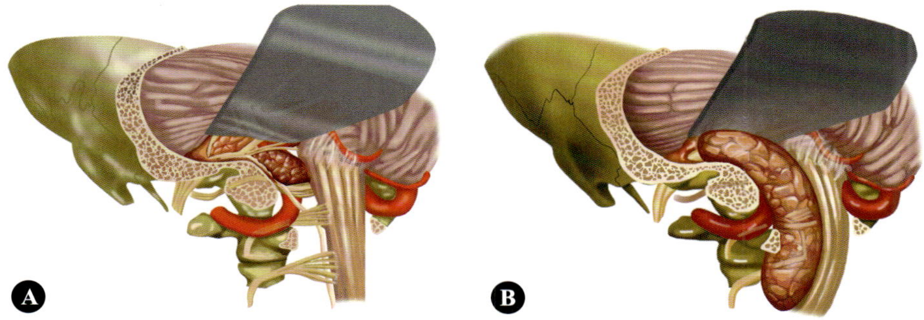

◀图 33-2　枕骨大孔脑膜瘤分型

A. 颅脊型脑膜瘤，通过经髁上入路，在后组脑神经之间的间隙可以很容易切除该型腹侧脑膜瘤；B. 脊颅型肿瘤，同时压迫脑干和颈髓，需经髁入路

病变（68%～98%）发生在前外侧，其次是后外侧，纯背侧较少，更少见的是纯腹侧。也有文献报道70%位于腹外侧，15%位于腹侧，10%位于背外侧，5%位于背侧。腹侧型及腹外侧型多见，而背侧型少见。腹侧型是指后组脑神经和第1齿状韧带之前的区域，肿瘤基底附着于斜坡下1/3即桥延沟以下至 C_1～C_2 区域之间的肿瘤，包括基底在前方(腹侧)和前外侧（腹外侧）者，但不包括肿瘤基底在背侧的枕骨大孔脑膜瘤。腹侧型肿瘤可过中线向对侧枕骨大孔生长，而腹外侧型肿瘤基底不过中线，肿瘤在同侧生长（图 33-3）。Talacchi 等（2012）指出，在前外侧肿瘤中，第Ⅺ对脑神经被后推，第Ⅸ和Ⅹ对脑神经被抬高和拉伸，第Ⅻ对脑神经被包裹或向下推，但这与病变和椎动脉之间的关系无关。

以齿状韧带为参照，FMM 也可分为腹侧、背侧两类。Bruneau 和 George（2008）根据其在硬脑膜中的位置情况和与齿状韧带关系分类，如果 FMM 位于前中线两侧，则将其分类为前方；如果 FMM 位于中线和齿状韧带之间，则分类为腹外侧；如果 FMM 位于韧带后，则分类为后方。这种分类在手术策略中变得非常重要，因为脊髓的位移随脑膜瘤的位置而变化：前方型是将脊髓向后推，需要对 FM 侧壁的内侧部分进行延伸磨除；而腹外侧是将脊髓向后、对侧推，提供更广泛的手术通道。

（三）根据肿瘤基底与椎动脉的位置关系分型

分为背侧肿瘤、外侧型、腹侧肿瘤 3 型，分别位于齿状韧带后部、齿状韧带至椎动脉、椎动脉前至枕骨大孔中线。在齿状韧带以后起源的为背侧型肿瘤，在齿状韧带和椎动脉入颅之间的为外侧型肿瘤，这种分类系统有助于确定最佳的手术方式和枕髁所需的磨除范围，并预测与后组脑神经的关系。前方 FMM 使脊髓向后移位。因此，神经轴与 FM 侧壁之间的手术间隙狭窄。在这类肿瘤中，有两种不同的治疗策略－前外侧入路和后外侧入路。在背侧型 FMM 中，神经轴总是向前移位，枕下中线后正中入路是专门用于去除肿瘤的硬膜内外扩张。外侧型 FMM 向后外侧推动神经轴，从而广泛开放外侧手术通道。

根据肿瘤与椎动脉的关系将枕骨大孔区脑膜瘤分为椎动脉上、下和双侧型，其中最常见的为椎动脉下型。在这种情况下，后组脑神经总是在向肿瘤的顶部、后方移位；如果病变发展到 VA 以上，就无法预测后组脑神经的位置。术前了解肿瘤与椎动脉的关系可以使术者预判后组脑神经的位置，从而减少手术并发症。

（四）肿瘤分期

参照 Sekhar 等（1994）斜坡脑膜瘤的生长分期

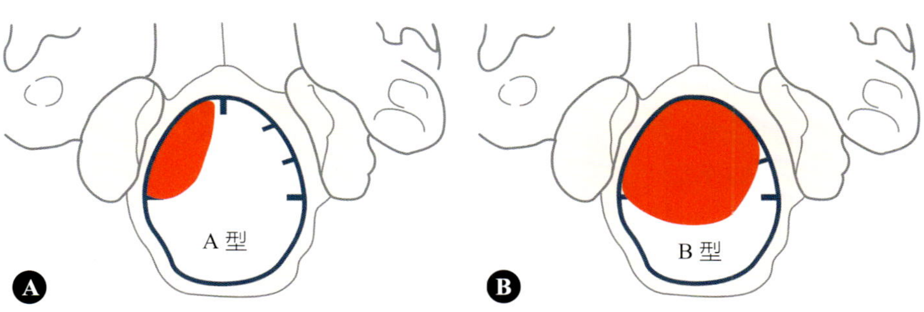

◀图 33-3　显示肿瘤的轴位平面肿瘤基底的位置

A. 腹外侧型肿瘤，肿瘤基底完全在一侧，中线以外无延伸；B. 腹侧型肿瘤，肿瘤基底过中线，两侧有硬膜的基底

方法，根据 MRI T_2WI 像，将肿瘤与脑干之间的界面分类：①早期：肿瘤与脑软膜之间有完整的蛛网膜，形成一个良好的蛛网膜界面，肿瘤与脑干之间无粘连。②第 2 期：蛛网膜被肿瘤压迫或侵犯，肿瘤表面蛛网膜与脑干蛛网膜之间的界面消失，在脑干最大受压处尤为明显。③第 3 期：脑干软膜被侵犯，肿瘤脑干屏障破坏，引起脑干水肿、脱髓鞘或胶质增生。脑干与肿瘤之间的界面类型是确定手术方式和影响手术效果的重要因素。第 3 期肿瘤可能已侵及脑干，全切除肿瘤有时可能出现永久性神经功能障碍，可考虑肿瘤次全切除。

（五）Bruneau 和 George 分类

George 等在 1997 年根据沿中线和齿状韧带的位置、生长间隔和沿椎动脉的范围，将 FMM 分为前、侧或后病变和硬膜内、硬膜外或硬膜内外，以及椎动脉的上方、下方或两侧。FMM 的第一亚组分类是根据肿瘤起源的部位：硬膜内、硬膜外或硬膜内外。第二亚组按硬脑膜基底附着的部位分为：前（前中线两侧肿瘤）、外侧（中线与齿状韧带）和后方（齿状韧带后）。最终的亚组分类是根据与椎动脉的关系：上、下，枕骨大孔脑膜瘤最常发生在椎动脉两侧，位于椎动脉下方，上、后分别压迫下脑神经。然而，如果脑膜瘤出现在椎动脉上方，则后组脑神经的位置是不可预测的，可能在任何方向上分别移位。这一点在肿瘤包绕椎动脉的病例中也很明显。应特别注意椎动脉硬脑膜的入口点，因为硬脑膜环可能被肿瘤浸润。

Bruneau（2010）报道 107 例 FMM，根据肿瘤的发展方向、硬脑膜的基底及其与椎动脉的关系分型。硬膜内（94.4%）为主，硬膜外或两者兼各占 2.8%。当 FMM 在硬膜内生长时，基底分别位于齿状韧带后、齿状韧带前（没有或超过中线），则可分为后（5.8%）、侧（54.8%）和前方（39.4%）。前、外侧硬膜内病变生长低于椎动脉（78.6%）、高于（16.3%）或两侧（5.1%）。后组脑神经在生长于椎动脉以下的 FMM 中优先移位，但在其他情况下不能预测其位置。该分类系统是基于术前影像学观察到的病变特征，目的是在术前确定合适的手术入路，旨在术前确定手术方案，帮助预测重要的神经血管结构的位置。

1. 肿瘤的位置

(1) 硬脑膜内：是最常见类型，占 85%～90%。

(2) 硬脑膜外：极少见，不足 1%～5%。硬脑膜外脑膜瘤和其他部位的脑膜瘤一样，侵袭性很强，可侵犯骨骼、神经和血管鞘及软组织。椎动脉鞘甚至外膜也可以被浸润，这增加不完全切除的发生率更高。

(3) 硬脑膜内 – 外沟通型：约占 10%。

2. 硬脑膜受侵位置　轴向位置和轴向硬脑膜附着的部位分型，肿瘤位于齿状韧带前、后，进一步将前硬脑膜沿中线分为左右两侧，每侧分为 3 个 1/3。这样，将沿中线对称硬脑膜附着的病灶分为 2 类，一类是腹侧，另一类是腹外侧。

(1) 腹侧型：肿瘤在前方中线侧，自前方向后压迫脑干（图 33–4B）。因此，在神经轴和 FM 侧壁之间的手术口狭窄，磨除必须延伸到 FM 侧壁的内侧，以改善通路。没有前方扩大的小体积腹侧型脑膜瘤需要更多的骨切除。

(2) 腹外侧型：肿瘤在中线和齿状韧带之间（图 33–4A）。颅骨切除范围可以延伸到枕大孔的侧壁，包括寰椎侧块或枕髁。外侧脑膜瘤使神经轴后外侧移位，使手术通道大为扩大。在几乎所有的病例中，没有必要磨除寰椎和枕髁的侧块。

(3) 背侧型：肿瘤位于齿状韧带的后方。肿瘤完全位于背侧或腹侧并不常见，多数肿瘤均向侧方有不同程度的延伸。最常见的类型是硬脑膜内肿瘤和前外侧（在中线和齿状韧带中间）硬脑膜受侵。

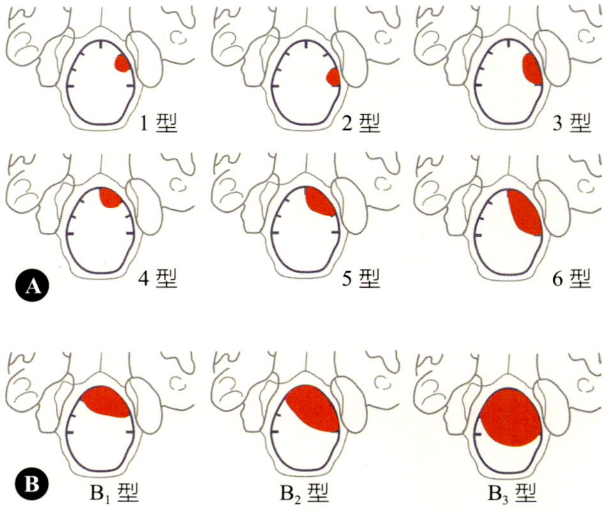

▲ 图 33–4　各种类型的腹侧和腹外侧脑膜瘤

A 型：腹外侧型，硬膜附着的肿瘤基底不超过中线；B 型：腹侧型，硬膜附着点在中线两侧有不同程度的延伸

3. 根据与椎动脉的关系分型　根据与椎动脉（VA）的关系，分为VA上型、VA下型、VA两侧型（图33-5）。与椎动脉的关系可以预测后组脑神经的移位。生长在椎动脉下方的肿瘤在病变的上方推动后组脑神经。另外，在椎动脉上方或两侧发生的肿瘤使后组脑神经向各个方向移位，因此无法预测其位置。

（六）根据肿瘤在矢状位的位置分型

将枕骨大孔（FM）分为上、下2个区域。通过一条穿过枕骨大孔的假想线，将FM区域分成高位FM和低位FM两部分（图33-6）。位于穿过斜坡中下1/3交界处的水平线和穿过基底部的水平线之间的肿瘤被归类为高位FM，位于这最后一条线和穿过 C_2 椎体上缘的水平线之间的肿瘤被视为低位FM。50%低位FM的肿瘤和43%高位FM的肿瘤被VA包埋。

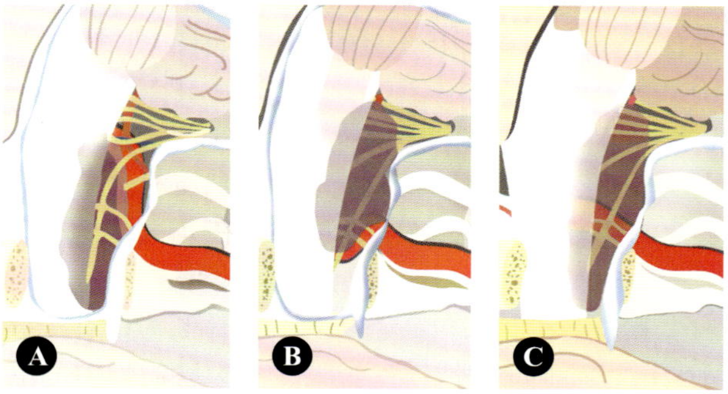

▲ 图33-5　根据枕骨大孔脑膜瘤与椎动脉（VA）的关系进行分类

A. VA下型；B. VA上型；C. VA两侧型

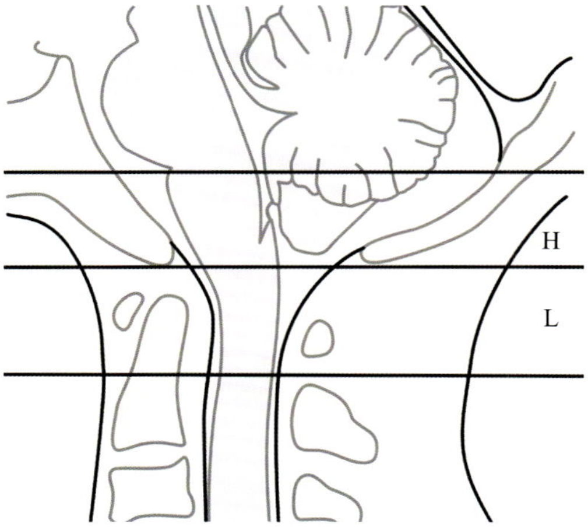

▲ 图33-6　枕骨大孔（FM）矢状位硬脑膜附着基底的分型示意。高位FM（H）：肿瘤在斜坡中下1/3交界处的水平线和基底的水平线之间。低位FM（L）：肿瘤在基底线和穿过 C_2 椎体上缘的水平线之间

矢状位硬脑膜附着：将矢状位硬脑膜附着长度/最大肿瘤直径，比值<1的肿瘤描述为 B_1 型，而≥1的肿瘤描述为 B_2（图33-7）。

（七）根据脑膜瘤的大小分型

根据脑膜瘤的大小与FM的横向直径的关系提出分型，如果肿瘤的大小小于枕骨大孔横向直径1/3，则为小型；如果肿瘤的大小超过枕骨大孔横向直径的一半则为大型；介于两者之间，则为中型FMM。应考虑枕骨大孔周围的密切解剖结构，包括LCN、重要动脉、手术通道、骨组织和病变特征。必须熟悉这些解剖结构才能进行FMM手术。

（八）肿瘤分型的意义

1. 肿瘤类型与脑神经的关系　根据肿瘤类型可以判断后组脑神经的位置关系，当肿瘤位于椎动脉下方时，后组脑神经向颅侧和后方移位。因此，在切除肿瘤下极时不会遇到后组脑神经，只有在处理上极时才会碰到后组脑神经；肿瘤位于椎动脉上方

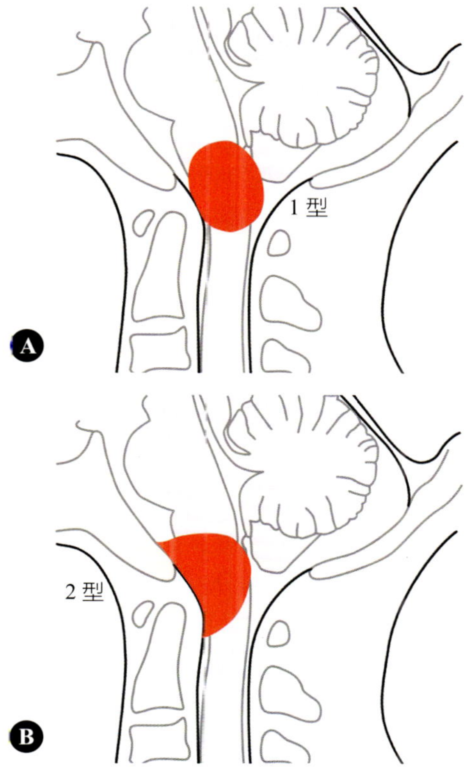

▲ 图33-7　肿瘤基底与肿瘤最大径比值分型

A. B_1 型；B. B_2 型肿瘤

时，后组脑神经可单独向任何方向移位，肿瘤囊内减压后要特别注意检查辨认并加以保护。

2. 肿瘤类型与椎动脉的关系 腹侧肿瘤与椎动脉的关系密切，术前应了解病变与椎动脉的关系。颅脊型肿瘤可能位于椎动脉上方，脊颅型肿瘤可能位于椎动脉下方或两侧。肿瘤位于椎动脉两侧者，椎动脉周围的硬膜亦受到肿瘤侵犯，为安全起见，术中可留有少量的受侵犯的椎动脉周围硬膜。

3. 肿瘤类型与脑干的关系 对于腹侧型肿瘤，延、脊髓向后外侧移位；对于后方的肿瘤，神经轴被推向前方。

4. 肿瘤分型与手术入路的选择 该部位的手术入路较多，如何针对不同患者个性化选择手术入路仍是尚待解决的问题。对于后方的肿瘤，选择后正中入路；而腹侧肿瘤，神经轴被推向后外侧，扩大了侧方的手术通道，选择远外侧入路。采用远外侧入路是处理前方及前外侧肿瘤的较为理想的手术入路。背外侧型肿瘤是自外侧向后方发展，尽管附着点在延颈髓的外侧方，但由于肿瘤将延、颈髓推挤向对侧，同侧产生较大的手术空间，利用传统的枕下中线或外侧入路即可满意显露。

作者根据肿瘤基底与椎动脉的位置关系，分为背侧肿瘤、外侧型、腹侧肿瘤 3 型，分别位于齿状韧带后部、齿状韧带至椎动脉、椎动脉前至枕骨大孔中线。在齿状韧带以后起源的为背侧型肿瘤，在齿状韧带和椎动脉入颅之间的为外侧型肿瘤，这种分类系统有助于确定最佳的手术方式和枕髁所需的磨除范围，并预测与后组脑神经的关系。对于后方的肿瘤，神经轴被推向前方，选择后正中入路；腹侧肿瘤，神经轴被推向后外侧，扩大了侧方的手术通道，选择远外侧入路。对于前方的肿瘤，延脊髓向后移位，在神经轴和枕大孔侧方之间到达病变部位的手术空间较窄，有 2 种手术入路，即前外侧（极外侧入路）和后外侧（远外侧入路）。经远外侧入路可成功切除肿瘤，且并发症低，术中需切除椎板和枕大孔侧壁的内侧部分，而不必磨除枕髁和寰椎侧块，从而保护颅颈的稳定性。

5. 肿瘤分型与枕髁磨除的关系 颅脊型肿瘤在神经轴和枕大孔侧方之间到达病变部位的手术空间较窄，术中需切除椎板和枕大孔侧壁的内侧部分，可以不磨除环椎的侧块或枕髁，从而保护颅颈的稳定性。颅脊型肿瘤可能位于椎动脉上方，可以不磨除寰椎的侧块或枕髁。

脊颅型肿瘤可能位于椎动脉下方或两侧。当肿瘤位于椎动脉下方时，后组脑神经向颅侧和后方移位，在切除肿瘤下极时不会遇到后组脑神经，只有在处理上极时才会碰到后组脑神经；肿瘤位于椎动脉上方时，后组脑神经可单独向任何方向移位，肿瘤囊内减压后要特别注意检查辨认并加以保护。位于椎动脉两侧者，椎动脉周围的硬膜亦受到肿瘤侵犯，为安全起见，术中可留有少量的受侵犯的椎动脉周围硬膜。

四、术前评估与准备

（一）临床评估

FMM 的主要症状是颈部疼痛，这可能是长期以来唯一的症状。症状和体征是轻微的，并且发展缓慢，症状和肿瘤大小可以在很长时间处于稳定，年龄和（或）肿瘤大小可能使手术风险不可接受。这种多样性的表现还包括临床和放射学进展率的巨大变异性。运动或感觉缺陷以及后组脑神经缺损在疾病晚期被发现。然而，未确诊的反射亢进或轻微痉挛有时很快就会发生。对患者的评估需要全面的病史和体格检查，包括脑神经和锥体长束的详细检查，评估吞咽和语言功能。尽管磁共振广泛应用，但枕骨大孔脑膜瘤的诊断通常较迟，从第一次临床症状到诊断的平均时间为 30.8 个月。临床评估采用 McCormick 量表（表 33–1）。术前出现功能障碍常意味着术后会进一步恶化，术后需要考虑放置鼻饲管，避免引起吸入性肺炎。术前需在耳鼻喉科检查声带功能，对侧声带麻痹是手术相对禁忌，同侧手术可能会损伤第Ⅹ对脑神经导致终生的双侧声带麻痹。

（二）术前影像学评估

枕骨大孔区解剖结构的特殊性及临床表现的复

表 33–1 McCormick 量表

分　级	评定标准
一级	神经功能正常，轻度局灶性缺损
二级	存在感觉运动缺陷，影响生活质量
三级	严重的神经功能缺损，需要拐杖
四级	更严重的神经功能障碍，需要轮椅，不能独立生活

杂性，术前充分、完整的影像学检查应包括 MRI 和骨窗位薄层 CT，术前了解脑膜瘤与脑干及神经血管的关系，准确掌握肿瘤与周围组织的解剖关系。详细的术前影像学评估对制订手术方案、对选择合适的手术路径、预测肿瘤切除程度具有重要意义。对于强化明显的肿瘤，术前 DSA 检查对肿瘤血供的准确评估，可避免术中及术后大出血的危险。

术前、术后均行 CT、强化 MRI 检查，以明确肿瘤性质、部位、大小及术后切除程度。术后 3 天行增强 MRI 检查明确肿瘤切除程度。要明确肿瘤与周围血管的关系，MRA/CTA/DSA 检查非常有必要，以了解肿瘤供血情况和肿瘤与椎－基动脉之间的关系，CTA 可以在椎动脉进入颅后窝之前确定椎动脉的口径和位置以及硬膜内成分。DSA 和术前栓塞一般没有必要，少数血运丰富的巨大型 FMM 可以用来评估椎动脉的血流及优势供血情况，还可以决定术前栓塞肿瘤的供血动脉是否必要及可行性。此外，3D 打印模型对于术前与患者及家属的沟通、手术入路及策略的选择都具有明显的优势。

1. 肿瘤大小　根据增强 MRI，测定肿瘤在轴向和矢状面上的最大直径。

2. 肿瘤形态与包膜完整性的关系　T_2 加权像如显示肿瘤边缘脑实质内高信号，往往提示软脑膜有侵犯。肿瘤形态在 MRI 表现为圆形或为椭圆形，提示肿瘤包膜相对较完整，与周围血管和神经粘连也较轻，但该型肿瘤质地相对较硬；包膜较完整的肿瘤与周围血管和神经粘连相对较轻。而 MRI 表现为扁平状或分叶状肿瘤，包膜常不完整，与周围的延髓、颈髓、血管、神经等组织易产生粘连，甚至包绕，但其质地相对较软，易予分离和分块切除，手术易予剥离。

FLAIR 信号和相应的血管源性水肿很少被观察到，即使在脑干明显扭曲的病例中也是如此；如果存在，它可能是在切除过程中软脑膜受累和软脑膜肿瘤平面差的间接指标，充分显示椎基底动脉系统和肿瘤周围血管的能力是磁共振成像在 FMM 术前计划方面的另一个巨大优势。

3. 肿瘤与脑干的关系　T_1 增强成像能够显示肿瘤与硬脑膜的关系，并更好地区别肿瘤与脑干。肿瘤侵犯脑干的软膜及肿瘤与脑干接触面越大，脑干的水肿就越严重，脑干水肿是脑干软膜受侵的重要指征。MRI 矢状位与冠状位上可以直接显示延、颈髓的受压程度及信号改变，对于病情评估及预后判断具有重要意义。MRI 检查前 3 天先给予甘露醇脱水，能更清楚地显示肿瘤与脑干之间的蛛网膜层；蛛网膜层是否缺失是判断肿瘤与脑干粘连程度的重要征象。

4. 肿瘤血运　MRI 增强扫描可判断肿瘤的血供情况，术前对肿瘤血供的准确评估，避免术中及术后大出血的危险。MRI 增强扫描可判断肿瘤的血供情况，MRA 能够很好地显示肿瘤与椎动脉之间的关系，如果椎动脉被包绕或变狭窄，常提示椎动脉外膜被侵犯。椎动脉被包裹甚至缩窄，提示血管的外膜可能已受侵犯。术中发现血管被包绕的情况为 40%～48%。

5. 肿瘤质地　T_2 像为高信号则提示肿瘤质软易于切除；T_2 像为低信号，肿瘤质地相对较硬。MRI 表现为等或长 T_1 信号，等或略长 T_2 信号，肿瘤明显强化，脑干不同程度受压。肿瘤质地相对较硬，在切除过程中易对脊髓产生一定的震荡性损伤。另外，T_2 和 T_2 FLAIR 序列能够提示病变周围水肿情况。

6. 明确肿瘤类型　根据矢状位 MRI 片，起源于斜坡，尾端延伸至枕骨大孔，斜坡内有硬脑膜尾征的肿瘤被归类为斜坡脊髓型；起源于椎管并延伸至枕骨大孔的肿瘤被归类为脊髓斜坡型。此外，根据轴位 MRI 片，当 FM 脑膜瘤附着在 FM 的前缘时，将其分为前方脑膜瘤、完全后移脑干和上脊髓。当位于 FM 的腹外侧缘时，被归类为前外侧，后外侧移位神经轴。

7. 脑膜尾征　枕骨大孔脑膜瘤均匀强化，表面光滑，以硬脑膜为基础，具有特征性的邻近硬脑膜增厚和强化（硬脑膜尾）。Wu 等（2015）报道 16 例腹侧型 FMM，脑膜尾征出现率为 68.8%（11/16）。

8. 毗邻血管受累程度　高分辨率薄层 T_2 加权成像可以充分显示椎动脉（VA）、基底动脉（BA）和小脑下后动脉（PICA）的受累或移位程度。MRA 也可用于识别椎动脉（VA）受累或移位、VA 优势和该区域的任何侧支血供应。

（三）枕大孔区脑膜瘤的手术难度

1. 枕骨大孔脑膜瘤治疗中遇到的困难　肿瘤复发、硬脑膜外生长、血管包裹和蛛网膜瘢痕是决定不根治性切除大孔脑膜瘤的重要和广泛接受的因素。Pai（2018）报道椎动脉包裹率达 51.5%，椎动脉完全包裹占 30.7%。在术前计划中，通过核磁共振成像分析椎动脉的过程和椎动脉包埋的存在是非常重要的，因为在不同的手术步骤中，该动脉可能会受损，如肌肉解剖、骨开放、肿瘤切除。

肿瘤和脑干之间是否存在蛛网膜平面是决定切除范围和术后发病率的另一个关键点。Pai（2018）报道脑干粘连率达 18%。肿瘤的硬膜外扩张是一种罕见的情况，这种情况可以解释与硬膜内脑膜瘤相比，不完全切除的发生率和发病率更高。在脑膜瘤硬膜外扩张的情况下，常需要最大限度地侧向显露，5% 的病例出现硬膜外扩张。考虑到这些因素，需要详细的术前计划，为了正确识别神经血管结构，必须对肿瘤进行精确的断流术。

2. 枕骨大孔脑膜瘤手术治疗的难度评分 Pai（2018）提出了枕骨大孔脑膜瘤（FMM）手术难度的评分标准，可以帮助术中决策（表 33-2）。FMM 手术难度评分包括：硬脑膜附着类型、椎动脉包埋、脑干粘连和硬膜外扩张。评分高（CS≥5）的患者，神经血管结构手术损伤的风险非常高，考虑到肿瘤的良性行为，建议对复杂度评分为 5 或更高的肿瘤进行次全切除；CS＜5，表明肿瘤切除是安全的。VA 包封率和 BS 黏附给了最高分值，这似乎是两个关键特征。事实上，全切除术通常是在平均 CS 值明显较低（CS＜3）的患者中进行的。

表 33-2　FMM 手术难度评分

项　目		评　分
轴位硬脑膜附着类型	A 型	1
	B 型	2
矢状面硬脑膜附着类型	1 型	0
	2 型	1
椎动脉包绕	无	0
	部分	1
	全部	2
脑干粘连	无	0
	是	2
硬膜外扩张	无	0
	是	1

轴位硬脑膜附着：A 型脑膜瘤在外侧生长，硬脑膜附着不超过中线；B 型脑膜瘤，两侧有硬脑膜附着，不同程度地过中线

矢状位硬膜附着：矢状硬膜附着长度 / 最大肿瘤直径，1 型肿瘤的比值＜1，2 型肿瘤比值≥1

五、治疗策略与手术入路选择

（一）治疗策略

最佳治疗方案的选择取决于几个因素，包括肿瘤的位置、大小、神经结构和相关的压迫症状、患者年龄和发病情况。对于一般情况良好的有症状的 FMM 患者，手术仍然是首选的治疗方法。手术的目的是实现全切除，避免 VA 和脑神经，特别是副神经的医源性损伤。良好的区域解剖学知识和对每个病例区域的彻底的术前研究有助于安全解剖神经血管结构，降低发病率和死亡率，提供一个更安全的手术。Pirotte（2010）提出以下治疗建议：在困难病例中进行次全切除，在无症状或症状轻微的老年患者中保持保守，对肿瘤体积小（＜30mm^3）、症状性 FMM 考虑放射外科治疗。根据我们的经验和文献报道，提出了以下管理策略。

1. 手术决策 枕大孔腹侧脑膜瘤位置深在，与延髓、颈髓、椎动脉、后组脑神经等重要结构关系密切；枕骨大孔区及上颈段椎管内因空间狭小，且其内容物延髓、上颈髓、后组脑神经和椎动脉等负有生命功能，可塑性小，不易被牵拉移位。所以该部位肿瘤的手术难度大，对神经外科医生而言仍然是一项不小的挑战。肿瘤的起源和生长方式是预测肿瘤安全切除的要点。广泛的颅底入路可能有帮助，但并非对所有的枕骨大孔脑膜瘤患者都是必要的。这些肿瘤的治疗应针对每个患者，以达到最佳和最安全的方式来切除肿瘤，避免手术并发症。因此，对于枕骨大孔区脑膜瘤应综合考虑肿瘤的部位、侵袭方向，肿瘤质地、供血及肿瘤与周围的解剖结构的关系等因素，决定手术方式和治疗方式。手术要十分小心慎重，不能一味强调手术，应制订个体化治疗方案。术者应时刻将神经功能的保护放在第一位，而不能专注于肿瘤全切，否则可能导致严重的后果。

位于枕骨大孔前缘或者前外侧缘的肿瘤，自身的占位效应而形成脑干旁的手术通路，因此，需要在术前详细研究肿瘤和骨质关系的具体情况，来决定在手术过程中合适的骨质磨除范围。枕骨大孔后外侧方的肿瘤往往和同侧的椎动脉入硬膜处相邻。因此，后外侧型的 FMM 常将椎动脉包绕在里面。

在术前需要详细研究肿瘤和椎动脉走行的关系。合理的手术入路及显微外科技术是手术成功的重要保证，而肿瘤的生物学特性是肿瘤能否全切的决定因素，肿瘤生物学特性包括肿瘤的起源、大小、质地、生长方式、椎动脉包绕、粘连、复发等。肿瘤将延髓向后方向对侧挤压，创造了手术通道，经最小化磨除枕髁，可达到切除前方和前外侧病灶的目的。第Ⅸ～Ⅺ对脑神经常常贴附在肿瘤表面，每一个切除肿瘤的操作都是在神经间隙中进行，这增加了手术的难度及脑神经受损的机会。但采用显微外科技术合理选择最佳手术入路，肿瘤全切率及脑神经保护率会明显提高。

2. 手术原则　枕大孔腹侧脑膜瘤的手术原则是：综合考虑肿瘤的性质、部位、质地、供血以及肿瘤与周围的解剖结构的关系等因素，决定手术方式和治疗方式。对于界限相对清楚的良性肿瘤应力争完全切除，而对于侵犯广泛的或恶性肿瘤不要求全切，应以减压为主，残留部分行放射治疗。如果肿瘤包绕后组脑神经或者延伸至颈静脉孔区时只能选次全切除。采取次全切除是为了后组脑神经功能保持在术前水平，但是脑干的压迫必须彻底解除。肿瘤残余不是由于手术入路的局限造成的，而是肿瘤与周围血管神经粘连造成。需要考虑的重要因素如下：患者的期望、心理和社会需求，神经功能状态，肿瘤的大小、生长范围，肿瘤与邻近解剖结构的关系。最理想的治疗方案是全切除肿瘤、完整保留神经功能，以及避免颅颈不稳定。

术者应时刻将神经功能的保护放在第一位，而不能专注于肿瘤全切，否则可能导致严重的后果。枕骨大孔区脑膜瘤与延髓、颈髓、后组脑神经和椎动脉的关系密切，加上椎动脉穿过两旁的横突孔而进入颅内，手术后可能带来严重的神经功能障碍甚至生命危险，因此，手术要十分小心慎重，不能只强调手术操作，应制订个体化治疗方案：对于症状重，肿瘤体积较大，向侧外方生长并将脑干及颈髓周围撑开一定间隙的患者，身体情况允许时应考虑手术切除，根据硬脑膜起源的位置为FMM量身定制手术似乎也是合理的。在过去20年里，FMM的手术死亡率为6.2%（0%～25%），术后即刻并发症的发生率为7.5%～60%，永久性并发症的发生率为0%～30%。这些数据使我们重新评估了手术决策过程，并完善了手术适应证和技术策略。

3. 手术指征　FMM无疑是具有挑战性的肿瘤，由于脑干、延髓、下脑神经和椎动脉的邻近性，需要特别考虑。明确的目标是尽可能达到最大的肿瘤切除率和最低的发病率。手术指征标准必须综合患者的年龄、身体状况和预期寿命，以及症状的持续时间、严重程度和进展率。

(1) 枕骨大孔区脑膜瘤术前已有占位效应，一经确诊应尽早手术切除。肿瘤引起脑干及重要血管神经显著移位，椎动脉及其分支被肿瘤包裹，局部解剖结构明显变异是导致手术预后较差的因素。

(2) 枕骨大孔区脑膜瘤一旦出现症状，即使症状轻微，也应手术切除。因为枕骨大孔区留给肿瘤生长的空间很小，肿瘤与脑干非常邻近。出现症状，就意味着肿瘤已运到一定体积，从早期症状进展到脑干功能障碍可持续数月至数年；一旦出现脑干症状，则病情进展迅速，意味着脑干代偿功能已近极限，应采取积极的态度手术。

(3) 出现枕骨大孔综合征、影像学随诊检查提示肿瘤进行性增长，或MRI T_2像、FLAIR像检查脑干或脊髓有水肿信号是手术干预的指征，水肿可能反映软脑膜已受侵。

(4) 对于症状重，肿瘤体积较大，向侧外方生长并将脑干及颈髓周围撑开一定间隙者，身体情况允许时应考虑手术切除。FMM最大直径超过30mm，手术仍然是治疗的首选，这个值相当于＞20ml的体积，与任何安全的放射外科计划都不相容。

(5) 偶然发现的小型肿瘤，早期选择观察，观察期应与患者讨论，若出现症状或随诊影像学提示肿瘤增大，应及时手术。

（二）手术入路选择

1. 手术入路选择原则　选择合理的手术入路能够以最宽阔的视角处理肿瘤，且能切实保护脑干、神经、血管，避免手术损伤，减少术后并发症，是影响此区手术成败的重要因素。每一种手术入路均有其优缺点。任何一种手术入路均不能够完全解决所有枕骨大孔区的病变，手术入路的选择主要是根据肿瘤的部位和延伸方向。因此，手术入路选择应根据肿瘤部位、生长方式和性质，以及肿瘤与脑干之间的位置关系来决定，选择能直接到达肿瘤表面、有利于手术视野的显露、增加术野空间，在更大限度上显露肿瘤组织，减少对脑干和重要血管、神经牵拉的入路来达到切除肿瘤的目的。

术者应仔细慎重权衡广泛显露的手术入路带来的益处与伴随的高死亡率的风险，广泛地去除骨质并不能为手术困难的关键步骤提供额外的优势，如将肿瘤从脑干、血管及后组脑神经等分离出来，无法提供更多的帮助，还可能带来更高的手术并发症，如血管损伤、脑神经损伤、手术时间延长和脑脊液漏，以及引起潜在的颅颈不稳的风险。

2. 手术入路分类 枕骨大孔脑膜瘤的手术入路分为前方入路、侧方和后方入路。基本上，切除 FMM 常用 3 种手术入路，即中线后入路、后外侧入路和前外侧入路。每一种手术入路均有其优缺点。任何一种手术入路均不能够完全解决所有枕骨大孔区的病变。正如 Rhoton 所详述的，后外侧入路，或远外侧入路，是一种枕下外侧入路，位于胸锁乳突肌和椎动脉的后面，正好位于枕和寰枢髁及寰枕关节的内侧。前外侧入路，或极外侧入路，是一种直接外侧入路，深至胸锁乳突肌前部，在颈内静脉后，沿椎动脉前方，两种入路都允许枕髁磨除，但由于入路方向的不同而提供不同的显露。在后外侧入路中，V_3 段被控制在其水平部分，即 C_1 后弓上方。

3. 手术入路选择依据 手术入路的选择主要是根据肿瘤的部位和延伸方向，也就是说肿瘤的类型。腹侧肿瘤毗邻脑干、上颈髓，操作空间狭小，尚有诸多脑神经和椎基动脉及其分支妨碍操作。通过选择适当的显露方式，允许充分控制重要的神经血管结构，而不暴露于不必要的风险，可将发病率降至最低。基于以上考虑，当肿瘤的主体位于腹侧和（或）存在不同程度向外侧延伸时，采用远外侧经髁入路，这是切除腹侧和腹外侧肿瘤安全的手术途径，不仅可以到达枕骨大孔前部，而且能分辨重要结构以减少术中损伤。对于前外侧和完全腹侧型肿瘤采用“远外侧”足够了，“极外侧入路（游离椎动脉）”是没有必要的。病灶位于齿状韧带后方可以经枕下外侧入路，切除或者不切除 C_1 和 C_2 的椎板，最小限度地磨除枕骨髁，也足够处理前外侧方的肿瘤。根据腹侧型枕骨大孔区脑膜瘤侵袭方向选择远外侧入路的不同亚型，颅脊型选择远外侧－经静脉结节入路，脊颅型选择远外侧－经颈入路。

4. 手术入路选择方法

(1) 根据入路的适应证选择

①枕下中线后入路是一种简单快捷的入路。椎动脉和脑神经可操作性好，与经口或经颈入路相比，手术范围宽而深。在腹侧肿瘤的情况下，入路可以横向延伸。根据我们的经验，即使切除髁突后部 1/3，颅脊不稳的风险也很低。有不同的侧方改变，如远侧（在胸锁乳突肌和椎动脉的后面）、极外侧（在胸锁乳突肌的前部沿椎动脉的深处）或经髁入路。只有非常小的腹侧肿瘤需要极外侧入路。但是，此手术入路在显露腹侧肿瘤时存在明显缺陷，需切除或牵拉部分脑组织并对已受压、较脆弱的脑干进行牵拉，这可能会导致术后严重的并发症。

②远外侧入路。采用远外侧入路是处理前方及前外侧肿瘤的较为理想的手术入路。将硬膜外椎动脉（VA）内侧转位与枕髁和颈静脉结节钻孔相结合，以扩大前外侧 FM 边缘的视野。没有单一入路提供最佳入路对肿瘤和神经轴最安全的控制。为了更好地控制肿瘤和神经，拓宽手术通道和前方枕骨大孔（FM）边缘的硬膜内视野，并提供肿瘤－神经轴界面的侧方通道。

腹侧 FMM 毗邻脑干、上颈髓，操作空间狭小，尚有诸多脑神经和椎－基动脉及其分支妨碍操作。基于这些考虑，当肿瘤的主体位于腹侧和（或）存在不同程度向外侧延伸时，我们采用远外侧入路。远外侧入路通过移位椎动脉、磨除部分枕髁，再辅助有效切除阻挡视野的颈静脉结节、C_1 和 C_2 后弓和侧块，以骨性空间来替代牵拉脑干、颈髓，将手术视线从椎动脉的后方移至其前方，从而较好地显露脑干腹侧的肿瘤。此入路不仅术野深度变浅、对延髓前部近于平视、消除了同侧舌下神经管内口区的观察死角，而且几乎不需要对延、颈髓进行牵拉，并且能在手术早期显露和控制椎动脉及其分支，对后组脑神经显露充分，使肿瘤与这些结构的分离更加安全、简便。但由于肿瘤的袭侵方向不同，所以有必要对远外侧入路进行必要的改进，根据肿瘤是颅脊型或脊颅型不同，选择不同的手术方法。

(2) 根据肿瘤分型选择手术入路：手术入路的选择主要是根据肿瘤的部位和延伸方向，也就是说肿瘤的类型。根据轴向位置和轴向硬脑膜附着的部位分型，肿瘤位于齿状韧带前、后，进一步将前硬脑膜沿中线分为左右两侧，每侧分为 3 个 1/3。这样，将沿中线对称硬脑膜附着的病灶分为两类。

①腹侧型：在中线向两侧不对称生长，适合选择远外侧经髁入路（图 33-8）。内镜辅助下可以经鼻－经斜坡入路切除小型的枕骨大孔区脑膜瘤。Morera 等（2010）报道内镜经鼻－经斜坡入路解剖研究表明可切除下斜坡病变，但该入路明显的缺陷是向外侧生长的肿瘤显露有限。

②腹外侧型：在中线和齿状韧带之间生长，肿瘤生长不过中线。颅骨切除范围可以延伸到枕大孔的侧壁，包括寰椎侧块或枕髁。适合选择远外侧经髁后入路。最常见的类型是硬脑膜内肿瘤和前外侧（在中线和齿状韧带中间）硬脑膜受侵。

③背侧型：肿瘤位于齿状韧带后方，选择后正中入路足够显露肿瘤。背外侧型肿瘤是自外侧向后方发展，尽管附着点在延颈髓的外侧方，但由于肿瘤将延、颈髓推挤向对侧，同侧产生较大的手术空间，利用传统的枕下后正中即可满意显露。在切除背外侧的肿瘤后完全能够在不牵拉重要结构的情况下切除肿瘤的附着点，通过改良的后正中入路能够切除该部位大部分肿瘤，在做该入路时亦应该坚持简单化的原则，减少不必要的骨质切除，过大范围的颅底显露并不能改善外科结果。

（三）手术入路与显露

1. 远外侧入路　远外侧入路可以从背外侧显露枕骨大孔区腹内侧、腹外侧的区域（延髓周围 270° 视野），减少对脑干和重要血管、神经的牵拉与损伤，增加了手术安全性。对脊髓的牵拉最小，对于低位脑神经和椎动脉有较好的保护。远外侧入路切除 FMM，其最大的优点是显露清楚，利用一侧的枕骨髁及枕大孔外侧骨缘咬除后的骨性空间切除肿瘤，在神经、血管不受牵拉的前提下，充分显露脑干前侧方和脑桥小脑三角下方的神经和血管，提供了脑干和上颈髓外侧和前外侧的良好显露。

远外侧入路实质上是后中线或乙状窦后入路的外侧延伸，最初用于前方或前外侧枕骨大孔肿瘤。旨在促进枕骨大孔前部的可视化和显露。远侧入路是一种多功能的技术，可以很好地显露于位于下斜坡、脑干、颈髓交界处和上颈髓的病变。术中涉及下列任一点都可称之为远外侧入路：完全显露乙状窦，在乙状窦外侧操作；磨除部分枕髁或全部打开寰枕关节；磨除颈静脉结节；切除 C_1 侧块；打开 C_1 横突孔游离椎动脉。远外侧入路也被称为后外侧入路，其指征是完全位于脑干和颈脊髓前的硬膜内肿瘤，以及椎动脉和基底动脉近端的动脉瘤。斜坡和上颈椎的硬脑膜外病变通过这种显露很容易接近。后外侧经髁入路是一条通向脑干和上颈髓腹外侧的入路，也是一种多功能的途径，在不牵拉小脑或脊髓的情况下显露下斜坡、枕骨大孔、颅颈交界处和上颈脊髓，可接近脑干和上颈脊髓腹外侧的各种病变。这是通过广泛的后外侧骨切除完成的，包括枕骨大孔外侧缘和枕髁后部，可以切除寰椎后弓、横突孔后侧面和寰椎外侧肿块。

切除枕骨大孔侧方的相关骨性结构是远外侧入路的关键步骤，也是远外侧入路分型的依据。根据骨质切除的范围，远外侧入路主要分为以下几种：①经枕髁后入路：适用于延颈髓腹外侧的硬膜下脑膜瘤；②经部分枕髁入路：适用于延颈髓腹侧的脑膜瘤；③经全枕髁入路：适用于枕骨大孔腹侧较小的肿瘤或经部分枕髁入路显露不佳者；④经枕

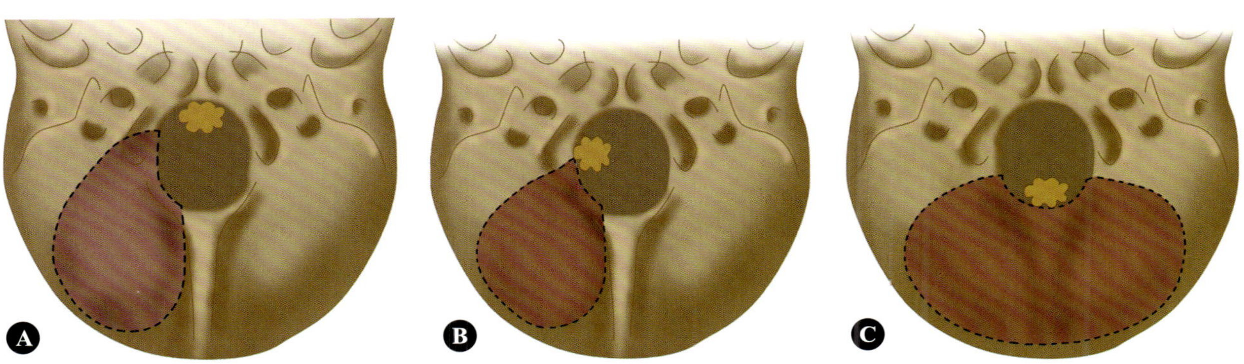

▲ 图 33-8　**A.** 远外侧经髁入路；**B.** 髁后入路；**C.** 枕下后正中入路。对枕大孔前部或前外侧的脑膜瘤，经 **A** 或 **B** 比较合适，而枕大孔后部的脑膜瘤则枕下后正中入路

髁上入路：适用于向颈静脉孔区延伸的肿瘤；⑤经 C_1～C_2 关节面侧方联合部分枕髁入路：适用于延颈交界处腹侧及腹外侧的脑膜瘤。

2. 极外侧入路

(1) 入路与显露视角的关系：远外侧和极外侧入路都包括通过乳突后部切除显露乙状窦，以改善 FMM 向颈静脉孔侧面延伸显露的机会，或显露硬膜外血管，从 C_2 进入硬膜，打开 C_1 横孔，牵开椎动脉，以便更好地接近延髓外侧与枕骨大孔前方之间的肿瘤。随着肿瘤基底向前延伸，手术入路的视角一样也必须向前移（图 33-9）。

(2) 远外侧入路和极外侧入路的区别：远外侧入路和极外侧入路是主要的 2 种入路，均允许枕髁切除，极外侧入路与远外侧入路的主要区别如下。

①入路的方向不同：极外侧入路属于枕骨大孔前外侧入路，也称为前外侧入路；而远外侧入路属于枕骨大孔区的后外侧入路，也称为后外侧入路或枕下外侧入路。远外侧入路是在胸锁乳突肌和椎动脉后面，正好位于枕和寰枢髁及寰枕关节的内侧；而极侧入路显露了胸锁乳突肌的前部和颈内静脉后面的区域，在椎动脉前方。事实上，两种入路都允许枕髁磨除，但由于入路方向的不同而提供不同的显露。

②骨质切除的部位和程度不同：极外侧入路的骨切除程度不同于远外侧入路，要比远外侧入路更靠前外侧。枕骨大孔的极外侧入路通常需要更积极的外侧骨质切除，包括切除 C_1 后弓和部分侧块，

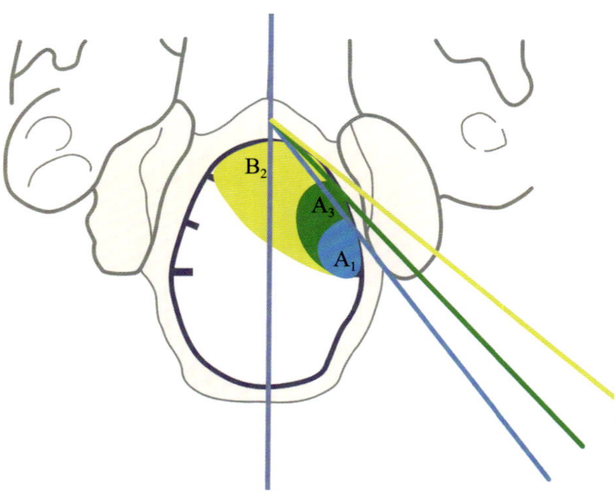

▲ 图 33-9 显示手术入路角度与肿瘤的硬脑膜基底关系的示意

至少包括部分枕髁磨除，而这通常不是远外侧入路的一部分。Sen 和 Sekhar（1990）首次报道了 FMM 的极外侧经髁入路。Salas 等（1999）基于 69 例枕骨大孔肿瘤（包括 24 例 FMM）的手术经验，报道了极外侧入路的几种变化，病变大部分通过部分经髁入路切除。在部分经髁入路中，切除枕髁后 1/3 和 C_1 上突。

③椎动脉转位：极外侧入路需要进行 VA 移位，以达到并磨除枕髁；而远外侧入路很少进行 VA 转位。

④极外侧入路提供了一个更宽的通道，从侧面和前面到颅颈交界区，并提供了足够的椎动脉和后组脑神经的显露。这种方法更适合于 VA 移位和枕髁切除，因为在髁突钻孔过程中，VA 可以有一个更宽的窗口和充分的保护。只要记住两点，就可以轻松地进行极外侧入路。首先，枕下深肌筋膜、寰枕后膜、覆盖椎动脉及其静脉丛的膜和 C_1、C_2 椎板的骨膜之间存在无血管平面。对于一个干净的手术野，没有肌肉解剖出血，椎动脉或静脉丛包绕着它，枕下肌和椎动脉应通过这些无血管平面进行解剖。这种无血管技术增强了椎动脉的转位。第二，患者定位的重要性不可低估。颈部过度弯曲或旋转可导致脊髓及其周围血管的拉伸或压迫。这在枕骨大孔脑膜瘤或颅颈交界区肿瘤中尤其适用，这些患者已经对脊髓产生过大的压力或颈椎不稳定，这可能导致不必要的位置相关的手术并发症。因此，在手术开始前评估屈曲和旋转的运动范围并监测任何变化是至关重要的。

(3) 极外侧入路的要点：Sen 等（1990）描述了极外侧入路的技术。切口沿着胸锁乳突肌前缘的上 1/3 延伸，一直延伸到上项线外侧上方，再延伸到中线，然后沿着中线一直延伸到 C_4。将皮瓣与皮下组织一起翻开，用高速钻去除 C_1 后弓和 C_1 侧块的后部。将椎动脉及其周围静脉丛从 C_1 横突中分出并移动。然后进行标准的枕下开颅，包括枕骨大孔。乳突部分切除至面神经垂直部，乙状窦开放至颈静脉球水平，磨除枕髁后半部，提供了椎动脉的早期可视化，并创造了更广泛的外科显露，而获得了广泛的接受。

(4) 极外侧入路的注意事项：对该区域有良好的解剖学知识；两步法肌肉解剖以显露枕下三角和椎动脉；良好的显微外科技术。对于腹外侧型

FMM 采用极外侧髁后入路，对于腹侧型 FMM 采用极外侧经髁入路。Campero（2017）报道 12 例 FMM，8 例肿瘤位于枕骨大孔前方，4 例肿瘤位于外侧面。对于所有前方的 FMM，均采用极外侧经髁入路；对于肿瘤位于枕骨大孔外侧的 FMM，采用极外侧髁后入路。全切除 10 例，次全切除 2 例（非常小的肿瘤残留在椎动脉周围或颈静脉孔内）。

(5) 极外侧入路优缺点

①提供了一个更直接的枕骨大孔的腹侧面的视角，消除了术中脑干牵拉的需要，从而降低了并发症的发生率。采用极外侧入路可进行脑膜瘤的根治性切除（硬脑膜附着体切除）。在许多情况下，如果硬脑膜外组织受到侵犯，也可以切除。而长期随访研究表明，1 级和 2 级脑膜瘤切除的复发率有显著差异。在下斜坡和前枕骨大孔的病变需要通过极外侧入路获得更广泛的显露，这可能是合适的。

②比传统的远外侧入路绝对更难实施，需要通过参加实践培训才可以成功地运用。

3. 乙状窦后 – 颈静脉上入路　乙状窦后 – 颈静脉上入路适合于下斜坡区、颅脊型 FMM。

(1) 设计切口：通过触诊确定患侧枕区的骨性标志，以便术者辨认横窦、乙状窦的走行及其交界处。根据解剖标志设计手术切口，显露出最佳的颅骨钻孔位置。常用的切口有 3 种。

①直切口：Jannetta 采用与耳后发际平行的直切口，上起自上项线，下至乳突尖水平，位于发际内大约 0.5cm，颈部瘦长的人切口稍短，粗短的人切口稍长且向内侧倾斜一定角度。

②弧形切口：略呈 S 形或“∫”状与发际平行的切口，适用于大部分患者（图 33-12）。

③ C 形或“(”形切口：从乳突上 2 横指开始弧形向下斜向乳突尖。适用于颈部短粗型的患者。无论采用何种切口，要求术区的 4/5 位于横窦与乙状窦连接部的下方，1/5 位于上方。亦有学者采用横行形切口。切口的长度根据患者胖瘦及颈部长短适当调整，一般长为 5～7cm，显露出最佳的颅骨钻孔位置。术中患者的体位和手术切口对 REZ 的显露至关重要，因此应重视体位和手术切口的设计。

(2) 骨窗设计及大小：钻孔前要充分显露好一些重要的骨性标志，如二腹肌沟。找到星点，沿着星点二腹肌沟内侧找到枕骨缝。为避免损伤乙状窦，在枕骨缝的枕侧钻骨孔。乳突导静脉是乙状窦后界的良好标志，在星点的后下方钻孔，用铣刀锁孔开颅，类椭圆形骨瓣或骨窗开颅，直径约 2cm，其前界和下界分别接近乙状窦后缘和枕骨大孔缘（图 33-10）。若乙状窦显露不佳，则用磨钻磨除。骨瓣直径一般约 2cm × 2.5cm，其外侧缘显露乙状窦后缘，下界接近枕髁，上缘则不必显露横窦下缘。亦可采用骨窗术，术毕用钛板修补之。

六、主要手术步骤与方法

（一）术中实时监测

术中进行后组脑神经和脑干电生理监测。术中监测包括 2 个部分。

1. 运动神经功能的监测　包括面神经、舌下神经、舌咽神经及副神经功能的监测；以及体感诱发电位和听觉诱发电位的监测。监测的肌肉为咽部肌肉、胸锁乳突肌、舌肌。

2. 术中多普勒超声监测　用 1mm 或 2mm 超声探头，探测椎动脉、颈内动脉、颈静脉、乙状窦及颈静脉球，特别是颈内动脉内的血流。

（二）体位与切口

1. 体位　手术体位摆放的目的是使小脑远离术野，允许术者直视枕大孔的侧面和颅后窝。头位放

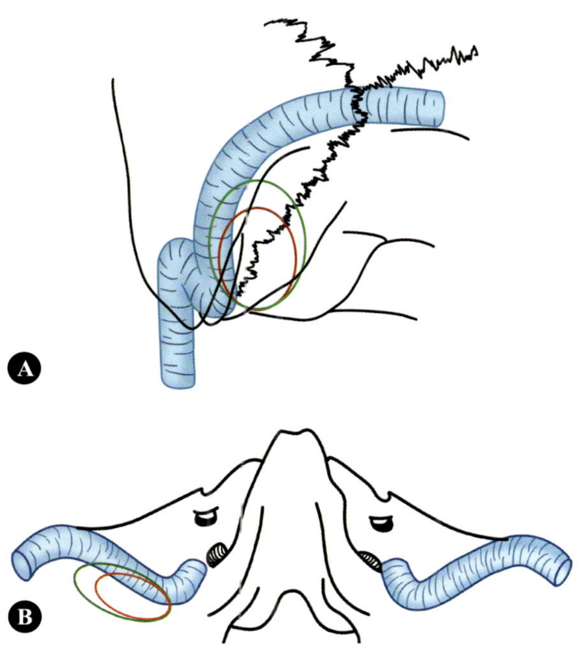

▲ 图 33-10　骨瓣或骨窗的形状和大小
A. 侧位；B. 正位。骨瓣大小和位置根据肿瘤进行调整

置的目标是将同侧枕骨髁的后内份放置在术野的最高点，以最大限度地依靠重力牵拉。常采用侧卧体位、侧俯卧位或 Park bench 体位（公园长椅卧位）。少数采用仰卧位、45° 身体旋转和半坐位。半坐位提供了更宽的视角，颅后窝结构的重力收缩，改善了静脉回流。

2. 切口选择 切口的选择要便于肌肉的分离和骨窗范围能到达乳突。远外侧入路的头皮切口很多，包括采用乳突后自上项线至下颌角水平枕后外侧的 S 形、长支在内侧或外侧的倒马蹄形、凹向前的 C 形切口、直切口、长支在中线的拐杖形切口。这些手术切口各有自己的优缺点，最广泛接受的切口是曲棍球棍状和 C 形切口（图 33-11）。

（三）肌肉分离及分离范围

按解剖层次切开皮肤、肌肉，形成皮肌瓣翻向枕下颈部。将肌肉向切口两侧切开，逐层分离、显露头后大直肌、下斜肌和上斜肌围成的枕下三角，显露单侧枕骨鳞部及寰椎。打开枕下三角显露 C_1 后弓、椎动脉和髁后导静脉，骨膜下剥离附着于 C_1 后弓处的枕项部肌群，并将其翻向外侧。最理想的肌瓣是要尽量减少肌肉的扭曲。多个肌肉层次间的分离将导致肌肉开裂、丧失功能或缺血萎缩，这些都是要避免的。

（四）枕下三角显露

分离由上斜肌、下斜肌和头后大直肌（构成枕下三角），显露其内的寰椎后弓和椎动脉水平段。向外侧牵开胸锁乳突肌的内侧缘，分层离断枕后的头夹肌和肩胛提肌，分离至由上斜肌、下斜肌和头后大直肌构成的枕下三角，显露其内的寰椎后弓和椎动脉水平段，游离和移位椎动脉。在此三角区内椎动脉出 C_1 横突沿椎动脉沟走向内侧，在 C_1 后弓椎动脉沟内仔细分离出椎动脉，显露 C_2 至硬脑膜的椎动脉，为下一步椎动脉的显露和移位做准备。在寰枕交界处接近 C_1 横突时，注意保护穿过横突孔上行的椎动脉和椎旁静脉丛。

枕下三角是判断椎动脉走行的标志，从枕骨上切断枕下三角上内侧界的头后大直肌的附着点，将其游离、翻向切口内侧；术中切断上外侧界的头上斜肌和在 C_1 横突上离断下外侧界的头下斜肌附着点，将其游离、牵向外侧；显露枕下三角内的椎动脉、C_1 神经和椎动脉周围静脉丛。头后大直肌内缘有从横突孔穿出并旋转 90° 角向椎动脉沟走行的椎动脉，前缘有颈动脉鞘及垂直下降的后组脑神经。游离出椎动脉，显露乳突、枕鳞、枕大孔前侧方、枕髁、寰枕关节和寰椎后弓至横突及包绕静脉丛的椎动脉、C_2 后弓椎板。此时可见从 C_1 横突孔穿出的椎动脉，被静脉丛包绕并向后走行于椎动脉沟内约 2cm，折向内、穿过硬脑膜入颅。骨膜下沿椎动脉沟将椎动脉推开，游离并咬除 C_1 半侧后弓，咬除枕骨鳞部，打开枕大孔。

（五）硬脑膜外椎动脉的显露

基本的远外侧入路椎动脉显露已无必要，极外侧入路控制椎动脉是必要的步骤，推荐椎动脉从 C_1 袖套中的骨膜下分离，以增加手术视野的显露和避免误伤椎动脉。行 C_1 后弓椎板切除，尽可能向侧方切除以便显露枕髁行枕髁的部分磨除。

VA 沿着 C_1 后弓的沟在骨膜鞘内走行。在这个骨膜鞘内有一个周围的静脉丛。控制椎动脉以便更好地显示枕骨大孔腹侧是必要的。George 等（1995）强调在 C_1 后弓骨膜下平面从内到外、从下到上解剖

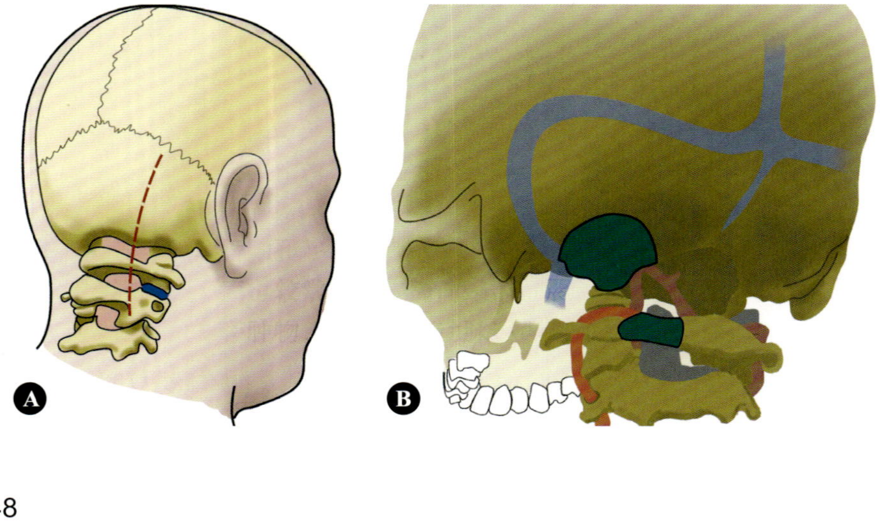

◀ 图 33-11 切口与骨瓣
A.C 形切口；B. 骨瓣

显露椎动脉及其静脉丛的重要性。通过这种方法，椎动脉和静脉丛自然受到骨膜鞘的保护，避免了静脉丛不必要的出血。这消除了从椎动脉的这一部分流出的异常血管，如硬脑膜外小脑下后动脉（PICA）将被凝固的担忧被挡住了。一旦显露在外，椎动脉就会向上移位，以显示寰椎的侧块。

（六）骨瓣成形，显露充分

采用颅后窝开颅术，扩大枕骨大孔显露乙状窦，同时切除同侧 C_1 后弓。有时，C_2 的半椎板切除术也是必要的。根据肿瘤类型决定切除枕髁和椎动脉移位。入路的上限是横窦的下缘，在星点的前下方钻一孔显露横窦与乙状窦的交界处的外侧角，枕骨瓣成形。显露乙状窦的边缘和颈静脉球。切除同侧的枕骨大孔缘，对于下斜坡的肿瘤，开放 C_1 横突孔后椎动脉移位，磨除部分枕髁。如果手术需要，在同侧的椎动脉及其静脉丛分离后可以行 C_1 偏侧椎板切除术。神经导航可协助定位和引导手术。如果需要更多的显露，C_2 和 C_3 的棘突也可被切除。

1. 解剖标记点　星点、中线、乳突后缘、枕骨粗隆和上项线。髁静脉的识别是界定骨切除的一个很好的标志。舌下神经管位于髁突后部和中间 1/3 处。颈静脉结节是位于髁突上方的一个小的骨突起，切除它可以更好地显露颈静脉孔内的后组脑神经。对于前外侧型肿瘤，保留椎动脉，不切除髁突。

2. 骨瓣要求　枕骨大孔腹侧脑膜瘤不同于枕骨大孔腹外侧病变，骨窗的切除范围应足够大，骨窗要尽可能靠外侧方及靠下。术中要充分磨除乳突，尽量多的骨性切除，充分显露显露乙状窦的中下段和颈静脉球的顶部，控制颈内动脉、颈外动脉及颈静脉，有助于减少脑组织牵拉和处理向颅外扩展的肿瘤。通过打开枕骨大孔侧方的枕骨鳞部和寰椎同侧椎板，充分利用骨性空间从侧方到达枕骨大孔腹侧，显露乙状窦，从颅底部进入延髓池侧方，在切除肿瘤时很少牵拉脑干。此手术入路可完全显露枕骨大孔的前侧方，同时通过切除肿瘤后显露出来的空间来切除枕骨大孔区前外方的肿瘤。因此，不需要过多磨除枕骨髁来进一步增加视角。

3. 骨瓣成形　在星点外下方钻一骨孔，铣刀单侧枕下开颅骨瓣成形，上至横窦下缘，外侧至乙状窦后缘，形成 3cm × 4cm 大小的骨窗，向前显露乙状窦。向下咬除术侧枕大孔后外缘和 C_1 后弓半椎板，以及显露枕骨髁。骨窗内侧缘从枕部中线到枕骨大孔侧缘，外侧缘从乳突至枕骨大孔外侧部，显露乙状窦。枕骨鳞部骨窗尽量向外侧达乙状窦后缘，枕骨大孔外缘达枕骨髁。咬除 C_1 半侧后弓及部分侧块，增加显露范围。若肿瘤主体在腹侧较多，则打开 C_1 横突孔，必要时显微镜下磨钻磨除部分枕骨髁，以更好地显露枕骨大孔前部肿瘤。

4. 骨质切除　主要是枕骨、枕髁及颈 1～2 椎板的切除。对枕骨的切除范围根据肿瘤大小和位置决定，若肿瘤巨大累及中下斜坡，主要位于脑干前方时，枕骨切除范围要大，枕骨大孔咬开至少从后缘正中至枕髁后外侧缘；若肿瘤较小，主要在下斜坡侧前方时，枕骨切除可以较小，但外侧须到乙状窦，枕骨大孔咬开至少从后缘正中至枕髁后外侧缘。术中的分离操作往往都与肿瘤有关，肿瘤部分切除后可增加显露，过多地磨除枕髁对增加显露并无多大益处。因此，枕髁的磨除要适当。

5. C_1 半侧椎板切除术　标准的枕下开颅术可以同时行同侧 C_1 半椎板切除，以向枕大池及脊柱方向扩大硬脑膜开口（图 33–12）。C_1 椎板可以做标准的半切，也可以在需要移开椎动脉的情况下更靠外侧切除椎板。将椎动脉从其结缔组织鞘内游离。在寰枢关节内侧辨认 C_2 神经根，并以肌肉瓣加以保护。需要做 3 处切开才能将同侧寰椎后弓完整取下，并将椎动脉自横突孔中游离：首先于中线处切断后弓，然后离断寰椎侧块与后弓，最终将侧块与横突断开。断开这 3 处后，后弓与横突可被整块抬起，并且椎动脉可从横突孔中解脱出来。根据病变的下半部分，可向下延伸至 C_2。

（七）骨窗的范围

上方止于横窦，侧方达乙状窦及枕髁，下方达枕骨大孔。根据肿瘤的大小，若病变占据了绝大部分枕大池，则可按需要尽可能地向内侧延展骨窗，骨瓣内侧界可以达中线。一般情况下，寰椎后弓在同侧向横突切除，而对侧在离中线约一半处切除。

1. 骨窗大小的依据　根据肿瘤部位、大小，可做不同大小的枕骨鳞部切除。骨窗侧方切除的程度取决于脑膜瘤位置，外侧用微型磨钻磨除部分乳突到乙状窦后缘，必要时到乙状窦底；内侧范围可根据肿瘤大小决定，开放枕骨大孔后缘及侧方，磨除部分枕骨髁后外侧缘，同时咬除一侧寰枢椎后弓至椎动脉沟处，牵拉椎动脉水平段向外，至 C_1 横突，从后外侧显露颅后窝和椎管上段，部分磨除枕髁，

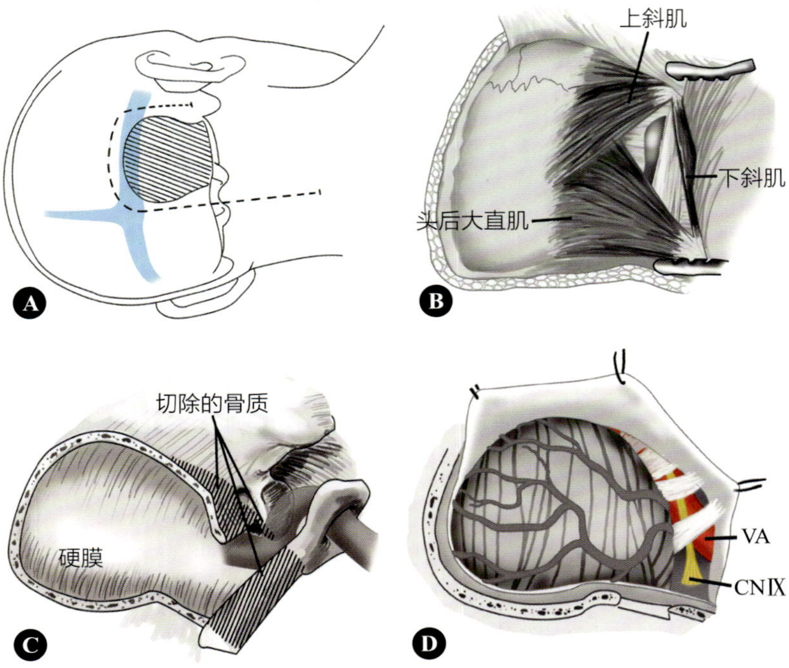

◀图 33-12 FMM 远侧入路示意
A. 切口和骨瓣的位置。正侧卧位，病变侧朝上，同侧肩稍前、下方牵开。曲棍球棒状切口（虚线）从乳突尖开始，向内侧弯曲，然后在中线尾端向下至 $C_{3\sim4}$。皮肤切口下方的阴影区表示枕骨外侧的颅骨成形的部位；B. 显露。皮肤和浅 / 中层肌肉翻向外侧。在颈项线上留一个小的肌肉腱膜袖带，以帮助伤口闭合。注意 V_3 的水平段显露在枕下三角的深处；C. 颅骨成形。用高速磨钻行枕下后外侧、髁后颅骨成形，包括枕骨大孔的边缘，并向外侧延伸，露出乙状窦的内侧边缘。枕骨大孔外侧缘、髁窝、枕髁后内侧面和 C_1 后弓将完全切除露。注意 V_3 段与 C_1 动脉沟的关系，因为它在上、内侧方向穿过颅后窝硬膜；D. 硬脑膜开放。形成一个曲线切口，从横窦、乙状窦交界处向内侧延伸，然后在中线向下延伸。硬脑膜是横向反折的，缝合线固定。V_4 近端显露于硬膜内。注意副神经（第Ⅺ对脑神经）的脊髓根，在通向颈静脉孔的行程中，从后内侧走到 V_4

充分显露肿瘤及其基底，以保护环寰的稳定性、避免对脑干的牵拉为原则。避免损伤椎动脉和枕髁咬除过多，以免影响术后颅颈椎连接的稳定性。一般做一侧枕下骨窗和 C_1 的半椎板切除，单侧寰椎后弓需咬除近至 C_1 髁突处。如肿瘤主体在枕骨大孔以上，还应切除部分乳突，显露乙状窦和颈静脉球；如肿瘤主体在腹侧区较多，应打开寰椎横突孔，必要时部分切除（1/3）枕骨髁。

2. 影响骨窗大小的要素　基于骨质显露的要求，根据个体化病变位置，选择骨窗的范围。枕骨骨瓣向外侧达乙状窦后缘，向外下缘达枕骨髁，后下方打开枕骨大孔后外侧缘，骨窗大小及颈椎椎板切除程度因肿瘤的大小而定。脊颅型肿瘤需同时咬除一侧 $C_{1\sim2}$ 后弓、侧块。

决定骨窗大小的因素有 3 点：①病变大小和切除的难易程度；②在延颈髓的腹 / 外侧占位之比例；③病变的性质和病变的血供情况。

一般的神经鞘瘤、室管膜瘤、胆脂瘤等在延颈髓的腹 / 外侧占位之比在 60% 以内，均可不破坏寰枕关节；脑脊膜瘤和脊索瘤在延颈髓的腹 / 外侧占位之比在 40% 以内，也可以保持寰枕关节的完整性，必要时可磨除 C_1 侧块和颈静脉结节；如寰枕关节对外侧术野阻碍严重时，也可部分或完全磨除枕髁。完全磨除枕髁后要求术中在颈枕区植骨，术后牵引 1 个月改为石膏外固定。

3. 远外侧入路骨窗的标志　向前、外侧显露的基本标志是游离椎动脉，以充分切除 C_1 的椎板，在此基础上根据肿瘤的生长方向可以不同程度地显露乙状窦全程和磨除全部寰枕关节，以及打开枢椎椎板。肿瘤的类型和生长方向不同，故应在尽量保持寰枕关节稳定的原则下采取个体化设计。腹外侧脑膜瘤会挤压脑干向侧后方移位，肿瘤形成的自然间隙已足够用于切除肿瘤，故术中骨质切除的范围可较小，只需切除寰椎后弓、寰椎侧块、磨除枕骨髁<1/3；而腹侧脑膜瘤挤压脑干向后方移位，脑干侧方的手术间隙相对狭窄，为减少对脑干的牵拉，骨质切除的范围应更大，必须完全打开枕骨大孔侧壁、磨除寰椎侧块和<1/2 枕髁；若病变位置偏高，位于斜坡中下 1/3 交界，还应磨除部分颈静脉结节。

（八）枕髁磨除

腹侧 FMM，枕髁可能成为障碍物。椎动脉解剖移位后推荐磨除枕髁后部来增加显露的角度，减少对脑干的牵拉，增加颅后窝的操作空间。CT 神经导航可以帮助确定骨质磨除深度，磨除枕髁的 30%～40% 足够充分切除在侧方和枕骨大孔前部中线处生长的肿瘤。磨除枕髁外层的骨皮质，至显露舌下神经管颅内段的侧方，此标志约至少磨除枕髁的后 1/3。枕髁后 1/3 磨除和 C_1 侧块切除是 FMM 的重要步骤，因为这个步骤使手术路径可视化角度变平。这一步骤的重要性和实用性，类似于在翼点入路中磨除蝶骨嵴，使显露变平坦。颈静脉结节硬膜外钻孔，以增加斜坡中部和脑干中线前方区域的可视化。

即使是单纯的前方肿瘤，枕髁的磨除也不超过 1/3～1/2，这是为了保持颅颈稳定性；而且临床经验告诉我们：枕髁不到 1/3 的部分磨除足以达到腹侧 FMM 的全切除。也有作者报道更具攻击性的方法，常规磨除枕髁的 1/3～1/2，以创造更好的工作空间，而没有任何颅颈不稳或枕颈融合的报道。枕髁切除并不总是必要的，位于腹外侧的肿瘤，不需要进行髁突或侧块磨除。生物力学研究证实，接受部分或少于 1/3 枕髁磨除的患者不会发生寰枕不稳定，只有切除半个及以上的枕髁时才会出现寰枕不稳定。

（九）硬脑膜切开

一个弯曲的硬脑膜切口有助于进一步向前外侧翻开，增加前视野。硬脑膜开口的上下延伸取决于病变的范围。平行于乙状窦、在枕大孔处跨过环窦，切开硬脑膜。自横窦水平切开硬脑膜，沿乙状窦在乙状窦内后缘弧形向下剪开硬脑膜、围绕椎动脉入硬脑膜处剪开硬脑膜，达椎动脉入脑膜处的后内侧，继续向下延伸到 C_1、C_2 水平，离椎动脉鞘 1mm 处环形切开其周围硬脑膜，不打开椎动脉穿入硬脑膜的孔。Y 形（围绕椎动脉入硬脑膜处剪开硬脑膜）剪开硬脑（脊）膜以及蛛网膜，并悬吊硬脑膜，将硬脊膜连同椎动脉一起向前方牵开，充分显露枕大孔区肿瘤与附近神经血管的关系。仔细辨别椎动脉穿硬脊膜环的位置。另一种方法是沿椎动脉穿入硬脑膜的内侧剪开硬脑膜，不打开椎动脉穿入硬脑膜的孔。将椎动脉向前方牵开；切断齿状韧带，必要时切断颈 1～2 神经后根，以松解神经结构，弧形剪开硬脑膜，显露肿瘤与附近神经血管的关系，后组脑神经、舌下神经完全位于肿瘤背侧，神经纤维张力高、神经间隙小；椎动脉穿硬脑膜环段位于肿瘤的下级。打开硬膜时，保持硬膜环完整，避免术后出现脑脊髓液从环处漏出。

为了进一步扩大脊髓前的手术野，必须切断齿状韧带的前 2 个附着点。齿状韧带最前端的附着点位于硬膜切口的腹侧，当齿状韧带进入硬膜后和脊髓副神经后，齿状韧带的第二附着点位于硬膜内部分的正下方和正后方与脊髓副神经的连接，临床上切断上 2 个齿状韧带附着点，提供了更好的手术入路。颈段硬膜开口的大小取决于肿瘤延伸到颅颈交界处以下的长度。如果为了充分显露，需要进一步侧移椎动脉，可以修改硬脑膜开口，并将其集中在累及该动脉的硬脑膜环上。肿瘤切除后，在椎动脉鞘周围留下一个大的袖套以帮助不漏水的闭合。在枕大孔区域可能遭遇较大的环窦，切开前可结扎以避免过度失血，或将其夹闭后切断。在切开环窦时尤其要小心，因为大的静脉丛使止血更困难并增加了栓塞的风险。分离扁桃体延髓结合处的蛛网膜，打开小脑延髓外侧池，排空脑脊液缓解小脑半球张力。将小脑扁桃体牵离延髓，以显露更深部的结构和病变。起源于水平段椎动脉 V_3 段的脑膜后动脉可以电凝固切断，以便更好地显露，这也是肿瘤断流的第一步。

（十）肿瘤显露与分离

硬膜切开后，将其和椎动脉一起牵开，沿椎动脉外侧切开脑膜并悬吊，充分显露枕骨大孔腹侧肿瘤及覆盖于肿瘤表面的后组脑神经及椎动脉颅内段。显微镜下打开蛛网膜间隙，可以立即看到外侧型 FMM，通常可以直接接触到硬脑膜基底。显露肿瘤后不要急于切肿瘤，首先在显微镜下探查肿瘤与周围结构关系，先仔细辨认脑干、延髓颈髓腹侧神经根、齿状韧带和椎动脉与肿瘤的关系。一旦显露肿瘤后，辨认肿瘤与后组脑神经及后循环血管的相对位置非常重要。解剖结构一经明确，术者可于后组脑神经间选择相对宽敞的手术通道入路接近肿瘤。

前方或前外侧 FMM 可能被神经完全或部分隐藏。硬膜内操作的第一步是确定重要的结构并打开手术通道，经后组脑神经间隙分块切除肿瘤，电凝肿瘤基底。通过追踪 V_3 节段穿过硬脑膜的过程，可以很容易地识别椎动脉。齿状韧带位于枕骨大孔水平，是 VA 过渡点的一致性指标。上 2 或 3 根齿状韧带可被切断，以减少分离时对脊髓的牵引力。C_1 根可被切开，以移动上段颈脊髓。应尽一切努力使肿瘤从硬脑膜基底离断。这种手术操作通过脑神经和脑干之司的小走廊切除肿瘤变得容易得多。

（十一）肿瘤切除

使用动态牵拉技术、实施术前规划好的肿瘤减压策略，可以减少对周围重要脑血管结构的牵拉。在神经间隙的操作、游离肿瘤与周围组织的界面、逐步离断肿瘤基底、分块切除肿瘤是切除该部位肿瘤的要点。脊颅型肿瘤，易于辨认和保护后组脑神经；颅脊型脑膜瘤，可能无法预料神经的位置，高度推荐应用术中监测以避免神经损伤。用体感诱发电位、听觉诱发反应、面神经监测和第Ⅹ、第Ⅺ和第Ⅻ对脑神经监测，可以使术者持续了解这些神经的活动。

1. 肿瘤切除的原则

(1) 分块切除肿瘤的原则：强调分块切除肿瘤，以减轻对神经轴的压迫。枕骨大孔脑膜瘤往往质地相当坚韧，非分块切除法难以移除肿瘤。小心切开肿瘤包膜，瘤内切除以缩小体积，再分块将包膜脱离脑干、上颈髓、椎动脉及脑神经等重要结构一并切除。无论肿瘤大小均应分块切除，切忌整体分离提拉肿瘤。即使瘤体已游离，若体积较大，也要分块切除，避免切除瘤体挤压造成延髓、颈髓损伤。

FMM 因位于神经、血管丛之间，脑干的可牵拉程度小，操作范围有限。对于包覆了神经结构或经脑神经突向前方的肿瘤，通常建议分块切除。最初可在肿瘤被膜处切开以获取分块切除的空间。

(2) 瘤内切除肿瘤的原则：肿瘤内切除肿瘤，减少肿瘤体积，获得额外的操作空间，为全切除肿瘤提供可能。特别是大型肿瘤，只有待肿瘤大部分切除，腾出足够空间后，才能看到和处理肿瘤基底。肿瘤与枕骨大孔区的腹侧和前外侧硬膜密切相连，术中需要避免对肿瘤施加不加控制的张力。如果肿瘤非常难以移动，谨慎小心地在瘤体中央继续囊内减压，直到可以将肿瘤从外侧移动并最终将肿瘤从腹侧的硬膜上分离下来。

(3) 肿瘤切除程度的取舍：原则是在保证术后患者不出现严重并发症的前提下，尽可能全切除肿瘤。枕骨大孔区脑膜瘤为良性肿瘤，与脑干之间有蛛网膜相隔，粘连一般不严重，能够使肿瘤与脑干分离切除；若粘连严重，特别是牵拉肿瘤出现脑干症状（血压、脉搏改变），此时应停止肿瘤切除，肿瘤全切除不能牺牲神经功能和可能引起严重的并发症。如果肿瘤已经侵犯至颈静脉孔区，后组脑神经往往被包含在肿瘤中，因此推荐次全切除，因为在肿瘤中分离后组脑神经不安全。

(4) 避免推挤重要结构：肿瘤切除的一个重要的策略是将肿瘤牵入术野，而不是游离或推移至关重要的结构，如牵拉脑干、脑神经或椎动脉。以弯头剥离子将肿瘤被膜牵入视野，通过锐性分离或电凝将其切除。

2. 切除的方法

(1) 切除次序

①首先将肿瘤周围的重要神经血管分离出来。分离和保护与肿瘤粘连的脑神经和被肿瘤包绕的动脉，是全切除肿瘤的关键。

②术中尽早离断肿瘤的硬脑膜附着以减少肿瘤供血，在显露大部分肿瘤后电凝肿瘤外侧部分的基底。

③锐性切开瘤壁和神经表面的蛛网膜，后组脑神经及 C_1 神经根常走行于肿瘤的外表面，用神经剥离子游离神经后，铲除肿瘤附着于硬脑膜上的基底。

④离断血供后行瘤内分块、大部分切除，然后从外向内依次离断肿瘤基底与肿瘤切块切除相结合缩减肿瘤的体积，待囊壁塌陷后，将残余囊壁逐步切除。

⑤最后处理肿瘤的基底，包括受累的硬膜和骨质。受肿瘤侵袭（如变得肥厚）的骨质，需磨除。

(2) 保护蛛网膜界面

①打开蛛网膜，分离和辨认神经血管结构。保护枕骨大孔区域重要神经和血管结构的关键性因素是在蛛网膜内分离和沿着神经和他们的神经根分支分离。

②分离蛛网膜间隙：首先沿着肿瘤外侧的附着点，游离神经蛛网膜袖套，于神经间隙安全地电凝阻断肿瘤的血供，遵循肿瘤切除的原则，分步缩减肿瘤体积。在减小肿瘤体积的过程中需要注意不要进入肿瘤内上极和外下极，此处包含重要的血管神经结构，包括椎动脉等。

(3) 先瘤内切除再分离：早期瘤内切除减压和移开周围结构，使手术过程更容易更安全。减压时，硬的肿瘤可以用超声吸引器，软的肿瘤可以用双极电凝和吸引器吸除。

辨认和定位后组脑神经、舌下神经，神经往往位于肿瘤背侧上方，尽管神经纤维张力高、神经间隙小，但与肿瘤粘连不是非常紧密。移动肿瘤前，需先进行瘤内充分的减压。肿瘤中心部位进行瘤内减压后，瘤体可以向外侧和下方松解，将肿瘤从脑干和脊髓面游离，需要锐性离断软膜粘连处和电凝小的肿瘤供血动脉。若肿瘤向上侵及至颈静脉孔，可能粘连紧密。

枕骨大孔腹侧或腹外侧型脑膜瘤不仅包绕、挤压椎动脉及其分支，还常将后组脑神经向后方推挤，如果能够辨认椎动脉及脑神经孔，首先从基底切断肿瘤血供是最理想的手术方式，但是实际操作有一定的困难，所以更多的时候术者不得不从相对较宽的脑神经缝隙电凝并切开肿瘤包膜，先行瘤内减压，待神经略有松动后再分离神经，并从不同的神经间隙逐步切除肿瘤。

(4) 分块切除肿瘤：枕骨大孔周围空间小，肿瘤需分块切除，不可将肿瘤完整取出。先瘤内分块切除肿瘤，肿瘤内减压充分后，有了一定的操作空间，逐渐离断肿瘤基底，将瘤壁牵向外侧，显露肿瘤与脑干、颈髓的蛛网膜界面，锐性切开，便可顺利游离、切除肿瘤，同时保护脑干、颈髓完好。由于操作空间狭小，即使瘤体的基底已完全离断、肿瘤也已松动和游离，也应分块切除肿瘤，避免整块取瘤时挤压，造成延髓、颈髓或脑神经的牵拉性损伤。

(5) 肿瘤的牵拉与把持：用锐性的齿镊在肿瘤上已打开破口处将肿瘤向外侧拖拽，分离肿瘤在腹侧的附着点，识别腹侧的硬膜。这一操作需要谨慎，防止肿瘤突然弹回至内侧，损伤脑干和脊髓。

(6) 扩大显露，增加肿瘤切除的操作自由度：切断 C_1 神经根和副神经的 1～2 支脊髓支，这样可以获得肿瘤的充分显露，同时可以移动副神经，有利于肿瘤的切除操作。游离副神经可以提供进一步的移动范围，增加操作空间。舌咽神经、迷走神经和舌下神经常被向上推移。切开附着于硬脑膜的齿状韧带，增加操作空间。

(7) CUSA 辅助肿瘤切除

对于质地较软的肿瘤，采用 CUSA 反复瘤腔内分块乳化吸除，可快速有效地切除肿瘤的非纤维成分，达到不牵拉神经而对肿瘤减容的目的，但只适合于部分质地偏软的肿瘤。

（十二）术后处理

1. **清理瘤腔，分层严密缝合**　肿瘤全切除后保护好重要的结构（图 33-13），认真细致地止血，清理瘤腔后，应水密缝合硬膜，以避免术后脑脊液漏或形成假性囊肿，可视情况借助脂肪、筋膜等移植物彻底封闭硬膜。骨瓣和 C_1 椎板使用钛板钛钉复位固定。

2. **气道管理**　术中可能因为后组脑神经损伤导致呛咳反射减退，容易误吸，因此特别强调术后的气道和吞咽功能管理。保留气管插管至咳嗽反射恢复后才拔除。术后常规带气管插管进 NICU 病房，术后气管插管至少保留 12h，术后第 2 天完全清醒后，吸痰证实咳嗽反射良好后，只有咽反射和咳嗽反射恢复理想，才能拔除气管插管；如咳嗽反射差，易出现呼吸道梗阻，应及早行气管切开。对后组脑神经功能的早期评估，指导选择合适的术后措施（全肠外营养或暂时性口胃 / 鼻胃管放置，以及需要长期气管造口或胃造口管）。

3. **其他管理措施**　术后常规颈枕托固定 1～2 周，并固定寰枕区。有后组脑神经损伤，吞咽困难的患者，需早期置入胃管，行鼻饲来提供足够的营养。术后前 5 天放置腰椎引流管进行脑脊液转移，腰大池引流能够促进脑膜瘘口的闭合，可防止术后皮下积液，降低假性脑膜膨出的风险。假性脑膜膨出或脑脊液漏，85% 以上的病例接受暂时性脑脊液转移治疗可成功地治愈。

七、远外侧入路的技巧与要点

（一）开颅技巧

1. **切口的选择与肌肉分离**　要便于肌肉的分离和骨窗范围能到达乳突。直切口的优点是肌肉横断

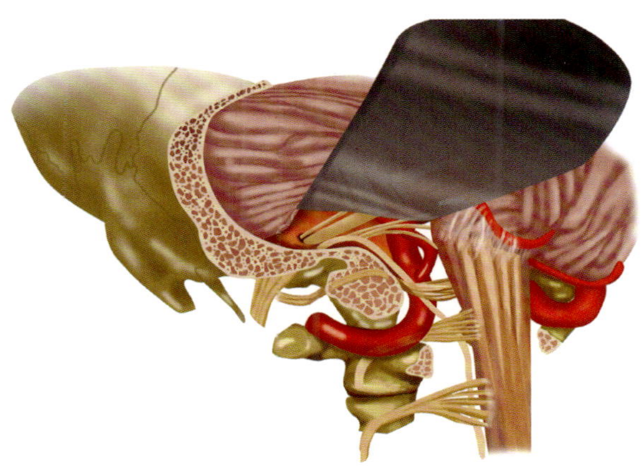

▲ 图 33-13　肿瘤切除术后，保留椎动脉和后组脑神经

少，皮瓣和肌肉瓣向两侧分离，开、关颅容易，切口容易愈合，不易发生切口哆开。薛毅辉等（2001）曾对远外侧入路进行了改良，采用乳突后直切口枕下远外侧入路。乳突后直切口在同样能够充分显露病变及重要结构的前提下，减少了对皮肤、肌肉的不必要损伤。术后肌肉对位缝合减少了术后皮下积液和颈椎不稳定因素的发生。乳突后直切口与枕下拐杖形切口相比，主要优点是从肌肉间隙中入路，肌肉不需要大范围的切断剥离，需处理的肌肉少，创伤小。关颅时肌肉基本上做到了解剖学复位，功能恢复良好。视角因不受经典入路翻起皮肌瓣的阻碍，能更偏向外侧，术中对延髓的牵拉更小，可以从延髓腹侧做到对侧。枕部肌群沿附着处分离，顺肌纤维方向牵开（图 33-14）。

2. 骨窗成形　枕骨大孔腹侧脑膜瘤不同于枕骨大孔腹外侧病变，骨窗的切除范围应足够大，并尽可能靠外侧方，以充分显露肿瘤、脑干及后组脑神经。建议于星点外下方钻孔，铣刀骨窗成形，上至横窦下缘，外侧至乙状窦后缘，直径约 3cm×4cm。内侧范围可根据肿瘤大小决定，巨大型肿瘤最好至中线。然后咬除枕骨大孔后缘至枕髁后外侧缘，同时咬开一侧 C_1 后弓至椎动脉沟处，牵拉椎动脉水平段向外，至 C_1 横突。骨窗侧方切除的程度取决于脑膜瘤位置，对于外侧 FMM，脊髓被推向对侧，只需切除枕骨大孔侧壁，不需磨除枕髁。对于腹侧 FMM，脊髓被推向后方，需尽量切除外侧枕鳞、打开枕骨大孔，切除部分枕髁，牵开椎动脉，从后外侧显露颅后窝和椎管上段，充分显露肿瘤及其基底，避免对脑干的牵拉。通过咬除枕骨大孔侧方颅骨，充分利用骨性空间从侧方到达枕骨大孔腹侧，显露乙状窦，在切除肿瘤时很少牵拉脑干。

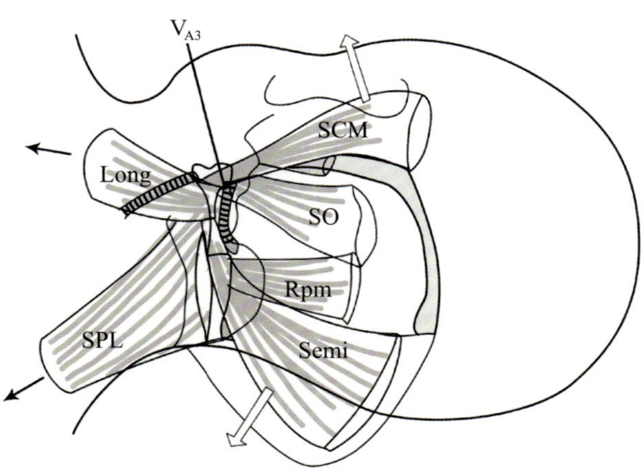

▲ 图 33-14　枕下肌群从附着处分离，沿肌纤维方向牵开
Long. 头最长肌；Rpm. 头后大直肌；SCM. 胸锁乳突肌；Semi. 头半棘肌；SO. 上斜肌；SPL. 头斜肌

在显露乙状窦时，可能有导静脉出血，用吸收性明胶海绵压迫即可，到达枕髁后外侧缘，有椎旁静脉丛，又称椎旁海绵窦，导血管经髁管到颈内静脉，有时回流静脉非常粗大；手术时容易损伤椎旁海绵窦引起出血，有时非常凶猛，吸收性明胶海绵压迫止血非常有效。

3. 骨质切除范围　主要是枕骨、枕髁及颈 1～2 椎板的切除。对枕骨的切除范围根据肿瘤大小和位置决定，若肿瘤巨大累及中下斜坡，而且主要位于脑干前方时，枕骨切除范围要大，一般外侧到乙状窦、上方横窦、内侧至中线，枕骨大孔咬开至少从后缘正中至枕髁后外侧缘；若肿瘤较小，而且主要在下斜坡侧前方时，枕骨切除可以较小，但外侧须到乙状窦，枕骨大孔咬开至少从后缘正中至枕髁后外侧缘。

（二）枕髁磨除

1. 磨除的可行性　解剖测定认为，不牵拉脑干显露对侧颈静脉结节所要磨除的枕髁约为其长轴的 1/2，即能明显降低外科视角，增加手术的操作空间，磨除枕髁的后外 1/2 即能达到对下斜坡及脊延髓前方的良好显露。Spektor 对远外侧经髁经结节入路进行定量描述，用显露岩斜区的范围和手术操作空间（枕骨大孔前缘的锥形空间）的大小来评价，如果把全髁切除定义为 100%，那么磨除颈静脉结节即能达到 70% 的岩斜区显露及 50% 以上的手术操作空间，尤其对椎动脉、椎基底动脉有良好的显露，全髁切除只限于累及枕髁的硬膜外病变。对脊、延髓前方的硬膜内肿瘤只要部分磨除枕髁即可（枕髁及颈 1 侧块的后半 1/3）。对椎动脉、椎基底动脉及起源较高的小脑下后动脉起始段的显露，磨除颈静脉结节，即能增加手术显露，术中注意对后组脑神经及脑干穿血管的保护；对硬膜外病变如脊索瘤、软骨肉瘤等累及枕髁者，考虑行全枕髁切除术，术后宜一期行枕颈融合。

2. 磨除的必要性　枕髁是否切除根据手术需要而定，对于前侧方的硬膜下肿瘤，特别是肿瘤主要部分在侧前方或肿瘤体积较大，由于肿瘤挤压及脑干移位，已经有足够空间用于肿瘤切除，一般不需要切除枕髁；如果肿瘤主要在前方，而且肿瘤较小，侧方空间不足以操作，应磨除部分枕髁，一般需要磨除枕髁后1/3。对于肿瘤患者一般是不需要做全髁切除的，如果要全切除肿瘤必须行枕髁全切除或当肿瘤累及枕髁，宁可做肿瘤次全或大部切除，术后辅助伽马刀治疗；这样既可以保证术后功能，又可避免枕髁过多切除带来严重后果，如手术时间长创伤大，损伤椎动脉、颈静脉、颈静脉球、乙状窦引起出血及静脉栓塞，损伤后组脑神经及颈椎的不稳定。枕髁切除时一要注意枕髁后外侧的髁管，其中有髁导血管存在，出血时可以用骨蜡或吸收性明胶海棉压迫；另外还要注意对舌下神经的保护。咬除颈1横突及后弓显露并分离椎动脉，向内下牵拉，增加手术显露。椎动脉周围有静脉丛包绕，出血时可以用电凝止血或覆以棉片压迫。

3. *避免舌下神经损伤*　磨除枕骨髁后内侧1/3一般不会打开舌下神经管 Wen（1997）认为磨除枕髁的过程中，从海绵状骨质到皮质骨质的改变，提示将到达舌下神经管。磨除枕髁的后1/3不会损伤舌下神经。

（三）椎动脉显露分离与保护

椎动脉的近端颅外控制对于从该血管的硬膜内段切除肿瘤很重要。尽管一些作者强烈认为切除枕髁和椎动脉是切除枕骨大孔前脑膜瘤的关键，但我们的理解是，切除这些肿瘤的手术方法应针对每个病例。斜坡脊髓型的肿瘤通常更难切除。广泛的侧颅骨切除术加上部分乳突切除和部分枕髁切除，以及椎动脉的移位，使肿瘤更容易经外侧进入和短距离接触，有助于肿瘤的切除。枕髁切除和椎动脉移位在脊颅型枕孔大脑膜瘤中是不必要的，因为这些肿瘤通常表现为蛛网膜平面和硬脑膜狭窄附着的脊膜瘤。在这种类型的肿瘤中，侧位和肌肉解剖足以提供肿瘤的良好视野。椎动脉的正确处理是枕骨大孔区肿瘤切除的关键步骤。

在切除肿瘤前必须明确椎动脉同肿瘤的以下4种关系：①肿瘤是否造成椎动脉的移位；②肿瘤对椎动脉的压迫；③椎动脉是否参与肿瘤的供血；④椎动脉是否在肿瘤附近发出脊髓血管分支。

1. *椎动脉的解剖*　肿瘤与椎动脉的关系对于手术方案的制订至关重要。根据肿瘤与椎动脉的关系，FMM又可分为椎动脉上型、椎动脉下型，以及骑跨椎动脉型。椎动脉下型预后最好，椎动脉下型肿瘤术中需根据肿瘤大小不同将枕髁侧方磨除。椎动脉上型的后组脑神经症状明显，术后应加强后组脑神经管理。骑跨椎动脉的肿瘤预后最差，要注意椎动脉以及后组脑神经的保护，硬膜剪开后通过齿状韧带确认椎动脉入颅端，小心分离椎动脉周围肿瘤，分块切除。

2. *椎动脉的显露*　解剖显露椎动脉的肌性标志是由头上、下斜肌及头后大直肌构成的枕下三角，其内有水平走行的椎动脉、C_1神经根和C_1侧块。可以根据以下解剖投影确定椎动脉，即C_1横突、椎动脉外侧的颈2神经根、包绕椎动脉的静脉丛。

(1) 椎动脉的定位：确认枕下三角及其内的寰椎后弓、横突结节、椎动脉及其周围的静脉丛等，从椎动脉穿入硬脑膜处至C_1横突孔处游离椎动脉弯曲段。从骨膜下游离C_1后弓和横突，用精细咬骨钳咬除C_1单侧侧后弓，打开横突孔，将椎动脉推向中线翻转。不需要逐层分离肌肉、解剖枕下三角游离椎动脉，刻意分离寻找椎动脉反而会加重其破裂出血、痉挛等损伤。

(2) 椎动脉的确认：椎动脉周围有丰富的静脉丛，椎动脉入颅点对应为齿状韧带附着点，剪开齿状韧带显露椎动脉。椎动脉入硬膜处通常都比较易于辨认，游离后需用棉片保护。当肿瘤生长在椎动脉下方时，后组脑神经的位置是可以预测的，椎动脉下方的FMM将后组脑神经推到上后方；在椎动脉上方或两侧发育的FMM，将后组脑神经分别推向各个方向，从而排除对其位置的预期。因此，切除脑膜瘤并保留后组脑神经的完整性在技术上变得更加困难，尽管血管神经结构仍然受到蛛网膜的保护。要点是先识别出位于颈静脉孔附近的椎动脉远端段，并将其从近端肿瘤中分离出来。椎动脉和小脑下后动脉可以与肿瘤的上外侧粘连极紧密，或者被肿瘤包绕其中。如果椎动脉被包绕，无法分出清楚的界面，可以使用多普勒超声探查血管的位置，确保动脉的完整性。血管在肿瘤周围的走行可以在术前影像学检查中进行评估。脑膜瘤有时质地坚硬，与椎动脉或颈延髓粘连紧密，不强求全切。

(3) 寻找方法：如果术中难以找到椎动脉，可以应用多普勒超声探头帮助确定椎动脉的位置、判断肿瘤是否包裹椎动脉，有利于寻找和保护椎动脉不被损伤。使用超声吸引装置（CUSA）缩小肿瘤体积，也有助于寻找，并降低对椎动脉损伤的概率。另外，椎动脉周围有静脉丛，手术分离时如遇较明显静脉性出血提示椎动脉已近。

(4) 显露方法：椎动脉的显露视肿瘤的情况而定，良性肿瘤均有包膜，可轻轻推开，在 C_1 横突平面的硬脑膜下找到椎动脉极其供应肿瘤的分支。椎动脉有时成为手术进路的障碍，可切除寰椎后弓及外侧部，从骨膜下把椎动脉的寰椎段游离，沿椎动脉入颅处切开硬脑膜，使椎动脉可以移位，从而扩大到达延髓及颈髓前方的视野。

部分 FMM 具有更具侵袭性的生长模式，并倾向于包裹椎动脉及其分支，约 50% 的枕大孔脑膜瘤病例，椎动脉颅内段受累。在这些情况下，必须对椎动脉和 PICA 的颅内过程进行术前评估。肿瘤 – 血管界面的蛛网膜平面通常可以建立。由于肿瘤与椎动脉之间存在蛛网膜，即使肿瘤包绕椎动脉，亦可小心地将肿瘤与椎动脉分离出来。腹侧型枕骨大孔脑膜瘤，椎动脉位于肿瘤的外侧面。小脑下后动脉常被推向背侧或内侧，或被包在肿瘤内。脊髓前动脉和脊髓后动脉常与肿瘤粘连。蛛网膜内分离能够保护这些动脉。位于前或前外侧的脑膜瘤，脑干被向后推移，颈脊髓被推向对侧。这些移位有利于选择该入路和扩大到达病变的手术通道。这样，可以容易显露肿瘤的最前面部分和硬脑膜附着处。然而，在某些情况下，椎动脉周围需要留下一个小的肿瘤袖带。

3. 椎动脉的分离

(1) 分离保护方法：椎动脉穿硬膜入颅处在显露和牵拉过程中易损伤，病变位于脑干腹外侧时，不需过多地向中线牵拉椎动脉。分离椎动脉最安全的方法是严格在寰椎后弓骨膜下从中线向外侧、从下方到上方分离骨膜。充分咬除枕骨大孔侧方枕骨和寰椎后侧方，在 C_1 横突孔和枕髁附近的软组织处分离位于椎动脉沟内的椎动脉时，安全的分离是严格在骨膜下分离。沿椎动脉沟由内向外、自后向前、由下而上在骨膜下进行分离，将骨膜和椎动脉一并向外上推开抬起，然后从寰椎沟上抬起椎动脉 V_3 段，完全显露后椎动脉被轻轻向上移位。Wong 等（1999）报道，术中采用超声多普勒引导椎动脉的分离，可减少对椎动脉的损伤。分离椎动脉的上表面比较困难，因为没有很好的标志，且骨膜鞘与覆盖在枕髁的韧带相延续。

硬膜外段椎动脉常被椎静脉丛包绕，椎动脉 V_3 段及周围的静脉丛包裹于骨膜鞘内，在分离、显露椎动脉的过程中，尽量将椎动脉及椎静脉丛一起分离，不必打开静脉丛，从而减少静脉出血和损伤椎动脉的机会，缩短手术时间。如果静脉被撕破可以电凝骨膜鞘。术中采用超声多普勒引导椎动脉的分离，可减少对椎动脉的损伤。

(2) 分离技巧：远外侧入路需对椎动脉作不同程度的分离，分离时应充分咬除枕骨大孔侧方颅骨和寰椎后侧方以显露椎动脉，同时要注意椎动脉发生变异的可能，如椎动脉直接从 C_1 到 C_2 的硬膜外穿入，甚至有小脑下后动脉从椎动脉硬膜外段或从椎动脉穿入的硬膜环处发出进入枕骨大孔，术中要注意识别并加以保护。

打开硬膜时环绕椎动脉留一圈袖口样硬膜，不仅有利于术后水密缝合硬膜，还可防止损伤硬膜外起源的小脑下后动脉和脊髓后动脉。边分离肿瘤与椎动脉的界面，边缩小肿瘤体积，寻找到椎动脉的进颅处。可多数肿瘤与椎动脉没有紧密粘连，有可能将肿瘤与椎动脉完全分离。术中的牵拉容易导致椎动脉、小脑下后动脉及分支和脑干穿支动脉血管痉挛，术毕可用罂粟碱稀释液冲洗。

4. 硬膜外段椎动脉的处理 远外侧入路需对椎动脉分离移位，椎动脉被周围的静脉丛包绕，处理棘手，可用双极电凝、吸收性明胶海绵等止血。椎动脉穿硬膜入颅处在显露和牵拉过程中易损伤，当病变位于脑干腹外侧时，则不需过多地向中线牵拉椎动脉。采用环形切开椎动脉硬膜，切口距离椎动脉数毫米，避免损伤发自硬膜外或硬膜入口附近的椎动脉分支，也有利于悬吊和术后硬膜缝合。

(1) VA 转位的作用：位于枕骨大孔前或颅颈交界处（CCJ）附近的肿瘤，由于手术窗深而窄，解剖结构复杂，以及邻近重要结构，在手术上具有挑战性。后组脑神经、枕髁和椎动脉是肿瘤切除的主要障碍。由于这些原因，手术入路的选择、枕髁和椎动脉的处理以及枕颈融合的必要性仍然存在争议。这种技术的共同目标是用最少的神经轴操作来更好地控制颅颈交界区前方的硬膜内和硬膜外肿瘤。椎动脉移位可以拓宽手术通道，提供大孔前缘的硬膜内和硬膜外视野，并可侧向进入肿瘤神经轴界面。

• 椎动脉转位有助于显露肿瘤腹侧的硬脑膜基底。

• 枕髁后内缘的显露和磨除。

• 枕骨大孔深部 FMM 的显露。

• 肿瘤直径＜ 3cm，便于在不牵拉脑干的前提下进行肿瘤切除。小脑膜瘤的手术比大脑膜瘤的手术更困难，因为肿瘤形成的手术通道狭窄，需要更多的神经轴方向操作。这可以通过转移椎动脉来最小化处理小型 FMM，在小肿瘤中，手术不仅通过增加枕骨大孔的前视角提供更多的信心，而且还可以避免脑干的牵拉。

(2) 椎动脉转移方法：从技术上讲，只要通过骨膜下剥离保持动脉周围静脉丛的完整性，从 C_2 到其硬膜入口的硬膜外椎动脉显露，C_1 横孔的打开，然后硬膜外椎动脉的活动、回缩或移位是一种安全的技术（图 33-15）。髁突磨除前必须进行转位操作，磨除过程中必须小心保护动脉（通常是覆盖椎动脉的金属牵开器）。椎动脉转位可更好地接近椎动脉与延髓外侧或 FM 外侧缘与椎动脉之间的肿瘤。FMM 的一个主要问题是，FM 的前边缘在中线以外，在硬膜内椎动脉的前面，这主要取决于肿瘤向上延伸的解剖特征和椎动脉的位置。髁突磨除的主要解剖原因是在椎动脉硬膜入口前方打开硬脑膜。在这些病例中，我们的目标是在椎动脉硬脑膜入口周围留出足够的空间，允许硬脑膜向前打开，并能进入前 FM 边缘。

5. 椎动脉显露分离注意事项

(1) 熟悉解剖关系：椎动脉 V_3 段周围有丰富的静脉丛包绕，通常汇成粗大的髁静脉经髁管回流至颈静脉球，在分离寰椎和枕骨大孔时，对出血处不要盲目电凝，多采用压迫止血观察，但不要过度填塞，以免影响手术操作空间。若椎静脉丛较发达，显露椎动脉困难，可仅显露椎动脉至入硬膜前约 1cm 处（尤其是经枕髁后入路时），并尽量减少对椎动脉的牵拉。

(2) 保持硬膜环完整：椎动脉硬膜环常增厚或骨化，该处椎动脉容易受损，在解剖、分离邻近结构时，打开硬膜时，应尽量保证硬膜环完整，避免术后出现脑脊髓液从环处漏出。打开硬膜后，牵拉椎动脉时应将椎动脉和硬膜环作为整体轻轻牵向中线。如椎动脉穿过硬脑膜处被浸润，可电凝处理该处硬脑膜。严密的术后监测、合理的术后处理是患者顺利康复的重要保证。

(3) 触摸辨认椎动脉：不必逐层分离肌肉、解剖枕下三角游离椎动脉，刻意分离寻找椎动脉反而会加重其破裂出血、痉挛等损伤。当皮－肌瓣分离到 C_1 椎板时，应注意辨认椎板上表面的椎动脉；锐性离断 C_2 脊突肌肉向侧方翻起时，应注意触摸 $C_{1\sim2}$ 间隙深部的椎动脉。在显露椎动脉的过程中还要警惕有小脑下后动脉从椎动脉硬膜外段或从椎动脉穿入的硬膜环处发出进入枕骨大孔。

(4) 肿瘤腹侧注意 V_3 和小脑下后动脉：切到肿瘤腹侧时应注意椎动脉或小脑下后动脉（PICA），

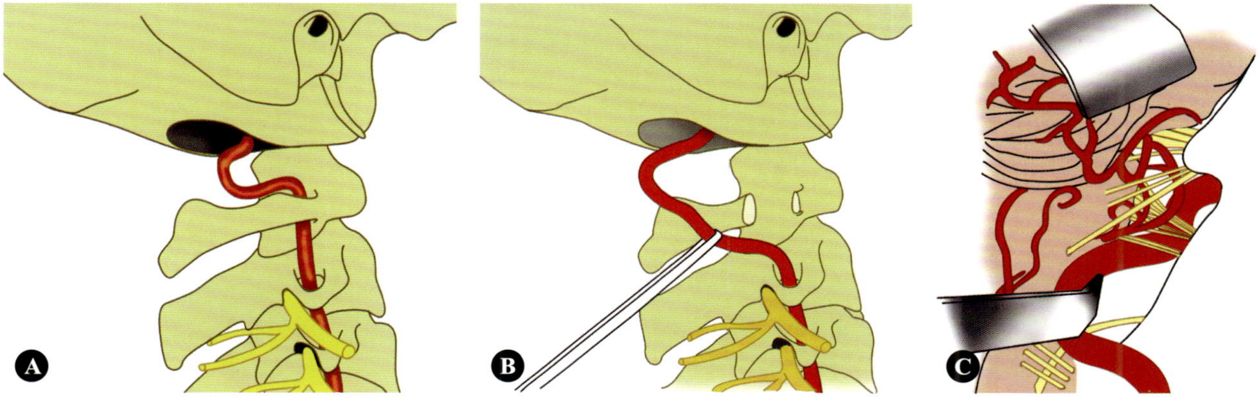

▲ 图 33-15　椎动脉（VA）转位示意

A. 颅颈交界区的正常解剖；B. 硬膜外 VA 转位术：在横断孔水平，无硬脑膜切口，将 VA 向内侧移动；C. 经大孔水平硬膜环行切开后，硬膜内 VA 下端移位术相对于椎动脉主干的保护，椎动脉的分支保护更为困难。脊髓前动脉和小脑下后动脉以及脑干小穿支血管易被肿瘤包绕、粘连紧密，或因为肿瘤推挤张力过高而呈现纤维索样改变。因此，术中不能轻易离断任何可疑的血管样结构。即使有薄片肿瘤附着，也不必勉强切除。

(5) 椎动脉供血：椎动脉往往双重供血肿瘤和延髓，在切断肿瘤供血动脉时应注意辨认并保护好椎动脉主干及延髓的分支。椎动脉有时可以被肿瘤从硬脑膜外压迫移位，术中也要注意判断。

(6) 椎动脉转位：注意头后外直肌内侧从横突孔穿出的椎动脉。如果 C_1 侧块阻挡视野则可以磨除侧块的外上部部分，必要的话可以打开 C_1 横突孔，向内侧牵拉椎动脉以增加显露。

(7) 要考虑到变异的可能性：切除附着在横突上的肌肉，显露椎动脉时要注意发生变异的可能性。主要有：①椎动脉直接从 C_1 到 C_2 的硬膜处穿入；②极少数小脑下后动脉起源于硬脑膜外水平段椎动脉，或从椎动脉穿入的硬膜环处发出小脑下后动脉进入枕骨大孔，术中要避免将其误认为肌支血管而损伤；③双侧椎动脉的发育通常是不对称的，且椎动脉水平段也可有较大变异，其可突出枕下三角至下项线水平。因此，术前行 MRA 及 CTA 检查非常必要。

（四）脑神经辨认与保护

1. **早期寻找与辨认** 分离肿瘤前，术中应首先确认后组脑神经、上颈髓神经根、椎动脉及小脑下后动脉等神经血管与肿瘤的关系。从后组脑神经的脑干端向肿瘤侧沿神经走行寻找辨认，神经常多数呈扇形贴附在肿瘤表面，如果肿瘤位于椎动脉上方，后组脑神经位置多样，可被推向各个方向。神经根的保护很重要，而每一条细小血管也同样重要，它可能是供应脊髓或延髓的血管。对神经和血管尽量少牵拉或不牵拉，以减少对周围组织的损伤。

椎动脉下方的 FMM，后组脑神经总是被推向上后方，不需特意寻找，这些神经在手术后期切除到肿瘤上极时会显露。相反，如果肿瘤位于椎动脉上方，后组脑神经位置多样，可被推向各个方向。腹侧型 FMM 常挤压脑干使其向背侧及病变对侧挤压移位，脑干腹外侧的后组脑神经和上颈髓神经根常因肿瘤压迫移位，被牵拉而变细、变色、变长，尤其是舌咽和迷走神经常常贴附于肿瘤表面，术中应仔细辨认腹侧神经根与齿状韧带，并分离保护。除齿状韧带松解外，每条细小神经都不应损伤，第Ⅸ对脑神经常常贴附在肿瘤表面，要耐心分离并保护好。副神经相对较粗易于辨认。

2. **正确分离与保护** 脑膜瘤与周围结构常有蛛网膜相隔，先用湿棉片加以保护，肿瘤内减压后再沿蛛网膜界面将其与肿瘤小心分离，分离出来的神经血管用湿棉片加以保护，尽量保持该界面的完整。若肿瘤与神经粘连不紧，在移开肿瘤时，应保持神经上覆盖的蛛网膜完整，以防止术后粘连；当肿瘤与脑干、血管、神经粘连紧密时，应适可而止，不要强行牵拉，以免出现不可逆的损伤。术后出现后组脑神经障碍，可能和术中分离肿瘤时牵拉或电凝温度过高等原因使脑神经损伤有关。

每一个切除肿瘤的操作都在神经间隙中进行，肿瘤与脑干一般都粘连不重，有蛛网膜相隔。但要想将很大的肿瘤，由细小的神经向走廊中切除，做到微创是手术效果的保证。术中的牵拉容易导致椎动脉、小脑下后动脉及分支和脑干穿支动脉血管痉挛，术毕可用罂粟碱稀释液冲洗。术中电刺激协助辨认神经，对神经的保护可能更有帮助。在脊髓副神经颈段滴入 1% 不含肾上腺素的利多卡因，对阻止斜方肌和胸锁乳突肌的收缩非常有效。

3. **从脑神经的脑干端寻找** 从后组脑神经的脑干端向肿瘤侧沿神经走行方向寻找辨认，更有利于分离肿瘤时保护后组脑神经。肿瘤包裹神经时，需仔细辨认神经结构及走行，沿神经走行方向纵向分离避免神经离断。

4. **寻找脑神经的出颅端** 肿瘤较大时，无法判断后组脑神经的行径，此时要瘤内分块切除肿瘤，待肿瘤壁松弛或塌陷后再从脑神经出颅孔仔细分辨、寻找与分离神经。

5. **寻找齿状韧带** 第一齿状韧带的上方的枕骨大孔水平是椎动脉入颅的标志，枕骨大孔区腹侧的肿瘤常挤压脑干使其向背侧及病变对侧挤压移位，脑干腹外侧的后组脑神经和上颈髓神经根常因肿瘤压迫移位，被牵拉而变细、变色、变长，尤其是舌咽和迷走神经常常贴附于肿瘤表面，术中应仔细辨认腹侧神经根，仔细辨认齿状韧带，分离松解后，直视下在神经走廊中分块切除肿瘤。术中有时不能判断后组脑神经走行，此时要小心将肿瘤部分或囊内切除后再仔细分辨。除齿状韧带松解外，每条细小神经都不应损伤，第Ⅸ对脑神经常常贴附在肿瘤表面，要耐心分离并保护好。

6. 术中监测　电生理监测引导寻找脑神经的位置与行走方向。在术中脑干和脑神经功能监测，用小棉片将肿瘤与脑干分开，将有助于减少术中脑神经损伤的风险。术中电刺激协助辨认神经，对神经的保护可能更有帮助。后组脑神经的肌电图监测是一种有助于术中识别、定位和保存神经结构的工具。然而，没有数据表明通过监测是否可以降低脑神经损伤的风险。发现术中电生理数据对功能预后的预测价值也有限。SEP 监测可减少脊柱手术后截瘫。

7. 控制电凝功率　术野较小，肿瘤常和椎动脉、基底动脉发生紧密联系，术中有时不能判断其走行，此时要小心地进行瘤内切除，直到肿瘤塌陷后才能分辨。因此，电凝功率不能过大，尤其应谨慎使用滴水电凝，否则可能导致神经的热损伤。推荐使用射频电凝，因其产热较少，且不易粘连，可以减少神经损伤。

8. 防止脑干损伤　减轻脑干和脑神经的损伤是枕大孔腹侧脑膜瘤手术的重点。在脑桥和颈延髓前方操作，禁忌牵拉脑干，对于较大肿瘤，需分块切除；如肿瘤质地硬，可使用电磁刀、CUSA。还应注意保护脑干小脑下后动脉及分支，特别是脑干穿动脉。术中对脑干诱发电位、体感诱发电位和运动诱发电位的监测有利于延颈髓的保护。

（五）肿瘤切除技巧

1. 肿瘤显露

(1) 入路显露充分：术中要充分磨除乳突，尽量多的骨性切除，充分显露乙状窦的中下段和颈静脉球的顶部，控制颈内动脉、颈外动脉以及颈静脉，有助于减少脑组织牵拉和处理向颅外扩展的肿瘤。枕骨大孔腹侧脑膜瘤不同于枕骨大孔腹外侧病变，骨窗要尽可能靠外侧方；术中还需充分磨出枕髁外 1/3，充分显露肿瘤基底。尽量最小限度磨除枕踝，以便保护颅颈交界的稳定性。此手术入路可完全显露枕骨大孔的腹外侧，同时通过切除肿瘤后显露出来的空间来切除枕骨大孔区腹侧的 FMM，因此不需要过多磨除枕骨髁来进一步增加视角。

(2) 硬膜切开：倒 Y 形打开硬膜，沿乙状窦后方切开硬膜，再从切口中段自乙状窦后缘剪至椎动脉后方的硬脑膜，形成 Y 形的硬膜切口。注意要在椎动脉后方打开硬膜，而不是沿椎动脉四周的硬脑膜打开。这样可将硬膜连同入颅走行的整段椎动脉翻牵向前外侧，从而充分显露术野。

曲线形或曲棍球形剪开硬脑膜，不仅可以将硬脑膜充分翻起，还方便术后对硬脑膜进行水密缝合。打开硬脑膜及蛛网膜后可清晰显露出副神经根、颈 1 和颈 2 神经根，为充分显露与方便切除肿瘤，可选择性切断副神经的 1 到 2 支脊髓支与颈 1 神经根，这样并不会引起术后严重的神经功能障碍。

(3) 锐性分离：肿瘤与椎动脉或神经之间有蛛网膜界面，需仔细辨认，并锐性分离，避免强行牵拉造成血管神经损伤。分离肿瘤脑干面时，要锐性离断软膜粘连处，电凝肿瘤的一些小的供血动脉，然后将其向外侧拖拽。

(4) 满意的肿瘤显露：向内上方牵开小脑半球，显露枕骨大孔腹外侧的肿瘤。肿瘤切除前，识别瘤周蛛网膜的界面，打开肿瘤上极的蛛网膜池，充分释放脑脊液和切断上颈段的齿状韧带有利于肿瘤的显露。充分、满意的显露，有利于肿瘤的分离与切除，但不降低肿瘤切除的难度。应用湿棉片保护延髓和上颈髓，非常谨慎小心地将肿瘤与其分开，不要用力牵拉肿瘤。

(5) 有效的术区止血：可以使用浸透凝血酶的吸收性明胶海绵或者使用功率较小的双极电凝来控制椎动脉附近静脉丛的出血。

2. 肿瘤切除技巧

(1) 优先处理肿瘤基底，离断肿瘤基底与分块切除相结合：FMM 由椎动脉、咽升动脉、枕动脉供血，血供丰富。首先处理肿瘤基底，阻断肿瘤基底部供血，可有效地减少出血及扩大术中术野的显露，保持视野清晰，有利于重要结构的保留。先控制肿瘤血液供应后对肿瘤实行减容，再分块切除肿瘤。边处理肿瘤基底边分块切除肿瘤，这样有助于即离断了肿瘤的基底，又去除肿瘤的体积。

对于血管型或血供丰富的脑膜瘤，肿瘤切除前，尽量边离断肿瘤边切除。离断肿瘤基底和分块切除肿瘤交替进行，随着肿瘤体积的减少，操作空间会越来越大。刚开始的操作是艰难的，操作空间狭小，肿瘤基底只能离断一小部分、分块切除肿瘤时出血汹涌，这时切忌盲目电灼，主刀及助手可各持一把吸引器，保持术野干净、明确神经血管的位置，避免盲目损伤，顶着出血分块切除肿瘤，出血部位填塞小块吸收性明胶海绵、止血纤维、小棉片压迫止血，腾出适当的空间、显露出部分下斜坡及枕骨大孔腹侧缘部分硬膜时，再用精细的双击电凝电灼止血。

(2) 肿瘤分离技巧：首先将肿瘤从后组脑神经和上颈髓神经根表面分离，然后从肿瘤上分离开椎动脉和小脑下后动脉。分离松解第1齿状韧带后，在保护各脑神经及椎动脉的前提下，在副神经和脊神经根间隙内锐性分离肿瘤包膜，用棉片保护后组脑神经和椎动脉，再分离肿瘤与神经及血管的粘连。

影响肿瘤全切除的主要原因为肿瘤与椎动脉入颅处粘连脑神经，导致肿瘤难以分离。肿瘤的显露、分离与切除，均是在神经与血管的间隙中进行。因此，需要依次采用不同的神经-血管之间的间隙，分步有序地分开肿瘤周围的重要结构与粘连。若肿瘤与脑干粘连紧密，尤其是牵拉肿瘤致患者的生命体征出现明显改变时，应及时终止操作，不能勉强切除。当肿瘤仅仅靠近神经根时，在把肿瘤移开后，如果神经根上覆盖的蛛网膜未破裂，则不要撕开，以防术后神经根粘连。

(3) 保持清晰的分离界面：在切除肿瘤前，均先锐性剪开肿瘤表面的蛛网膜，将其表面的神经根游离、牵开。脑膜瘤多为膨胀、压迫性生长，与周围组织边界清楚。即使因为长期压迫，局部出现粘连，只要严格循蛛网膜界面操作，多能将肿瘤与神经组织分离。在切除对侧肿瘤包膜时，必须推开对侧的后组脑神经及血管；切除脑干面肿瘤时要先用小棉片将肿瘤与脑干分开。

(4) 寻找最合适的神经间隙：切除肿瘤的每一个操作都应严格限于肿瘤与脑干和神经血管之间的间隙进行，先不急于分离覆盖于肿瘤表面的神经和血管，而是在术野中寻找一较宽的间隙行肿瘤囊内充分减压后，再逐步分离覆盖于肿瘤表面影响手术操作的神经和血管，包括后组脑神经、高位颈髓、脑桥和延髓、椎-基底动脉、小脑下后动脉及脑干穿动脉等。

首先充分游离后组脑神经上的蛛网膜袖套，于较大神经间隙沿神经纵向操作，在后组脑神经之间走廊进行肿瘤切除，在脑桥和颈延髓前方操作，减少横向操作，避免加重神经损伤。FMM不仅包绕或挤压血管，还常常将后组脑神经向后方推挤，如果能够辨认椎动脉及脑神经孔，首先从基底切断肿瘤血供是最理想的手术方式，但是实际操作有一定的困难，所以更多的时候术者不得不从相对较宽的脑神经间隙电凝并切开肿瘤包膜，先行瘤内减压，待神经松动后再分离神经，并从不同的神经间隙逐步切除肿瘤。

肿瘤切除在后组脑神经之间走廊进行，在脑桥和颈延髓前方操作。若后组脑神经在穿出硬脑膜处被肿瘤包绕或向后方推压，可采用分别从头端和尾端“掏空”神经腹内侧肿瘤的方法，达到保护神经的目的。若副神经脊髓支或C_1神经的感觉根难以牵开、明显影响手术操作者，可考虑先切断，待肿瘤切除后再行端-端吻合。对于肿瘤与椎动脉紧密粘连、分离非常困难者，不宜强行剥离，宁可残留少许肿瘤。

(5) 分块切除：瘤内分块切除，通过减少肿瘤体积后得到的空间，为全切除肿瘤提供了可能，特别是大型肿瘤，只有待肿瘤大部分切除，腾出足够空间后，才能看到和处理肿瘤基底。即使瘤体已游离，若体积较大，也要采用分块切除技术，避免切除瘤体挤压造成延髓、颈髓损伤。CUSA只适合于部分肿瘤质地偏软的肿瘤，超声吸引可有效地切除肿瘤的非纤维成分，达到不牵拉神经而减压肿瘤的目的。

肿瘤切除时，要在神经与血管的间隙中操作，采用分块切除的原则，可减少对周围组织结构的损伤。强调分块切除肿瘤，以减轻对神经轴的压迫。肿瘤切除通常是首先将肿瘤从后组脑神经和上颈髓神经根表面分离，然后从肿瘤上分离开椎动脉和小脑下后动脉，再将肿瘤分块切除。若肿瘤与脑干粘连紧密，尤其是牵拉肿瘤致患者的生命体征出现明显改变时，应及时终止操作，不能勉强切除。

在质地较硬的肿瘤中，可于第Ⅸ、Ⅹ、Ⅺ、Ⅻ对脑神经及C_1神经构成的各手术通道中应用超声吸引器。体感诱发电位、运动诱发电位及脑神经的电生理监测与监控在肿瘤切除中必不可少。

(6) 脑干界面的分离，避免牵拉：肿瘤与脑干一般都粘连不重，有蛛网膜相隔。分离肿瘤与脑干或颈髓界面时，应在颅内压和肿瘤“囊内压”较低的状态下进行。分离操作的着力点应始终在肿瘤及其包膜上，不要为了扩大术野牵拉小脑或脑干。与延髓、上颈髓以及附近血管粘连轻的、软性结节状肿瘤容易完全切除，而硬性结节状、广泛侵袭颅底硬脑膜之浸润性肿瘤则只能行次全切除或部分切除。在 MRI T_2 像上，肿瘤与脑干之间的间隙光滑无锯齿状，多提示存在蛛网膜间隔，两者粘连也较轻，术中易于使肿瘤与脑干分离。若术中发现肿瘤和脑干粘连严重，特别是分离肿瘤壁或牵拉肿瘤时出现血压、脉搏等生命体征大幅度改变，应立即终止操作，若反复出现上述现象，应避免强行全切除。

(7) 强调肿瘤原位切除：切除肿瘤均在后组脑神经之间的间隙进行，要获得好的手术效果除了有足够的耐心，必须强调微创和肿瘤的原位切除。利用神经血管间隙充分显露，做到肿瘤原位切除。充分、满意的显露，并没有降低肿瘤切除的困难。每一个切除肿瘤的操作都在神经间隙中进行，但要想将很大的肿瘤，由细小的神经间走廊中切除，做到微创是手术效果的保证。当肿瘤侵犯颈静脉孔时，为保护后组脑神经可考虑次全切除肿瘤，少量的残留部分后期可行立体定向放射外科治疗进行控制。

(8) 竭尽全力彻底切除肿瘤：肿瘤基底部硬脑膜，甚至连同肿瘤侵犯的骨质也要一并切除，否则易复发。由于枕大孔区复杂的解剖结构，复发肿瘤的手术难度远远超过第一次手术的难度。脑膜瘤的起源、浸润性或宽基底生长、椎动脉包绕是影响肿瘤全切的独立因子。瘤体虽然已游离，但要想将较大的肿瘤，由细小的神经间隙走廊中切除，是很困难的。因此，应分块切除，避免瘤体挤压而造成延、颈髓损伤。二氧化碳激光对于凝血非常有效，并且作为一种小的切割 / 汽化工具，在切除前外侧和腹侧 FMM 时经常遇到的深而窄的通道中工作时，可以帮助彻底去除肿瘤。

前侧方肿瘤使脑干向背侧及病变对侧挤压移位，腹侧神经被挤向背侧并移位，神经常被拉直、变色，限制了手术显露，应仔细辨认腹侧神经根与齿状韧带并分离开。第Ⅸ～Ⅺ对脑神经常常贴附在肿瘤表面，每一个切除肿瘤的操作都是在神经间隙中进行，这增加了手术的难度及脑神经受损的机会。但采用显微外科技术合理选择最佳手术入路，肿瘤全切率及脑神经保护率会明显提高。

未能全切的原因是肿瘤质地坚硬、椎动脉被包绕，或者与颈延髓粘连紧密不易分离，与肿瘤大小无关。枕骨大孔脑膜瘤越大，切除越容易，这可能是唯一的颅底脑膜瘤情况。几乎所有的枕骨大孔脑膜瘤都表现出明显的偏侧性，仅凭它们的大小和脊髓的移位，就创造了一个方便而优雅的工作通道。

八、术后注意事项

（一）肿瘤切除注意事项

切除枕骨大孔区腹侧脑膜瘤的手术操作是在脑干和重要的神经血管之间进行，主要包括后组脑神经、高位颈髓、脑桥和延髓、小脑下后动脉及脑干穿动脉等。因此，应当在手术显微镜下精细操作，注意保护上述重要组织。脑膜瘤是良性肿瘤和脑干之间有蛛网膜相隔，粘连一般不严重，能够使肿瘤和脑干分离切除，术中一旦发现肿瘤和脑干粘连严重，尤其是在牵拉肿瘤时患者的心率、血压等重要生命体征出现大幅度改变，应当立即终止操作，也不要勉强全切除。

对于血管型或血供丰富的脑膜瘤，肿瘤切除前，尽量边离断肿瘤边切除。离断肿瘤基底和分块切除肿瘤交替进行，随着肿瘤体积的减少，操作空间会越来越大。刚开始的操作是艰难的，操作空间狭小，肿瘤基底只能离断一小部分、分块切除肿瘤时出血汹涌，这时切忌盲目电灼，主刀及助手可各持一把吸引器，保持术野干净，明确神经血管的位置，避免盲目损伤，顶着出血分块切除肿瘤，出血部位填塞小块吸收性明胶海绵、止血纤维、小棉片压迫止血，腾出适当的空间、显露出部分下斜坡及枕骨大孔腹侧缘部分硬膜时，再用精细的双击电凝电灼止血。

FMM 血供丰富，可由椎动脉、咽升动脉、枕动脉供血。因此切除肿瘤应尽量先从肿瘤基底开始，分块瘤内切除，尽早离断肿瘤基底部血供，以减少肿瘤出血，并保持视野清晰，有利于神经血管的保护。应分块切除，避免瘤体挤压而造成延、颈髓损伤。当病变包绕脑神经时，可从脑干端或神经出骨孔附近的神经远端追向近端。最后在直视下将肿瘤从脑干表面分离切除，若粘连严重则技术性保留薄层肿瘤于脑干表面。分离肿瘤至腹侧时应注意椎动脉或小脑下后动脉，肿瘤常常将其包绕而容易受损伤。

（二）避免牵拉脑干和保护神经血管

枕骨大孔区腹侧脑膜瘤的手术通常是在舌咽与迷走或迷走与副神经之间的缝隙进行。术中应注意保护每条神经根和细小血管，后者可能是供应延髓或脊髓的血管。在整个手术过程中，操作的着力点应始终在肿瘤及其包膜上，不要为了扩大术野牵拉小脑或脑干。若后组脑神经在穿出硬脑膜处被肿瘤包绕或向后方推压，可采用分别从头端和尾端“掏空”神经腹内侧肿瘤的方法，达到保护神经的目的。

枕骨大孔区是个解剖复杂的区域，空间狭小，又要多次电凝和切取肿瘤，因此不可避免对这些神经产生骚扰和牵拉。如何保证神经不受严重损害，不仅是术中采用弱电流、棉片保护等措施，更重要的是通过长期的显微操作的训练，养成精细操作的手术习惯和微创观念，才能保证在长达数小时甚至上百次的器械操作当中不损伤神经。施行术中动态持续电生理监测，根据电生理信号的变化，相应的调整动态的肿瘤分离、牵拉、切除的力度，减轻对神经结构的张力，可极大地降低术中脑神经损伤的风险。

（三）枕髁磨除注意事项

枕髁的磨除由病变的形状和位置来决定，位于脑干和颈髓腹侧的病变，往往挤开毗邻的血管神经显露在术野，只需稍微磨髁即可，有些甚至不需磨髁；而小型颅骨型 FMM 有时则需磨除枕髁的后 1/3 来获得足够的术野，有些质地软、易吸除的肿瘤也不必磨髁，毕竟磨髁增加了血管损伤的机会和术后并发症的可能性。磨髁需要了解舌下神经和枕髁的关系，避免损伤舌下神经。

1. 枕骨髁周围静脉丛损伤 椎动脉周围有静脉丛包绕，出血时可以用电凝止血或覆以棉片压迫。枕髁后外侧缘，有椎旁静脉丛，又称椎旁海绵窦，导血管经髁管到颈内静脉，有时回流静脉非常粗大。磨除过程中，髁后静脉丛的出血有时汹涌，用骨蜡或吸收性明胶海绵压迫即可。枕髁后外侧有髁管，内有髁导血管，出血时可以用骨蜡或吸收性明胶海棉压迫。在显露乙状窦时，可能有导静脉出血，用吸收性明胶海绵压迫即可。

2. 枕髁磨除要个体化 枕骨髁是否切除应根据手术需要而定，尽管磨除更多的枕骨髁带来更加宽阔的手术视野，但是这是不必要的，易于损伤舌下神经，而且磨除超过 50% 的枕骨髁需要进行枕颈融合术，导致患者颅颈活动受限和功能损害。额外的枕骨髁骨质磨除并没有给手术视野带来更多的改善，除非将椎动脉完全从椎动脉孔中游离下来。换句话说，尽管做了额外的枕骨髁切除，椎动脉在入硬膜处的部分仍然限制了硬膜进一步向外侧翻开的空间。位于延髓腹侧的病变，往往挤开毗邻的血管神经显露在术野，只需稍微磨髁即可质地软、易吸除的肿瘤可不必磨髁，毕竟磨髁增加了血管损伤的机会和术后并发症的可能性。Salas（1999）认为远外侧经髁入路对脊、延髓前方的硬膜内肿瘤只要部分磨除枕髁及 C_1 侧块的后半 1/3 即可；对椎动脉、椎基底动脉及起源较高的小脑下后动脉起始段的显露，磨除颈静脉结节，即能增加手术显露。

对于前侧方的硬膜下肿瘤，特别是肿瘤主要部分在侧前方或肿瘤体积较大者，由于肿瘤挤压及脑干移位，已经有足够空间用于肿瘤切除，一般不需要切除枕骨髁。如果肿瘤主要在前方，而且肿瘤较小，侧方空间不足以操作时，应磨除部分枕骨髁，一般仅需磨除枕骨髁后 1/3 即可达到充分显露。Amautovic 等（2000）认为枕髁的磨除对于腹侧型枕大孔区脑膜瘤的完整以及安全切除是必要的，在其 18 例手术中，所有患者的 1/3～1/2 枕髁均被磨除，并未出现颅颈不稳定性现象。相反，一些作者提出枕髁的磨除是没有必要的，许多腹侧及腹外侧肿瘤并不需要磨除枕髁或仅需少量磨除枕髁内侧缘即可。对于腹侧的体积较小的肿瘤，枕髁内侧缘的磨除是必要的。

3. 稳定性的评估 由于磨除 OC 和 C_1 外侧块破坏了部分寰枕关节，可能影响颅颈交界区稳定性，所以既要磨除，增加肿瘤的显露，又要慎重，以免导致稳定性问题。大宗病例报道经枕髁切除＞1/3 术后枕颈关节的稳定性降低，但磨除枕髁的 1/2 以下基本不影响寰枕关节的稳定性。有作者认为枕骨髁磨除达到1/2～2/3时也不会导致颅颈不稳定，无须进行融合术。但枕骨髁的完整性毕竟是颅颈稳定性最重要的因素，且生物力学研究表明枕骨髁磨除超过1/2时可产生明显的寰枕关节不稳定，应考虑枕－颈（OC）融合。临床保留枕髁突将导致颅颈交界处的稳定性增加。Kshettry（2017）使用机器人脊柱测试系统对7具新鲜尸体标本上进行多方向体外柔韧性测试，以评估髁突切除（25%、50%、75%、100%）与完整状态的效果。认为切除50%枕髁并没有显著影响运动。然而，切除髁突的75%可能需要融合。

（四）硬膜外段椎动脉的处理

极外侧入路需对椎动脉分离移位，椎动脉穿硬膜入颅处在显露和牵拉过程中易损伤，当病变位于脑干腹外侧时，则不需过多地向中线牵拉椎动脉。我们采用环形切开椎动脉硬膜，切口距离椎动脉数毫米，一则避免损伤发自硬膜外或硬膜入口附近的椎动脉分支，二则有利于悬吊和术后硬膜缝合。

（五）颈静脉结节磨除的注意事项

颈静脉结节处在观察椎动脉或椎基底动脉结合部的视线上，与磨除其他侧方骨质相比，磨除颈静脉结节可显著增加桥延交界腹侧区的显露。舌咽神经、迷走神经、副神经环绕在一起穿过颈静脉结节，操作空间狭窄，磨除颈静脉结节在操作技术上难度大，在某种程度上可能损伤其前外侧的颈静脉球和硬膜内侧的后组脑神经，术中行脑干及后组脑神经监测有助于对脑神经的保护。正确地磨除颈静脉结节的方法类似于挖隧道，最后才将靠近硬膜的骨片除去。

九、术后疗效及围术期管理

（一）肿瘤切除程度

1. 肿瘤切除率　腹侧型、腹外侧型FMM完全切除应该是有希望的，但必须与发病风险相权衡。椎动脉包绕常是一个限制因素。全切除率为70%～95%。采用远侧入路的切除率是相当好的，总的全切除率可达到92%以上。Bruneau和George（2008）报道97例FMM，86%的病例完全切除。Bruneau（2010）报道107例FMM，完全切除率为86%，次全切除率为11%，次全切除是由于硬膜外扩张或复发。Komotar等（2010）采用远侧入路，全切除率达到93.2%。Bassiouni（2006）报道25例前方、腹外侧FMM，96%接受了Simpson Ⅱ级切除。

2. 影响切除程度的因素　直接影响手术切除困难程度的因素有肿瘤的大小、位置，特别是硬脑膜附着的程度、硬脑膜外腔的延伸、肿瘤的血管性和一致性（钙化/纤维状）、既往手术中残留的肿瘤、肿瘤与脑干之间的大量粘连，以及局部解剖细节，如髁状突导静脉的大小或颈静脉结节的大小。FMM是一个神经外科难题，因为它们生长在与骨关节、神经和血管结构密切接触的地方，而这些结构不能被牺牲或收缩。椎动脉包埋（包合/伸展）和肿瘤的侵袭性（粘连）代表了延长剥离、增加手术难度和并发症的风险。主要的风险是避免在反复的分段切除和减压手术中损伤灌注神经和脊髓的微血管。

限制切除范围的重要因素有术野显露、肿瘤质地坚硬、新生血管丰富、肿瘤与周围结构的紧密黏附、椎动脉包被、软脑膜侵犯、较大的瘤体尺寸，先前的放疗或手术史导致没有足够的蛛网膜平面，是次全切除最常见的原因。理论上来说，更大的显露量有利于克服与单个肿瘤特征相关的固有手术限制，从而导致上述的次全切除。

3. 执行全切除的技术要点　有两个技术要点需要考虑：①以最少的神经轴操作，获得最大的肿瘤显露；②适当、合理处理关键结构，如附着在肿瘤上的椎动脉、后组脑神经。以最小的发病率和死亡率获得最佳的肿瘤全切除率，除了对所涉及的解剖结构和细致的外科技术有深入的了解外，还有3个问题仍在争论中：①手术入路的选择；②椎动脉的处理；③枕髁的处理和随后的寰枕融合。脑膜瘤的主要硬脑膜附着部位和肿瘤的侵犯程度是决定最佳手术入路、椎动脉转位的必要性以及枕髁切除和寰枕融合程度的关键因素。

4. 何时执行次全除　虽然颅底肿瘤的解剖认识和手术技术已经有了很大的发展，但对于FMM的最佳手术策略仍存在争议。当视野受限或肿瘤呈纤维状或钙化时，次全切除的政策，其中的比率随着经验的增加略有增加。我们的目标是尽可能降低发病率，优先考虑患者的生活质量。Arnatovic等（2000）建议在第一次手术时更积极。主张根治复发性肿瘤，目的是提供一个相对长期和稳定的术后过程，即使代价是频繁但短暂的发病率所引起的后组脑神经功能障碍。

（二）术后复发率

FMM 的复发率高度依赖于肿瘤切除的程度，经 Simpson Ⅰ级和Ⅱ级切除的 FM 脑膜瘤复发率较低，复发率为 0%～10.5%。Bruneau 和 George（2010）报道的 107 例中，86% 全切除的肿瘤，只有 1 个（0.9%）肿瘤复发。Agill（2019）28 例 FMM，中位随访时间为 5.9 年，仅 1 例在次全切除和放疗后 12 年复发，复发率为 4%。Wu 等（2015）报道 16 例 FMM，均获得全切除，随访 8～56 个月（平均 24.4 个月），无肿瘤复发。Bassiouni（2006）报道 25 例 FMM，经临床和 MRI 检查，无肿瘤复发。根治性切除复发病灶保证了相对较长、稳定的术后疗程，FMM 的复发率可能更低，次全切除是复发的危险因素。肿瘤切除后对肿瘤基底的精细电凝是必须的。但没有证据表明肿瘤切除后硬脑膜切除可降低复发率。

（三）术后疗效

术后疗效主要取决于手术入路的选择及手术技巧、肿瘤的切除情况。早期的预后取决于手术中遇到的困难（尤其是脑神经的位置和受累类型）和术前功能障碍的类型。术后神经功能的恢复很大程度上取决于术前神经功能状态及损害持续的时间。术后好转的速度和程度取决于术前延髓、颈髓受压时间和程度；肿瘤生长速度；患者年龄以及肿瘤切除程度。早期诊断显微手术治疗，能够取得最佳的康复。术前存在的神经功能缺损，术后恢复较困难。

FMM 远外侧入路约 85% 的患者好转，8% 的患者保持稳定，5% 的患者恶化，2% 的患者情况不明。约 2/3 的患者术后可从事轻工作，约 25% 生活可以自理。长束征和小脑缺损分别有 75% 和 80% 以上的病例得到改善，术后 KPS 评分平均可达到 90 分以上。FMM 手术死亡率控制在 1.5%（0%～5.2%）以下。Talacchi（2012）报道 64 例腹侧和腹外侧枕骨大孔脑膜瘤。肿瘤全切除 52 例（81%），手术死亡率为零。Komotar 等（2010）报道 80.6% 的患者术后病情好转，6.7% 保持稳定，9% 恶化；术前平均 Karnofsky 评分从 76.4 分提高到 91.2 分。Li（2016）报道 185 例 FMM，91 例（49.2%）患者近期神经功能状况改善，76 例（41.1%）稳定，18 例（9.7%）恶化。

（四）术后管理及随访

术后返回 ICU 病房，延迟拔除气管插管，保留气管插管至患者完全清醒，吸痰咳嗽反射确实存在且反射较佳。证实后组脑神经功能好，可在严密观测生命体征下拔出气管插管；同时监测呼吸频率、幅度及血氧饱和度情况，定时查血气分析。如果拔管后仍有咽反射差、痰多、呼吸困难，或有呼吸困难、血氧、氧分压下降等，则继续保留插管或选择气管切开。如有后组脑神经功能障碍时需行鼻饲，并加强静脉营养支持。术后 6 个月及 1 年复查 MRI 明确肿瘤残留或复发情况，有无颅颈交界区不稳定情况等。

（五）并发症的预防与处理

最常见的并发症为脑神经功能障碍、脑脊液漏、假性脑膜膨出、脑积水。出现永久性并发症的发生率为 7.5%（0%～25%）。暂时性并发症的发生率更高（20%～60%）。永久性神经损害主要发生在邻近脑干 / 脊髓、后组脑神经和椎动脉及其分支的解剖平面较差的肿瘤中，包括接受过放射治疗和因第 2 次肿瘤复发接受治疗的患者。Kano（2010）报道 23 例枕骨大孔和下斜坡脑膜瘤，暂时性和永久性并发症的发生率分别为 30.4% 和 17.4%。Wu 等（2015）报道 16 例 FMM，获得全切除术后并发症的发生率为 25%，而且主要是脑神经损伤。

典型病例

病例 1

董 ××，女性，43 岁（图 33-16 至图 33-18）。主诉"颈部疼痛半年"入院。术前影像诊断为左侧枕骨大孔区脑膜瘤（腹外侧型）。2008 年 3 月经远外侧入路肿瘤切除术。做左耳后枕下乙状窦后 C 形切口，上至上项线，下至下颌角下 1cm 水平。在星点下方 1cm 枕骨钻孔，铣锯做大小约 3.5cm × 3cm 骨瓣，前至乙状窦和颈静脉球，向下打开枕大孔外侧缘。倒 Y 形剪开硬脑膜，打侧小脑延髓侧池，充分释放出 CSF，脑组织张力下降后，向后内侧下方牵开小脑半球，见枕骨大孔腹外侧有一边界清楚的肿瘤，灰红色，质硬且韧，血运极丰富，肿瘤边缘光滑。肿瘤的背侧上方有舌咽和迷走神经，肿瘤下方背侧有副神经脊髓根和 C_1 的后根。肿瘤的基底位于下斜坡及枕骨大孔前缘、外侧缘，向下生长达 C_1 水平。下斜坡和颈静脉孔区硬脑膜均有肿瘤侵袭，表面有许多新增生的硬膜血管。椎动脉从肿瘤中心穿过。镜下先在后组脑神经间隙清除大部分肿瘤，再从后组与 C_1 神经之间的间隙清除肿瘤。并分别在椎动脉的前、后和上、下间隙分离肿瘤。由于肿瘤坚硬，只能用剪刀分块剪除肿瘤。肿瘤将延髓和上颈髓向对侧移位。肿瘤的血运来源于颈静脉孔、枕骨大孔和下斜坡区硬膜的血管，椎动脉和 PICA 亦有分离参与肿瘤的供血。镜下将肿瘤与基底动脉、PICA 分开，术中解剖保留椎动脉。电凝椎动脉周围的硬膜，激光刀处理肿瘤基底。肿瘤切除后，清理瘤腔，彻底止血，神经上创面用 Surgicel 贴敷。冲洗瘤腔，见无渗血后，严密连续缝合硬膜。术后病理：混合型脑膜瘤（Ⅰ级）。术后恢复满意，正常上班。术后复查提示椎动脉入颅处有残留，故术后 3 个月行伽马刀治疗一次。术后每年复查 1 次增强 MRI，至 2018 年肿瘤未见复发增大。

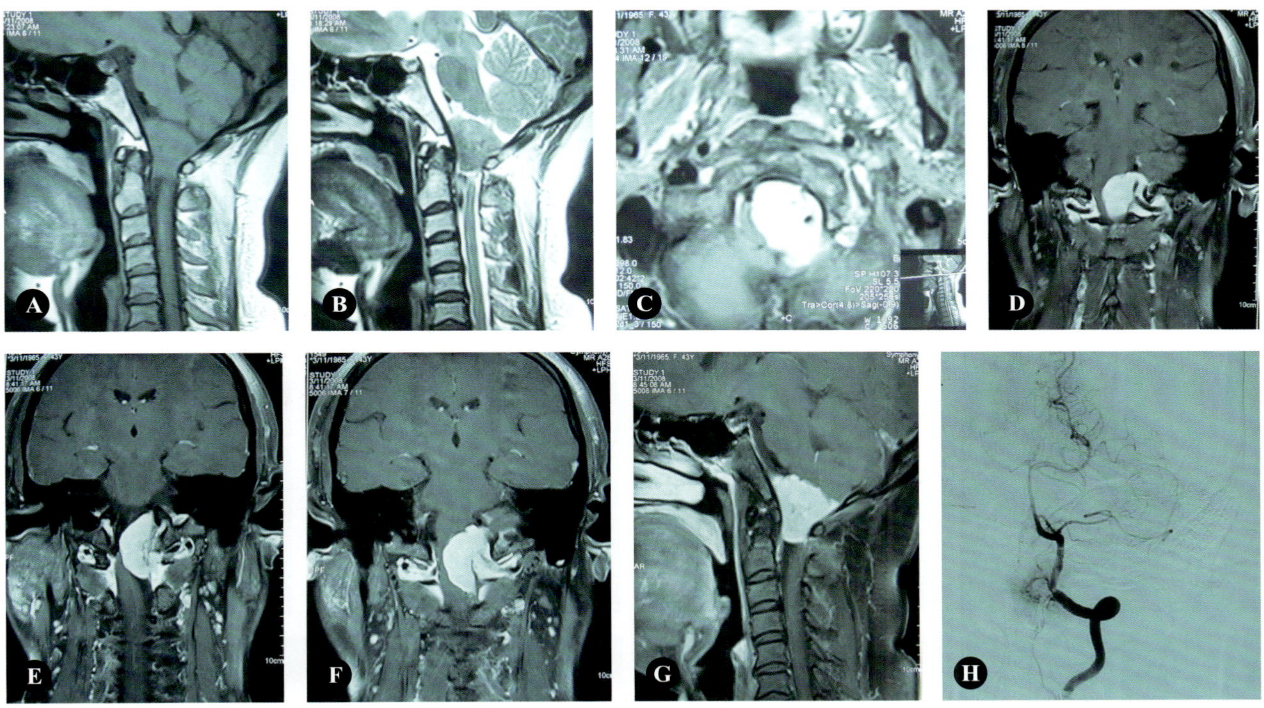

▲ 图 33-16　术前影像检查提示左侧枕骨大孔腹外侧型脑膜瘤

A. T_1WI 像呈等 T_1；B. T_2WI 像呈等 T_2；C 至 G，增强 MRI 显示肿瘤明显均匀强化，肿瘤边界光整，上至下斜坡，下至 C_2；完全包绕椎动脉，肿瘤推挤脑延和上颈髓变形，并向对侧移位；C. 轴位像；D 至 F. 冠状位像；G. 矢状位像，毗邻硬膜有脑膜尾征；H. L-VA 造影显示左椎动脉有分支参与肿瘤供血

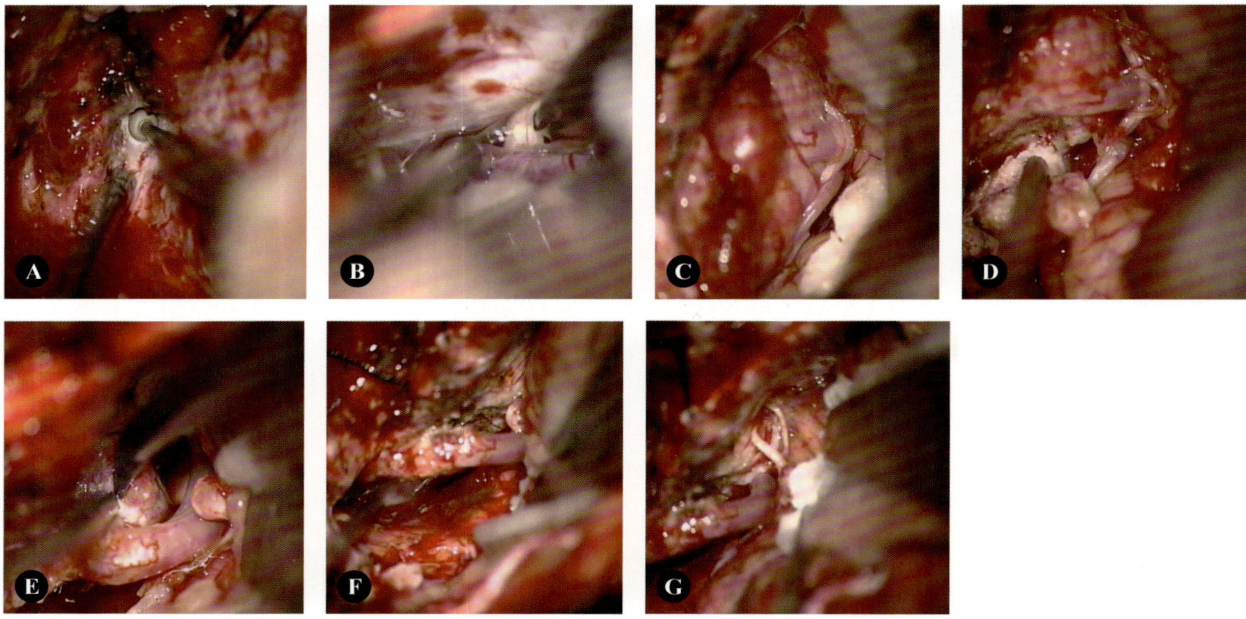

▲ 图 33-17　术中主要步骤

A. 磨除部分枕髁，扩大对枕骨大孔腹侧的显露视野；B. 松解面听神经周围的蛛网膜，打开脑桥小脑角池，释放脑脊液；C. 将小脑半球向后上方牵开，显露肿瘤；D. 从椎动脉下间隙分块离断、切除肿瘤；E. 从椎动脉上间隙分离切除肿瘤；F. 清除瘤腔血块，电凝肿瘤基底；G. 肿瘤切除后，清洗瘤腔

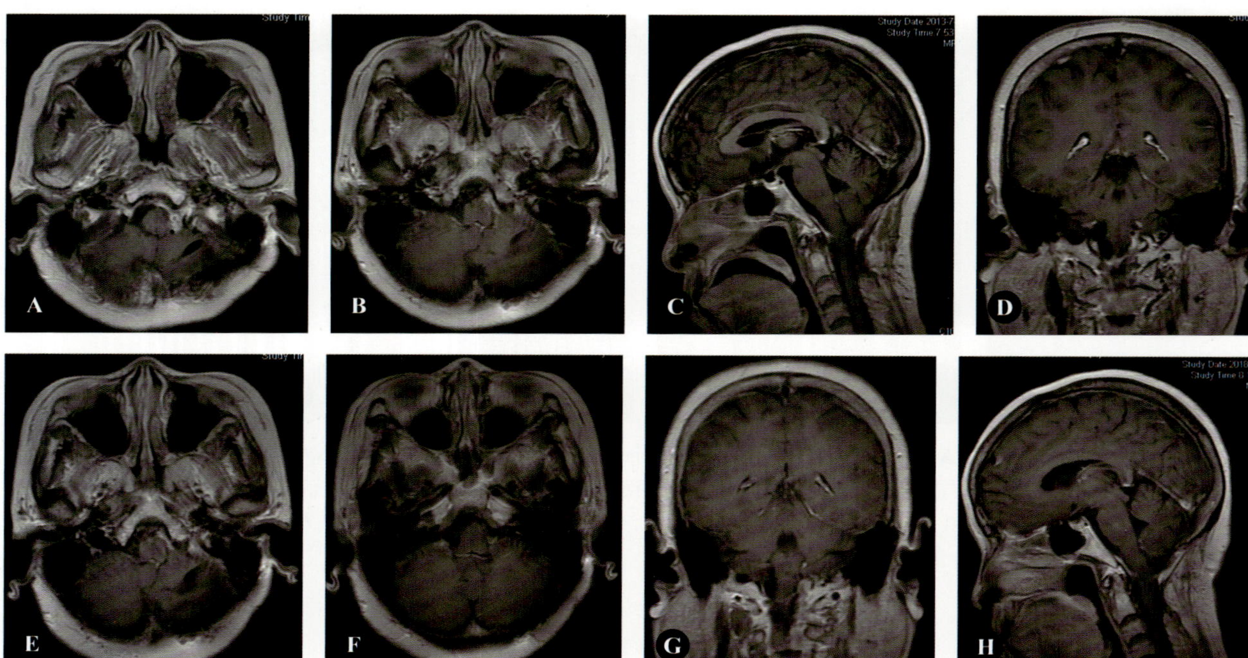

▲ 图 33-18　术后复查肿瘤切除满意，术后随诊 10 年未见肿瘤增大复发

A 至 D. 术后复查，肿瘤全切除；E 至 H. 术后 10 年复查，未见肿瘤复发

病例 2　枕骨大孔脑膜瘤（腹侧型）

杨 ××，女性，47 岁（图 33–19 至图 33–21）。主诉“头痛 2 年余，全身乏力 3 个月余，不能坐立 1 个月”入院。体格检查：只能躺在床上，不能自己翻身，四肢肌力Ⅱ级，双侧 Babinski 征阳性。术前检查提示中下斜坡脑膜瘤。2008 年 4 月经远外侧入路切除肿瘤。术中打开枕骨大孔外侧缘，磨除枕髁后内侧 1/3，咬开 C_1 后外侧弓，扩大对肿瘤基底的显露。从后组脑神经和椎动脉间隙分块全切除肿瘤。术后出院时能扶行，四肢肌力达Ⅳ级（+/–）。

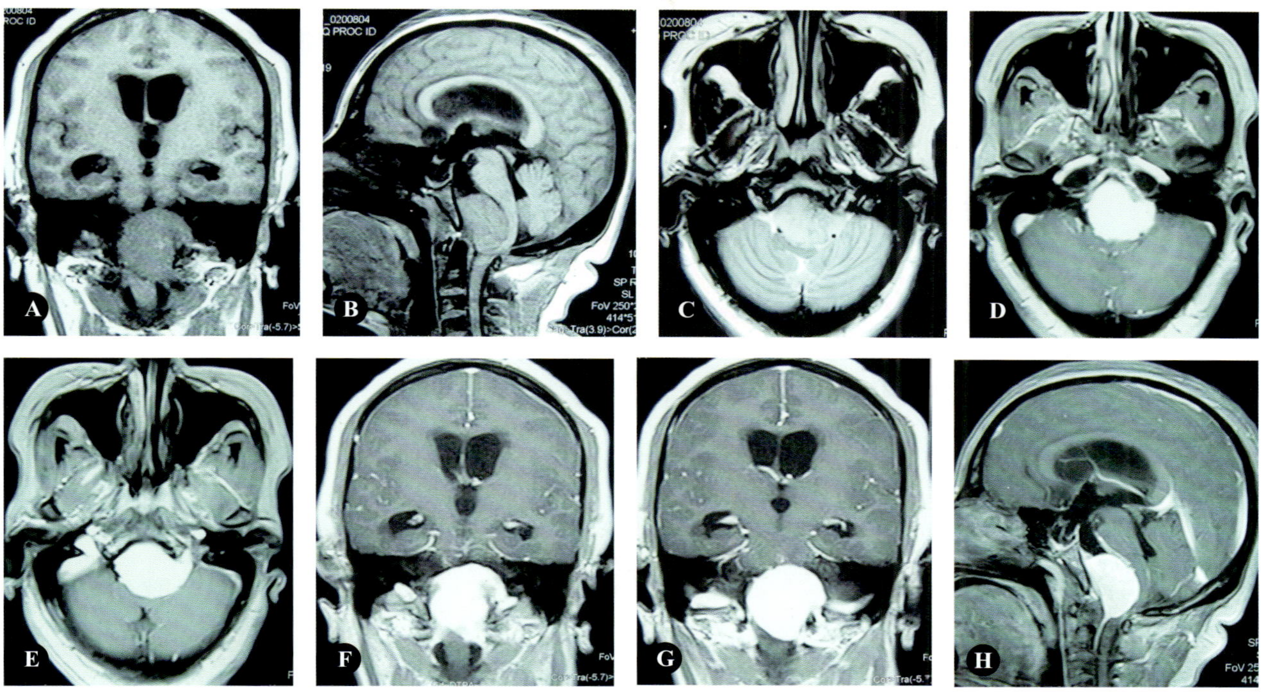

▲ 图 33–19　术前明确诊断为中下斜坡 – 颅颈交界区脑膜瘤

A 和 B. T_1WI 显示病灶为等 T_1，脑干下端和 C_1 明显受压拉长变细，并向后移位；C. T_2WI 显示病灶为稍长 T_2，病灶将双侧椎动脉包绕；D 至 I. 增强 MRI 检查显示肿瘤强化明显，边界清楚；D 和 E. 轴位增强像显示肿瘤累及左侧颈静脉孔；F 和 G. 增强冠状位像，肿瘤位于颅颈交界区；H. 增强矢状位像，显示肿瘤基底位于中下斜坡至 C_1，上斜坡和 C_2 硬脑有明显增厚强化，脑膜尾征明显

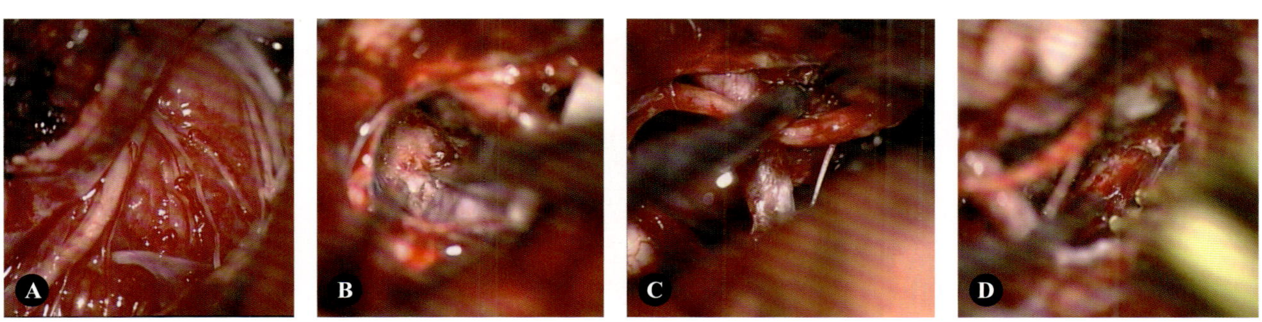

▲ 图 33–20　术中主要步骤

A. 显露肿瘤，肿瘤将后组脑神经推向外侧，并包绕椎动脉；B. 在椎动脉下间隙离断肿瘤基底；C. 清除椎动脉上与副神经外侧间隙的肿瘤基底；D. 肿瘤全切除后，电凝处理肿瘤底的硬膜，降低术后复发率

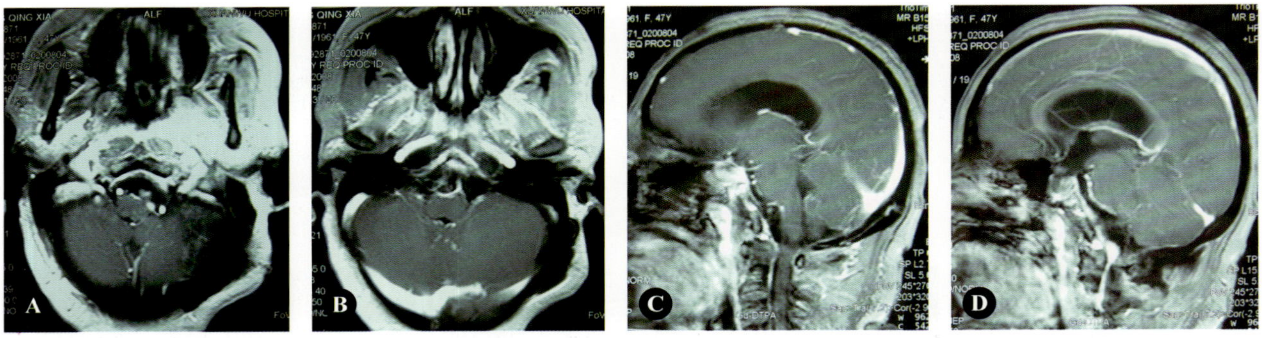

▲ 图 33-21　术后影像复查提示肿瘤全切除

A 和 B. 增强轴位像显示颅颈交界区脑膜瘤切除满意，突入到颈静脉孔的肿瘤也已切除；C 和 D. 增强矢状位像，显示肿瘤切除后脑干基本复位

（陈立华）

第 34 章　颅颈交界区脑膜瘤的显微手术治疗

颅颈交界区（CVJ）是脑干与颈髓衔接的部位，该部位病变既容易影响脑干和脑神经功能，也容易出现脊髓功能障碍。颅颈交界处脑膜瘤是脑膜瘤中一种独特而罕见的亚型，肿瘤起源于斜坡下部和颈轴上缘的脑膜，外侧从颈静脉结节到 C_2 层的上表面。颅颈交界区腹侧和下斜坡区脑膜瘤归为枕骨大孔区脑膜瘤。颅颈交界区脑膜瘤的手术风险极大，仍然是神经外科面临的挑战，尤其是涉及邻近神经血管结构的病例。全切除可获得终身治愈，但由于其与关键血管结构、脑干和脑神经的密切关系，常常难以实现 Simpson Ⅰ级切除。

一、背景

（一）颅颈交界区的范围

颅颈交界区通常被定义为斜坡下 1/3 和 C_2 椎弓根上缘之间的区域，包括下斜坡和上颈髓的区域（图 34-1）。

（二）流行病学特征

颅颈交界区是各种病变的常见部位，如血管性、肿瘤性和退行性病变。颅颈交界处肿瘤占神经系统肿瘤的 1.1%～3.8%，约 70% 的肿瘤是脑膜瘤，脑膜瘤和神经鞘瘤的发病率占该区域肿瘤的 90% 以上。颅颈交界区脑膜瘤占所有脑膜瘤的 1.8%～3.2%。

（三）颅颈交界区的相关解剖

颅椎交界处（CVJ）和上颈椎神经轴是一个狭窄的解剖区域，寰枕间距 8.98mm（3～17mm），寰枢椎间距 10.56mm（5～17mm）。

1. 枕下区肌群　枕下肌群分为四层，第一层是斜方肌和胸锁乳突肌，枕部附着点在上颈线。第二层为头斜肌，枕部主要附着部位在颈上项线。第三层是头半棘肌和头最长肌，也是附着在上项线为主。第四层是头后小直肌、头后大直肌、上斜肌和下斜肌（图 34-2）。

2. C_1 脊神经　C_1 神经包括腹根和背根的连接，它们在蛛网膜下腔内结合，然后离开位于 C_1 椎体后弓和枕骨之间的硬脑膜。C_1 的背支比腹支更强壮，这是区别 C_1 神经和其他颈脊神经的另一个特征（图 34-3）。腹支与舌下神经和其他颈神经吻合，形成颈丛；背支进入枕下三角，支配枕下三角和头半棘肌，并与 C_2、C_3 吻合。

3. 第四脑室底的相关解剖　第四脑室底呈菱

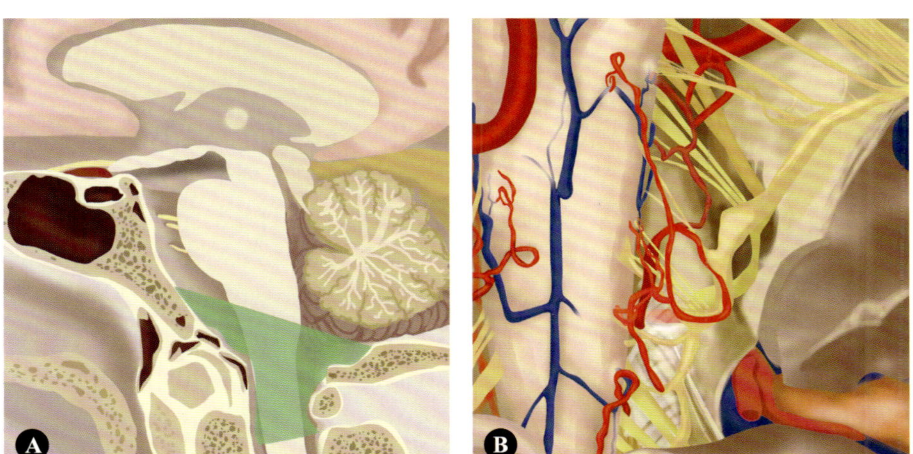

◀图 34-1　颅颈交界区
A. 颅颈交界区的范围（绿色）；B. 从颈静脉孔水平到 C_1 后弓的颅颈交界区后面观（右侧）

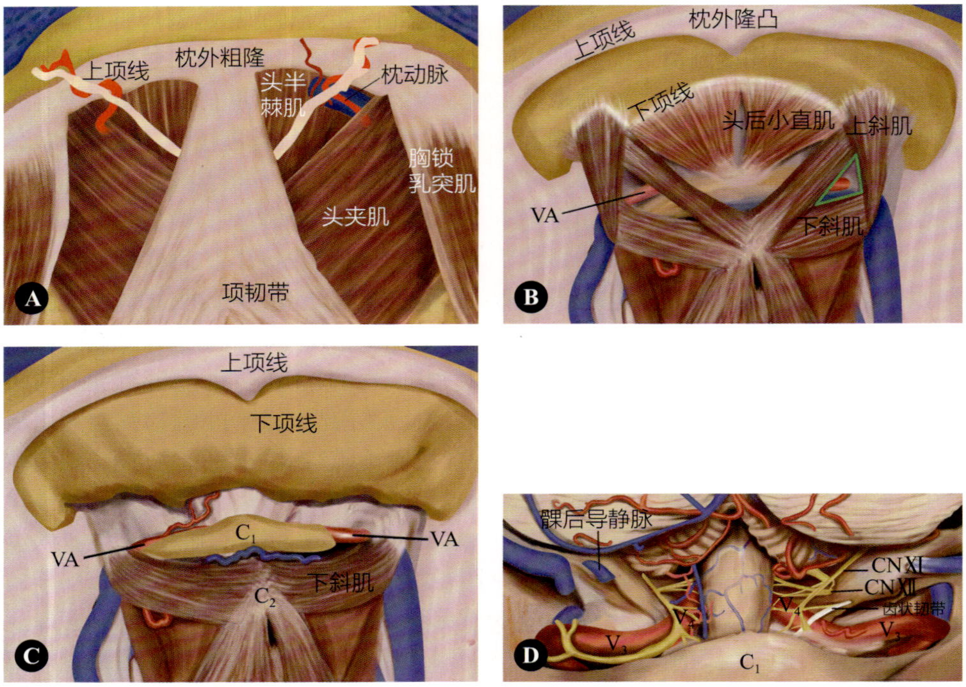

◀图 34-2 枕下区肌肉
A. 枕后区域浅层肌肉；B. 枕后区深层肌群，用于安全找到枕下三角（绿色）。在右侧已经完成了枕髁的部分磨除；C. 切除直肌和斜肌，显露椎动脉 V_3 段、C_1 后弓、颅颈交界处和枕骨大孔；D. 枕下后正中显露的解剖结构

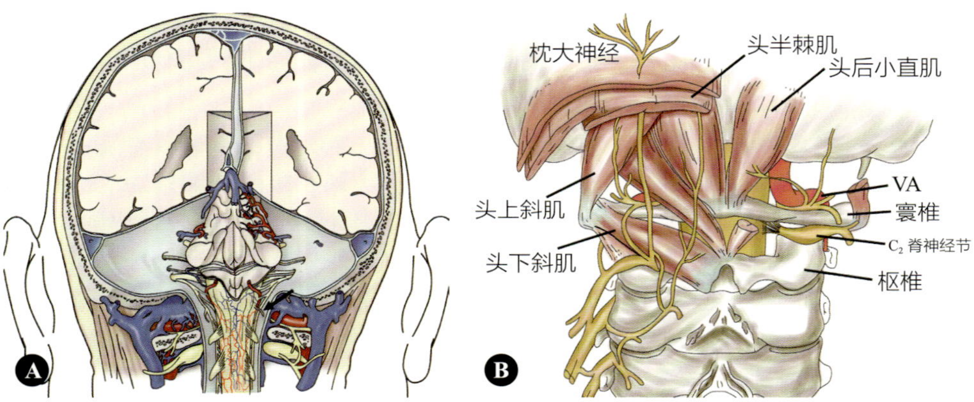

◀图 34-3 **A.C_1 脊神经背根（箭）和腹侧及神经背支的硬膜内后视图。B. 颅颈交界处的后视图，显示枕下肌肉、椎动脉 V_3 段和 C_1 脊神经。注意 C_1 神经背侧与 C_2 背支之间的联系**

形，长径约 3cm，横径约 2cm。头侧 2/3 是脑桥的背侧，尾侧 1/3 是延髓的背侧。其上界为小脑上脚，下部两侧为小脑下脚、楔束结节和薄束结节。头侧的上角在导水管水平，尾侧的下角是闩，位于正中孔的前方。菱形窝表面正中线有一纵行的正中沟，将第四脑室底分为左右两半，其外侧被界沟分为两区：内侧为内侧隆起，外侧为前庭区。髓纹自外侧横行至中线将第四脑室底分为上下两半，此线亦为脑桥与延髓在背侧的分界。桥脑部的内侧隆起中段的圆凸为面神经丘，展神经核在面神经丘下。延髓部内侧为舌下神经三角，内有舌下神经核；外侧为迷走神经三角，其内有迷走神经背核。在小脑上脚和面丘之间、髓纹和面丘之间没有重要的神经结构，这两个区域称为“上三角区”和“下三角区”。枕下后正中入路显露第四脑室底下部、延髓和毗邻结构的关系（图 34-4A）。

4. 颅颈交界处椎静脉丛 椎静脉丛由 4 部分组成，包括前外（椎管外）和内（椎管内，硬膜外）部分和后外内（硬膜外）部分（图 34-4B）。经髁入路进入颅后窝可能会遇到这些静脉连接。

5. 颅颈交界处菱形膜 颅颈交界处的菱形膜是一个恒定的结构，具有典型的蛛网膜结构，呈菱形，位于延髓和上颈椎腹面蛛网膜下腔。平均颅颈长 49mm，横轴宽约 26mm。颅内上方附着于椎动脉交界处，下端达到 C_4 水平（图 34-5A）。外侧在齿韧带水平附着于硬脑膜上。C_1 脊神经穿过该

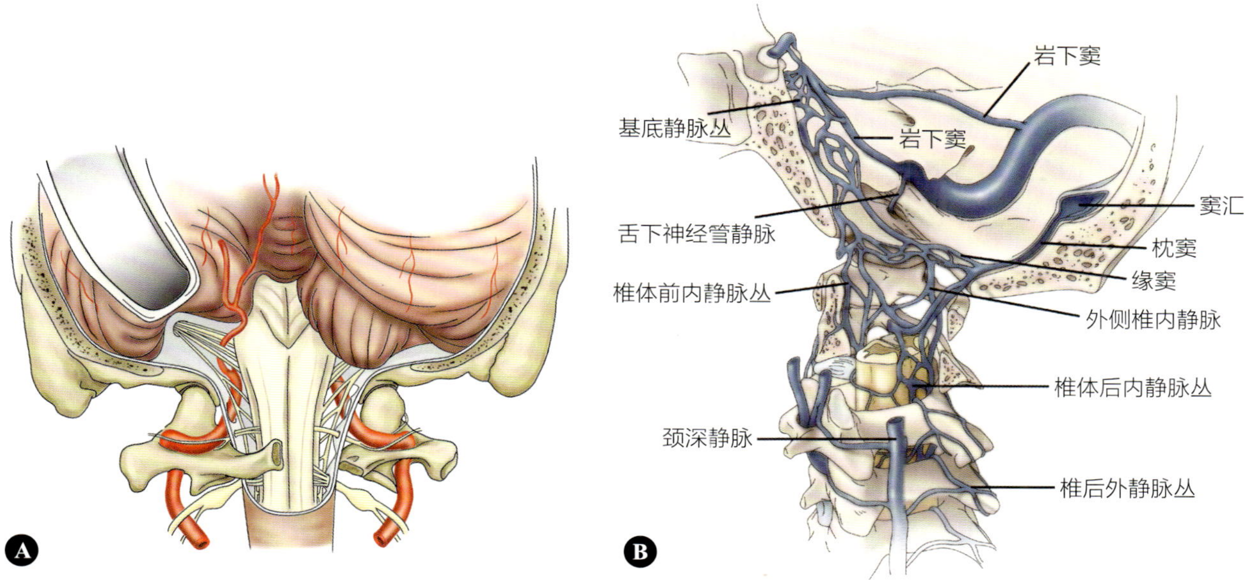

▲ 图 34-4　颅颈交界区解剖

A. 枕下中线入路显露延髓与椎动脉、小脑下后动脉和后组脑神经之间的关系；B. 颅颈交界区静脉丛。C_1 和 C_2 的左半部分及相关硬脑膜已被切除。注意椎体前内静脉丛和椎体外侧静脉丛引流至边缘窦。椎体后内静脉丛引流至边缘窦或枕窦

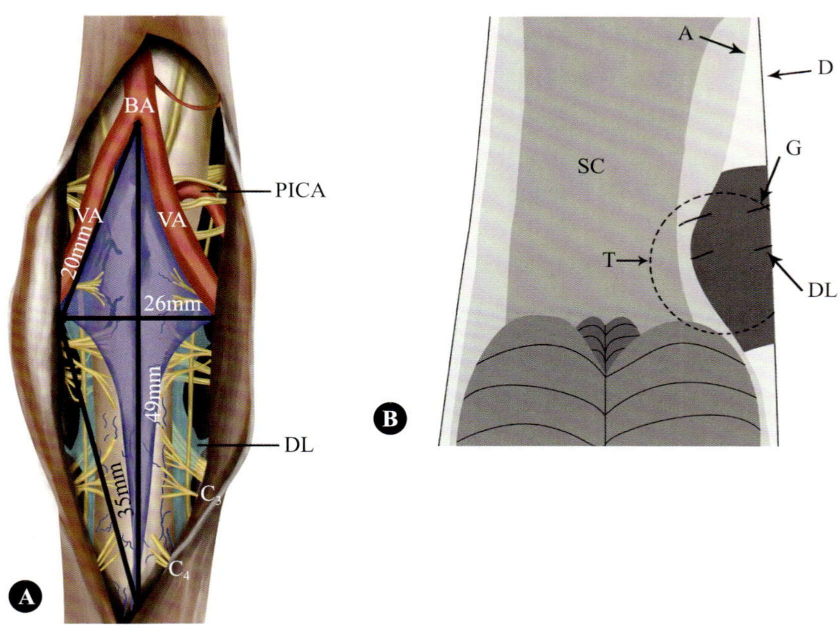

◀ 图 34-5　颈髓交界处硬膜与蛛网膜之间的解剖关系

A. 菱形膜的示意。BA. 基底动脉；C_1～C_4. 颈脊神经；DL. 齿状韧带。B. 手术操作空间示意。黑暗区域是工作空间。A. 蛛网膜；D. 硬脑膜；DL. 齿状韧带；T. 肿瘤；SC. 脊髓

膜，而 C_2 根位于该膜的背侧，与下方的软脑膜紧密相连。

二、肿瘤的病理解剖特征和术前评估

（一）病理解剖特征

1. 神经血管移位　颅颈交界区脑膜瘤位置较恒定。随着肿瘤体积的增大，舌咽神经、迷走神经、副神经朝腹侧移位的幅度逐渐增加、张力增大。舌下神经通常位于肿瘤下极腹侧，肿瘤朝腹侧推挤双侧椎动脉、基底动脉下端、小脑下后动脉。肿瘤会不同程度的粘连、包绕穿硬脊膜环处的椎动脉，通过咬除寰椎后弓、枕髁的位置可以定位椎动脉的位置。

2. 肿瘤分型　颅颈交界区脑膜瘤根据肿瘤矢

状位的主体位置可分为颅脊型和脊颅型。Bydon（2014）报道22例颅颈交界区脑膜瘤。按起源分为脊颅型（7例）和颅脊型（15例）。

3. *颅脊型肿瘤与脊颅型肿瘤的比较* 颅脊型和脊颅型脑膜瘤的起源、解剖位置以及与邻近结构的相互作用各不相同。脊颅型肿瘤被发现时比颅脊肿瘤尺寸较小、治疗更早，这可能是由于脊颅型肿瘤比颅脊型肿瘤更早地侵犯脊髓。脊颅型肿瘤的全切除率较高、术后第Ⅸ/Ⅹ对脑神经缺损较少。脊颅型和颅脊型颅颈交界区脑膜瘤有着不同的特点，因此应该采取不同的治疗方法。

（二）临床评估

颅颈交界区肿瘤的临床症状多变，病程长，主要表现为颈枕部疼痛、运动功能障碍、步态异常和后组脑神经功能障碍，其中72%有颈枕痛，32%有步态障碍。Dührsen（2016）报道18例颅颈交界处脑膜瘤，平均年龄56.2岁，中位随访60个月。感觉或运动障碍是最常见的症状，其次是颈部疼痛和下脑神经麻痹。女性：男性=3.5：1。

（三）影像学评估

术前检查包括磁共振成像（MRI）、计算机断层扫描（CT）等。增强MRI有助于精确地界定硬脑膜附着区、肿瘤及其与神经和血管结构的关系。CT骨窗位像有助于硬膜外扩张时骨侵蚀的研究和术前安排融合的需要。根据评估，将病变特征分为：最大肿瘤直径、发展空间（硬膜内、硬膜外和硬膜内外）、椎动脉受累（部分和全部包埋）、脑干粘连和切除等分级。术前血管造影只有2个适应证：①如果怀疑是高度血管化的脑膜瘤，并考虑行栓塞治疗。②对椎动脉包埋（硬膜外或复发性脑膜瘤及椎动脉周围脑膜瘤）的脑膜瘤需要进行球囊闭塞试验。作者从来没有阻塞椎动脉的经验。

（四）术前准备

1. *术中神经电生理监测* 包括体感诱发电位、脑干听觉诱发电位和后组脑神经的肌电图监测，通过气管导管（CN Ⅹ）记录和在胸骨乳突（SM）肌肉（CN Ⅺ）和舌头（CN Ⅻ）上监测，已成为颅颈交界区脑膜瘤手术的常规。

2. *术前腰椎置管* 颅颈交界区脑膜瘤占据枕骨大孔区，术前可考虑腰穿置管，术中开颅后再释放脑脊液，减少对神经组织的牵拉。

三、手术入路的选择

充分显露肿瘤是安全切除颅颈交界区脑膜瘤的前提条件，根据肿瘤相对于脑干的解剖位置，颅颈交界区硬膜内肿瘤的手术入路多种多样，各有利弊（表34-1）。位于脊髓或脑干后部或后外侧的肿瘤可以通过枕下后中线入路和C_1椎板切除术安全切除。仔细选择手术入路、精细的显微外科技术和颅底的最佳重建是颅底手术的基本原则，在实现根治性肿瘤切除的同时，最大限度地减少并发症。

（一）手术入路选择的依据

1. *根据肿瘤因素选择手术入路* 颅椎交界处（CVJ）和上颈椎神经轴腹侧是一个具有挑战性的难题，因为进入这个狭窄的解剖区域是有限的，选择合适的手术入路是颅颈交界区脑膜瘤手术成败的重要影响因素之一。根据颅颈交界处脑膜瘤相对于脑干的解剖位置，制订合理的手术计划。在选择手术入路时，应根据肿瘤的具体部位和手术舒适度来确定，要充分考虑病灶显露、手术创伤、存活质量和

表34-1 颅颈交界区入路的优势与并发症

手术入路	显露难度	显　露	并发症			前和前外侧肿瘤切除术	手术次数	OC切除	VA移位	OC固定
			后组神经麻痹	CSF漏	其　他					
后外侧	+	+++	+	0	+	+++	1	0	0	0
远外侧经髁	+++	+++	+	++	+	+++	1	++	++	++
枕下后正中	+	+	+++	0	+	+	1	0	0	0
经口入路	+++	+++	+	+++	++	+++	2	0	0	+++
内镜经鼻	+++	+++	+	+++		++	2	0	0	+++

综合治疗等因素。位于脊髓或脑干后部或后外侧的肿瘤可以通过后中线枕下入路和 C_1 椎板切除术安全切除。位于神经轴腹侧或腹外侧的脑膜瘤见枕骨大孔脑膜瘤一章。

2. 根据手术入路的显露范围和适应证选择　颅颈交界区脑膜瘤可以从后、后外侧方向接近。手术入路的范围及其相关的并发症的发生率因病变的精确位置、范围和类型不同而有显著差异。起源于齿状韧带后方的病变，标准的枕下中线开颅加上颈椎椎板切除术（C_1，偶尔为 C_2）是首选方法。

(1) 枕下后正中入路：是最常见的手术入路，经标准中线枕下入路可安全切除后方和后外侧颅颈交界区脑膜瘤。枕下中线入路操作简便、术野不深、椎动脉、脑神经容易处理，适应证包括肿瘤主体位于延、颈部背侧、背外侧、甚至腹外侧的肿瘤。该入路离肿瘤近，可在直视下看清楚肿瘤的背侧、侧方及重要的血管、神经，以利于切除肿瘤。Kandenwein 等（2009）报道对 16 例 FMM（其中腹侧 3 例，腹外侧 10 例，背侧 1 例，背外侧 2 例）经枕下后正中入路，全切率达 87.5%，认为枕下后正中入路适用于绝大多数颅颈交界区脑膜瘤。

(2) 枕下后外侧入路：要接近位于颅颈交界区背外侧的脑膜瘤，多数需要广泛的肌肉骨骼准备，以实现对神经组织的最小操作。经 C_0 和 C_1 或 C_1 和 C_2 之间的自然间隙的微创背外侧通路可用于切除 CVJ 处的小型背外侧硬膜内病变。这一入路利用神经轴的自然界隙，是对病变大小的自然适应，适合于治疗背外侧型及外侧型脊颅型颅颈交界区脑膜瘤，避免了使用创伤大的远外侧入路。

（二）常用手术入路

1. 枕下后正中入路　枕下中线入路又称枕下后正中入路，主要是采用标准枕下开颅，结合中线入路进入第四脑室，主要适用于处理第四脑室外生性肿瘤、脑桥和延髓背外侧肿瘤和颈－延交界区病变。如果肿瘤位于上颈髓的腹外侧，采用联合上颈段椎板切除术。经标准枕下中线入路可安全切除背外侧和腹外侧颅颈交界区脑膜瘤。

(1) 适应证：枕下后正中入路可以显露整个颅颈交界的后部、外侧区域，对背侧型、背外侧型，甚至腹外侧型颅颈交界区脑膜瘤有足够好的显露，适用于枕大孔后方或外侧型肿瘤向背侧方向发展、将延颈髓推于一侧的肿瘤，以及颈髓背侧及背外侧的肿瘤。但这种入路可能会限制下斜坡和枕大孔前部的显露，对位于前方的脑膜瘤显露有困难，具有较大的局限性，特别当病变为脑膜瘤时，不能充分显露病变，加上 CN 及椎动脉颅内段遮挡，手术不仅难以直视并铲除肿瘤基底、离断血供，而且对小脑、脑干牵拉重，出血多且容易造成神经、血管的损伤。对于延髓及脊髓的牵拉可能导致在切除向前方生长的肿瘤过程中出现严重的神经功能缺失，原则上不作为颅颈交界区腹侧脑膜瘤的手术入路。但亦有报道应用于腹侧 FMM，如 Goel 等（2001）倡导传统的枕下入路同样能够切除腹外侧肿瘤，认为这种经典的手术入路足以显露和切除大多数枕大孔前区的肿瘤，与前入路及各种特殊的外侧入路相比，具有操作安全、便利，术野宽阔，易于向外侧扩大等优点。Eicker（2015）报道采用背侧微创入路处理 6 例 CVJ 腹侧小肿瘤（脑膜瘤 5 例），均获全切除，术中未磨除骨质。

①背侧颅颈交界区脑膜瘤：枕下后正中入路可以显露整个颅颈交界的后部区域，无论肿瘤是位于硬膜内和硬膜外延伸。如果肿瘤位于齿状韧带平面的后方和椎动脉的内侧，在这种情况下，神经轴向前推，这是枕下后正中入路的绝对手术适应证。

②背外侧型颅颈交界区脑膜瘤：外侧型肿瘤是自外侧向后方发展，尽管附着点在延颈髓的外侧方，但由于肿瘤将延、颈髓推挤向对侧，同侧产生较大的手术空间（图 34-5B）。利用传统的枕下后正中或外侧入路，对背外侧型颅颈交界区脑膜瘤有足够好的显露。在切除侧方的肿瘤后完全能够在不牵拉重要结构的情况下切除肿瘤的附着点，通过改良的后正中入路能够切除该部位所有大小的肿瘤。通过这种标准的后入路充分显露背外侧型脑膜瘤，而不会有损伤神经轴或后组脑神经根的危险。在做该入路时亦应该坚持简单化的原则，减少不必要的骨质切除，过大范围的颅底显露并不能改善外科结果。

③脊颅型颅颈交界区腹外侧脑膜瘤：经典的枕下后正中入路包括枕下后正中开颅术（包括打开枕骨大孔），有时还包括 C_1 甚至 C_2 椎板切除术，可以很容易地接近背外侧型脑膜瘤，但对颅脊型的腹外侧型脑膜瘤不能很好地显露，最好通过背外侧入路。为了避免对小的腹外侧脑膜瘤采用这些广泛的入路，枕下后正中入路经半椎板切除或椎板切除可

有效显露上颈椎腹外侧的脑膜瘤，适合脊颅型腹外侧的脑膜瘤。在齿状韧带腹侧节段切断 C_1 脊神经根后，脊髓轻微旋转，C_1 和 C_2 之间可获得广阔的手术空间。

椎动脉下方的脊颅型腹侧颅颈交界区脑膜瘤，尽管脑膜瘤与后脑神经和椎动脉的位置关系密切，但后脑神经和椎动脉被肿瘤推挤向上方移位，加之蛛网膜的存在，肿瘤大多不黏附于邻近的神经血管结构。

④脑干偏位明显者，根据术者对枕下后正中入路的熟练程度可适当选择该入路，术中可通过偏位的脑干留出的空间进行操作，此时肿瘤一侧的枕骨大孔前外侧缘均在视野中，容易消灭死角，达到肿瘤全切。枕下后正中入路对位于前方的肿瘤显露有困难，在显露腹侧肿瘤时存在明显缺陷，路径遥远，术中需切除或牵拉部分脑组织，并可能会对已受压较脆弱的脑干进行牵拉，具有较大的局限性，亦不便于控制椎动脉出血。通过改良枕下后正中入路的视角（图 34–6），可以扩大枕下后正中入路的适应证范围，特别是大型的腹侧和腹外侧颅颈交界区脑膜瘤，在颅颈交界区水平大的肿瘤有相应的宽广入路和明显的显露。有人认为，经常规枕下中线入路比远外侧经髁入路手术处理腹侧型颅颈交界区脑膜瘤的临床效果更差。Goel 等（2001）对这些发现提出了质疑，他们报道通过常规的枕下后入路对 14 个前或前外侧枕骨大孔脑膜瘤进行了全切除（GTR）。

(2) 手术方法

①体位：视病变部位和术者的习惯而定，常取侧卧位、正中俯卧位、侧俯卧位，亦有采用半坐位或坐位（图 34–7A 和 B）。头部前曲，颈部过伸，头架固定。

②切口：采用枕下后正中切口（图 34–8A），切口自枕外粗隆向下至 $C_{3\sim4}$ 棘突水平。切开皮肤、皮下组织，寻觅项韧带并沿颈白线切开，严格沿中线分离左右两侧肌肉，将肌层分离后显露枕骨鳞部、枕骨大孔后缘、寰椎后弓和枢椎棘突、椎板，向下切开棘上韧带和棘间韧带，分离椎旁诸肌，显露上位颈椎和棘突与椎板，用自动牵开器撑开软组织，显露范围视病变部位而定。

在枕下后正中入路时，头部必须放在中间位置。任何弯曲都必须避免，因为它减少了神经轴前方的空间，可能会加重压迫和神经状况。垂直中线皮肤切口相同，但切口在肿瘤侧略低于枕骨粗隆，并向乳突侧弯曲的拐杖切口。后肌沿枕嵴分开，侧向牵开，露出枕骨、寰椎后弓和 C_2 椎板（如需要）。可在对侧以有限的方式显露。

③骨瓣成形：根据需要切除骨质范围，骨瓣或骨窗的面积视手术显露要求而定（图 34–8B）。在枕骨粗隆下钻一孔或同时在双侧横窦外侧下方共钻孔 3 个，用铣锯骨瓣成形。根据肿瘤不同生长方式将优势侧枕大孔缘下方和寰椎后弓扩大以利肿瘤显

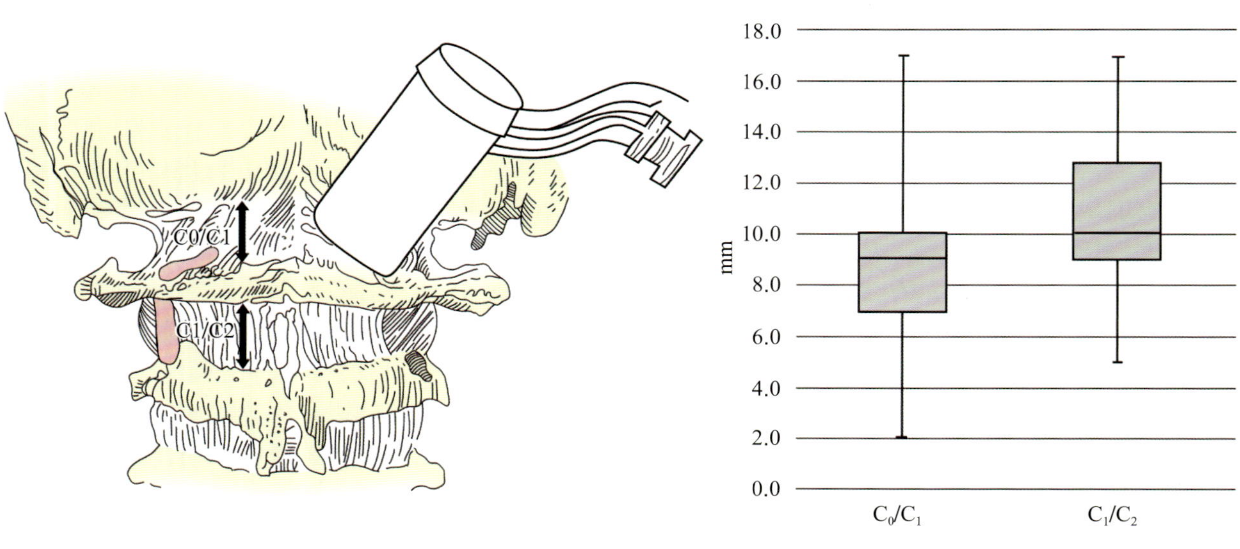

▲ 图 34–6　经枕下后正中入路，通过枕骨大孔 $-C_2$ 侧方路径可进入腹侧的视角示意

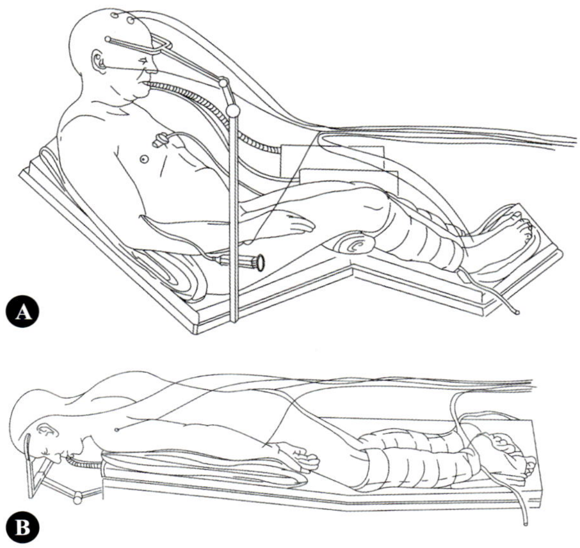

▲ **图 34-7　枕下中线入路的两种体位**
A. 半坐位；B. 俯卧位

露，向肿瘤一侧较多显露寰椎后弓及椎动脉，枕骨瓣成形也偏向于肿瘤侧，咬除枕骨大孔后缘、C_1 后弓和 C_2 棘突，宽度限于中线旁开 1.5cm，以免损伤椎动脉。显露延髓下部及 $C_{1\sim2}$ 脊髓后侧方。如肿瘤偏向一侧，尽量咬除肿瘤侧寰椎后弓及枕骨大孔骨质，甚至可以达到枕骨髁。枕骨大孔后缘和寰椎后弓切开宽度每侧距中线分别不超过 1.5cm ± 0.2cm、1.0cm ± 0.2cm。同时要注意枕骨大孔后缘的导静脉。成人枕骨大孔咬除宽度<3cm，每侧寰椎后弓咬除宽度<1.2cm，可避免损伤椎动脉和影响寰枕关节的稳定性。需要时，可切除其他上位颈椎的棘突与椎板。

寰椎椎板切除，允许双侧从同侧和对侧进入肿瘤，避免切除髁突而不是同侧半椎板切除，因为后者缩小了肿瘤的手术范围，没有特别的优势。在 $V_3 \sim V_4$ 交界处发现 VA，为了避免对 VA 造成任何损伤，最好首先在硬膜外部分（V_3）进行鉴别。如果 V_3 中有肿瘤附着，肿瘤切除将首先在硬膜外进行。否则，V_3 将被侧向移动，并在其硬膜内部分切除肿瘤。从寰椎后弓中线向寰椎沟侧面显露 V_3。

④硬膜切除：切开硬脑膜，Y 形剪开硬膜，切口上至横窦外侧端，下至枕大孔下方 $C_{1\sim2}$。注意硬膜内枕窦、枕骨大孔缘的环窦发育情况。硬脑膜中线处枕窦和枕大孔处环窦发育很好时，此种情况下切开硬脑膜时，可引起较多出血，应予电凝枕窦，亦可缝合止血。观察小脑半球与蚓部有无膨隆，双侧扁桃体位置是否有下疝变化，以及小脑下后动脉的变化情况。牵开硬脑膜后，在中线处剪开蛛网膜，打开枕大池，即可显露颅颈交界处解剖结构。小脑下后动脉分成两支，即小脑支和蚓支。将小脑扁桃体从蚓部分开，打开小脑延髓裂，注意不要损伤在此走行的小脑下后动脉。如果是背侧型脑膜瘤，可以沿肿瘤基底周围环形切开硬脑膜，做到根治性切除。

⑤入路的显露：枕下后正中入路显露范围可以从 Magendie 孔到 Luschka 孔，第Ⅸ、Ⅹ、Ⅺ对脑神经，若需要广泛显露可将小脑扁桃体牵开。小脑延髓裂向上包绕着小脑扁桃体和二腹叶，向下达延髓脉络膜和外侧隐窝。小脑延髓裂的范围上到第四脑

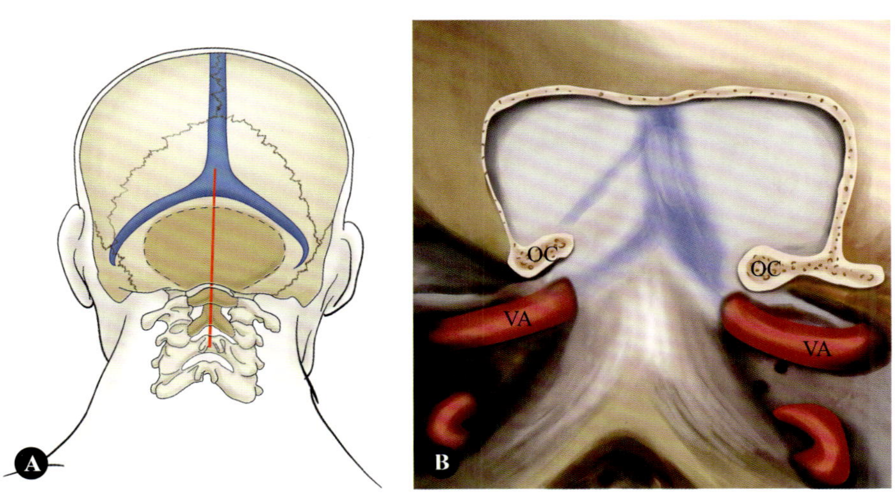

◀ **图 34-8　枕下后正中入路**
A. 皮肤切口（红线），骨瓣或骨窗（虚线）；B. C_1 后弓切除。可见 2 个后髁静脉。VA. 椎动脉；OC. 枕髁

室顶，侧到小脑延髓池和脑桥小脑池，是到达第四脑室和侧位脑干的安全而自然的裂隙，下髓帆通过小脑扁桃体的上极向外侧扩展，与第四脑室外侧凹的上缘相连，牵拉小脑扁桃体，可见小脑延髓裂的底，同时也是第四脑室的顶、齿状核，沿着第四脑室顶的上外侧缘与小脑扁桃体的上缘相连。在分离上蚓部或小脑扁桃体上极时很容易损伤齿状核，导致共济失调、震颤、张力减退和轮替运动障碍等，因此在进行该操作时动作应轻巧。

镜下剥离开枕大池蛛网膜，锐性分离丝状蛛网膜附着点，使一侧或双侧小脑扁桃体分离并上抬，显露脉络膜，寻找正中孔和四脑室侧孔，在第四脑室底的脑室带水平依两孔切开脉络膜，并打开一侧或两侧扁桃体小脑蚓部裂隙，从而增加小脑扁桃体移动度。

⑥探查并显露肿瘤：切开硬脑膜后，打开枕大池释放脑脊液。首先观察硬脑膜与肿瘤边界之间的关系，电凝处理肿瘤基底，再瘤内分块切除肿瘤，待肿瘤壁塌陷后再切除残余部分的肿瘤。探查腹外侧型脑膜瘤时，将小脑轻轻向上牵拉，即能发现位于腹外侧的肿瘤。背侧型脑膜瘤往往同时累及枕骨大孔的颅内和椎管内部分，在进行骨瓣成形时，来自于椎动脉的脑膜后动脉需电凝处理。

⑦切除肿瘤：应在显微镜下确认并分清肿瘤的界限，先处理肿瘤基底，再严格从瘤内切除，不可超过肿瘤之外，以免刺破肿瘤边界，损伤毗邻的正常的神经血管组织。按照颅底脑膜瘤的手术原则，边离断肿瘤基底，边分块切除肿瘤，边分离瘤体边止血的方法，循环使用，直到肿瘤与脑干、神经和血管实质完全脱离，予以摘除。

(3) 注意事项

①严格沿中线切开：切开皮肤、皮下组织后，用自动牵开器左右对称地稍作撑开，于切口的上端、枕外隆突的稍下方，最易发现中线枕外嵴，然后逐渐向下分离。这样可确保沿正中分离左右肌肉，以减少出血和对软组织的损伤。

在枕外隆突附近，沿肌筋膜表面稍作分离后，在隆突稍下方，菱形状斜切两侧肌肉，直至颅骨。这样，有利于撑开软组织，以扩大侧上方之显露。另外，自颅骨上游离肌肉时，可使隆突上保留小片肌腱膜组织，以便术毕时作三点一线缝合，有利于肌肉组织的良好对合与缝合，减少术后脑脊液漏和皮下积液的机会。

②打开寰椎、枢椎和枕骨大孔外侧时需注意保护硬膜外段的椎动脉，避免损伤。

③注意观察和确定肿瘤与后组脑神经、$C_{1\sim2}$神经根以及与椎动脉的关系。静脉丛出血要及时止血。

④硬膜严密缝合，不留死腔，以减少术后脑脊液漏和局部积液。在寰枕间隙处，细心分离切除寰枕后膜等所有结缔组织，以充分游离该处硬脑膜。这样，硬脑膜切开时可减少渗血，从而有利于术毕时硬脑膜的原位缝合。

(4) 枕下入路的优点

①创伤小：枕下后正中直切口入路术野不深、椎动脉、脑神经容易处理，创伤相对较小，术后恢复快。颅颈交界背侧脑膜瘤，血液供应来自脑膜后动脉，后正中入路可以获得足够的操作空间和肿瘤血供的控制。延长后正中切口向外侧显露可以对背外侧型、腹外侧型颅颈交界区脑膜瘤较好的视野显露效果。

枕下正中入路提供一个直接的路径，可以从侧面直接观察到 Luschka 孔，直至小脑中脚。采用标准开颅手术，即使是颅骨外部分，也可以对病变进行根治性切除，这样做既可行又安全，不需要额外的时间磨除骨质。Sohn（2013）认为后路手术是治疗枕骨大孔脑膜瘤的一种安全有效的方法，报道的 11 例枕骨大孔脑膜瘤均未发生手术并发症或永久性神经功能缺损，1 例达到 1 级切除，其余 10 例均达到 2 级切除；而且 Nurick 评分改善 8 例，稳定 3 例，只有一例短暂性神经功能缺损（9%）和 1 例假性脑膜膨出。

②具有手术操作简单、安全、便利，术野宽阔，手术时间短，易于向外侧扩大等优点。后入路比远外侧或极外侧入路更为外科医生所熟悉，也比远外侧或极外侧入路容易。枕下正中入路是治疗颅后窝和颅颈交界区多种病变的有力工具。肿瘤病理生理创造的空间开辟了走廊，可用于显微外科手术，以避免更广泛的手术途径。

③不需要磨除髁突或侧块，对颅颈交界的稳定性影响较小。虽然一开始工作空间很窄，但在肿瘤开始减压后，后入路可以提供足够的工作空间。枕下中线后入路是一个简单而直接的选择。椎动脉和脑神经可以很好地控制，与经口或经颈入路相比，

手术范围更宽，也不深。

④术后并发症的发生率低。尽管直接比较各入路的并发症的发生率可能是不准确的，但大宗的文献报道枕下后正中入路的并发症要明显低于远外侧入路。Dobrowolski（2016）证实枕下正中入路在安全切除前方、前外侧、后方脑膜瘤方面效果明显，该作者报道的24例枕骨大孔脑膜瘤，肿瘤全切除20例，除2个患者有永久性的神经功能缺陷外，其余患者术后无明显并发症，术后病情好转。

(5) 枕下入路的缺点：枕下正中入路对腹侧型颅颈交界区显露受限，对显露腹侧肿瘤时存在明显缺陷，路径遥远，术中需切除或牵拉部分脑组织，并可能会对已受压较脆弱的脑干进行牵拉，可能会导致术后严重的并发症；亦不便于控制椎动脉出血。该入路在显露枕骨大孔腹侧肿瘤时有明显不足，需要牵拉已受压的脑干。由于显露不足，手术可能导致不适当的脑干牵拉、较高的次全切除率（STR）和术后发病率。

枕下后正中入路不向侧面延伸，最初显露是有限的。因此，只有在肿瘤被切除后，硬脑膜起源部位才能被操纵。因此，腹侧型脑膜瘤选择枕下后正中入路应慎重，如果肿瘤血管密度很高，远侧入路可能更适合首先控制硬膜起源部位。此外，沙粒样脑膜瘤向软脑膜侵犯的趋势是众所周知的。当这种肿瘤附着在脊髓或脑干上时，这类腹侧型脑膜瘤用后路手术是不可能完全切除的。这种类型的肿瘤术前评估是可以预测的，因为术前MRI和（或）CT显示与脊髓有非常密切的联系，并且没有典型的清晰分离平面。腹侧复发性脑膜瘤也很难切除，在这些病例中采用枕下后正中入路手术是危险的，因为沿蛛网膜的正常解剖平面是不存在的。应考虑远外侧入路或极外侧入路，即使这一入路也不可能完全切除。

2. 枕下后外侧入路　枕下后外侧入路的概念首先由Heros（1986）描述。远外侧入路、经髁入路、经结节入路是枕骨大孔前外侧入路的延伸，包括枕髁切除加枕颈固定和椎动脉移位，其目的是通过增加骨质磨除来优化可视化显露程度，从而最大限度地切除肿瘤。然而，根据我们的经验，下斜坡和枕骨大孔的硬膜内肿瘤可以通过简单的后外侧入路进行完全的显露。不是必须磨除枕髁，磨除枕髁与移位椎动脉要么是为了控制椎动脉V_3段，要么是为了完全切除肿瘤，并限制枕颈不稳定、血管和神经损伤的风险（吞咽障碍等）。

枕下后外侧入路是在枕下后正中入路的基础上，骨质切除向外侧扩大显露至乳突后部、寰椎侧弓和横突、枕骨髁，枕骨、寰椎后弓及C_2的椎板切除范围偏向肿瘤一侧，即可见到颈延髓前外侧方的肿瘤，能够获得足够的空间显露脑干前方肿瘤、脑干和椎动脉根部，但不需要磨除枕骨髁。有学者尝试枕下后正中切口扩大外侧入路治疗枕骨大孔前区的肿瘤，采用稍加延长的后正中皮肤切口，可扩大外侧骨窗的显露范围，具有操作便利、安全、术野宽阔等优点。

(1) 手术方法

①体位与切口：采用正侧位，从枕外粗隆与乳突根部连线中点做直切口，从上项线开始至寰椎平面；亦可采用后正中拐杖切口。

②骨瓣成形与显露：需显露枕骨鳞部、寰椎后弓、枢椎棘突和椎板。骨瓣的大小根据肿瘤的大小和具体位置选择（图34-9）。

(2) 入路的优点

①枕下后外侧入路是中线后入路的外侧延伸，是一种简单、有效和安全的治疗枕骨大孔前和前外侧硬膜内病变的入路。显露足够又能减少损伤和缩短手术时间。王振宇等（2005）报道延长枕下后正中入路的皮肤切口，可扩大外侧骨窗的显露范围。采用枕下后正中切口扩大外侧入路显微手术切除16例枕大孔前区肿瘤，肿瘤全切12例，大部切除（超过80%）4例。未能全切的原因是肿瘤质地坚硬、椎动脉被包绕，或者与颈延髓粘连紧密不易分离。

②枕下后外侧入路允许进入脑干前外侧硬膜内侧，对下斜坡和（或）枕骨大孔前或前外侧脑膜瘤提供手术显露，在不牵拉神经或血管结构的情况下，提供病理和正常解剖的清晰显示。还有许多额外的好处，包括椎动脉（VA）、小脑下后动脉（PICA）和椎基底动脉连接的早期显露。

③提供肿瘤切除的最佳血管控制，清晰的分界脑干肿瘤界面，还可直接进入肿瘤侧方。更好的硬脑膜修复，降低脑脊液漏的风险。

④枕下后外侧入路是一种安全的手术技术，可以完全切除脑干的前、前外侧病变，从斜坡的下1/3到C_1，而不需要椎动脉转位，避免枕髁磨除和

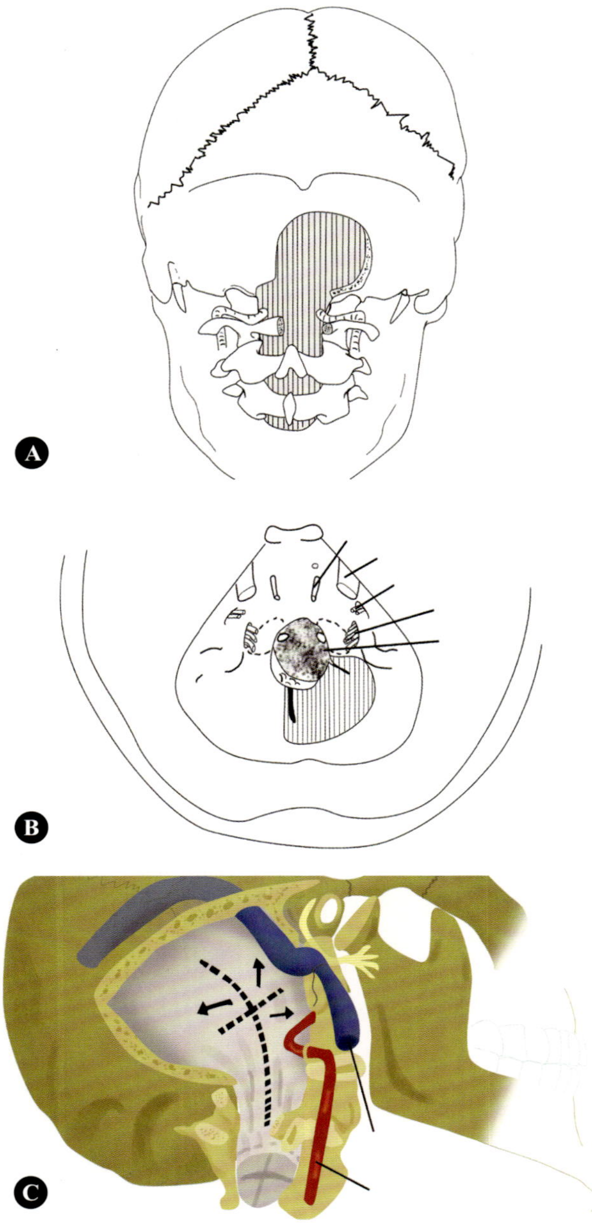

▲ **图 34-9 A 和 B. 枕下后外侧入路骨性切除范围的示意；C. 硬脑膜开放**

颅椎不稳定，无须寰枕固定。作者认为对于偏向一侧生长，从而可避免磨除枕骨髁及寰椎侧块，既减少了损伤椎动脉、舌下神经的可能性，也不影响颈椎的稳定性。对于位于颅颈交界区外侧和（或）神经轴前方的任何硬膜内脑膜瘤和颅颈交界区后部的硬膜内外脑膜瘤，首选枕下后外侧入路。对于超过前中线的腹侧型颅颈交界区脑膜瘤，枕下后外侧入路有利于在同一时期进行双侧入路手术切除。但若肿瘤完全位于枕骨大孔正前方的颅脊型颅颈交界区脑膜瘤，首选采用乙状窦后－颈静脉结节入路或远外侧入路。除小的前部肿瘤外，切除大的肿瘤通常会创造足够的手术空间，以便进入前部区域。因此，无须进行枕髁磨除和移位椎动脉。

Mostofi（Asian Spine J，2015）报道 5 例椎动脉被肿瘤包围的枕骨大孔脑膜瘤，采用俯卧位，1 例经枕下后正中入路开颅和 C_1～C_2 椎板切除来切除肿瘤，余 4 例为后外侧型脑膜瘤（George 分类），选择改良的枕下后外侧入路，采用倒 L 形切口，开颅术和 C_1～C_2 椎板切除术，不切除枕髁，手术取得良好的效果。

3. 远外侧入路 颅颈交界区前方、前外侧脑膜瘤的手术入路可选择远侧入路及其改良入路。远外侧入路可分为经髁上、经髁入路和髁窝入路，其开颅的范围和颅外显露程度基本相似（图 34-10）。远外侧经髁入路通过切除枕髁后内侧的 1/3，扩大了颅颈交界区腹侧的手术通道（图 34-11）。改良的远外侧手术入路切除颈静脉结节的后部，寰枕关节保持完整（图 34-12），其骨质切除的范围明显要优化于标准的远外侧入路（图 34-13）。

4. 极外侧入路 颅颈交界区腹侧脑膜瘤手术治疗的基本前提是，在脑干、脊髓和脑神经没有过度牵拉的情况下，获得更广泛的软组织显露和更多的骨切除，提供术区广泛的显露。极外侧入路只适用于切除位颅颈交界区前方的脑膜瘤。在经典的极外侧入路基础上，磨除齿状突，扩大显露，对于突入硬膜外的硬膜内外型颅颈交界区脑膜瘤可以做到满意的切除（图 34-14）。

5. 内镜经鼻－斜坡入路 内镜经鼻－经斜坡入路通常局限于上中斜坡和鞍上区域，通过调整内镜的角度也可以到达枕骨大孔、上颈椎腹侧区域（图 34-15A），同样只适用于切除颅颈交界区前部脑膜瘤。而且经鼻内镜－斜坡入路处理颅颈交界区腹侧脑膜瘤时受两侧展神经、颈静脉孔和枕髁间距的影响（图 34-15B 和 C）。

四、手术技巧与要点

颅颈交界区脑膜瘤独特的手术挑战是肿瘤显著的占位效应和有限的显露。大型脑膜瘤使脑神经处于伸展状态，严重限制了手术的操作灵活性，增加了肿瘤切除时损伤小脑或其供应血管的风险。这类

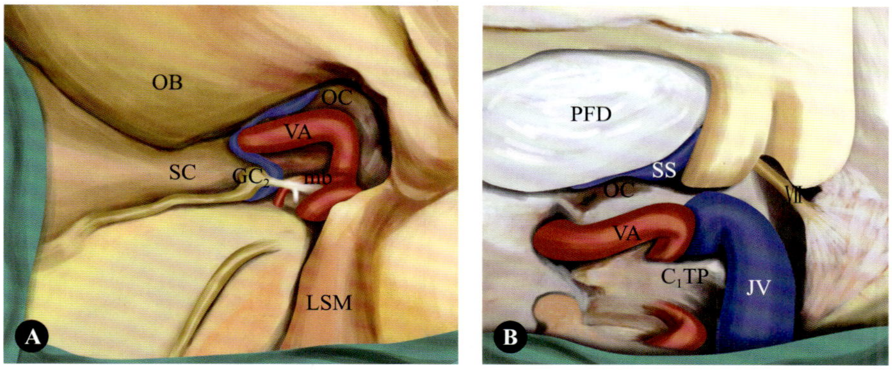

◀ 图 34-10　远外侧入路

A. 解剖显示枕髁、椎动脉水平段。B. 枕下骨瓣成形，切除右侧 C_1 后弓。OB. 枕骨；OC. 枕髁；VA. 椎动脉；mb. 椎动脉肌支；SC. 硬脊膜；LSM. 肩胛提肌；GC_2.C_2 神经节；SS. 乙状窦；PFD. 颅后窝硬脑膜；JV. 颈静脉；Ⅶ. 面神经；C_1TP.C_1 横突；C_2.C_2 神经

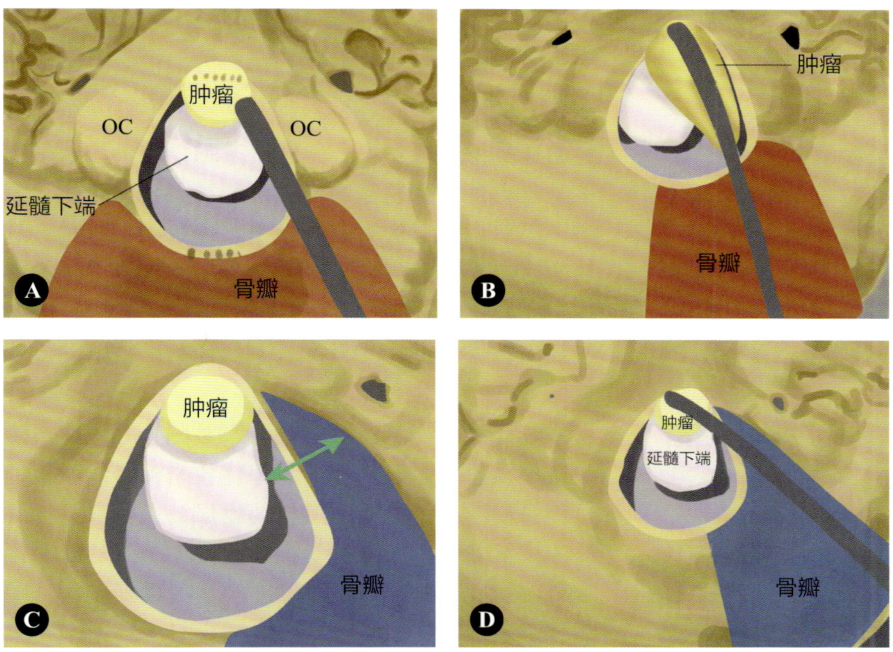

◀ 图 34-11　颅颈交界区手术通道示意

A. 枕下后正中入路开颅（红色）的狭窄通道，不允许有效显露颅颈交界区前方的肿瘤。B. 腹外侧肿瘤自然生长拓宽了手术通道，允许通过枕下外侧开颅安全、有效地切除，无须磨除髁突。C 和 D. 远外侧经髁显露（蓝色）通过切除枕髁后内侧的 1/3，扩大了手术通道（红色箭头表示枕髁切除前通道非常狭窄，绿色箭头表示枕髁磨除后通道足够）（C），从而允许进入大部分肿瘤（D）

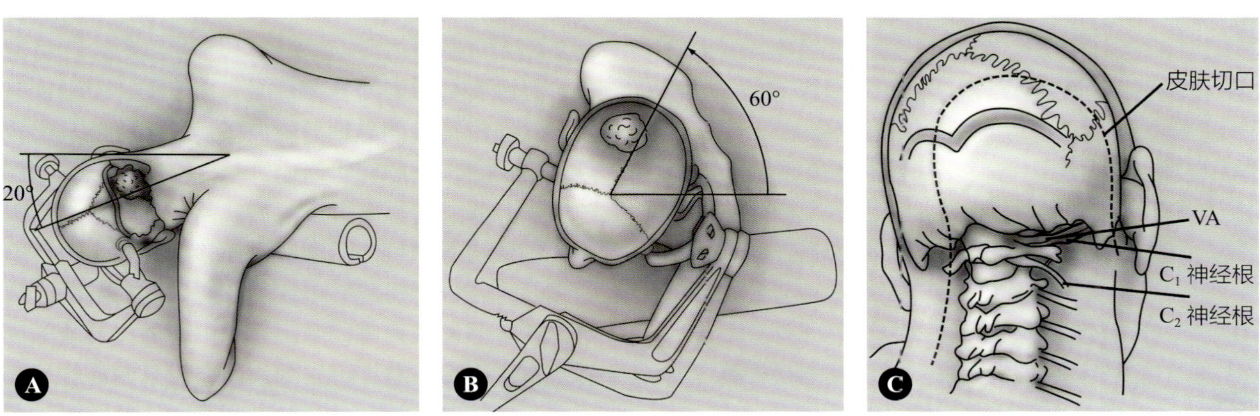

▲ 图 34-12　**Sanai** 改良远外侧入路

A. 体位，患者的头部向下倾斜 20° 以打开沿天幕的角度；B. 头位，向地面旋转 60°，使岩骨直视；C. 曲棍球棒切口从乳突尖端延伸至 C_2

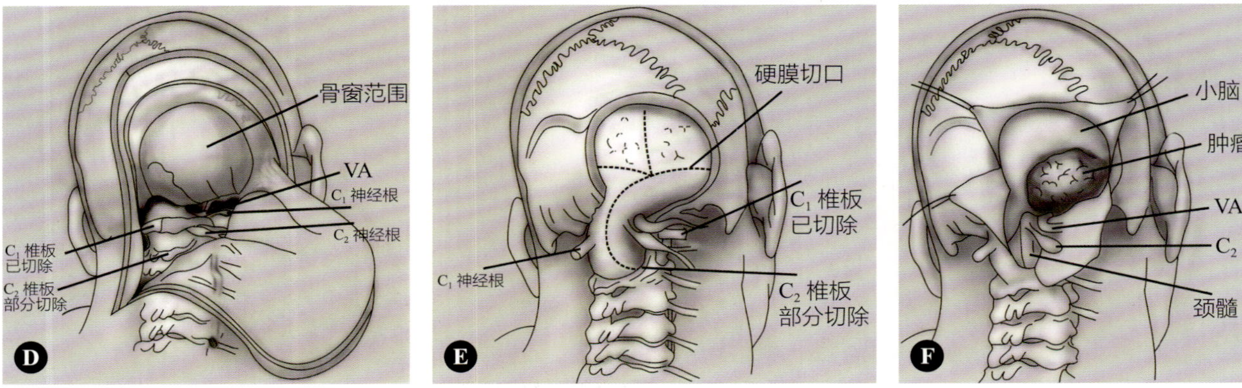

▲ 图 34-12（续） **Sanai** 改良远外侧入路

D. 肌皮瓣翻转，开颅手术从枕骨大孔向上至横窦；E. 硬膜开口始于 C_1 水平，向上延伸至横窦；F. 另外 2 个放松的切口允许横窦和乙状窦与硬脑膜反折。直接进入大孔和颈蛛网膜下腔，可以立即引流脑脊液

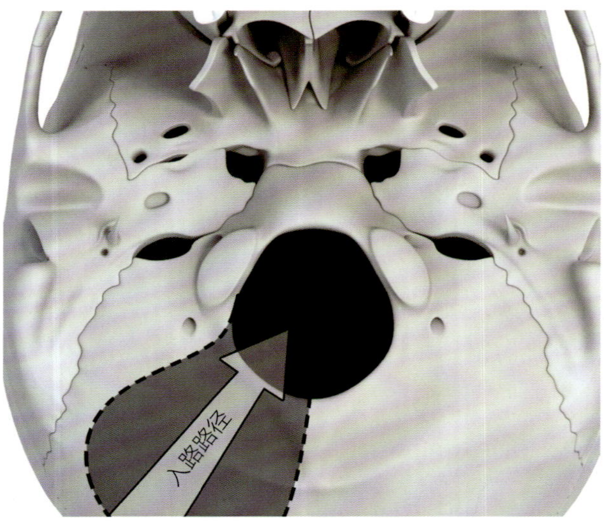

▲ 图 34-13 远外侧入路的骨窗和视角

A. 标准远侧开颅术中，髁状突切除术允许更多的腹侧病变显露；B. 改良的远侧入路将这条通道限制在中间视线范围内

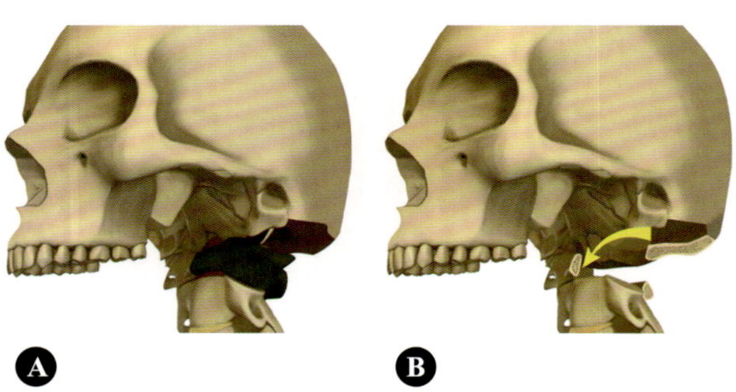

▲ 图 34-14 极外侧经齿状突入路的示意

A. 骨切除范围；B. 到达前颅颈交界处的腹外侧轨迹（箭）

肿瘤通过枕下后正中入路的手术通道在大多数情况下是足够的，特别是当显露范围扩大到硬膜窦极限时，仍然只能提供有限的视角。良好的显微神经解剖基础、娴熟的颅底显微神经外科技术是成功切除颅颈交界区脑膜瘤的基本保障。现将手术要点归纳如下。

（一）术前处理

凡是颅颈交界区脑膜瘤，都对脑干和上颈段脊髓造成压迫，术前患者的强迫体位是自身对脑干的一种保护性作用，应用肌松药物后，这种保护性强迫体位解除，所以在气管插管时应十分小心，头部不可以过度后仰，防止肿瘤对脑干过度压迫，造成呼吸、心跳停止。

（二）手术体位

往往选择侧俯卧位，三点式头架固定头部，头向后旋转 10°～15°，颈部尽量侧弯朝上，以更好地显露乳突尖部。安置体位时一定要保证气道的通畅，注意避免可能导致静脉高压的操作，头部大幅度转动会扭结颈静脉，而俯卧位则会限制因胸部压迫而导致静脉流出。过度的静脉高压反过来又阻碍了大脑的松弛，增加了静脉出血，这两种情况都会模糊手术范围，阻碍手术切除。有限的骨质显露也可以防止足够的大脑松弛，因为占位效应和缺乏脑脊液直接引流通路，可以限制脑脊液从池或蛛网膜下腔流出。

（三）切口的选择

枕下后正中入路和枕下后外侧入路，多数采用直切口。采用枕后外侧倒 U 形切口，切口起始于胸

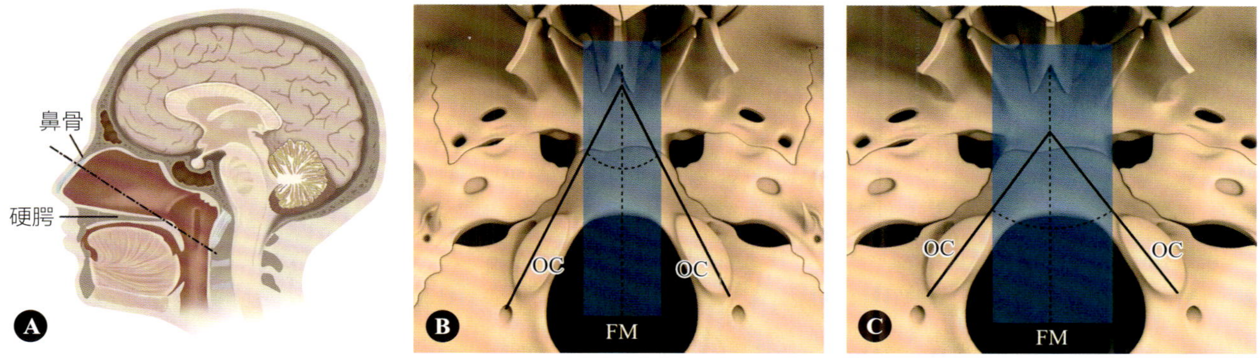

▲ **图 34-15　经鼻内镜 - 斜坡入路**

A. 从下鼻骨到硬腭后部延伸到颈椎的鼻腭线，预示着视进驻显露的下端程度；B. 前路狭窄的斜坡 - 枕骨大孔区的鼻内镜中线视图。枕髁间距离和狭窄的髁间矢状角；C. 具有更宽的髁间前距离和更宽的髁间矢状角。OC. 枕髁；LC. 外侧髁；FM. 大孔；D. 轴密度

锁乳突肌前缘乳突尖附近，沿上项线至枕外粗隆，顺中线向下到第四颈椎棘突。直切口或弧形切口术后不易发生脑脊液漏，对枕部的肌肉损伤小。可根据病变的位置确定水平走行的切口位置。

（四）肌肉的分离

枕下后正入路沿枕下后正中线逐层切开分离颈白线，可减少肌肉损伤和术中出血，向两侧分离肌肉附着点，牵开两侧。

（五）骨瓣成形

骨瓣成形是根据肿瘤相对于椎动脉的位置来安排的。根据脑膜瘤的位置确定骨瓣开口的外侧延伸范围。骨窗侧方切除的程度取决于脑膜瘤位置，对于外侧型脑膜瘤，脊髓被推向对侧，只需打开枕骨大孔侧壁，而不需要磨除枕髁；对于背侧型脑膜瘤，脊髓被推向前方，只需尽量打开枕骨大孔后缘，从后、外侧显露颅后窝和椎管上段，充分显露肿瘤及其基底，避免对脑干的牵拉；必要时可咬除 C_1、C_2 后弓，使手术视野增加，扩大对上颈髓的显露。

如果肿瘤生长在椎动脉下方，寰椎后弓由中线向横突侧块用咬骨钳切除。为了在肿瘤切除前获得神经轴减压，寰椎后弓也必须在中线以外向肿瘤侧切除。如果肿瘤生长在椎动脉上方，骨质切除范围必须延伸至颈静脉结节和枕髁；如果肿瘤围绕椎动脉，骨质磨除必须向枕骨大孔侧壁的两侧延伸。

（六）硬脑膜开口

枕下后正中入路采用 Y 形硬膜切口，枕窦可能比较发达，此时切除枕下正中硬膜时会出血较多，可在切开硬膜前进行缝扎。切开硬膜后，不必破坏硬脑膜和髓质之间的蛛网膜。

（七）肿瘤显露

对齿状韧带的头端硬脑膜进行切开，是防止过度牵拉脊髓和提供额外工作空间的重要初始步骤。尽管上两个颈神经根可以在不造成神经损伤的情况下被离断，但重要的是保留伴随这些结构的神经根动脉，因为这些血管供应延髓和脊髓。C_1 和 C_2 的半椎板切除术足以充分显露肿瘤。然而，在大肿瘤中进行椎板切除术是一个合理的选择，以避免脊髓进一步压迫上颈椎椎板。

背侧脑膜瘤直接进入视野，其硬脑膜附着的基底可直接进入视野。相反，外侧型脑膜瘤部分被神经轴所隐藏。在肿瘤切除前，硬膜内显露的第一步是确定几个重要的结构，并通过完全释放神经轴打开肿瘤的手术通道。重要的结构是椎动脉、副神经和齿状韧带。为了进一步改善手术入路，齿状韧带的必须切开，第一颈神经根可在其与副神经连接的远端进行分离。根据肿瘤在椎动脉的上方、下方或两侧，个体化选择肿瘤分离与显露的技巧。

（八）肿瘤切除

1. 在神经间隙分离与切除肿瘤　外侧型颅颈交界区脑膜瘤的切除，手术操作在脑干和重要的神经血管之间进行，主要包括后组脑神经、高位颈髓和延髓、小脑下后动脉及脑干穿动脉等。肿瘤的切除是在神经间隙的操作、游离肿瘤与周围正常组织的界面，肿瘤基底的逐步离断、分块切除

肿瘤是切除该部位肿瘤的要点。打开硬膜后，首先充分游离后组脑神经上的蛛网膜袖套，于较大神经间隙沿神经纵向操作，减少横向操作，以免加重神经损伤。离断肿瘤基底和分块切除肿瘤交替进行，随着肿瘤体积的减少，操作空间会越来越大。肿瘤血运丰富时，刚开始的操作是艰难的，操作空间狭小，肿瘤基底只能离断一小部分、分块切除肿瘤时出血汹涌，这时切忌盲目电灼，主刀及助手可各持一把吸引器，保持术野干净、明确神经血管的位置，避免盲目损伤、顶着出血分块切除肿瘤，出血部位填塞小块吸收性明胶海绵、止血纤维、小棉片压迫止血，腾出适当的空间，再用精细的双极电凝电灼止血。舌下神经进舌下神经管内口处，神经纤维的张力最大、也最易受损伤，该解剖位置的预判断、锐性解剖、纵向操作有助于降低损伤。

2. 沿蛛网膜界面分离切除肿瘤 肿瘤与脑干、椎动脉蛛网膜界面明确时，肿瘤一般可获得全切，肿瘤直径＞3.5cm 时，蛛网膜及软膜界面可能会消失，术前仔细阅读 MRI 轴位影像尤为重要，当蛛网膜界面消失时，术中如肿瘤与脑干较难分离，适当残留薄片肿瘤可避免术后灾难性的后果。肿瘤与脑干间的小穿支血管，尽可能保护，如为供瘤血管，一定要电灼后锐性剪开。当蛛网膜界面消失时，术后脑干出现梗死的概率会大大增加，通常需要用一些扩容解痉的药物。

在手术显微镜下精细操作，注意保护上述重要组织，术中一旦发现肿瘤和脑干粘连严重，尤其是在牵拉肿瘤时患者的心率、血压等重要生命体征出现大幅度改变，应当立即终止操作，不要勉强切除。对于较大肿瘤，先瘤内切除大部分肿瘤，待肿瘤体积缩小，再分块切除。避免切除瘤体挤压造成延髓、颈髓损伤。手术要严格于各脑神经之间间隙进行，注意保护后组脑神经、椎动脉、基底动脉及延髓外侧结构。另外，此区术野较小，肿瘤常和椎动脉、基底动脉发生紧密联系，术中有时不能判断其走行，此时要小心将肿瘤部分或瘤内切除后才能分辨。

3. 椎动脉下型肿瘤 此型肿瘤后组脑神经总是被肿瘤推到颅内外，手术结束时会在病变的上极找到，切除必须从脑膜瘤的尾部开始，目的是首先释放硬脑膜附着物，抑制血管供应；然后根据肿瘤的质地，用吸引器、超声吸引器或激光在干燥的手术野中吸除肿瘤。重要的是保持基底部的一小部分，在神经轴的侧面，以避免损伤神经轴的自由移动，这可能是在残余切除过程中意外损伤神经轴的原因。当肿瘤空洞化时，一个小的薄层肿瘤壁也被保留下来，它的包膜紧贴着神经轴。这一部分将在最后一个手术步骤中切除，在脑膜瘤完全断流、手术野广泛开放的情况下，手术条件会更好。

4. 椎动脉上型肿瘤 如果肿瘤发展到椎动脉以上，必须考虑两个特殊点，即后组脑神经移位和椎动脉分支分离。事实上，在这样的位置，脑神经的移位是无法预料的。随着病灶逐渐被清除，神经根可以更容易地被移动，通常是在较低的位置，以便在离脆弱的神经结构一定距离的地方进行更可靠的肿瘤切除。从椎动脉分支，特别是小脑下后动脉（PICA），进行肿瘤解剖是另一个仅在椎动脉以上发展的肿瘤所遇到的困难。必须在术前调查的基础上对患者的解剖有准确的认识。

（九）脑神经辨认与保护

应在神经电生理监测下，优先判断病灶与后组脑神经及颈神经、病灶与椎动脉的关系，先用脑棉或明胶海绵保护神经血管，严格按照肿瘤的蛛网膜界面分离，低功率电凝，若病灶与神经血管、脑干粘连紧密，可给予少部分残留，即可达到最大程度切除肿瘤与保护神经功能之间的平衡。强迫头位是对脑干的自身保护反应，术前均应行气管切开术，以防止麻醉使用肌松药后此保护作用解除，肿瘤对脑干过度压迫造成突发呼吸、心搏骤停。

五、注意事项

（一）体位

必须小心避免颈静脉受压。患者的位置应使头部同侧旋转并弯曲，以便在手术期间可以看到枕髁关节突的后部。

（二）保持术野干净

必须特别注意避免椎动脉周围静脉丛出血。向动脉周围或硬膜外静脉丛注射纤维蛋白胶有助于维持无血手术野。肿瘤切除前需优先处理肿瘤基底，减少出血。

（三）避免椎动脉损伤

椎动脉在枕骨大孔区可分为 3 个部分，即寰、枢椎间的垂直部分；寰椎后弓水平部分；向上进入硬脑膜的斜行部分。椎动脉颅外段的显露和游离，有利于向侧方安全咬除寰椎后弓，有利于显露椎动脉硬脑膜下段，有利于显露、分离肿瘤。显露椎动脉最安全的方法是严格在寰椎后弓骨膜下从中线向外侧、从下方到上方分离骨膜。如此可以显露寰椎后弓，进而从中间到侧方显露椎动脉。椎动脉V_3段有静脉丛环绕，动脉和静脉都被骨膜包裹，如果静脉被撕破可以电凝骨膜鞘。

在显露的早期，应通过触碰寰椎后弓的锐缘来确定椎动脉的确切位置。从骨膜下游离C_1后弓和横突，用精细咬骨钳咬除C_1单侧后弓，打开横突孔，将椎动脉推向中线翻转，有时椎动脉从C_1和C_2之间进入硬脑膜，所以应格外小心，用磨钻磨除枕骨和C_1外侧块。椎动脉移位时引起周围静脉丛出血，可双极电凝或吸收性明胶海绵压迫止血。

（四）禁忌牵拉脑干

对于较大肿瘤，需分块切除；如肿瘤质地硬，可使用电磁刀、CUSA。

（五）后组脑神经的保护

通常脑膜瘤多位于椎动脉下方，后组脑神经总是被推向上前方，不需特意寻找，这些神经在手术后期切除到肿瘤上极时会显露。相反，如果肿瘤位于椎动脉上方，后组脑神经位置多样，可被推向各个方向。在瘤内切除部分肿瘤后，必须仔细寻找、辨认神经并加以保护，从神经间隙内分块切除肿瘤。

（六）硬脑膜闭合

术后为了防止术后脑脊液（CSF）渗漏，需要硬脑膜闭合术。如有必要，使用枕下腱膜或硬脑膜补片可以达到完美的闭合。无论如何，肌肉层和腱膜层必须紧密闭合。

（七）术后处理

严密的术后监测、合理的术后处理是患者顺利康复的重要保证，由于术后有可能出现后组脑神经损伤、脑干功能障碍等并发症，术后监测、处理尤其重要。术后须严密监测患者呼吸、血压、心率等生命体征。一般术后气管插管保留24～48h。如果咽反射满意，拔除之。如果有后组脑神经损伤，需早期置入胃管，减少误吸、肺炎的发生，必要时早期行气管切开术。如果解剖结构保留完整，脑神经功能一般能在3个月内恢复。

六、手术疗效

（一）手术入路与切除率

颅颈交界区脑膜瘤的全切除通常在71%～100%，目前全切除率可达90%以上。George等报道103例采用后正中入路手术治疗的颅颈交界区肿瘤，全切除率、次全切除率和部分切除率分别为77.7%、15.59%和6.8%。术中沿病灶的蛛网膜界面进行分离，分块切除，注意对脑干、后组脑神经、椎动脉等的保护，均可达到满意的切除程度，对于病灶侵及范围广、术前存在放疗病史和肿瘤与脑干、血管神经等粘连紧密等，可行技术性次全切除，以达到最大程度保护神经功能的目的。Kandenwein等（2009）报道采用枕下入路对16例FMM（其中腹侧3例，腹外侧10例，背侧1例，背外侧2例）均经枕下中线入路手术，全切率达87.5%，该作者认为枕下中线入路亦适用于绝大多数FMM。

全切除率的差异可能反映了肿瘤复发、硬膜外生长、血管系统和脑神经包埋等方面的差异，这些都被广泛认为是影响根治性切除的因素。椎动脉受累显著影响根治性切除的发生率。没有发现肿瘤包裹脑神经与肿瘤切除状态或术后新发脑神经缺损或Karnofsky评分变化之间有显著相关性。肿瘤吞没了重要的神经血管结构，不要尝试完全切除。

（二）术后疗效

颅颈交界区脑膜瘤术后80%～90%以上的病例症状改善或消失，死亡率在1%～5%以下；脊颅型比颅脊型脑膜瘤，无论是肿瘤全切除率，还是术后症状的恢复或术后并发症出现的风险，均有好的疗效。Bydon（2014）报道22例颅颈交界区脑膜瘤，术后最常见的并发症是第Ⅸ和Ⅹ对脑神经缺损。死亡率为4.5%，平均随访46.5个月没有复发。脊颅型肿瘤被发现时比颅脊肿瘤尺寸较小、治疗更早、全切除率高、术后第Ⅸ或Ⅹ对脑神经缺损少。

（三）术后并发症

1. 脑神经损伤　最常见的并发症是第Ⅸ和Ⅹ对脑神经缺损引起的吞咽困难，也是最严重的并发症；其次为Ⅻ缺陷。脑神经损伤的发生率为31.8%～45.4%。Bydon（2014）报道22例颅颈交界区脑膜瘤，脑神经并发症的发生率为45.4%。然而，几乎在所有情况下它们都是暂时性的。

2. 脑脊液漏　也是最常见的术后并发症，发生

率为 9.1%～20%。

典型病例

病例 1

王 ×，女性，37 岁（图 34-16 至图 34-18）。主诉“左侧颈肩部疼痛 3 个月”入院。体格检查：颈部活动受限，颈有抵抗感。术前 CT 显示枕骨大孔区左侧见片状等密度影，边缘欠清。头部 MRI 显示延髓及小脑背外侧有一等 T_1 长 T_2 信号灶，大小约 2.8cm × 2.2cm × 2.9cm，边缘光整，内部信号尚均匀，与枕骨大孔左侧脑膜关系密切；GD-DTPA 增强后，病灶呈明显不均匀异常强化，但病灶边界清楚，边缘见明显脑膜尾征。术前诊断：颅颈交界区脑膜瘤（外侧型）。2015 年 6 月经枕下后正入路全切除肿瘤，术后原有颈肩部疼痛消失。

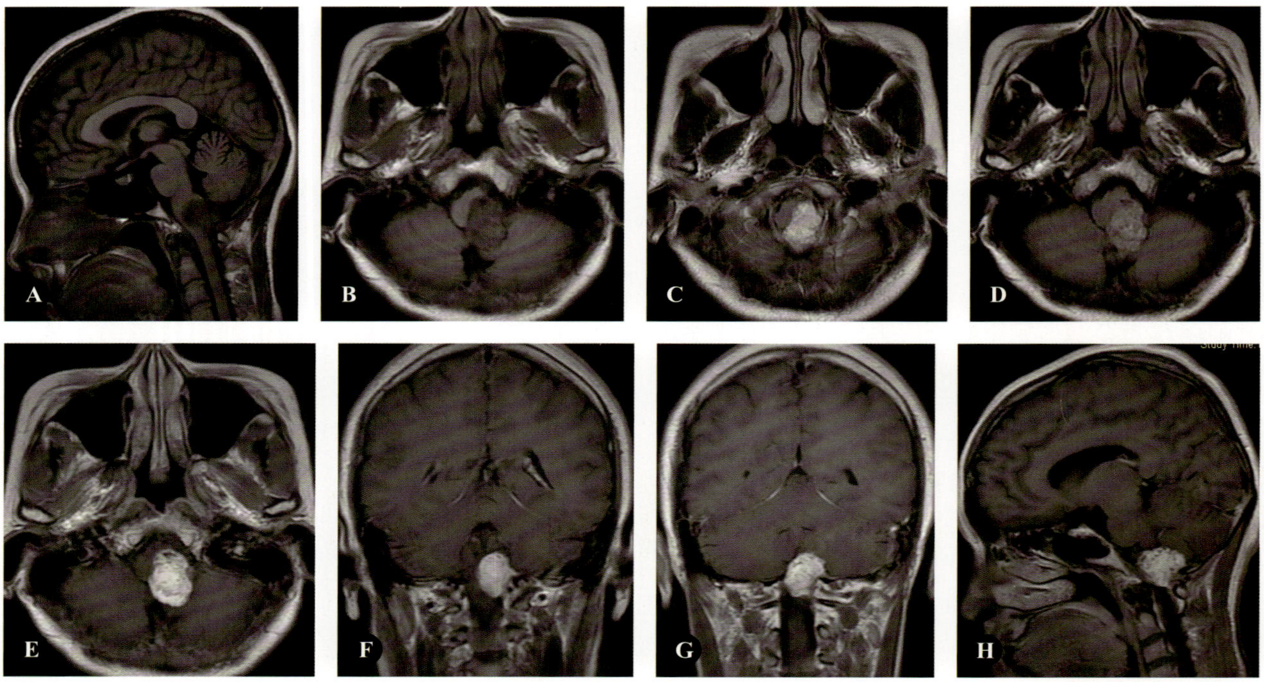

▲ 图 34-16　术前影像提示为颅颈交界区脑膜瘤

A. T_1WI 平扫呈等 T_1 信号；B. T_1-FLAIR 像呈等信号，病灶位于延髓的背外侧，受病灶的占位效应影响，延髓向前和对侧移位；C. T_2WI 像呈长 T_2；D. T_2-FLAIR 像显示病灶呈稍高信号，其内信号不均；E 至 H. 增强后肿瘤明显不均匀强化，边界清晰；E. 增强轴位像；F 和 G. 增强冠状位像，外侧后颅底硬膜可见脑膜尾征；H. 增强矢状位像，可见肿瘤骑跨枕骨大孔，突入 C_1 下缘水平

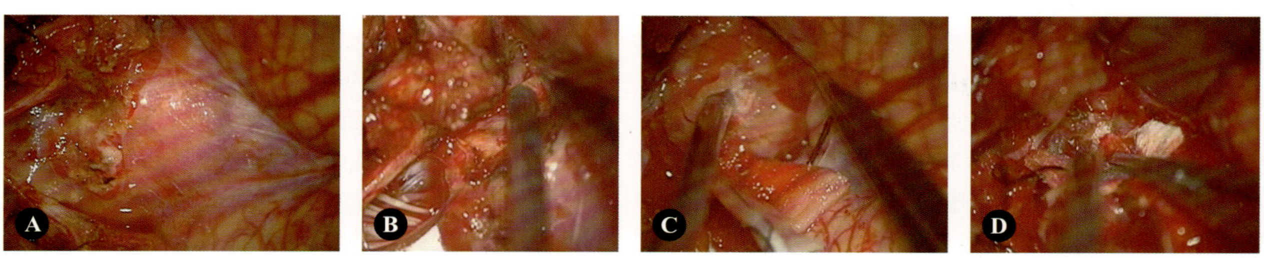

▲ 图 34-17　术中过程

A. 术中去除 C_1 后弓后剪开硬膜，显露肿瘤位于左侧颅颈交界处，占据枕大池的左侧部分，向上挤压小脑；B. 从枕髁的内侧离断肿瘤基底；C. 分离肿瘤与小脑的界面；D. 从 PICA 上分离出肿瘤，肿瘤与 PICA 粘连紧密

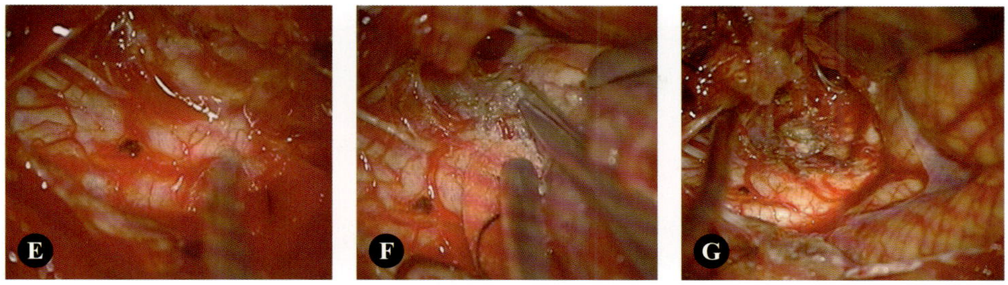

▲ 图 34-17（续）　术中过程

E. 分离肿瘤与上 C_1 颈髓和延髓的界面，肿瘤与延髓粘连紧密须用锐性分离；F. 最后分离肿瘤与延髓的粘连带；G. 肿瘤切除后清理瘤腔

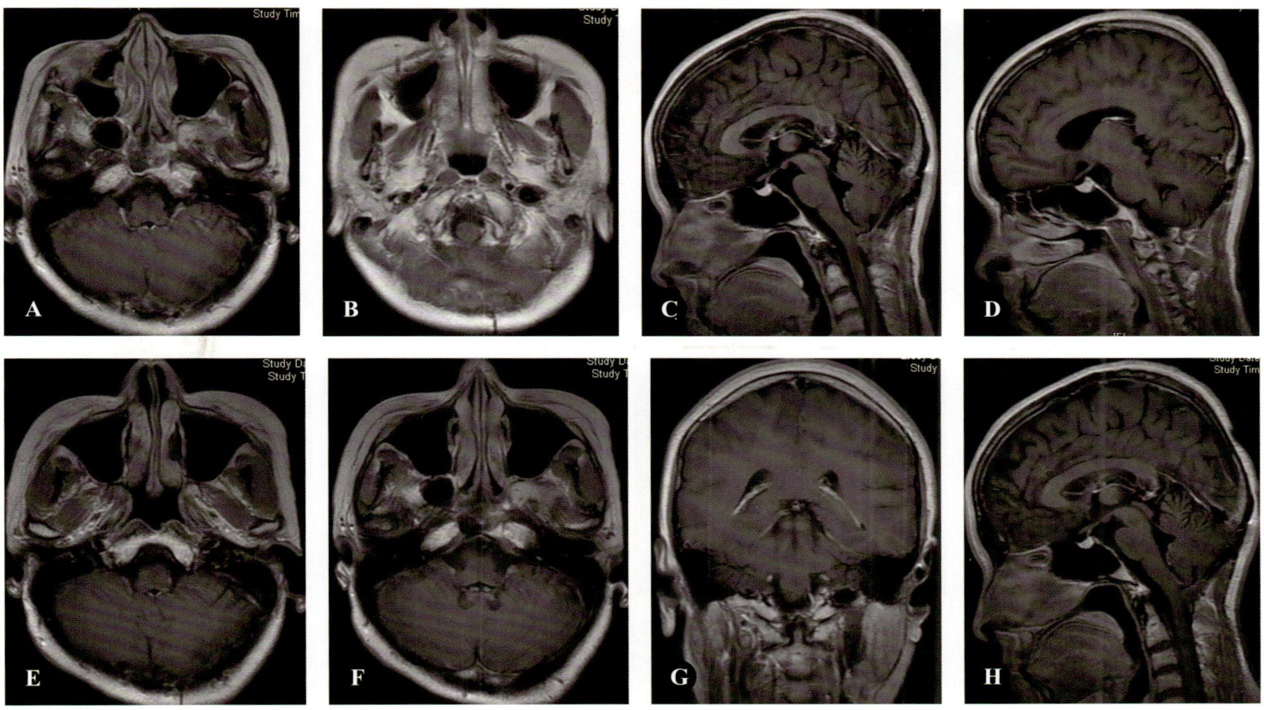

▲ 图 34-18　术后 MRI 复查提示肿瘤全切除，术后 2 年复查未见肿瘤复发

A 至 D. 术后增强 MRI 复查显示肿瘤全切除。A 和 B. 轴位像；C 和 D. 矢状位像；E 至 H. 术后 2 年复查未见肿瘤复发。轴位增强像（E 和 F）；增强冠状位像（G）；增强矢状位像（H）

病例 2　颅颈交界区脑膜瘤

杨 ××，女性，38 岁（图 34-19 至图 34-21）。主诉“头痛 3 个月，步态不稳月余，伴双侧肢体末端麻木”入院。外院 MRI 检查发现颅颈交界区腹侧脑膜瘤。本院导航 MRI 检查见颅颈交界区腹侧（下斜坡 $-C_1$）可见大小约 30mm × 25mm × 28mm 等 T_2 等 T_1 异常信号，宽基底，边缘光滑，相邻脑干受压移位。注射 GD-DTPA 增强后，病灶呈明显异常强化。2014 年 8 月经远外侧 – 经颈入路切除肿瘤，术后头痛和步态不稳症状消失。

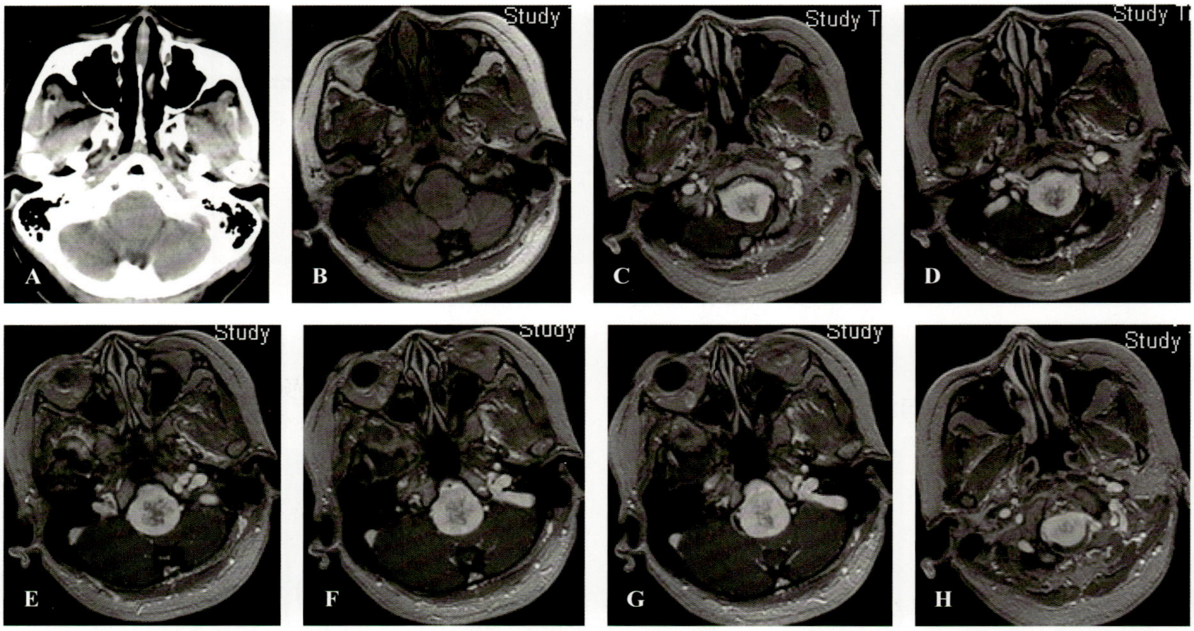

▲ 图 34-19　术前影像检查提示颅颈交界区脑膜瘤，肿瘤嵌入双侧椎动脉之间

A. CT 平扫显示颅颈交界区有一边界不清的等密度病灶；B. 3D-T_1WI 呈等信号灶，受肿瘤压迫脑干向后移位，肿瘤与脑干之间有一清晰的脑脊液带；C 至 H.3D-BRAVO 增强像显示肿瘤明显不均匀强化，边界清楚

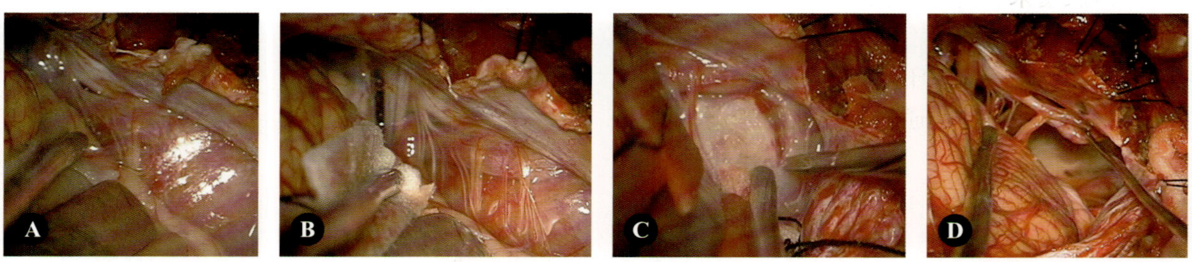

▲ 图 34-20　术中情况

A. 打开硬膜显露肿瘤，肿瘤位于椎动脉入颅点的内侧，在后下间隙生长；B. 剪开肿瘤背侧的蛛网膜，显示肿瘤位于舌咽神经和 C_1 神经根的腹侧；C. 电凝肿瘤背侧壁，先行瘤内减压，分块切除；D. 肿瘤切除后保护好脑神经和椎动脉及其分支，清理瘤腔，彻底止血

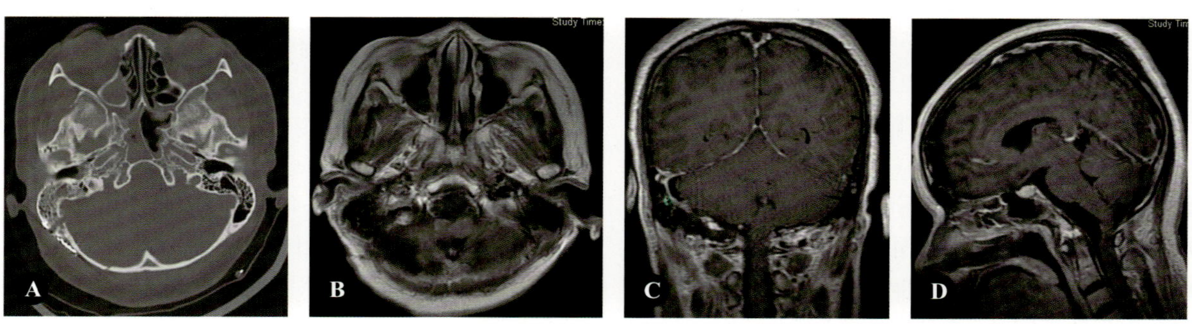

▲ 图 34-21　术后复查提示肿瘤全切除，脑干基本复位

A. CT 骨窗位像显示骨瓣复位满意；B. 增强轴位像；C. 增强冠状位像；D. 增强矢状位像

（陈立华）

第 35 章　颅底沟通脑膜瘤

一、背景

颅底沟通脑膜瘤多数起源于颅底的蛛网膜帽细胞，沿着颅底天然孔道延伸或直接浸透骨质而侵犯一些颅外结构，如眼眶、鼻腔、鼻旁窦、翼腭窝或颈部等。此类肿瘤发生率较低，据统计，PubMed 收录的文献中共报道颅底沟通脑膜瘤约 460 例。据中国医学科学院肿瘤医院神经外科统计 2007—2019 年接受手术的颅底脑膜瘤共 271 例，其颅中窝底沟通脑膜瘤为 53 例，占 19.6%，男女比例为 1∶1.4，略高于颅内脑膜瘤的 1∶2。

颅内脑膜瘤来源于蛛网膜绒毛和蛛网膜颗粒的间皮细胞，在胚胎发育过程中，蛛网膜绒毛和蛛网膜颗粒可能嵌于骨膜异位于颅外。根据其起源和所发生的解剖部位，颅底沟通脑膜瘤可分为以下两种类型。

（一）原发于颅内，向颅外生长

此型最为常见。若位于颅前窝底，常侵犯眼眶、额窦、筛窦、鼻腔；若位于颅中窝底，常侵犯颞骨、翼腭窝、颞下窝、中耳等。

（二）原发于颅外，向颅内生长

该部位肿瘤来源于异位的蛛网膜细胞，可原发于眼眶、筛窦、鼻腔等处。颅底沟通脑膜瘤的治疗提倡多学科合作模式，除了神经外科医生外，还需要头颈外科、放疗科、影像诊断科、病理科、肿瘤内科的参与和密切配合。术前仔细评估患者病情，个体化设计治疗方案及手术入路。治疗首选依旧是最大安全范围的手术切除，切除范围不仅包括肿瘤本身，还应该包括周围受累的脑膜和骨质，可根据术中快速冰冻，尽量做到切缘阴性。对于术后病理为 WHO Ⅱ和Ⅲ级的脑膜瘤，尤其是未达全切的和高 Ki-67 指数（Ki-67≥5）的肿瘤，术后应辅以放疗或立体定向放射外科治疗，并密切随访。

关于颅底沟通脑膜瘤的预后报道不一，总的复发率在 8%～56.3%。中国医学科学院肿瘤医院神经外科对一组 34 例颅底沟通脑膜瘤患者进行术后随访，在中位随访时间 31 个月里，有 12 位患者（35.3%）出现了肿瘤的复发或进展，有 4 位患者死于肿瘤复发，中位 PFS 为 54 个月，平均 OS 为 111 个月。随访期间有 1 位患者出现了多次手术后复发及肺部转移，并接受了全身化疗。

根据肿瘤侵犯颅内外不同的解剖结构，进行多学科合作、个体化外科治疗。本章将从以下几个方面对于这类少见肿瘤进行阐述。

二、颅鼻沟通瘤

（一）相关解剖

颅前窝底的解剖功能主要是对额叶的脑组织起支撑作用，其次是分隔颅腔与眼眶、鼻咽腔及上呼吸道。筛板中有多个筛孔，内有嗅丝通过，是颅前窝底自然的孔道，且筛板处骨质较薄，颅前窝底的肿瘤常可破坏该区的骨质，并同时向颅内外生长，形成颅－鼻腔鼻窦沟通肿瘤。蝶骨大翼与小翼之间的眶上裂有第Ⅲ、Ⅳ、Ⅵ对脑神经和三叉神经眼支通过，肿瘤可沿此裂延伸或直接破坏眶顶壁形成颅－眶沟通脑膜瘤。筛窦通常分为前组和后组筛窦，其分界为中鼻甲根部的基板－第三基板。筛前动脉由眼动脉发出，经过筛前孔横行于眶内壁，大多穿入筛前动脉骨管，最后经筛孔进入鼻腔。筛后动脉自眼动脉发出后穿行在上直肌和上斜肌之间，然后从眶内进入筛后动脉骨管方向到达筛顶部。

（二）术前评估

1. 临床评估　临床常见的症状可分为神经系统症状和非神经系统症状。

(1) 神经系统症状：头痛、恶心、呕吐等高颅压症状。记忆力下降、精神症状及脑神经受累症状，如嗅觉障碍、视力障碍等。

(2) 非神经系统症状：可出现鼻塞、鼻腔异常分泌物、隆鼻、鼻出血等。

2. 影像学评估　术前常规行头颅 CT 及 MRI 检查。CT 和 MRI 在判断肿瘤性质及侵犯程度上有各自优势，CT 对骨组织显示较为清晰，而 MRI 对软组织显示较为清晰，且能从三维立体定位，需两者结合才能达到最佳效果。CT 重点观察骨质改变，是压迫性还是侵蚀破坏性，有条件可行三维重建。MRI 重点观察肿瘤边缘及侵犯广度，T_2 加权像显示脑池、蛛网膜下腔、肿瘤周围蛛网膜间隙及水肿较好，T_1 加权像显示肿瘤周围软组织较好。有条件者可行 MRA 或 DSA 检查以明确肿瘤与邻近血管的关系以及肿瘤的血供情况。肿瘤在 MRI 上 T_1 加权像为等或低信号，在 T_2 加权像为等或高信号，增强为明显强化，多数强化均匀，少数不均匀，部分肿瘤可见脑膜尾征。在 CT 骨窗上大部分可见颅底的骨质改变，多数为骨质吸收破坏，少数为骨质增生改变。

（三）手术治疗

有条件情况下尽可能行经鼻活检，对肿瘤先期明确诊断。无论是良性还是非良性的颅鼻沟通脑膜瘤都首选手术切除。肿瘤体积较大或纤维化、骨质增生明显的颅鼻沟通脑膜瘤选择改良 Derome 入路切除；比较局限的颅鼻沟通脑膜瘤可以选择经鼻内镜手术切除。广泛累及颅前窝底的颅鼻沟通脑膜瘤往往需要颅面联合或颅 – 鼻内镜联合手术切除。

1. 改良 Derome 入路（图 35–1）　目前改良 Derome 入路是根治性切除颅前窝底沟通肿瘤最常用的手术入路，适用于从前颅底向下侵犯眼眶或鼻腔鼻窦的肿瘤。1941 年，Dandy 最早描述了通过颅前窝底额下入路切除眶内肿瘤，通过开放眶顶壁达到了眶内肿瘤的全切除，之后 1954 年，Smith 等率先采用了联合颅内及颅外入路切除广泛侵及鼻腔、鼻窦及眼眶的肿瘤。1963 年，Ketcham 首次系统性报道了颅面联合入路，即双侧额部开颅加面部切口切除前颅底肿瘤，至今仍被多数人认为是首选入路。Derome 在 1972 年提出了扩大颅前窝底入路，在 Ketcham 游离骨瓣的基础上，增加了游离鼻根及双侧眶上壁，扩大了颅前窝底的显露。

(1) 入路的改良：近年来，中国医学科学院肿

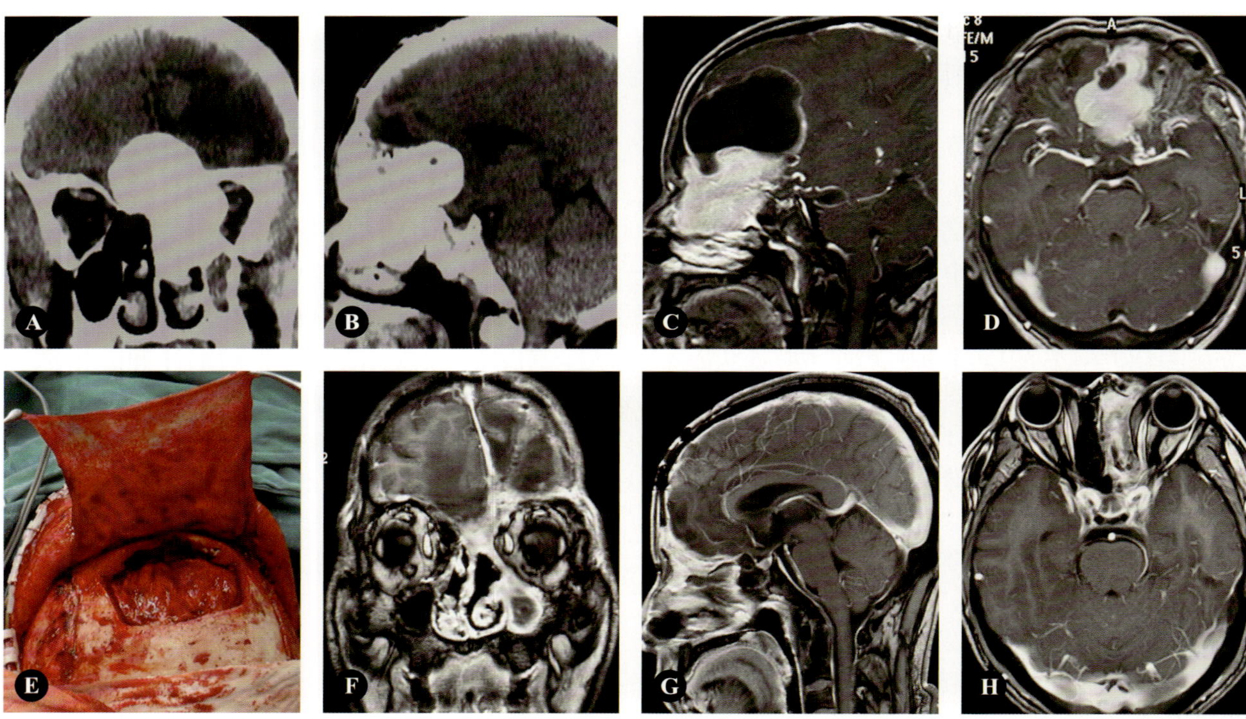

▲ **图 35–1　经改良 Derome 入路切除颅前窝底沟通脑膜瘤**

A. 术前增强 CT 冠状位，肿瘤明显强化；B. CT 矢状位；C. 术前 MRI 矢状位 T_1 增强像，肿瘤呈颅鼻沟通生长，明显强化伴囊变；D. 轴位 T_1 增强像；E. 开颅时预先留好的带蒂额肌骨膜瓣，用于重建颅中窝底；F. 术后复查冠状位 T_1 增强像，显示肿瘤切除满意；G. 术后复查矢状位 T_1 增强像，显示肿瘤切除满意；H. 术后复查轴位 T_1 增强像，显示肿瘤切除满意

瘤医院神经外科应用改良的 Derome 入路切除收治的 38 例前颅底沟通肿瘤患者，肿瘤全切除 32 例，近全切除 6 例，全切除率 84.2%，其中良性肿瘤 15 例全切除率 100%。我们是在 Derome 入路基础上做以下改良：①基于眉间菱形状骨瓣，大小约 6cm × 8cm。②分别从硬膜外和硬膜下切除肿瘤；③可预留足够的颞肌筋膜及带蒂额肌骨膜瓣双曾修复颅底。

(2) 入路的优点：采用该入路切除前颅底沟通脑膜瘤有以下优点：①骨窗大小相比于传统的前颅底硬膜外入路减小 1/3～1/2，避免了面部切口，操作简化，缩短手术时间；②对于大部分单纯前颅底沟通肿瘤，可达根治性切除；③额肌骨膜瓣有眶上动脉供血，有利于组织愈合，降低脑脊液漏的发生，并减少坏死、感染的概率。

(3) 手术步骤：具体操作过程如下所示。

①开颅：取仰卧位，头稍后仰 10°，额部做冠状缝水平冠状皮肤切口，两侧达双颧弓上缘，从帽状腱膜下翻转皮瓣至眉弓，注意保留眶上神经和血管。沿双侧颞上线向上切开骨膜，必要时将切口之后的头皮在帽状腱膜下分离后牵起，在皮肤切口之后的 1～2cm 切开颅骨膜并向前翻转带蒂额肌骨膜瓣。在骨膜表面最好能保留较多的腱膜下层组织，以便肿瘤切除后铺设在颅底。凿开眶上孔，游离双侧眶上神经，继续将骨膜瓣向鼻侧推开，显露鼻骨。带蒂骨膜瓣约 15cm × 20cm 大小。在眉间及其上方 6cm 矢状窦旁颅骨钻孔，用铣刀形成双额近似菱形游离骨瓣，大小约 6cm × 8cm，前方两边紧贴眶顶。切除额窦黏膜并磨除其后壁。

②肿瘤切除：自硬膜外剥离并抬起硬膜和额叶，充分显露前颅底肿瘤。先处理颅外的肿瘤，减小肿瘤体积，增加手术视野。用快速磨钻磨开肿瘤周围的颅前窝底，范围依肿瘤大小而定：如肿瘤局限于中线，只需前后磨开两侧筛板即可；如颅鼻沟通肿瘤累及筛窦气房，应将筛骨纸样板（眶内壁）包括在内；若肿瘤已侵犯眶内，则需将眶顶内侧部一并切除。磨开切除前颅底骨质时，需注意勿损伤后方的视神经。切除肿瘤时尽可能沿眶内侧壁寻找并电凝切断筛前、后动脉，减少出血。切除肿瘤后过氧化氢、碘伏盐水及庆大霉素盐水反复冲洗鼻腔。结扎上矢状窦前端并剪开大脑镰，沿肿瘤周边切除受累硬膜及硬膜下肿瘤。术中送切缘组织快速冰冻病理，尽可能做到切缘肿瘤阴性。确切止血后，庆大霉素盐水反复冲洗至清。

2. 内镜手术（图 35-2） 鼻内镜手术可用于切除颅底中线区、范围相对局限的颅鼻沟通肿瘤。内

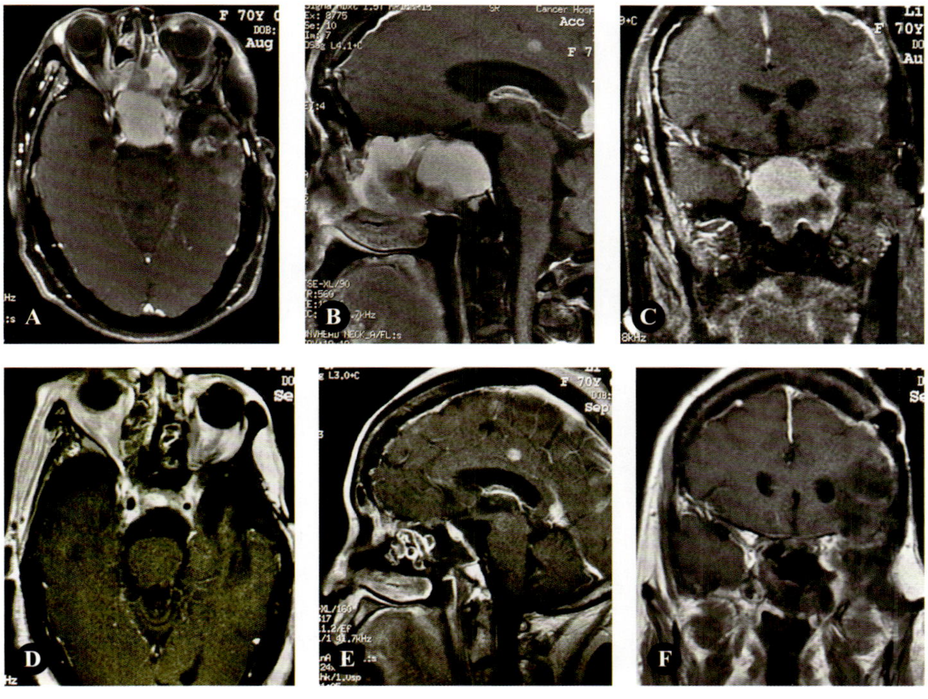

◀图 35-2 经鼻内镜入路切除颅鼻沟通脑膜瘤
A. 术前 MRI 轴位 T_1 增强像，显示肿瘤呈颅鼻沟通，侵犯筛窦、蝶窦、鼻腔，明显均匀强化；B. 术前 MRI 矢状位 T_1 增强像；C. 术前 MRI 冠状位 T_1 增强像；D. 术后 MRI 轴位 T_1 增强像，显示肿瘤切除满意，鼻腔内填塞碘仿纱条；E. 术后 MRI 矢状位 T_1 增强像，显示肿瘤切除满意；F. 术后 MRI 冠状位 T_1 增强像，显示肿瘤切除满意

镜手术的优势主要是无面部切口，面容得以保留，患者容易接受，但其局限性主要是对肿瘤边界的处理。鼻内镜辅助的经颅入路手术可以替代经典的颅面联合入路，使面容得到较好的保护。另外对于术前诊断不清的肿瘤，可鼻内镜活检后根据病理结果制订进一步手术方案。以下将以经筛板入路内镜手术为例，阐述手术过程。具体操作过程如下。

(1) 体位：患者平卧位，床头抬高 15°。气管插管固定于左侧口角。碘伏消毒鼻腔、鼻孔、面部。准备大腿术区，拟取自体筋膜用于颅底重建。

(2) 鼻黏膜瓣制备：用 1% 利多卡因及肾上腺素（1：100 000 稀释）收缩鼻黏膜，将两侧下鼻甲推向外侧，向两侧推开中鼻甲，必要时可予以切除。常规观察鼻腔结构，在排除鼻中隔黏膜被肿瘤侵犯后，制备带蒂鼻中隔黏膜瓣，以便随后行颅底重建。

(3) 显露筛板：显露纸样板作为重要解剖标志，视交叉是前颅底显露的后界。继续向上切除充分显露筛板，当肿瘤穿过筛板侵入鼻腔时，手术开始就需要应用刨削器进行分块切除，尽早显露肿瘤穿经颅底处；若肿瘤巨大、侵及双侧中鼻甲外侧时，尚需切除全组筛窦、显露眶纸板和筛凹连接处。

(4) 改良 Lothrop 术：若肿瘤侵犯额窦，则需行扩大的额窦开窗，即改良 Lothrop 术。

(5) 显露颅底肿瘤及肿瘤切除：在完成改良内镜 Lothrop 术、筛窦切除及蝶窦扩大切除后，整个前颅底中线区腹侧自额窦后壁至蝶骨平台，双侧眶纸板已全部显露无遗。在磨除骨质时，筛板外侧界为两侧眶纸板，需注意辨别筛前动脉、筛后动脉。脑膜瘤的血供主要来自这些血管，早期电凝这些动脉可减少术中出血。需警惕不要让血管近端回缩至眶内，以免导致眶内血肿、眼球突出。

(6) 颅底重建：宜多层重建，自内向外第一层是自体筋膜，置于硬膜下，可将高流量漏转变为低流量漏；第二层是阔筋膜，置于骨窗与硬膜间，至少超过缺损边缘 5mm，并用适量生物蛋白胶固定；第三层覆盖预制的鼻中隔黏膜瓣，并用生物胶粘合，其外用油纱碘仿纱条支撑。术后应用抗生素，2 周后拔出纱条。

3. 联合手术入路（图 35-3） 当颅底肿瘤扩展范围较广时，传统的单一入路不能满足需求，可选择经颅入路 + 经面部入路的颅面联合入路。随着内镜的飞速发展，面部切口已逐渐被内镜手术所替代，演变为现在的经颅入路 + 经鼻内镜的联合入路。

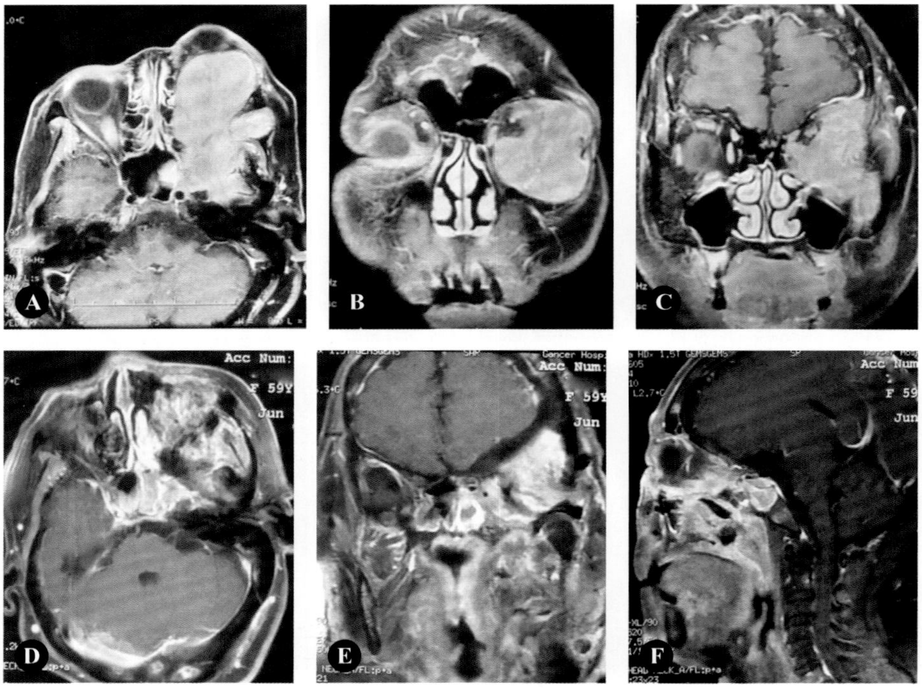

◀图 35-3 颅面联合入路切除广泛颅鼻眶沟通脑膜瘤

A. 术前 MRI 轴位 T_1 增强像，显示肿瘤广泛侵入左侧眼眶，明显均匀强化，眼球突出明显；B. 术前 MRI 冠状位 T_1 增强像；C. 术前 MRI 冠状位 T_1 增强像；D. 术后 MRI 轴位 T_1 增强像，显示肿瘤切除满意；E. 术后 MRI 冠状位 T_1 增强像，显示肿瘤切除满意；F. 术后 MRI 矢状位 T_1 增强像，显示肿瘤切除满意

三、颅眶沟通脑膜瘤

（一）相关解剖

骨性眼眶由额骨、颧骨、蝶骨、上颌骨、腭骨、筛骨及泪骨等7块骨构成，呈四棱锥形，具有4个壁和1个开发的底，此即眶口。眶四壁的后方交汇点是眶尖。左右内侧壁呈平行位，外侧壁呈大约90°的倾斜位，下壁为眶底。

眼眶通过视神经管和眶上裂与颅中窝相连，通过眶下裂与颞下窝和翼腭窝相通。视神经管位于蝶骨小翼中，长5～10mm，直径约5mm。在其前行过程中逐渐变宽，管的内侧与蝶窦紧密相邻。视神经和眼动脉由此管穿过。眶上裂位于蝶骨大、小翼之间，视神经管的下方，前端由额骨参与围成，长径平均为20.8mm，宽径为7.1mm。动眼神经、滑车神经、展神经和三叉神经眼支分出的泪腺神经、额神经、鼻睫神经以及眼上静脉在此通过。眶下裂位于上颌骨与蝶骨之间，起自眶上裂内端稍下方。上颌神经纵向经其下方，眶下动脉、颧神经及至翼丛的眼下静脉亦通过此裂。

视神经从视网膜视乳头开始到视交叉为止，分为眶内段、管内段和颅内段。眶内段视神经长25～30mm，断面呈垂直卵圆形；管内段长10～12mm，断面呈圆形；颅内段长10～15mm，断面为水平卵圆形。软脑膜全程包裹视神经，蛛网膜也全程伴行，并连于眼球，使蛛网膜下腔在眼球后形成盲端。硬脑膜伴随视神经进入视神经管后分成内外两层，外层构成眶筋膜，内层覆盖视神经参与视神经鞘膜，连于巩膜。

（二）术前评估

1. 临床评估 颅眶沟通脑膜瘤最常见的症状为眼球突出和视力下降。突眼可能是肿瘤的直接推挤引起，亦可能是因为眶上裂处的硬膜受侵影响了眶内的静脉回流所导致。其次还可出现眼球运动障碍和复视等眼部症状以及头痛、头晕和呕吐等颅内压增高所引起的症状。

2. 影像学评估 肿瘤可来源于蝶骨翼和颞部的硬脑膜，也可来源于视神经鞘的蛛网膜细胞。CT检查可发现视神经管破坏扩大或增生狭窄以及眶尖、前床突和眶壁骨质增生等表现。视神经鞘脑膜瘤可发现视神经鞘广泛增粗或梭形肿胀，均一强化，还可发现特征性钙化。MRI脂肪抑制序列可以明确观察到视神经全长，T_1、T_2加权像肿瘤均为低信号或等信号，在肿瘤中心还可以看到较低信号的视神经；轴位像表现为轨迹征。冠状位像上表现为圈饼征，由中央低信号视神经和周围环状的肿瘤组成。蝶骨翼或颞部脑膜瘤可见起源的硬膜明显强化，脑组织和眶内容物受推挤移位。

来源于蝶骨翼和颞部的脑膜瘤，由于常出现邻近脑膜的强化，骨质的改变和钙化等，鉴别难度不大。来源于视神经鞘的脑膜瘤需要与视神经胶质瘤，炎性肉芽肿等相鉴别。三种疾病均表现为突眼、视力下降、影像学显示肿物与视神经密切相关。鉴别要点如下：①年龄：视神经胶质瘤以儿童多发，视神经鞘脑膜瘤以中年人群多见，炎性肉芽肿发病年龄无特殊。②性别：视神经鞘脑膜瘤女性多见，视神经胶质瘤及炎性肉芽肿无性别特异性。③疼痛：视神经胶质瘤及视神经鞘脑膜瘤无疼痛，而炎性肉芽肿可有疼痛。④生长方式：视神经胶质瘤沿视路内生长，视神经鞘脑膜瘤及炎性肉芽肿可累及鼻窦、海绵窦。⑤视神经胶质瘤无脑膜强化表现，视神经鞘脑膜瘤及炎性肉芽肿可以出现。

（三）手术治疗

颅眶沟通脑膜瘤的手术目的主要是保存视力、控制肿瘤生长和改善容貌，如治疗突眼等。在对这类肿瘤采取相应治疗前，必须根据患者年龄、视力状况，以及肿瘤的大小、部位和视神经的粘连情况等因素进行综合分析，因人而异。如患者视力尚好，肿瘤仍局限于眶内者，可选择积极随访观察或立体定向放射外科治疗；如果患者已失明或已无有用视力存在，肿瘤仍大部分局限于眶内者，应手术全切肿瘤，甚至切除视神经和眼球，防止其进一步向颅内扩展，这是争取手术治愈的最好时机；如果视力很差或已失明，肿瘤已向颅内广泛扩展，侵犯如海绵窦等重要结构，可次全切除肿瘤，做视神经减压，术后辅以放疗或立体定向放射外科治疗。

手术入路采用最多的是改良额颞入路（图35-4）。眶上入路适用于视神经鞘脑膜瘤和主要局限于眶内的脑膜瘤，尽可能减少对颞叶的显露。对于较大的颅眶沟通脑膜瘤可行额颞眶颧入路，即在额颞入路的基础上做眶壁切开或离断颧弓，以增加对肿瘤的显露。具体操作过程如下。

1. 体位 患者取仰卧位，肩膀和头部稍抬高，头部向对侧偏30°，头钉固定头部。

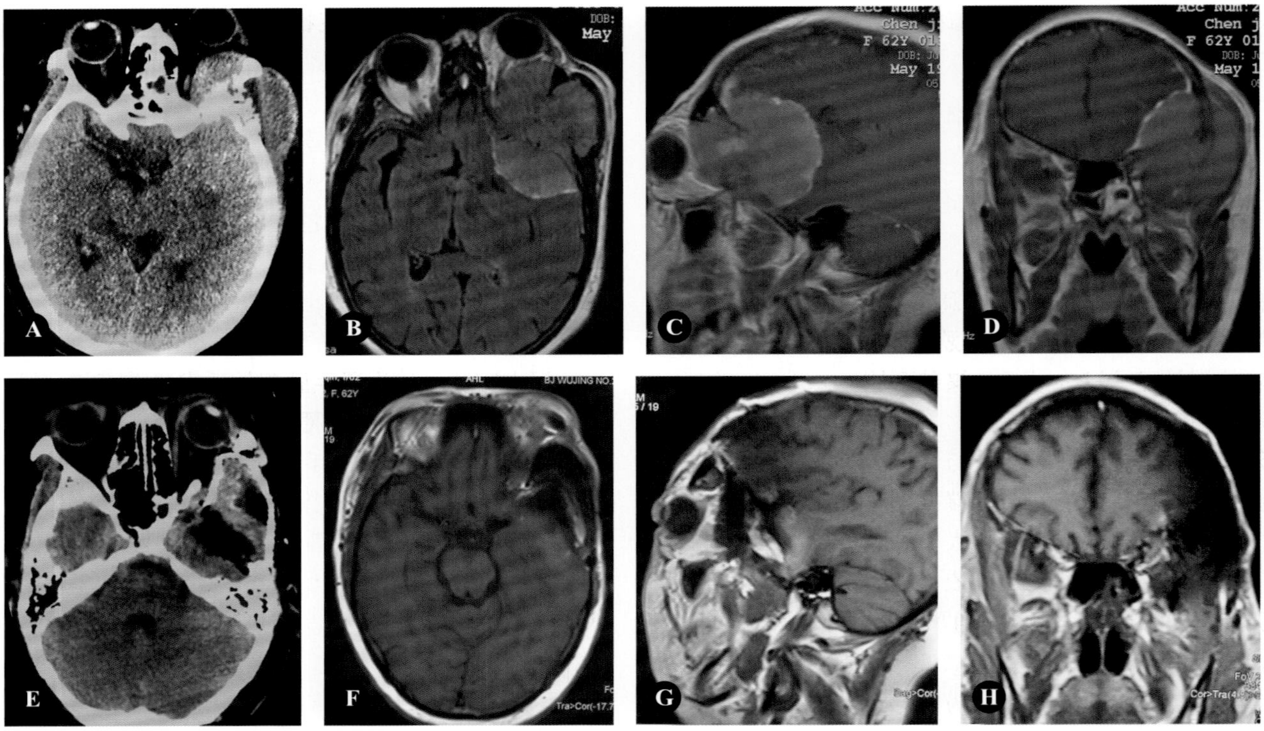

▲ 图 35-4 改良额颞入路切除侧颅底 - 眶沟通脑膜瘤

A. 术前 CT 轴位像，眶外侧壁及蝶骨骨质增生；B. 术前磁共振 T_1 轴位，肿瘤侵犯眼眶、颞窝及颞下窝；C. MRI 矢状位 T_1 增强像；D. MRI 冠状位 T_1 增强像，肿瘤强化明显伴脑膜尾征；E. 术后复查头颅 CT 轴位；F. 术后复查 MRI 轴位 T_1，显示肿瘤全切除；G. 术后复查 MRI 矢状位 T_1，显示肿瘤全切除；H. 术后复查 MRI 冠状位 T_1，显示肿瘤全切除

2. *切口和开颅* 做发际内额颞弧形切口，切口止于颧弓上 1cm，分层切开皮肤、皮下和颞肌，将皮肤翻向前下方，颞肌翻向下方，弹簧钩固定，直至显露眶上缘和颧弓前部。必要时也可先用铣刀离断颧弓，增加向颞底的显露。在颞肌附着缘的颞线处钻一骨孔，用弯头剥离子分离颅骨和硬脑膜。颅骨铣开两道：一条弯向内侧和额底，在经过颧弓前部后止于蝶骨嵴；另一条指向颞叶，然后稍弯向颞底，朝向颧弓，与第一条切割线回合。换磨头磨薄剩余的连接部分，通过剥离子和骨孔处的骨衣撬折断骨板，将骨瓣游离。磨钻磨平蝶骨嵴外侧显露颅底。用吸引器和剥离子剥离蝶骨大、小翼硬脑膜，从硬膜外牵开额、颞叶，显露眶顶后部、是神经管上壁和眶外侧壁。用磨钻或尖嘴咬骨钳切除眶顶后部、视神经管上壁、前床突和眶上裂、眶下裂之间的骨质，广泛显露眶上、外侧壁。

3. *肿瘤切除* 在显微镜下透过半透明的眶筋膜辨认额神经、上直肌和上睑提肌，以此为标志选择内侧、中间和外侧入路分离切除肿瘤。

(1) 内侧入路：将上斜肌牵向内侧，上直肌、上睑提肌牵向外侧，在此间隙分离可以直接显露视神经眶尖部，适用于位于视神经上内侧的脑膜瘤；但是此间隙较狭小，对视神经外侧体积较大的肿瘤不适用。

(2) 中间入路：将上睑提肌牵向内侧，上直肌牵向外侧。此间隙是到达视神经中间段的最佳途径，适用于视神经中段的肿瘤；但此入路易损伤鼻睫神经和眼动脉，眶尖部视神经显露有限。

(3) 外侧入路：在上直肌和外直肌之间分离，提供了最大的手术空间，可以显露眶上裂和海绵窦等邻近区域；但是术野常被眼上静脉及其较多分支阻挡。肿瘤切除后，总腱环切开者需用丝线缝合总腱环，把上睑提肌逢在腱环上；缝合眶筋膜，对眶壁缺损小的可不予重建，较大缺损者可用颅骨内板重建眶顶和眶外侧壁，颞肌可用于翻转填塞术区缺损，骨瓣复位固定。

4. *并发症* 并发症主要有眼睑下垂，眼球运动障碍、视力损害、脑脊液漏和感染等。无论行或未行眶壁重建，我院均未出现术后搏动性突眼的病例。

四、颅中窝底－颞下窝沟通脑膜瘤

（一）相关解剖

颅中窝底形似蝴蝶，其分为正中部及两边的外侧部。正中部为蝶骨体，形状不规则，上面是蝶鞍，蝶鞍中央凹陷为垂体窝，脑垂体位于此窝内。蝶鞍前部有一横行沟，为视交叉沟，视神经由沟两侧的视神经孔进入颅内。蝶鞍两侧为海绵窦，其内走行有脑神经Ⅲ、Ⅳ、Ⅵ、V_1和颈内动脉。两个外侧部低凹，其最低点约与颧弓上缘平行，前方为蝶骨小翼，后方为岩谷前端，外侧为颞骨鳞部，其内容纳大脑颞叶。在蝶骨大翼根部，有3个颅底孔洞沟通颅内外，从前向后依次为圆孔（向外沟通翼腭窝）、卵圆孔（向外沟通颞下窝）和棘孔（沟通颞下窝），其内分别走行V_2、V_3和脑膜中动脉。蝶骨体和岩骨尖围成的孔洞为破裂孔，其内通过颈内动脉、静脉丛、岩浅大神经和交感神经丛。破裂孔外侧的岩骨上有三叉神经节压迹，三叉神经半月神经节位于其前方。

颞下窝位于上颌骨后方，为不规则的腔隙。上壁为颅中窝底，由蝶骨大翼和颞骨鳞部组成，其上可见卵圆孔和棘孔。前壁由上颌骨骨体及颧骨构成，其内上方可见眶下裂。内壁为翼突外侧板，外壁为颧弓和下颌骨支，下壁和后壁缺如。颞下窝向上通过卵圆孔和棘孔与颅中窝相通，向前通过眶下裂与眼眶相通，向内通过上颌骨与蝶骨翼突之间的翼上颌裂与翼腭窝相通。颞下窝内走行有翼肌、下颌神经、鼓索神经、颌内动脉及翼静脉丛。

（二）术前评估

1. 临床评估　颅中窝底－颞下窝沟通脑膜瘤临床表现主要取决于肿瘤主体部分所在位置及扩展的方向。肿瘤主体部分位于颅中窝者，侵及三叉神经时，可出现患侧面部麻木或疼痛等；肿瘤侵及海绵窦、视神经、动眼神经、滑车神经及展神经时，可出现视力视野异常、眼球活动异常等；肿瘤体积巨大时，可出现头疼头晕等高颅压症状；肿瘤侵犯颞叶时，可出现癫痫；肿瘤压迫耳咽管时，可出现患侧听力下降等。肿瘤主体位于颞下窝、翼腭窝者，早期没有明显症状，瘤体巨大时可出现面部肿胀、胀痛、眶部症状和咀嚼困难等；而肿瘤颅内外体积均较大者，则上述所有症状均可能出现。

2. 影像学评估　头颅CT可见肿瘤呈等或略高密度，边界清晰，瘤内常见钙化，中颅底骨质可见破坏；增强扫描可见明显均匀强化。头颅MRI平扫示肿瘤多呈等或长T_1和等或长T_2信号，增强扫描后瘤体明显均匀强化，可见特征性脑膜尾征；少数脑膜瘤亦可伴有不典型的坏死、囊变或瘤内出血。

（三）手术治疗

颅中窝底内外沟通性肿瘤的手术入路多样。肿瘤主体位于颞下窝、翼腭窝，而颅内瘤体部分不大的颅中窝底沟通脑膜瘤，可采用上颌骨翻转入路；肿瘤主体位于中颅底而少部分扩展到颞下窝的脑膜瘤可行颅中窝底硬膜外入路；对于与上颌窦关系密切的肿瘤亦可行经上颌窦内镜或经鼻内镜手术切除。

1. 上颌骨翻转入路（图35-5）

(1) 入路的优点：该入路的优势在于以下几点。

①相较传统的颞下硬膜外入路、额眶颧等侧方入路，上颌骨翻转入路没有损伤面神经及下颌关节的风险。当肿瘤侵犯翼腭窝时，显露较颞侧入路更加充分。当肿瘤主体位于颞窝而少部分侵入颞下窝时，颞侧入路可能更加适合。

②从颅外显露、切除肿瘤，不需要牵拉脑组织，术后脑水肿反应轻。

③由于其显露范围大，对侵犯的多个解剖区域的肿瘤都能充分显露边界，视野开阔，操作距离短、空间充裕，便于沿肿瘤包膜分离，做到整块切除。且这种自颅外显露的方法，相当于将切除颅底肿瘤转化为切除凸面肿瘤，更有利于硬膜缺损的修补。

④当瘤体巨大，血供丰富，伴钙化而质地硬韧时，应用传统神经外科技术分块切除费时费力，且易遗留肿瘤，瘤面渗血严重，内镜下切除这样的肿瘤时弊端更加明显。此时上颌骨翻转入路具有明显优势。面部手术瘢痕是选择上颌骨翻转入路最受关注的问题。上颌骨翻转入路的Weber-Ferguson切口是沿下睑、鼻面沟和人中这条自然皮纹走行，缝合后瘢痕不明显，特别是年轻患者，切口愈合后基本不留瘢痕。因此，对于大多数患者，尤其是对面容要求不高的患者都可以选择该入路切除复杂的颅底肿瘤。

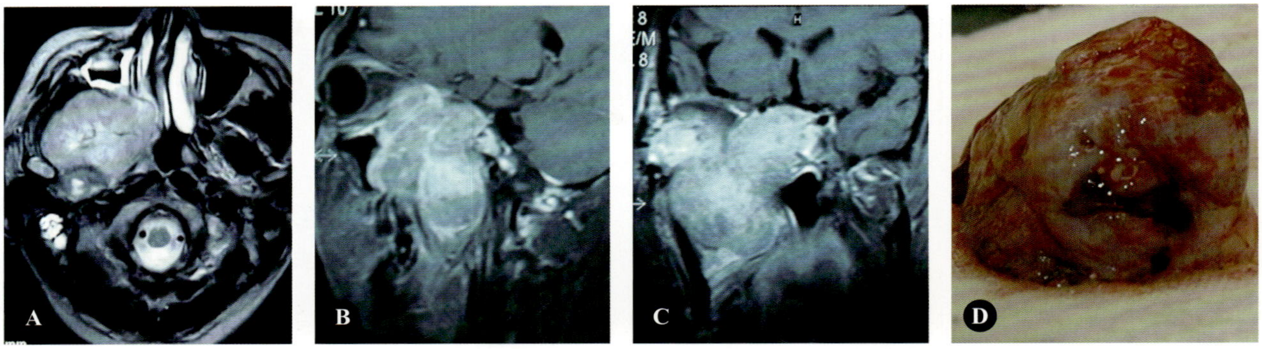

▲ 图 35-5　上颌骨翻转入路切除颅中窝底 - 颞下窝 - 翼腭窝沟通脑膜瘤

A. 术前 MR 轴位 T_1 增强像，肿瘤明显均匀强化；B. 术前 MR 矢状位 T_1 增强像；C. 术前 MR 冠状位 T_1 增强像，显示主体位于颞下窝，翼腭窝内；D. Weber-Ferguson 切口；E. 肿瘤整块切除

(2) 手术步骤：具体操作过程如下所示。

①上颌骨翻转：经口腔插管全麻，取面部 Weber-Ferguson 切口，即患侧眶下缘、鼻旁和上唇正中切口，普鲁卡因皮下局部注射后，切开皮肤、皮下至骨膜，分别沿骨膜下稍剥离，鼻旁显露并切开梨状孔，眶下至显露眶下裂，于其外侧剥离颧弓根部，分别用摆锯锯开鼻骨及颧弓根（即离断上颌骨额突及颧突）；在患侧于上腭齿龈根部做弧形切口切开黏膜，完整剥离患侧的硬腭黏膜至与软腭交界处，经梨状孔及硬腭后方下线锯，沿正中锯断硬腭（即离断上颌骨齿突）；在离断上述 3 处骨性连接前，可先预置钛板，定位后在骨质上钻孔，以备术后复位固定。最后切开磨牙后黏膜，显露上颌结节与翼内、外板结合处，以弯凿凿开（即离断上颌骨翼突）。上颌骨骨性连接全部离断后，保持颊部皮瓣附着于上颌骨前壁，整体外旋，外旋过程要逐步并缓慢，沿翼突根部逐层剪开翼内肌及翼外肌来松解翼腭窝，窝内可显露上颌动脉及其终末分支蝶腭动脉，以双极电凝后切开，即可将上颌骨连同面部软组织整体外翻。该入路可以显露范围包括翼腭窝、颞下窝、颅中窝底、鼻咽、斜坡区、蝶窦、海绵窦、眶内、鼻腔等结构。

②肿瘤切除：在前、侧颅底脑膜瘤，往往通过生理孔道侵及颅外，如前颅底的筛板筛孔，侧颅底的圆孔、卵圆孔、破裂孔和棘孔等。在切除这些肿瘤时，应用此入路可先在充分显露后，整块切除颅外段肿瘤，然后辨认破坏的颅底骨质，通常是围绕某一生理孔道，之后可围绕该处孔道扩大咬除受破坏的骨质，借此骨窗可在显微镜下按颅内凸面肿瘤的切除方法切除颅内部分。

③颅底修复与上颌骨复位：颅底的修补需要密闭隔断颅腔与咽腔，有足够的力学支撑脑组织不疝出，并有足够的容积效应保证外观，并提供血供保证修补组织存活。由于上颌骨复位，上颌骨的顶壁及翼突得以保留，复位后起支架作用，可以支撑脑组织，因此该术后不用骨性修复。我们在切除颅内肿瘤后，会根据颅底组织缺损的大小选择修补方案。如果缺损最大径大于 4cm，选择游离肌皮瓣修复，可选择股外侧皮瓣或腹直肌皮瓣，用面动静脉做吻合。如果缺损最大径为 2～4cm，可以加做颞部切口，将带蒂的颞肌自颧弓下翻转至颅底修补。如果缺损小于 2cm，可以选择鼻腔黏膜翻转修补，待术后黏膜爬行生长后缺损可愈合。组织缺损量小时也可不做任何特殊修复。以油纱及碘仿纱条填充来承托眶内及颅内容，术后 7～10 天自鼻腔拔出所有填塞，局部瘢痕形成后即可支撑。完成修补后，复位上颌骨，在额突、颧突及齿突处按预置孔位置用钛板钛钉连接固定。可吸收线缝合皮下及口腔黏膜切口，以细丝线缝合面部切口。

2. 颅中窝底入路（图 35-6）　开颅过程基本同额颞（翼点）入路，将额颞切口的耳前切口延长到颧弓下 1cm，显露额叶及侧裂的骨窗可适当缩小，必要时离断颧弓以解除其对颅中窝底显露的影响。先通过此入路切除颅内肿瘤部分，再通过颅中窝底被破坏的骨孔或扩大的骨窗来切除突入颅外部分的肿瘤。与传统的硬膜下入路相比，颅中窝底硬膜外入路能更好地显露中颅底内外沟通肿瘤，并可保留颞叶的回流静脉，从而减轻颞叶水肿，使得患者的

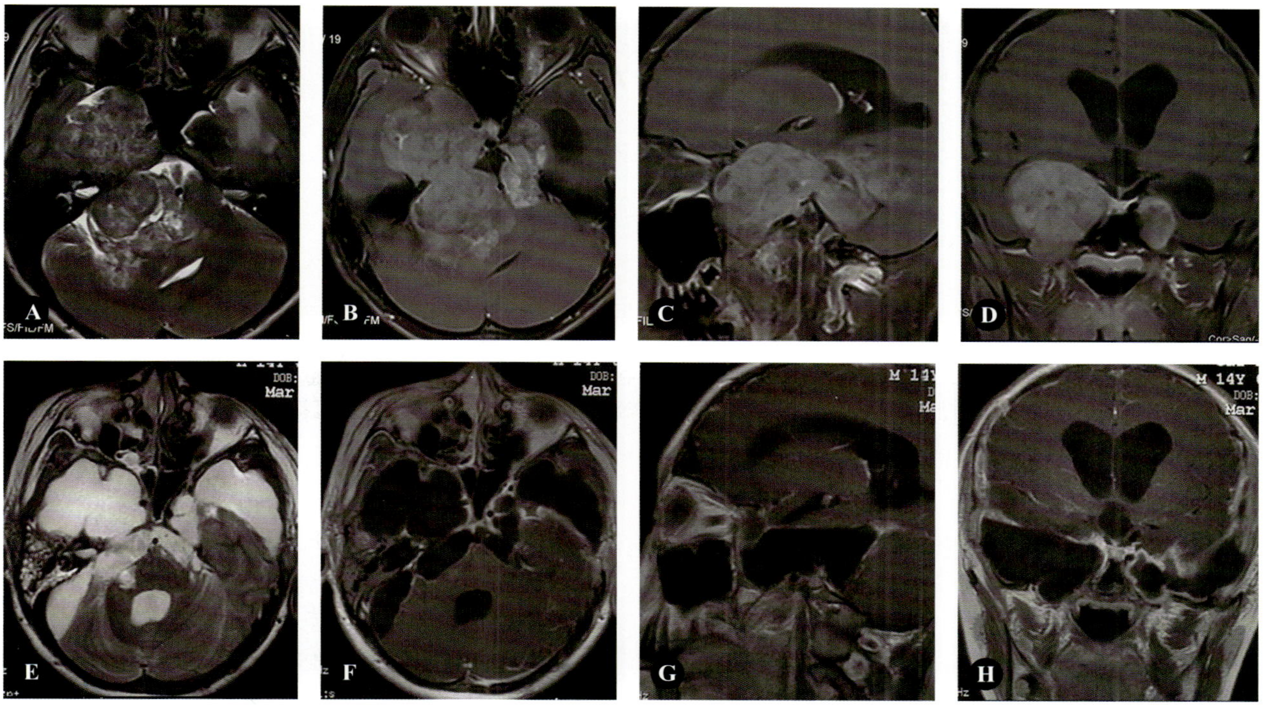

▲ 图 35-6　分期颅中窝底入路切除双侧颅中后窝 - 颞下窝沟通脑膜瘤

A. 术前 MRI 轴位 T_2 像，肿瘤呈混杂信号；B. 术前 MRI 轴位 T_1 增强像，肿瘤明显强化，强化欠均匀，侵犯双侧中颅后窝，呈"哑铃型"生长，脑干明显受压向左移位；C. 术前 MRI 矢状位 T_1 增强像，提示右侧颅中窝肿瘤向下侵犯颞下窝、翼腭窝；D. 术前 MRI 冠状位 T_1 增强像；E. 术后复查 MRI 轴位 T_2，提示肿瘤切除满意，脑干基本居中；F. 术后复查 MRI 轴位 T_1，显示肿瘤全切除；G. 术后复查 MRI 矢状位 T_1，显示累及颞下窝之肿瘤全切除；H. 术后复查 MRI 冠状位 T_1，显示肿瘤全切除

术后反应轻、并发症少。切除肿瘤后可用颞肌筋膜及颞肌修补颅底缺损，以减少术后并发症。此入路要注意颧弓本身对颅中窝底显露的影响只是一个方面，而颞肌得以最大限度地向下牵拉从而增加显露的角度则更为重要。颧弓的切断范围不能太小，否则达不到满意的效果。前端到颧骨颞突的根部，以眶外侧缘为解剖标志，后端到颞骨颧突根部，以耳前结节为解剖标志。

3. 经上颌窦内镜入路（图 35-7）　随着内镜技术的发展，可以采用颅底内镜下经上颌窦入路切除一些边界清楚、血供不丰富、质地较软的肿瘤。经上颌窦内镜手术能很好地显露肿瘤外侧边界，早期阻断来自上颌动脉的供血，减少出血；可以经鼻内镜打开上颌窦内壁进入上颌窦腔，亦可经唇下入路打开上颌窦前壁进入窦腔。以经唇下上颌窦入路为例，简述手术方法：全麻插管，仰卧位，消毒铺巾。牵拉上唇充分显露上颌黏膜，于侧上方上颌骨黏膜做 3cm 横切口，撑开上颌骨表面皮肤及骨膜，显露上颌窦前壁，磨钻磨除上颌窦前壁骨质，形成 2.5cm × 2.5cm 大小骨窗，用 0° 镜进入上颌窦观察。较大的肿瘤可压迫上颌窦后壁使其向前膨出，甚至破坏其骨质侵入上颌窦，如未破坏上颌窦后壁，可用磨钻磨开上颌骨后壁骨质，切开薄层肌肉组织，即可见肿瘤。仔细辨认和保护肿瘤周围重要解剖结构，电凝切断颌内动脉，沿肿瘤包膜最内层游离肿瘤，电凝阻断肿瘤供血动脉的同时行瘤内减压、分块切除肿瘤；分离至颅中窝底骨质破坏处，沿肿瘤周围适当扩大颅底骨质成骨窗，以显露颅内肿瘤部分，仔细辨认周围重要血管神经，继续边游离阻断供血，边做瘤内减压分块切除肿瘤，至肿瘤全切除。

五、颈静脉孔内外沟通脑膜瘤

（一）相关解剖

后颅底内外沟通的脑膜瘤较为少见，发生率更低，多为沿颈静脉孔向颈部扩展形成颅 - 颈沟通肿瘤。颈静脉孔可以分为 3 个部分，即 2 个静脉部和 1 个神经部或颈静脉孔中间部。颈静脉部包括一个

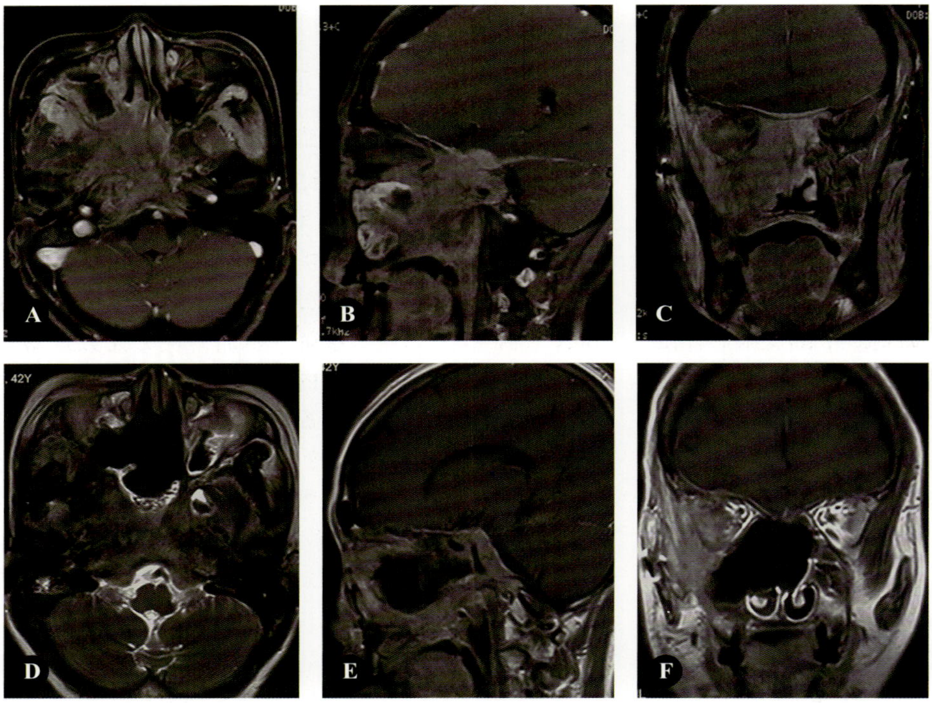

◀图 35-7 内镜经鼻蝶 - 上颌窦入路切除颅 - 鼻 - 颞下窝沟通脑膜瘤

A. 术前 MRI 轴位 T_1 增强像，显示肿瘤呈颅 - 鼻 - 颞下窝沟通，明显均匀强化；B. 术前 MRI 矢状位 T_1 增强像，提示肿瘤与上颌窦关系密切；C. 术前 MRI 冠状位 T_1 增强像；D. 术后 MRI 轴位 T_2 像，显示肿瘤切除满意；E. 术后 MRI 矢状位 T_1 增强像，显示肿瘤切除满意；F. 术后 MRI 冠状位 T_1 增强像，显示肿瘤切除满意

较大的后外侧静脉通道，即乙状部，接收来自乙状窦的血液回流；一个较小的前内侧静脉通道，即岩部，接受来自岩下窦的血液回流。岩部形成特征性的静脉汇合，接收来自舌下神经管、岩斜裂的静脉属支和静脉丛。颈静脉孔中间部或称神经部，有舌咽神经、迷走神经和副神经经过，位于乙状部和岩部之间，相当于颞骨和枕骨颈内突的位置，2 个突起之间由纤维或骨桥连接。舌咽神经、迷走神经和副神经在颞骨颈内突的内侧穿硬膜，到达颈内静脉的侧壁。

（二）术前评估

1. *临床评估* 颈静脉孔内外沟通脑膜瘤临床表现主要为肿瘤占位引起的神经受累症状，症状出现和肿瘤起源及扩展方向关系密切。早期患者多表现为非特异性的头晕、头痛及颈枕区疼痛等症状，肿瘤侵犯中耳或听神经后可造成患侧的耳鸣、听力下降。若肿瘤较大向颅内扩展可以引起后组脑神经功能障碍，表现为声音嘶哑、饮水呛咳、吞咽困难等，典型者表现为颈静脉孔综合征。此外，面神经受累引起的周围性面瘫也较常见。肿瘤向颈部扩展可以表现为颈部及咽旁肿物，包绕颈内动脉还可出现霍纳综合征。

2. *影像学评估* 颈静脉孔内外沟通脑膜瘤起源于颈静脉球附近的蛛网膜颗粒细胞，头颅 CT 平扫呈等密度，MRI 平扫常呈等 T_1 和等 T_2 信号。脑膜瘤往往血供非常丰富，增强扫描常常明显均匀强化，以宽基底附着于颅底，附着处脑膜同时强化，是脑膜瘤的典型表现。肿瘤常常伴有颅底骨质的改变，CT 平扫除可发现颈静脉孔扩大外，还可发现邻近的骨质反应性增生硬化及瘤内沙砾样钙化。颈静脉孔区脑膜瘤常包绕后组脑神经和血管，侵犯硬脑膜和脑干表面，全切除困难。

（三）手术治疗

对于颈静脉孔内外沟通脑膜瘤目前则提倡多学科合作的颅底团队采取联合入路一期全切除肿瘤，常用的手术方式为颅颈联合入路，即改良扩大的乙状窦后入路联合颈部入路。该入路首先由头颈外科医生切除颈部肿瘤，从下向上探查颈静脉孔；随后神经外科医生循乙状窦从上向下打开颈静脉孔，切除颅内和颈静脉孔内肿瘤。

1. *颅颈联合入路优点* 该入路有如下优点：①沿乙状窦向下打开颈静脉孔简单易行，无须面神经移位；②沿颈动脉鞘向上解剖能早期辨认和保护颈部血管和神经，同时可以切除任意大小的颅外肿瘤；③耳后 C 形切口可以获得较大面积带蒂颞肌筋膜瓣或胸锁乳突肌瓣用于填塞颈静脉孔有效防止脑脊液漏。

2. *颅颈联合入路操作步骤*　具体操作过程如下所示（图 35-8）。

(1) 体位和切口设计：仰卧外，患侧肩下垫枕，头偏向对侧约 45°，充分显露颈部，注意避免压迫对侧颈部静脉以免影响静脉回流。做耳后大 C 形切口，起自耳上 2cm 围绕耳廓沿胸锁乳突肌前缘向下延伸至下颌角水平或更低。自耳后至上颈部依次切开皮肤、皮下、颈阔肌，沿颈阔肌下翻皮瓣。仔细分离颞浅筋膜，获得带血供的颞浅筋膜以供术后颅底重建。

(2) 颈部肿瘤切除：头颈外科医生首先进行颈部血管神经清扫和颅外部分肿瘤切除，首先在颈动脉三角区胸锁乳突肌前缘结扎并切断颈外静脉，进一步向深部分离出颈动脉鞘，仔细辨认并保护后组脑神经颅外部分和颈部大血管。在直视下妥善保护颈部血管和神经后，循颈鞘逆行至颅底逐步游离颈静脉孔外部肿瘤。解剖至茎突时需要注意勿伤及面神经出颅段。此外，在解剖至 C_1 寰椎横突时还要注意勿损伤椎动脉。

(3) 颅内肿瘤切除：颈部肿瘤切除后由神经外科医生经耳后枕下开颅，切除乳突后部，骨蜡严密封堵乳突气房，注意辨认乳突尖部和茎突，定位并保护面神经，一般不需要磨开面神经管移位面神经。显露横窦、乙状窦和颈静脉球后，小心剪开乙状窦前壁，用止血纱布填塞紧密后予以结扎，继续沿乙状窦向下小心咬除颈静脉孔后壁和外侧壁骨质，最后和颈部切口会师，从后外侧方充分显露颈静脉孔后切除颈静脉孔内肿瘤。手术目的在于最大限度保护神经功能的前提下尽可能全切肿瘤，对于部分和周围结构粘连紧密不易分离的肿瘤，为避免出现严重的术后并发症可以考虑次全切除，稍许残留部分可以进一步行立体定向放射治疗。

(4) 颅底重建：硬脑膜水密缝合完成后，将带血供的颞肌筋膜瓣填塞缺损的术腔，使其与硬膜缝合口粘连紧密，重建颅底。如果缺损较大，还可以切断胸锁乳突肌下缘，自下向上翻起胸锁乳突肌进一步填塞颈静脉孔术区无效腔。

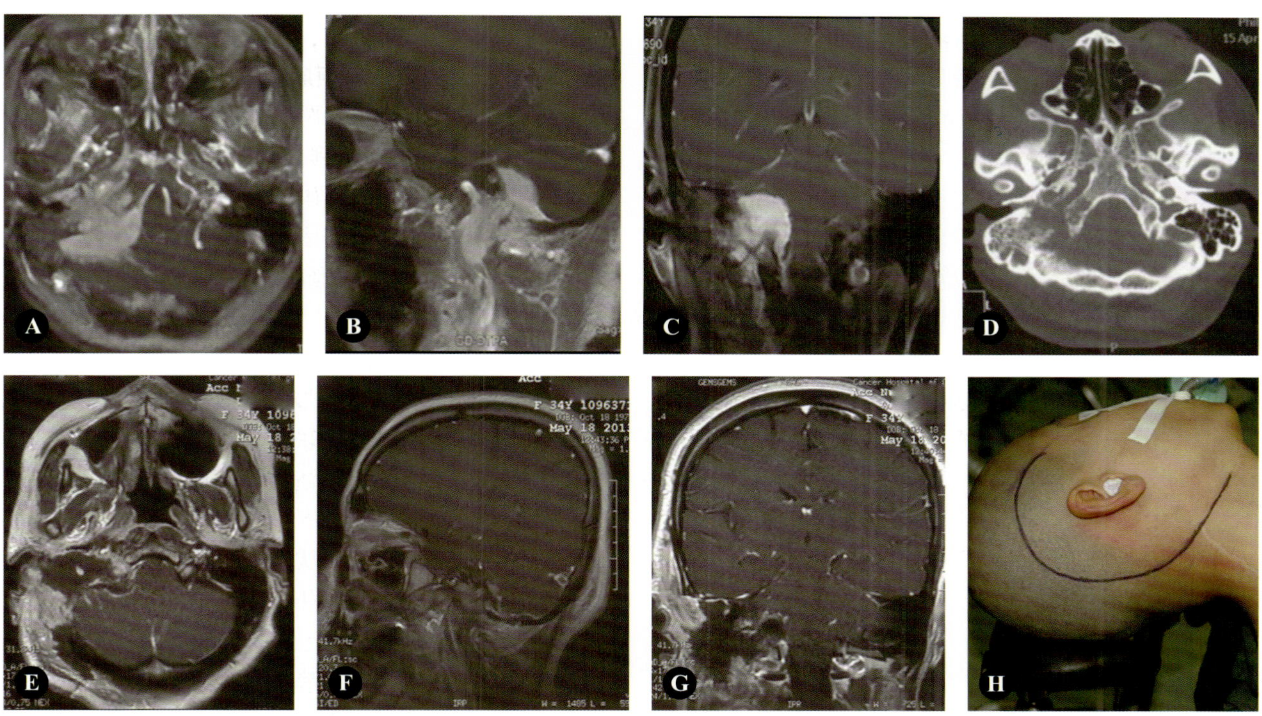

▲ 图 35-8　颅颈联合入路切除颅后窝内外沟通脑膜瘤

A. 术前 MRI 轴位 T_1 增强像；B. 术前 MRI 矢状位 T_1 增强像，显示颅后窝肿瘤沿颈静脉孔向颈部扩展，伴脑膜尾征；C. 术前 MRI 冠状位 T_1 增强像；D. 术前 CT 骨窗；E. 术后 MRI 轴位 T_1 增强像，显示肿瘤切除满意；F. 术后 MRI 矢状位 T_1 增强像，显示肿瘤切除满意；G. 术后 MRI 冠状位 T_1 增强像，显示肿瘤切除满意；H. 耳后大 C 形切口

（四）并发症的防治

颈静脉孔区肿瘤切除术后常见的并发症最主要有神经功能障碍、脑脊液漏和颅内感染。术中注意保持后组脑神经完整，尽可能经硬膜外切除肿瘤，采用带蒂颞肌筋膜瓣重建颅底等措施可以有效降低术后并发症的发生率。

六、广泛型颅底沟通脑膜瘤及颅底重建

我们通常将颅底沟通脑膜瘤中肿瘤体积较大、侵犯范围较广的脑膜瘤称为广泛型颅底沟通脑膜瘤，其又可细分为两大类：①颅外广泛侵犯型：即肿瘤的颅外部分侵犯超过一个解剖区域，如颅－鼻－眶沟通脑膜瘤、颅－眶－颞下窝沟通脑膜瘤、颅－鼻－颞下窝沟通脑膜瘤和累及双侧海绵窦的颅底沟通脑膜瘤等。②颅内广泛侵犯型：即肿瘤的颅内部分侵犯超过一个解剖区域，如颅内肿瘤同时侵犯颅前窝、颅中窝或颅中窝、颅后窝以及肿瘤同时侵犯双侧颅中窝或双侧颅后窝等。

由于广泛型颅底沟通肿瘤往往肿瘤体积巨大、涉及多个解剖区域、包裹单侧甚至双侧颈内动脉、血供丰富及肿瘤侵袭度较高等，神经外科医生处理起来更为棘手。术前需要经过多学科讨论、反复阅读影像学结果及个体化设计手术方案。手术入路的选择要充分考虑肿瘤大小、侵犯范围和能否一期切除肿瘤等因素。对于单个手术入路无法满足手术要求的，我们可以选择联合入路，如广泛颅鼻眶沟通脑膜瘤可以选择颅面联合入路、经颅－经鼻内镜联合入路等；对于一期切除肿瘤困难较大的，可以选择分期手术（图 35-6）；对于目前现存手术入路都不适用的肿瘤可以依据肿瘤范围和皮瓣范围设计个体化的不定型入路，以满足肿瘤切除需要。

颅底沟通脑膜瘤术后，尤其是广泛沟通脑膜瘤术后会产生较大的颅底缺损。这种缺损需要妥善修复，否则会造成严重后果。颅底重建需要考虑患者术后功能和外观，而且重建须提供结构支持和良好软组织充填，将颅腔与鼻腔、咽腔等有菌环境完全隔开。采取何种修复重建方式则取决于以下几个因素：缺损的部位、缺损的大小和缺损的组织等。

具体有以下几种方式：①经鼻腔或经面部入路切除肿瘤后的颅底缺损不大时，采用腹部或大腿外侧脂肪片填塞＋鼻中隔黏膜瓣修复。②前、侧颅底开颅手术切除肿瘤后的颅底缺损及与鼻腔、咽腔相通者采用颞肌筋膜修补硬脑膜＋额部带蒂额肌骨膜瓣或带蒂颞肌瓣覆盖修复。③当颅底缺损伴有局部皮肤和软组织缺损或颅底缺损较大以上两种修补方式不够时，可选择邻近带蒂肌皮瓣翻转（如胸大肌瓣、颏下瓣、斜方肌瓣等）或游离组织瓣修复（股前外侧肌皮瓣、腹直肌瓣等）。肌皮瓣或肌瓣提供了带血管蒂的软组织，这有助于需要术后放疗或者术前已行放疗部位的覆盖，这些肌瓣拥有良好的软组织轮廓，通过填充颅底无效腔，大大降低了术后并发症的风险。随着游离组织瓣的发展，逐渐取代带蒂组织瓣而称为颅底修复重建的首要选择，带蒂肌皮瓣则称为游离皮瓣修复重建失败后的替代皮瓣。

（刘厚杰　万经海）